COMMENTAR

ZUR

PHARMACOPOEA GERMANICA

EDITIO ALTERA.

HERAUSGEGEBEN

VON

DR. HERMANN HAGER.

MIT ZAHLREICHEN IN DEN TEXT GEDRUCKTEN HOLZSCHNITTEN.

ERSTER BAND.

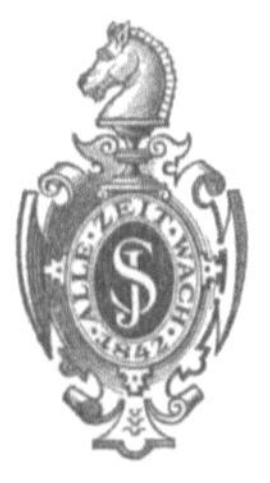

BERLIN.

VERLAG VON JULIUS SPRINGER.

1883.

ISBN 978-3-642-51794-5   ISBN 978-3-642-51834-8 (eBook)
DOI 10.1007/ 978-3-642-51834-8

BEKANNTMACHUNG,

BETREFFEND DIE

PHARMACOPŒA GERMANICA,

EDITIO ALTERA.

Auf Grund eines vom Bundesrath in seiner Sitzung vom 5. Juli d. J. gefassten Beschlusses wird hierdurch bekannt gemacht, dass das demnächst im Verlage der R. von Decker'schen Verlagsbuchhandlung (Marquardt & Schenck) zu Berlin unter dem Titel: „*Pharmacopœa Germanica. Editio altera*" erscheinende Arzneibuch mit dem 1. Januar 1883 an die Stelle der seit dem 1. November 1872 (siehe die Bekanntmachung vom 1. Juni 1872 — Reichsgesetzblatt S. 172) in Geltung befindlichen Pharmacopœa Germanica tritt.

Berlin, den 8. Juli 1882.

Der Reichskanzler.

In Vertretung:

gez. Eck.

Vorrede

zur

Pharmacopoea Germanica,

Editio II.

Beim Gebrauche der ersten Ausgabe der Ph. Germanica wurde mit der Zeit erkannt, dass dieselbe ihren Zwecken nicht mehr genüge. Der Bundesrath hat sich daher, vom Herrn Kanzler des Deutschen Reiches befragt, wie er darüber urtheile, in seiner Sitzung am 6. Juni 1878 dahin ausgesprochen, dass dieses Werk eine Revision erfordere.

Zu diesem Behufe wurde eine Commission, bestehend aus 6 Klinikern, 6 Aerzten, 6 Pharmakologen, 6 Chemikern, 6 Apothekern, 2 von Seiten des Königlich-preussischen Herrn Kriegsministers delegirten Ober-Militär-ärzten und 1 Corps-Stabsapotheker, berufen, mit dem Auftrage, dem Bundesrathe Vorschläge wegen Abänderung und Ergänzung des Arznei-buches vom Jahre 1872 vorzulegen.

Zur Beschaffung einer für ein erspriessliches Vorgehen der Com-mission geeigneten Vorlage wurden von Seiten des Herrn Reichskanzlers die deutschen Bundesregierungen ersucht, wissenschaftlich hervorragende Mediciner und Pharmaceuten, insbesondere auch einzelne namhafte Me-dicinalbeamte, Universitätslehrer, Kliniker und Apotheker zu einer Aus-lassung aufzufordern: welche Zweifel und Mängel bei der Anwendung der bisherigen Pharmakopoe hervorgetreten seien und welche Vermehrung der Arzneischatz seit der ersten Ausgabe dieses Buches erfahren habe.

Die darauf eingelaufenen Erklärungen wurden unter Heranziehung verschiedener, von anderen Seiten eingegangener, verwerthbarer Beiträge, gesondert und geordnet und dienten dann, zu einer passenden Zusammen-stellung vereint, der Commission als Grundlage für ihre Berathungen.

Im Verlaufe der gepflogenen Berathungen ergab sich, dass nicht wenige der in der ersten Ausgabe enthaltenen Arzneimittel den jetzt zur Geltung gekommenen Anschauungen der Arzneikunde nicht mehr entsprachen und in die Pharmakopoe nicht aufzunehmen seien, und dass zur Neuaufnahme nur solche zu empfehlen wären, deren Werth für die Praxis sowohl wissenschaftlich als auch erfahrungsgemäss ausser Zweifel gestellt sei.

Es zeigte sich ferner, dass einzelne in der Pharmakopoe enthaltene Artikel in Fassung und Anordnung ihres Inhaltes eine Aenderung, auch eine Vervollständigung der Charakteristik und eine Aufstellung schärferer Prüfungsmethoden nöthig machten, wenn für die Controle der Beschaffenheit der Arzneimittel in den Apotheken Sicherheit gewährt werden solle.

Nachdem die Commission sich auf Grund dieser Gesichtspunkte die bei ihren Arbeiten einzuschlagenden Wege vorgezeichnet hatte, kam man dahin überein, dass man die zunächst gefassten allgemeinen Beschlüsse nebst der Liste der zur Streichung und zur Neuaufnahme angegebenen Mittel veröffentlichen und eine Kritik von Seiten Sachverständiger über dieselben erbitten müsse. Durch Ausführung dieses Beschlusses wurde abermals ein umfangreiches und vielseitiges Material gewonnen, woran sich sehr viele der deutschen Aerzte- und Apotheker-Vereine betheiligten.

Ferner wurde eine Berathung über die Aufnahme solcher Mittel, welche nur Veterinärzwecken dienen, durch eine besondere Commission aus Veterinärärzten und Veterinärbeamten veranlasst.

Schliesslich wurde eine eingehende kritische, nothwendigen Falles auch experimentale Bearbeitung einzelner Artikel von Seiten der der Commission angehörenden Chemiker und Apotheker für erforderlich gehalten und mit Erfolg ausgeführt.

Auf Grund dieser in der angegebenen Weise fertig gestellten, allseitig durcharbeiteten und vielseitig erwogenen Vorlage hat die Commission die ihr gestellte Aufgabe in einer zweiten Sitzungsperiode definitiv vollendet.

Im Verlaufe der zum Zwecke der Verbesserung der Pharmacopoea Germanica von der Commission gepflogenen Berathungen wurden nun folgende Gesichtspunkte als besonders maassgebend aufgestellt:

Zunächst wurde möglichste Gleichheit in Ausdrucksweise und Anordnung der einzelnen Artikel für unerlässlich erkannt. Es wurden hiernach die Beschreibungen jedes einzelnen Mittels so eingerichtet, dass im ersten Alinea die Merkmale und Kennzeichen verzeichnet und im zweiten Alinea die Anforderungen an die Beschaffenheit, Reinheit etc. der Arzneikörper angeführt wurden. Bei der Beschreibung der Rohdrogen wurde eine gleiche Anordnung befolgt. Bei der Beschreibung der chemischen Artikel machte der gebräuchliche Namen und wenn nöthig die Vorschrift zur Darstellung den Anfang; dann folgte: die Aufzählung der physikalischen und chemischen Eigenschaften, Identitätsreactionen, Prüfung — Anforderung an die Reinheit, Reactionen — und endlich die Art der Aufbewahrung, sowie, wo es nöthig war, die Bezeichnung der Maximal-Einzelgabe und Maximal-Tagesgabe.

Bei den chemischen Arzneikörpern wurden die Grenzen des gesetzlich zulässigen Gehaltes an fremden Körpern soweit als möglich genau bestimmt.

Den chemischen Verbindungen wurden keine Formeln beigegeben, auch wurde die Aufstellung einer Atomgewichtstabelle nicht erforderlich gehalten.

Den lateinischen Namen der Pflanzen und Thiere wurden die Autornamen, als dem Zwecke der Pharmakopoe nicht entsprechend, in Folge eingehender Erwägung nicht hinzugefügt.

Die Krystallform der Chemikalien wurde nur dann erwähnt, wenn die Praxis dies nothwendig erscheinen liess.

Im Betreff der Vorschriften über die Aufbewahrung der Arzneistoffe beschränkte man sich nur auf die entsprechenden Erfordernisse bezüglich der Tabellen B und C. Massgebend dafür war die allseitige Ueberzeugung, dass die bezüglich der Beschaffenheit einiger Mittel angegebenen strengen Anforderungen an und für sich zu einer entsprechenden Aufbewahrung auffordern und etwaige bezügliche Vernachlässigungen bei den vorgeschriebenen Prüfungen sicher zu erkennen sein würden. In einigen Fällen wurde ein nothwendiger Schutz vor Tageslicht als unerlässlich betrachtet; die Wahl des dabei als zweckmässig zu erachtenden Verfahrens aber dem Ermessen der Apotheker überlassen.

Von einer besonderen Bezeichnung derjenigen Mittel, welche im Interesse der Veterinärmedicin in der Pharmakopoe Aufnahme fanden, wurde abgesehen. Bei denjenigen Mitteln, welche nur äusserlichen Zwecken dienen, hielt man eine Prüfung auf Reinheit nicht für erforderlich.

Synonyme wurden in die Ueberschriften des Textes nicht aufgenommen, passender erschien dagegen die Aufstellung eines vollständigen Synonymenregisters am Schlusse der Pharmakopoe.

Zur Charakteristik wurden die auf wissenschaftlichem Wege ermittelten Verhältnisse der Löslichkeit einzelner Mittel im Texte angeführt, dagegen wurden die für die tägliche Praxis sich eignenden Löslichkeitsverhältnisse in abgerundeten Zahlen in einer besonderen Löslichkeitstabelle zusammengestellt.

Identitätsreactionen wurden möglichst in einem besonderen Alinea aufgeführt.

Bei den Anweisungen zur Prüfung wurde stets den leicht auszuführenden und Sicherheit gewährenden Methoden der Vorzug eingeräumt und deshalb die Maassanalyse in denjenigen Fällen obligatorisch gemacht, in welchen mit der Gewichtsanalyse weder sicherere, noch schneller zum Ziele führende Resultate zu erreichen sind.

Bei Prüfungen auf einen und denselben Körper ist in der Pharmakopoe in der Regel auch eine und dieselbe Methode in Anwendung gebracht.

Im Allgemeinen war man möglichst bestrebt, eine genaue Bestimmung der Concentration der Lösung, bei der Prüfung der Präparate auch noch die Angabe der Mengen der zuzusetzenden Reagentien, nicht minder eine scharfe Fassung der in Folge der Reactionen entstehenden Erscheinungen (Trübungen, Niederschläge, Färbungen u. s. w.) besonders scharf hervorzuheben.

Schliesslich diene zur Orientirung beim Gebrauche der Pharmakopoe Folgendes:

1. Für die Gewichtsangaben im Text gilt das Gramm als Einheit; bei Maassangaben wurden die Bezeichnungen *m*, *dm*, *cm*, *mm* in gleicher Weise angewendet.

2. Bei Angabe der Lösungsverhältnisse bedeuten: $1 = 10$, $1 = 20$ etc., dass ein Theil Substanz in neun, bezüglich neunzehn Theilen Flüssigkeit u. s. w. zu lösen ist. Die im Text aufgeführten Reagentien beziehen sich, wenn ein besonderes Lösungsverhältniss nicht angegeben ist oder nur der Name des Reagens genannt wird, stets auf die in dem Reagentienverzeichniss angegebenen Lösungen.

3. Wenn das spec. Gewicht eines in der Tabelle der spec. Gewichte genannten Mittels innerhalb gewisser Grenzen schwanken darf, so gilt diese Licenz für dieses Mittel auch bei allen den in der betreffenden Tabelle angegebenen Temperaturgraden.

4. Wo in der Pharmakopoe der Ausdruck Wasser (Aqua) gebraucht wird, soll stets, auch bei den Infusionen und Decocten, destillirtes Wasser verwendet werden.

5. Die Temperaturangaben beziehen sich auf das 100-theilige Thermometer von CELSIUS.

6. Sind bei den Prüfungen besondere Temperaturgrade nicht angegeben, so ist die Temperatur von 15 Grad anzunehmen.

7. Bei der Anfertigung und Zusammensetzung der Extracte, Kräutermischungen, Tincturen, Salben u. s. w. sind allein die in den betreffenden allgemeinen Artikeln angegebenen Vorschriften zu befolgen.

8. Zur Darstellung pharmaceutischer Präparate sind die Vegetabilien, wenn anderes nicht vorgeschrieben ist, stets im getrockneten Zustande zu verwenden.

Berlin, den 31. März 1882.

Berichtigung.

Seite 96, Zeile 19 von oben setze man statt „0,8 g Mercurioxyds etc.“:
1,175 g Mercurioxyds. Es wäre wohl richtiger, 1,5 g des Mercurioxyds auf 1 g der Säure einwirken zu lassen, um jeden Irrthum auszuschliessen.

Seite 224, Zeile 24 von unten setze man „**ihren**“ statt „s e i n e n“.

Acetum.

Essig; Weinessig. Acētum crudum; Acetum Vini. *Vinaigre.*
Vinegar.

Eine klare, fast farblose oder gelbe Flüssigkeit von saurem Geschmack und dem stechenden Geruch der Essigsäure.

Der Essig muss klar sein. Durch Schwefelwasserstoffwasser darf er nicht getrübt werden. 20 g müssen nach Vermischung mit 0,5 ccm Bariumnitratlösung und 1 ccm Normal-Silbernitratlösung ein Filtrat geben, welches weder Chlor noch Schwefelsäure enthält. Werden zwei Volumina Essig in einem Reagirglase mit einem Volumen Schwefelsäure vermischt und mit einem Volumen Ferrosulfatlösung überschichtet, so darf zwischen den beiden Schichten keine braune Zone zum Vorschein kommen. Der Verdampfungsrückstand von 100 g des Essigs betrage nicht über 1,5 g und sei auch nicht von scharfem Geschmacke, er ergebe übrigens eine alkalisch reagirende Asche. 100 Th. des Essigs müssen 6 Th. Essigsäure enthalten, also 10 g des Essigs durch 10 ccm Normal-Kaliumhydroxydlösung gesättigt werden.

Geschichtliches. Die Bereitung des Essigs aus zuckerhaltigen Fruchtsäften durch saure Gährung war schon zu Moses Zeiten bekannt (4. Buch Moses 6, V. 3). Hippokrates, dieser grosse Arzt Griechenlands (470—360 v. Chr.), wendete Essig als Arznei an. Posca, Potus nannte man die Limonade der altrömischen Soldaten, welche aus Wasser und Essig, auch mit geschlagenen Eiern durchmischt bestand. Livius sagt, dass Hannibal bei dem Zuge über die Alpen die Felsen mit Feuer und Essig mürbe gemacht habe. Geber im 8. Jahrhundert n. Chr. destillirte den Essig, um ihn zu reinigen. Basilius Valentinus im 15. Jahrhundert verstand es schon, einen starken Essig durch Erhitzen des Grünspans in Glasretorten darzustellen, und wusste auch, dass bei der Destillation des Essigs zuerst ein schwächerer übergeht. Die alten Alchymisten stellten eine saure Flüssigkeit durch trockne Destillation organischer Substanzen dar und nannten den Essig aus der Holzdestillation brenzliche Holzsäure, den Essig aus der Destillation von Manna, Gummi, Zucker etc. brenzliche Schleimsäure. Glauber giebt 1648 an, dass man zwei Fässer mit Holzstücken, Zweigen und Blättern füllen, mit Wein übergiessen und dann abwechselnd aus dem einen Fasse die Flüssigkeit in das andere übergiessen solle (Elementa chim. II, Proc. 50). Boerhave (1700) erkannte, dass der Essiggährung die weingeistige vorausgehen müsse. Die Fabrikation des Essigs aus verdünntem Weingeist, die sogenannte Schnellessigfabrikation, wurde 1823 zuerst von SCHÜTZENBACH versucht.

Darstellung. Mit Essig bezeichnet man eine Flüssigkeit, welche eine stark verdünnte Essigsäure darstellt. Seine Darstellung geschieht nach drei unter sich gänzlich abweichenden Methoden:

1. Durch Gährung zuckerhaltiger Flüssigkeiten, wobei letztere zwei Gährungsstadien durchlaufen. Im ersten Stadium wird der Zucker in Weingeist, im zweiten der Weingeist in Essigsäure übergeführt, indem an der Oberfläche der Flüssigkeit die Bildung des Essigpilzes *(Mycoderma Aceti)* stattfindet, welcher Pilz angeblich der atmosphärischen Luft Sauerstoff entzieht und auf den Weingeist überträgt. Weinessig, Obstessig, Malzessig, Bieressig, Getreideessig, Zuckerrübenessig sind Producte dieser Gährung.

2. Durch Umwandlung des mit Wasser verdünnten Weingeistes in Essig unter dem Einflusse der atmosphärischen Luft und wahrscheinlich ebenfalls unter Mitwirkung des Essigpilzes. Spritessig, Branntweinessig oder Schnellessig ist das Product dieses Vorganges.

3. Durch Erhitzen und Verkohlung von Holz in geschlossenen Gefässen oder, was dasselbe ist, durch trockne Destillation des Holzes. Holzessig ist das Product dieser Darstellung.

Bereitung aus zuckerhaltigen Flüssigkeiten. Weinessig. Grosse Fässer von 300—500 Liter Rauminhalt, Mutterfässer oder Mütter genannt, werden in einem 20—30⁰ C. warm gehaltenen Raume (Gährraum) zu mehreren Reihen neben einander gelegt, jedes Fass mit 100 Liter heissem fertigem Essig und 10 Liter Essiggut, hier in Wein bestehend, beschickt. Alle 8 Tage, während welcher Zeit das Essiggut in Essig verwandelt ist, wird der Zusatz des Essiggutes wiederholt, bis das Mutterfass zu $^2\!/_3$ seines Rauminhaltes aufgefüllt ist. Ungefähr 14 Tage nach dem letzten Essiggutzusatze ist die Essigbildung beendigt und man zieht die Hälfte des Essigs ab, um zu der im Fasse verbleibenden anderen Hälfte des Essigs von Woche zu Woche wiederum circa je 10 Liter Essiggut hinzuzusetzen. Diese Essigbereitung wird bei Verwendung des Weines als Essiggut in einem Fasse circa 6 Jahre fortgesetzt, wo dann die Fässer durch das Absetzen von Ferment, Weinstein und Essigmutter mit einem Uebermaass todten Schlammes angefüllt sind, so dass eine Entleerung derselben nöthig wird.

Bereitung auf physiologischem Wege. Die vorerwähnte Bereitungs-Methode der Weinessigbereitung, Methode von Orleans genannt, ist von dem Französischen Chemiker PASTEUR entsprechend neueren Forschungen, nach welchen die Essigbildung die Folge eines physiologischen Processes ist, abgeändert worden. PASTEUR giebt in die circa 125 Liter fassende Fässer ein Gemisch aus 2 Theilen Weingeist, 1 Theil Essig und 97 Theilen Wasser, unter Zusatz einer Spur Calciumphosphats oder Natriumphosphats, und bringt auf die Oberfläche der Flüssigkeit eine Portion Essigpilz, welche mit einem hölzernen Spatel einem anderen Mutterfasse entnommen ist. Dieses durch Millionen Individuen repräsentirte Pflänzchen vermehrt sich bei günstiger Temperatur sehr schnell und bedeckt vor Ablauf eines Tages die ganze Oberfläche des Essiggutes. Nach 24—48 Stunden geschieht nun ein frischer Zusatz von Essiggut, wie Wein, weingeisthaltigem Wasser, durch die weinige Gährung weingeisthaltig gewordenem Malzaufguss etc. Ist ein Mutterfass bis zu $^2\!/_3$ seines Rauminhaltes angefüllt, so zieht man den Essig ab und sammelt den Essigpilz, um diesen alsbald wiederum in das aufs Neue mit dem weingeistigen Essiggute beschickte Mutterfass einzutragen. Wichtig ist für den Fortgang der Essiggährung, dass dem Essigpilze in dem Essiggute stets Weingeist zu Gebote steht, denn im andern Falle überträgt er den Sauerstoff auf die bereits gebildete Essigsäure und verwandelt dieselbe in Wasser und Kohlensäure. Es darf ferner der gesammelte Essigpilz nicht lange seiner Thätigkeit auf Weingeist entzogen werden, wenn seine oxydirende Kraft erhalten bleiben soll. Endlich ist eine zu starke Entwickelung des Essigpilzes zu vermeiden, da im andern Falle die Thätigkeit desselben eine bedeutend vermehrte und damit eine theilweise Zerstörung der bereits gebildeten Essigsäure die Folge ist.

Bei dieser Methode der Essigerzeugung sind zu einem ungestörten Fortgange derselben folgende Bedingungen zu erfüllen: 1) Das Essiggut muss bis zu 3⁰/₀ Weingeist enthalten. Ein grösserer oder zu geringer Weingeistgehalt verlangsamt die Essigbildung. 2) Eine Temperatur nicht unter 15⁰ C. und nicht über 35⁰ C. Bei einer Temperatur unter +7⁰ C. hört die Essigbildung auf, unter +15⁰ C. ist sie gering und langsam, über 35⁰ C. dagegen sehr schnell und heftig, so dass gleichzeitig theils eine Zersetzung der Essigsäure durch vermehrte Vitalität des Essigpilzchens, theils eine

Verdampfung des Weingeistes stattfindet. 3) Ungestörter Luftzutritt. Die die Oberfläche des Essiggutes bedeckende Schicht der Essigpilzchen entzieht der Luft Sauerstoff und die stickstoffreichere, also leichtere Luft steigt in die Höhe, um der sauerstoffreicheren und daher schwereren Luft Platz zu machen. Die Essigpilzchen geben den Sauerstoff an den Weingeist ab und verwandeln diesen in die specifisch schwerere Essigsäure, welche nach dem Boden des Muttergefässes zu niedersinkt, einer anderen weingeistigen und specifisch leichteren Schicht Platz machend.

Bereitung aus weingeistigen Flüssigkeiten oder des Spritessigs. Hierher gehören die Bereitungs-Methoden nach DOBEREINER unter Mitwirkung des Platinschwammes und die SCHÜTZENBACH'sche Schnellessigfabrikation.

Bereitung auf chemischen Wege. Vor 50 Jahren beobachtete DOEBEREINER Professor der Chemie zu Jena, dass Weingeistdämpfe im Contact mit Luft und Platinschwamm oder Platinmohr in Essigsäure übergehen. Diese Methode wurde einige Male versucht, im Grossen auszuführen jedoch erwies sich einerseits die Wirkung des Platins als eine zu eng begrenzte, andererseits ist die gebildete Essigsäure zu stark mit Aldehyd verunreinigt. Porcellanschälchen werden mit Weingeist gefüllt und in den Weingeist ein porcellanener Dreifuss gesetzt, welcher ein flaches Schälchen mit dem Platinrohr trägt. Viele hunderte solcher Vorrichtungen werden auf Repositorien in einem aus Glasscheiben zusammengesetzten Behälter gestellt und der Behälter, durch welchen ein sanfter Luftstrom tritt, auf 30—33º C. erwärmt. Auf diese Weise geht der Weingeist allmählich in Dampf über, welcher aufsteigend mit dem Platinmohr in Berührung kommend, Sauerstoff aus der Luft aufnimmt und zunächst in Aldehyd und als Aldehyd durch weitere Sauerstoffaufnahme in Essigsäure übergeht. Theils senken sich die Essigsäuredämpfe in das Schälchen abwärts, sich hier verdichtend, theils verdichten sie sich an den Glasscheiben des Behälters, und die flüssige Säure fliesst abwärts in eine Rinne, welche sie in ein unterhalb befindliches Reservoir hineinleitet.

Theorie der Bildung des Essigs oder der Essigsäure (Acetylsäure, Hydriumacetat). Diese Bildung beruht in einer Oxydation des Weingeistes oder Aethylalkohols, dessen Radical Aethyl $= C_2H_5$ ist, welcher somit Aethylhydroxyd, $H(C_2H_5)O$, darstellt.

Die typische Formel lautet in bündigster Form:

$$\left.\begin{array}{c} C_2H_5 \\ H \end{array}\right\}O \; + \; \left.\begin{array}{c} O \\ O \end{array}\right\} \; = \; \left.\begin{array}{c} C_2H_3O \\ H \end{array}\right\}O \; + \; \left.\begin{array}{c} H \\ H \end{array}\right\}O$$

Aethylhydroxyd   Sauerstoff   Hydriumacetat   Wasser.

Bei der Einwirkung von Sauerstoff auf Aethylalkohol treten H_2 aus dem Bestande desselben mit Sauerstoff verbunden als Wasser aus, und der Rest wird zu Aldehyd (Acetaldehyd), in dessen Bestand ein weiteres Atom Sauerstoff eintritt, wodurch Essigsäure entsteht. Die gekürzten Structurformeln würden lauten:

$$\begin{array}{c} CH_3 \\ | \\ CH_2.OH \end{array} + O = \begin{array}{c} CH_3 \\ | \\ C=OH \end{array} + H_2O \quad \Big| \quad \begin{array}{c} CH_3 \\ | \\ C=OH \end{array} + O = \begin{array}{c} CH_3 \\ | \\ CO.(OH) \end{array}$$

Aethylalkohol   Aldehyd   Wasser   Aldehyd   Essigsäure

$$C_2H_6O + O = C_2H_3.COH + H_2O \quad \Big| \quad C_2H_3.COH + O = CH_3.CO.(OH).$$

Die typischen Formeln würden lauten:

$$2\left(\begin{array}{c} C \\ C \end{array}\left\{\begin{array}{c} H_3 \\ H_2 \\ OH \end{array}\right.\right) + \left.\begin{array}{c} O \\ O \end{array}\right\} = 2\left(\begin{array}{c} C \\ C \end{array}\left\{\begin{array}{c} H_3 \\ O'' \\ H \end{array}\right.\right) + 2\left(\left.\begin{array}{c} H \\ H \end{array}\right\}O\right) \quad \Big| \quad 2\left(\begin{array}{c} C \\ C \end{array}\left\{\begin{array}{c} H_3 \\ O'' \\ H \end{array}\right.\right) + \left.\begin{array}{c} O \\ O \end{array}\right\} = 2\left(\begin{array}{c} C \\ C \end{array}\left\{\begin{array}{c} H_3 \\ O'' \\ OH \end{array}\right.\right)$$

Der Weingeist (C_2H_6O) nimmt also Sauerstoff auf, um Aldehyd oder Acetaldehyd (C_2H_4O) und Wasser (H_2O) zu bilden und der Acetaldehyd geht durch Aufnahme von Sauerstoff in Essigsäure ($C_2H_4O_2$) über. Ueber Essigsäure bezüglich ihrer Stellung in der Reihe der Carboloxylsäuren vergl. man unter Acidum aceticum S. 99.

1*

Werden zuckerhaltige Pflanzensäfte oder Pflanzenauszüge, welche der weingeistigen Gährung unterlagen, also weingeisthaltig geworden sind, oder klare
weingeisthaltige wässrige Flüssigkeiten der Luft ausgesetzt, so bemerkt man in
ihnen eine allmählich sich mehrende Trübung, sie werden sauer und ihre Oberfläche bedeckt sich mit einem weisslichen Häutchen, dem Essigkahm, bestehend aus dicht an einander gelagerten Essigpilzchen *(Mycoderma Aceti)*,
deren Vegetation von der Aufnahme des Sauerstoffes aus der Luft abhängt
und welche diesen Sauerstoff wiederum an den Weingeist abtreten, denselben
oxydirend und in Essigsäure verwandelnd.   Ist aller Weingeist auf diese Weise
in Essigsäure verwandelt, so erstreckt sich die Thätigkeit der Essigpilzchen
auf die Essigsäure selbst und setzt dieselbe in Kohlensäure und Wasser um.
Die Essigpilzchen haben eine beschränkte Lebensdauer.   Zur völligen Reife
gelangt sinkt der Essigkahm unter und lässt an seiner Stelle die Keime einer
neuen Vegetation, die bei günstiger Temperatur ungemein schnell zunimmt und
in einigen Stunden wiederum die ganze Oberfläche der Flüssigkeit als Kahm
bedeckt.   Der auf dem Boden des Gefässes sich ansammelnde Essigkahm stellt

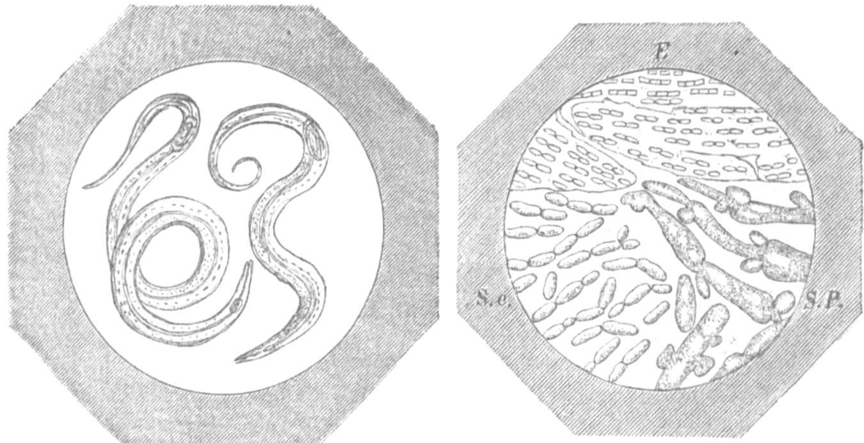

Anguillula Aceti. 50—60-fache Linearvergr.   *E* Essigsäure-Bacterien. *S. e. Saccharomyces exiguus*
REESS. *S. P. Saccharomyces Pastorianus* REESS
450-fache Vergr.

die sogenannte Essigmutter dar, welche man schon früher als ein kräftiges
Ferment der sogenannten Essiggährung betrachtete.   Diese Ansicht hat insofern ihre Begründung, als diese Essigmutter Essig in Aufsaugung enthält und
sie auch nicht ganz frei sein wird von Keimen oder lebenden Individuen jenes
Essigpilzes, welche unter den zu ihrer Vegetation günstigen Bedingungen sich
schnell mehren und die Essigbildung unterhalten.   Derselbe Umstand bedingt
auch die Eigenschaft des fertigen Essigs, wiederum als Essigferment zu dienen.
Dies ist der Vorgang der Essigsäurebildung auf physiologischem Wege, von
PASTEUR durch Experiment erwiesen.

Dieser französische Chemiker fand auch, dass der Kahm des Weines
(Mycoderma Vini) auf verdünnte weingeistige Flüssigkeit übertragen, keine
Essigsäure bilde, sondern den Weingeist in Kohlensäure und Wasser umsetze,
dieselbe Umsetzung auch auf verdünnte Essigsäure übertrage.

Die Keime zur Bildung des Essigpilzes glaubt PASTEUR in der Luft
schwimmend annehmen zu müssen.   Diese Keime gelangen zur Ausbildung, so-

bald sie in das zu ihrer Vegetation günstige Medium, wie stark verdünnten Weingeist, Wein, Malzaufguss, besonders aber Essig, auf mit Essig getränkte Buchenholzspäne oder Weintraubenkämme gelangen, und um so schneller, wenn diese Medien gleichzeitig Phosphate, Ammon, stickstoffhaltige Substanzen als Nährstoffe darbieten. Fertiger Essig wirkt vorzugsweise als Essigbildner, weil in ihm die Vegetation des Essigpilzes am meisten begünstigt ist.

Neben den Essigpilzen entwickelt sich auch ein thierisches Leben, denn es entstehen unzählige Essigälchen. Der Essigaal, Essigälchen *(Anguillula Acēti, Vibrio Acēti)*, ein circa 2 mm langer Ringelwurm aus der Familie der Fadenwürmer *(Nematoïdĕa)* bedarf des Sauerstoffs zum Athmen, welchen aber der die Oberfläche der Flüssigkeit bedeckende Kahm selbst verbraucht. Die Essigälchen gehen deshalb dem Sauerstoffe nach, welcher in ungenügender Menge gleichsam endosmotisch durch die Poren der hölzernen Fassdauben eindringt. Sie lagern sich daher an der Holzwandung des Mutterfasses und bilden daselbst, theils abgestorben, theils lebend bis zu mehreren Millim. dicke weisse Schichten. Nach Pasteur suchen diese Thierchen die Kahmdecke zu durchbrechen und die Pilzindividuen abwärts zu ziehen. Wenn in diesem Kampfe das Essigälchen siegt, so tritt ein Stillstand der Essigbildung ein und man nennt den Inhalt des Mutterfasses träge.

Dieser Process der Essigbildung ist von dem der Essigsäurebildung aus Weingeist nicht verschieden, nur ersetzt der Essigpilz hier den Platinmohr als Uebermittler des Luftsauerstoffes an den Weingeist, welcher in erster Linie, unter Abscheidung von Wasser in Aldehyd (Acetaldehyd, Acetyloxydhydrat) verwandelt, durch weiteren Sauerstoffzufluss zu Essigsäure oxydirt wird.

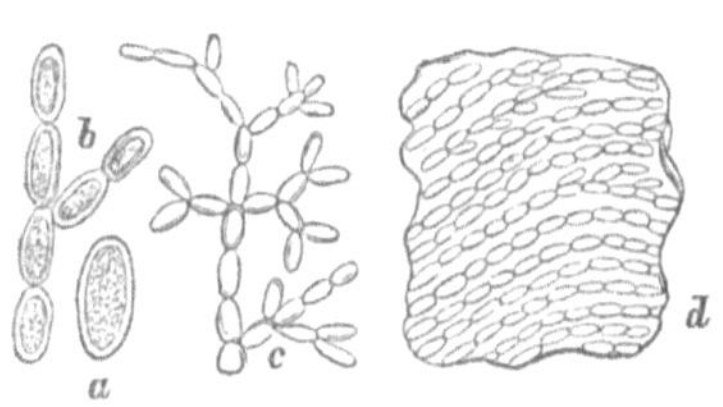

M. A.

Mycoderma Aceti. a eine Zelle 600-fache Vergr. b eine Zellenreihe mit Abzweigung 300-fache Vergr. c Verzweigte Zellenreihe 300-fache Vergr. d Schleimmasse oder Essigkahm 200-fache Vergr.

Das Essigpilzchen ist besser mit Essigbacterie zu bezeichnen. Pasteur unterscheidet dieses protophytische Gebilde als *Mycoderma Aceti* (Schleimhaut, Schwammhaut des Essigs), Kützing dagegen als *Ulvina Aceti*. Die Form nähert sich derjenigen des *Bacterium Termo* und ist eine elliptische. Die Länge der Zelle erreicht 0,002—0,003 mm. Um diese Bacterien mikroskopisch zu betrachten, ist es angezeigt, der Flüssigkeit etwas glycerinhaltige Fuchsinlösung zuzusetzen. Die Zellen liegen in Kettenreihen gewöhnlich in einer durchsichtigen Schleimmasse gelagert, welche selten eine zähe Consistenz annimmt.

Der Erwähnung werth ist die in den Räumen der Gähressigfabrikation heimische Essigfliege oder Essigmücke *(Oscinis cellaria* Latr., *Mosillus vel Musca cellaria)*. Sie ist eine Zitterfliege mit rostrothen Augen und gelblichem Leibe. Bei der Gährung der Fruchtsäfte trifft sie der Pharmaceut gewöhnlich an, zum Zeichen, dass die Gährung dem Schlusse nahe ist.

Malzessigbereitung. Die Bereitung des Malzessigs ist wenig von der Weinessigbereitung verschieden, nur das periodische Nachfüllen von Essiggut findet nicht statt, sondern die Mutterfässer oder Säurefässer werden alsbald mit der ganzen Menge Essiggut beschickt und mehrere Wochen hindurch dem Processe der Essigbildung überlassen. Das Essiggut ist hier die Würze, welche 2—3 Tage der weinigen Gährung ausgesetzt und in Malzwein verwandelt ist. Die Würze bereitet man durch Einteigen von circa 100 Theilen Gerstenluftmalz, 5 Theilen Weizenluftmalz, 400 Theilen Wasser von 50° und darauffolgendes Durchmischen mit 750 Theilen siedendem

Wasser. Die klar abgezogene Würze wird mit 20 Theilen Bierhefe versetzt und einige
Tage bei 20—25° der weinigen Gährung überlassen, worauf sie als Essiggut zur Verwendung kommt.

Rübenessig. Seit ungefähr 40 Jahren hat sich auch die Essigbereitung aus dem
Safte der Runkelrübe in Frankreich und England eingebürgert. Die Methode (von
Neale und Duyk) besteht darin, den durch Pressen gewonnenen Runkelrübensaft
(spec. Gew. 1,035—1,045) so weit mit Wasser zu verdünnen, dass er ein spec. Gew.
von 1,025 zeigt, ihn aufzukochen, zu coliren und unter Beihilfe von Hefe der weinigen
Gährung zu unterwerfen. Die klar abgezogene Flüssigkeit wird nun mit einem
gleichen Vol. Essig gemischt, in Bottiche von circa 100000 Liter Rauminhalt gebracht und in dieselben, auf circa 22,5° C. erwärmt, ein continuirlicher, in feine Strahlen
zertheilter Luftstrom hineingeblasen. Nach Leplay's Methode unterwirft man die in
Scheiben und Stücke zerschnittenen Rüben der weinigen Gährung und benutzt die
Rübentrester wie die buchenen Holzspäne in der Schnellessigfabrikation.

Klärung trüben Essigs. Die Klärung trüben Essigs bewirkt man in der
Weise, dass man denselben in Fässer mit einem inneren Siebboden, beschickt mit
Buchenholzspänen, einfüllt. Unter dem Einflusse der Flächenanziehung lagern sich die
trübenden Theile auf den Holzspänen ab. Den klaren Essig zieht man durch ein
Zapfloch am Boden des Fasses ab. Die Klärung befördern Weinkämme und Rappen
noch schneller und vollständiger als Buchenspäne.

Schnellessigfabrikation. 1) Boerhave lehrte bereits (1730) ein Verfahren der
schnelleren Essigdarstellung, das heute noch nicht ganz verlassen ist und hier und da
Anwendung findet. Der Apparat besteht aus zwei 3 Meter hohen und 1,3 Meter weiten
Bottichen auf 0,5 Meter hohen Unterlagen. 0,3 Meter über dem Boden liegt in jedem
Bottiche ein durchlöcherter Boden, über welchem Weintraubenkämme und Rappen bis
zum Rande des Bottichs aufgeschüttet sind. Der eine Bottich wird ganz, der andere nur
halb mit Wein gefüllt, und nach 24 Stunden zieht man aus dem vollen Bottiche so viel
des Flüssigen ab, als zum Vollmachen des halbvollen Bottichs nöthig ist. Nach weiteren
24 Stunden zieht man aus letzterem Bottich wiederum die Hälfte ab und füllt sie in den
ersteren zurück. Diese Operation wird so oft wiederholt, bis der Wein in Essig verwandelt ist, was in 2—3 Wochen geschehen sein kann. Bei einer Temperatur von
circa 25° C. und zwölfstündigem Umfüllen ist die Essigbildung in der halben Zeit
vollendet. Die Traubenkämme haben hier dieselbe Wirkung wie die Buchenholzspäne
der neueren Schnellessigfabrikation, welche im Jahre 1823 von Schütznbach zu Edingen
im Breisgau als ein Fabrikgeheimniss für 1500 Thaler verkauft wurde.

2) Schützenbach'sche **Methode.** Das Prinzip der Schnellessigfabrikation ist, das
Essiggut bei einer die Essigbildung befördernden Temperatur inniger und öfter mit
dem Sauerstoff der atmosphärischen Luft in Berührung zu bringen, es beruht also auf
einer Oxydation des Weingeistes in kürzester Zeit. Der Apparat besteht in mehreren
eichenen, etwas konischen Bottichen von 2,5—3 Meter Höhe und circa 1,2 Meter Weite,
Gradirfässer oder Essigbildner genannt. Ungefähr 30 Centim. über dem Boden
ist in jedem Bottiche ein zweiter siebartig durchlöcherter Boden angebracht, welcher
mit ausgekochten und mit Essig getränkten buchenen Hobelspänen, welche als Träger
oder Boden des Essigpilzes dienen, überschichtet ist. Etwa 17,5 Centm. vom oberen
Bottichrande liegt innerhalb ein hölzerner Ring, welcher als Stützpunkt einer Siebbütte (d), eines hölzernen Gefässes mit siebartig durchlöchertem Boden, dient. In
den kleinen Sieb- und Tröpfellöchern hängen Stücke baumwollener Fäden, welche
oberhalb, damit sie nicht durch die Löcher fallen, zu einem Knoten verdickt sind. In
die Siebbütten wird das bis auf 35° C. erwärmte Essiggut, z. B. ein Gemisch aus
1 Thl. 60proc. Weingeist, 5 Thl. Wasser und 2 Thl. Essig, oder ein Gemisch aus Weingeist, Wasser und Essig mit gegohrener Malzwürze gegossen; er tröpfelt nun an den
Fäden langsam auf die Hobelspäne nieder, auf denselben sich ausbreitend. Damit un-
gehindert atmosphärische Luft zu den Hobelspänen hinzutreten und die entsauerstoffte
Luft austreten kann, sind in der Nähe des unteren Siebbodens und unter dem oberen
Holzringe zwei Reihen schräg in der Richtung von oben nach unten, 1,5 Centim. weite
Löcher (e) in die Bottichwandung gebohrt, und in den Boden der Siebhütte drei weite
offene Glasrohre (c) eingesetzt, durch welche letztere die Luft hauptsächlich aus dem
Bottich austritt. Als Zapfrohr dient ein gläsernes Heberrohr (g), welches bis zur
untersten Löcherreihe aufsteigt und die Flüssigkeit nur in soweit abfliessen lässt, dass
der Theil des Bottigs unter dem unteren Siebboden (i) stets mit Flüssigkeit gefüllt
bleibt, um dadurch ein zu schnelles Abkühlen des Gradirfasses zu verhindern. Der
Oxydationsprocess findet auf der Oberfläche der Hobelspäne statt, wodurch die
Temperatur im Inneren des Bottichs auf 30 bis 40° erhalten bleibt, wenn die Temperatur

der Essigstube um 25⁰ C. stehend ist. Anfangs ist der Oxydationsprocess ein verlangsamter, sobald sich aber die Hobelspäne mit Essigmutter überzogen haben, steigert er sich unter Entwickelung einer höheren Wärme. Das aus dem Gradirfass Abfliessende wird in die. Siebbütte des zweiten Gradirfasses, das hier Abfliessende in die Siebbütte des dritten Gradirfasses eingegossen, welches letztere gewöhnlich auch den fertigen Essig liefert. Ein in den Bottich eingesetzter Thermometer dient zur Controle des Oxydationsprocesses. Steigt die Temperatur bis über 40⁰, so ist sie durch Aufgiessen eines kalten Essiggutes zu mindern, denn in Folge der höheren Wärme verdampft nicht nur Weingeist, es tritt auch der Oxydationsprocess an die bereits gebildete Essigsäure, dieselbe in Kohlensäure und Wasser spaltend. Setzt man jedem Aufgusse etwas Weingeist zu, so kann der Gehalt an Essigsäure im Essig bis auf 10 Proc. gebracht werden. Ein höherer Gehalt lässt sich nicht erzielen, weil in einem Essige von dieser Stärke die Entwickelung des Essigpilzes, also auch die Bedingung der Essigbildung aufhört. Bei einer zu starken Anhäufung der Essigmutter auf den Ho-

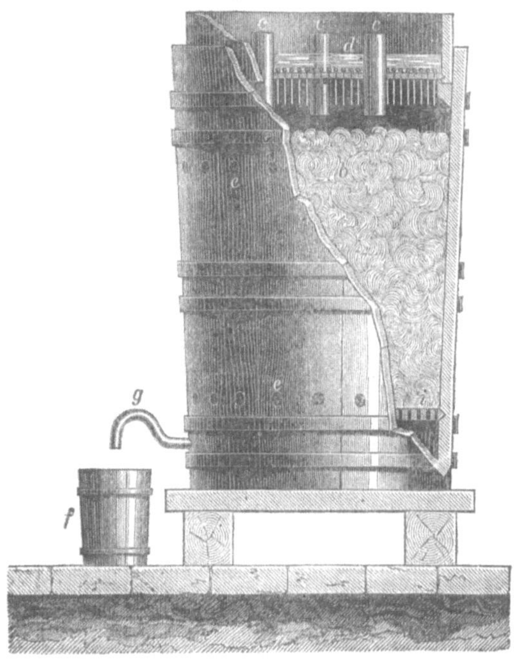

Gradirfass oder Essigbildner.

belspänen wird eine Erneuerung dieser letzteren nöthig. Statt der Hobelspäne lassen sich auch andere lockere oder poröse Substanzen, wie zerstückelte Weinreben, wallnussgrosse Stücke Holzkohle, durch Säuren von Eisen befreite Koaks anwenden. Auch diese Substanzen werden vor dem Einschichten in die Gradirfässer mit Essig durchfeuchtet. Als Essiggut dienen Mischungen aus circa 20 Litern 50-proc. Weingeist, 40 Lit. Essig, 120—150 Liter Wasser, versetzt mit einer äusserst geringen Menge Getreidemehl oder Kleie. Durch Verdunstung geht während der Gradirung $1/_{10}$ des Weingeistes, theils als solcher, theils in Aldehyd und Essigsäure verwandelt verloren und es geben 100 Liter Weingeist mit 50 Vol.-Proc. Weingeistgehalt 750--780 Liter Essig mit 5 Proc. Essigsäuregehalt oder circa 650 Liter mit 6 Proc., oder 550 Liter mit 7 Proc., oder circa 380 Liter mit 10 Proc. Säuregehalt. Ueber den Weingeist- und Essigsäureverlust vergl. man Chem. Ztg. 1881, S. 749.

3) MICHAELIS'sche **Methode.** Diese weicht von der vorhergehenden in so fern ab, als die Späne in bestimmten Zeiträumen durch die weingeistige Flüssigkeit gezogen werden und zwar mittelst Drehessigbildnern. Ein solcher ist ein grosses Fass, dessen Innenraum durch einen Lattenrost in zwei ungleiche Theile getheilt ist. Der obere Theil ist der kleinere und mit Buchenholzspänen (Kohlenstücken etc.) vollgestopft. In den unteren Raum führt ein horizontal liegendes Rohr Luft hinzu und gegenüber im oberen Theile ist ein Hahn angebracht, um die Luft austreten zu lassen. Mittelst eines Knietrichters wird Essiggut in das Spuntloch eingegossen. Nach Schluss des Hahnes wird dem Fasse eine halbe Wälzung gegeben, damit die Späne Essiggut einsaugen, nach 15 Minuten aber wird das Fass in die alte Lage zurückgeführt und der Luftaustritthahn geöffnet. Die Späne erfahren eine Selbsterhitzung und geht diese stark abwärts, was ein Thermometer angiebt, so ist damit der Beweis gegeben, dass der von den Spänen aufgesogene Weingeist in Essigsäure übergeführt ist. Nun wird die halbe Wälzung nach Schluss des Hahnes wiederholt. Diese Methode erleichtert die Arbeit und giebt bessere Resultate als die vorhergehende Methode. Sie dürfte sich wohl überall einführen.

4) SINGER'sche **Essigregeneratoren** sind kleinere in einem Gehäuse übereinander gestellte, durch Röhren verbundene Gefässe. Das Essiggut rinnt aus einem Gefäss in das andere. Die Verbindungsröhren sind mit Schlitzen zum Lufteintritt versehen.

5) FR. MICHAËLIS **Eintauch-Essigbildner** (D. R. Pat. 13284) besteht in einem Behälter, welcher zur Hälfte mit Essiggut beschickt ist, in welches ein mit Spänen beschickter, mit Siebwandung versehenes Gefäss eingesenkt und wieder hervorgezogen wird. Ueber dem Niveau des Essiggutes tritt die atmosphärische Luft ein.

6) BOOMER und RANDALL haben einen besonderen Apparat zur Essigerzeugung construirt (D. R.-Pat. 14909), welchen die Chem. Ztg. 1881, S. 975 beschreibt und durch Abbildung illustrirt.

Holzessig. Die Fabrikation des Essigs durch trockene Destillation des Holzes ist unter *Acetum pyrolignosum* nachzusehen. MOLLERAT, ein Franzose, lehrte diesen Essig zu reinigen und zu aromatisiren, so dass er als Speiseessig Aufnahme fand.

Essigarten des Handels. Der aus Wein bereitete Essig ist gelblich oder röthlich und zeichnet sich durch einen sehr angenehmen Geschmack aus, er ist aber in Deutschland eine seltene und theure Waare. Dagegen kommen sehr billig und von untadelhafter Qualität Branntweinessig, Schnellessig und Malzessig in den Handel, am meisten und häufigsten aber der Schnellessig. Von diesem letzteren giebt es zwei Sorten, eine gewöhnliche, einfach mit Essig bezeichnete, mit circa 6 Proc. Essigsäuregehalt, und eine concentrirte, mit Essigsprit bezeichnete, welche 7—9 Proc. Essigsäure enthält und durch Verdünnen mit Wasser in einfachen Essig verwandelt werden kann. Dieser Essigsprit, meist ausserordentlich rein, oft fast farblos, eignet sich besonders zur pharmaceutischen Verwendung. Um den Anforderungen des Publikums zu genügen, färbt der Essigfabrikant den Essig mit Zuckertinktur, er ist dann aber mit einer mehr als geblichen Färbung für pharmaceutische Zwecke nicht geeignet. Qualitativ vorzügliche Sorten Malzessig, Fruchtessig werden seltener angetroffen, diese Essigsorten halten sich auch weniger lange klar und sind deshalb für pharm. Zwecke nicht geeignet. Sogenannter Tafelessig ist nicht verwendbar, weil er gewöhnlich Beimischungen enthält, welche seine Qualität als Speiseessig vielleicht erhöhen, sich aber für pharmaceutische Präparate nicht eignen. Bieressig, welcher nicht frei von einem bitterlichen Nebengeschmack (vom Hopfen herrührend) ist, kommt jetzt kaum noch vor. Unter dem Namen Essigessenz kommt ein concentrirter Essig in den Handel, bereitet aus gereinigtem Holzessig, welcher mit passendem Arom und wenig Zuckercouleur versetzt ist. Mit der 8—9-fachen Menge Wasser verdünnt liefert er einen guten Haus- und Küchenessig oder Tafelessig.

Die chemische Fabrik Eisenbüttel zu Braunschweig, sowie auch die chem. Fabrik, vormals HOFMANN & SCHOETENSACK in Ludwigshafen am Rhein liefern für pharmaceutische Zwecke excellente Essige in concentrirter Form. Derselbe ermangelt nicht des nöthigen Aroms, ist vorzüglich rein und giebt mit einer gewissen Menge destillirtem Wasser verdünnt den officinellen Essig von bestimmtem Gehalt.

Eigenschaften des officinellen Essigs. Der officinelle Essig ist eine völlig klare, gelbliche oder fast farblose Flüssigkeit von angenehmem saurem Geschmack und Geruch. Sehr geringer Acetylaldehyd- oder Furfurolgehalt, sowie auch unbedeutender Essigäthergehalt bilden gleichsam das Bouquet des Essigs. Sein Gehalt an Essigsäure ($C_2H_4O_2$) beträgt 6 Proc.

Furfurol ist der Aldehyd der Pyroschleimsäure und ein Bestandtheil des durch trockene Destillation des Holzes gewonnenen Essigs. Acetylaldehyd bildet sich während der Essigsäuregährung. Beide Aldehyde wirken auf Silberlösung reducirend. Der Gehalt an diesen Aldehyden soll nicht 0,05 Proc. übersteigen. Acetylaldehyd oder Aldehyd $= C_2H_4O$, Furfurol $= C_5H_4O_2$.

Die gelbe Farbe, welche die Pharmakopöe zulässt, hat gegen Ende der Commentation dieses Artikels die nöthige Kritik gefunden. Dass man den Verdampfungsrückstand auf höchstens 1,5 Proc. normirte, lässt in Bezug zur gelben Farbe, welche der Essig haben darf, annehmen, dass auch der Gähressig officinell ist, denn der Essig aus der Schnellessigfabrikation liefert höchstens 0,5 Proc. Verdampfungsrückstand.

Prüfung des Essigs nach Vorschrift der Pharmakopöe. Dieselbe fordert: — 1) Indifferenz gegen Schwefelwasserstoffwasser. Es werden gleiche Volume beider Flüssigkeiten gemischt. Da es hier nur auf Kupfer, Blei und Zink ankommt, so kann das stinkende Schwefelwasserstoffwasser auch gemieden werden, wenn der Essig farblos oder gelblich bis blassgelb ist, denn in diesem Falle genügt ein Zusatz von 2—3 Tropfen Kaliumferrocyanidlösung zu 4—6 ccm des Essigs. Bei Gegenwart von Spuren Kupfer erfolgt eine dunklere oder bräunliche Färbung, bei Blei und Zink eine weisse Trübung. Die Schärfe der Reaction steht in diesen 3 Fällen derjenigen mit Schwefelwasserstoff kaum nach. Eine Verunreinigung mit Zinn kommt nicht vor, denn diese müsste mit Schwefelwasserstoffwasser eruirt werden. — 2) 20 g Essig mit 0,5 ccm Baryumnitratlösung versetzt müssen ein Filtrat ergeben, welches durch Baryumnitrat nicht getrübt wird. Damit ist also ein Gehalt von fast 0,47 g Schwefelsäure (als Sulfat?) im Liter Essig zugelassen — gewiss eine reichliche Menge. — 3) 20 g des Essigs mit 1 ccm $^1/_{10}$-Normal-Silberlösung versetzt müssen ein Filtrat ergeben, welches auf Zusatz eines Tropfen Silberlösung nicht getrübt wird. Es ist somit im Liter Essig ein Quantum von 0,1825 g Chlorwasserstoff zulässig. Da das Messen so kleiner Volume Reagens schwierig ist, so wird man durch Wägung von 0,6 g der Baryumnitratlösung und 1,05 g der Silberlösung die passenden Mengen erlangen. — 4) Prüfung auf Salpetersäure mittelst Ferrosulfat und Schwefelsäure, wie unten S. 13 erklärt ist. — 5) Bestimmung des Verdampfungsrückstandes, welcher nicht über 1,5 Proc. betragen, auch nicht scharf schmecken darf. 100 g des Essigs werden bis auf circa 10 ccm über freier Flamme eingedampft, dann in ein kleines Porcellanschälchen im Wasserbade soweit als möglich abgedampft und gewogen. Sollte der Rückstand mehr denn 1,5 g betragen, so wäre noch ein halbstündiges Erhitzen bis zu 110° (im Oelbade) nöthig. Meistentheils dürfte er das Gewicht von 1,5 g nicht erreichen. — 6) Ein Einäschern des Rückstandes dürfte überflüssig sein, wenn übermässige Mengen Schwefelsäure und Chlor nicht angetroffen wurden, und war dies der Fall, so ist der Essig zu verwerfen. — 7) Bestimmung des Essigsäuregehalts. Derselbe soll 6 Proc. betragen oder 6 g des Essigs müssen mit 6 ccm Normalkalilösung eine neutrale Flüssigkeit geben.

Prüfung auf Verunreinigungen und Verfälschungen des Essigs im Allgemeinen:

Verunreinigungen des Essig giebt es nicht wenige. Um reinen Essig zu erlangen, beziehe man den concentrirten Essig aus guter Hand, welche es sich zur Ehre anrechnet, nur reine Waare abzugeben. Die Verunreinigung mit Blei, Kupfer, Zink kann nur vorkommen, wenn der unwissende Fabrikant bei der Bereitung Schöpf- und Füllgefässe aus diesen Metallen benutzt. Man versetzt den Essig mit Schwefelwasserstoffwasser. Erfolgt alsbald oder nach einigen Minuten eine Färbung oder eine Fällung, so ist damit die Gegenwart eines jener Metalle angedeutet und der Essig verwerflich. Eine weissliche Trübung rührt entweder von Zink her oder von Schwefel, wenn der Essig, was nicht selten ist, Eisenoxyd enthält. Verschwindet die Trübung auf Zusatz von etwas Salzsäure, so ist sie Schwefelzink. Eine bedeutende Trübung durch Schwefel entspricht einer grösseren Menge Eisenoxyd, welche der Essig für pharm. Zwecke nicht enthalten darf. Auf jene Metalle kann man auch mit Kaliumferrocyanid prüfen. Der Essig darf dadurch in keiner Weise an seiner Durchsichtigkeit noch Farbe eine Veränderung erleiden. — Arsenik kann vorhanden sein, wenn der Essig aus Holzessig bereitet oder damit verstärkt wurde. Man versetzt ca 10 ccm des Essigs mit soviel Kaliumhypermanganat, als solcher schnelle Zersetzung erfährt, giebt dann davon in einen 15 cm langen Probircylinder circa 5 ccm des Essigs, 2 ccm verd. Schwefelsäure und ein Stückchen chemisch reines Zink oder etwas Natriumamalgam, verschliesst den Cylinder locker mit einem gespaltenen Kork, in dessen Spalt man einen mit Silbernitrat- oder Kupfervitriollösung genässten Streifen Pergamentpapier eingeklemmt hat und stellt eine Stunde bei Seite. Eine Schwärzung des Papierstreifens deutet auf Arsen. Einfacher ist die Prüfung eines weniggefärbten Essigs auf Arsen, wenn man in einen Reagircylinder 3 Tropfen

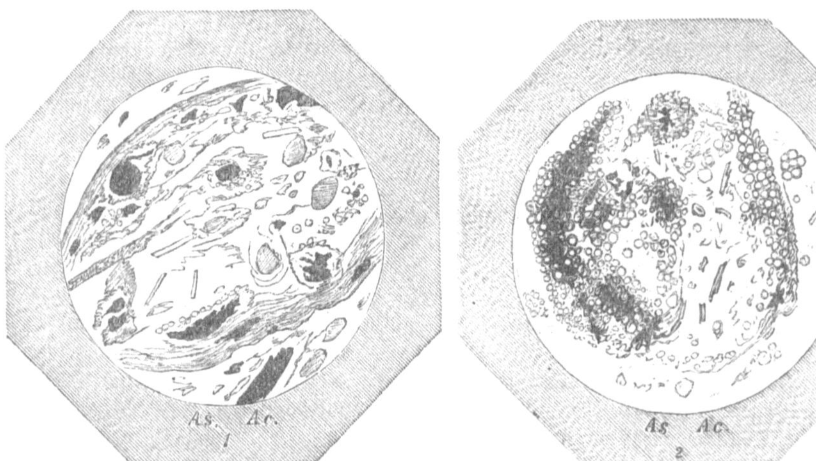

Mikroskopischer Nachweis des Arsens in farbigem Essig ohne Glycerinzusatz, aber noch Zusatz von wenig Oxalsäure und der Sättigung mit Ammon. 120-fache Vergr.

Mikroskopischer Nachweis des Arsens in fast farblosem Essig nach Zusatz von Glycerin, Oxalsäure und Ammon. 80-fache Vergr.

Glycerin, 3—4 ccm des zu prüfenden Essigs und ca. 1 ccm Aetzammon mischt, dann noch circa 10 Tropfen Oxalsäurelösung oder 15 Tropfen Ammoniumoxalatlösung dazugiebt, nach der Mischung von dieser Flüssigkeit 1—2 Tropfen mittelst Glasstabes auf das äussere Drittel eines dünnen Objectglases giebt und nun diese Tropfen unter Hin- und Herbewegung dieses Objectglastheiles über einer kleinen Weingeistflamme oder dem Cylinder einer brennenden Petroleumlampe eintrocknet und so lange vorsichtig erhitzt, als sich Dampf entwickelt, etwaiges Ammonsalz verflüchtigt ist und der betreffende Fleck wie angehaucht erscheint. Betrachtet man den Fleck bei circa 100-facher Vergrösserung unter dem Mikroskop, so beobachtet man bei Gegenwart an einzelnen Stellen dunkle undurchsichtige oder auch schwarze Massen, formlos oder in krystallinischer Verzweigung oder in Form schwarzer oder undurchsichtiger Ringe, wenn Arsen im Essig gegenwärtig war. Diese Probe ist bei einem wenig gefärbten und höchstens Spuren Kalk enthaltenden Essig stets angewandt. Bei einem mehr gefärbten Essig bedarf es keines Glycerinzusatzes. Die Erwärmung des Objectglases muss bis über die Hälfte hinausgehen, um ein Zerspringen des Glases zu verhüten. Auch diese Probe erfordert eine gewisse Routine und kann immer nur als Präliminarprobe gelten. Finden sich hier Andeutungen auf Arsen, so ist dessen Nachweis in anderer Weise gefordert. Dass auch nur ein völlig klarer Essig zu dieser Probe zu verwenden, diese am staubfreien Orte auszuführen ist, ein stark farbiger Essig sich für die Probe weniger eignet, bedarf wohl keiner näheren Erklärung. Das passende Mikroskop ist ein am Stativ befindliches und die mikroskopische Prüfung darf nur bei Tageslicht vorgenommen werden. — Salicylsäure hat man schon einige Male im Essig angetroffen. Wahrscheinlich setzte man diese Säure behufs Conservation oder behufs Interclusion der Gährung hinzu. Mit Ferrichlorid wird sich ein solcher Essig dunkel oder tintenartig färben. Ein solcher Essig ist pharmaceutisch nicht verwendbar. — Gerbsäure ist zuweilen in einer den Geschmack irritirenden Menge vorhanden, wenn bei der Bereitung eichene und nicht genügend ausgelaugte Gefässe benutzt wurden. Wenige Tropfen Eisensesquichlorid werden diese Verunreinigung sofort durch eine grau violette Färbung anzeigen. Die Gerbsäure ergiebt beim Uebersättigen mit Aetzammon und beim Eindampfen eine dunkelbraune Flüssigkeit. Dieser Essig ist ebenfalls zu verwerfen. — Einen übermässigen Gehalt an Extraktivstoffen (Zucker, Dextrin etc.) und Salzen (Gyps, Glaubersalz, Kochsalz) findet man beim Verdampfen von 100 g Essig bei einer Temperatur von 100—110 ° und durch Einäscherung des Verdampfungsrückstandes. Von einem guten, zu pharmaceutischen Zwecken brauchbaren Essig sollte der Verdampfungsrückstand nie über 1 Proc., die Asche nie über 0,1 Proc. betragen. Die Pharmakopöe lässt 1,5 Verdampfungsrückstand zu und fordert eine alkalisch reagirende Asche. In letzterem Falle ist vielleicht nur Calciumcarbonat gegenwärtig. Dieser Umstand ist bezüglich der alkalischen Reaction zu berücksichtigen. Eine alkalische Asche lässt die Abwesenheit der freien Schwefelsäure annehmen.

Als Verfälschungen hat man im Essig angetroffen: Salpetersäure, Salzsäure, Schwefelsäure, Oxalsäure, auch Weinsäure, endlich scharfe Pflanzenstoffe. Letztere Verfälschungen sind früher vorgekommen, dürften aber heute kaum versucht werden. Da das Wasser, welches bei Bereitung des Essigs verwendet wird, oft geringe Mengen Calciumsulfat, Calciumnitrat, Natriumchlorid enthält, Kochsalz nicht selten in unbedeutender Menge zur Verbesserung des Geschmackes dem Essig zugesetzt wird, so werden sich die Reagentien auf die entsprechenden Säuren auch nur selten resultatlos erweisen.

Die Prüfung auf fremde freie Säuren lässt sich mit der Bestimmung des Essigsäuregehaltes und der Herstellung des Verdampfungsrückstandes und der Asche combiniren, da ein mit Kochsalz versetzter Essig als ein pharmaceutisch-unzulässiger gilt. Die Methode der Prüfung, mittelst welcher allen Zwecken der von der Pharmakopöe angegebenen Prüfungsvornahmen gedient wird, ist folgende:

In ein Kölbchen wägt man genau 100 g des Essigs ein und giebt dazu 17 g des 10-proc. Aetzammons in der Weise, dass man zuerst circa 16 g zum Essig giesst, mischt und mit Reagenspapier prüft. Die Reaction muss eine saure sein. Dann mischt man das Uebrige des Aetzammons dazu und die Mischung muss sich neutral erweisen. Nachdem man noch einige Tropfen Aetzammon hinzugesetzt hat, giebt man die Flüssigkeit zum Abdampfen nach und nach in ein tarirtes Schälchen. Gegen das Ende des Abdampfens kommt die Wasserbadwärme in Anwendung. Färbt sich die alkalische Flüssigkeit sehr dunkel, so liegt eine Verunreinigung mit viel gerbstoffartigen Substanzen (aus den Dauben neuer Holz-Fässer durch den Essig aufgenommen) vor. Ein solcher Essig sollte nicht zugelassen werden.

Der Verdampfungsrückstand wird nach der Wägung in 2 gleiche Theile getheilt, um den einen Theil chemisch und physikalisch zu prüfen, den anderen in Asche zu verwandeln. Der Verdampfungsrückstand des reinen Essig ist amorph dunkelbraun, braun oder braungelb, extractartig, anfangs schmierig und völlig augetrocknet nicht pulverig oder staubig. Er darf keine krystallinische Substanz enthalten (was mit einem Taschenmikroskop sicher erkannt wird), das Gewicht von 1,5 Proc. des Essigs nicht übersteigen und keinen scharfen Geschmack erkennen lassen. Man macht einen Theil des Rückstandes bei ca. 110° C. trocken. Dieser Theil darf kaum Spuren Ammoniumsalz enthalten. Läge eine Verfälschung mit nur Spuren jener oben erwähnten Säuren vor, so würde dieser trockene Rückstand auch Ammoniumsalz enthalten und mit Aetzkalilauge gemischt, riechbare Mengen Ammongas entwickeln. Gleichzeitig kann hierbei die quantitative Bestimmung der fremden Säure annähernd ausgeführt werden. Nun schreitet man zur Einäscherung des Verdampfungsrückstandes. Die Asche muss alkalisch reagiren, ein Beweis der Abwesenheit freier Salzsäure und Schwefelsäure. Die Farbe der Asche von reinem Essig ist hellgrau, oft ist sie mehr oder weniger braun, je nachdem das bei der Essigfabrikation verwendete Wasser eisenhaltig war oder der Essig mit eisernen Theilen in Berührung stand. Noch andere Methoden der Prüfung auf Mineralsäuren sind folgende:

Um freie Mineralsäuren im Essig zu erkennen, kann man auch 10 ccm des Essigs im Wasserbade bis auf ca. 2 ccm Rückstand eindampfen und demselben in der Wärme einen Krystall Kaliumchlorat hinzusetzen und schwach erwärmen. Bei Gegenwart freier Mineralsäuren tritt sofort ein Chlorgeruch auf (WHARTON). CHIAPPE setzt dem Essig etwas Pariser Violett (Methylanilinviolett) hinzu, dessen Farbe durch Mineralsäuren in Ultramarinblau übergeht.

Um freie Schwefelsäure im Essig nachzuweisen, soll man nach DONATH 20 ccm desselben mit 9,5 g Bleichromat eine Minute hindurch kochen, das erkaltete Filtrat mit einigen Krystallstückchen Kaliumjodid versetzen und schliesslich etwas Schwefelkohlenstoff dazugeben und sanft schütteln. Bei Gegenwart freier Schwefelsäure färbt sich in Folge Ausscheidung freien Jods der Schwefelkohlenstoff violett. Freie Schwefelsäure zu entdecken giebt man nach RUNGE mehrere Tropfen des Essigs auf eine porcellanene Untertasse, giebt einige Körnchen Zucker dazu und stellt die Untertasse auf einen Topf mit heissem Wasser. Der Essig verdampft und hinterlässt einen dunkelbraunen oder schwarzen Fleck, wenn er freie Schwefelsäure enthielt.

Die Ph. verweist den Gehalt an Sulfat und Chlorid in bestimmte Grenzen unter Zuhilfenahme des volumetrischen Verfahrens, wo doch für seltene Fälle das stathmetometrische bequemer und schneller ausführbar ist. In dem Dokimion grosser Apotheken dürfte der volumetrischen Methode das Vorrecht gelassen werden, doch für die kleineren und mittleren Apotheken, deren Zahl zu 80 Proc. anzunehmen ist, wären die volumetrischen Vorrichtungen und Einrichtungen, um vielleicht alle 8—10 Wochen einmal benutzt zu werden, eine Last. Diesen Apotheken ist das stathmetometrische Verfahren, welches sich so eng dem volumetrischen anschliesst, zu überlassen. Man vergl. HAGER's Handb. der pharm. Praxis Bd. II, S. 1273 u. f.

Nach Vorschrift der Ph. sollen 20 g Essig mit 0,5 ccm Baryumnitratlösung und 1 ccm Zehntelnormalsilberlösung versetzt ein Filtrat liefern, welches auf weiteren Zusatz des einen und des anderen Reagens keine Trübung erfahren darf. Die Ph. lässt höchstens 0,01775 g Chlor in 100 g Essig zu. Obgleich dieser Gehalt in Rücksicht auf den Chlorgehalt des Brunnenwassers ein reichlicher ist, so schliesst er doch einen Kochsalzzusatz zum Essig, welchen manche Fabrikanten nicht unterlassen, aus.

Die Reaction auf freie Salpetersäure, welche die Ph. vorschreibt, käme in Wegfall, hätte man den Essig mit Aetzammon auf seinen Gehalt geprüft und damit saturirt behufs Erlangung des Verdampfungsrückstandes eingedampft. ·Der trockne Verdampfungsrückstand würde mit Kalilauge gemischt reichliche und riechbare Ammonmengen freilassen.

Der von der Ph. vorgeschriebenen Reaction auf Salpetersäure hätte wohl ein besserer und sicherer Modus untergelegt werden können. Da die Ferrosulfatlösung doch erst frisch hergestellt werden muss, so ist es einfacher, in 10 bis 15 ccm Essig eine volle Messerspitze des Ferrosulfats (des durch Weingeist gefällten) zu schütten und zu lösen und diese Lösung sanft auf eine Schicht conc. Schwefelsäure in dem schräg gehaltenen Reagircylinder niederfliessen zu lassen. Die Differenz der spec. Schwere beider Flüssigkeiten ist eine grössere, als diejenige zwischen einer 33,3 - proc. Ferrosulfatlösung und der mit gleichem Vol. Essig gemischten Schwefelsäure. Im letzteren Falle ist eine Schichtung der Flüssigkeiten nur schwer zu erreichen. Im ersteren Falle kommen die spec. Gew. 1,020 und 1,840, im letzteren Falle die Gew. 1,196 und 1,425 in Betracht. Der Reactionsvorgang entpricht der Formel:

Ferrosulfat Salpetersäure Schwefelsäure   Ferrinitroxydosulfat   Wasser

$$6FeSO_4 + 2HNO_3 + 3H_2SO_4 = 3Fe_2(SO_4)_3 + 2NO \; (\text{Stickoxyd}) + 4H_2O.$$

Hätte der Fabrikant ein nitrathaltiges Brunnenwasser zur Essiggutmischung verwendet, dann dürfte diese Reaction auf Salpetersäure ebenfalls gelingen, ohne dass eine Verfälschung mit Salpetersäure vorläge. Passender scheint die Reaction mittelst Indigolösung, denn diese lässt nur grössere Mengen Salpetersäure erkennen, sie wäre aber nur beim farblosen oder schwachfarbigen Essig anwendbar. Der Essig wird mit Indigocarminlösung schwach blau tingirt und aufgekocht. Bei Gegenwart von mindestens $\frac{1}{5}$ Proc. freier Salpetersäure schwindet das Blau und die Flüssigkeit nimmt eine gelbe Farbe an. Diese Reaction ist also wiederum nicht scharf genug und daher zu verwerfen. Auch Salpetrigsäure kann gegenwärtig sein, da diese Verunreinigung schon in der That vorgekommen ist. Wahrscheinlich hatte man ein Salpetrigsäure-Aether-Arom zur Erzeugung eines Fruchtgeruches zugesetzt. Um sie nachzuweisen, versetzt man den Essig mit Jodzinkstärkelösung oder etwas Stärkekleister und einigen Tropfen Kaliumjodidlösung. Bei Gegenwart von mehr als entfernten Spuren Salpetrigsäure bildet sich alsbald blaue Jodstärke. Sollte die Blaufärbung sehr allmählich und schwach eintreten, so dürfte der Essig für den pharmaceutischen Gebrauch nicht verwerflich sein. Für den ökonomischen Gebrauch wäre er immer ein guter Essig.

Es kommen noch folgende Säuren im Essig in Betracht. Hätte die Ph. nur den Essig der Schnellessigfabrikation als den officinellen erklärt, so könnten diese fremden Säuren unbeachtet bleiben.

Milchsäure findet sich gewöhnlich im Gähressig vertreten, und kommt es ganz auf die Weise des Abdampfens bei Bestimmung des Verdampfungsrückstandes an, ob diese Säure zum Theil oder völlig verdampft. Dieser Rückstand kann im ersteren Falle über 1,5 Proc. hinausgehen, ohne dass der Essig Tadel verdient. Der Rückstand hat dann eine Honigconsistenz. — Weinsäure und Weinstein fehlen in den nach der Orleansmethode erzeugten Essigen selten, Spuren findet man auch wohl in anderen Essigarten. Im Allgemeinen ist nur dann eine Verfälschung mit Gewissheit anzunehmen,

wenn der Gehalt an Weinsäure mehr als 0,5 Proc., der Gehalt an Weinstein
mehr als 0,75 Proc. beträgt. Man verdampft 0,5 Liter Essig bis auf circa
50 ccm, vermischt mit 100 CC. 90-proc. Weingeist und setzt einige Stunden
bei Seite. Der entstandene Bodensatz enthält den Weinstein, in dem Filtrat
ist die freie Weinsäure enthalten. Das Filtrat, welches die freie Weinsäure
enthält, wird mit Kaliumacetat versetzt, mit Essigsäure stark sauer gemacht und
eine Stunde bei Seite gestellt, wo sich alle gegenwärtige freie Weinsäure als
Kaliumbitartrat absetzt. Das mit Weingeist ausgewaschene und im Wasserbade
getrocknete Kaliumbitartrat mit 0,8 multiciplirt giebt die Quantität der Weinsäure an. — Um überhaupt ein Uebermaass an Weinsäure im Essig zu erkennen, vermischt man (bei Abwesenheit freier Schwefelsäure) circa 10 ccm des
Essigs mit 10 Tropfen Kaliumacetatlösung und giebt dann 10 ccm 90-proc.
Weingeist hinzu. Wo sich die beiden Flüssigkeitsschichten berühren, tritt sofort eine weissliche Trübung ein. Die nun durchschüttelte Mischung wird
weisslich trübe und setzt Kaliumbitartrat ab. Der Essig wäre nicht zu beanstanden, wenn die Mischung noch ein geringes Maass der Durchsichtigkeit erkennen lässt. — Oxalsäure, die sogenannte Zuckersäure des Handels, kann
aus Unwissenheit und Fahrlässigkeit Bestandtheil eines Essigs werden. Sie
wird durch die weisse Trübung oder Fällung erkannt, wenn der mit Aetzammon übersättigte Essig mit Calciumchloridlösung versetzt wird. Oxalsäure-hal-
tiger Essig ist giftig. — Ungenügend gereinigter Holzessig wird oft
zur Verstärkung des Essigs gebraucht. Man erkennt ihn nach der Sättigung
mit Kaliumcarbonat an dem nun schärfer hervortretenden empyreumatischen
Geruch und an dem Verhalten gegen Silberlösung.

Dass nur ein vollkommener Essig officinell sein darf und kann, muss
angenommen werden, obgleich die Ph. darüber nichts erwähnt. Da ein Aldehyd enthaltender Essig schon mehrmals vorgekommen ist, so musste auch
auf diese Substanz Rücksicht genommen werden, und durfte die Ph. nur nach
Erwähnung des Zusatzes der Silberlösung den Zusatz machen: und beim Erwärmen der Mischung darf keine Reduction des Silbersalzes
stattfinden. Damit wäre auch zugleich eine Reaction auf einen Gehalt an
ungenügend gereinigtem Holzessig gegeben.

Bestimmung des Essigsäuregehalts. Da das spec. Gewicht des officinellen Essigs, welches sich zwischen 1,008 und 1,015 bewegt, nicht allein
von dem Essigsäuregehalt, sondern auch von flüssigen, extractiven und mineralischen Stoffen, von welchen ein Essig nie ganz frei ist, abhängt, so muss
sein Säuregehalt chemisch bestimmt werden.

Die Pharmakopöe hat die heute übliche acidimetrische Bestimmung vorgeschrieben. 10 g des Essig mit 10 ccm Normal-Natronlösung gemischt müssen
eine Flüssigkeit ergeben, welche sich gegen Reagenspapier indifferent verhält.
Der Essig kann nämlich stathmometrisch als Normal-Essigsäure gelten, denn
60 g Säure sind in 1000 g enthalten und 60 ist das Gewicht eines Molecüles
Essigsäure.

Um nun in einer Flüssigkeit z. B. in der Essentia Aceti officinalis (der
Firma Eisenbüttel zu Braunschweig), den Essigsäuregehalt auf acidimetrischem
Wege zu bestimmen, giebt man 6 g der Flüssigkeit (weil 60 das Moleculargewicht der Essigsäure, $C_2H_4O_2$, ist) in ein Becherglas, welches man auf weisses
Papier oder in eine weisse Porcellanschale stellt, tingirt mit Lackmustinctur
und lässt unter Umrühren des Essigs so lange von der einen oder der anderen
Normalalkalilösung zufliessen, bis die blaue Farbe deutlich hervortritt. Die
Zahl der hierzu verbrauchten ccm Normalalkali giebt den Säure-Procentgehalt

an. Werden z. B. 6 g der Essigessenz durch 60 ccm Normal-Natron neutralisirt, so enthält die Essenz auch 60 Proc. Essigsäure. Ist man nicht mit maassanalytischen Vorrichtungen versehen, so kann man auch in stathmometrischer Weise verfahren. Man wägt in einem Kölbchen von der Essenz genau 6,0 g ab, tingirt mit Lackmustinktur, nimmt genau Tara vom Kölbchen mit der darin befindlichen Flüssigkeit und setzt nun von einer stathmometrischen Normal-Natronlösung, welche in 1000 g 40 g (entsprechend 1 Mol.) Natriumhydroxyd enthält, so lange unter bisweiligem sanften Schütteln hinzu, bis das Blau des Lackmus deutlich hervortritt. Jedes Gramm der verbrauchten stathmometrischen Normal-Natronflüssigkeit entspricht 1 Proc. des Säuregehaltes. Hätte man 6,0 g Essigessenz abgewogen, und man hätte 16 g der Normal-Natronflüssigkeit verwendet, so enthält die Essenz 16 Proc. Essigsäure.

Die erwähnte stathmometrische Normal-Natronflüssigkeit (acetimetrische Probeflüssigkeit) wird bereitet durch Lösung von 4 g Natrum causticum fusum purum in 96 g destill. Wasser oder von 40 g in 960 g oder ccm Wasser. Der Titer der Lösung ist natürlich festzustellen. Ist man im Besitz eines 10-proc. Actzammons, so ist auch die Herstellung einer Normal-Probelösung leicht. Man mischt z. B.

17 g Actzammon von 0,959 sp. Gew. (b. 17,5° C.) und 83 g Wasser

oder

17,5 g „ „ 0,960 „ „ „ „ „ 82,5 g „

Die Darstellung einer solchen stathmometrischen Flüssigkeit erfordert alle Sorgfalt, auch ist die Aufbewahrung derselben in einem Fläschchen erforderlich, welches dicht mit einem guten Kautschuk-Korke geschlossen ist. Die Controle auf ihren richtigen Gehalt wird mit reiner trockner Oxalsäure oder mit krystallisirter Weinsäure in Wasser gelöst ausgeführt. 0,63 g Oxalsäure oder 0,66 g Weinsäure sättigen 10 g der stathmometrischen (entsprechend 10 ccm der volumetrischen) Normal-Alkalilösung.

Die Darstellung der stathmometrischen Normal-Ammoniakflüssigkeit ist nur erwähnt, um im Falle des Defectes der Normal-Natronlösung schnell einen Ersatz zu erlangen.

Das OTTO'sche Acetometer ist ein 36 cm langer und 2,0 cm weiter, einem Probircylinder ähnlicher Glascylinder mit zwei verschiedenen Theilungen. Bis zur Marke *a* fasst er 1 ccm Wasser, zwischen den Marken *a* und *b* 10 ccm Wasser. Zwischen je zwei der darüber befindlichen nummerirten Marken ist ein Raum für 2,08 ccm Wasser, entsprechend dem Volum von 2,07 g. Actzammon von 1,369 Proc. Ammongehalt. Je 2,07 g dieser Ammonflüssigkeit entsprechen nämlich 0,1 g Essigsäurehydrat. Der Gebrauch dieses Acetometers ist folgender: Bis zur Marke *a* füllt man Lackmustinctur, den Raum zwischen *a* und *b* mit dem Essig, mischt und setzt nun von der ammoniakalischen Probeflüssigkeit unter sanftem Agitiren so lange hinzu, bis die blaue Lackmusfarbe deutlich hervortritt. Die Zahl des Procentgehaltes des Essigs an Essigsäure wird durch das Niveau der Flüssigkeit angegeben. Schneidet das Niveau bei 6 ab, so enthält der Essig 6 Proc. Essigsäure, schneidet es an dem Theilstriche in der Mitte zwischen 5 und 6 ab, so enthält der Essig 5,5 Proc. Die Probeflüssigkeit zu diesem Acetometer wird gemischt aus

13,6 g Ammon von 0,959 sp. Gew. (b. 17,5° C.) und 86,4 g Wasser,

14,0 g „ „ 0,960 „ „ „ „ 86,0 g „

OTTO's Acetometer.

Unterscheidung der Essigarten. — Bieressige sind meist von bräunlich gelber Farbe und geben zur Extraktdicke eingedampft einen Rückstand von ziemlich bitterem Geschmack (wegen Hopfengehaltes). Der Verdampfungsrückstand übersteigt oft 2 Proc. Fruchtessige liefern verhältnissmässig grosse Mengen trockenen Verdampfungsrückstand (über 2 Proc.) und auch viel Aschenbestandtheile (über 0,03 Proc.) Ihre Verdampfungsrückstände in Wasser gelöst geben mit Bleiessig gewöhnlich farbige, nicht rein weisse Niederschläge.

Malzessig reducirt leicht kalische Kupferlösung und enthält Kalkphosphat, durch Ammon fällbar, und auch Dextrin.

Schnellessig giebt abgedampft die geringste Menge Extrakt (ca. 0,4 Proc.).

Stärkezuckeressig, Malzessig und Bieressig geben bis auf $^{1}/_{40}$ ihres Volums eingedampft mit einem 10-fachen Vol. Weingeist gemischt einen Niederschlag von Dextrin.

Weinessig enthält Weinstein, aber auch Essige aus zuckerhaltigen Flüssigkeiten werden durch Zusatz von Weinstein und Hefe in die weinige Gährung versetzt und dann in Essig verwandelt. Aus Rothwein bereitet ist er roth. Durch Filtration durch Knochenkohle oder durch Erwärmen mit abgerahmter Milch kann ein solcher Essig entfärbt werden. Der getrocknete Verdampfungsrückstand des ächten Weinessigs übersteigt nicht 1,5 Proc.

Aufbewahrung. Der Kaufmann hält den Essig in Fässern, der Pharmaceut aber in geschlossenen Glasgefässen, Glasflaschen. In diesen Gefässen hält er sich lange Zeit gut, wofern er noch kleine Mengen unzersetzten Weingeistes enthält, auf welchen oxydirend einzuwirken der Sauerstoff der damit in Berührung kommenden Luft Gelegenheit findet. Ist diese unbedeutende Menge Weingeist nicht vorhanden, so erstreckt sich die Oxydation auf die Essigsäure, der Essig wird wegen Gegenwart von extraktiven Stoffen, Spuren Weinsäure, Milchsäure etc. trübe und auch im Essigsäuregehalt schwächer. In Glasgefässen ist er vor Sonnenlicht zu bewahren, welches die Bildung der Essigälchen begünstigt. In einem 6-proc. Essig ist die Entwickelung dieser Thierchen sehr erschwert, und diese werden daher in dem officinellen Essig selten angetroffen.

Kritik. Da eine fast farbloser bis blassgelblicher Essig im Handel leicht zu erlangen ist, so ist die Zulassung eines gelben Essigs gegenüber einem fast farblosen der Praxis wenig passend, denn wenn eine einfache Essig-Saturation in der einen Apotheke fast farblos, dieselbe Saturation in der anderen Apotheke aber mit gelber Farbe abgegeben wird, so kann das nur für den Apotheker zu unangenehmen Explicationen und Entschuldigungen Anlass geben. Richtig wäre es, wenn die Apotheker einen **fast farblosen** oder **blassgelblichen** Essig als den officinellen anerkennen würden, zumalen die Farbe des Schnellessigs meist eine künstlich hergestellte ist, mit der Wirkung also nichts zu thun hat. Ein Verdampfungsrückstand von 1,5 Proc. deutet auch auf einen Frucht- und Gähressig. Der Spritessig hätte den Vorzug verdient, dessen Verdampfungsrückstand aber kaum 0,5 Proc. erreicht.

Gleich in der lateinischen Fassung dieses ersten Artikels wird man den Verf. als einen dem pharmaceutischen und medicinischen Fache fernstehenden Lateiner erkennen, denn in seiner natürlichen Empfindung schuf er einen mit Dornen oder Dornästen reich besetzten Geruch (*odor spinosus*), der nicht existirt. *Spinosus, a, um*, lässt sich allerdings bildlich verbrauchen, doch dürfte hier das Bildliche zu rigorös erscheinen. Der Apotheker muss an dieser Stelle vergessen, Botaniker zu sein.

Gebrauch und **Anwendung.** Der häufigste Gebrauch des Essigs in der Apotheke ist derjenige zu Saturationen und zur Darstellung von medicinischen

Essigen. Sein Verbrauch als Medicament ist allerdings ein wenig bedeutender. Da er zu den Genussmitteln gehört und in jedem Haushalt angetroffen wird, ist er ein Handelsartikel der Kaufleute. Er wird daher auch nur selten in der Apotheke im Handverkauf gefordert. Der Essig ist, in geringer oder mässiger Menge den Getränken zugesetzt, durstlöschend, er belebt auch die Verdauung, indem er die Lösung der Proteïnstoffe der Nahrungsmittel im Magen befördert und deren Umwandlung in Chylus unterstützt, aber er ist auch oft, lange und reichlich genossen, äusserst nachtheilig auf die Gesundheit, indem er dann störend auf die Verdauung einwirkt und Kolik, Durchfall, verminderte Magensaftabsonderung, Abmagerung, Blässe des Gesichts, Schwäche des Blutsystems veranlasst. Bei Vergiftungen mit narkotischen Substanzen, wie Belladonna, Conium, Stramonium, Hyoscyamus, Opium wird er zwar unter den Gegengiften genannt, es liegt aber gar keine Erklärung vor, was er hier nützen soll und kann. Aeusserlich wird er zu Umschlägen bei Quetschungen, Congestionen bei fauligen und schlecht eiternden Geschwüren und Wunden, als Zusatz zu Gurgelmitteln bei Anschwellung der Halsmandeln, chronischer Halsentzündung, aufgelockerten Schleimhäuten, scorbutischem Zahnfleisch, ferner zum Aufschnupfen in die Nase gegen Nasenbluten, zu Einspritzungen gegen Blutungen der Gebärmutter etc., als Klystirzusatz bei Verstopfung, Hirncongestion, Wurmleiden, Darmblutung angewendet. Mit 3 Proc. reiner Carbolsäure durchschüttelt und filtrirt ist er ein vorzügliches Waschmittel bei Krätze und Räude.

Das häufige Aufathmen von Essigdämpfen, das Athmen in Räumen, wo Essigsäuredämpfe sich anhaltend in der Luft lösen, wie in Räumen der Essigfabriken, ist den Athmungsorganen sehr nachtheilig. Blasse Gesichtsfarbe, Bluthusten, Lungensucht sind die Folgen davon. Nicht häufige Räucherungen durch Essigdämpfe, um eine Reinigung der Zimmerluft zu bewirken, sind jedenfalls unschädlich.

Acetum aromaticum.

Aromatischer Essig; Vierräuberessig; Pestessig. Acētum aromatĭcum; Acetum bezoardĭcum; Acetum prophylactĭcum; (Acetum britannicum.) *Vinaigre antiseptique* ou *aromatique* ou *des quatre voleurs*. *Aromatic vinegar; Antiseptic vinegar.*

Lavendelöl, Pfefferminzöl, Rosmarinöl, Wacholderbeeröl und Zimmtöl je 1 Th., Citronenöl und Nelkenöl je 2 Th. werden in 300 Th. Weingeist gelöst und dann mit verdünnter Essigsäure 450 Th. und Wasser 1200 Th. vermischt. Die trübe Mischung wird einige Tage beiseite gestellt, öfter umgeschüttelt, schliesslich filtrirt. Es sei eine klare farblose Flüssigkeit von aromatischem und saurem Geruche, welche sich ohne alle Trübung mit Wasser in allen Verhältnissen mischen lässt. Spec. Gew. 0,987—0,991.

Das Präparat nach dieser Vorschrift ist insofern zu bevorzugen, als es zwei Wochen nach der Mischung filtrirt anfangs zwar nicht total klar ist, aber später dauernd klar bleibt, während das nach Vorschrift der vorigen

Ausgabe der Ph. Bodensätze machte und man zu wiederholter Filtration genöthigt wurde. Der trübende, sich immer wieder bildende Stoff war eine Phlobaphen- (Rindenfarbstoff-) Substanz, welche hauptsächlich aus der Zimmttinctur, in Berührung mit den sauerstoffbegierigen ätherischen Oelen, ausschied, denn in sauren Flüssigkeiten sind diese Phlobaphene nicht, wohl aber leicht in alkalischen Flüssigkeiten löslich. An dem vorstehenden Präparat bietet die Farblosigkeit Anstoss, insofern das Publikum an einen braunen oder rothbräunlichen Pestessig seit jeher gewöhnt war. Es hätte auch die Mischung wohlriechender gemacht werden können.

Vor Zeiten stand der aromatische Essig als ein Prophylacticum (Vorbeugungsmittel) bei ansteckenden Krankheiten in grossem Rufe. Man setzte ihn dem Wasser zum Waschen, zum Baden, zum Mundausspülen zu, verdampfte ihn auch auf heissgemachten Steinen, um die Luft zu reinigen. Früher wurde er aus sehr vielen verschiedenen Kräutern und Wurzeln durch Digestion mit Essig bereitet, welche ihm nichts weniger als das Lob eines guten Geruches einbrachten. Es war daher natürlich, dass er durch cosmetische und angenehm riechende Essige der Parfümeure fast vollständig verdrängt wurde. Dass die Verf. der Ph. durch Zusatz von etwas Bergamottöl den Geruch nicht verbesserten, ist zu bedauern.

Dass der aromatische Essig desinficirende Eigenschaften hat, ist nicht zu bezweifeln, denn sein Gehalt an ätherischen Oelen ist geeignet die Luft zu ozonisiren und die Existenz infusorischer Wesen in der Luft zu beeinträchtigen; andererseits ist sein Essigsäuregehalt geeignet, ammoniakalische Gase zu neutralisiren und dieselben, als Träger von Miasmen betrachtet, gegenstandslos zu machen. Ein Zusatz von 1—2 Proc. reiner, also nicht schlechtriechender Carbolsäure würde die desinficirenden Tugenden dieses Präparats um ein Bedeutendes vermehrt haben.

Wie wir sehen, hat man aus der Vorschrift Thymianöl weggelassen, obgleich man Phenol nicht berücksichtigte und doch das Thymol (Kampher des Thymianöles), welches ja seit Jahren als ein vortreffliches Substitut des Phenols oder der Carbolsäure Anwendung findet, als Desinficiens von erheblichen Werthe ist.

Die Anwendung dieses aromatischen Essigs besteht im Waschen der Hände, des Halses und Gesichtes damit, im Besprengen heisser Steine oder Eisenplatten und Vertheilen des Dampfes in den desinfectionsnöthigen Räumen. Man soll ihn in Fläschchen bei sich tragen und dann öfter daran riechen oder etwas auf die Hand giessen, zerreiben und dann vorsichtig daran riechen.

Den Namen Vierräuberessig *(Vinaigre des quatre voleurs)* soll der Pestessig daher erhalten haben, dass 4 Männer zur Zeit einer Pest in Marseille unter dem Scheine der Hülfeleistung die Pestkranken ausplünderten und sich durch diesen Essig vor Ansteckung schützten. Nach Ansicht Anderer soll der Namen Räuberessig aus einer Verzerrung des Namen Einreibeessig, Vierräuberessig aus einer solchen der Bezeichnung „für Einreiben ein Essig" entstanden sein. Vor zwei Jahrhunderten unterschied man ein *Acetum bezoardicum* und ein *Acetum prophylacticum.* Ersterer enthielt vordem auch Bestandtheile des Theriaks. Vor 200 Jahren hatte man diesen Essig im Lager der Schweden zu Tribsees (bei Stralsund) und zu Colberg gegen das Pestfieber mit vielem Erfolge angewendet, wodurch er in Ruf kam und allgemein als Pestmittel, wenigstens in Norddeutschland, in den Gebrauch kam.

Acetum Digitalis.

Fingerhutessig. Acētum Digitālis. *Vinaigre de digitale. Vinegar of digitalis.*

Fünf (5) Th. feingeschnittene Digitalisblätter werden mit fünf (5) Th. Weingeist, neun (9) Th. verdünnter Essigsäure und sechsunddreissig (36 Th.) Wasser übergossen in einer geschlossenen Flasche acht (8) Tage hindurch unter öfterem Umschütteln macerirt, alsdann ausgepresst und filtrirt.

Eine klare, bräunlichgelbe Flüssigkeit von saurem und stark bitterem Geschmacke und säuerlichem Geruche. Sie ist vorsichtig aufzubewahren. Maximal-Einzelngabe 2,0, Maximal-Tagesgabe 10,0.

Es ist anzuerkennen, dass man den Weingeistzusatz für nöthig gehalten hat. Ohne denselben würde dies Präparat bald kahmig werden, Schleimflocken absetzen und an seinem Gehalt an den sehr leicht zersetzbaren Digitalis-Glykosiden Einbusse erleiden. Die medicinischen Essige halten sich nur gut, wenn sie in einer weiteren, wenn selbst auch nur sehr unbedeutenden Essigsäurebildung vorzuschreiten Gelegenheit haben, und ihnen diese Gelegenheit durch eine geringe Menge Weingeist dargeboten ist. Die in der Vorschrift angegebene Weingeistmenge ist übrigens für den soeben erwähnten Zweck zu gross und wirkt daher hauptsächlich als physikalisches Conservirungsmittel.

Dass nur ein destilirtes Wasser zur Darstellung zu verwenden ist, wird man für selbstverständlich halten, denn die Brunnenwässer sind oft enorm kalkhaltig. Dass die Ph. nur Wasser vorschreibt, erregt unsere Verwunderung.

Die Vorschrift hätte eine Aufbewahrung an einem schattigen Orte anordnen sollen, denn der Einfluss von Sonnenlicht wirkt zersetzend auf die Glykoside der Digitalis. Eine nachtheilige Wirkung des Sonnenlichtes auf den Fingerhutessig ist bereits vor Jahren constatirt worden. Dieses Präparat ist also an einem schattigen Orte zu bereiten und aufzubewahren. Diese Anordnung hätten die Verf. der Ph. nicht unterlassen sollen.

Die Maceration geschieht stets in einer Flasche oder in einem weithalsigen Glasgefässe, welches mit einem Kork verschlossen gehalten wird, damit eine Verdunstung der Flüssigkeit nicht stattfinden kann.

Die Dosis ist 0,5—1,0—1,5 g, drei- bis fünfmal des Tages. 2,0 g gelten als stärkste Einzelgabe, 10,0 g als stärkste Tagesgabe. In Betreff der Wirkung vergl. man unter Folia Digitalis.

Acetum pyrolignosum crudum.

Roher Holzessig. Acētum (s. Acĭdum) pyrolignōsum crudum. *Acide pyroligneux; Vinaigre de bois. Pyroligneous acid; Vinegar from wood.*

Eine braune, nach Theer und zugleich nach Essigsäure riechende, sauer und bitterlich schmeckende Flüssigkeit, aus welcher sich beim Aufbewahren theerähnliche Substanzen abscheiden.

Der mit gleichem Volumen Wasser verdünnte Essig darf durch Baryumnitrat kaum getrübt und durch Schwefelwasserstoffwasser nicht verändert werden. Der Gehalt an Essigsäure muss mindestens 6 Theile in 100 Theilen betragen, so dass 10 g Holzessig nicht weniger denn 10 ccm Normalkaliumhydroxydlösung zur Sättigung erfordern.

Acetum pyrolignosum rectificatum.

Rectificirter Holzessig. Acētum pyrolignōsum rectificātum. *Acide acetique du bois*; *Vinaigre de bois*; *Acide pyroacetique*; *Acide pyroligneux*. *Pyroligneous acid.*

Eine farblose oder gelbliche, klare Flüssigkeit von brenzlichem, saurem Geruch und Geschmack, welche weder durch Baryumnitrat, noch durch Schwefelwasserstoffwasser getrübt werden und nicht weniger denn 6 Proc. Essigsäure enthalten darf, so dass 10g des rectificirten Holzessigs mindestens 10ccm Normal-Kaliumhydroxydlösung zur Sättigung erfordern.

Geschichtliches. Der Holzessig war schon den alten Aegyptern bekannt, welche ihn zum Einbalsamiren ihrer Todten verwendeten. Schriftsteller der alten Griechen und Römer erwähnen ihn, PLINIUS der Aeltere (50 n. Chr.) bei Beschreibung der Darstellung des flüssigen Holztheeres, des *Κέδριον* oder Cedrium. Die damalige Bereitung des Holzessigs scheint von der heutigen älteren und noch hier und da gebräuchlichen Methode wenig verschieden gewesen zu sein, denn PLINIUS sagt in seiner Historia naturalis Lib. 11, de pice: *Pix liquida in Europa ex teda coquitur, navalibus muniendis multosque alios ad usus. Lignum ejus concisum furnis, undique igne extra circumdato, fervet. Primus sudor aquae modo fluit canali, hoc in Syria Cedrium vocatur, cui tanta vis est, ut in Aegypto corpora hominum defunctorum eo perfusa serventur*

Bestandtheile des rohen Holzessigs. Der rohe Holzessig, dargestellt durch trockene Destillation des Holzes, ist eine wässrige, in reichlicher Menge Essigsäure enthaltende Flüssigkeit, welche unterstützt durch einen Gehalt an Holzgeist (Methylalkohol) Brandöle und Brandharze gelöst, und ausser diesen Bestandtheilen noch Ameisensäure, Valeriansäure, Propionsäure, Buttersäure, Oxyphensäure (Brenzcatechin), Kreosot oder Phenole (Carbolsäure), Aceton, Essigsäure-Methyläther (Methylacetat), Ammon etc. enthält. Die Gehaltsmengen sind verschieden, wie Essigsäure zu 6—9 Proc., Holzgeist zu 6—10 Proc., Phenole und Kreosote 1,0 Proc. Das spec. Gew. schwankt zwischen 1,015—1,030. Er bildet eine mehr oder weniger dunkelbraune klare Flüssigkeit von essigsaurem, theer- und rauchähnlichem Geschmack und Geruch. Während der Aufbewahrung, theils durch den Einfluss des atmosphärischen Sauerstoffs, setzt er einen Theil der Theerbestandtheile, jener Brandöle und Brandharze, an Wandung und Boden des Aufbewahrungsgefässes an. Durch Neutralisation mit Natriumcarbonat verschwindet zum Theil der eigenthümliche Geruch. Aus ammoniakalischer Silberlösung scheidet er in der Wärme metallisches Silber ab.

Die Essigsäure-Ausbeute ist eine verschiedene und von der Holzart abhängig. So liefert Weidenholz nur 0,9, Birkenholz 2,2, Eichenholz 2 Proc. Essigsäure.

Das folgende Schema gewährt einen leichten Ueberblick über die Produkte der trockenen Destillation des Holzes und Torfes.

Das Holz, als Holzsubstanz, welche Feuchtigkeit enthält, betrachtet, liefert: bestehend aus:

1) Leuchtgas

Acetylen C_2H_2
Elaylgas (Aethylen) C_2H_4
Trityl C_3H_6
Ditetryl C_4H_8
Benzol C_6H_6
Toluol C_7H_8

Xylol C_8H_{10} oder $C_6H_4 (CH_3)_2$
Naphtalin $C_{10}H_8$
Kohlenoxyd CO
Kohlensäure CO_2
Methylwasserstoff (Sumpfgas, Methan) CH_4
Wasserstoff H

2) Theer

Benzol C_6H_6
Toluol (Methylbenzol) C_7H_8
Styrolen (Aethenylbenzol) C_8H_8
Naphtalin $C_{10}H_8$
Reten $C_{18}H_{18}$,
Paraffine $C_{20}H_{42}$ bis $C_{22}H_{46}$
Carbolsäure C_6H_6O ⎫
Kresylsäure C_7H_8O ⎬ Phenole
Phlorylsäure $C_8H_{10}O$ ⎭
Oxyphensäure (Brenzcatechin) $C_6H_6O_2$
Guajakole ⎰ $C_7H_8O_2$ ⎱ Kreosote ⎰ primäre Methylester des
⎱ $C_8H_{10}O_2$ ⎰ Brenzcatechins oder
$C_9H_{12}O_2$ der Oxyphensäure
Brandharze

3) Holzessig

Ameisensäure CH_2O_2
Essigsäure $C_2H_4O_2$
Furfurol $C_5H_4O_2$
Propionsäure $C_3H_6O_2$
Buttersäure $C_4H_8O_2$
Valeriansäure $C_5H_{10}O_2$
Capronsäure $C_6H_{12}O_2$
Crotonsäure $C_4H_6O_2$
Angelicasäure $C_5H_8O_2$
Aceton C_3H_6O
Methylacetat $C_3H_6O_2$
Holzgeist (Methylalkohol) CH_4O
Allylalkohol C_3H_6O
Methylamin CH_5N
Hydrocoerulignon $C_{15}H_{16}O_6$
Phenole, Guajakole
Brandharze
Ammon H_3N

4) Holzkohle

Kohlenstoff (85 Proc.)
Feuchtigkeit (hygroskop.) (12 Proc.)
Asche (3 Proc.)

Darstellung. Bei der Meilerverkohlung, bei welcher neutigen Tages die Gewinnung der Kohle Hauptsache, die Gewinnung von Holzessig und Theer Nebensache ist, werden Holzhaufen aufgestellt, dieselben mit Erde und Rasen bedeckt und angezündet. Durch Ab- und Aufdecken der Rasenschicht wird die Verbrennung in der Art geregelt, dass sie nur eine unvollständige ist. Am Grunde des Holzhaufens befinden sich nach aussen gehende Rinnen, in welchen sich die Produkte der unvollkommenen Verbrennung, wie Holzessig und Theer sammeln und nach aussen fliessen, wo sie aufgefangen werden. Zweckmässiger ist, wenn diese Produkte der Hauptzweck sind, die Verkohlung in eisernen Destillationsgefässen (Retorten). Die Kohle aus der Meilerverkohlung hat, nebenbei bemerkt, als Brennmaterial einen grösseren Werth als die aus der Retortenverkohlung; erstere ist dichter als letztere.

Die Destillationsgefässe sind entweder eiserne Retorten, wie sie in der Leuchtgasfabrikation Anwendung finden, oder stehende Cylinder aus Schwarzblech (a), 2,5—3 Meter hoch, 1—1,25 Meter weit, in den Feuerungsraum entweder eingemauert oder nur eingesetzt, um sie nach Belieben durch andere Cylinder zu ersetzen. Durch den Deckel (b) wird ein solcher Cylinder mit Holzstücken von gewisser Grösse beschickt und nach beendigter Destillation von den Kohlen entleert. Mit dem Cylinder ist ein Röhrensystem in Verbindung, das oberhalb in den Cylinder einmündet und in dem Vorlegegefässe (h) ausmündet Die Destillationsprodukte steigen durch dieses Röhrensystem ($cddd$), erfahren darin eine Verdichtung und sammeln sich endlich in dem Vorlegegefäss (h), während ein Zweigrohr (o) die gasigen Produkte, wie Kohlenwasserstoffe, Kohlenoxydgas, in die Feuerung abführt, damit sie dort als Feuerungs-

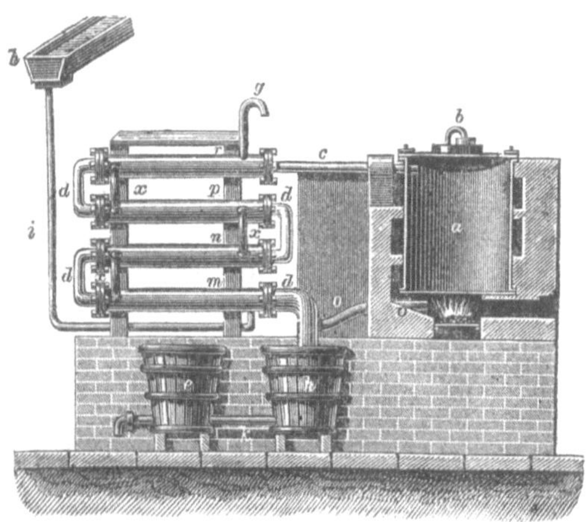

material ausgenutzt werden. Das Gefäss h steht durch das Rohr k mit einem anderen Gefäss (e) in Verbindung, damit die specifisch schwereren Produkte sich in h ansammeln, welche nach e überfliessen, wo sie durch einen Hahn abgelassen werden. Die Abkühlung der durch das Rohr c steigenden Dämpfe geschieht auf eine der Einrichtung der LIEBIG'schen Kühler entsprechende Weise. Das Rohr $cddd$ ist an seinen wagerechten Stellen mit Kühlcylindern umgeben, welche durch die Rohrstücke xxx unter einander communiciren. Das Kühlwasser fliesst aus der Rinne h durch das Rohr i in den Kühlcylinder m, dann in die Kühlcylinder npr und fliesst durch das Rohr g ab.

In grossen Fabriken hat man in Stelle der Vorlegefässer (h u. e) in die Erde vertiefte ausgemauerte Cisternen, deren mehrere durch Rinnen communiciren, so dass sich in den ersteren Cisternen Theer, in den letzteren der Holzessig sammelt. Auch hier ist die Regelung der Destillationshitze von Einfluss auf die Ausbeute. Bei langsamer Erhitzung treten mehr gasige Produkte auf und die Ausbeute der flüssigverdichteten ist entsprechend geringer. Die grössere Ausbeute wird durch eine rasch gesteigerte Hitze erzielt. Laubhölzer liefern mehr Holzessig, Nadelhölzer mehr Theer. Wo zugleich die Darstellung von Leuchtgas der Hauptzweck ist, wird man daher eine allmählich gesteigerte Hitze anwenden und die Gewinnung des Holzessigs als Nebensache betrachten. Die Ausbeute aus trockenem Fichtenholze beträgt circa 21 Proc. Kohle, 12 Proc. Theer, 42 Proc. Holzessig oder 2,5, höchstens 3 Proc. Essigsäure. Birken- und Buchenholz geben circa 24 Proc. Kohle, 8—9 Proc. Theer, 44 Proc. Holzessig oder 10—11 Proc. Essigsäure. Die gasigen Produkte betragen ungefähr den fünften Theil vom Gewichte des trockenen Holzes. In neuerer Zeit werden Sägespäne und ausgelaugte Farbehölzer der trockenen Destillation unterworfen und auf diese Weise verwerthet.

Reinigung des Holzessigs für technische und ökonomische Zwecke. Ein Theil des Holzessigs wird zu Speiseessig, ein anderer zu Natriumacetat (Rothsalz) verarbeitet. Zuerst unterwirft man ihn einer Destillation, um circa 10 Proc. des zuerst Uebergehenden als rohen Holzgeist (Holzspiritus, Methylalkohol), die dann übergehenden 80 Proc. als Essig zu sammeln. Dieser Essig oder auch der ursprüngliche rohe, wird entweder mit Natriumcarbonat (Soda) direkt oder auch erst mit Calciumhydroxyd (Kalkhydrat) gesättigt und das entstandene leicht lösliche Calciumacetat mit Natriumsulfat zersetzt. Hierbei bildet sich das schwerlösliche Calciumsulfat und Natrium-

acetat, welches gelöst bleibt. Durch Sättigung mit Kalk entstehen gleichzeitig schwerlösliche Verbindungen der Kalkerde mit Brandharzen, welche auf diese Weise leicht
beseitigt werden können. Die Wechselzersetzung zwischen Calciumacetat und Natriumsulfat ist jedoch nicht eine vollständige, sondern es erhalten sich noch Theile beider
Salze nebeneinander in der Lösung. Die Bildung von Natriumacetat wird daher durch
völlige Abscheidung der Kalkerde vermittelst Natriumcarbonats vollendet. Die durch
Filtration geklärte Lösung des Natriumacetats wird in bleiernen oder kupfernen Pfannen
bis zu einem spec. Gew. von circa 1,35 eingedampft, dann langsam abgekühlt, von
den hierbei auf der Oberfläche sich sammelnden Brandharzen befreit und in Krystal-
lisirgefässen der Krystallisation überlassen. Das krystallisirte Natriumacetat erscheint
schmutzig gelbbraun gefärbt, in Folge anhängender harziger Stoffe, welche durch freiwillige Oxydation der noch vorhandenen Brandöle entstehen. Theils zur völligen Verharzung, theils zur Zerstörung derselben werden die Krystalle in gusseisernen Pfannen
geschmolzen, wobei das Krystallwasser zuerst fortgeht, und dann bis ungefähr 260⁰
oder so lange erhitzt, bis die Brandöle verharzt und verkohlt sind. Bis zu diesem
Grade erhitzt hört die Entwicklung von Dämpfen und Rauch aus der Salzmasse auf.
Bei noch stärkerem Erhitzen würde das Natriumacetat zersetzt werden und gefährliche
Explosionen veranlassen. Die erkaltete kohlige Masse wird nun mit Wasser behandelt
welches das Natriumacetat löst und die verkohlten Substanzen zurücklässt, die Lösung
dann zur Krystallisation gebracht und aus dem hierdurch gewonnenen reineren Natriumacetat durch Schwefelsäure auf dem Wege der Destillation die Essigsäure abgeschieden.
Die Destillationsgefässe sind entweder Glasretorten oder eiserne oder kupferne Blasen
mit versilbertem Helm und Kühlrohr. Nach einer anderen Methode von VÖLCKEL
stellt man aus dem Holzessig Calciumacetat (Weisskalk) her und unterwirft dieses
Salz mit Salzsäure der Destillation, wodurch ein Essig von nicht schlechtem Geruch
erlangt wird. Der wiederholt rectificirte reine Holzessig enthält 30—50 Proc. Essigsäure und wird auch mit Wasser verdünnt durch ein künstliches Bouquet dem Weinessig ähnlich gemacht und als Tafelessig (MOLLERAT's Essig) in den Handel gebracht.

Rectifiation. Die Pharmakopöe hat auch einen gereinigten Holzessig, d. h. einen
hauptsächlich von Brandölen und Brandharzen befreiten rohen Holzessig, aufgenommen.
Während der rohe Holzessig meist nur in der Veterinärpraxis und als äusserliches
Mittel bei Menschen Anwendung findet, ist der gereinigte oder rectificirte Holzessig
zum inneren und äusseren Gebrauche für Menschen bestimmt. Die Rectification hat
keineswegs eine Verstärkung des Essigsäuregehaltes oder eine Concentration des
Holzessigs zum Zweck, mit ihr ist, wie schon bemerkt wurde, nur eine weitere Beseitigung der ölig- und harzigbrenzlichen und braunfärbenden Stoffe und einiger schwer
flüchtigen Bestandtheile beabsichtigt. Da bei der Rectification von 10 Th. des in
die Retorte gegebenen Holzessigs nur etwa 8—9 Th. Destillat gesammelt werden,
so ist das Destillat weit ärmer an Essigsäure als der in die Retorte gegebene Essig,
da eine verhältnissmässig mehr Essigsäure enthaltende Flüssigkeit als Rückstand in
der Retorte verbleibt. Der Kochpunkt der reinen Essigsäure liegt nahe bei 117⁰,
also circa 17⁰ über dem Kochpunkte des Wassers. Daher geht mit Beginn der Destillation zuerst die verdünntere Essigsäure über, und die Concentration des Destillats
nimmt in dem Maasse zu, als der Kochpunkt in der Retorte steigt oder der Retorteninhalt reicher an Essigsäure wird. Das spätere Destillat enthält also stets mehr Essigsäure als das vorhergehende.

Das bei der Rectification zuerst Uebergehende ist der sogenannte rohe Holzspiritus oder Holzgeist. Es enthält den grössten Theil derjenigen Holzessig-
bestandtheile, welche unter und bei 100⁰ C. sieden, wie Holzgeist (Carbinol), Essigsäure-
Methyläther, Aceton, Aldehyd, Benzol, Toluol, etwas Ammon. Nach dem ersten Zehntel
folgt ein schwach saures trübes Wasser, dann ein klares farbloses, nach und nach
stärker saueres, zuletzt schwach gelbliches Destillat. Im Rückstande bleiben hauptsächlich die Theerbestandtheile nebst einer stark sauren Flüssigkeit mit dem grösseren
Theile der Phenole. Die antiseptischen Eigenschaften des Destillats sind daher ungefähr halb so gross wie diejenigen des rohen Holzessigs.

Eigenschaften des rectific. Holzessigs. Der rectificirte Holzessig
bildet frisch bereitet eine kaum oder nur unbedeutend gelbliche saure Flüssigkeit von brenzlichem Geruche, mit einem Essigsäuregehalt von 6—7 Proc.
Die Ph. hat den Essigsäuregehalt auf mindestens 6 Proc. normirt, obgleich derselbe in therapeutischer Beziehung hier ein mehr nebensächlicher Gegenstand
ist. Während der Aufbewahrung, besonders unter Einfluss von Luft und Licht,
nimmt der farblose oder gelbliche Holzessig eine braune Farbe an, welche

allmählich intensiver wird. Einen braunen rectificirten Holzessig giesst man gewöhnlich zu dem rohen, obgleich er in seiner desinficirenden Wirkung dem rohen Holzessig nachsteht. Um den Apotheker nicht alle 8 Wochen zur Beschaffung einer frischen Portion rectificirten Holzessigs zu nöthigen, hätte man letzteren auch mit braungelber Farbe für dispensationsfähig erklären sollen.

Prüfung des rectific. Holzessigs. Die Prüfung des rectificirten Holzessigs wird durch Auge, Geruch und Geschmack ausgeführt. Das spec. Gew. bietet nichts Zuverlässiges, es sollte nicht unter 1,006 und nicht über 1,010 hinausgehen. Ein braun gewordener rectif. Holzessig sollte nicht als Acetum pyrolignosum crudum Verwendung finden. Geruch und Geschmack des rectificirten Holzessigs sind milder und nicht so widerlich wie beim rohen Holzessig. 10 g müssen durch mindestens 10 ccm Normal-Kalilösung gesättigt werden, also soll der rectif. Holzessig mindestens 6 Proc. Essigsäure $(C_2H_4O_2)$ enthalten. Vergl. auch unter Acetum, S. 14 u. 15. Der rectif. Holzessig soll frei von Schwefelsäure (durch Baryumnitrat zu prüfen) und von Metallen sein. Die Metalle lassen die Ph. mittelst Schwefelwasserstoffwassers erkennen. Dass hier einige Tropfen des Kaliumferrocyanids Kupfer, Blei, Zink und Eisen scharf erkennen lassen, haben wir unter Acetum S. 14 u. 15 erfahren. Gegen Blutlaugensalz muss sich also der rectificirte Holzessig indifferent verhalten. Dass er Zinn enthalten könne, ist unwahrscheinlich, weil Zinn in verdünnter Essigsäure nicht löslich ist. Auf gelöstes Zinn hat Blutlaugensalz wenig Wirkung.

Prüfung des rohen Holzessigs. In dieser Waare lässt die Ph. eine höchst schwache Spur Schwefelsäure zu, aber keine Metalle. Auch hier kann mit Kaliumferrocyanid auf Kupfer, Blei, Zink, Eisen geprüft werden, nachdem man den Essig mit einem gleichen bis doppeltem Vol. Wasser verdünnt und in einen höchstens 0,6 cm im Durchmesser haltenden Reagircylinder eingegossen hat.

Aufbewahrung des rectific. Holzessigs. Der rectificirte Holzessig wird während der Aufbewahrung unter allen Umständen braun, selbst wenn auch Licht und Luft sorgsam abgehalten werden, es findet diese Bräunung aber unter der letzteren Vorsicht weniger schnell statt. Da er nur selten in Gebrauch kommt, so ist die Erhaltung seiner vorschriftsmässigen Eigenschaften eine etwas schwierige Aufgabe. Am besten verfährt man, wenn man ihn in circa 100 ccm fassende Flaschen einfüllt, die total gefüllten Flaschen dann im Wasserbade bis auf 60—70° erwärmt und sie nun warm mit Spitzkorken in der Weise verschliesst, dass der Pfropfen noch etwas Weniges des Holzessigs verdrängt. Nachdem man eine halbe Stunde später die Korke etwas stärker eingedrückt hat, tectirt man und stellt die Flaschen umgekehrt, den Kopf nach unten, in ein grösseres Gefäss oder einen Kasten, sicher vor Einfluss des Lichtes bewahrt. Grosse Mengen hält man nicht vorräthig. In mittleren Geschäften wird ein Vorrath von 1 Liter auf ein halbes Jahr ausreichen, natürlich, wenn nicht eine gesättigt braune Farbe vor dieser Zeit bereits eingetreten ist.

Anwendung. Der Gehalt des Holzessigs an Phenolen und Kreosotsubstanzen, welche die Eigenschaft haben, eiweissartige Körper zu coaguliren und vor freiwilliger Zersetzung und Fäulniss zu bewahren, welche sich auch feindlich und zerstörend auf alle parasitischen Gebilde vegetabischer und animalischer Natur erweisen und damit die Unterhalter der fauligen Gährung beseitigen, ferner der Gehalt an brenzlichen und anderen Substanzen, welche begierig Sauerstoff aufzunehmen suchen, dadurch auf andere Körper desoxydirend wirken und sie, wenn sie organische sind, gleichsam vor Oxydation (Verwesung) bewahren, endlich der Gehalt an Holzgeist, welcher wie Weingeist wirkt, und der Gehalt an Essigsäure machen es erklärlich, dass der Holzessig ein vorzügliches Antisepticum (fäulnisswidriges Mittel) ist. Daher findet er äusserliche Anwendung bei der Klauenseuche der Zweihufer, der Maulfäule derselben, Räude, Krätze, auf Wunden mit zerrissenen Rändern, schlaffen und stinkend eiternden Wunden und Geschwüren, Frostbeulen, Krebsgeschwüren, bei Decubitus (Wundliegen), Skorbut, Caries der Zähne, chronischen Hautausschlägen, bei Blutungen etc., und innerliche Anwendung bei Magenerweichung, Tuberkulose der Lungen. Dass der rectificirte Holzessig die antiseptischen Wirkungen nur im geringeren Maasse äussern kann, ist oben schon bemerkt. In Mengen zu 10—30 g genossen, ist der rohe Holzessig ein Gift und bewirkt Erbrechen, Kolik, Schwindel, Herzklopfen, Zittern, Convulsionen. Innerlich wird der rectificirte Holzessig zu 0,6—1,2—1,8 g (10—15—30 Tropfen) in wässriger (10—15-facher) Verdünnung gegeben. Aeusserlich kommt nur der rohe Holzessig zur Anwendung, jedoch giebt man zu Pinselsäften, Mundwässern, Injectionen in die Harnröhre und die Ohren dem rectificirten den Vorzug. Verschreibt der Arzt *Acetum pyrolignosum*, so ist damit *crudum* gemeint und nur zu Mixturen für den innerlichen Gebrauch ist *rectificatum* zu nehmen. Dass der Holzessig zum Schnellräuchern des Fleisches und zum Einbalsamiren Anwendung findet, ist eine bekannte Sache.

Acetum Scillae.

Meerzwiebelessig. Acētum Scillae s. scilitĭcum. *Vinaigre scillitique. Vinegar of squill.*

Kleingeschnittene getrocknete Meerzwiebel fünf (5) Th. werden mit fünf (5) Th. Weingeist, neun (9) Th. verdünnter Essigsäure und sechsunddreissig (36) Th. Wasser übergossen drei Tage macerirt wie bezüglich der Darstellung des *Acetum Digitalis* vorgeschrieben ist, nur beim Coliren ist ein etwas starkes Auspressen zu vermeiden.

Eine klare gelbliche Flüssigkeit von saurem, hintennach bitterem Geschmacke und säuerlichem Geruche.

Es müssen 10 g der Meerzwiebelessigs durch 8,5 ccm Normalkaliumhydroxydlösung neutralisirt werden, was 5,1 Proc. Essigsäure entspricht.

Geschichtliches. Zur Zeit Christi gebrauchte man bereits Meerzwiebelessig, denn PLINIUS (der Aeltere; 25 n. Chr.) erwähnt in seinen Schriften 28 verschiedene Kräuteressige, darunter auch *Acetum Scillae* (Lib. XXIV).

Darstellung. Die Meerzwiebel des Handels enthält trotz sorgsamer Aufbewahrung in trockner Luft stets 6—10 Proc. hygroskopischer Feuchtigkeit, zur Darstellung eines Meerzwiebelessigs mit möglichst constantem Gehalt ist daher eine Austrocknung, welche in dem Trockenschranke ausgeführt wird, und die Wägung der ausgetrockneten Meerzwiebel erforderlich. Durch Maceration, d. h. eine Einweichung bei gewöhnlicher Temperatur, findet genügende Extraction statt. Durch Digestion, also durch Extraction in der Wärme, würde vom Essig soviel Schleim gelöst werden, dass eine Filtration der Colatur sehr erschwert wäre, andererseits wird dadurch das Präparat stärker gefärbt. Die durch Maceration gewonnene Flüssigkeit wird nur durch Coliren gesammelt, keineswegs mit Hilfe der Presse, auf welchem Wege wiederum soviel Schleimtheile in die Colatur hineinkommen würden, dass eine Filtration nur nach langer Zeit des Absetzens möglich wäre. Der geringe Weingeistzusatz befördert auch hier die Haltbarkeit des Präparats. Der nach der alten Vorschrift bereitete Meerzwiebelessig ohne Weingeistzusatz machte bei längerer Aufbewahrung häufig weissliche Bodensätze, bestehend aus Kalksalzen und Schleimsubstanz. Der durch langsame Oxydation der in starker Verdünnung befindlichen Essigsäure an Säure ärmer gewordene Essig vermochte nämlich nicht die Kalksalze in Auflösung zu erhalten, wie er sie in seiner unversehrten Acidität aus der Meerzwiebel aufgenommen hatte. Diese Oxydation wurde ausserdem durch Schleim- und Zuckergehalt, aus den Meerzwiebeln herrührend, theils angeregt, theils untersützt; heute ist sie durch den geringen Weingeistzusatz fern gehalten.

Dass zur Bereitung dieses Essigs destillirtes Wasser zu nehmen ist, muss als selbstverständlich angesehen werden. Man vergl. auch unter Acet. Digitalis.

Die Bestimmung des Essigsäuregehaltes hat wohl nur den Zweck, die richtige Darstellung zu constatiren, denn die Essigsäure ist in diesem Präparat keineswegs Arzneistoff. Die Ph. scheint hier in einen Rechenfehler verfallen zu sein, denn 9 Th. der 30-proc. Essigsäure enthalten 2,7 Th. Essigsäure und 18 Th. mit Weingeist und Wasser auf 100 Th. verdünnt also 5,4 Th. Essigsäure. Durch eine dreitägige Maceration dürfte eine Reduction dieses Säure-Gehaltes schwerlich herbeigeführt werden. Aus der Scilla gehen fast 40 Proc. in den Essig, also 4 Th. in 100 Th. der essigsauren Flüssigkeit über, mithin wird der Meerzwiebelessig 5,192 Gew. Proc. Essigsäure enthalten, welche (60 : 1000 = 5,192 : x =) 86,5 ccm Normalkalilösung entsprechen. Die Ph. musste also nothwendig sagen: „10 g müssen mindestens 8,5 ccm Normal-Kalilösung zur Neutralisation erfordern", weil 8,65 ccm in den meisten Fällen den Scillaessig neutral machen. Im Uebrigen sind die löslichen Theile der Scillazwiebel von saurer Beschaffenheit, auch sind die Mengen, welche aus der Meerzwiebel in Lösung übergehen, keine scharf begrenzten, es musste also dem Gehalte an Essigsäure ein kleiner Spielraum zugelassen werden.

Innerlich giebt man den Meerzwiebelessig zu 10 — 20 — 30 Tropfen mit Zuckersäften, in Mixturen, auch in Saturationen als Diureticum und Expectorans. Maximalgaben sind von der Ph. nicht vorgeschrieben. Aeusserlich wird er in warmen Cataplasmen, Klystiren, Gurgelwässern (circa 10,0 gm auf 100,0) angewendet. Er wird auch bei der Bereitung des *Emplastrum Conii ammoniacatum* und des *Oxymel scilliticum* verwendet.

Acidum aceticum.

Essigsäure. Eisessig. Radicalessig. Essigsäurehydrat. Acidum aceticum concentrātum (Ph. Austriaca). Acētum radicāle. Acetum glaciāle. *Acide acétique concentré. Vinaigre glacial. Acetic acid. Glacial acetic acid.*

Eine klare, farblose, ätzende, stechendsauer riechende und stark sauer schmeckende, flüchtige, in der Kälte erstarrende, mit Wasser, Weingeist und Aether in jedem Verhältnisse mischbare Flüssigkeit. Sie siedet bei etwa 117° und hat ein spec. Gewicht von 1,064.

Es soll 1 g genügen, um 16 ccm Normal-Kaliumhydroxydlösung zu sättigen, was 96 Theilen Essigsäure in 100 Theilen entspricht.

Werden 5 ccm Essigsäure mit 15 ccm Wasser und 1 ccm der volumetrischen Kaliumpermanganatlösung gemischt, so darf die rothe Färbung innerhalb 10 Minuten nicht verschwinden. Die mit 20 Theilen Wasser verdünnte Säure darf weder durch Baryumnitrat, noch durch Silbernitrat, noch auch durch Schwefelwasserstoffwasser verändert werden.

Geschichtliches. STAHL stellte gegen 1700 eine stärkere Essigsäure durch Gefrierenlassen einer schwächeren Säure, ferner durch Destillation von Acetaten mit Schwefelsäure dar. DE LAURAGAIS erwähnte schon 1759 die krystallisirte Essigsäure, ohne jedoch praktische Vorschriften zur Darstellung zu geben. Der in Petersburg lebende Deutsche Chemiker TOB. LOWITZ, machte erst im Jahre 1789 die Mittheilung, durch Gefrierenlassen Essig concentrirt und durch fractionirte Destillation dieses concentrirten Essigs eine Säure dargestellt zu haben, welche in der Kälte krystallinisch erstarre. Im Jahre 1793 lehrte derselbe Chemiker die krystallinisch erstarrende Essigsäure, welche er Eisessig nannte, durch Destillation aus einem Gemisch von Natriumacetat mit Kaliumbisulfat darstellen. Im Jahre 1800 schrieb er Kaliumacetat und conc. Schwefelsäure zu demselben Zwecke vor. Später wurde die Darstellung aus Bleiacetat und Schwefelsäure versucht, jedoch erhielt die Darstellung, als das Natriumacetat zu einem sehr billigen Preise in den Handel kam, aus Natriumacetat unter Zersetzung mittelst conc. Schwefelsäure den Vorzug. Heute geschieht die Darstellung des Eisessigs in zweierlei Weise, entweder, und zwar am häufigsten, durch Abscheidung aus dem entwässerten Natriumacetat durch conc. Schwefelsäure, oder aus einer Verbindung der Essigsäure mit Kaliumacetat durch Erhitzen.

Vorkommen der Essigsäure. Diese Säure findet sich immer nur in geringen Mengen gebunden an Alkalimetall oder Calcium in den Säften vieler Gewächse, besonders im Safte der Wald-Laubbäume, in den Säften des thierischen Körpers, im Schweisse und bildet sich in wässrigen Flüssigkeiten welche Kohlehydrate (Zucker, Gummi), Weingeist enthalten.

Darstellung. Die Darstellung der Essigsäure geschieht in chemischen Fabriken, diese Darstellung bietet aber so wenig Schwierigkeiten, dass sie auch, wenngleich mit keinem materiellen Vortheile, im pharmaceutischen Laboratorium vorgenommen werden kann. Wie erwähnt ist, bereitet man sie am häufigsten aus dem essigsauren Natrium und conc. Schwefelsäure. Diese Darstellung zerfällt in folgende drei Operationen, bestehend: 1. in der Entwässerung des Natriumacetats; 2. in der Destillation eines Gemisches von 3 Mol. entwässerten Natriumacetat mit 2 Mol. conc. Schwefelsäure, und nöthigenfalls 3. in der Reinigung und Rectification des ersten Destillats.

Das Rothsalz oder das gewöhnliche Natriumacetat des Handels enthält immer etwas Natriumchlorid, es muss also, will man eine chlorwasserstofffreie Essigsäure daraus erlangen, durch Umkrystallisiren gereinigt werden oder, man beschafft sich ein reines Salz. Dasselbe enthält 39,7 Proc. Krystallwasser, entsprechend der Formel $C_2H_3O_2Na+3H_2O$, welches Wasser zuvor beseitigt werden muss. Man zerstösst das Salz entweder zu einem groben Pulver und lässt es 1—2 Wochen an einem trocknen luftigen Orte verwittern, um es dann in einem Trockenofen oder der Wärme des kochenden Wassers völlig auszutrocknen. Schneller, aber umständlicher ist das Austrocknen durch Schmelzung und Erhitzen in einem eisernen oder kupfernen Kessel ausführbar. Beim Erwärmen schmilzt das Natriumacetat zuerst in seinem Krystallwasser. Erhitzt man weiter und rührt mit einem eisernen Spatel anhaltend um, so verdampft das ganze Wasser und es hinterbleibt eine pulverige weisse Salzmasse, welche bis auf 240° weiter erhitzt, wiederum schmilzt und nun völlig wasserfrei ist.

Rührt man diese geschmolzene Salzmasse bis zum Erstarren um, so liefert sie eine pulverige, glänzende, asbestartige Masse. Diese zweite Schmelzung oder totale Entwässerung ist bei der Darstellung im Grossen keine nothwendige Bedingung, da sich auch aus einem noch etwas Feuchtigkeit enthaltenden Salze durch fractionirte Destillation eine den Ansprüchen der Pharmakopöe genügende Säure abscheiden lässt. 10 Th. krystall. Natriumacetat geben 6 Th. wasserfreies Salz.

Das entwässerte Natriumacetat wird durch ein grobes Sieb geschlagen und in eine tubulirte Retorte eingetragen, welche von einer Grösse ist, dass ihr Bauchraum zu $^2/_3$ mit dem Salze gefüllt wird. Die Retorte legt man in ein Sandbad, auf eine circa 0,6 cm dicke Sandschicht, verbindet sie direct mit einer Kolbenvorlage oder vermittelst einer Liebig'schen Kühlvorrichtung mit einer passenden Vorlage, und erwärmt sie bis auf circa 50⁰ C., bevor man die conc. Schwefelsäure, von welcher auf 6 Th. trocknen Natriumacetats 7 Th. erforderlich sind, aufgiesst. Diese Erwärmung ist nöthig, denn

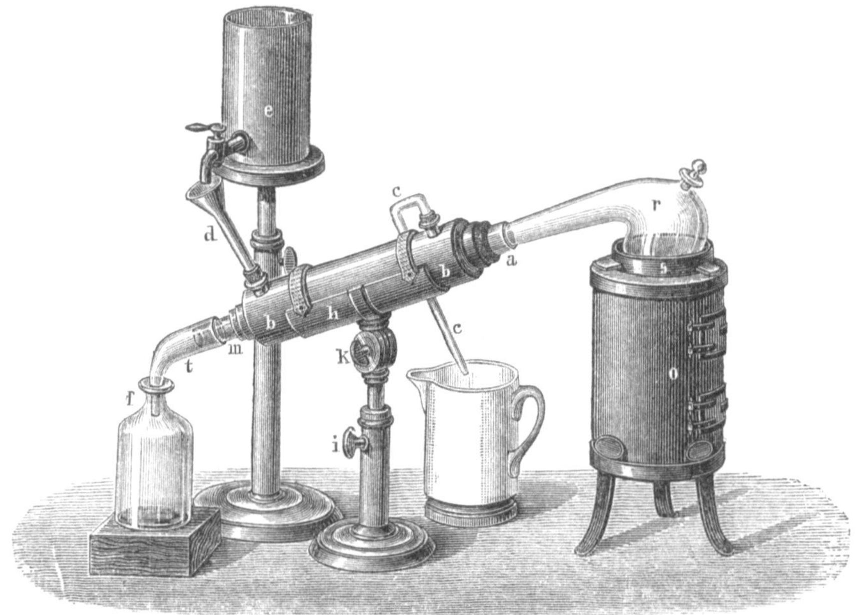

Tubulatretorte (r) im Sandbade stehend, verbunden mit einem LIEBIG'schen Kühler (b), einem Vorstoss (t), und einer Vorlage (f).

beim Aufgiessen der conc. Schwefelsäure auf das Natriumacetat tritt eine freiwillige Erhitzung bis circa auf 130⁰ ein. Dass ein so plötzlicher und bedeutender Temperaturwechsel ein Zerspringen oder Zerreissen der kalten Glasretorte sehr leicht herbeiführen kann, bedarf wohl keiner Erklärung.

Das Aufgiessen der conc. Schwefelsäure, welche bei der Darstellung im Grossen durch eine arsenfreie Englische Schwefelsäure ersetzt wird, auf das trockne Natriumacetat geschieht allmählich und zwar mit Hülfe eines Trichters mit engem Ausflussrohr. Eine mechanische Durchmischung der Säure mit dem Salze ist hier nicht ausführbar, man bahnt sie aber einiger Maassen dadurch an, dass man in der Oberfläche des eingeschütteten Salzes mittelst eines Glasstabes eine trichterförmige Vertiefung macht, in welche man zunächst die Säure einfliessen lässt. In Folge der aus der Einwirkung der Schwefelsäure hervorgehenden Temperaturerhöhung entwickeln sich sofort Essigsäuredämpfe, und während noch der letzte Rest der Schwefelsäure zufliesst, befindet sich die Destillation im vollen Gange, worin sie nach Verschluss des Retortentubulus mit einem Glasstopfen durch mässige Feuerung erhalten wird, bis das Abtropfen des Destillats in die kühlgehaltene Vorlage sich spärlich zeigt oder bis die Menge des Destillats annährend $^2/_3$ des Gewichtes vom trocknen Natriumacetat erreicht hat.

Zur Zersetzung von 3 Mol. entwässertem Natriumacetat sind 2 Mol. conc. Schwefelsäure erforderlich, denn die vollständige Abscheidung der Essigsäure aus 3 Mol. Natriumacetat bei der Temperatur des Kochpunktes der Essigsäure kann nur leicht durch 2 Mol. Schwefelsäure erreicht werden. Bei Verwendung von 2 Mol. Acetat und 1 Mol. Schwefelsäure treten leicht Zersetzungsproducte aus der Schwefelsäure und Essigsäure auf, da dem Salze gewöhnlich Spuren Staub anhängen und zur Austreibung des letzten Restes Essigsäure die Temperatur bis auf 180⁰ hinauf steigt. Bei Anwendung eines staubfreien Salzes und einer rectificirten reinen Schwefelsäure dürften 2 Mol. Salz und 1 Mol. Säure genügen. Bei Anwendung von 2 Mol. einer Engl. Schwefelsäure auf 3 Mol. Natriumacetat ist ein Ueberschuss der Säure insofern vortheilhaft, als dieser Ueberschuss die ganze Menge Essigsäure gewinnen lässt, dann einen Theil der Feuchtigkeit zurückhält, die Temperatur nicht über 130⁰ C. zu steigern ist und endlich das Destillat weniger Wasser enthält. Diese Vorsicht ist allerdings zur Darstellung der officinellen Essigsäure nicht nothwendig, denn diese soll nicht eine voll-procentige, sondern kann eine 96-procentige sein. Das Resultat aus 2 Mol. Natriumacetat und 1 Mol. Schwefelsäure ergiebt folgende Formel:

$$\underset{\text{Natriumacetat}}{2C_2H_3O_2Na} + \underset{\text{Schwefelsäure}}{SO_4H} = \underset{\text{Essigsäure}}{2C_2H_4O_2} + \underset{\text{Natriumsulfat}}{SO_4Na_2}$$
$$(2\times82=)164 + 98 = (2\times60=)120 + 142.$$

In der Praxis und bei Anwendung der Engl. Schwefelsäure nimmt man auf 100 Th. entwässertes Natriumacetat auch 100 Th. Engl. Schwefelsäure, bei welchem Verhältniss die Destillationstemperatur bis auf 135⁰ C. steigt.

Da die Essigsäuredämpfe schon durch geringe Abkühlung tropfbar flüssig werden, so sind in dieser Beziehung zwei Punkte bei der Destillation zu beobachten. Erstens

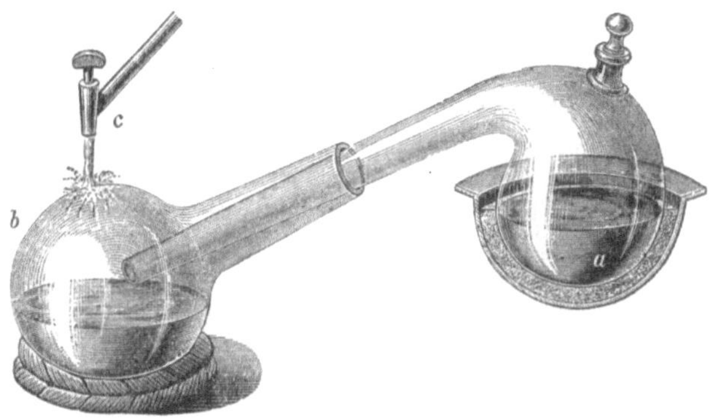

Tubulatretorte nebst Vorlage, im Sandbade stehend.

genügt ein Kühlwasser von mittlerer Temperatur und zweitens überdeckt man die Retortenwölbung mit einer Papier- oder Papphaube, um die Abkühlung des Retortengewölbes durch die Luft zu mindern. Hat man der Retorte eine Kolbenvorlage gegeben, so ist eine Lutirung der Fuge überflüssig, wenn der Schnabel der Retorte bis in oder an den Bauch des Kolbens reicht und die Abkühlung des Kolbens eine continuirliche ist. Die Temperatur des Kühlwassers darf nicht unter 12⁰ C. herabgehen, denn bei einer niedrigeren Temperatur erstarrt das in die Vorlage Abtropfende leicht, in einer Liebig'schen Kühlvorrichtung kann sogar dadurch eine Verstopfung des Kühlrohres eintreten.

Die Mahnung an den Arbeiter, sich vor dem Aufathmen der den Lungen stets feindlichen Essigsäuredämpfe, so wie vor einem Spritzen des Essigsäurehydrats in die Augen, auf die Lippen etc. zu bewahren, möge nicht unbeachtet bleiben.

Als Destillationsgefäss eignet sich nur die Retorte, denn die Dämpfe der Essigsäure sind schwer und erheben sich nur bei stärkerer Feuerung so weit, dass sie auch in ein auf einen Kolben gesetztes Dampfleitungsrohr aufsteigen. Daher ist die Destillation aus einem Kolben auch eine weit langsamere als aus einer Retorte, in welcher die Dämpfe in wenigen cm Entfernung von der Oberfläche der Destillationsmasse Gelegenheit finden, in die Vorlage niederzufliessen.

Eine Vorsichtsmassregel bei der Destillation der Essigsäure aus Natriumacetat verdient Erwähnung, obgleich sie nur bei der Darstellung im Grossen am Platze ist. Enthält nämlich das Natriumacetat kleine Mengen Natriumformiat (ameisensaures Natron), so kann beim Aufgiessen der Schwefelsäure oder im Anfange der Destillation eine Explosion entstehen, wie sie auch schon öfter vorgekommen ist. Die frei gemachte Ameisensäure wird durch die conc. Schwefelsäure nämlich plötzlich in Wasser und Kohlenoxydgas zerlegt. Zur Prüfung auf Ameisensäure versetzt man etwas von der mit Schwefelsäure sauer gemachten Natriumacetatlösung mit Silbernitrat und erhitzt zum Aufkochen, wo bei Gegenwart von Ameisensäure eine Ausscheidung schwarzen Silbermetalls stattfindet.

Eine besondere, heutigen Tages wohl kaum mehr befolgte Darstellungsmethode für den Fabrikbetrieb, von MELSENS eingeführt, erfordert, Destillationsapparate, deren Construction sich dem HAGER'schen Dunstsammler nähert, welche Methode auch 2—3 Destillationen nöthig macht. Die erste Destillation lässt sich bequem aus kupfernen Gefässen bewerkstelligen, die Rectification aber muss aus Glasretorten geschehen. Wie die Schwefelsäure hat auch die Essigsäure die Eigenthümlichkeiten mit Kali oder Natron saure Verbindungen einzugehen. Die Verbindung mit Kalium ist eine weit festere als die mit Natrium, denn sie wird nur beim Erhitzen um 40—50° C. über den Kochpunkt der Essigsäure gelockert und die Abscheidung der Essigsäure von dem Kaliumacetat ist erst bei 290° eine vollständige. Die Abscheidung durch Destillation bei so hoher Temperatur bleibt auf die elementare Constitution der Essigsäure ohne Einfluss, denn der Essigsäuredampf kann selbst durch glühende Porzellanrohre geleitet werden, ohne dass er dadurch eine Zersetzung erleidet.

Kaliumacetat wird in einer gereinigten käuflichen Holzessigsäure gelöst, welche mindestens 35 Proc. Essigsäure enthält, die Lösung in eine Retorte oder in ein kupfernes, in ein Sandbad gestelltes Gefäss mit aufgesetzter Kühlvorrichtung gegeben, zuerst durch Erhitzen bis zu 120° von der schwächeren Säure durch Destillation befreit und durch längeres Erhalten dieser Temperatur wasserfei gemacht. Dann erhitzt man auf 200° und darüber, jedoch nicht über 290°, zwischen welchen Temperaturen eine unreine Essigsäure übergeht, welche durch Rectification in reine Essigsäure verwandelt wird.

Die **Rectification** des Essigsäuredestillats aus dem Rothsalze ist eine nicht zu umgehende Nothwendigkeit, denn dieses Salz ist selten frei von Natriumchlorid und giebt dadurch Veranlassung zu einer Verunreinigung mit Chlorwasserstoff (Salzsäure), es ist auch gewöhnlich durch Staub und andere aus der Verpackung herrührende Beimischungen verunreinigt, welche Stoffe zu der Bildung von brenzlichen Verunreinigungen und von Schwefligsäure in naher Beziehung stehen, endlich stäubt es beim Einfüllen in die Retorte in den Schnabel derselben über. Die Anwesenheit der Salzsäure entdeckt man durch Silbernitratlösung in der dem Wasser verdünnten Essigsäure, diejenige des Brenzlichen durch Kaliumhypermanganat. Ueber diese Reactionen ist das Nähere unter Prüfung der Essigsäure, S. 34, angegeben. Fällt die Prüfung auf brenzliche Stoffe verneinend aus, so ist auch Schwefligsäure nicht vorhanden. Das Destillat versetzt man nun, wenn es salzsäurehaltig ist, ungefähr mit $1/_{40}$ seines Gewichtes oder auf 1 Liter mit 25 g entwässerten Natriumacetat, und wenn es auch noch Schwefligsäure und brenzliche Stoffe enthält, mit so viel Kaliumdichromat, welches zu einem feinen Pulver zerrieben ist, dass nach der Lösung dieses rothen Chromats die Flüssigkeit schwach gelblich tingirt erscheint. Circa 2 g Kaliumdichromat werden auf 1 Liter des Destillats genügen. Die Chromsäure dieses Salzes giebt ihren Sauerstoff theils an die Schwefligsäure ab, dies ein Schwefelsäure verwandelnd und damit Chromisulfat bildend, als auch an die brenzlichen Producte, dieselben in weniger flüchtige und auch gasige Verbindungen umsetzend. Da letzterer Prozess zu seiner Vollendung eine gewisse Zeitdauer in Anspruch nimmt, so stellt man die mit diesem Reagens versetzte Mischung einen halben bis ganzen Tag bei Seite und schüttelt bisweilen um Das in dieser Weise behandelte Destillat giesst man mit Hülfe eines Trichters in eine Tubulatretorte und destillirt beinahe bis zur Trockene oder bis auf einen Rückstand, welcher ungefähr so viel ccm beträgt, als Gramme Natriumacetat und Kaliumdichromat verwendet wurden. Das zuerst Uebergehende, ungefähr $1/_5$ der Essigsäure ist gewöhnlich wasserhaltiger als das darauf folgende und wird abgesondert aufgefangen. Das folgende Destillat ist entweder vollprocentige Essigsäure oder entspricht den Anforderungen der Pharmakopöe.

Eisessig. Soll das Destillat in Eisessig, d. h. in eine Essigsäure verwandelt werden, welche bei 13—16° Wärme krystallinisch erstarrt, so setzt man es in einer Flasche, unter bisweiliger höchst sanfter Erschütterung an einen kalten Ort, wo es sich langsam auf eine Temperatur von 0° abkühlen kann. Es tritt dann ein Zeitpunkt ein, wo der grösste Theil der Säure krystallinisch erstarrt, von welchem man den flüssigen, mehr Wasser haltenden Theil durch Decanthation sondert.

Die Darstellung des Eisessigs im pharm. Laboratorium bietet keinen materiellen Vortheil, man kauft ihn billiger im Handel. Der Retortenrückstand, welcher aus saurem Natriumsulfat besteht und mit warmem Wasser und durch Erhitzen in Lösung gebracht wird, hat keinen weiteren Werth, als mit Gyps und Carbolsäure zur Desinfection der Dunggruben benutzt zu werden.

Aetiologie der Essigsäuredarstellung und **Theorie** der Constitution und Bildung der Essigsäure. Wenn 2 oder 1 Mol. Natriumacetat durch 1 Mol. Schwefelsäure zersetzt werden, so werden 2 oder 1 Mol. Essigsäure frei und 1 Mol. Natriumsulfat oder im zweiten Falle 1 Mol. saures Natriumsulfat bleibt nach dem Abdestilliren der Essigsäure als Destillationsrückstand. Dieser Zersetzungsvorgang wird durch folgende empirische Formel erklärt:

$$2C_2H_3O_2Na \quad \text{und} \quad H_2SO_4 \quad \text{geben} \quad 2C_2H_4O_2 \quad \text{und} \quad Na_2SO_4 \text{ (Natriumsulfat)}$$

Natriumacetat — Schwefelsäure — Essigsäure

$$C_2H_3O_2Na \quad \text{und} \quad H_2SO_4 \quad \text{geben} \quad C_2H_4O_2 \quad \text{und} \quad NaHSO_4 \text{ (Saures Natriumsulf.)}.$$

Nach der Typentheorie würden wir die erstere Formel schreiben:

Natriumacetat — Schwefelsäure — Essigsäure — Natriumsulfat

$$2 \left(\begin{matrix} C_2H_3O \\ Na \end{matrix} \right\} O \right) \quad \text{und} \quad \begin{matrix} SO_2'' \\ H_2 \end{matrix} \right\} O_2 \quad \text{geben} \quad 2 \left(\begin{matrix} C_2H_3O \\ H \end{matrix} \right\} O \right) \quad \text{und} \quad \begin{matrix} SO_2'' \\ Na_2 \end{matrix} \right\} O_2$$

Nach der älteren Radicaltheorie wurde die Essigsäure für ein Oxyd des Radicals Acetyl (C_2H_3), nach der späteren Theorie von den sauerstoffhaltigen Radicalen für das Oxydhydrat des (die Rolle eines Nichtmetalls spielenden) Radicals Acetyl (C_2H_3O) gehalten. Die Typentheorie leitete die Constitution der Säure von dem Typus $\begin{matrix} H \\ H \end{matrix} \right\} O$ ab, die Acetate als Derivate betrachtend, welche in Stelle des typischen Wasserstoffs Metalle enthalten. Die Essigsäure ist demnach $= \begin{matrix} C_2H_3O \\ H \end{matrix} \right\} O$, das Essigsäureanhydrid $= \begin{matrix} C_2H_3O \\ C_2H_3O \end{matrix} \right\} O$. — Die Essigsäure als 1-atomige Säure leitet man nach der Typentheorie aus einem Alkohol gleicher Atomigkeit, dem Aethylalkohol $\left(\begin{matrix} C_2H_5 \\ H \end{matrix} \right\} O \right)$ ab, aus welchem sie durch Oxydation entsteht, z. B. unter Vermittelung von Platinschwarz in Berührung mit dem Sauerstoff der Luft oder durch irgend ein anderes Oxydationsmittel, indem in Stelle von H_2 dann O tritt.

$$C_2H_6O \quad \text{und} \quad O_2 \quad \text{geben} \quad C_2H_4O_2 \quad \text{und} \quad H_2O$$

Aethylalkohol — Sauerstoff — Essigsäure — Wasser

$$C \left\{ \begin{matrix} H_3 \\ H_2 \\ OH \end{matrix} \right. \quad \text{und} \quad \begin{matrix} O \\ O \end{matrix} \right\} \quad \text{geben} \quad C \left\{ \begin{matrix} H_3 \\ O'' \\ OH \end{matrix} \right. \quad \text{und} \quad \begin{matrix} H \\ H \end{matrix} \right\} O$$

Sie entsteht ferner aus dem Acetaldehyd (Essigsäurealdehyd, C_2H_4O), wenn dieser deshydrogenisirte Aethylalkohol O fixirt:

$$2C_2H_4O \quad \text{und} \quad O_2 \quad \text{geben} \quad 2C_2H_4O_2$$

Aldehyd — Sauerstoff — Essigsäure

$$2 \left(\begin{matrix} C \\ C \end{matrix} \left\{ \begin{matrix} H_3 \\ O'' \\ H \end{matrix} \right. \right) \quad \text{und} \quad \begin{matrix} O \\ O \end{matrix} \right\} \quad \text{geben} \quad 2 \left(\begin{matrix} C \\ C \end{matrix} \left\{ \begin{matrix} H_3 \\ O'' \\ OH \end{matrix} \right. \right)$$

Sie entsteht ferner bei Einwirkung nascirenden Wasserstoffs auf Trichloressigsäure:

Trichloressigsäure — Wasserstoff — Chlorwasserstoff — Essigsäure

$$C \left\{ \begin{matrix} Cl_3 \\ O'' \\ OH \end{matrix} \right. \quad \text{und} \quad 3 \left(\begin{matrix} H \\ H \end{matrix} \right\} \right) \quad \text{geben} \quad 3 \left(\begin{matrix} H \\ Cl \end{matrix} \right\} \right) \quad \text{und} \quad C \left\{ \begin{matrix} H_3 \\ O'' \\ OH \end{matrix} \right.$$

Gehen wir von dem Ergebniss aus, dass bei der Destillation der Essigsäure über Aetzkalk Grubengas d. i. Methylwasserstoff oder Methan, CH_4 od.
$CH_3 . H$ od. $C \equiv H_4$, entsteht, so kann man annehmen, dass in dem CH_4 an
Stelle eines Atoms H die Carboxylgruppe CO_2H getreten ist, dass die Structurformel der Essigsäure CH_3—$COOH$ lautet.

Wollen wir der Theorie der chemischen Structur folgend die Es-
sigsäureformel dem einwerthigen salzbildenden Reste HO aus der Formel
H_2O, welcher Rest mit Hydroxyl bezeichnet wird, anpassen, so gelangen
wir zu den Structurformeln $\begin{Bmatrix} CH_3 \\ CO \\ H \end{Bmatrix} O$ oder $\begin{array}{c} CH_3 \\ | \\ CO . OH \end{array}$. In der typischen Formel
sind H_3 Bestandtheil des theoretischen Acetyls (C_2H_3O), in der Structurformel
sind jene H_3 Bestandtheil des Radicals CH_3, denn die Essigsäure ist eine
Verbindung der einwerthigen Carboxylgruppe (CO . OH) mit dem einwerthigen
kohlenstoffhaltigen Radical CH_3. Da solche saure Verbindungen der einwerthigen Carboxylgruppe mit einwerthigen Alkoholradicalen mit „fette
Säuren" bezeichnet werden, so ist auch die Essigsäure (auch Acetylsäure,
Acetoxylsäure, Aethoxylsäure, Methylcarbonsäure genannt) eine fette Säure.
Die empirische Formel der Essigsäure ist $C_2H_4O_2$, die bündige Structurformel
aber $CH_3 . COOH$. Den Namen Methylcarbonsäure verdient sie, weil sie syn-
thetisch durch Einwirkung von Kohlensäure (CO_2) auf Natriummethyl ($CH_3 . Na$)
herstellbar ist. $CH_3 . Na$ und CO_2 ergeben $CH_3 . COONa$ (Natriumacetat).

Die Essigsäure entsteht, wie schon unter Acetum, S. 2 u. ff., erwähnt
ist, auf dem Wege der Gährung und auch durch Oxydation aus dem Weingeist,
Aethylhydroxyd, welcher zuerst unter Aufnahme von Sauerstoff (aus der Luft)
unter gleichzeitiger Bildung von Wasser in Aldehyd übergeht. Letzterer,
auch als Aethylaldehyd, Acetaldehyd unterschieden, nimmt wiederum
Sauerstoff (aus der Luft) auf und wird damit zu Essigsäure. Der Aethylalkohol ist ein einatomiger und ein primärer Alkohol. Er ist einatomig,
weil das Alkoholradical (CH_3) nur mit einer Hydroxylgruppe (OH) in Verbindung steht. Der Aethylalkohol ist primär, weil jenes Hydroxyl nur mit
1 Kohlenstoffatom (C) verbunden ist, welches Kohlenstoffatom nur durch eine
Verbindungseinheit mit jenem Kohlenstoffatom im Radical verkettet ist und daher noch mit 2 Atomen Wasserstoff (H_2) verbunden auftritt. Die Bildung der
Essigsäure aus dem Aethylalkohol vergegenwärtigen folgende Formeln:

$$C_2H_6O \;+\; O \;=\; C_2H_4O \;+\; H_2O. \qquad C_2H_4O \;+\; O \;=\; C_2H_4O_2$$
Aethylalkohol Sauerstoff Aldehyd   Wasser   Aldehyd Sauerstoff Essigsäure

$$\begin{array}{c} CH_3 \\ | \\ CH_2 . OH \end{array} + O = \begin{array}{c} CH_3 \\ | \\ CO . H \end{array} + H_2O. \qquad \begin{array}{c} CH_3 \\ | \\ CO . H \end{array} + O = \begin{array}{c} CH_3 \\ | \\ CO . OH. \end{array}$$

Der Aldehyd hat sich also mit Sauerstoff in eine Säure umgewandelt,
welche sich als eine Verbindung eines einwerthigen Kohlenstoffradicals
(CH_3) mit Carboxyl (CO . OH) erkennen lässt. Die Essigsäure ist daher
eine Carboxylsäure. Durch Substitution des Wasserstoffs der Carboxylgruppe durch ein Metall entsteht ein essigsaures Salz, ein Acetat. $CH_3 . CO.$
$OH + Na = CH_3 . CO . ONa$ (Natriumacetat). Das Radical der Essigsäure ist
somit $CH_3 . CO =$ Acetyl. Tritt dieses Acetyl oder Essigsäureradical in
Stelle eines At. H im Ammoniak, so entsteht ein Amid, hier Acetamid
($CH_3 . CO . NH_2$). Trennen wir 1. Mol. Wasser aus 2 Mol. Essigsäure ab, so
erlangen wir Essigsäureanhydrid, in welchem also 2 Mol. Acetyl oder

zwei Säureradicale durch ein Atom Sauerstoff mit einander verknüpft sind. Die Formel des Essigsäureanhydrids lautet also $\left.\begin{matrix} CH_3 . CO \\ CH_3 . CO \end{matrix}\right> O$.

Die Einwirkung der Chromsäure auf Schwefligsäure, behufs Beseitigung derselben aus Essigsäure, erläutert folgende Formel:

$$\underset{\text{2 Mol. Chromsäureanhydrid}}{2CrO_3} \quad \text{und} \quad \underset{\text{3 Mol. Schwefligsäureanhydrid}}{3SO_2} \quad \text{geben} \quad \underset{\text{Maximum-Chromsulfat}}{\left.\begin{matrix} (SO_2{}'')^3 \\ Cr_2{}^{VI} \end{matrix}\right\} O_6.} = Cr_2 (SO_4)_3.$$

Die Beseitigung der Salzsäure aus der Essigsäure durch eine entsprechende Menge Natriumacetat erklärt die Formel:

$$\underset{\text{Natriumacetat}}{C_2H_3O_2Na} \quad \text{und} \quad \underset{\text{Chlorwasserstoff}}{HCl} \quad \text{geben} \quad \underset{\text{Natriumchlorid}}{NaCl} \quad \text{und} \quad \underset{\text{Essigsäure}}{C_2H_4O_2}$$

$$\left.\begin{matrix} C_2H_3O \\ Na \end{matrix}\right\} O \quad \text{und} \quad \left.\begin{matrix} H \\ Cl \end{matrix}\right\} \quad \text{geben} \quad \left.\begin{matrix} Na \\ Cl \end{matrix}\right\} \quad \text{und} \quad \left.\begin{matrix} C_2H_3O \\ H \end{matrix}\right\} O.$$

Eigenschaften der officinellen Essigsäure. Dieselbe bildet bei mittlerer Temperatur eine klare farblose Flüssigkeit von stechend saurem Geruche und ätzend saurem Geschmacke. An der Luft zieht sie Feuchtigkeit an, bildet in ammoniakalischer Luft Nebel, verdunstet an der Luft, entwickelt beim Erwärmen brennbaren Dampf und siedet bei ungefähr 117°. Ihr Essigsäuregehalt beträgt 96 Proc. Ihr spec. Gewicht ist 1,064 bei 15° C. Sie giebt mit Wasser, Weingeist, Aether, Chloroform, Glycerin, auch mit vielen ätherischen Oelen klare Mischungen, ist aber nicht in Schwefelkohlenstoff löslich. Ferner löst sie Kampher, Harze, fette Oele, flüchtige Oele, Colloxylin, Farbstoffe, Proteïnsubstanzen (Fibrin, coagulirtes Albumin), Zucker etc. Auf die Haut gebracht zerstört sie das Zellgewebe und erzeugt schmerzhafte Brandblasen.

Die officinelle Säure erstarrt bei + 2 bis 4° C., während die vollprocentige Säure aber schon bei + 16° C. zu einer krystallinischen langfaserigen Masse gesteht. In der Ruhe bleibt letztere Säure selbst bei —2 bis +5° C. flüssig, jedoch eine geringe Erschütterung genügt, sie in eine Krystallmasse überzuführen. Ihr Siedepunkt liegt bei 117,3° (bei 760 mm Barometerst.), das spec. Gew. ist bei 15° C. 1,055, bei 20° C. 1,050. Die Mischung mit Wasser erniedrigt das spec. Gewicht nicht dem Maasse der Verdünnung entsprechend, sondern dieses steigt bei einem Wassergehalt bis zu 20 Proc. und fällt dann bei Gehalt von mehr als 20 Proc. Wasser.

OUDEMANNS giebt umstehende Tabelle der spec. Gew. der Essigsäure ($C_2H_4O_2$) mit verschiedenem Wassergehalt bei 12°, 15° und 20° C. Durch Multiplication der Gewichtsmenge Essigsäure mit 0,85 erfährt man das entsprechende Gewicht des Säureanhydrids.

Aufbewahrung der Essigsäure. Die concentrirte Essigsäure verdampft einerseits auch bei gewöhnlicher Temperatur, andererseits nimmt sie aus der Luft nicht nur Feuchtigkeit, sondern auch Ammon (das nie in der Atmosphäre, besonders in bewohnten Räumen fehlt) auf. Da sie aus Korken ferner Gerbsäure auszieht und die Korkmasse zerstört, so erfordert sie zu ihrer Aufbewahrung Glasflaschen mit gut eingeriebenem Glasstopfen nebst dicht schliessender Glaskapsel, welche Stopfen und Flaschenhals abschliesst. Diese Essigsäure gehört zu den stark wirkenden Arzneistoffen und sollte daher in der Reihe dieser Arzneistoffe ihren Platz haben, wäre also vorsichtig aufzubewahren, die Ph. zählt sie jedoch zu den mild wirkenden Arzneistoffen.

Prüfung der offic. Essigsäure. Nach Bestimmung des spec. Gewichtes (1,064) schreitet man zur Bestimmung des Säuregehaltes. 1 g sollen durch

16 ccm Normal-Kalilösung gesättigt werden, welches Maass einem Gehalt von 96 Proc. entspricht. Hierauf schreitet man zur Prüfung der völligen Flüchtigkeit der Säure, wie S. 36 angegeben ist.

Procente Essigsäure	Spec. Gewicht bei			Procente Essigsäure	Spec. Gewicht bei			Procente Essigsäure	Spec. Gewicht bei		
	12°	15°	20°		12°	15°	20°		12°	15°	20°
0	0.9995	0.9992	0.9983	34	1.0477	1.0459	1.0426	68	1.0753	1.0725	1.0679
1	1.0011	1.0007	0.9997	35	1.0489	1.0470	1.0437	69	1.0757	1.0729	1.0683
2	1.0026	1.0022	1.0012	36	1.0500	1.0481	1.0448	70	1.0761	1.0733	1.0686
3	1.0042	1.0037	1.0026	37	1.0511	1.0492	1.0458	71	1.0765	1.0737	1.0689
4	1.0057	1.0052	1.0041	38	1.0522	1.0502	1.0468	72	1.0768	1.0740	1.0691
5	1.0073	1.0067	1.0055	39	1.0533	1.0513	1.0478	73	1.0771	1.0742	1.0693
6	1.0089	1.0083	1.0069	40	1.0543	1.0523	1.0488	74	1.0773	1.0744	1.0695
7	1.0105	1.0098	1.0084	41	1.0553	1.0533	1.0498	75	1.0775	1.0746	1.0697
8	1.0120	1.0113	1.0098	42	1.0564	1.0543	1.0507	76	1.0777	1.0747	1.0699
9	1.0136	1.0127	1.0112	43	1.0574	1.0552	1.0516	77	1.0778	1.0748	1.0700
10	1.0151	1.0142	1.0126	44	1.0583	1.0562	1.0525	78	1.0778	1.0748	1.0700
11	1.0166	1.0157	1.0140	45	1.0593	1.0571	1.0534	79	1.0778	1.0748	1.0700
12	1.0181	1.0171	1.0154	46	1.0602	1.0580	1.0543	80	1.0778	1.0748	1.0699
13	1.0196	1.0185	1.0168	47	1.0612	1.0589	1.0551	81	1.0777	1.0747	1.0698
14	1.0210	1.0200	1.0181	48	1.0621	1.0598	1.0559	82	1.0776	1.0746	1.0696
15	1.0225	1.0214	1.0195	49	1.0629	1.0607	1.0567	83	1.0775	1.0744	1.0694
16	1.0240	1.0228	1.0208	50	1.0638	1.0615	1.0575	84	1.0773	1.0742	1.0691
17	1.0254	1.0242	1.0222	51	1.0647	1.0623	1.0583	85	1.0770	1.0739	1.0688
18	1.0268	1.0256	1.0235	52	1.0655	1.0631	1.0590	86	1.0767	1.0736	1.0684
19	1.0283	1.0270	1.0248	53	1.0663	1.0638	1.0597	87	1.0763	1.0731	1.0679
20	1.0297	1.0284	1.0261	54	1.0671	1.0646	1.0604	88	1.0758	1.0726	1.0674
21	1.0311	1.0298	1.0274	55	1.0678	1.0653	1.0611	89	1.0752	1.0720	1.0668
22	1.0325	1.0311	1.0287	56	1.0685	1.0660	1.0618	90	1.0745	1.0713	1.0660
23	1.0338	1.0324	1.0299	57	1.0692	1.0666	1.0624	91	1.0737	1.0705	1.0652
24	1.0352	1.0337	1.0312	58	1.0698	1.0673	1.0630	92	1.0728	1.0696	1.0643
25	1.0365	1.0350	1.0324	59	1.0705	1.0679	1.0636	93	1.0718	1.0686	1.0632
26	1.0378	1.0363	1.0336	60	1.0711	1.0685	1.0642	94	1.0706	1.0674	1.0620
27	1.0391	1.0375	1.0348	61	1.0717	1.0691	1.0648	95	1.0692	1.0660	1.0606
28	1.0404	1.0388	1.0360	62	1.0723	1.0697	1.0653	96		1.0644	1.0589
29	1.0417	1.0400	1.0372	63	1.0729	1.0702	1.0658	97		1.0625	1.0570
30	1.0429	1.0412	1.0383	64	1.0734	1.0707	1.0663	98		1.0604	1.0549
31	1.0441	1.0424	1.0394	65	1.0739	1.0712	1.0667	99		1.0580	1.0525
32	1.0454	1.0436	1.0405	66	1.0744	1.0717	1.0671	100		1.0553	1.0497
33	1.0466	1.0447	1.0416	67	1.0749	1.0721	1.0675				

Die Säure soll 1) frei von brenzlichen oder empyreumatischen Stoffen, auch von Aceton, Ameisensäure und Schwefligsäure, ferner 2) von Schwefelsäure, 3) von Salzsäure und 4) metallischen Verunreinigungen sein. — 1) 5 ccm der Säure verdünnt mit 15 ccm destill. Wasser sollen mit 1 ccm (1,1 g wird wohl dasselbe leisten) Kaliumhypermanganatlösung gemischt innerhalb 10 Minuten die rothe Färbung bewahren. Bei Gegenwart von empyreumatischen Stoffen, Aceton, Ameisensäure oder Schwefligsäure würde im ersteren Falle allmählich, in den letzteren Fällen sofort Entfärbung eintreten. Die mit der 20-fachen Menge destill. Wasser verdünnte Säure darf — 2) als Beweis der Abwesenheit von Schwefelsäure auf Zusatz von Baryumnitrat und — 3) als Beweis der Abwesenheit der Salzsäure durch Silbernitrat keine Trübung oder Fällung erleiden. — 4) Zum Beweise der Abwesenheit metallischer Verunreinigungen darf die mit Wasser verdünnte Säure durch Schwefelwasserstoff keine

Veränderung erleiden. Zu den Reactionen 2, 3 und 4 ist eine 20-fache Verdünnung der Essigsäure vorgeschrieben. Für die Reactionen 2 und 3 genügt auch eine 10—15-fache, nur bei der Reaction mit Schwefelwasserstoffwasser dürften bei einer geringeren als 20-fachen Verdünnung Spuren Blei nicht angezeigt werden. Diese von der Ph. vorgeschriebenen Reactionen sind nicht ausreichend und wären noch folgende Prüfungen unerlässlich. — 1) Die Essigsäure kann Ammon als Ammoniumacetat, ferner fixe Stoffe enthalten, letztere in Folge einer nicht sorgfältigen Darstellung oder als Verfälschung, das Ammon in Folge sorgloser Aufbewahrung in einem Raume, wo Ammondämpfe der Luft beigemischt waren. Man versetzt 1 ccm der Essigsäure mit 4 Tropfen Salzsäure und lässt die Mischung in der Wärme des Wasserbades verdunsten, oder besser, man giebt einen Tropfen dieser Mischung auf das äussere Drittel eines dünnen Objectglases und lässt ihn unter Hinundherbewegen desselben über einer kleinen Weingeistflamme, eine zu starke Hitze vermeidend, verdampfen. Verbleibt ein mit nacktem Auge erkennbarer Fleck, so wird er unter dem Mikroskop bei circa 100-facher Vergrösserung auch Krystalle erkennen lassen. Verschwindet der Fleck bei stärkerem Erhitzen völlig, so lag nur Ammon als Verunreinigung vor. Das Objectglas muss ein dünnes sein und die Erwärmung nur unter Hinundherbewegen des Objectglases einige cm über der Flamme stattfinden, damit es nicht zerspringt. — 2) Zur Prüfung auf die Gegenwart fremder flüchtiger und fixer Säuren giebt man in ein Reagirglas circa 3 ccm der Essigsäure und dazu 3 ccm Aetzammon mit 18 bis 20 Proc. Ammongehalt oder so viel dieser Aetzammonflüssigkeit, dass sie im Geruche vorwaltet. Man setzt mittelst eines Glasstabes einen Tropfen auf das äussere Drittel eines dünnen Objectglases und trocknet denselben unter Hinundherbewegen über einer kleinen Weingeistflamme (unter Erwärmung von mehr denn der Hälfte des Objectglases) ein. Reine Essigsäure hinterlässt keinen Rückstand, keinen sichtbaren Fleck. Sobald sich eine trockne Salzschicht an der Stelle des Tropfens zeigt, hört man mit dem Erhitzen auf. Ein solcher Fleck deutet auf die Gegenwart von fremden Säuren und macht die Essigsäure verwerflich. — 3) Zur Prüfung auf Arsen oder Arsendimethyl (Kakodyl) giebt man in ein Reagirglas ca. 2 ccm der Essigsäure, ebensoviel des doppelten Aetzammonliquors oder soviel, dass dieser vorwaltet, ferner 4 Tropfen Glycerin und 12—15 Tropfen Oxalsäurelösung, mischt, giebt davon einen Tropfen (mittelst Glasstabes) auf das äussere Drittel eines dünnen Objectglases, trocknet nun diesen Tropfen in der Weise ein, wie sub 2 angegeben ist, und erhitzt so lange, als sichtbare Dämpfe auf-

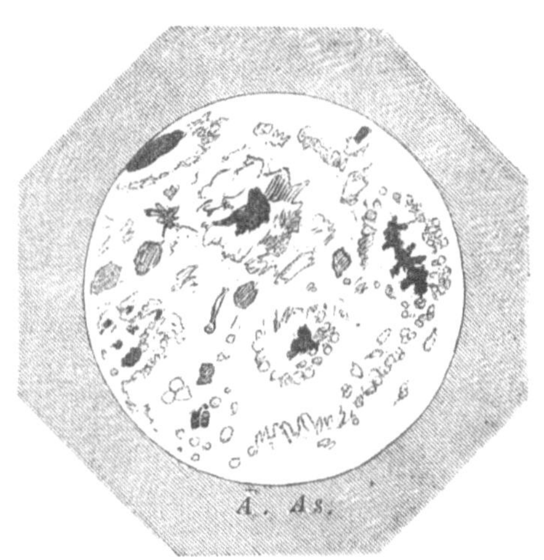

Arsenflecke aus einem Gemisch von arsenhaltiger Essigsäure, Ammon, Oxalsäure u. Glycerin bei 100-facher Vergr.

steigen und ein trockner Fleck einem Anhauche ähnlich zurückbleibt. Diesen mustert man unter dem Mikroskop bei circa 100-facher Vergrösserung, wo undurchsichtige Punkte, Flecke, dentritisch verästelte Krystallmassen mit schwarzem Kerne die Gegenwart des Arsens anzeigen. Diese schwarzen Objecte sind gewöhnlich nur an einzelnen Stellen des Fleckes vorhanden, nicht gleichmässig vertheilt. Es muss daher der Fleck durchmustert werden. Man wiederholt auch wohl das Eintrocknen und Erhitzen eines zweiten Tropfens, um sich durch ein gleiches Resultat über die Anwesenheit des Arsens zu versichern, wenn die schwarzen oder dunklen Fleckchen vielleicht nur zu 1 oder 2 Exemplaren in der ersten Probe hervortraten. Man vergleiche auch das über diese Probe S. 10 unter Acetum Gesagte. Eine Verunreinigung der Essigsäure mit Kakodyl ist sehr leicht möglich, wenn zur Abscheidung der Essigsäure aus dem Natriumacetat eine arsenhaltige Schwefelsäure Verwendung fand. Es ist dann als Arsendimethyl, Bimethylarsin, Kakodyl $(CH_3)_4As_2$ in der Essigsäure vertreten. In lange Zeit gelagerter Essigsäure ist das Kakodyl zu Kakodyloxyd $(CH_3)_4As_2O$ oder Kakodylsäure $(CH_3)_2AsHO_2$ geworden. Schwefelwasserstoff fällt daraus kein Schwefelarsen. Der charakteristisch stinkende Geruch des Kakodyloxyds gilt als eine Reaction auf Acetate. Wenn man etwas Acetat mit Arsenigsäure mischt und im Reagirgläschen erhitzt, tritt sofort der Kakodyloxydgeruch hervor. Nun könnte man das Kakodyl auch durch den Geruch in der Essigsäure erkennen, da aber das Riechen an der Essigsäure sehr nachtheilig für die Lungen ist, so ist es besser, hier die Riechexperimente zu unterlasssen. Will man das Arsen als Hydrür bestimmen, so ist die Essigsäure mit Aetznatron bis zum Ueberschuss zu versetzen, dann mit verdünnter Schwefelsäure und Zink in ein Reagirglas zu geben und die Oeffnung des Glases mit Pergamentpapier zu schliesen, welches mit Silbernitratlösung gefeuchtet ist. Man vergl. unter Salzsäure, Acid. hydrochloric. S. 112. Dass entfernte Spuren Arsen durch Kaliumhypermanganatlösung nicht angezeigt werden, ist unter Acidum aceticum dilutum näher besprochen und daselbst (S. 39) nachzusehen. — Zucker oder Glycerin in der Essigsäure würden die Kaliumhypermanganatlösung schnell entfärben, sie würden auch als Verdampfungsrückstand erkannt werden.

Die Prüfung mit Schwefelwasserstoffwasser kann hier bei der flüchtigen Essigsäure sehr wohl umgangen werden, denn wenn nur entfernte Spuren Metall vorhanden sind, so hinterlässt der auf dem Objectglase verdampfte Tropfen Reste, welche entweder mit blossem Auge oder unter dem Mikroskop sicher und leicht zu erkennen sind. Wenn man den Tropfen Essigsäure mit Ammon gesättigt auf dem Glase in gelinder Wärme verdampft, so werden auch Salzreste zurückbleiben, wenn Schwefelsäure oder Salzsäure als Verunreinigungen vertreten sind. Mit dieser Procedur können also 3 Reactionen, nämlich die mit Schwefelwasserstoff, Baryumnitrat und Silbernitrat ersetzt werden. Wenn man also diese Procedur behufs Erkennung der Flüchtigkeit der Säure unternimmt, so wird man sie auch für alle diese Zwecke ausnutzen.

Kritik. Dass die Ph. in Stelle einer vollproc. Säure eine 96-proc. zulässt, hat seinen Grund darin, dass letztere gewöhnlich als Destillat aus getrocknetem Natriumacetat und Englischer Schwefelsäure hervorgeht, und auch eine 96-proc. Säure den pharmaceutischen Zwecken voll und ganz genügt. Einen Grund aber aufzufinden, warum der Gehalt auf genau 96 Proc. normirt werden musste, dürfte sehr schwer werden. Sollte nun der Darsteller eine 97- oder 98-proc. Säure gewonnen haben, welche sicher dieselben arzneilichen Dienste im noch besseren Grade wie die 96-proc. leisten dürfte, so muss er, um der Forderung der Ph. zu genügen, sein Destillat auf 96 Proc. Gehalt verdünnen. Dass die Verf. der Ph. nur einen Mindestgehalt von 96 Proc. fordern wollten, liegt nahe, sie vergassen aber im Text das Wort „mindestens" zu verzeichnen. Auch eine Verunreinigung mit Arsen ist unbeachtet geblieben und dürften entfernte Spuren Kakodyls nicht durch Kaliumhypermanganat verrathen werden. Da ferner schon 10—15 g der Essigsäure innerlich genommen tödtlich wirken, so hätte man eine vorsichtige Aufbewahrung vorschreiben sollen. In dem Texte der Ph. vermisst man immer noch die nöthige Praxis. Der unerfahrene Pharmaceut wird die Essigsäure für eine unschuldige oder mildwirkende Flüssigkeit halten, während der erfahrene Pharmaceut warnt, weder von der Säure zu kosten, noch daran zu riechen und sie nur mit Vorsicht zu dispensiren.

Im lateinischen Texte stossen wir wieder auf einen dornig-sauren Geruch (*odor spinose acidus*). Dass sich die Essigsäure ferner mit Wasser, Weingeist, Aether in allen Verhältnissen mischen lässt, ist doch wohl keine Eigenthümlichkeit der Essigsäure, dass diese Flüssigkeiten aber mit der Essigsäure in jedem Verhältnisse klare Mischungen ergeben, — das wollte man wahrscheinlich sagen.

Gebrauch und **Anwendung** der conc. Essigsäure. Die pharmaceutische Verwendung der Essigsäure besteht in der Bereitung einiger Acetate. Sehr selten wird sie von den Aerzten als Vesicatorium, indem man Fliesspapier, Leinwand oder Charpie damit durchfeuchtet und auf die Haut legt oder die Haut damit einreibt, benutzt *(Vésicatoire de Beauvoisin)*, oder als Aetzmittel bei frischen Schankern, wo sie jedoch sehr schmerzhaft wirkt. Als Aetzmittel bei Warzen und Hühneraugen ist sie mit einem halben Vol. Wasser zu verdünnen. In subcutanen Injectionen (bei Cancroiden, Carcinomen etc.) ist sie mindestens mit 5 Th. Wasser zu verdünnen (wegen der gefährlichen Einwirkung auf das Blut). Zu den meisten anderen therapeutischen Verwendungen und Räucherungen reicht die verdünnte Essigsäure *(Acidum aceticum dilutum)* aus. — Olfactorien oder Riechfläschchen mit Essigsäure sind Fläschchen, welche mit kleinen Krystallen oder contundirtem Kaliumsulfat oder mit Asbest, mit Essigsäure befeuchtet, gefüllt sind. Im Uebrigen sind die Einathmungen der Essigsäuredämpfe den Lungen, überhaupt der Gesundheit nichts weniger denn zuträglich, und sollte man, wo es nur immer sein kann, von den Essigsäureolfactorien abrathen. — Technische Verwendung findet die Essigsäure in der Photographie.

Acidum aceticum dilutum.

Verdünnte Essigsäure. Acĭdum acetĭcum dilūtum. Acētum concentrātum. *Vinaigre concentré Ph. Gall. Diluted acetic acid Ph. Brit.*

Eine klare, farblose, flüchtige Flüssigkeit, von saurem Geruch und Geschmack und von 1,041 spec. Gewicht.

Sie habe keinen brenzlichen Geruch. 10 g derselben sollen 50 ccm Normal-Kaliumhydroxydlösung sättigen, was 30 Theilen Essigsäure in 100 Theilen entspricht.

Werden 20 ccm verdünnter Essigsäure mit 1 ccm volumetrischer Kaliumpermanganatlösung gemischt, so darf die rothe Farbe innerhalb 10 Minuten nicht verschwinden. Die mit 5 Theilen Wasser verdünnte Säure darf auf Zusatz sowohl von Baryumnitrat, als auch von Silbernitrat sowie auch von Schwefelwasserstoffwasser nicht verändert werden.

Der Gehalt dieser verdünnten Essigsäure ist dem Gehalte der verdünnten Essigsäure der ersten Deutschen Ph. gleich, nur das spec. Gew. ist der Gehaltstabelle OUDEMANN's entnommen und auf 1,041 gestellt worden.

Durch specielle Destillation stellt man heute diese Essigsäure nicht her, sondern mischt sie aus einer 50-proc. Essigsäure (100 Th.) mit destill. Wasser (66,6 Th.) oder bezieht sie auch direct vom Drogisten. Die Selbstdarstellung aus Natriumacetat und Schwefelsäure ist wenig lohnend. In eine Glasretorte giebt man 100 Th. krystallisirtes Natriumacetat und 55 Th. Engl. arsenfreie Schwefelsäure und destillirt aus dem Sandbade. Das Destillat umfasst circa 44 Th. Essigsäure und beträgt 65—68 Th. Da das Natriumacetat von Natriumchlorid nicht frei ist, so muss das Destillat einer Rectification über etwas Natriumacetat unterworfen werden. Die auf einen Gehalt von 30 Proc. Säure gestellte Essigsäure beträgt circa 144 Th.

Prüfung. Dieselbe stimmt mit derjenigen der concentrirten Essigsäure überein. Steht ein 10-proc. Aetzammon zur Disposition, so versetzt man 10 g der verdünnten Essigsäure mit 8,5 g 10-proc. Aetzammon (in Stelle von 50 ccm Normalkalilösung) in der Weise, dass man zuerst 8 g hinzusetzt und mit Lackmuspapier prüft. Die Reaction ist eine saure. Dann mischt man den Rest von 0,5 g hinzu und die Mischung muss n e u t r a l sein. — 1) Diese Flüssigkeit prüft man auf den G e r u c h. Ein brenzlicher Geruch dürfte nun leicht wahrnehmbar sein. — 2) Von der neutralen Flüssigkeit giebt man circa 2 ccm in ein Reagirglas, verdünnt mit einem gleichen Vol. dest. Wasser und versetzt mit einigen Tropfen B a r y u m n i t r a t l ö s u n g (um eine Verunreinigung mit Schwefelsäure zu erkennen) und dann mit einigen Tropfen der S i l b e r n i t r a t l ö s u n g (zur Erkennung einer Verunreinigung mit Salzsäure). — 3) Von der sub 1 erlangten neutralen Flüssigkeit nimmt man circa 2 ccm und versetzt sie mit 3—4 ccm S c h w e f e l w a s s e r s t o f f w a s s e r. Bewirkte dieses keine Veränderung, so setzt man noch 5 Tropfen A e t z a m m o n f l ü s s i g k e i t hinzu, und erfolgt auch hierdurch keine Veränderung, so setzt man noch 10 Tropfen oder soviel S a l z s ä u r e hinzu, dass eine stark saure Reaction erfolgt. Unter einer dieser Bedingungen müsste eine Färbung oder Fällung stattfinden, läge eine Verunreinigung mit Metallen vor. Spuren Blei werden in einer sehr sauren Flüssigkeit, wie sie die Ph. vorschreibt (die Säure mit 5 Th. Wasser verdünnt), durch Schwefelwasserstoffwasser leicht übersehen. — 4) Von der sub 1 gesammelten neutralen Flüssigkeit wird ein Tropfen auf einem Objectglase wie S. 36 beschrieben ist, eingetrocknet. Es darf kein R ü c k s t a n d hinterbleiben. Ein mit nacktem Auge erkennbarer Fleck ist unter dem Mikroskop zu betrachten, ob er amorphe oder krystallinische Massen erkennen lässt. F r e m d e flüchtige o r g a n i s c h e S ä u r e n, S a l p e t e r s ä u r e, würden ebenfalls bei gelinder Erwärmung eine Salzmasse hinterlassen. — 5) Von der neutralen Flüssigkeit giebt man weitere 2—3 ccm in ein Reagirglas, dazu 2—3 Tropfen Glycerin, 8—10 Tropfen Oxalsäurelösung, und nach der Mischung trocknet man einen Tropfen davon auf dem äusseren Drittel eines dünnen Objectglases in der Weise ein, wie auf S. 35 angegeben ist, bis ein trockner Fleck zurückbleibt, welchen man unter dem Mikroskop bei 100-facher Vergrösserung mustert, ob er etwa dunkle undurchsichtige Massen oder Punkte (metallisches Arsen) enthält. Diese Probe auf einen Arsen-, resp. Kakodylgehalt ist insofern nöthig, um nicht etwaige Spuren desselben in der folgenden Probe zu übersehen. — 6) Es sollen 20 ccm der verdünnten Essigsäure mit 1 ccm K a l i u m h y p e r m a n g a n a t l ö s u n g gemischt innerhalb 10 Minuten die violette Farbe conserviren. Allerdings werden dadurch Aceton, Ameisensäure, brenzliche Stoffe, aber nur starke Spuren Arsendimethyl (Kakodyl) oder Arsendimethyloxyd erkannt, denn jene ändern die violette Farbe schon im Verlaufe einer Minute in Gelb oder bringen sie zum Verschwinden, nicht aber vermögen dies entfernte Spuren dieser Arsenverbindungen. Die Probe ist übrigens bei mittlerer Temperatur (15—18 ° C.) auszuführen. Bei +5 ° und darunter dürften starke Spuren jener Verunreinigungen ebenfalls nicht erkannt werden und die violette Farbe verharrt 10 Minuten hindurch. — 7) Zuweilen enthält die verdünnte Essigsäure infolge sorgloser Aufbewahrung mehr als Spuren Ammon. Zur Entdeckung desselben versetzt man 1 ccm der Säure mit 2 Tropfen Salzsäure und verdampft davon 1 Tropfen auf dem äusseren Drittel eines dünnen Objectglases, bis ein trüber Fleck oder ein Salzanflug die Stelle des Tropfens einnimmt. Stellt sich ein solcher Fleck nicht ein, so ist die Essigsäure auch frei von Ammon.

Die Probe sub 4 ersetzt die Proben sub 2 und 3 vollständig, so dass man die letzteren nicht auszuführen nöthig hat, wenn man diejenige sub 4 vornimmt. Dieselbe muss sogar vorgenommen werden, um die völlige Flüchtigkeit der verdünnten Essigsäure zu erkennen.

Kritik. Die Kritik des Pharmakopoetextes dürfte sich nur auf die Nichtberücksichtigung der entfernten Arsenspuren erstrecken, wie im Vorstehenden sub 6 angedeutet ist.

Aufbewahrung. Dieselbe erfordert Glasflaschen mit Glasstopfen und eine dichtschliessende Kapsel über Stopfen und Flaschenhals, um die Ammondämpfe der Luft abzuhalten.

Anwendung. Die verdünnte Essigsäure findet in der Therapie selten Anwendung, es wäre denn zu Zwecken, wo auch die conc. Essigsäure benutzt wird, z. B. zum Auflösen hornartiger Ablagerungen auf der Epidermis. Innerlich giebt man sie zu 0,25—0,5—1,0 (zu 5—10—20 Tropfen) in Zuckerwasser oder in Mixturen in Verbindung mit Essigäther und Zuckersyrup. Im Handverkauf giebt man sie ab, wenn Essigsäure als Riechmittel oder als Beizmittel auf Hühneraugen, Warzen etc. gefordert wird. Unter dem Namen A c e t i n e ist sie mit etwas Rosanilin tingirt als Geheimmittel gegen Hühneraugen vorgekommen. Hauptsächlich findet sie eine pharmaceutische Anwendung und zwar zur Darstellung von *Acetum aromaticum, Acetum purum, Liquor Ammonii acetici, Liquor Kali acetici* und einiger anderer Acetate.

Acidum arsenicosum.

Arsenige Säure; Weisser Arsenik; Arsenigsäure. Acĭdum arsenicōsum; Arsenĭcum album. *Acide arsénieux; Arsenic blanc. Arsenious acid; White arsenic.*

Weisse, porzellanähnliche oder durchsichtige Stücke, welche in einem Glasrohre vorsichtig erhitzt entweder ein weisses oder ein glasglänzendes, in Oktaëdern oder Tetraëdern krystallisirtes Sublimat geben und auf Kohle erhitzt sich unter Verbreitung eines knoblauchartigen Geruches vollständig verflüchtigen.

Die Arsenigsäure sei völlig flüchtig und in 15 Th. heissen Wassers, wenn auch langsam, ohne Rückstand löslich. Die Lösung in 10 Th. warmer Ammoniakflüssigkeit werde durch überschüssige Salzsäure nicht gelb gefärbt. S e h r v o r s i c h t i g aufzubewahren. — Maximal-Einzelgabe 0,005. — Maximal-Tagesgabe 0,02.

Geschichtliches. Schwefelarsen war schon den alten Griechen bekannt, denn ARISTOTELES erwähnt es unter dem Namen Sandaracha und DIOSKORIDES unter dem Namen Arsenikon. Vor GEBER's Zeit (im 9. Jahrh.) scheint Arsenik im westlichen Europa nicht bekannt gewesen zu sein. PARACELSUS bespricht das Arsenmetall, ohne dessen Eigenschaften näher zu kennen. SCHRÖDER stellte 1649, LEMERY 1675 das metallische Arsen aus dem weissen Arsenik dar, HENKEL lehrte es 1725 durch Sublimation bereiten, und BRAND machte die Eigenschaften desselben 1732 bekannter. Untersuchungen über das Arsenmetall stellten MACQUER (1746), MONNET (1773), SCHEELE (1775) und BERGMANN (1777) an.

Vorkommen in der Natur. Arsenerze finden sich besonders in Sachsen, Schlesien und Böhmen. Gediegenes Arsen findet man im Erzgebirge in schwarzgrauangelaufenen, nierenförmigen oder kugelförmigen Massen mit schaligem Bruche als Scherbenkobalt oder Näpfchenkobalt. Mit Metallen, Schwefel und Schwefelmetallen vererzt bildet es Realgar (AsS; As_2S_3; As_2S_5), Rauschgelb oder Operment (As_2S_3), Spiesscobalt (CoAs), Glanzcobalt (CoAs, CoS), Kupfernickel (NiAs), Arsenikalkies ($FeAs_2$), Arsenikkies (FeSAs), Arsenikblüthe (As_2O_3). In geringer Menge kommt die Arsenigsäure in manchen Mineralwässern, hier und da auch in der Ackererde vor.

Metallisches Arsen ist das in den Apotheken zuweilen noch gehaltene Cobaltum, Fliegenstein, Scherbenkobalt, Näpfchenkobalt, metallisches Arsen, mehr oder weniger unrein, gewöhnlich mit einer grauen Suboxydschicht bedeckt. Es ist entweder ein ausgesuchter Scherbenkobalt (Spiesskobalt, $CoAs_2$) oder das daraus durch Sublimation in thönernen Gefässen gereinigte Arsen. Letzteres bildet spröde, bleigraue, metallisch glänzende, krystallinische Massen mit blätterig krystallinischem Gefüge, selten deutliche Rhomboëder. Sein spec. Gew. ist 5,72, das seines Dampfes 10,39. Längere Zeit an der Luft liegend überzieht es sich mit einer grauen Oxydschicht. Bei 180° verwandelt sich das Arsen in Dampf ohne vorher zu schmelzen. Lässt man das Arsen in einem Raume sublimiren, dessen Temperatur nur wenig geringer als die des Dampfes ist, so verdichtet es sich zu weissen, metallisch glänzenden, schuppig krystallinischen Massen, welche sich an der Luft nicht verändern. In Gasen, wie Kohlenoxydgas und Kohlensäure, sublimirt und im kalten Raume verdichtet, bildet es ein graues krystallinisches Pulver, graues Arsen, welches sicht leicht an der Luft oxydirt. Die beiden letzteren allotropischen Modificationen kommen nicht in den Handel, werden aber zu anderen hüttenmännischen Operationen benutzt. Das als Fliegenstein in den Handel kommende Arsen wird bei der Schrotfabrikation, wo es mit Blei legirt die kugelige Form des Schrots fördert, und auch zum Weissfeuer verwendet. Früher wurde es vom Publikum in den Apotheken gefordert, um die damit gemachte wässerige Abkochung als Fliegengift zu benutzen. Für letzteren Zweck eignet sich nur das mit einer Suboxydschicht bedeckte

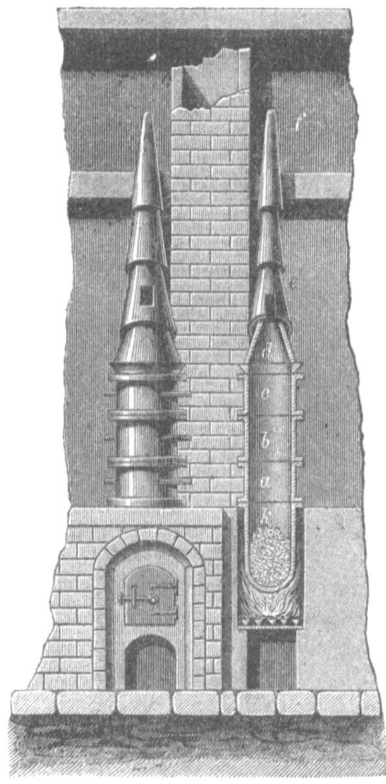
Vorrichtung zur Sublimation des Arseniks.

Arsen, indem das Suboxyd beim Kochen mit Wasser in Arsenigsäure und metallisches Arsen zerfällt, von welchen erstere sich im Wasser löst. Das metallische Arsen ist in Wasser, Weingeist, Glycerin etc. unlöslich, in conc. Schwefelsäure etwas löslich, dieselbe braun färbend. Dieses metallische Arsen wird neben der Arsenigsäure aufbewahrt und darf nur auf Grund eines polizeilichen Scheines und auch nur an zuverlässige Leute abgegeben werden.

Bemerkenswerth ist der Knoblauchgeruch das Arsendampfes, welcher der Bildung des Arsensuboxyds (As O) bei Berührung des Arsendampfes mit der Luft zugeschrieben wird. Im Uebrigen vermeide man diesen überaus giftigen Geruch.

Arsenikfabrikation. Arsenigsäureanhydrid oder weisser Arsenik ist ein Oxyd des Arsens und hat die Molecularformel $As_2 O_3$. Sie entsteht aus dem Arsen beim Erhitzen unter Luftzutritt. Der weisse Arsenik ist ein hüttenmännisches Erzeugniss und wird besonders bei der Verarbeitung arsenhaltiger Erze in den Blaufarbenwerken, den Zinn- und Silberhütten etc. als Nebenproduct gewonnen. In den sogenannten Arsnikhütten (z. B. zu Reichenstein in Schlesien) ist die Darstellung des Arseniks aus Arsenikkies, einer Verbindung aus Arsen-Eisen mit Schwefel-Eisen (FeSAs), die Hauptsache. Die gepochten und gesiebten Erze werden in Flammen- oder Reverberiröfen geröstet und die dabei unter dem Zufluss atmosphärischer Luft gebildeten Dämpfe durch Kanäle (Giftkanäle, Giftfänge) in Kammern, welche neben oder über einander in den sogenannten hölzernen oder gemauerten Giftthürmen liegen, geleitet, wo sich die Arsenigsäuredämpfe zu einem Pulver (Giftmehl, Hüttenrauch) verdichten. Dieses Giftmehl ist grau in Folge mechanisch übergerissener Theilchen des Erzes, beigemischten metallischen Arsens und Schwefelarsens. Behufs Entfernung dieser Verunreinigungen wird das Giftmehl raffinirt, d. h. einer Sublimation unterworfen und zugleich in die glasige oder amorphe Modification verwandelt. Man beschickt mehrere neben einander in Feuerräume eingesetzte eiserne Kessel mit dem Giftmehl, setzt auf jeden Kessel (*k*) breite eiserne Ringe, Trommeln genannt (*a b c*), auf diesen Kesselaufsatz die eiserne Haube oder den Helm (*d*), welche Haube vermittelst Röhren (*e*) verlängert mit der Giftkammer (*f*), wo sich der Arsenigsäuredampf verdichtet und als Sublimat ansammelt, communicirt. Die eisernen Kessel werden erhitzt und die Hitze zuletzt so gesteigert, dass die in den Kammern zu Pulver condensirte Arsenigsäure zu einem farblosen oder gelblichen Glase (Arsenikglas zusammensintert oder schmilzt. Dieses Arsenikglas wird an der Luft liegend allmählich porcellanartig weiss und als weisser Arsenik in den Handel gebracht.

Eigenschaften der Arsenigsäure. Das Arsenigsäureanhydrid oder der weisse Arsenik kommt in Stücken (Arsenglas, *Arsenicum album totum*) oder in Pulverform (Giftmehl) in den Handel. Letztere Sorte eignet sich nicht für die pharmac. Verwendung, weil sie eben nicht reine Arsenigsäure und oft mit Gyps oder ähnlichen weissen Substanzen verfälscht ist. Die pharmaceutische Waare ist diejenige in Stücken. Arsenik bildet dichte, schwere, geruchlose, weisse, innen mehr oder weniger durchscheinend glasartige oder durch und durch weisse porcellanartige, undurchsichtige oder von porcellanweissen und von durchscheinenden Schichten durchsetzte Stücke mit muschligem Bruche. Die durchscheinende oder glasartige Masse ist amorphes Arsenigsäureanhydrid, die porcellanartige, in welche erstere allmählich an der Luft, ohne dass eine chemische Veränderung stattfindet, von selbst

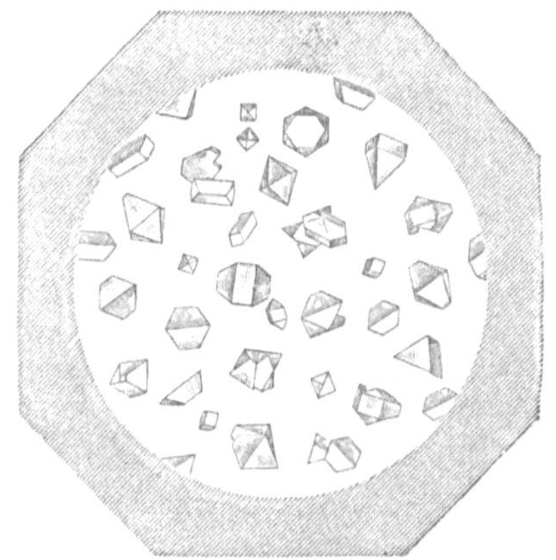

Arsenigsäuresublimat bei circa 200-facher Vergr. Octaëder und Tetraëder-Krystalle darstellend.

übergeht, ist das auf dem Wege zur krystallinischen Modification befindliche oder halbkrystallinische Arsenigsäureanhydrid. Das amorphe oder glasartige bleibt bei Abschluss der Luft oder unter Wasser und Weingeist aufbewahrt unverändert und entsteht aus der porcellanartigen beim längeren Kochen in Wasser oder in Salzlösungen mit 100⁰ C. überschreitendem Kochpunkte. Der Geschmack ist weder sauer, noch scharf, man kann ihn vielmehr süsslich nennen. Das spec. Gew. der durchscheinenden glasigen Form ist 3,738, der porcellanartigen oder halbkrystallinischen 3,694, der ganzkrystallinischen 3,699. Die wässrige Lösung verändert Lackmusblau nicht. Bei gewöhnlicher Temperatur und unter dem Kochpunkte des Wassers ist die Arsenigsäure nicht im mindesten flüchtig, gegen 200⁰ verwandelt sie sich aber in einen weissen geruchlosen Dampf, welcher sich zu durchsichtigen glänzenden Octaëdern condensirt. Diese Krystalle entstehen auch beim Ausscheiden des Arsenigsäureanhydrids aus der ammoniakalischen Lösung. Beim Rösten der Arsenerze sublimirt es nicht selten in biegsamen perlenmutterglänzenden Prismen. Es ist also dimorph. Eine nicht seltene Verunreinigung besteht in Schwefelarsen. Vergl. Fig. auf S. 41.

Die **Auflöslichkeit** des Arsenigsäureanhydrids in Wasser ist eine sehr verschiedene je nach dem Aggregatzustande, in welchem sie sich befindet. Das glasartige ist z. B. fast dreimal leichter löslich in Wasser als das porcellanartige. Durch Schütteln mit kaltem Wasser ist es überhaupt sehr schwer löslich, selbst nach tagelangem Beiseitestellen der Mischung. Eine vollständige Lösung in 15 Th. Wasser kann oft nur durch längere Kochung zu Ende geführt werden. In Weingeist, Chloroform, Aether ist es unlöslich, in Fetten etwas löslich. Alkalische und saure Flüssigkeiten, besonders Salzsäure lösen es leicht und reichlich. Wird das porcellanartige Arsenigsäureanhydrid als Pulver in Wasser eingetragen, so sinkt ein Theil unter, der grössere Theil schwimmt, obgleich vielmal schwerer als Wasser, auf der Oberfläche desselben und ist schwer durch Schütteln mit Wasser zu benetzen. Diese Eigenthümlichkeit beruht in der starken Adhärenz zwischen Luft und Arsenigsäureanhyridpartikeln und ist die Ursache der Schwerlöslichkeit in kaltem Wasser. Die wässrigen Arsenigsäurelösungen haben die Eigenthümlichkeit bei längerem Stehen die Vegetation von Schleimalgen zuzulassen, obgleich die Arsenigsäure allem vegetabilischen und thierischen Leben feindlich ist. Nach Hager's Versuchen erscheinen diese Vegetationen, wenn das Wasser Spuren Ammon enthält.

Der **Arsenigsäureanhydriddampf** ist, wie oben bemerkt wurde, geruchlos, wird aber Arsenigsäureanhydrid mit organischen Stoffen in Berührung in Dampf verwandelt, z. B. auf glühende Kohle geworfen, so findet eine Reduction zu Arsen statt und der Dampf riecht dann knoblauchartig.

Prüfung. 1) Zunächst wäre die Löslichkeit in Wasser zu prüfen. Da diese Operation über freier Weingeistflamme viel Mühe und Zeit beansprucht, so gebe man 0,5 g des zerriebenen Arseniks in einen langen Reagircylinder, giesse 7,5 g Wasser dazu, notire am Cylinder die Höhe der Flüssigkeitssäule, schliesse locker mit einem Korke und stelle die untere Hälfte des Cylinders in ein Wasserbad. Nach 20—50 Stunden kann Lösung ·erfolgt sein. Die Lösung ist nur in seltenen Fällen eine völlig klare, weil der Arsenik sehr häufig Spuren Antimonoxyd enthält. Diese Erforschung der Löslichkeit ist eine überflüssige, weil sie durch die folgende Probe vollständig ersetzt wird, denn wenn der Arsenik nicht in 15 Th. Wasser löslich ist, so ist er es auch nicht in Aetzammon. — 2) Man gebe in einen Reagircylinder 0,5 des zu Pulver zerriebenen Arseniks, gebe dazu circa 6—7 ccm Aetzammonflüssigkeit und unter Erwärmen und Agitiren bewirke man die Lösung, welche im Verlaufe von 20 Minuten erreicht wird. Reines Arsenigsäureanhydrid wird sich klar lösen, selten aber nur die Handelswaare, deren ammoniakalische Lösung gewöhnlich eine schwach opalescirende Trübung erkennen lässt. Wäre diese etwas trübe Lösung durchscheinend, so dürfte der Arsenik nicht zu verwerfen sein. Was sich im Aetzammon nicht löst, kann **Antimonoxyd, Gyps, Kreide, Talkstein** etc. sein. Sie machen den Arsenik, wenn sie die ammoniakalische Lösung undurchsichtig trübe machen, auch verwerflich. Erfolgte eine Lösung, entweder eine opalescirende oder eine klare, so — 3) versetzt man 1 Vol. derselben mit einem doppelten Vol. der 12,5-proc. (verdünnten) Salzsäure. Erfolgt dadurch eine gelbe Färbung oder Trübung, so enthält der Arsenik **Schwefelarsen,** welches in Aetzammon, aber nicht in Salzsäure löslich ist. — 4) Die **Prüfung der Sublimirbarkeit und Verflüchtigung in der Hitze** erfordert alle Vorsicht. Zu ihrer Ausführung giebt man in einen engen langen Reagircylinder ein Stückchen Arsenik von der Grösse einer halben Linse und erhitzt über der Weingeistflamme. Es muss sich völlig verflüchtigen und über dem erhitzten Cylindertheile einen weissen Sublimatbeschlag bilden. — 5) Circa 10 Gramme kleiner Stücken des Arseniks werden mit 20—25 g destill. Wasser übergossen, fünf Minuten geschüttelt und nach dem Absetzen lassen die decanthirte Flüssigkeit mittelst Baryumnitrat und Silbernitrat geprüft auf Verfälschungen mit zerfallenem **Natriumsulfat, Natriumchlorid, Natriumcarbonat,** welche man auch schon im Stückenarsenik und Arsenikpulver angetroffen hat. — Die Probe, Arsenik auf glühende Kohlen zu streuen und den davon aufsteigenden Dampf mit dem Geruchssinn zu prüfen, hat keinen Zweck, denn ein sehr unreiner Arsenik wird auch den Knoblauchgeruch ausgeben. Ferner ist dieses Riechen der Gesundheit höchst nachtheilig. Man unterlasse daher diese Probe. Die Prüfungen der Löslichkeit, der Sublimirbarkeit und Flüchtigkeit müssten genau genommen bei jedem Arsenikstücke geschehen, da der Stückenarsenik selten das Product einer und derselben Sublimation ist und daher auch einen verschiedenen Aggregatzustand zeigt.

Kritik. Der Prüfungsmodus muss möglichst leicht und schnell auszuführen sein, und die Gelegenheit einer schädlichen Einwirkung auf die Gesundheit des Experimentators muss ängstlich vermieden werden. Letzteres beachtet die Ph. nicht, denn das Erhitzen auf der Kohle und das Prüfen des Dampfes durch den Geruch ist ungemein gesundheitsschädlich, auch zwecklos. Das Auflösen in 15 Th. Wasser kann einmal viele Stunden, ein anderes Mal viele Tage Zeit in Anspruch nehmen, und manchmal ist sie nicht zu erreichen und kann den Verdacht zulassen, dass der Arsenik ein verfälschter sei. Es kommt eben auf den Aggregatzustand des Arseniks an. Der Zweck dieser Prüfung ist den übrigen Identitätsreactionen gegenüber wohl nur ein geringwerthiger.

Da die Verf. der Ph. einmal den Weg der neueren Chemie eingeschlagen haben, sie sich von der gewohnten, seit 60 Jahren üblichen Praxis lossagten, so mussten sie auch Consequenz zeigen und durften sie nicht Arsenigsäureanhydrid mit „arseniger Säure" bezeichnen, welche letztere Benennung nur als Synonym von Arsenik oder Arsenigsäureanhydrid gelten kann.

Aufbewahrung des weissen Arseniks. Die Arsenigsäure (Arsenigsäureanhydrid) gehört zu den **directen Giften** und ist desshalb nach der gesetzlichen Vorschrift in einem abgesonderten verschlossenen Raume oder einem verschlossenen Schranke mit der Aufschrift „Arseniacalia" aufzubewahren. Den Schlüssel zu diesem Behältniss hat der Vorstand der Apotheke in Verwahrung. In demselben Raume sollen sich neben Arsenik ein Porcellanmörser, Horn- oder Porcellanlöffel und Handwaage befinden, sämmtlich mit Arsenik und drei Kreuzen signirt, welche Geräthschaften ausschliesslich bei der Darstellung von Arsenikmischungen und zum Abwägen des Giftes Anwendung finden. Nach der Vorschrift der Pharmacopöe darf keine gepulverte Arsenigsäure vorräthig gehalten werden, sondern diejenige in Stücken. Da die Arsenigsäure in 200—500 g grossen Stücken in den Handel kommt, so würde sich die Pharmakopöe in Rücksicht auf die pharmaceutische Praxis keiner Sünde schuldig gemacht haben, hätte sie statt „Stücke" gesagt „Stückchen". Da die Definition beider Worte durch Maassstab oder Gewicht nicht beengt wird, so ist das Vorräthighalten in sehr kleinen Stückchen unbedingt zulässig.

Weisser Arsenik, für verschiedene technische Zwecke und zur Vergiftung schädlicher Thiere bestimmt, gepulvert vorräthig zu halten oder zu diesem Zwecke gepulverten Arsenik anzukaufen, collidirt nicht mit jener Verordnung der Pharmakopöe, nur sei das Gefäss mit *„Arsenicum album venale pulveratum"* signirt.

Das **Pulvern** des Arseniks. Da die Arsenigsäure ein directes Gift ist, so ist auch die Pulverung derselben, wenn sie einmal nothwendig werden sollte, eine Arbeit, welche die grösste Vorsicht erfordert. Wenn es die örtlichen Verhältnisse erlauben, so geschehe sie nur unter freiem Himmel an einem abgesonderten Orte. Die in den Mörser geschütteten Stücke besprengt man mit Weingeist, um das Stäuben zu mindern, und der Arbeiter geht an das Stossen und Durchschlagen durch ein Sieb mit einem um Mund und Nase gelegten Tuche. Das Pulvern bietet keine Schwierigkeit, ist sogar schnell geschehen. Nach der Operation erfordert die Reinigung des Mörsers und des Siebes alle Sorgfalt, sie darf dem gewöhnlichen Arbeiter aber nicht allein überlassen werden. Zweckmässig ist als Waschflüssigkeit eine heisse Sodalösung. Diese und das um den Mörser herum gesammelte Kehricht wird vergraben und nicht, wie üblich, in die Düngergrube geworfen, wo es zur Bildung des giftigen Arsenwasserstoffgases Anlass giebt. Zweckmässig ist es, sogleich nach der Reinigung des Mörsers und Siebes irgend ein für Pferde bestimmtes Mittel, wie *Antimonium crudum*, *Bolus rubra* etc. pulvern zu lassen, welches aufs Neue eine sorgsame Reinigung des Mörsers und Siebes nothwendig macht. Da Arsenikpulver käuflich ist, so ist es immer gerathener, dieses, obgleich es nicht ganz rein ist, anzukaufen. Kleine Arsenikmengen lassen sich ohne Mühe im Porcellan-Mörser zerreiben und in ein feines Pulver verwandeln. Es soll dies aber nie auf dem Receptirtische geschehen.

Dispensation des Arseniks. Arsenigsäureanhydrid wird in Auflösung, in Pulvern und in Pillen dispensirt. Die Auflösung wird am sichersten und leichtesten in einem Reagircylinder unter Anwendung einer Weingeistflamme bewerkstelligt. Die Auflösung in einem porcellanenen Mörser ist unstatthaft wegen der Resistenz des gepulverten Arseniks gegen Befeuchtung mit Wasser (vergl. oben). Zu Pulvermischungen ist der Arsenik in dem Arsenikmörser zuvor möglichst fein zu zerreiben, dann mit einer geringen Menge des Vehikels (z. B. Zucker) nochmals innig zu zerreiben, um endlich den Rest des Vehikels zuzumischen. Zu Pillenmassen ist die Zerreibung zu feinem Pulver in gleicher Weise auszuführen. Bevor man zur Anfertigung des Receptes schreitet, hat man die stärksten Dosen nachzusehen, ob im vorliegenden Falle dem Gesetze genügt ist und beim Ueberschreiten der stärksten Gabe des Ausrufungszeichen einen Platz fand. Das Recept wird als Giftschein zurückbehalten, auf Verlangen aber dem Patienten nur die Copie des Receptes gewährt. An Kinder oder Unmündige, welche als Boten des Patienten dienen, darf die arsenikhaltige Arznei nicht abgegeben werden. Die Abgabe des reinen weissen Arseniks ist nur dann gestattet, wenn der Giftschein eine technische Verwendung angiebt. Reïteraturen dieser Arzneien ohne besondere

Anordnung des Arztes sind gesetzlich untersagt. Als Gift für Ungeziefer wird Arsenikpulver mit Ultramarin oder Kohlenpulver gefärbt abgegeben.

Die **Anwendung** des Arseniks als Arzneimittel ist nur eine seltene und wird in seiner Stelle gewöhnlich die FOWLER'sche (spr. fauler'sche) Solution verordnet. Die Gabe ist 0,001—0,005 g, eine Gabe über 0,005 wird als *Dosis periculosa* angesehen, es kommen jedoch Fälle vor, wo die Dosis bis auf 0,007 g gesteigert wird. Die höchste Gesammtdosis auf 24 Stunden oder die Maximal-Tagesgabe ist 0,02 g. Verschreibt nun der Arzt stärkere Dosen, so muss er ein ! der Gewichtsangabe zufügen. Anwendung findet Arsenik innerlich bei rebellischen Wechselfiebern, Neuralgien, Epilepsie, Veitstanz, Tetanus, Asthma, Herzkrampf, Dyspepsie, chronischen hartnäckigen Hautkrankheiten, Krebs, Tuberculose, Wassersucht, Bräune, als Vorbauungsmittel der Furunkeln, apoplectischer Congestionen. In den meisten der angegebenen Krankheitsfälle dürfte dieses heroische und gefährliche Mittel durch Chinin oder durch Chinin mit Eisenoxydhydrat vollständig ersetzt werden. Aeusserlich wird es bei Hautkrebs, bösartigen und phagedänischen Geschwüren angewendet. Arsenik macht den Pferden gegeben diese beleibter und glattfellig, wovon den auch die Rosshändler vielfach Gebrauch machen. Täglich einige Wochen hindurch werden einem grossen Pferde 0,1—0,2 g, gemischt mit Zucker, Kohle oder einem Kräuterpulver, auf dem angefeuchteten Futter gereicht. Die Verwendung zu Fliegenwasser, Fliegenpapier und gegen Ungeziefer der Hausthiere ist eine sehr häufige, die letztere Verwendung wurde aber von einigen Regierungen untersagt. Die Verwendung als Gift gegen Ratten und Mäuse war früher allgemein, ist aber seit Anwendung des Phosphors zu demselben Zweck eine seltene geworden. Technische Verwendung findet der weisse Arsenik zur Darstellung der Arsensäure und arsensauren Salze, der Arsenikfarben (Schweinfurter Grün), in der Glasfabrikation (als Entfärbungsmittel der Glasflüsse), in der Hutmacherei zum Schwarzfärben (das Rothwerden der Hüte zu verhindern), in der Färberei (als Beize für Kattundruck). Arsenglycerin, eine Lösung des weissen Arseniks in Glycerin, dient auch als Mordant in der Kattundruckerei. Eine salzsaure Lösung wird zum Graubeizen des Messings gebraucht. Als antiseptisches Mittel zum Ausstopfen der Thierbälge und zum Einbalsamiren wird es nur noch selten benutzt, da es jetzt andere besser wirkende und weniger giftige Antiseptica in Menge giebt, überhaupt Arsenik kein Antisepticum ist.

Als **Gegengift** bei Arsenikvergiftungen wird als sicherstes frisch und in der Kälte gefälltes, noch feuchtes braunes Eisenhydroxyd oder Eisenoxydhyrat (Eisenoxydterhydrat) angewendet, welches den Hauptbestandtheil des *Antidotum Arsenici (Fuchsii)* oder des früheren *Ferrum hydricum in Aqua* bildet. Im Nothfall werden gebrannte Magnesia oder Kalkwasser als die Giftigkeit herabstimmende Mittel angesehen. Alle diese Basen bilden nämlich schwerlösliche Arsenite, und nur in dieser Schwerlöslichkeit beruht die antidotarische Kraft. Ph. Austriaca schreibt als *Antidotum Arsenici albi* eine Mischung von 70 g gebrannter Magnesia mit 500 g Wasser vor.

Chemie. Arsen wird den Nichtmetallen, Ametallen oder Metalloïden beigezählt. Man gewinnt es durch Erhitzen des Arsenkieses in thönernen Sublimationsgefässen ($FeAsS$ zerfällt in FeS und As). Es entsteht ferner, wenn man Arsenigsäuredampf über glühende Kohle leitet oder Schwefelarsen mit Aetzkalk erhitzt (vergl. S. 40). Arsenigsäure, arsenige Säure (As_2O_3) ist ein Anhydrid und erhält als Arsenigsäureanhydrid die Formel $\left.\begin{array}{l}AsO''' \\ AsO'''\end{array}\right\}O$, es ist also aus 2 Molekülen der eigentlichen Arsenigsäure H_3AsO_3 entstanden. $2H_3AsO_3 - 3H_2O = As_2O_3$. Den schwarzgrauen Ueberzug, womit sich das metallische Arsen an der Luft überzieht, betrachtet man als Arsensuboxyd. Die Eigenschaften des Arsenigsäureanhydrids sind oben bereits angegeben. Dieses ist in Salzsäure und salzsäurehaltigem Wasser leichter löslich als in Wasser. Eine solche in der Wärme gesättigte Lösung des glasigen Arsenigsäureanhydrids setzt beim langsamen Erkalten die undurchsichtige Modification in Krystallen ab, wobei die Bildung eines jeden Krystalls unter Lichterscheinung stattfindet. Das Arsenigsäureanhydrid existirt in 3 allotropischen Formen und zwar 1) amorph oder glasartig, 2) subkrystallinisch, halbkrystallinisch oder porcellanartig und 3) krystallinisch. Durch Erhitzen in einer Salzlösung oder im Wasser geht die krystallinische Form in die amorphe über.

Die Löslichkeit in Wasser entspricht der allotropischen Form und es ist das amorphe Arsenigsäureanhydrid am leichtesten in Wasser löslich, in Weingeist sogar noch löslicher. 100 g Aether lösen annähernd 0,015 g, 100 g Chloroform circa 0,018 g, 100 g Benzol circa 0,12 g. Die Lösung in Wasser und Weingeist wird durch Salzsäure bedeutend unterstützt. In Salzsäure ist das Arsenigsäureanhydrid leicht löslich und beim Erhitzen verdampft es aus dieser Lösung als Arsenochlorid, Arsenchlorür, Chlorarsen ($As Cl_3$). Durch Einwirkung von Königswasser, Chlor, Salpetersäure wird es in Arsensäure übergeführt (ohne dass Arsenochlorid entsteht). Durch Einwirkung von Kohle, Wasserstoff im status nascendi, Oxalsäure, Schwefligsäure, Kaliumcyanid, vielen Metallen wird es zu Arsen reducirt. Beim Erhitzen mit wasserfreien Alkalien und Erden liefert es Arseniate unter Ausscheidung von Arsen. Aus der heiss gesättigten ammoniakalischen Lösung krystallisirt es als Ammoniumarsenit aus, beim Verdampfen aber bleibt es als Arsenigsäureanhydrid zurück. Die meisten arsenigsauren Salze oder Arsenite werden in der Hitze zersetzt. Ein Theil Arsenigsäureanhydrid und $1^1/_2$ Th. Glycerin ergeben erhitzt eine klare schleimigdickliche, bei 0^0 erstarrende Flüssigkeit (Arsenglycerin S. 45). Viele in den fixen Alkalilaugen unlöslichen Metalloxyde werden auf Zusatz von Arsenigsäureanhydrid darin löslich.

Arsensäure ($H_3 As O_4$) findet sich in mehreren Mineralien. Sie entsteht beim Hindurchleiten von Chlor durch eine salzsaure Lösung der Arsenigsäure oder durch Behandlung derselben mit Salpetersäure oder Königswasser. Nur in heftiger Rothgluth zerfällt sie unter theilweiser Verflüchtigung in Sauerstoff und Arsenigsäureanhydrid. Durch Concentration der Lösung bis zur Syrupdicke lässt sich dieselbe in Krystalle bringen, welche 1 Mol. Wasser (H_2O) enthalten, also die Formel H_3AsO_4,H_2O beanspruchen. Beim Erhitzen bis auf 100^0 gehen diese Krystalle unter Verlust von H_2O in feine Nadeln über, welchen also die Formel H_3AsO_4 zukommt. Schweflige Säure, Oxalsäure reduciren sie zu Arsenigsäure. Kohle, auch Metalle reduciren sie in der Hitze unter Verbreitung eines Knoblauchgeruches zu Arsen. Ihre Lösung löst Zink und Eisen unter Entwickelung von Arsenwasserstoff (H_3As). Schwefelwasserstoff reducirt sie zunächst zu Arsenigsäure und fällt dann das Arsen als gelbes Schwefelarsen, Arsensulfid (As_2S_3).

Arsensäuresalze oder Arseniate der Alkalimetalle sind leicht löslich in Wasser, die der Schwermetalle kaum oder nicht darin löslich. Mit Kohle oder Cyankalium geglüht geben sie Arsen aus. Ihre Lösung mit Magnesiumsalz, Salmiak und Aetzammon versetzt lassen das schwer lösliche Ammonium-Magnesiumarseniat (arsensaure Ammoniak-Magnesia, $MgNH_4AsO_4+6H_2O$) fallen. Die Arseniate sind mit den Phosphaten isomorph. Sie bilden 3 Reihen z. B. normales (basisches) Natriumarseniat $= Na_3AsO_4$, neutrales Salz oder Natriummonoarseniat $= HNa_2AsO_4$ und saures Salz oder Natriumdiarseniat $= H_2NaAsO_4$. Silbernitrat erzeugt in den Arseniatlösungen einen rothbraunen, in Salpetersäure, auch in Ammon löslichen Niederschlag.

Schwefelarsene oder Arsensulfide existiren drei. Das Monosulfid (AsS) wird als Realgar natürlich in schiefrhombischen Prismen gefunden, kommt aber meist künstlich erzeugt als rothe, glasartige, leicht schmelzbare Masse in den Handel und wird als Malerfarbe selten, so auch in der Färberei zur Reduction des Indigo, häufig aber noch zur Darstellung des indischen Weissfeuers verwendet.

Arsentrisulfid, dreifach Schwefelarsen, gelber Arsenik, Rauschgelb, Königsgelb, Auripigment, Operment, *Auripigmentum* (As_2S_3) entsteht bei der Füllung der Arsenigsäure aus saurer Lösung durch Schwefelwasserstoff. Es kommt natürlich in gelben blättrigen Massen vor. Das in den Handel kommende ist gewöhnlich künstlich erzeugtes und enthält mehr oder weniger Arsenigsäure. Es ist entweder eine pulvrige oder auch stückige, schön citronengelbe, oft in's Orangerothe übergehende Substanz mit muschligem Bruche und Fettglanz. In den Apotheken wird es nicht als Färbematerial gehalten, sondern zur Bereitung des noch von altgläubigen Juden als Enthaarungsmittel benutzten Rhusma (*Rhusma Turcarum*), welche es mit der 5fachen Menge zerstossenem Aetzkalk mischen, um dann durch Zusatz von circa 4 Th. warmem Wasser den Kalk zu löschen. In Folge der Hitze aus der Hydration des Aetzkalkes entsteht Schwefelcalcium und die entstandene oder bereits gegenwärtige Arsenigsäure wird von einem Theile der Kalkerde zu Arsenit gebunden und dadurch ihrer Giftigkeit fast gänzlich beraubt. Die mit mehr Wasser angerührte Masse wird in der Art geprüft, dass man eine Federfahne damit bestreicht und benetzt und eine halbe Stunde bei Seite legt, wo sie sich leicht ablösen muss, wofern das Rhusma von richtiger Enthaarungskraft ist. Wenn natürlicher gelber Arsenik zu erlangen ist, verdient dieser hierzu stets den Vorzug. Derselbe bildet Stücke von blättriger Textur, zeigt auf den Spaltflächen Perlmutterglanz, und ein dünnes Blättchen davon lässt sich biegen.

Der gelbe Arsenik wurde früher als Malerfarbe angewendet, ist jetzt aber durch Chromgelb als solche so ziemlich verdrängt. Früher wurde er auch in der Färberei zur Erzeugung eines dauerhaften Gelbs auf Seide gebraucht, indem man ihn in Salmiakgeist löste und durch diese Lösung die Seide zog, von welcher man in der Wärme das Ammon wieder abdunstete.

Arsenpentasulfid, fünffach-Schwefelarsen, Arsensupersulfid (As_2S_5) entsteht, wenn man normale Kaliumarseniatlösung mit Schwefelwasserstoff übersättigt und dann das Kaliumsulfarseniat (K_3AsS_4) durch Salzsäure zersetzt. Bei der Fällung der Arsensäure durch Schwefelwasserstoff fällt, wie oben schon erwähnt wurde, neben Arsentrisulfid auch Schwefel nieder.

Ueber den Nachweis von Arsenigsäure in Säuren und Salzen sehe man auch unter Acetum S. 10, Acidum aceticum S. 35, Acidum hydrochloricum S. 112 etc. nach.

Acidum benzoicum.

Sublimirte Benzoësäure. Acĭdum benzoĭcum sublimātum. Flores Benzŏes. *Acide benzoïque, Acide de benjoin, Fleurs de benjoin. Benzoic acid, Flowers of benzoïn.*

Durch Sublimation aus der Benzoë bereitete, gelbliche bis gelblichbraune Plättchen oder nadelförmige Krystalle von seidenartigem Glanze, benzoëähnlichem und zugleich empyreumatischem Geruche, in $372\frac{1}{4}$ Theilen Wasser, reichlich in Weingeist, Aether und Chloroform löslich und mit den Wasserdämpfen flüchtig.

Im Glasröhrchen erhitzt schmelzen sie zuerst zu einer gelben bis schwach bräunlichen Flüssigkeit und sublimiren dann vollständig oder mit Hinterlassung eines geringen braunen Rückstandes.

Die wässerige Lösung giebt mit Eisenchlorid einen reichlichen, bräunlich gelben Niederschlag, welcher durch Schwefelsäure unter Abscheidung von Benzoësäure aufgelöst wird.

Die in einem leicht verschlossenen Probirröhrchen mit dem gleichen Gewichte Kaliumpermanganat und 10 Theilen Wasser kurze Zeit gelinde erwärmte Benzoësäure darf nach dem Erkalten beim Oeffnen des Röhrchens keinen Geruch nach Bittermandelöl wahrnehmen lassen.

0,1 g der Säure in 5 ccm siedenden Wassers gelöst, muss, nach dem Erkalten mit 16 Tropfen Kaliumpermanganatlösung ($1 = 200$) versetzt, nach Verlauf von 8 Stunden fast farblos erscheinen.

Geschichtliches. Blaise de Vigenèer (1608) stellte zuerst die Benzoësäure durch Sublimation aus der Benzoë dar und nannte sie Benzoëblumen. Ehrenfried Hagedorn, Arzt zu Görlitz, stellte 1671 durch Mischen von Benzoëtinctur und Wasser die Jungfernmilch (Magisterium Benzoës) her und fand in dem abcolirten Wasser in Folge allmählicher Verdunstung des Wassers Benzoësäurekrystalle abgeschieden vor, welche er den Flores Benzoës ähnlich erkannte. Diese Krystalle hielt man zu damaliger Zeit für ein Salz. Erst 100 Jahre später erkannte Lichtenberg dieses Salz als eine eigenthümliche

Pflanzensäure. SCHEELE gab 1775 ein Verfahren der Darstellung der Benzoësäure auf nassem Wege an, indem er Benzoë mit Kalkwasser auszog und das Calciumbenzoat mittelst Salzsäure zersetzte. GÖTTLING wandte 1781 in Stelle des Kalkes Natriumcarbonat an. In neuerer Zeit erzeugte man die Benzoësäure aus Hippursäure, Bittermandelöl, Zimmtsäure, Phtalsäure etc. auf chemischem Wege.

Vorkommen. Das Benzoëharz enthält die Benzoësäure in grösster Menge und zwar zu 10—19 Proc. Sie kommt in geringerer Menge im Perubalsam, Tolubalsam, Drachenblut, Storax, im Harz der *Xanthorrhoea hastilis* und mehreren anderen Harzen, auch im Castoreum und gefaultem Harn aus Hippursäure entstanden vor. Aus der Hippursäure entsteht sie durch Fäulniss. Sie findet sich in grösserer Menge in den Preisselbeeren, häufig in starken Spuren im Zimmtöl, Bergamottöl, Majoranöl, im Sternanis, in der Vanille, im Kalmusrhizom, in der Alant- und Bibernellwurzel, im Samen von *Evonymus Europaeus* L. (die Früchte des Pfaffenhütchen wurden früher gegen Krätze und Kopfgrind gebraucht), in *Anthoxanthum odoratum* L. (welches auch Cumarin enthält), in *Asperula odorata* L. (Waldmeister gilt als Mittel gegen Herzklopfen). Aus Bittermandelöl, Benzaldehyd, Zimmtsäure, Naphtalin, Chlorbenzin, Cumol, Styrol, Proteïnstoffen etc. entsteht die Benzoësäure durch Oxydation.

Handelssorten der Benzoësäure. Im Handel kommen 4—5 Sorten vor:

1. sublimirte Säure oder natürliche Benzoëblumen, sublimirte Harzbenzoësäure, *Acidum benzoïcum sublimatum*, aus Benzoëharz direct durch Sublimation gewonnen (sind aber meist maskirte Benzoëblumen).

2. krystallisirte oder praecipitirte oder auf nassem Wege bereitete Benzoësäure, *Acidum benzoïcum crystallisatum* s. *e gummi* s. *e resina*.

3. Harnbenzoësäure, *Acidum benzoïcum ex urina*, im Auslande „Deutsche Benzoësäure" genannt. Je nach dem Harne, aus welchem sie gewonnen wird, unterscheidet man auch wohl eine

a) Taurinharnbenzoësäure, b) Equinharnbenzoësäure.

4. Toluolbenzoësäure, *Acidum benzoïcum e toluolo*, aus den höheren Homologen des Benzols, besonders aus dem Toluol (Methylbenzol) dargestellt.

Von diesen Sorten Säuren ist nur die erste, die sublimirte officinell. Da dieselbe frei von Zimmtsäure nur aus der Siambenzoë zu erlangen ist, diese Benzoë einen hohen Einkaufspreis (pr. kg 15—25 Mark) hat und sie durch Sublimation 4—10 Proc. Ausbeute gewährt, so kann die im Handel als natürliche sublimirte Benzoësäure (pr. kg 23—30 Mark) angebotene Waare immer nur eine künstlich dargestellte, über Benzoëharz sublimirte Säure sein, was sie bisher auch durch ihre volle Farblosigkeit oder ihr reines Weiss zu erkennen gab. Eine natürliche, nur durch Sublimation aus Benzoë gewonnene Säure ist zwar meistens auch völlig weiss, mitunter aber doch auch gelblichweiss oder gelblich. Die künstliche oder auf nassem Wege hergestellte natürliche Säure mit Benzoëharz gemischt und dann der Sublimation unterworfen ist fast immer weiss, höchst selten gelblichweiss. Diese Säure, welche passend mit „maskirte Benzoëblumen" zu bezeichnen wäre, ist nicht officinell, repräsentirt aber die sublimirte Benzoësäure des Handels. Einen Unterschied zwischen den natürlichen und den maskirten Benzoëblumen giebt nun die Pharmakopoe nicht an, sie verpflichtet auch nicht den Apotheker zur Selbstdarstellung der officinellen Säure, ja was bisher besonders auffallen musste — die Arzneitaxe stellte immer einen Preis auf, welcher sich dem maskirten Präparate anschloss. Ein solches Vorgehen der Pharmakopoe und der Arzneitaxe versetzt den Apotheker in ein das pharmaceutische Pflichtgefühl schwer bedrückendes Dilemma.

Darstellung. Die sublimirte Benzoësäure soll direct aus einem Benzoëharze, welches frei von Zimmtsäure ist, dargestellt sein. Ehe man zur Sublimation schreitet, hat man sich über die Abwesenheit der Zimmtsäure Gewissheit zu verschaffen, indem man 5 g der gepulverten Benzoë mit einer heissen Lösung von 1,3 g kryst. Natriumcarbonat in 15 g Wasser eine Stunde digerirt, erkalten lässt, dann filtrirt, aus dem Filtrat durch verdünnte Schwefelsäure die Benzoësäure abscheidet und diese nach dem Auswaschen in einem Probirglase mit conc. Kaliumhypermanganatlösung übergiesst, oder auch mit einigen Krystallen Kaliumbichromat und conc. Schwefelsäure versetzt. In beiden Fällen, besonders bei gelinder Erwärmung, entsteht, wenn Zimmtsäure gegenwärtig ist, der charakteristische Geruch nach Bittermandelöl (Benzaldehyd). Die Penang- oder Sumatra-Benzoë ist stets zimmtsäurehaltig, die Siam-Benzoë nicht, jedoch wird die erstere der letzteren im Handel nicht selten beigemischt oder untergeschoben, so dass die vorbemerkte Probe, entnommen dem aus der ganzen Benzoëmasse dargestellten Pulver, unerlässlich ist. Die Reinigung der auf nassem Wege aus Benzoë bereiteten Benzoësäure von der Zimmtsäure ist ausführbar, bei der sublimirten Säure aber nicht. Wenngleich bei der Sublimation zuerst die Benzoësäure in Dampf übergeht, so ist diese nicht frei von Zimmtsäure, welche am Schlusse der Sublimation endlich in grösster Menge aufsteigt.

In dem Benzoëharze befindet sich die Benzoësäure theils frei, theils in einer gewissen ätherartigen Verbindung, welche erst bei einer Temperatur gelockert wird, wo das Harz anfängt, zersetzt zu werden. Dies ist der Grund, warum sich durch Sublimation nur $^1/_3$ bis $^2/_3$ des ganzen Benzoësäuregehaltes sammeln lässt. Eine dieser ätherartigen Verbindungen, welche sogar den grösseren Theil ausmacht, wiedersteht der Wärmeeinwirkung, so dass sich die Benzoësäure daraus nicht abtrennen lässt. Aus dem Harzrückstande den Rest der Benzoësäure auf nassem Wege auszuziehen, gebietet die Oekonomie. Die gewöhnliche und billige Benzoë (*in sortis, in massis*) giebt immer die grösste Ausbeute an Benzoësäure, weniger die theure Mandelbenzoë (*amygdaloïdes*). Die gewöhnliche Benzoë wird gepulvert, durch Durchschlagen durch ein Sieb von den Holz- und Rindenstücken befreit und in das Sublimationsreservoir eingeschüttet, um zunächst durch allmähliches Erwärmen bis zu dem Punkte, wo sichtbare Dämpfe hervortreten, die etwa anhängende Feuchtigkeit zu beseitigen. Diese Austrocknung hat viele Vortheile im Gefolge. Wenn ohne vorherige Austrocknung sich im Anfange der Sublimation am Papiere des Sublimationshutes Feuchtigkeit verdichtet und sich an den feuchten Stellen Säurekrystalle ansetzen, so schmelzen diese, sich in der Feuchtigkeit lösend, sie sintern zusammen und dringen in die Papiermasse, gehen also verloren.

Um die Benzoë durch Sublimation möglichst weit zu erschöpfen, so muss man nach 3—4-stündiger Sublimation diese abbrechen, erkalten lassen, den Harzrückstand mit einem Messer ab- und ausstossen, zerreiben, mit circa $^1/_2$ Volumen trocknen Sandes, der aber nicht Kalkerde enthalten darf, mischen und dann einer nochmaligen Sublimation unterwerfen, diese auch in ähnlicher Weise ein drittes Mal vornehmen. Auf diese Weise kann man bis zu 10 Proc. Benzoësäure aus einer Siambenzoë sammeln.

Da die käufliche Waare fast immer eine maskirte ist, so ist der rechtliche Pharmaceut genöthigt, die Darstellung der Benzoëblumen im pharm. Laboratorium vorzunehmen oder diese aus zuverlässiger Hand zu beziehen.

Diejenigen Punkte, auf welchen eine rationelle Methode der Sublimation der Benzoësäure aus dem Harze beruht, sind im Folgenden aufgezählt. Das

gepulverte Harz schmilzt bei vorsichtiger Erwärmung bei 65—75⁰ C. zu einer
zähflüssigen Masse, aus welcher sich angenehm riechende und benzoësäurehaltige
Wasserdämpfe entwickeln, welche sich in einem darüber gehaltenen kalten
Glase zu Tropfen verdichten. Vermehrt man nun die Wärme um circa 30⁰,
so wird die Harzmasse dünnflüssiger und an einzelnen Punkten derselben
machen sich weissliche schwere Dämpfe los, welche gleichsam schwerfällig dem
erwärmten Luftzuge nach oben, der kälteren Luft zu, folgen, in einer erwärmten
Atmosphäre aber seitwärts über den Rand des Gefässes weg und wegen ihrer
Schwere niederwärts sinken. Besteht das Gefäss aus einem schlechten Wärmeleiter, z. B. Porcellan, Glas, Thon, so verdichten sich die Dämpfe schon zum
Theil an dem Gefässrande, schmelzen, da sie anfangs nicht frei von Feuchtigkeit sind, zu Tropfen, welche innen oder aussen an der Gefässwandung niederfliessen. Jene Dämpfe sind in Dampf verwandelte Benzoësäure und mehr denn
viermal schwerer als die Luft. Nähert man ihnen einen circa 60⁰ warmen
Körper, so verdichten sie sich an demselben. Bei Erhöhung der Temperatur
um weitere 30⁰ ist die Entwickelung der Dämpfe eine bedeutend stärkere.
Wird die Hitze ungefähr bis zu 200⁰ verstärkt, so ist die entwickelte Benzoësäure gelblich gefärbt und lässt einen brenzlichen Geruch wahrnehmen. Kommt
die dampfförmige Benzoësäure ferner mit einer kalten Fläche in Berührung,
so verdichtet sie sich an dieser in Form eines Schnees, welcher einer Papierfläche dicht und fest anhängt. Ist die Fläche dagegen trocken und warm,
z. B. 30—40⁰, und die Luftschicht, worin der Säuredampf mit der Fläche
zusammentrifft, ähnlich warm, so setzt sich die Säure in schönen grossen zarten
Krystallen an. Ein starkes Filtrirpapier verdient den Vorzug. Man kann
die Papiervorrichtung ja noch mit Schreibpapier oder geleimtem Papier umgeben.

Aus diesen Angaben ergiebt sich selbstredend, wie der Apparat beschaffen
sein, wie er erwärmt und behandelt werden muss, um eine reichliche Ausbeute
und eine gute und schön krystallisirte Benzoësäure als Sublimat zu erlangen.
Ein solcher Apparat ist der zuletzt beschriebene HAGER'sche Kastenapparat.
Zunächst seien zwei bei der Darstellung im Kleinen am meisten gebräuchliche,
für Apotheken mittleren Geschäftsumfanges ausreichende Vorrichtungen erwähnt.

Die älteste Methode der Darstellung der sublimirten Benzoësäure bestand darin,
dass man einen eisernen Pillenmörser oder dafür einen gusseisernen oder, weniger passend, einen schwarzblechenen flachen, circa 20 cm weiten und 4—5 cm hohen Tiegel
auf eine mit dünner Schicht Sand bedeckte Eisenplatte (e) stellte, welche über das
Feuerloch eines Windofens gelegt war. Der Boden des Tiegels (a) wurde mit einer
2—3 cm hohen Schicht grob gepulverter Benzoë und der Tiegel mit einer Scheibe (o)

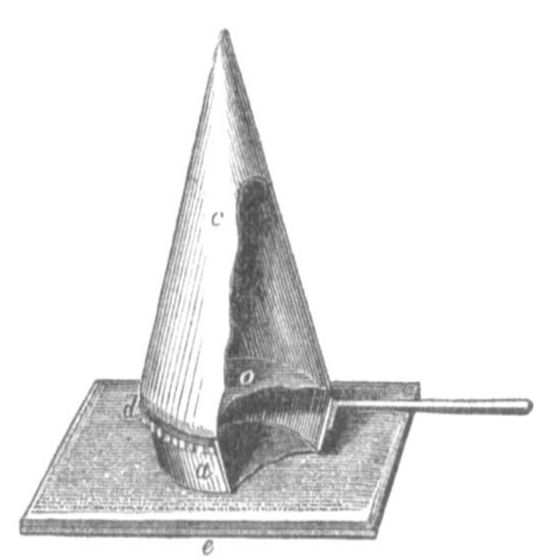

Kleiner Apparat z. Benzoësäuresublimation.

lockeren Fliesspapiers bedeckt, deren Rand um-
gelegt und an den äusseren Tiegelrand mit
Stärkekleister angeklebt wurde. Diese Papierscheibe, welche man nach HAGER's Vorschlag
mit vielen Nadelstichen zu perforiren pflegte,
bezweckte angeblich die Abhaltung der Hitze
von dem darüber befindlichen Theil des Apparats, ein Auffangen der etwa herabfallenden
Benzoësäurekrystalle und ein Aufsaugen der bei
stärkerer Hitze etwa entstehenden flüchtigen
Producte der trocknen Destillation. Die Er-
reichung aller dieser Zwecke blieb stets eine
halbe, denn die erst entwickelten Säuredämpfe
erfahren an dieser Papierscheibe eine Verdichtung, und Dank der anfangs nie fehlenden Feuchtigkeit schmolz die Säure und wurde vom Papier
aufgesogen. Die während der Sublimation etwa
aus dem Sublimationshute niederfallende Säure
erlitt unter Beihilfe jener Producte der trocknen
Destillation dasselbe Schicksal. Genug, dieses

papierne Diaphragma wog nach der Operation gewöhnlich um 2—4 g schwerer. Das hinderte den Arbeiter nicht es nach der Sublimation fortzuwerfen. Ueber die Papierscheibe setzte man einen aus starkem Papier geklebten Hut (Düte), welchen man durch Bindfaden (bei *d*) befestigte. Die Sandschicht auf der Eisenplatte hatte den Zweck, als schlechter Wärmeleiter eine jähe und zu hohe Erhitzung des Tiegels und Benzoëharzes zu verhindern und auch die von der Eisenplatte ausströmende Hitze in ihrer Wirkung auf den papiernen Theil des Apparats zu mindern. Es wurde also die ganze Eisenplatte mit Sand bedeckt und derselbe auch an der äusseren Tiegelwand etwas höher aufgeschichtet. Die Eisenplatte wurde durch ein mässiges Kohlenfeuer mehrere Stunden so heiss erhalten, dass ein in den Sand gestellter Thermometer circa 140⁰ anzeigte; später wurde diese Temperatur bis zu 170—180⁰ gesteigert. Die Sublimation hatte in 5—6 Stunden ihr Ende erreicht. Eine Erschütterung des Apparates war sorgfältig zu vermeiden. Diese Methode der Sublimation erwähnte ich, da sie zur Belehrung der angehenden Pharmaceuten zuweilen zur Ausführung kommt.

Um in der Noth schnell kleine Mengen Benzoësäure darzustellen, genügt die Erhitzung der Benzoë in einem eisernen Pillenmörser mittelst einer kleinen Weingeistflamme und eine über den Mörser gestülpte Düte aus Filtrirpapier und ohne Diaphragma. Hat der Pillenmörser einen geschweiften Rand, so ist ein Festbinden der Düte überflüssig, weil sich in Folge der Wärme das Papier zusammenzieht und daher den Mörserrand dichter und fester umschliesst.

Ein Zumischen von Kiessand zum Harze, um die geschmolzene Harzmasse lockerer zu erhalten, entspricht dem Zwecke, nur darf der Sand kein kalkhaltiger sein. Auf 1 Th. Benzoë genügen 3—4 Th. Sand.

Das Sublimat, wie es in diesem und einem ähnlichen Apparate gesammelt wird, bietet oft in seiner ganzen Masse kein gleiches Aussehen. Ein Theil ist weiss, ein anderer gelblich, ein dritter gelb, je nach dem Maasse der angewendeten Hitze. Durch Umrühren mit einer starken Stricknadel muss das Sublimat gemischt werden, um ihm ein gleiches Aussehen zu geben.

Ein grösserer Apparat besteht nach HAGER aus einem gusseisernen, innen emaillirten, ca. 6 cm hohen und 30—35 cm weiten Kasserol (*t*) oder einem Schmorgefäss, von einem Einsatzringe umfasst, dessen Rand glatt abgefeilt und welches mit einem dicht anliegenden übergreifenden Deckel aus Schwarzblech (*v*) versehen ist. Der Deckel hat in seiner
Mitte einen 10 cm weiten Tubus und am Rande
einen kleinen Tubus (*o*), welcher mit einem Kork
leicht geschlossen ist und die Erforschung des
Endes der Sublimation erleichtert. Auf den
grossen Tubus (*s*) wird ein 30—40 cm hoher,
nach unten etwas conisch sich verengender Cylinder aus dünner Pappe, mit Schreibpapier ausgeklebt, aufgesetzt. In der Mitte und im unteren
Theile des Pappcylinders sind zwei Scheiben
lockerer Gaze (*g*) angebracht, um als Ansatz-
punkte der Benzoësäurekrystalle zu dienen. Der
Cylinder wird, wenn die Sublimation beginnt
und die Feuchtigkeit aus dem Benzoëharze in
dem Kasserol verdunstet ist, mit einer Glasscheibe bedeckt. Das Kasserol wird bis wenig
über die Hälfte seiner Höhe mit trocknem gepulvertem Benzoëharze angefüllt, die Fuge
zwischen Deckel und Kasserol mit Mehlkleister
geschlossen, der Apparat auf eine Eisenplatte
gestellt und wie der vorhin erwähnte kleine
Apparat durch Heizung in Funktion gesetzt.
Sollte eine Benzoë vorliegen, welche nur eine

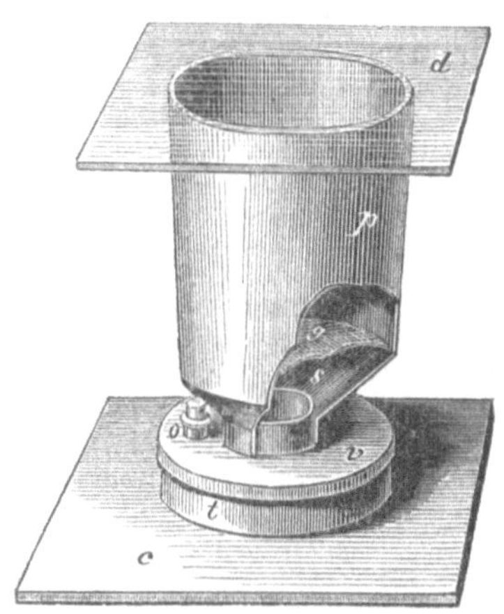

Grösserer Apparat z. Benzoësäuresublimation.

geringe Menge Zimmtsäure enthält, so kann nur das Product aus der ersten bei mässiger Hitze ausgeführten Sublimation als Benzoësäure gesammelt werden. Bei der zweiten Sublimation sind die im oberen Theile des Apparates angesetzten Krystalle von Zimmtsäure ziemlich frei, nicht aber die im unteren Theile befindlichen und gewöhnlich kleineren Krystalle. Die Zimmtsäure sublimirt nämlich bei stärkerer Hitze und ihre Dämpfe sind specifisch schwerer als die der Benzoësäure. Jeden Falles ist es besser, keine Zimmtsäure enthaltende Benzoë in Arbeit zu nehmen. Zu stark gelb oder bräunlich gefärbte Benzoëblumen sollten gesondert und bei einer späteren Sublimation dem Benzoëharze beigemischt werden, so dass nur eine weisse oder gelblich weisse Säure zur Dispensirung gelangt.

Darstellung der Harzbenzoësäure im Grossen. Der hierzu nöthige Apparat hat eine andere Construction. Er besteht aus einer Schwarzblechkapsel (*a*, Fig. auf S. 53), einem kasserolartigen Gefäss von 10—12 cm Höhe und 25—30 cm Weite.

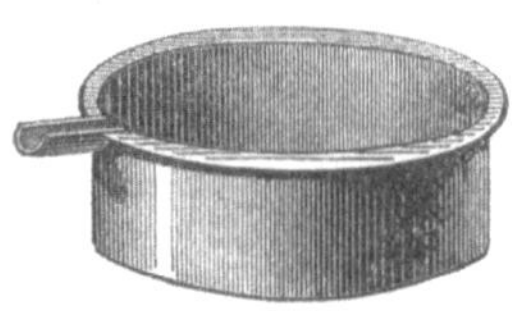

Der Deckel dieses Gefässes hat einen Tubus, in welchen mittelst eines durchbohrten Korkes ein Thermometer (*t*) eingesetzt wird. Diese Kapsel (*a*) ist zugleich Sandbad, denn der Boden wird mit einer 1 cm hohen trockenen Sandschicht bedeckt und auf diese Schicht ein eisernes tiegelförmiges Gefäss gesetzt, dessen Seitenwandung bis an die Rohrmündung reicht, mit welcher die eiserne Kapsel mit dem Sublimatkasten (*b*) verbunden ist. Die Wandung des tiegelförmigen Gefässes steht von der Wandung der Kapsel 0,4—0,5 cm ab, und die dadurch gebildete Fuge wird mit trocknem heissem reinem Sande ausgefüllt, das tiegelförmige

Tiegelförmiges Einsatzgefäss.

Gefäss aber bis über die Hälfte oder zu $^3/_4$ mit gepulvertem Benzoëharz angefüllt, welches während einer Woche über gebranntem Kalk gut ausgetrocknet ist.

Mit dem eisernen Rohr steht, wie bemerkt ist, die Kapsel mit dem Sublimatkasten (*b*), der aus Holz, mit glattem Papier ausgeklebt, besteht und innen durch zwei unvollkommene Scheidewände (*h* und *g*) eine Zugeinrichtung in der durch Pfeile angegebenen Richtung hat und mit einem Schornstein (*d f*) versehen ist, in Verbindung. Dem Communicationsrohre gegenüber findet sich an der Kapsel (*a*) ein Tubus (*e*), in welchen ein Luftrohr (*e c*) eingesetzt ist. Dieses Luftrohr hat den Zweck, einen ge-

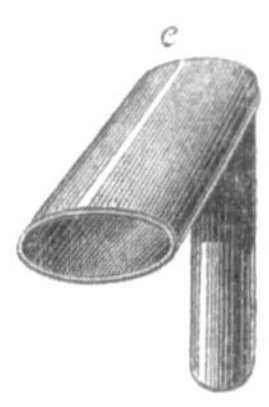

linden Luftstrom durch die Kapsel und den Sublimatkasten zu unterhalten und den in der Kapsel erzeugten Säuredampf in den Kasten überzuführen. Dass dieser Zug nicht zu heftig werde, ist Sorge des Arbeiters. Durch eine Schraubenklemme an einem eingesetzten Schlauchstück aus vulkanisirtem Gummi kann der Zug geregelt werden. Die Luft, welche in die eiserne Kapsel eintritt, darf jedoch keine kalte und auch nicht eine feuchte sein. Um nun das eine und das andere zu erreichen, setzt man ein Glasrohr mit Bimsteinstücken, welche mit conc. Schwefelsäure getränkt sind, an und legt ein kupfernes oder eisernes Rohrstück in Mitten des Rohrtractus ein, welches durch eine Weingeist-

Tubusansatz der Kapsel.

oder Gasflamme heiss erhalten wird. Das Communicationsrohr zwischen Kapsel und Kasten ist nothwendig aus Eisenblech gearbeitet und sitzt fest an dem Kasten, mit einem manschettenartig im rechten Winkel abstehenden Rande innerhalb des Kastens dicht an dessen Wandung mit Schrauben befestigt. Mit der Kapsel wird das Rohr durch Lutirung (Lehm) dicht verbunden.

Das Thermometer reicht bis fast in die Mitte der Kapsel und die ablesbare Temperatur von 130—140° giebt ungefähr eine Hitze von 150—160° in der geschmolzenen Harzmasse an. Eine gelinde Erwärmung des Kastens ist erwünscht und findet durch den Windofen statt, sollte aber die Wärme der dem Ofen zugewendeten Seite ungefähr 60° übersteigen, so schiebt man zwischen Kasten und Ofen einen Schirm. Der Raum, worin die Operation vorgenommen wird, soll warm (20—25°) sein und eine trockne Luft enthalten.

Darstellung der Benzoësäure auf nassem Wege. Die bisher gebräuchlichste Methode der Abscheidung der Benzoësäure auf nassem Wege ist diejenige, welche der grosse Scheele, 1775, zuerst angab. Die Darstellung der *Acidum benzoïcum crystallisatum* genannten Säure geschieht, wie folgt: 1 Th. gebrannter Kalk wird gelöscht und mit Wasser zu einem gleichmässigen Breie gemacht mit 4 Th. höchstfeingepulv. zimmtsäurefreier Benzoë oder 5 Th. der Sublimation unterworfen gewesener Benzoë innig gemischt, die Mischung an einem warmen Orte einige Tage bei Seite gestellt, auch öfters umgerührt. Nachdem das etwa verdampfte Wasser ersetzt ist und noch 50 Th. Wasser hinzugegeben sind, wird so lange gekocht, bis der dritte Theil des Wassers verdampft ist. Alsdann wird die heisse Mischung durch einen Spitzbeutel gegossen und der Rückstand nach Zusatz von 25 Th. Wasser gehörig durchkocht und wieder heiss filtrirt. Diese letztere Operation mit dem Rückstande wird noch einmal wiederholt. Die gesammelten colirten Flüssigkeiten werden bis auf 40 Th. eingedampft, dann filtrirt und völlig erkaltet nach und nach mit Salzsäure versetzt, bis keine Trübung erfolgt oder sich keine Benzoësäure mehr abscheidet. Das Präcipitat, die Benzoësäure, wird nach $^1/_2$ Tage in einen Spitzbeutel gebracht, mit etwas Wasser abgewaschen, ausgepresst, nun in 20 Th. kochendem Wasser gelöst, mit etwas kalkfreier Knochenkohle versetzt, umgerührt, und die noch kochendheisse Lösung filtrirt. Wenn nach dem Erkaltenlassen der Lösung die in Krystallen abgeschiedene Säure von der Flüssigkeit durch Filtration getrennt ist, so kann man aus letzterer übrigens den Benzoësäurerest gewinnen, wenn man sie mit kohlensaurem Natrium sättigt, durch Eindampfen concentrirt und · daraus durch Salzsäure die Benzoesäure abscheidet. Diese wird nach der vorhin angegebenen Weise gereinigt. — Nicht zu empfehlen ist die Darstellung unter Anwendung von Natriumcarbonat in Stelle der Kalkerde. 25 Th. feingepulv., gesiebte Benzoë werden in einem irdenen Topfe, der im Sandbade steht und der 50 Th. warmes Wasser enthält, gegeben und durch Agitiren mit einem hölzernen Spatel mit dem Wasser gut gemischt. Dann setzt man 5 Th. krystallisirtes Natriumcarbonat in 3—4 Portionen getheilt nach und nach hinzu. Wenn nach einer halbtägigen Digestion eine kleine Probe beim Vermischen mit Säure nicht mehr aufbraust, so setzt man noch $\frac{1}{2}$—1 Th. Natroncarbonat hinzu, bis nach einigem Umrühren eine Probe der Flüssigkeit mit Salzsäure aufbraust. Dieser letztere Zusatz

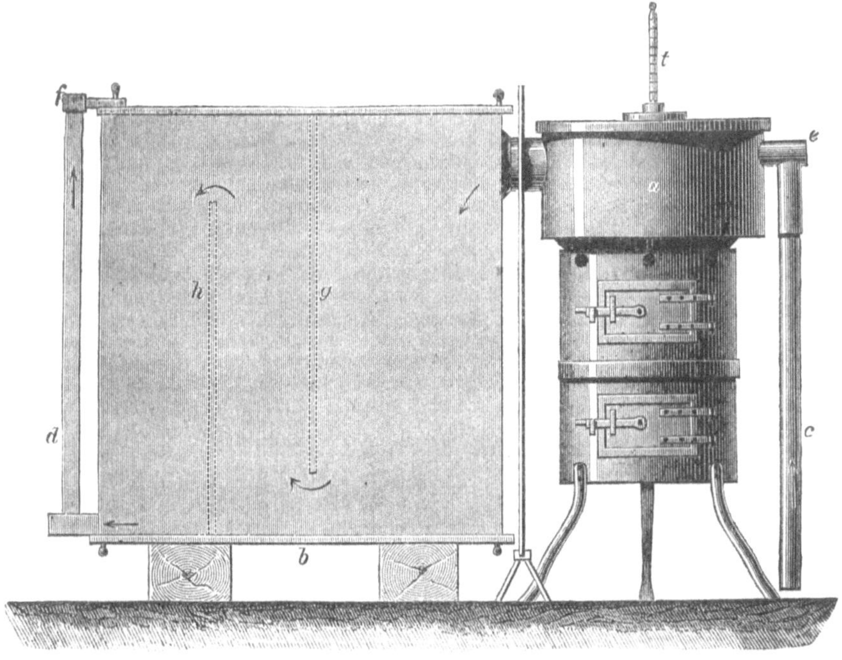

HAGER's grosser Apparat zur Darstellung sublimirter Benzoësäure ($\frac{1}{50}$ lin. Grösse).

von Natronsalz ist nur bei Benzoësorten nöthig, welche sehr reich an Säure sind. Nach zweitägiger Digestion setzt man noch 50 Th. Wasser zu, rührt um und erhitzt bis zum Aufkochen, damit das Harz zu einer Masse zusammenfliesst. Die dunkelbraune Flüssigkeit wird colirt. Den erkalteten Harzkuchen zerstampft und übergiesst man mit 50 Th. warmem Wasser, kocht noch einmal auf und colirt. Beide Colaturen werden gemischt, bis auf ungefähr 25 Th. durch Abdampfen eingeengt und nach dem Erkalten in einem halb anzufüllenden Topfe nur allmählich und unter Umrühren mit so viel roher Salzsäure versetzt, bis in einigen abfiltrirten Tropfen der Flüssigkeit auf Zusatz von Salzsäure keine Trübung oder Ausscheidung von Benzoësäure mehr stattfindet. 5—6 Theile Salzsäure werden ausreichen. Nach 3—4 Stunden bringt man die breiige Masse auf ein Colatorium, lässt ablaufen, spült mit circa 10 Th. recht kaltem Wasser nach und presst aus. (Abgelaufene Flüssigkeiten und Waschwasser werden aufgehoben, da sie noch etwas Benzoësäure enthalten.) Der aus unreiner, stark gefärbter Benzoësäure bestehende Presskuchen wird zerbrochen, an einem lauwarmen Orte vor Staub geschützt getrocknet, gewogen, hierauf in einem blanken Kupferkessel unter Kochen in der 25-fachen Menge Wasser gelöst und die Lösung kochend heiss unter Beihilfe eines Trichterwärmers filtrirt. Das Filtrat gesteht in Folge der in Krystallen ausscheidenden Benzoësäure zu einem Magma. Nach einem Tage bringt

man den Krystallbrei auf ein Colatorium, presst ihn sanft aus und giebt die Benzoësäure vorläufig in ein porcellanenes Kasserol. Mit den bei diesen Operationen gesammelten Nebenflüssigkeiten, welche Benzoësäure enthalten, kocht man Colatorien und
Filter aus, sättigt die Colatur mit Natriumcarbonat, filtrirt, engt ein und fällt daraus
die Benzoesäure mit Salzsäure. Auch dieser Benzoësäurerest wird der vorhin in ein
Kasserol eingeschütteten Benzoësäure zugegeben. Ein Sammeln der Benzoësäure durch
Abdampfen und Concentriren ihrer Lösungen ist desshalb nicht ausführbar, weil ein
nicht unbeträchtlicher Theil der Säure mit dem Wasser verdampft. Die gesammelte
Benzoësäure wird mit circa der 25-fachen Menge destill. Wasser übergossen und entweder mit einem doppelten Gewicht reiner Salpetersäure versetzt und einige Minuten
gekocht, oder mit gereinigter (kalkfreier) Thierkohle einige Stunden digerirt, aufgekocht und filtrirt. Das Filtrat lässt man in der Ruhe langsam erkalten, um möglichst
grossblättrige Krystalle zu erlangen. Hatte man Salpetersäure angewendet, so müssen
die Krystalle mit wenig kaltem Wasser abgewaschen werden. Die Salpetersäure
färbt die Lösung gelbroth, die abscheidenden Säurekrystalle sind aber nach dem Abwaschen farblos.

Der Harzrückstand aus dieser Darstellung der Benzoësäure wird getrocknet und
zu Räucherzwecken verwendet.

Bei Anwendung von Kalkerde erlangt man schon bei der ersten Fällung mit
Salzsäure eine nur wenig gefärbte Benzoësäure, diese ist sogar leichter zu reinigen.
Die Darstellung mit Kalkerde ist also die weniger umständliche. Auch der kalkhaltige
Benzoëharzrückstand ist zu Räucherzwecken verwendbar.

Das von Wöhler angegebene Verfahren ist umständlich, aber das Resultat ist
eine Benzoësäure von angenehmem Geruche. Die Benzoë (100 Th.) wird gepulvert
mit gleichviel 95-proc. Weingeist digerirt, diese Lösung mit conc. Salzsäure (10 Th.)
versetzt, bis Harz abzuscheiden beginnt, und die Mischung in einer Retorte der
Destillation aus dem Sandbade so lange unterworfen, als Benzoësäure-Aethyläther übergeht, welcher bei 213° siedet. Da die Dämpfe dieses Aethers nicht hoch steigen, so
kann die Destillation nur aus einer Retorte vorgenommen werden. Der Rückstand
wird wiederholt mit etwas Wasser versetzt und jedesmal aufs Neue der Destillation
unterworfen, bis sämmtlicher Aether im Destillat gesammelt ist. Dieser Aether wird
mit Aetzkalilauge versetzt im Wasserbade digerirt, bis er vollständig in Benzoat und
Weingeist zerlegt ist. Das Kaliumbenzoat wird mittelst Salzsäure zersetzt. Da der Zimmt-
säureäthyläther einen bedeutend höheren Siedepunkt (266°) hat, so ist damit auch
ein Umstand gegeben, die Benzoësäure von der Zimmtsäure zu trennen.

Reinigung der Benzoësäure von Zimmtsäure. Da eine total von Zimmtsäure freie, billig einzukaufende Benzoë nur schwer zu erlangen ist, so bleibt kein
anderer Ausweg als die auf nassem Wege hergestellte Benzoësäure von dieser Be-
gleiterin zu befreien. Einfach ist die Kochung mit verdünnter Salpetersäure, welche
die Zimmtsäure in der Siedehitze des Wassers in Bittermandelöl oder Benzaldehyd
und dieses schliesslich in Benzoësäure überführt. 10 Th. der unreinen Benzoësäure werden in einem geräumigen Glaskolben mit Rückflussrohr mit 15 Th. Wasser
und 15 Th. Salpetersäure von 1,185 spec. Gew. übergossen, zuerst im Wasserbade,
dann im Sandbade bis zum Aufkochen erhitzt und darin 20 Minuten hindurch kochend
erhalten. Man giesst dann eine Probe ab, welche man mit gleichviel kaltem
Wasser verdünnt und erkaltet in ein Filter giebt, um die Krystalle abzuwaschen und
auf Zimmtsäure zu prüfen. Wäre dieselbe noch vertreten, so müsste die Kochung
circa 10 Minuten weiter fortgesetzt werden. Die Masse wird an einem zugigen Orte
in eine zuvor erwärmte Porcellanschale gegossen und nach eintägigem Stehen die
entstandene Krystallmasse auf ein gefeuchtetes Colatorium gebracht, ausgedrückt, dann
mit einem gleichen Volumen eiskaltem Wasser gemischt und nun wieder ausgedrückt,
schliesslich zerzupft an einem lauwarmen Orte getrocknet. Da Zimmtsäure erst in
750 Th. kaltem und 50 Th. siedendheissem Wasser löslich ist, so kann die Scheidung
annähernd erreicht werden, wenn man 1 Th. der Zimmtsäure enthaltenden Benzoësäure in 30 Th. siedendem Wasser löst (eine halbe Stunde im vollheissen Wasserbade erhält) und dann durch Leinenzeug colirt. Wird über freier Flamme die Lösung
bewirkt, so sind nur 26 Th. Wasser zu nehmen. Im Colatorium bleibt der grösste
Theil der Zimmtsäure zurück.

Künstliche Benzoësäure. Da die Benzoësäure beim Zeugdruck und der Darstellung vieler Theerfarben eine ausgebreitete Anwendung findet, wird sie in grossen
Mengen aus dem Harne der Pferde und Rinder und aus Benzylchlorid durch Einwirkung der Salpetersäure dargestellt. Im Harne der Herbivoren findet sich Hippursäure (Benzursäure), welche sich durch Einwirkung von Fermenten, Alkalien oder
Säuren unter Beihilfe von Wasser in Benzoësäure und Glykokoll umsetzt. Auch aus

Benzylalkohol, Bittermandelöl (Benzaldehyd), ferner aus den höheren Homologen des Benzols, wie dem Toluol, Xylol, Cumol, Cinnamol etc., sogar aus den Eiweisskörpern lässt sich durch Oxydation Benzoësäure gewinnen.

Harnbenzoësäure. Zur Darstellung derselben wird der Rinder- und Pferdeharn gesammelt, dann, wenn er stark sauer ist, durch Natriumcarbonat nur bis zu gering bleibender saurer Reaction gebracht auf ein halbes oder $1/3$ Volumen abgedampft, einen Tag bei Seite gestellt, filtrirt, mit Salzsäure versetzt, erwärmt und wiederum 24—48 Stunden an einem kalten Orte bei Seite gestellt. Die dann abgeschiedenen Krystalle (Hippursäure) werden abgewaschen und noch feucht mit roher Salzsäure digerirt, 15 Minuten gekocht und bei Seite gestellt. Die nun gesammelten Benzoësäurekrystalle werden durch Behandeln mit Salpetersäure, Thierkohle und durch Umkrystallisiren oder durch Bindung an Kalkerde und Abscheidung durch Salzsäure gereinigt. Ein schwach urinöser Geruch lässt diese Säure leicht von der aus Benzoë dargestellten unterscheiden. Obgleich sie chemisch nicht von letzterer verschieden ist, zeigen doch einige ihrer Salze, auch sie selbst, eine verschiedene Löslichkeit und ein anderes Verhalten gegen Kaliumhypermanganat. Auch bei der fauligen Gährung des Rinder- oder Pferdeharnes geht die Hippursäure in Benzoësäure über. Ein anderes Verfahren ist, den auf ein Viertelvolumen eingedampften Harn mit 10 Proc. seines Gewichtes Kochsalz zu versetzen, wodurch der Hippursäure die Löslichkeit in Wasser entzogen wird. Die in dieser Weise abgeschiedene Hippursäure wird gesammelt, in Salzsäure gekocht etc. Das hierbei in Lösung verbleibende Glykokoll findet ebenfalls technische Verwendung. Die gebildete Benzoësäure scheidet in Krystallen aus.

Naphtalin-Benzoësäure. Die Darstellung aus Phtalsäure wurde von der Firma LAURENT & CASTELHAZ in Paris im Grossen betrieben. Naphtalin, ein wenig verwerthetes Produkt der trockenen Destillation aus fossilen Vegetabilien, wird durch Behandeln mit Salpetersäure in Phtalsäure übergeführt, diese Säure an Kalk gebunden, das Calciumphtalat mit einem gleichen Mol. Calciumhydroxyd (Kalkhydrat) gemengt und bei Luftabschluss einige Stunden auf 330—350° erhitzt, bei welcher Temperatur es in Benzoat (benzoësaures Calcium) und Carbonat (kohlensaures Calcium) zerfällt.

Toluol-Benzoësäure, Acidum benzoïcum e toluolo, wurde von HOFMANN zuerst dargestellt, indem er Toluol mit Kaliumchromat und Schwefelsäure behandelte. Durch Einleiten von Chlor in siedendes Toluol (Methylbenzol, $C_6H_5 . CH_3$) entsteht Benzylchlorid ($C_6H_5 . CH_2Cl$), welches in folgender Weise in Benzoësäure umgesetzt werden kann:

Darstellung aus Benzylchlorid oder Benzylchlorür (C_7H_7Cl oder $C_6H_5 . CH_2 . Cl$). PETRI lässt 100 Th. desselben mit 300 Th. Salpetersäure von 1,33 spec. Gew. und 200 Th. Wasser 10 Stunden hindurch am Rückflusskühler kochen, bis der Geruch nach Bittermandelöl und Benzylchlorid verschwunden ist und die Flüssigkeit erkaltet zu einer krystallinischen öltropfenfreien Masse erstarrt. Diese letztere liefert durch Umkrystallisiren Benzoësäure.

Wird mehrere Tage hindurch ein Strom entwässerter Kohlensäure in ein 70—80° C. warmes Gemenge von Benzol und Aluminiumchlorid geleitet, wobei etwas HCl entweicht, hierauf das Gemenge mit Wasser vermischt, geschüttelt, zum Absetzen beiseite gestellt, die obere Schicht beseitigt, die untere aber durch ein feuchtes Filter gegossen, das Filtrat mit Schwefligsäure versetzt, durchschüttelt und schliesslich mit Aether ausgeschüttelt, so löst derselbe Benzoësäure, welche er beim Verdampfen als Rückstand hinterlässt.

Theorie. Die Benzoësäure findet sich fertig gebildet im Benzoëharze, in sehr geringer Menge frei, in grösster Menge in Aetherverbindungen (z. B. als Benzoësäure-Benzyläther), welche zum Theil durch Einwirkung der Hitze in Benzylalkohol und analoge Alkohole und Benzoësäure zerlegt werden. In einigen Benzoëarten sind die Benzoësäure und deren Aetherverbindungen von der Zimmtsäure und deren Aetherverbindungen begleitet.

Die Benzoësäure gehört als Abkömmling des Benzols (C_6H_6) den aromatischen Säuren an, deren elementare Zusammensetzung also von einem aus 6 Atomen Kohlenstoff bestehenden Kern ausgeht. Sind die 6 damit verbundenen Affinitäten durch Wasserstoff gesättigt, so liegt nur die Verbindung C_6H_6, das Benzol, vor. Wird Benzoësäure mit Kalk erhitzt, so zerfällt sie auch in Benzol und Kohlensäure, denn in der Benzoësäure als Monocarboxylsäure ist ein Atom Wasserstoff durch den Reactionsrest oder die Carboxylgruppe COOH vertreten. Daher lautet ihre Formel $C_7H_6O_2 = C_6H_5 . COOH$. Die Phtalsäure geht mit Kalk erhitzt (bei 300°) zuerst in Benzoësäure und stärker erhitzt in Benzol über. Die Phtalsäure ist nämlich auch eine aromatische Säure, aber eine Dicarboxylsäure, weil 2 Atome Wasserstoff durch 2 Molecüle COOH ersetzt sind, und ihre Formel lautet: $C_8H_6O_4 = C_6H_4{<}{COOH \atop COOH}$ oder $C_6H_4 (COOH)_2$. Sie entsteht durch Oxydation des Naphthalins ($C_{10}H_8$), eines Bestandtheiles des Theeres. Eine Tricarboxylsäure ist die Trimesinsäure $= C_6H_3 (COOH)_3$. Dieselbe Formel haben Trimellithsäure und Hemimellithsäure. Beim Erhitzen dieser Säuren mit Kalkerde gehen sie zuerst in Phtalsäure, dann in Benzoësäure und schliesslich in Benzol über unter gleichzeitiger Bildung von Kohlensäure. Die Mellith- oder Honigsteinsäure ist eine Hexacarboxylsäure $= C_6 (COOH)_6$, weil in derselben alle 6 Atome Wasserstoff des Benzols durch 6 Mol. COOH ersetzt sind.

Die künstliche Darstellung der Benzoësäure ist eine vielartige. Im Allgemeinen entsteht sie aus einem dem Benzol entstammenden, also einem aromatischen Alkohol, dem Benzylalkohol (C_7H_8O oder $C_6H_5 . CH_2 . OH$), welcher unter Sauerstoffaufnahme und unter Verlust des Hydroxyls in Benzaldehyd ($C_6H_5 . COH$) übergeht, welcher letzterer unter Aufnahme von· weiterem Sauerstoff zu Benzoësäure ($C_6H_5 . COOH$) wird. Wir finden hier also eine Parallele zu der Bildung der Essigsäure aus dem Aethylalkohol.

Aethylalkohol   Aethylaldehyd   Essigsäure

Aus $CH_3 . CH_2 . OH$ entsteht $CH_3{-}CO . H$ und hieraus $CH_3{-}CO . OH$ (od. $C_2H_4O_2$)

„ $C_6H_5 . CH_2 . OH$ „ $C_6H_5{-}COH$ „   „ $C_6H_5{-}CO . OH$ (od. $C_7H_6O_2$)

Benzylalkohol   Benzaldehyd   Benzoësäure

Benzylalkohol ist ein aromatischer Alkohol, entstanden durch Substitution von Wasserstoff der in den Benzolkern eintretenden Alkoholradicale durch die Hydroxylgruppe OH. In chemischer Beziehung gleichen sie also, wie wir aus vorstehender Gleichung ersehen, den Alkoholen der Fettreihe. Benzylalkohol ist eine farblose ölige, bei 207^0 siedende, in Wasser nicht lösliche Flüssigkeit, welche durch Oxydation zunächst in Benzaldehyd (Bittermandelöl) und dann in Benzoësäure übergeführt wird.

Beim Erhitzen mit conc. Aetzkalilauge zerfällt er in Toluol (Methylbenzol) und Benzoësäure.

Benzylalkohol   Kali   Toluol   Wasser   Kaliumbenzoat

$3[C_6H_5 . CH_2 . OH] + KOH = 2[C_6H_5 . CH_3] + H_2O + C_6H_5 . COOK$

Benzylalkohol entsteht auch neben Benzoësäure aus dem Benzaldehyd durch nascirenden Wasserstoff oder durch Erhitzen in weingeistiger Kalilauge.

Benzaldehyd   Kali   Kaliumbenzoat   Benzylalkohol

$2[C_6H_5 . COH] + KOH = C_6H_5 . COOK + C_6H_5 . CH_2 . OH$

Benzaldehyd geht also durch Oxydation in Benzoësäure, durch Reduction jedoch in Benzylalkohol über. Die Benzoësäure ist, wie schon erwähnt wurde, eine der Benzolreihe angehörende Carboxylsäure oder Carbonsäure, welche gleich wie die Säuren der Fettreihe die Carboxylgruppe CO . OH oder COOH einschliesst. Diese Gruppe substituirt direct Wasserstoff im Benzolkern. Die aromatischen Säuren entstehen durch Oxydation der entsprechenden Alkohole und Aldehyde, dann durch Oxydation der höheren Homologen des Benzols; z. B. liefert Toluol ($C_6H_5 . CH_3$) durch Oxydation mittelst Salpetersäure Benzoësäure ($C_6H_5 . COOH$); Benzonitril ($C_6H_5 . CN$) $+ 2H_2O$ liefert Ammoniumbenzoat $= C_6H_5 . COOH + NH_3$. Durch Schmelzen des Benzolsulfosäure-Natrium mit ameisensaurem Alkali (Natriumformiat) entstehen Benzoësäure und Natriumsulfit.

Benzolsulfosaures Natrium   Natriumformiat   Benzoësäure   Natriumsulfit.

$C_6H_5 . SO_2ONa + H . COONa = C_6H_5 . COOH + Na_2SO_3$

Höhere Homologe des Benzols entstehen bei Einwirkung von Alkoholhaloïden auf Benzolkohlenwasserstoffe im Contact mit Aluminiumchlorid (Al_2Cl_6), welches letztere durch Zinkchlorid, Ferrichlorid etc. vertreten werden kann. Wird Kohlensäure (CO_2) durch ein Gemisch von Benzol (C_6H_6) und Al_2Cl_6 hindurchgeleitet, so bildet sich unter Entweichen von Salzsäure (HCl) Benzoësäure nach der Gleichung: $C_6H_6 + CO_2 = C_6H_5 . COOH$ oder

$$C_6H_6 + Al_2Cl_6 + CO_2 + H_2O = C_6H_5Al_2Cl_5 + CO_2 + HCl + H_2O = C_6H_5 . COOH + Al_2Cl_5(OH).$$

Bei der Bildung der Benzoësäure aus der Hippursäure (oder Benzoylglycocoll) wird letztere mit concentrirter Salzsäure gekocht und unter Wasseraufnahme spaltet sich die Hippursäure in Benzoësäure, welche in Krystallen ausscheidet, und in salzsaures Glycocoll, welches in Lösung verbleibt

Hippursäure   Salzsäure   Wasser   salzs. Glycocoll   Benzoësäure

$\begin{array}{l} CH_2 . NH . C_7H_5O \\ | \\ CO . OH \end{array} + HCl + H_2O = \begin{array}{l} CH_2 . NH_2 . HCl \\ | \\ CO . OH \end{array} + C_7H_6O_2$ (od. $C_6H_5 . COOH$)

Wird das salzsaure Glycocoll mit Bleihydroxyd behandelt, so bildet sich unlösliches Bleioxychlorid und freies in Lösung bleibendes Glycocoll (Leimsüss, Leimzucker, Amidoessigsäure). Letzteres krystallisirt, ist geruchlos, schmeckt süss und schmilzt bei 170°. Es ist in Weingeist, Aether, Chloroform nicht löslich, auch ist es nicht gährungsfähig.

Die die Benzoësäure in den Harzen begleitende Zimmtsäure entsteht der ersteren gleichlaufend durch Oxydation aus Zimmtalkohol oder Cinnamylalkohol.

Cinnamylalkohol

$$\text{Aus } C_6H_5 . CH = CH\text{—}CH_2 . OH \text{ oder } C_6H_5 . C_3H_4 . OH \text{ entsteht}$$

Zimmtaldehyd (Phenylacroleïn)   Zimmtsäure (Phenylacrylsäure)

$$C_6H_5\text{—}CH = CH\text{—}COH \text{ und hieraus } C_6H_5 . CH = CH . COOH$$

Das Styracin ist ein Zimmtsäureäther, aus welchem durch Alkali Cinnamylalkohol abgeschieden wird. Dieser hyacinthenartig riechende Alkohol bildet Krystallnadeln, bei 33° schmelzend, bei 250° siedend. Bei gemässigter Oxydation liefert er Zimmtsäure, bei energischer Oxydation aber Benzoësäure. Im Contact mit Platinschwarz, mit Luft geht er in Zimmtaldehyd über. Dieser Aldehyd bildet die Hauptmenge des Zimmtcassienöls. Die Zimmtsäure findet sich fertig gebildet in Perubalsam, Tolubalsam, einigen Benzoëarten, in grösster Menge aber im Storax, in welchem auch Styrol (oder Cinnamol, C_8H_8 oder $C_6H_5\text{—}CH = CH_2$) und Zimmtsäurecinnamyläther nebst freier Zimmtsäure vertreten sind.

Die Zimmtsäure wird durch Oxydation (z. B. durch Kochen in verdünnter Salpetersäure) in Benzoësäure übergeführt, mit Kalk aber erhitzt zerfällt sie in Kohlensäure und Styrol (Cinnamol), während Benzoësäure unter denselben Verhältnissen in Kohlensäure und Benzol zerfällt. Zimmtsäure mit Aetzkali zusammengeschmolzen liefert Benzoësäure und Essigsäure.

Zimmtsäure ist in 700 Th. kaltem Wasser löslich und giebt mit Ferrichlorid einen gelben Niederschlag. Sie wird bei der Darstellung des künstlichen Indigos verwendet.

Die Chinasäure, welche sich an Alkaloïde gebunden in der Chinarinde vorfindet, auch im Heidelbeerkraut und im Kaffeesamen angetroffen wird, ist ein Additions-Derivat der Benzolreihe von der Formel $C_7H_{12}O_6 = C_6H_7 . (OH)_4 . COOH$. Der trocknen Destillation unterworfen, geht sie in Hydrochinon, Brenzcatechin, Benzoësäure etc. über. Durch Jodwasserstoff wird sie in Benzoësäure verwandelt, nach der Gleichung:

Chinasäure   Jodwasserstoff   Benzoësäure   Wasser   Jod

$$C_6H_7 \genfrac{}{}{0pt}{}{(OH)_4}{COOH} \quad + \quad 2HJ \quad = \quad C_6H_5 . COOH \quad + \quad 4H_2O \quad + \quad J_2$$

Eigenschaften der officinellen sublimirten Benzoësäure. Diese stellt ein lockeres Haufwerk aus mehr oder weniger langen, zarten, weichen, biegsamen, sehr weissen, weissen oder gelblichweissen bis gelbbraunen, atlasglänzenden, nadelförmigen Krystallen bestehend dar. Sie sind von kratzendscharfem, mässig saurem Geschmack und schwachem angenehmem Vanillegeruch, welcher von einem die Masse der Krystalle durchdringenden flüchtigen Oele (Benzoësäureäther) herrührt. Die Krystalle sind deshalb, wenn dieses Oel in grösserer Menge anhängt und es bei einer Sublimationswärme bei 200° entstand, nicht immer weiss oder gelblichweiss, sondern gelblich bis bräunlich gefärbt, welche Farbe unter Einfluss von Licht und Luft dunkler wird und selbst in Braun übergeht. Dieser Umstand macht übrigens die Benzoësäure nicht verwerflich. Die sublimirte weisse Benzoësäure nimmt bei längerer Aufbewahrung gewöhnlich einen blassgelblichen Farbenton an.

Die Löslichkeit in Wasser normirt die Ph. zu $^1/_{372}$. Wahrscheinlich lag dem Experimentator eine Säure vor, welche starke Spuren Zimmtsäure enthielt. Bei 15° C. wurde 1 Th. der weissen sublimirten Säure in annähernd 350 Th., bei 18° in 300 Th. und bei 20° in 270 Th. Wasser löslich. Die Löslichkeit der Harn-Benzoësäure ist eine etwas grössere, so dass die erwähnten Wassermengen zu 320—270—230 Th. zur Lösung ausreichen. Eine zimmtsäurehaltige Säure erfordert grössere Wassermengen zur Lösung. Wenn man z. B. 0,1 g der Säure in 35 ccm Wassser löst, die Lösung einen halben Tag bei 15—18° C. stehen lässt und dann in der Lösung kleine Krystalle abgeschieden antrifft, so ist Zimmtsäure wahrscheinlich gegenwärtig. Die Lösung der sublimirten Säure ist, wenn nöthig, noch warm zu filtriren und dann zur Seite zu stellen, um sie nach Verlauf eines Tages zu beobachten.

Beim Erhitzen einer kleinen Portion (circa 0,1 g) in einem kurzen Reagir-cylinder schmilzt (bei 122 °) die sublimirte weisse oder weissliche Säure zu einer klaren farblosen oder gelblichen Flüssigkeit, welche an der Wandung des Gefässes aufsteigt und in Dampf, der sich oberwärts im Cylinder krystallinisch ansetzt, übergeht. Die gelbliche Benzoësäure hinterlässt schliesslich einen braunen unbedeutenden Rückstand. Erhitzt man die Säure im Platin- oder Silberlöffel über der Weingeistflamme, so fängt der Dampf leicht Feuer und brennt mit stark russender Flamme, ohne einen Rückstand zu hinterlassen, eine gelbe bis bräunliche Säure hinterlässt immer nur einen unbedeutenden Rückstand.

Eine Eigenschaft oder Reaction, durch welche sich die aus Benzoë sublimirte Säure von den maskirten Benzoëblumen unterscheiden lässt, hat die Pharmakopoe nicht angegeben. Die Reaction mit Kaliumhypermanganat, welche die Ph. angiebt, ist ohne Werth, denn gerade einige besonders hergestellte maskirte Benzoëblumen verhielten sich den Anforderungen der Pharmakopoe gemäss und zu verschiedenen Zeiten bereitete Benzoëblumen ergaben in dieser Probe ein völlig verschiedenes Verhalten.

Es ist eine besondere Eigenthümlichkeit der aus Benzoëharz sublimirten Säure von einem ätherartigen Oele durchtränkt zu sein, wahrscheinlich aus dem Grunde, dass sich die Benzoësäure im Harze in einer durch Hitze zersetzbaren Aetherverbindung befindet. Mischt man reine oder künstliche Benzoësäure mit dem Benzoëharze und sublimirt, so verwandelt sich diese freie Säure in Dampf ohne das Aethereum zu binden, obgleich sie Benzoëgeruch erkennen lässt. Letzterer hat nur seinen Grund in der geringen beigemischten Menge sublimirter Harzbenzoësäure. Wenn man diese maskirte Säure in Wasser löst und die erkaltete Lösung mit Kaliumhypermanganat tingirt, so wird das Violett der Flüssigkeit erst im Verlaufe mehrerer Minuten in Braun verändert, während die sublimirte natürliche Säure, die mit Aethereum durchtränkte diese Farbenänderung schon im Verlaufe von höchstens $1^{1}/_{2}$ Minuten, in einer Wärme von 50—100 ° aber sofort vollzieht. Eine viel künstliche Säure enthaltende sublimirte Harzbenzoësäure ist also mit dieser Probe, aber auch noch mit anderen unter Prüfung (1 u. 4) angeführten Proben zu erkennen.

Eigenschaften der reinen präcipitirten Benzoësäure. Diese bildet farblose weisse atlasglänzende Plättchen oder Nadeln, von schwach saurem Geschmack und ohne Geruch. Sie schmilzt bei 121 ° zu einer farblosen Flüssigkeit, siedet bei 250 °, ist aber auch in der Siedehitze des Wassers flüchtig, in dieser Wärme langsam sublimirend. Sie verflüchtigt sich auch mit den Wasserdämpfen aus ihrer siedenden wässrigen Lösung. 1 Th. der Säure erfordert zu seiner Lösung circa 600 Th. Wasser von 0 °, 400 Th. Wasser von 10 °, 333,3 Th. Wasser von 15 ° und 250 Th. Wasser von 20 ° C. Von siedendem Wasser erfordert sie 20 Th., von kaltem 90-proc. Weingeist 2,5 Th., von siedendem 1 Th., von kaltem absolutem Weingeist 2,2 Th., vom Aether 2,5 Th., vom Chloroform 7,5 Th., vom Benzol 8 Th. Sie ist auch in Schwefelkohlenstoff, Amylalkohol, Petrolbenzin und Petroläther, sowie in den ätherischen und fetten Oelen löslich. In den Dampf dieser Lösungsmittel geht auch Benzoësäure in geringer Menge über. Verdünnte Salpetersäure, Chromsäure und andere mässige Oxydationsmittel sind selbst in der Wärme ohne Wirkung auf die Benzoësäure (zum Unterschiede von der Zimmtsäure, welche dadurch in Benzaldehyd oder Bittermandelöl übergeführt wird). Die Benzoësäuredämpfe reizen stark zum Husten.
Concentrirte Schwefelsäure löst die Benzoësäure selbst bei Digestionswärme farblos auf, welche Lösung auf Zusatz von einem 5-fachen Vol. kaltem Wasser Benzoësäure in Krystallen abscheidet. Rauchende Schwefelsäure bildet damit Benzoëschwefelsäure. Aus der wässrigen gesättigten Benzoësäurelösung fällt Ferrichlorid röthlich gelbes Ferribenzoat. Aus der neutralen Lösung der Benzoësäure in Aetz-

ammon fällt Ferrichlorid dasselbe Benzoat. Setzt man dann Salzsäure im Ueberschuss hinzu, so löst diese das Eisen und Benzoësäure wird in weissen Krystallen abgeschieden, welche auf Zusatz von Aether beim Umschütteln verschwinden, indem sie in den Aether in Lösung übergehen. Beim Erhitzen der Benzoësäure mit überschüssigem Aetzkalk zerfällt sie in Benzol (C_6H_6) und Kohlensäure (CO_2) nach der Gleichung $C_6H_5 . COOH + CaO = C_6H_6 + CaCO_3$.

Die Harnbenzoësäure ist seltener total rein, hat einen Geruch nach Pferdeschweiss oder Harn und enthält gewöhnlich Stickstoff, so dass sie beim Erhitzen mit überschüssiger Kalilauge Ammongas ausgiebt. Der Harnbenzoësäure giebt man in der Farbenfabrikation den Vorzug.

Toluol-Benzoësäure, Benzoësäure aus Toluénchlorid, enthält mitunter Spuren Chlor, Schwefelsäure, Ammon, Blausäure. Durch den Geruch nach Blausäure macht sie sich kenntlich. Die aus ihr dargestellten Benzoate werden von vielen Aerzten vorgezogen, weil sie eine kräftigere antipyretische Wirkung erkennen lassen.

Eine völlig reine künstliche Benzoësäure unterscheidet sich in keiner Weise von der reinen Harzbenzoësäure.

Prüfung. Diese erstreckt sich in erster Linie zur Unterscheidung der aus Benzoë sublimirten Benzoësäure von der maskirten. Letzterer haftet meist weniger des ätherartigen Oeles oder Harzstoffes an als ersterer und dann sind die Krystallmassen der maskirten Säure von jenem Oele nicht durchdrungen. Nach der physikalischen Musterung, welche 0,5—2,5 cm lange, spiess- oder nadelförmige Krystalle und einen vanilleartigen Geruch fordert, geht man zur chemischen Prüfung über und zwar bei dem Präparate, welches farblos ist, denn gelbliche oder bräunliche Krystalle dürften wohl immer echte sublimirte Harz-Benzoësäure sein. Dass die Ph. nur gelbliche bis gelblichbraune Benzoëblumen als officinelle anerkennt, beruht nur auf Mangel an Praxis, denn $^4/_5$ der zuerst aus Harz sublimirenden Benzoësäure sind rein weiss und ers† bei bedeutend verstärkter Hitze treten gelbliche und stärker gefärbte Krystalle auf. Mitunter, aber immer nur selten, kommt eine Benzoë vor, welche wenig weisses und mehr gelbliches Sublimat liefert.

1. In einen Reagircylinder giebt man circa 0,05 g der farblosen Krystalle und 2—3 ccm Aetznatronlauge von 1,160 spec. Gew. Unter sanftem Schütteln entsteht eine blassgelbliche bis gelbe und etwas trübe Lösung, welche unter mässigem Erwärmen etwas dunkler und klar wird. Tritt keine gelbe Färbung auf, ist die Flüssigkeit vielmehr farblos oder nur blassgelblich und auch nicht trübe, so liegen im ersteren Falle stark maskirte, im anderen Falle mässig maskirte Benzoëblumen vor. Setzt man nun zur warmen Lösung 3—4 Tropfen Silberlösung, so erfolgt ein dunkel- oder moosgrüner Niederschlag, bei den maskirten Blumen aber ein hellgrauer. Wird nun Aetzammon im Ueberschuss (2—3 ccm) hinzugesetzt und geschüttelt, so erfolgt eine grünliche oder grüne Lösung, bei den maskirten Blumen aber eine nicht oder kaum gefärbte, infolge herumschwimmender Silberoxydpartikel vielleicht etwas graue, doch durchsichtige Flüssigkeit.

Es schliesst die sublimirte Harzbenzoësäure in völlig farblosen Krystallen immer mehr Empyreuma ein, als die maskirte und deshalb ist letztere leicht zu erkennen. Eine andere, aber sehr vorsichtig auszuführende Probe auf echte Benzoëblumen ist folgende: 0,1 g der Säure wird in einem Reagircylinder mit circa 3 ccm Aetzammon übergossen und aufgekocht. Dann setzt man circa 5 Tropfen Silbernitratlösung hinzu und nun soviel Salzsäure, dass Ammon noch im geringen Ueberschuss verbleibt oder bis eine starke Trübung eintritt. Der Niederschlag ist in der sublimirten Harzbenzoësäure-Flüssigkeit weissgelblich bis gelb, in der stark maskirten Säure aber rein weiss. Die kalte Lösung der echten Benzoëblumen in Aetzammon ist gelb oder gelblich und trübe, die Lösung der stark maskirten Blumen weniger gelblich und fast klar. Eine weitere exacte Probe ist sub 4 angegeben.

2. Die gesättigte wässrige kalte Lösung mit Silbernitrat und Baryumnitrat versetzt, darf nicht im geringsten getrübt werden, im anderen Falle liegen künstliche Säure oder maskirte Benzoëblumen und Verunreinigungen mit Chlor und Schwefelsäure vor.

3. Prüfung auf Ammongehalt wie unten zur Unterscheidung und Erkennung der verschiedenen Benzoësäuren angegeben ist. Ein Ammongehalt deutet auf künstliche Säure oder maskirte Benzoëblumen.

4. Circa 0,1 g der Säure, mit 4 ccm conc. Schwefelsäure übergossen und agitirt, ergiebt eine gelbe oder gelbliche Lösung, welche bis auf circa 150⁰ erhitzt braun wird. Stark maskirte Säure giebt mit der Schwefelsäure gewöhnlich eine völlig farblose oder kaum gelbliche Lösung, welche auf circa 150⁰ C. erhitzt farblos bleibt oder nur einen gelben Farbenton annimmt. Wird sie beim Erhitzen dunkelbraun bis schwarz, so kann Hippursäure als Verunreinigung und Zucker als Verfälschung vorliegen.

5. Von der kalten gesättigten wässrigen Lösung der sublimirten Benzoësäure werden 10 ccm mit circa 10 Tropfen der Kaliumhypermanganatlösung versetzt und gemischt. Es muss im Verlaufe von $1^1/_2$ Minuten die rothviolette Farbe in Rothbraun und Braun übergehen. Wird die Säure-Lösung auf 70—100⁰ C. erhitzt und mit dem Hypermanganat versetzt, so muss das Rothviolett sofort in Braun übergehen. Der Zeitraum einer halben Secunde ist hier selbst unzulässig. Dauert die Umwandlung des Violetts in Braun im erstern Experiment 2 und mehr Minuten, im zweiten 1 oder mehr Secunden, so liegen mehr oder weniger maskirte Benzoëblumen vor. Bei der präcipitirten reinen Benzoësäure verlaufen 4—8 Minuten, ehe das Violett gestört und zersört wird.

Die Reaction mit Kaliumhypermanganat, welche die Pharmakopoe recipirt hat, ist ohne allen Werth, denn verschieden maskirte Benzoëblumen ergaben mit echten verglichen in den meisten Fällen ein gleiches Verhalten und die Entfärbung war bei den Spuren Zimmtsäure enthaltenden Benzoëblumen immer am schnellsten eingetreten oder es war in dem einen Falle vollständige Entfärbung so wohl des Wassers wie der ausgeschiedenen Krystalle früher oder später eingetreten oder die ausgeschiedenen Krystalle waren von einem rothbraunen Bodensatz umgeben. Temperatur, selbst der Einfluss von Licht und Schatten machte sich in den verschiedenen Proben verschieden bemerkbar. Am dunklen Orte waren die Mischungen durch ihre ganze Masse noch nach 15 Stunden braun gefärbt, während gleiche Mischungen derselben Benzoëblumen im gebrochenen Tageslichte erst nach 11 Stunden eine obere klare schwach gelbliche Wasserschicht über braunen Bodensatz erkennen liess. Das letztere Verhalten trat im theilweise sonnigen Lichte schon in 4 Stunden ein.

Folgende Probe kann vielleicht auch zur Erkennung der sublimirten echten Säure dienen. 0,1 g der Säure werden in circa 6 ccm Wasser unter Aufkochen gelöst, die Lösung wird dann bis auf 35—36 ccm mit Wasser aufgefüllt, fast erkaltet mit 16 Tropfen der Permanganatlösung (1 : 200) vermischt und an einen Ort mit gebrochenem Tageslichte gestellt. Wenn nach Verlauf von zwei Tagen die Flüssigkeit noch durchweg gefärbt (braunrothbraun, braungelb) ist, so liegt maskirte Säure vor. Die echte sublimirte bildet eine klare fast farblose Flüssigkeitsschicht mit geringen braunen Bodensatz. Damit ist aber nicht behauptet, dass auch eine maskirte Säure sich nicht ebenso verhalten könne. Die Reaction der Ph. passt nur zur gelben Benzoësäure.

6. Die Reaction auf eine Verunreinigung mit Zimmtsäure erfordert circa 0,25 g der Benzoësäure, welche mit gleichviel Kaliumhypermanganat und 2,5 ccm Wasser in einen kurzen Reagircylinder gegeben und unter sanfter

Agitation gelind erwärmt wird. Nachdem der verkorkte Cylinder 15—20 Minuten beiseite gestellt ist, prüft man mit dem Geruchssinn. Spuren Zimmtsäure bleiben bei schwachem Geruchssinn natürlich unerkennbar. Dieselben beeinträchtigen übrigens den arzneilichen Werth der Benzoësäure nicht.

7. **Identitätsreactionen** sind die Prüfung der Löslichkeit in Wasser, die Fällung mit Ferrichlorid und die völlige Flüchtigkeit beim Erhitzen. Erstere erfordert die Abwägung von zweimal 0,2 g, welche in einem Kölbchen oder Reagircylinder über der Weingeistflamme in 20 ccm Wasser gelöst und dann die eine Lösung mit 40 ccm, die andere mit 55 ccm Wasser verdünnt werden. Beide Lösungen stellt man einen Tag an einen Ort von 15—16° C. Nach dieser Zeit hat die kleinere Lösung einige kleine Krystalle ausgeschieden, während die grössere solche nicht ausgeschieden haben darf, im anderen Falle ist die Säure wahrscheinlich nicht von Zimmtsäure frei. Auf diese Weise erkennt man selbst Spuren **Zimmtsäure**.

Die vorher gewonnene gesättigte Säurelösung wird filtrirt und 5—6 ccm mit 3 Tropfen Ferrichloridlösung versetzt. Sie bildet durchschüttelt eine völlig trübe röthlichgelbe oder chamoisfarbene Flüssigkeit (**Zimmtsäure** bildet einen rein gelben Niederschlag, **Salicylsäure** eine intensiv violette Färbung).

8. Eine weitere Identitätsreaction ist die **Auflöslichkeit** in **Benzol**, **Aether**, **Chloroform**, welche Flüssigkeiten auch die meisten Verfälschungen ungelöst lassen. Man giebt circa 0,2 g der Säure in ein trocknes Reagirglas und übergiesst mit circa 2—3 ccm Aether oder Chloroform. Es findet schnell Lösung statt, welche in Folge eines geringen Feuchtigkeitsgehaltes der Säure etwas trübe sein kann, an deren Grunde wie Oberfläche sich aber keine Abscheidungen ansammeln dürfen, wie **Hippursäure**, **Oxalsäure**, **Kalkbenzoat**, **Gypskrystalle**, **Borsäure**, **Zucker**, **Tartrate**, **Asbest**.

9. Ferner verhält sich die präcipitirte und auch sublimirte Benzoësäure in alkalischer Lösung völlig indifferent gegen ammoniakalische **Silberlösung**, **kalische Kupferlösung** und **Kaliumwismuthtartrat**.

10. Schliesslich in einem Porcellanschälchen in kleiner Menge erhitzt, ist die Benzoësäure **völlig flüchtig** und nur die sublimirte gelbliche oder gelbe Säure hinterlässt einen leisen Anflug oder eine unwägbare Spur einer braunen bis schwarzen Substanz. **Hippursäure**, **Salicylsäure** und **Zucker** hinterlassen immer kohlige Massen. Auf Platinblech behutsam erhitzt, schmilzt die Säure, ein farbloses oder gelbliches Fluidum bildend (eine rothe Färbung deutet auf **Hippursäure**, eine gelbe auch wohl auf **Salicylsäure**) und stärker erhitzt verwandelt sie sich in leicht entzündliche Dämpfe und verbrennt mit russender Flamme ohne Rückstand. Die gelbe sublimirte Säure hinterlässt also immer einen Anflug kohliger Substanz. (Eine grünliche Flamme deutet auf eine Verfälschung mit **Borsäure**, welche auch zum Theil als glasiger Rückstand hinterbleibt. Ein kohliger Rückstand kann auch von **Hippursäure** herrühren, wenn eine farblose sublimirte Benzoësäure zum Experiment verwendet wurde, oder der Rückstand eine etwas grössere Menge bildet.)

11. **Unterscheidung und Erkennung der künstlichen Benzoësäuren.** Sind diese Säuren völlig rein, so sind sie von der reinen Harzbenzoësäure nicht zu unterscheiden. Im anderen Falle verräth sich die Harnbenzoësäure durch den eigenthümlichen Pferdeschweissgeruch. Ferner sind die künstlichen Säuren häufig nicht frei von Stickstoff oder Ammon oder Blausäuregeruch und auch hängen den Krystallen oft Spuren Chlor oder Schwefelsäure an. Die **Prüfung auf Ammon** ist in folgender Weise auszuführen. Man löst in einem weiten Reagircylinder 0,2 g der Säure in 3—3,5 ccm conc. Aetznatronlauge und 2—3 ccm Weingeist, erhitzt unter Agitation fast bis zum

Aufkochen und nähert dem Niveau der heissen Flüssigkeit mittelst Glasstabes einen Tropfen einer 12,5-proc. Salzsäure. Tritt an dem Tropfen eine Dampfwolke auf, so liegt höchst wahrscheinlich eine künstliche Säure vor.

Die Prüfung der sublimirten Harzbenzoësäure erfordert die Reactionen sub 1, 4, 5 und 8. Wenn sich hiernach das Präparat als ein gutes erweist, so ist es auch bei guter äusserer Beschaffenheit die officinelle sublimirte Harzbenzoësäure, wie sie oben näher beschrieben ist. Diese Prüfungen haben, wie schon bemerkt ist, nur einen Werth bei der rein weissen farblosen sublimirten Benzoësäure, denn die gelbliche dürfte wohl immer eine echte sein.

Aufbewahrung. Die aus dem Benzoëharze direct sublimirte und officinelle Benzoësäure bewahrt man an einem nicht warmen Orte in gut verschlossenen Gläsern mit weiter Oeffnung vor Licht geschützt auf, weil das der Säure anhängende Oel sich unter Licht- und Lufteinfluss unter Aufnahme von Sauerstoff bräunt und auch zum Theil von den Säurekrystallen sondert.

Kritik. Die Pharmakopoe fordert gelbliche bis gelblichbraune Plättchen (Lamellen) oder nadelförmige Krystalle. Dass die Verf. der Ph. bei der Sublimation kein farbloses oder rein weisses Sublimat erhalten haben sollten, muss Erstaunen erregen. Bei fractionirter Sublimation behufs völliger Erschöpfung der Benzoë ist das erste Sublimat gewöhnlich schön weiss. Einen zugleich empyreumatischen Geruch lässt die Benzoësäure nur aus der dritten oder vierten Sublimationsfraction wahrnehmen. Eine solche Säure hätte man nicht zulassen sollen, denn die angenehmer riechende Säure verdient unbestritten den Vorzug, während die empyreumatisch riechende in Sonderheit nervösen Frauen äusserst widerlich ist. — Die Ph. bezeichnet den Niederschlag mit Ferrichlorid bräunlich gelb, obgleich derselbe röthlich-gelb oder chamoisfarben ist. — Schliesslich ist, wie schon an anderer Stelle bemerkt wurde, die Reaction mit Kaliumhypermanganatlösung eine ziemlich werthlose. — Dass dieser Benzoësäure-Artikel der Pharmakopoe aus der Hand eines Praktikers hervorgegangen sein sollte — dazu fehlt uns der Glaube Den Verfassern müssen die maskirten Benzoëblumen völlig unbekannt gewesen sein, denn sie erwähnen keine sicher unterscheidende Reaction neben der nur auf gelbe Benzoëblumen passenden Kaliumhypermanganatreaction. Sie mussten daher wegen Mangels unterscheidender Reactionen den Apotheker zu der Darstellung der echten Benzoëblumen verpflichten.

Zu dieser Ansicht wird der Commentator der Ph. gedrängt, doch auch diese Ansicht ist eine nicht zutreffende, denn wie man in den „Vorschlägen" lesen kann, haben HIRSCH, HÖRMANN, KÜBLER, OTTO etc. auf diejenigen Umstände aufmerksam gemacht, welche wir dem Texte der Ph. als Unterlassungssünden anrechnen müssen.

Im lateinischen Texte treffen wir *crystalla acubus similia* an, eine recht unpharmaceutische Ausdrucksweise, denn *acus* bedeutet auch „Stift", „Haarnadel". Wenn auch *acicularis* dem neueren Latein angehört, so hat sich dieses Wort in die chemische und botanische Sprache so eingebürgert, dass es bei der Uebersetzung in die deutsche Sprache keine Zweideutigkeiten zulässt. Ferner wird das *„si tubulo aperto refrigeraveris"* bei Manchem den Glauben erwecken, dass der Bittermandelgeruch bei verschlossenem Reagircylinder nicht zum Vorschein kommen könne, da er das Oeffnen behufs Prüfung durch den Geruch für etwas Selbstverständliches hält.

Dispensation. Wird die sublimirte Benzoësäure in Pulverform verschrieben, so muss sie mit Zucker oder einer anderen Beimischung fein zerrieben werden, ebenso wenn sie in Schüttelmixturen vorgeschrieben ist. Sie vorher in Lösung zu bringen ist unthunlich, weil sie leicht in Krystallen wieder ausscheidet. Soll sie in wässriger Lösung dispensirt werden, so genügt ein geringer Borax- oder Weingeistzusatz, die Löslichkeit in Wasser um ein Mehrfaches zu er- höhen. Schreibt der Arzt **Acidum benzoïcum** vor, so ist auch nur die sublimirte Harzbenzoësäure zu dispensiren.

Anwendung. Die sublimirte Harzbenzoësäure findet nur allein medicini- sche innerliche Anwendung, dagegen wird die billige künstliche Benzoësäure als ein vorzügliches Antizymoticum und Antisepticum viel als äusserliches Heil- mittel, besonders zur Darstellung von Verbandmitteln, in der Technik zur Darstellung von Benzaldehyd für Erzeugung künstlichen Indigos, beim Zeug- druck und bei der Darstellung von Anilinblau und anderen Theerfarben ver- braucht. Die Benzoësäure wird in den thierischen Organismus eingeführt theils in Hippursäure, theils in Bernsteinsäure umgesetzt und als solche durch den Harn abgeschieden (Zimmtsäure erleidet dieselbe Umwandlung). Wenn dieser Vorgang als der Ausgangspunkt der Heilwirkung der Benzoësäure an- genommen wird, so würde es gleichgültig sein, ob sublimirte oder aus wässriger Lösung krystallisirte Säure zur Verwendung kommt, denn die kleine Spur flüchtigen Oels, welches der sublimirten Säure anhängt, ist in Bezug auf die Wirkung anscheinend gegenstandslos. Wie der Versuch ergab, so wird die mit dem Aethereum belastete Säure besser vertragen, auch gern eingenommen. Von anderer Seite wurde behauptet, dass diese Benzoësäure zugleich eine an- genehm belebende Wirkung erkennen lasse, welche nach dem Einnehmen der präcipitirten nicht eintrete.

Früher glaubte man, dass der Uebergang der Benzoësäure in Hippursäure auf Kosten der Harnsäure stattfinde und sich deshalb die Benzoësäure in allen den Krankheiten, welchen eine Ueberhäufung der Harnsäure zum Grunde liegt, heilkräftig erweisen müsse; wie jedoch durch Versuch constatirt ist, wird die Quantität der Harnsäure dadurch nicht verringert. Die Umsetzung der Benzoësäure in Hippursäure soll erst in den Nieren vorsichgehen, indem sie sich unter Verlust von H_2O mit 1 Mol. Glycocoll (Leimzucker) verbindet und Hippursäure (Benzursäure) bildet ($C_7H_6O_2 + C_2H_5NO_2 = H_2O + C_9H_9NO_3$). Nach starker Bewegung findet man die Benzoësäure im Speichel, Harne und dem Schweisse auch in Bernsteinsäure verwandelt vor.

Sublimirte Benzoësäure in den Mund genommen erweckt ein Wärmegefühl und äussert eine gewisse Schärfe im hinteren Theile des Schlundes und im Magen. Ihre Dämpfe erregen eingeathmet heftigen Hustenreiz. In die Ver- dauungswege eingeführt regt sie die Circulation an, bewirkt eine Erhöhung der Temperatur und wird theils unverändert, theils als Hippursäure und als Bernsteinsäure abgeschieden. Eine lösende Wirkung auf Harnsteine und Harn- gries äussert sie nur bei ammoniakalischem Harne, wenn die Concremente aus Phosphaten des Ammonium, Magnesium, Calcium bestehen, denn sie bewirkt neben starkem Schweisse einen **sauren Harn.** Man wendet sie besonders bei stockendem Auswurfe, schleimigem Asthma, chronischem Lungenkatarrh, bei alten Leuten bei Lungenentzündungen mit in Aussicht stehender Lungen- lähmung, bei Hysterie, Bleichsucht, Incontinentia urinae, Urämie etc. an. Sie gilt als Stimulans, Nervinum, Diaphoreticum und Antipyreticum. **Dosis 0,1—** 0,2—0,3 zwei- bis vierstündlich. In Tagesgaben von 4,0—10,0 soll sie sich bei acutem Gelenkrheumatismus da heilend erwiesen haben, wo Salicylsäure nutzlos war. Im Uebrigen ist die Benzoësäure äusserlich angewendet ein Des- inficiens und Antisepticum in einem weit höherem Grade als die Salicylsäure.

Acidum boricum.

Borsäure; Boraxsäure.   Acĭdum borĭcum; Acidum boracĭcum; Acor boracĭcus; Sal sedatīvum Hombergĭi; Sal narcoticum Hombergii.   *Acide borique; Fleurs de borax; Acide du borax.*
Boracic acid.

Farblose, glänzende, schuppenförmige, sich fettig anfühlende Krystalle, in 25 Theilen kalten, in 3 Theilen kochenden Wassers und in 15 Theilen Weingeist, auch in Glycerin löslich, beim Erhitzen schmelzend und eine nach dem Erkalten glasähnliche Masse hinterlassend.

Die wässrige Lösung (1 = 50), mit einer geringen Menge Salzsäure versetzt, färbt gelbes Reagenspapier (Curcumapapier) braun; die Lösung in Weingeist (1 = 16) oder Glycerin (1 = 40) brennt mit grüngesäumter Flamme ab.

Die wässrige Lösung (1 = 50) darf weder durch Schwefelwasserstoffwasser, noch durch Baryumnitrat, noch durch Silbernitrat verändert werden, so auch durch Kaliumsulfocyanid nicht geröthet und auch durch überschüssiges Ammoniak nicht gebläut werden.

Geschichtliches. Obgleich Becher schon 1675 die Borsäure dargestellt zu haben scheint, so gilt doch Wilhelm Homberg, Leibarzt des Herzogs von Orleans und Erfinder des Homberg'schen Phosphors, als der Entdecker (1702). Daher hat die Borsäure auch den Namen *sal sedativum Hombergii* erhalten. Er fand sie, als er Borax und Eisenvitriol destillirte. Der jüngere Geoffroy wies (1732) die Borsäure als einen an Natron gebundenen Bestandtheil im Borax nach und lehrte sie daraus durch Schwefelsäure abscheiden, jedoch erst Bucholz bestimmte 1804 die Menge Schwefelsäure, welche zur Zersetzung des Borax erforderlich ist (1 Th. Schwefelsäure auf 4 Th. Borax).

Vorkommen in der Natur. Die Borsäure findet sich fest als Sassolin (in der Nähe von Siena bei Sasso gegraben), in grösserer Menge gelöst in den heissen Quellen und gasförmig dem Erdboden entsteigend in den Fumarolen in den Toscanischen Maremmen, sowie in einigen Districten Californiens, ferner als Natriumborat im Borax und Tinkal, an Calcium gebunden im Borocalcit, Datolith, Botryolith, an Magnesium und Magnesiumchlorid gebunden im Boracit und Stassfurtit, an Calcium und Natrium gebunden im Boraxkalk (Boronatrocalcit), welcher letzterer sich bei Iquique in Chili, wo auch der Chilisalpeter gegraben wird, in einem grossen Lager findet und von dort nach Europa gebracht und zur Boraxdarstellung verwendet wird.

Darstellung. Die Borsäure für therapeutische Zwecke wird aus dem Borax, Natriumbiborat, abgeschieden und zwar mittelst Salpetersäure, weil bei der Abscheidung durch Schwefelsäure und auch durch Salzsäure die ausscheidende Borsäure kleine Mengen dieser Säuren aufnimmt, welche sich nicht durch Auswaschen mit Wasser und nur durch Erhitzen der Borsäure entfernen lassen. Man löst 10 Th. Borax in 30 Th. kochendheissem destill. Wasser, filtrirt heiss und versetzt die heisse Lösung mit 6 Th. einer Salpetersäure von 1,35 spec. Gew. oder mit 11¾ Th. einer Säure von 1,180 spec. Gew. und stellt einen Tag hindurch an einem sehr kalten Orte bei Seite. Nach dieser Zeit sammelt man den abgeschiedenen Krystallbrei in einem leinenen Colatorium, drückt ihn aus, löst ihn nochmals in 19—20 Th. kochendem destill. Wasser und stellt ihn zur Krystallisation bei Seite. Der nun gesammelte und ausgedrückte Krystallbrei wird in sehr gelinder Wärme getrocknet. Zu diesen Opera-

tionen ist nur ein eisenfreies, also reines destill. Wasser und eine eisenfreie Salpetersäure zu verwenden, im anderen Falle schlagen sich die Eisenoxydtheile auf die zarten
Krystallschuppen nieder und färben sie gelblich. Bei der Darstellung im grösseren
Maassstabe wird in Stelle der Salpetersäure gewöhnlich Salzsäure angewendet und
die abgeschiedene Borsäure bis auf 120—130⁰ C. erhitzt, in welcher Temperatur sich
die anhängenden Salzsäure-Reste verflüchtigen. Um anhängende Schwefelsäure-Reste
zu beseitigen, ist ein Austrocknen der Borsäurekrystalle und ein Erhitzen bis auf
200⁰ C. erforderlich. Aus einer heissen wässrigen Lösung, welche mit Hühnereiweiss
gemischt ist, soll die Borsäure in besonders schönen Lamellen krystallisiren.

Die Darstellung aus der rohen Borsäure des Handels bietet wenig Vortheile,
weil die Verunreinigungen häufig bis auf 25 Proc. hinaufgehen, unter denen Eisenoxyd am schwersten zu beseitigen ist.

Theorie. Die Constitution der Borsäure, wie diese durch Krystallisation aus
ihrer wässrigen Lösung gewonnen wird, entspricht der Formel

$$\begin{matrix} B(OH)_3 \\ oder \\ H_3BO_3 \end{matrix} = B \begin{cases} -OH \\ -OH \\ -OH \end{cases} \begin{matrix} \text{Molekular-} \\ \text{gewicht} \\ = 62. \end{matrix}$$

Sie ist also eine dreibasische Säure. Ihre Salze nennt man Borate. Beim längeren
Erhitzen der krystallisirten Borsäure auf 100⁰ geht sie unter Wasserverlust (H_2O) in
Metaborsäure $HBO_2 = BO — OH$ über. Beim Erhitzen über 150⁰ wird sie zur
Pyroborsäure oder Tetraborsäure, $H_2B_4O_7$. Vier Molecüle Borsäure verlieren
5 Mol. Wasser. $4H_3BO_3$ ergeben $H_2B_4O_7$ und $5H_2O$. Bei Glühhitze verdampft alles
Wasser und anhydrische Borsäure, Borsäureanhydrid, B_2O_3, bleibt als Rückstand.

Borax ist Natriumtetraborat oder tetraborsaures Natrium. Seine Formel
ist daher $Na_2B_4O_7 + 10H_2O$. Nach der dualistischen Theorie galt es als Biborat. Sein
Molekulargewicht ist = 382. Es erfordert zur Zersetzung 2 Mol. Salzsäure oder
Salpetersäure oder 1 Mol. Schwefelsäure, um seinen ganzen Borsäuregehalt frei zu
lassen. Bei Anwendung von Salzsäure entsteht Natriumchlorid, bei Anwendung von
Salpetersäure Natriumnitrat, bei Anwendung von Schwefelsäure Natriumsulfat.

$$\begin{matrix} \text{Natriumtetraborat} & \text{Salzsäure} & \text{Borsäure} & \text{Natriumchlorid} & \text{Wasser} \\ Na_2B_4O_7, 10H_2O & + \quad 2HCl & = 4H_3BO_3 & + \; 2NaCl & + \; 5H_2O \\ Na_2B_4O_7, 10H_2O & + \quad 2HNO_3 & = 4H_3BO_3 & + \; 2NaNO_3 & + \; 5H_2O \\ \text{Borax} & \text{Salpetersäure} & \text{Borsäure} & \text{Natriumnitrat} & \text{Wasser} \end{matrix}$$

Diese Salze sind leicht, die abgeschiedene Borsäure aber schwer in Wasser löslich,
welche Eigenschaften die Trennung der Salze von der Borsäure leicht machen.

Eigenschaften. Die krystallisirte Borsäure stellt weisse oder wenig durchsichtige, seidenglänzende, schuppenartige, fett anzufühlende, sechsseitige Krystallchen dar. Sie ist geruchlos, fast geschmacklos oder von kaum merklich
saurem Geschmack, löslich in 3 Theilen kochendem, in 26 Theilen Wasser
von mittlerer Temperatur, in 15 Theilen 15⁰ C. warmem und in 6 Theilen
heissem 90-proc. Weingeist, ferner in 10 Th. Glycerin, 100 Th. Aether und
250 Th. Benzol. Die weingeistige Lösung brennt mit grüner Flamme. Eine
Eigenthümlichkeit der Borsäure ist, dass ihre Lösung Lackmusblau in Wein-
roth, und Curcumagelb in Braunroth umändert. Die letztere Reaction tritt
um so sichtlicher hervor, wenn man das mit der Borsäurelösung getränkte
Curcumapapier abtrocknen lässt. Befeuchtet man nun das gebräunte Curcumapapier mit verdünnter Kalilauge, so geht das Braun in Blau über. Die Bräunung des Curcumapapiers durch Borsäure wird durch die Gegenwart freier
Salzsäure nicht gehindert oder gestört. Die Borsäure vom Wasser befreit ist
eine auch in stärkster Gluth fixe Substanz, dagegen verdampft sie reichlich
in wässriger und in weingeistiger Lösung mit den Dämpfen des Lösungsmittels.
Die krystallisirte Säure verliert beim Erhitzen bis zu 100⁰ die Hälfte ihres
Wassergehaltes und in der Rothgluth ihr ganzes Wasser, zu einer durchsichtigen Masse schmelzend, welche erstarrt mit durchsichtigem Glase Aehnlichkeit hat.

Die Borsäure gelangt in verschiedener Reinheit in den Handel. Die aus
Toscana kommende, sogenannte rohe Borsäure enthält immer noch 8—12

Proc. Verunreinigungen, welche durch Umkrystallisiren nicht ganz entfernt werden können. Diese Waare wird nur in den Boraxraffinerien und zu Glasuren der Fayencegeschirre verwendet. Die geschmolzene Borsäure des Handels ist ziemlich rein und findet in chemischen und metallurgischen Processen Anwendung. Die reine krystallisirte Säure, aus den chemischen Fabriken bezogene, ist die officinelle.

Prüfung. Die Borsäure soll eine reine sein und die 2-proc. wässrige Lösung weder durch Schwefelwasserstoffwasser (metallische Verunreinigungen), noch durch Baryumnitrat (Schwefelsäure), noch durch Silbernitrat (Salzsäure oder Natriumchlorid) und auch nicht durch Kaliumsulfocyanid (Eisen) und endlich nicht durch überschüssige Aetzammonflüssigkeit (Kupfer) eine Veränderung erleiden.

Schwefelcyankalium, Kaliumrhodanid, auch Kaliumsulfocyanid genannt, würde bei Gegenwart von Eisen eine rothe Färbung erzeugen, und überschüssiges Ammon bei Gegenwart von Kupfer eine blaue.

Da eine Verunreinigung mit Salpetersäure oder vielmehr mit Natriumnitrat vorliegen kann, so übergiesse man 0,5 Borsäure und 0,5 Ferrosulfat (Eisenvitriol) mit 2—3 ccm Wasser, schüttele sanft und setze dann behutsam circa 2 ccm conc. Schwefelsäure hinzu, so dass dieselbe sich am Grunde der Mischung ansammelt. Es darf keine (braune) Färbung eintreten. Bei Einwirkung der Schwefelsäure auf ein Nitrat wird Salpetersäure frei, welche bei Gegenwart von Ferrosulfat oder Eisenvitriol ($FeSO_4 + 7aq$), unter Abgabe eines Theiles ihres Sauerstoffes, in Stickoxyd (NO od. N_2O_2) übergehend, einen Theil dieses Eisensalzes in Ferrisulfat, $Fe_2(SO_4)_3$ verwandelt. Das Stickoxyd wird im *status nascendi* sofort von diesem Ferrisulfat aufgenommen und verdichtet, welche Verbindung sich mit dunkelbrauner Farbe löst. Durch Zutritt vielen Wassers wird diese Verbindung aufgehoben.

Einen Boraxgehalt erkennt man, wenn 0,5 g der Säure unter Erhitzen bis zum Aufkochen in 9 g 90-proc. Weingeist gelöst wird. Nicht lösliche Theile oder Ausscheidungen, welche nach dem Erkalten innerhalb von nur 8 Stunden bei 15—17,5 ° C. eintreten, sind, wenn Baryumnitrat keine Fällung oder Trübung erzeugte, als Natriumtetraborat oder Borax anzunehmen. Bei längerem Stehen setzen sich Krystalle ab, welche aber nur Borsäure sind.

Aufbewahrung. Wie eine jede Säure so muss auch Borsäure vor dem Contact mit ammoniakalischer Luft bewahrt werden. Als Aufbewahrungsgefäss dient ein dicht geschlossenes Glasgefäss.

Anwendung. Der Entdecker der Borsäure, Homberg, gebrauchte sie als beruhigendes Mittel bei Fieberdelirien, Nervenleiden, Krämpfen. Das Publicum benutzte sie, um sie in hohle Zähne zu bringen und dadurch den Zahnschmerz zu beseitigen. In neuerer Zeit, in welcher man den Werth der Antiseptica und Desinficientia zu würdigen weiss, wendete man die Borsäure zu 7,5—15 g in 300—350 g Wasser oder Haferschleim als Gurgelmittel an in verschiedenen Bräunezuständen. Hauptsächliche Anwendung findet sie im Lister'schen Verbande als Antisepticum, wo sie den Vortheil bietet, auf die Wunden nicht reizend einzuwirken. Mit dem Borwasser (einer 3,5-proc. wässrigen Lösung) wird Borlint bereitet, die Wunde ausgewaschen. Borlint ist mit conc. Borsäurelösung getränkter und getrockneter Lint. Borsalbe, eine milde antiseptische Salbe, ist ein Gemisch von 2 Th. fein zerriebener Borsäure mit 1 Th. Glycerin und 10 Th. Wachssalbe. Borsäure in Salben zu mischen muss äusserst fein und schliesslich mit etwas Glycerin zerrieben werden. Die Lister'sche Borsalbe besteht aus ana 1 Th. Acid. boricum, weissem Wachs und ana 2 Th. Paraffin- und Mandelöl. Borsäure ist ein Bestandtheil der Conservirungsmittel des Fleisches. In der Technik benutzt man sie zu Glasuren, Emailleflüssen, künstlichen Edelsteinen, bei Bereitung des Flintglases, beim Eisenguss, zur Färbung des Goldes, zu Erzeugung grüner Weingeistflammen, zum Tränken der Kerzendochte (sie nimmt zu einer Kugel schmelzend die Asche des Dochtes auf), zur Darstellung von Manganoborat, welches als Siccativ gebraucht wird etc. Das mit Borsäure getränkte Baumwollen- und Leinengewebe verbrennt nicht mit Flamme.

Acidum carbolicum.

Carbolsäure; Phenylsäure; Phenylalkohol; Phenol; Monoxybenzol. Acidum phenicum; Acidum carbolicum crystallisātum. Acidum phenylicum. *Acide phénique; Acide phéneux; Acide carbolique; Hydrate de phényle; Alcool phénique; Alcool phénylique; Phenol. Phénol; Carbolic acid.*

Eine neutrale, farblose oder kaum röthliche, eigenthümlich, jedoch nicht unangenehm riechende, ätzend wirkende, flüchtige, aus dünnen, langen, zugespitzten Krystallen bestehende Masse, welche bei 35—44⁰ zu einer stark lichtbrechenden Flüssigkeit von 1,060 spec. Gewichte schmilzt, bei etwa 180—184⁰ siedet, mit weisser Flamme ohne Rückstand verbrennt, in 20 Th. Wasser, ferner in jeweder Menge Weingeist, Aether, Chloroform, Glycerin, Schwefelkohlenstoff und auch in Natronlauge löslich ist.

20 Th. derselben, in 10 Th. Weingeist gelöst, geben mit 1 Theil Ferrichloridlösung eine schmutzig grüne Mischung, welche beim Verdünnen mit Wasser selbst bis zu 1000 Th. noch eine schön violette, ziemlich beständige Färbung annimmt.

Brom erzeugt noch in einer Lösung von 1 Th. Carbolsäure in 50000 Th. Wasser einen weissen flockigen Niederschlag.

Vorsichtig aufzubewahren. Maximal-Einzelgabe 0,1. Maximal-Tagesgabe 0,5.

Geschichtliches. Im Jahre 1832 hatte REICHENBACH das Kreosot aus Buchenholztheer dargestellt, welches sich schnell in den Arzneischatz einführte, und zwei Jahre darauf schied RUNGE die ähnliche Carbolsäure aus Steinkohlentheer ab. Die Reindarstellung dieses interessanten Körpers jedoch gelang zuerst im Jahre 1840 dem franz. Chemiker LAURENT, welcher ihn mit dem Namen Phenyloxydhydrat belegte. RUNGE nannte ihn Carbolsäure, weil er ein Educt aus Kohle *(carbo)* war. Der Name Phenol wurde von GERHARDT eingeführt. Lange Zeit hielt man REICHENBACH's Kreosot und die Carbolsäure für identisch, und nannte nur die letztere zum Unterschiede von dem ersteren Steinkohlen-Kreosot. Erst in neuerer Zeit ermittelte man Reagentien, durch welche beide Kreosotarten von einander genau unterschieden werden können, und Prof. HUSEMANN in Göttingen hat das Verdienst, die Giftigkeit der Carbolsäure evident nachgewiesen und auch ein Gegenmittel des Giftes aufgefunden zu haben. Der Name Phenyl (Leuchtstoff) oder Phenol

(Leuchtöl) ist dem griechischen *φαίνω*, *φαίνειν* (phäno oder phaino, phänein), leuchten, ans Licht bringen, und *ὕλη* (hylä), Stoff, Masse, — ol ist dem lateinischen *oleum* entnommen.

Vorkommen. Wöhler wies die Carbolsäure im Castoreum, Städler im Harne der Menschen, Pferde und Rinder, Reichenbach im stinkenden Thieröle nach. Sie entsteht bei der trocknen Destillation der Steinkohlen (nach Laurent), der Knochen, des Holzes, der Benzoë, wie E. Kopp fand, des Botanybayharzes (Harzes von *Xantorrhoea hastilis*), der Verbindungen der Salicylgruppe, der Chinasäure (nach Wöhler).

Carbolsäure entsteht bei vielen chemischen Processen z. B. beim Hindurchleiten von Weingeistdampf oder Essigsäuredampf durch ein glühendes Rohr, bei der Destillation der Salicylsäure über Aetzkalk, beim Schmelzen von Benzolbichlorid oder Benzolsulfonsäure mit Ueberschuss von Aetzkali, bei der trocknen Destillation der meisten organischen Körper, etc. Die Darstellung geschieht im Grossen aus dem schweren Theeröl, welches in seiner Hauptmasse aus Carbolsäure besteht. Man vergl. auch unter Acetum pyrolignosum S. 21 und Acidum carbolicum crudum S. 76.

Darstellung der reinen Carbolsäure. Das rohe rectificirte Kreosotöl oder die rohe Carbolsäure (vergl. unter Acidum carbolicum crudum S. 76) erfordert eine umständliche Behandlung, um es völlig von allen färbenden Substanzen und Brandharzen, sowie von Resten des Naphtalins und dessen Isomeren, sowie von dem Cresol zu befreien. Die Reinigung stützt sich zunächst auf die Eigenschaft des Phenols, mit starken Basen salzähnliche Verbindungen einzugehen. Das rectificirte Kreosotöl wird in grossen Behältern mit Aetznatronlauge von nicht zu hoher Concentration mit Hülfe einer geflügelten Rührvorrichtung gemischt und dabei durch Wasserdampf, welcher durch ein geschlossenes spiraliges Rohr am Boden des Behälters geleitet wird, erwärmt. Durch diese 1—2 Stunden dauernde Digestion wird die Bildung von Natriumcarbolat oder Natriumphenylat befördert. Es gilt hier die Vorsicht, die genügende Menge Natronlauge und von derjenigen Verdünnung zuzusetzen, dass die Lösung des Natroncarbolats klar und nicht milchig hervorgeht. Eine zu concentrirte Lauge würde auch Naphtalin und andere neutrale Substanzen auflösen.

Nach einiger Zeit der Ruhe zieht man die Natriumcarbolatlösung, welche die untere Flüssigkeitsschicht bildet, in Bottiche ab, welche durch Einströmen von Wasserdampf heizbar sind. Hier giebt man nun zu der bis auf circa 90° warm erhaltenen Flüssigkeit unter Umrühren so viel frische dicke Kalkmilch hinzu, bis sie weisslich und undurchsichtig zu werden anfängt. Dann erwärmt man über 12 Stunden weiter, während welcher Zeit sich an der Oberfläche der Kreosotlauge eine dichte rothe, mehr oder weniger schaumige Decke bildet, hauptsächlich aus Verbindungen von Kalk, Naphtalin, harzartigen Substanzen, Brandharzen bestehend. Nach dem völligen Erkalten wird diese Decke sorgfältig abgenommen. Durch den einströmenden Wasserdampf findet zwar eine Verdünnung der Kreosotlauge statt, es wird aber dadurch die Abscheidung des Naphtalins um vieles gefördert.

Aus diesen Gefässen wird nun die Kreosotlauge in hölzerne hohe Fässer gegeben und hier mit einer nur geringen Menge Schwefelsäure von 1,5 spec. Gew. oder auch mit Salzsäure versetzt, wodurch Naphtalin, Brandharze und Cresol zunächst abgeschieden werden, welche sich in einer Schicht absondern und nach längerer Ruhe entfernen lassen. Von hier wird die Kreosotlauge möglichst klar in Bottiche abgezogen, um sie in denselben durch eine Schwefelsäure von 1,5—1,6 spec. Gew. zu zersetzen, so dass neutrales Natriumsulfat entsteht. In der Ruhe bilden sich zwei Schichten, von welchen die obere ölige aus unreiner Carbolsäure, die untere aus einer concentrirten Natriumsulfatlösung besteht. Letztere wird, ehe sie erkaltet und krystallisirt, abgelassen und die erstere einige Male mit geringen Mengen kaltem Wasser durchrührt und gewaschen, dann aber aus einer schmiedeeisernen Blase rectificirt und die bei 180—200° übergehende Flüssigkeit besonders gesammelt. Was vor 180° destillirt, ist Wasser, welches nur kleine Mengen Carbolsäure enthält.

Hat das Kreosotöl oder Carbolöl nach dieser Behandlung noch den unangenehmen Geruch nach gewissen eigenthümlichen Schwefelverbindungen (z. B. Schwefelphenyl), so ist eine Behandlung mit Bleioxyd nothwendig. Man erhitzt das Carbolöl in einer Destillirblase oder einem anderen passenden Gefässe bis auf circa 100° und setzt allmählich unter Umrühren eine Lösung von Bleioxyd in Aetznatronlauge hinzu, bis jener widrige Geruch verschwunden ist oder vielmehr, bis eine herausgenommene Probe des Carbolöls mit Weingeist verdünnt und mit Bleioxydätznatronlösung versetzt und aufgekocht aufhört einen dunkelbraunen Bodensatz abzuscheiden. Nach dieser Operation wird das in ein Decanthirgefäss gebrachte und erkaltete Carbolöl mit soviel nur schwach verdünnter Schwefelsäure versetzt, als zur Sättigung des Natrons und zur Fällung gelösten Bleioxyds erforderlich ist. Ein sehr geringer Säureüberschuss ist ohne Nachtheil. Nach mehrtägigem Absetzenlassen wird das Carbolöl klar abgezogen.

Die nun vom grössten Theile Wasser und auch von Schwefelverbindungen befreite Carbolsäure wird in eine kupferne Destillirblase gegeben und darin mit soviel fein zerriebenem Kaliumchromat und einer dieser letzteren entsprechenden äquivalenten Menge Schwefelsäure versetzt, als nöthig ist, um die noch anhängenden färbenden und brandharzigen Substanzen zu oxydiren und zu zerstören. 300—400 Th. der rohen Carbolsäure erfordern circa 1 Th. Kaliumchromat. Das Destillat wird fractionirt. Es muss farblos sein, im andern Falle wird es zurückgegeben und der Schwefelsäure- und Kaliumchromatzusatz gesteigert. Man lässt nun das Carbolsäuredestillat einige Wochen stehen, während welcher Zeit es sich nicht oder mehr oder weniger färbt. Im letzteren Falle wird die Carbolsäure nochmals an Natron gebunden, durch Schwefelsäure abgeschieden, gewaschen, mit Kaliumchromat und Schwefelsäure, aber nur mit geringen Mengen dieser Substanzen, behandelt, destillirt, um sie endlich aus Glasretorten zu rectificiren, in Gefässe zu füllen, darin in Räumen von 10 bis 5⁰ Wärme langsam erstarren zu lassen und den flüssigen Theil sorgfältig von der Krystallmasse abzugiessen. Auch durch Krystallisation bei $+ 1$ bis 8^0 C. lässt sich die Carbolsäure reinigen und concentriren.

LAURENT gehört das Verdienst, ein praktisches Verfahren zur Darstellung einer reinen Carbolsäure aufgefunden zu haben. MÜLLER, CHURCH u. A. haben dasselbe verbessert. MÜLLER lässt z. B. durch Einwirkung der atmosphärischen Luft die Löslichkeit der Brandöle einschränken. CHURCH löst die unreine krystallisirte Carbolsäure in 20 Th. Wasser. Was sich darin nicht löst, z. B. Cresol, Phlorol, Naphtalin etc. wird beseitigt und die wässrige Lösung mit Kochsalz gesättigt. Da Carbolsäure in einer Natriumchloridlösung nicht löslich ist, so scheidet sie aus und kann dann abgesondert der Rectification über Kalk unterworfen werden. Da der bis zu 185⁰ übergehende Theil den Geruch der Geraniumblätter zeigt, so empfiehlt CHURCH den Geruch der Carbolsäure durch Zumischung von 0,3 Proc. Geraniumöl zu verdecken.

Eigenschaften der reinen officinellen Carbolsäure. Diese Carbolsäure bildet mehrere cm lange zugespitzte farblose, bei 35—44⁰ C. zu einer farblosen, dicklich fliessenden, stark lichtbrechenden Flüssigkeit schmelzende Krystalle. Diese farblose, dicklich fliessende Flüssigkeit, ungefähr von 1,066 spec. Gew., ist neutral und erstarrt wenige Grade unter 30⁰ wiederum krystallinisch und geräth bei 180—185⁰ ins Sieden. Einige Krystalle in einem Theelöffel über der Weingeistflamme geschmolzen und angezündet, verbrennen mit stark russender röthlichgelber (nicht weisser) Flamme, ohne einen wägbaren Rückstand, der hier nur einen kleinen schwarzen Fleck darstellt, zu hinterlassen. Ein Gehalt bis zu 8 Proc. Wasser macht, dass die Carbolsäure auch bei mittlerer Temperatur flüssig bleibt, und ein Gemisch aus 9 Th. Phenol und 1 Theil Weingeist bleibt selbst bei —10⁰ C. noch flüssig. Der Geruch ist eigenthümlich und schwach kreosotartig, der Geschmack brennend und dem Geruch entsprechend. Mit Chloroform, Schwefelkohlenstoff, Aether, Weingeist, Eisessig, Glycerin, ätherischen und fetten Oelen ist sie in jeder Menge klar mischbar, nicht mit Petroläther und Petrolbenzin. Ein Gehalt von 2 Proc. Wasser macht, dass die Mischung mit Chloroform oder Schwefelkohlenstoff trübe ist und in der Ruhe Wassertropfen absondert. Die reine Carbolsäure ist bei 15⁰ C. in 19—20 Th. Wasser klar löslich, andererseits bildet 1 Th. Wasser mit 5 Th. Carbolsäure eine klare Flüssigkeit oder 5 Th. Carbolsäure lösen 1 Th. Wasser. Sie ist in Aetznatronlauge löslich und bildet mit den Aetzalkalien alkalisch reagirende, sehr ätzende, krystallisirbare, in Wasser, Weingeist, theils auch in Aether lösliche Verbindungen, zersetzt aber nicht die Carbonate. Sie geht auch Verbindungen mit der Kalkerde und vielen der schweren Metalloxyde ein. Sie coagulirt Eiweiss. Mit Leim bildet sie eine klebrige, in Wasser unlösliche Verbindung. Die wässrige Carbolsäurelösung färbt sich auf Zusatz von wenig verdünnter Eisenchloridlösung schön und einige Zeit anhaltend blau oder blauviolett. Die Mischung mit Salmiakgeist färbt sich nach einiger Zeit blauviolett, aber sofort, wenn man etwas Bromwasser oder Brombromkalium dazugiebt. Mit concentrirter reiner Schwefelsäure lässt sich die reine Carbolsäure farblos mischen und geht mit derselben bei Einwirkung von Wärme in Sulfocarbolsäure oder Sulfophenol über. Mit Bromwasser giebt die wässrige verdünnte Phenollösung einen weissen Niederschlag (Tribromphenol). Die Carbolsäure ist ätzend und giftig und wirkt auch feindlich auf alles Leben des Thier- und Pflanzenreichs.

Die Pharmakopöe lässt auch eine schwach röthliche Carbolsäure zu. In Folge Contactes mit ammonhaltiger Luft nimmt die Carbolsäure (nach HAGER's Beobachtungen) einen röthlichen Farbenton an. Nach FABINI sollen Spuren Kupfer die eigentliche Ursache des Rothwerdens sein, welche Spuren aber HAGER nicht aufzufinden vermochte. Jedenfalls wirken im Contact mit Luft gleichzeitig deren Ozongehalt und Ammongehalt auf das Phenol ein (HAGER).

Insofern die Ph. den Schmelzpunkt der Krystalle zwischen 35 und 44° C. verlegt, lässt sie eine Verunreinigung mit Wasser zu. Nach LOWE schmilzt das reine Phenol bei 42,2°, früher hatte man den Schmelzpunkt bei 41° bestimmt. Der Schmelzpunkt sinkt um so mehr herab, jemehr die Krystalle Feuchtigkeit enthalten.

Prüfung. Die genügende Reinheit der officinellen reinen Carbolsäure ergiebt sich — 1) aus der krystallinischen Erstarrung bei mittlerer Temperatur, — 2) aus der fast oder ganz klaren Mischung gleicher Volume geschmolzener Carbolsäure mit Chloroform oder Aether, — 3) wenn 1g der Säure, mit 20g Wasser durchschüttelt, eine klare Auflösung gewährt, welche sich gegen blaues und geröthetes Lackmuspapier indifferent erweist, und mit einigen Tropfen Ferrichloridlösung eine dauernd violette Färbung ohne Trübung annimmt, — 4) wenn sie mit einem gleichen Volumen Glycerin eine klare Mischung ausgiebt — und — 5) wenn gleiche Volumen Carbolsäure und gesättigte Calciumchloridlösung stark durchschüttelt in der Ruhe sich scheiden, so dass die obere Schicht in ihrem Volumen keine Einbusse aufweisst (im anderen Falle enthält die Carbolsäure zuviel Wasser).

Probe 1, 3 und 4 sind sich gegenseitig ergänzende Identitätsreactionen. Probe 2 lässt die Abwesenheit von mehr als 1 Proc. Wasser und sonstiger in Chloroform und Aether nicht löslicher Stoffe erkennen. Probe 3 lässt die Anwesenheit starker Spuren Cresol wahrnehmen, denn dann fällt die Lösung trübe aus und Probe 5 lässt die Menge des Wassers bestimmen.

Die Auflöslichkeit in Wasser ist dahin zu prüfen, dass man 1g der Krystalle zunächst mit 18g Wasser übergiesst und kräftig durchschüttelt. Die Mischung muss eine trübe sein. Dann setzt man noch 2—2,5g Wasser hinzu und es muss nun nach dem Umschütteln im Verlaufe von 8 Minuten (bei 15— 18° C.) eine klare oder doch ziemlich klare Lösung erfolgen.

6) Eine weitere Probe ist, gleiche Volume Phenol und conc. Schwefelsäure zu mischen. Die Mischung erfolgt unter Selbsterwärmung und die Flüssigkeit muss klar und farblos sein. Wird sie mit dem 5—10-fachen Vol. Wasser verdünnt, so erfolgt eine klare farblose Lösung, welche auf Zusatz mehrerer Tropfen Ferrichloridlösung eine dauernd violette Farbe annimmt. Wird in Stelle des Wassers Weingeist genommen, so erfolgt auf Zusatz von Ferrichlorid eine schmutzig oder bräunlich grüne, alsbald in Grünlichbraun übergehende Färbung.

Die von der Ph. angegebene Reaction mit Ferrichlorid ist ebenfalls eine

Identitätsreaction; ebenso der Niederschlag in der höchst verdünnten wässrigen Carbolsäurelösung durch Brombromkalium oder Bromwasser. Der Niederschlag ist Phenoltribromid.

Theoretisches über Phenol. Synonyme sind: Carbolsäure, Phenyalkohol, Phenylsäure, Steinkohlenkreosot, Hydroxylbenzol, Monoxybenzol. Weil Phenol mit den Alkalimetallen krystallisirbare Verbindungen eingeht, erhielt dieser Körper, obgleich ihm alle physikalischen Eigenschaften einer Säure abgehen, den Namen Carbolsäure, welcher im praktischen Leben häufig die Abkürzung Carbol erleidet; so sagt man Carbolspray (spräh), Carbolwasser.

Phenole sind Oxyderivate des Benzols (C_6H_6). Sie entstehen aus dem Benzol und seinen Derivaten durch Substitution von Wasserstoff im Benzolkerne durch die Hydroxylgruppe OH. Man unterscheidet Monooxybenzole, Dioxybenzole, Trioxybenzole.

Phenol od. Monoxybenzol	Brenzcatechin od. Oxyphensäure od. Bioxybenzol	Resorcin od. Parabioxybenzol	Pyrogallol od. Pyrogallussäure od. Trioxybenzol
$C_6H_5 . OH$	$C_6H_4 {-OH \atop -OH}$	$C_6H_4 {-OH \atop -OH}$	$C_6H_3 {-OH \atop -OH \atop -OH}$

Nach der Typen-Theorie, welche die Alkohole vom Typus Wasser $\left.{H \atop H}\right\} O$ ableitet, sind Phenol und seine Homologen Glieder der aromatischen Reihe, einer Klasse Körper, welche die Bezeichnung aromatisch erhielt, weil viele derselben einen angenehmen Geruch haben, wie z. B. Bittermandelöl, Cuminol etc. Die rationellen Formeln einiger der Alkohole sind:

Methylalkohol	Aethylalhohol	Phenol od. Phenylalkohol	Cresol od. Cresylalkohol
$\left.{CH_3 \atop H}\right\} O$	$\left.{C_2H_5 \atop H}\right\} O$	$\left.{C_6H_5 \atop H}\right\} O$	$\left.{C_7H_7 \atop H}\right\} O$

Phlorol od. Phlorylalkohol	Thymol od. Thymylalkohol
$\left.{C_8H_9 \atop H}\right\} O$	$\left.{C_{10}H_{13} \atop H}\right\} O$

Auch die Theorie der chemischen Structur zählt die Phenole zu den Alkoholen, weil in denselben der Wasserstoff der Hydroxylgruppe durch Alkalimetalle, durch Alkohol- und Säureradicale substituirt werden kann, sie unterscheiden sich aber von den eigentlichen Alkoholen (z. B. dem Weingeist) wesentlich, dass sie durch Oxydation nicht in einen Aldehyd und eine Säure übergeführt werden können, dass sich auch in ihnen der Wasserstoff der Hydroxylgruppe leichter durch Metalle substituiren lässt. Während die eigentlichen Alkohole mit Schwefelsäure unter Austritt von H_2O Aethersäuren bilden, liefern die Phenole damit Sulfosäuren.

Phenol   Schwefelsäure   Phenolsulfosäure   Wasser

$$C_6H_5 . OH + H_2SO_4 = C_6H_4 {-OH \atop -SO_3H} + H_2O$$

Aethylalkohol   Schwefelsäure   Aethylschwefelsäure   Wasser

$$CH_3 . CH_2 . OH + H_2SO_4 = SO_4 {-H \atop -CH_3 . CH_2} + H_2O$$

In dem Steinkohlentheer wird bei der Fabrikation des Phenols (Monoxybenzol's), dasselbe durch Mischen mit Natronlauge an Natrium gebunden, womit es Phenolnatrium oder Natriumphenylat bildet. Wird dieses mit Salzsäure behandelt, so entsteht Natriumchlorid und Phenol wird frei.

Phenol   Natriumhydroxyd   Phenolnatrium   Wasser

$$C_6H_5 . OH + NaOH = C_6H_5 . ONa + H_2O$$

Phenolnatrium   Chlorwasserstoff   Phenol   Natriumchlorid

$$C_6H_5 . ONa + HCl = C_6H_5 . OH + NaCl$$

Aromatische Säuren, welche Hyoroxylgruppen im Benzolkern enthalten, liefern beim Erhitzen mit Kalkerde Phenol.

Salicylsäure   Kalk   Phenol   Calciumcarbonat

$$C_6H_4 {-OH \atop -COOH} + CaO = C_6H_5 . OH + CaCO_3$$

Durch Schmelzen der Benzolsulfosäure mit Aetzalkali entsteht ebenfalls Phenol

Kaliumbenzolmonosulfat   Kaliumhydroxyd   Phenol   Kaliumsulfit
$$C_6H_5 . SO_2 . OK + KOH = C_6H_5 . OH + K_2SO_3$$

Benzolmonosulfosäure entsteht durch Lösen von Benzol in heisser Schwefelsäure, Beseitigung freier Schwefelsäure mit Baryt etc. Wenn auf aromatische Verbindungen nämlich conc. Schwefelsäure einwirkt, so substituirt unter Wasseraustritt die Gruppe $SO_2 . OH$ ein Wasserstoffatom in dem Benzolkerne und es entsteht eine aromatische Sulfosäure.

Benzol   Schwefelsäure   Benzolmonosulfosäure   Wasser
$$C_6H_6 + SO_2 {-OH \atop -OH} = C_6H_5 . SO_2 . OH + H_2O$$

Nur 4 Gruppen $SO_2 . OH$ lassen sich in den Benzolkern einführen. Wird Benzol mit rauchender Schwefelsäure behandelt und auf 240° erhitzt, so entsteht **Benzoldisulfosäure** $= C_6H_4(SO_2 . OH)_2$, welche beim Schmelzen mit Aetzkali nicht Phenol, sondern **Resorcin** liefert.

Benzoldisulfosäure   Natriumhydroxyd   Resorcin   Natriumsulfit   Wasser
$$C_6H_4 {-SO_2 . OH \atop -SO_2 . OH} + 4NaOH = C_6H_4 {-OH \atop -OH} + 2Na_2SO_3 + 2H_2O$$

Resorcin ist also ein **Dioxybenzol** und ein **zweiwerthiges Phenol**, ebenso **Brenzcatechin** $C_6H_4(OH)_2$, welches im Catechu und Kino und in *Eucalyptus* natürlich vorkommt und in ähnlicher Weise wie Resorcin herstellbar ist, auch **Hydrochinon**, $C_6H_4(OH)_2$, welches durch trockene Destillation und Oxydation der Chinasäure entsteht. (Vergl. auch unter Benzoësäure S. 57.)

Im Contact mit **Brom**, beim Vermischen einer höchst verdünnten wässrigen Phenollösung mit Bromwasser oder Brombromkalium entsteht neben Bromwasserstoff ein starker weisser krystallinischer Niederschlag, Tribromphenol, Phenoltribromid, $C_6H_2Br_3 . OH$. Im Benzolkern werden also 3 At. H durch 3 At. Br substituirt.

Die **Halogenderivate** des Phenols, wie Monochlorphenol ($C_6H_4Cl . OH$), Dichlorphenol ($C_6H_3Cl_2 . OH$), Trichlorphenol ($C_6H_2Cl_3 . OH$) haben einen stärker ausgeprägten Säurecharakter als Phenol. Wasserstoff in statu nascendi eliminirt die Halogene, Phenol restituirend.

Mit Metallhydroxyden in Contact kommend wird im Phenol der Hydroxyl-Wasserstoff durch Metall ersetzt und es entstehen Phenylate, Phenolate, welche selbst durch schwache Säuren zersetzt werden. $C_6H_5 . OH + NaOH = C_6H_5 . ONa + H_2O$.

Nitroderivate entstehen beim Behandeln des Phenols mit Salpetersäure

Mononitrophenol   Dinitrophenol   Trinitrophenol oder Pikrinsäure
$C_6H_4(NO_2) . OH$ $C_6H_3(NO_2)_2 . OH$ $C_6H_2(NO_2)_3 . OH$

Amidoderivate des Phenols entstehen aus den Nitroderivaten durch Einwirkung von Reductionsmitteln (Zink + Salzsäure). Sie haben den Character von Basen und liefern mit Säuren Salze.

Monoamidophenol   Diamidophenol   Triamidophenol
$C_6H_4(NH_2) . OH$ $C_6H_3(NH_2)_2 . OH$ $C_6H_2(NH_2)_3 . OH$

Azophenol entsteht aus den Nitroderivaten des Phenols durch Einwirkung von Aetzkali. $HO . C_6H_4 . N_2 . C_6H_4 . OH$.

Ein **Trioxybenzol** oder **dreiwerthiges Phenol** ist die Pyrogallussäure oder das **Pyrogallol**, welches durch Erhitzen der Gallensäure unter Kohlensäureanhydridabscheidung entsteht. Vergl. auch unter Acid. pyrogallicum.

Gallussäure   Pyrogallussäure   Kohlensäure
$$C_6H_2 {\equiv (OH)_3 \atop - COOH} \text{ zerfällt in } C_6H_3(OH)_3 \text{ und } CO_2$$

Als eine Verunreinigung des Phenols tritt ein Benzolderivat, das **Kresol**, **Cressol**, die **Cresolsäure**, ein Monohydroxyltoluol, oder Monoxytoluol, auf. Seine Formel ist $C_6H_4 {-CH_3 \atop -OH}$. Es existiren ein Orthokresol, Metakresol und Parakresol. Diese Kresole zeigen ein dem Phenol ähnliches Verhalten. Durch Zinkstaub werden sie in Toluol oder Methylbenzol, $C_6H_5 . CH_3$, verwandelt, welches ebenfalls ein Bestandtheil des Steinkohlentheeres ist.

Aufbewahrung und **Dispensation** der Carbolsäure. Die Carbolsäure ist ein ätzender und giftiger Körper, deshalb soll die reine Carbolsäure nach dem Wortlaut der Pharmakopöe mit Vorsicht *(caute)*, d. h. abgesondert von nicht giftigen Arzneisubstanzen, aufbewahrt werden. Für die rohe Carbolsäure gilt diese Bestimmung nicht, indem man wohl annahm, dass der Geruch dieser Waare hinreichend abschrecke und warne. Die Vorsicht gebietet, auch die rohe Säure abgesondert aufzubewahren, denn sie ist eine dunkle Flüssigkeit, so wie eine Menge anderer Arzneikörper, wie z. B. *Acetum pyrolignosum crudum*, neben welchen sie ihren Standplatz finden würde. Jedenfalls hüte man sich vor Verwechselungen.

Das Aufbewahrungsgefäss des reinen Phenols ist ein Glasgefäss mit Glasstopfen. Der Aufbewahrungsort muss vor directem Sonnen- oder Tageslicht geschützt sein. Trotz aller Vorsorge bleibt ein Rothwerden des Phenols nicht aus. Auch vor ammoniakalischen Dämpfen ist es zu bewahren, welche möglicher Weise das Rothwerden unter Beihülfe des Ozons der Luft unterstützen.

Die reine Säure ist bei gewöhnlicher Temperatur eine starre Masse, sie müsste daher behufs der Dispensation, welche sich in den allermeisten Fällen nur auf sehr kleine Mengen erstreckt, erwärmt und flüssig gemacht werden, was sicher eine sehr umständliche und für den Receptar störende Operation wäre. Dazu kommt, dass die wasserfreie geschmolzene Carbolsäure beim Abgiessen schon am kälteren Rande des Gefässes krystallinisch erstarrt. Es ist deshalb von der Ph. ein *Acidum carbolicum liquefactum* oder *Phenolum liquidum*, ein Gemisch aus 10 Theilen Carbolsäure und 1 Th. Wasser (vergl. S. 80) officinell gemacht worden.

Kritik. Es ist eine sonderbare Angabe, dass die reine Carbolsäure auch kaum röthlich sein darf. Es soll damit jeden Falles eine sehr schwach röthliche Farbe verstanden sein. Nun ist die rothe Farbe ohne wesentlichen Eintrag auf die arzneiliche Wirkung und wäre es wohl richtiger gewesen zu sagen, dass die Carbolsäure auch eine blassröthliche Farbe haben könne. Im Uebrigen ist das Prüfungsverfahren ein der Praxis bequem sich anschliessendes.

Anwendung und **Wirkung** der Carbolsäure. Die Carbolsäure besitzt alle die Eigenschaften, welche zuerst von dem Kreosot gekannt waren, nur in einem stärkeren Maasse.

Die Carbolsäure ist, da sie auf alles mikroskopische Thier- und Pflanzenleben giftig und zerstörend wirkt, das vorzüglichste Desinficiens. Wo die Ansteckungsstoffe aus faulenden oder gährenden Substanzen ihren Ursprung nehmen, wird ihre Entstehung oder Vegetation durch die Gegenwart der Carbolsäure, auch selbst der verdünnten, zurückgehalten oder verhindert werden.

Sie ist ein Stimulans, Antisepticum, Desinficiens, Antizymoticum, wirkt mild adstringirend und parasiticidisch, indem sie die Albuminoïdstoffe coagulirt und damit die Lebensfähigkeit der Fermente, der Bacterien und Protophyten inhibirt und vernichtet. Da diese Coagulation einer chemischen Begrenzung unterliegt, so ist es erklärlich, dass zwischen Phenol und Eiweissstoff ein bestimmtes Verhältniss walten muss, wenn die Phenolwirkung eine vollständige sein soll. Nach HAGER's Experimenten scheint dasselbe annähernd 1:33,3 des feuchten vitalen Eiweissstoffes zu sein. ROSENBACH fand 0,5 Proc. für frischen Eiter ausreichend. Pockenlymphe wird durch 1 Proc. Phenol in ihrer Wirkung nicht, durch 2 Proc. aber völlig lahm gelegt.

Auf die Haut aufgetragen wirkt Phenol allmählich ätzend, bleicht die Epidermis, stört ihre Lebensthätigkeit durch Desorganisation, so dass sie sich in Lappen ablöst. Phenol ist also ein Causticum. Auf die Schleimhäute wirkt es in ähnlicher Weise cauterisirend und zwar noch heftiger als auf die Epidermis. In wässriger Lösung natürlich zeigt es nicht diese Energie in der

Wirkung. Es wirkt in dieser Verdünnung mehr adstringirend, jedoch seine antiseptische und antiputride Kraft dauernd bewahrend. Es findet daher in entsprechender Verdünnung Anwendung auf Wunden, Geschwüre, als Waschmittel bei zusammenfliessenden Pocken (variolae confluentes), als Injection bei fötiden Leucorrhöen. Eine passende Verdünnung ist 1 : 50—100.

Innerlich hat man es bei typhoïden Fiebern, Puerperalfieber, Cholera, purulenter Infection, Milzbrand, Hundswuth, Schlangenbiss, Phthisis, Keuchhusten, Flatulenz, Diabetes mellitus etc. angewendet.

In Form subcutaner Injection soll Phenolwasser die Entzündung zum Verschwinden bringen. Da es die betreffende Epidermis abstösst und tödtet, so mag es hier mehr als ein ableitendes Reizmittel wirken.

Innerlich giebt man Phenol zu 0,025—0,05—0,1 g drei- bis fünfmal täglich. Die stärkste Einzelngabe 0,1, die stärkste Tagesgabe 0,5 g.

Chronische Vergiftungen durch langen und starken Phenolgebrauch sind nach SALKOWSKI's Erfahrungen nicht gut möglich, weil es rasch ausgeschieden wird. Die tintenhafte Färbung des Harnes belastet den Patienten nicht. Nichtsdestoweniger ist Phenol ein Gift und 5—15 g genügen, einen Menschen zu tödten. Der Vergiftungsverlauf ist ein langsamer. Unregelmässiges Athmen, Schwindel, Muskelzuckungen, Schweisssecretion, Uebelkeit, Erbrechen, Krampf, sinkende Temperatur sind Vergiftungssymptome. Gaben von 0,5—2,0 g können Schwindel, Ohrensausen, Schwerhörigkeit, Gefühl der Ameisenkriechens, Schwäche zur Folge haben. Das Einreiben grösserer Körperflächen mit unverdünntem Phenol wirkt tödtend unter Eintritt eines Rausch-ähnlichen Zustandes. Bei Vergiftungen mit Phenol durch Einführung in den Magen ist die erste Aufgabe Entleerung des Magens, ferner Gaben Zuckerkalk oder Glaubersalz, reichlicher Milch- und Eiweissgenuss.

Für den LISTER'schen Wund-Verband sind folgende Mischungen und Gegenstände von Werth: 5-proc. wässrige Phenollösungen zum Waschen, Reinigen, Desinficiren der Instrumente. — 2,5-proc. Phenollösung zur Erzeugung von Spray (für den RICHARDSON'schen Zerstäuber). — 1-proc. Phenollösung, Spray (für den RICHARDSON'schen Zerstäuber). — 1-proc. Phenollösung, Phenolwasser, zum Waschen der Wunden, Besprengen des Verbandes, Reinigen der Hände und des Gesichts. — Phenolöl, ölige Phenollösung, Olivenöl mit 5 Proc. Phenol, wird zum Einölen der Hände und Finger, sowie der Instrumente (Katheter, Sonden) verwendet und ein 10-proc. Oel zur Durchtränkung des Lints für tiefe Wunden oder zur Erleichterung des Abflusses der Secrete. — Phenolvaseline, bestehend aus 1 Th. Phenol und 9 Th. Vaseline. — Protective oder Schutzhülle, entweder aus Seidenzeug (silk-protective) oder Bauwollenzeug (cotton-protective). Das mit öliger Phenollösung getränkte Zeug wird auf beiden Seiten mit Copallack, dann auf der einen Seite mit einer Mischung aus 1 Th. Dextrin, 2 Th. Stärke und 16 Th. einer 5-proc. wässrigen Phenollösung bestrichen. Dicht vor der Anwendung wird das Protective mit 2,5-proc. Phenollösung benetzt behufs Desinfection. Das Protective wird nicht als Antisepticum angesehen. — Antiseptische Gaze besteht aus grossmaschigem Baumwollengewebe (Kaliko), getränkt mit einer Mischung aus 1 Th. Phenol, 5 Th. Fichtenharz, 7 Th. Paraffin. — Phenol-Jute ist mit 2,5-proc. Phenolwasser getränkt. — Catgut, Schafdarmfäden, sind brauchbar, nachdem sie 2 Monate in einer Mischung aus 5 Th. Oel und 1 Th. Phenolum liquefactum gelegen haben. — Phenolseide, Seidenfäden, welche 1 Stunde hindurch in 5-proc. wässriger Phenollösung gekocht und in derselben Lösung aufbewahrt zur Hand gehalten werden. — Antiseptische Seide hat ein Paar Stunden in einer heissen flüssigen Mischung von 1 Th. Phenol mit 10 Th. Wachs gelegen. — Kautschuk-Drainage-röhrchen werden in einer 5-proc. wässrigen Phenollösung aufbewahrt.

Die Anwendung des Phenols beim Verbande gewährt folgende Erfolge: Die in den Wunden secernirten Flüssigkeiten bleiben geruchlos, der Eitergeruch fehlt, selbst bei Eintritt von Gangrän macht sich der üble Geruch nicht bemerkbar und das etwa austretende Blut unterliegt nicht der putriden Zersetzung. Die Ränder der Wunden, auch der Schnittwunden verhalten sich normal, gehen kaum in einen entzündlichen Zustand über, jedes entzündliche Oedem bleibt aus. Die Wundsecretion ist eine beschränktere und der Verband kann selbst mehrere Tage verbleiben, ohne dass ein Ersatz nöthig ist. Die Wundsecrete sind meist dünnflüssig.

Zur Unterbringung des Phenols in Pillenmassen ist es das Beste Phenol und Wachs ana durch Schmelzung zu vereinigen und der Masse eine 2—3-fache Menge organischer Pulver beizumischen. Zu Emulsionen ist die Mischung mit Mandelöl zu empfehlen.

Zum äusserlichen Gebrauch für Menschen wird nur die reine Säure verwendet. Bei Anwendung gegen Hautkrankheiten, Krätze, Flechten, auf Wunden, gegen Schlangenbiss, Insektenstiche, Ungeziefer etc. verwendet man eine Verdünnung von 1—3 Th. Carbolsäure auf 100 Th. Wasser, in Mundwässern, Gurgelwässern 1 zu 50—150, zu Einspritzungen in die Harnröhre, zu Klystiren 1 zu 500—1000. Besteht das Vehikel aus Fett, so kann die Carbolsäuremenge vermehrt werden, z. B. in Salben gegen Flechten und andere Hautkrankheiten, 1 auf 20—30. Als Aetzmittel auf kleine Flächen wird sie mit der gleichen bis 5-fachen Menge Glycerin gemischt. Unter Carbolwasser wird eine 1-proc. wässrige Phenollösung, unter doppeltes Carbolwasser eine 2-proc. Lösung dispensirt und auch im Handverkauf abgegeben.

HAGER'sches Olfactorium (*Olfactorium anticatarrhoicum*) besteht in einem 20—40 ccm grossen Glasgefäss mit weiter Oeffnung, halb mit Baumwolle gefüllt, welche mit einer Mischung aus reiner Carbolsäure 5 Th., Salmiakgeist 6 Th., Wasser 10 Th., Weingeist 15 Th. durchtränkt ist. Bei beginnendem Schnupfen, bei ausgebildetem Katarrh, katarrhalischer Heiserkeit, chronischem Katarrh, Reizhusten, auch bei Asthma riecht man täglich mehrere Male, besonders Morgens und Abends so kräftig daran, dass der ammoniakalische Dampf die Lungen nach allen Seiten durchsteigt. In neuerer Zeit hat HAGER aus diesem Olfactorium ein Schutzmittel gegen Ansteckung für die Personen geschaffen, welche Diphtheritis-Kranke, Schwindsüchtige etc. pflegen oder sich um dieselben aufhalten müssen. HAGER nennt dieses Mittel *Olfactorium anticatarrhoicum fortius*. Die Flüssigkeit besteht aus einer Mischung von 10,0 Phenol; 5,0 Oleum Terebinthinae; 20,0 Weingeist und 10,0 Aetzammonflüssigkeit. Bei chronischem Katarrh erwies sich dieses Mittel besonders erfolgreich. *Acidum phenicum alcoholisatum* (der Franzosen) ist eine Mischung aus 9 Th. Phenol und 1 Th. Weingeist, dagegen ist *Alcohol phenicus (Alcohol phénique)* eine Lösung von 1 Th. Phenol in 9 Th. Weingeist. Das *glycerine of carbolic acid, glycerinated carbolic acid* (der Engländer) ist ein Gemisch auch 1 Th. Phenol mit 5 Th. Glycerin. *Aqua phenylica saturata*, eine Lösung von 5 Th. Phenol in 100 Th. Wasser.

Phenol findet ausser zu Desinfectionszwecken auch eine vielfache technische und chemische Verwendung z. B. bei der Darmsaitenfabrication, Leimfabrication, zur Darstellung der Salicylsäure, vieler Farbstoffe z. B. der Pikrinsäure (Trinitrophenol, Trinitrocarbolsäure, $C_6H_2(NO_2)_3$. OH), Phenylbraun, Phenylblau, Corallin, Aurin etc.

Acidum carbolicum crudum.

Rohe Carbolsäure; Rohes Phenol. Acĭdum carbolĭcum crudum;
Acidum phenicum crudum; Acidum phenylĭcum crudum; Phenolum crudum.

Gelbliche bis gelbbraune, klare, unangenehm brenzlich riechende,
neutrale, in Wasser nicht völlig, leicht in Weingeist und Aether lösliche
Flüssigkeit, schwerer als Wasser.

Beim Schütteln von 10 Volumen derselben mit 90 Volumen einer
Mischung aus gleichen Gewichtstheilen Natronlauge und Wasser darf
nicht mehr als 1 Volumen flüssigen oder halbflüssigen Rückstandes ungelöst bleiben. Die davon auf geeignete Weise getrennte alkalische Flüssigkeit mit verdünnter Schwefelsäure bis zur stark sauren Reaktion
versetzt, muss ein gelblich bis gelb-braunes Oel abscheiden, welches
die Reactionen der Carbolsäure gibt und in dem 30-fachen Volumen
Wasser fast löslich sein soll.

Geschichtliches, Vorkommen etc. der Carbolsäure vergl. unter Acidum
carbolicum, S. 67 u. 68.

Darstellung des rohen Kreosotöls. Das Material, aus welchem die Carbolsäure im Grossen genommen wird, ist der bei der Leuchtgasbereitung als Nebenprodukt
abfallende Steinkohlentheer, welcher einer fractionirten Destillation aus eisernen Blasen
oder Retorten unterworfen wird. Das bis zu circa 170⁰ gesammelte Destillat ist das
leichte, das dann bei höherer Temperatur folgende Destillat das schwere Steinkohlentheeröl.

Das leichte Steinkohlentheeröl ist wenig gefärbt, dünnflüssig, von 0,7—0,85
spec. Gew., und enthält besonders Benzin (Benzol), dann Photogen und andere Kohlenwasserstoffe. Die Kohlenwasserstoffe dieses Destillats sind unter sich homolog,

$$\text{Benzol} = C_6H_6 \text{ Siedepunkt } 82^0$$
$$\text{Toluol} = C_7H_8 \quad \text{\textquotedbl} \quad 110$$
$$\text{Xylol} = C_8H_{10} \quad \text{\textquotedbl} \quad 138$$
$$\text{Cumol} = C_9H_{12} \quad \text{\textquotedbl} \quad 166$$
$$\text{Cymol} = C_{10}H_{14} \quad \text{\textquotedbl} \quad 194 \ (?)$$

Das schwere Steinkohlentheeröl, welches bei einer Temperatur von 180—
220⁰ übergeht, ist dunkelbraun gefärbt, dickflüssiger als das leichte Oel und hat ein
spec. Gew. von 0,9—1,2. Es enthält neben dem sogenannten Solaröle Pyrrol, Rosol-
säure, Naphtalin, Paraffin und andere ähnliche Kohlenwasserstoffe, hauptsächlich aber
Carbolsäure oder Phenol (C_6H_5 . OH oder C_6H_6O) und den dem Phenol homologen Cresylalkohol, Cresol oder das Cresylphenol (C_6H_4 . CH_3 . OH oder C_7H_8O).

In beiden Destillaten finden sich auch noch verschiedene andere Körper, wie z. B.
Anilin, Pyridin, Picolin, Lutidin etc.

Bei einer 220⁰ übersteigenden Hitze destilliren dunkelgefärbte Oele, und als
Destillationsrückstand verbleibt Steinkohlentheerpech. In den Gasanstalten, in welchen
die Darstellung der Carbolsäure besonders in Aussicht genommen ist, wird ein De-
stillat, welches zwischen dem leichten und dem schweren Steinkohlentheeröl bei einer
Temperatur zwischen 180 und 210⁰ übergeht, das sogenannte Mittelöl oder Kreosot-
öl, gesammelt. Es enthält gewöhnlich 30—40 Proc. Phenole (Kreosotöl). Die Flüssig-
keiten, welche bei 140—180⁰ und von 210—220⁰ übergehen und circa 10—25 Proc.
Phenole enthalten, kommen gewöhnlich, so wie sie sind, als rohe Carbolsäure in den
Handel, selten unterwirft man sie noch einer Destillation, um sie von dem grössten
Theile der Benzole und den schwersten Oelen zu befreien.

Behufs Reinigung der Carbolsäure wird das vorhin erwähnte Kreosotöl nochmals einer fractionirten Destillation aus schmiedeeisernen Blasen unterworfen. Eine
solche Blase hat aber statt des Helmes einen Kronenaufsatz, einen cylinderförmigen
schmiedeeisernen Helm, in welchem sich ein System übereinander stehender Teller,
ebenfalls aus Schmiedeeisen gearbeitet, befindet. Jeder Teller hat in der Mitte ein
Loch und am Rande, welcher sich der Aufsatzwandung dicht anschliesst, einige Aus-

schnitte. Aus dem Deckel des Aufsatzes steigt das Dampfleitungsrohr neben einem Thermometer hervor. Der Deckel ist mit dem Kühlgefäss verbunden. An und auf diesen Tellern findet nun eine Verdichtung derjenigen Stoffe statt, welche einen sehr hohen Siedepunkt haben, wie z. B. Naphtalin, welches bei mehr als 200° siedet, und von den Tellern in die Blase zurückfliesst, während die Kreosotöldämpfe bei einer Temperatur von 180—200° unverdichtet die Räume zwischen den Tellern durchwandernd in das Dampfleitungsrohr übertreten. Das Destillat enthält nun 50—60 Proc. Carbolsäure oder Phenol, natürlich immer noch begleitet von Cresol, kleinen Mengen Naphtalin und färbenden Stoffen. Nachdem das Phenol mit Natronlauge behandelt, und aus der Lösung (des Phenolnatrium) durch Salzsäure wieder abgeschieden ist (vergl. S. 68 u. 69), stellt es das Präparat vor, welches die Pharmakopöe als rohe Carbolsäure fordert und fast 90 Proc. Phenol enthält.

Eigenschaften der rohen Carbolsäure. Die von der Pharmakopöe recipirte rohe Carbolsäure soll eine gelbbraune klare Flüssigkeit sein. Damit ist nur eine Durchsichtigkeit einer circa centimeterdicken Schicht gemeint, denn in dickerer Schicht ist eine rohe Carbolsäure des Handels kaum durchsichtig zu nennen. Als Hauptkriterium der Güte ist ein Gehalt von mindestens 90 Proc. Carbolsäure aufgestellt.

Die rohe Carbolsäure bildet eine ähnlich ätzende und giftige Flüssigkeit wie die flüssig gemachte mit 0,9 Proc. Wasser gemischte reine Carbolsäure und unterscheidet sich von derselben nur durch einen Gehalt von Brandharzen, Cressol, Toluol, Cymol, Spuren Benzol etc.

Die rohe Carbolsäure des Handels ist von zweierlei Beschaffenheit. — 1) Die bisher vertriebene, nit 50-proc. bezeichnete enthält höchstens 10 Proc. freies Phenol, die übrigen 40 Proc. Phenol sind darin in ätherähnlichen Verbindungen z. B. als Benzylphenol ($C_6H_5 . CH_2 . C_6H_4 . OH$, auch Monooxyphenylmethan genannt), Benzhydrol ($(C_4H_5)_2CH . OH$ (auch Diphenylcarbinol genannt), und dergleichen mehr vertreten. Cresol, Xylol etc. scheinen darin auch in analogen Verbindungen vorhanden zu sein. Wenn diese rohe Carbolsäure mit einem 2-fachen Volumen Glycerin ausgeschüttelt wird, so geht in das Glycerin nur der 8—10te Theil der rohen Carbolsäure über. Durch Natronlauge werden diese Verbindungen zersetzt und wird die Mischung damit mit einem 3—4-fachen Vol. Wasser verdünnt, so sammeln sich in der Ruhe am Niveau Benzole nebst anderen Kohlenwasserstoffen mit Brandharzen tingirt ab. Diese rohe Carbolsäure mit $^1/_2$ Vol. Wasser geschüttelt und dann mit Wachs in der Wärme gemischt bildet mit dem Wachse eine conforme Masse.

2) Die andere Sorte roher Carbolsäure mit 88—90 Proc. Phenolgehalt ist die officinelle und aus der vorher erwähnten 50-proc. durch Behandeln mit Natronlauge abgeschieden, es fehlen also in ihr jene ätherartigen Phenol- und Benzol-Verbindungen und Brandharze oder diese sind nur in wenigen Procenten vertreten, der Wassergehalt beträgt aber mehrere Procente.

In dieser Carbolsäure ist das Phenol im freien Zustande vorhanden und kann daher mit Glycerin vollständig ausgeschüttelt werden, nur die 5—10 Proc. fremder Kohlenwasserstoffe und Brandharze sammeln sich auf dem Niveau der Mischung mit Glycerin.

Bestimmung des Phenolgehaltes in der rohen Carbolsäure. Hierzu hat die Ph. eine sehr gute und leicht auszuführende Methode angegeben. Es sollen 90 Vol. einer Natronlauge von circa 1,079 oder eines Gemisches aus gleichen Gew.-Th. Natronlauge von circa 1,160 spec. Gew. und Wasser mit 10 Vol. der rohen Carbolsäure unter kräftigem Schütteln gemischt und dann zum Absetzen beiseite gestellt werden. Die Mischung soll höchstens 1 Vol. flüssige oder halbflüssige Masse an ihrem Niveau abgesondert tragen. Die alkalische Lösung, welche das Phenol und Cresol der rohen Carbolsäure aufgenommen hat, bildet eine mehr oder weniger gelbliche oder lehmfarbene und die Niveauschicht eine mehr oder weniger braune Flüssigkeit. Erstere soll von der Niveauschicht befreit und mit Schwefelsäure bis zur sauren Reaction, behufs Zersetzung des Phenolnatriums, versetzt in der Ruhe eine gelbliche bis gelbbraune Phenolschicht an ihrer Oberfläche absondern, welche sich in fast 30 Th. Wasser lösen und auch die Phenolreactionen geben soll.

Die alkalische, Phenolnatrium enthaltende Flüssigkeit nebst der Niveauschicht werden durch ein vorher mit Wasser genässtes Filter gegossen und dieses mit etwas warmem Wasser nachgewaschen. Durch Zusatz verd. Schwefelsäure bis zur sauren Reaction ($^1/_2$ Vol.) bildet sich Natriumsulfat und Phenol scheidet sich ab mit circa 15—20 Proc. Wassergehalt. Will man ihm dieses Wasser entziehen, so muss man es mit einer gesättigten Calciumchloridlösung oder mit Calciumchloridkrystallen ausschütteln. Ein Paar Identitätsreactionen, obgleich hier überflüssig, sollen ausgeführt werden. Zu der Reaction mit Ferrichlorid und Bromwasser genügen 4—5 Tropfen, welche mit circa 20 ccm Wasser durchschüttelt werden. Es ist zur Lösung die 30-fache Menge Wasser vorgeschrieben, weil dieses Phenol besonders noch das schwerlösliche Cresol nebst anderen homologen Verbindungen enthält. Nur das reine Phenol ist in der 20-fachen Menge Wasser löslich. Wenn endlich das abgeschiedene Phenol mit einem gleichen Vol. Glycerin eine ziemlich klare Mischung giebt, so ist wohl an seiner Identität nicht zu zweifeln. Verfälschungen mit Stoffen, welche sich dem Phenol ähnlich verhalten, dürften wohl nicht vorkommen. Eine Verfälschung mit einer weingeistigen Brandharzlösung wird durch Destillation aus dem Wasserbade erkannt. Sind diese Mischungen des Phenols mit Weingeist alt, so befindet sich der Aethylalkohol auch in einer Aetherverbindung und bei der Destillation aus dem Wasserbade erreicht man kein richtiges Resultat, es muss dann die Behandlung mit verdünnter Natronlauge zuvor, zur Ausführung kommen.

Die Prüfung der rohen Carbolsäure mit einem Phenol-Gehalt von circa 90 Proc. lässt sich einfach auch dadurch bewerkstelligen, dass man 10 Vol. mit 20 Vol. Glycerin stark schüttelt, erwärmt, wiederum stark schüttelt und das Gemisch beiseite stellt. In 6—10 Stunden haben sich zwei Schichten gebildet, von welchen die untere hellfarbige die Lösung des Phenols in Glycerin, die obere dunkelfarbige, welche nur circa 1 Vol. umfassen darf, die dem Phenol beigemischt gewesenen verunreinigenden Körper umfasst. Dieses Verfahren ist bei einer rohen Carbolsäure mit weniger den 85 Proc. Phenolgehalt nicht anwendbar, weil dann das Glycerin der rohen Carbolsäure das Phenol nicht oder nicht vollständig zu entziehen vermag, indem der Phenolgehalt sich hier, wie schon oben erwähnt wurde, gewöhnlich in einer ätherartigen, in Glycerin unlöslichen Verbindung vorfindet.

Aufbewahrung. Die rohe Carbolsäure ist eine giftige Substanz, sogar giftiger als das reine Phenol, und dennoch versetzte man sie in die Reihe der unschuldigen Stoffe, neben *Acetum Rubi Idaei, Acidum aceticum dilutum* etc. Noch immer nicht vermochte man zwischen der Ordnung in einer Apotheke und derjenigen in einem Kramladen einen Unterschied zu machen. In dem Raume, wo receptirt wird und man Medicamente an das Publicum abgiebt, soll und muss der pharmaceutischen Ordnung nach allen Seiten genügt werden, um so weit und so viel als möglich, ein Vergreifen, ein Versehen, ein Unglück zu verhüten. Von welchen Bedenken mögen die Verf. der Ph. geleitet worden sein, als sie die Aufbewahrung der rohen Carbolsäure neben *Acidum hydrochloricum* oder *Acidum nitricum* als unthunlich erkannten?

Kritik. Es wäre wohl in der Ordnung gewesen, den Charakter der rohen Carbolsäure schärfer zu präcisiren, zu bestimmen, dass nur ein rohes Phenol mit 88—93 oder mit mindestens 90 Proc. freiem Phenolgehalt in den Gebrauch zu ziehen sei. Die Angabe des spec. Gewichts wäre ein weiterer Schritt zur Präcisirung der Charakteristik der Waare gewesen. Dass eine vorsichtige Aufbewahrung nicht für nöthig gehalten wurde, im Gegensatz zu der pharmaceutischen Ordnung, hat unter dem Rubrum „Aufbewahrung" eine Beleuchtung erfahren.

Anwendung. Die rohe Carbolsäure wird nur zum äusserlichen Gebrauch in der Thierheilkunde und zu Desinfectionen verwendet und nur dann dispensirt, wenn der Arzt *Acid. carbolic. crudum* vorgeschrieben hat. Mit *Acidum carbolicum* wird vom Arzte stets die reine Säure bezeichnet. Im Handverkauf dürfte die rohe Carbolsäure vom Nichtarzte meist nur mit „Carbolsäure" bezeichnet werden. Da es sich hier zugleich um eine sehr giftige Substanz handelt, so muss sich der Dispensirende stets nach dem Gebrauche des Mittels erkundigen, und wenn nöthig belehrend eintreten, um Unglück zu verhüten.

Zur Desinfection der Abtritte, Senkgruben, Nachtstühle verwendet man gewöhnlich Gemische aus Gypsmehl und Kalkhydrat mit circa 5 Proc. roher Carbolsäure gemischt. Das hierbei entstehende Kalkerdephenylat bewahrt die desinficirende Wirkung der Carbolsäure. Eine sehr geeignete Desinfectionsmischung ist 1) 10 rohe Carboläure, 30 Kalkhydrat, 150 Gypsmehl; — 2) 20 rohe Carbolsäure, 50 Kalkhydrat, 200 Gypsmehl, 100 grobes Steinkohlenpulver. — 3) Süvern'sche Desinfectionsmasse: 100 Kalkhydrat, 30 Gypsmehl (oder Magnesiasulfat), 20 Kochsalz (oder rohes Chlormagnesium) und 20 Steinkohlentheer. — 4) Douglas'sches Desinfectionspulver ist ein Kalkphenylat, gemischt mit Kalkerde und Kalk- und Magnesiasulfit, letztere beiden durch Behandeln gepulverten Dolomits mit Schwefligsäure dargestellt. Diese Desinfectionsmischungen werden auch mit Wasser gemischt zum Ausscheuern der Nachtgeschirre gebraucht. Flüssigkeiten für denselben Zweck bereitet man durch Mischung von 2—3 Th. der rohen Carbolsäure mit 100 Th. Wasser. Wegen des äusserst unangenehmen und widerlichen Geruchs der rohen Säure ist für die Verwendung in Wohnräumen und Krankenzimmern eine zum Theil gereinigte Carbolsäure mit ungefähr 95 Proc. Gehalt, welche weniger stark riecht, angezeigt. Eine solche Waare ist auch zu der Universalcomposition, *Compositio carbolica universalis,* zu verwenden, welche mit der 30- bis 100-fachen Menge Wasser verdünnt als Wasch- und Schmiermittel gegen Ungeziefer und Räude der Hausthiere, auf Wunden etc. dient. Zu ihrer Darstellung werden 100,0 Sumatrabenzoë, 50,0 Aloë und 25,0 Salicylsäure gepulvert mit 50,0 Oleum Spicae, 10,0 Ol. Anisi stellati und 2000,0 Weingeist einen Tag macerirt, hierauf mit 100,0 Oelsäure, 50,0 trocknem Aetznatron und 25,0 Borax, gelöst in 500,0 Wasser versetzt, dann nach einem Tage mit 3000,0 halb gereinigter Carbolsäure innig durchschüttelt. Nach mehrtägigem Absetzenlassen wird unter Decanthation colirt. Diese Flüssigkeit ersetzt die Little's che Flüssigkeit.

Zur Darstellung von Carbolpapier, *Charta phenylata,* verwendet man reine und auch rohe Carbolsäure, je nach dem Zwecke der Verwendung. Das Papier tränkt man mit einer in der Wärme bewirkten Mischung aus 1 Th. Carbolsäure und 3 Th. Ceresin oder Wachs.

Acidum carbolicum liquefactum.

Phenolum liquefactum s. liquidum. Verflüssigte Carbolsäure;
Flüssiggemachte Carbolsäure; Flüssiges Phenol.

Eine Mischung aus 100 Th. Carbolsäure und 10 Th. Wasser.

Eine klare, farblose, nach Carbolsäure riechende in 18 Th. Wasser
vollkommen klar lösliche Flüssigkeit.

Es werde 1g dieser Flüssigkeit mit Wasser zu einem Liter aufgefüllt. Von dieser Lösung dürfen nicht mehr als 51,6—52,6 ccm verbraucht
werden, um das Brom zu binden, welches aus der Mischung von je 50 ccm
der volumetrischen Kaliumbromat- und volumetrischen Kaliumbromid-
lösung auf Zusatz von 5 ccm (concentrirter) Schwefelsäure frei wird. Das
Ende der Reaction wird daran erkannt, dass durch die filtrirte Flüssigkeit
mit volumetrischer Stärkelösung getränktes Fliesspapier nicht mehr gebläut wird. Vorsichtig aufzubewahren.

Eigenschaften. Das flüssig gemachte reine Phenol bildet eine farblose
oder auch gelbliche bis blassrothbräunliche Flüssigkeit von Geruch und brennendem Geschmack des reinen Phenols und von 1,057—1,059 spec. Gewicht.
Es giebt mit einem gleichen Vol. Glycerin eine klare Mischung, mit einem
doppelten Vol. Aether eine gleiche farblose klare Mischung. Die Farben-
Reactionen mit Ferrichlorid in wässriger (violett) und in weingeistiger Lösung
(schmutzig grünlich) stimmen mit denen des reinen Phenols überein, ebenso
erzeugt Bromwasser in der verdünnten wässrigen Lösung einen weissen Niederschlag. Bei Temperaturen unter 0° erstarrt das verflüssigte Phenol krystallinisch.

Das zu der Verflüssigung des Phenols dienende Wasser muss total frei
von Ammoniak sein, um eine möglichst farblose Mischung zu erreichen. Es
ist gut, das destillirte Wasser vorher einige Male aufzukochen.

Prüfung. Die Ph. verlangt von diesem flüssigen Phenol Farblosigkeit,
obgleich sie bei dem reinen Phenol eine fast röthliche Farbe zulässt. Die
Erfahrung wird lehren, dass das mit Wasser flüssig gemachte Phenol selten
farblos, häufiger gelblich bis blassbräunlich sein wird. Da durch diese Färbung ferner die arzneiliche Wirkung keine Einbusse erleidet, so wird man von
der Farblosigkeit abstrahiren müssen und bedauern, nicht die nöthige Consequenz in der Fassung der Charakteristik der Arzneiwaaren beobachtet zu
haben. Diese Färbung scheint ihr Entstehen der Einwirkung des Phenols auf
Stoffe im destillirten Wasser zu verdanken, welche nicht näher gekannt sind,
wenn es nicht etwa Spuren Ammon oder Wasserstoffhyperoxyd sind.

Das verflüssigte Phenol muss sowohl mit einem gleichen Volumen Glycerin, als auch mit 2—3 Vol. Aether gemischt klare farblose oder fast farblose Flüssigkeiten liefern.

Zur Bestimmung des Phenolgehaltes giebt man in einen graduirten Cylinder gleiche Volumina einer bei lauwarmer Temperatur vollständig gesättigten
wässrigen Calciumchloridlösung und des zu prüfenden flüssigen Phenols, schüttelt kräftig durcheinander, so dass eine milchweisse Mischung resultirt und
stellt 5 Stunden bei Seite und zwar bei mittlerer Temperatur (17—18° C.).
Wenn die untere Schicht fast klar ist, so erwärmt man sie bis zu 40—50° C.
und versetzt den Cylinder in der Richtung seiner Axe in eine rotirende
schüttelnde Bewegung, damit die etwa in der unteren Schicht der Glaswandung

adhärirenden Phenoltropfen und die in der Phenolschicht ebenso adhärirenden Salztropfen abgestossen werden und sie nach derjenigen Schicht, welcher sie angehören, wandern. Nach 5 Stunden zeigt die untere Schicht einen Zuwachs, welcher 66 Proc. der Menge Wasser beträgt, welche das verflüssigte Phenol enthielt. Hätte man ana 5 ccm von beiden Flüssigkeiten gemischt, so umfasst die untere Schicht 5,3 ccm. Da der Wassergehalt des krystallisirten Phenols bis zu 4 Proc. betragen kann, so muss eine Vermehrung der unteren Schicht auf 5,35—5,37 ccm als den praktischen Verhältnissen entsprechend gutgeheissen werden.

Ein zweiter und entschieden besserer Prüfungsmodus ist, wenn man krystallisirtes Calciumchlorid zur Hand hat, in einen graduirten Cylinder 11 Vol. des verflüssigten Phenols, dazu kleine Krystallstücke des Calciumchlorids zu geben und unter Agitiren zu erwärmen. Das Calciumchlorid nimmt das Wasser des Phenols auf und dieses sammelt sich in der Ruhe über der Salzflüssigkeit (bei 18—20° C.) in einem Umfange von nur 10 Volumen.

Nirgends findet man erwähnt, dass Calciumchlorid dem Phenol Wasser entzieht und Phenol in einer wässrigen Calciumchloridlösung fast unlöslich ist. Man hat daher eine recht umständliche Bestimmung des Phenols acceptirt, welche nur einen Werth für den Apothekenrevisor hat, weil dem Pharmaceuten nach der Darstellung des verflüssigten Phenols aus einer bei mittlerer Temperatur Krystalle darstellenden Carbolsäure kein Umstand vorliegt, den Gehalt des Präparates zu bezweifeln. Das verflüssigte Phenol vom Drogisten zu beziehen und alsdann die bezogene Waare auf ihren Phenolgehalt nach der Vorschrift der Ph. zu prüfen, dürfte wohl nicht vorkommen. 1 g des verflüssigten Phenols soll in Wasser gelöst und bis zu einem Liter aufgefüllt werden. Von dieser Lösung wird zu einer Mischung aus 50 ccm Normalkaliumbromid, 50 ccm Normalkaliumbromat und 5 ccm conc. Schwefelsäure nach und nach gegossen, bis alles Phenol als Tribromid gefällt und das Filtrat nicht mehr freies Brom enthält, also Jodzinkstärkepapier davon nicht mehr gebläut wird. Nicht mehr denn 51,6—52,6 ccm des Phenolwassers sollen hierzu ausreichen. Hoffentlich wird der Apothekenrevisor die Bromnormalflüssigkeit frisch und richtig bereitet mit sich führen, im anderen Falle ist nicht das richtige Resultat zu erwarten. Bei der Handhabung der Bromflüssigkeit ist alle Vorsicht anzuwenden, auch hat man ein Aufatmen des Bromdampfes zu vermeiden.

Theorie der Bromreaction. Wenn sich Brom in Lösung und Phenol in Lösung begegnen, so erfolgt die Bildung des kaum löslichen Tribromphenols und der leicht löslichen Bromwasserstoffsäure, nach der Formel $C_6H_5OH + 3Br_2 = C_6H_2Br_3 . OH + 3HBr$. Setzt man die Bromflüssigkeit zu der Phenollösung, so bleibt anfangs die Mischung klar, weil wenig Tribromphenol in vielem Wasser etwas löslich ist. Auf weiteren Bromzusatz tritt milchige Trübung ein und unter Agitiren erfolgt ein weisser flockig-käsiger, aus dünnen Nadeln bestehender Niederschlag. Das Phenol ist als Tribromphenol völlig abgeschieden, wenn die wässrige Flüssigkeit gelb (bromhaltig) erscheint oder einige Tropfen derselben mit Jodkaliumstärkepapier oder Zinkjodidstärkeflüssigkeit die Jodreaction ergeben, indem das freie Brom Jod frei macht, welches letztere dann Stärkemehl blau färbt. Nach Vorschrift der Ph. wird die Phenollösung zur Bromflüssigkeit gesetzt, so lange also, bis die gelbe Farbe der letzteren schwindet, das Brom derselben völlig gebunden ist.

Die Mischung der Lösungen von Kaliumbromid und Kaliumbromat mit Schwefelsäure versetzt enthalten Kaliumsulfat und Brom, denn $10KBr + 2KBrO_3 + 6H_2SO_4 = 6K_2SO_4 + 6H_2O + 6Br_2$. Die durch Schwefelsäure abgeschiedene

Bromsäure ($HBrO_3$) und Hydrobromsäure, Bromwasserstoff (HBr), zerfallen auf einander wirkend in Wasser und freies Brom, denn $2HBrO_3 + 10HBr = 6H_2O + 12Br$.

Die Bestimmung des Phenols durch Brom wurde zuerst von KOPPESCHAAR (1876) vorgeschlagen, und verwendete man als Reagens die Lösung des Salzes, welches man durch Sättigung von Natriumhydroxydlösung mit Brom und Eindampfen zur Trockne erhielt. Das Resultat ist eine Mischung von 5 Mol. Natriumbromid und 1 Mol. Natriumbromat, denn $6NaHO + 6Br = 5NaBr + NaBrO_3 + 3H_2O$. Die Lösung dieses Salzgemisches wurde mit Salzsäure (statt der Schwefelsäure) zersetzt. DEGENER setzte (1878) in Stelle der Bromsalze Bromwasser. Da der Titer der Salzlösung bei der Aufbewahrung ziemlich constant bleibt, der Titer des Bromwassers dagegen nicht dauert, so hat man der Salzlösung den Vorzug gegeben.

Aufbewahrung. Diese muss in einer Flasche mit Glasstopfen und gläserner Deckkapsel an einem dem directen Tageslichte nicht zugänglichen Orte in der Reihe der starkwirkenden Arzneikörper geschehen.

Kritik. Dass das Mischungsverhältniss von $10:1$ gewählt worden ist, entspricht der Praxis ganz vortrefflich, denn wenn ein Quantum reiner Carbolsäure dispensirt werden soll, so ist $1/_{10}$ der Menge von der verflüssigten Carbolsäure mehr zu nehmen, z. B. statt 10—11 g, statt 2,5—2,75 g, statt 5—5,5 g, statt 1—1,1 g.

Dass die Forderung der Farblosigkeit der verflüssigten Carbolsäure über das praktische Maass hinausgeht und mit der von der krystallisirten Carbolsäure gegebenen Characteristik sogar theilweise im Widerspruche steht, ist oben unter Prüfung schon berührt.

Die Bestimmung des Phenolgehalts auf einem so weitschweifigen Wege hätte einfach durch Bestimmung das spec. Gew. ersetzt werden können, wenn die Bestimmung durch Calciumchlorid nicht gekannt war. Dass das verflüssigte Phenol genau $^{10}/_{11}$ Phenol enthalte, ist eine nur beziehungsweise richtige Behauptung, weil das kryst. Phenol bis zu 4 Proc. Wasser enthalten kann, also nicht immer absolutes Phenol ist. Dieser Umstand erklärt auch die Schwankung zwischen 51,6 und 52,6 ccm der Phenollösung, welche bei der Gehaltsbestimmung der Bromflüssigkeit zugesetzt wird.

Anwendung. Das verflüssigte Phenol ist nur ein Object für die Receptur, welches dem Arzte fern liegt. Die Beschwerlichkeit der Abwägung des in Flaschen bewahrten krystallisirten Phenols nöthigte zur Einführung des flüssigen. Wenn der Arzt Acidum carbolicum vorschreibt, so dispensirt der Pharmaceut die entsprechende Menge der flüssiggemachten Säure. Auch zur Darstellung von Pillenmassen, Salben, Pflastern kann diese flüssige Säure mit gleichviel Wachs zusammengeschmolzen werden.

Acidum chromicum.

Chromsäure. Acidum chromicum. *Acide chromique. Chromic acid.*

Scharlachrothe, glänzende, an der Luft zerfliessende Krystalle, oder eine etwas heller rothe, lockere, wollige Masse, in Wasser und Weingeist leicht löslich, beim Erhitzen sich dunkler färbend und unter Sauerstoffentwickelung schmelzend. Mit Salzsäure erwärmt entwickelt die Chromsäure Chlor.

Zum Gebrauch darf dieselbe in einem gleichen Gewichte Wassers gelöst vorräthig gehalten werden. Vorsichtig aufzubewahren.

Geschichtliches. Im Jahre 1797 wurde die Chromsäure zuerst von dem französischen Chemiker VAUQUELIN entdeckt, jedoch erst BERZELIUS wies die chemische Zusammensetzung nach.

Darstellung. Die Chromsäure oder Chromtrioxyd wird aus dem Kaliumdichromat oder dem dichromsauren Kalium, $(CrO_3)_2OK$, einem sehr billigen Salze, durch conc. Schwefelsäure abgeschieden. Man stellt eine durch kochend heisses Wasser gesättigte Kaliumdichromatlösung dar, vermischt dieselbe bis auf die mittlere Temperatur erkaltet nach und nach mit einem fast anderthalbfachen Volumen conc. Schwefelsäure und stellt bei Seite. Es wird auch folgendes Verhältniss angewendet: 10 Kaliumdichromat, 17 Wasser, 25 conc. Schwefelsäure. Beim Erkalten scheidet sich die Chromsäure in carmoisinrothen Krystallen ab, welche aber mit grosser Hartnäckigkeit Schwefelsäure zurückhalten. Man giesst die Flüssigkeit ab, bringt die Chromsäurekrystalle in einen Glastrichter, welcher mit Glaswolle geschlossen ist und hält den Trichter bedeckt, oder auf einen reinen Dachziegel, über welchen man eine Glasglocke stellt, um die Luft mit ihrer Feuchtigkeit abzuhalten. Wenn die Krystalle auf diese Weise von dem grössten Theile der anhängenden Mutterlauge befreit sind, löst man sie in 3 Th. Wasser und setzt dieser Lösung etwas Baryumchromat hinzu, welches seine Chromsäure soweit abgiebt, als sein Baryum dazu Gelegenheit findet, sich mit gegenwärtiger Schwefelsäure zu verbinden und unlösliches Baryumsulfat zu bilden. Ein kleiner Baryumchromatüberschuss schadet nicht, da auch dieses Salz kaum in Wasser löslich ist. Die Chromsäurelösung wird durch mit Salzsäure und Wasser ausgewaschenen Sand oder durch Glaspulver filtrirt und durch Verdunsten an einem nicht mehr als lauwarmen Orte, wo sie vor Staub und Licht geschützt ist, in Krystalle verwandelt. Sicherer ist das Verdampfen in luftverdünntem Raume über Schwefelsäure. Die Ausbeute beträgt höchstens 33,3 Proc. des verarbeiteten Kaliumdichromats.

Die Verwendung einer so überaus grossen Menge Schwefelsäure ist bei der Abscheidung der Chromsäure aus zwei Gründen nothwendig. Erstens dient sie zur Zersetzung des Chromats und zweitens als wasserentziehende Substanz, denn im anderen Falle bei Verwendung weniger Schwefelsäure würde die bei Schwefelsäuregehalt sehr hygroskopische Chromsäure nicht herauskrystallisiren.

Auch aus der schwefelsauren Lösung lässt man die Chromsäure krystallisiren, aus welcher sie in zarten nadelförmigen Krystallen anschiesst. Aus der wässrigen Lösung krystallisirt die reine Säure in Schuppen und auch in rhombischen Formen. Da die Ph. eine hygroskopische Säure fordert, so ist damit die aus Schwefelsäure krystallisirte und durch Ausbreiten auf Thon- oder Gypsplatten von der adhärirenden Schwefelsäure befreiten Chromsäure bezeichnet.

Theorie. Der chemische Process bei Darstellung der Chromsäure ergiebt sich aus dem Schema:

$$\underset{\text{Kaliumdichromat}}{\left.\begin{matrix}(CrO_2)_2\\ K_2\end{matrix}\right\}O_3} + \underset{\text{Schwefelsäure}}{2\left.\begin{matrix}SO_2\\ H_2\end{matrix}\right\}O_2} = \underset{\text{Kaliumdisulfat}}{2\left(SO_2''\left\{\begin{matrix}OK\\ OH\end{matrix}\right.\right)} + \underset{\substack{\text{Chromsäure-}\\ \text{anhydrid}}}{2CrO_3} + \underset{\text{Wasser}}{H_2O}$$

$$\text{oder } \underset{\text{Kaliumdichromat}}{(CrO_3)_2OK_2} + \underset{\text{Schwefelsäure}}{2SO_4H_2} = \underset{\text{Kaliumdisulfat}}{2SO_4HK} + \underset{\text{Chromtrioxyd}}{2CrO_3} + \underset{\text{Wasser}}{H_2O}$$

Beim Erhitzen der Chromsäure oder des Chromtrioxyds zerfällt dieses in Chromioxyd (Chromsesquioxyd) und Sauerstoff: $2CrO_3 = Cr_2O_3 + 3O$.

Bei Behandlung der Chromsäure mit conc. Salzsäure wird unter Bildung von Chromichlorid Chlor frei: $2CrO_3 + 12ClH = Cr_2Cl_6 + 6H_2O + 6Cl$.

Wird Chromsäure mit conc. Schwefelsäure erhitzt, so bildet sich unter Freiwerden von Sauerstoff Chromisulfat: $2CrO_3 + 3SO_4H_2 = 3O + (SO_4)_3Cr_2 + 3H_2O$.

Chromsäure ist ein Säureanhydrid, der Kohlensäure ähnlich. Eine den salzbildenden Säuren entsprechende Chromsäure existirt nicht. Ihre theoretische Formel würde CrO_4H_2 lauten. Sie wäre also wie die Schwefelsäure eine dihydrische Säure. Je nach dem Verhältniss der Verbindungen unterscheidet man Dichromsäure ($H_2Cr_2O_7$), Trichromsäure, Tetrachromsäure.

Reagentien auf Chromsäure sind lösliche Blei-, Silber-, Quecksilber-, Baryum-Salze, besonders aber ein Aufguss des Campecheholzes, welcher durch unbedeutende Mengen eines löslichen Chromats eine violett-blaue Farbe annimmt.

Eigenschaften. Die reine Chromsäure bildet eine rothe, aus feinen Krystallen bestehende, lockere wollige Masse, oder häufiger dunkelcarmoisinrothe

Prismen oder nadelförmige an der Luft beständige Krystalle, welche sich in Wasser und Weingeist mit orangerother Farbe lösen, beim Erhitzen, wobei die rothe Farbe fast in Schwarz übergeht, schmelzen und bei einer Hitze von 300^0 in Chromoxyd und Sauerstoff zerfallen. Spec. Gew. 2,8. Oxydirbare und alle organischen Substanzen reduciren sie, besonders in der Wärme, zu Chromoxyd, weshalb man Chromsäurelösungen auch nicht durch Papier filtriren kann. Die Reaction ist oft so heftig, dass absoluter Weingeist oder Aether in wenigen Tropfen, auf zerriebene erwärmte Chromsäure gegeben, sich entzünden. Mit Schwefelsäure erhitzt entwickelt sie Sauerstoff, mit Chlorwasserstoffsäure Chlor. Versetzt man die wässrige Lösung der Chromsäure mit etwas Wasserstoffhyperoxyd und Aether, so färbt sich die Mischung tief blau, und der Aether scheidet sich von der wässrigen Flüssigkeit tief blau gefärbt ab. Der blau färbende Körper wird für Ueberchromsäure (H_2CrO_4), eine sehr unbeständige Oxydationsstufe des Chroms, gehalten. Die officinelle Chromsäure ist hygroskopisch. Dass auch die reine Chromsäure hygroskopisch ist, findet man in den chemischen Lehrbüchern angegeben, ist aber ein Irrthum.

Weil die officinelle Chromsäure stark hygroskopisch ist (nur die Schwefelsäure-haltige ist hygroskopisch), so hat die Ph. es zugelassen, diese Säure in 50-proc. Lösung vorräthig zu halten. Diese wässrige Lösung, welche nicht durch Papier filtrirt werden darf, ist klar und von rothbrauner Farbe. Sie wäre mit *Acidum chromicum solutum* 50% zu bezeichnen. Das spec. Gewicht dieser Lösung ist 1,47. Der Französische Cod. med. hat eine gleiche Lösung als **officinelle** aufgenommen, weil von vielen Aerzten auch eine 60-proc. von 1,495—1,500 spec. Gew. als *Acide chromique médicinal* angewendet wird. Die mit vielem Wasser verdünnte Lösung hat eine gelbe Farbe.

Prüfung. Eine solche ist von der Ph. nicht vorgeschrieben. Die Chromsäure des Handels ist häufig, die officinelle stets mit etwas Schwefelsäure verunreinigt. Die Ph. fordert nämlich eine mit Schwefelsäure stark verunreinigte Säure, denn sie erklärt die an der Luft hygroskopisch sich verhaltende Säure als die officinelle. Somit wäre die Prüfung darauf eine recht überflüssige und die Ph. hat in der That einen Prüfungsmodus auf Schwefelsäure, überhaupt diese Verunreinigung gar nicht angegeben. Um die Schwefelsäure nachzuweisen wird die Chromsäure mit Salzsäure unter Zutröpfeln von Weingeist gekocht. Es entwickelt sich Chlor, welches sich im status nascendi mit dem zugesetzten Weingeist verbindet, in gechlorte Aetherverbindungen übergeht und verdampft, so dass sich bei Gegenwart genügender Salzsäure zuletzt nur Chromchlorid (Cr_2Cl_6) in der Lösung befindet. Gegenwärtige Schwefelsäure erleidet durch diesen Process keine Veränderung, die Flüssigkeit wird also auf Zusatz von Baryumsalz bei vorhandener Schwefelsäure eine Fällung von Baryumsulfat ergeben. Nothwendig ist eine vollständige Zersetzung der Chromsäure, denn diese giebt mit den Baryumsalzen ebenfalls einen schwerlöslichen Niederschlag.

Ferner enthält die käufliche Chromsäure oft Kaliumdichromat. Beschränkt sich diese Verunreinigung auf **2 Proc.**, so ist sie auch nicht zu beanstanden. Zum Nachweise werden 2 g durch schwaches Glühen in einem Porcellanschälchen in Chromoxyd verwandelt. Bei Abwesenheit von Chromat bleibt das Wasser, womit man das Chromoxyd in der Siedehitze behandelt, farblos. Im anderen Falle wird das Kaliumdichromat vom Wasser gelöst. Das in Lösung übergegangene Chromat kann durch Eindampfen der Lösung bestimmt werden.

Da die Ph. weder die eine noch die andere Verunreinigung in Betracht zieht, so können dieselben auch nicht beanstandet werden. Das zulässige Maass der Verunreinigung muss dem Pharmaceuten überlassen bleiben.

Die Darstellung der Chromsäure geschieht in verschiedener Weise und man hat auch schon **Baryumchromat** und **Bleichromat** darin angetroffen, ferner **Kalkerde**, **Chromoxyd** und **Eisenoxyd**. Zunächst soll die Säure mit der 10—20-fachen Menge Wasser eine klare Lösung geben, in welcher also keine unlöslichen Partikel (Eisenoxyd) herumschwimmen, welche auch nicht trübe ist und in der Ruhe einen Bodensatz (schwerlösliche Chromate) bildet. Diese Lösung darf ferner durch Zusatz von Schwefelsäure nicht getrübt werden (Baryt, Blei), ebenso nicht durch Ammoniumoxalat (Kalkerde).

Behufs Bestimmung des Chromsäuregehaltes wird die Säure geglüht, der Glührückstand mit 10-proc. Essigsäure und Wasser ausgewaschen und wiederum geglüht, um ihn zu wägen. 4 Th. trockne Chromsäure müssen 3 Th. Chromoxyd, oder 100 Th. Chromsäure müssen stöchiometrisch berechnet 76,5 Proc. Chromoxyd ausgeben. Dieser Bestimmung könnte die oben erwähnte Bestimmung eines etwaigen Kaliumdichromatgehaltes angeschlossen werden.

Aufbewahrung. Da sich die Chromsäure mit organischen Stoffen zersetzt, so kann sie nur in einem Glasgefäss mit Glasstopfen aufbewahrt werden. Glasstopfen schliessen jedoch selten so dicht, dass sie die äussere Luft vollständig abhalten können, es ist daher zweckmässig, das Gefäss mit der Säure gut tectirt in ein anderes dicht geschlossenes Gefäss, z. B. aus Weissblech, zu stellen und in der Reihe der starkwirkenden Arzneikörper aufzubewahren.

Kritik. Mit Rücksicht auf die umständliche Prüfung des Phenolgehaltes im *Acidum carbolicum liquefactum*, welche den Apotheker nichts angeht und ihm gleichgültig ist, muss das Nichterwähnen einer Gehaltsprüfung der Chromsäure, wie überhaupt die Nichterwähnung der zulässigen und unzulässigen Verunreinigungen und deren Nachweis auffallen. Ferner betheiligt sich wahrscheinlich die Ph. auch an dem Irrthume, dass die Chromsäure stark hygroskopisch sei, in Wirklichkeit ist die reine krystallisirte Chromsäure aber an der Luft beständig. Durch diesen Irrthum nöthigt die Ph. den Apotheker eine mit Schwefelsäure verunreinigte Chromsäure zu beschaffen. Da es Pflicht des Apothekers ist, stets die reinere Waare zu beschaffen, so kommt er bei pflichttreuem Vorgehen mit der Anforderung der Ph. in Conflict. Dass eine reine krystallisirte, an der Luft beständige, also nicht hygroskopische Chromsäure im Handel zu erlangen ist, konnte der Verf. dieses Commentars in neuerer Zeit in 2 Fällen constatiren.

Anwendung. Die Chromsäure findet nur eine topische Anwendung. Sie ist ein energisches, aber nur noch selten gebrauchtes Aetzmittel und zerstört mit Leichtigkeit die thierischen Gewebe; die Chromsäurecauterisationen sind jedoch sehr schmerzhaft. In gleichviel oder zwei Theilen Wasser gelöst ist die Chromsäure Aetzmittel bei Leichdornen, Condylomen, Warzen und schwammigen Excrescenzen; in 4—6 Th. Wasser gelöst wirkt sie mehr austrocknend und adstringirend, indem sie nur eine Schrumpfung der thierischen Faser veranlasst. Die mit der concentrirten Säurelösung betupften Stellen färben sich dunkelbraun, später bildet sich ein blauschwarzer trockner Schorf, der nach Verlauf von 2—3 Tagen abfällt und eine in zwei Tagen in Granulation übergehende Wundfläche hinterlässt. In circa 10—15 Th. Wasser gelöst fördert die Chromsäure besonders die Vernarbung, statt das Gewebe zu zerstören fördert sie in dieser Verdünnung die Vegetation der Haut.

Von MAGITOT wurde die 50-proc. Lösung gegen Zahnhöhlen-Periostitis empfohlen, und zwar jeden zweiten Tag die betreffende Zahnfleischstelle damit zu bestreichen. Bei Gingivitis, scorbutischen Ulcerationen, Anschwellungen.

Indurationen des Uterushalses, warzigen Auswüchsen, Cancroïden und Schankern soll die Lösung 3—5-mal in Tagesintervallen angewendet werden. Die Cauterisation diphtheritischer Flächen mit der Chromsäurelösung hat nicht den erwünschten Erfolg ergeben. In einer Verdünnung von 1 : 1000 wurde sie topisch bei Ozaena und Gonorrhoe angewendet.

Das Cauterisiren mit Chromsäure in conc. Lösung kann Vergiftungssymptome verursachen und Erbrechen, Diarrhoe und Collaps herbeiführen. Als Gegengift der innerlich in die Verdauungswege eingeführten Chromsäure gelten Kalkwasser, Eiweisslösung und Milch.

Da die Chromsäure Albumin coagulirt und verhärtet, so dient die 5—10-proc. Lösung zum Conserviren anatomischer Präparate.

Rosshändler benutzen die Chromsäure zum Färben der Haare der Pferde. Auch wird sie zum Färben und Beizen des Holzes, der Gewebe und Gespinnste benutzt. Letztere sind leicht entzündlich, so wie die mit Pikrinsäure tingirten. Ein auffallender Funken genügt, sie schnell unter Verglimmen zu vernichten.

Acidum citricum.

Citronensäure. **Acĭdum citrĭcum.** *Acide citrique*; *Acide du citron; Citrate normal.* *Citric acid.*

Ziemlich grosse, farblose, durchscheinende, luftbeständige Krystalle, welche bei geringer Wärme verwittern, bei ungefähr 165^0 schmelzen und beim Glühen verkohlen. 1 Th. der Säure bedarf zur Lösung 0,54 Th. Wasser, 1 Th. Weingeist und fast 50 Th. Aether.

Die wässerige Lösung bleibt beim Vermischen mit überschüssigem Kalkwasser klar und lässt beim Erhitzen einen weissen Niederschlag fallen, welcher nach dem Erkalten fast völlig wieder in Lösung übergeht.

Die wässerige Lösung der Säure (1 = 10) werde weder durch Baryumnitrat, noch Ammoniumoxalat mehr als schwach opalisirend getrübt. Die gepulverte Säure werde, mit Schwefelwasserstoffwasser übergossen, nicht verändert. Beim Versetzen einer weingeistigen Kaliumacetatlösung mit einer wässerigen Lösung der Säure (1 = 3) darf kein weisser krystallinischer Niederschlag entstehen.

Geschichtliches. Die Citronensäure wurde zuerst von SCHEELE (1784) im Citronensaft entdeckt und als eine besondere Säure unterschieden, ihre Tribasicität erkannte jedoch erst LIEBIG im Jahre 1837.

Vorkommen. Die Citronensäure ist eine im Pflanzenreiche sehr verbreitete Säure, wo sie theils frei, theils gebunden an Kali, Kalkerde, Magnesia, gewöhnlich begleitet von Weinsäure, Aepfelsäure und anderen Säuren, in grösster Menge aber fast in allen sauren Früchten vorkommt. Man hat sie auch in den Kaffeebohnen, den Eicheln, in der Runkelrübe, dem Topinambur und anderen Wurzeln, in Zwiebeln, den Fruchtschalen der Wallnuss, in sehr vielen Kräutern (Tabak, *Asperula odorata, Convallaria, Ledum palustre* etc.), selbst in Pilzen angetroffen.

Die **Darstellung** wird fabrikmässig betrieben und beruht noch auf denselben Principien, welche ihr SCHEELE unterbreitete, d. h. man sättigt den geklärten, kochend heissen Citronensaft mit Kreide (Calciumcarbonat), lässt das in heissem

Wasser schwerlösliche (in kaltem Wasser aber leichtlösliche) Calciumcitrat absetzen, um es dann durch Schwefelsäure zu zersetzen, und bringt endlich die von dem dadurch entstandenen Calciumsulfat abgesonderte Citronensäurelösung zur Kry-. stallisation.

Die chemischen Fabriken, welche in Deutschland und England Citronensäure darstellen, beziehen den Citronensaft im Handel. Der an Citronensäure reichste Saft ist der aus der Provinz Neapel bezogene und der Jamaicanische. Der Sicilianische ist von geringerem Werthe. In Italien concentrirt man den Citronensaft in bleiernen Gefässen auf ein Drittelvolumen oder soweit, dass er mehr als 20 Proc. Citronensäure enthält, und bringt ihn in den Handel. Um die Haltbarkeit dieses Saftes zu fördern, setzt man ihm bis zu 3 Proc. Schwefelsäure hinzu oder auch Schwefligsäure. Der Gehalt des unveränderten Saftes der Citronen (Limonen) an Citronensäure schwankt zwischen 6 und 9 Proc. In Italien wird auch der Saft der unverkäuflichen Citronen durch Gährung geklärt, kochendheiss mit Kreide gesättigt und das getrocknete Calciumcitrat, $Ca_3(C_6H_5O_7)_2$, in den Handel gebracht.

Die Behälter, in welchen der geklärte Citronensaft durch Hineinleiten von Wasserdampf kochendheiss gemacht wird, sind grosse hölzerne mit Blei ausgeschlagene Bottiche, versehen mit einem wiederum mit Blei beschlagenen Rührwerk. In den kochend heissen Saft wird allmählich mit Wasser angerührte Schlämmkreide bis zur völligen Abstumpfung der Säure eingetragen. Die bis dahin gerührte Flüssigkeit überlässt man nun eine kurze Zeit hindurch der Ruhe, zieht dann die über dem als Bodensatz abgelagerten Kalkcitrat befindliche klare Flüssigkeit ab, wäscht das Kalkcitrat mit heissem Wasser aus und zersetzt es in demselben Bottich unter Bewegung des Rührwerkes mit soviel conc. Schwefelsäure, als man Kreide zur Sättigung verwendet hatte. Die Schwefelsäure ist hierzu mit 5 Th. Wasser verdünnt. Einen geringen Schwefelsäureüberschuss wendet man absichtlich an, weil eine Citronensäurelösung, welche Calciumcitrat enthält, äusserst schwierig Säurekrystalle absondert oder garnicht krystallisationsfähig ist.

Aus den Bottichen lässt man die aus Calciumsulfat und Citronensäurelösung bestehende dickliche Flüssigkeit auf ziemlich grosse leinene Colatorien ausfliessen. Letztere liegen auf einem hölzernen, siebartig durchlöcherten Holzboden, welcher sich in einem grossen, flachen, mit Blei ausgeschlagenen Behälter von Holz befindet. Hier wird auch das Calciumsulfat durch Aufgiessen von kaltem Wasser ausgelaugt. Die ablaufenden dünneren Citronensäurelösungen werden zum Auslaugen anderer Calciumsulfatmassen wieder verbraucht, die concentrirtere Citronensäurelösung aber in Abdampfcisternen, welche mittelst Wasserdampfes durch ein Bleiröhrensystem heizbar sind, bis zum Erscheinen des Krystallhäutchens eingedampft und dann in die Krystallisirgefässe gebracht. Durch Umkrystallisiren werden die Citronensäurekrystalle farblos gemacht, auch wohl die gefärbte Säurelösung mit gereinigter Thierkohle behandelt. Alle die hierbei verwendeten Gefässe sind bleierne, daher es nicht auffallen kann, wenn die käufliche Säure durch Spuren Blei verunreinigt ist. Citronensaft liefert 6—6,5 Proc. reine Citronensäure oder 1000 kg Citronensaft 60—65 kg kryst. Citronensäure.

Die Darstellung der Säure aus Johannisbeeren, welche ungefähr 1—1,3 Proc. Citronensäure ausgeben, ist nur unter besonderen localen Verhältnissen von Vortheil. Sie gleicht im Ganzen derjenigen aus Citronensaft, es müssen aber Zucker und Schleimstoffe des Johannesbeersaftes durch eine vorangehende weingeistige Gährung zerstört werden. Der Weingeist wird nach der Gährung durch Destillation abgesondert.

Von GRAEGER wurden die Preisselbeeren (Früchte von *Vaccinium Vitis Idaea* LINN.) als ein sehr werthvolles Citronensäurematerial empfohlen. Der Gerbstoff des Saftes wird mit Leim gefällt und der geklärte Saft dann mit Kalkerde neutralisirt, zum Kochen erhitzt, das dadurch sich abscheidende Calciumcitrat gesammelt und daraus durch Schwefelsäure die Citronensäure abgetrennt etc. Die Ausbeute aus den Preisselbeeren beträgt 1—1,2 Proc.

Die Darstellung der Citronensäure durch Sättigen des Citronensaftes mit Baryumcarbonat und durch Zersetzung des Baryumcitrats mittelst Schwefelsäure, wie sie von KUHLMANN empfohlen ist, hat keinen Eingang gefunden und ist nirgends im grösseren Maassstabe zur Ausführung gekommen.

Eigenschaften der krystallisirten Citronensäure. Die Citronensäure krystallisirt in farb- und geruchlosen, an der Luft ziemlich beständigen, rhomboidalen Prismen mit trapezoidischen Endflächen, wodurch sich diese Krystalle wesentlich von Weinsäurekrystallen unterscheiden. Die Krystalle ent-

halten 1 Mol. Krystallwasser, wenn ihre Lösung nicht bis auf 100^0 C. erhitzt
war. Werden die Krystalle auf 130^0 C. erhitzt, so werden sie wasserfrei und
ergeben dann gelöst und wieder zur Krystallisation gebracht wasserfreie Krystalle. Dieselben wasserleeren Krystalle werden immer aus einer durch längeres
Kochen concentrirten Mutterlauge gewonnen. In der Wärme verwittern die
wasserhaltigen Krystalle leicht, die wasserfreien sind beständige. Der Geschmack ist stark sauer, aber nicht unangenehm. Sie ist in $^3/_4$ ihres Gewichtes
Wasser von mittlerer Temperatur (unter Kälteerzeugung), in halb soviel kochendem Wasser, in gleichviel Weingeist, in 50 Th. des officinellen Aethers, kaum
in absolutem Aether löslich. Bei 15^0 lösen, nach einer anderen Angabe,
100 Th. Wasser 130 Th., bei 100^0 aber 260 Th. der Säure. 100 Th.
Aether lösen 2,25 Th., 100 Th. absoluter Weingeist 75 Th. und 100 Th.
90-proc. Weingeist 52 Th. Citronensäure. Die Divergenz der Löslichkeitsverhältnisse hat ihren Grund in dem Vorhandensein und dem Fehlen des Krystallwassers in den Säurekrystallen. Ihre wässrigen Lösungen schimmeln leicht,
wobei ein Theil der Citronensäure in Essigsäure übergeht.

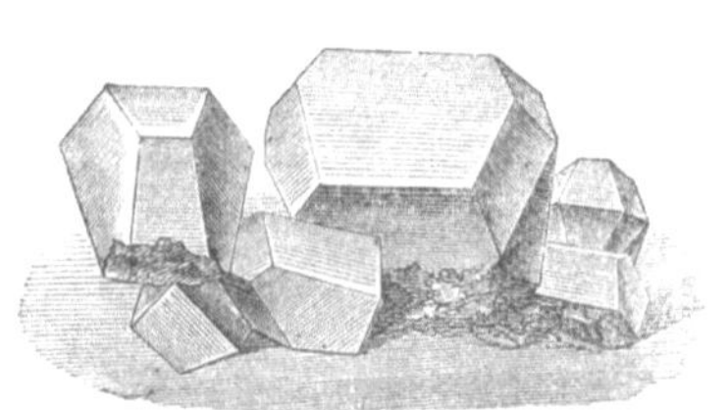

Citronensäurekrystalle.

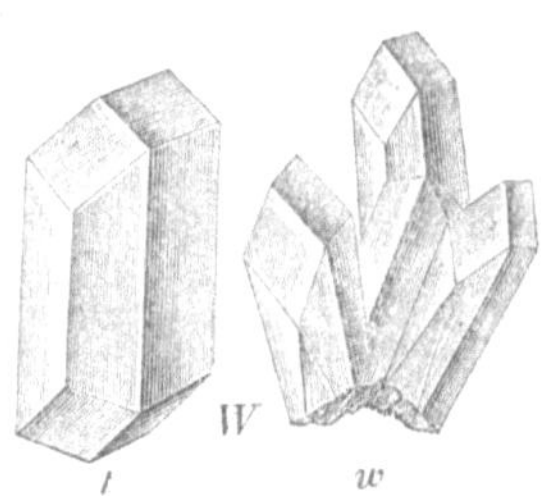

Weinsäurekrystalle.

Die Citronensäure unterscheidet sich von der Weinsäure, Traubensäure,
Oxalsäure und Aepfelsäure durch das Auflöslichkeitsverhältniss ihres Kalk-
und Bleisalzes. Ihre wässrige kalte Lösung (so wie die der Aepfelsäure) wird
durch Zusatz von Kalkwasser nicht getrübt, während Oxalsäure, Weinsäure
und Traubensäure sich als schwer- oder
unlösliche Kalksalze abscheiden. Wird
die mit Kalkwasser versetzte Citronensäurelösung erhitzt, so scheidet sich Kalkcitrat ab, weil dieses in heissem Wasser
fast unlöslich ist (Kalkmalat, äpfelsaurer
Kalk, bleibt gelöst).

Die Verbindungen der Citronensäure
mit Bleioxyd, Chromoxyd, Eisenoxyd, Ko-
baltoxyd, Nickeloxyd, Wismuthoxyd, Zinnoxyd, Zinkoxyd erleiden in ihrer Lösung
durch fixes Alkali und Ammon keine
oder nur eine unvollständige Fällung.
Bleioxyd und Baryterde lassen sich neben
Citronensäuresalzen durch Schwefelsäure
nicht vollständig abscheiden.

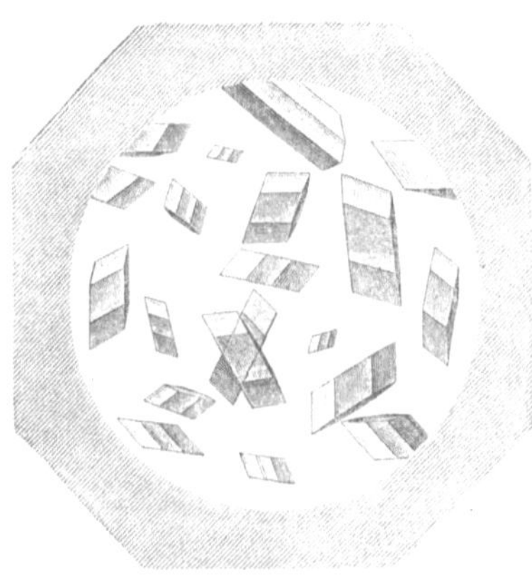

B. c.

Barytcitrat, aus Pflanzensaft gefällt.

Beim Erhitzen und Verkohlen entwickelt die Citronensäure (zum Unterschiede von der Weinsäure) keinen Caramelgeruch.

Chemie und **Theorie.** Citronensäure zählt (wie die Weinsäure) zu den vier-
werthigen Verbindungen, weil in dem Kohlenwasserstoff (Methan), von welchem sie

ein Derivat ist, 4H durch 4 besondere Gruppen vertreten sind. Sie gehört ferner zu der Reihe der Fettkörper (oder der Methanderivate) und ist eine 3-basische Säure und 4-atomige Säure. Man vergl. auch Chemie und Theorie unter Ameisensäure.

Der qualitative Nachweis der Citronensäure in Fruchtsäften oder anderen nicht zu verdünnten Lösungen der Citronensäure geschieht (nach KAEMMERER) in folgender Weise: Versetzt man die Flüssigkeit mit Baryumacetatlösung im Ueberschuss und erhitzt circa 2 Stunden im Wasserbade, so ist der ursprünglich amorphe Baryumcitratniederschlag in den Krystallzustand übergegangen, und bildet er ($Ba_6[C_6H_5O_7]_4 + 7H_2O$) klinorhombische octaëdrische Krystalle, wie sie in vorstehender Abbildung in 50-facher Vergrösserung angegeben sind. Aus stark verdünnten Lösungen krystallisirt ein nadelförmiges Baryumcitrat von der Formel $Ba_3[C_6H_5O_7]_2 + 5H_2O$. Baryumcitrat ist in Weingeist nicht löslich, ein Umstand, welcher die Wägung der Citronensäure als Baryumsulfat erlaubt.

Die Typen-Theorie leitet die Citronensäure vom dreifachen Wassertypus $\left.\begin{array}{c}H_3\\H_3\end{array}\right\}O_3$ ab, und gab ihr die rationelle Formel $\left.\begin{array}{c}C_6H_5O_4'''\\H_3\end{array}\right\}O_3$, in welcher jedes der 3 Atome typischen Wasserstoffs durch ein Atom Base, z. B. Kalium, ersetzt werden kann, so dass folgende Salze entstehen:

$$\left.\begin{array}{c}C_6H_5O_4'''\\K_3\end{array}\right\}O_3 \qquad \left.\begin{array}{c}C_6H_5O_4'''\\K_2H\end{array}\right\}O_3 \qquad \left.\begin{array}{c}C_6H_5O_4'''\\KH_2\end{array}\right\}O_3 \text{ oder } \begin{array}{c}CH_2-CO_2H\\ |\\ C<\begin{array}{l}OH\\CO_2K\end{array}\\ |\\ CH_2-CO_2H\end{array}$$

Neutrales Kaliumcitrat $\quad$ ⅓ saures Kaliumcitrat $\quad$ ⅔ saures Kaliumcitrat.

$$C_6H_5O_7K_3 \qquad\qquad C_6H_6O_7K_2 \qquad\qquad C_6H_7O_7K$$

Aus der Zusammensetzung des basischen Kupfercitrats, welches beim Erwärmen ausser seinem Krystallwasser auch noch zwei Moleküle Wasser verliert, ergiebt sich eine Vier-Atomigkeit der Citronensäure, demnach gestaltet sich die rationelle moderne Formel der Citronensäure zu $\left.\begin{array}{c}C_6H_4O_3{}^{IV}\\H\ H_3\end{array}\right\}O_4$ und die vorhin gezeichneten Citrate werden durch folgende typische Formeln repräsentirt:

neutrales Kaliumcitrat $\qquad$ einsäuriges Kaliumcitrat $\qquad$ zweisäuriges Kaliumcitrat.

$$\left.\begin{array}{c}C_6H_4O_3{}^{IV}\\H\ K_3\end{array}\right\}O_4 \qquad \left.\begin{array}{c}C_6H_4O_3{}^{IV}\\H\ K_2H\end{array}\right\}O_4 \qquad \left.\begin{array}{c}C_6H_4O_3{}^{IV}\\HK\ H_2\end{array}\right\}O_4$$

Die Synthese der Citronensäure gelang E. GRIMAUX und P. ADAM. Citronensäure als dreibasische Säure und vieratomiger Alkohol aufgefasst, ihre Beziehungen zur Aconitsäure und Tricarballylsäure, dann ihre Oxydirbarkeit zu Aceton liessen folgende Atomlagerung und Constructionsformel (3) annehmen. Diese Formel lässt die Citronensäure als ein Derivat eines Mol. Isopropylalkohols, worin 3H ersetzt sind durch den sogenannten Ameisensäurerest CO_2H, annehmen. Man kann aber auch die Citronensäure von der Acetonsäure oder Oxyisobuttersäure (2) ableiten, welche durch Einwirkung von Salzsäure oder Cyanwasserstoff auf Aceton entsteht.

$$1)\ \begin{array}{c}CH_2Cl\\ |\\ C<\begin{array}{l}OH\\CO_2H\end{array}\\ |\\ CH_2Cl\end{array} \qquad 2)\ \begin{array}{c}CH_3\\ |\\ C<\begin{array}{l}OH\\CO_2H\end{array}\\ |\\ CH_3\end{array} \qquad 3)\ \begin{array}{c}CH_2-CO_2H\\ |\\ C<\begin{array}{l}OH\\CO_2H\end{array}\\ |\\ CH_2-CO_2H\end{array}$$

1) Dichloracetonsäure $C_4H_6Cl_2O_3 =$ $\qquad$ 2) Acetonsäure $C_4H_8O_3 =$ $\qquad$ 3) Citronensäure $C_6H_8O_7 =$

Aus diesen Formeln ergab sich, dass in diejenige der Acetonsäure zweimal die Gruppe CO_2H einzuführen sei, um Citronensäure zu gewinnen. Zu dem Zwecke stellten die genannten Chemiker Dichloracetonsäure her und zwar zunächst aus Glycerin ($CH_2OH . CHOH . CH_2OH$) und Chlorschwefel Dichlorhydrin, $Cl.CH_2-CH.OH-CH_2Cl$, und aus diesem durch Oxydation mittelst Kaliumdichromats und Schwefelsäure Dichloraceton, $C_3H_4Cl_2O = Cl.CH_2-CO-CH_2.Cl.$, aus letzterem aber durch Erhitzen mit concentrirter Cyanwasserstofflösung Dichloracetoncyanid oder Dichloracetoncyanhydrin, $Cl.CH_2-(HO)C(CN)-CH_2.Cl.$ Letzteres wurde mit Salzsäure behandelt und daraus mit Aether Dichloracetonsäure, $C_4H_6Cl_2O_3$, extrahirt. Das Natriumsalz dieser Säure mit Kaliumcyanid erhitzt lieferte das Nitril, das Natriumdicyanacetonat $CH_2.CN-C.OH$. $COONa-CH_2.CN$, dessen Lösung mit Chlorwasserstoff gesättigt und 15 Stunden im Wasserbade erhitzt und schliesslich im Vacuum destillirt wurde. Mittelst Kalkmilch wurde aus dem Destillationsrückstande die Citronensäure extrahirt. Hiernach wäre die Structurformel der Citronensäure $CO_2H.CH_2.C(OH)<\begin{array}{l}CO_2H\\CH_2.CO_2H\end{array}$ (Näheres im Journ. d. Ph. et de Ch. 1880 S. 132 etc.)

In der Wärme (175°) geht die Citronensäure unter Wasserverlust und unter Ausstossung von besonders Aceton enthaltenden Dämpfen in Aconitsäure über:

$$\left.\begin{array}{c}\text{Citronensäure}\\ C_6H_4O_3{}^{IV}\\ H_4\end{array}\right\}O_4 \;-\; \left.\begin{array}{c}\text{Wasser}\\ H\\ H\end{array}\right\}O \;=\; \left.\begin{array}{c}\text{Aconitsäure}\\ C_6H_3O_3{}'''\\ H_3\end{array}\right\}O_3 \qquad \begin{array}{l}\text{Aconitsäure}\\ C_6H_6O_6\end{array} = \begin{array}{l}CH_2\!-\!COOH\\[2pt] \;|\\[2pt] C\!-\!COOH\\[2pt] \;\|\\[2pt] CH\!-\!COOH\end{array}$$

Eine stärkere Hitze führt die Aconitsäure unter Kohlensäureverlust in Itaconsäure, resp. Itaconsäureanhydrid über:

$$\left.\begin{array}{c}\text{Aconitsäure}\\ C_6H_3O_3{}'''\\ H_3\end{array}\right\}O_3 \;-\; \begin{array}{c}\text{Kohlensäure-}\\ \text{anhydrid}\\ CO_2\end{array} \;=\; \left.\begin{array}{c}\text{Itaconsäure}\\ C_5H_4O_2{}''\\ H_2\end{array}\right\}O_2 = \begin{array}{c}\text{Itaconsäure-}\\ \text{anhydrid}\\ C_5H_4O_3\end{array} + \begin{array}{c}\text{Wasser}\\ H_2O\end{array}$$

$$\begin{array}{l}\text{Aconitsäure}\\ CH_2\!-\!COOH\\[2pt] \;|\\[2pt] C\!-\!COOH\\[2pt] \;\|\\[2pt] CH\!-\!COOH\end{array} \;-CO_2=\; \begin{array}{l}\text{Itaconsäure}\\ CH_2\!-\!COOH\\[2pt] \;|\\[2pt] C\!-\\[2pt] \;|\\[2pt] CH_2\!-\!COOH\end{array} \quad \text{oder} \quad \begin{array}{c}\text{Aconitsäure}\quad\begin{array}{c}\text{Kohlen-}\\ \text{säure}\end{array}\quad\begin{array}{c}\text{Itacon-}\\ \text{säure}\end{array}\\ C_6H_6O_6 \;-\; CO_2 \;=\; C_5H_6O_4\\[4pt] \begin{array}{c}\text{Itaconsäure}\\ C_5H_6O_4\end{array} \;=\; \begin{array}{c}\text{Itaconsäure-}\\ \text{anhydrid}\\ C_5H_4O_3\end{array} + \begin{array}{c}\text{Wasser}\\ H_2O\end{array}\end{array}$$

Itaconsäure liefert beim Erhitzen Citraconsäureanhydrid, welches im Contact mit Wasser in Citraconsäure übergeht. Itaconsäure mit Salzsäure gekocht ergiebt Itachlorbrenzweinsäure, $C_5H_7ClO_4$, und Citraconsäure giebt unter gleichem Verhältniss Citrachlorbrenzweinsäure, $C_5H_7ClO_4$.

Beim Schmelzen der Citronensäure mit Kaliumhydroxyd (KHO) entstehen Oxalsäure und Essigsäure:

$$\left.\begin{array}{c}C_6H_4O_3{}^{IV}\\ HK_3\end{array}\right\}O \;+\; \left.\begin{array}{c}H\\ K\end{array}\right\}O \;=\; \left.\begin{array}{c}C_2O_2{}''\\ K_2\end{array}\right\}O_2 \;+\; 2\left(\left.\begin{array}{c}C_2H_3O\\ K\end{array}\right\}O\right)$$

$$\begin{array}{c}\text{Kaliumcitrat}\\ C_6H_5O_7K_3\end{array} \;+\; \begin{array}{c}\text{Kalium-}\\ \text{hydroxyd}\\ KOH\end{array} \;=\; \begin{array}{c}\text{Kaliumoxalat}\\ C_2K_2O_4\end{array} \;+\; \begin{array}{c}\text{Kaliumacetat}\\ 2C_2H_3KO_2\end{array}$$

In der analytischen Chemie dienen die Citronensäure oder deren Salze zur Trennung von Zink und Nickel. Bei Gegenwart von Citronensäure wird Zink durch H_2S (Schwefelwasserstoff) vollständig gefällt, Nickel aber bleibt in Lösung.

Verdünnte Salpetersäure bleibt ohne Einwirkung auf Citronensäure, selbst bei 100° C., concentrirte verwandelt sie aber in Oxalsäure, Essigsäure und Kohlensäure. Bei Einwirkung von Manganhyperoxyd und Schwefelsäure wird die Citronensäure zersetzt unter Bildung von Aceton, Kohlensäure, Wasser, wenig Essigsäure, Acrol. Aehnliche Produkte entstehen bei Einwirkung von Kaliumhypermanganat. Bei der Einwirkung von Brom auf Citrat entstehen Bromoform, Kohlensäure und andere Zersetzungsprodukte.

Prüfung. Die Ph. giebt eine der Weinsäure entgegengesetzte Identitätsreaction an, nämlich die Löslichkeit des Tricalciumcitrats in kaltem Wasser und die Unlöslichkeit in kochend heissem Wasser. Als Verunreinigungen werden Schwefelsäure, Kalkerde und geringe Spuren Blei beachtet und zugelassen. Der Verfälschung mit Weinsäurekrystallen hat die Ph. gedacht, auch eine Reaction darauf angegeben, aber die Ausführung derselben in einem unzureichenden Maasse erwähnt.

Zur Prüfung wird eine Säurelösung von 1 Th. in 9 Th. Wasser vorgeschrieben.

1. Prüfung auf Schwefelsäure. Bis vor 5 Jahren kam eine Citronensäure in den Handel, welche starke Spuren Schwefelsäure enthielt. Der Umfang dieser Spuren ist soweit zulässig, als auf Zusatz von Baryumnitrat zur Citronensäurelösung sofort oder einige Augenblicke später nur eine schwache opalisirende, die Durchsichtigkeit der dünnen Flüssigkeitsschicht wenig störende Trübung eintritt. In Betreff der Durchsichtigkeit einer Flüssigkeitsschicht ist in der Praxis eine 1 cm dicke Schicht als selbstverständliches Maass anzunehmen.

2. **Prüfung auf Kalkerde.** Die vor einigen Jahren in den Handel kommende Citronensäure enthielt immer Spuren Calciumcitrat, welche Verunreinigung die Pharmakopöe ebenfalls zulässt. Es darf durch **Ammoniumoxalat** nur eine schwache opalisirende Trübung verursacht werden.

3. **Prüfung auf Blei und Metalle.** Weil vordem die Handelswaare nie von geringen Spuren Blei frei war, so lässt die Ph. dieselben auch heute, wo doch eine bleifreie Säure durch die Rosslaer Fabrik in den Handel kommt, zu. Es soll die zu Pulver zerriebene Citronensäure mit Schwefelwasserstoffwasser übergossen keine dunkle Färbung annehmen, überhaupt in keiner Weise gefärbt werden. In sehr saurer Lösung zeigt H_2S nämlich das Blei sogar in sehr starken Spuren nicht an. Wird die Säure mit Aetzammon gesättigt und dann mit H_2S gemischt, so erfolgt sofort eine braune bis braunschwarze Färbung oder Trübung je nach dem Umfange der Bleispuren. Wenn die Ph. nur entfernte Spuren zulassen wollte, so hätte sie eine zur Hälfte mit Ammon neutralisirte Citronensäurelösung für die Reaction vorschreiben sollen, z. B. 2 g Säure gelöst in 20 ccm Wasser, versetzt mit 2,5 g 10-proc. Aetzammon. Von dieser Lösung und Schwefelwasserstoffwasser wären gleiche Volumina zu mischen. Färbte sich die Mischung nicht oder nur blassbräunlich, so wären auch nur die zulässigen Bleispuren vorhanden. Bei dem Uebergiessen des Säurekrystallpulvers mit Schwefelwasserstoffwasser entgehen schon mehr als Spuren Blei der Erkennung. Blei erfordert entweder eine schwachsaure oder eine neutrale bis alkalische Lösung, um durch H_2S angezeigt zu werden.

4. **Weinsäure in Krystallen** hat man den Citronensäurekrystallen beigemischt häufig angetroffen. Setzt man die wässrige 33,3-proc. Lösung aus mehreren Citronensäurekrystallen einer weingeistigen **Kaliumacetatlösung** hinzu, so scheiden sich, schneller und sicherer auf weiteren Zusatz von Weingeist, alsbald oder nach mehreren Minuten Krystallchen des Weinsteins oder Kaliumbitartrats ab, wenn eine Verunreinigung mit Weinsäure oder, wie öfter zu geschehen pflegt, eine Beimischung von Weinsäurekrystallbruchstücken stattgefunden hat. Wegen dieses letzteren Umstandes ist die Lösung aus mehreren Krystallen von verschiedener Grösse herzustellen. Um die Weinsäurekrystallbeimischung evident nachzuweisen, ist wohl das einfachste Verfahren, eine Lösung von 4 g geschmolzenem Aetzalkali in 60 ccm Wasser zu machen und diese Lösung mit 30 ccm 90-proc. Weingeist zu mischen. Diese Flüssigkeit giesst man auf einen oder zwei gläserne Teller mit flachem Boden, so dass die Flüssigkeitsschicht ungefähr eine Höhe von 0,6 cm hat und legt in die in Ruhe erhaltene Flüssigkeit in gewisser Ordnung und von einander 2—3 cm entfernt einzelne kleine und grosse Krystalle der zu prüfenden Citronensäure. Der Teller steht auf einer dunklen Unterlage und bleibt unberührt, um jede Erschütterung und Bewegung der Flüssigkeit unmöglich zu machen. Nach 2 bis 3 Stunden findet man die Citronensäurekrystalle grössten Theils gelöst oder vollständig gelöst, an ihrer Stelle alsdann, wenn die Citronensäure nicht frei von Calciumcitrat war, ein kleines zartes staubähnliches weisses Fleckchen zurücklassend. Der Weinsäurekrystall erscheint dagegen nur zu einem geringen Theile gelöst, weisslich trübe, von einem Barte weisslicher spiessiger Krystallchen eingefasst und von einem Haufwerk kleiner, aneinander liegender Krystallgruppen oder einer dünnen, jedoch breiten Krystallchicht umgeben. Die Citronensäurekrystalle erscheinen nach mehreren Minuten der Einwirkung der alkalischen Flüssigkeit klarer und durchsichtiger, die Weinsäurekrystalle trübe und weisslich.

Dass die Lösung der Citronensäure für diesen Theil der Prüfung aus mehreren Krystallen hergestellt sein müsse, dieses hervorzuheben, hat die Ph. unterlassen.

5. Die Prüfung auf Baryterde kann der Vorsicht halber geschehen, wenngleich sie kaum vorkommt. Es genügt der Zusatz von etwas verdünnter Schwefelsäure. Die Darstellung der Citronensäure mit Baryumcarbonat nach Kuhlmann ist zu unpraktisch, als dass sie ein Fabrikant nur versuchen sollte.

6. Prüfung auf Oxalsäure. Dieselbe sollte nie unterlassen werden, weil eine Beimischung von Oxalsäurekrystallen und auch des Oxalium aus Fahrlässigkeit oder Versehen leicht möglich ist. Man sammelt circa 15—20 Stück der kleineren Krystalle, löst sie in Wasser und versetzt einen Theil der Lösung mit Aetzammon und Calciumchlorid. Eine Trübung erfolgt sofort, wenn eine Beimischung von Oxalsäure stattgefunden hatte. Eine erst noch $^1/_2$ Minute erfolgende Trübung deutet nur auf geringe Spuren, vielleicht aus der Depurirung der Citronensäure herrührend. Die Prüfungen auf Oxalsäure und auch auf Weinsäure werden durch die Identitätsreaction, zu welcher die wässrige Citronensäurelösung mit einem mehrfachen Volumen Kalkwasser vermischt wird, nicht ersetzt, denn bei geringen Spuren Oxalsäure und starken Spuren Weinsäure stellt sich selten alsbald eine Trübung ein.

7. Prüfung auf Schleim und Schleimsäuregehalt. Mehrere ccm der Lösung werden mit Kaliumhypermanganatlösung tingirt. Eine Minute hindurch darf keine Veränderung der violetten Farbe eintreten, im anderen Falle enthält die Säure reichlich von den erwähnten Stoffen. Dieselben sind allerdings bei der Fabrikation schwer zu beseitigen, jedoch dürfen sie nicht in zu reichlichem Maasse vertreten sein.

Aufbewahrung. Wie jede andere Säure ist auch die Citronensäure in gut geschlossenen Glasgefässen vor dem Contact mit ammoniakalischer atmosphärischer Luft möglichst zu bewahren.

Kritik. Praktiker hätten die Prüfung auf Weinsäure-Beimischung hervorgehoben und nicht allein die Verunreinigung damit. Es hätte die Anordnung, 10 bis 20 kleinere Krystalle aus der Masse zu nehmen und aufzulösen, getroffen und gleichzeitig eine Reaction auf Oxalsäure derjenigen auf Weinsäure angeschlossen werden müssen.

Eine Verunreinigung mit Schleimstoffen scheint den Verf. der Ph. zu geringwerthig gewesen zu sein, trotzdem die Fabrikanten diesen Umstand wegen der Schwierigkeit, ihn zu vermeiden, beklagen. In der oben erwähnten Prüfung auf Schleim ist nur eine höchst geringe Menge davon als zulässig angenommen.

Anwendung. Die Citronensäure gehört zu den kühlenden erfrischenden und besonders antiscorbutischen Mitteln, womit sich mit Vorbedacht der Seemann zu versehen pflegt. Der Reisende, der marschirende Soldat nimmt ein kleines Krystallstück (0,2—0,4—0,6) in den Mund, wenn ihn die Sonnenhitze drückt und der Durst ihn quält. Es sollten für diesen Zweck besondere Pastillen angefertigt und dem Soldaten eingehändigt werden. Vorschriften dazu befinden sich in Hager's Handb. d. pharm. Praxis Bd. 1, S. 55.

Zu 4—6 g nebst Zucker im Liter Wasser gelöst liefert sie ein erfrischendes und besonders durstlöschendes, angenehm säuerliches Getränk, indem sie die Körperwärme mindert und den Herzschlag verlangsamt. Den grösseren Gebrauch in der Heilkunst findet sie zu Saturationen und zur Darstellung des Magnesiumcitrats, Eisencitrats und anderer Citrate. Aeusserlich hat man sie zum Verband oder zu Waschungen von Krebsgeschwüren und zu Pinselungen bei Diphtheritis, Scorbut, auf Sommersprossen angewendet. Ein übermässiger, innerlicher Gebrauch der freien Säure ist der Gesundheit nachtheilig und erzeugt

Verdauungsstörungen, Schwäche, Anämie, in starken Gaben (25—30 g) ist sie ein Gift.

In der Kattunfärberei wird sie in grossen Mengen angewendet, theils zur Belebung der Farben, theils als Reservage.*)

Ungefähr 4,0 g krystallisirte Citronensäure entsprechen dem Safte einer grossen Citrone.

Acidum formicicum.

Ameisensäure, Formylsäure. Acidum formicicum; Acidum formylicum. *Acide formique; Acide des fourmis; Formiat normal. Formic acid.*

Eine klare, farblose, flüchtige Flüssigkeit, von stechendem, aber keineswegs brenzlichem Geruche und stark saurem Geschmacke. Spec. Gew. 1,060—1,063. Diese Säure mit Bleiessig vermischt giebt einen weissen krystallinischen Bodensatz. Die durch Sättigung der mit dem 5-fachen Gewichte Wasser verdünnten Säure mit gelben Quecksilberoxyd sich bildende klare Flüssigkeit lässt beim Erhitzen unter Gasentwickelung einen weissen, schnell grau werdenden und schliesslich sich zu glänzenden Metallkügelchen vereinigenden Bodensatz fallen.

10 g der Säure sollen 54,35 ccm Normalkaliumhydroxydlösung sättigen, was 25 Th. Ameisensäure in 100 Th. entspricht.

Die mit 5 Theilen Wasser verdünnte Säure werde weder durch Silbernitrat, noch nach der Neutralisation mit Aetzammoniakflüssigkeit durch Calciumchlorid, noch durch Schwefelwasserstoffwasser verändert.

1 g der Säure mit 5 g Wasser verdünnt und mit 1 g gelbem Quecksilberoxyd 10 Minuten erhitzt, gebe ein neutrales Filtrat.

Geschichtliches. Die Ameisensäure wurde zuerst (1670) von WAY als Säure erkannt. JOHN, Prof. der Chemie zu Frankfurt a. O., schied sie aus den Ameisen (gegen 1800) ab. FOURCROY und VAUQUELIN hielten (vor 1790) die Ameisensäure für ein Gemisch aus Essigsäure und Aepfelsäure oder Phosphorsäure. Erst GEHLEN erkannte (nach 1800) die Natur der Ameisensäure und BERZELIUS und DÖBEREINER erforschten quantitativ die elementare Zusammensetzung.

Vorkommen in der Natur. In grösster Menge trifft man die Ameisensäure in den Waldameisen (*Formica rufa* L.) an, daher auch ihr Name. Man findet sie in den Haaren vieler (sogenannter giftiger) Raupen, z. B. der Processionsraupen (*Gastropacha processionea*), in den Drüsenhaaren der Brennnesseln (*Urtica urens, U. dioica*), in Spuren im Harne und Schweisse der Menschen, ferner in allen Theilen, vorwiegend in frischen Blättern der Tannen und Fichten, im Hauslauch (*Sempervivum tectorum* L.), in den Früchten der *Tama-*

---

*) Dieser Passus über die Anwendung findet sich zum Th. wortgetreu in einigen anderen fremden Werken wiedergegeben, indem man es dem ersten Commentar zur Ph. Germ. entnommen hat. Diese Notiz erlaube ich mir, damit man nicht glaube, dass ich der Plagiator sei. Der Verf.

rindus Indica L. etc. Sie ist im Pflanzenreiche ziemlich verbreitet, theils frei, theils an Basen gebunden. Bei vielen chemischen Reactionen entsteht sie, besonders bei der Oxydation vieler organischer Stoffe.

Darstellung 1) aus Oxalsäure. In eine Retorte werden 1000 Th. Glycerin und 250 Th. grobgepulverte Oxalsäure eingetragen, die Retorte in ein Sandbad gestellt und mit einer gut zu kühlenden Vorlage verbunden. Bei genügender Feuerung wird destillirt, solange in dem Glycerin Bläschen emporsteigen, also Kohlensäureentwickelung stattfindet. Dann giebt man, wenn letztere aufhört, aufs Neue 200 Th. Oxalsäure hinzu und destillirt in gleicher Weise. Diese Zusätze von Oxalsäure werden so oft wiederholt, als beliebt. Werden die Oxalsäurezusätze inhibirt, so giebt man in die Retorte durch einen in den Tubus eingesetzten Trichter in kleinen Portionen allmählich 300—400 Th. heisses Wasser und destillirt ab. (Das Glycerin wird für denselben Zweck aufbewahrt.) Das Destillat wird mit Natriumcarbonat gesättigt, zur Trockne eingedampft, zerrieben, in der Wärme des Wasserbades ausgetrocknet und in eine Retorte gegeben, welche auf 100 Th. des Salzes 110 Th. Englische concentrirte Schwefelsäure enthält. Die Destillation geschieht in gleicher Weise wie bei Darstellung der Essigsäure. Je 100 Th. verbrauchter Oxalsäure liefern circa 70 Th. Ameisensäure von 1,190 spec. Gew.

2) Die Darstellung aus Stärkemehl wird nicht mehr versucht. Einem Gemenge aus 10 Th. Stärkemehl, 40 Th. Braunstein und 20 Th. Wasser wird in einer Retorte eine Mischung von 40 Th. conc. Schwefelsäure und 40 Th. Wasser zugesetzt und nach geschehener Agitation die in ein Wasserbad gesetzte Retorte vorsichtig und langsam erwärmt, bis ein Aufschäumen und die Destillation eintritt. Die hierbei sich entwickelnde Wärme genügt zum Theile, die gebildete Ameisensäure abzudestilliren. Die Retorte darf mit dem Material höchstens zu $1/5$ ihres Rauminhaltes angefüllt sein, damit bei etwa eintretendem, sehr starkem Aufschäumen nicht die Masse in den Schnabel eintritt. Während der Destillation lässt man in die Retorte soviel Wasser eintreten, als Flüssigkeit überdestillirt. Das Destillat wird mit Natriumcarbonat neutralisirt, aus dem Natriumformiat durch Schwefelsäure die Ameisensäure abgeschieden und durch Destillation gesondert. Diese Darstellungsweise ist gänzlich verlassen worden.

3) Die synthetische Darstellung der Ameisensäure nach V. Merz und J. Tibirica (Ber. d. d. chem. Ges.) besteht in der Absorption von Kohlenoxyd durch Aetznatron. Das Aetznatron wird in einer höchst lockeren Form des Natron-Kalkes angewendet und das Kohlenoxyd muss feucht sein; die Temperatur darf 220° C. nicht übersteigen. Aetznatron wird in wenig siedendem Wasser gelöst, dann allmählich mit Kalkhydrat versetzt und das Gemisch unter stetem Umrühren erhitzt, bis der Wassergehalt 5—10 Proc. beträgt. Das Kohlenoxyd (CO) wird sehr rasch von dem Natronkalk aufgenommen. Diese Darstellung der Ameisensäure dürfte sich einführen.

4) Lorin setzt zu 500 g Glycerin wiederholt 600 g entwässerte Oxalsäure hinzu, aus dem Wasserbade destillirend. Die nach dem ersten Oxalsäurezusatz gesammelte Ameisensäure enthält 89 Proc. Der mittlere Gehalt in Folge der ersten 10 Zusätze Oxalsäure ist 85 Proc. Man soll vermeiden, die Oxalsäure sogleich nach der Unterbrechung des Processes zuzusetzen, weil dann die Masse leicht gesteht. Die gewonnene Ameisensäure wird durch Schütteln mit entwässerter Borsäure von Wasser befreit und dann einer fractionirten Destillation unterworfen (chem. Centralbl. 1881, S. 533).

Eigenschaften der officinellen Ameisensäure. Diese bildet eine klare farblose, völlig flüchtige, stechend riechende, sehr saure Flüssigkeit mit einem Ameisensäuregehalt von 25 Proc. und von 1,060—1,063 spec. Gewicht. Im Uebrigen besitzt sie die Eigenschaften der reinen Ameisensäure.

Eigenschaften der reinen Ameisensäure. Diese bildet eine sehr ätzende, farblose, völlig flüchtige, schwach rauchende, bei 0° krystallinisch erstarrende, stechend riechende, saure Flüssigkeit, mit Wasser und Weingeist in allen Verhältnissen mischbar, von 1,2227 spec. Gew. bei 0°. Ihr Siedepunkt liegt bei 99°, der Siedepunkt der mit einem Mol. Wasser verdünnten Säure liegt bei 106°. Sie färbt verdünnte Ferrichloridlösung roth, wie die Essigsäure, unterscheidet sich von dieser aber dadurch, dass sie auf die Oxyde der edlen Metalle reducirend einwirkt. Mit Silbernitratlösung versetzt scheidet sie in der Wärme unter Aufbrausen schwarzes Silber, aus der Mercuronitratlösung graues Quecksilber ab. Mit Mercurioxyd gekocht wird sie völlig zerstört. Sie entfärbt Kaliumhypermanganat sofort, jedoch wirkt sie auf kalische Kupferlösung erst beim Erwärmen reducirend. Durch Aetzalkalien wird sie beim Erwärmen zersetzt.

Concentrirte Schwefelsäure zersetzt sie in Wasser, Kohlenoxyd und Kohlensäure, nascirender Wasserstoff führt sie in Glycolsäure über, oxydirende Substanzen setzen sie in Kohlensäure und Wasser um.

Das Magnesiumformiat ist in Weingeist nicht löslich, ebenso Bleiformiat. Quantitativ kann sie bestimmt werden aus der Menge Kohlensäure, welche sie in Berührung mit Kaliumchromat und concentrirter Schwefelsäure ausgiebt. Ein Mol. Ameisensäure giebt 1 Mol. Kohlensäureanhydrid aus.

T a b e l l e
über den Gehalt der wässrigen Ameisensäure CH_2O_2 (15° C.).

Proc.	spec. Gewicht	Proc.	spec. Gewicht	Proc.	spec. Gewicht	Proc.	spec. Gewicht	Proc.	spec. Gewicht
40	1,1004	33,5	1,0806	27,5	1,0660	21,5	1,0536	15,5	1,0379
39,0	1,0968	33	1,0792	27	1,0650	21	1,0524	15	1,0366
38,5	1,0951	32,5	1,0777	26,5	1,0640	20,5	1,0512	14,5	1,0354
38	1,0934	32	1,0764	26	1,0630	20	1,0500	14	1,0342
37,5	1,0918	31,5	1,0750	25,5	1,0622	19,5	1,0485	13,5	1,0331
37	1,0902	31	1,0736	25	1,0612	19	1,0471	13	1,0319
36,5	1,0886	30,5	1,0723	24,5	1,0602	18,5	1,0458	12,5	1,0308
36	1,0871	30	1,0710	24	1,0592	18	1,0445	12	1,0297
35,5	1,0856	29,5	1,0699	23,5	1,0581	17,5	1,0432	11,5	1.0286
35	1,0849	29	1,0689	23	1,0570	17	1,0419	11	1,0275
34,5	1,0833	28,5	1,0679	22,5	1,0560	16,5	1,0406	10,5	1,0264
34	1,0820	28	1,0670	22	1,0548	16	1,0392	10	1,0253

Prüfung. Zur Prüfung der völligen Flüchtigkeit mischt man einige Tropfen der Ameisensäure mit gleichviel Actzammon, giebt davon einen Tropfen auf ein Objectglas und verdampft denselben in der Weise, wie es bereits bei der Essigsäure S. 35 angegeben ist. Die Verdampfung ist bei gelinder Hitze auszuführen und darf sich während des Verdampfens kein Beschlag oder eine trübe Masse auf dem Glase sichtbar machen, selbst bei gelinder Hitze kein Rückstand bleiben. Die Stelle, auf welcher das letzte Atom der Flüssigkeit abdampfte, darf durch Nichts getrübt sein, auch bei 100-facher Vergrösserung unter dem Mikroskop Nichts wahrnehmen lassen. Mit dieser Probe würden Verunreinigungen mit Salzsäure, Oxalsäure, Metallen sicher erkannt werden.

Die Pharmakopöe giebt zwei Identitätsreactionen an: 1) die Fällung der Ameisensäure mit Bleisubacetat oder Bleiessig. Der Niederschlag muss ein krystallinischer sein und zwar bei 50—100-facher Vergrösserung feine kurze und lange farblose durchsichtige Nadeln zeigen. Diese Krystalle sind in Weingeist nicht löslich und bewahren damit aufgekocht ihre Form. — 2) Die mit der 5-fachen Menge Wasser verdünnte Säure mit ($^3/_5$) gelben oder rothem Mercurioxyd im geringen Ueberschuss versetzt und geschüttelt liefert eine klare farblose Lösung des Mercuriformiats. Kocht man einige ccm im Reagircylinder, so bildet sich unter Gas- (Kohlensäure-) Entwickelung eine weisse, aus Subformiat bestehende Salzmasse, welche schnell grau wird und metallisches Quecksilber in mikroskopisch kleinen Kügelchen, wie eine graue pulverige Masse dem unbewaffneten Auge erscheinend, absetzt. Die letztere Reaction kann unterlassen werden, da sie sich bei der Prüfung auf Essigsäure wiederholt.

Verunreinigungen mit Salzsäure, Oxalsäure, Essigsäure und Metallen werden für möglich gehalten, werden aber kaum vorkommen. Die mit der 5-fachen Menge Wasser verdünnte Säure darf 1) weder durch Silbernitrat eine Trübung (Salzsäure), — 2) noch nach der Sättigung mit Aetzammonflüssigkeit durch Calciumchlorid eine Fällung (Oxalsäure), — 3) noch durch Schwefelwasserstoffwasser weder getrübt noch gefärbt werden (Metalle). — Die Sät-

tigung mit Aetzammon zum Nachweise der Oxalsäure ist gerade nicht nothwendig, denn in der verdünnten Säure zeigt Calciumchlorid auch noch Spuren
Oxalsäure an. Die Trübung erfolgt bei sehr kleinen Spuren erst im Verlaufe
einer bis 2 Minuten. Ebenso wenig wie eine Neutralisation mit Aetzammon
nothwendig ist, ebenso wenig wird die Reaction mit Calciumchlorid auch bei
einem Ueberschuss von Ammon gehindert. — 4) Zur Reaction auf Essigsäure,
welche als Verfälschung in der Ameisensäure vorkommen soll und kann, soll
1 g der Ameisensäure mit 5 g Wasser verdünnt mit 1 g Mercurioxyd (es ist
gleichgültig, ob man gelbes oder rothes nimmt) versetzt 10 Minuten hindurch
erhitzt werden. Die Flüssigkeit soll, nachdem die Ameisensäure in Kohlensäure und Wasser umgesetzt ist, ein neutrales Filtrat ergeben. Essigsäure erleidet hierbei keine Veränderung oder Zersetzung. Wäre davon gegenwärtig
gewesen, so würde sie auch das Filtrat sauer machen. Spuren Essigsäure
werden durch die von der Ph. vorgeschriebene Reaction nicht erkannt, denn
wegen zu grosser Menge Mercurioxyd bildet sich Mercurosubacetat. Dieses
wird in der Kochhitze zersetzt, es kommt daher auf die Zeitdauer der Kochung an. Nach unzureichender Kochung bleiben Spuren Essigsäure als Mer-
curoacetat im Filtrum. Die 25-proc. Ameisensäure erfordert auf 1 g höchstens
0,8 g des Mercurioxyds. Es wäre daher wohl richtiger, nur 0,8 g des rothen
Mercurioxyds auf 1 g der Säure einwirken zu lassen.

Da die Ph. kein Temperaturmaass für die Erhitzung angiebt, so wird es
vorkommen, dass in 10 Minuten die Zersetzung nicht vollständig ist, dass
noch 5 Minuten weiter erhitzt werden muss. Die Reaction ist am Schlusse,
wenn die Flüssigkeit das Geräusch sich entweichender Kohlensäure nicht mehr
vernehmen lässt.

Bestimmung des Gehaltes an Ameisensäure. Es sollen 10 g der
Säure durch 54,35 ccm Normalkalilösung gesättigt werden. Ist die Säure rein
und das spec. Gewicht zu 1,060—1,063 befunden worden, so dürfte die Gehaltsbestimmung eine überflüssige sein und das um so mehr, als im spec. Gew.
ein Spielraum gelassen ist, aber nicht in der Sättigung durch Normalalkali. Es
reichen hierzu vielleicht 54,2 oder 54,5 ccm aus. Wäre im letzteren Falle
die Säure nicht pharmaceutisch verwendbar? Die Grenzen der Neutralisation
mussten nothwendig mit den Grenzen des spec. Gewichtes übereinstimmen.

Die Bestimmung beigemischter Essigsäure wäre mit Magnesiumsubcarbonat
auszuführen. Man versetzt ein Quantum der Säure mit einem starken Ueberschuss Magnesiumsubcarbonat, trocknet bei gelinder Wärme (40—50° C.) ein
und extrahirt nach dem Erkalten mit absolutem Weingeist, welcher das Acetat
löst. Darauf kann mit Wasser das Formiat extrahirt werden. Calciumformiat
ist in absolutem Weingeist unlöslich. Die Lösungen der Formiate der Erdmetalle dürfen nur bei einer sehr gelinden Wärme (40—50° C.) eingedampft
werden, weil sie sich in stärkerer Hitze zersetzen.

Chemie und **Theorie.** Die Ameisensäure oder Formylsäure $= CH_2O_2$ hat ihren
Ausgangspunkt vom Methyl, dem $CH_3 =$ Methyl als dem Alkoholradical, ferner vom
Formyl $= CHO$, dem Säureradical, endlich von dem Methylalkohol $= CH_4O$. Sie ist wie
die Essigsäure eine Carboxylsäure, weil in ihr die einwerthige Carboxylgruppe
$CO . OH$ vertreten und ihre Formel $= H . CO . OH$ ist.

In der Gliederreihe der Fettsäuren, CnH_2nO_2, steht die Ameisensäure obenan,
wegen ihrer Formel CH_2O_2, ihr folgt die Essigsäure, $C_2H_4O_2$, dann die Propionsäure,
$C_3H_6O_2$ etc. Sie heissen Fettsäuren, weil die thierischen und pflanzlichen Fette Glyceride vieler höheren Säuren dieser Reihe sind. Diese Fettsäuren leiten sich von den
Kohlenwasserstoffen der Sumpfgasreihe $CnH_2n + 2O$ ab. Von den Alkoholen $CnH_2n + 2O$
sind sie dadurch verschieden, dass sie an Stelle von H_2 ein Atom O enthalten.
Die Consistenz der Fettsäuren hängt von dem Kohlenstoffgehalte ab. Je geringer
dieser ist, um so leicht flüssiger sind die Säuren. Bei mittlerem Gehalt sind sie dick-
oder ölig-fliessend, bei grossem Gehalt aber von starrer Consistenz. Die Säurekraft

ist bei grossem C-Gehalt schwach, bei geringem C-Gehalt verhältnissmässig stärker, beim geringsten C-Gehalt am stärksten.

Die Darstellung der Ameisensäure aus Oxalsäure ergab sich aus der Erfahrung GERHARD's, welcher beobachtete, dass Oxalsäure mit Sand gemischt erhitzt in Kohlensäure und Ameisensäure (CH_2O_2) zerfällt

$$C_2H_2O_4 + H_2O = \begin{matrix} CO.OH \\ | \\ CO.OH \end{matrix} + H_2O = H_2O + CO_2 + C\!<^{OH}_{OH} = CH_2O_2$$

Bei der Destillation der in Glycerin gelösten Oxalsäure und Bildung von Ameisensäure ist das Glycerin, ein dreiwerthiger Alkohol, chemisch thätig und es bildet sich ein Monoglycerinäther der Ameisensäure, ein Glycerinformiat oder Monoformin, welches für sich erhitzt in Allylalkohol, Wasser und Kohlensäure zerfallen würde, mit Wasser aber im Contact Glycerin und Ameisensäure bildet.

$$\underset{\text{Oxalsäure}}{\begin{matrix} CO.OH \\ | \\ CO.OH \end{matrix}} + \underset{\text{Glycerin}}{\begin{matrix} CH_2.OH \\ | \\ CH.OH \\ | \\ CH_2.OH \end{matrix}} = \underset{\substack{\text{Ameisensäure-}\\\text{Glycerinäther}}}{\begin{matrix} CH_2.OH \\ | \\ CH.OH \\ | \\ CH_2-O.CO.H \end{matrix}} + \underset{\text{Kohlensäure}}{CO\!<^{OH}_{OH}} = \underset{\text{Wasser}}{\begin{matrix} H \\ | \\ OH \end{matrix}} + \underset{\substack{\text{Kohlensäure-}\\\text{anhydrid}}}{CO_2}$$

$$\underset{\substack{\text{Ameisensäure-Gly-}\\\text{cerinäther}}}{\begin{matrix} CH_2.OH \\ | \\ CH.OH \\ | \\ CH_2-O.CO.H \end{matrix}} = \underset{\text{Allylalkohol}}{\begin{matrix} CH_2.OH \\ | \\ CH \\ || \\ CH_2 \end{matrix}} + \underset{\text{Kohlensäure}}{CO\!<^{OH}_{OH}} = \underset{\text{Wasser}}{\begin{matrix} H \\ | \\ OH \end{matrix}} + \underset{\substack{\text{Kohlen-}\\\text{säureanhydrid}}}{CO_2}$$

Der Ameisensäure-Glycerinäther zerfällt bei Gegenwart von Wasser unter Aufnahme der Wasserbestandtheile (des Krystallwassers) der Oxalsäure in Glycerin und Ameisensäure.

$$\underset{\substack{\text{Ameisensäure-Gly-}\\\text{cerinäther}}}{\begin{matrix} CH_2.OH \\ | \\ CH.OH \\ | \\ CH_2.O.CO.H \end{matrix}} + \underset{\text{Wasser}}{\begin{matrix} H \\ | \\ OH \end{matrix}} = \underset{\text{Glycerin}}{\begin{matrix} CH_2.OH \\ | \\ CH.OH \\ | \\ CH_2.OH \end{matrix}} + \underset{\text{Ameisensäure}}{\begin{matrix} H \\ | \\ H-O-C- \\ | \\ -O \end{matrix}} \Bigg\} = H.CO.OH$$

Wird über 200—230⁰ heissen Natronkalk oder Kalikalk feuchtes Kohlenoxydgas (CO) geleitet, so bildet sich Natriumformiat ($Na OH + CO = HCOONa$). Bei 300⁰ C. entsteht ein Carbonat und Wasserstoff wird frei $\left(Ca<^{OH}_{OH} + CO = CaCO_3 + H_2\right)$.

Ameisensäure entsteht aus Oxalsäure, wenn diese mit Sand gemischt erhitzt wird, wobei sich Kohlensäureanhydrid abtrennt.

$$(C_2O_4H_2 =)\ \underset{\text{Oxalsäure}}{\begin{matrix} CO.OH \\ | \\ CO.OH \end{matrix}} = \underset{\text{Ameisensäure}}{H.CO.OH} + \underset{\substack{\text{Kohlensäurean-}\\\text{hydrid}}}{CO_2}$$

Wird Blausäure oder Cyanwasserstoff (das Nitril der Ameisensäure) mit verdünnten Säuren oder Alkalien der Siedehitze des Wassers ausgesetzt, so entsteht Ammon (NH_3) und Ameisensäure ($CNH + H_2O = H.CO.OH + NH_3$).

Bei Einwirkung von feuchter Kohlensäure auf Kaliummetall entsteht Ameisensäure oder vielmehr Hydriumkaliumcarbonat (Kaliumbicarbonat) und Kaliumformiat ($2CO_2 + H_2O + 2K = HKCO_3 + H.CO.OK$).

Auch beim Behandeln des Chloroforms mit Kaliumhydroxyd in weingeistiger Lösung entsteht Kaliumformiat, Kaliumchlorid und Wasser ($CHCl_3 + 4KOH = H.CO.OK + 3KCl + 2H_2O$).

Bei Einwirkung oxydirender Substanzen wird sie in Kohlensäure oder Kohlensäureanhydrid und Wasser übergeführt, weil die Kohlensäure (H_2CO_3) keinen Bestand hat und in Anhydrid (CO_2) und Wasser (H_2O) zerfällt ($H.CO.OH + O = CO_2 + H_2O$). Bei Einwirkung von conc. Schwefelsäure auf Ameisensäure zerfällt diese in Kohlenoxyd und Wasser ($H.CO.OH = CO + H_2O$).

Mercurioxyd wird von der verdünnten Ameisensäure leicht gelöst unter Bildung von Mercuriformiat. Beim Erhitzen dieser Lösung entweicht Kohlensäure und das Quecksilber scheidet metallisch als graues Pulver aus ($H . CO . OH + HgO = CO_2 + H_2O + Hg$). Dagegen wird von concentrirter Ameisensäure das Mercurioxyd zunächst unter Kohlensäureentwickelung und unter Bildung von Mercuroformiat gelöst: $4HgO + 6(H . CO . OH) = 2(CHO_2)_2 Hg_2 + 2CO_2 + 4H_2O$. Beim Kochen der Flüssigkeit erfolgt die Reduction nach der Gleichung: $2(CHO_2)_2Hg_2 = 4Hg + 2CO_2 + 2CO + 2H_2O$. Unter Entwickelung von Kohlensäure und Kohlenoxydgas erfolgt also die Ausscheidung des metallischen Quecksilbers.

Beim Erhitzen der Formiate der Alkalimetalle entstehen unter Wasserstoffaustritt neutrale Oxalate

$$
\underset{\text{Natriumformiat}}{\left.\begin{array}{l} H . CO . ONa \\ H . CO . ONa \end{array}\right\}} = \underset{\substack{\text{Natrium-} \\ \text{oxalat}}}{\left|\begin{array}{l} CO . ONa \\ CO . ONa \end{array}\right.} + \underset{\substack{\text{Wasser-} \\ \text{stoff}}}{H_2} \quad \text{oder} \quad \underset{\text{Kaliumformiat}}{2CHO_2K} = \underset{\text{Kaliumoxalat}}{C_2K_2O_4} + \underset{\text{Wasserstoff}}{H}
$$

Dagegen liefert das Ammoniumformiat beim schnellen Erhitzen angeblich unter Austritt von H_2O das Nitril der Ameisensäure (Blausäure) ($H . CO . ONH_4 = CNH + 2H_2O$), bei allmählichem Erhitzen entsteht aber Formamid ($H . CO . ONH_4 = H_2O + H . CO . NH_2$). Wie ANDREASCH gefunden hat, so entstehen höchstens Spuren Cyanwasserstoff und zwar aus dem Formamid ($H . CO . NH_2 = H_2O + CNH$).

Die Alkaliformiate sind in Wasser leicht löslich und krystallisirbar. Das Bleiformiat, $Pb (O . COH)_2$ oder $(CHO_2)_2Pb$ bildet farblose glänzende Prismen und ist in kaltem Wasser schwer löslich.

Die Ameisensäure-Aether bilden gesuchte Arome für weingeistige Getränke. Der Ameisensäure-Aethyläther ($H . CO . OC_2H_5$) oder Aethylformiat wird durch Destillation von 30 Th. Natriumformiat, 25 Th. Weingeist und 45 Th. Schwefelsäure dargestellt. Hierbei entsteht zunächst Aetherschwefelsäure, welche aus dem Formiat die Ameisensäure unter Abtretung des Aethyls abscheidet.

Da Magnesiumformiat in kaltem Weingeist nicht löslich ist, wohl aber das Magnesiumacetat, so können beide Säuren leicht geschieden werden.

Aufbewahrung. Die Ameisensäure wird in mit Glasstopfen dicht geschlossener Flasche mit Deckkapsel aufbewahrt.

Kritik. Dem specifischen Gewicht der 25-proc. Säure ist ein Spielraum gelassen, dem Gehalte aber nicht. Eine Säure von 1,060 enthält circa 24,6 Proc. und eine Säure von 1,063 spec. Gew. 26 Proc. Sogut als bei der verdünnten Essigsäure nur ein spec. Gewicht angegeben ist, hätte auch hier eine Zahl festgesetzt werden können. Allerdings ist die Säure zu 1,060 Handelswaare, hätte aber die Ph. das Gewicht zu 1,061—1,062 festgesetzt, so würde man auch diese 25-proc. Säure in den Handel bringen. Auch hier vermissen wir wieder den Anschluss der volumetrischen Prüfung an die Praxis, an das Moleculargewicht. Welches Hinderniss mochte wohl vorliegen zu sagen: 4,6 g der Ameisensäure müssen durch 25 ccm der Normalkaliumhydroxydlösung neutralisirt werden?

Die Neutralisation mit Ammon, um mittelst Calciumchlorids auf Oxalsäure zu prüfen, raubt dem Experimentirenden nur Zeit, ohne einen nothwendigen Zweck zu erfüllen, zumalen der Nicht-Ammonzusatz als wie auch ein Ammonüberschuss die Reaction nicht behindern, warum also ein Neutralisiren?

Anzuerkennen ist es, dass endlich mit der Vernichtung nützlicher Thiere, wie es die Waldameisen sind, in Deutschland ein Ende gemacht wird. Die Verf. der Ph. haben sich damit verdient gemacht.

Dass man diese Säure nicht in die Reihe der stark wirkenden Arzneistoffe versetzte, kann nicht Wunder nehmen, denn die Verf. der Ph. halten selbst die conc. Essigsäure für ein unschuldiges Arzneimittel.

Im lateinischen Texte stossen wir wieder auf einen *odor spinosus*. Hier muss der Pharmaceut vergessen, dass er auch Botaniker ist. Es dürfte ihm sonst schwer fallen, die Dornen am Geruche aufzufinden. Dass ferner die Quecksilberkügelchen unter Verdichtung zusammenwachsen (*concrescunt*), hört sich sonderbar an, wo doch nur ein Zusammenfliessen stattfindet. Endlich findet ein Erhitzen und Filtriren zugleich da statt, wo doch nach dem Erhitzen filtrirt werden soll *(fervefeceris et filtraveris)*, statt eines *et* ein *deinde* zu setzen war.

Anwendung. Der hauptsächliche Beweggrund der Aufnahme der Ameisensäure in die Pharmakopöe war jedenfalls die Darstellung des *Spiritus Formicarum*, nachdem man die Nützlichkeit der Waldameisen für die Forstcultur eruirt hat, auch wohl einen Appell an die Menschlichkeit stellte und von der grausamen Behandlung der eingefangenen Ameisen abzustehen für Pflicht hielt.

Zu Einreibungen und Waschungen gegen chronischen Rheumatismus verdünnt man sie zu 5—20 auf 100 Weingeist. Innerlich hat man sie auch schon als Antisepticum versucht, aber ohne erwünschten Erfolg.

Die Gabe für den innerlichen Gebrauch ist 0,5—2,0 in 80—100-facher wässriger Verdünnung. Die officinelle Säure würde unverdünnt wie ein ätzendes Gift wirken. Wenn die Verdünnung für den innerlichen wie für den äusserlichen Gebrauch dem dispensirenden Pharmaceuten zu gering bemessen erscheint, so verabsäume er der Vorsicht halber nicht, das bekannte! vom Arzte hinzufügen zu lassen. Wenn der Arzt dies verweigern sollte, so ist dieser Umstand auf dem Recepte zu bemerken *(correctio dosis recusata est)*.

Die Ameisensäure hätte sehr wohl seinen Aufbewahrungsort in der Reihe der starkwirkenden Arzneikörper finden sollen. Eine unschuldige Säure ist sie genau genommen nicht.

Acidum hydrochloricum.

Reine Salzsäure; Chlorwasserstoffsäure. Acĭdum chlorhydricum s. hydrochlorĭcum s. hydrochlorātum; Acidum muriatĭcum. *Acide chlorhydrique; Acide muriatique; Acide hydrochlorique. Chlorhydric acid; Hydrochloric acid; Muriatic acid.*

Klare, farblose, in der Wärme flüchtige Flüssigkeit von 1,124 spec. Gewicht, in 100 Theilen 25 Theile Chlorwasserstoff enthaltend, mit Silbernitrat einen weissen, käsigen, in Aetzammoniakflüssigkeit löslichen Niederschlag gebend und mit Manganhyperoxyd erwärmt Chlor entwickelnd.

Die mit dem 5-fachen Volumen Wasser verdünnte Säure darf weder durch volumetrische Stärkelösung gebläut, noch durch Schwefelwasserstoffwasser verändert werden, mit wenig Weinsäurelösung und überschüssiger Aetzammonflüssigkeit versetzt, durch Schwefelammoniumflüssigkeit nur grün gefärbt und durch Baryumnitrat innerhalb fünf Minuten nicht getrübt werden, auch nicht nach Zusatz von volumetrischer Jodlösung bis zur schwach gelben Färbung.

3 ccm der Salzsäure und 6 ccm Wasser werden in einem (fast 3 cm weiten) Probircylinder mit Jodlösung bis zur Gelbfärbung versetzt, hierauf einige Stückchen Zink hinzugefügt und nach Einschiebung eines losen Baumwollenpfropfens die Oeffnung des Cylinders mit einem Blatte weissen Filtrirpapiers verschlossen, welches in seiner Mitte mit einem Tropfen einer 50-proc. Silberlösung befeuchtet wird. Weder sogleich, noch nach einer halben Stunde darf die mit Silbernitrat benetzte Stelle sich gelb färben, noch von ihrer Peripherie aus in braun bis schwarz übergehen.

Zwei g der Säure bedürfen zur Neutralisation 13,7 ccm Normalkaliumhydroxydlösung. Vorsichtig aufzubewahren.

7*

Geschichtliches. BASILIUS VALENTINUS (im 15. Jahrh.) scheint zuerst die Darstellung der Salzsäure aus Kochsalz und Eisenvitriol gekannt zu haben. Er nannte das Destillat „fressendes Wasser". GLAUBER lehrte (1562) die Darstellung durch Zersetzung des Kochsalzes mittelst Schwefelsäure, daher die rauchende Salzsäure auch den Namen *Spiritus Salis fumans Glauberi* erhielt. PRIESTLEY stellte gegen Mitte des vorigen Jahrhunderts das Salzsäuregas dar. Die Zusammensetzung kannte man jedoch nicht. Nachdem SCHEELE gelehrt hatte, durch Braunstein aus Salzsäure dephlogistisirte Salzsäure (das heutige Chlor) abzuscheiden, und man zur Zeit LAVOISIER's die Salzsäure für eine Sauerstoffsäure hielt, glaubte man diese nur mit weniger Sauerstoff verbunden als in der dephlogistisirten Salzsäure. Im Jahre 1809 erkannten GAY-LUSSAC und THÉNARD die elementare Natur der oxydirten Salzsäure (des Chlors), aber HUMPHRY DAVY war der erste, welcher die Salzsäure für eine Verbindung von Chlor und Wasserstoff erklärte und damit den Grund zu der Theorie der Bildung der Chloride und der übrigen Haloidsalze legte. BERZELIUS gab eine practische Anweisung, Chlorwasserstoffgas in Wasser einzuleiten und auf diese Weise Salzsäure von verschiedenem Gehalt herzustellen. Im Jahre 1870 gab BETTENDORF ein Verfahren an, die rohe Salzsäure durch Zusatz von Stannochlorid vom Arsen zu befreien, welche Methode HAGER auf den Nachweis des Arsens überführte und unter der Bezeichnung: „BETTEN-DORF'sche Methode des Arsennachweises" in die analytische Chemie einführte (ph. Centralh. 1872, S. 52).

Vorkommen in der Natur. Freie Salzsäure ist als Zersetzungsproduct des Magnesiumchlorids durch überhitzten Wasserdampf in den Dampfausströmungen mancher Vulkane vertreten, und zwei Flüsse, welche ihren Ursprung Quellen auf vulkanischem Boden verdanken, enthalten freie Salzsäure, nämlich der Rio Vinagre (Essigfluss) in Südamerika und der Sungi-Paït im östlichen Java. Im thierischen Magensafte, besonders im Magensafte des Menschen, finden sich starke Spuren freier Salzsäure, wie dieselbe entsteht, berichtet die pharm. Centralh. 1870, Nr. 33.

Directe Bildung des **Chlorwasserstoffs.** Wird ein Glasballon mit gleichen Volumen Chlor und Wasserstoffgas beschickt an einen schattigen Ort gestellt, so verbinden sich beide Gase nach und nach und der Ballon enthält 2 Volume Salzsäuregas oder Chlorwasserstoff; lässt man aber durch das Gemisch beider Gase einen electrischen Funken schlagen, oder exponirt man den Ballon den directen Sonnenstrahlen oder berührt man das Gasgemisch mit einem Platinschwamm (fein zertheiltem Platinmetall), so findet die chemische Vereinigung unter Feuererscheinung urplötzlich und mit einer solchen Heftigkeit statt, dass der Ballon zertrümmert wird. Chlorwasserstoff entsteht in den meisten Fällen, in welchen Chlor auf wasserstoffhaltige Substanzen einwirkt.

Eigenschaften des **Chlorwasserstoffs.** Chlorwasserstoff, Salzsäuregas, ist ein farbloses, nicht brennbares, nur durch hohen Druck zu einer tropfbaren Flüssigkeit condensirbares, nicht athembares Gas von stechendem erstickendem Geruche. Für die Athmungswerkzeuge ist Chlorwasserstoff gefährlich, wenn auch im etwas geringeren Maasse als Chlorgas. (Gegenmittel ist Riechen am Aetzammon oder besser an dem HAGER'schen *Olfactorium anticatarrhoicum*, welches ein Aufziehen des Ammongases bis in die tieferen Luftwege erlaubt.) Das spec. Gewicht ist 1,259, es ist das Chlorwasserstoffgas also $1\frac{1}{4}$-mal so schwer als atmosph. Luft. Vom Wasser wird es mit grosser Begierde absorbirt; 1 Vol. Wasser von 15° vermag 480 Vol. des Gases zu verdichten, natürlich unter Wärmeentwickelung, indem dabei das Gas seinen latenten Wärmestoff freilässt. Wird das mit dem Chlorwasserstoffgase soll gesättigte Wasser, welches nun 42,85 Proc. Gas enthält und ein spec. Gewicht von 1,215 zeigt, erwärmt, so lässt es einen entsprechenden Theil des Gases frei, welches an die Luft tretend einen dichten weissen Dampf bildet. Dieses Dampfen der sogenannten rauchenden Salzsäure schrieb man bisher der Verbindung des Chlorwasserstoffgases mit der Feuchtigkeit der Luft zu. Diese Ansicht könnte vielleicht nur dann eine Berechtigung haben, wenn die Luft wasserhaltiger ist, als das abdunstende Chlorwasserstoffgas. Wie wir weiter unten bei einer von HAGER vor 17 Jahren enpfohlenen Bereitungsweise der reinen Salzsäure sehen werden, strömt warmes Salzsäuregas aus einer Retorte in einen Kolben mit Wasser, der also nothwendig feuchte Luft enthält, ohne dass auch nur eine Spur Dampf auftritt. Wenn man ferner unter einer Glocke, deren Luft durch eintägiges Stehen über stark verdünnter Schwefelsäure von Ammon befreit ist, eine Flasche mit rauchender Salzsäure öffnet, so entsteht auch nicht der geringste Dampf. An dem Dampfen des Chlorwasserstoffgases ist die Feuchtigkeit der Luft nicht betheiligt, vielmehr bewirkt dies das Ammon, welches in der Luft nie fehlt. Es bildet sich Salmiak (Chlorammonium), welcher bekanntlich schon zu 1,0 g verdampft, einen grossen Wohnraum mit seinem weissen Dampfe anfüllt. **Chlorwasserstoffsäure oder Salzsäure** nennt man Wasser, welches Chlorwasserstoffgas absorbirt enthält.

Darstellung der reinen Salzsäure. I. Die reine Salzsäure wird auf zweierlei Weise dargestellt, entweder 1) durch Einleiten des aus der Einwirkung von Schwefelsäure auf Kochsalz unter Erhitzen entwickelten Chlorwasserstoffgases in Wasser oder 2) durch Destillation der rohen Salzsäure. Letztere Methode liefert das billigste, aber nur unter besonderer Vorsicht ein reines Präparat.

1. Die erstere Darstellungsweise kann in einer Retorte mit Kolbenvorlage oder in einem Kolben mit Gasleitungsrohr, welches in einer Flaschen-Vorlage mit Wasser ausmündet, vorgenommen werden. Retorte mit Kolbenvorlage (von HAGER empfohlen)

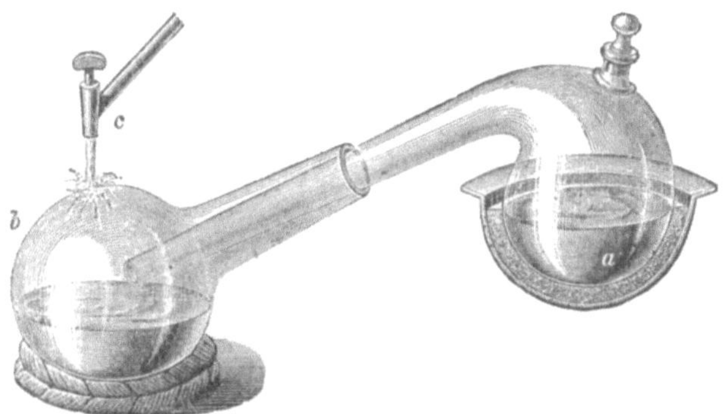

bildet den leichter und ohne alle Lutirung zusammenstellbaren, also für die Praxis den bequemsten Apparat. An die Retorte *a*, welche in ein Sandbad (Sandkapelle) eingelegt und vorher mit 10 Th. trocknem reinem Kochsalz beschickt ist, legt man einen Kolben in der Weise an, dass der Retortenschnabel bis in den Kolbenbauch hineinreicht, seine Oeffnung der Oberfläche des Condensations-Wassers (in *b*) genähert ist und die Kolbenhalsöffnung den Retortenschnabel ziemlich anliegend umschliesst. Als Condensationswasser sind 15 Th. destill. Wasser in den Kolben gegeben. Auf das Kochsalz in der Retorte giesst man mittelst eines Glastrichters mit etwas langem Ausflussrohre 18 Th. Englische, aber arsenfreie Schwefelsäure von 1,83 spec. Gew., welche vorher mit 4 Th. Wasser verdünnt worden sind. Es findet alsbald eine Entwickelung des Chlorwasserstoffgases statt, welches in die Vorlage übertretend in das Absorptionswasser niedersinkt, ohne mit der feuchten Luft im Kolben einen Dampf zu bilden, voraus-

gesetzt, dass das vorgeschlagene Wasser ammonfrei ist. Man lässt zuvor den Apparat
mit seiner Füllung über Nacht stehen und erhitzt dann die Retorte, das Feuer nur all-
mählich steigernd, und wenn sich die Flüssigkeit in der Vorlage merklich erwärmt, unter
Auffliessenlassen eines Strahles Kühlwassers. Das aus dem Retortenschnabel austretende
Chlorwasserstoffgas sinkt wegen seiner Schwere in der Luftschicht nieder auf das
Niveau des Absorptionswassers und wird von demselben mit Begierde verschluckt.
Aus der Fuge zwischen Kolbenhalsmündung und Retortenschnabel tritt kaum eine Spur
des Gases aus. Hier ist also jede Art der Lutirung überflüssig. Hat der Sand des
Sandbades in der Nähe der Retortenwandung 120º C. erreicht, ist auch die Austreibung
des Chlorwasserstoffgases beendet.

Der Gebrauch dieses einfachen Apparates setzt die Anwendung einer arsenfreien Schwefelsäure, aber auch beim Einschütten des Kochsalzes und Eingiessen
der Schwefelsäure grosse Vorsicht voraus, damit der Retortenhals in keiner Weise
verunreinigt wird.

Ist die Engl. Schwefelsäure selénhaltig, so ist auch die Bildung von Seleno-
chlorid (SeCl) durch die Verdünnung der conc. Schwefelsänre mit der angegebenen
Menge Wasser verhindert. Bei einer Verdünnung mit weniger Wasser geht diese
Selenverbindung mit dem Chlorwasserstoffgase über und setzt sich mit dem Wasser in
Selenigsäure, Chlorwasserstoff und Selen um ($4SeCl$ u. $3H_2O$ geb. $HSeO_3$ u. $4HCl$ u.
$3Se$), welches letztere sich als braunrother Niederschlag absetzt.

Enthält die Schwefelsäure starke Spuren von Stickstoffoxyden (Salpetrigsäure,
Salpetersäure), so wird das Destillat auch freies Chlor enthalten, denn

$$\underset{\text{Salpetersäure}}{2HNO_3} \text{ und } \underset{\substack{\text{Chlor-}\\\text{wasserstoff}}}{6HCl} \text{ geben } \underset{\text{Wasser}}{4H_2O} \text{ und } \underset{\text{Stickoxyd}}{2NO} \text{ und } 3\,\underset{\text{Chlor}}{\left(\substack{Cl\\Cl}\right)}$$

Wenn also die Engl. Schwefelsäure Arsenigsäure oder Stickstoffoxyde enthält, so
lässt sich auf die angegebene Weise keine reine Salzsäure darstellen. Ein Verfahren
der Befreiung der Schwefelsäure von den Stickstoffoxyden ist weiter unten (S. 104)
angegeben.

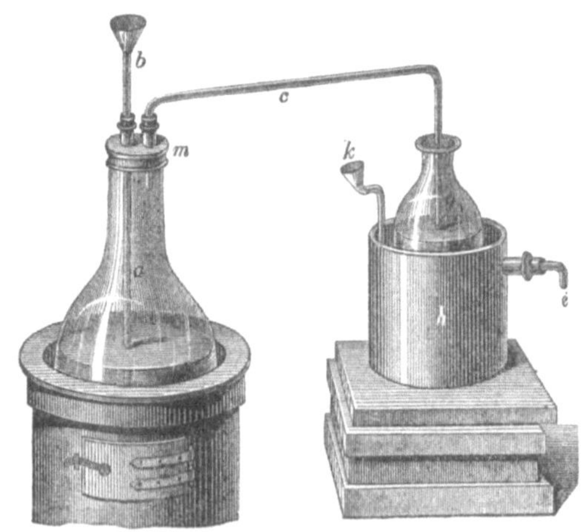

Der Apparat mit Gasleitungsrohr, welchen die letzte Pharm. Borussica vorschrieb,
besteht in einem Kolben a, in einem Sandbade stehend, die Oeffnung mit einem zweimal durchbohrten Korke und einer Gummikappe (m) mit 2 Rohransätzen geschlossen.
Letztere macht man nöthigen Falles mit Bindfaden fest. In dem einen Tubus sitzt
dicht ein langes bis auf den Boden des Kolbens herabreichendes, nur 1 cm davon ab-
stehendes Trichterrohr b, in dem anderen das Gasleitungsrohr c, welches mit seinem
äusseren Schenkel in die Vorlage g hinabreicht. Letztere steht in einem Kühltopf h.
Dem Gasleitungsrohre (c), welches im Lichten eine Weite von 3,5—4,0 mm haben
muss, giebt man nach der Vorlage zu eine etwas aufsteigende Richtung, damit die
etwa darin sich verdichtende wässrige (oft gelblich gefärbte) Flüssigkeit in den Ent-
wickelungskolben zurückfliessen kann. In den Kolben a giebt man 10 Th. gutes Kochsalz, setzt den Apparat wie angegeben zusammen, versieht das Vorlagegefäss mit 15 Th.

klarem ammonfreiem destillirtem Wasser und lässt den Schenkel des Gasleitungsrohres das Niveau dieses Wasser nur berühren, so dass die Oeffnung des Gasleitungsrohres durch das Niveau des Condensationswassers abgeschlossen wird. Dann giesst man durch das Trichterrohr *b*, welches zugleich die Stelle eines Sicherheitsrohres ausfüllt, 18 Th. rohe Englische arsenfreie Schwefelsäure, vorher verdünnt mit 2 Th. Wasser, jedoch nicht auf einmal, sondern in 3—4 Portionen getheilt, ungefähr in Zwischenräumen von je einer Stunde. Obgleich hierbei schon Chlorwasserstoffgas entwickelt wird und in die Vorlage übertritt, so überlässt man den Apparat mit seiner Füllung noch 8—10 Stunden oder eine Nacht hindurch sich selbst, damit sich die Durchmischung von Salz und Säure von selbst vollziehe und das Gemisch beim nachherigen Erhitzen weniger schäume. Mischungen aus conc. Schwefelsäure und Kochsalz haben die Eigenthümlichkeit, beim Erhitzen in ein starkes Schäumen einzutreten. Diesem Umstande ist zum Theil durch die Verdünnung der Schwefelsäure mit etwas Wasser vorgebeugt, er würde aber trotzdem eintreten, wenn man das Gemisch sofort erhitzt. Das unthätige Stehenlassen des Apparates mit seiner Füllung ist also nicht zwecklos, übrigens steigt in dieser Zeit ein starker Theil des Chlorwasserstoffgases in die Vorlage über. Nach dieser Zeit bewirkt man die Austreibung des Chlorwasserstoffgases durch sehr mässige und allmählich vermehrte Feuerung. Diese Operation geht dann glatt und prompt bei einer Temperatur von 60—95⁰ von Statten. Würde man die Schwefelsäure mit mehr Wasser, als angegeben ist, verdünnen, so erfordert die völlige Austreibung des Gases eine Steigerung der Temperatur bis auf 110—120⁰. Die in Folge der Erwärmung ausgetriebene atmosphärische Luft im Kolben steigt zuerst in Blasen in und durch das Condensationswasser und dann folgt die Absorption des Chlorwasserstoffgases mit klapperndem Geräusch, indem jede in das Condensationswasser tretende Gasblase schnell absorbirt wird und das Wasser in dem Raum der Blase zusammenschlägt. Das mit Gas verbundene Wasser ist schwerer geworden und sinkt unter, um einer neuen Portion Wasser oder minder gesättigten Säure Platz zu machen. Die Masse im Kolben wird zuletzt ganz flüssig und zeigt damit auf das Ende der Operation. Diese ist beendigt, wenn das Geräusch in der Vorlage aufhört, also kein Gas mehr übertritt, und die Flüssigkeit in der Vorlage in zitternder Bewegung anfängt, in dem Gasleitungsrohre aufzusteigen und wieder zu fallen, also der Druck der äusseren Luft sich mit dem verminderten Drucke im Kolben ins Gleichgewicht zu setzen sucht. Die Luft tritt dann auch durch das Trichterrohr *b*, also auf dem kürzeren Wege, in den Kolben ein. Die Flüssigkeit in der Vorlage beginnt man, so bald sie warm wird, mit nicht zu kaltem Wasser abzukühlen. Das Chlorwasserstoffgas giebt nämlich einerseits seine freie Wärme, die es im erhitzten Kolben aufgenommen hat, andererseits auch eine latente Wärme, welcher es den Gaszustand verdankt, an das Wasser ab, und verursacht daher die Erwärmung. Dass das Gasleitungsrohr *c* nur das Condensationswasser berühren darf, erklärt sich aus der ungemein grossen Begierde des Wassers, das Salzsäuregas zu verschlucken, ist aber auch unter der Gunst dieses Umstandes zweckmässig, weil das Gas im entgegengesetzten Falle eine grössere Wassersäule zu überwinden hätte, daher im Kolben einen grösseren Druck ausüben und sich kleine Undichten am Verschluss des Apparates als Ausweg aufsuchen würde.

Die in der Vorlage gesammelte Säure wird das Volumen von fast 18$\frac{1}{2}$ Th. Wasser einnehmen, circa 20,8 Th. wiegen und ein spec. Gew. von circa 1,138 haben, welches einem Gehalt von 28 Proc. Chlorwasserstoff entspricht (vergl. weiter unten die Gehaltstabelle). Um sie auf den Gehalt von 25 Proc. Chlorwasserstoff zu bringen, wäre sie bei einem spec. Gewicht von 1,138 und einem Gewicht von 20,8 Th. (25 : 28 = 20,8 : x = 23,28) bis auf 23,28 Th. mit destill. Wasser zu vermehren oder mit 2,48 Th. Wasser zu verdünnen. Um dieses Geschäft mit dem Destillat vornehmen zu können, ist es angezeigt, von dem Vorlagegefäss vor der Verwendung genaue Tara zu nehmen. Die theoretische Ausbeute aus 10 Th. Chlornatrium beträgt 6,23 Th. Chlorwasserstoff oder (4 $\times$ 6,23 =) 24,9 Th. 25-procentiger Salzsäure, denn 58,5 (NaCl) : 36,5 (HCl) = 10 : x (= 6,23).

War die Schwefelsäure frei von Arsen und Stickstoffoxyden, so wird auch die gewonnene Säure frei von Arsen und Chlor sein, und war ferner das Kochsalz frei von Schmutztheilen, so ist sie auch frei von Schwefligsäure. Das Kochsalz ist häufig mit organischen Staub- und Schmutztheilen verunreinigt, welche auf die nur schwach verdünnte Schwefelsäure desoxydirend einwirken und die Bildung von Schwefligsäure (SO_2) veranlassen. Es muss auch eisenfrei sein, im anderen Falle kann sich eine Verunreinigung der Salzsäure mit Eisen leicht einfinden, denn Eisenchlorid verdampft im Salzsäuregase. Das zur Verwendung kommende Kochsalz ist also mit Sorgfalt auszuwählen und wird genügen, wenn es sehr weiss, rein und trocken ist. Eisenhaltiges Kochsalz hat gewöhnlich einen kleinen Stich ins Gelbliche. Eine arsenfreie rohe Schwefelsäure findet man im Handel, selten ist sie aber frei von Stickstoffoxyden.

Auf diese letzteren ist die Schwefelsäure also zu untersuchen und ist diese Verunreinigung constatirt, so muss man dieselbe in folgender Weise beseitigen. Man versetzt 100 Th. der Schwefelsäure in einem kurzhalsigen Kolben allmählich mit 1,5 Th.
trocknem Kochsalz, agitirt und erhitzt dann im Sandbade unter einem gut ziehenden
Schornsteine bis auf circa 160°. Dadurch werden alle die Stickstoffoxyde beseitigt,
welche aus dem Chlorwasserstoffgase Chlor frei machen.

Zur Darstellung einer vorzugsweise reinen Salzsäure, wie sie zu
chemischen Analysen gebraucht wird, ist eine Waschung des Chlorwasserstoffgases,
ehe es in das Condensationswasser eintritt, nothwendig. Man placirt dann zwischen

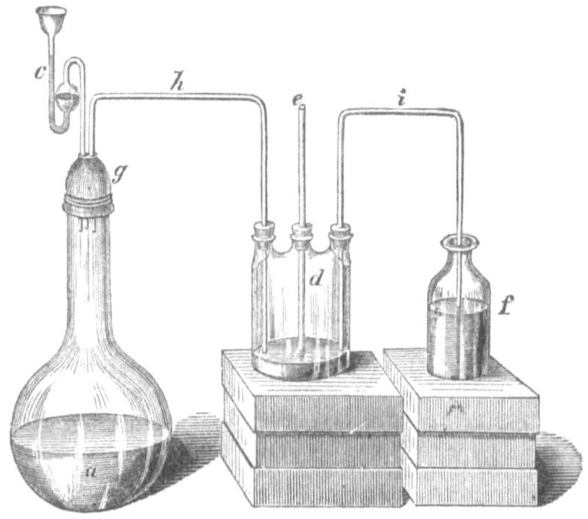

Entwickelungs- und Condensationsgeräss eine Waschflasche (d) mit Sicherheitsrohr (e).
Der Apparat hat dann die Zusammensetzung, wie sie in vorstehender Abbildung wiedergegeben ist.

Die Höhe der Waschwasserschicht in der Waschflasche (d) darf nur eine sehr
geringe sein und die Oeffnung des Gasleitungsrohres (h) gerade durch das Niveau des
Waschwassers geschlossen sein. Das Sicherheitsrohr (e) reicht tiefer in das Wasser.
Das Waschwasser nimmt gewöhnlich in Folge organischer Stoffe, aus den Korken des
Verschlusses herrührend, eine starke gelbe Farbe an.

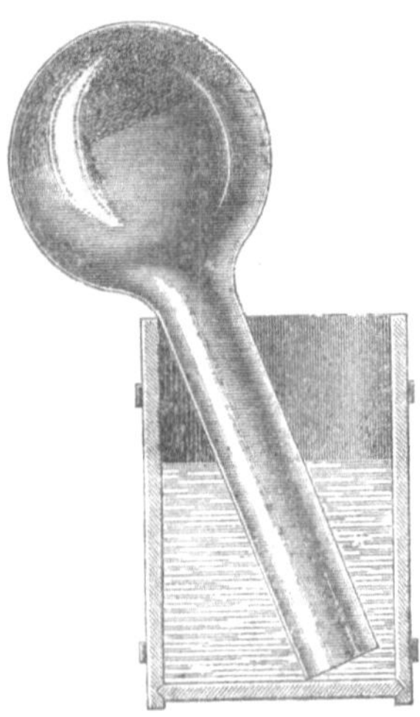

Zu erwähnen ist eine von P. W. Hoffmann
(1869) empfohlene Methode der Chlorwasserstoffent-
wickelung aus roher conc. Salzsäure durch Zufliessenlassen von conc. Schwefelsäure, welche der
Salzsäure unter Erhitzung das Wasser entzieht und
auf diese Weise Chlorwasserstoff frei macht. Als
Apparat für diese Entwickelung wird sich der
Apparat auf Seite 102 eignen, nur muss das Trichterrohr b schon 5—8cm unter dem Verschluss m
endigen und ausserhalb m S-förmig gebogen sein,
wie in vorstehender Figur sub c angegeben ist.
Materiell bietet diese Methode keine Vortheile, sie
erfordert sogar sowohl eine arsen-, chlor- oder
schwefligsäurefreie Salzsäure, als auch eine von
Arsen und Stickstoffoxyden freie Schwefelsäure,
wenn das entwickelte Chlorwasserstoffgas ein reines sein soll.

Rückstand aus der Salzsäurebereitung.
Der Rückstand aus der Bereitung nach den beiden
vorstehend erwähnten Methoden ist ohne besonderen
Werth und wird gewöhnlich fortgeworfen, dennoch
kann er eine verschiedene Verwendung finden.
Man kann aus ihm unter anderem durch Umkrystallisiren ein schön krystallisirtes Natronbisulfat
darstellen, zu Zwecken der quantitativen Analyse. Gelöst in Wasser ist er besonders

geeignet zum Putzen des Kupfers und Messings, jedenfalls für diesen Zweck der ätzenden Schwefelsäure vorzuziehen und sollte der Lösung als Metallputzwasser in den Kleinhandel Eingang verschafft werden. Ferner liefert er mit Gyps, Thon und Carbolsäure gemischt ein vortreffliches Desinfectionsmittel für Dunggruben. Eine Verarbeitung auf Glaubersalz würde ein sehr theures Glaubersalz liefern. Will man ihn wegwerfen, so füllt man den Kolben bis zu seiner Oeffnung ganz mit Wasser und stellt ihn umgekehrt in ein Holzgefäss mit Wasser; er löst sich dann allmählich, indem die schwerere Lösung abwärts sinkt, um einer neuen Portion Wasser den Zutritt zur Salzmasse zu gestatten.

Darstellung aus roher Säure. II. Die Darstellung der reinen Salzsäure durch Rectification der käuflichen rohen Säure liefert zwar die billigste reine Säure, ist aber nur dann bequem ausführbar, wenn man eine rohe Säure zur Hand hat, welche wenig gefärbt oder fast farblos ist und sich arsenfrei erweist. Verunreinigungen mit Chlor oder Schwefligsäure, von denen immer nur eine vorhanden sein kann, sind leicht zu beseitigen, indem man in dem einen Falle durch gemessenen Zusatz von wässriger Schwefligsäure oder Kupferschnitzel, im anderen Falle durch Zusatz von Chlorwasser oder Braunstein corrigiren kann. Ist die Salzsäure mit Arsenigsäure verunreinigt, so erfordert die Entfernung derselben lästige und umständliche Operationen, welche aber mit Sorgfalt ausgeführt auch die Gewinnung einer reinen Salzsäure in Aussicht stellen. Ist die rohe Säure farblos, so kann sie kaum durch organische Stoffe oder Eisen verunreinigt sein. Diese Stoffe lassen sich übrigens unschädlich machen.

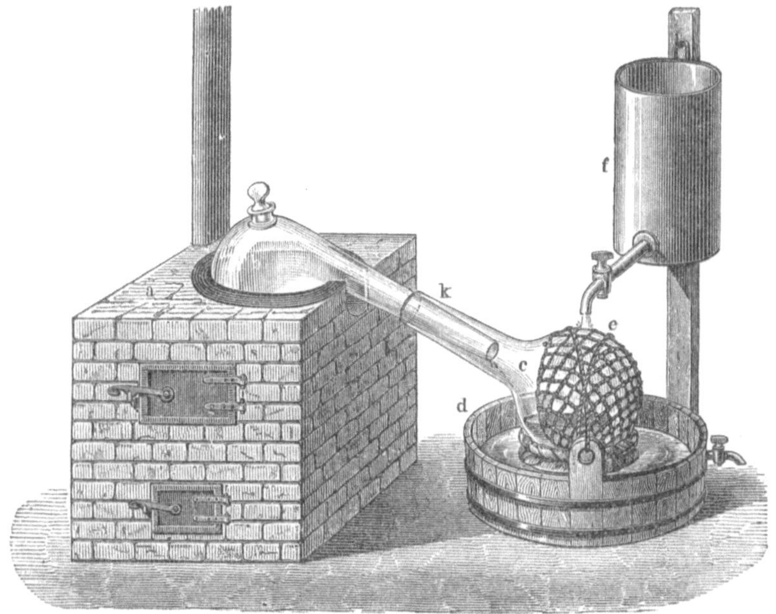

Die rohe Säure ist zunächst vornehmlich auf Arsengehalt, und nur dann, wenn sie arsenfrei befunden wird, auf Chlor oder Schwefligsäure zu untersuchen. Ist sie arsenhaltig, so verdünnt man sie ungefähr bis auf ein spec. Gew. von 1,128—1,130, giesst sie in einen im Sandbade stehenden Topf aus Steingut, stellt 2—3 lange Streifen Kupferblech hinein und lässt unter Erwärmung bis ungefähr zu 35° einen Tag stehen. Dann nimmt man die Kupferbleche, auf welches das Arsen niedergeschlagen ist, heraus, scheuert sie mit Sand ab und blank und stellt sie nochmals einen halben bis einen ganzen Tag in die Säure. Dann wird auch die letzte Spur des Arsens, aber auch gleichzeitig freies Chlor der Säure entzogen sein. Enthielt die rohe Säure Schwefligsäure, so kann dieselbe durch Hineinwerfen einiger Körnchen Manganhyperoxyd beseitigt werden, da dann ein etwaiger geringer Chlorüberschuss durch das Kupfer weggenommen wird. Ist die Säure mit organischen Stoffen verunreinigt, so wird das Chlor auch hier seine Schuldigkeit thun.

Enthält die rohe Salzsäure Ferrichlorid, so ist die Ueberführung desselben in Ferrochlorid oder Chlorür, welches nicht flüchtig ist, durch jenes Einstellen von Kupfer bewerkstelligt.

Die auf die eine oder andere Weise einer Präliminarreinigung unterworfen gewesene Salzsäure wird in eine Retorte, in welche man vorher einige wenige kleine Schnitzel eines reinen Kupfers gegeben hat, um das Chloreisen im Status des Chlorürs zu erhalten, durch einen langen Trichter eingegossen, so dass ein Aufspritzen und ein Bespritzen des Retortenschnabels nicht möglich ist, und die Retorte mit einer Kolbenvorlage, welche etwas kalte, aber reine Salzsäure oder wenig kaltes Wasser enthält, ohne alles Lutum verbunden, nur liege der Kolbenmund dicht um den Retortenschnabel. Da anfangs der Destillation neben wenigen Wasserdämpfen mehr Chlorwasserstoffgas übergeht, so ist von vorn an die Vorlage mit sehr kaltem Wasser zu kühlen, damit die Chlorwasserstoffdämpfe, specifisch schwerer gemacht, sich in das vorgeschlagene Wasser oder die reine Salzsäure niedersenken. Mit dem Vorschreiten der Destillation wird die übergehende, Salzsäure im Chlorwasserstoffgehalt ärmer und erst, wenn der Gehalt der Säure auf 20 Proc. herabgesunken und die Siedetemperatur auf 110° gestiegen ist, bleibt letztere stationär und die übergehende Säure enthält nicht mehr und weniger als 20 Proc. Chlorwasserstoff. Als Rückstand lässt man $^1/_4$—$^1/_5$ der Säure in der Retorte. Dieser Rückstand ist zur Chlorentwickelung noch brauchbar.

Eine Reinigung der rohen Salzsäure von Arsen nach der von BETTENDORF empfohlenen Methode, welche darin besteht, dass man die Säure mit Stannochlorid versetzt und dadurch aus der Arsenigsäure das Arsen metallisch ausscheidet, ist eine ganz verfehlte, denn es bildet sich dabei Stannichlorid, welches mit der Salzsäure überdestillirt, auch lässt sich die Absonderung des ausgeschiedenen Arsenmetalls nur durch eine sehr sorgfältige Filtration bewerkstelligen. Bleibt nur eine Spur des Arsens in der Säure, so geht dieselbe in der Kochhitze der Säure wieder als Chlorarsen in das Destillat über, um sich mit dem Wasser in dem Destillat zu Chlorwasserstoff und Arsenigsäure zu zersetzen. Nach dieser Methode gewinnt man also in jedem Falle eine zinnhaltige, wenn auch bei sorgfältiger Arbeit eine arsenfreie Salzsäure.

Die alte Methode, die rohe Säure mit Schwefelwasserstoff zu sättigen oder mit einigen Stückchen Schwefeleisen zu versetzen und das Arsen als Schwefelarsen zu beseitigen, giebt zwar sehr gute Resultate, jedoch ist die Arbeit mit Schwefelwasserstoff immer eine solche, welche man in jedem pharmaceutischen Laboratorium meidet, wenn es nur sein kann, abgesehen von der Schwierigkeit, den überschüssigen Schwefelwasserstoff aus der Säure zu entfernen. Letzteres bewerkstelligte man durch längeres Stehenlassen der Säure an der Luft. Die Methode, die Salzsäure mit Kaliumdichromat zu behandeln, um die Arsenigsäure in Arsensäure zu verwandeln, welche mit den Säuredämpfen nicht destillirt, bringt eine Masse freien Chlors in das Präparat, andererseits ist in einer conc. Salzsäure, welche Arsensäure enthält, in der Destillationshitze die Bildung von Arsenochlorid nicht vollständig zurückgehalten.

Theorie der Salzsäuredarstellung. Wird 1 Molekül Schwefelsäure mit 2 Molekülen Natriumchlorid in gegenseitige Wirkung gesetzt, so folgt die Schwefelsäure zunächst ihrem Bestreben mit dem Natrium ein Bisulfat oder saures Natriumsulfat, ein Hydrium-Natriumsulfat, zu bilden.

$$\underset{\text{Schwefelsäure}}{H_2SO_4} \; + \; \underset{\text{Natriumchlorid}}{2NaCl} \; = \; \underset{\text{Natriumbisulfat}}{NaHSO_4} \; + \; \underset{\text{Chlorwasserstoff}}{HCl} \; + \; \underset{\text{Natriumchlorid}}{NaCl}$$

Erst bei einer Hitze von mehr denn 200° wirkt das Hydrium-Natriumsulfat oder das Natriumbisulfat auf das unzersetzte Natriumchlorid, so dass neutrales Natriumsulfat entsteht und das zweite Molekül Chlorwasserstoff frei wird.

$$\underset{\text{Natriumbisulfat}}{NaHSO_4} \; + \; \underset{\text{Chlornatrium}}{NaCl} \; = \; \underset{\text{neutrales Natriumsulfat}}{Na_2SO_4} \; + \; \underset{\text{Chlorwasserstoff}}{HCl}$$

Um nun die Zersetzung des Natriumchlorids bei einer nahe dem Kochpunkte des Wassers liegenden Temperatur zu vollenden, muss man gleich viele Moleküle Schwefelsäure und Natriumchlorid auf einander einwirken lassen.

$$\underset{\substack{\text{1 Mol. Schwefelsäure} \\ = 98}}{H_2SO_4} \; + \; \underset{\substack{\text{1 Mol. Natriumchlorid} \\ = 58{,}5}}{NaCl} \; = \; \underset{\substack{\text{1 Mol. Natriumbisulfat} \\ = 120}}{NaHSO_4} \; + \; \underset{\substack{\text{1 Mol. Chlorwasserstoff} \\ = 36{,}5}}{HCl}$$

Auf 100 Th. Natriumchlorid würden zu der in vorstehendem Schema ausgedrückten Zersetzung 167,5 Th. des Schwefelsäurehydrats erforderlich sein, man nimmt aber eine grössere Menge Schwefelsäure, weil die Engl. Schwefelsäure mehr Wasser als das einfache Hydrat enthält und gewöhnlich ein Molekulargewicht von 106 beansprucht. Diesem Umstande entsprechend sind auf 100 Th. Kochsalz 180 Th. Engl. Schwefelsäure zu nehmen (58,5 : 106 = 100 : 181).

Diese Vorgänge den Maximen der Typentheorie angeschlossen finden folgende Erklärungen:

Wirken 2 Moleküle Natriumchlorid und 1 Molekül Schwefelsäure auf einander, so ist bei geringer Wärme der Erfolg die Abscheidung von 1 Mol. Chlorwasserstoff und die Bildung von 1 Mol. Natriumbisulfat, 1 Mol. Natriumchlorid bleibt aber intakt, weil die Energie der chemischen Anziehung im Natriumchlorid eine stärkere ist, als Natriumbisulfat oder Hydrium-Natriumsulfat.

$$2\left(\begin{matrix}Na\\Cl\end{matrix}\right) + \begin{matrix}SO_2''\\H_2\end{matrix}\Big\}O_2 = \begin{matrix}SO_2''\\NaH\end{matrix}\Big\}O_2 + \begin{matrix}Na\\Cl\end{matrix}\Big\} + \begin{matrix}H\\Cl\end{matrix}\Big\}$$

Natriumchlorid   Schwefelsäure   Natriumbisulfat   Natriumchlorid   Chlorwasserstoffsäure

$$2NaCl + H_2SO_4 = NaHSO_4 + NaCl + HCl$$

Bei 200° C. und stärkerer Hitze entsteht aber neutrales Natriumsulfat und beide Moleküle Natriumchlorid geben ihren Chlorgehalt zur Salzsäurebildung her.

$$2\left(\begin{matrix}Na\\Cl\end{matrix}\right) + \begin{matrix}SO_2''\\H_2\end{matrix}\Big\}O_2 = \begin{matrix}SO_2''\\Na_2\end{matrix}\Big\}O_2 + 2\left(\begin{matrix}H\\Cl\end{matrix}\right)$$

Natriumchlorid   Schwefelsäure   Natriumsulfat   Chlorwasserstoffsäure

$$2NaCl + H_2SO_4 = Na_2SO_4 + 2HCl$$

Bei gleichviel Molekülen Natriumchlorid und Schwefelsäure, entsprechend der oben unter I. gegebenen Vorschrift, ist der Erfolg der chemischen Begegnung Natriumbisulfat oder Hydrium-Natriumsulfat und Chlorwasserstoffsäure.

$$\begin{matrix}Na\\Cl\end{matrix}\Big\} + \begin{matrix}SO_2''\\H_2\end{matrix}\Big\}O_2 = \begin{matrix}SO_2''\\NaH\end{matrix}\Big\}O_2 + \begin{matrix}H\\Cl\end{matrix}\Big\}$$

Chlornatrium   Schwefelsäure   Natriumbisulfat   Chlorwasserstoffsäure

$$NaCl + H_2SO_4 = NaHSO_4 + HCl$$

Die unter der Bereitungsweise II. angegebene Umwandlung der Schwefligsäure durch Chlor vollzieht sich nach dem Schema

$$SO_2 + \begin{matrix}Cl\\Cl\end{matrix}\Big\} + 2\left(\begin{matrix}H\\H\end{matrix}\Big\}O\right) = \begin{matrix}SO_2''\\H_2\end{matrix}\Big\}O_2 + 2\left(\begin{matrix}H\\Cl\end{matrix}\right)$$

Schwefligsäureanhydrid   Chlor   Wasser   Schwefelsäure   Chlorwasserstoffsäure

$$SO_2 + 2Cl + 2H_2O = H_2SO_4 + 2HCl$$

Eigenschaften der offic. reinen Salzsäure. Die reine officinelle Salzsäure stellt eine vollkommen farblose wasserhelle Flüssigkeit von stechend saurem Geruche dar, welche an der Luft nicht oder kaum rauchend ist und beim Erhitzen sich völlig verflüchtigt. Sie besteht aus Wasser, welches 25 Proc. seines Gewichtes trocknen Chlorwasserstoffgases enthält und daher bei 15° ein spec. Gewicht von 1,124, bei 20° ein solches von 1,122 aufweist. Mit Silbernitratlösung versetzt erzeugt sie einen weissen, käsige Flocken bildenden, am Tageslichte sich schwärzenden, in Aetzammon und heisser Ammoniumcarbonatlösung völlig löslichen Niederschlag. Mit Braunstein oder Manganhyperoxyd erwärmt lässt sie Chlor frei.

Prüfung. In der ersten Reihe des Untersuchungsganges steht die Prüfung der völligen Flüchtigkeit, mit welcher zugleich die Untersuchung auf fixe Verunreinigungen, wie Metalle, Chloride der Alkalien und Erden, abgeschlossen werden kann und eine Prüfung mit Schwefelwasserstoff und Schwefelammonium überflüssig wird. Man giebt mit einem Glasstabe einen Tropfen der Säure auf das äussere Drittel eines klaren farblosen Objectglases, breitet den Tropfen mit dem Glasstabe dünn aus und bewirkt die Verdampfung bei nur gelinder Wärme unter Hin- und Herbewegen über einer kleinen Weingeistflamme. Es darf kein Fleck auf dem Glase hinterbleiben. Ein weisslicher Anflug, welcher unter dem Mikroskop farblose Krystalle darstellt und beim stärkeren Erhitzen verschwindet, ist Ammoniumchlorid. Entfernte Spuren dieses Salzes, welche selten in der Salzsäure fehlen, werden durch diese Probe nicht erkannt. Erscheint der Beschlag unter dem Mikroskop gelblich, so liegt

Eisen als Verunreinigung vor. Die Chloride vieler Metalle sind zwar auch in der Hitze flüchtig, dennoch bedürfen sie dazu eine stärkere Erhitzung, als sie hier bei einiger Vorsicht des Prüfenden einwirkt. Ferrichlorid könnte schon bei 100⁰ C. verdampfen, doch erreicht die Erhitzung des über kleiner Flamme hin- und herbewegten Glases nur höchstens 90⁰ C., andererseits ist Ferrichlorid nur völlig wasserfrei bei 100⁰ flüchtig. Bei Gegenwart von Wasser erleidet es eine Zersetzung, so dass ein nichtflüchtiges Ferrioxychlorid als Rückstand bleibt.

Tabelle
über den Chlorwasserstoffgehalt der flüssigen Salzsäure von verschiedenem spec. Gew. Temperatur 15⁰ C.   (HAGER.)

Proc. Chlorwasserstoff	Spec. Gewicht	Proc. Chlorwasserstoff	Spec. Gewicht	Proc. Chlorwasserstoff	Spec. Gewicht	Proc. Chlorwasserstoff	Spec. Gewicht
41	1.2013	31.25	1.1551	21.5	1.1056	11.75	1.0573
40.75	1.2002	31	1.1539	21.25	1.1044	11.5	1.0561
40.5	1.1991	30.75	1.1526	21	1.1031	11.25	1.0549
40.25	1.1980	30.5	1.1513	20.75	1.1019	11	1.0537
40	1.1969	30.25	1.1501	20.5	1.1007	10.75	1.0524
39.75	1.1958	30	1.1488	20.25	1.0994	10.5	1.0512
39.5	1.1947	29.75	1.1475	20	1.0982	10.25	1.0500
39.25	1.1936	29.5	1.1462	19.75	1.0969	10	1.0488
39	1.1925	29.25	1.1450	19 5	1.0957	9.75	1.0475
38.75	1.1913	29	1.1437	19.25	1.0945	9.5	1.0463
38.5	1.1902	28.75	1.1424	19	1.0932	9.25	1.0451
38.25	1.1890	28.5	1.1412	18.75	1.0920	9	1.0439
38	1.1878	28.25	1.1399	18.5	1.0907	8.75	1.0427
37.75	1.1867	28	1.1386	18.25	1.0895	8.5	1.0414
37.5	1.1855	27.75	1.1373	18	1.0883	8.25	1.0402
37.25	1.1844	27.5	1.1361	17.75	1.0870	8	1.0390
37	1.1833	27.25	1.1348	17.5	1.0858	7.75	1.0378
36.75	1.1821	27	1.1335	17.25	1.0845	7.5	1.0366
36.5	1.1810	26.75	1.1323	17	1.0833	7.25	1.0353
36.25	1.1798	26.5	1.1310	16.75	1.0821	7	1.0341
36	1.1787	26.25	1.1297	16.5	1.0807	6.75	1.0329
35.75	1.1775	26	1.1284	16.25	1.0795	6.5	1.0317
35.5	1.1763	25.75	1.1272	16	1.0782	6.25	1.0305
35.25	1.1752	25 5	1.1260	15.75	1.0770	6	1.0292
35	1.1739	25.25	1.1248	15.5	1.0758	5.75	1.0280
34.75	1.1727	25	1.1236	15.25	1.0746	5.5	1.0268
34.5	1.1714	24.75	1.1223	15	1.0733	5.25	1.0256
34.25	1.1702	24.5	1.1210	14.75	1.0721	5	1.0244
34	1.1689	24.25	1.1197	14.5	1.0709	4.75	1.0231
33.75	1.1677	24	1.1184	14.25	1.0696	4.5	1.0219
33.5	1.1664	23.75	1.1171	14	1.0684	4.25	1.0207
33.25	1.1652	23.5	1.1158	13.75	1.0672	4	1.0195
33	1.1639	23.25	1.1145	13.5	1.0659	3.5	1.0170
32.75	1.1627	23	1.1132	13.25	1.0647	3	1.0146
32.5	1.1614	22.75	1.1119	13	1.0635	2.5	1.0122
32.25	1.1602	22.5	1.1107	12.75	1.0622	2	1.0097
32	1.1589	22.25	1.1094	12.5	1.0610	1.5	1.0073
31.75	1.1577	22	1.1081	12.25	1.0598	1	1.0048
31.5	1.1564	21.75	1.1069	12	1.0585	0.5	1.0024

Bei Zu- oder Abnahme der Wärme um je 1⁰ C. vermindert oder vermehrt sich bei mittlerer Tagestemperatur das spec. Gew. einer Chlorwasserstoffsäure
von 28—35 Proc. ungefähr um 0.0005
„   20—27   „   „   „   0.0004
„   13—19   „   „   „   0.0003.

Die Pharmakopöe giebt zwei Identitätsreactionen an, nämlich die Silber-reaction, die Bildung von Silberchlorid (AgCl), welches in verdünnten Säuren unlöslich, in Aetzammon aber löslich ist und die Entwickelung von Chlor durch Hyperoxyde.

Chlorwasserstoff Silbernitrat Silberchlorid Salpetersäure
$$HCl \quad + \quad AgNO_3 \quad = \quad AgCl \quad + \quad HNO_3$$

Chlorwasserstoff Manganhyperoxyd Manganochlorid Wasser Chlor
$$4HCl \quad + \quad MnO_2 \quad = \quad MnCl_2 + 2H_2O + 2Cl.$$

Als Verunreinigungen werden in Betracht gezogen 1) Chlor im freien Zustande, 2) (Schwefligsäure und) schwermetallische Körper, welche aus stark saurer Lösung durch H_2S als Sulfide ausgeschieden werden, 3) Eisen, 4) Schwefelsäure, 5) Schwefligsäure, 6) Arsen. Der Prüfung auf die Verun-reinigungen folgt 7) eine Gehaltsbestimmung.

Die Salzsäure wird für die Prüfung mit einem 5-fachen Vol. Wasser ver-dünnt. Hiervon werden einige Cubiccentimeter

1) mit wenig Zinkjodidstärkelösung versetzt und gehörig geschüttelt. Gegenwärtiges freies Chlor würde das Jod aus seiner Stellung verdrängen, unter Bildung von Zinkchlorid, und das freigewordene Jod wird von dem Stärkemehl angezogen, blaue Stärkemehllösung bildend. (Zn J + Cl + Amylon = Zn Cl + J + Amylon.) Chlor und Schwefligsäure schliessen sich gegenseitig aus, d. h. es kann nur eine dieser beiden Verunreinigungen in der Salzsäure vorhanden sein, weil beide Körper sich nach folgendem Schema umsetzen:

Schwefligsäure Chlor Wasser Schwefelsäure Salzsäure
$$H_2SO_3 \quad und \quad 2Cl \quad und \quad H_2O \quad geben \quad H_2SO_4 \quad und \quad 2HCl$$

$$SO_2 \quad und \quad \left.\begin{matrix}Cl\\Cl\end{matrix}\right\} \quad und \quad 2\left(\begin{matrix}H\\H\end{matrix}\right\}O\right) \quad geben \quad H_2SO_4 \quad und \quad 2\left(\begin{matrix}H\\Cl\end{matrix}\right\}\right)$$

Schwefligsäure-anhydrid

Die Zinkjodidstärkelösung hätte auch durch 1—2 Tropfen Kaliumjodidlösung ersetzt werden können, weil die Salzsäure klar und farblos ist und durch ein Minimum ausgeschiedenen Jods sofort gelb gefärbt wird.

2) mit einem gleichen Vol. Schwefelwasserstoffwasser versetzt. Es darf keine Veränderung eintreten, weder Färbung noch Trübung noch ein Niederschlag. Hier ist die Flüssigkeit stark sauer und die etwa gegenwärtigen Metallspuren von Kupfer, Blei, Zinn können der Erkennung entgehen. Da auf Arsen und Schwefligsäure besondere Prüfungen vorliegen, so wäre eine mässige Uebersättigung der Salzsäure mit Aetzammon und dann Zusatz eines gleichen Volumens Schwefelwasserstoffwassers wohl ein prak-tischerer Vorgang. Hätte nun letzteres im Verlaufe einer Minute keine Ver-änderung (Zink, Eisen, Blei, Kupfer) herbeigeführt, so wäre noch eine geringe Menge Salzsäure hinzuzusetzen, um eine saure Reaction herzustellen und um zu erkennen, ob sich etwa hier noch eine Veränderung zeigt und irgend ein nur allein aus saurer Lösung als Sulfid ausscheidbares Metall vorhanden ist. Der praktische Apotheker wird Schwefelwasserstoff so viel wie möglich meiden, und es nur da anwenden, wo er Schwermetalle von Leichtmetallen unterscheiden will. Letzterer Umstand liegt hier nicht vor, und man erreicht denselben Zweck durch ein nicht stinkendes und nicht gesundheitsschädliches Mittel. Dies geschieht, wenn man die Salzsäure direct mit Aetzammon ($1^1/_2$-fachem Vol.) übersättigt. Eisen, Zink, Zinn, Blei, Thonerde z. B. würden Trübungen erzeugen und Kupfer einen blauen Farbenton hervorbringen. Die mit $1^1/_2$ Vol. Aetzammon vermischte Säure muss noch nach einigen Mi-nuten der Mischung eine klare farblose Flüssigkeit darbieten, wenn sie von den erwähnten Verunreinigungen frei ist. Dass auch diese Reaction durch

die Prüfung der Flüchtigkeit der Salzsäure ersetzt wird, ist schon Seite 107 erwähnt.

3) mit **Weinsäure** und überschüssigem **Aetzammon** und nach der Mischung mit **Schwefelammonium** versetzt. Es soll die Flüssigkeit nur grün gefärbt erscheinen, sie kann also Spuren Eisen enthalten. — Dies ist eine Anweisung, welche wahrlich keine Anziehung ausübt. Das Maass der grünen Farbe ist nicht einmal begrenzt. Auch nicht eine entfernte Spur Eisen sollte zugelassen werden, da die Herstellung einer eisenfreien Salzsäure nicht die geringste Schwierigkeit bietet. Schwefelammonium fällt aus neutraler und alkalischer Lösung schwarzes Eisensulfid, welches nur bei Gegenwart von alkalischer Substanz in dieser etwas löslich ist. Bei Gegenwart von Spuren Eisen färbt sich die Flüssigkeit auf Zusatz von Schwefelammonium gewöhnlich nur grün. Der praktische Apotheker meidet, wo es nur angeht, Schwefelwasserstoff und Schwefelammonium, welche nur in der chemischen Analyse unentbehrlich sind. In den pharmaceutischen Räumen müsste der Schwefelwasserstoffgestank, der zugleich ein sehr gesundheitsschädlicher ist, grundsätzlich vermieden werden, zumalen wenn damit nur halbe Resultate zu erzielen sind. Das Eisen in einer farblosen Flüssigkeit nachzuweisen, lässt sich in der That durch ein halbes Dutzend gestankloser Reactionen erreichen, z. B. durch eines der folgenden 2 Experimente: Man versetzt 3 ccm der **Salzsäure** mit 3 Tropfen **Salpetersäure**, kocht einmal auf, versetzt dann mit 4,5 ccm **Aetzammonflüssigkeit** und stellt bei Seite. In 10 Minuten wird sich Ferrihydroxyd am Grunde der Flüssigkeitssäule angesammelt haben, oder man giebt 1—2 Tropfen der Säure in ein kleines Porcellanschälchen, verdampft unter Hin- und Herbewegen über einer Flamme vorsichtig bis zur Trockne ab. War Eisen gegenwärtig, so hinterbleibt auch ein farbiger Anflug. Auf denselben giebt man $\frac{1}{2}$ Tropfen Kaliumferrocyanidlösung und verreibt denselben mit der Fingerspitze. Der Tropfen bildet, wenn Eisen vorlag, eine trübe blaue Mischung. Dieser Process ist in $1\frac{1}{2}$ Minute beendigt. Wenn die Verdampfung des Tropfens auf einem Objectglase geschieht, so hinterbleiben farbige Ringe oder Anflüge, welche gegen weisses Papier betrachtet, leicht erkannt werden. Diese Prüfung auf Eisen wird also durch die zuerst vorgenommene Prüfung der Flüchtigkeit der Salzsäure (S. 107) auch überflüssig.

4) mit **Baryumnitratlösung** versetzt. Eine Trübung deutet auf **Schwefelsäure**. Eine Trübung darf auch nicht nach Zusatz des Reagens im Verlaufe von 5 Minuten eintreten, die Salzsäure soll also total frei von Schwefelsäure sein.

5) mit **Baryumnitratlösung** und soviel **Jodjodkalium** (oder Zehntelnormaljodlösung) versetzt, bis dass die Flüssigkeit gelblich erscheint. Hierauf darf keine Trübung auch nicht im Verlaufe von 5 Minuten eintreten, im anderen Falle liegt eine Verunreinigung mit **Schwefligsäure** vor. Jod führt nämlich die Schwefligsäure unter Zersetzung von Wasser und Bildung von Jodwasserstoff in Schwefelsäure über, welche wiederum mit Baryumnitrat im Contact sich mit dem Baryum verbindet und als unlösliches Baryumsulfat niederfällt:

$$\underset{\text{Schwefligsäure}}{H_2SO_3} + \underset{\text{Jod}}{2J} + \underset{\text{Wasser}}{H_2O} = \underset{\text{Jodwasserstoff}}{2HJ} + \underset{\text{Schwefelsäure}}{H_2SO_4} \quad \text{oder}$$

$$\underset{\text{Schwefligsäureanhydrid}}{SO_2} + \underset{\text{Wasser}}{2H_2O} + \underset{\text{Jod}}{2J} = \underset{\text{Jodwasserstoff}}{2HJ} + \underset{\text{Schwefelsäure}}{H_2SO_4}.$$

Diese Reaction ist eine für ein Lehrbuch sehr passende, für die pharmaceutische Praxis aber eine umständliche und Zeit fordernde. Man ersetze sie dadurch, dass man circa 5 ccm der mit der 5-fachen Menge Wasser verdünnten

Salzsäure mit 4—5 Tropfen der 0,5-proc. Kaliumhypermanganatlösung vermischt. Bei Gegenwart der entferntesten Spuren Schwefligsäure tritt sofort Entfärbung ein, während reine 4—5-proc. Säure die violette Färbung 4—5 Minuten bewahrt. Nur die conc. Säure zerstört die violette Färbung sofort. Diese Prüfung lässt sich überhaupt mit der Prüfung auf Schwefelsäure combiniren, indem man nach Zusatz einiger Tropfen Baryumnitrats (sub 4) und 5 Minuten Warten einige Tropfen Kaliumhypermanganatlösung zusetzt. Es tritt bei Gegenwart der Schwefligsäure nicht nur sofortige Entfärbung, auch nach einigen Augenblicken eine Trübung ein.

6) Für die Prüfung auf Arsen ist die HAGER'sche Methode herangezogen. Da die Gegenwart von Schwefligsäure diese Reaction verdeckt, so soll diese Säure durch Zusatz von Jod bis zum geringen Ueberschuss in Schwefelsäure verwandelt werden. Da sowohl die mit Schwefligsäure verunreinigte Salzsäure als wie auch die arsenhaltige verworfen werden soll, so ist diese besondere Beachtung der Schwefligsäure und ferner die besonderen Reactionen darauf mittelst Schwefelwasserstoff (sub 2) oder Jod (sub 5) eine strotzende Hypersthenie im Prüfungsvorgange. Wäre die Pharmakopöe ein Lehrbuch, so müsste man mit Stillschweigen darüber hinweggehen. Die Prüfungen, welche eine Ph. vorschreibt, müssen Zeit, Mühe und Material im möglichst geringsten Maasse in Anspruch nehmen. Es würde ein Tropfen Jodlösung zu 5 ccm der verdünnten Salzsäure zugesetzt die Flüssigkeit gelbfärben. Würde dies nicht der Fall sein, so ist Schwefligsäure oder sonst eine Substanz vorhanden z. B. Chlor, welche die Säure verwerflich macht. Die Prüfung auf Schwefligsäure hätte also mit derjenigen auf Arsen combinirt werden müssen, so dass bei der Entfärbung des Jodlösungstropfens sich die Reaction auf Arsen als überflüssige ergiebt. Obgleich die HAGER'sche Methode umständlicher als die BETTENDORF'sche ist, so lässt sie richtig angewendet entfernte Spuren Arsen alsbald erkennen, was die BETTENDORF'sche nicht vermag. Bei $1/_{250}$ Arsenigsäuregehalt wird letztere alsbald die Gegenwart des Arsens anzeigen, über dieses Maass hinaus fordert sie aber längere Zeit, bei $1/_{2000}$ Arsenigsäure z. B. einen halben Tag. Behufs Anwendung der BETTENDORF'schen Methode giesst man in einen Reagircylinder circa 2,5 ccm conc. reine Schwefelsäure, dazu 5—6 ccm der 25-proc. Salzsäure. Da beim Eingiessen letzterer ein starkes Aufschäumen unter Erhitzung erfolgt, so muss ein weiter, geräumiger Reagircylinder in Anwendung kommen. Auch hüte man sich, die Dämpfe einzuathmen. Hierauf giebt man zu dem Gemisch 0,25—0,4 g Stannochlorid und kocht einige Augenblicke, bis letzteres Salz in Lösung übergegangen ist. Alsdann schliesst man den Cylinder mit einem pilzförmigen Glasstopfen und stellt ihn bei Seite, wenn nämlich nicht sofort eine Bräunung der Flüssigkeit eingetreten wäre. Bei $1/_{500}$ Arsenigsäure sind 2 Stunden, bei $1/_{10000}$ 12 bis 15 Stunden, bei $1/_{20000}$ aber 40 Stunden Zeit erforderlich, ehe die Flüssigkeit eine braune Farbe annimmt oder solchen Bodensatz bildet. Bei $1/_{25000}$ ist überhaupt die Grenze der Reaction. Genug diese BETTENDORF'sche Methode passt hier nicht.

Einen scharfen, schnellen Effect ergiebt die Methode mit Zinnfolie. In einen Reagircylinder giebt man 4—5 ccm der Säure und dahinein dann einen kleinen Streifen Zinnfolie. Wenn man nun kocht, so bleibt die Säure farblos, wenn kein Arsen gegenwärtig ist, sie färbt sich aber braun, wenn auch nur ein Hunderttausendtel Arsen vertreten wäre. Diese Probe ist eine eminent scharfe und in einer halben Minute ausführbar. An Schärfe übertrifft sie im vorliegenden Falle die HAGER'sche.

Die Ph. schreibt nun folgendes Experiment, die HAGER'sche Methode des
Arsennachweises in modificirter Form vor:

Einige Stückchen chemisch reinen Zinks werden in einem etwas langen
Reagircylinder mit der durch Jodlösung schwach tingirten Salzsäure, welche
mit einer zweifachen Menge destill. Wasser verdünnt ist, übergossen, so dass
der Probircylinder bis zu einem Achtel bis Zehntel seines Rauminhaltes gefüllt

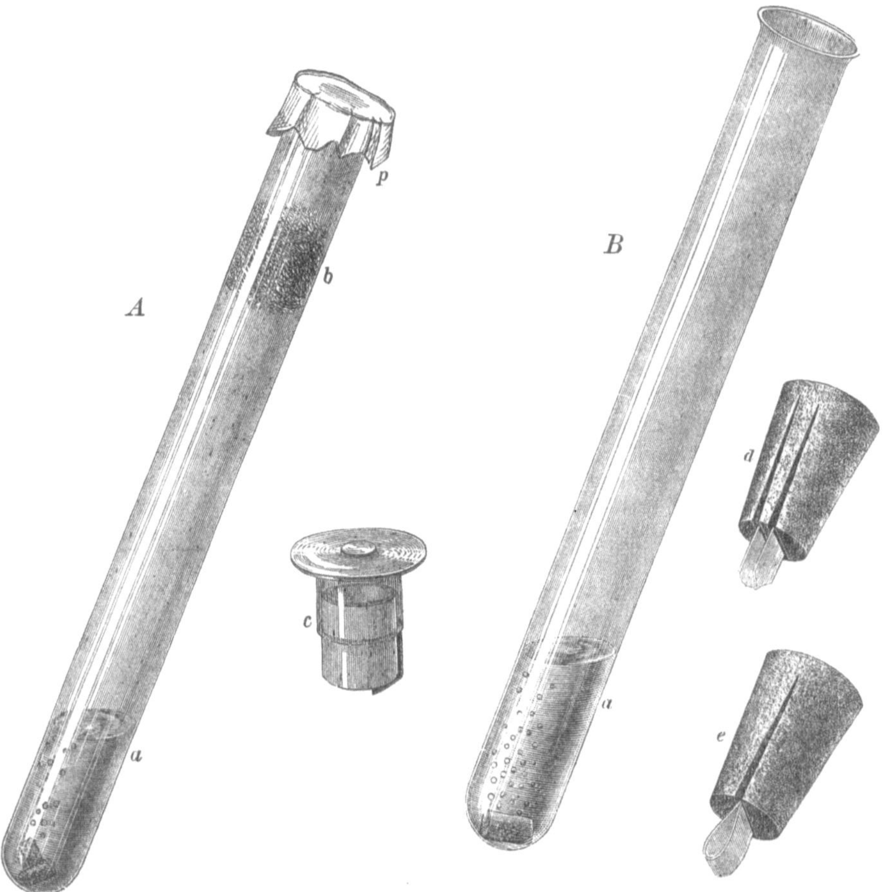

Vorrichtung zur Prüfung der Salzsäure auf Schwefligsäure und Arsenigsäure nach der Pharmakopöe.
a Salzsäure mit Zinkstücken, b Baumwollenstopf,
p Fliesspapier mit Silbernitratlösung betropft, oder
in Stelle desselben c ein passender Glasdeckel mit
Silbernitratpapier.

Vorrichtung der Prüfung der Salzsäure auf Schwefligsäure und Arsenigsäure nach HAGER. a Salzsäure
mit Wasser verdünnt und einige Zinkstückchen. d
zweimal gespaltener Kork mit zwei Streifen Papier,
das abgerundete mit Bleiessig, das zugespitzte mit
Silbernitratlösung bestrichen. e ein einmal gespaltener Kork nur mit einem Papierstreifen versehen

ist. In den oberen Theil des Cylinders schiebt man einen trocknen, ziemlich lockeren Bausch Baumwolle und bedeckt das Gefäss mit Fliesspapier,
welches in seiner Mitte mit einem Tropfen 50-proc. Silbernitratlösung genässt ist.
Diese Vorrichtung ist durch beistehende Figur *A* bildlich vergegenwärtigt.
Alsbald oder nach einer halben Stunde der Gasentwickelung soll das Papier
weder gelb, noch braun, noch geschwärzt sein. In diesem Falle würde eine
Verunreinigung der Salzsäure mit Arsenigsäure oder Arsenochlorid angedeutet

werden. Der Baumwollenpfropf hat nur den Zweck ein Spritzen der Flüssigkeit gegen das mit Silberlösung getränkte Papier zu verhindern. Hager lässt Pergamentpapier mit Silberlösung netzen, weil Fliesspapier ein sehr verschiedenes Verhalten gegen Silberlösung zeigt. Wenn man von verschiedenen Sorten Fliesspapier Stückchen mit Silberlösung betropft und eine halbe Stunde liegen lässt, so ist der Fleck auf dem einen Papier kaum zu erkennen, während er auf dem anderen gelb oder bräunlichgelb, selbst braun ist. Diese Modification der Hager'schen Methode ist eine halb und halb verfehlte und die Anwendung von Pergamentpapier, dessen Streifen man in Korke, welche geschlitzt sind, einsteckt, eine weit passendere und praktischere. Ist der Reagircylinder ziemlich lang und eng, so spritzt auch bei etwas schräger Richtung des Cylinders nicht eine Spur der Säure gegen das Papier. Die auf Seite 112 befindlichen Abbildungen vergegenwärtigen in Fig. *A* das Verfahren der Pharmakopöe, in Fig. *B* den von Hager vor 10 Jahren eingeführten Modus.

Diese Methode Hager's hat folgende Beziehungen:

Es entwickelt sich bei Einwirkung von verdünnter Schwefelsäure oder verdünnter Salzsäure auf chemisch reines Zink neben Wasserstoffgas:

a. **Schwefelwasserstoff** bei Gegenwart von Schwefligsäure, Unterschwefligsäure und den übrigen unfertigen Oxydationsstufen des Schwefels, selbst bei Gegenwart schwefelhaltiger Proteïnstoffe.

b. **Phosphorwasserstoff** bei Gegenwart von Phosphor, Phosphorigsäure, Unterphosphorigsäure, Phosphormetallen, selbst phosphorhaltiger Proteïnstoffe.

c. **Arsenwasserstoff** bei Gegenwart von Arsenigsäure und Arsensäure.

d. **Antimonwasserstoff** bei Gegenwart der Oxyde des Antimons.

Obgleich die Bildung dieser gasigen Hydrüre durch die Gegenwart mancher anderen Stoffe gestört oder zurückgehalten wird, so ist dieser Umstand nur zum Theil von Einfluss auf die Methode selbst, weil sie eine äusserst empfindliche ist und trotz aller Hindernisse die Bildung von Spuren dieser Hydrüre nur in den seltensten Fällen zurückgehalten wird. So kann die Gegenwart von Kupfersulfat sowohl die Bildung von Schwefelwasserstoff und Arsenwasserstoff bedeutend, aber selten total zurückhalten.

Enthält die zu untersuchende Substanz Salpetersäure, so ist diese allerdings zuvor durch Erhitzen nach Zusatz reiner Schwefelsäure zu beseitigen. Bei der Prüfung der Salzsäure auf einen Gehalt von Schwefligsäure und Arsenigsäure ist, wenn man bestimmte Resultate beabsichtigt, sowohl auf Schwefligsäure als wie auch auf Arsenigsäure in zwei parallelen Experimenten vorzugehen.

Das erste Experiment besteht darin, dass man in einen 15—20 cm langen und circa 1,4 cm weiten Reagircylinder die mit einem gleichen Volumen Wasser verdünnte 25-proc. Salzsäure giebt, so dass der Cylinder zu $^1/_{10}$—$^1/_6$ seines Rauminhaltes gefüllt ist, dann in die Salzsäure 1—2 erbsengrosse Stückchen chemisch reinen Zinks wirft und den Cylinder, damit die gasgefüllten Bläschen nur gegen die untere Wandung beim Zerplatzen aufspritzen können, in eine wenig schräge Lage versetzt, mit einem Kork locker schliesst, welcher zweimal parallel gespalten ist und in jedem Spalt einen Streifen Pergamentpapier eingeklemmt enthält, von welchem der eine auf der nach Aussen gewendeten Seite mit Bleiessig, der andere ebenfalls auf der nach Aussen gewendeten Seite mit Silbernitratlösung befeuchtet ist. Letzteres geschieht mittelst eines Glasstabes oder mit dem Stopfen der entsprechenden Gefässe.

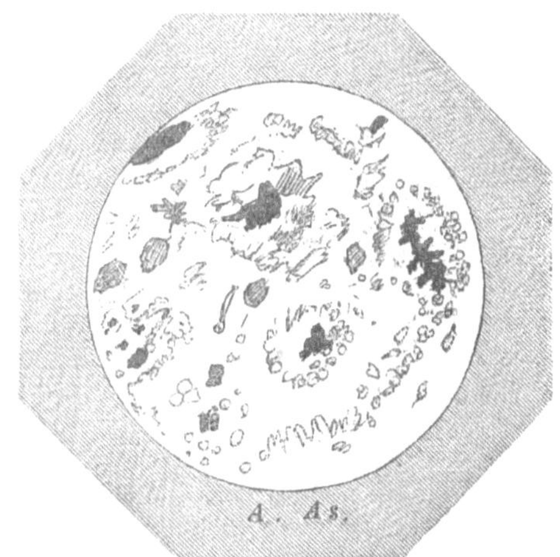

Nachweis des Arsens auf mikroskopischem Wege.

Die Vorrichtung ist in den Figuren S. 112 bildlich angedeutet. Da Arsenwasserstoff Bleisalz nicht schwärzt, es aber durch Schwefelwasserstoff leicht gebräunt oder geschwärzt wird, Silbersalz aber sowohl durch das eine wie das andere Gas geschwärzt wird, so ist das Ergebniss des Experiments dem entsprechend. Wurde nur das Silberpapier geschwärzt, so ist die Salzsäure von Schwefligsäure frei, aber nicht von einer Verunreinigung mit Arsenigsäure. Das geschwärzte Silberpapier wird, wenn die Schwärzung durch Arsenwasserstoff verursacht wurde, durch Maceration in verdünnter Kaliumcyanidlösung nicht wieder farblos. Das Experiment wird vereinfacht, wenn man die Schwefligsäure zuvor durch Zusatz von Jod in Schwefelsäure verwandelt. Dann genügt das mit Silberlösung genässte Papier allein. Diese letztere Probe ist hier nur zur Belehrung für jüngere Fachgenossen angegeben.

Der mikroskopische Arsennachweis lässt sich bei der farblosen und eisenfreien Salzsäure sehr leicht und bequem anwenden. Man versetzt circa 10 Tropfen der Salzsäure mit einigen Tropfen Aetzammon, 3 Tropfen Glycerin und 0,15—0,2 g Oxalsäure in Krystallen, erwärmt bis zur Lösung und verdampft einen Tropfen davon auf einem Objectglase, man verfährt also so, wie auf S. 10 u. 35 näher beschrieben ist. In gewandter Hand kann noch $1/20000$ Arsen nachgewiesen werden. Enthält die Säure Eisen, so ist diese Methode nicht anzuwenden, denn das Eisen giebt auch dunkle Verdampfungs-Rückstandspartikel.

7) Die Bestimmung des Gehaltes an Chlorwasserstoff ist eine volumetrische. Sie hätte wohl die kunstgerechte Fassung erhalten können, welche sich dem Molekulargewicht anschliesst. Da $HCl = 36,5$ ist, so hätte man sagen sollen, dass 3,65 g durch 25 ccm der Normalalkalilösung gesättigt werden müssen, dass nach Mischung beider Flüssigkeiten ein neutrales Gemisch resultiren müsse. Die stathmetometrische Form ist für den Apotheker die bequemere und auch schärfere. Man tingirt 3,65 g oder 1,83 g der Salzsäure mit Lackmustinktur und in ein Tropfgefäss wägt man 26 g Normalalkalilösung und bestimmt das Brutogewicht entweder dieses Gefässes oder das mit der tingirten Salzsäure, um das verbrauchte Quantum der Normalalkalilösung von stathmetometrischem Gehalte genau bestimmen zu können. Hier bei einer 25-proc. Säure sind also davon genau 25 g oder 12,5 g erforderlich.

Praktischer Gang der Prüfung der reinen Salzsäure. Dieselbe umfasst folgende Punkte:

1. Farblosigkeit. Die in einen Reagircylinder gegossene Säure wird gegen ein Stück weissen Papiers betrachtet.

2. Abwesenheit von Salzen und fixen Stoffen. Man giebt auf ein Objectglas einen Tropfen der Säure, breitet ihn mit einem Glasstabe auseinander und unter Hin- und Herbewegen über einer Weingeistflamme trocknet man ihn ein. Es dürfen keine mit blossem Auge sichtbare Ringe oder Streifen zurückbleiben. Bei Gegenwart von Eisenchlorid sind farbige Ringe oder Streifen vorhanden und $1/4$ Tropfen Kaliumferrocyanidlösung darauf verrieben färbt sich sichtlich blau. Nicht aus Eisenchlorid bestehende Ringe sind meist farblos. Unter dem Mikroskop kann man sie näher prüfen.

3. Abwesenheit freien Chlors. Zu der mit dem 5-fachen Vol. Wasser verdünnten Salzsäure im Umfange von 5 ccm giebt man 3 Tropfen der Zinkjodidstärkelösung. Es darf keine Blaufärbung eintreten. Man kann auch mit farbloser Kaliumjodidlösung prüfen, wie unter 4 angegeben ist.

4. Abwesenheit von Schwefligsäure. Zu der mit dem 5-fachen Vol. Wasser verdünnten Salzsäure im Umfange von circa 5 ccm giebt man 3—4 Tropfen Kaliumhypermanganatlösung. Es darf keine sofortige Entfärbung eintreten. Bei reiner Säure tritt diese erst in 7—9 Minuten ein.

Die Reactionen sub 3 und 4 lassen sich verschmelzen. Zu 6 ccm Säure in einem engen Reagircylinder setzt man mit einem Glasstabe einen Tropfen Kaliumjodidlösung, so dass derselbe sanft an der Wandung niederfliessend auf dem Niveau der unverdünntem Salzsäure sich ausbreitet. Ist freies Chlor gegenwärtig, so färbt sich das Niveau gelb, scheinbar von einem auffallend gelben Ringe eingefasst, denn KJ + Cl = KCl + J. Tritt gelbe Färbung nicht ein, so setzt man 2 Tropfen $^1/_{100}$-Jodlösung oder auch $^1/_{10}$-Normal-Jodlösung hinzu. Es muss sich beim Umschütteln eine gelbe Flüssigkeit bilden. Bleibt sie dagegen farblos, so enthält sie Schwefligsäure. Auch freies Chlor entfärbt die Jodlösung, wenn es in starken Spuren vertreten ist. $2J + H_2SO_3 + H_2O = H_2SO_4 + 2HJ$. — $5Cl + J + 3H_2O = 5HCl + HJO_3$ (Jodsäure). Kleine Spuren Chlor machen Jod frei, wie die Formel $HJ + Cl = HCl + J$ erklärt. Die Ph. verlangt eine von Chlor völlig freie Salzsäure.

5. Von der gegen KJ und J sich indifferent verhaltenden Säureflüssigkeit verdünnt man circa 2 ccm mit 10 ccm Wasser und versetzt mit 10—12 Tropfen Baryumnitrat- oder Baryumchlorid-Lösung und wartet, wenn nicht sofort eine Trübung entsteht, einige Minuten. Bei sehr geringen Spuren S c h w e f e l s ä u r e tritt die Trübung nicht sofort, sondern im Verlaufe von 3—4 Minuten ein.

6. B r o m w a s s e r s t o f f kann als Verunreinigung der Salzsäure auftreten, dennoch übergeht die Ph. dieselbe mit Stillschweigen. J o d w a s s e r s t o f f würde bei Ausführung der Identitätsreaction mit Silbernitrat erkannt werden, denn Silberjodid ist in kaltem Aetzammon nicht löslich, Silberbromid nur etwas schwerer löslich als Silberchlorid. Da Silberjodid und Silberbromid aus verdünnter Salzsäure stets zuerst abscheiden, so ist der specielle Nachweis sowohl des Jodwasserstoffs als auch des Bromwasserstoffs in der Salzsäure nicht schwierig. Zum Nachweise des B r o m w a s s e r s t o f f e s versetzt man 8—10 ccm der mit dem 5-fachen Vol. Wassser verdünnten Salzsäure mit 2 Tropfen einer 5-proc. oder 6—7 Tropfen der volumetr. Silberlösung. In dem weissen Niederschlage ist neben Silberchlorid sicher die ganze Menge Brom als Silberbromid vertreten, welche die Salzsäure enthält. Man verdünnt mit Wasser, lässt eine halbe Stunde absetzen, decanthirt und vermischt den Silberniederschlag mit wenig Cuprisulfatlösung. Von diesem Gemisch setzt man mit Hülfe eines Glasstabes einen Tropfen auf eine blanke Silberfläche. Im Verlaufe von 1—2 Minuten ist entweder ein grauer oder ein schwarzer Fleck entstanden. Ersterer, welcher nur Silberchlorid andeutet, wird nach 5 Minuten durch aufgetropfte 25-proc. Essigsäure (oder verdünnte Salpetersäure) noch blasser, während der schwarze, Silberbromid anzeigende Fleck im Contact mit jener Essigsäure die Intensität seiner Farbe ziemlich bewahrt. Diese Probe kann selbstverständlich mit der erwähnten Identitätsprobe combinirt werden.

7. Zur P r ü f u n g an A r s e n werden in einem Reagircylinder 3—4 ccm der Säure und ein kleiner Streifen starken S t a n n i o l s gegeben und eine Secunde gekocht. Ist auch nur eine unendlich kleine Arsenmenge gegenwärtig, so färbt sich die Flüssigkeit bräunlich, bei stärkeren Spuren braun unter Abscheidung von dunkelbraunem Arsen. Diese Reaction rivalisirt mit der MARSH'schen Methode und in Zeit einer Minute ist sie vollendet. Bei Abwesenheit von Arsen, aber bei Gegenwart von Schwefligsäure wird die Flüssigkeit während des Kochens weiss trübe. Also auch mit dieser Probe kann Schwefligsäure erkannt werden, sie stört jedoch die Reaction auf Arsen hier wenigstens nicht.

Dieser P r ü f u n g s g a n g wäre vom Verf. dieses Commentars gewählt worden, weil er kürzer, bündiger und schärfer als der von der Ph. vorgeschriebene ist und er auch zugleich auf fixe Verunreinigungen, sowie auch auf Jod- und Bromwasserstoff Bedacht nimmt. Wenn eine Reaction eine Verunreinigung anzeigt, so sind die folgenden Reactionen natürlich überflüssig, da die Säure verworfen werden muss, wenn auch nur eine Verunreinigung vorhanden ist.

Aufbewahrung. Die reine Salzsäure ist in der Reihe stark wirkender Arzneikörper aufzubewahren in Glasflaschen mit Glasstopfen und Glaskapsel.

Kritik. Der vorgeschriebene Gang der Prüfung entstammt nicht der Feder eines praktischen Pharmaceuten, denn was hat es für einen Zweck behufs der Untersuchung auf Arsen die als Verunreinigung vertretene Schwefligsäure, welche die Salzsäure an und für sich verwerflich macht, in Schwefelsäure zu verwandeln. Die Gegenwart von Schwefligsäure macht ja die Prüfung auf Arsen völlig überflüssig. Die Prüfung auf Schwefligsäure und Ueberführung derselben durch Jodlösung in Schwefelsäure, um sie als Baryumsulfat zu fällen, erscheint wiederum überflüssig, insofern die Reaction mit Schwefelwasserstoff durch Trübung die Schwefligsäure angezeigt haben würde. Die Anordnung des Zusatzes von Schwefelwasserstoffwasser ohne Angabe des Verhältnisses zu der circa 5-proc. Säure wird Spuren einiger Metalle kaum erkennen lassen. Es hätte eine Sättigung bis zur schwach sauren Reaction vorausgehen müssen, da eine Fällung des Arsens als Sulfid, welches eine sehr saure Reaction fordert, nicht beabsichtigt ist. Die Operation mit Schwefelwasserstoff hätte übrigens bei Zulassung der Reaction auf Schwefligsäure auch wegfallen können, denn bei der Prüfung auf die Flüchtigkeit der Säure durch Verdampfen auf farblosem Glase entgeht dem Prüfenden auch nicht die entfernteste Spur eines fixen Stoffes. Der geringste Anflug oder Belag stört die Durchsichtigkeit oder den Glanz des Glases.

Bei Bestimmung des Säuregehaltes auf volumetrischen Wege hätte der Praktiker den üblichen Modus, wie er dem Moleculargewicht entspricht, gewählt und statt 2 g ein Quantum von 3,65 g mit 25 ccm Normalalkali zu versetzen vorgeschrieben.

Schliesslich ist die Anwendung des Fliesspapiers zum Benetzen mit Silberlösung bei der Prüfung auf Arsen eine sehr verfehlte Verbesserung der HAGER'schen Methode. Auch HAGER hatte, als er seine Methode ausprobirte, Filtrirpapier angewendet, er sah sich aber bald genöthigt, zum Pergamentpapier zu greifen, weil sich nur dieses gegen Silberlösung indifferent verhält und letztere daran nur sehr langsam eintrocknet. Der Anordnung der Ph. folgend wird Mancher Arsen antreffen, obgleich es gar nicht vorhanden ist. Die Filtrirpapiere sind zu verschieden und manche Sorten werden durch Silbernitratlösung in einem Paar Minuten gelb bis braun gefärbt.

Auch diesem Artikel hat die Ph. eine nicht ausreichende pharmaceutische Accuratesse zugewendet.

Anwendung der Salzsäure. Die reine Salzsäure gilt als ein die Verdauungsflüssigkeit (Pepsin) unterstützendes, die Verdauung belebendes und die Säurebildung beschränkendes, die Nerventhätigkeit anregendes Mittel, welches neben seiner tonischen Wirkung sich auch antiseptisch erweist. Daher findet sie besonders Anwendung in typhoiden Fiebern, beim Scharlach, bei Leberleiden, Nierenleiden, Verdauungsstörungen etc. in Mixturen zu 2,0 —5,0 auf 150,0—200,0 Wasser, Altheeschleim etc., im Getränk zu 1,0—2,0 in 300,0 Zuckerwasser, sie greift aber stark die Zähne an. Dosis für den inneren Gebrauch 0,1—0,2—0,3. Aeusserlich kommt sie in Gurgelwässern (2,0 zu 100,0), Augenwässern (2,0 zu 150,0) in Salben (1 zu 10 Fett), in Umschlägen (1,5 zu 100,0), bei Diphtheritis, Croup, Mundschwämmchen, Mundfäule, Geschwüren, einigen Hautleiden etc. in Anwendung.

Zu Bädern nimmt man gewöhnlich die rohe Säure. Vergl. S. 122.

Zwei Französische Aerzte, BRETONNEAU und TROUSSEAU waren die ersten, welche die herrlichen, kräftigenden Wirkungen der Salzsäure in minimalen Dosen auf die Verdauung erkannten. Man giebt die Säure meist in Mixturen und in Form der Limonaden, bequem ist es jedoch für manchen Patienten, sie in Bissen (boli) oder Pillen zur Hand zu haben, welche man mit Wasser verschluckt, so dass die Säure die Zähne nicht bedroht und nicht corrodirt. 5 g der concentrirten reinen Säure mit einer doppelten Menge (also 10 g) Glycerin gemischt werden dadurch innig gebunden, welche Mischung mit 15 g Tragantpulver und 30 g Zuckerpulver eine schöne Bissenmasse ergiebt. 5 g Säure und 5 g Glycerin geben mit 8,5—9 g Tragantpulver eine Pillenmasse. Obgleich die Säure durch Glycerin stark gebunden ist, so müssen diese Arzneien dennoch in Gläsern abgegeben werden. Um das Weissliche dieser Massen zu verdecken, ist es zweckmässig, kleine Mengen Lignum Santali rubri pulv. zusetzen zu lassen.

Acidum hydrochloricum crudum.

Rohe Salzsäure. Acĭdum hydrochlorĭcum s. hydrochlorātum s. marīnum crudum; Acidum muriatĭcum crudum; Acidum salis marīni; Spirĭtus Salis acidus. *Esprit de sel fumant; Acide marin. Crude muriatic acid; Spirit of salt.*

Klare oder opalisirende, mehr oder weniger gelbe Flüssigkeit, an der Luft rauchend, von einem nicht unter 1,158 herabgehenden spec. Gewicht und mit einem Mindestgehalt von 29 Proc. Chlorwasserstoff. Vorsichtig aufzubewahren.

Im Handel kommen mehrere Sorten roher Salzsäure vor, welche sich theils durch die Grösse ihres Chlorwasserstoffgehaltes, theils durch den Umfang ihrer Verunreinigungen unterscheiden. Die officinelle rohe oder rauchende Salzsäure mit mindestens 29 Proc. Chlorwasserstoffgehalt enthält Eisenchlorid, auch geringe Mengen Arsenigsäure, dann Schwefligsäure, Spuren Thonerde als hauptsächliche Verunreinigungen.

Darstellung. Die rohe Salzsäure wird nur als Nebenprodukt bei der Sodafabrikation gewonnen und zwar in so grosser Menge, dass sie die Fabrikanten, sich nur mit dem Ersatz der Verpackungskosten begnügend, gleichsam umsonst abgeben.

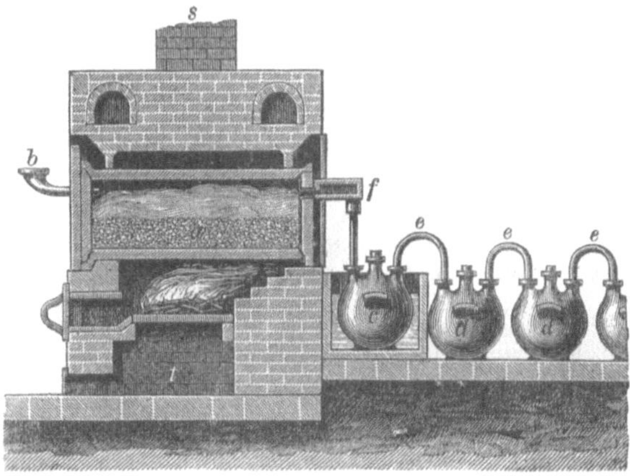

Die Soda (Natriumcarbonat) wird aus Natriumsulfat (schwefelsaurem Natrium) dargestellt, und zur Erzeugung des letzteren Salzes 2 Mol. Kochsalz (Chlornatrium) mit

1 Mol. englischer Schwefelsäure (Kammersäure) behandelt, so dass nach Austreibung
von Chlorwasserstoffgas Natriumsulfat (einfach schwefelsaures Natron) im Rückstande
verbleibt. Die Vorrichtungen, wie sie zu diesen Operationen häufige Anwendung
finden, bestehen in einer grossen Anzahl eiserner Cylinder ($b\,a\,f$) von circa 1,7 m
Länge, 0,7 m Durchmesser und 3 cm Wandstärke, von welchen je zwei neben einander in
einer Feuerung liegen. Diese Cylinder sind an beiden Enden durch Thonkitt mit eisernen
Deckeln dicht geschlossen. Jeder Cylinder wird mit circa 150 kg Kochsalz beschickt.
Mittelst des bleiernen Trichters b wird die Schwefelsäure eingeführt und das entwickelte Chlorwasserstoffgas durch einen Tubus und ein Rohr (f) aus Blei oder Steingut zunächst in eine Waschflasche, welche in einem Kühler steht, und von hier durch
das Rohr e in die mit Wasser beschickten thönernen Condensationsgefässe geleitet,
wo es die in den Handel kommende rohe Salzsäure darstellt. (S. Fig. auf Seite 117.)

$$\underset{\text{Natriumchlorid}}{2NaCl} \;+\; \underset{\text{Schwefelsäure}}{H_2SO_4} \;=\; \underset{\text{Natriumsulfat}}{Na_2SO_4} \;+\; \underset{\text{Chlorwasserstoff}}{2HCl}$$

oder nach Ansicht der Typen-Theorie

$$2\left(\underset{\text{Natriumchlorid}}{\begin{matrix}Na\\Cl\end{matrix}\Big\}}\right) \text{ und } \underset{\text{Schwefelsäure}}{\begin{matrix}SO_2''\\H_2\end{matrix}\Big\}O_2} \text{ geben } \underset{\text{Natriumsulfat}}{\begin{matrix}SO_2''\\Na_2\end{matrix}\Big\}O_2} \text{ und } 2\left(\underset{\text{Chlorwasserstoff}}{\begin{matrix}H\\Cl\end{matrix}\Big\}}\right)$$

Durch die Benutzung eiserner Retorten fällt die erzeugte Salzsäure stets eisenhaltig
aus, und da die rohe Schwefelsäure (Kammersäure) nur zu häufig arsenhaltig ist, entsteht Chlorarsen, Arsenchlorid, $AsCl_3$, welches sich mit Wasser in Berührung in Chlorwasserstoff und Arsenigsäure umsetzt.

$$\underset{\substack{\text{Chlorarsen od.}\\\text{Arsenchlorid}}}{2AsCl_3} \;+\; \underset{\text{Wasser}}{3H_2O} \;=\; \underset{\substack{\text{Arsenigsäure-}\\\text{anhydrid}}}{As_2O_3} \;+\; \underset{\text{Chlorwasserstoff}}{6HCl}$$

oder nach der Typen-Theorie

$$\underset{\text{Arsenigchlorid}}{2AsCl_3} \text{ und } 3\left(\underset{\text{Wasser}}{\begin{matrix}H\\H\end{matrix}\Big\}O}\right) \text{ geben } \underset{\substack{\text{Arsenigsäure-}\\\text{anhydrid}}}{As_2O_3} \text{ und } 6\left(\underset{\text{Chlorwasserstoff}}{\begin{matrix}H\\Cl\end{matrix}\Big\}}\right)$$

Früher wurde das Kochsalz in besonderen Oefen durch engl. Schwefelsäure zersetzt
und das entwickelte Chlorwasserstoffgas durch hohe Schornsteine in die Atmosphäre
geleitet. Da dieses Gas aber alle Vegetation im weiten Umkreise der Fabriken zerstört, so wurde dieses Verfahren durch Landesgesetz verboten, in Folge dessen der
Fabrikant zur Salzsäuredarstellung gezwungen ist. In Folge dieser Anordnung hat
man auch alsbald mehrere Vorrichtungen erfunden, in welchen die Condensation des
Chlorwasserstoffgases und die Gewinnung an Salzsäure in einer Weise ermöglicht
wird, dass die Umgebung der Sodafabriken dadurch nicht im mindesten belästigt wird.
TENNANT's Fabrik in Glasgow, in welcher wöchentlich 10000 Ctr. Kochsalz in Soda
verwandelt werden, liegt inmitten einer dichten Bevölkerung, die durch Salzsäure-
dampf gar nicht belästigt wird. Zu diesen Vorrichtungen zählen auch die sogenannten
Belgischen Oefen, ferner die neuen Sulfatöfen. In England ist seit 1872 die
Natriumsulfatfabrikation nach dem Verfahren von HARGREAVES und ROBINSON an
vielen Orten eingeführt. Dieses Verfahren beruht in der Einwirkung von Schwefligsäure (als Röstgas aus Pyriten), Sauerstoff und Wasserdampf auf Kochsalz. $SO_2 +$
$O + H_2O + 2NaCl = Na_2SO_4 + 2HCl$. Die hierbei in Muffelöfen frei werdenden,
heiss entweichenden Salzsäuredämpfe werden durch Aspiratoren in Koksthürme (Con-
densationsthürme) eingesogen und hier durch das auf die Koksstücke träufelnde Wasser
absorbirt.

Auch bei der Darstellung der Potasche nach dem LEBLANC'schen Verfahren aus
Kaliumchlorid, wie dieses zu Kalk bei Cöln am Rhein, in der chem. Fabrik Bukau in
Magdeburg und in Stassfurt betrieben wird, fällt ebenfalls Salzsäure als Neben-
produkt ab.

Magnesiumchlorid, welches vielseitig als Mineral zu Tage gefördert wird,
ist scheinbar ein sehr bequemes Salzsäurematerial, denn getrocknet im überhitzten
Wasserdampfstrome erhitzt giebt es sein Chlor als Salzsäure ab ($MgCl_2 + H_2O =$
$MgO + 2HCl$. Da bei der Arbeit im Grossen die vollständige Zersetzung des Magnesiumchlorids nicht zu erreichen ist und die Gewinnung der Salzsäure sogar theurer zu
stehen kommt, als bei ihrer Gewinnung als Nebenprodukt, so hat man diesen Modus
der Salzsäurefabrikation zurückgesetzt und nicht beachtet. Ferner hat man versucht
das im Ammoniaksodaprocess (vergl. unter Natrium carbonicum) abfallende Calciumchlorid als Salzsäurematerial in Anspruch zu nehmen, indem man es mit glühendem

Sande in Contakt setzte. Von einer Zersetzung des Magnesiumchlorids und Calciumchlorids mag auch die Salzsäure in den den Kratern der Vulkane entsteigenden Dämpfen herrühren.

Eigenschaften der rohen Salzsäure. Diese ist eine klare farblose oder gelbliche bis gelbe, mit der Luft in Berührung rauchende, sehr saure und stechend riechende Flüssigkeit, mit einem Gehalte von 29 und mehr Proc. Chlorwasserstoff und 1,158—1,175 spec. Gewicht. Mit Salzsäuregas vollständig gesättigtes Wasser stellt sie also nicht dar. Während dieser Gehalt in der Säure des Handels bis höchstens auf 35 Proc. steigt, so erreicht er in einer gesättigten Säure 42,35 Proc. (mit einem spec. Gew. von 1,210).

Die Verunreinigungen der käuflichen rohen Säure sind sehr verschiedene und von verschiedenen Umfange z. B. Basen wie Natrium, Aluminium, Calcium, Eisen, Mangan (1—3 Proc.), ferner Arsen, Chlor, Brom, Jod, Schwefligsäure. Die Dämpfe dieser rohen Salzsäure sind sehr giftig und müssen möglichst gemieden werden.

Die gelbe Farbe der rohen Salzsäure rührt nicht immer von einem Eisengehalt her, sondern wird häufiger durch einen Gehalt an organischer Substanz veranlasst. Dies letztere ist der Fall, wenn die Säure beim Uebersättigen mit Aetzammon eine klare farblose Flüssigkeit darstellt. Der Schwefligsäuregehalt soll mitunter bis 7 Proc. betragen.

J. Thomson ist der Ansicht, dass die conc. Salzsäure ein Hydrat des Chlorwasserstoffes, H_2O, ClH, enthalte und dass dasselbe das eigentliche Säuremolekül darstelle.

Aufbewahrung. Der Aufbewahrungsort der rohen Salzsäure ist ein kühler Raum, bei uns der Keller, in der Reihe der starkwirkenden Arzneikörper.
Den Verschluss des Gefässes der rohen Säure kann ein Glasstopfen, auch ein Kork ersetzen. Damit letzterer nicht zu schnell zerfressen werde, tränke man ihn mit heissem Paraffin. Glasstopfen schliessen übrigens nie so dicht, dass eine Abdunstung von Chlorwasserstoff vollständig gehindert wäre. Da nun die Räume der Apothekenlocalien stets eine ammonhaltige Luft einschliessen, so wird sich der Glasstopfen und die Halsmündung der Flasche auch stets mit einem weissen, oft millimeterdicken Reife von Ammoniumchlorid überziehen, und die Säure, welche man ausgiesst, mit Ammon verunreinigen, auch der Raum, wo die Salzsäure ihren Platz hat, wird stets mit einem Dampfe gefüllt sein. Dies ist der Grund, warum man Stopfen und Hals der Säureflasche mit einer übergestülpten gläsernen Kapsel von der äusseren Luft abschliessen sollte.

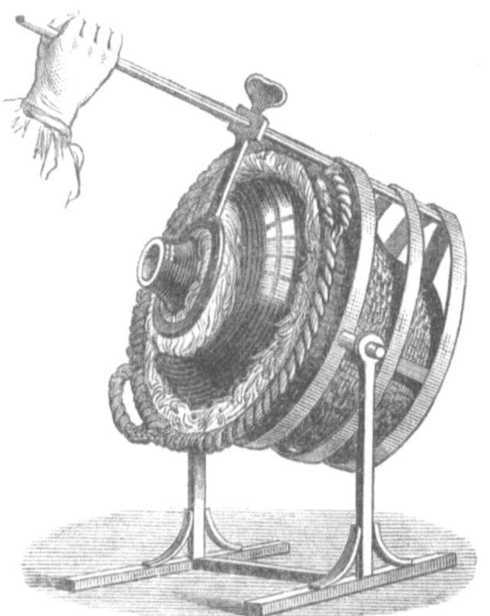

Ballonhalter im Gebrauch.

Die rohe Säure raucht so bedeutend, dass, wenn man sie aus dem Vorrathsgefäss in ein kleineres Gefäss eingiesst, ein dicker Rauch alsbald den Kellerraum ausfüllt. Da das Aufbewahrungsgefäss nicht durch einen Glasstopfen geschlossen zu sein braucht und man diesen Stopfen durch einen in Paraffin erwärmten Kork ersetzen darf, so empfiehlt sich folgende einfache Abfüllvorrichtung. Der Kork der etwas weithalsigen Flasche ist zweimal durchbohrt.

In die eine Bohröffnung ist ein circa 0,5 cm weites, am oberen Ende recht-winkelig gebogenes, nicht tief in die Flasche hinabreichendes Glasrohr (*ab*) ein-geschoben, die andere Bohröffnung füllt ein etwas engeres offenes kleines Glasrohr (*c*) aus. Durch Neigen der Flasche kann man nun bequem aus dem Rohr *ab* in die kleinere Flasche einfüllen, wobei das kleinere Rohr *c* als Luftrohr dient. Die äusseren Oeffnungen sowohl des einen wie des anderen Rohres schliesst man mit einem kleinen engen Reagircylinder ab.

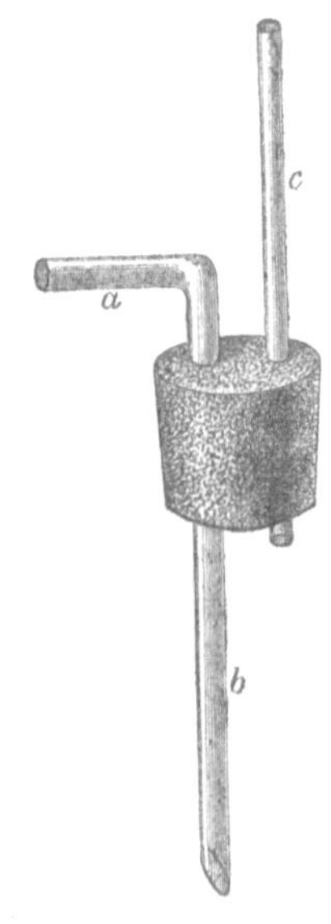

Wo die Salzsäure in grossen Ballons gehalten wird, ist zum Umfüllen ein Ballonhalter erforderlich. Man wird dem Ballon einen paraffinirten Pfropfen mit 1 ccm weitem Luft- und 1,5 cm weitem Ausgussrohre aufsetzen, um das Einathmen der Dämpfe beim Ausgiessen zu verhüten. Ein Ballonhalter älterer Construction ist in Figur auf Seite 119 vergegenwärtigt.

Das Aufathmen der Salzsäuredämpfe ist gefährlich, wenngleich die Folgen nicht als-bald fühlbar werden. Bei Disposition zu Lun-genleiden kann ein einmaliges Einathmen die Lunge ruiniren und damit das Leben abkürzen.

Die **Prüfung** der rohen Salzsäure ist nach den Aus-lassungen der Pharmakopöe zu urtheilen eine sehr bün-dige, insofern sie sich nur auf die Constatirung des spec. Gewichtes von 1,158—1,170 oder den Säuregehalt erstreckt. Das spec. Gewicht zu bestimmen ist eine zu lästige Arbeit und wird von den Apothekenrevisoren selten ausgeführt. Es genügt in ein Reagirglas etwas der Säure zu giessen und auf ihre Oberfläche einen Tropfen Perubalsam auffallen zu lassen. Derselbe geht beim Agitiren immer wieder an die Oberfläche, wofern das spec. Gewicht der Säure nicht geringer als 1,158 ist.

Die erste Ausgabe der Ph. Germ. bewegte sich mit ihren Forderungen in richtigen Grenzen bezüglich der Verunreinigung mit Arsenchlorid, denn mittelst der vorge-schriebenen BETTENDORF'schen Methode können starke Spuren Arsen nicht sofort er-kannt werden und dass eine rohe Salzsäure mit nur geringen Spuren Arsen herstellbar ist, beweist, dass eine solche in den letzten 10 Jahren in den Handel kam. Die pharmaceutische Ordnung bringt es mit sich, dass Verunreinigung einer Waare mit Arsen, einem so giftigen Körper, welcher selbst als Arsenchlorid in die an der Luft sichtbar werdenden Salzsäuredämpfe übergeht, in gewisse Grenzen zu verweisen sind. Obgleich heute nach der neuen Pharmakopoe alle möglichen Arsenmengen in der Salz-säure deren Dispensation nicht hindern, so sollten die Apotheker die Pharmakopoe insofern corrigiren, als sie nur eine mit entfernten Spuren Arsen verunreinigte rohe Salzsäure zu halten sich verpflichtet fühlen.

Weder die MARSH'sche, noch die HAGER'sche, noch die Methode des Arsennach-weises mit Stanniol oder die mikroskopische können bei der rohen Salzsäure in An-wendung kommen, denn diese Methoden sind zu scharf und zeigen die entferntesten Spuren Arsen an. Nur die BETTENDORF'-sche ist hier am Flecke, denn sie zeigt während oder alsbald nach der Ausführung sehr kleine Spuren Arsen nicht an, wohl aber, wenn man die erhitzte Lösung des Stannochlorids in der conc. Säure bis zu 48 Stunden beiseite stellt. Dann tritt braune Färbung ein und es scheidet ein brauner Arsenabsatz ab (vergl. auch S. 111). Eine gleichzeitige Verunreinigung mit Schweflig-säure ist ohne wesentlichen Einfluss auf die BETTENDORF'sche Reaction. Zur Ausfüh-rung derselben giebt man circa 10 ccm der rauchenden Salzsäure in einen Reagircylinder, dazu 0,5—1,0 Stannochlorid (Zinnsalz) und erhitzt bis zum Aufkochen. Bei Gegenwart von sehr starken Spuren ($^1/_{300}$) Arsen färbt sich die Säure mehr oder weniger braun in Folge der Abscheidung metallischen Arsens. Bei Gegenwart von $^1/_{500}$ und weniger Arsen bleibt die Reaction aus, stellt man aber bei Seite, so findet sie sich früher oder später, bei $^1/_{20000}$ nach 36—48 Stunden ein. Nur im seltensten Falle wird sich eine rohe Salzsäure vollständig arsenfrei erweisen.   Um sich vor dem giftigen Chlorwasserstoffgase zu schützen und den Arbeitsraum (Dokimion) nicht mit Dampf zu füllen, ist es zweckmässig, beistehend abgebildeten Apparat mit Gummistopfen in Gebrauch zu nehmen. Um in den Besitz einer ziemlich arsenfreien Salzsäure zu gelangen, kann

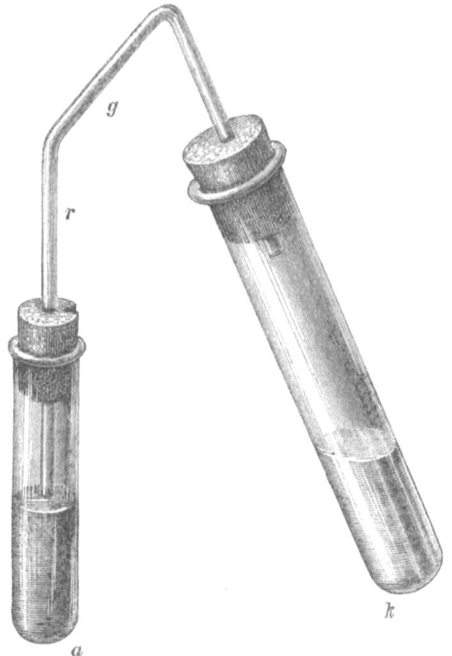

Vorrichtung zur Ausführung der BETTENDORF'-schen Methode des Arsennachweises. *k* Cylinder enthaltend Salzsäure und Stannochlorid. *a* Cylinder mit Wasser, um das beim Kochen der Säure in *k* entweichende Salzsäuregas aufzufangen. Der Schenkel *r* des Rohres *g* berührt nur das Niveau der Wassersäule.

man die weiter unten angegebene Desarsenication vornehmen.   Eine rohe Salzsäure sollte nur dann zulässig sein, wenn sie sich gegen die BETTENDORF'sche Reaction im Verlaufe einer Viertelstunde indifferent erweist.

Die obige BETTENDORF'sche Reaction auf Arsen erklärt das Schema:

$$\underset{\text{Zinndichlorid}}{3SnCl_2} + \underset{\substack{\text{Arsenigsäure-}\\\text{anhydrid}}}{As_2O_3} + \underset{\text{Salzsäure}}{6HCl} = \underset{\substack{\text{Zinntetra-}\\\text{chlorid}}}{3SnCl_4} + \underset{\text{Wasser}}{H_2O} + \underset{\text{Arsen}}{2As}$$

oder nach der Typen-Theorie:

$$3\underset{\substack{\text{Stanno-}\\\text{chlorid}}}{\left(\begin{matrix}Sn''\\Cl_2\end{matrix}\right)} \text{ und } \underset{\substack{\text{Arsenigsäure-}\\\text{anhydrid}}}{\left.\begin{matrix}AsO'''\\AsO'''\end{matrix}\right\}O} \text{ und } 6\underset{\text{Salzsäure}}{\left(\begin{matrix}H\\Cl\end{matrix}\right)} \text{ geben } 3\underset{\text{Stannichlorid}}{\left(\begin{matrix}Sn\,IV\\Cl_4\end{matrix}\right)} \text{ und } 3\underset{\text{Wasser}}{\left.\begin{matrix}H\\H\end{matrix}\right)O} \text{ und } \underset{\text{Arsen}}{2As}$$

Es findet allerdings hier noch gleichzeitig eine Reduction des Zinnchlorürs statt, denn das ausgeschiedene Arsen enthält stets 2—4 Proc. Zinnmetall.

Desarsenication der rohen Salzsäure. Um sich in den Besitz einer rohen Salzsäure zu setzen, welche nur unbedeutende Spuren Arsen enthält, stellt man in die Säure 10—15 Tage über Kupferblechstreifen oder Kupferblechstückchen und agitirt einige Male. Auf circa 1 Liter Säure werden 3—5 g Kupfer genügen. Die Säure wird dadurch etwas kupferhaltig, welche Verunreinigung nicht im Wege sein dürfte und auch für die Anwendung der Säure gegenstandslos ist. Sind die Kupferspäne nicht blank, so müssen sie mit verdünnter Schwefelsäure zuvor blank gebeizt und mit Wasser abgewaschen werden.

Kritik. Die erste Ausgabe der Pharmacopoe hatte in sofern ein richtiges Maass für die Prüfung auf Arsen getroffen, als mit der von ihr vorgeschriebenen BETTENDOFR'schen Methode die unvermeidlichen schwachen Spuren Arsen ($\frac{1}{500}$ und noch geringere Mengen) nicht nachgewiesen wurden. Ein Beiseitestellen der aufgekochten Mischung aus Säure und Stannochlorid und ein Abwarten auf eintretende Bräunung etc. war nicht gefordert. Bei circa $\frac{1}{300}$ Arsenochlorid tritt beim Aufkochen oder einige Minuten später die Bräunung und die Bildung des dunklen Bodensatzes ein. Bei $\frac{1}{20000}$ machen sich diese Erscheinungen erst in 36—48 Stunden bemerklich. Da die Ph. heute einen selbst grossen Arsengehalt nicht beanstandet, so wird auch eine oft übermässig arsenhaltige rohe Salzsäure in den Handel kommen. Eine Controle dieses Gehaltes fordert die pharmaceutische Ordnung und dies um so mehr, als sich bisher die rohe Säure des Handels gegen Stannochlorid ziemlich indifferent verhielt.

Hier haben wir wieder einen Fall unzureichender Erwägung, denn eine stark arsenhaltige rauchende Salzsäure, welche nun wieder zum Vorschein kommen wird, ist eine gefährliche Flüssigkeit, weil ein Aufathmen der Dämpfe beim Umgiessen, Abwägen etc. nicht verhindert werden kann und diese Dämpfe arsenhaltig sind. Dass ferner eine stark arsenhaltige Salzsäure, beim Aetzen von Bisswunden und von Excrescentien sehr gefährlich werden kann, bedarf wohl keiner Erklärung. In Bädern mag sie vielleicht weniger die Gesundheit bedrohen. Der Klemptner gebraucht diese Säure beim Löthen. Ist es nicht Schuldigkeit des Gesundheits-Amtes den Verkauf einer Flüssigkeit zu verhindern, deren Dämpfe die Gesundheit stark bedrohen?

Anwendung. Die rohe Salzsäure wird zuweilen zu Fuss- und Vollbädern verordnet, zu Fussbädern 100 g auf 6—8 Liter Wasser, zu Vollbädern 750 bis 1000 g auf 300 Liter Wasser bei gichtischen Leiden. Hier können nur hölzerne Gefässe in Anwendung kommen. Das in Frankreich viel gebrauchte GONDRAN'sche Gicht- und Rheumatismuswasser ist ein Gemisch von 125 g rauchender Salzsäure mit 4 g Oleum Petrae rectificatum, welches zu 8 bis 9 Liter Wasser gesetzt wird. Zu moussirenden Vollbädern werden 1000 g kryst. Soda oder 500 g Natriumbicarbonat und 500 g Salzsäure verwendet. Unverdünnt wendet man die Säure als Beizmittel scorbutischer Geschwüre und der Wunden in Folge des Bisses giftiger Thiere, toller Hunde etc. an. Zu Mund-, Gurgel-, Augenwässern, Umschlägen verwendet man die reine Säure, welche die Ph. mit *Acidum hydrochloricum* bezeichnet.

In der chemischen Technik findet die rohe Salzsäure häufige Verwendung z. B. bei der Chlorgas-, Chlorkalk-, Kaliumchlorat-Bereitung, zum Reinigen der mit Kalk gesättigten thierischen Kohle der Zuckerfabriken, bei der Leimfabrikation (die Säure löst die Knochenerde und lässt den Knochenleim zurück), bei der Scheidung der edlen Metalle, zur Darstellung von Chloroform, Chloralhydrat, des Königswassers, zur Lösung von Kalkansätzen an die Wandung der Glasgefässe, der Kesselsteine. Der Klemptner benutzt sie als Löthwasser, der Maurer zur Reinigung des Rohbaues von Kalkflecken, der Färber zur Darstellung von Beizen, der Landwirth zur Prüfung der Ackererde auf Mergelgehalt.

Im Handverkauf werde die rohe Salzsäure stets mit Vorsicht abgegeben, nie in Trinkgläsern oder Tassenköpfchen, denn die rohe Salzsäure ist ein ätzendes Gift, von welcher 10—20 g genügen, einen erwachsenen Menschen zu tödten.

Acidum hydrochloricum dilutum.

Verdünnte Salzsäure. Verdünnte Chlorwasserstoffsäure. Acĭdum hydrochlorĭcum s. muriatĭcum dilūtum. *Acide chlorhydrique dilué. Dilute hydrochloric acid.*

Eine Mischung aus gleichen Theilen reiner S a l z s ä u r e und d e s t i l - lirtem W a s s e r.

Klare, farblose Flüssigkeit von 1,061 spec. Gewicht, in 100 Theilen 12,5 Theile Chlorwasserstoff enthaltend.

Diese 12,5-proc. Salzsäure hat für den Arzt kein Interesse und ist nur eine Bequemlichkeit für den Apotheker, welcher sie dispensirt, wenn der Arzt geringe Mengen der Salzsäure verordnet, z. B. 0,5—1,5 g Acidum hydrochlo- ricum vorschreibt. Die doppelten Mengen, also 1—3 g sind leichter und sicherer abzuwägen. Dann kann es auch vorkommen, dass der Arzt Acidum dilutum vorschreibt, um die Säure in Tropfen mit Wasser oder Zuckerwasser nehmen zu lassen. Vordem wurde bei Digestionsstörung, Typhus etc. *Aqua chlorata* zum Einnehmen verordnet, denn man wusste nicht, dass das Chlor mit dem Mundschleim im Contact sofort in Salzsäure übergeht. Heute wird man dafür *Acid. hydrochloric. dilutum* verordnen, welche zugleich eine sichere Dosirung zulässt.

Die Prüfung auf Reinheit wird in der Weise ausgeführt, wie sie für die reine Säure vorgeschrieben ist. Obgleich die Ph. diese verdünnte Säure n i c h t m i t V o r s i c h t aufbewahren lässt, so dürfte es doch gerathen erscheinen, wenn sie Arzt und Apotheker als eine etwas stark wirkende Säure betrachte- ten, auch der Aptheker aus Vorsicht auf dem Schilde der Standflasche kleinen liegenden Kreuzen (✕) einen Platz anwiese. ✕ *Acidum* ✕ (man vergl. auch unter *Acidum pyrogallicum*, Aufbewahrung.

Ph. Austriaca 1880 führt ein Acidum hydrochloricum *dilutum* von 1,06 spec. Gewicht oder mit 12,4 Proc. Chlorwasserstoffgehalt auf, entspricht also fast der Säure der Ph. Germanica.

Ph. Dannica 1869 führt ein Acidum hydrochloricum d i l u t u m von 1,048—1,049 spec. Gewicht oder mit einem Gehalt von 10 Proc. Chlorwasserstoff auf. 10 g dieser Säure entsprechen also 8 g verdünnter Säure der Ph. Germanica.

Ph. Francaise führt nur die Säure von 1,170 spec. Gewicht oder mit 34,25 Proc. Chlorwasserstoffgehalt auf. 100 Th. dieser Säure entsprechen also 137 Th. der 25-proc. Säure von 1,124 spec. Gewicht.

Ph. Neerlandica 1871 führt ein Acidum hydrochloricum d i l u t u m von 1,050 bis 1,054 oder mit einem Gehalt von 10,25—11 Proc. Chlorwasserstoff auf. 10 g dieser Säure entsprechen also circa 8,5 g verdünnter Säure der Ph. Germanica.

Ph. Russiae 1866 führte eine verdünnte Säure von 1,038 spec. Gewicht oder mit 7,5 Proc. Chlorwasserstoffgehalt auf, es entsprechen also 10 Th. dieser Säure 6 Th. der verdünnten Säure der Ph. Germanica.

Dass sich keine dieser Pharmacopoen daran machte, der verdünnten Säure den Character einer 10-procentigen zu geben, beweist die Schwierigkeit, sich von dem alten Usus zu trennen.

Acidum lacticum.

Milchsäure. Acĭdum lactĭcum. *Acide lactique; Acide nancéique; Acide galactique. Lactic acid; Galactic acid.*

Klare, farblose oder schwach gelbliche, geruchlose, syrupdicke, rein sauer schmeckende Flüssigkeit, von 1,21—1,22 spec. Gewicht, in jedem Verhältnisse mit Wasser, Weingeist und Aether mischbar, mit Kaliumhypermanganat erwärmt Aldehydgeruch ausgebend, bei starker Hitze verkohlend und mit leuchtender Flamme ohne Rückstand verbrennend.

Gelinde erwärmt darf die Milchsäure keinen Geruch nach Fettsäuren (acida sebacica) ausduften und mit dem gleichen Volumen Schwefelsäure vermischt darf sie sich nicht färben.

In 10 Theilen Wasser gelöst darf sie weder durch Schwefelwasserstoffwasser, noch durch Baryumnitrat, noch durch Silbernitrat, noch durch Ammoniumoxalat, noch durch überschüssiges Kalkwasser, durch dieses auch nicht beim Erwärmen, verändert werden.

Wird die Milchsäure mit überschüssigem Zinkoxyd im Wasserbade fast zur Trockne eingedampft und der Rückstand mit der 3-fachen Menge absoluten Weingeistes ausgezogen, so muss ein Filtrat resultiren, welches beim Verdunsten keinen süss schmeckenden Rükstand hinterlässt.

Geschichtliches. Die Milchsäure wurde in alter Zeit für Essigsäure gehalten, bis sie der grosse SCHEELE als eine besondere Säure in sauer gewordener Milch erkannte. BERZELIUS wies sie (1807) auch in thierischen Substanzen nach. LIEBIG unterschied zuerst die Fleischmilchsäure von der Gährungsmilchsäure. Die Darstellung der Milchsäure aus Alanin (Amidopropionsäure, $C_3H_7NO_2$) wurde von STRECKER, die aus dem Propylglycolalkohol von WURTZ entdeckt.

Vorkommen der Milchsäure und **Anwendung** in der Oekonomie und Technik. Die Milchsäure findet sich im Verdauungssafte, in dem Safte des Fleisches und anderen thierischen Flüssigkeiten, wie im Magensafte, in der Leber, im Leichenblute der Menschen und Hunde (SALOMON), im Harne nach körperlicher Anstrengung (SPIRO), im Harne der Pferde, im Speichel, Schweiss etc., im Gelb-Ei und in allen Flüssigkeiten und Substanzen, welche bei einem Gehalt an Zucker und Proteïnstoffen sauer geworden sind, wie in den sauren Gurken, im Sauerkraut; sie ist auch in allen Flüssigkeiten mehr oder weniger vertreten, welche einer Gährung ausgesetzt waren. Sie wird in solchen Flüssigkeiten in der Oekonomie und Technik viel angewendet und benutzt. In der Gerberei ist sie (als sogenannte Nancysäure) ein Bestandtheil der Lohbrühe, der Färber hat sie im Kleienbad, in der Stärkefabrikation dient sie im sauren Stärkewasser zur Lösung und Beseitigung der Proteïnsubstanzen. Im Spülicht, dem Destillationsrückstande aus der Weingeistfabrikation, ist sie die Substanz, welche sich so vortrefflich zum Blankscheuern metallener Küchengeräthe eignet.

Arten der **Milchsäure.** Man unterscheidet mehrere Arten Milchsäure, z. B. eine gewöhnliche oder optisch inactive Milchsäure, welche auch die officinelle ist, und da sie durch Gährung entsteht, Gährungsmilchsäure genannt wird, und die optisch active Paramilchsäure. Beide gehören den α-Hydroxypropionsäuren an, welchen die Formel CH_3—$CHOH$—$COOH$ zukommt. Fleischmilchsäure oder Aethylenmilchsäure ist eine β-Hydroxypropionsäure mit der Formel CH_2—CH_2OH—$COOH$. Diese Säuren sind isomer und in mancher Beziehung sich sehr ähnlich, sie unterscheiden sich aber durch ein abweichendes chemisches Verhalten, so giebt z. B. die gewöhnliche Milchsäure mit Kaliumdichromat und Schwefelsäure behandelt Ameisensäure und Essigsäure aus, die Paramilchsäure aber unter denselben Verhältnissen Malonsäure. Das Zinksalz der Gährungsmilchsäure ist in 58 Th., das Zinkparalactat in 6 Th. kaltem Wasser löslich. Ersteres ist in Weingeist nicht, letzteres darin leicht löslich. Die Paramilchsäure wurde von Liebig zuerst erkannt und dann mit Sicherheit im Muskelsafte, in der Galle und nach Phosphorvergiftungen im Harne nachgewiesen. Durch Erhitzen bis zu 140° geht die Paramilchsäure in das Anhydrid der gewöhnlichen Milchsäure über. Man vergl. unten im theoretischen Theile das Nähere.

Die Gährungs-Milchsäure, auch α-Oxypropionsäure (Alpha-Oxypropionsäure), Aethylidenmilchsäure genannt, ist die officinelle und wird gewöhnlich mit dem einfachen Namen „Milchsäure" bezeichnet.

Darstellung der officinellen Milchsäure. Bei der Darstellung der Milchsäure ist es ein hauptsächliches Augenmerk des Arbeiters, dass in der Flüssigkeit, welche der Milchsäuregährung unterworfen ist, die sich bildende Milchsäure sofort in dem Maasse abgestumpft wird, als sie sich bildet. Im anderen Falle geht die milchsaure Flüssigkeit in das Stadium der Buttersäuregährung über. Bei der erwähnten Fürsorge gewinnt man nach den folgenden Vorschriften eine gute und reine Milchsäure.

Man lässt anderthalb Liter entrahmte Milch sauer werden und gerinnen, bringt sie auf ein locker gewebtes leinenes Colirtuch, mischt dann die im Colatorium zurückgebliebene Käsemasse mit 3 Liter destillirtem Wasser und giebt dieses Gemisch wiederum auf das Colirtuch. In den vereinigten trüben Colaturen werden nun unter gelinder Erwärmung 200g gepulverter Milchzucker gelöst, und nach Zusatz von 100g Natriumbicarbonat in grösseren Stücken das Gemisch in einem unbedeckten Topfe oder Glashafen an einen Ort gestellt, dessen Temperatur sich zwischen 25—35° bewegt. Nach einem Tage rührt man um und prüft mit Lackmuspapier, ob etwa Säure vorwaltet. Die letztere Prüfung muss alle Morgen und Nachmittage geschehen. Sobald die Flüssigkeit nach dem Umrühren sauer reagirt, setzt man jedesmal 50g Natriumbicarbonat in Stücken hinzu. Die Gährung dauert ungefähr eine Woche. Wenn nach einem Natriumbicarbonatzusatz nach Verlauf von 24 Stunden ein Sauerwerden nicht eingetreten ist, kann die Umwandlung des Zuckers in Milchsäure als vollendet angesehen werden. Die ganze Gährflüssigkeit wird nun mit circa 30g oder soviel Salzsäure versetzt, dass eine starksaure Reaction hervortritt, dann in einem blanken kupfernen Kessel bis zum Aufkochen erhitzt, sofort noch kochend heiss colirt und das Colirtuch mit nur wenig kochend heissem Wasser nachgewaschen. Die Colatur dampft man im Wasserbade zur Dicke eines dünnen Syrups ein und durchschüttelt sie erkaltet in einer Flasche mit einem sechsfachen Volum Weingeist von 90 Proc. Nach dem Absetzen hebt man mittelst eines Hebers die weingeistige Schicht ab und durchschüttelt den Rückstand wiederum mit einem ebenso grossen Volumen aber verdünntem Weingeist von circa 75 Proc. und lässt absetzen. Die vereinigten weingeistigen Lösungen werden filtrirt, ihrem Gewichte nach bestimmt, und davon 20g abgedampft und im Wasserbade eingetrocknet. Der gut ausgetrocknete Rückstand ist Natriumlactat, welches man noch warm wägt, um aus seinem Gewichte die Menge Natriumlactat in der ganzen Lösung zu berechnen. Bei Vorhandensein von je 100 Natriumlactat löst man 38 reines Zinkweiss in circa 135 einer 25-proc. reinen Salzsäure, filtrirt durch Glaspulver und dampft diese Chlorzinklösung auf ein halbes Volum ein, um sie dann jener weingeistigen Natriumlactatlösung zuzusetzen. Lässt man nun die Mischung einige Tage stehen, so sondert sich das entstandene Zinklactat vollständig ab. Man sammelt dasselbe in einem Colirtuche, lässt es abtropfen, wäscht es mit etwas Weingeist aus, giebt es nochmals in ein Gefäss, mischt es darin mit ungefähr dem vierfachen Volumen verdünntem Weingeist (von 0,89 spec. Gew.) und bringt es nach 12-stündigem Stehen und öfterem Umschütteln auf ein reines Colatorium, lässt abtropfen, wäscht mit mit etwas verdünntem Weingeist nach und presst es endlich aus. Das auf diese Weise bis auf geringe Mengen von Chlornatrium Chlorzink und Mannit befreite Zinklactat wird nun durch Krystallisation geleinigt, indem man es in circa der 8-fachen Menge kochendheissem destill. Wasser röst, heiss filtrirt und zur Krystallisation bei Seite stellt. Die Mutterlauge dampft man auf den dritten Theil des Volumens ab und lässt sie krystallisiren. Die letzte

Mutterlauge giesst man weg. Nachdem man das krystallisirte Zinklactat mit verdünntem Weingeist abgewaschen und man es auch von Mannit frei befunden hat, löst
man es in der 40—50 fachen Menge heissem destillirtem Wasser und leitet bis zur
Uebersättigung durch die warme Lösung Schwefelwasserstoff. Die vom Schwefelzink abfiltrirte Flüssigkeit dampft man nun in einem·Porcellangefäss im Wasserbade
soweit ein, als daraus noch Wasserdämpfe aufsteigen. Der syrupdicke Rückstand ist
Milchsäure und gewöhnlich farblos, auch frei von Chlorzink und Chlornatrium, wenn
das Auswaschen des Zinklactats mit der vorgeschriebenen Sorgfalt geschah. Wäre
die Säure mehr als gelblich gefärbt, so löst man sie in ihrer 2-fachen Menge kaltem
Weingeist und digerirt sie mit gereinigter kalkfreier Knochenkohle etc. Diese
Vorschrift weicht nur wenig von derjenigen, welche DUFLOS gegeben hat, ab. Sie
ist etwas umständlich, aber sie bietet den Vortheil, eine reine Milchsäure zu gewinnen.

Kürzer ist das Verfahren, alsbald in Stelle des Natriumbicarbonats ein reines
Zinkweiss zu verwenden, und zwar setzt man für je 100 oder 50 Natriumbicarbonat
74 oder 37 Zinkweiss zur Gährflüssigkeit. Am Schlusse der Gährung giesst man die
Flüssigkeit ab, löst das an der Wandung des Gefässes angesetzte Zinklactat in
einer möglichst geringen Menge heissem dest. Wasser, giebt diese Lösung zu der vorhin abgegossenen, macht mit Salzsäure sauer, kocht auf und kolirt heiss. Aus der
Colatur sondert sich das Zinklactat in Krystallen ab. Die Mutterlauge wird auf den
dritten Theil ihres Volumens eingeengt und nochmals zur Krystallisation bei Seite gestellt. Das gesammelte Zinklactat wird nun mit verdünntem Weingeist übergossen,
bis auf 50—60° erwärmt und dann in einem Colatorium gesammelt. Dieses mit Weingeist gewaschene Zinklactat wird nun in circa der 8-fachen Menge kochendheissem
destillirtem Wasser gelöst und umkrystallisirt. Nur auf diese Weise behandelt giebt
es eine reine Milchsäure aus.

Nach dem von BENSCH zuerst angegebenen, von LAUTEMANN modificirten Ver-
fahren lässt sich nur mit vieler Mühe reine Milchsäure erzielen, indem Schleimstoffe,
Mannit etc. störend eintreten und deren Abscheidung kaum vollständig zu erreichen
ist. Nach BENSCH werden 3000 g Rohrzucker nebst 15 g Weinsäure in 13 Liter
kochendem Wasser gelöst einige Tage stehen gelassen, dann mit 100 g altem
Käse, welcher mit 1 Liter saurer entrahmter Milch zerrieben ist, mit 1500 g
Schlämmkreide vermischt und das Gemisch unter bisweiligem Umrühren an einen
Ort von 30—40° bei Seite gestellt. In 8—10 Tagen ist die Milchsäuregährung beendigt,
und das Ganze bildet einen Brei, aus Kalklactat bestehend. Diesen Brei verdünnt
man nun mit 10 Liter kochendem Wasser, versetzt mit Kalkmilch aus 15 g Aetzkalk,
kolirt noch heiss, dunstet die Colatur bis fast zur Syrupdicke ein und stellt einige
Tage bei Seite. Das körnigkrystallinisch abgeschiedene Calciumlactat (ungefähr 3500 g)
muss durch Umkrystallisiren gereinigt werden. Es wird etwas abgetrocknet und gewogen. Dann löst man es in der dreifachen Menge kochendem Wasser und versetzt
es mit soviel conc. Schwefelsäure, welche mit gleichviel Wasser verdünnt ist, dass
auf je 100 Th. Calciumlactat 33 Th. conc. Schwefelsäure kommen. Nach dem
Absetzen des Calciumsulfats wird colirt und ausgepresst, das Calciumsulfat nochmals
mit Wasser angerührt und ausgepresst. Die vereinigten Colaturen lässt man einige
Tage absetzen, filtrirt sie und versetzt sie bis fast zum Kochen erhitzt mit Zinkweiss bis zur Abstumpfung der Milchsäure. Nach Verwendung von je 100 conc.
Schwefelsäure gebraucht man hierzu circa 120 Zinkoxyd. Man filtrirt die Zink-
lactatlösung kochend heiss und lässt krystallisiren. Aus dem durch Umkrystallisiren
gereinigten Zinklactat wird die Milchsäure, wie oben angegeben ist, durch Schwefelwasserstoff abgeschieden. DRAGENDORFF sammelte, das BENSCH'sche Verfahren
befolgend, aus 3 kg Rohrzucker 320 g Milchsäure und 150 g Mannit.

LAUTEMANN änderte diese Vorschrift dahin ab, dass er statt der Kreide 1200 g
Zinkweiss zusetzen und die Wassermenge um ein Drittel vermehren liess.

Es ist wesentlich, die Temperatur constant zwischen 25 und 35° zu halten, weil
bei mehr als 36° die Buttersäuregährung, bei weniger als 25° die Bildung von Propionsäure, Essigsäure, Weingeist auftritt. Ein zweiter wichtiger Punkt ist die Er-
zielung eines möglichst reinen Zinklactats und die Befreiung desselben vom Mannit.
Setzen sich aus der Milchsäure Mannitkrystalle ab, so muss sie mit wenig Wasser
verdünnt und mit Aether wiederholt ausgeschüttelt werden. Der Aether löst nur die
Säure, man gebraucht aber ziemlich viel Aether zu dieser Operation. Da ein alter
Käse Buttersäure enthält, so liegt hier auch eine Verunreinigung mit dieser Säure vor.

KILIANI giebt zur Darstellung von Milchsäure eine sehr abweichendes Verfahren
an. Es werden 10 Th. Traubenzucker in gleichviel Wasser, und 10 Th. Aetzkali in
5 Th. Wasser gelöst. Diese Lösungen sollen zu gleichen Volumen gemischt und alsdann einige Zeit auf 35° C., später auf 60° erhitzt werden. Nach vollendeter chemischer

Action wird die entsprechende Menge Schwefelsäure hinzugesetzt, die abgeschiedene Milchsäure mit Weingeist extrahirt, mit Zinkoxyd gesättigt, das Zinklactat durch Umkrystallisiren gereinigt etc. Auf 1 Mol. Glykose sind wohl 2 Mol. Kaliumhydroxyd zu verwenden und es erfolgt eine einfache Spaltung der Glykose in Wasser und Säure.

Milchsäuregährung. Die Milchsäuregährung scheint unter einigermaassen ähnlichen Verhältnissen stattzufinden wie die weingeistige Gährung, d. h. die Milchsäure ist das Product eines physiologischen Processes, die mikroskopischen Fermentorganismen assimiliren den Traubenzucker, die Glycose ($C_6H_{12}O_6$), unter Beihilfe von Proteïnsubstanzen und spalten denselben innerhalb ihres Organismus und bei Einwirkung einer Temperatur von 25—35° in Milchsäure ($C_3H_6O_3$) nach der Formel $C_6H_{12}O_6 = 2(C_3H_6O_3)$. Bei Anwendung von Saccharose entstehen während der Gährung stets kleine Mengen Mannit.

Dr. C. O. HARZ hat in dieser Beziehung eingehende Untersuchungen angestellt. Beim Sauerwerden der Milch bilden sich in dieser mikroskopische Organismen, welch den Micrococcus-, Bacterium- und Vibrioformen angehören, deren Keime aus der atmosphärischen Luft in die Milch gelangen. Die Keime des Milchsäureferments beginnen unter Assimilation von Käsestoff und Milchzucker oder Traubenzucker ihre Fermentthätigkeit und setzen den Milchzucker in Milchsäure um, welche sie als solche absondern. HARZ giebt über diesen Gegenstand folgende Beobachtungen*) an:

Lässt man süsse Molken an der Luft stehen, so beobachtet man schon nach kurzer Zeit, oft nach wenigen Stunden, wenn man einen Tropfen oben abnimmt und unter dem Mikroskop examinirt, zahlreiche Micrococcus-, Bacterium- und Vibrionen-Formen, nebst Pilzgonidien. Bei günstiger Temperatur vermehren sich diese mikroskopischen Individuen ungemein schnell, assimiliren den vorhandenen Milchzucker und scheiden aus sich Milchsäure ab. Damit diese Milchsäurefabrikation seitens der Hefe ungestört und möglichst rasch geschehe, ist es nöthig, die freiwerdende Säure in dem Maasse als sie abgeschieden wird, zu sättigen, was durch verschiedene Basen, z. B. Zinkoxyd, Natriumcarbonat, geschehen kann. Bald sieht man einzelne der Micrococcus- und Bacteriumzellen, besonders die an der Oberfläche der Flüssigkeit befindlichen, mit dem Sauerstoff der Luft mehr in Berührung kommenden, bedeutend schneller als die übrigen heranwachsen, indem hierbei die Bacterium- und ähnlichen Formen in ihre einzelnen Glieder zerfallen, welche bald die Grösse der Bierhefe überschritten haben, erst kugelige, nachher walzenförmige Gestalt annehmen und nun als ein seiner Massenanhäufung wegen leicht bemerkbarer dicker Rahm die Flüssigkeit bedecken. Einige Zeit hindurch behalten sie ihre Walzenform, doch bald wachsen sie alle oder die meisten zu langen, gegliederten, myceliumartigen, cylindrischen Fäden aus, welche als wirkliche Milchoberhefe zu betrachten, von HALLIER mit dem Namen Gliederhefe, *Arthrococcus*, belegt worden sind. Von dieser myceliumartigen Hefeform sieht man alsbald kurze Hyphen sich erheben, welche auf ihrer Spitze eine einfache Kette walzenförmiger, durchweg gleichgestalteter Zellen tragen. FRESENIUS hat diese an manche Schimmelpilze erinnernde Form der Gliederhefe mit dem Namen *Oidium lactis* bezeichnet und BONORDEN hat sie als *Chalara Mycoderma* abgebildet. Die Gliederhefe ist als die zweite, die Milchsäuregährung begleitende und wahrscheinlich mitbedingende Fermentform, welche jedoch nicht alle milchsauren Gährungen begleitet. Sie erinnert durch die Form der aufsteigenden Zellenketten an viele Hyphomycetenformen, insbesondere an *Oidium, Torula, Chalara* u. a. m.

---

*) Untersuchungen über Alkohol- und Milchsäuregährung, nebst einer Bereitungsweise milchsaurer Salze.

Bei geeigneter Kultur mit Milchzuckerlösung, weinsteinsaurem Ammonium
und Spuren von Aschenbestandtheilen kann man den Uebergang der kleinsten
Micrococcus- und Bacterium- etc. Formen (des PASTEUR'schen Milchsäure-
fermentes) bis zur entwickelten Gliederhefe und der Chalaraform derselben
verfolgen, wie es auch von H. KARSTEN *) ausführlich beschrieben worden ist.
Bei der Kultur dieser Gliederhefe gelang es KARSTEN unzweifelhaft nachzuweisen, dass ihre Membran unter gewissen Bedingungen in Milchsäure übergehe
und durch Reactionen mit Eisensalzen und Schwefelammonium den Sitz der
Säure zu erkennen, dass also die Säurebildung hier entsprechend zahlreichen

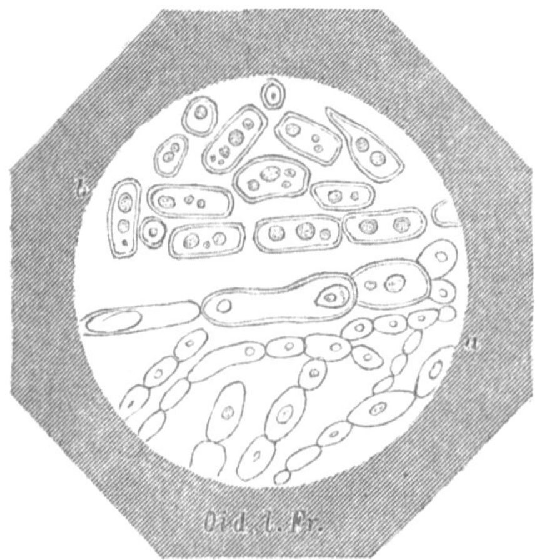
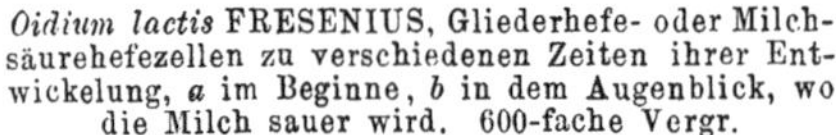

Oidium lactis FRESENIUS, Gliederhefe- oder Milch-
säurehefezellen zu verschiedenen Zeiten ihrer Entwickelung, *a* im Beginne, *b* in dem Augenblick, wo
die Milch sauer wird. 600-fache Vergr.

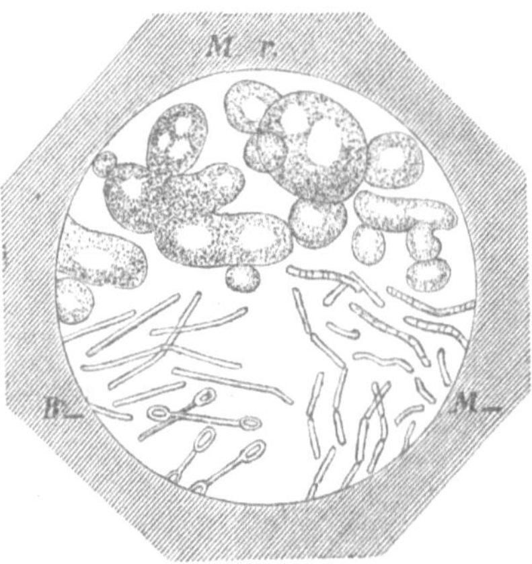

M. r. Mucor racemosus, *B*— Buttersäurebacterien
M— Milchsäurebacterien. 450-fache Vergr.

anderen, von ihm seit 1847**) bekannt gemachten, analogen Veränderungen
der Zellenmembran vor sich gehe. Es wurde von ihm auf diese Weise zum
ersten Male bestimmt nachgewiesen, dass die Gliederhefe unter Umständen
wirklich Milchsäure bilden kann. In gleicher Weise und ohne Zweifel noch
viel energischer wirken die im Innern der Gährflüssigkeit zu Millionen enthaltenen kleinen und kleinsten Fermente, indem sie für gewöhnliche Fälle ausschliesslich die Fabrikation der Milchsäure besorgen. Alle die mit kohlensaurem
Calcium, sowie mit metallischem Eisen angestellten milchsauren Gährungen zeigen
nämlich nur die kleinsten (PASTEUR'schen Milchsäureferment-) Formen, es sei
denn bei Gegenwart von Natriumsalzen, etwa Kochsalz, wo man hin und wieder
ausser den Kalk-Milchsäureorganisationen einzelne Gliederhefebildungen antrifft;
sättigt man mit Baryumcarbonat, Magnesiumsubcarbonat, mit Zinkoxyd, namentlich aber mit Natriumcarbonat, so ist die Bildung der Gliederhefe auf der
Gährflüssigkeit eine ziemlich bedeutende und bildet sie im letzteren Falle eine
oft mächtige Decke auf derselben. Um sich in grosser Menge entwickeln zu
können, bedarf die Gliederhefe eines ungehinderten Luftzutrittes. Bringt man
die Gährflüssigkeit in eine Flasche mit enger Oeffnung oder verschliesst man
diese gar mittelst eines durchbohrten Korkes, in dessen Oeffnung eine zweimal gebogene Glasröhre unter Wasser ausmündend eingesetzt ist, und hält

---

*) Vormals Prof. der Botanik in Wien, jetzt in Berlin.
**) H. Karsten, gesamm. Beiträge p. 107 und Vegetationsorgane d. Palm.

man auf diese Weise die atmosphärische Luft ab, so erscheint die Gliederhefe nicht, sie braucht also wahrscheinlich den ungehinderten Zutritt von Sauerstoff zu ihrer Entwicklung.

Auch aus Bierhefe hat HARZ in zahlreichen Fällen die beiden Milchsäurefermente auf dem Mikroskoptische sich entwickeln gesehen und dies auch im Grossen praktisch erprobt. Die Bierhefe in Milchzuckerlösungen gebracht entwickelt sich nur in ihrem jüngsten Zustande als beginnende Knospe direkt zur Gliederhefe aus: in der Regel stirbt ihre Membran in der Milchzuckerlösung

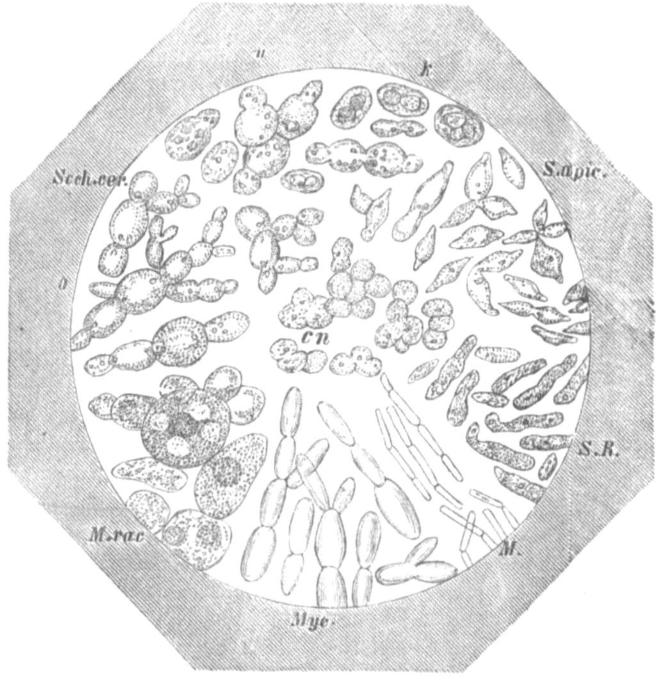

Hefezellenformen. *Scch. cer. Saccharomyces cerevisiae*, Hefe. Gliederhefe *k* keimend. *u* Unterhefe. *o* Oberhefe, aus der Unterhefe entstanden: *S. apic. Saccharomyces apiculatus. S. R. Saccharomyces Reessii*, Rothweinhefe. *M* Milchsäurebacterien. *Myc. Mycoderma lactis*, Milchgliederhefe. *cn Saccharomyces conglomeratus*. Sämmtlich circa 400-Vergrösserung. *M. rac. Mucor racemosus* (Kugelhefe) ist zwar keine Hefeart, sondern ein Hyphomycet (Schimmel), welcher sich häufig in der Hefe vorfindet.

ab, die Inhaltszellchen gelangen in Freiheit und wachsen nun als sogenannte Micrococcus- oder Bacteriumformen weiter.

Wie die Bierhefe als Milchsäure erzeugendes Ferment wirken kann, lässt sich auch die Milchhefe als Weingeisterzeuger benützen, wofern sie in geeignete Medien, als Rohr- oder Traubenzuckerlösungen, mit den erforderlichen Nährstoffen gebracht wird.

Aber auch mit der Gliederhefe, welche HARZ in grosser Menge bei Bereitung des Natriumlactas sammelte, liess sich zu wiederholten Malen eine weingeistige Gährung einleiten.

Nach einer bereits eingeleiteten Milchsäuregährung erleidet der Rohr- und Traubenzucker dieselbe Umwandlung in Milchsäure, wie der Milchzucker, vorausgesetzt, dass Basen: Natriumcarbonat, Kreide u. dgl. vorhanden sind; die Umstände, welche hier denselben Zucker, welcher sonst in Weingeist etc.

zerfällt, in Milchsäure, zuweilen selbst in Schleimsäure umändern, sind noch nicht vollständig aufgeklärt.

Die Gegenwart oder Abwesenheit von Basen spielt hier eine bedeutende Rolle, da eine mit Natriumcarbonat übersättigte Kandiszuckerlösung durch Bierhefe nicht in Weingeist und Kohlensäure etc., sondern in Milchsäure und Essigsäure übergeführt wird.

Ueber die Darstellung der Milchsäure, wie die Anweisung in der ersten Vorschrift oben S. 125 gegeben ist, bemerkt HARZ ungefähr folgendes:

Bald sieht man in den offen an der Luft stehenden Molken erst wenige, später zahlreiche Micrococcuszellen und Bacterien, welche nach 2—3 Tagen schon in jedem Tropfen derselben nach Tausenden gezählt werden können, enthalten. Unter lebhaftester Bewegung, bedingt durch ihre fortwährende Assimilation des Zuckers und der Albuminate und durch Vergrösserung einzelner ihrer Gliederzellen, gewöhnlich der Endzellen, beginnen sie den Umwandlungsprocess des Zuckers in Milchsäure und andere Stoffe. Nach kurzer Zeit findet man in Folge dessen die anfangs nur schwach saure Flüssigkeit stark sauer geworden, worauf man die erste Quantität Natriumbicarbonat zusetzt. Unter Freiwerden von Kohlensäure entsteht nun Natriumlactat.

Die baldige Neutralisation der gebildeten Säure ist erfahrungsgemäss von grosser Wichtigkeit, da bei Unterlassung derselben die Bildung von Milchsäure aufhört, und die gebildete in Essigsäure übergeht, der Zucker endlich theilweise in Weingeist und Kohlensäure etc. umgesetzt wird.

Die beim Neutralisiren sich entwickelnde Kohlensäure bringt zahlreiche Bacterien an die Oberfläche und in Folge der Berührung derselben mit der atmosphärischen Luft beginnen diese alsbald bedeutender als die übrigen sich zu vergrössern. Bei etwa 18° C. bemerkt man schon nach vier bis fünf Tagen kleine Räschen auf der Oberfläche der Flüssigkeit schwimmend, sie bestehen ausschliesslich aus Bacterien, welche ausserordentlich rasch heranwachsen und wahrscheinlich in Folge einer Verminderung der specifischen Schwere sich auf der Höhe der Flüssigkeit erhalten können, so dass sie auch nach momentanem Umrühren der letzteren sich bald wieder oben anzusammeln vermögen. — Sie verlieren ihre Molekularbewegung, bleiben ruhig auf der Oberfläche der Flüssigkeit liegen und wachsen aus, indem sie erst kugelig, nachher oval und schliesslich walzenförmig werden. Währenddem früher die aus mehreren an einander gereihten Zellen bestehenden Bacterien kaum 0,0006 mm Durchmesser zeigten, so findet man nach etwa 14 Tagen die einzelne ausgewachsene Zelle von 0,007 mm Durchmesser und 2—3 - mal so viel Länge. Hierbei bleibt es aber nicht stehen — diese Zellen wachsen durch Bildung von Tochterzellen, welche im Zusammenhange bleiben, zu langen gegliederten mycelähnlichen Zellfäden von oft bedeutender Länge heran und bilden in dieser Entwickelung die als *Arthrococcus* bezeichnete Gliederhefe — charakteristisch für die bei Abwesenheit von Kreide und bei freiem Luftzutritte vor sich gehende Milchsäurebildung. Bald erheben sich aus dieser mycelartigen, auf der Gährflüssigkeit schwimmenden Hefe senkrecht kurze Hyphen, welche auf ihrer Spitze eine einfache Kette walzenförmiger Gonidien, das sogenannte *Oidium lactis* tragen.

Je regelmässiger man die entstandene Säure absättigt, um so rascher verläuft die Gährung. Gut ist es, wenn man das Alkali nicht in zu grossen Quantitäten beim jedesmaligen Absättigen zusetzt, da dann eine Verzögerung des Gährprocesses eintritt, obgleich es schon ganz bedeutender Mengen von Natriumcarbonat bedarf, um die Gährung wesentlich zu verlangsamen. Je fleissiger man die kleinen Mengen Säure absättigt, um so rascher erfolgt die Gährung. Bei schwach alkalischer Reaction kann die eben gebildete Säure sich sofort

binden, was von grossem Werthe ist, da die Neubildung der Milchsäure, falls
sie ungebunden bleibt, erfahrungsgemäss still steht. In dieser Hinsicht leistet
das Natriumbicarbonat gute Dienste. Uebergrosser Ueberschuss von Alkali
verzögert einigermassen die Gährung, indem die Hefezellen in ihrem Wachs-
thum und ihrer Vermehrung wesentlich gehemmt werden.

Wenn die Gährung zum Abschluss gekommen ist, was man daran erkennt,
dass kleine Mengen zugesetzten Natriumcarbonats nicht mehr gesättigt werden,
so säuert man mit Salzsäure oder verdünnter Schwefelsäure an und erhitzt bis
zum Sieden, wodurch die noch vorhandenen Albuminate, auch die Mehrzahl
der Hefezellen in zusammenhängenden Massen abgeschieden werden.

Es handelt sich noch um die Herbeischaffung des Ferments. Obgleich
die Luft zahlreiche Hefekeime enthält, welche die Mischung in Gährung versetzen, so zieht man es doch vor, um die Gährung zu beschleunigen, Fermente
zuzusetzen. Da die Hefearten aller Gährungen identisch sind und die Bierhefe sehr gut Milchsäure bereiten kann, so wählt man die Bierhefe als das
am leichtesten zu beschaffende Ferment (man wendet zwar alten Käse zu
diesem Zwecke an, doch ist die Bierhefe ihrer Geruchlosigkeit wegen stets
dem übelriechenden, Buttersäure enthaltenden Käse vorzuziehen). Bei 17—20⁰ C.
digerirt, muss die Gährung lebhaft eintreten. Entsprechend den Resultaten
aus mehrfachen Experimenten giebt HARZ nun folgende Vorschrift zur billigen
Bereitung der Lactate.   Milchzucker   3,00 Th.
                          Gemeines Wasser   36,00 „
                          Kleberreiches Mehl 0,50—0,75 „
                          Bierhefe circa   0,5   „
                          Kryst. Natriumcarbonat   6,00 „
                          oder Natriumbicarbonat   3,00 „

Bei längere Zeit fortgesetzter Gährung empfiehlt HARZ in Stelle des Milchzuckers Rohr- oder Traubenzucker zu setzen. Als kleberreiches Mehl bediente
er sich der Farina Hordei praeparata, welche, obgleich der Kleie grossen-
theils beraubt, ausser dem Kleber noch phosphorsaure Salze enthält, überdies
durch ihren Dextringehalt die Ausbeute ziemlich erhöht.

Wichtig für die Praxis, wenn man mit grossen Mengen arbeitet, ist es,
den Milchzucker durch Rohrzucker oder Traubenzucker zu ersetzen. Wie schon
längst bekannt, wird auch der Milchzucker bei der Milchsäuregährung in
Traubenzucker oder Glykose umgeändert, bevor er die Spaltung in Milchsäure
erleidet, — gleichwie der Rohrzucker bei der geistigen Gährung durch die
Bernsteinsäure erst in Traubenzucker verwandelt wird, ehe er sich, von der
Hefe aufgenommen, in Alkohol und Kohlensäure etc. umändert.

Jedenfalls, wenn man mit Rohrzucker experimentirt, so ist es gerathen,
nur Substanzen zum Absättigen zu gebrauchen, welche in der Flüssigkeit keine
alkalische Reaction hervorrufen können, also Eisenfeile, Zinkoxyd, Alkalidi-
carbonate u. s. w. — nicht aber Alkalimonocarbonate, denn mit diesen im Contact scheint Rohrzucker nicht der milchsauren, sondern der geistigen Gährung
zu verfallen. HARZ hat aus Rohrzucker bei alkalischer Reaction in mehreren
Fällen mittelst Bierhefe theils Essigsäure, theils Milchsäure, theils Weingeist
erhalten.

CH. RICHET suchte (1879) die Bedingungen auf, unter welchen die Milchsäurebildung am kräftigsten vorschreitet, und fand er, dass der Einfluss des
Luftsauerstoffes ein wesentliches Agens ist, also flache Gährungsgefässe zu
benutzen seien. Dann fand er den Einfluss der Temperatur von besonderem
Werthe. Bis 44⁰ C. nimmt die Lebhaftigkeit der Gährung zu, zwischen 44—52⁰
bleibt die Gährung unverändert und über 52⁰ ermattet sie. Die Milch darf

nicht gekocht sein, weil beim Kochen eine als Ferment dienende Substanz
coagulirt und damit der Lösung entzogen wird. Aus ungekochter Milch wurde
immer doppelt soviel Milchsäure gewonnen, als aus der gekochten. Magen-
oder Verdauungssaft belebt die Milchsäuregährung, ebenso Pankreas und Peptone
(Compt rend. **88**, S. 760—752).

Eigenschaften der offic. Milchsäure. Die officinelle Milchsäure bildet
eine klare farblose und geruchlose, syrupdicke, hygroskopische, bei hoher
Wärme flüchtige, sehr saure, in Wasser, Weingeist und Aether lösliche, mit concentrirter Schwefelsäure ohne Färbung mischbare Flüssigkeit von 1,210—1,220
spec. Gew. bei 15⁰ C. Die Pharmakopöe ist nachsichtig und lässt auch ein
schwach gelbliches Präparat zu und fordert ein spec. Gewicht von höchstens 1,22,
also eine wasserhaltige Säure, obgleich nur eine wasserfreie Säure farblos
herzustellen Schwierigkeiten macht. Beim Erhitzen auf dem Platinbleche entzündet sie sich, brennt mit leuchtender Flamme unter Hinterlassung eines
geringen kohligen Anfluges, der endlich vollständig verglimmt und verschwindet.
Mit Kaliumhypermanganat erwärmt stösst sie einen Aldehydgeruch aus.

Die chemisch reine Milchsäure hat ein spec. Gew. bei 15⁰ C. von 1,248
(Mandelejew), erstarrt nicht bei — 24⁰ C. Sie verdrängt die Essigsäure aus
ihren Verbindungen, fällt aus den Lösungen der Acetate des Zinks und Magnesium
als krystallinisches Lactat des Zinks und Magnesiums aus, löst die Knochenerde, coagulirt Eiweiss. In wässriger Verdünnung verdampft sie in der
Siedehitze nur unbedeutend mit den Wasserdämpfen. In concentrirtem Zustande
mit Platindraht auf 200⁰ erhitzt destillirt die Milchsäure ohne Zersetzung über.
Fresenius erkannte die conc. Milchsäure als eine Verbindung der Säure mit
Anhydrid, also als Dimilchsäure oder $(CH_3.CH)_2O(CO.OH)_2$. Beim Eindampfen verliert die Milchsäure Bestandtheile des Wassers, zunächst in Dimilchsäure übergehend, und unter weiterem Wasserverlust Lactid $(CH_3.CH.O.CO)$ bildend.

Kalkwasser, auch verdünnte Baryumhydroxydlösung werden auf Zusatz
von Milchsäure, so dass eine alkalische Reaction verbleibt, nicht getrübt.

Prüfung. Die Prüfung der officinellen Milchsäure erstreckt sich zunächst
auf das spec. Gew., welches mindestens 1,210 beträgt (ein Tropfen einer mit
Indigocarmin blau gefärbten 45-proc. Zuckerlösung sinkt auf die Milchsäure
langsam niederfliessend nicht unter). Die officinelle Säure von 1,210—1,220
spec. Gewicht enthält circa 6 Proc. freies Wasser.

In einen kurzen weiten Reagircylinder giebt man circa 2 ccm der Milchsäure und erwärmt bis auf 50—60⁰ C. Es darf nicht der Geruch nach altem
Fett oder Talg wahrnehmbar sein (Buttersäure, Fettsäuren). Dieser
Probe kann alsbald die auf Ammon angeschlossen werden, indem man bis
über 100⁰ C. erhitzt und einen mit 12,5-proc. Salzsäure benetzten Glasstab in
den Cylinder einführt. (Man vergl. unten S. 134). Nun kühlt man die erhitzte Milchsäure ab und versetzt sie mit einem gleichen Vol. conc. Schwefelsäure. Es darf keine Bräunung, auch nicht beim Erwärmen bis auf 100⁰
eintreten (Zucker, Gummi). Ein Schäumen würde auf Glycerin deuten.

Die Pharmakopöe fordert eine Indifferenz der mit 10 Th. Wasser verdünnten Säure gegen Schwefelwasserstoff, da diese aus der Bereitung leicht
mit Zink, Blei, Kupfer verunreinigt sein kann. Es darf also Schwefelwasserstoff weder eine weisse (Zink), noch eine schwarzbraune Trübung oder
Färbung (Blei, Kupfer) in der mit Wasser verdünnten Säure hervorbringen.
Mit Baryumnitrat soll auf eine Verunreinigung mit Schwefelsäure (Calciumsulfat), mit Silbernitrat auf Salzsäure (Natriumchlorid, Zinkchlorid), mit
Ammoniumoxalat auf Kalkerde (Calciumsulfat, Calciumchlorid) in der mit der

10-fachen Menge Wasser verdünnten Säure geprüft werden. Die Prüfung auf Metalle, Alkali und Erden, überhaupt auf fixe Stoffe, wozu wir auch Citronensäure, Weinsäure, Mannit, Zucker und Gummi rechnen müssen, ist kurz und bündig dahin abzuändern, dass man von dem Gemisch der Säure mit einem Vol. Aether einen Tropfen auf die eine Hälfte eines Objectglases giebt und nach Abdunstung des Aethers unter Hinundherbewegen über einer Weingeistflamme verdampft. Es darf kein Rückstand, selbst nicht in Form eines leisen Anfluges bleiben. Der kaum sichtbare Anflug wird unter dem Mikroskop bei 80-—100-facher Vergrösserung braune oder gelbe Tröpfchen oder solche Schollen erkennen lassen, wenn fixe organische Stoffe als Verunreinigungen vorliegen. Die Prüfung auf freie Salzsäure, Schwefelsäure, Phosphorsäure darf nicht unterlassen werden.

Zu den Identitäts-Reactionen rechnet die Ph. den Aldehydgeruch beim Erwärmen der Säure mit Kaliumhypermanganat. $CH_3 . CHOH . COOH$ (Milchsäure) $+ O = CH_3 . COH$ (Aldehyd) $+ H_2O + CO_2$ (Kohlensäure); ferner die Verbrennung ohne Rückstand, dann die klare Löslichkeit in einem gleichen und einem doppelten Vol. Aether (Mannit, Zuckersubstanz, Gummi, Glycerin, Salze sind in Aether nicht löslich), so wie auch ein Klarbleiben bei Vermischung der mit dem Zehnfachen Wasser verdünnten Säure mit einem Ueberschuss Kalkwasser, so dass die Mischung eine geringe alkalische Reaction aufweist. Bei einer Verfälschung mit conc. Lösungen von Weinsäure, Phosphorsäure wird alsbald, bei einer Verfälschung mit einer concentrirten Citronensäurelösung erst nach dem Aufkochen eine Trübung eintreten. Eine Verfälschung oder Verwechselung mit Glycerin, so wie die Verunreinigungen mit Zucker und Mannit zu erforschen, versetzt man nach Anweisung der Ph., obgleich diese Substanzen beim Vermischen der Milchsäure mit Aether entdeckt werden und eine trübe Aetherlösung die Säure verwerflich macht, die mit einem gleichen Volumen Wasser verdünnte Säure im Ueberschuss mit Zinkoxyd, so dass die saure Reaction vollständig vernichtet ist, dampft zur Trockne ein und extrahirt den Rückstand mit der 3-fachen Menge absolutem Weingeist, welcher abfiltrirt und abgedampft durch Hinterlassung eines trocknen oder syrupartigen süssen Rückstandes Mannit, Zucker, Glycerin erkennen lässt. Die Ph. lässt dagegen einen Rückstand zu, nur darf er nicht süss sein, während reine Säure bekanntlich keinen Rückstand hinterlässt. So müssen wir den Sinn des Textes der Ph. auffassen, denn — *ne relinquat residuum saporis dulcis* — lässt unzweifelhaft einen Rückstand zu, er darf nur nicht süss sein. Da aber alle süssen Substanzen, die hier vorkommen können, in Aether unlöslich sind, also durch das Verhalten der Milchsäure gegen Aether erkannt werden, so liegt vielleicht hier etwas Besonderes vor, oder der Verf. der Ph. hat sich als Nichtchemiker nicht deutlich ausgedrückt.

Buttersäure erkennt man an dem eigenthümlichen Geruch nach alter Butter, wenn man die Säure erwärmt. Wenn die Mischung aus 2 ccm Milchsäure mit 6 ccm Kalkwasser bis zum Aufkochen erhitzt sich trübt, so kann Citronensäure oder Buttersäure gegenwärtig sein, denn die Calciumsalze beider Säuren sind in heissem Wasser weniger löslich, als in kaltem Wasser. Um Buttersäure speciell nachzuweisen, mischt man 1 ccm der Milchsäure mit 2 ccm Schwefelsäure und 1—1,5 ccm absolutem Weingeist und erhitzt etwas. Es bildet sich bei Gegenwart von Buttersäure Buttersäure-Aethyläther, welcher sich durch seinen Ananasgeruch verräth.

Auf Mannit prüft man in der Weise, dass man 2 ccm der Milchsäure mit 2 ccm Wasser verdünnt, mit 4—5 Tropfen Silbernitratlösung und 15 Tropfen Kalium- oder Ammoniumacetatlösung versetzt und eine Minute kocht. Mannit wirkt nämlich auf Silberacetat reducirend und metallisches Silber in schwarzen Körnchen wird abgeschieden.

Starke Spuren Ammon werden beim Lösen der Säure in Aether nicht erkannt, wohl aber, wenn es bis zu 4—10 Proc. als Ammoniumlactat vertreten ist. Um also starke Spuren Ammon zu erkennen, erhitzt man 2 — 3 ccm der Säure in einem Reagircylinder bis auf 90—100° C. und nähert einen Glasstab mit verdünnter (12,5-proc.) Salzsäure benetzt oder man leitet etwas des Dampfes in eine wässrige Mercurichloridlösung. In der Siedetemperatur des Wassers zersetzt sich Ammoniumlactat in Ammon und Milchsäure.

Praktische Prüfungsweise. 1) Mischung von 1 ccm der Milchsäure mit 1 ccm Aether. Ist die Mischung klar, so giebt man noch 1—2 ccm Aether hinzu und beobachtet circa $^1/_4$ Stunde. Auch in diesem Falle muss die Mischung völlig klar bleiben. — 2) Ein Tropfen der Mischung aus gleichen Vol. Milchsäure und Aether wird auf die eine Hälfte eines Objectglases gegeben und wie oben erwähnt verdampft. Es darf nicht eine Spur eines Rückstandes verbleiben. Blieb eine solche Spur, so ist sie bei 80—100-facher Vergrösserung zu mustern. Braune oder gelbe Körnchen deuten auf organische Stoffe. — 3) Mischung gleicher Vol. Schwefelsäure und Milchsäure und schwaches Erwärmen. Es darf weder ein Schäumen (Gasentwickelung) noch eine Bräunung eintreten. Im ersteren Falle hann z. B. Glycerin gegenwärtig sein. — 4) Prüfung auf Schwefelsäure, Salzsäure. — 5) Mischung mit Kalkwasser und, wenn klare Mischung erfolgt, Erhitzen bis zum Aufkochen. Trübung darf nicht erfolgen. — 6) Prüfung auf Ammongehalt.

Die Prüfung auf eine Verunreinigung mit Metallen, welche durch die Prüfung sub 2 ersetzt wird, könnte in der mit dem 4-fachen Vol. Wasser verdünnten Milchsäure durch Kaliumferrocyanid ersetzt werden, denn die hier (in schwacher organischer Säure) etwa vorkommenden Spuren Metalle werden durch dieses Reagenz mit gleicher Schärfe wie durch Schwefelwasserstoff angegeben.

Tabelle

über den Gehalt der Milchsäure ($C_3H_6O_3$) von verschiedenem spec. Gew.
Temperatur 15° C.   (Aus HAGER's Notizen.)

Proc.	spec. Gewicht	Proc.	spec. Gewicht	Proc.	spec. Gewicht	Proc.	spec. Gewicht	Proc.	spec. Gewicht
100	1,248	82	1,216	64	1,171	46	1,122	28	1,074
99	1,247	81	1,214	63	1,168	45	1,120	27	1,071
98	1,246	80	1,212	62	1,165	44	1,117	26	1,068
97	1,244	79	1,210	61	1,163	43	1,115	25	1,065
96	1,243	78	1,207	60	1,161	42	1,112	24	1,062
95	1,242	77	1,205	59	1,158	41	1,109	23	1,059
94	1,240	76	1,202	58	1,155	40	1,106	22	1,057
93	1,238	75	1,199	57	1,152	39	1,103	21	1,054
92	1,236	74	1,196	56	1,149	38	1,100	20	1,051
91	1,234	73	1,193	55	1,146	37	1,098	19	1,048
90	1,232	72	1,190	54	1,143	36	1,095	18	1,046
89	1,230	71	1,188	53	1,140	35	1,093	17	1,043
88	1,228	70	1,185	52	1,138	34	1,090	16	1,041
87	1,226	69	1,183	51	1,135	33	1,088	15	1,038
86	1,224	68	1,181	50	1,132	32	1,085	14	1,036
85	1,222	67	1,178	49	1,129	31	1,082	13	1,033
84	1,220	66	1,176	48	1,127	30	1,080	12	1,030
83	1,218	65	1,173	47	1,124	29	1,077	11	1,027

Chemische Constitution der Milchsäure. Die Milchsäure, α-Oxypropionsäure, Aethylidenmilchsäure, Gährungsmilchsäure ($C_3H_6O_3$ oder $CH_3 . CHOH . COOH$), entstanden aus zweiwerthigen Alkoholen, hat ihren Platz in der Gruppe zweiwerthiger einbasischer Säuren, welche man auch die Gruppe der Glycolsäuren oder Milchsäuren nennt, weil die Glycolsäure in derselben das niederste ($C_2H_4O_3$ oder $CH_2 . OH . COOH$), die Milchsäure aber das bekannteste Glied ist. Die Glieder der Glycolsäuregruppe entsprechen der allgemeinen Formel $CnH_{2n}O_3$, sind also auch Glieder der Fettsäurereihe (vergl. S. 32 u. 96). Die Glycolsäuren nannte Kolbe auch Oxysäuren, weil sie durch Oxydation der zweiwerthigen Alkohole erzeugt werden. Durch Reduction können die Oxysäuren in die Fettsäuren mit gleichviel Kohlenstoffatomen verwandelt werden, und es giebt z. B. die Glycolsäure durch Reduction Essigsäure ($C_2H_4O_2$), die Milchsäure Propionsäure ($C_3H_6O_2$). Zweiwerthig und zweiatomig sind von gleicher Bedeutung. Ein zweiwerthiger oder zweiatomiger Alkohol ist ein solcher, welcher 2 Hydroxylgruppen einschliesst. Diese Alkohole nennt man auch Glycole.

Glycolsäuren sind die

Glycolsäure,	$C_2H_4O_3$,	entsprechend dem Glycol,	$C_2H_6O_2$
Milchsäure,	$C_3H_6O_3$,	entsprech. dem Propylglycol,	$C_3H_8O_2$
Oxybuttersäure,	$C_4H_8O_3$,	entsprech. dem Butylglycol,	$C_4H_{10}O_2$
Aethomethoxalsäure,	$C_5H_{10}O_3$,	vielleicht entsprech. d. Amylglycol,	$C_5H_{12}O_2$
Leucinsäure,	$C_6H_{12}O_3$,	entsprechend dem Hexylglycol,	$C_6H_{14}O_2$

Diese Säuren entstehen also durch Oxydation derjenigen zweiwerthigen Alkohole, in welchem mindestens ein Hydroxyl (OH) an CH_2 gebunden ist, wie wir aus dem folgenden Beispielen ersehen können.

Es enthalten diese Säuren also n Moleküle des zweiatomigen Alkohols *minus* 1 Molekül Wasser.

Gährungs-Milchsäure	Propylenalcohol od. a-Propylenglycol	Fleischmilchsäure	Propylglycol od. b-Propylenglycol
CH_3	CH_3	$CH_2 . OH$	$CH_2 . OH$
|	|	|	|
$CH . OH$ entsteht aus	$CH . OH$	CH_2 entsteht aus	CH_2
|	|	|	|
$CO . OH$	$CH_2 . OH$	$CO . OH$	$CH_2 . OH$

Nach der Radicaltheorie ist die Milchsäure eine Lactyl-Verbindung. Das Radical: Lactyl (Milchstoff) $= C_3H_4O$ hat in der Reihe verwandter Radicale den 3. Platz, denn

Radicale	Säuren	typ. Formel	Constitutionsformel	empirische Formel
Carbonyl $= CO$	Kohlensäure od. Hydriumcarbonat	$= \left.\begin{array}{c}CO\\H_2\end{array}\right\} O_2$ od.	$CO <^{HO}_{HO}$	$= CH_2O_3$
Glycolyl $= C_2H_2O$	Glycolsäure od. Hydriumglycolat	$= \left.\begin{array}{c}C_2H_2O\\H_2\end{array}\right\} O_2$ od.	$\begin{array}{c}CH_2 . OH\\ \|\\ CO \ \ . OH\end{array}$	$= C_2H_4O_3$
Lactyl $= C_3H_4O$	Milchsäure od. Hydriumlactat	$= \left.\begin{array}{c}C_3H_4O\\H_2\end{array}\right\} O_2$ od.	$\begin{array}{c}CH_3\\ \|\\ CH \ . OH\\ \|\\ CO \ . OH\end{array}$	$= C_3H_6O_3$

Der Name **Glycolsäure** oder **Oxyessigsäure** $\left(C_2H_4O_3 = C_2H_2O''\left\{ {OH \atop OH} \right. = \begin{array}{l} CH_2.OH \\ | \\ CO\ .OH \end{array} \right)$ ist dem Namen **Glycol** $\left(C_2H_6O_2 = C_2H_4''\left\{ {OH \atop OH} \right. \right)$ und dieser Name wahrscheinlich dem Namen **Glycocoll** (Amidoessigsäure, Glycolamidsäure, Acetaminsäure, Leimzucker) entnommen.

Das **Glycocoll** $= \begin{array}{l} CH_2.NH_2 \\ | \\ CO\ .OH \end{array}$ ist ein Spaltungsproduct verschiedener thierischer Stoffe, z. B. der Hippursäure und wurde von BRACONNOT als ein Entmischungsproduct des Leims unter Einwirkung verdünnter Schwefelsäure zuerst erkannt. Wegen seines süssen Geschmackes erhielt es den Namen Glykokoll ($\gamma\lambda\nu\varkappa\acute{\nu}\varsigma$, süss, und $\varkappa\acute{o}\lambda\lambda\alpha$, Leim). Nimmt die Hippursäure ein Molekül Wasser auf, so spaltet sie sich in Glykolamidsäure oder Glykokoll und Benzoësäure.

Hippursäure   Chlorwasserstoff   Wasser   Salzsaures Glycolamid od. Glycocolhydrochlorid   Benzoësäure

$$\left({\begin{array}{l} C_2H_2O'' \\ H \end{array}} \right\} O \left. \right)' \left.\begin{array}{c}\\ \\ C_7H_5O \\ H \end{array}\right\} N + HCl + {H \atop H} \right\} O = \left({\begin{array}{l} C_2H_2O'' \\ H \end{array}} \right\} O \left. \right)' \left.\begin{array}{c}\\ \\ H \\ H \\ HCl \end{array}\right\} N + {C_7H_5O \atop H} \right\} O$$

$$\begin{array}{l} CH_2.NH.C_7H_5O \\ | \\ CO\ .OH \end{array} + HCl + H_2O = \begin{array}{l} CH_2.NH_2.HCl \\ | \\ CO\ .OH \end{array} + C_6H_5.COOH \quad (= C_7H_6O_2)$$

Wirkt auf das Glycolamid Salpetrigsäure ein, so entstehen daraus die entsprechende Glycolsäure, Wasser und freier Stickstoff.

Glycolsäureamid od. Glycolamid   Salpetrigsäure   Glycolsäure   Wasser   Stickstoff

$$\left({\begin{array}{l} C_2H_2O'' \\ H \end{array}} \right\} O \left. \right)' \left.\begin{array}{c}\\ \\ H \\ H \end{array}\right\} N + {NO \atop H} \right\} O = {C_2H_2O'' \atop H_2} \right\} O_2 + {H \atop H} \right\} O + {N \atop N} \right\}$$

$$\begin{array}{l} CH_2.OH \\ | \\ CO\ .NH_2 \end{array} + HNO_2 = \begin{array}{l} CH_2.OH \\ | \\ CO\ .OH \end{array} + H_2O + 2N$$

Dem Glycocoll homolog ist das **Alanin**, α-**Amidopropionsäure** oder **Lactamidsäure**, welche aus dem Essigsäurealdehyd oder Aldehydammoniak unter Einwirkung von Cyanwasserstoff und Wasser hervorgeht oder bei Einwirkung von Ammon auf α-Monochlorpropionsäure oder auf Brompropionsäure entsteht.

Acetaldehyd   Cyanwasserstoff   Wasser   Alanin od. Lactamidsäure

$$C_2H_4O + {CN \atop H} \right\} + {H \atop H} \right\} O \ \text{geben} \ \left({\begin{array}{l} C_3H_4O'' \\ H \end{array}} \right\} O \left. \right)' \left.\begin{array}{c}\\ H \\ H \end{array}\right\} N$$

$$CH_3-CO.H + CN.H + H_2O = CH_3-CH {\textstyle <} {NH_2 \atop CO.OH}$$

Aldehydammoniak   Cyanwasserstoff   Wasser   Alanin od. α-Amidopropionsäure   Ammoniak   Wasser

$$CH_3-CH {\textstyle <} {OH \atop NH_2} + CN.H + 2H_2O = CH_3-CH {\textstyle <} {NH_2 \atop CO.OH} + NH_3 + H_2O$$

Aus der Einwirkung von Salpetrigsäure auf Lactamidsäure (Alanin) geht die Milchsäure hervor:

$$\text{Alanin od. Lactamidsäure} \quad \text{Salpetrigsäure} \quad \text{Milchsäure} \quad \text{Wasser} \quad \text{Stickstoff}$$

$$\left(\begin{matrix} C_3H_4O'' \\ H \\ H \\ H \end{matrix}\middle\}O\right)' \Big\} N \; + \; {NO \atop H}\Big\}O \; = \; {C_3H_4O'' \atop HH}\Big\}O_2 \; + \; {H \atop H}\Big\}O \; + \; {N \atop N}\Big\}$$

$$\begin{matrix} CH_3 \\ | \\ CH.NH_2 \\ | \\ CO.OH \end{matrix} \quad + \quad HNO_2 \quad = \quad \begin{matrix} CH_3 \\ | \\ CH.OH \\ | \\ CO.OH \end{matrix} \quad + \quad H_2O \quad + \quad 2N$$

Durch Oxydation des Propylglycols, Propylenglycols, Propylenalkohols

$$\left(C_3H_6O_2 = {C_3H_6'' \atop H_2}\Big\}O_2 = C_3H_6''\left\{{OH \atop OH}\right.\right)$$ z. B. im Contact mit Platinmohr, durch den Sauerstoff der Luft entsteht ebenfalls Milchsäure,

$$\begin{matrix} a\ \text{Propylenalcohol od.} \\ \text{Propylglycol} \end{matrix} \quad \text{Sauerstoff} \quad \text{Wasser} \quad \text{Milchsäure}$$

$$C_3H_6''\left\{{OH \atop OH}\right. \; + \; {O \atop O}\Big\} \; = \; {H \atop H}\Big\}O \; + \; C_3H_4O''\left\{{OH \atop OH}\right.$$

$$\begin{matrix} CH_3 \\ | \\ CH.OH \\ | \\ CH_2.OH \end{matrix} \quad + \quad 2O \quad = \quad H_2O \quad + \quad \begin{matrix} CH_3 \\ | \\ CH.OH \\ | \\ CO.OH \end{matrix}$$

Unter längerer Einwirkung der Hydroxyde des Kalium und Natrium auf Glykose in einer Wärme von 40—70° C. spaltet sich dieselbe angeblich in Wasser und Milchzucker.

$$\begin{matrix} \text{Glykose} & & \text{Kaliumhydroxyd} & & \text{Kaliumlactat} & & \text{Wasser} \\ C_6H_{12}O_6 & + & 2KOH & = & 2C_3H_5O_3K & + & 2H_2O \end{matrix}$$

und nicht wie KILIANI glaubte in Mannit und Glyconsäure

$$\begin{matrix} \text{Glykose} & & \text{Kaliumhydroxyd} & & \text{Mannit} & & \text{Kaliumglyconat} \\ 2C_6H_{12}O_6 & + & KOH & = & C_6H_{14}O_6 & + & C_6H_{11}O_7K \end{matrix}$$

Beim Erhitzen der Milchsäure bis zu 140° destillirt erst eine verdünnte Milchsäure über, der Rückstand in der Retorte aber erstarrt beim Erkalten krystallinisch und stellt das Lactid oder Milchsäureanhydrid dar:

$$\begin{matrix} \text{Milchsäure} & \text{Wasser} & \text{Lactid} \end{matrix}$$

$$C_3H_4O''\left\{{OH \atop OH}\right. \text{minus} \; {H \atop H}\Big\}O \; \text{ergiebt} \; C_3H_4O''\Big\}O$$

$$\begin{matrix} CH_3 \\ | \\ CH.OH \\ | \\ CO.OH \end{matrix} \quad \text{minus} \; H_2O \; \text{ergiebt} \; CH_3{-}CH{<}{\begin{matrix} O \\ | \\ CO \end{matrix}}$$

Bei stärkerer Hitze zerfällt die Milchsäure in folgende Körper:

$$\begin{matrix} \text{Milchsäure} & \text{Citraconsäure} & \text{Aldehyd} & \begin{matrix}\text{Kohlensäure-}\\\text{anhydrid}\end{matrix} & \text{Wasser} \end{matrix}$$

$$4\left(C_3H_4O''\left\{{OH \atop OH}\right.\right) \; \text{zerf. in } C_5H_6O_4 \; \text{u.} \quad 3C_2H_4O \quad \text{u.} \; CO_2 \; \text{u.} \; 3H_2O$$

$$4\left\{\begin{matrix} CH_3 \\ | \\ CH.OH \\ | \\ CO.OH \end{matrix}\right. \quad \text{zerf. in } C_5H_6O_4 \; \text{u. } 3\begin{matrix} CH_3 \\ | \\ CO.H \end{matrix} \quad \text{u.} \; CO_2 \; \text{u.} \; 3H_2O$$

Bei einer kurze Zeit einwirkenden Hitze (130°) giebt die Milchsäure Di‑milchsäure in Form einer amorphen Masse aus, welche auch in der concen‑trirten Milchsäure mehr oder weniger enthalten ist.

$$2\left(C_3H_4O''\left\{{OH \atop OH}\right.\right) \text{ zerf. in } {C_3H_4O''\left\{{OH \atop O''}\right. \atop C_3H_4O''\left\{OH\right.} \text{ und } \left.{H \atop H}\right\}O$$

$$2(CH_3\!-\!CH.OH\!-\!CO.OH) \text{ zerf. in } {CH_3.CH<{CO.OH \atop O} \atop CH_3.CH<{~ \atop CO.OH}} \text{ und } H_2O$$

Die Milchsäure ist, wie auch die anderen Glykolsäuren, obgleich zwei‑atomig, dennoch nur eine einbasische Säure, indem sie nur 1 Atom des typi‑schen Wasserstoffs gegen Metall austauscht. Das Natriumlactat entsteht z. B.

$$C_2H_4O''\left\{{OH \atop OH}\right. \text{ od. } \left.{C_3H_4O'' \atop HH}\right\}O_2 \text{ u. Na geb. } C_3H_4O''\left\{{OH \atop ONa}\right. \text{ od. } \left.{C_3H_4O'' \atop HNa}\right\}O_2$$

$$CH_3\!-\!CH.OH\!-\!CO.OH \quad \text{u. Na geb. } CH_3\!-\!CH.OH\!-\!CO.ONa = NaC_3H_5O_3.$$

Das Zinklactat entsteht wie folgt:

$$2(CH_3\!-\!CH.OH\!-\!CO.OH) \text{ u. Zn geb. } Zn(C_3H_5O_3)_2 \; (+3H_2O \text{ Krystallwasser}).$$

Die Milchsäure ist, wie die anderen Glieder der Glykolsäuregruppe, aus einem zweiatomigen Alkohol durch Substitution von H_2 durch O entstanden, ebenfalls zweiatomig und bei einem Gehalt von 3 Atomen O einbasisch.

Vorgang bei der Milchsäuregährung. Milchzucker (Lactose) oder Rohr‑zucker (Saccharose; $C_{12}H_{22}O_{11}+H_2O$), welche sich als Aldehyde der 6-werthi gen Alkohole, $C_6H_8(OH)_6$ auffassen lassen, erleiden durch Gegenwart einer Säure eine Umwandlung in Traubenzucker oder Glykose ($C_6H_{12}O_6$), welcher durch den Milchsäuregährprocess in Milchsäure zerfällt: $C_6H_{12}O_6$ zerfällt in $2(C_3H_6O_3)$.

Bei nicht genügender Abstumpfung der gebildeten Milchsäure und Eintritt der Buttersäuregährung zerfällt die Milchsäure in Buttersäure, Kohlen‑säure und Wasserstoff, und der Traubenzucker bildet unter Aufnahme von Wasserstoff in statu nascendi Mannit.

$$2\,C_3H_6O_3 \text{ zerfallen in } C_4H_8O_2 \text{ und } 2\,CO_2 \text{ und } 4H$$

$$2\left({CH_3 \atop |} \atop {CH.OH \atop {| \atop CO.OH}}\right) \text{ zerfallen in } {CH_3 \atop {| \atop {CH_2\!-\!CH_2 \atop {| \atop CO.OH}}}} \text{ und } 2\,CO_2 \text{ und } 4H$$

$$2C_6H_{12}O_6 \text{ plus } 2H \text{ ergeben } C_6H_{14}O_6 = C_6H_8(OH)_6$$

Mannit bildet sich nicht nur bei der Gährung der Zuckerarten auch bei der Einwirkung von Natriumamalgam und Wasser auf Glykose, Levulose oder Invertzucker.

Nach neueren Untersuchungen geht der Milchzucker (Lactose $C_{12}H_{22}O_{11}$ $+H_2O$) bei Einwirkung von Säuren in die sehr gährungsfähige Galactose ($C_6H_{12}O_6$) und Lactoglykose ($C_6H_{12}O_6$) über. Der Rohrzucker (Saccharose, $C_{12}H_{22}O_{11}$) wird unter gleichen Umständen in Glykose und Levulose um‑gewandelt.

$$\begin{array}{cccc}
\text{Saccharose oder} & & \text{Glykose od.} & \text{Levulose oder} \\
\text{Rohrzucker} & \text{Wasser} & \text{Dextrose} & \text{Fruchtzucker}
\end{array}$$

(Intervertzucker)

$$C_6H_6{}^{VI}\left\{\begin{array}{l}(OH)^5\\O''\\(OH)^5\end{array}\right. \quad + \quad \left.\begin{array}{l}H\\H\end{array}\right\}O \quad = \quad \left.\begin{array}{l}C_6H_6{}^{VI}\\H_6\end{array}\right\}O_6 \quad + \quad \left.\begin{array}{l}C_6H_6{}^{VI}\\H_6\end{array}\right\}O_6$$

$$C_{12}H_{22}O_{11} \quad + \quad H_2O \quad = \quad C_6H_{12}O_6 \quad + \quad C_6H_{12}O_6$$

Milchzucker od. Lactose — Galactose — Lactoglykose

$$C_{12}H_{22}O_{11}+H_2O \quad \text{zerfällt in} \quad C_6H_{12}O_6 \quad \text{und} \quad C_6H_{12}O_6$$

Jene Zuckerarten zerfallen im Gähract wahrscheinlich in Milchsäure.

Glykose — Milchsäure — Glykose — Milchsäure

$$\left.\begin{array}{l}C_6H_6\\H_6\end{array}\right\}O_6 \quad \text{zerf. in} \quad 2\left(\left.\begin{array}{l}C_3H_4O\\H_2\end{array}\right\}O_2\right) \quad \text{oder} \quad C_6H_{12}O_6 \quad \text{zerf. in} \quad 2(C_3H_6O_3)$$

Kritik. Vergessen hat die Ph. anzugeben, dass die conc. Milchsäure etwas hygroskopisch ist, ferner hat sie eine Verunreinigung mit Ammon übersehen, während sie den besonderen Nachweis von Kalkerde, Glycerin, Zucker, Mannit etc. nicht zu berücksichtigen brauchte, da sich aus der klaren Löslichkeit in Aether und der Farblosigkeit der Mischung mit Schwefelsäure die Abwesenheit dieser Substanzen genügend ergiebt. Aus demselben Grunde wäre die Uebersättigung mit Zinkoxyd, das Eintrocknen dieser Mischung und die Extraction mit Weingeist eine recht überflüssige, Zeit und Material raubende Operation. Hierbei hätte die Ph. sagen sollen, dass kein Verdampfungsrückstand des weingeistigen Auszuges hinterbleiben dürfe, und in diesem Falle wäre diese Operation von vorzüglichem Werthe, weil damit Substanzen erkannt würden, welche durch die übrigen Reactionen nicht mit Sicherheit zu erkennen sind. Der süsse Geschmack des Rückstandes ist daher eine sehr irrelevante Angabe, denn mit dieser Bemerkung giebt die Ph. zu verstehen, dass ein Verdampfungsrückstand hinterbleibt, nur dürfe er nicht süss sein. Solche zu Missverständnissen führende Angaben hätten wohl vermieden werden können.

Aufbewahrung. Da die Milchsäure keine ätzende Säure ist, so könnte sie in Glasgefässen mit Korkstopfen aufbewahrt werden, jedoch sind Glasstopfen vorzuziehen, denn aus Kork würde sie Spuren Gerbstoff extrahiren und sich dann mit Schwefelsäure gemischt färben. Da sie in ammoniakalischer Luft Ammon aufnimmt, sie auch etwas hygroskopisch ist, so muss sie in dicht geschlossener Flasche aufbewahrt werden.

Anwendung. Die Milchsäure ist ein die Verdauung förderndes Mittel, indem sie die Wirksamkeit des Verdauungssaftes (Pepsins) in sofern vermehrt, als sie sich mit dem Albuminoïd des Pepsinyls (des latenten Pepsins) verbindet und das Pepsin, den peptonisirenden Verdauungsstoff, freimacht. Sie wirkt ferner lösend auf Schleim und Pseudomembranen, so wie auch zugleich wie eine milde Säure, und man hat sie daher bei Croup und Diphtheritis, zu Mundwässern und Zahnmitteln empfohlen. Da sie auflösend auf die Phosphate der Erden wirkt, so soll sie auch da mit Vortheil verwendbar sein, wo ein Leiden aus erdig phosphatischen Ablagerungen (phosphatischer Diathese) entsteht. Unter den organischen Säuren ist die Milchsäure diejenige, welche am besten vertragen wird und die Verdauung am wenigsten stört. Man giebt die Milchsäure während eines Tages zu 5—10—15 g verdünnt mit Zuckerwasser oder in Pastillen oder bis zum angenehm säuerlichen Geschmack in Mixturen (1 auf 100—150). Zu Inhalationen verdünnt man sie mit der 15—20-fachen Menge Wasser. Die Aerzte verordnen sie gewöhnlich in Form der Molken der sauer gewordenen Milch oder als Buttermilch in fieberhaften und entzündlichen Krankheiten, wo sie antipyretisch oder kühlend und durstlöschend wirkt und die kritischen Ausscheidungen fördert. Die Landleute kennen diese Wirkung aus Erfahrung und machen von der Buttermilch und den sauren Molken häufig Gebrauch.

Bei Dyspepsie wird sie durch Salzsäure besser ersetzt oder in einem Verhältniss von 2 Th. zu 1 Th. Salzsäure mit stets gutem Erfolge angewendet.

In ihrer antiseptischen Wirkung steht sie hinter der Salzsäure und Borsäure weit zurück.

Acidum nitricum.

Reine Salpetersäure.   Acĭdum nitrĭcum purum.   *Acide nitrique; Acide azotique.   Pure Nitric acid; Acid spirit of nitre.*

Klare, farblose, in der Wärme flüchtige Flüssigkeit von 1,185 spec. Gewicht, in 100 Theilen 30 Theile Salpetersäure enthaltend. Mit Kupfer erwärmt löst sie dasselbe unter Entwicklung gelbrother Dämpfe auf.

Mit dem 5-fachen Volumen Wasser verdünnt darf sie weder durch Schwefelwasserstoffwasser, noch durch Silbernitrat, noch nach Uebersättigung mit Aetzammonflüssigkeit und Zusatz von wenig Weinsäurelösung durch Schwefelammonium verändert werden; durch Baryumnitrat darf sie innerhalb 5 Minuten höchstens eine opalisirende Trübung erleiden.

Wird die mit dem doppelten Volumen Wasser verdünnte Säure mit wenig Chloroform geschüttelt, so darf letzteres nicht violett gefärbt werden, auch nicht unter schwachem Erwärmen nach Zusatz einer geringen Menge Zinnfeile.

3g der Säure bedürfen zur Sättigung 14,3 ccm Normal-Kaliumhydroxydlösung.

Vorsichtig aufzubewahren.

Geschichtliches. RAYMUND LULLUS, Spanier von Geburt, welcher im Jahre 1225 die Salpetersäure durch Destillation aus einem Gemisch aus Salpeter und Thon darstellte, wird die Entdeckung der Salpetersäure zugeschrieben, es ist jedoch nicht unwahrscheinlich, dass schon der arabische Chemiker GEBER (im 8. Jahrh.) Salpetersäure kannte und darstellte, denn er erwähnt eine Flüssigkeit, welche die Charaktere der Salpetersäure erkennen lässt.

Nach HERAPATH's Forschungen soll die Salpetersäure bereits den alten Aegyptern bekannt gewesen sein, denn auf den Bekleidungen der Mumien entdeckte man schwarze Zeichnungen, in denen man reducirtes Silber nachwies. HERAPATH fand die schwarzen Striche mit einem feinen gelben Rande eingefasst, welcher sich beim Befeuchten mit Salmiakgeist dunkler färbte. Denselben Rand beobachtet man an Silberflecken, welche also von gelöstem Silbernitrat (salpetersaurem Silber) herrühren. Eine ammoniakalische Silbersalzlösung erzeugt bekanntlich diesen gelben Rand nicht. Demnach hätten die alten Aegypter es schon verstanden, Silber in Salpetersäure oder einer salpetersäurehaltigen Mischung zu lösen.

BASILIUS VALENTINUS, ein Benedictinermönch in Erfurt (nach 1400), gewann die Salpetersäure durch Destillation aus Salpeter und Eisenvitriol. GLAUBER lehrte in der zweiten Hälfte des 17. Jahrh. die Abscheidung aus dem Salpeter durch Vitriolöl, die Säure erhielt daher auch den Namen *Spiritus*

Nitri fumans Glauberi. BOERHAVE, ein Holländer (im Anf. des vorig. Jahrh.), nannte die Säure *Acidum Nitri.* PRIESTLEY (im letzten Drittel des vorigen Jahrh.) hatte die Beobachtung gemacht, dass der elektrische Funken innerhalb eines Gemisches aus Sauerstoff und Stickstoff eine Säure erzeuge, es war aber erst CAVENDISH (1785) vergönnt, die Erzeugung der Salpetersäure durch Synthese zu begründen. DEVILLE, ein französischer Chemiker, stellte vor ca. $2^{1}/_{2}$ Decennien zuerst anhydrische Salpetersäure in Krystallen dar. Den Namen S a l p e t e r s ä u r e erhielt die Säure, weil man sie aus dem Salpeter (*Sal petrae*) darstellte und den Namen S c h e i d e w a s s e r wegen ihrer Verwendung zur Scheidung des Goldes vom Silber, indem sie letzteres leicht, nicht aber das Gold löst. Der Name *Acidum nitricum*, entnommen dem Namen *Nitrum*, νίτρον (natürliche Soda, später Salpeter bedeutend), wurde erst im Anfange dieses Jahrhunderts gebräuchlich, wo man ihn dem französischen *Acide nitrique* entnommen hatte. Die Franzosen bedienen sich gemeiniglich der Bezeichnung *Acide azotique* (Stickstoffsäure). KUHLMANN beobachtete, dass, als er Ammongas mit Luft über 300^{0} heissen Platinschwamm leitete, sich aus den Gasen Salpetersäure und Wasser bildete.

Vorkommen in der Natur. In der N a t u r k o m m t die Salpetersäure im freien Zustande nicht v o r, aber weit verbreitet in grösseren oder kleineren Mengen gebunden, als Nitrat. In grösseren oder kleineren Spuren findet man sie im Regenwasser, sie ist aber auch hier gewöhnlich an Ammonium gebunden, ferner findet sie sich an Natrium gebunden als Chilisalpeter, an Kalium, Calcium, Magnesium gebunden in der Erde, der Ackerkrume. Sie entsteht hier zum Theil aus den organischen Stickstoff enthaltenden Substanzen und dem Ammon unter Einfluss des Ozon-Sauerstoffs, reichlich bei Gewittern aus den Bestandtheilen der Luft, denn wenn elektrische Funken durch ein Gemisch aus Stickstoff und Sauerstoff treten, so entsteht zunächst Untersalpetersäure, welche mit Ozon oder Wasserstoffhyperoxyd im Contact in Salpetersäure übergeht, und zuvor von dem in der Atmosphäre reichlich vorhandenen Ammon gebunden und von diesem wieder an die Carbonate der Alkalien und Erden im Erdreich abgetreten wird. In dieser Weise entstehen zum Theil die Nitrate in der Ackerkrume. Man vergl. auch unter Kalium nitricum.

Salpetersäure des Handels. Im H a n d e l giebt es vier Sorten Salpetersäure; 1) eine r o t h e r a u c h e n d e S ä u r e (*Acidum nitricum fumans*) von circa 1,500 spec. Gewicht, von welcher unter der vorstehenden lateinischen Ueberschrift die Rede sein wird. — 2) D o p p e l t e s S c h e i d e w a s s e r von 1,40—1,42 spec. Gewicht oder 49^{0} Bé, mit circa 70 Proc. Salpetersäure. — 3) E i n e i n f a c h e s S c h e i d e w a s s e r, eine Säure von circa 1,36 — 1,38 spec. Gewicht oder 40^{0} Bé, und mit circa 58 Proc. Salpetersäure. — 4) Eine r e i n e oder o f f i c i n e l l e S a l p e t e r s ä u r e *(purissimum)* von 1,185 spec. Gewicht mit 30 Proc. Salpetersäure oder 25,71 Proc. anhydrischer Säure. — 5) Eine reine Salpetersäure von 1,200 spec. Gewicht oder 32,5 Proc. Salpetersäure. — 6) Eine reine Säure von 1,300 spec. Gewicht oder mit 45,75 Proc. Salpetersäure. — 7) Eine reine Säure von 1,400 spec. Gew. oder mit 65,33 Proc. Salpetersäure. Letztere dienen zu chemischen Zwecken.

Darstellung reiner Salpetersäure. Die D a r s t e l l u n g einer r e i n e n Salpetersäure kann auf zweierlei Weise bewerkstelligt werden: 1) durch Abscheidung aus dem gereinigten Kalisalpeter oder dem reinen Natronsalpeter mittelst Schwefelsäure; — 2) durch Rectification der rohen Salpetersäure. Die letztere Methode ist die leichteste und billigste.

Behufs Darstellung nach der ersten Methode wird gepulvertes gereinigtes Kaliumnitrat (KNO_3) in eine gläserne Retorte gegeben und mit gleichviel roher

conc. Schwefelsäure (H_2SO_4) übergossen, so dass die Retorte zur Hälfte angefüllt
ist. Nach Anlegung einer genügend weiten Vorlage, die genügend kühl gehalten wird,
geschieht die Destillation anfangs bei mässigem, gegen das Ende allmählich ver-
stärktem Feuer, bis der Rückstand in der Retorte ruhig fliesst. Das Desillat giesst
man in eine andere Retorte und erhitzt es darin so lange, bis einige Tropfen der übergehenden Flüssigkeit mit Wasser verdünnt und mit Silbernitratlösung versetzt nicht
mehr getrübt werden. Was nun in der Retorte zurückbleibt, wird mit destillirtem
Wasser bis zu dem geforderten spec. Gew. verdünnt.

Nach dieser Vorschrift, welche in jeder Hinsicht eine exacte ist, wird 1 Mol.
Kaliumnitrat (salpetersaures Kali) durch 1 Mol. Schwefelsäure zersezt, denn

$$\underset{101}{KNO_3} \; : \; \underset{98}{H_2SO_4} \; = \; \underset{100}{\text{Kaliumnitrat}} \; : \; \underset{97}{\text{Schwefelsäure}}.$$

Die Englische Schwefelsäure enthält circa 7 Proc. Wasser, es entsprechen also
gleiche Mengen Kaliumnitrat und Englische Schwefelsäure ziemlich genau dem angegebenen stöchiometrischen Verhältnisse. Die Tubulatretorte wird mit dem Kaliumnitrat beschickt in ein Sandbad gelegt, wie dies in der folgenden Figur angegeben

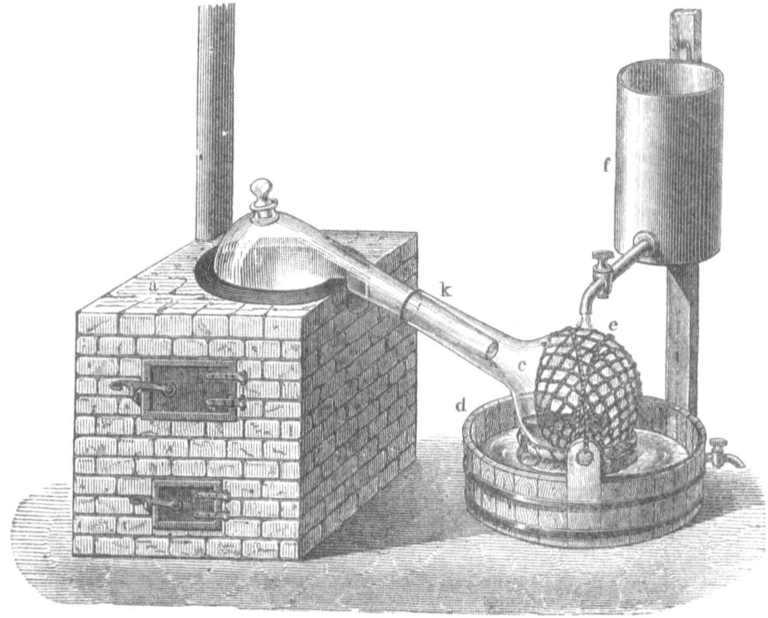

ist, mit einer Kolbenvorlage versehen, dann die Schwefelsäure mittelst eines langröhrigen Trichters langsam in die Retorte gegeben und nach Verschluss des Tubulus
die Sandkapelle geheizt. Man hat darauf zu sehen, dass der Retortenschnabel bis
zum Bauche des Kolbens hinabreicht und der Kolbenrand den Retortenschnabel einigermaassen anliegend umfasst. Bei einer solchen Zusammensetzung des Apparates ist
eine Lutirung der Fugen, wie man sie in früherer Zeit nicht glaubte unterlassen zu
können, ganz überflüssig. Die Verdichtung der Salpetersäuredämpfe bietet keine
Schwierigkeit, ein Theil der Säuredämpfe erfährt sogar an der aus dem Sandbade
hervorstehenden Retortenwölbung, wo die äussere Luft abkühlend wirkt, eine Verdichtung, und man sieht unaufhörlich Tropfen Säure von der Wölbung in die Destillationsmasse niederfliessen. Es ist daher zweckmässig, den Sand um die Retorte möglichst
hoch anzubäufen und das vorstehende Retortengewölbe mit einem Schirm oder Hut
aus Pappe zu bedecken. Wenn der vorgelegte Kolben, welchen man mit einem Netz
aus Hanffäden umhüllt hat, anfängt warm zu werden, lässt man Wasser darauf fliessen.
Anfangs der Destillation werden, da der Salpeter nie ganz frei von Chlormetallen
(Kaliumchlorid) ist, braunrothe Dämpfe, aus Chlor und Untersalpetersäure bestehend,
den Apparat füllen und zum Theil aus der Fuge zwischen Kolbenrand und Retortenschnabel heraustreten. Diese Dämpfe sind schwer durch Abkühlung des Kolbens zu

verdichten, man beachtet sie daher nicht weiter und öffnet Thüren und Fenster des Laboratoriums, damit sie vom Luftzuge fortgeführt werden. Je grösser der Gehalt des Salpeters an Chlormetall ist, um so grösser ist auch das Volumen dieses Dampfes. Wenn auf 1 Mol. Kaliumnitrat 1 Mol. Schwefelsäure in Anwendung kommt und das Kalium mit der Schwefelsäure ein Bisulfat oder saures Sulfat bilden kann, wird die Salpetersäure vollsändig vom Kalium getrennt, die Destillation beginnt bereits über dem Kochpunkte des Wassers und ist bei 130^0 im besten Gange. Durch weiteres Erhitzen bis auf 190^0 wird der Retorteninhalt flüssig und der letzte Salpetersäurerest geht über. Bei dieser Temperatur bleibt eine theilweise Zersetzung der Salpetersäure nicht aus und es treten dann wiederum einige schwachgefärbte Dämpfe auf. Wenn man auf 1 Mol. Schwefelsäure 2 Mol. Kaliumnitrat anwenden würde, so dass neutrales Kaliumsulfat im Rückstande verbleibt ($2KNO_3 + H_2SO_4 = 2HNO_3 + K_2SO_4$), so würde die erste Hälfte der Salpetersäure leicht übergehen, die zweite Hälfte aber kaum zu einem Drittel und $2/3$ derselben würden in Untersalpetersäure, Sauerstoff und Wasser zerfallen.

Das Destillat giebt man nun in eine andere Retorte placirt diese in ein Sandbad, legt eine Vorlage an und erhitzt so lange, bis der Dampf in der Retorte farblos geworden ist und einige aufgefangene Tropfen der überdestillirten Säure mit Wasser verdünnt durch Silbernitrat nicht mehr weiss getrübt werden. Es ist zweckmässig, bei Annäherung des Punktes, wo der Dampf in der Retorte anfängt farblos zu werden, die Vorlage zu wechseln, während man die Prüfung mit der Silberlösung vornimmt. Eine Verdünnung der Probe mit etwas Wasser ist unerlässlich, denn in einer sehr concentrirten Salpetersäure wird sehr leicht trotz der Anwesenheit des Chlors keine Chlorsilberfällung erreicht, weil eine concentrirte Salpetersäure Silberchlorid löst. Die in der Retorte zurückgebliebene Salpetersäure ist nun von Chlor und Untersalpetersäure befreit, also eine reine und wird schliesslich mit destillirtem Wasser bis auf das erforderliche specifische Gewicht verdünnt.

Statt des Kaliumnitrats kann man auch das billigere reine Natriumnitrat verwenden und zwar übergiesst man 100 Th. desselben mit 125 Th. Englischer Schwefelsäure, es bietet jedoch diese Destillation den Uebelstand, dass der Retorteninhalt in der zweiten Hälfte der Destillation mehr oder weniger schäumend zu steigen pflegt, so dass selbst ein Uebersteigen der Destillationsmasse zu fürchten ist. Die Retorte darf daher auch nur zu $1/3$ ihres Rauminhaltes angefüllt werden. Diesen Uebelstand kann man einigermaassen mindern, wenn man die Schwefelsäure vorher mit dem dritten Theile ihres Gewichtes Wasser verdünnt. Jenes eigenthümliche Schäumen findet darin seine Erklärung, dass das entstandene Natriumbisulfat begierig Krystallwasser aufzunehmen bestrebt ist, es daher der Salpetersäure Wasser entzieht, und diese im anhydrischen Zustande unter gleichzeitigem Einfluss der Hitze in Sticksoffoxyd und Salpetrigsäure zerfällt. Andererseits hat die Natriumbisulfatlösung an und für sich die Eigenthümlichkeit, in starker Hitze zu schäumen, indem es das aufgenommene Wasser nur allmählich und schwierig in Dampfform fahren lässt.

Die billigste und leichteste Methode der Darstellung einer reinen Salpetersäure ist die fractionirte Destillation einer rohen Säure von 1,35—1,42 spec. Gew. Das Hydriumnitrat oder die Salpetersäure, nach der dualistischen Theorie das einfache Salpetersäurehydrat (HNO_3), hat ein spec. Gew. von 1,52 und destillirt schon bei einer Temperatur von 86—90^0, jedoch nicht unversehrt, indem ein Theil in Untersalpetersäure, Sauerstoff und Wasser zerfällt. Das erste Hydrat der Salpetersäure, Salpetersäuresesquihydrat ($2HNO_3, 3H_2O$), enthält 70 Proc. Salpetersäure (HNO_3) oder 60 Proc. anhydrische Salpetersäure und hat ein spec. Gew. von ungefähr 1,42. Der Siedepunkt dieses Hydrats liegt bei 123^0, und eine Zersetzung der Säure während der Destillation findet nicht statt. Giebt man nun eine schwächere Säure in die Retorte, so destillirt anfangs auch eine wässrige Säure über, bis die Säure in der Retorte sich im Gehalt jenem Hydrat nähert, wo sich dann bei circa 123^0 der Siedepunkt constant erweist. Enthält die Säure Chlor, Untersalpetersäure, selbst Jod, von welchen Verunreinigungen das aus Chilisalpeter dargestellte doppelte Scheidewasser nie frei ist, so werden diese Substanzen anfangs theils dampfförmig entweichen, theils mit der schwächeren Säure überdestilliren, ihre vollständige Austreibung ist jedoch nur dann erst erreicht, wenn der Kochpunkt bei ungefähr 120^0 angelangt ist. Alsdann destillirt eine reine Salpetersäure über. Würde man die Destillation bis fast zur Trockne treiben, und das Scheidewasser war mit Schwefelsäure verunreinigt, so liegt es nahe, dass dann auch Schwefelsäure in das Destillat übergeht. Diese freie Schwefelsäure lässt sich übrigens binden, wenn man dem Scheidewasser einige Procente Kalisalpeter zusetzt.

Um nun durch Rectification einer rohen Salpetersäure eine reine darzustellen, verfährt man in folgender Weise. Eine in ein Sandbad gesetzte Retorte füllt man etwas über $2/3$ ihres Rauminhaltes mit doppeltem Scheidewasser an, nachdem man vorher circa 3 g gepulverten Kalisalpeter auf ein Liter der Säure in die Retorte eingeschüttet hat, legt einen Kolben an, wie oben in den Abbildungen auf Seite 142 u. 143 angegeben ist, und erhitzt bis zum gelinden Aufkochen. Da hier eine viel Wasser enthaltende Säure destillirt, so ist die anhaltende Abkühlung der Vorlage unerlässlich. Sobald der Retorteninhalt heiss wird, sammelt sich über demselben ein braunrother Dampf, aus Chlor und Untersalpetersäure bestehend, welcher bei weiterer Erhitzung in die Vorlage mit Salpetersäuredämpfen abfliesst und sich hier zum Theil verdichtet. Wenn die Temperatur der kochenden Säure bis auf circa 120⁰ gestiegen ist, ist auch die ganze Menge Chlor und Untersalpetersäure ausgetrieben, der Dampf in der Retorte erscheint nach und nach weniger gefärbt und wird zuletzt ganz farblos. Wenn dieser Zeitpunkt heranrückt, nimmt man den Kolben ab und ersetzt ihn durch einen anderen, indem man zugleich einige Tropfen der überdestillirenden Säure in einem etwas weiten Reagircylinder auffängt, in welchem sich einige Tropfen Silbernitratlösung mit circa 5 ccm destillirtem Wasser verdünnt befinden. Im Falle das Destillat noch eine geringe Trübung erzeugt, destillirt man circa 10 Minuten weiter und prüft nochmals. Erweist sich das Abtropfende endlich frei von Chlor, so legt man einen anderen reinen Kolben vor und destillirt bei guter Abkühlung desselben so lange, bis der Rückstand in der Retorte circa $^1/_6$ der eingegossenen Säure beträgt. Auf diese Weise erlangt man mehr als $^2/_3$ einer reinen Säure von ungefähr 1,38 spec. Gew. und das zuerst überdestillirende und das zurückbleibende Sechstel lassen sich wieder als rohe Säure verwenden. Ein zweimaliger Wechsel der Vorlage ist in allen Fällen, selbst auch wenn bei der ersten Probe die Säure chlorfrei befunden wird, nothwendig, um sicher vorher alle Chlordämpfe zu entfernen, ehe man die reine Säure auffängt. Enthält die rohe Säure freies Jod, so geht auch dieses mit den Chlor- und Untersalpetersäuredämpfen über. Ein Sechstel der Säure als Rückstand zu lassen, ist räthlich, denn bei weiter fortgesetzter Destillation wird die Salpetersäure concentrirter und in den Zustand versetzt, wo sie sich unter Einfluss der Destillationshitze zum Theil in Sauerstoff und Untersalpetersäure zersetzt, welche letztere ein Freiwerden von Jod aus gegenwärtiger Jodsäure veranlasst.

Die Destillation aus dem Sandbade ist eine ungestörte; ein Stossen der kochenden Säure findet nicht statt. Man hat zwar auch die Destillation über freiem Kohlenfeuer empfohlen, indem man die gefüllte Retorte auf einen eisernen Ring, von welchem

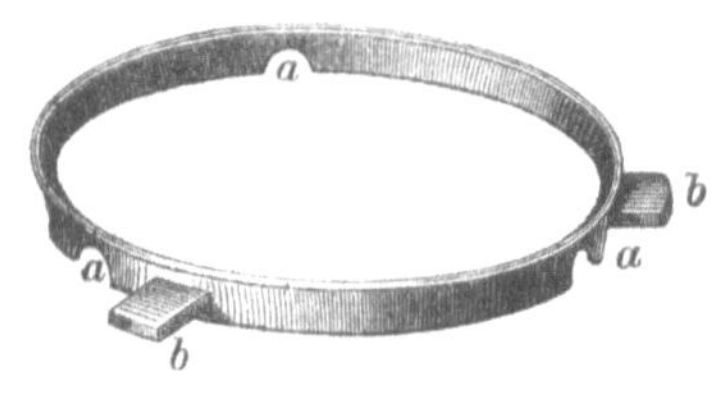

beistehende Abbildung eine Vorstellung giebt und der auf einen Windofen gelegt ist, setzt. Zwischen Retorte und Ring legt man an drei oder vier Stellen Streifen Drahtgaze, um den unmittelbaren Druck des Eisenringes gegen die Glaswandung zu verhindern. Unter nur sehr allmählich verstärkter Kohlenfeuerung wird der Retorteninhalt ins Kochen gebracht etc. Diese Methode ist nur unter den Händen eines vorsichtigen und erfahrenen Arbeiters anwendbar, sie bietet aber nie die Sicherheit wie die Erhitzung in Kapelle und Sandbad.

Bei chemischen Arbeiten mit Substanzen, welche entweder leicht entzündlich und brennbar sind, oder welche als Dampf aufgeathmet Gesundheit und Leben gefährden, wähle man stets den *modus faciendi*, welcher die grössere Sicherheit gewährt, selbst wenn das Produkt der Arbeit dadurch etwas theurer wird. Hier erfordert die Kapelle nur etwas mehr Material zur Heizung.

Wird eine Salpetersäure von geringem Säuregehalt der Rectification unterworfen, so sind die Erfolge um vieles geringer. Wenn bei einer Säure von 1,35 spec. Gew. schon nach Destillation des ersten Fünftels eine chlorfreie Säure übergeht, findet dies bei einer Säure von kaum 1,3 spec. Gew. vielleicht erst nach Destillation von zwei Fünfteln statt.

Bei Darstellung der reinen Salpetersäure in pharmaceutischen Laboratorien kosten 2500 g von 1,185 spec. Gew. annähernd: aus doppeltem Scheidewasser 0,80 Mk., aus gereinigtem Kalisalpeter 1,25 Mk., aus gereinigtem Natronsalpeter 1,10 Mk., aus reinem Natronsalpeter 1,50 Mk. Hier sind Zeit und Arbeit nicht in Anrechnung gebracht. 1 kg der reinen Säure von 1,185 spec. Gew. notirt der Drogist zu 0,60 Mk. Dazu kommt die Flasche mit Glastopfen und die Fracht, so dass pro kg ein Einkaufspreis von 0,70 Mk. kommt, während das kg selbsthergestellter Säure aus roher Salpetersäure auf höchstens 0,35 Mk. zu stehen kommt. Die Selbstdarstellung ist also eine lohnende.

Reinigung des Destillats von Untersalpetersäure. Das nach der einen oder anderen Methode der Darstellung gewonnene Destillat enthält stets etwas Untersalpetersäure. Behufs Entfernung derselben, verdünnt man das Destillat ungefähr mit dem dritten Theile seines Volumens destillirtem Wasser oder bis zu dem geforderten spec. Gewicht, setzt den Kolben in ein Sandbad, so dass er mit seinem Halse eine schräge Lage hat (das Abfliessen der Gase zu erleichtern), und erhitzt bis zum einmaligen Aufwallen.

Stellung der Säure auf ein bestimmtes spec. Gewicht. Die Stellung des gewonnenen, mit etwas Wasser verdünnten und durch Erhitzen von der anhängenden Untersalpetersäure befreiten Destillats auf das von der Pharmakopöe vorgeschriebene Eigengewicht geschieht in der bekannten Weise. Man bestimmt das spec. Gewicht der auf $15-20^0$ erkalteten Säure und berechnet die nöthige Verdünnung gemäss der weiter unten angegebenen Gehaltstabelle. Gesetzt man hätte das spec. Gewicht der Säure bei einer Temperatur von $23,5^0$ zu 1,278 gefunden. Da eine Säure von dieser Stärke um jeden Grad Wärme ihr spec. Gewicht um 0,001 vermindert, so lautet das spec. Gewicht auf eine Temperatur von $17,5^0$ reducirt $(0,001 \times 6 + 1,278 =)$ 1,284, welche Zahl nach der gegebenen Tabelle einem Gehalt von 45 Proc. Säure (NHO_3) oder 38,57 $^0/_0$ Säureanhydrid entspricht. Das absolute Gewicht der Säure betrage 2200 g. Das Verdünnungsmaass bis auf einen Gehalt von 30 Proc. Säure berechnet sich also nach den Regeln der umgekehrten Regeldetri:

$$30 : 45 = 2200 : 3300.$$

Jene 2200 g Säure sind demnach bis auf ein Gewicht von 3300 g oder mit 1100 g destillirtem Wasser zu verdünnen.

Verwerthung der Rückstände und Abfälle aus der Bereitung. Der Rückstand, welcher bei Verwendung von Natriumnitrat verbleibt, ist nur zu Desinfectionszwecken zu verwenden (vergl. auch unter Salzsäure, S. 104). Man füllt die Retorte nach dem Erkalten mit Wasser und stellt sie umgekehrt in ein hölzernes Fass mit Wasser.

Der Rückstand aus der Bereitung mit Kaliumnitrat hat einen Werth, indem er ohne besondere Mühe zu Kaliumsulfat verarbeitet werden kann. Man löst ihn unter Erhitzen im Sandbade mit circa dem dreifachen Volum Wasser, indem man ihn drei- bis viermal je mit einem gleichen Volum Wasser übergiesst, bis fast zum Kochen erhitzt, das Gelöste in einen erwärmten Steintopf abgiesst und das Uebergiessen mit Wasser, Erhitzen und Abgiessen wiederholt. Die heisse Lösung wird, um etwa gegenwärtiges Bleisulfat, aus der Schwefelsäure herstammend, zu beseitigen, durch ein Filter (ein mit Fliesspapier bedecktes Colatorium) gegossen, dann noch warm mit einem halben oder Drittel-Volumen Weingeist gemischt und unter bisweiligem Umrühren zwei Tage bei Seite gestellt. Das aus reinem Kaliumsulfat bestehende Krystallmehl sammelt man alsdann in einem Colatorium, rührt es mit einem 30-proc. Weingeist an, giebt es in einem Deplacirtrichter, in welchem man es mit demselben verdünnten Weingeist auswäscht, bis das Abtropfende aufhört sauer zu reagiren, und macht es im Wasserbade endlich trocken. Die gesammelten weingeistigen Flüssigkeiten stumpft man mit Kalkmilch ab, sondert sie von dem abgeschiedenen Calciumsulfat und sammelt den Weingeist daraus durch Destillation. Aus 10 Th. Kalisalpeter gewinnt man auf diese Weise fast 8 Th. sehr reines Kaliumsulfat.

Der Rückstand und das erste chlorhaltige Destillat, welche bei Darstellung der reinen Säure aus dem doppelten Scheidewasser gesammelt werden, giesst man zusammen und verbraucht sie als eine rohe Säure. Nur in dem Falle, wenn die rohe Säure frei von Jod gewesen wäre, lässt sich das erste Destillat zur Bereitung von Ferrichlorid verwenden.

Theoretisches. Die Salpetersäure, Stickstoffsäure, das Hydriumnitrat, HNO_3, hat auch die theoretische Bezeichnung Nitrylhydrat erhalten. Die Radicaltheorie macht die Säure zu dem Oxyde eines Radicals, des Nitrosyls, NO. Zwei Polyhydrate sind gekannt. Das Hydriumnitrat, HNO_3, raucht stark an der Luft, hat ein spec. Gew. von 1,525, siedet bei 86^0 und erstarrt bei 50^0 Kälte. Das Sesquihydrat $= 2HNO_3 + 3H_2O$ hat eine Eigenschwere von 1,504 und siedet bei $120,5^0$.

Salpetersäureanhydrid oder Stickstoffpentoxyd N_2O_5 entsteht bei Einwirkung von Chlor auf trockenes Silbernitrat. Es bildet farblose

Krystalle, schmilzt bei 30^0, siedet bei 45^0 C. und zerfällt stärker erhitzt unter Explosion in Untersalpetersäure (Stickstofftetroxyd, NO_2) und Sauerstoff.

Salpetersäure ist eine starke einbasische Säure und ihre Salze nennt man Nitrate z. B. KNO_3 (Kaliumnitrat), $NaNO_3$ (Natriumnitrat), $Ba(NO_3)_2$ (Baryumnitrat).

Beim Erhitzen der Alkalimetall-Nitrate verflüchtigt sich Sauerstoff und ein salpetrigsaures Salz oder Nitrit bleibt zurück z. B. KNO_3 zerfällt in O und KNO_2 (Kaliumnitrit).

Beim Erhitzen der Nitrate der Erdmetalle und der Schwermetalle findet völlige Zersetzung der Salpetersäure statt z. B.

$$\underset{\text{Baryumnitrat}}{Ba\genfrac{}{}{0pt}{}{NO_3}{NO_3}} \quad \text{zerfällt in} \quad \underset{\text{Baryumoxyd}}{BaO} \quad \text{und} \quad \underset{\substack{\text{2 Mol. Unter-}\\\text{salpetersäure}}}{\genfrac{}{}{0pt}{}{NO_2}{NO_2}} \quad \text{und} \quad \underset{\text{Sauerstoff}}{O}$$

Bei der Einwirkung der Salpetersäure auf oxydirbare Substanzen giebt diese einen Theil ihres Sauerstoffs an diese ab unter Bildung von NO_2, N_2O_3, NO, N_2O in gasiger Form, wobei in organische Körper NO_2 (Nitroyl), also ein Salpetersäurerest, in Stelle des basischen H eintritt und die Bildung von Nitrokörpern · bewirkt (Nitroglycerin, Nitrocellulose). Bei der Einwirkung auf Albuminoide, wie thierische Haut, färbt die Salpetersäure gelb, die Xanthoproteïnsäure bildend. In der Pikrinsäure oder dem Trinitrophenol, welches sehr gelb färbt, sind 3 Mol. NO_2 vertreten $= C_6H_2(NO_2)_3OH$. Findet bei der Oxydation durch Salpetersäure gleichzeitig ein Freiwerden des Wasserstoffs statt, so tritt auch die Bildung von Ammoniak ein.

Bei Einwirkung der Salpetersäure auf Kupfer resultiren Cuprinitrat (salpetersaures Kupfer), Stickoxyd und Wasser. Das mit der Luft in Berührung kommende farblose Stickoxyd (NO) nimmt Sauerstoff auf und bildet Untersalpetersäureanhydrid oder Stickstofftetroxyd (NO_2), welcher sich in Form orangerother Dämpfe zu erkennen giebt.

$$\underset{\text{3. At. Kupfer}}{3Cu} \; + \; \underset{\text{8 Mol. Salpetersäure}}{8HNO_3} \; = \; \underset{\text{3 Mol. Cuprinitrat}}{3Cu(NO_3)_2} \; + \; \underset{\text{2 Mol. Stickoxyd}}{2NO} \; + \; \underset{\text{4 Mol. Wasser}}{4H_2O}$$

Zur Erkennung der Salpetersäure dient die Ferrostickoxydreaction. Man giebt 4—6 ccm der Flüssigkeit, welche man auf einen Gehalt an Salpetersäure untersuchen will, in ein Reagirglas, dazu 1—2 ccm einer concentrirten (33,3-proc.) Ferrosulfatlösung (Eisenvitriollösung), so dass sie sanft auf den Grund der ersteren Flüssigkeit niederfliesst, und dann 2—3 ccm conc. Schwefelsäure, so dass auch diese auf den Grund beider Flüssigkeiten niederfliesst. Man kann auch die Schwefelsäure zuerst eingiessen, dann die zu prüfende Flüssigkeit und schliesslich die Ferrosulfatlösung. An der Berührungsfläche der Flüssigkeitsschichten bildet sich bei Gegenwart von Salpetersäure eine dunkelbraune Zone, welche beim gelinden Agitiren wächst oder schwindet, je nachdem viel oder wenig Salpetersäure vertreten ist.

$$\underset{\text{Ferrosulfat}}{6FeSO_4} \; + \; \underset{\text{Salpetersäure}}{2HNO_3} \; + \; \underset{\text{Schwefelsäure}}{3H_2SO_4} \; = \; \underset{\text{Ferrisulfat}}{3Fe_2(SO_4)_3} \; + \; \underset{\text{Stickoxyd}}{2NO} \; + \; \underset{\text{Wasser}}{4H_2O}$$

Aetiologie der Salpetersäuredarstellung. Der Vorgang bei der Salpetersäuredarstellung aus Kalium- oder Natriumnitrat ist folgender: Werden 2 Moleküle des Nitrats und 1 Mol. der Schwefelsäure der Destillation unterworfen, so verbindet sich 1) letztere mit 1 Mol. des Alkalimetalls, also mit der Hälfte der Base des Nitrats zu einem Kaliumhydriumsulfat oder Bisulfat, und es destillirt zuerst bei mässiger Hitze die Hälfte der ganzen Salpetersäuremenge, welche in dem Nitrat vorhanden ist, über und 2) bei einer Hitze über mehr denn 200^0 wirkt endlich $1/_2$ Mol. Schwefelsäure aus dem Kaliumhydriumsulfat oder Bisulfat auf die übrige Hälfte unzersetzten Nitrats, die darin gebundene Salpetersäure verdrängend. Das Resultat der Zersetzung ist dann neutrales Alkalimetallsulfat und Salpetersäure.

1) $2KNO_3 + H_2SO_4 = HKSO_4 + KNO_3 + HNO_3$

(Kaliumnitrat + Schwefelsäure = Kaliumbisulfat oder Kaliumhydriumsulfat + Kaliumnitrat + Salpetersäure)

2) $KNO_3 + HKSO_4 = K_2SO_4 + HNO_3$

(Kaliumnitrat + Kaliumbisulfat = Kaliumsulfat + Salpetersäure)

oder nach der Typentheorie:

1) $2\left(\begin{smallmatrix}NO_2\\K\end{smallmatrix}\right\}O\right)$ u. $\begin{smallmatrix}SO_2''\\H_2\end{smallmatrix}\right\}O_2$ geben $\begin{smallmatrix}SO_2''\\KH\end{smallmatrix}\right\}O_2$ u. $\begin{smallmatrix}NO_2\\K\end{smallmatrix}\right\}O$ u. $\begin{smallmatrix}NO_2\\O\end{smallmatrix}\right\}O$

2) $\begin{smallmatrix}NO_2\\K\end{smallmatrix}\right\}O$ u. $\begin{smallmatrix}SO_2''\\KH\end{smallmatrix}\right\}O_2$ geben $\begin{smallmatrix}SO_2''\\K_2\end{smallmatrix}\right\}O_2$ u. $\begin{smallmatrix}NO_2\\H\end{smallmatrix}\right\}O$

Die hohe Temperatur, bei welcher der zweite Process vor sich geht, lockert den elementaren Bestand der Salpetersäure und diese zerfällt zum Theil in Untersalpetersäure, welche stets als Anhydrid auftritt, Sauerstoff und Wasser.

$2HNO_3$ zerfallen in $2NO_2$ und O und H_2O

oder $2HNO_3$ zerfallen in N_2O_4 und O und H_2O

(Salpetersäure — Untersalpetersäureanhydrid — Sauerstoff — Wasser)

oder nach der Typentheorie

$2\left(\begin{smallmatrix}NO_2\\H\end{smallmatrix}\right\}O\right)$ zerfällt in $2NO_2$ und O und $\begin{smallmatrix}H\\H\end{smallmatrix}\right\}O$

(Salpetersäure — Untersalpetersäureanhydrid — Sauerstoff — Wasser)

Um dieser Zersetzung vorzubeugen lässt man 1 Mol. S c h w e f e l s ä u r e nur auf ein 1 Mol. des N i t r a t s einwirken, und die Salpetersäure wird bei mässiger Hitze völlig ausgetrieben und bei Anwendung von Kalisalpeter bleibt saures Kaliumsulfat oder K a l i u m h y d r i u m s u l f a t oder, nach alter Ansicht, Kaliumbisulfat bleibt als Rückstand

$KNO_3 + H_2SO_4 = HKSO_4 + HNO_3$

$\begin{smallmatrix}NO_2\\K\end{smallmatrix}\right\}O + \begin{smallmatrix}SO_2''\\H_2\end{smallmatrix}\right\}O_2 = \begin{smallmatrix}SO_2''\\KH\end{smallmatrix}\right\}O_2 + \begin{smallmatrix}NO_2\\H\end{smallmatrix}\right\}O$

(Kaliumnitrat — Schwefelsäure — Kaliumhydriumsulfat — Salpetersäure)

Eigenschaften der Salpetersäure. Die officinelle reine S a l p e t e r - s ä u r e ist eine völlig farblose, wasserklare, an der Luft nicht rauchende Flüssigkeit von 1,185 spec. Gewicht oder mit einem Gehalte von 30 Proc. Salpetersäure (HNO_3), von ätzend saurem Geschmack und eigenthümlichem saurem Geruch, welche sich beim Erhitzen total flüchtig erweist, bei einer Temperatur von ungefähr 106^0 siedet, Kaliumhypermanganat nicht zersetzt und mit Kupfermetall erwärmt dasselbe unter Ausstossung gelbrother Dämpfe (Untersalpetersäureanhydriddämpfe) auflöst.

Die S a l p e t e r s ä u r e oder Hydriumnitrat ist eine Verbindung von Stickstoff, Wasserstoff und Sauerstoff, entsprechend den Formeln HNO_3 od. $\begin{smallmatrix}NO_2\\H\end{smallmatrix}\right\}O$.

Das S a l p e t e r s ä u r e a n h y d r i d ist eine Verbindung von Stickstoff und Sauerstoff, entsprechend den Formeln N_2O_5 oder $\begin{smallmatrix}NO_2\\NO_2\end{smallmatrix}\right\}O$. Dieses Anhydrid wurde vor anderthalb Decennien von dem Franzosen DEVILLE dargestellt, indem er trocknes Silbernitrat durch trocknes Chlorgas bei einer Temperatur von 95⁰ zersetzte. Es krystallisirt in rhombischen Prismen, welche bei $+ 30^0$ schmelzen und sich bei 47^0 vollständig verflüchtigen, auch bei gewöhnlicher Temperatur einer allmählichen, aber oft explosiven Zersetzung in Untersalpetersäureanhydrid und Sauerstoff unterliegen. Mit Wasser in Berührung geht das Salpetersäureanhydrid in Salpetersäure oder Salpeterhydrosäure oder Hydriumnitrat, HNO_3, über:

$$\text{Salpetersäureanhydrid} \qquad \text{Wasser} \qquad \text{Salpetersäure od. Hydriumnitrat}$$

$$\left.{NO_2 \atop NO_2}\right\}O \quad + \quad \left.{H \atop H}\right\}O \quad \text{geben} \quad 2\left({NO_2 \atop H}\right\}O\right)$$

$$NO_5 \quad + \quad H_2O \quad \text{geben} \quad 2HNO_3$$

Die normale Salpetersäure, die Säure im unverdünnten Zustande, HNO_3, ist eine äusserst ätzende, die Haut und andere organische Substanzen gelb färbende und zerstörende, an der Luft stark rauchende Flüssigkeit von 1,525 spec. Gew. bei 15^0 C., welche bei 86^0 siedet und bei -49^0 erstarrt. Unter Einfluss des Lichtes zerfällt sie allmählich in Sauerstoff, Wasser und Untersalpetersäure, von welcher letzteren sie einen grossen Theil zurückhält und eine gelbe Farbe annimmt. Diese Zersetzung findet auch bei der Destillation statt, bei welcher ihr Siedepunkt höher und höher bis zu 123^0 steigt, welcher Siedepunkt constant bleibt und wo sich in Folge der Zersetzung so viel Wasser gebildet hat, dass das Sesqui-Hydrat $(2HNO_3 + 3H_2O)$ entstanden ist. Dieses hat ein spec. Gew. von 1,42 und siedet bei 123^0. Es ist meist die Salpetersäure, welche nach oben angegebenen Methoden der Darstellung gewonnen wird. Da auch beim Verdünnen dieses Sesquihydrats mit Wasser die Mischung sich erwärmt, so mögen wohl noch andere Hydrate der Säure existiren. Auch dieses Hydrat der Salpetersäure, welches im Contact mit der Luft wenig raucht, ist eine sehr ätzende, die Haut gelb färbende und organische Substanzen zerstörende Flüssigkeit, nur in etwas weniger intensivem Maasse als die normale Säure (HNO_3).

Beim Erwärmen mit einigen Kupferspänchen entwickelt die Salpetersäure Stickstoffdioxyd oder Stickstoffoxyd $(N_2O_2$ od. $NO)$, ein an der Luft sich in rothbraune Dämpfe, Untersalpetersäureanhydrid $(N_2O_4$ od. $NO_2)$, verwandelndes Gas. Indigolösung färbt sie gelb, besonders auf Zusatz von Schwefelsäure. Diese beiden Reactionen gelten als Identitäts-Reactionen, welche letztere aber auch durch Chlor bewirkt wird. Die Reaction mit Kupfer erklären folgende Formeln.

$$\text{16 Mol. Salpetersäure} \quad \text{3 Mol. Kupfer} \quad \text{6 Mol. Cuprinitrat} \quad \text{8 Mol. Wasser} \quad \text{4 Mol. Stickstoffoxyd}$$

$$16\,HNO_3 \quad \text{und} \quad 3Cu_2 \text{ ergeben } 6CuN_2O_6 \quad \text{und } 8\,H_2O \quad \text{und} \quad 4NO$$

$$16\,\left.{NO_2 \atop H}\right\}O \quad \text{und} \quad 3Cu_2 \text{ ergeben } 6\left.{(NO_2)_2 \atop Cu}\right\}O_2 \text{ und } 8\left.{H \atop H}\right\}O \quad \text{und} \quad 4NO$$

Aufbewahrung. Die Salpetersäure, welche zu den Separandis gehört, lässt sich nur in Glasflaschen mit Glasstopfen aufbewahren. Die reine Säure ist zugleich vor dem Einflusse des Sonnenlichtes zu schützen, welches sie allmählich in Sauerstoff und Stickoxyd oder Untersalpetersäure zerlegt. Diese Zersetzung ist im gebrochenen Tageslichte allerdings nur eine höchst unbedeutende, dennoch ist der Ordnung halber der schattige Ort als Aufbewahrungsort zu wählen. Man erkennt diese Zersetzung, wenn sich der Stopfen der Standflasche von selbst hin und wieder hebt, oder an dem spritzelnden Entweichen einer Luftart zwischen Stopfen und Halswandung des Standgefässes in dem Augenblicke, wo man den Stopfen hebt. Um diese Stickstoffoxyde zu entfernen, darf die Säure nur auf circa 110° C. erhitzt werden. Dann treten sie bei guter Aufbewahrung nach längerer Zeit nur in schwachen Spuren auf.

Der Dunst der Salpetersäure scheint die Lungen nicht stark zu belästigen, dennoch kann derselbe in reichlicher Menge geathmet den Tod durch Herzschlag herbeiführen. Ein hervorragender Chemiker in Edinburg erhielt eine Flasche mit conc. Salpetersäure zugesendet, welche Flasche man ungeöffnet in das Laboratorium stellte. Ein nachdenkender Chemiker hätte die Flasche geöffnet, indem er sich gesagt haben würde: „Salpetersäure von dieser Concentration dehnt sich bei Zunahme der Wärme um je 1° C. auch um 0,0013 seines Vol. oder spec. Gew. aus, die Flasche ist voll, mein Laboratorium warm, die Herbsttemperatur, bei welcher wahrscheinlich die Füllung geschah, ist niederig, also muss die Flasche zerplatzen, wenn ich sie nicht öffne." Der hervorragende Chemiker hatte sich dies nicht gesagt und die Flasche platzte, ihren Inhalt auf dem Boden des Laboratorium ausbreitend. Der Chemiker rief seinen Assistenten schnell herbei und beide Männer suchten durch Aufschöpfen zu retten, was zu retten war. Eine halbe Stunde hatten sie die Dämpfe ohne jede Beschwerde ertragen, sie gehen in den Kreis ihrer Familie, speisen dort, doch nach 10—15 Stunden verstarben beide Männer plötzlich, ohne dass Krankheitssymptome zuvor eintraten.

Dieses Ereigniss möge als warnendes Beispiel dienen und möchte das Reichsgesundheitsamt noch eine Verordnung schaffen, nach welcher die Fabriken die Versendungsgefässe mit leicht ausdehnsamen Flüssigkeiten nicht total, sondern nur zu $^9/_{10}$ anfüllen dürften.

Es sind mehrere Fälle vorgekommen, dass die Salpetersäuregefässe (wie gewöhnlich) total gefüllt bei niedriger Temperatur, dicht geschlossen auf den Transport kommen, hier auf offene Waggons gestellt und den brennenden Sonnenstrahlen ausgesetzt werden. Das eine oder andere Gefäss ist nicht stark genug in der Wandung, die ausgedehnte Flüssigkeit sprengt das Gefäss, die Salpetersäure tränkt die Umhüllung und ein Brand ist die natürliche Folge. Also auch das Einfüllen ähnlicher Flüssigkeiten bei niedriger Temperatur ist Gefahr bringend und sollte von den Fabrikanten und Drogisten beachtet werden.

Prüfung. Die Reinheit der officinellen Salpetersäure ergiebt sich nach den Anforderungen der Pharmakopöe: 1) aus der vollständigen Verflüchtigung beim Erhitzen im Platinschälchen oder in einem weissen Porcellanschälchen. Am einfachsten ist die Abdampfung von 2 Tropfen einer Mischung aus gleichen Vol. absolutem Weingeist und Säure auf einem Objectglase und eine optische Prüfung. Es darf auch nicht eine Spur eines Rückstandes verbleiben. 2) Die Reinheit der Salpetersäure ergiebt sich aus der Indifferenz des Baryumnitrats gegen die mit circa 5 Th. destillirtem Wasser verdünnte Säure. Eine weisse Trübung zeigt eine Verunreinigung mit Schwefelsäure an, doch soll eine Verunreinigung mit $^1/_{1500}$—$^1/_{1600}$ zugelassen werden, welche Spur sich innerhalb von 5 Minuten durch Opalisirung zu erkennen giebt. Baryumchlorid würde innerhalb 5 Minuten $^1/_{3000}$ Schwefelsäure in der Salpetersäure noch anzeigen. Die Verdünnung der Säure mit einem mehrfachen Volumen Wasser ist deshalb geboten, weil Baryumnitrat in Salpetersäure wenig löslich ist und daher aus der Barytnitratlösung, zur unverdünnten Salpetersäure gesetzt, eine Ausscheidung von Baryumnitratkrystallmehl erfolgen würde, — 3) aus einer Indifferenz des Silbernitrats gegen die 5-proc. Säure. Eine weisse Opalisirung, Trübung oder Fällung zeigt eine geringere oder grössere Verunreinigung mit Chlor (und auch Jod) an. Auch hier ist die Verdünnung der Säure geboten, weil sehr kleine Mengen Silberchlorid in concentrirter Säure nicht unlöslich sind; — 4) aus der Indifferenz der 5-proc. Salpetersäure gegen Schwefelwasserstoffwasser. Diese Reaction berührt einerseits eine Verunreinigung mit Schwermetallen, welche aus saurer Lösung durch H_2S gefällt werden, z. B. Blei, Kupfer, andererseits eine Verunreinigung mit Jodsäure, auf welche aber eine besondere Reaction (sub 6) von der Ph. vorgeschrieben ist. Das kleine Spuren Blei hier in so saurer Flüssigkeit nicht zur Erkennung gelangen, ist schon an anderer Stelle besprochen worden. Hätte man eine Sättigung mit Ammon bis zu gering sauren Reaction angeordnet, so würden auch die kleinsten Metallspuren durch Schwefelwasserstoffwasser durch eine braune Färbung erkannt werden. Schwefelwasserstoff zersetzt Jodsäure, unter Abscheidung von Jod und Schwefel, wobei die Flüssigkeit sich bräunlich färbt. Bei einem Ueberschuss von H_2S tritt Entfärbung ein, indem sich Jodwasserstoff bildet und Schwefel ausscheidet. $2HJO_3 + 5H_2S = J + 6H_2O + 5S$; — $2J + H_2S = 2HJ + S$. Tritt also eine Trübung oder Färbung ein, so können Kupfer und andere Metalle oder Jodsäure als Verunreinigungen der Salpetersäure angenommen werden. Diese stinkenden Geruch verbreitende Reaktion kommt in Wegfall durch die Prüfung auf völlige Flüchtigkeit, denn 1 Tropfen der mit einem gleichen Vol. Weingeist versetzten Salpetersäure auf dem äusseren Drittel eines Objectglases hinterlässt durch Verdampfen bei nur gelinder Wärme einen sichtbaren Rückstand, wenn die Säure metallische Verunreinigungen oder Jodsäure einschliesst. Jodsäure erträgt eine Wärme bis zu 180^0 C. Letztere bildet auf dem Glase feine glasige concentrische Ringe; — 5) aus der Indifferenz des Schwefelammonium auf die verdünnte, mit Aetzammon übersättigten und mit etwas Weinsäure versetzten Säure. Eine grüne bis schwarze Färbung oder Trübung deutet auf Eisen. Diese ziemlich umständliche und mit Gestank verbundene Reaction würde durch Kaliumrhodanid einfacher und besser ersetzt werden, welches Reagens die 5-proc. Säure bei Gegenwart von Ferrioxyd blutroth, bei kleinen Spuren mindestens rothgelb färbt. Dieses Reagens hat man deshalb refüsirt, weil es auch Unter-Salpetersäure durch eine rothe Färbung anzeigt. Wenn man 1 ccm der Salpetersäure in einem kurzen Reagircylinder einmal aufkocht, was in einer Secunde auszuführen ist, und dann mit 5 ccm Wasser verdünnt, so sind weder Untersalpetersäure noch die anderen niederen Stickstoffoxyde in der Flüssigkeit vorhanden und diese würde, wenn sie sich auf Zusatz von einigen Tropfen der Kaliumsulfocyanidlösung roth färbte, eine Verunreinigung mit Eisen sicher erkennen lassen. Durch die Prüfung auf völlige Flüchtigkeit der Salpetersäure kann die Prüfung auf Eisen und andere Metalle umgangen werden, wie dies auch bei der Prüfung der Salzsäure auf Eisen näher besprochen ist (S. 107 u. 110). Die Prüfung auf Ferrioxyd konnte ferner mit dem Modus sub 6, auf Zusatz von Kaliumjodid verbunden werden, denn auf Zusatz von Kaliumjodid zu der von niederen Stickstoffoxyden freien Salpetersäure tritt sofort bei Gegenwart von Ferrioxyd eine Jodabscheidung und eine Gelbfärbung ein, welche auf Zumischung von etwas Stärkemehl eine blaue Färbung annimmt. $Fe_2O_3 + 6HJ = 2FeJ_2 + 3H_2O + 2J$; — 6) aus dem Ungefärbtbleiben des Chloroforms, welches der mit 2 Vol. Wasser verdünnten Salpetersäure zugesetzt und damit durchschüttelt ist, selbst auch nach weiterem Zusatz von etwas Zinnfeile (oder Schwefelwasserstoffwasser). Man giebt zur Ausführung dieser Probe in einen Reagircylinder gegen 5 ccm der Säure, 10 ccm Wasser und circa 2 ccm Chloroform und schüttelt ohne Heftigkeit. Würde das in der Ruhe abgesetzte Chloroform dann röthlich erscheinen, welche oft nur schwache Färbung gegen eine weisse Papierfläche gesehen sicherer zu erkennen ist, so ist damit eine Verunreinigung mit freiem Jod manifestirt. Zeigt sich dagegen das Chloroform ungefärbt, so setzt man einige Raspelspäne Zinn hinzu, erwärmt etwas und filtrirt nach einigen Minuten (oder man setzt einige ccm Schwefelwasserstoffwasser dazu und schüttelt nochmals sanft um). Würde nach dieser Operation das Chloroform eine rothe oder röthliche Färbung angenommen haben, so wäre damit die Gegenwart von Jodsäure angezeigt. Eine freies Jod enthaltende Säure ist nicht farblos. $2HJO_3 + 5H_2S = 6H_2O + 5S + 2J$ oder, wie auch angenommen wird:

$$\underset{\text{Jodsäure}}{2HJO_3} \quad \text{und} \quad \underset{\text{Schwefelwasserstoff}}{2H_2S} \quad \text{geben} \quad \underset{\text{Wasser}}{2H_2O} \quad \text{und} \quad \underset{\text{Schwefelsäure}}{H_2SO_4} \quad \text{und} \quad \underset{\text{Schwefel}}{2S} \quad \text{und} \quad \underset{\text{Jod}}{2J}$$

$$2\left({JO_2 \atop H}\right\}O\right) \text{ und } 2\left({H \atop H}\right\}S\right) \text{ geben } 2\left({H \atop H}\right\}O\right) \text{ und } {SO_2'' \atop H_2}\right\}O_2 \text{ u. } {S \atop S}\right\} \text{ u. } {J \atop J}\right\}$$

Der hier vor Schwefelwasserstoff den Vorzug verdienende und von der Ph. vorgeschriebene Zinnzusatz zur Salpetersäure bewirkt die Bildung von Salpetrigsäure (HNO_2), welche die Jodsäure zersetzt, in dem sie in Salpetersäure übergeht und Jod frei macht.

$$\underset{\text{5 Mol. Salpetrigsäure}}{5HNO_2} \quad + \quad \underset{\text{2 Mol. Jodsäure}}{2HJO_3} \quad = \quad \underset{\text{5 Mol. Salpetersäure}}{5HNO_3} \quad + \quad \underset{\text{Wasser}}{H_2O} \quad + \quad \underset{\text{Jod}}{2J}$$

Diese umständliche Reaction auf Jod und Jodsäure könnte bedeutend vereinfacht werden, da eine freies Jod enthaltende Säure leicht zu erkennen ist, denn sie ist gelblich bis gelb, doch eine kurze Zeit des Contactes mit der Salpetersäure oder geringe Erwärmung genügt, das Jod in einen Oxydkörper überzuführen. Wenn man 1 ccm der Salpetersäure in einem kurzen Reagircylinder einmal aufkocht, so ist sie einerseits von den unteren Stickoxydkörpern befreit, andererseits das etwa gegenwärtige Jod in Jodsäure übergeführt. Verdünnt man nun mit 5 ccm Wasser und setzt einige Tropfen Kaliumjodidlösung hinzu, so tritt bei Gegenwart von Jodsäure wegen Ausscheidung von Jod Gelbfärbung ein und eine kleine Menge zugesetztes Stärkemehl färbt blau. Will man auf Jod in Lösung reagiren, so genügt es, die verdünnte (nicht aufgekochte) Säure nur mit etwas Stärkemehl zu mischen. Wie die Jodsäure so reagiren auch Salpetrigsäure und Untersalpetersäure auf Kaliumjodid, vorausgesetzt, dass dieses Salz frei von Jodat ist. Durch Aufkochen der Salpetersäure werden diese Stickoxyde, sollten sie in der Säure gegenwärtig sein, verflüchtigt. Die Reaction der Jodwasserstoffsäure auf Jodsäure erklärt folgende Formel:

$$\underset{\substack{\text{2 Mol. Jodsäure od.}\\\text{Hydriumjodat}}}{2HJO_3} \quad + \quad \underset{\text{10 Mol. Jodwasserstoff}}{10HJ} \quad = \quad \underset{\text{Wasser}}{6H_2O} \quad + \quad \underset{\text{Jod}}{6J_2}$$

$$2\left({JO_2 \atop H}\right\}O\right) \quad + \quad 10\left({H \atop J}\right\}\right) \quad = \quad 6\left({H \atop H}\right\}O\right) \quad + \quad 6\left({J \atop J}\right)$$

Die Reaction mit Kaliumjodid tritt noch kräftiger auf, wenn man in die aufgekochte und dann verdünnte Säure einen kleinen Kaliumjodidkrystall und eine Priese Stärkemehl wirft. Aber auch das Kaliumjodid kann besser noch durch ein Schnitzel Stanniols ersetzt werden, welches man in die verdünnte Säure wirft. In wenigen Sekunden färbt sich diese gelb, wenn Jodsäure gegenwärtig, aber sofort gelb, wenn die Jodsäure in starken Spuren vertreten ist. Giebt man dann etwas Stärkemehl dazu, so tritt die Jodreaction durch eine graue, grünlich-blaue oder dunkelblaue Färbung noch kräftiger hervor. Die Prüfung auf Jod kann also wegfallen, wenn ein Aufkochen der Salpetersäure stattgefunden hat, denn dann ist es in Jodsäure übergeführt. — 7) Ausser Acht hat die Pharmakopöe eine Verunreinigung mit Stickoxyd, Salpetrigsäure und Untersalpetersäure gelassen. Da diese Stickstoffoxyde reducirend auf Kaliumhypermanganat einwirken, so wird eine damit verunreinigte Salpetersäure mit

Wasser verdünnt einige Tropfen der Hypermanganatlösung sofort entfärben. Man legte auf diese Verunreinigung wahrscheinlich deshalb kein Gewicht, weil eine Salpetersäure ohne Spuren dieser Stickstoffoxyde selten ist, oder diese Verunreinigungen in dem Maasse, in welchem sie die Säure noch farblos lassen, in therapeutischer Beziehung ohne Belang sind. Wie oben bemerkt ist, ist Kaliumjodid auch ein Reagens auf diese Säuren, denn sie scheiden Jod ab und färben gelb. Bei kleinen Spuren findet das Gelbwerden nur allmählich, nicht sofort statt. Es hätte der Gehalt an diesen Stickstoffoxyden sehr wohl auf ein geringes Maass reducirt werden können, z. B. auf Zusatz von Kaliumjodidlösung darf nicht sofort eine gelbe Färbung eintreten. Dass übrigens eine durch Erhitzen bis zum Aufkochen von diesen Oxyden befreite Säure am dunkeln Orte aufbewahrt nach einem Jahre nur unbedeutende Spuren jener Oxyde enthielt, ist durch Versuch festgestellt. Während dieser Zeit war das Gefäss wiederholt geöffnet worden.

Freies Jod, Untersalpetersäure und auch Eisenoxyd in starken Spuren färben die Salpetersäure je nach dem Maasse der Verdünnung mehr oder weniger gelb. Eine Säure, welche gegen weisses Papier gehalten völlig farblos erscheint, kann man als ziemlich frei von den gedachten Verunreinigungen annehmen, im Falle des Gefärbtseins wird man sie nicht erst weiter prüfen, sondern verwerfen. — 8) 3 g der Säure sollen durch 14,3 ccm Normalalkali gesättigt werden. Auch hier vermissen wir wiederum die Praxis, welche sich der Theorie eng anschliesst. Das Molecular-Gewicht der Salpetersäure ist 63. Der Praktiker, der in der Chemie bewanderte, würde diese Zahl zum Ausgangspunkt gewählt und gesagt haben: 6,3 g (oder die Hälfte, also 3,15 g) müssen durch 30 ccm (oder durch die Hälfte, also 15 ccm) Normalalkali eine Sättigung erfahren und damit weiss auch der Experimentator, dass er es mit einer 30-proc. Salpetersäure zu thun hat. Diese Bestimmung ist übrigens überflüssig, wenn sich das spec. Gewicht der Säure = 1,185 bei 15 ^{0} ergiebt.

Ueber die Reaction der Baryumsalze auf Schwefelsäure mögen folgende Notizen hier einen Platz finden, weil wir diese später noch öfters heranziehen müssen. Baryumchlorid ist ein schärferes Reagens auf Schwefelsäure als das Nitrat. Während in einer 5-proc. Salpetersäure $^1/_{2000}$ Schwefelsäure kaum durch Baryumnitrat angezeigt wird, erzeugt Baryumchlorid darin eine starke, die Durchsichtigkeit völlig störende Trübung. In Wasser bewirkt Baryumnitrat noch bei $^1/_{150000}$ Schwefelsäuregehalt eine deutliche Trübung, dagegen zeigt es in einer 1-proc. Salpetersäure erst einen Gehalt von $^1/_{36000}$ Schwefelsäure an. Hieraus ersieht man, dass Baryumsulfat in freier Salpetersäure nicht unlöslich ist oder löslicher ist als in Wasser und mit dem Procentgehalt an Säure auch diese Löslichkeit steigt. Um das Warten von 5 Minuten zu beseitigen, durfte nur statt einer Verdünnung mit 5 Theilen eine solche mit 15 Th. Wasser angeordnet werden, um eine sofortige Opalescenz zu erlangen. Beim Reagiren muss auch die Zeit erspart werden. Weiteres vergleiche man unter der Kritik zu *Acidum nitricum fumans*.

Praktischer Prüfungsgang. Nach Schätzung der Farblosigkeit und des spec. Gewichtes giebt man 1) circa 3 ccm der Salpetersäure in einen Reagircylinder und erhitzt bis zum Aufkochen. Von dieser aufgekochten Säure mischt man 0,5 ccm mit einem gleichen Vol. absolutem Weingeist und lässt davon 1—2 Tropfen auf einem Objectglase über dem Cylinder einer brennenden Petroleumlampe hin und herbewegend abdunsten. Es darf kein sichtbarer Fleck oder Belag zurückbleiben. Scheint ein solcher zu bleiben, so dampft man auf derselben Stelle einen zweiten Tropfen ab, um ihn auch noch mikroskopisch zu prüfen. Die Gegenwart fixer Verunreinigungen, Metalle, Jodsäure werden auf diese Weise erkannt. — 2) Man verdünnt 2 ccm der aufgekochten Säure mit 20 Vol. Wasser und prüft mit Baryumnitratlösung auf Schwefelsäure. Es darf im Verlaufe von 5 Sekunden keine Trübung erfolgen. — 3) Dieselbe Probeflüssigkeit versetzt man nun mit einigen Tropfen Silbernitratlösung, um auf Chlor zu reagiren und damit den Gang der Prüfung zu schliessen. Hier wird nichts übersehen und keine Reaction ist von gesundheitsschädlichem Gestanke begleitet. Der Säuregehalt wird durch das spec. Gewicht garantirt.

Kritik. Dieselbe dürfte sich wiederum auf die Verwendung von Schwefelwasserstoff und Schwefelammonium erstrecken, weil beide Reagentien völlig vermieden werden können und aus praktischen Gründen vermieden werden sollten. Der Weinsäurezusatz soll die Fällung von Ferrioxyd durch Ammon verhindern, wenn aber soviel Eisen gegenwärtig ist, dass Ammon eine Abscheidung bewirkt, welchen Zweck hätte da wohl noch der Zusatz von Weinsäure und Schwefelammonium. Eine solche Säure wäre auch von gelblicher Farbe, ebenso, wenn eine Verunreinigung mit Jod vorliegt, für welches auch eine Reaction angegeben ist, obgleich seine Ueberführung in Jodsäure kaum eine Sekunde Zeit beansprucht. Wie man sieht, lässt sich die Prüfung der officinellen Salpetersäure in einen sehr kleinen Rahmen einspannen. Die Verf. der Ph. übersahen es, die Prüfung der Flüchtigkeit auf einer Glasscheibe ausführen zu lassen, von der Ueberführung eines etwaigen Jodgehaltes in Jodsäure und von der Flüchtigkeit dieser Säure bei einer 200° C. nahe kommenden Temperatur Notiz zu nehmen. Schliesslich ist die Nichtbeachtung der Praxis bei der Sättigung mit Normal-Alkali auch hier auffallend, denn eine Pharmakopöe sollte immer nur die Wege der Praxis verfolgen. Die Gründe, welche vorlagen, die Verunreinigungen mit Salpetrigsäure und Untersalpetersäure unbeachtet zu lassen, sind schwer aufzufinden. Glaubte man, diese Verunreinigungen als unvermeidliche aufzufassen, so mussten sie wenigstens in gewisse enge Grenzen verwiesen werden, zumalen sie leicht aus der Salpetersäure zu entfernen sind.

Was nun den lateinischen Text betrifft, so hätten wir nicht gesagt: *in centum partibus* etc., sondern richtig lateinisch: *in centenis partibus*. Dieses Latein wiederholt sich und wurde wahrscheinlich der ersten Ausgabe der Ph. entnommen und für richtig befunden, obgleich der damalige Uebersetzer, der Verf. dieses Commentars, dieser Ausdrucksweise jeder Zeit stark opponirte, aber stets zurückgewiesen wurde. Dass der Uebersetzer in das Lateinische ein der Pharmacie fernstehender Gelehrte gewesen ist, giebt sich in allen Reihen des Textes kund. Hier bei der reinen Salpetersäure wird die Trübung durch Baryumnitrat innerhalb eines Zeitraumes von 5 Minuten zugelassen, bei der rauchenden Salpetersäure aber, wo eine Verunreinigung mit Schwefelsäure weit geringeren Werth hat, darf sie nur nach Verlauf von 5 Minuten eintreten, was bei einer 0,5—0,6 Proc. Salpetersäure soviel sagt, dass sie von Schwefelsäure frei sein müsse. Bei der reinen Salpetersäure wird die Reaction in einer 5-proc. Säure vorgenommen, also die Reaction beschränkt. Mit anderen Worten heisst dies: Die reine Salpetersäure kann mit 20-mal mehr Schwefelsäure verunreinigt sein, als die rauchende. So etwas setzt den Text der Ph. in den Augen der Sachverständigen zurück. Man vergl. auch S. 162.

Anwendung und Gebrauch. Die reine Salpetersäure findet selten eine innerliche Anwendung, weil sie in ihrer Wirkung vor anderen Mineralsäuren nichts voraus hat. Stark verdünnt (1—2 auf 100), oft combinirt mit Salzsäure, giebt man sie bei typhösen Fiebern, Skorbut, Diabetes, Ruhr, Cholera, besonders bei verschiedenen Leiden der Leber, wie bei Icterus (Gelbsucht), Morbus Brightii, Oxalurie, auch bei Albuminurie, mercurieller Stomatitis (1 auf 150). Aeusserlich wendet man sie verdünnt auf schlecht eiternde Wunden, bei syphilitschen Geschwüren, Congelationen, torpiden Frostbeulen (1 auf 20), juckenden Hautkrankheiten (1 auf 100), bei Kleienausschlag, Leberflecken, Sommersprossen (1 auf 120), oder 30 g mit gleichviel Salzsäure gemischt zu Fussbädern bei chronischer Leberentzündung oder erschwerter Menstruation an. Die Rust'sche Frostmischung (*Acid. nitric. et Aq. Cinnamomi ana*) darf nur auf Frostschäden Anwendung finden, wenn starke Anschwellung, Röthe, Schmerzhaftigkeit, aber keine Hautläsionen vorliegen.

Die Oesterreichische Pharmacopöe hat 1) ein Acidum nitricum concentratum mit annähernd 48 Proc. Säuregehalt und von 1,299—1,300 spec. Gew. — 2) Acidum nitricum dilutum, Aqua fortis, mit 21,42 Proc. Säuregehalt und von 1,128 spec. Gew. und — 3) Acidum nitricum crudum von 1,350 spec. Gew. recipirt. Von den beiden ersteren Säuren kommt nur *dilutum* bei Verordnung innerlich zu verwendender Arzneien in Betracht, worauf die Aerzte an der österreichischen Grenze Rücksicht nehmen müssen.

Die Französische Ph. hat nur eine 70-proc. Säure von 1,422 spec. Gew. recipirt, aber keine verdünnte. Man vergl. auch unter Acid. nitr. dilut. S. 157.

Am häufigsten vollzieht sich die chemische und pharmaceutische Verwendung der Salpetersäure als ein bequemes und kräftiges Oxydationsmittel, wie zum Auflösen von Silber und Wismuth, zur Oxydation des Phosphors zu Phosphorsäure, des Eisenoxyduls zu Eisenoxyd, ferner bei Bereitung der oxygenirten Salbe etc.

Der Verbrauch der concentrirten Salpetersäure in der Technik ist ein ausserordentlich grosser, wie z. B. zur Erzeugung von Nitrobenzol (behufs der Anilindarstellung), des Sprengöls (Nitroglycerins), der Schiessbaumwolle, des Colloxylins (Collodiumbaumwolle), des Silbernitrats, Kupfernitrats etc.

Solidificirte Salpetersäure, *Acidum nitricum solidificatum*, wurde von Bivallié gegen Krebsgeschwüre empfohlen. Zu ihrer Bereitung, welche jedoch stets dicht vor der Anwendung geschehen muss, giebt man an einem zugigen Orte einige Charpiebäuschchen in einen durch heisses Wasser zuvor erwärmten Porcellanmörser und betropft die Charpie unter Drücken mit dem warmen Pistill mit einer Salpetersäure von circa 1,35 spec. Gewicht, welche also hier sehr gut durch doppeltes Scheidewasser ersetzt werden kann, bis eine gallertartige Masse entstanden ist. Diese Masse wird 15 Minuten lang auf dem von einem nassen Tuche eingefassten Krebsgeschwür liegen gelassen, und nach ihrer Beseitigung wird die Wunde mit gesättigter Alaunlösung gewaschen. Diese Aetzung soll nicht sehr schmerzhaft sein, was sich aber nicht bestätigt hat.

Acidum compositum Reitzii, welches äusserlich und innerlich gegen Krebs angewendet wird, bereitet man in folgender Weise: 160,0 Acid. nitric., 10,0 Acid. hydrochloric., 10,0 Aether und 7,5 Borax werden in eine sehr geräumige Flasche gegossen und nach dichtem Verschluss derselben 1—2 Tage bei Seite gestellt, bis sich in der Mischung die chemische Action vollendet hat. Dann giesst man das Gemisch in kleinere Gefässe. Das Liniment, mit welchem Reitz die Behandlung des Carcinoma beginnt, ist: Rp. *Acidi comp. Reitzii 3,0, Olei Hyoscyami, Olei Olivae ana 25,0. M.* Damit werden die Extremitäten täglich vor dem Schlafengehen eingerieben (dem Verlaufe der Lymphgefässe folgend). Innerlich lässt Reitz gebrauchen: Rp. *Acidi comp. Reitzii 2,0, Spiritus aetherei 4,0. M. S.* Täglich 1-mal 10 Tropfen in Zuckerwasser. Bei Carcinoma uteri kommt folgende Injection zur Anwendung: Rp. *Acidi comp. Reitzii 2,0, Aquae destill. 400,0, Tinct. Opii 2,0.* Bei fungösen Geschwüren folgen nach den Einspritzungen gewöhnlich Blutungen.

Acidum chloro-nitrosum, Acidum nitro-hydrochloricum dilutum (Anglorum), **Acidum nitroso-chlorosum, Acidum chloro-nitricum, Aqua Regis, Aqua regia, Königswasser, Salpetersalzsäure, Diluted nitro-hydrochloric acid**, ist ein Gemisch aus 3 Th. Salzsäure und 1 Th. Salpetersäure, welches nur zum Gebrauch hergestellt wird. Die erste Ausgabe der Ph. Germ. hatte dieses Gemisch recipirt, die vorliegende zweite Ausgabe hat es gestrichen, obgleich es von Aerzten, wenn auch sehr selten, noch gefordert wird.

Dieser Mischung gaben die alten Alchymisten den Namen Königswasser, weil sie damit nur allein das Gold, den König der Metalle, aufzulösen vermochten. Weder Salzsäure (Chlorwasserstoffsäure) noch Salpetersäure für sich allein lösen Gold, in ihrer Mischung aber, in welcher beide Säuren gegenseitig die Bestandtheile austauschen und sich zersetzen, tritt freies Chlor auf, welches das Gold in das leichtlösliche Chlorid verwandelt. Aus demselben Grunde ist das Königswasser ein Lösungsmittel für Platin. Bei Gold und Platin wirkt nur das freie Chlor des Königswassers, bei der Einwirkung auf Silber, Quecksilber, die unedlen Metalle, Phosphor, Eisenoxydul, Eisenchlorür, Arsenigsäure, Schwefel u. a. wird auch der disponible Sauerstoff der Salpetersäure in Anspruch genommen, und Stickoxyd oder Stickoxydul wird frei und entweicht. Zinn, ein Wasserstoff entwickelndes Metall, löst sich dagegen ohne Gasentwickelung, indem sich aus dem Wasserstoff der Salzsäure und dem Stickstoff der Salpetersäure Ammon bildet.

Ueber die Gruppirung der Elementarbestandtheile des Königswassers sind die Ansichten getheilt. Gewöhnlich nimmt man an, dass ein Theil des Sauerstoffs der Salpetersäure den Wasserstoff der Chlorwasserstoffsäure in Wasser verwandle, so dass freies Chlor und Stickstoffoxyd den Ausgang der gegenseitigen Zersetzung bilden.

$$\underset{\text{Salpetersäure}}{2HNO_3} \quad \text{und} \quad \underset{\text{Chlorwasserstoffsäure}}{6HCl} \quad \text{geben} \quad \underset{\text{Wasser}}{4H_2O} \quad \text{und} \quad \underset{\text{Stickstoffoxyd}}{2NO} \quad \text{und} \quad \underset{\text{Chlor}}{3Cl_2}$$

Oder man nimmt an, dass jedes Atom Sauerstoff, welches mit Wasserstoff aus der Salzsäure Wasser bildet, durch ein Atom Chlor substituirt werde, z. B.:

$$HNO_3 \quad \text{und} \quad 3HCl \quad \text{geben} \quad 2H_2O \quad \text{und} \quad \underset{\substack{\text{Chloruntersalpeter-} \\ \text{säureanhydrid}}}{NOCl_2} \quad \text{und} \quad Cl$$

Beide vorstehenden Schemata lauten nach der Typentheorie

$$2\underset{\text{Salpetersäure}}{\left(\genfrac{}{}{0pt}{}{NO_2}{H}\Big\}O\right)} \ \text{und} \ 6\underset{\text{Salzsäure}}{\left(\genfrac{}{}{0pt}{}{H}{Cl}\right)} \ \text{geben} \ 4\underset{\text{Wasser}}{\left(\genfrac{}{}{0pt}{}{H}{H}\Big\}O\right)} \ \text{und} \ \underset{\text{Stickstoffoxyd}}{2NO} \ \text{und} \ 3\underset{\text{Chlor}}{\left(\genfrac{}{}{0pt}{}{Cl}{Cl}\right)}$$

$$\left(\genfrac{}{}{0pt}{}{NO_2}{H}\Big\}O\right) \ \text{und} \ 3\left(\genfrac{}{}{0pt}{}{H}{Cl}\right) \ \text{geben} \ 2\left(\genfrac{}{}{0pt}{}{H}{H}\Big\}O\right) \ \text{und} \ \underset{\substack{\text{Chloruntersalpeter-} \\ \text{säureanhydrid}}}{Cl_2NO} \ \text{und} \ Cl$$

Wenn *Aqua regia* zu Fussbädern verordnet wird, so mischt man sie aus den rohen Säuren zusammen. Zu Fussbädern dieser Art dürfen nur hölzerne Wannen Verwendung finden.

Acidum nitricum crudum, Aqua fortis, Spiritus Nitri acidus, einfaches **Scheidewasser,** *Eau forte, Aqua-fortis, Esprit de nitre, Acide nitreux blanc, Spirit of nitre* ist eine gelbliche, selten farblose, fast ohne Rückstand in der Wärme flüchtige, ätzende, salpetrige, giftige Gase ausstossende Flüssigkeit von 1,36—1,38 spec. Gew. und mit einem Gehalt von circa 58 Proc. Salpetersäure (HNO_3). Es ist diese Flüssigkeit also einfaches Scheidewasser.

Die vorige Ph. Germ. hatte diese Säure recipirt, die neue Ausgabe hat sie nicht aufgenommen, obgleich sie *Acidum hydrochloricum crudum* aufzunehmen nicht Anstand nahm. In kleinen Orten sucht der Handwerker diese Säure in der Apotheke zu erlangen, und der Thierarzt bedarf derselben öfter.

Aufbewahrung. Diese rohe Salpetersäure wird in gläsernen Flaschen mit Glasstopfen sowohl im Dispensirlocal wie im Keller neben Salzsäure und Schwefelsäure aufbewahrt. Korkstopfen zerstört sie sehr bald, färbt sie gelb und macht sie bröcklich. An der Luft raucht diese rohe Säure, jedoch im Vergleich zu der rohen Salzsäure um Vieles weniger. Vor dem Aufathmen der Dämpfe hat man sich zu hüten; wenn diese auch nicht augenblicklich die Lungen stark belästigen, so stellen sich oft später recht üble Folgen ein, selbst plötzlicher Tod, wie die Erfahrung ergiebt. Man vergl. oben S. 149.

Die rohe Säure ist nicht rein und enthält stets neben unbedeutenden Mengen Schwefelsäure freies Chlor und Untersalpetersäure, welche in einem um so stärkeren Maasse vertreten zu sein pflegen, je gelber die Salpetersäure gefärbt erscheint. Bisweilen soll diese Farbe aber auch von Eisen oder freiem Jod herrühren. Alsdann dürfte sie im letzteren Falle auch Jodsäure enthalten. Selten ist sie mit unbedeutenden Mengen Natriumnitrat verunreinigt. Sollte die Säure als Zusatz zu Fussbädern etwa gebraucht werden, so sind diese Spuren Calcium- und Natriumnitrat sicher ohne störenden Einfluss. Eine Prüfung der rohen Säure, wenn sie gefordert wird, geschieht in derselben Weise, wie von der reinen Säure angegeben ist.

Die mit der Säure gefüllten Flaschen zum Versandt müssen bei mittlerer Temperatur und nicht bei Kälte, ferner nur zu $^4/_5$ gefüllt sein, weil sich die Säure in der Wärme stark ausdehnt. Holz, Stroh, Heu, Sägespäne mit der Säure genässt erhitzen sich stark, unter Umständen bis zur Entzündung.

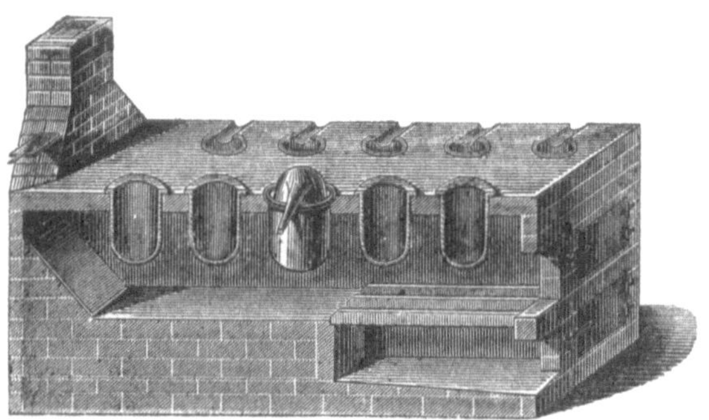

Galeerenofen.

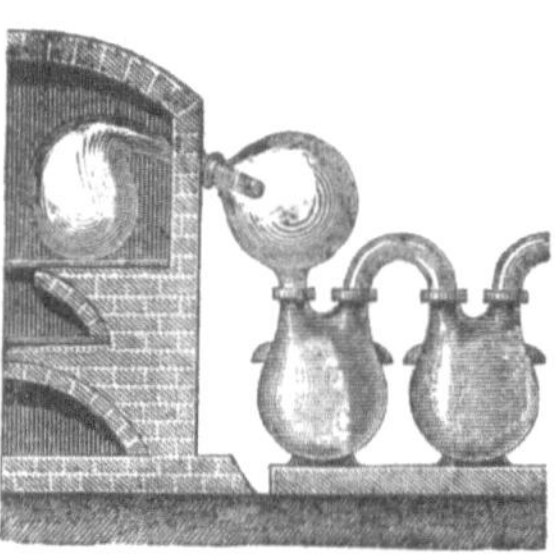

Vorlagen nach dem System der
Woulf'schen Flaschen.

Die **fabrikmässige Darstellung** der rohen Salpetersäure wird gewöhnlich in chemischen Fabriken neben der Darstellung der Schwefelsäure betrieben. Das Material dazu ist der Chilisalpeter, ein in Chili in Südamerika natürlich vorkommendes Natriumnitrat oder salpetersaures Natrium ($NaNO_3$), und eine rohe Schwefelsäure,

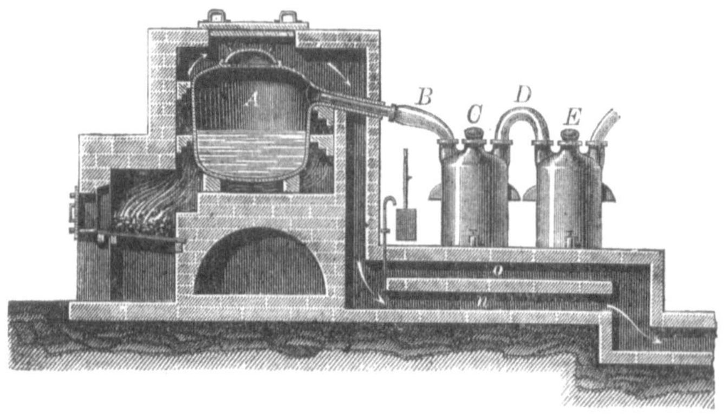

wie sie nach dem Abdampfen in den Bleipfannen resultirt. Die Destillation geschieht entweder aus gläsernen oder häufiger aus gusseisernen Retorten. Die gläsernen Retorten werden mit 2 Mol. Chilisalpeter und $1^1/_2$—$1^3/_4$ Mol. Schwefelsäure beschickt in eiserne Kapellen mit Sand eingesetzt, welche Kapellen zu einem sogenannten

Galeerenofen geordnet sind. In diesem Ofen können mit einer Feuerung 10 bis 12 Kapellen oder Retorten zugleich geheizt werden. Wegen der Aehnlichkeit dieser Oefen sammt den eingelegten Retorten mit den Rudergaleeren der alten Römer hat man ihnen den Namen Galeerenöfen gegeben. Den Retorten giebt man gläserne oder thönerne Vorlagen, mitunter auch Vorlagen nach dem System der WOULF'schen Flaschen, wie sie bei der Fabrikation der Salzsäure in Anwendung kommen. Häufiger sind jetzt eiserne Blasenapparate statt der Retorten im Gebrauch. Eine solche Blase (A) hat ungefähr einen Durchmesser von 1,33 m und eine Höhe von 0,8 m und ist in den Ofen so eingesetzt, dass sie vom Feuer fast ganz umspült wird. Ihre Oeffnung, durch welche die Beschickung geschieht, ist mit einem eisernen Deckel geschlossen, welcher durch Thon und Gipskitt dicht gemacht wird. Der gläserne Vorstoss (B) ist mit Thonkitt an eine thönerne Röhre, welche wiederum in den Hals der Blase eingekittet ist, angesetzt. Dem Vorstoss reiht sich ein System (CDE) thönerner Vorlagen an, welche die Einrichtung die WOULF'schen Flaschen haben. Damit diese Vorlagen beim Eintritt der heissen Säuredämpfe nicht springen, werden sie vorgewärmt, indem man den heissen Dampf der Feuerung durch den Kanal o steigen lässt. Dieser Kanal lässt sich durch einen Schieber absperren, so dass der Dampf zum Durchgang durch den Kanal n genöthigt ist. Wird mit demselben Schieber der Kanal n geschlossen, so öffnet sich der Kanal o für den Durchgang der Feuerungsgase. Da concentrirte Salpetersäure Eisen wenig angreift, so ist die Anwendung eiserner Retorten erklärlich. Die Destillation geht bei einer Temperatur von circa 140° von Statten. Die gewonnene Salpetersäure ist durch Untersalpetersäure roth gefärbt. Man erhitzt sie daher bis auf circa 90° C. und leitet den entweichenden Untersalpetersäuredampf in die Schwefelsäurekammern. Dann füllt man die Säure in Glasballons, welche in Körbe eingesetzt sind, und bringt sie in den Handel.

Statt der gläsernen Retorten wendet man im Fabrikbetriebe auch thönerne Retorten an

In neuerer Zeit erzeugt man Salpetersäure durch Glühung von Chilisalpeter mit weisser Thonerde, welche man bei der Sodafabrikation aus Bauxit oder Kryolith als Nebenprodukt gewinnt. Schon GLAUBER wendete dieses Verfahren 1684 an, es kam darauf in Vergessenheit, bis es WAGNER 1865 wieder empfahl und es sich NEWTON 1866 in England patentiren liess. Nur allein Destillations-Gefässe aus Berliner Porcellan hielten die Erhitzung mit dem Gemenge aus und auch nur einen Process. Es werden nitröse Dämpfe entwickelt, welche durch Behandlung mit heissen Wasser- und Luftdämpfen in Salpetersäure übergeführt werden müssen. Der erste Destillations-Vorgang entspricht ungefähr der Formel: $Al_2O_3 + 6NaNO_3 = Al_2(ONa)_6 + 6NO_2 + 3O$. Das Untersalpetersäureanhydrid mit Wasser im Contact bildet Salpetersäure und Stickoxyd, welches letztere mit Luftsauerstoff im Contact sich zu Untersalpetersäureanhydrid oxydirt.

Die Erfahrung hat ergeben, dass die Schwefelsäure dem Natriumnitrat gegenüber durch die Sulfate der Schwermetalle und der Erdmetalle ersetzt werden kann. Manganosulfat, Zinksulfat, Magnesiumsulfat, Gyps treiben die Salpetersäure in der Hitze aus dem Alkalimetallnitrat aus. Selbst die Chloride entwickeln aus letzteren Untersalpetersäure und Sauerstoff, welche in Salpetersäure übergeführt werden, indem man sie in Wasser verdichtet. Der Rückstand aus der Chlorbereitung, das Manganchlorid, entwickelt unter Zurücklassung von Natriumchlorid aus dem Natriumnitrat Untersalpetersäure und Sauerstoff, welche in Wasser condensirt in Salpetersäure übergehen.

Manganochlorid   Natriumnitrat   Natriumchlorid   Untersalpetersäure   Sauerstoff   Manganooxyd   Mangan-hyperoxyd

$$5\,MnCl_2 + 10NaNO_3 = 10NaCl + 10NO_2 + 2O + 2MnO + 3MnO_2$$

Der Rückstand kann wieder zur Chlorbereitung verwendet werden. 100 Th. Natriumnitrat liefern auf diese Weise 125 Th. Salpetersäure von 1,320 spec. Gewicht (KUHLMANN). Auch aus Natriumnitrat und Kohle werden beim Erhitzen Untersalpetersäure und Sauerstoff freigemacht und in Salpetersäure übergeführt.

Aus Baryumnitrat und Schwefelsäure wird Salpetersäure ohne Destillation hergestellt und die Colatur durch Abdampfen bis auf ein spec. Gew. von 1,200 gebracht.

Da Chilisalpeter Spuren Natriumjodid enthält, so erklärt sich daraus die Verunreinigung der Salpetersäure mit Jod und Jodsäure.

Acidum nitricum dilutum; verdünnte Salpetersäure; *Acide azotique dilué; Diluted nitric acid,* eine mit gleichviel Wasser verdünnte Salpetersäure, von 1,087 spec. Gewicht, mit einem Gehalt von 15 Proc. Salpetersäure, hatte die erste Ausgabe der Ph. Germ. recipirt. Da diese Säure nicht in den Gebrauch kam, hat sie die jetzige Ausgabe obsolet gemacht. Die Russische und Schweizer Ph. haben eine 15-proc. Säure recipirt, die Britische Ph. aber eine 17-proc. von 1,101 spec. Gew. als verdünnte Säure aufgenommen. Das *Acidum nitricum dilutum* der Ph. Austriaca ist eine 21,42-proc. von 1,130 spec. Gew. 10 g lassen sich aus 7 g der 30-proc. mit 3 g Wasser herstellen. Ph. Danica hat nur die Säure von 1,184 spec. Gewicht oder mit

30 Proc. HNO_3, Ph. Neerlandica ein Acidum nitric. dilutum von 1,100—1,104 spec. Gew. oder mit 17—17,5 Proc. HNO_3 aufgenommen. Die conc. Säure hat ein spec. Gew. von 1,334—1,340.

Tabelle

des Gehalts der Salpetersäure von verschiedenem spec. Gew. an Salpetersäure (NHO_3) und Salpetersäureanhydrid (N_2O_5).

Temperatur 17,5° C. (Nach Hager.)

Proc. N_2O_5	Proc. NHO_3	Spec. Gew.	Proc. N_2O_5	Proc. NHO_3	Spec. Gew.	Proc. N_2O_5	Proc. NHO_3	Spec. Gew.
85	99.16	1.523	58.5	68.25	1.414	32	37.33	1.232
84.5	98.58	1.521	58	67.66	1.412	31.5	36.75	1.228
84	98.00	1.519	57.5	67.08	1.409	31	36.16	1.224
83.5	97.41	1.517	57	66.50	1.406	30.5	35.58	1.220
83	96.83	1.516	56.5	65.91	1.403	30	35.00	1.217
82.5	96.24	1.514	56	65.33	1.400	29.5	34.41	1.213
82	95.66	1.512	55.5	64.75	1.397	29	33.83	1.209
81.5	95.08	1.510	55	64.16	1.394	28.5	33.25	1.205
81	94.50	1.508	54.5	63.58	1.392	28	32.66	1.201
80.5	93.91	1.506	54	63.00	1.389	27.5	32.08	1.198
80	93.33	1.504	53.5	62.41	1.386	27	31.50	1.194
79.5	92.74	1.502	53	61.83	1.383	26.5	30.91	1.190
79	92.16	1.500	52.5	61.25	1.380	26	30.33	1.186
78.5	91.58	1.498	52	60.66	1.377	25.5	29.74	1.182
78	91.00	1.496	51.5	60.08	1.374	25	29.16	1.178
77.5	90.41	1.494	51	59.50	1.371	24.5	28.58	1.174
77	89.83	1.492	50.5	58.91	1.368	24	28.00	1.170
76.5	89.24	1.490	50	58.33	1.364	23.5	27.41	1.167
76	88.66	1.488	49.5	57.75	1.361	23	26.83	1.163
75.5	88.08	1.486	49	57.16	1.358	22.5	26.25	1.159
75	87.50	1.484	48.5	56.58	1.355	22	25.66	1.155
74.5	86.91	1.482	48	56.00	1.352	21.5	25.08	1.151
74	86.33	1.480	47.5	55.41	1.349	21	24.49	1.147
73.5	85.74	1.478	47	54.83	1.345	20.5	23.91	1.143
73	85.16	1.476	46.5	54.25	1.342	20	23.33	1.140
72.5	84.58	1.474	46	53.66	1.338	19.5	22.74	1.136
72	84.00	1.472	45.5	53.08	1.334	19	22.16	1.132
71.5	83.41	1.470	45	52.50	1.330	18.5	21.58	1.129
71	82.83	1.469	44.5	51.91	1.327	18	21.00	1.125
70.5	82.24	1.467	44	51.33	1.323	17.5	20.41	1.122
70	81.66	1.465	43.5	50.75	1.319	17	19.83	1.118
69.5	81.08	1.462	43	50.16	1.315	16.5	19.25	1.114
69	80.50	1.460	42.5	49.58	1.312	16	18.66	1.111
68.5	79.91	1.458	42	49.00	1.308	15.5	18.08	1.107
68	79.33	1.456	41.5	48.41	1.304	15	17.50	1.104
67.5	78.75	1.454	41	47.83	1.301	14.5	16.91	1.100
67	78.16	1.451	40.5	47.25	1.297	14	16.33	1.096
66.5	77.58	1.449	40	46.66	1.294	13.5	15.74	1.092
66	77.00	1.447	39.5	46.08	1.290	13	15.16	1.089
65.5	76.41	1.444	39	45.50	1.287	12.5	14.58	1.086
65	75.83	1.442	38.5	44.91	1.283	12	14.00	1.082
64.5	75.25	1.440	38	44.33	1.279	11.5	13.41	1.078
64	74.66	1.438	37.5	43.75	1.275	11	12.83	1.075
63.5	74.08	1.436	37	43.16	1.271	10.5	12.25	1.071
63	73.50	1.434	36.5	42.58	1.267	10	11.66	1.068
62.5	72.91	1.432	36	42.00	1.263	9.5	11.07	1.064
62	72.33	1.430	35.5	41.41	1.259	9	10.50	1.060
61.5	71.75	1.428	35	40.83	1.255	8.5	9.91	1.056
61	71.16	1.426	34.5	40.25	1.251	8	9.33	1.053
60.5	70.58	1.423	34	39.66	1.247	7.5	8.84	1.050
60	70.00	1.421	33.5	39.08	1.243	7	8.16	1.045
59.5	69.41	1.418	33	38.50	1.239	6	7.00	1.038
59	68.83	1.416	32.5	37.91	1.236	5	5.83	1.032

Bei Zu- oder Abnahme der Wärme um je 1^0 C. vermindert oder vermehrt sich bei mittlerer Tagestemperatur das spec. Gew. einer Salpetersäure von

73—77 Proc. (NO^5)	durchschnittlich			um	0.00213
68—72	„	„	„	„	0.002
63—67	„	„	„	„	0.00186
58—62	„	„	„	„	0.00171
53—57	„	„	„	„	0.00155
48—52	„	„	„	„	0.00141
43—47	„	„	„	„	0.00128
38—42	„	„	„	„	0.00114
33—37	„	„	„	„	0.001
28—32	„	„	„	„	0.00085
23—27	„	„	„	„	0.00071
18—22	„	„	„	„	0.00051.

Eine Säure mit einem Gehalt von 30 Proc. NHO_3 (Salpetersäure) oder 25,71 Proc. N_2O_5 (Salpetersäureanhydrid) hat bei $17,5^0$ ein spec. Gew. von 1,1837, bei 15^0 ein spec. Gew. von 1,185, denn $2,5 \times 0,00071 = 0,0017$ und $0,0017 + 1,1837 = 1,1854$.

Acidum nitricum fumans.

Rauchende Salpetersäure. Acidum nitrĭcum fumans. Acidum nitrōso-nitrĭcum. Spiritus Nitri fumans. *Acide azotique fumant.*

Eine klare, rothbraune, erstickende gelbrothe Dämpfe ausstossende Flüssigkeit von 1,450—1,500 spec. Gewicht.

Mit 150 Th. Wasser verdünnt darf sie weder durch Baryumnitrat noch durch Silbernitrat früher als nach 5 Minuten getrübt werden.

Vorsichtig aufzubewahren.

Diese rauchende Salpetersäure ist von der officinellen reinen Salpetersäure dadurch unterschieden, dass sie annähernd die normale Salpetersäure oder das Hydriumnitrat (NHO_3) ist und sie auch reichlich Untersalpetersäureanhydrid enthält, welches die Ursache ihrer Farbe und der Farbe ihres Dampfes ist. Früher bereitete man sie durch Destillation von 2 Mol. Kalisalpeter und 1 Mol. Schwefelsäure, bei welchem Verhältniss die Austreibung der ganzen Salpetersäuremenge, wie auch schon oben S. 143 erklärt ist, bei einer weit über 200^0 hinausgehenden Temperatur stattfindet. Diese hohe Temperatur wirkt zersetzend auf die Salpetersäure, und diese zerfällt in Untersalpetersäureanhydrid, Sauerstoff und Wasser. Während der Sauerstoff entweicht, verdichtet sich ein grosser Theil der Untersalpetersäure in dem Destillate, und das Wasser verdünnt das Destillat in der Weise, dass es nie das einfache Hydriumnitrat ist, welches bei $17,5^0$ ein spec. Gewicht von 1,525 hat, sondern stets 6—8 Proc. freies Wasser enthält und deshalb im günstigsten Falle nur ein spec. Gewicht von 1,500 aufweist. Die aus dem Handel bezogene Säure hat noch ein geringeres spec. Gewicht (1,450—1,500). Da Niemand gern darangehen wird, die unangenehme und gesundheitsschädliche Arbeit der Wägung dieser Säure, die Bestimmung ihres spec. Gewichts vorzunehmen, so erreicht man den Zweck, wenn man in einen Probircylinder circa 4 ccm der

Säure eingiesst, eine Priese klein krystallisirten reinen Natriumacetats darauf wirft und schnell sanft agitirt. Es müssen die Krystalle entweder innerhalb der Säureschicht schwimmen oder sich zu einer Schicht an das Niveau hinaufdrängen, also nicht untersinken. In diesem Falle ist das spec. Gew. der Säure nicht geringer denn 1,450. Diese Krystalle haben nämlich ein spec. Gew. von 1,448—1,450, vorausgesetzt, dass keine Feuchtigkeit ihnen anhängt. Dass die Säure eine mehr denn über 1,500 hinausgehende Eigenschwere habe, ist wohl ausgeschlossen. Will man dieses Gewicht bestimmen, so gebe man einige klare Krystalle des Aluminiumsulfats dazu und schüttele sanft. Diese Krystalle schwimmen theils innerhalb der Säure oder sinken langsam unter, denn ihr spec. Gew. ist 1,500—1,510.

Darstellung. Die schwierige Verpackung, der gefährliche Transport, theils auch die nicht genügende Concentration und die geringe Reinheit der aus dem Handel bezogenen Säure lassen die Selbstdarstellung der Säure im pharmaceutischen Laboratorium lohnend erscheinen. Man verfahre in folgender Weise:
In eine trockene Tubulatretorte schüttet man 10 Th. getrockneten, grobgepulverten, durch Absieben vom feinen Pulver befreiten Kalisalpeter, mit der Vorsicht, den Retortenschnabel innerhalb nicht zu bestäuben. Hätte eine Bestäubung stattgefunden, so muss man den Staub mit einem Stabe, welcher an einem Ende mit Watte umwickelt ist, wegnehmen. Uebrigens bleibt der Staub in einer völlig trocknen Retorte nicht hängen. Die Retorte legt man in ein Sandbad, wie auch bei Darstellung der reinen Salpetersäure, S. 142, angegeben ist, und übergiesst den Salpeter mit Hülfe eines langröhrigen Trichters mit 9 Th. einer Schwefelsäure dargestellt durch Mischung aus 6 Th. Englischer und 3 Th. rauchender Schwefelsäure. Im Anfange der Heizung entwickelt sich wie bei der Darstellung der reinen Salpetersäure aus Kalisalpeter, S. 142, ein braunrother Dampf, aus Chlor und Untersalpetersäure bestehend. Unter guter Kühlung der Vorlage destillirt man so lange bei mässiger Feuerung, bis die Farbe des Dampfes ihre Intensität verloren hat und dieser nur schwach gelblich erscheint. Dann legt man eine andere trockne Vorlage an, in welche der Retortenschnabel möglichst tief hineinreicht und fährt in der Destillation fort. Nachdem circa $1\frac{1}{2}$ Th. Säure überdestillirt sind, öffnet man den Tubus der Retorte und wirft 1 bis 2 staubfreie bohnengrosse Holzkohlenstückchen auf die Destillationsmasse, was man z. B. bei einer Menge von 2500 g in Arbeit genommenen Kalisalpeters noch zweimal wiederholt. Die Kohle saugt Salpetersäure auf, diese zersetzend und liefert auf diese Weise eine so reichliche Menge Untersalpetersäure, dass ein stark gefärbtes Destillat gewonnen wird. Man heizt so lange, als Salpetersäuretropfen in ruhigem Tempo aus dem Retortenschnabel abtropfen. Werden die Tropfen seltener, so legt man einen frischen Kolben vor und fängt den Rest besonders auf, denn bei Mangel an Salpetersäure und bei Gegenwart von Kohle wirkt diese auf das Kaliumbisulfat zersetzend und es geht Schwefligsäure (SO^2) über, welche sich zu Schwefelsäure oxydirt und das Destillat verunreinigt. Auf diese Weise erhält man aus 10 Th. Kalisalpeter 5 Th. rauchende Salpetersäure. Das erste chlorhaltige Destillat lässt sich zur Darstellung des Eisenchlorids verwenden und der Retortenrückstand kann zu Kaliumsulfat verarbeitet werden (vergl. auch S. 145).
Bei der fabrikmässigen Darstelluug benutzt man als Destillirgefässe eiserne, unterwirft Gemische aus gleichen Mol. Natriumhydriumsulfat (Natriumbisulfat) und Natriumnitrat der Destillation und leitet die daraus reichlich hervorgehende Untersalpetersäure in concentrirte Salpetersäure, denn wie schon S. 147 angegeben ist, erfolgt die Zersetzung nach folgender Gleichung:
$$2NaHSO_4 + 2NaNO_3 = 2Na_2SO_4 + 2NO_2 + H_2O + O.$$
Man hat auch andere Darstellungsweisen empfohlen, wie z. B. die Destillation eines Gemisches von Kalisalpeter, Schwefelsäure, je 100 Th., und 5 Th. Schwefel, oder in Stelle des Schwefels $3—3\frac{1}{2}$ Th. Stärkemehl, oder die Hineinleitung von Untersalpetersäuredampf, aus 1 Th. Stärkemehl und 20 Th. Salpetersäure von 1,3 spec. Gew. entwickelt, in eine Salpetersäure von 1,45—1,50 spec. Gew. Zur Darstellung nach den beiden ersteren Vorschlägen müsste ein fast reiner oder doch ein fast chlorfreier Kalisalpeter verwendet werden, und bei Anwendung von Schwefel ist das Destillat oft nicht frei von Schwefelsäure, was vermuthen lässt, das bei der Oxydation des Schwefels die zuerst entstehende Schwefligsäure in stärkeren Spuren mit der Untersalpetersäure verdampft.

Eigenschaften. Die officinelle rauchende Salpetersäure hat folgende Eigenschaften. Sie bildet je nach der Grösse ihres Gehaltes an Unter-

salpetersäure eine klare, braunrothe oder rothbraune, oft auch orangegelbe
Flüssigkeit, welche die ätzenden und oxydirenden Eigenschaften der Salpetersäure in hohem Grade besitzt, an der Luft rothgelbe, ätzende, erstickende
Dämpfe ausstösst, beim Verdünnen mit Wasser unter Entwickelung von Stick-
stoffoxydgas und unter grünlicher, dann bläulicher Färbung endlich in eine
farblose Flüssigkeit übergeht, auch beim Erwärmen unter Verlust ihres Unter-
salpetersäuregehalts fast oder ganz farblos wird, stärker erhitzt sich aber,
ohne einen Rückstand zu hinterlassen, verflüchtigt, und ein spec. Gew. von
1,45—1,50 hat. Das spec. Gew. der Säure empirisch zu bestimmen ist schon
oben erwähnt.

Das Salpetrigsäureanhydrid ist eine bei 0^0 schon siedende blaue
Flüssigkeit, die einen gelbrothen Dampf ausstösst. Die Farbenwandlung der
rauchenden Salpetersäure beim Verdünnen mit Wasser beruht in dem Zerfallen des Untersalpetersäureanhydrides in Salpetersäure und Salpetrigsäureanhydrid, dessen Blau mit dem Gelb des ersteren Anhydrids Grün erzeugt.

Prüfung. Eine völlige Flüchtigkeit dieser rauchenden Säure wird entweder nicht verlangt oder man hat vergessen sie zu erwähnen. Nach dem
Wortlaut der Ph. darf die Säure massenhaft fixe Verunreinigungen enthalten.
Die Prüfung auf Reinheit nach einer sehr nebensächlichen Seite hin rivalisirt nicht nur mit derjenigen der reinen Säure, nein sie überragt sie noch
um das 20-fache, obgleich die rauchende nur als Aetzmittel Verwendung
findet und selbst starke Spuren Chlor und Schwefelsäure in keiner Weise
die Wirkung dieser rauchenden Salpetersäure abändern. Silbernitrat wie
Baryumnitrat (nicht Baryumchlorid) dürfen die mit 150 Th. Wasser verdünnte
Säure höchstens nach Verlauf von 5 Minuten trüben. Während der mit der
5-fachen Menge Wasser verdünnten reinen Säure eine Reactionsdauer nur
innerhalb von 5 Minuten zugestanden wird, wird hier bei der rauchenden
Säure die Reactionsdauer bei einer 10-mal stärker verdünnten Säure sogar
bis nach Verlauf von 5 Minuten ausgedehnt.

Sollte für die Reaction bei der rauchenden Säure die Verdünnung mit der
bei der reinen Säure conform gemacht werden, so hätte man eine Verdünnung
mit 15 Th. Wasser vorschreiben müssen. Wahrscheinlich liegt ein Schreib-
fehler vor, der nicht als Druckfehler erkannt wurde. Wir treffen sicher das
Richtigere und der Praxis sich anschliessende, wenn wir sagen, die mit
15 Vol. Wasser verdünnte rauchende Säure darf höchstens durch Baryumnitrat
im Verlaufe von 5 Minuten opalisirend getrübt werden. Dasselbe wäre wohl
auch von der Reaction mit Silbernitrat zu sagen. (Ueber die Baryumsalz-
reactionen vergl. S. 162.)

Der **Aufbewahrungsort** der rauchenden Salpetersäure ist der Keller
oder ein anderer kühler Ort geschützt vor Sonnenlicht, neben den anderen
Mineralsäuren, welche vorsichtig aufbewahrt werden sollen. Das Gefäss ist
eine mit Glasstopfen versehene Flasche, deren Hals und Stopfen mit einer
Glaskapsel bedeckt sind. Diese Glaskapseln werden sehr gut durch kleine
Trinkgläser mit glattgeschliffenem Rande, welche billig zu kaufen sind, ersetzt.
Das früher übliche Umgiessen von Harzcerat- oder Paraffinceratmasse um den
Stopfen genügt für einen dichten Verschluss selten und ist bei der Dispen-
sation sehr störend. Das Abwägen und Eingiessen der Säure nehme man,
wenn es sein kann, im Freien, auf dem Hofe oder unter einem gutziehenden
Rauchfange vor, wo die Dämpfe durch Luftzug schnell fortgeführt werden.
Hätte man dennoch von den Dämpfen eingeathmet, so rieche man alsbald am

Hager'schen Olfactorium oder an Ammon, und nehme etwas Weingeist innerlich. In Edinburg büssten zwei Chemiker ihr Leben ein, weil sie wie gewöhnlich unbekannt mit den goldenen Gesundheitsregeln eines Chemikers aus
einem zerbrochenen Gefäss auf dem Boden auseinanderfliessende concentrirte
Salpetersäure aufgeschöpft, aber sich eines ammoniakalischen Riechmittels
nicht bedient hatten. Der Säuredunst war ihnen nämlich gar nicht lästig
gefallen. Die Folgen der Vergiftung traten in 12—20 Stunden plötzlich ein
und beide Chemiker ereilte ein schneller Tod. Dispensirt wird die rauchende
Salpetersäure in Flaschen mit gut schliessenden Glasstopfen, die Flasche aber
nur zu $^3/_4$ gefüllt, um den daraus sich anhaltend entwickelnden Gasarten Ver-
dichtungsraum zu gewähren. Von Aerzten wird sie nur noch äusserst selten
verschrieben und Handverkaufsartikel ist sie nicht. Wird rauchende Salpetersäure von Schäfern und Viehkurirern gefordert, so giebt man die rohe
Salpetersäure.

Anwendung. Wie schon vorstehend erwähnt ist, wird die rauchende
Salpetersäure äusserst selten angewendet und nur als Aetzmittel auf Warzen,
syphilitischen Geschwüren, Teleangiëktasien (Erweiterungen der Enden der
Blut- und Lymphgefässe, der gewöhnlichen Ursachen der Muttermäler) etc.
Dass diese rauchende Säure übrigens äusserst schmerzhaft wirkt, ist eine bekannte Sache. Mittelst Glasstabes oder auch Holzstäbchens wird die Säure
aufgetragen.

Kritik. Es giebt der Wortlaut der Ph. an, dass eine mit 150 Th. Wasser
verdünnte Säure, welche durch Silbernitrat und Baryumnitrat selbst nach
4 Minuten noch getrübt wird, nicht die richtige officinelle Säure ist. Die Reac-
tionsruhe von mehr denn 5 Minuten wird der rauchenden, nicht aber der reinen Salpetersäure zugestanden. In einer Pharmacopöe sollten solche paradoxe Anweisungen keinen Platz finden. Da in der Welt alles möglich ist, so kann der
Fall eintreten, dass ein Apotheker eine rauchende Salpetersäure deshalb verwirft, weil sie mit Baryumnitrat und Silbernitrat nach 5 Minuten keine Trübungen giebt. Der nicht pharmaceutische Lateiner wusste nicht zu unterscheiden, ob diese Trübungen unerlässliche oder nur zufällige sind und die
Correctoren haben diesen Passus nicht nur übersehen, sie haben denselben
auch mit dem entsprechenden in dem Artikel *Acidum nitricum* zu vergleichen
oder beide Passus in Einklang zu bringen vergessen. (Man vergl. S. 153 u. 161.
Warum die Flüchtigkeit der rauchenden Salpetersäure wenigstens nicht
angedeutet wurde, fällt auf, denn damit ist zugestanden, dass die Säure verwendbar ist, wenn sie auch fixe Stoffe in Menge enthält, es steht dieser Umstand aber mit dem gestellten Maasse der Verunreinigungen mit Chlor und
Schwefelsäure in keinem Verhältniss bei dieser nur äusserliche Anwendung
findenden Säure, welche noch dazu noch weit geringere Spuren Schwefelsäure
enthalten darf als die reine, fast nur für den innerlichen Gebrauch bestimmte
Salpetersäure. Während in Wasser das Baryumnitrat noch $^1/_{100000}$ Schwefelsäure anzeigt, und die Grenze bei $^1/_{150000}$ anzunehmen ist, zeigt dieses Salz
in der 30-proc. Salpetersäure schon nicht mehr $^1/_{2000}$ an, wenn diese Säure
mit dem 5-fachen Vol. Wasser verdünnt, also zu einer 5-proc. gemacht wird.
Die Grenze ist $^1/_{1500}$—$^1/_{1600}$ Schwefelsäure in der unverdünnten Salpetersäure.
Bei der rauchenden Säure wird durch Verdünnung mit 150 Th. Wasser nur
eine 0,5—0,6-proc. Säure hergestellt und in dieser Verdünnung wird sogar
noch $^1/_{40000}$ Schwefelsäure durch Baryumnitrat angezeigt. Bei $^1/_{50000}$ erst tritt
kaum eine Reaction ein. Das Maass der Verdünnung ist von bedeutendem
Einflusse auf die Schärfe der Reaction, was den Verf. der Pharmacopöe nicht

bekannt gewesen sein muss. Dass die rauchende Salpetersäure noch weit reiner sein soll als die reine Säure, ist ein Verlangen, welches wahrlich über das Mögliche hinausgeht.

Ueber diesen nur kurzen Artikel der rauchenden Salpetersäure möchte der Commentator einen Schleier decken, wenn er es nur könnte.

Acidum phosphoricum.

Phosphorsäure. Acidum phosphoricum. *Acide phosphorique; Phosphoric acid.*

Klare farb- und geruchlose Flüssigkeit von 1,120 spec. Gew., mit einem Gehalt von 20 Proc. Phosphorsäure. Mit Natriumcarbonat neutralisirt giebt sie auf Zusatz von Silbernitrat einen gelben, in Aetzammon und auch in Salpetersäure löslichen Niederschlag *(sedimentum?)*.

Durch Silbernitrat darf die Säure weder in der Kälte noch in der Wärme getrübt, auch nicht durch Schwefelwasserstoffwasser — selbst nicht nach längerer Zeit — verändert werden, und mit dem 3-fachen Vol. Wasser verdünnt weder durch Baryumnitrat, noch nach dem Zusatze eines Ueberschusses Aetzammonflüssigkeit durch Ammoniumoxalat sofort getrübt werden. Mit dem vierfachen Vol. Weingeist vermischt muss sie klar bleiben. Nach der Mischung von 2 Vol. der Säure mit 1 Vol. Schwefelsäure und dem Ueberschichten von 2 Vol. der (33,3-proc.) Ferrosulfatlösung darf zwischen beiden Schichten keine braune Zone entstehen.

Je 5 ccm der Phosphorsäure und verdünnter Schwefelsäure, versetzt mit Jodlösung und Zinkmetall, dürfen unter den bei Acidum hydrochloricum angegebenen Bedingungen das mit concentrirter (50-proc.) Silbernitratlösung befeuchtete Papier nicht verändern.

Geschichtliches. Die Entdeckung der Phosphorsäure war am Ende des 17. Jahrh. eine natürliche Folge des im Jahre 1669 entdeckten Phosphors, und scheint BOYLE in damaliger Zeit auch einige ihrer Eigenschaften gekannt zu haben. HOMBERG stellte die Phosphorsäure (1712) durch Verbrennen des Phosphors dar und ist er auch als der Entdecker anzusehen. MARGGRAF, Director der Hofapotheke in Berlin, war der erste, welcher sie (1740) aus dem Urinsalze, Natriumammoniumphosphat *(sal urinae nativum; sal microcosmicum)*, abzuscheiden lehrte. SCHEELE aber erkannte sie (1769) als einen Bestandtheil der Knochen und schied sie daraus noch auf einem sehr umständlichen Wege ab. WIEGLEB, Apotheker in Langensalza, sättigte (1781) die aus den Knochen abgeschiedene Phosphorsäure mit Ammoniumcarbonat und zersetzte das Ammoniumphosphat durch Glühen, wobei Ammon sich verflüchtigte und glasige Phosphorsäure zurückblieb. Im ersten Decennium dieses Jahrhunderts war die aus Knochenerde durch Schwefelsäure abgeschiedene Phosphorsäure, welche stets saures Calciumphosphat enthielt, noch officinell, jedoch gaben die Pharmakopöen im folgenden Decennium bereits Vorschriften zur Darstellung der Säure aus Phosphor durch Oxydation desselben mittelst Salpetersäure.

Vorkommen in der Natur. Die Phosphorsäure kommt in der Natur nie frei, stets aber an Kalkerde oder Magnesia, mit welchen sie in Wasser schwerlösliche Verbindungen darstellt, gebunden vor. Sie wird daher in Gestalt dieser Phosphate in allen Pflanzenaschen angetroffen, und ist besonders in den Früchten und Samen, sowie in allen Fruchtsäften reichlich als Calcium- und Magnesiumphosphat enthalten. Im Thierreiche ist sie ein Hauptbestandtheil der Knochen, welche bis auf wenige Procent Calciumcarbonat und Leimstoff aus basischem Calciumphosphat bestehen. Sie ist auch im Fleisch, in der Milch, überhaupt in allen thierischen Flüssigkeiten enthalten und im Harne an Natrium, Ammonium und Calcium gebunden vertreten. Die Pflanzen entziehen mittelst ihrer Wurzeln die Phosphorsäure an Basen gebunden der Ackerkrume, und durch den Genuss der Pflanzen und ihrer Theile gelangt diese Säure, vornehmlich mit Calcium verbunden, in den Thierkörper, hier das Material für den Knochenbau darbietend.

Im Mineralreiche ist sie sehr verbreitet, zunächst als Calciumphosphat, ein Bestandtheil der Ackererde, dann findet man in grossen Ablagerungen Apatit und Phosphorit (Calciumphosphat mit Chlor- oder Fluorcalcium); Sombrerit (Sombreroguano, ein fossiler Guano auf den Antillen, welcher neben Calciumphosphat auch Aluminiumphosphat enthält); Koprolithen (fossile Excremente vorweltlicher Landthiere in knolligen Massen); seltner sind Talkapatit (in Sibirien vorkommend, aus Calcium- und Magnesiumphosphat bestehend); Struvit (Ammoniummagnesiumphosphat); Wavellit (Aluminiumphosphat); Triphyllin (Ferro-Lithiumphosphat); häufig ist das. Raseneisenerz oder Wiesenerz (Ferrophosphat) unter Wiesen und Mooren etc.

Als **Handelswaare** kommen mehrere Sorten der Phosphorsäure vor, welche sich theils durch die Art der Darstellungsweise, theils nach Consistenz und Reinheit unterscheiden. Die chemisch reinste ist die officinelle von 1,120 spec. Gewicht oder mit 20 Proc. Phosphorsäure. Aus der Säure von syrupöser Consistenz (spec. Gewicht 1,700 oder 1,300) lässt sich die officinelle Säure durch Verdünnen mit Wasser darstellen. Auch eine krystallisirte ziemlich reine Ortho-Säure wird von den Drogisten gehalten. *Acidum phosphoric. glaciale*, glasige Phosphorsäure, in glasähnlichen Stücken, ist ein Gemisch von Pyro- und Meta-Phosphorsäure und wird zuweilen noch in Pillen verordnet. *Acidum phosphoric. ex ossibus*, Knochensäure, Phosphorsäure aus Knochen, wird wegen ihres billigen Preises zur Darstellung von Phosphaten verwendet. Sie enthält bald mehr bald weniger saures Calciumphosphat in Lösung. *Acidum phosphoricum per deliquium* (vergl. unten) wird nicht mehr beachtet und durch die reine officinelle Phosphorsäure ersetzt.

Die **Darstellung** der officinellen Phosphorsäure kann auf verschiedene Weise geschehen: 1) durch Verbrennen des Phosphors in der Luft oder im Sauerstoffgase, indem man wiederholt unter einer mit Wasser abgesperrten Glasglocke oder in einem grossen Glasballon in einem Porcellanschälchen befindlichen Phosphor über Wasser abbrennt. Es entsteht aber hierbei neben Phosphorsäure nicht nur Phosphorigsäure, ein Theil des Phosphors verwandelt sich auch in amorphen oder rothen Phosphor. Das Resultat ist materiell zu ungünstig, als dass man auf diese Weise mit Vortheil Phosphorsäure darstellen könnte. Wird der Phosphor in einer von Feuchtigkeit freien Luft abgebrannt, so setzt sich die Säure wasserfrei (als Phosphorsäureanhydrid) an die Wandung des Gefässes, worin die Verbrennung stattfindet, in schneeähnlichen farblosen Krystallen an.

2) Die Darstellung des *Acidum phosphoricum per deliquium* erfolgt durch Zerfliessenlassen des Phosphors an der Luft. In einen Trichter, welcher auf eine Glasflasche gesetzt ist, stellt man 10—12 cm lange, offene, unterhalb etwas verengte Glasröhrchen von der Weite, dass man in dieselben entsprechend lange Phosphorstangen einschieben kann, und diese Stangen dann noch von einer Luftschicht umgeben sind. Ueber Trichter und Flasche stellt man eine grosse, oben offene Glasglocke oder eine offene Glasflasche, deren Boden abgesprengt ist. Auf diese Weise findet unter all-

mählich sich erneuerndem Luftzutritt eine langsame Oxydation des Phosphors statt, die Phosphorstangen sind daher fortwährend mit einem Nebel umgeben und die entstandene Phosphorsäure und Phosphorigsäure, durch die Feuchtigkeit der atmosphärischen Luft flüssig geworden, tropfen in die Flasche ab. Wenn nach Wochen die Phosphorstangen vollständig verzehrt sind, wird die syrupdicke Säure (phosphatige Säure), welche sich in der Flasche angesammelt hat und ein Gemisch von Phosphorsäure mit Phosphorigsäure ist, mit einem halben Vol. der officinellen Salpetersäure (1,185 spec. Gew.) gemischt in einem Porcellancasserol bis zur vollständigen Ueberführung der Phosphorigsäure in Phosphorsäure und auch bis zur vollständigen Austreibung aller Salpetersäure und Stickstoffoxyde erhitzt. Die zurückbleibende Phosphorsäure muss dann in gleicher Weise, wie bei der Darstellungsweise unter 7 von Arsen befreit und in die officinelle Phosphorsäure verwandelt werden. Auf diesem Wege der Darstellung erschliessen sich eben keine Vortheile, denn es giebt in einem Laboratorium nichts Unangenehmeres, als Wochen hindurch auf das Fertigwerden eines Präparats warten zu müssen und die Vorrichtung dazu herumstehen zu sehen, wo das-

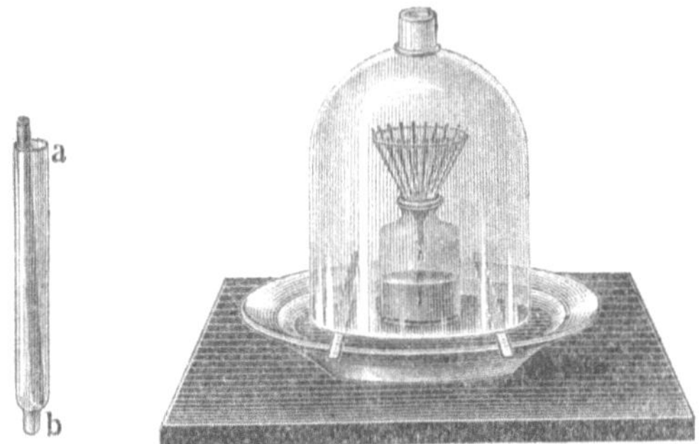

Vorrichtung zur Darstellung der phosphatigen Säure. *a b* Glasröhre mit einer Phosphorstange. Solche werden in den Trichter eingestellt.

selbe in einigen Stunden mit geringen Unkosten fertig gestellt werden kann. Das oben erwähnte Arrangement der Phosphorstangen änderte DOEBEREINER dahin ab, dass er dieselben auf einer Schicht nassen groben Glaspulvers, welches den Boden einer weiten Schale fingerdick bedeckte, unter Vermeidung gegenseitiger Berührung neben einander legen liess und über das Ganze eine offene Glasglocke setzte. Auf diese Weise wurde eine mit Kieselsäure, Ammon, selbst Kali und Natron verunreinigte Phosphorsäure gewonnen.

3) Als Nebenprodukt gewinnt man Phosphorsäure bei Befolgung der M. PETTENKOFER'schen Methode der Jodwasserstoffsäure-Darstellung. Da die Nothwendigkeit zur Darstellung dieser Säure nur selten an den pharmaceutischen Chemiker herantritt, so bietet diese Phosphorsäureerzeugung auch nur ein theoretisches Interesse. 17 Th. Phosphor werden in einem Becherglase mit kaltem destillirtem Wasser bedeckt und dann die Wassermenge durch Zugiessen von heissem Wasser bis auf 420 Th. vermehrt. Alsdann setzt man nach und nach 35 Th. Jod hinzu. Nachdem die anfangs braune Flüssigkeit wieder farblos geworden ist, giesst man sie in ein anderes Becherglas ab, worin sich 245 Th. Jod befinden, mit der Vorsicht, dass der Phosphor im ersteren Becherglase von wässriger Flüssigkeit stets bedeckt bleibt. Die abgegossene Flüssigkeit enthält nun bereits etwas Jodwasserstoff und hat dadurch die Eigenschaft erlangt, reichlich Jod zu lösen. Hat sie sich nach öfterem Umrühren mit Jod gesättigt, so decanthirt man sie wieder in das Gefäss mit dem Phosphor, rührt zuweilen um, und sobald sie sich wieder farblos zeigt, wiederholt man diese Procedur, bis alles Jod gelöst und in die farblose Jodwasserstoffsäure verwandelt ist. Etwas amorpher Phosphor bleibt zurück. Von der durch Glaspulver filtrirten Flüssigkeit wird die Jodwasserstoffsäure in einer Glasretorte und unter guter Abkühlung der Vorlage abdestillirt und der Retortenrückstand, welcher aus Phosphorsäure und Phosphorigsäure nebst kleinen Mengen Jodwasserstoff besteht, in einer Porcellanschale so lange stark (bis 200°) erhitzt, als saure Dämpfe, welche an der Luft Nebel bilden, entweichen.

Nach einer Abkühlung bis fast auf 100° setzt man so oft Salpetersäure hinzu und
erhitzt so lange, als braunrothe Dämpfe daraus frei werden und bis alle Phosphorigsäure in Phosphorsäure verwandelt ist. Diese ist ziemlich rein. Das Resultat besteht aus circa 235 Th. officineller Phosphorsäure, einer zu unbedeutenden Menge
gegen die grosse Menge der gesammelten Jodwasserstoffsäure.

Den chemischen Vorgang erklären die folgenden Gleichungen:

$$\underset{\text{Phosphor}}{P} \quad \text{und} \quad \underset{\text{Jod}}{3J} \quad \text{geben} \quad \underset{\text{Phosphorterjodid}}{PJ^3}$$

$$\underset{\text{Phosphorterjodid}}{PJ^3} + \underset{\text{Wasser}}{3\left(\begin{array}{c}H\\H\end{array}\right\}O\right)} = \underset{\text{Phosphorigsäure}}{\left.\begin{array}{c}P'''\\H_3\end{array}\right\}O_3} + \underset{\text{Jodwasserstoffsäure}}{3\left(\begin{array}{c}H\\J\end{array}\right\}\right)}$$

$$\text{oder} \quad PJ_3 \quad + \quad 3H_2O \quad = \quad H_3PO_3 \quad + \quad 3HJ$$

4) Die Phosphorsäure, welche sich aus Knochenerde, welche hauptsächlich aus
Calciumphosphat und wenig Magnesiumphosphat besteht, darstellen lässt, ist nie so
rein, wie die aus Phosphor bereitete, aber immerhin ein recht billiges Präparat zur
Darstellung von Phosphaten. Diese Phosphorsäure nach NEUSTADL mit Natriumcarbonat zu sättigen, dann mittelst Baryumchlorids als Baryumphosphat zu fällen und
das Baryumphosphat durch Schwefelsäure zu zersetzen, um sie in eine reine Säure zu
verwandeln, ergiebt gegenüber dem geringen Werthe des Phosphors keine billigere
Phosphorsäure.

$$\underset{\text{Calciumphosphat}}{Ca_3(PO_4)_2} + \underset{\text{Schwefelsäure}}{3H_2SO_4} = \underset{\text{Phosphorsäure}}{2H_3PO_4} + \underset{\text{Calciumsulfat}}{3CaSO_4}$$

Der Process läuft nicht so glatt, wie die Formel angiebt, ab, denn neben freier
Schwefelsäure ist auch saures Calciumphosphat ($CaH_4P_2O_8$) gegenwärtig, welches schwer
zu beseitigen ist.

5) Calciumphosphat wird mit Schwefelsäure behandelt und die Calciumsulfat in
Lösung haltende verdünnte Phosphorsäure mit einer entsprechenden Menge Baryum-
oxalat digerirt. Diese Phosphorsäure enthält nur Spuren Kalkerde und Sulfat. Sie
wird wie die vorher erwähnte in der Zuckerraffinerie verwendet.

6) Man behandelt die aus Calciumphosphat oder Bleiphosphat hergestellte unreine
Säure mit Aetzammon, trocknet das Ammoniumphosphat ein, glüht und löst die zurückbleibende Metaphosphorsäure in Wasser, in welcher Lösung sie in Orthophosphorsäure
übergeht.

7) Die Darstellung der Phosphorsäure durch Oxydation des Phosphors
mittelst Salpetersäure ist die einfachste, kürzeste und auch bei dem geringen
Einkaufspreise des Phosphors die billigste. Sie besteht darin, Phosphor unter
Anwendung einer mässigen Wärme mittelst einer nicht concentrirten Salpetersäure zu oxydiren und in Phosphorsäure zu verwandeln und diese dann durch
Erhitzen von unzersetzter Salpetersäure und anhängenden Stickstoffoxyden zu
befreien. Dieser Oxydationsprocess bietet nicht die geringste Gefahr weder
für den Apparat, worin er vorgenommen wird, noch für den Arbeiter, wenn
die Salpetersäure nicht viel concentrirter ist als die reine officinelle, und er
in einer Retorte mit Vorlage, nicht aber im offenen Kolben oder wohl gar
über freiem Feuer zur Ausführung kommt. Bei Anwendung einer Salpetersäure von 1,35—1,5 spec. Gew. ist der Oxydationsprocess allerdings ein sehr
heftiger und sehr leicht für Apparat und Arbeiter gefährlicher. Wird der
Phosphor mit concentrirter Salpetersäure übergossen, so stellt sich erst nach
längerer Berührung die chemische Thätigkeit ein, steigert sich aber alsdann
in Folge der gleichzeitig sich mehrenden Wärme sehr bald zu einer Heftigkeit,
dass der geschmolzene Phosphor, von den entwickelten Stickstoffoxydgasen
an die Oberfläche der Säure gerissen, sich hier entzündet und in rasender
Schnelligkeit herumwirbelt. Die Oxydation erzeugt eine solche Hitze, dass
endlich der Phosphor brennend von den stürmisch entwickelten Gasen mit
aller Vehemenz aus dem Gefäss herausgeschleudert wird.

Bei der Behandlung des Phosphors mit einer 30-proc. Salpetersäure tritt
diese Heftigkeit der Reaction nie ein. Uebergiesst man Phosphor mit dieser
Säure, so findet bei mittlerer oder gewöhnlicher Temperatur anfangs keine

Reaction statt, und erst unter Vermittelung der Wärme, bei welcher der Phosphor schmilzt, sieht man an dessen Oberfläche eine Entwickelung von Gasbläschen, welche in der Salpetersäure emporsteigen und an die Luft tretend einen bräunlichrothen Dampf bilden. Es entzieht der Phosphor nämlich der Salpetersäure einen Theil Sauerstoff, sie zu Stickoxyd reducirend, welches gasig entweicht und an die Luft tretend sich zu Untersalpetersäure, welche einen braunrothen Dampf bildet, höher oxydirt. Der Phosphor oxydirt sich zunächst zu Phosphorigsäure und diese zu Phosphorsäure. In der mehr als 70° heissen Flüssigkeit werden von dem Stickstoffoxyd und der Untersalpetersäure nicht nur Salpetersäuredämpfe, sondern auch Phosphordampf mit fortgerissen. Wenn man diesen Dampf in einer gut abgekühlten Vorlage sammelt, so findet man das Destillat zusammengesetzt aus Wasser, Salpetersäure und geringeren Mengen Untersalpetersäure, Phosphorigsäure und darin herumschwimmenden Phosphortröpfchen. Jener Dampf ist also für die Lungen ein Gift, und lässt man ihn in die Luft gehen, so repräsentirt er einen Materialverlust. Aus denselben Gründen ist eine früher viel befolgte und sogar noch heut von alten Pharmaceuten empfohlene Methode der Phosphorsäure - Darstellung, Phosphor in der Salpetersäure in einem offenen Kolben zu oxydiren, zu verwerfen.

Die vorerwähnten chemischen Vorgänge erklären folgende Schemata:

a)
$$3P + 3\left(\begin{matrix}NO_2\\H\end{matrix}\right\}O\right) + 3\left(\begin{matrix}H\\H\end{matrix}\right\}O\right) = 3\left(\begin{matrix}POH''\\H_2\end{matrix}\right\}O_2\right) + 3NO$$

$$3P + 3HNO_3 + 3H_2O = 3H_3PO_3 + 3NO$$

$$3P + (NO_2 . OH) + 3H_2O = 3PO . (OH)_3 + 3NO$$

b)
$$3\left(\begin{matrix}POH''\\H^2\end{matrix}\right\}O_2\right) + 2\left(\begin{matrix}NO_2\\H\end{matrix}\right\}O\right) = 3\left(\begin{matrix}PO'''\\H_3\end{matrix}\right\}O_3\right) + 2NO + \left(\begin{matrix}H\\H\end{matrix}\right\}O\right)$$

$$3H_3PO_3 + 2HNO_3 = 3H_3PO_4 + 2NO + H_2O$$

$$3PHO(OH)_2 + 2(NO_2 . OH) = 3PO(OH)_3 + 2NO + H_2O$$

Bei Anwendung von sehr concentrirter Salpetersäure verläuft der Process hauptsächlich nach folgendem Schema:

c)
$$3P + 5HNO_3 + 2H_2O = 3H_3PO_4 + 5NO$$

Bei mässig concentrirter Salpetersäure tritt neben Phosphorigsäure auch Untersalpetersäure auf:

d)
$$3P + 5HNO_3 + 2H_2O = 2H_3PO_4 + H_3PO_3 + 2NO + NO_2$$

Wenn man den Verlauf des Oxydationsprocesses nach c) annimmt, so sind auf 10 Th. Phosphor 111,2 Th. der officinellen Salpetersäure mit 30 Proc. Säuregehalt ($HNO_3 + 8,165\,Aq. = 210$) erforderlich, denn

$$3 \times 31,5 : 5 \times 210 = 10 : x\,(= 111,2).$$

Da ein Theil Salpetersäure verdampft und auch gegen das Ende der Reaction die Säure eine starke Verdünnung erleidet, eine stark verdünnte Salpetersäure aber selbst in der Wärme sehr wenig auf Phosphor oxydirend einwirkt, so ist nur bei Anwendung von circa 140 Th. der officinellen Salpetersäure die völlige Oxydation und Lösung von 10 Th. Phosphor möglich.

Mit diesen vorangeschickten theoretischen und praktischen Notizen ist der Weg angedeutet, auf welchem die Oxydation des Phosphors mittelst Salpetersäure leicht und gefahrlos erreicht wird. Dann ist aber auch ein Phosphor zu wählen, welcher nicht zu sehr mit Schwefel verunreinigt ist, im anderen Falle resultirt eine schwefelsäurehaltige Phosphorsäure. Die Pharmakopöe erlaubt nur Spuren Schwefelsäure. Ein Phosphor, der bei mittlerer Temperatur (17,5 ^{0} circa) sich beim Zerschneiden mit einer

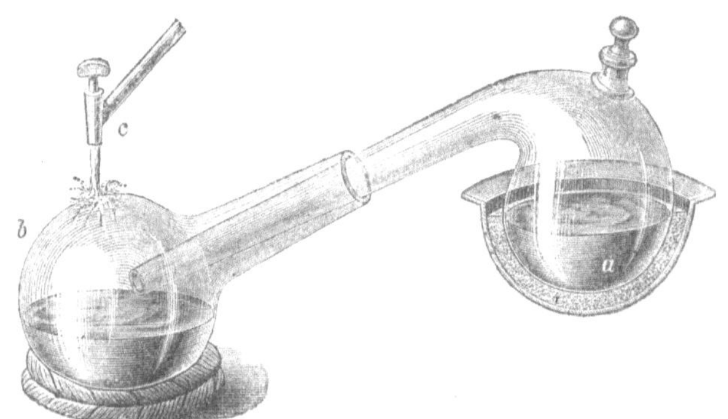

Die Retorte *a* enthält die Salpetersäure und den Phosphor. Die Vorlage *b* ist ohne Lutum angelegt.

Papierscheere brüchig statt zähe erweist, ist auch stark schwefelhaltig. Wäre man genöthigt, einen schwefelhaltigen Phosphor zu verwenden, so ist es dann zweckmässig, statt 10 Th. Phosphor 12—13 Th. zu nehmen und bei der Digestion in Salpetersäure eine entsprechende Menge als Rückstand und unoxydirt zu lassen. Ferner ist auf metallische Verunreinigungen, wie Eisen, Zinn, Kupfer, zu achten, womit der Phosphor zuweilen bedeckt ist, da er in metallenen Behältern in den Handel gebracht wird. Ein solcher Phosphor giebt sich durch eine braune oder schwärzliche äussere Bedeckung zu erkennen. Er wird dann in Wasser, dem man 10—15 Proc. reiner officineller Salzsäure zugesetzt hat, einen Tag hindurch macerirt. Sollte er dadurch die dunkle Farbe noch nicht verloren haben, so muss man ihn in einer Mischung aus gleichen Theilen Wasser und reiner Salpetersäure einen Tag hindurch maceriren und, wenn auch dies nicht zum Ziele führt, in derselben Säuremischung umschmelzen.

Den Phosphor giebt man in eine Tubulatretorte. Da die durch den Tubus geworfenen Phosphorstangen den Retortenboden sicher zertrümmern würden, so beschickt man die Retorte erst mit einem Theil der Salpetersäure, stellt sie, den Schnabel nach oben gerichtet, auf einen Strohkranz und schiebt die Phosphorstückchen behutsam durch den Tubus, wie dies nachstehende Abbildung angiebt. Die Retorte wird bis über ein Drittel oder höchstens bis zur Hälfte ihrer Capacität angefüllt, und in ein Sandbad (Sandkapelle) mit einer daumdicken Sandschicht als Unterlage des Retortenbodens eingelegt. In den Sand, womit man die Retorte umschichtet, senkt man ein Thermometer, legt an die Retorte einen Kolben als Vorlage, jedoch ohne Lutirung, und beginnt mit der Heizung der Kapelle. Anfangs genügt eine Heizung, welche den Inhalt der Retorte bis auf circa 60 ^{0} erwärmt. Sobald der Phosphor geschmolzen ist, erfolgt auch die Oxydation; die Retorte füllt sich mit einem undurchsichtigen gelbrothen Dampfe, welcher in die Vorlage überfliesst, sich hier zum Theil verdichtet, zum geringeren Theil aus der Fuge zwischen Kolbenhals und Retortenschnabel ausfliesst und wegen seiner Schwere auf den Boden niedersinkt. Bei geöffneter Thür und geöffneten Zugthüren der übrigen Feuerungen des Laboratoriums schwindet er schnell und fällt in keiner Weise dem Arbeiter lästig. Die Feuerung unter der Kapelle unterhält man nur schwach, so dass das Thermometer circa 70⁰ zeigt. Die Wärme, wel-che aus der Oxydation des Phosphors hervorgeht, tritt auch noch hinzu und erhält den Retorten-inhalt um einige Grade wärmer, als das Ther-mometer angiebt. Diese Temperatur genügt für den ersten Abschnitt der Operation, bis sich in der Vorlage ungefähr $^1/_5$ von der Menge der in die Retorte gegebenen Salpetersäure angesammelt hat. Man öffnet dann den Tubus der Retorte, setzt einen Glastrichter auf und giest den Inhalt der Vorlage in die Retorte zurück. Nun ist die Salpetersäure schon soweit verdünnt, dass eine Steigerung der Temperatur nöthig wird. Man vermehrt also, nachdem die Vorlage wieder an-gelegt ist, die Wärme bis auf 80—90⁰. Wenn wiederum $^1/_5$ Flüssigkeit überdestillirt ist, giesst man dieselbe in die Retorte zurück und steigert

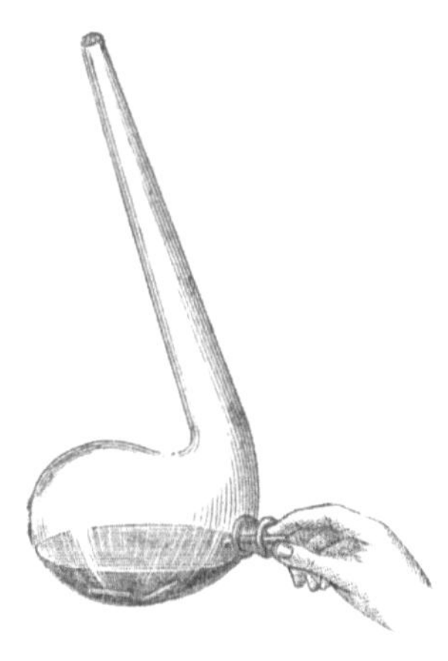

die Digestionswärme auf ca. 100⁰. Nachdem endlich zum dritten Male $^1/_5$ über-gegangen, giesst man nochmals zurück und erhitzt weiter, wobei selbst ein Sieden des Retorteninhaltes nichts Gefährliches bietet, bis der Phosphor ganz oder bis auf einen geringen Rückstand gelöst ist. Was nun in der Vorlage angesammelt ist, giesst man an einen Ort, wo die darin enthaltenen Phosphor-tröpfchen keinen Schaden verursachen können.

Wie aus der Anweisung hervorgeht, so könnte die Oxydation des Phos-phors auch in der Wärme des Wasserbades vorgenommen werden, jedoch die dabei entwickelten giftigen und metallätzenden Dämpfe verbieten von selbst die Benutzung des Dampfapparates. Es müsste also ein Wasserbad improvisirt werden, und dass die Einsetzung und Stellung einer Retorte in ein Wasser-bad dieser Art viel Beschwerliches mit sich bringt und eine weit geringere Sicherheit für den Retortenapparat bietet als ein Kapellensandbad, weiss der in solchen Arbeiten Erfahrene nur zu gut. Eine Gefahr aus einer etwas stärkeren Heizung der Kapelle, als wie angegeben ist, liegt nicht vor und ist sie nur in sofern vorausgesetzt, als im Anfange der Oxydation Phosphortropfen an die Oberfläche der Salpetersäure gerissen werden, dieselben sich hier ent-zünden und dadurch der Retorte Gefahr bringen könnten. Ein in dieser Be-ziehung angestellter Versuch erfüllte diese Voraussicht keineswegs, es erschien nur eine Abkühlung der Vorlage nothwendig, welche bei der mit Vorsicht geleiteten Digestion gerade kein Erforderniss ist.

Nach vollendeter Digestion lässt man den Apparat erkalten und giesst den Retorteninhalt, welcher aus Phosphorsäure, Phosphorigsäure, Salpetersäure und Wasser besteht, in eine porcellanene Schale, wobei man die Retorte mit etwas Salpetersäure nachspült. Einen etwa vorhandenen Phosphorrest fügt man dem Phosphorvorrath hinzu, um ihn gelegentlich zur Phosphorbereitung zu verwenden. Die Porcellanschale füllt man nicht über $^2/_3$ ihres Raum-inhaltes an, stellt sie unter einem gut ziehenden Schornsteine oder im Freien auf einen Windofen, heizt sie allmählich an, und erhitzt dann so lange, bis unter bisweiligem Umrühren mit einem gläsernen oder porcellanenen Stabe die Verdampfung circa auf ein halbes Volum vorgeschritten ist und dann auf Zusatz einiger Tropfen Salpetersäure keine gelbroth gefärbten Bläschen an die Oberfläche der Flüssigkeit aufsteigen oder hier sich gelbrothe Dämpfe entwickeln, und bis endlich ein der Schale genäherter, mit Aetzammon benetzter Glasstab aufhört, sich mit weissen Nebeln zu umgeben, also bis der letzte Salpetersäurerest verflüchtigt ist. Wenn während des Abdampfens die Flüssigkeit einen gewissen Grad der Concentration und der Hitze erlangt hat, tritt gewöhnlich ein Moment ein, wo ein plötzliches Aufschäumen stattfindet, welches in einer Wechselwirkung zwischen vorhandener Phosphorigsäure und einem Salpetersäurerest seine Erklärung findet. Die concentrirte Phosphorigsäure bethätigt nämlich stark erhitzt ihre desoxydirende Wirkung auf die Salpetersäure, welche noch als Rest gegenwärtig ist, und geht sogar so weit, dass aus gegenwärtiger Arsensäure und Arsenigsäure (Phosphor ist gewöhnlich arsenhaltig) metallisches Arsen in braunschwarzen Partikeln abgeschieden wird.

$$\underset{\text{Arsensäure}}{2H_3AsO_4} \;+\; \underset{\text{Phosphorigsäure}}{5H_3PO_3} \;=\; \underset{\text{Phosphorsäure}}{5H_3PO_4} \;+\; \underset{\text{Wasser}}{3H_2O} \;+\; \underset{\text{Arsen}}{2As.}$$

Diese dunkelen Partikel bedecken dann die Wandung der Porcellanschale. Jenes bemerkte plötzliche Aufschäumen mahnt zur Vorsicht, dass die durch Abdampfen concentrirte Flüssigkeit nicht mehr als $1/3$ des Raumes der Porcellanschale ausfülle. Wäre nach diesem Aufschäumen noch Phosphorigsäure in der Flüssigkeit vorhanden, so tritt bei weiterer stärkerer Erhitzung eine zweite auffallende Reaction ein, indem die Phosphorigsäure unter Beihilfe von Wasserbestandtheilen in Phosphorsäure und Phosphorwasserstoffgas, welches letztere an die Luft tretend in Flämmchen verbrennt, zerfällt.

$$\underset{\text{Phosphorigsäure}}{4H_3PO_3} \text{ zerfällt in } \underset{\text{Phosphorwasserstoff}}{H_3P} \text{ und } \underset{\text{Phosphorsäure}}{3H_3PO_4.}$$

Diese Reaction ist jedoch nicht zu erwarten, wenn beim Abdampfen hin und wieder etwas Salpetersäure zugetröpfelt wurde.

Das vorerwähnte Erhitzen und Abdampfen und die damit verknüpften Operationen sind ein wesentlicher Theil der Phosphorsäuredarstellung, denn sie haben den Zweck, sowohl alle Salpetersäure zu beseitigen, als auch die noch vorhandene Phosphorigsäure, welche eine giftige Substanz ist, in Phosphorsäure umzuwandeln. Durch die vorhin erwähnte Arsenreaction werden die giftigen Oxyde dieses Metalls übrigens vollständig beseitigt.

Da erhitzte Phosphorsäure in concentrirter Form Glas stark angreift und sich mit den Bestandtheilen des Glases verunreinigt, so darf das vorerwähnte Abdampfen nicht in der Glasretorte, sondern muss in einem Gefäss von echtem Porcellan mit unversehrter Feldspathglasur vorgenommen werden. RIECKHER fand im Widerspruch zu meinen Erfahrungen, dass Böhmisches Glas hier weit weniger angegriffen wird als Porcellan.

Nach dem Erkalten wird behufs der Beseitigung von Arsenoxyden die syrupdicke Phosphorsäure in eine geräumige Flasche gegossen, die Porcellanschale mit etwas destillirtem Wasser nachgespült, nun die Säure nach und nach mit annähernd der 4-fachen Menge heissem destillirtem Wasser verdünnt und in dieselbe Schwefelwasserstoff geleitet, bis sie mit diesem Gase gesättigt ist. Das Gas aus 2—3 Th. Schwefeleisen, übergossen mit 24—25 Th. einer mit der 5-fachen Menge Wasser verdünnten Englischen Schwefelsäure reicht aus, wenn 10 Th. Phosphor in Arbeit genommen wurden. Das in die Flasche a eingeschüttete Schwefeleisen wird nur nach und nach mit der verdünnten Schwefelsäure übergossen, um eine allmähliche und nicht zu stürmische Schwefelwasserstoffentwickelung zu bewirken. Tritt dieses Gas in die heisse verdünnte Phosphorsäure ein, so scheidet das vorhandene Arsen alsbald als Schwefelarsen aus, in der kalten Flüssigkeit dagegen findet dieser Process nur allmählich statt. In diesem Falle stellt man sie mit Schwefelwasserstoffgas übersättigt in einer verkorkten Flasche 24—48 Stunden bei Seite, man muss aber, sollte nach dieser Zeit der Geruch nach Schwefelwasserstoff ganz ver-

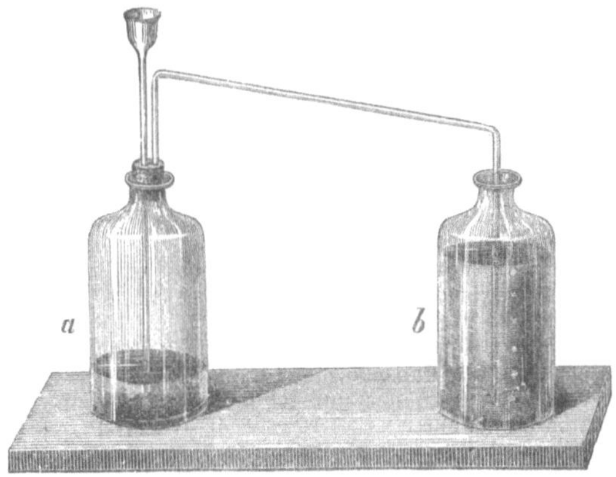

schwunden sein, nochmals mit Schwefelwasserstoff sättigen und wiederum 2 Tage bei Seite stellen, um auch sicher alles Arsen aus gegenwärtiger Arsensäure auszufällen. Kürzer vollzieht sich jedenfalls die Schwefelarsenfällung, wenn man den Schwefelwasserstoff in die (70—80°) heisse Flüssigkeit leitet.

$$\underset{\text{Arsensäure}}{2H_3AsO_4} \quad + \quad \underset{\text{Schwefelwasserstoff}}{5H_2S} \quad = \quad \underset{\text{Schwefelarsen}}{As_2S_3} \quad + \quad \underset{\text{Wasser}}{8H_2O} \quad + \quad \underset{\text{Schwefel.}}{2S.}$$

Endlich giebt man die Flüssigkeit in einen Stehkolben, den man in ein Sandbad gestellt hat, und erhitzt so lange, bis der Geruch nach Schwefelwasserstoff verschwunden oder ein auf die Mündung des Kolbens gelegtes, mit Bleiessig betropftes Stück Fliesspapier nicht mehr geschwärzt wird. Nach dem Erkalten wird die Säure durch ein (eisenfreies) Filtrirpapier gegossen und auf diese Weise von dem abgeschiedenen Schwefelarsen und Schwefel befreit.

Wäre die Behandlung mit Wasserstoffgas erfolglos gewesen, so muss sie bei einer neuen Darstellung der Phosphorsäure aus demselben Phosphorvorrathe dennoch wiederholt werden, weil es nicht ungewöhnlich ist, eine Phosphorstange arsenfrei, die danebenliegende aber arsenhaltig anzutreffen.

Die Behandlung der Phosphorsäure mit dem stinkenden H_2S lässt sich sehr wohl umgehen, indem man 1) von Hause aus $^1/_{20}$ mehr Phosphor nimmt, 2) beim Abdampfen der aus der Retorte entnommenen Flüssigkeit keine Salpetersäure zusetzt, und 3) die Abdampfschale von der bis zu einem Syrup eingedampften Flüssigkeit nur zu $^1/_5$ anfüllt. Diese enthält reichlich Phosphorigsäure und beim Erhitzen und Abdampfen (was auch in einem Glaskolben geschehen kann) tritt jener Punkt ein, wo ein Aufschäumen und ein Abscheiden schwarzer Körperchen, des Arsens, stattfindet. Dieser Vorgang verläuft nach der oben S. 170 angegebenen Gleichung. Man kann auch so verfahren, als ob man H_2S anwenden wolle und setzt Phosphorigsäure hinzu, welche man als phosphatige Säure gesammelt oder weniger passend aus Phosphortrichlorid hergestellt hat, indem man in Wasser von 40—50° C., worin Phosphor lagert, Chlor einleitet, wobei neben Salzsäure zugleich Phosphorigsäure entsteht, denn $PCl_3 + 3H_2O = HCl + H_3PO_3$. Die noch an Phosphorigsäure reiche Phosphorsäure wird schnell mit einem gleichen Vol. Wasser verdünnt und schnell filtrirt,

um das metall. Arsen zu beseitigen. Vom Filtrat dampft man einige ccm nochmals ein nach Zusatz von etwas Phosphorigsäure, um zu prüfen, ob sie von
Arsen frei ist. Schliesslich wird sie mit Salpetersäure versetzt, eingedampft etc.

8) Von MARKOE wurde folgende, aber die grösste Vorsicht erfordernde Bereitungsweise empfohlen. In einen geräumigen Kolben giebt man 1 Th. Phosphor, 1 Th.
Wasser und 6 Th. Salpetersäure von 1,42 spec. Gew., fügt einige wenige Tropfen
Brom oder Bromwasserstoffsäure und einige Körnchen Jod dazu. Das Gefäss
schliesst man mit einem Glastrichter, in welchen man einen kleinen Trichter umgekehrt stellt. Sobald die Reaction (Erwärmung) eintritt, setze man den Kolben sofort
in ein Gefäss mit kaltem Wasser und stellt an einen Platz, wo sich keine leicht
Feuer fangenden Substanzen vorfinden. Nach dem Schlusse der Reaction (am andern
Tage) erhitzt man die Flüssigkeit in einer offenen Schale, um die Brom- und Jodver-
bindungen, so wie die überschüssige Salpetersäure zu verdampfen. Das Brom ist nach
und nach immer tropfenweise zuzusetzen und statt der 6 Th. Salpetersäure von 1,42
bieten 8 Th. dieser Säure von 1,300 spec. Gew. eine grössere Sicherheit. Will man
die Vorschrift MARKOE's genau befolgen (Archiv d. Ph. 1876, 2. Hälfte, S. 164), so
nehme man höchstens 100 gr Phosphor in Arbeit.

Der Vorgang beruht auf Bromjod, welches sich zunächst bildet und mit Phosphor
im Contakt Phosphorbromid (Phosphorpentabromid, PBr_5) darstellt. Dieses zerfällt
wieder mit Wasser in Phosphorsäure und Bromwasserstoff, aus welchem die Salpetersäure wiederum Brom freimacht u. s. f. $PBr_5 + 4H_2O = H_3PO_4 + 5HBr$.

Sollte eine Verunreinigung der Phosphorsäure mit Eisen (oder Zink) vorliegen,
so lässt sich dieselbe bis auf eine schwache Andeutung beseitigen, wenn man 1000
Th. der Säure von 1,120 spec. Gew. mit 5 Th. präcipitirtem Schwefel, welcher mit
5-proc. Salpetersäure und Wasser ausgewaschen ist, innig mischt, einen Tag bei 50
bis 60° C. digerirt und dann mit 50 Th. gereinigter thierischer Kohle einen Tag weiter
digerirt, hierauf 2—3 Tage an einen kalten Ort stellt und schliesslich filtrirt. Dieser
empirische Vorgang erwies sich als ein lohnender.

Stellung auf das spec. Gew. Die filtrirte Phosphorsäure ist nun endlich
auf das vorgeschriebene specifische Gewicht von 1,120 oder einen Gehalt von
20 Proc. Phosphorsäure (H_3PO_4) oder von 14,518 Proc. Phosphorsäureanhydrid
zu stellen. Gesetzt, man hätte aus circa 65 g verwendetem Phosphor nach
der Behandlung mit Schwefelwasserstoff 800 g Flüssigkeit von 1,145 spec.
Gew. oder einem Gehalt von 24,11 Proc. Phosphorsäure, wie dies die weiter
unten folgende Gehaltstabelle angiebt, gesammelt, so sind diese 800 g noch
mit 164,4 g destillirtem Wasser zu verdünnen, denn: $20:24,11 = 800:x (= 964,4)$.

Reinigung farbiger Phosphorsäure. Bei nicht genügend sorgsamer Bereitung kommt es vor, dass die filtrirte Phosphorsäure nicht ganz farblos
erscheint. Ist das Färbende organischer Natur, so dampft man die Säure zur
Syrupdicke ein, versetzt mit etwas reiner Salpetersäure und erhitzt weiter bis
zur völligen Verdampfung der Salpetersäure. Ist der färbende Stoff Eisenoxyd, so ist dessen Entfernung sehr schwierig und kann sie bis auf geringe
Spuren dadurch ermöglicht werden, dass man die verdünnte Säure eine Woche
hindurch mit thierischer Kohle, welche durch Salzsäure gut gereinigt ist,
digerirt. Die Darstellung der Phosphorsäure im pharmaceutischen Laboratorium ist nicht ohne Vortheil, wenn man einen reinen Phosphor verwenden kann.

Eigenschaften. Die reine officinelle Phosphorsäure hat folgende
Eigenschaften. Sie ist eine klare, sowohl farblose, als auch geruchlose,
nicht ätzende, stark und rein sauer schmeckende, selbst in der Rothglühhitze
nicht vollständig flüchtige Flüssigkeit, bei 15° von 1,120 spec. Gew., bei 21°
von 1,118 spec. Gew. Mit Natriumcarbonatlösung neutralisirt giebt sie als
Orthophosphorsäure auf Zusatz von Silbernitrat einen gelben Niederschlag,
welcher von Salpetersäure und auch von Aetzammonflüssigkeit farblos gelöst
wird.

Die Reaction mit Silberlösung ist eine scharfe Identitätsreaction, denn die Niederschläge, welche Silber mit anderen Säuren giebt, sind in den meisten Fällen weiss. Para- und Metaphosphorsäure werden durch Silberlösung ebenfalls weiss gefällt. Die officinelle Phosphorsäure enthält 20 Proc. der Ortho-Phosphorsäure, H_3PO_4 oder $PO(OH)_3$.

Die officinelle Phosphorsäure ist die dreibasische. Ihre Alkalimetallsalze mit 1 At. Base reagiren sauer, ihre sogenannten neutralen Salze oder mit 2 At. Base reagiren alkalisch, so auch die mit 3 At. Base. Sättigt man die Säure bis zu dem Punkte, wo der geringste Alkalizusatz auf Lackmus bläuend wirkt, so hat sie $1^1/_2$ Atom Alkali gebunden. Das Atomgewicht der officinellen Säure ist $= 492,5$.

Chemie. Der Phosphor tritt mit Sauerstoff in drei verschiedenen Verhältnissen in Verbindung und bildet 1) Unterphosphorigsäure, H_3PO_2, dann 2) Phosphorigsäure oder phosphorige Säure, H_3PO_3, und 3) Phosphorsäure, H_3PO_4:

1) Die Unterphosphorigsäure, unterphosphorige Säure, Hydriumhypophosphit, oder Hydriumphosphot, H_3PO_2, entsteht beim Kochen des Phosphors in Aetzlaugen, z. B. in einer Lösung des Aetzbaryts, wobei sich zugleich Phosphorwasserstoff, H_3P, bildet

$$\underset{\text{Baryumhydroxyd}}{3BaH_2O_2} + \underset{\text{Phosphor}}{8P} + \underset{\text{Wasser}}{6H_2O} = \underset{\text{Baryumphosphot}}{3Ba(H_2PO_2)_2} + \underset{\text{Phosphorwasserstoff}}{2H_3P}$$

Aus der Verbindung mit Baryum kann sie durch Schwefelsäure abgeschieden werden. Sie bildet eine sehr saure, syrupdicke, leicht blätterig krystallinisch erstarrende Masse, welche bei $17,5^0$ schmilzt und in starker Hitze in selbst entzündlichen Phosphorwasserstoff und Phosphorsäure zerfällt. Einige Phosphote, z. B. Calciumphosphot oder Calciumhypophosphit, $Ca(H_2PO_2)_2$, gebraucht man als Mittel gegen Lungenleiden.

2) Die Phosphorigsäure, phosphorige Säure oder Hydriumphosphit, H_3PO_3, welche bei der Darstellung der Phosphorsäure nicht zu übergehen ist, bildet sich überhaupt bei einer langsamen Oxydation des Phosphors an der Luft. Der Dampf, womit sich der an der Luft liegende Phosphor umgiebt, ist Phosphorigsäure. Man erhält sie als Anhydrid (P_2O_3) oder wasserfrei beim Hinüberleiten von Luft über Phosphor bei circa $20—25^0$ C., das Hydriumphosphit aber durch Zersetzung des Phosphorochlorids oder Phosphortrichlorids mit Wasser.

$$\underset{\text{Phosphortrichlorid}}{PCl_3} + \underset{\text{Wasser}}{3\left(\genfrac{}{}{0pt}{}{H}{H}\right\}O\right)} = \underset{\text{Phosphorigsäure}}{\genfrac{}{}{0pt}{}{P'''}{H_3}\right\}O_3} + \underset{\text{Chlorwasserstoffsäure}}{3\left(\genfrac{}{}{0pt}{}{H}{Cl}\right\}\right)}$$

$$PCl_3 + 3H_2O = H_3PO_3 + 3HCl$$

Das Phosphorigsäureanhydrid oder Phosphortrioxyd, P_2O_3, welches beim Brennen des Phosphors unter geringem Luftzutritt entsteht, bildet knoblauchartig riechende weisse flockige Massen, welche so begierig Feuchtigkeit anziehen, dass sie unter günstigen Umständen entflammen und unter Zersetzung des Wassers zu Phosphorsäureanhydrid verbrennen. Bei einer Hitze von ungefähr 250^0 zerfällt die anhydrische Phosphorigsäure bei Gegenwart von Feuchtigkeit in Phosphorwasserstoff und Phosphorsäureanhydrid

$$\underset{\text{Phosphorigsäureanhydrid}}{4PO^3} + \underset{\text{Wasser}}{3HO} = \underset{\text{Phosphorwasserstoff}}{PH^3} + \underset{\text{Phosphorsäureanhydrid}}{3PO^5}$$

als Hydriumphosphit in Phosphorwasserstoff und Phosphorsäure

$$4PHO(OH)_2 \text{ oder } 4H_3PO_3 \text{ zerfallen in } H_3P \text{ und } 3H_3PO_4 \text{ oder } 3PO(OH)_3$$

$$\underset{\text{Phosphorigsäure}}{4\left(\genfrac{}{}{0pt}{}{POH''}{H_2}\right\}O_2\right)} \text{ zerfallen in } \underset{\text{Phosphorwasserstoff}}{\genfrac{}{}{0pt}{}{P'''}{H_3}\right\}} \text{ und } \underset{\text{Phosphorsäure}}{3\left(\genfrac{}{}{0pt}{}{PO'''}{H_3}\right\}O_3\right)}$$

Dieser Process kann beim Abdampfen einer Säure vorkommen, welche aus Phosphor und einer unzureichenden Menge Salpetersäure resultirte.

Da die Phosphorigsäure nur 2 Atome ihres typischen Wasserstoffs gegen Metall austauscht, so giebt man ihr die Formeln:

$$\genfrac{}{}{0pt}{}{POH''}{H_2}\right\}O_2 \text{ oder } PO'''\left\{\genfrac{}{}{0pt}{}{H}{OH}{OH}\right. \text{ oder } PHO(OH)_2$$

3) Die **Phosphorsäure** oder das **Hydriumphosphat** entsteht durch Verbrennen des Phosphors an feuchter Luft oder im Sauerstoffgase, durch Oxydation des Phosphors durch Salpetersäure und durch Zersetzung des Phosphorichlorids mittelst Wassers.

$$PCl_5 \quad + \quad 4H_2O \quad = \quad H_3PO_4 \quad + \quad 5HCl$$

Phosphorperchlorid   Wasser   Phosphorsäure   Chlorwasserstoffsäure

$$PCl_5 \quad + \quad 4\left.\left({H \atop H}\right\}O\right) \quad = \quad {PO''' \atop H_3}\Big\} O_3 \quad + \quad 5\left({H \atop Cl}\right\}\right)$$

Beim Verbrennen des Phosphors im trocknen Luft- oder Sauerstoffstrome entsteht Phosphorsäureanhydrid (P_2O_5) in Gestalt eines weissen, hygroskopischen, flockigen, geruchlosen Pulvers.

Die Phosphorsäure hat die interessante Eigenthümlichkeit, unter gewissen Umständen in mehrere isomere Modificationen überzugehen, von denen im Folgenden die drei wichtigsten und am besten studirten Erwähnung finden sollen.

Das isomerische Verhalten dieser Modificationen documentirt sich durch die verschiedenen Mengen Base, mit welchen sie normale Salzverbindungen darstellen. Jene drei Modificationen werden auch durch Vorsetzen der Buchstaben *a*, *b* und *c* vor den Namen Phosphorsäure unterschieden.

Die *a*-**Phosphorsäure**, **Metaphosphorsäure**, eine **einbasische Säure**, entsteht beim Auflösen des Anhydrids in Wasser oder durch Glühen der beiden folgenden Phosphorsäuremodificationen. Sie bildet eine farblose eis- oder glasähnliche Masse von saurer Reaction, in Wasser klar löslich, in welcher Lösung sie nach einiger Zeit von selbst in die *c*-Phosphorsäure oder Orthophosphorsäure übergeht. Ihre frische Lösung coagulirt Eiweiss und erzeugt mit Barytwasser einen weissen Niederschlag. Die Lösungen ihrer Salze geben mit **Silbernitratlösung eine weisse** Fällung. Ihre Formel ist HPO_3 oder $PO_2 \cdot OH$ und ihre Salze enthalten nur 1 Mol. Base. Die Formel des Phosphorsäureanhydrids ist P_2O_5 oder ${PO''' \atop PO'''}\Big\} O_3''$. Die typische Formel der *a*-Phosphorsäure ist ${(PO'''O) \atop H}\Big\} O$ oder $PO'''\Big\{{O'' \atop OH}$. Ihre Bildung aus der Orthophosphorsäure erklärt die Formel

$$PO(OH)_3 \;-\; H_2O = PO_2 \cdot OH \quad \text{oder} \quad PO'''\left\{{OH \atop OH \atop OH} \;-\; H_2O = PO'''\Big\{{O'' \atop OH}.\right.$$

Von dieser Metaphosphorsäure existiren **Polymere**, welche man als Di-, Tri-, Tetra-, Penta-, Hexa-Metaphosphorsäure unterscheidet z. B. Metaphosphorsäure $= PO_2 \cdot OH$; Dimetaphosphorsäure $= (PO_2)_2 \cdot (OH)_2$; Trimetaphosphorsäure $= (PO_2)_3 \cdot (OH)_3$.

Die *b*-**Phosphorsäure**, **Pyrophosphorsäure**, eine **vierbasische Säure**, entsteht beim Erhitzen der *c*-Phosphorsäure bis zu einer Temperatur von 215⁰ und geht in wässriger Lösung in Ortho-Phosphorsäure über. Sie bildet ebenfalls eine glasähnliche Masse, deren Lösung in Wasser aber weder durch Eiweiss noch durch Barytwasser gefällt wird. Die Lösungen ihrer Salze werden durch Silbernitratlösung weiss gefällt. Ihre Formel ist $P_2H_4O_7$ oder $P_2O_3(OH)_4$ die rationelle Formel nach Ansicht der Theorie der chemischen Structur und Typentheorie:

Pyrophosphorsäure od. Diphosphorsäure   ⅓-saures Natriumorthophosphat   Natriumpyrophosphat   Wasser

$$
\begin{array}{l}
O{=}P{<}{OH \atop OH} \\
\quad | \\
\quad O \qquad \text{oder} \\
\quad | \\
O{=}P{<}{OH \atop OH}
\end{array}
\qquad
\begin{array}{l}
PO'''\big\{{OH \atop OH \atop O} \\
\\
PO'''\big\{{OH \atop OH}
\end{array}
\quad
\Bigg|
\quad
2\left(PO'''\Big\{{OH \atop ONa \atop ONa}\right)
\begin{array}{l}\text{ergeben} \\ \text{erhitzt}\end{array}
\quad
\begin{array}{l}
PO'''\big\{{ONa \atop ONa \atop O} \\
\\
PO'''\big\{{ONa \atop ONa}
\end{array}
+ \; {H \atop H}\Big\} O
$$

$$2Na_2HPO_4 \qquad \text{erhitzt} \qquad Na_4P_2O_7 \quad + \quad H_2O$$

Da die Pyrophosphorsäure 4 Hydroxylgruppen einschliesst, so bildet sie mit 2 At. Base ein saures, mit 4 At. Base ein neutrales Phosphat. Die Pyrophosphorsäure oder Diphosphorsäure lässt sich auch als eine intermediäre Verbindung zwischen Meta- und Ortho-Phosphorsäure liegend oder aus gleichen Mol. beider Säuren bestehend betrachten.

Die *c*-**Phosphorsäure**, **gewöhnliche Phosphorsäure**, **Orthophosphorsäure** eine **dreibasische Säure**, entsteht bei der Oxydation des Phosphors durch Salpetersäure oder beim Kochen der Lösungen der vorbemerkten Phosphorsäuremodificationen. Sie bildet eine farblose, klare, syrupdicke, geruchlose, saure Flüssigkeit, welche in der Ruhe in 4- und 6-seitigen geschobenen Säulen krystallisirt. Ihre wässrige Lösung wird weder durch Eiweiss noch durch Barytwasser gefällt. Die Lösungen ihrer Salze werden durch Silbernitratlösung gelb gefällt. Ihre empirische Formel ist H_3PO_4, die theoretische $PO(OH)_3$ oder

$$O = P \begin{cases} OH \\ OH \\ OH \end{cases} \qquad O = P \begin{cases} OH \\ OH \\ ONa \end{cases} \qquad O = P \begin{cases} OH \\ ONa \\ ONa \end{cases} \qquad O = P \begin{cases} ONa \\ ONa \\ ONa \end{cases}$$

c-Phosphorsäure	Mono-Natriumphosphat oder $^2/_3$-phosphorsaures Natrium oder primäres Natriumphosphat	Di-Natriumphosphat od. $^1/_3$-saures od. secundäres Natriumphosphat	Tri-Natriumphosphat od neutrales oder tertiäres Natriumphosphat.

Nach der Typentheorie schreiben wir die Formel z. B.

Phosphorsäure — Mono-Natriumphosphat offic. — Di-Natriumphosphat Natriumphosphat — Trinatriumphosphat

$$\left.\begin{array}{c} PO''' \\ H_3 \end{array}\right\} O_3 \quad \text{oder} \quad PO''' \begin{cases} OH \\ OH \\ OH \end{cases} \quad PO''' \begin{cases} OH \\ OH \\ ONa \end{cases} \quad PO''' \begin{cases} OH \\ ONa \\ ONa \end{cases} + 12 \text{ aq.} \quad PO''' \begin{cases} ONa \\ ONa \\ ONa \end{cases}$$

Die Salze der gewöhnlichen Phosphorsäure mit 2 At. fixer Base gehen beim Glühen in Pyrophosphate, die mit 1 At. Base beim Glühen in Metaphosphate über denn $2Na_2HPO_4$ (Dinatriumphosphat) zerfallen in der Hitze in H_2O und $Na_4P_2O_7$ (Natriumpyrophosphat); und NaH_2PO^4 (Mono-Natriumphosphat) zerfällt in der Hitze in H_2O und $NaPO_3$ (Natriummetaphosphat).

Tritt die c- oder Ortho-Phosphorsäure mit 2-werthigen Elementen in Verbindung z. B. den Erdmetallen, so sind 2 Mol. der Säure erforderlich.

2 Mol. Hydriumphosphat oder Phosphorsäure	Mono-Calciumphosphat. Saures Calciumphosphat	Dicalciumphosphat. Secundär.Calciumphosphat	Tricalciumphosphat.Tertiäres Calciumphosphat
$\begin{matrix} /OH \\ O = P{-}OH \\ \backslash OH \\ /OH \\ O = P{-}OH \\ \backslash OH \end{matrix}$	$\begin{matrix} /OH \\ O = P{-}OH \\ \backslash O{>}_O\!\!> Ca \\ /O \\ O = P{-}OH \\ \backslash OH \end{matrix}$	$\begin{matrix} /OH \\ O = P{-}OH \\ \backslash O{>}_O\!\!> Ca \\ /O \\ O = P{-}O \\ \backslash O\!\!> Ca \end{matrix}$	$\begin{matrix} /O{>} Ca \\ O = P{-}O \\ \backslash O{>}_O\!\!> Ca \\ /O \\ O = P{-}O \\ \backslash O\!\!> Ca \end{matrix}$
2 Mol. Trihydrium-phosphat	$^2/_3$-saures Calciumphosphat	$^1/_3$ saures Calciumphosphat	Normales oder neutrales Calciumphosphat

Aus den vorstehenden Angaben ergiebt sich, dass die drei Säuren des Phosphors, die Unterphosphorigsäure, die Phosphorigsäure und die Phosphorsäure, je 3 At. H (Wasserstoff) enthalten, aber in der ersten Säure nur 1 At. H, in der zweiten Säure 2 At. H und in der dritten Säure alle 3 At. H durch gleiche Mengen At. Metall ersetzt werden können. Daraus ergiebt sich ferner, dass in der ersten Säure nur ein Hydroxyl, in der zweiten zwei und in der dritten 3 Hydroxyle vertreten sind. Von den 5 Affinitäten des Phosphors sind 2 durch Sauerstoff, die übrigen 3 durch Wasserstoff oder Hydroxyl gesättigt. Die bezüglichen theoretischen Formeln lauten demnach

Unterphosphorigsäure	Phosphorigsäure	Phosphorsäure
$\begin{matrix} /H \\ O = P{-}H \\ \backslash OH \end{matrix}$	$\begin{matrix} /H \\ O = P{-}OH \\ \backslash OH \end{matrix}$	$\begin{matrix} /OH \\ O = P{-}OH \\ \backslash OH \end{matrix}$
Hydriumphosphot	Hydriumphosphit	Hydriumphosphat

Die concentrirte c-Phosphorsäure bildet eine syrupdicke, farblose Flüssigkeit von 1,880 spec. Gew., welche in grossen säulenförmigen Krystallen anschiesst, sehr hygroskopisch ist und rein sauer schmeckt. Sowohl von der Salpetersäure wie von der Schwefelsäure wird sie aus ihren Verbindungen abgeschieden, in der Hitze (über 150^0 C.) zersetzt sie aber wegen ihrer Feuerbeständigkeit die Nitrate und Sulfate.

Der gelbe Niederschlag, welcher durch Silbernitratlösung in der Lösung des Natriumphosphats erzeugt wird, ist Silberphosphat $= Ag_3PO_4$ oder $PO.(OAg)_3$.

Wird zu einer Phosphatlösung eine ammoniakalische Magnesiumsalzlösung (Magnesiamixtur, ein Gemisch aus Magnesiumsulfat oder Bittersalz, Ammoniumchlorid und Aetzammon) im Ueberschuss gesetzt, so fällt die Phosphorsäure als weisses unlösliches Ammonium-Magnesiumphosphat ($MgNH_4PO_4 + 6H_2O$) aus. Hier verhält sich die Arsensäure (H_3AsO_4) wie die Phosphorsäure. Uranisalzlösungen fällen aus Phosphatlösungen gelbes Uraniphosphat, $UrO_2 . HPO_4 + 3H_2O$ oder $PO.OH$. $UrO_2 + 3H_2O$. Ferrichlorid fällt aus den Phosphatlösungen blassgelbliches Ferriphosphat $= FePO_4$.

Acidum phosphoricum.

Tabelle

des Gehalts der wasserhaltigen Phosphorsäure an Päosphorsäureanhydrid ($=P_2O_5$) und Phosphorsäure (H_3PO_4) bei verschiedenem spec. Gew. Temp. 17,5 (nach HAGER).

Proc. P_2O_5	Proc. H_3PO_4	Spec. Gew.	Proc. P_2O_5	Proc. H_3PO_4	Spec. Gew.	Proc. P_2O_5	Proc. H_3PO_4	Spec. Gew.
68	93.67	1.809	46	63.37	1.462	24	33.06	1.208
67.5	92.99	1.800	45.5	62.68	1.455	23.5	32.37	1.203
67	92.30	1.792	45	61.99	1.448	23	31.68	1.198
66.5	91.61	1.783	44.5	61.30	1.441	22.5	30.99	1.193
66	90.92	1.775	44	60.61	1.435	22	30.31	1.188
65.5	90.23	1.766	43.5	59.92	.1428	21.5	29.62	1.183
65	89.54	1.758	43	59.23	1.422	21	28.93	1.178
64.5	88.25	1.750	42.5	58.55	1.415	20.5	28.24	1 174
64	88.16	1.741	42	57.86	1.409	20	27.55	1.169
63.5	87.48	1.733	41.5	57.17	1.402	19.5	26.86	1.164
63	86.79	1.725	41	56.48	1.396	19	26.17	1.159
62.5	86.10	1.717	40.5	55.79	1.389	18.5	25.48	1.155
62	85.41	1.709	40	55.10	1.383	18	24.80	1.150
61.5	84.72	1.701	39.5	54.41	1.377	17.5	24.11	1.145
61	84.03	1.693	39	53.72	1.371	17	23.42	1.140
60.5	83.34	1.685	38.5	53.04	1.365	16.5	22.73	1.136
60	82.65	1.677	38	52.35	1.359	16	22.04	1.132
59.5	81.97	1.669	37.5	51.66	1.354	15.5	21.35	1.128
59	81.28	1.661	37	50.97	1.348	15	20.66	1.123
58.5	80.59	1.653	36.5	50.28	1.342	14.5	19.97	1.119
58	79.90	1.645	36	49.59	1.336	14	19.28	1.114
57.5	79.21	1.637	35.5	48.90	1.330	13.5	18.60	1.110
57	78.52	1.629	35	48.21	1.325	13	17.91	1.105
56.5	77.83	1.621	34.5	47.52	1.319	12.5	17.22	1.100
56	77.14	1.613	34	46.84	1.314	12	16.53	1.096
55.5	76.45	1.605	33.5	46.15	1.308	11.5	15.84	1.091
55	75.77	1.597	33	45.46	1.303	11	15.15	1.087
54.5	75.08	1.589	32.5	44.77	1.298	10.5	14.46	1.083
54	74.39	1.581	32	44.08	1.292	10	13.77	1.079
53.5	73.70	1.574	31.5	43.39	1.287	9.5	13.09	1.074
53	73.01	1.566	31	42.70	1.281	9	12.40	1.070
52.5	72.32	1.559	30.5	42.01	1.276	8.5	11.71	1.066
52	71.63	1.551	30	41.33	1.271	8	11.02	1.062
51.5	70.94	1.543	29.5	40.64	1.265	7.5	10.33	1.058
51	70.26	1.536	29	39.95	1.260	7	9.64	1.053
50.5	69.57	1.528	28.5	39.26	1.255	6.5	8.95	1.049
50	68.88	1.521	28	38.57	1.249	6	8.26	1.045
49.5	68.19	1.513	27.5	37.88	1.244	5.5	7.57	1.041
49	67.50	1.505	27	37.19	1.239	5	6.89	1.037
48.5	66.81	1.498	26.5	36.50	1.233	4.5	6.20	1.033
48	66.12	1.491	26	35.82	1.228	4	5.51	1.029
47.5	65.43	1.484	25.5	35.13	1.223	3.5	4.82	1.025
47	64.75	1.476	25	34.44	1.218	3	4.13	1.021
46.5	64.06	1.469	24.5	33.75	1.213	2.5	3.44	1.017

Bei Zu- oder Abnahme der Wärme um je 1^0 C. vermindert oder vermehrt sich bei mittlerer Tagestemperatur das spec. Gewicht einer Phosphorsäure

mit 56—68 Procent PO⁵		ungefähr		um 0,001
„ 46—55	„		„	„ 0,00082
„ 36—45	„		„	„ 0,00068
„ 26—35	„		„	„ 0,00052
„ 15—25	„		„	„ 0,0004
„ 10—14	„		„	„ 0,00035.

Die **Prüfung** der Phosphorsäure erstreckt sich laut Vorschrift der Pharmacopöe zunächst

1) auf die Identität der Säure, welche mit Natriumcarbonat neutralisirt auf Zusatz von Silbernitratlösung einen gelben Niederschlag von Silberphosphat (Ag_3PO_4) ausgeben muss. Dieser Niederschlag muss sowohl in Aetzammon, als auch in Salpetersäure farblos löslich sein. Man giebt in einen Reagircylinder circa 2 ccm der Phosphorsäure, 4—5 Tropfen der Silbernitratlösung (wodurch keine Trübung entstehen darf) und dann nach und nach ein doppeltes Vol. der vorschriftsmässigen Natriumcarbonatlösung und hierauf soviel dieser Lösung bis beim Umschütteln und unter Erwärmen der gelbe Niederschlag nicht mehr verschwindet. Eine stricte Neutralisirung ist gerade nicht nothwendig. Die milchig gelbe Flüssigkeit vertheilt man in 2 Reagirgläser und versetzt den einen Theil mit circa 2 ccm Aetzammon, den anderen Theil mit 2 ccm Salpetersäure. In beiden Fällen muss völlige Lösung erfolgen. Eine Trübung im ersteren Falle deutet auf eine Verunreinigung mit Erden oder Jod, im anderen Falle auf Jod, jedenfalls wäre die Phosphorsäure zu verwerfen.

Die Verunreinigungen der Phosphorsäure sind nicht gering an der Zahl z. B. fixe Alkalien, Ammon, Erden, Metalle, besonders Eisen, Blei und Kupfer, Schwefelsäure, Schwefligsäure, Salpetrigsäure, Salpetersäure, Salzsäure, Jodwasserstoff, Jodsäure, Arsenigsäure, Arsensäure, Kieselsäure. Diese Verunreinigungen entstammen theils dem Phosphor und den Darstellungsmethoden, theils gelangen sie in die Phosphorsäure aus der Glasur oder der Masse der Gefässe, in welcher man die Säure eindampft und erhitzt. Die Pharmacopöe hat nur den häufigsten oder wichtigsten Verunreinigungen Aufmerksamkeit zugewendet und zwar zunächst durch Identitätsreactionen der

2) Salzsäure, dem Jodwasserstoff und der Phosphorigsäure. Auf circa 2 ccm der Phosphorsäure lässt man 2 Tropfen der Silberlösung sanft auffliessen. Bei entfernten Spuren Phosphorigsäure erfolgt an der Stelle, in welcher sich beide Flüssigkeiten berühren, eine gelbliche Trübung, welche beim Umschütteln verschwinden kann, aber wieder hervortritt, wenn man erwärmt. Bei starker Verunreinigung mit Phosphorigsäure erfolgt ein starker gelblicher Niederschlag auf Zusatz von Silberlösung und beim Erhitzen scheidet schwarzes Silbermetall aus. Wäre nur Salzsäure die Verunreinigung, so ist der Niederschlag rein weiss und in Salpetersäure nicht löslich, bei Gegenwart von Jodwasserstoff weisslich und in Aetzammon nicht löslich.

Ein specielles Reactiv auf Phosphorigsäure ist Mercurichlorid. Setzt man mehrere Tropfen seiner Lösung zu circa 2 ccm der Phosphorsäure und erhitzt bis zum Kochen, so tritt bei Gegenwart auch der geringsten Spur Phosphorigsäure eine weisse Trübung (Mercurochlorid) ein.

| Phosphorigsäure | Mercurichlorid | Wasser | | Phosphorsäure | Mercurochlorid | Chlorwasserstoff. |

$$H_3PO_3 \text{ od. } PHO.(OH)_2 + 2HgCl_2 + H_2O = H_3PO_4 \text{ od. } PO(OH)_3 + Hg_2Cl_2 + 2HCl.$$

3) Metalle, aus saurer Lösung durch H_2S fällbar, Jodsäure und auch Schwefligsäure können durch Schwefelwasserstoffwasser angezeigt werden. Die mit circa einem doppelten Vol. Schwefelwasserstoffwasser gemischte Phosphorsäure darf weder sofort, noch nach längerer Zeit (im geschlossenen Gefässe beiseite gestellt) eine Veränderung erleiden. Metalle, welche nur aus neutraler oder alkalischer Lösung durch H_2S gefällt werden, sind hier nicht beachtet, sie werden aber ebenso wie die aus saurer Lösung fällbaren durch die Weingeistprobe (sub 9, Seite 180) angezeigt.

Schwefligsäure oder Schwefeldioxyd soll in der Phosphorsäure nicht auftreten, weil sie bei der Bereitung der Phosphorsäure durch die gleichzeitig auftretende Phosphorigsäure desoxydirt und zu Schwefel reducirt werde, nach der Formel: $H_2SO_3 + 2H_3PO_3 = 2H_3PO_4 + H_2O + S$, dennoch hat man sie angetroffen. Bei Einwirkung von Schwefelwasserstoff auf Schwefligsäure scheidet Schwefel aus, während sich gleichzeitig Pentathionsäure ($H_2S_5O_6$) bildet: $5H_2SO_3 + 5H_2S = H_2S_5O_6 + 9H_2O_4 + 5S$, oder auch nach Spring Tetrathionsäure ($H_2S_4O_6$) bildet: $5H_2SO_3 + 5H_2S = H_2S_4O_6 + 9H_2O + 6S$.

Jodsäure wird durch H_2S zersetzt, indem sich Schwefelsäure bildet und Jod abgeschieden wird. Dadurch wird die Flüssigkeit gelb bis braun. Ein Ueberschuss von H_2S wirkt dann unter Abscheidung von S entfärbend.

Wenn übrigens die Phosphorsäure Kaliumhypermanganat nicht entfärbt, so kann man diese unangenehme Prüfung mit Schwefelwasserstoff, welche hier doch nur als eine halbe verwerthet wird, wegfallen, denn alle die hier etwa vorhandenen Phosphate der Metalle werden durch Kaliumferrocyanid erkannt. Bei längerem Stehen der Mischung mit Schwefelwasserstoffwasser kann sogar eine Trübung, eine Ausscheidung von Schwefel stattfinden, ohne dass die bezüglichen Verunreinigungen vorliegen. Dies geschieht, wenn die Phosphorsäure z. B. Spuren Wassersoffhyperoxyd enthält, welches durch das Verdünnungswasser bei der Correctur des spec. Gew. in die Säure gelangen kann. Entfernte Spuren Blei werden in der sehr sauren Flüssigkeit durch H_2S kaum angezeigt, wohl aber durch Kaliumferrocyanid, welches in schwach sauren Flüssigkeiten gegenüber den Metallen (wie Kupfer, Blei, Zink, Eisen) mit Schwefelwasserstoff rivalisirt. In der Analyse, wo man Metalle scheiden muss, ist letzterer nicht zu meiden, hier aber bei der Prüfung auf Metalle, von denen die genannten Metalle nur vorkommen können, ist es gleichgültig, welches Metall als Verunreinigung vorliegt, denn das Präparat ist verwerflich, sobald überhaupt ein Metall darin angetroffen wird. Andrerseits ist das Umgehen mit Schwefelwasserstoff gesundheitsschädlich.

Die Reaction mit Schwefelwasserstoff sollte man möglichst vermeiden und nur dann anwenden, wenn sie nicht umgangen werden kann. Hier bei der officinellen Phosphorsäure genügen einige Tropfen Kaliumferrocyanidlösung (Kaliumeisencyanür) zu 4 ccm der Säure, welche hierzu mit gleichviel Wasser verdünnt sein muss. Alle die Schwermetalle, welche hier in Frage kommen, werden durch eine Trübung oder Fällung (Eisen blau, Kupfer braun, Zink und Blei weisslich) erkannt, sie mögen selbst in den geringsten Spuren vertreten sein.

4) Schwefelsäure, deren Gegenwart in entfernten Spuren zugelassen wird. Oft ist der Phosphor, woraus die Säure bereitet wurde, etwas schwefelhaltig, es kommt aber auch eine Spur Schwefelsäure durch die Behandlung mit Schwefelwasserstoff in die Phosphorsäure, wenn diese Arsensäure enthielt. Diese Spur soll nur eine sehr geringe sein, denn auf Zusatz einiger Tropfen Baryumnitratlösung zu 3—4 ccm der mit dem 3-fachen Vol. Wasser verdünnten Phosphorsäure darf nicht sofort (wohl aber nach mehreren Augenblicken) eine Trübung entstehen.

5) Kalkerde. Die mit dem 3-fachen Vol. Wasser verdünnte und mit Aetzammon im Ueberschuss versetzte Phosphorsäure darf auf Zusatz von Ammoniumoxalatlösung nicht sofort (wohl aber nach einigen Augenblicken) eine Trübung ergeben. Also entfernte Spuren Kalkerde werden zugelassen.

6) Kieselsäure, Phosphate der Alkali- und Erdmetalle, auch das Ammonium werden durch die Weingeistprobe angeblich erkannt. Diese Probe besteht in der Mischung von 1 Vol. Phosphorsäure mit 4 Vol. Weingeist. Bei der Mischung beider Flüssigkeiten wird die von dem Weingeiste in Resorption gehaltene atmosphärische Luft frei, so dass die aufsteigen-

den Luftbläschen eine scheinbare, in einer Minute jedoch verschwindende Trübung veranlassen. Nur bei sehr starken Spuren von Phosphaten und Kieselsäure erfolgt auf Zumischung des Weingeistes eine Trübung. Vom Ferrophosphat können schon mehr als Spuren vorhanden sein, ehe eine Trübung eintritt. Dieselbe erfolgt oft nicht sofort und tritt erst im Verlaufe einiger Stunden ein. Schärfer wird die Reaction, wenn ein absoluter Weingeist in Anwendung kommt, dennoch lässt er Spuren der Phosphate unberührt. Diese Probe ist scharf, wenn man 1 Vol. der Säure mit 4 Vol. absolutem Weingeist und 2 Vol. Aether mischt. Eine gute, aus Phosphor dargestellte Säure giebt hier eine völlig klare Mischung und kleine Spuren der Phosphate werden sicher dadurch ausgeschieden.

7) **Salpetersäure und Salpetrigsäure.** Es sollen 2 Vol. der Phosphorsäure mit 1 Vol. conc. Schwefelsäure gemischt und dann mit 2 Vol. einer Ferrosulfatlösung überschichtet werden. Es darf an der Berührungsfläche beider Flüssigkeitsschichten keine braune Zone entstehen. Das Umständliche hierbei ist die Darstellung der Ferrosulfatlösung (1 Salz und 2 Wasser). Dieselbe kann völlig umgangen werden. Man giebt in den Reagircylinder so viel wie 1 Erbse im Umfange der Eisenvitriolkrystalle (durch Weingeist ausgefällte), giebt darauf 2—3 ccm der Phosphorsäure und lässt nun an der Wandung des Cylinders circa 1 ccm der conc. Schwefelsäure hinabgleiten. So wie diese Säure mit den kleinen Krystallen in Berührung kommt, so tritt auch bei Gegenwart selbst der kleinsten Spuren jener Stickoxyde die braune Färbung ein.

Auch Indigocarminlösung lässt denselben Zweck erreichen, wenn man die Phosphorsäure damit blau tingirt, etwas conc. Schwefelsäure hinzusetzt und erwärmt. Bei Gegenwart jener Stickoxyde tritt sofort Entfärbung ein. Die Probe mit Ferrosulfat ist eine schärfere.

8) **Arsenigsäure und Arsensäure.** Hier schreibt die Ph. dasselbe umständliche und nichts weniger denn exacte Verfahren vor, wie sie für die Prüfung der Salzsäure auf Arsen angegeben hat. Je 5 ccm der Phosphorsäure und verdünnter Schwefelsäure werden gemischt, behufs Oxydation etwa gegenwärtiger Schwefligsäure oder Phosphorigsäure mit Jodlösung bis zur gelben Färbung versetzt, ein Zinkstück dazu gegeben, ein lockerer Baumwollenpfropf eingeschoben und ein Stück Fliesspapier, in der Mitte mit einem Tröpfchen 50-proc. Silbernitratlösung betupft auf die Cylinderöffnung gelegt. Dieser Silbersalzfleck darf sich weder alsbald, noch im Verlaufe einer halben Stunde gelb färben oder eine braune Farbe annehmen. Dass hier sehr leicht Irrthum Platz finden kann, ist bereits S. 113 näher beschrieben. Andererseits ist diese Methode eine umständliche, insofern sie durch die Zinnprobe leichter und besser ersetzt werden kann. Diese letztere Probe ist von der Commission des deutschen Apotheker-Vereins sowohl für die Salzsäure als auch für die Phosphorsäure empfohlen. Da sie eine ungemein scharfe und leicht ausführbare ist, so muss man erstaunen, dass man sie nicht berücksichtigte.

Der Jodzusatz soll sowohl die Schwefligsäure wie die Phosphorsäure in Schwefelsäure und Phosphorsäure umsetzten, abgesehen davon, dass nur eine jener Säuren, wie oben bereits erwähnt ist, gegenwärtig sein kann.

$$\underset{\text{Schwefligsäure}}{H_2SO_3} \;+\; \underset{\text{Jod}}{2J} \;+\; \underset{\text{Wasser}}{H_2O} \;=\; \underset{\text{Schwefelsäure}}{H_2SO_4} \;+\; \underset{\text{Jodwasserstoff}}{2HJ}$$

$$\underset{\text{Phosphorigsäure}}{H_3PO_3} \;+\; \underset{\text{Jod}}{2J} \;+\; \underset{\text{Wasser}}{H_2O} \;=\; \underset{\text{Phosphorsäure}}{H_3PO_4} \;+\; \underset{\text{Jodwasserstoff}}{2HJ}$$

Durch Einwirkung des Wasserstoffes im status nascendi auf Arsenigsäure oder Arsensäure entsteht Arsenwasserstoff, welcher auf Silbersalz reducirend einwirkt.

$$\underset{\text{Hydriumarsenit}}{H_3AsO_3} \quad + \quad \underset{\text{Wasserstoff}}{6H} \quad = \quad \underset{\text{Arsenwasserstoff}}{H_3As} \quad + \quad \underset{\text{Wasser}}{3HO_2}$$

$$\underset{\text{Hydriumarseniat}}{H_3AsO_4} \quad + \quad 8H \quad = \quad H_3As \quad + \quad 4H_2O.$$

Zur Ausführung der erwähnten Zinnprobe oder modificirten BETTENDORF-schen Methode giebt man 3 ccm der Phosphorsäure, 3 ccm conc. Schwefelsäure und 2—3 ccm Salzsäure und einen Streifen Stanniol in einen weiten Reagircylinder, erhitzt bis zum Aufkocken und stellt $^1/_2$—1 Stunde beiseite. Bei starken Arsenspuren erfolgt dunkele Färbung und Abscheidung schwarzen Arsenzinns, bei äusserst geringen Spuren ($^1/_{100000}$) starke gelbe Färbung, während bei Abwesenheit des Arsens die Flüssigkeit auch noch nach Stunden farblos bleibt. Dass eine arsenfreie Schwefelsäure und Salzsäure in Anwendung kommen muss, ist selbstverständlich.

Die Prüfung der Phosphorsäure, wie sie die Ph. vorschreibt, ist keine vollständige, insofern entfernte Spuren Blei, dann Eisen und Zink und starke Spuren Ammon, auch Jodsäure durch die Prüfung fast unberührt bleiben. Um nun nach allen möglichen Verunreinigungen hin zu prüfen, wäre folgender Gang zu befolgen. Zu prüfen ist durch

1) Silbernitratlösung. Auf 3 ccm der Säure genügen 3 Tropfen der Silberlösung (Salzsäure, Jodwasserstoff, Bromwasserstoff, Phosphorigsäure). Silberjodid ist in Aetzammon nicht löslich, Silberchlorid, Silberjodid und Silberbromid sind in Salpetersäure nicht löslich. Scheidet die ammoniakalisch gemachte Flüssigkeit metallisches Silber aus, so zeigt diese Reaction Phosphorigsäure an.

2) Kaliumjodidlösung. Einige Tropfen zu 2—3 ccm der Phosphorsäure gegeben, färben bei Gegenwart von Jodsäure gelb und auf Zusatz einer Priese Stärkemehl blau. Baryumnitrat bewirkt bei Spuren Jodsäure keine Trübung, wohl aber Baryumchlorid alsbald oder allmählich, vorausgesetzt, dass die Phosphorsäure von Schwefelsäure frei ist.

3) Kaliumferrocyanidlösung erzeugt in der verdünnten Säure Trübungen, Fällungen oder Färbungen bei Gegenwart von Blei, Kupfer, Eisen, Zink etc.

4) Baryumnitratlösung. Es darf nicht sofort eine Trübung eintreten (Schwefelsäure in höchst geringen Spuren ist zugelassen).

5) Ammoniumoxalatlösung der mit Aetzammonflüssigkeit im Ueberschuss versetzten und mit Wasser verdünnten Säure zugesetzt und dann aufgekocht. (Eine Trübung im ersteren Falle deutet auf Kalkerde, im zweiten Falle auf Magnesia.) Die mit Aetzammon übersättigte Säure muss völlig klar sein (eine Trübung zeigt Thonerde an).

6) Ferrosulfat und conc. Schwefelsäure (auf Salpetersäure und Salpetrigsäure, wie oben sub 7 angegeben).

7) Kaliumhypermanganatlösung. Ungefähr 2 ccm der Säure werden damit tingirt, zum Aufkochen erhitzt und beiseite gestellt. (Weder sofort noch im Verlaufe von 10 Minuten darf Entfärbung eintreten, was auf Schwefligsäure, Phosphorigsäure, organische Stoffe deutet.)

8) Kaliumhydroxydlösung. 5 ccm conc. Kalilauge werden zu circa 2 ccm der Phosphorsäure gemischt, erwärmt und der Mischung ein Glasstab mit 12,5 proc. Salzsäure befeuchtet genähert. Es dürfen höchstens wenig bemerkbare Nebel entstehen (Ammon. Geringe Spuren müssen zugelassen werden. Die Phosphorsäure des Handels ist oft stark ammonhaltig.) Die Prüfung mit Kaliumhydroxyd combinirt man einfach mit der Prüfung auf Säure-

gehalt. 4,9 g der Säure von 1,120 spec. Gew. geben mit 14,6—15 ccm der Normalkalium- oder Normalnatriumlösung eine neutrale Flüssigkeit. Wenn dies schon mit weniger denn 14,5 ccm erreicht wird, so ist Ammon schon stark vertreten und man schreitet zur Mischung mit conc. Alkalilauge.

9) Die Weingeistprobe. 1 Vol. Säure wird mit 5 Vol. absolutem Weingeist gemischt; es darf eine die Durchsichtigkeit nicht oder nur höchstens wenig störende Trübung eintreten (Natrium- oder Kaliumphosphat, Kieselerde, Aluminiumphosphat). Will man diese Probe verschärfen, so giebt man noch 2 Vol. Aether hinzu.

10) Die Zinnprobe auf Arsen, wie oben sub 8 angegeben ist.

Diesen 10 Reactionen dürfte keine irgend mögliche Verunreinigung entgehen. Die Prüfung auf Ammon hat in sofern Werth, als die Acidität der Phosphorsäure nur nach dem spec. Gewicht und nicht mittelst acidimetrischen Verfahrens bemessen wird.

Prüfung des Säuregehalts. Diese hat die Ph. nicht erwähnt, vielleicht weil sich die Phosphorsäure gegen Basen in Beziehung zur Reaction auf Lackmus abweichend verhält. Da nach Bindung von $1^1/_2$ At. Base Neutralität eintritt, so hätte es genügt zu sagen, dass 4,9 g Phosphorsäure mit 14 ccm Normalkaliumlösung eine saure, mit 15 ccm eine alkalische Mischung ergeben müssen. Die Ph. schreibt sonst umständliche Prüfungen da vor, wo man sie gern vermissen würde, z. B. bei *Acid. carbolic. liquefact.* Bei den übrigen Säuren ist stets den acidimetrischen Anforderungen genügt, nur nicht bei der Phosphorsäure.

Kritik. Die Phosphorsäure ist nicht ausreichend beschrieben. Während von den flüchtigen Säuren die Flüchtigkeit stets erwähnt ist, hat man von der Nichtflüchtigkeit der Phosphorsäure in der Rothglühhitze keine Notiz genommen. Verunreinigungen mit Eisen und Zink, welche leicht vorkommen können, scheint man entweder für unmöglich gehalten zu haben oder man glaubte die Phosphate beider Metalle durch den Weingeist, welcher im 4-fachen Volumen der Säure zugemischt werden soll, zu erkennen. Ein echter Chemiker hätte da wohl einige Versuche angestellt, oder er hätte nach dem Zusatz von Schwefelwasserstoffwasser zur Säure noch einen Ueberschuss Aetzammon zusetzen lassen, um die Metalle zu fällen, welche durch H_2S nur aus der alkalischen Lösung als Sulfide abgeschieden werden. Blei wird in der alkalischen Lösung sicherer durch H_2S nachgewisen als in der sauren. Hier wird es in der stark sauren Flüssigkeit, wenn es in Spuren vertreten ist, nicht erkannt, wohl aber durch die Verdünnung der Säure mit (absolutem) Weingeist. Die Phosphate des Eisens, Zinks und Kupfers in Spuren werden dagegen durch den Weingeist nicht abgeschieden, aber erkannt, wenn 1 ccm der Phosphorsäure mit 4 ccm Wasser verdünnt, mit 5 Tropfen Kaliumferrocyanidlösung versetzt, auf 30—35° C. (nicht höher) erwärmt und bei Seite gestellt wird. Bei Eisen erfolgt eine Bläuung, bei Kupfer eine Bräunung, bei Zink eine weissliche Trübung.

Man kann doch nicht die Verunreinigungen mit Zink und Eisen als zulässige erachten? Die pharmaceutische Ordnung kann und darf sie nicht zulassen. Die erste Ausgabe der Ph. Germ. ging über denselben Gegenstand auch mit Stillschweigen hinweg, es lagen damals aber Entschuldigungsgründe in Menge vor, welche heute kein Anrecht haben. Bei der Salzsäure, Salpetersäure und Schwefelsäure tritt die Ph. mit aller Gewissenhaftigkeit in die pharmaceutische Ordnung ein, bei der Phosphorsäure geht sie abweichend vor.

An einen Gehalt an Ammoniumphosphat hat man übrigens auch nicht gedacht, und da nur das spec. Gewicht das Ausschlag gebende Zeugniss von dem Säuregehalt ist, so können selbst 6—7 Proc. Ammoniumphosphat gegenwärtig sein, denn diese Menge wird durch die Mischung mit 90-proc. Weingeist nicht erkannt.

Die Reaction auf Arsen ist der Besprechung werth. Da die Zinnreaction auf Arsen eine sehr bündige und höchst scharfe ist, der umständlichen HAGER-schen Arsenprobe an Schärfe nicht nachsteht, sie auch in Vorschlag gebracht wurde, so scheint die Zurückweisung dieser Reaction bei farblosen klaren Flüssigkeiten auf Umständen zu beruhen, welche wir nicht ergründen können. Obgleich eine Phosphorsäure, welche mit Schwefligsäure oder Phosphorigsäure verunreinigt ist, verworfen werden muss, so werden dennoch beide Verunreinigungen bei der Prüfung auf Arsen beseitigt. Die Phosphorsäure, welche mit Zink behandelt ein Gas ausgiebt, welches Silberlösung schwärzt, ist doch wohl immer zu verwerfen. Warum also noch ein Jodzusatz vor der Reaction auf den Silberfleck. Dass sich eine 50-proc. Silberlösung gegen Fliesspapier stets indifferent verhalten sollte, verbietet uns die Erfahrung zu glauben. Ein Irrthum ist also hier nicht ausgeschlossen.

Während bei den übrigen Säuren eine acidimetrische Prüfung stets vorgeschrieben ist, bleibt dieselbe bei der Phosphorsäure aus den oben S. 173 angegebenen Gründen unerwähnt.

Acidum phosphoricum glaciale, s. siccum. Eisphosphorsäure, trocknes Hydriumphosphat wird zuweilen in Pillenmassen verordnet. Das Präparat des Handels enthält 5—10 Proc. Natron, weil es sich dann besser in glasähnlicher Form erhält und weniger leicht zerfliesst. Ex tempore stellt man es dadurch her, dass man die 5-fache Menge der Säure von 1,120 spec. Gewicht bis zur Honigdicke eindampft und nach dem Erkalten mit den organischen Pulvern, welche das Recept angiebt, mischt.

Diese Eisphosphorsäure ist sehr hygroskopisch und muss daher vorräthig gehalten in dicht geschlossenem Gefäss aufbewahrt werden.

Das *Dental Succedaneum*, Zahnkitt, ist eine pulverige Mischung aus 6 Th. glasiger Phosphorsäure und 6,5 Th. Aetzkalk. Mengen von 3—4 g giebt man in ein Glas, welches dicht zu schliessen ist. Mit dem Pulver wird die Zahnhöhle ausgefüllt, das Pulver eingedrückt und geglättet. Dann wird die Oberfläche befeuchtet. In kurzer Zeit erhärtet der Cement und die Masse zeigt die Farbe des Zahnes.

Aufbewahrung. Da die Phosphorsäure weder durch Licht noch Luft eine Veränderung erleidet, sie ferner auch zu den milden Arzneistoffen gehört, so sind mit ihrer Aufbewahrung keine besonderen Cautelen verknüpft. Ammon zieht sie wie auch andere Säuren aus der Luft an, daher muss sie vor einer ammonhaltigen Atmosphäre geschützt gehalten werden.

Anwendung. Die Phosphorsäure ist die mildeste der Mineralsäuren, welche die Verdauung auch am wenigsten belästigt. Man bedient sich dieser Säure hauptsächlich nur als durstlöschendes Mittel in fieberhaften Leiden, bei Typhus etc. Wenngleich sie nach Ansicht Einiger das Blut verflüssigen soll, so geben sie Andere bei scorbutischen und passiven Blutungen. Während Einige behaupten, dass sie bei krankhaften Ossificationsprocessen die Auflösung der Concremente erreichen lässt, wollen Andere damit die Knochenphosphatablagerung und die Knochenbildung fördern. Daher findet sie sowohl bei Verkalkung der Arterien und Exostosen, als auch bei mangelhafter Callusbildung, Caries, Rhachitis Anwendung. Nach SUNDELIN wirkt sie specifisch auf die Geschlechtssphäre, daher ihre Anwendung bei habitueller Spermatorrhöe, Hysterie junger Damen, Menstrualkolik etc. Dosis 5 — 15 g den Tag über in Zuckerwasser oder Mixturen. Auch zu Zahnpulvern lässt man sie mischen. Holzkohlenpulver verschluckt den 8. Th. seiner Menge Säure und bewahrt die Pulverform.

Acidum pyrogallicum.

Pyrogallolum. Pyrogallussäure; Brenzgallussäure; Pyrogallol; Pyrogallin. *Acide pyrogallique. Pyrogallic acid.*

Sehr leichte, weisse, glänzende Plättchen oder Nadeln von bitterem Geschmacke, welche sich in 2,3 Th. Wasser zu einer klaren, neutralen, farblosen Flüssigkeit, auch in Weingeist und Aether lösen, in einer Wärme von 131° schmelzen und vorsichtig erhitzt ohne irgend einen Rückstand sublimiren.

Die wässrige Lösung muss auf Zusatz von Aetz-Natronlauge sich schnell braun, durch frischbereitete Ferrosulfatlösung (1 = 3) tief indigoblau, durch Ferrisesquichloridlösung braunroth färben. Die Lösung der Säure muss aus der Silbernitratlösung sofort metallisches Silber abscheiden (austreiben).

Geschichtliches. Schon unser hochverehrter SCHEELE beobachtete (1785) das Pyrogallol beim Erhitzen der Gallussäure, hielt es aber nur für eine Modification dieser letzteren Säure. Erst L. GMELIN und BRACONNOT erkannten gegen das erste Drittel dieses Jahrhunderts die Verschiedenheit beider Substanzen, doch PELOUZE gehört das Verdienst, den Vorgang der Pyrogallolbildung zu erkennen, dass die Gallussäure bei 210 — 220° C. in Kohlensäure und Pyrogallol zerfällt, dass aber bei raschem starkem Erhitzen keine Pyrogallussäure, sondern Metagallussäure entsteht. Als Arzneisubstanz wurde die Pyrogallussäure von JÜDELL, NEISSER u. A. empfohlen, von WIMMER als Haarfärbemittel. Die Verwendung in der Photographie machte die Darstellung im grossen Umfange nothwendig und hat darin SCHERING (Berlin) Bedeutendes geleistet.

Darstellung. Die Pyrogallussäure kann aus dem Galläpfelextrakt, aus Galläpfelgerbsäure oder auch aus Gallussäure dargestellt werden und zwar in einer Weise wie die Benzoëblumen (Acid. benzoic. sublimat.). Die Erhitzung der Masse z. B. einer Mischung von Gallussäure mit Sand oder grobem Bimsteinpulver, darf nicht direkt geschehen, sondern vermittelst des Sandbades. Sie muss ferner nach und nach bis auf 220° C. gesteigert werden, so dass die bis zu 150° C. entweichenden Wasserdämpfe (Feuchtigkeit) von der papiernen Sublimathaube aufgenommen werden und davon abdunsten ehe die Pyrogallussäure sublimirt. Der Apparat kann auch aus kurzhalsiger Retorte mit Vorlage bestehen. Das beste Resultat ergiebt die Gallussäure, welche 30—40 Minuten hindurch der Einwirkung von circa 210° heissen Wasserdämpfen ausgesetzt und dadurch in Pyrogallussäure umgesetzt wird. Diese Pyrogallussäure wird getrocknet une dann der Sublimation unterworfen, wobei die etwaigen Verunreinigungen im Rückstande verbleiben. Die Sublimation wird in halbdunklen und vor ammoniakalischen Dämpfen geschützten Räumen vorgenommen. Entweder durch wiederholte Sublimation oder auch durch Krystallisation aus der Aetherlösung wird das erste Sublimat des Pyrogallols gereinigt. Die krystallisirenden Lösungen haben ein starkes Bestreben zu effloresciren. Die Krystalle aus der weingeistigen oder wässrigen Lösung sind nie schön weiss, wohl aber die Krystalle aus der Aetherlösung.

Die Darstellung ex tempore ist von F. E. THORPE in Vorschlag gebracht worden, bietet aber keine Vortheile. Man soll z. B. 10 g der Gallussäure mit 30 ccm Glycerin

gemischt in einem Reagircylinder im Sandbade bis auf 190—200⁰ C. so lange erhitzen,
als Kohlensäure entweicht. Die erkaltet zähe Masse, welche 5,5 g Pyrogallol entspricht,
soll in Wasser gelöst werden. Die Temperatur darf 200⁰ nicht übersteigen.

Perlgrau gewordene Krystalle des Pyrogallols löst man in wenig Aether, setzt
sehr wenig Eisessigsäure hinzu, colirt durch Glaswolle und lässt durch freiwilliges
Abdampfen krystallisiren. Sehr weiss werden diese Krystalle jedoch nicht.

Eigenschaften. Die reine oder bissublimirte Pyrogallussäure bildet farblose,
in Massen sehr weisse oder weisse, mehr oder weniger glänzende, mikroskopisch
kleine oder grösserere nadelförmige Krystalle oder ähnliche kleine oder bis
zu 4 mm breite Krystallplättchen, welche letztere meist mit nadelförmigen Krystallen durchmischt sind. In Massen angehäuft bilden die nadelförmigen Krystalle ein lockeres blendend weisses, zuweilen etwas grau nüancirtes perlglän-
zendes grobes Salzpulver.

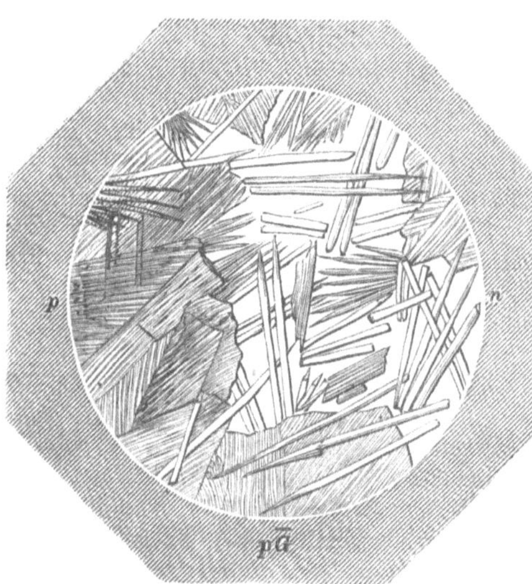

Pyrogallol. 50—80-fache Vergr. *p* in Lamellen, *n* in Nadeln.

Diese Krystalle sind im trocknen Zustande luftbeständig,
werden aber im Contact mit
Ammoniak enthaltender Luft,
wie sie sich in unseren Wohnräumen vorfindet, grau bis
schwärzlich. Sie sind ge-
ruchlos aber von bitterem Geschmacke, schmelzen bei 130
bis 131⁰ C. und sublimiren
bei vorsichtigem Erhitzen (im
Sandbade) bei 210 — 220⁰
ohne Rückstand, höchstens
einen unwägbaren kohligen
Anflug hinterlassend. Sie sind
leicht und schnell und farblos löslich in 2,3 Theilen
Wasser, mit gelblicher Farbe
aber löslich in Wasser, welches Spuren Ammon enthält.

Sie sind ferner löslich in 1,33
Th. 90-proc. Weingeist, in 1,25 Th. Aether, in 40 Th. Olivenöl, auch löslich
in Amylalkohol, wenig löslich in Benzol, nicht löslich in reinem Chloroform.
Die Lösungen sind neutral (die der Gallussäure, welche sich erst in 100 Th.
Wasser löst, ist aber sauer). Die Lösungen des Pyrogallos mit der Luft im Con-
tact werden nach und nach sauer unter Braunfärbung. Durch die Al-
kalien wird die wässrige Lösung an der Luft sofort braun gefärbt und mit
Silberlösung im Contact scheidet sie sofort schwarzes metallisches Silber ab.
Aehnlich verhält sie sich gegen die übrigen Edelmetalle, welche sie aus den
Salzverbindungen metallisch abscheidet.

Chemie. Die Pyrogallolkrystalle schmelzen bei 130⁰ ohne Wasserverlust zu
einer farblosen ölähnlichen Flüssigkeit, welche erkaltend krystallinisch erstarrt, bei
210⁰ siedet und dabei sublimirt. Beim Erhitzen an der Luft entwickelt das Pyrogallol stechende Dämpfe und verbrennt mit rother Flamme ohne kohligen Rückstand
zu hinterlassen.

Die wässrige Pyrogallollösung, welche neutral ist, absorbirt mit Luft im Contact
langsam Sauerstoff, wird sauer und färbt sich zugleich gelb, braun, zuletzt schwarz,
in der Siedehitze um so schneller. Die mit Aetzkali versetzte Lösung nimmt den
Sauerstoff so begierig auf unter Bräunung bis Schwärzung, dass sie zur Bestimmung des
Sauerstoffgases benutzt werden kann. Bei Abschluss von Sauerstoff oder Luft tritt
keine Färbung ein. Beim Verdunsten der alkalischen, an der Luft gestandenen Lösung
hinterbleibt eine schwarze Masse, welche hauptsächlich Carbonat und Acetat enthält.

Beim Kochen der alkalischen Lösung verwandelt sich das Pyrogallol in Oxalsäure, Essigsäure und Kohlensäure. Pyrogallolkrystalle bis 250^0 erhitzt werden schwarz und unter Wasserverlust zu Gallhuminsäure. Giebt man zu der wässrigen Lösung tropfenweise Kalkwasser, so erfolgen violette und purpurrothe, schliesslich dunkelbraune Färbungen. Aetzbaryt färbt braun und schwarz. Mit Ferrosalzen färbt sich die wässrige Lösung dunkelviolett bis schwarzviolett, mit Ferrosulfat indigoblau, mit Ferrisalzen bräunlich bis braunroth, mit Ferrichlorid lebhaft roth. Auf kalische Kupferlösung wirkt sie sofort reducirend, ebenso auf die Lösungen der edlen Metalle, diese metallisch abscheidend. Mit Mercurichloridlösung gemischt erfolgt allmähliche Trübung unter Abscheidung von Mercurochlorid (Calomel), welche Trübung beim Erwärmen stärker wird, dagegen scheidet aus der Mercurinitratlösung sofort metallisches Quecksilber aus. Obgleich Pyrogallol keine saure Reaction besitzt, so geht es doch mit Basen salzähnliche Verbindungen ein. Die Alkaliverbindungen zersetzen sich an der Luft, dagegen sind die Verbindungen mit den Schwermetallen luftbeständig und in Wasser meist unlöslich.

Mit rauchender Schwefelsäure liefert die Pyrogallussäure eine Sulfosäure, conc. Schwefelsäure löst sie einfach, verdünnte Schwefelsäure wirkt aber röthend, endlich schwärzend. Jod scheint ohne Wirkung, jedoch entfärbt die wässrige Lösung das jodirte Stärkemehl. Chlor färbt die Krystalle roth bis schwarz. Mit Brom bildet das Pyrogallol Tribrompyrogallol, welches aus Weingeist in hellbraunen Krystallen ausscheidet.

In Bleiacetatlösung erzeugt das Pyrogallol einen weissen flockigen Niederschlag und aus kochender Brechweinsteinlösung scheidet die conc. Lösung einen weissen perlmutterglänzenden krystallinischen Niederschlag aus. Die ammoniakalische Pyrogallollösung hinterlässt eingedampft eine braune Substanz, Pyrogalleïn. Der Pyrogalloldampf mit Zinkstaub im Contact liefert Benzol.

Haut und Haare werden vom Pyrogallol ziemlich dauernd braun gefärbt. Innerlich zu 1,5—5 g genommen äussert es Wirkungen mit letalem Ausgange, es ist also ein Gift.

Die Phenole (C_6H_6) sind Oxyderivate des Benzols und entstehen aus dem Benzol und dessen Derivaten durch Substitution von H in dem Benzolkerne durch die Hydroxylgruppe OH. Ein einwerthiges Phenol, ein Monoxybenzol, ist das Phenol oder die Carbolsäure ($C_6H_5 . OH$). Zweiwerthige Phenole, Dioxybenzole, sind Brenzcatechin, $C_6H_4(OH)_2$, Resorcin $C_6H_4(OH)_2$. Dreiwerthige Phenole, Trioxybenzole oder Trihydroxylbenzole sind das Pyrogallol oder die Pyrogallussäure, $C_6H_3(OH)_3$, Phloroglucin, $C_6H_3(OH)_3$.

Pyrogallol entsteht beim Erhitzen der Gallussäure ($C_7H_6O_5$) auf 210^0 C.

$$\overset{\text{Gallussäure}}{C_6H_2\!\!\lessgtr\!\!\begin{matrix}(OH)_3\\COOH\end{matrix}} \quad \text{zerfällt in} \quad \overset{\text{Pyrogallol}}{C_6H_3(OH)_3} \quad \text{und} \quad \overset{\text{Kohlensäure}}{CO_2}$$

$$C_7H_6O_5 \quad \text{zerfällt in} \quad C_6H_6O_3 \quad \text{und} \quad CO_2.$$

Die empirische Formel des Pyrogallols ist $C_6H_6O_3$, die theoretische $C_6H_3(OH)_3$. Die Gallussäure kommt in den Galläpfeln, den Divi-Divi-Früchten, im Sumach, den Bärentraubenblättern etc. vor, entsteht aber auch aus dem Tannin oder der Gallusgerbsäure ($C_{14}H_{10}O_9$) durch Gährung oder Erhitzen mit Säuren.

$$C_6H_2\!\!\lessgtr\!\!\begin{matrix}(OH)_3\\CO\end{matrix}\overset{HOOC\diagdown}{\underset{\diagup}{\begin{matrix}(HO)_2\\--O\end{matrix}}}\!\!=\!C_6H_2 + H.OH = 2C_6H_2\!\!\lessgtr\!\!\begin{matrix}(OH)_3\\COOH\end{matrix}$$

$$\underset{\text{Gallusgerbsäure (Tannin)}}{C_{14}H_{10}O_9} \quad + \quad \underset{\text{Wasser}}{H_2O} \quad = \quad \underset{\text{Gallussäure}}{2C_7H_6O_5}$$

Die Gallussäure (auch Dioxysalicylsäure genannt) ist eine Trioxybenzoësäure oder Trihydroxybenzoësäure. Die Salicylsäure ist nämlich eine Monhydroxybenzoësäure $= C_6H_4 <\!\!\begin{matrix}OH\\COOH,\end{matrix}$ die Protocatechusäure eine Dihydroxybenzoësäure $=$

$C_6H_4\!\!\lessgtr\!\!\begin{matrix}(OH)_2\\COOH\end{matrix}$ und die Gallussäure eine Trihydroxybenzoësäure $= C_6H_3\!\!\lessgtr\!\!\begin{matrix}(OH)_3\\COOH.\end{matrix}$

Bei 250^0 geht das Pyrogallol in Metagallussäure oder Gallhuminsäure über $C_6H_6O_3 = C_6H_4O_2$ (Metagallussäure) $+ H_2O$.

Auch die Gallussäure zerfällt in gleicher Hitze in Metagallussäure, Kohlensäure und Wasser

$$\underset{\text{Gallussäure}}{2C_7H_6O_5} \quad = \quad \underset{\text{Metagallussäure}}{2C_6H_4O_2} \quad + \quad \underset{\text{Kohlensäure}}{2CO_2} \quad + \quad \underset{\text{Wasser}}{2H_2O}$$

Durch Behandlung der Pyrogallussäure mit Ammoniumcarbonat resultiren 2 neue Säuren, von denen die eine, Gallocarbonsäure mit Baryum ein schwerlösliches Salz, die andere, Pyrogallocarbonsäure, ein leichtlösliches Baryumsalz ergiebt.

Durch Oxydation des Pyrogallols z. B. durch Kaliumhypermanganat, Chromsäure, Silbernitrat, Luftsauerstoff entsteht unter anderen auch ein glänzende bronzefarbene Krystalle bildender Körper, welcher den Namen Purpurogallin erhalten hat und dem nach DE CLERMONT und CHAUTARD die Formel $C_{20}H_{16}O_9$ zukommt. Derselbe Körper entsteht auch aus dem Pyrogallol im Contact mit Arabischem Gummi. Man soll laut Angabe der genannten Chemiker 10 g Pyrogallol in wenig Wasser lösen mit 500 ccm einer 10-proc. Gummilösung mischen und der Einwirkung der Luft 8—9 Wochen hindurch aussetzen. Die abgeschiedenen Krystalle werden gesammelt und mit etwas Wasser abgewaschen. Die Ausbeute beträgt nach 8—9 Wochen 67 Proc. des Pyrogallols.

Da Pyrogallol eine sehr giftige Substanz ist, so sind Vergiftungsfälle leicht möglich. Der Leichenbefund ergiebt eine grosse fettreiche Leber und braunen Harn. Behufs Nachweises des Pyrogallols werden die Contenta mit verdünntem Weingeist extrahirt, der filtrirte Auszug eingetrocknet und mit Aether extrahirt. Der Verdampfungsrückstand wird mit 45-proc. Wasser in Lösung gebracht, mit Bleiacetat, in 60-proc. Weingeist gelöst, ausgefällt und der Niederschlag nach Zusatz von Weingeist gesondert, mit Weingeist ausgewaschen, getrocknet und gewogen. Mit 0,55143 multiplicirt ergiebt er die Menge des Pyrogallols. Bleipyrogallol ist in Wasser wenig, in Weingeist nicht löslich, leicht löslich in verdünnter Essigsäure.

Prüfung. Die Pyrogallussäure kann mit Gallussäure verunreinigt, mit Zuckerpulver und anderen weissen pulverig-krystallinischen Substanzen absichtlich oder in Folge einer Verwechselung vermischt sein. Hier sind die Identitätsreactionen unerlässlich und zwar entnimmt man zu denselben aus 4 bis 6 Stellen der ganzen vorliegenden Menge der Pyrogallussäure kleine Mengen, z. B. jede Menge im Umfange zweier Decigramme und mischt sie mit einem Glasstabe. Die 1. Probe ist die mikroskopische, wenn das Pyrogallol eine weisse pulverige Masse darstellt. Auch die Plättchenform, welche mit nacktem Auge zu erkennen ist, erfordert eine optische Prüfung, um die beigemischte, nie fehlende Nadelform zu erkennen.

2. Man giebt 1,0 g der gemischten Probe in ein Reagirglas, in welchem sich 2,5 Gramm oder 50 Tropfen Wasser von mittlerer Temperatur befinden, und schüttelt um. Es muss alsbald, innerhalb einer halben Minute, eine klare Lösung erfolgen. Gallussäure erfordert eine 100-fache Menge Wasser zur Lösung und die meisten Substanzen, welche mit dem Pyrogallol Aehnlichkeit haben, lösen sich entweder langsam oder erfordern eine grössere Wassermenge. Von derselben Menge Pyrogallol übergiesst man 0,5 g mit 0,8—1,0 g Aether. Es muss wiederum eine klare farblose Lösung erfolgen.

3. Erstere Lösung prüfe man sofort auf ihr Verhalten gegen blaues Lackmuspapier, indem man dasselbe damit betupft. Sie muss neutral sein. Eine Pyrogallollösung, welche mehrere Stunden mit der Luft im Contact war, zeigt eine saure Reaction.

4. Die wässrige Lösung verdünnt man mit einem 4-fachen Vol. Wasser und nimmt davon 2—3 ccm, um sie mit einigen Tropfen Aetznatronlauge zu versetzen. Die Flüssigkeit muss sofort braun werden. Auch diese Probe ist eine Identitätsprobe, obgleich die Ph. sie als solche nicht auffasst. Ein Gemisch aus 2 Th. Zuckerpulver und 1 Th. Pyrogallol würde z. B. eine gleiche Reaction gewähren. Diese Probe und die folgenden würden wegfallen, wenn die Probe 2 und 3 den nothwendigen Erfolg nicht ergeben. Der Erfolg der Probe 4 wird nicht ausbleiben, wenn die Waare selbst eine sehr unreine wäre.

5. Von der Lösung aus Probe 3 werden circa 2 ccm in ein enges Reagirglas gegeben und 2—3 kleine Krystallkörnchen des Ferrosulfats dazu geworfen. Mit dem Maasse, in welchem sich beim Agitiren das Ferrosulfat löst, entwickelt sich die indigoblaue Farbe. Auch diese Probe ist wie die

folgenden sub 6 und 7 hauptsächlich eine Identitätsreaction, durch welche sich das Pyrogallol vom Brenzcatechin unterscheidet.

6. In ein enges Reagirglas giebt man einen kleinen Tropfen der Ferrichloridflüssigkeit, giebt dazu 8—10 ccm Wasser und 2—3 ccm der verdünnten sub 4 gewonnenen Pyrogallollösung. Es muss eine rothe bis braunrothe Flüssigkeit entstehen. Um die Farbe gut zu erkennen, wähle man einen engen Reagircylinder. Durch diese Reaction unterscheidet sich das Pyrogallol vom Brenzcatechin.

7. Zu 2—3 ccm der sub 4 erhaltenen Pyrogallollösung giebt man einen Tropfen der Silberlösung. Sofort muss eine Reduction unter dunkler Färbung eintreten.

8. In einem Reagircylinder von circa 1,2 ccm Weite giebt man von dem vor der Prüfung gesammelten Gemisch eine erbsengrosse Menge und erhitzt mässig über dem Cylinder einer brennenden Petrollampe. Diese Menge schmilzt und sublimirt mit Vorsicht erhitzt vollständig oder nur einen schwarzen substanzlosen Beschlag zurücklassend.

Die Proben 2, 3, 6 und 8 sind diejenigen, welche die Reinheit des Pyrogallols erkennen lassen. Physikalisch ähnliche Substanzen, wie Zuckerpulver, Brenzcatechin die anderen Derivate der Gallussäure Cinchoninhydrochlorid etc., würden in diesen Reactionen als Verunreinigungen des Pyrogallols erkannt werden.

Aufbewahrung. Um dem Pyrogallol die Farblosigkeit zu bewahren, ist dasselbe vor dem Contacte mit ammonenthaltender Luft abzuschliessen, es entweder in Glasgefässen mit dicht schliessenden Gummi- oder Korkstopfen oder in Glasgefässen mit Glasstopfen, dann aber in dichtschliessende Blechbüchsen eingeschlossen aufzubewahren. Pyrogallol gehört zu den stark wirkenden oder schwach giftigen Stoffen und sollte es der Ordnung gemäss auch in der Reihe der stark wirkenden Arzneikörper seinen Platz finden, denn wenn 2 g schon bedenkliche, selbst letale Wirkungen zur Folge haben können, so ist es in keinem Falle ein mildwirkendes Mittel, wofür es nur die Ph. Germ. ed. II hält. Sie ordnet also keine vorsichtige Aufbewahrung an und nimmt wie bei Acidum aceticum, Acid. formicic., Acid. carbolicum crudum etc. von der pharmaceutischen Ordnung keine Notiz. Dadurch wird der unerfahrene Pharmaceut in den Glauben versetzt, eine unschuldige Arzneisubstanz vor sich zu haben und sie entsprechend zu handhaben. Die Nachtheile aus diesem Verfahren werden nicht ausbleiben. Sollte Pyrogallol im Handverkaufe gefordert werden, so giebt man es nur ab, nachdem die Verwendung angegeben ist und man vergesse nicht zu signiren mit dem Namen und der Affiche „Vorsicht".

Kritik. Die Angabe des Löslichkeitsmaasses in Weingeist und Aether ist von gleichem Werthe, wie das Löslichkeitsmaass in Wasser, denn die physikalisch ähnlichen Körper erfordern andere Verhältnisse, besonders die grosse Löslichkeit in Aether ist eine für die Prüfung werthe Eigenthümlichkeit, sowie die Nichtlöslichkeit in Chloroform. Auf letztere kann hier allerdings nicht viel gegeben werden, weil das officinelle Chloroform weingeisthaltig ist, also auch Pyrogallol löst. Die Reaction mit Natriumhydroxyd ist eine Identitätsreaction, denn auch ein verfälschtes Präparat wird nicht zögern, dieser Reaction zu genügen. Von den angeführten Reactionen für die Prüfung hat nur die mit Ferrichlorid einigen Werth, denn die übrigen Reactionen erfolgen auch, wenn man ein unreines oder verfälschtes Pyrogallol dazu verbraucht. Eine Bemerkung, von den Reagentien nur sehr geringe Mengen anzuwenden, wäre gewiss sehr am Orte gewesen. Schliesslich vermisst der auf Ordnung

haltende Apotheker das „*caute servetur*". Das *Acidum pyrogallicum* und
das *Acidum salicylicum*, beide sehr ähnliche Körper, in der Reihe der mild
wirkenden Arzneistoffe als Nachbaren! Das erste mit 2 g schon letal giftig, das
andere in gleicher Menge nur mild wirkend! Abgesehen davon, dass eine Verwechselung möglich sein könne, so glaubt der unerfahrene Pharmaceut, dass das
Acidum pyrogallicum eben so unschuldig in seiner Wirkung sei wie das *Acidum salicylicum*. Man steht hier, den Text der Ph. vor den Augen, vor
einem Räthsel, wenn man die pharmaceutische Ordnung als leitenden Factor
heranzieht. Man schaue in die therapeutischen Werke, in das Handbuch der
pharmaceutischen Praxis und man findet überall das Pyrogallol als giftige
Substanz bezeichnet, auch sind die Todesfälle in Folge der Einreibungen py-
rogallolhaltiger Mittel noch neueren Datums. Sollten die Verf. der Ph. von
allen diesen Vorkommnissen nicht Kenntniss gehabt haben?

Um nun den Anforderungen der Pharmakopoe nachzukommen, aber auch
im Eifer des Geschäftes einiger Maassen gesichert zu sein, so gebe ich den
Rath, auf den Signaturen oder Schildern aller derjenigen stark wirkenden
Arzneimittel, welchen kein *caute servetur* beigegeben ist, ein kleines ⤬ zu
verzeichnen, z. B. ⤬ Acid. pyrogallic. ⤬.

Anwendung. Pyrogallol hat man für eine die Gährung und Fäulniss hemmende Substanz gehalten, was in sofern richtig ist, als es die saure und faulige
Gährung in Folge der gierigen Anziehung und Aufnahme von Sauerstoff so
lange zurückhält, als es Sauerstoff eben aufzunehmen vermag, dann aber hindert
es, mit Sauerstoff gesättigt, die Gährung und Fäulniss nicht mehr. Nun könnte
es als Antizymoticum und Antisepticum innerlich und äusserlich gebraucht
werden, wenn es nicht zugleich sehr giftige Wirkungen zur Folge hätte.
Innerlich auch in Dosen bis nur zu 0,5 g genommen stört es den Verdauungs-
act, denormalisirt es die Thätigkeit der Nieren und erzeugt in Folge der Zerstörung der Blutkörperchen Haemoglobinurie. Kleine Gaben, einige Tage hindurch gebraucht, scheinen schon das Blutsystem merklich zu irritiren, blasse
Gesichtsfarbe tritt ein und unter Wechsel des Gefühls von Hitze und Kälte
fühlt sich der Patient sehr krank. Grössere Gaben sollen dünnflüssiges, leicht
gerinnbares Blut zur Folge haben, die Zahl der rothen Blutkörperchen bedeutend reduciren, das Blut-Fibrin vermindern und Thrombenbildung veranlassen. Alle diese Wirkungen treten auch bei äusserlicher Anwendung ein,
sowohl bei Anwendung auf Wunden, wie auf Hautflächen. Im letzteren Falle,
gegen Psoriasis angewendet, sind schon letal endende Vergiftungsfälle vorgekommen und es wäre wohl richtiger diesen Körper aus der Reihe der Arzneisubstanzen zu entfernen und durch nicht oder doch minder giftige Substanzen
(wie Benzoësäure, Chrysophansäure, Phenol) zu ersetzen, da man mit diesen
fast dieselben Heilzwecke zu erreichen vermag. NOTHNAGEL und ROSSBACH
wollen in ihrem Handbuche das Pyrogallol gegen Psoriasis des Gesichtes und
Kopfes zulassen, weil es die gesunde Haut nicht alterirt, und dann auch nach
NEISSER gegen Lupus und Epithelialcarcinome (5—20 : 100 Vaseline oder
flüssiges Menstruum), weil hier die kleinen in Anwendung kommenden Mengen
keinen Nachtheil erwarten lassen. HEBRA und JARISCH empfehlen das Pyrogallol in 5—10-proc. Salben gegen lupöse und carcinomatöse Wucherungen.
Nach MAAS soll es auf das Knochensystem wie Arsen und Phosphor wirken.
Eine innerliche Anwendung ist und bleibt eine gefährliche. NOTHNAGEL und
ROSBACH sagen in ihrem Handbuche: „Die Giftwirkung findet sowohl bei
äusserlicher, wie bei innerlicher Anwendung statt;' der Tod tritt ein
unter Erbrechen, Betäubung und Gefühllosigkeit, starkem Temperaturabfall

und Entleerung dunklen (schwarzen bis dunkelbraunen) Urins in wenigen
Tagen. 1,0 g werden noch gut und ohne Schaden vertragen. (JÜDELL,
NEISSER)."

Eine wässrige Lösung des Pyrogallols dauernd zu machen, genügt
ein geringer Salicylsäurezusatz, auf 10 Th. Pyrogallol $^1/_2$—1 Th. Salicylsäure.
Da es nur in 40 Th. fettem Oele löslich ist, so sind, wenn eine grössere
Menge in dem Oele gelöst werden soll, einige Tropfen anhydrischen Weingeistes zuzusetzen. Ein Aetherzusatz wäre allerdings passender. Der Weingeistzusatz ist auf dem Recepte zu vermerken.

Sollte eine Verordnung zum innerlichen Gebrauche vorkommen, so ist
eine Einzelngabe von 0,25 g und eine Tagesgabe von 1,0 g als die stärkste
anzunehmen und bei Ueberschreitung dieser Gaben ein ! zu fordern, oder überhaupt darüber mit dem Arzte oder Kreisphysikus Rücksprache zu nehmen.

In weingeistiger Lösung kann es zum Braunfärben der Haare, Gewebe,
des Holzes etc. verwendet werden.

In der Photographie wird das Pyrogallol in sehr grossen Mengen verbraucht.

BOVET experimentirte mit dem Pyrogallol, um dessen antiseptischen Eigenschaften zu bemessen und gelangte er zu folgenden Schlussfolgerungen: 1. Das
Pyrogallol verhindert die Zersetzung der thierischen Gewebe. Diese, in eine
Lösung dieser Substanz getaucht, können monatelang darin bleiben, ohne dass
sich darin Mikroorganismen oder Geruch entwickeln. Dazu bedarf es einer
1—1,5 proc. Lösung. — 2. Das Pyrogallol mit einer in Zersetzung sich befinden-
den, schon stark riechenden und mit Bacterien erfüllten Substanz in Berührung
gebracht, benimmt derselben den Geruch und tödtet die Bacterien in kurzer
Zeit. Um diesen Erfolg sicher zu erzielen, bedarf es einer mindestens 2 bis
2,5 proc. Lösung des Pyrogallols. — 3. Die Pyrogallussäure verhindert die
Alkoholgährung. In Gegenwart von alkoholischer Hefe spaltet sich der Traubenzucker nicht, sobald er sich in einer 2 proc. Pyrogallussäurelösung gelöst befindet. — 4. Pyrogallol verhindert die Schimmelbildung. —

Mit diesen Ergebnissen ist allerdings die Frage noch nicht beantwortet,
ob Pyrogallol die antiseptische Wirkung seiner Neigung, Sauerstoff zu absorbiren, verdankt, oder ob seine Wirkung vielleicht nur eine allgemeine Eigenschaft der sogenannten aromatischen Körper ist. BOVET hält die erstere Ansicht für die zutreffende.

Pyrogallolflecke lassen sich durch Insolation und durch Oxalsäurelösung, besonders im Contact mit Zinn beseitigen.

Zum Zeichnen von Wäsche wird die Stelle für die Schrift zuvor mit
einer 2 procentigen Pyrogallussäurelösung in 45 proc. Weingeist getränkt und
nach dem Trocknen mit einer schwach ammoniakalischen 14 proc. Silbernitratlösung bezeichnet. Nach einem halben Tage oder nach dem völligen Trocknen ist
diese Stelle mit reinem Wasser auszuwaschen. Wird hierzu ein kalk-
haltiges, oder ammonhaltiges, oder ein Soda oder Seife enthaltendes Wasser
verwendet, so färbt sich die mit der Pyrogallussäure getränkte Stelle mehr
oder weniger dunkelbraun. Diese braunen Flecke sind dann auf dem gewöhnlichen Wege nicht zum Verschwinden zu bringen, wohl aber, wenn man sie
mit einer Lösung der Oxalsäure in 50—60 proc. Weingeist reibt und wäscht
und die feuchten Stellen dem Tages- oder Sonnenlichte aussetzt.

Acidum salicylicum.

Salicylsäure, Spirsäure, Spiroylsäure, Salicoylsäure, (Orthooxybenzoësäure). Acidum salicylicum, Acidum spiricum. *Acide salicylique. Salicylic acid.*

Leichte, weisse, nadelförmige Krystalle oder lockeres, weisses, krystallinisches Pulver von süsslich saurem kratzendem Geschmacke, löslich in 538 Th. kaltem Wasser, leichter löslich in kochendheissem Wasser und siedend heissem Chloroform, sehr leicht löslich in Weingeist und in Aether. Die Krystalle schmelzen bei circa 160° und verflüchtigen sich unzersetzt unter vorsichtigem Erhitzen, bei schnellem Erhitzen aber unter Aushauchen von Carbolsäuregeruch. Die wässrige Lösung wird auf Zusatz von Ferrichlorid dauernd blauviolett, eine sehr verdünnte Lösung aber violettroth gefärbt.

Die Lösung der Salicylsäure in dem 6-fachen Gewichte conc. Schwefelsäure muss fast farblos sein. Wenn die Salicylsäure, gelöst in einer reichlich Natriumcarbonat enthaltenden Auflösung, mit Aether durchschüttelt wird, darf dieser abgedampft keinen Rückstand hinterlassen. Die weingeistige Lösung der freiwilligen Verdunstung überlassen muss einen völlig weissen Rückstand hinterlassen. Die in 10 Th. Weingeist gelöste Säure darf nach Zusatz einer sehr kleinen Menge Salpetersäure durch Silbernitrat nicht verändert werden.

Geschichtliches. Piria entdeckte die Salicylsäure im Jahre 1839 beim Zusammenschmelzen der Salicyligsäure mit Aetzkali. Dann wurde sie 1840 von Löwig und Weidmann in den Blüthen der *Spiraea ulmaria* L., und später (1843) als Methylsalicyläure in dem Oele der *Gaultheria procumbens* angetroffen. Gerhard und Marchand, zwei französische Chemiker, erlangten sie aus dem Salicin, Cahours aus dem Indigo, Delalande aus der Cumarinsäure, als sie diese Substanzen mit Aetzkali erhitzten. Kolbe (Leipzig) und Lautemann stellten die Salicylsäure 1860 durch Einleiten von Kohlensäure in erhitztes Phenol im Contact mit Natriummetall her, jedoch erst in den Jahren 1872 und 1873 gelang es dem Chemiker, Professor Kolbe zu Leipzig, die Salicylsäure durch Einwirkung der Kohlensäure auf Natriumphenylat mit Natriumhydroxyd gemischt leicht und bündig herzustellen, auf welche Bereitungsweise ein Deutsches Reichs-Patent genommen und die Salicylsäure von v. Heyden im Grossen dargestellt wurde. Die Schering'sche Fabrik auf Actien bereitete darauf in gleicher Weise Salicylsäure von vorzüglicher Reinheit, musste aber die Fabrikation wegen jenes Patentes einstellen.

Vorkommen in der Natur. Die Salicylsäure kommt im Pflanzenreiche nur selten vor, wie in den Blüthen der *Spiraea ulmaria* L., an Methyl gebunden in dem flüchtigen Oele der *Gaultheria procumbens* L., dem Wintergrün-Oele, und dem flüchtigen Oele der *Monotropa Hypopitys* L. (einer auf den Wurzeln der Fichten schmarotzend vegetirenden Ericinee des nördlichen Europas, welche gegen Lungenleiden der Wiederkäuer angewendet wird). In dem flüchtigen Oele der in Indien einheimischen *Andromeda Leschenaultii* ist ein Salicylsäureäther vertreten, auch aus der *Viola tricolor* schied Mandelin jüngst Salicysäure in geringer Menge ab. Aus jenen ätherischen Oelen wird in Nord-Amerika Salicylsäure im Grossen abgeschieden und in den

Handel gebracht. Diese natürliche Salicylsäure soll sogar eine bessere Wirkung haben als die künstliche.

Darstellung. Diese ist eine fabrikmässige nach dem KOLBE'schen Verfahren. Man sättigt Aetznatronlauge mit Phenol (Carbolsäure), so dass Natriumphenol (C_6H_5. ONa) entsteht, dampft die Lösung in flachen eisernen Schalen ein und verwandelt sie in der Wärme in eine pulvrige staubige Masse. Dieses röthlich gelbe Natriumphenol, welches sehr hygroskopisch ist, wird in eine metallene Retorte eingeführt und im Oelbade zunächst bis auf circa 100^0 C. erhitzt, bei welcher Wärme mit dem Einleiten trockner Kohlensäure der Anfang gemacht wird. Mit dieser Operation wird fortgefahren, indem man den Retorteninhalt allmählich bis auf $170—190^0$ C. weiter erhitzt, bei welcher Temperatur Phenol überzudestilliren beginnt. Unter andauerndem Einleiten der Kohlensäure steigert man die Wärme nun sehr allmählich bis auf 225^0. Die Operation ist dann am Schlusse, wenn bei dieser Temperatur und selbst bei 250^0 Phenol nicht mehr überdestillirt.

Der Rückstand in der Retorte aus Natriumhemisalicylat oder Dinatriumsalicylat (natriumsalicylsaurem Natrium) bestehend, welche Verbindung selbst eine Erhitzung bis zu 300^0 C. ohne Zersetzung zu erleiden erträgt, wird in Wasser gelöst und mit Salzsäure zersetzt, wodurch die Salicylsäure abgeschieden wird. Das ein dickes Magma bildende Gemisch aus Salicylsäure und Natriumchlorid mit geringen Spuren Phenol wird in Spitzbeutel eingetragen, mit wenig kaltem Wasser ausgelaugt und dann in kochendem Wasser gelöst und durch Erkalten zur Krystallisation gebracht. Da diese Salicylsäure gewöhnlich einen Stich ins Gelbliche behält, so löst man sie getrocknet in der Wärme in Methyl- oder Aethylalkohol und verwandelt sie in den entsprechenden Salicylsäure-Aether, welcher filtrirt und mit Kohle entfärbt, durch Aetznatronlauge in der Wärme zersetzt wird. Das nun gewonnene Natriumsalicylat wird entweder dialytisch behandelt und gereinigt oder alsbald wiederum mit Salzsäure zersetzt und die abgeschiedene Salicylsäure durch Umkrystallisiren aus Wasser gereinigt. Wesentlich ist bei dieser Fabrikation das richtige Verhältniss des Natriumhydroxyds zum Phenol zu bestimmen, dass auf 1 Mol. Phenol nur 1 Mol. des Natriumhydroxyds in Anwendung kommt. Bei Phenolüberschuss wird das Natriumphenol dunkelbraun. Bei einem unrichtigen Verhältniss beider Substanzen ist die Ausbeute an Salicylsäure auch meist eine geringere. Aus Kaliumphenol gewinnt man keine Salicylsäure, sondern Paraoxybenzoësäure.

Die Darstellung aus dem Gaultheriaöl (Wintergrünöl) geschieht in der Weise, dass man dasselbe mit überschüssiger Natronlauge der Destillation unterwirft, so lange Methylalkohol übergeht. Der Rückstand in der Retorte wird mit Salzsäure bis zum geringen Ueberschuss versetzt, das Magma in einen Spitzbeutel gebracht, mit wenig kaltem Wasser nachgewaschen, dann in kochendem Wasser gelöst und durch Krystallisation gereinigt.

Um die Salicylsäure von den verwandten Oxybenzoësäuren zu befreien, soll man sie nach MASSET mit kochendheissen Zuckerkalklösungen behandeln, wobei das Calciumsalicylat oder Calciumorthooxybenzoat als unlösliches Salz abscheidet, aber die Calciumsalze der Meta- und Paraoxybenzoësäuren in Lösung bleiben.

Aethiologie der Salicylsäurebildung. Dass beim Einleiten von Kohlendioxyd (Kohlensäureanhydrid) in erhitztes Phenol unter Zusatz von Natriummetall Salicylsäure entsteht, lässt erkennen, dass sich die Salicylsäure zum Phenol (Carbolsäure) verhält wie die Benzoësäure zum Benzol, denn

$$\underset{\text{Benzol}}{C_6H_6} \; + \; \underset{\text{Kohlendioxyd}}{CO_2} \; = \; \underset{\text{Benzoësäure}}{C_7H_6O_2} \; + \; \underset{\text{Phenol}}{C_6H_6O} \; + \; \underset{\text{Kohlendioxyd}}{CO_2} \; = \; \underset{\text{Salicylsäure}}{C_7H_6O_3}$$

Die Elementarkörper des Kohlendioxyds treten also in den Bestand des Phenols ein und bilden Salicylsäure. Der Verlauf der Reaction bei Einwirkung von Kohlendioxyd auf Natriumsalicylat ergiebt folgende Gleichung:

$$\underset{\text{2 Mol. Natriumphenol}}{2(C_6H_5 . ONa)} \; + \; \underset{\text{Kohlendioxyd}}{CO_2} \; = \; \underset{\text{Dinatriumsalicylat}}{C_6H_4 <\genfrac{}{}{0pt}{}{ONa}{COONa}} \; + \; \underset{\text{Phenol}}{C_6H_5 . OH}$$

Hier findet also eine Abscheidung eines Mol. Phenol aus 2 Mol. Natriumphenol statt.

Der Benzoësäure kommt die Formel $C_7H_6O_2$ oder $C_6H_5.COOH$ zu, sie ist also eine Monocarboxylsäure, denn nur eine Carboxylgruppe (CO.OH) ist darin vertreten. Wenn nun noch eine Hydroxylgruppe hinzutritt, so entsteht eine Monohydroxybenzoësäure oder Monooxybenzoësäure: $C_6H_4 <\genfrac{}{}{0pt}{}{OH}{COOH}$.

Die Monohydroxybenzoësäuren entstehen aus den monohalogensubstituirten Benzoësäuren und Monosulfobenzoësäuren durch Schmelzen mit Kaliumhydroxyd, aus den Amydobenzoësäuren beim Behandeln mit Salpetrigsäure und aus dem Phenol

(C_6H_5 . OH) durch gleichzeitige Einwirkung von Kohlendioxyd oder Kohlensäureanhydrid und Natriummetall.

Die Salicylsäure ist eine aromatische Säure und zwar eine Monohydroxybenzoësäure und wird zum Unterschiede von der Meta- und Paraoxybenzoësäure mit Orthohydroxybenzoësäure bezeichnet. Ihre Formel ist also $C_6H_4 <^{OH}_{COOH}$.

Die Salicylsäure entsteht beim Schmelzen von Orthochlorbenzoësäure oder Brombenzoësäure oder Orthokresol mit Kaliumhydroxyd

$$\underset{\text{Orthokresol}}{C_6H_4 <^{OH}_{CH_3}} \;+\; \underset{\text{Kaliumhydroxyd}}{2KOH} \;=\; \underset{\text{Dikaliumsalicylat}}{C_6H_4 <^{OK}_{COOK}} \;+\; \underset{\text{Wasserstoff}}{3H_2}$$

Sie entsteht durch Oxydation des Saligenins (Orthooxybenzylalkohol) und des Salicylaldehyds (Orthooxybenzaldehyd)

$$\underset{\text{Saligenin}}{C_6H_4 <^{OH}_{CH_2 . OH}} \;+\; \underset{\text{Sauerstoff}}{2O} \;=\; \underset{\text{Salicylsäure}}{C_6H_4 <^{OH}_{COOH}} \;+\; \underset{\text{Wasser}}{H_2O}.$$

$$\underset{\text{Salicylaldehyd}}{C_6H_4 <^{OH}_{COH}} \;+\; O \;=\; \underset{\text{Salicylsäure}}{C_6H_4 <^{OH}_{COOH}}$$

ferner beim Erhitzen einer mit überschüssigem Aetzalkali versetzten verdünntweingeistigen Phenollösung mit Tetrachlorkohlenstoff auf 100° C. in zugeschmolzenen Röhren.

$$\underset{\text{Phenolnatrium}}{C_6H_5 . ONa} \;+\; \underset{\text{Tetrachlorkohlenst.}}{CCl_4} \;+\; \underset{\text{Natriumhydroxyd}}{5NaOH} \;=\; \underset{\text{Tinatriumsalicylat}}{C_6H_4 <^{ONa}_{COONa}} \;+\; \underset{\text{Natriumchlorid}}{4NaCl} \;+\; \underset{\text{Wasser}}{3H_2O}.$$

Auch beim Erhitzen des Cupribenzoats entsteht aus der Benzoësäure Salicylsäure, indem als Resultat Cuprisalicylat, Benzoësäurephenyläther, Kohlenmonooxyd und metallisches Kupfer hervorgehen.

Im Wintergrünöl oder Gaultheriaöl ist die Salicylsäure als ein Methylester und zwar als Salicylsäure-Methyläther $= C_6H_4 <^{OH}_{COOCH_3}$ vertreten, welcher bei 25° C. siedet. Der Salicylsäuredimethyläther entspricht der Formel $C_6H_4 <^{OCH_3}_{COOCH_3}$.

Werden Salicylsäuremonoäther mit weingeistiger Kalilauge erhitzt, so resultiren Salicylsäure-Diäther, hier also aus dem Salicylsäure-Monomethyläther ein Salicylsäure-Dimethyläther. Diese Salicylsäure-Diäther liefern beim Verseifen mit wässriger Kalilauge alkoholradicalsubstituirte Salicylsäuren. Im vorliegenden Falle entsteht Methylsalicylsäure, $C_6H_4 <^{OCH_3}_{COOH}$, welche bis zu 200° C. erhitzt in Kohlensäureanhydrid (CO_2) und Anisol ($C_6H_5 . OCH_3$) zerfällt.

Zu den Dihydroxy- oder Dioxybenzoësäuren $= C_6H_3 <^{(OH)_2}_{COOH}$ gehört z. B. Oxysalicylsäure, die Protocatechusäure, zu den Trioxybenzoësäuren $= C_6H_2 <^{(OH)_3}_{COOH}$ gehören die Gallussäure und Pyrogallocarbonsäure. Tetraoxybenzoësäuren sind unbekannt.

Die Salicylsäure ist 1-basisch, sie lässt aber auch das At. H in der Hydroxylgruppe durch Metalle ersetzen. Letztere Verbindungen sind von geringem Bestande, reagiren alkalisch und lassen sich durch Kohlensäure zersetzen. Die normalen Kalium- und Natriumsalze in wässriger Lösung färben sich unter Sauerstoffaufnahme an der Luft braun, bei der trocknen Destillation geben sie Phenol und Kohlensäureanhydrid aus.

Die Bildung der Salicylsäure aus Benzoësäure geschieht nach EDGAR F. SMITH (Americ. Chem. Journ. II, S. 338) dadurch, dass man Cupribenzoat befeuchtet in geschlossener Röhre drei Stunden auf 180° C. erhitzt, wobei Cuprooxyd ausscheidet. Der Inhalt der Röhre wird mit Salzsäure gelöst, das Kupfer durch Schwefelwasserstoff abgeschieden, filtrirt, etwa vorhandene Benzoësäure durch überhitzten Wasserdampfstrom beseitigt, die rückständige Flüssigkeit eingedampft etc.

$$\underset{\text{Cupribenzoat}}{2Cu(C_7H_5O_2)_2} \;+\; \underset{\text{Wasser}}{H_2O} \;=\; \underset{\text{Cuprooxyd}}{Cu_2O} \;+\; \underset{\text{Benzoësäure}}{3C_7H_6O_2} \;+\; \underset{\text{Salicylsäure}}{C_7H_6O_3}.$$

Salicylsäure kann als Indicator in der Analyse angewendet werden, insofern Alkalien und Mineralsäuren die violette Färbung mit Ferrisalz verhindern.

Eigenschaften. Die officinelle Salicylsäure ist die im Handel mit *Acidum salicylicum recrystallisatum* bezeichnete, doch dürfte die sogenannte dialysirte Säure eine vorzüglich reine sein. Sie bildet ein lockres, weisses (die dialysirte Säure bildet ein sehr weisses) krystallinisches Pulver oder kleine nadelförmige, fast geruchlose, aber kratzend süsslich-sauer schmeckende Krystalle, welche bei 159⁰ C. schmelzen, bei 157⁰ wieder erstarren, bei vorsichtiger, allmählich verstärkter Erhitzung ohne Rückstand zu hinterlassen sublimiren, bei schnellem Erhitzen aber in Phenol und Kohlensäure zerfallen und einen Phenolgeruch ausgeben. Diese letztere Zersetzung findet auch, in nur geringem Umfange, beim Erhitzen der wässrigen Lösung statt.

Die Salicylsäure ist in ungefähr 1500 Th. Wasser von 0⁰, in 700 Th. Wasser von 10⁰ C., in 550 Th. Wasser von 15⁰ C., in 400 Th. Wasser von 20⁰ C., und 15 Th. Wasser von 100⁰ C. löslich. Wird die wässrige Lösung durch Erwärmen hergestellt, so bleibt 1 Th. der Säure auch bei 15⁰ C. in 350 Th. Wasser in Lösung. Ein Liter Wasser hält 2 g Salicylsäure bei + 5 bis 20⁰ C. in Lösung. Sie ist ferner löslich in 2,5 Th. 90-proc., in 2 Th. absolutem Weingeist, 2 Th. Aether, 80 Th. Chloroform (1,495 spec. Gew.), 3,5 Th. Amylalkohol, 60 Th. Glycerin, 60—70 Th. fettem Oele und 80 Th. Benzol. Die Löslichkeit der Salicylsäure in Wasser wird durch Carbonate und Acetate der Alkalien, sowie auch durch Borax sehr gefördert, nur nehmen die Lösungen der Säure mit Borax oder Borsäure in gewissen Verhältnissen einen unerträglich bitteren Geschmack an.

Die sublimirte Salicylsäure ist wenig dauernd, denn meist färbt sie sich nach und nach röthlich, duftet dann starken Phenolgeruch aus, und aus der mild wirkenden Substanz ist eine stark wirkende geworden. Auch beim Auflösen der sublimirten Säure in Wasser zum Einnehmen geht diese Zersetzung zwar nur im geringen Umfange vor sich, dennoch reicht dies als Warnung hin, diese Säure nicht in den pharmaceutischen Gebrauch zu nehmen.

Das *Acidum salicylicum praecipitatum* ist eine nicht genügend reine Säure, wenn sie auch als Antizymoticum verwendbar ist, so kommt ihr die Eigenschaft, weiss zu sein, meist nicht zu. Da die Ph. über den Geruch mit Stillschweigen hinweggeht, so könnte eine weisse, aber phenolig riechende Säure pharmaceutisch verwendbar sein, wie diese Eigenschaften bei der präcipitirten mitunter angetroffen werden. Die Nichterwähnung der Geruchlosigkeit der reinen Säure wird nicht selten Zweifel erregen, welche Sorte der Salicylsäure als pharmaceutische zu betrachten ist.

Die Salicylsäure krystallisirt je nach dem Concentrationsgrade ihrer Lösungen oder je nach der Art des Lösungsmittels z. B. aus mässig warmen wässrigen Lösungen in farblosen vierseitigen Prismen, aus heisser wässriger Lösung in langen oder kürzeren Nadeln, aus Weingeist bei freiwilliger Abdunstung selbst in grossen 4-seitigen Säulen. Die Lösung in Aether auf Glas getropft hinterlässt nach dem alsbald eintretenden Abdunsten einen dichten Complex sternförmig oder in Radien geordneter Nadeln, welche bei 50- bis 100-facher Vergrösserung mit den Gänsefedern oder Flügelfedern der Vögel einige Aehnlichkeit haben.

Sowohl die wässrige wie die weingeistige Lösung der Salicylsäure werden durch Ferrichloridflüssigkeit intensiv blauviolett, die stark verdünnten Lösungen nur violettroth gefärbt. Diese Färbungen verschwinden auf Zusatz von Alkalilösungen, Mineralsäuren, organischen Säuren. Essigsäure, auch Ameisensäure lassen die Färbung unverändert. Bromlösung erzeugt sowohl in der concentrirten wie in der stark verdünnten Salicylsäurelösung einen weissen, dem Tribromphenol sehr ähnlichen Niederschlag oder eine ähnliche Trübung, bestehend aus Bromsalicylsäure ($C_7H_5BrO_3$) und auch Bibromsalicylsäure ($C_7H_4Br_2O_3$).

Prüfung. Dieselbe erstreckt sich auf Substanzen, welche in Folge un
genügender Reinigung in der Salicylsäure zurückblieben (Kalk, Natron,
Phenol, Salzsäure, Sulfate) oder auf Substanzen, welche mit der krystallisirten
Salicylsäure Aehnlichkeit haben und mit derselben aus Versehen oder Irrthum
oder auch absichtlich vermischt sein können. Die Ph. hätte hier ähnlich vorgehen müssen wie bei der Carbolsäure und Benzoësäure, denn zwischen diesen
Säuren waltet viel Aehnlichkeit im chemischen und physikalischen Verhalten.

Von den folgenden Proben, die genügende Reinheit der Salicylsäure zu
erkennen, genügen diejenigen sub 1, 2, 3, 4, 5 und 8. Die Proben sub 6
und 7, obgleich sie von der Ph. vorgeschrieben sind, erscheinen nur als eine
Ueberfüllung der Reactionsreihe.

1) In einen trocknen bis zu 2 cm weiten Reagircylinder giebt man eine
Menge von 0,15—0,2 g der Säure und erwärmt den Boden des Glases durch
Hinundherbewegen über einer Weingeistflamme bis auf höchstens 80° C. und riecht
daran, indem man den Cylinder in wagerechter Richtung, die Oeffnung an
die Nasenlöcher anlegend, hält. Es darf kein Phenolgeruch bemerkbar
sein. Es wird dann weiter in gleicher Weise erwärmt. Es muss Schmelzung
des Krystallhäufchens erfolgen und ein völliges Sublimiren stattfinden,
so dass auch nicht der geringste Anflug am Boden des Glascylinders zurückbleibt.

2) Man soll etwas Salicylsäure (0,2—0,3 g) in der sechsfachen Menge
kalter conc. Schwefelsäure lösen. Die Lösung soll eine fast farblose
sein. Dass es nur die 6-fache Menge Schwefelsäure sein muss und darf,
bleibt eine schwer zu erklärende Forderung, denn mit der 7—8-fachen
Menge erreicht man ein gleiches Resultat. HAGER liess, als er diese Reaction·
veröffentlichte, eine bohnengrosse Menge Salicylsäure mit 4—5 ccm Schwefelsäure durch Agitiren mischen und in Lösung überführen. Wenn man also die
Menge Salicylsäure mit der 6—8—10-fachen Menge kalter conc. Schwefelsäure
übergiesst und sanft agitirt, so erfolgt bei reiner Handelswaare eine blassgelbliche Lösung. Die Praxis ergiebt also, dass die fast farblose Lösung
der Ph. mit einer blassgelblichen Lösung in gleicher Höhe steht, und da
eine ungenügend reine Salicylsäure eine gelbe, bräunliche bis braune Lösung
in conc. Schwefelsäure liefert, so wäre es wohl richtiger gewesen, eine fast
farblose oder blassgelbliche Lösung zu fordern.

3) Man giebt nun 0,1 g in ein Glas, übergiesst mit 50 ccm dest. Wasser
von 15—16° C. und schüttelt kräftig. Es muss im Verlaufe einer Viertelstunde nicht vollständige Lösung eintreten, das Wasser muss geschüttelt
etwas trübe erscheinen. Dann setzt man bis zur Ausfüllung von 55 ccm
die nöthige Menge Wasser hinzu und schüttelt wiederholt. Klare Lösung
muss nun erfolgen. Von dieser Lösung versetzt man zuerst 10 ccm mit
etwas blauer Lackmuslösung. Es muss eine saure Reaction hervorgehen.

4) Von der sub 3 gewonnenen Salicylsäurelösung werden wiederum
10 ccm mit einem Tropfen Ferrichloridlösung versetzt. Es muss eine
dunkel blauviolette Flüssigkeit resultiren, von welcher circa 5 ccm
durch 10 Tropfen Essigsäure nicht entfärbt werden. Die übrigen 5 ccm
versetzt man mit ungefähr 4—5 Tropfen gesättigter Oxalsäurelösung,
wodurch sofortige Entfärbung eintreten muss. Statt der Oxalsäurelösung können 2 Tropfen der officinellen Phosphorsäure oder 6 Tropfen Salzsäure genommen werden. Diese Reaction ist zwar nur eine Identitätsreaction, aber
nothwendig, um eine gute Salicylsäure zu erkennen.

5) Zur Erkennung einer ungenügenden Reinigung oder eines Gehaltes an

freiem Phenol, werden von der sub 3 erhaltenen Salicylsäurelösung circa 10 ccm mit 3—4 Tropfen der 0,5-proc. Kaliumhypermanganatlösung versetzt und schnell sanft agitirt. Bei reiner Salicylsäure kann man bis zur Umänderung der Farbe in ruhigem Tempo bis zu 20, bei einer guten officinellen mindestens bis 10 zählen. Enthält die Salicylsäure nur sehr entfernte Spuren Phenol, so tritt schon bei der Zahl 4 oder 5 die Veränderung ein, bei stärkeren Spuren tritt aber sofort die Veränderung der Farbe ein, es erfolgt sogar mit dem einfallenden Tropfen der Permanganatlösung die Braunfärbung. Die Salicylsäure, welche ein Zählen bis zu 4 oder 5 als dem Momente der Farbenstörung zulässt, wäre nicht zu beanstanden, denn diese Reaction ist kürzer, bündiger und sicherer als das von der Ph. vorgeschriebene Verfahren, welches sub 6 aufgeführt ist.

6) 0,2 g der Salicylsäure werden mit 4—5 ccm der Natriumcarbonatlösung durchschüttelt, hierauf mit 4—5 ccm Aether überschichtet und damit ausgeschüttelt. Einige ccm des nach dem Absetzenlassen decanthirten Aethers lässt man an einem lauwarmen Orte abdampfen. Es soll kein Rückstand hinterbleiben. Dieser letztere Punkt ist derjenige, welcher diese Prüfung als brauchbar in Frage stellt. Erstens wäre wohl die freiwillige Verdunstung anzuordnen, denn auch bei gelinder Wärme (circa 50° C.) verdunsten Spuren Phenol, zweitens giebt auch die reinste Salicylsäure Spuren von Natriumsalicylat an den Aether ab, weil der Aether etwas Wasser löst und das Wasser etwas Salicylat mit sich nimmt. Wenn man in die Porcellanschale, worin der von der Ausschüttelung herrührende Aether abdampfte, etwas einer Mischung aus 1 Th. Ferrichloridlösung mit 100 Th. Wasser eingiesst, so erfolgen sichtbare gefärbte Striemen in dieser Flüssigkeit, obgleich kein Rückstand zu erkennen war. Lässt man den Aether aber auf einer Glasscheibe, ihn nach und nach auftropfend, abdunsten, so hinterbleibt stets eine sichtbare trockne Schicht, welche durch Erhitzen nicht total zu beseitigen ist, also zum Theil aus Natriumsalicylat bestehen muss. Diese Probe der Ph. ist somit eine wenig brauchbare und nur da von Werth, wo man die sublimirte Salicylsäure erkennen will, denn diese giebt an den Aether so viel ab, dass die verdünnte Ferrichloridlösung mit dem Aetherverdunstungsrückstande eine blauviolette Färbung giebt, obgleich der Verdampfungsrückstand auf Porcellan kaum zu erkennen ist. Um farblose Verdampfungsrückstände zu erkennen, müssen die Lösungen auf klaren Glasscheiben verdunstet werden.

Da eine Salicylsäure nicht im Handel vorkommt, welche sich in dieser Probe den Anforderungen der Ph. genau anschliesst, auch die reinste Salicylsäure mit überschüssiger Natriumcarbonatlösung gemischt und mit Aether ausgeschüttelt, an letzteren etwas abgiebt, so muss diese Probe als eine unbrauchbare zurückgewiesen werden. Es kommt eben darauf an, ob der Revisor die Abdampfung auf Porcellan oder Glas ausführt, er vielleicht auch die verdünnte Ferrichloridlösung auf den Verdampfungsrückstand aufgiesst. Mancher Revisor wird die Salicylsäure verwerfen, obgleich sie eine sehr gute ist.

7) Die weingeistige Salicylsäurelösung soll einen rein weissen Verdunstungsrückstand hinterlassen. Ist die Salicylsäure weiss, der Weingeist ein sehr reiner, welcher nicht in Fässern vorher lagerte, sondern in Glasgefässen allein aufbewahrt wurde, die Verdunstung an einem Orte stattfindet, welcher keine staubige und ammoniakalische oder ozonisirte Luft einschliesst, dann wird der Verdunstungsrückstand stets ein sehr weisser sein. Kommen diese Bedingungen nicht zur Geltung, so kann sehr leicht der Rück-

stand einen schwächeren oder stärkeren Stich in's Gelbliche, oder die weisse Masse von gelblichen oder bräunlichen Randzacken eingeschlossen sein.

Diese Probe hat KOLBE oder VON HEYDEN zum Autor, welche folgende Anweisungen gaben:

„Man gebe etwa 0,3—0,5 Gramm der zu prüfenden Salicylsäure in ein Reagirgläschen, löse die Substanz in möglichst geringer Menge absoluten Weingeistes und giesse die klare Lösung auf ein auf weisser Unterlage stehendes Uhrglas. Mechanische Unreinigkeiten zeigen sich in der Mitte des Uhrglases auf dem Boden desselben.“

„Bei dem hiernach erfolgenden freien Abdunsten des Weingeistes in möglichst staub- und ammonfreier Atmosphäre blüht die Salicylsäure in schönen Efflorescenzen wieder aus, und hat man nun Folgendes zu beobachten:“

„a. Sind die Spitzen der Efflorescenzen braun, so enthält die untersuchte Salicylsäure harzige oder phenolige Verunreinigungen.“ Die Säure ist also zu verwerfen.

„b. Sind die Spitzen ganz lichtgelb, aber nicht kugelig und nicht pilzartig, gleichsam dick zusammengeschmolzen, sondern baum- und moosartig fein, so ist das Präparat zwar harz- und carbolsäurefrei, jedoch nicht gänzlich von der Spur eines organischen Farbstoffes befreit. Zu technischem Gebrauch, wo dieser nicht stört, wäre die Säure immerhin brauchbar.“

„c. Sind die Spitzen violett oder rosa, so ist das Präparat eisenhaltig.“

„d. Sind die Spitzen klar, farblos, moosartig und zart (ohne kugelige Spitzen), so ist das Präparat mustergiltig (krystallisirte Salicylsäure muss stets diese Probe bestehen).“

„e. Beim Verbrennen auf dem Platinblech muss die Verbrennung eine vollständige sein und darf keine unverbrennliche Asche zurückbleiben.“

Als die betreffende Fabrik, welche Kolbe's Salicylsäure fabricirte, keine in Schwefelsäure farblos lösliche Salicylsäure zu liefern vermochte, wurde dieser weingeistige Verdampfungsrückstand als Ausgleich proponirt und HAGER's Schwefelsäureprobe mit Stillschweigen übergangen. Eine Salicylsäure, welche sich in conc. Schwefelsäure oder in heissem Aetzammon, ohne gelbe, bräunliche bis braune Färbung zu erzeugen, auflöst, ist eine reine Salicylsäure, deren weingeistige Lösung auch einen weissen Verdampfungsrückstand hinterlässt, wenn die oben bemerkten Bedingungen erfüllt sind. Wenn also die Salicylsäure weiss ist und die Proben sub 1 und 2 (Sublimationsprobe und Schwefelsäureprobe) eine gute Waare erkennen liessen, so ist diese Probe sub 7 wohl überflüssig.

8) Einen Chlorgehalt zu entdecken, soll die Salicylsäure, 0,2—0,3 g, in der zehnfachen Menge, also hier in 2,0—3,0 ccm Weingeist gelöst, mit wenig, circa 2 Tropfen Salpetersäure und schliesslich mit 1 Tropfen Silbernitratlösung versetzt werden. Eine bleibende weisse Trübung oder Fällung würde durch Chlorsilber verursacht werden. Dass die Weingeistmenge genau das 10-fache der Salicylsäuremenge sein muss, ist dadurch bedingt, dass weniger Weingeist die Fällung von Silbersalicylat nicht hindern würde. In der Angabe der Ph. wäre die Erwähnung von mindestens der zehnfachen Weingeistmenge die richtigere Ausdrucksweise gewesen, denn die Reaction gelingt auch, wenn man die 15—20-fache Menge Weingeist zur Lösung der Salicylsäure verwendet.

Aufbewahrung. Die Salicylsäure wird in Glasflaschen mit etwas weiter Oeffnung, mit dichtem Verschluss versehen, aufbewahrt, denn der Einfluss des in der Luft stets vertretenen Ammons und Ozons scheint sich in sofern sichlich zu machen, als die weissen Krystallbüschel mit der Länge der Zeit einen schwachen grauen oder gelblichen Schein annehmen.

Beim Um- und Einfüllen der Salicylsäure hat man sorgfältig das Einathmen des Staubes zu verhüten, denn er ist den Lungen feindlich, und bei manchen Personen wirkt der Staub so reizend, dass sich ein krampfhafter, mit Erstickung drohender Husten und selbst einige Tage dauerndes Unwohlsein einstellt. Mässiges Riechen an Aetzammon oder Olfactorium anticatarrhoicum ist zunächst das Gegenmittel.

Kritik. Die Pharmacopoe hätte ihre Auslassungen über die Salicylsäure, Carbolsäure und die Benzoësäure in sich gleichende Rahmen einschliessen sollen, weil diese Säuren viel Aehnlichkeit mit einander haben und die Salicylsäure eine Oxybenzoësäure und ein Phenolderivat ist. Ferner ist die Fassung des Salicylsäure-Artikels in einigen Theilen mangelhaft. So erfährt man nicht, ob die Salicylsäure einen Geruch ausduftet oder nicht. Bekanntlich ist eine riechende Salicylsäure eine unreine und auch etwas giftige, eine nicht riechende Säure eine reine und mildwirkende Säure. Zweitens ist die völlige Flüchtigkeit der Säure beim Erhitzen zwar als Eigenschaft angeführt, aber nicht als Zeichen der Reinheit (wie bei der Benzoësäure) gefordert. Drittens musste die Ferrichloridreaction als verwendbar für die wässrige wie für die weingeistige Lösung aufgeführt werden, denn nach dem Wortlaut der Ph. wird man diese Reaction nur in der wässrigen Salicylsäurelösung möglich halten. Die ähnliche Reaction auf Carbolsäure hat auch eine entsprechend andere Fassung erhalten, denn daselbst wird die weingeistige und die mit vielem Wasser verdünnte Lösung erwähnt.

Da die Ph. beim Phenol oder der Carbolsäure die Reaction mit der Bromlösung erwähnte neben vorbemerkter Reaction mit Ferrichlorid, so musste sie auch hier bei der Salicylsäure die Reaction mit Bromwasser erwähnen, weil sich Salicylsäure gegen Brom ähnlich wie Phenol verhält und sie mit Phenol oft verunreinigt ist und sein kann. Da dürfte es vorkommen, dass Jemand die Verunreinigung mit Phenol mittelst Bromwassers nachweisen will, und er sogar in reiner Salicylsäure Phenol in grosser Menge irrthümlich antrifft.

Aus der Hand eines in der Pharmacie gewiegten Practikers würden sich die Angaben und Prüfungsanweisungen für Carbolsäure, Benzoësäure und Salicylsäure schon wegen deren natürlicher und chemischer Verwandschaft einer gewissen Congruenz erfreuen. Da diese Congruenz total fehlt, so möge man bei Verfassung einer 3. Ausgabe einer Ph. Germ. sie zu schaffen suchen.

Die Bestimmung, dass bei der Prüfung die Salicylsäure genau in der 6-fachen Menge Schwefelsäure oder in der 10-fachen Menge Weingeist zu lösen sei, wo ein grösseres Verhältniss ohne Nachtheil für die Reaction bleibt, lässt den unpharmaceutischen Verf. erkennen. Durch die Wägungen werden nur Zeit und Mühe in Anspruch genommen und zwar ohne rechten Zweck, weil das Ungefähr ein gleiches Resultat ergeben würde. Konnte man nicht sagen: „in ungefähr der 7-fachen Menge Schwefelsäure" oder „in ungefähr der 12-fachen Menge Weingeist"? Ferner ist die Erzeugung des Verdunstungsrückstandes der weingeistigen Lösung, wie oben bemerkt wurde, nur eine Ueberfüllung der Prüfungsacte.

Anwendung. Die Salicylsäure ist ein vortreffliches Antipyreticum und im freien Zustande ein gutes Antizymoticum. Sie ist nur soweit Antisepticum, als sie die faulige Gährung etwas zurückhält. Ein wahres Antisepticum, wie es das Phenol ist, kann sie nicht genannt werden. Als Antipyreticum wirkt sie frei und gebunden an Basen. Zu 1—2—4 g mit wenig Wasser angerührt und in Oblate gehüllt eingenommen, übt sie einen geringen Reiz auf die Schleimhäute, mit denen sie in Contact gelangt, aus, der aber bei manchen Personen in Uebelkeit, selbst bis zum Erbrechen ausartet. In mehr verdünnter Lösung und öfteren kleineren Gaben genommen, 0,3 — 0,4 — 0,5 g $^1/_2$ — 1 - stündlich, treten diese unangenehmen Reizungen nicht auf. Die Resorption der Salicylsäure geht rasch vor sich und schon nach 1 — 2 Stunden nach dem Einnehmen findet man im Harne Salicylursäure. Die Wirkungen bestehen in einer Temperaturerniedrigung, Verminderung des Fiebers und einer Abschwächung der etwa damit verbundenen Schmerzen. Eine profuse Schweissabsonderung ist eine Hauptwirkung der Salicylsäure. Im Verlaufe von zwei Tagen machen sich nach starken Gaben die Wirkungen bemerkbar, wie sie auch nach jedem anderen Antipyreticum auftreten, z. B. nach dem Gebrauch der Chinaalkaloïde. Nach etwas starken Gaben erfolgen bei manchen Personen Schwindel, trübes Sehen, vor den Augen ein Mücken- und Funkenfliegen, Ohrensausen, vorübergehende Taubheit, Trockenheit im Halse, Nackenschmerz, Schwere in den Beinen etc. Diese Erscheinungen sind meist nur die Folge starker und öfter wiederholter Gaben. Eine Erniedrigung der Temperatur vermochten Fürbringer und Feser selbst nach starken Gaben bei gesunden Thieren nicht zu beobachten.

Vorwiegend hat man die Salicylsäure gegen acuten Gelenkrheumatismus und entzündliche arthritische Zustände angewendet. Dann hat man sie empfohlen gegen alle Leiden, welche einen entzündlichen Hintergrund haben und gegen welche man auch Chininsalze anzuwenden pflegte z. B. bei Abdominal - Typhus, Intermittens, chronischem Magen- und Darm - Katarrh, faulig und stark stinkenden Diarrhöen, Dysenterie, Cystitis, Phthisis, Diphtherie und anderen Infectionsleiden. Auch im Klystier bewirkt die Salicylsäure eine Abschwächung der Temperatur (2,0 — 4,0 — 6,0 pro Klystier).

Am besten nimmt sich die Salicylsäure mit der Hälfte Altheewurzelpulver und etwas Glycerin zur Masse gemischt und in Bissen verwandelt, oder mit Zucker verrieben in Haferschleim, oder eingeschlossen in Oblate (*in capsulis amylaceis*), in Pillen. Eine weingeistig - wässrige Lösung ist nicht rathsam und nur für kleine Mengen Salicylsäure brauchbar, dafür aber die Verordnung in Pulverform mit gleichviel Zucker zerrieben, welches Pulver mit einem schleimigen Vehikel eingenommen wird. Zur Entfernung des kratzenden Geschmackes ist das Nachtrinken von Zuckerwasser, Kaffee, Milch, Thee nothwendig. Soll sie in flüssige Form gebracht werden, so muss entweder *Natrium carbonic.*, oder Natriumdicarbonat (*Natrium bicarbonic.*) in Anwendung kommen. Auf 10 Th. Salicylsäure sind 6 — 7 Th. des Dicarbonats, oder fast gleichviel krystall. Natriumcarbonat (9,9 Th. auf 10 Th. der Säure) zur völligen Lösung in Wasser erforderlich. Borax löst zwar auch die Salicylsäure leicht, aber er macht die Lösung bitter schmeckend.

Bei Gelenkrheumatismus, der fieberhaften Polyarthritis rheumatica erwies sich die Salicylsäure meist heilend bei Tagesgaben von 3,0 — 5,0 (5,0 — 8,0 Natriumsalicylat). Heilung erfolgt in 4 — 6 Tagen.

Dr. Stricker normirt bei Gelenkrheumatismus folgende Dosirung: für jugendliche und kräftige Rheumatiker stündlich als Maximaldosis 1,0, für ältere und schwache 0,5, für Kinder zwischen 5 — 15 Jahren 0,25 g.

Als Prophylacticum bei herrschendem Scharlach hat sich Salicylsäure (aber nicht Natriumsalicylat) bewährt. Sie wird hier täglich zweimal zu 0,1 — 0,5 (pro Jahr 0,05) so lange gegeben, als in der Familie oder dem Hause ein Scharlachpatient ist und eine Desinfection nicht stattgefunden hat (Barker).

Salicylsäure hat sich als Antaphrodisiacum erwiesen. Bei längerem Gebrauch ist Minderung, selbst vorübergehender Verlust des Geschlechtstriebes constatirt worden. Nach Jewelt soll eine fünfmalige Darreichung von je 1,0 täglich den Geschlechtstrieb für 3 Monate schwächen.

WALLS WHITE wandte die Salicylsäure in kleiner Tagesdosis 0,33—0,5 g als Prophylacticum gegen das gelbe Fieber an und, wie er angiebt, mit auffallend gutem Erfolge (Arch. d. Ph. 1882, 1. Hälfte, S. 72).

Zweiprocentige Salicylsäurelösung soll in subcutaner Injection bei Insectenstichen sehr heilsam sein.

Bei Diabetes mellitus glaubt BARTELS mit grossen Gaben Erfolge erzielt zu haben, doch andere Aerzte constatirten bei dem Gebrauche der Salicylsäure in grossen Gaben stets Eiweissgehalt im Harne.

Gegen hektisches Fieber Tuberculöser fanden LOEBISCH und v. ROKITANSKY das Natronsalicylat in Gaben von 3,0—6,0 recht wirksam.

Bei schmerzhafter Myelitis (Rückenmarkentzündung) gewährt der Gebrauch der Säure (in Saturationsform) vorübergehend Linderung. Ebenso steht es mit der Wirkung bei Podagra und Arthritis nodosa. Will man hier die Salicylsäure als Prophylacticum benutzen, so ist das Natriumsalicylat in selteneren mässigen Gaben vorzuziehen, dessen Tagesdosis 5,0 nie übersteigen sollte.

Bei Migräne erwiesen sich halbstündliche Gaben von 1,0—1,5 wirksam, den Anfall einige Zeit zurückzuhalten oder abzuschwächen, im Ganzen von geringem Erfolg.

Bei Lumbago, Ischias und Neuralgien mit entzündlichem Charakter $^1/_2$—1 stündlich 0,5—1,0. Es erfolgt häufig Besserung, manchmal auch nicht. Die Schmerzen müssen durch Morphininjectionen herabgedrückt werden.

Bei Diphtheritis, auch als Mittel gegen Bandwurm ist Salicylsäure ohne Werth.

Die in den Magen eingeführte Salicylsäure wird im Wege der Verdauung zum grösseren Theile in Salicin, Salicylursäure und Oxalsäure verwandelt, zum Theil in Phenol und Kohlensäure zersetzt. Diese Producte werden theils mit den Faeces, theils mit dem Harne, welcher an Indican reicher wird und eine grüne Farbe zeigt, im Laufe eines Tages abgeschieden, aber auch im Speichel, im Schweisse, in dem Schleime der Schleimhäute trifft man Spuren der Säure an.

Aeusserlich wendete man die Salicylsäure (in Verdünnungen von 1—10 auf 100 Vehikel) zu allen bekannten, äusserlich zu behandelnden Leiden an. Gewiss ist es, dass sie die Heilung leichter und einfacher Wunden sehr schnell bewirkt.

In ihrer Mischung mit Borsäure erlangt sie eine antiseptische Wirkung, welche man der Salicylsäure allein früher auf dem Wege der Reclame beizulegen versuchte.

Die Lösung, welche als Salicyl-Spray Verwendung findet, besteht aus 1 Th. Salicylsäure und 300—350 Th. Wasser. Zu Insufflationen in Pharynx, Mundhöhle, Nase etc. bei Diphtheritis, Ulcerationen etc. in Pulverform mit Kohle, Zucker, Schwefel genügen 1—2:20—100. Zu Verbänden in Lösung anzuwenden benutzt man häufig Boraxzusatz. Salben mischt man 1:10—40.

Salicylgaze, Salicylsäure-Gaze BRUNS'. Ein Kilog. fettfreier Gaze (circa 25 m) erfordert circa 2,5 Lit. Flüssigkeit. Zur Darstellung einer 5 proc. Gaze wird 1 kg Gaze mit einer Lösung von 50,0 g Salicylsäure und 20,0 g Ricinusöl (oder Ricinusöl und Colophon ana 10 g) in 2,43 Lit. Weingeist getränkt und bei lauer Wärme getrocknet. Zur Darstellung einer 10 proc. Gaze wird 1 kg Gaze mit einer Lösung von 100,0 g Salicylsäure und 40,0 g Ricinusöl (oder Ricinusöl und Colophon ana 20 g) in 2,36 Lit. Weingeist getränkt etc.

Salicylwatte, Salicyljute (Salicyldschute) BRUNS'. Zur Darstellung der 5 proc. Salicylwatte wird 1 kg Watte mit 4 Liter einer Lösung von 50,0 g Salicylsäure, 20,0 g Ricinusöl (oder Ricinusöl und Colophon ana 10,0 g) in 3,930 Liter (3930 ccm) Weingeist getränkt.

Zur Darstellung der 10 proc. Salicylwatte wird 1 kg Watte mit einer Lösung von 100,0 g Salicylsäure, 40,0 g Ricinusöl (oder Ricinusöl und Colophon ana 20,0 g) in 4,860 Liter (4860 ccm.) Weingeist getränkt.

Bei Darstellung des Jute-Verbandmittels wären auf ein Kilo Fasertoff, die vorbemerkten Lösungen aber nur auf 3,5 Liter mit Weingeist zu verdünnen.

Salicylwatte nach E. Rennard. Behufs Darstellung der 10 proc. Watte werden 2 Theile Salicylsäure in 15 Theilen Weingeist von 80 pCt. gelöst und mit 35 Theilen Wasser von 25 bis 30° C. verdünnt. In diese Mischung werden 10 Theile gute, weisse, gereinigte und mit Natriumcarbonat vollständig entfettete Watte getaucht und dann getrocknet. Wird die rothe Farbe der käuflichen Watte gewünscht und soll der Spiritus nicht verloren gehen, so löst man die Säure blos in Spiritus und destillirt denselben aus der Destillirblase ab, wodurch beides erzielt wird. Auf dieselbe Weise, nur mit entsprechend weniger Säure wird die 4 proc. Watte, sowie auch die Salicylsäure-Jute hergestellt. Um das Stäuben zu verhüten, werden 10—15 pCt. Glycerin zugefügt.

Salicylsäure-Tampons für Wunden, Salicyl-Wundpfropfe der Soldaten. Ueblich sind zwei Grössen. Die kleinen bestehen aus 1,0 g Salicyl-Watte umhüllt oder vielmehr straff umwickelt mit einem circa 4 cm langen und 3 cm breiten Stück weicher Baumwollengaze, durchzogen mit ein Paar Stichen feinem Zwirn, um den Zusammenhalt zu wahren. Die grossen enthalten 2,0 g solcher Watte in einem 5 cm langen und 3,3 cm breiten Gazestück. Der Gehalt der Watte an Salicylsäure ist ein circa 10-procentiger. Es können die Tampons aus getränkter und getrockneter Watte gefertigt werden oder man stellt sie aus ungetränkter Verbandwatte her und tränkt sie hierauf. 1000 g oder 1 kg Watte oder 1000 kleine oder 500 grosse Tampons erfordern eine Lösung von 100,0 g Salicylsäure, 30,0 g Ricinusöl, 10,0 g hellem Fichtenharz in 4000,0 g (oder 4,860 Liter) Weingeist. Die aus ungetränkter Watte gefertigten Tampons werden in einem Napfe oder einem Fasse eingeschichtet, mit der Lösung übergossen, nun mit einer passenden hölzernen Scheibe bedeckt stark zusammengepresst, so dass die Lösung alle Tampons bedeckt, und in dieser Lage eine Stunde erhalten. Dann entfernt man die pressende Kraft und breitet die Tampons auf Brettern oder Hürden aus Leinwand in einem kleinen scharf geheizten Zimmer aus, damit sie trocknen.

Der auf dem Schlachtfelde verwundete Soldat, welcher nicht alsbald vom Arzt verbunden werden kann, bedeckt oder füllt die Wunde damit aus, um sie vor Fäulnisserregern zu bewahren.

Salicylsäure-Cold-cream, ein Präparat der chem. Fabrik zu Helfenberg bei Dresden, ist ein schönes und haltbares Präparat in Glasdosen, welches sich schnell heilend bei aufgesprungener und auch wunder Haut erweist. Die elegante Fassung mit Signatur und Angabe der Anwendung ist schon eine genügende Empfehlung.

Amylum salicylatum, salicylirte Stärke bereitet man, indem man 2 g Salicylsäure in 10 g heissem Weingeist löst und damit 100 g Stärkemehl mischt, einen halben Tag stehen lässt, dann trocknet.

Kersch's salicylisirtes Stärkemehl ist ein solches 2-proc. *Amylum salicylatum*. Man vergl. auch *Pulvis salicylicus cum Talco*.

Auch als Hühneraugenmittel soll Salicylsäure gelten. Mit einem elastischen Collodium, welches 1,5 Proc. Salicylsäure enthält, soll man den Leichdorn eine Woche hindurch 3—4-mal bepinseln, um ihn leicht ablösen zu können. — Oder man macht Abends einen Umschlag (der praktische Arzt 1882, S. 72 sagt: Ueberschlag) aus 1 g Acid. salicyl. und Aq. dest., Glycerin und Spiritus ana 10,0, umwickelt mit Guttaperchataffet, damit keine Feuchtigkeit abdunste. Schon am ersten Morgen (wenn nicht, so am zweiten Morgen) kann man den Leichdorn ausheben.

BRUN's Carbolstreupulver besteht aus 60 Colophon, 15 Stearin und 25 Carbolsäure durch Schmelzung vereinigt, dann erkaltet und gepulvert mit 700—800 Calcar. carbonic. praecip. gemischt.

Bei der ökonomischen Verwendung der Salicylsäure als Conservirungsmittel der Genussmittel sind Borax und Borsäure stets zu meiden, weil daraus eine sehr bittere Verbindung entsteht, welche aber wiederum als ein Gift für allerhand Ungeziefer von Werth ist, z. B. als Mittel gegen Läuse, Flöhe, Wanzen, Blattläuse, Raupen etc.

Prof. FROSKY will die Salicylsäure als Mittel gegen Hausschwamm erkannt haben und genügt nach ihm öfteres Bepinseln der Holz- und Mauerstellen mit einer weingeistigen Lösung derselben.

KOLBE beobachtete, dass Holz (z. B. hölzerne Fässer) die Salicylsäure aus Lösungen aufnimmt und vernichtet, oder durch Contact zersetzt, so dass sie aus der Lösung verschwindet.

Als Conservationsmittel verwendet man von der Salicylsäure auf Fruchtsäfte, Citronensaft etc. 1—2 g pro Liter, auf Bier 0,05—0,1 g pro Liter, auf Milch 0,15—0,2 g pro Liter. Auf eingemachte Früchte, eingedampfte Fruchtsäfte streut man ein Pulver aus 5 g Salicylsäure und 95 g Zucker in dünner Schicht.

Dass Benzoësäure in allen Beziehungen die Salicylsäure ersetzt, wird mehrseitig behauptet.

Acidum sulfuricum.

Reine oder concentrirte Schwefelsäure. Acĭdum sulfurĭcum purum s. concentratum s. rectificātum. *Acide sulfurique.* *Sulfuric acid.*

Eine farb- und geruchlose, in der Wärme flüchtige Flüssigkeit, von der Dicke eines Oeles und von 1,836—1,840 spec. Gewicht. Sie enthält in 100 Th. 94—97 Th. Schwefelsäure (H_2SO_4), giebt mit Wasser verdünnt mit Baryumnitrat einen weissen, in Säuren nicht löslichen Niederschlag (*sedimentum*).

Die mit dem 5-fachen Vol. Weingeist vorsichtig verdünnte Säure darf selbst auch nach längerem Zeitraum keine Trübung erleiden. 10 ccm der Säure mit dem 5-fachen Vol. Wasser verdünnt dürfen mit 3—4 Tropfen Kaliumhypermanganatlösung vermischt dieselben nicht sofort entfärben.

Die mit dem 20-fachen Vol. Wasser verdünnte Säure darf weder durch Schwefelwasserstoffwasser, noch durch Silbernitrat, auch nicht nach Uebersättigung mit Aetzammonflüssigkeit durch Schwefelammoniumflüssigkeit eine Veränderung erleiden. Mit einem gleichen Vol. Ferrosulfatlösung überschichtet darf keine braune Zone entstehen.

2 ccm der Säure mit 10 ccm Wasser verdünnt und mit Jodlösung und Zinkmetall versetzt dürfen in derselben Weise, welche man unter Acidum hydrochloricum nachsehen kann, behandelt das mit concentrirter 50-proc. Silberlösung benetzte Papier nicht verändern.

Vorsichtig aufzubewahren.

Geschichtliches. GEBER in der zweiten Hälfte des 8. Jahrh. und VINCENT von Beauvais im 13. Jahrh. erwähnen eines Spiritus durch Destillation aus Alaun gewonnen. Die Darstellung der Schwefelsäure, der Nordhäuser Schwefelsäure, durch Destillation aus dem Eisenvitriol (Ferrosulfat) war schon im 15. Jahrh. dem BASILIUS VALENTINUS bekannt. Auch in seinem *Currus triumphalis Antimonii* erwähnt er schon die Verbrennung des Schwefels mit Kaliumnitrat (Salpeter). Im Anfange des 17. Jahrh. war es der Apotheker ANGELUS SALA, welcher Schwefel in einem feuchten Gefässe unter Hinzublasen von Luft mittelst Blasebalges abbrannte und in dem Wasser dieses Gefässes eine Säure antraf, welche er als Schwefelsäure erkannte. Nach diesem Verfahren stellte er nun Schwefelsäure in seinem Laboratorium her. Mehrere Jahre später (1620) empfahlen LEFÈVRE und LEMERY (Paris) dem Schwefel Salpeter zuzusetzen, um die Verbrennung zu fördern. Dieses Verfahren wurde nun durch DREBBEL in England bekannt, und hier nun ging man an die Fabrikation der Schwefelsäure im Grossen, diesem Principe folgend, indem Dr. WARD (spr. ûahrd) die erste Schwefelsäurefabrik zu Richmond bei London gründete. Unter grossen Glasglocken über Wasser wurden hier in eisernen Löffeln Gemenge aus Schwefel und Salpeter abgebrannt. Dieses Unternehmen verursachte zu damaliger Zeit ein Fallen des Preises der Schwefelsäure von circa 25,50 Mark pro Kilog auf 4,50 Mark. Eine immense Ausdehnung erhielt die Schwefelsäurefabrikation jedoch erst durch ROEBUCK (spr. rōhböck), welcher (1746) in Stelle der Glasglocken und Glasballons mit Bleiplatten ausgekleidete Räume, Bleikammern, in Anwendung brachte und nach diesem Bleikammersystem zu Preston-Pans (spr. presst'npänss) in Schottland eine Schwefelsäurefabrik einrichtete. Man schob von Zeit zu Zeit in die mit etwas Wasser beschickten Kammern Gemenge von 12 Schwefel und 1 Kalisalpeter, brannte das Gemisch an, verschloss die Kammer und öffnete sie nach vollendeter Verbrennung, um die Gase daraus entweichen zu lassen und sie durch frische Luft wieder zu ersetzen. Diese Verbrennung und die Ventilation wiederholte man so oft, bis das Wasser in der Kammer mit Schwefelsäure genügend gesättigt war, um es dann durch Abdampfen zu concentriren. Der Franzose LAFOLLIE (1775) verbesserte diese Fabrikation dadurch, dass er das Wasser in Dampfform in die Bleikammern treten liess, jedoch erst 1800 erdachte ein gewisser HOLKER, ein Enkelsohn des Zeugdruckers HOLKER, welcher (1774) in Frankreich die erste Schwefelsäurefabrik mit Bleikammern bei Rouen etablirt hatte, das System der continuirlichen Verbrennung des Schwefels, wie es unter *Acid. sulfuric. crudum* näher beschrieben ist. Die erste Schwefelsäurefabrik mit dem Bleikammersystem in Deutschland erstand zu Ringkuhl bei Kassel (1818), die zweite zu Döhlen bei Dresden, welche REICHARD einrichtete (1820). Der Preis pro kg der Säure war damals noch 2 Mark. Die Absorption der nitrösen Gase durch Schwefelsäure in den Koksthürmen wurde durch GAY-LUSSAC angeregt, auch führte dieser Chemiker die Anwendung von Salpetersäure statt des Salpeters ein. Auf GAY-LUSSAC's Angaben bauend schob nun JOHN GLOVER den GLOVER'schen Thurm in die Vorrichtung der Schwefelsäurefabrikation ein, wodurch die mit nitrösen Gasen geschwängerte Schwefelsäure denitrificirt und diese Nitrirgase mit dem aus dem Röstofen hervortretenden Schwefligsäureanhydrid vermischt werden, dieselben in Schwefelsäure verwandelnd.

Seit zwei Jahrhunderten wird die rauchende Schwefelsäure, das Nordhäuser Vitriolöl in Nordhausen (Reg.-Bez. Erfurt) fabrikmässig dargestellt. Die Fabrikation des Schwefelsäureanhydrids in fester Form, so wie der Pyroschwefelsäure in fester Form wurde in den 70-ger Jahren durch CL. WINTER in Freiberg und durch MESSEL und SQUIRE bei London eingeleitet.

Seit dem Jahre 1840 verwendete man im Harze und am Rheine die Schwefligsäure aus der Röstung der verschiedenen Metallkiese zur Schwefelsäuredarstellung (metallurgische Schwefelsäure). Der Schwefelabfall aus den Sodarückständen und der Leuchtgasreinigung wird heute auch zur Schwefelsäurefabrication benutzt.

R. WEBER, CL. WINKLER, FR. KUHLMANN, BODE, R. HASENCLEVER und andere Chemiker haben die Schwefelsäurefabrication in den letzten Jahren wesentlich gefördert.

Man vergl. auch Geschichtliches unter *Acid. sulfuric. dilutum.*

Vorkommen in der Natur. Die Schwefelsäure kommt nur selten frei und zwar als Produkt vulkanischer Thätigkeit, aber an Basen gebunden in grossen Mengen in der Natur vor, z. B. im Gyps, Alaunstein, Vitriol. In der Grafschaft Tenessee in Nordamerika giebt es saure Quellen, welche freie Schwefelsäure enthalten. Der am Purace-Vulkan in den Anden Südamerikas entspringende Essigfluss, Rio-Vinagre, enthält in seinem Wasser nach BOUSSINGAULT 0,111 Proc. freie Schwefelsäure und 0,091 Proc. freie Salzsäure, und soll diese Quelle täglich 38000 kg Schwefelsäure zu Tage fördern. Eine am Vulkan Paramo de Ruiz in Neu-Granada entspringende Quelle soll sogar 5 Proc. Schwefelsäure enthalten. Im Thierreich hat man sie frei (neben 0,4 Proc. freier Salzsäure zu 2,7 Proc.) im Secret der Speicheldrüsen und des Magens des *Dolium Galëa*, einer Sicilianischen Schneckenart, und in den Speicheldrüsen einiger anderer Gasteropoden aufgefunden.

Schwefelsäure-Sorten des Handels. Man unterscheidet folgende Sorten:

1. Die rauchende Schwefelsäure oder Nordhäuser Vitriolöl, *Acidum sulfuricum fumans*, eine Schwefelsäure (H_2SO_4), welche Schwefelsäureanhydrid (SO_3) in Lösung enthält.

2. Trocknes oder festes Vitriolöl, Schwefelsäureanhydrid (SO_3) mit wenig Schwefelsäure (H_2SO_4).

3. Gewöhnliche oder Englische Schwefelsäure, Vitriolöl im Detailhandel, *Acidum sulfuricum crudum*, mit circa 92-proc. Schwefelsäuregehalt ($H_2SO_4 + 0,4H_2O$. Mol. Gew. $= 105,2$) a. arsenhaltig, b. arsenfrei (enthält zuweilen noch unbedeutende oder sehr entfernte Spuren Arsen).

4. Reine oder concentrirte Schwefelsäure. Spec. Gew. 1,836 bis 1,840. Diese 94—97 Proc. H_2SO_4 enthaltende Säure hat die Ph. Germ. unter dem einfachen Namen *Acidum sulfuricum* recipirt.

Die **Darstellung** einer reinen Schwefelsäure aus der Englischen durch Destillation ist mit vielen Präcautionen verknüpft, wenn sie befriedigend gelingen soll. Bei der Destillation der rohen Säure werden alle fixen Verunreinigungen im Destillationsrückstande verbleiben, dagegen gehen die Oxyde und Säuren des Stickstoffs, Schwefligsäure, Chlorwasserstoff im Anfange oder doch in der ersten Hälfte der Destillation über, Arsenigsäure aber begleitet das Destillat vom Anfange bis zu Ende.

Zur Beseitigung des Arsens aus der rohen Säure befolgt man mehrere Methoden. Man verdünnt z. B. die Säure mit einem zweifachen Volumen Wasser, leitet in die noch heisse Säure einen Strom Schwefelwasserstoff bis zur Uebersättigung und lässt sie bis zum Erkalten stehen. Wenn dann der Schwefelwasserstoffgeruch verschwunden sein sollte, so muss nochmals eine Uebersättigung mit Schwefelwasserstoff stattfinden. Die Säure setzt man an einen warmen Ort, nach einem Tage filtrirt man sie durch Glaspulver und destillirt aus einer Retorte das Verdünnungswasser ab, oder bis die Temperatur des Retorteninhalts bis auf circa 320° gestiegen ist. Man kann auch die mit einem halben Volumen Wasser verdünnte Säure mit ungefähr $^1/_{500}$ Schwefelbaryum versetzen. Dann filtrirt man nach einiger Zeit durch Glaspulver und dampft das Filtrat in einer Retorte bis zur gehörigen Concentration ab.

Folgende vorgeschlagenen Methoden lassen den Zweck ebenfalls erreichen: Entfernung des Arsens als Chlorarsen (Arsenchlorid) entweder durch Versetzen mit Bleichlorid, oder mit Kochsalz und Erhitzen (Otto), oder durch Zusatz von Baryumchlorid und Erhitzen und Absetzenlassen (Gräger), oder Einleiten von Chlorwasserstoffgas in die heisse Schwefelsäure (Buchner). Enthält diese Arsensäure, so muss durch Zusatz von etwas Kohlenstaub und Erwärmen Schwefligsäure erzeugt und damit Arsensäure zu Arsenigsäure reducirt werden, weil Arsenigsäure am leichtesten und sicher in Chlorarsen übergeführt werden kann. Durch Erhitzen bis zu 150° lassen sich Chlorarsen und Salzsäure verdampfen. Dem Anscheine nach ist diese Desarsenikationsmethode eine leicht ausführbare und zum Ziele führende, in der Praxis jedoch und bei mehreren kg Säure ergiebt sich, dass die Schwefelsäure ärmer an Arsen, aber nicht vollständig frei davon geworden ist. Die Methode der Ausfällung mittelst Schwefelwasserstoffs blieb bisher noch die sicherste in ihren Resultaten, die Buchner'sche genügt nur nach Aufwand einer grossen Menge Chlorwasserstoffgas. Man leitet dieses Gas in die auf circa 100° C. erhitzte und mit dem 8ten Theile ihres Volumens Wasser verdünnte und durch Absetzen zum Theil vom Bleisulfat befreite Schwefelsäure und fängt das aus der letzteren hervortretende Gas in Wasser auf. Die Operation wird so lange fortgeführt, bis dieses Gas nicht mehr Chlorarsen enthält. Dies erfährt man, wenn man das Gas zwei Minuten in ca. 20 ccm Wasser auffängt und das Wasser mit blankem Zinn- oder Kupfermetall auf Arsen prüft.

Die Rectification ist nach zuvoriger Beseitigung des Arsens stets gesichert. Diese erreicht man auch, wenn man die mit $^1/_8$ Vol. Wasser verdünnte und nach dem Sedimentiren decanthirte Schwefelsäure (nach W. Thorn) mit **Natriumthiosulfat** (*Natrium hyposulforosum*) $Na_2S_2O_3$ versetzt, welches sich mit dem Arsenigsäureanhydrid in Arsensulfid und Natriumsulfat umsetzt. Durch dieses Salz wird gleichzeitig die etwa gegenwärtige Arsensäure zu Arsenigsäureanhydrid reducirt. Die Kammersäure (wie sie aus den Bleikammern kommt) oder die mit $^1/_8$ Vol. Wasser verdünnte Englische Schwefelsäure wird auf circa 80° C. erhitzt und unter Umrühren oder Schütteln mit der ausreichenden Menge Natriumthiosulfats (ca. $^1/_2$ Proc.) versetzt. Das Arsensulfid scheidet in gelben Flocken, welche zusammensintern, ab und sinkt auf den Grund der Flüssigkeit. Bleibt Schwefel in Suspension, so ist die Säure von den Arsensulfidflocken zu befreien und bis auf 120° C. zu erhitzen, um ein Zusammenballen der Schwefeltheile zu erreichen. Die Säure erlangt durch diese Reaction einen Gehalt von höchstens 0,4 Proc. Natriumsulfat. Da der Arsengehalt höchstens 0,1 Proc. beträgt, so genügt auch 0,5 Proc. des Thiosulfats. $3Na_2S_2O_3(+ 5H_2O) + As_2O_3 = 3Na_2SO_4 + As_2S_3$.

Kein bequemer Weg zu Darstellung einer reinen Säure ist: die Engl. Säure mit $^1/_2$ Vol. destill. Wasser zu verdünnen mit $^1/_3$—$^1/_2$ Proc. trocknem Bleichlorid zu mischen (durch Verreiben im Porcellanmörser), absetzen zu lassen und das Decanthat einer Destillation zu unterwerfen, bis das Uebergehende frei von Salzsäure und der Rückstand frei von Arsen ist. Wäre letzteres nicht erreicht, so setzt man 1 Proc. 25-proc. Salzsäure hinzu, mischt und destillirt wieder. Nach einem wochenlangen Absetzen schreitet man zur Rectification.

Die Methode, **Arsenigsäure in Arsensäure** zu verwandeln, annehmend, dass diese im Destillationsrückstande verbleibe, beruht auf Irrthum, denn Spuren Arsensäure destilliren dennoch über.

Behufs Zerstörung der Stickstoffoxyde setzt man nach Pelouze der Schwefelsäure $^1/_2$ Proc. Ammoniumsulfat hinzu, denn in der Destillationshitze zersetzen sich Stickstoffoxyd und Ammon in Wasser und Stickstoff

$$\underset{\text{Stickstoffoxyd}}{6NO} \quad \text{und} \quad \underset{\text{Ammon}}{4NH_3} \quad \text{geben} \quad \underset{\text{Wasser}}{6H_2O} \quad \text{und} \quad \underset{\text{Stickstoff}}{10N}$$

$$6NO \quad \text{und} \quad 4\left(\begin{matrix}H\\H\\H\end{matrix}\right\}N\right) \quad \text{geben} \quad 6\left(\begin{matrix}H\\H\end{matrix}\right\}O\right) \quad \text{und} \quad 5\left(\begin{matrix}N\\N\end{matrix}\right\}\right)$$

Ein grösserer Zusatz Ammoniumsulfat würde unzersetzt bleiben und das Destillat mit Ammon verunreinigen.

Enthält die Schwefelsäure Stickstoffoxyde, so ist sie auch kaum mit Schwefligsäure verunreinigt, im anderen Falle würde man die Schwefligsäure durch einen geringen Zusatz von Kaliumdichromat ($^1/_{10}$ Proc. der Menge der Schwefelsäure) oder Kaliumhyermanganat ($^1/_{20}$ Proc.) in Schwefelsäure verwandeln müssen.

Die auf diese oder jene Weise von den Verunreinigungen mit Arsen, Schwefligsäure, den Stickstoffoxyden befreite, wenig verdünnte, durch Absetzenlassen und Filtration geklärte Säure wird der Destillation unterworfen.

Der physikalische Vorgang bei der Destillation der rohen conc. Schwefelsäure bedarf einiger Erläuterungen und Präcautionen, damit die Destillation ohne Störung und Gefahr verlaufe, nämlich in den Fällen, in welchen Destillationsgefässe aus Platina nicht zu Gebote stehen. Die Schwefelsäure hat die Eigenthümlichkeit, in Glasgefässen stossend zu kochen, einigermassen ähnlich dem Wasser, in Folge einer gewissen beharrlichen Adhärenz der Säuredampfblasen an der Glaswandung. Andererseits enthält die rohe Schwefelsäure, wie bekannt, bis zu 0,2 Proc. Bleisulfat, welches in der conc. Säure gelöst ist und auch durch die heisse kochende Schwefelsäure leicht in Lösung erhalten bleibt; ist aber mehr als $^2/_3$ der Säure abdestillirt, so ist mit der Verminderung des Lösungsmittels auch die Lösung unvollständig, es scheidet sich Bleisulfat ab und verursacht ein Stossen der kochenden Säure, das oft einen hohen Grad von Heftigkeit annimmt, welche den Halt der Retorte ernstlich bedroht.

Da diese Bleisulfatabscheidung sich aus erklärlichen Gründen vorzugsweise an der tiefsten Stelle des Retortenbodens ansammelt und von hier aus das Stossen ausgeht, so ist die Erhitzung so einzurichten, das die Heizung mehr auf die Seitenwand der Retorte gerichtet ist. Da ein augenblicklicher Stillstand der Destillation der Ansammlung des nicht mehr gelöst erhaltenen Bleisulfats am Boden förderlich ist, und dann bei Wiedereinleitung der Destillation das stossende Kochen um so heftiger auftritt, so muss eine einmal begonnene Destillation, wobei die ausgeschiedenen Bleisulfatpartikel in ungestörter Bewegung in der siedenden Flüssigkeit erhalten bleiben, ununterbrochen fortgeführt werden. Hieraus ergeben sich also folgende bei der Destillation zu beobachtende Regeln:

1. Die Retorte in der Weise zu heizen, dass die Kochung von den Seiten und nicht von der Mitte des Bodens aus stattfindet.

2. Vermeidung einer Unterbrechung der Kochung, also eine regelmässig unterhaltene Heizung.

3. Die Destillation abzubrechen, sobald das stossende Kochen zu heftig wird.

Wie aus dem Vorbemerkten zum Theil hervorgeht, sehe ich von einer Destillation über freiem Feuer gänzlich ab und warne einen Jeden, sie bei Bearbeitung grösserer Mengen Säure zu versuchen, denn sie bietet dem Arbeiter nicht die genügende Sicherheit. Die Heizung im Sandbade verlangt nur eine etwas grössere Menge Heizmaterial, welches hier durch Steinkohlen und bei gutziehendem Ofen durch Kohks und Steinkohlen vertreten wird.

Die Retorte, welche zur Anwendung kommen soll, erfordert eine besondere Prüfung. Da der Siedepunkt der Schwefelsäure bei ungefähr 327⁰ liegt, so hat das Glas der Retorte eine bedeutende Hitze auszuhalten, und es ist aus physikalischen Gründen eine Bedingung, dass die Glasstärke der Retorte durchweg eine möglichst gleichmässige sei. Weil bei Tubulatretorten diese Bedingung sich nur selten erfüllt, so ist es hier rathsam, eine nicht tubulirte Retorte zu verwenden. Insofern man sich ferner nicht über die gehörig gute Abkühlung des Gefässes in der Glashütte unterrichten kann, so ist es auch rathsam, eine Retorte zu wählen, mit welcher man bereits Destillationen ausführte, z. B. Salpetersäurerectificationen. Eine solche gebrauchte Retorte bietet immer eine gewisse Garantie für ihre Dauer in der Hitze. Retorten aus grünem Glase halten selten eine Schwefelsäuredestillation aus, weisses Glas wird oft in der Hitze mehr als nöthig weich, dagegen erwies sich mir das halbweisse Gas besonders dauerhaft. Die Wandung des Retortenbauches darf weder zu dick, noch zu dünn sein, niemals darf aber der Boden der Retorte im Glase stärker als die Wandung sein.

In Betreff der Menge der zu rectificirenden Schwefelsäure ist zu warnen, sie zu gross zu nehmen, jedoch muss man sich auch nach der Grösse der Retorte und der Sandkapelle richten. Mengen von 4—6 kg sind passend und mit Leichtigkeit zu bewältigen. Die Retorte füllt man soweit an, dass das Niveau der Flüssigkeit noch 3—4 cm unter dem Schnabelansatze liegt. Man hat wohl zu erwägen, dass 15 Volume concentrirter Schwefelsäure in der Destillationshitze sich auf circa 16 Volume ausdehnen.

Um das vorhin erwärmte stossende Kochen der Schwefelsäure auf das geringste oder erträglichste Maass zurück zu führen, ist eines Theils die Beseitigung des Bleisulfats, so weit sich diese erreichen lässt, erforderlich, anderen Theils die Gegenwart von Substanzen in der kochenden Flüssigkeit zweckmässig, welche entweder gute Wärmeleiter sind oder die Bildung grosser Dampfblasen verhindern, zugleich aber in keiner Weise eine Veränderung oder Lösung durch die Säure zulassen. Man hat daher empfohlen, viel Platinblechschnitzel oder gewundenen Platindraht in die Retorte zu geben. Da jedoch solche Platinblechschnitzel gewöhnlich gar nicht, Platindraht immer nur in unzureichender Menge zur Disposition stehen, so hat man Quarz, Glas, Kiessand in erbsen- und linsengrossen Stückchen als Surrogat versucht und zwar mit einigem Erfolge. RAOULT empfahl für denselben Zweck Retortenkohle, den bei der Leuchtgasfabrikation verbleibenden Rückstand in den Retorten. Wenngleich diese Kohle wenig angegriffen wird, so liegt keine Erklärung ihrer Wirkung vor. Hat man weder Platin noch Quarz zur Hand, so empfehle ich kleine enge reine Reagircylinder, welche am Boden durchlöchert oder welche halb durchbrochen sind, genug, welche immer noch eine Röhre bilden. Von diesen Trümmern, welche sehr rein sein müssen, gebe man wenigstens soviel in die bereits mit einem Theile der Säure beschickte Retorte, dass sie $^2/_3$ des ganzen zu destillirenden Säurevolums einnehmen. Man hat auch zur Verhütung des stossenden Kochens das Hindurchleiten eines Luftstromes empfohlen.

Nach PELLOGIO wird das stossende Kochen leicht dadurch verhindert, dass man in den Tubus der Retorte ein Glasrohr einsetzt, welches bis fast auf den Boden der Retorte reicht und welches ausserhalb seitwärts rechtwinklig umgebogen und am äussersten Ende zu einem offenen feinen Haarröhrchen ausgezogen ist. Da hier in dem Tubus kein Kork zur Verwendung kommen darf, so muss ein durchbohrter Glasstopfen benutzt und die Glasröhre in die Durchbohrung des Stopfens eingekittet werden. Zwar habe ich mit dieser Vorrichtung einen besonderen Erfolg nicht erzielen können, andere jedoch halten sie für sehr praktisch.

Unter Beachtung der vorerwähnten Vorsichtsmaassregeln kann man ohne Bedenken an die Rectification der rohen Säure aus Glasgefässen herantreten.

Die rohe Englische Schwefelsäure, aus welcher etwa vorhandene Schwefligsäure und Arsen beseitigt sind, und welche durch Verdünnung mit $^1/_8$ Vol. Wasser und Absetzenlassen von der grössten Menge Bleisulfat befreit ist, giesst man in die aufgerichtete, auf einem Strohkranze stehende, nicht tubulirte Retorte mit Hilfe eines

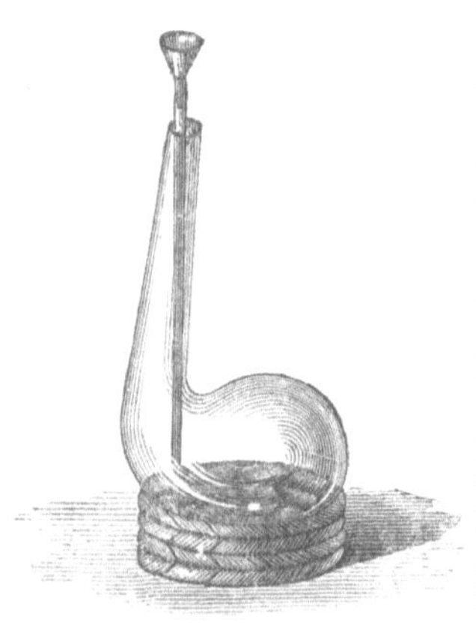

Glasrohres, dem man einen Trichter aufgesetzt hat. Eine Person hält das Glasrohr, eine andere besorgt das Eingiessen. Nach dem Eingiessen lässt man die Säure aus dem Glasrohre gut abtropfen und zieht dieses behutsam zurück, so dass ein Benetzen des Retortenschnabels mit der Säure nicht stattfinden kann. Bei Anwendung von Quarz oder Platinschnitzeln schüttet man diese vor der Säure in die Retorte. Dann legt man eine circa 1,3 cm dicke Schicht Asbest als schlechten Wärmeleiter in einer Ausdehnung von 3—4 cm auf den Grund der Kapelle, setzt die Retorte darauf und lässt sie, während man die Retorte in der nöthigen Lage hält, von einer anderen Person mit trocknem Sande umschütten, häuft den Sand so hoch, als angeht, um die Retorte an und bedeckt die Kapelle mit einer irdenen Schüssel. Wenn Form der Kapelle und Grösse der Retorte es zulassen, so ist es sogar zweckmässig, auch die obere Retortenwölbung mit Sand zu bedecken, so dass die Retorte ganz und gar von Sand bedeckt ist. Hierbei ist zu beobachten, dass die Sandschicht, welche den unteren Retortenbauch umgiebt, möglichst dünn, höchstens 1,5 cm dick sein soll. Hat man eine öftere Wiederholung der Schwefelsäuredestillation in Aussicht genommen, so wird man gut thun, sich eine passende Kapelle aus Schwarzblech (*a*), wie solche in folgender Abbildung (Seite 207) angegeben ist, anfertigen zu lassen. Die konische Verengung des unteren Theiles (*g*) dieser Kapelle ist willkommen, weil sie hier eine sehr dünne Sandschicht möglich macht und dadurch das Kochen von den Seiten aus erleichtert. Die Retortenwölbung oder die Kapelle bedeckt man mit einem irdenen Topfe, dessen Rand man da, wo der Schnabel der Retorte hervortritt, mittelst einer Drahtzange mit einer passenden Auslückung versehen hat. Der Kapellenrand liegt auf einem Eisenringe mit 3 oder 4 Stäben (*e*) zum Zweck der Stellung der Kapelle auf einen Windofen, in welchem die Heizung durch Holzkohlen unterhalten wird. Um die Hitze von dem Retortenschnabel abzuhalten, legt man demselben einen Thonscherben oder ein Dachziegelstück (*c*) unter. Ein Kolben wird nun ohne Lutum vorgelegt, jedoch möglichst so, dass der Retortenschnabel mindestens bis an oder in den Bauch des Kolbens hinabreicht.

Nachdem die Destillationsvorrichtung in einer der besprochenen Weisen geordnet ist, beginnt man mit der Feuerung. Der Retorteninhalt geräth zuerst in leichtes Sieden und wässrige Dämpfe, begleitet von wenig verdünnter Schwefelsäure und salpetrigen Dämpfen, treten in die Vorlage, welche man deshalb mit kaltem Wasser abkühlt. Sobald die Wasserdämpfe nicht mehr auftreten, was man erkennt, wenn man die Vorlage an der oberen Wölbung mit einem kalten feuchten Tuche berührt, und dadurch an der Innenseite der abgekühlten Fläche keine Verdichtung von Feuchtigkeit stattfindet, hat die Schwefelsäure ziemlich den Concentrationspunkt erreicht, wo sie bei 325—327° siedet und sie als Schwefelsäure (Hydriumsulfat) überdestillirt. Dieser Punkt ist überhaupt nahe, wenn sich ungefähr $^1/_6$ von dem Volum der eingelegten, nach der oben

gegebenen Vorschrift verdünnten Schwefelsäure in der Vorlage angesammelt hat.
Nun nimmt eine Person die Vorlage ab und eine andere legt sogleich eine leere,
trockene, nicht zu kalte und nicht zu kleine Vorlage an. Die destillirende Schwefelsäure fliesst nun in einzelnen Tropfen aus dem Retortenschnabel in die Vorlage,
welche kaum einer Abkühlung bedarf. Nur in dem Falle, wenn die Vorlage sich mit
weisslichem Dampfe füllen sollte, legt man auf die obere Wölbung der Vorlage ein
leinenes feuchtes Tuch, auf welches man kaltes Wasser tropfenweise auffallen lässt.
Hierbei sorge man aber auch, dass das von dem Kühltuche abfliessende Wasser nicht

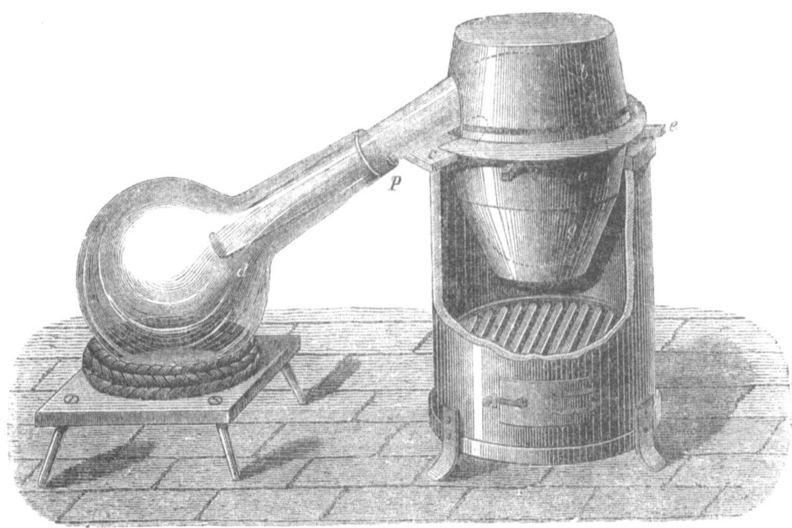

Vorrichtung zur Rectification der Schwefelsäure.

an der Kolbenwandung dahin abfliesst, wo im Innern der aus dem Retortenschnabel
abfallende Schwefelsäuretropfen auffällt. Dieser Tropfen hat immer noch eine Temperatur
von mindestens 200° und in Folge einer Abkühlung des Glases von aussen kann sehr
leicht ein Zerreissen desselben an dieser Stelle stattfinden. Es empfiehlt sich die
Vorlage mit etwas reiner Schwefelsäure zu beschicken, damit der heisse Tropfen in
diese kalte Schwefelsäure niederfalle und abgekühlt werde. In kalter Jahreszeit ist
die Luftkühlung gewöhnlich ausreichend zur Verdichtung der Schwefelsäuredämpfe.

Bei gleichmässig unterhaltener Feuerung destillirt man so lange, bis in der Vorlage von 10 Th. in Arbeit genommener roher Schwefelsäure 8 Th. angesammelt sind,
oder bis das später eintretende Stossen in der Retorte zu heftig wird. Damit nicht
in Folge der Erschütterung, welche die Retorte hierbei erleidet, der Retortenschnabel
gegen den Hals der Kolbenvorlage schlage und auf diese Weise die Vorlage gefährde,
ist es sehr zweckmässig, ein Paar Stücke welliggebogenes Platinblech zwischen
Retortenschnabel und Kolbenhalsmündung einzuschieben und damit eine direkte Berührung beider Glasflächen zu verhindern.

Wenn trotz aller Vorsicht in der Zusammenstellung des Apparates und in der
Leitung der Destillation dennoch der Fall eintreten sollte, dass plötzlich aus der
Kapelle Dämpfe hervortreten, so giesse man das Feuer unter der Kapelle aus. Wenn
aber die Dämpfe sehr mächtig sind, so ist es das klügste, sich so schnell als möglich
zu entfernen, die Thür des Laboratoriums aufzulassen, die Fenster von aussen aufzu-
stossen und den Apparat seinem Schicksale zu überlassen, auch verhindere man die
Annäherung jeder anderen Person. Die Dämpfe sind für die Lungen ein Gift.

Von TJADEN-MODDERMANN ist eine Reinigung durch Krystallisation in der Kälte
und Scheidung mittelst gläserner Centrifuge in Vorschlag gebracht worden. Da die
schwach verdünnte Säure leicht gefriert, so ist dieser Modus der Reinigung ein sehr
praktischer. Eine Säure von 1,790 spec. Gew. gefriert bei + 4,5 C. und schmilzt bei
+ 8,0°, und eine Säure von 1,767 spec. Gew. gefriert bei + 1,6° C. und schmilzt bei
+ 6,5° C. (G. LUNGE).

Eigenschaften. Die reine concentrirte Schwefelsäure der Ph. hat ein spec. Gewicht von 1,836—1,840 und einen Gehalt von 94—97 Proc. H_2SO_4, ist also von derjenigen Concentration, wie sie durch Destillation bei 330 bis 340 ° C. überdestillirt. Sie bildet eine farb- und geruchlose, nicht rauchende, wie fettes Oel fliessende, sehr hygroskopische, deshalb äusserst ätzend

Tabelle

des Säureprocentgehaltes der Schwefelsäure von verschiedenem spec. Gewicht Schwefelsäure $= H_2SO_4$; Schwefelsäureanhydrid $= SO_3$. Temperatur 17,5 ° C. nach HAGER.

H_2SO_4	spec. Gewicht	SO_3	H_2SO_4	spec. Gewicht	SO_3	H_2SO_4	spec. Gewicht	SO_3
100	1.841	81.6	66	1.565	53.8	32	1.238	26.1
99	1.840	80.8	65	1.554	53.0	31	1.230	25.3
98	1.838	80.0	64	1.542	52.2	30	1.222	24.5
97	1.837	79.2	63	1.531	51.4	29	1.214	23.6
96	1.836	78.3	62	1.520	50.6	28	1.205	22.8
95	1.835	77.5	61	1.509	49.8	27	1.197	22.0
94	1.834	76.7	60	1.498	49 0	26	1.189	21.2
93	1.833	75.9	59	1.487	48.1	25	1.181	20.4
92	1.829	75.1	58	1.477	47.3	24	1.173	19.6
91	1.825	74.3	57	1.466	46.5	23	1.166	18.7
90	1.820	73.4	56	1.456	45.7	22	1.158	17.9
89	1.814	72.6	55	1.445	44.9	21	1.150	17.1
88	1.807	71.8	54	1.435	44.0	20	1.143	16.3
87	1.800	71.0	53	1.425	43.2	19	1.135	15.5
86	1.792	70.1	52	1.415	42.4	18	1.128	14.7
85	1.784	69.4	51	1.405	41.6	17	1.120	13.8
84	1.775	68.5	50	1.395	40.8	16	1.112	13.0
83	1.764	67.7	49	1.386	40.0	15	1.104	12.2
82	1.753	66.9	48	1.377	39.2	14	1.097	11.4
81	1.742	66.1	47	1.368	38.3	13	1.090	10.6
80	1.731	65.3	46	1.359	37.5	12	1.082	9.8
79	1.718	64.4	45	1.349	36.7	11	1.074	9.0
78	1.707	63.6	44	1.340	35.9	10	1 067	8.1
77	1.695	62.8	43	1.331	35.1	9	1.060	7.3
76	1.683	62.0	42	1.322	34.3	8	1.053	6.5
75	1.672	61.2	41	1.313	33.4	7	1.046	5.7
74	1.660	60.4	40	1.304	32.6	6	1.039	4.9
73	1.648	59.6	39	1.295	31.8	5	1.032	4.1
72	1.636	58.7	38	1.287	31.0	4	1.025	3.2
71	1.624	57.9	37	1.279	30.2	3	1.019	2.4
70	1.613	57.1	36	1.270	29.4	2	1.012	1.6
69	1.601	56.3	35	1.262	28.5	1	1.006	0.8
68	1.589	55.5	34	1.254	27.7	0.5	1.003	0.4
67	1.577	54.7	33	1.245	26.9	0	0.000	0

Bei Zu- oder Abnahme der Wärme um je 1 ° C. vermindert oder vermehrt sich bei mittlerer Tagestemperatur das spec. Gew. einer Schwefelsäure von
    86—100 Proc. Hydriumsulfat um ungefähr 0,0014
      75—85 „   „   „   „   0,0012
      40—74 „   „   „   „   0,001
      30—39 „   „   „   „   0,00075
      20—29 „   „   „   „   0,00045
      10—19 „   „   „   „   0,00027.

wirkende und organische Körper verkohlende und daher schwärzende, bei —34⁰ zu Prismen erstarrende, bei 338⁰ C. siedende und sich verflüchtigende, ätzend giftige Dämpfe ausgebende Flüssigkeit. Beim Vermischen mit einem gleichen Vol. Wasser entwickelt sie eine Wärme bis über 125⁰ C. Diese Erhitzung zu vermeiden giesst man behufs der Verdünnung die Säure in feinem Strahle zum Wasser. Die mit Wasser verdünnte Säure ist nicht mehr ätzend, aber sehr sauer an Geschmack und in grösserer Menge genossen ein Gift.

Die Schwefelsäure ist die chemisch stärkste Mineralsäure und wird nur über eine Temperatur von 330⁰ C. durch schwächere fixe Mineralsäuren verdrängt. Die völlig wasserfreie Schwefelsäure, herstellbar durch Auflösen von Schwefelsäureanhydrid in obiger Säure, hat die Formel H_2SO_4 und ihr Moleculargewicht ist $= 98$, das der 94-proc. Säure $= 104{,}26$, dass der 97-proc. $= 101{,}03$ (im Mittel $= 102{,}65$). Sie bildet mehrere Hydrate. Das Hydrat $H_2SO_4 + H_2O$ hat ein spec. Gew. von $1{,}780$. Dieses krystallisirt bereits bei $+ 4$ bis 5^0 C. und siedet bei 225^0 C. Es scheidet in der Kälte in Krystallen aus der Säure von $1{,}830—1{,}837$ aus und macht dadurch diese Säure zu einer concentrirten.

. Das 2. Hydrat $H_2SO_4 + 2H_2O$ hat ein spec. Gew. von $1{,}650$. Dieses Hydrat erhitzt sich nicht mehr, wenn es mit Wasser verdünnt wird.

Die hygroskopische Kraft der conc. Schwefelsäure geht nicht über ihr doppeltes Gewicht hinaus, und bis zu diesem Punkte dunstet die verdünnte Säure auch an der Luft freiwillig ab (WILLIAMS).

In Baryumsalzlösungen erzeugen Schwefelsäure oder deren Salze einen weissen, in Wasser und Säuren nicht löslichen Niederschlag, Baryumsulfat, welche Eigenschaft die Ph. Germ. II. als Identitätsreaction anführt. Dieser Niederschlag besteht aus durchsichtigen, amorphen, mikroskopisch kleinen Massen und kommt durch Fällung hergestellt als Blanc fix, als natürliches Produkt, als Mineral, unter dem Namen Schwerspath in den Handel.

Chemie. Man kennt folgende Thionsäuren oder Schwefel zur Grundlage habende Oxysäuren:

H_2SO_3, Schwefligsäure, Monothionigsäure, Hydriumsulfit.

H_2SO_4, Schwefelsäure, Monothionsäure, Hydriumsulfat, Dihydriumsulfat.

$H_2S_2O_3$, Unterschwefligsäure, Thioschwefelsäure, Dithionigsäure, Hydriumhyposulfit, Hydriumthiosulfat.

$H_2S_2O_6$, Unterschwefelsäure, Dithionsäure, Hydriumhyposulfat.

$H_2S_2O_7$, Pyroschwefelsäure, Dischwefelsäure, Hydriumpyrosulfat.

$H_2S_3O_6$, Trithionsäure, Hydriumtrithionat.

$H_2S_4O_6$, Tetrathionsäure, Hydriumtetrathionat.

$H_2S_5O_6$, Pentathionsäure, Hydriumpentathionat.

Dargestellte Oxyde des Schwefels sind:

SO_2 Schwefeldioxyd, Schwefligsäureanhydrid. S_2O_3, Schwefelsesquioxyd

SO_3 Schwefeltrioxyd, Schwefelsäureanhydrid. S_2O_7, Ueberschwefelsäureanhydrid.

Schwefligsäureanhydrid oder Schwefeldioxyd entsteht, wenn Körper, wie Kupfer, Kohle, Schwefel auf Schwefelsäure desoxydirend einwirken. Es tritt in gasiger Form auf.

$$\underset{\text{Schwefel}}{\text{Aus}\quad S} \quad \text{und} \quad \underset{\text{Schwefelsäure}}{2H_2SO_4} \quad \text{entstehen} \quad \underset{\text{Schwefeldioxyd}}{3SO_2} \quad \text{und} \quad \underset{\text{Wasser}}{2H_2O}$$

Wasser absorbirt fast 44 Volumen des Schwefeldioxydgases. Durch Sauerstoff wird es im Contact mit Wasser in Schwefelsäure übergeführt $SO_2 + O + H_2O = H_2SO_4$.

Das Schwefelsäureanhydrid oder Schwefeltrioxyd wird neben Schwefeldioxyd frei, wenn wasserfreies Ferrosulfat stark erhitzt wird. Das Ferrooxyd entzieht der Hälfte des Schwefeltrioxyds Sauerstoff und daraus resultiren Ferrioxyd und Schwefeldioxyd.

$$\underset{\text{2 Mol. entwäss. Ferrosulfat}}{2FeSO_4} \text{ geben aus } \underset{\text{Ferrioxyd}}{Fe_2O_3} \text{ und } \underset{\text{Schwefeltrioxyd}}{SO_3} \text{ und } \underset{\text{Schwefeldioxyd}}{SO_2}.$$

Schwefelsäureanhydrid ist der Rauch bildende Theil der rauchenden Schwefelsäure. Wenn man das Ferrosulfat durch Erhitzen in basisches Ferrisulfat verwandelt und erhitzt, so resultirt in stärkerer Hitze nur Ferrioxyd und Schwefeltrioxyd

$$\underset{\text{Ferrisubsulfat}}{Fe_2S_2O_9} \text{ giebt aus } \underset{\text{Ferrioxyd}}{Fe_2O_3} \text{ und } \underset{\text{Schwefeltrioxyd}}{2SO_3}.$$

Die Verbindung oder Mischung gleicher Vol. Schwefelsäure (Hydriumsulfat) und Schwefelsäureanhydrid oder Schwefeltrioxyd wird mit Pyroschwefelsäure, Dischwefelsäure, Doppelschwefelsäure, Hemihydriumsulfat ($H_2S_2O_7$), bezeichnet. Diese Säure ist bis zu 50 Proc. in der rauchenden Schwefelsäure vertreten und ihre Formel würde den Sulfaten gegenüber folgende Structur fordern:

$$\underset{\substack{\text{Kaliumsulfat, neutrales schwefel-}\\\text{saures Kalium}}}{SO_2\genfrac{}{}{0pt}{}{-OK}{-OK}} \qquad \underset{\text{Pyroschwefelsäure}}{\begin{array}{c}SO_2-OH\\-O\\SO_2-OH\end{array}} \qquad \underset{\substack{\text{Kaliumhydriumsulfat, saures}\\\text{schwefelsaures Kalium}}}{SO_2\genfrac{}{}{0pt}{}{-OK}{-OH}}$$

$$\underset{\text{Schwefeltrioxyd}}{SO_3} \quad + \quad \underset{\text{Schwefelsäure}}{H_2SO_4} \quad \text{geben} \quad \underset{\text{Pyroschwefelsäure}}{H_2S_2O_7}$$

und nach der Typentheorie:

$$\underset{\text{Schwefelsäureanhydrid}}{SO_3} \quad + \quad \underset{\text{Schwefelsäure}}{\left.\begin{array}{c}SO_2''\\H_2\end{array}\right\}O_2} \quad \text{geben} \quad \underset{\text{Nordhäuser Vitriolöl}}{\left.\begin{array}{c}(SO_2'')_2\\H_2\end{array}\right\}O_3}$$

$$SO_3 \quad + \quad SO_2''\left\{\begin{array}{c}OH\\OH\end{array}\right. \quad \text{geben} \quad \begin{array}{c}SO_2''\left\{\begin{array}{c}OH\\O\end{array}\right.\\SO_2''\left\{\begin{array}{c}\\OH\end{array}\right.\end{array}$$

Das Schwefelsäureanhydrid gewinnt man bei Destillation des Nordhäuser Vitriolöls, wo es bei ca. 35^0 in Dampf verwandelt wird und sich in der Vorlage in Gestalt einer weissen asbestartigen, sehr hygroskopischen und daher zerfliesslichen, bei 25^0 C. schmelzenden Masse verdichtet. Durch trockne Destillation des entwässerten Natriumdisulfats ($Na_2S_2O_7$) kann es ebenfalls gewonnen werden, denn

$$\underset{\text{Natriumdisulfat}}{Na_2S_2O_7} \quad \text{zerfällt in} \quad \underset{\text{Natriumsulfat}}{Na_2SO_4} \quad \text{und} \quad \underset{\text{Schwefelsäureanhydrid}}{SO_3}$$

$$\text{oder} \quad \begin{array}{c}SO_2''\left\{\begin{array}{c}ONa\\O\end{array}\right.\\SO_2''\left\{\begin{array}{c}\\ONa\end{array}\right.\end{array} \quad \text{zerfällt in} \quad SO_2''\left\{\begin{array}{c}ONa\\ONa\end{array}\right. \quad \text{und} \quad SO_3$$

Es ist wegen seiner energischen Verwandtschaft zum Wasser eine sehr ätzende und daher auch giftige Substanz. In Wasser geworfen zischt es wie das in Wasser eintauchende glühende Eisen.

Das Hydriumsulfat oder die Schwefelsäure (H_2SO_4) bildet eine völlig farblose, wie fettes Oel fliessende, geruchlose, selbst bei starker Verdünnung sehr sauer schmekende, äusserst hygroskopische und daher auch ätzende Flüssigkeit, welche bei 15⁰ ein spec. Gewicht von 1,844 hat. Durch Auflösen einiger Procente Schwefeltrioxyd in off. Schwefelsäure lässt sich dieses Hydriumsulfat, welches nur ein theoretisches Interesse bietet, herstellen. Es erstarrt bei —35⁰ zu regelmässigen sechsseitigen Prismen und kocht bei + 327⁰. Es wirkt zerstörend auf die allermeisten organischen Stoffe und Gebilde, indem es denselben Wasserstoff und Sauerstoff in dem Verhältniss, in welchem sie Wasser bilden, entzieht, und Kohlenstoff oder eine kohlenstoffreichere Substanz abscheidet. Daher die Schwärzung organischer Stoffe durch concentrirte Schwefelsäure. Bei gleichzeitigem Einfluss von Wärme wirkt der Kohlenstoff reducirend auf die Schwefelsäure, diese in Schwefligsäureanhydrid (SO_2) überführend. Beim Erhitzen mit Schwefel, Quecksilber, Silber, Blei, Kupfer wird sie ebenfalls zu Schwefligsäureanhydrid reducirt, dagegen sind Gold und Platin ohne Wirkung auf sie. Im mit Wasser verdünnten Zustande löst sie viele Metalle, wie Eisen, Zink, Nickel etc., unter Wasserstoffentwickelung, in der Wärme zum Theil unter Schwefelwasserstoffentwickelung auf.

Prüfung. 1. Ob die reine Schwefelsäure auch die richtige, von der Ph. geforderte Concentration besitzt, wird durch das spec. Gewicht erkannt. Da die Messung desselben immer eine unangenehme Arbeit ist, so gebe man zunächst in einen weiten Reagircylinder circa 4 ccm der Säure und werfe 3—4 erbsengrosse klare Ferrosulfatkrystalle dazu. Bleiben diese am Niveau oder innerhalb der Säure schwimmen, so hat die Säure auch die richtige spec. Schwere. Sinken 2—3 Krystalle schnell unter, so wäre auch das spec. Gew. in der gewohnten Weise durch Wägung zu bestimmen. Der Eisenvitriolkrystall hat meist eine Schwere von 1,829—1,835, seltener ist er schwerer und zwar dann, wenn ein Theil seiner Oberfläche verwittert ist. Man muss also noch glatte durchsichtige Krystallstücke aussuchen. Da die Ph. von der Säure eine Schwere von 1,836—1,840 fordert, schwerer wird sie nämlich durch Destillation nicht gewonnen, so dürfte die Eisenvitriolkrystallprobe in den meisten Fällen genügen. Damit kann aber nicht zugleich die Prüfung auf nur kleine Spuren Salpetersäure oder Stickstoffoxyde ausgeführt werden, denn die Schwefelsäure entzieht den Krystallen das Krystallwasser und diese sinken ohne Färbung unter, wenn man jedoch alsbald nach dem Hinzuthun der Ferrosulfatkrystalle behutsam einen ccm Wasser auffliessen lässt, die Säureschicht mit den oben aufschwimmenden Krystallen also mit etwas Wasser überschichtet und beiseite stellt, so nehmen die Ränder der Krystalle bei Gegenwart nur von Spuren der Stickoxyde nach und nach eine braune Farbe an unter Entwickelung eines Gases. Diese Reaction erfordert 2 bis 4 Minuten Zeit. Sicherer und kürzer verfährt man stets, wenn man nach Zusatz der Ferrosulfatkrystalle alsbald eine kleine Schicht concentrirter Ferrosulfatlösung aufschichtet.

2. Prüfung auf völlige Flüchtigkeit. Auf Platinblech giebt man soviel der Säure als $^1/_2$ Tropfen entspricht, und unter Hin- und Herbewegen entfernt über einer kleinen Weingeistflamme erhitzt man, das Gesicht davon fern haltend, bis zum Verdampfen. Die Stelle, auf welcher der halbe Tropfen lagerte, wird immer von einem feinen Rande eingeschlossen sein. Ein schärferes Resultat ergiebt das Verdampfen auf einem Objectglase, man gebe aber nur soviel der Säure darauf, als einem Vierteltropfen gleichkommt, streiche mit einem Glasstabe zur dünnen Fläche aus und verdampfe unter Hinundherbewegen des Objectglastheiles über einer Weingeistflamme in zugiger Ofenröhre. Zweckmässig ist es 1 ccm der Säure mit 1 ccm Weingeist zu mischen und hiervon einen Tropfen zu verdampfen.

Dieser Rückstand im unbedeutenden Umfange muss zugelassen werden, wofern die Säure von Blei und Arsen frei befunden wird. Sind gelbliche amorphe Massen bei 100-facher Vergrösserung erkennbar oder helle punktförmige Körperchen, ferner durchsichtige Krystalle, dann wäre die Säure allerdings zu beanstanden. Besteht der Rückstand in einem weisslichen Anhauche, welcher schnell feucht wird und damit das Aussehen eines weisslichen Anhauches verliert, so würde dies auf Arsensäure deuten. Dann beobachtet man gewöhnlich zwischen weissen oder farblosem Beschlage hier und da graue Streifen oder Flächen aus schwarzen Punkten bestehend, welche Arsen sind. Hierüber sehe man unten S. 215 das Nähere nach.

3. Prüfung auf Verunreinigung mit verschiedenen Sulfaten, besonders Bleisulfat. 2 ccm der Säure werden vorsichtig mit 10 ccm (dem 5-fachen Vol.) Weingeist verdünnt und wenn keine Trübung erfolgt, sofort beiseite gestellt. Das „Wie lange?" ist nicht angegeben. Eine Stunde dürfte genügen, denn in dieser Zeit würde eine Trübung oder ein Bodensatz erfolgen, wenn eine Verunreinigung z. B. mit einer Spur Bleisulfat vorläge. Spuren Ferrosulfat, Ferrisulfat, Zinksulfat, Natriumsulfat entgehen in dieser Probe der Wahrnehmung, oder man nimmt in Stelle des 90-proc. Weingeistes einen absoluten.

4. Prüfung auf eine Verunreinigung mit Schwefeldioxyd oder Schwefligsäureanhydrid, Stickstoffoxyd und Salpetersäure. 10 ccm der Säure sollen mit dem 5-fachen Vol. also mit 50 ccm Wasser verdünnt und dann nach dem Erkalten mit 3—4 Tropfen der Kaliumhypermanganatlösung versetzt werden. Es darf keine sofortige Entfärbung eintreten. Warum circa 18 g = 10 ccm Säure hier verbraucht werden müssen, dürfte schwer einleuchten, denn 3 ccm Säure, 15 ccm Wasser und 1 Tropfen der 0,5-proc. Hypermanganatlösung lassen wohl denselben Zweck erreichen. Andererseits verhält sich die Schwefelsäure mit dem dreifachen Vol. Wasser verdünnt völlig indifferent gegen die Farbe des Hypermanganats, es würde also auch eine Verdünnung mit dem 3-fachen Vol. Wasser die Reaction nicht beeinträchtigen. Die Verdünnung mit dem 2-fachen Vol. Wasser im kalten Zustande ist die Grenze, unter welcher die Hypermanganatfarbe Veränderung erleidet. Diese Reaction zielt hauptsächlich auf die Erkennung von Schwefligsäureanhydrid, denn auf die Stickstoffoxyde wird sub 7 geprüft.

5. Probe auf Spuren metallischer Verunreinigungen. Die mit dem 20-fachen Vol. Wasser verdünnte Säure darf weder durch Schwefelwasserstoffwasser noch nach dem Uebersättigen mit Ammon durch Schwefelammonium verändert werden, weder Färbungen noch Trübungen oder Ausscheidungen erleiden. Jedes dieser beiden Reagentien muss auf eine besondere Portion der verdünnten Säure in Anwendung kommen, denn dieser Grund mag auch die Trennung beider Reagentien im Texte veranlasst haben. In der sauren Lösung zeigt Schwefelwasserstoffwasser Spuren Blei nicht an, wohl aber bei der Uebersättigung mit Aetzammon, wo Spuren Blei eine braune Färbung oder solche Fällung erzeugen. Diese Proben sub 5 können ausfallen, wenn man etwa die Verdampfungsprobe auf einem Objectglase laut 2 ausführte und ein Verdampfungsrückstand nicht resultirte, denn diese Probe ist unter Beihilfe des Mikroskops eine eminent scharfe. In der Probe 3, bei der Verdünnung mit Weingeist werden auch entfernte Spuren Bleisulfat angezeigt, nicht aber Spuren anderer Metallsulfate. Bei der Schwefelsäure ist die Reaction auf Metalle mittels Kaliumferrocyanids wenig empfindlich, also nicht anzuwenden.

6. Prüfung auf Verunreinigung mit Salzsäure. Die mit dem 20-fachen Vol. verdünnte Schwefelsäure (circa 6 ccm) mit (1 Tropfen) Silbernitrat-

lösung versetzt, muss klar bleiben. Eine weisse Trübung verräth Salzsäure. Diese Verunreinigung dürfte kaum vorkommen.

7. Prüfung auf Verunreinigung mit Salpetersäure, auch Salpetrigsäure und Stickoxyd. Man soll die Schwefelsäure mit einem gleichen Vol. concentrirter Ferrosulfatlösung überschichten. Es ist nicht nothwendig so genau zu nehmen, wie angegeben ist, denn es genügt, circa 2—3 ccm

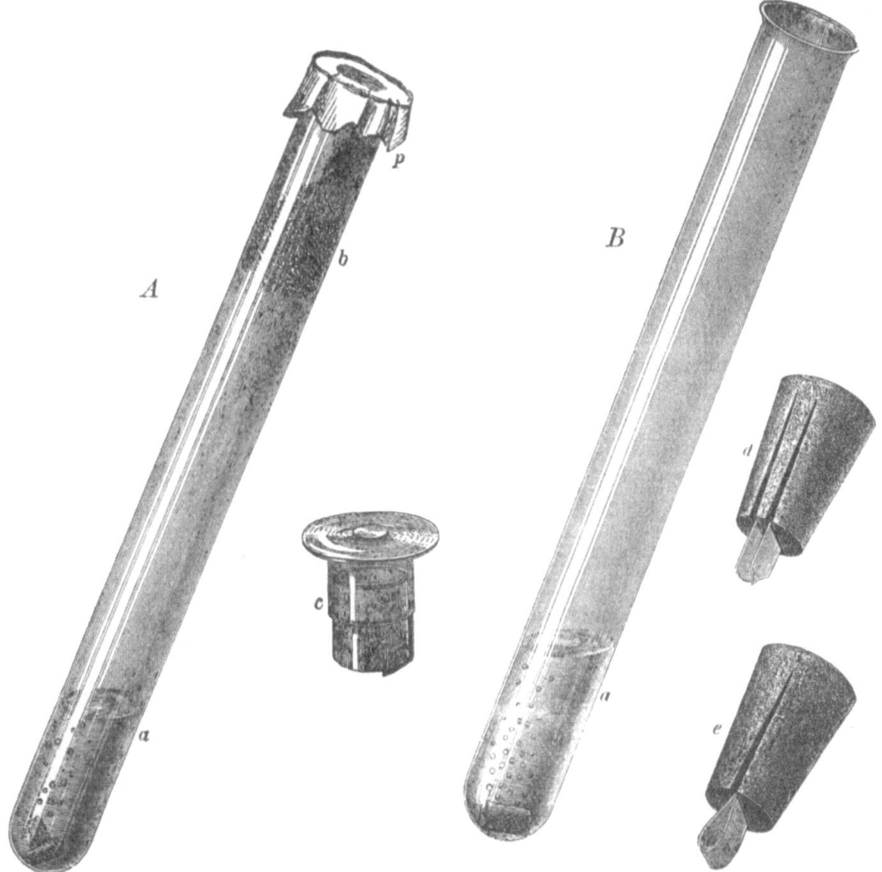

Vorrichtung zur Prüfung der Schwefelsäure auf Arsenigsäure nach Zusatz von Jodlösung. *a* Verd. Schwefelzsäure mit Zinkstückchen, *b* Baumwollenstopf, *p* Fliesspapier mit Silbernitratlösung betropft, oder in Stelle desselben *c* ein passender Glasdeckel mit Silbernitratpapier.

Vorrichtung der Prüfung der Schwefelsäure auf Arsenigsäure nach HAGER. *a* Schwefelsäure mit Wasser verdünnt und einige Zinkstückchen. *d* zweimal gespaltener Kork mit zwei Streifen Papier, das abgerundete mit Bleiessig, das zugespitzte mit Silbernitratlösung bestrichen. *e* ein einmal gespaltener Kork nur mit einem Papierstreifen versehen. S. 113.

der Säure in einen Reagircylinder zu geben und von der gesättigten frisch bereiteten Ferrosulfatlösung an der Innenwandung des etwas schräg gehaltenen Cylinders circa 0,5—1—1,5 ccm sanft niederfliessen zu lassen. Dann beobachtet man, ob an der Grenzschicht beider Flüssigkeiten eine Bräunung eintritt. Hierauf schüttelt man durch einander. Sind entfernte Spuren jener Stickstoffsäuren anwesend, so erfolgt sicher eine bräunliche Färbung der Mischung. Diese Reaction ist eine sehr scharfe und verläuft nach dem Schema:

$$\underset{\text{Ferrosulfat}}{6FeSO_4} + \underset{\text{Salpetersäure}}{2HNO_3} + \underset{\text{Schwefelsäure}}{3H_2SO_4} = \underset{\text{Ferrisulfat}}{3Fe_2(SO_4)_3} + \underset{\text{Stickoxyd}}{2NO} + \underset{\text{Wasser}}{4H_2O}.$$

Das Einwerfen von Ferrosulfatkrystallen in die conc. Schwefelsäure ist, wenn nur Spuren jener Verunreinigungen vertreten sind, völlig resultatlos und dürfte nur den Apothekern in Oesterreich eine Reaction ergeben, denn die *Ph. Austriaca* hat diesen Reactionsmodus recipirt, damit also für ihren Geltungsbereich angedeutet, dass Spuren Salpetersäure etc. zulässig sind.

Eine mit Stickoxyden verunreinigte Schwefelsäure kann durch Erhitzen in einer Retorte, welche im Sandbade steht nnd ganz mit Sand überschüttet und mit Vorlage versehen ist, davon befreit werden. Eine Erhitzung bis zu 280° dürfte ausreichen.

8. Die Prüfung auf eine Verunreinigung mit Arsen laut Vorschrift der Pharmacopoe erfordert folgendes Vorgehen: Von der Schwefelsäure sollen 2 ccm mit 10 ccm Wasser verdünnt, dann mit Jodlösung (etwa gegenwärtiges Schwefligsäureanhydrid in Schwefelsäure überzuführen) schwach tingirt und mit reinem Zinkmetall versetzt werden, der ziemlich weite Reagircylinder nun nach Einschiebung eines lockeren Baumwollenbausches (aufspritzende Tröpfchen zurückzuhalten), mit einer Scheibe Fliesspapier, welche in in der Mitte mit einem Tropfen 50-proc. Silberlösung genässt ist, geschlossen werden, wie dies die Figur *A* auf Seite 213 angiebt. Sicherer ist das durch HAGER eingeführte mit obiger Figur B. erläuterte Verfahren und die Anwendung von Pergamentpapier mit Silbernitratlösung genetzt, weil Pergamentpapier weniger durch Silberlösung angegriffen wird, ein Irrthum also eher ausgeschlossen bleibt, wie dies auch S. 112 und 113 näher angegeben ist. Im Verlaufe einer halben Stunde, während die Einwirkung der Säure auf das Zink stattfindet, darf der Silbernitratfleck keine Bräunung oder Schwärzung erkennen lassen. Diese Jodlösung kann natürlich in Wegfall kommen, wenn die Probe sub 4 mit Kaliumhypermanganat die Abwesenheit der Schwefligsäure erkennen liess.

Um diese Probe für den Anfänger zu vervollständigen, giebt man in ein Kölbchen oder einen Reagircylinder (Figur auf S. 215) gegen 3 ccm arsenhaltiger Schwefelsäure, 10 ccm Wasser, einige Tropfen Jodlösung, so dass nur eine schwache Tinction eintritt, und ein Stück reines Zink im Gewichte von 2—3 g. Dem Gefäss setzt man ein enges Gasleitungsrohr mittelst Gummistopfens auf und leitet das sich entwickelnde Wasserstoffgas in 5—8 ccm Wasser, welchem man 6—10 Tropfen Silberlösung zugefügt hat. Nach Verlauf der Reaction, wozu allerdings mehrere Stunden in Anspruch genommen werden, findet man in der Silberlösung schwarzes metallisches Silber abgeschieden, wenn die Schwefelsäure nämlich Arsen enthielt. Da mitunter Zink und verdünnte Säure anfangs eine auffallende gegenseitige Indifferenz wahrnehmen lassen, so begegnet man diesem Verhalten, wenn man das Zink mit etwas Platindraht umwickelt.

Stannoverfahren des Arsennachweises. Das einfachste Verfahren des Arsennachweises in der conc. Schwefelsäure besteht darin, in einen sehr reinen trocknen Reagircylinder circa 4 ccm der farblosen Säure zu giessen, dann soviel wie zwei Erbsen oder eine Bohne gross Stannochlorid (Zinnsalz) hinzu zu geben, durch Agitiren zu mischen, über einer Weingeistflamme bis zum Aufkochen zu erhitzen ünd die Flüssigkeit circa 2 Minuten in der Siedehitze (360° C.) zu erhalten. Hierbei verdampft Salzsäure. Bei reiner arsenfreier Säure resultirt eine klare farblose Flüssigkeit, im anderen Falle aber, je nach dem Umfange des Arsengehaltes eine klare, aber gelbliche, gelbe bis braune Flüssigkeit. Bedingung ist die Abwesenheit von mehr denn Spuren Salpetersäure, Salpetrigsäure, Schwefligsäure (welche durch Erhitzen zuvor zu entfernen wären, kleine Spuren sind nicht hinderlich), dann die Abwesenheit von solchen Stoffen, welche zu einer Bräunung Veranlassung geben können. Die mit dem Stannochlorid erhitzte Schwefelsäure vergleicht man mit einer gleich dicken Schicht der untersuchten Schwefelsäure in einem anderen Reagircylinder, wo man sofort eine Differenz in der Färbung wahrnimmt (HAGER). Das ausgeschiedene Arsen wird von der Schwefelsäure gelöst und bewirkt die Färbung. Bei Ausführung dieser Probe benutze man einen etwas weiten und nicht kurzen Reagircylinder, einen Cylinderhalter (von Pappe) und eine solche Stellung, dass die Dämpfe in einen Schornstein abgeführt werden.

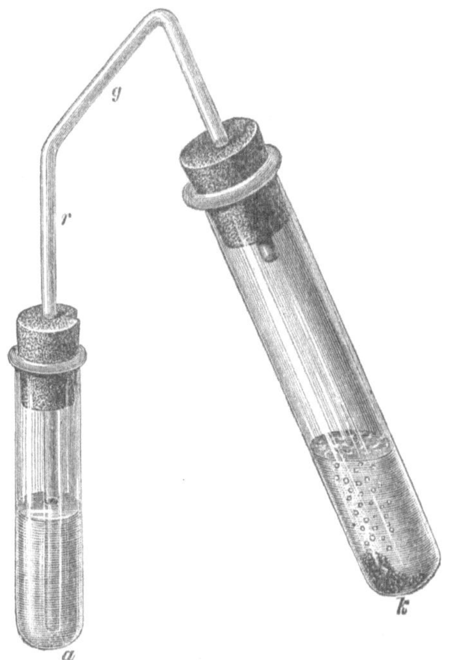

k enthält verdünnte Schwefelsäure und ein mit Platindrath umwundenes Zinkstück. *a* enhält 6 ccm Wasser mit 6 Tropfen Silberlösung.

Um conc. Schwefelsäure mikroskopisch auf Arsen zu untersuchen, giebt man 2 ccm der Säure und 8 Tropfen Salpetersäure in ein Reagirglas und kocht einige Male auf, um etwa gegenwärtige Arsenigsäure in Arsensäure überzuführen. Man setzt nun einen halben Tropfen dieser Flüssigkeit auf das äussere Drittel eines Objectglases und verfährt, wie oben sub 2 angegeben ist. Sobald sich ein trockner Anflug einstellt, so betrachtet man ihn im schräg auffallenden Lichte in abwechselnder Wendung, denn wenn der weissliche Anflug hierbei dampfgrauen Lüster zeigt, so ist auch Arsen gegenwärtig. Ein zweites Zeichen der Gegenwart des Arsens ist die stark hygroskopische Beschaffenheit des Anfluges (Pyroarsensäure). Sobald der Anflug feucht geworden und für das Auge verschwunden ist, erhitzt man die vorhandenen feuchten Theile auf dem Objectglase und sobald der weissliche Anflug wieder zum Vorschein kommt, mustre man ihn unter der Linse, denn man findet zwischen farblosen Körperchen punktförmige graue oder schwarze Schattenlinien oder Wellen, oder einzelne schwarze undurchsichtige Körperchen (metall. Arsen). Dieses Experiment ist zu interessant, als dass ich es hätte mit Stillschweigen übergehen sollen. Es zeigt zugleich einen neuen, noch nicht gekannten Weg, in der conc. Schwefelsäure und in anderen Flüssigkeiten Arsen aufzufinden.

Aufbewahrung. Die reine Schwefelsäure gehört zu den *Separandis* und muss abgesondert neben der Salzsäure und Salpetersäure aufbewahrt werden. Die Aufbewahrungsgefässe sind Glasflaschen mit gutschliessenden Glasstopfen, und ist es zweckmässig, den Hals der Flasche mit der reinen Säure durch Ueberdecken mit einer Glasglocke von der Atmosphäre abzuschliessen, denn die Säure ist nicht nur äusserst hygroskopisch, sie zieht auch mächtig das in der Luft befindliche Ammon an. Der weissliche Salzbesatz, den man oft an dem Flaschenrande antrifft, ist nichts weiter als Ammoniumsulfat. Beim Ausgiessen der Säure aus dem Standgefäss beachte man die Vorsicht, zuvor die Flasche so zu neigen, dass die Tropfen dünner Säure, welche sich durch Wasseranziehung aus dem beim früheren Ausgiessen der Säure auf dem Flaschenrande hängen gebliebenen Tropfen gebildet haben, auf die Erde abfliessen. Damit verhütet man ein Betropfen der Kleider oder des Receptirtisches und auch das Zurückfliessen der dünnen Säure in die concentrirte.

Dass die Säure vor hineinfallendem Staube oder vor dem Contact mit organischen Körpern zu bewahren ist, beachte man, denn in Folge ihrer Anziehung zum Wasser wirkt sie schnell verkohlend und sie färbt sich braun.

Brandwunden, durch Schwefelsäure erzeugt, sollen nach der Abspülung mit Wasser durch Auflegen eines Breies aus Magnesia und Wasser weniger schmerzhaft bleiben und leichter heilen.

Anwendung. Die reine Schwefelsäure ist für den medicinischen innerlichen und äusserlichen Gebrauch bestimmt, wird aber dazu, ausser als Aetzmittel, niemals in concentrirter Form, immer nur in Verdünnung als *Acidum sulfuricum dilutum* oder als *Mixtura sulfurica acida*, verordnet. In der Pharmacie gebraucht man sie zur Darstellung anderer Arzneimittel und besonders als Reagens. Man vergl. auch unter *Acidum sulfuricum dilutum*. Wenn der Arzt in einer Mischung für den innerlichen Gebrauch nur *Acidum sulfuricum* vorschreiben sollte, so ist stets *dilutum* zu nehmen oder besser Anfrage zu thun. *Acidum sulfuricum* hätte noch eine der bereits eingebürgerten Bezeichnungen erhalten sollen, ein *purum* oder *concentratum*, um einer Verwechselung um so sicherer vorzubeugen.

Eine äusserliche Anwendung findet diese Säure als Aetzmittel, für sich oder mit einem Pulver zu einer Pasta angerührt, z. B. mit *Carbo pulv.* Unverdünnt kann sie nur in einem Glase mit Glasstopfen abgegeben werden.

Acidum sulfuricum crudum.

Rohe Schwefelsäure. Englische Schwefelsäure. Vitriolöl im Kleinhandel. Acĭdum monothionicum s. sulfurĭcum Anglĭcum, Oleum Vitrioli. *Acide sulfurique anglais, Huile de vitriol, Esprit de vitriol. Vitriolic acid, Oil of vitriol.*

Eine klare, farblose oder bräunliche, öldicke Flüssigkeit mit einem nicht geringeren denn 1,830 betragenden spec. Gewicht, in 100 Th. nicht weniger denn 91 Th. Schwefelsäure (H_2SO_4) enthaltend. Vorsichtig aufzubewahren.

Das Geschichtliche über diese Säure ist bereits unter *Acidum sulfuricum* und *Acidum sulfuricum dilutum* erwähnt.

Die **Fabrikation** der Englischen Schwefelsäure beruht in der Erzeugung von Schwefligsäure durch Verbrennen von Schwefel oder in directer Oxydation desselben mittelst Luftsauerstoffs und in einer indirecten Oxydation der Schwefligsäure zu Schwefelsäure mittelst Luftsauerstoffs, wobei unter Beihülfe von Feuchtigkeit Stickoxydgas die Rolle des Vermittlers spielt.

Schwefligsäure (SO^2) und Salpetersäure (HNO_3) in gegenseitiger Wirkung verwandeln sich in Schwefelsäure (H_2SO_4) und Untersalpetersäure (NO^4). Letztere mit Wasser in Berührung zerfällt in Stickstoffoxyd (NO) und in Salpetersäure (HNO_3), welche als solche aufs Neue Schwefligsäure zu Schwefelsäure oxydirt, während das Stickstoffoxyd wiederum Sauerstoff aus der Luft aufnimmt, in Untersalpetersäure übergeht, welche mit Feuchtigkeit in Berührung die vorhin erwähnte Zersetzung aufs Neue erleidet. Dieser Kreis von Oxydations- und Zersetzungsprocessen würde ins Unendliche fortgesetzt werden können, wenn kein Materialverlust stattfände. Die Schwefelsäureerzeugung erklären folgende Schemata:

$$\underset{S}{\text{Schwefel}} \quad \text{und} \quad \underset{2O}{\text{Luftsauerstoff}} \quad \text{geben} \quad \underset{SO^2}{\text{Schwefligsäureanhydrid}}$$

$$\underset{SO_2}{\text{Schwefligsäureanhydrid}} \quad \text{und} \quad \underset{2HNO_3}{\text{Salpetersäure}} \quad \text{geben} \quad \underset{H_2SO_4}{\text{Schwefelsäure}} \quad \text{und} \quad \underset{2NO_2}{\text{Untersalpetersäureanhydrid}}$$

$$\underset{3NO_2}{\text{Untersalpetersäureanhydrid}} \quad \text{und} \quad \underset{H_2O}{\text{Wasser}} \quad \text{geben} \quad \underset{2H\,NO_3}{\text{Salpetersäure}} \quad \text{und} \quad \underset{NO}{\text{Stickoxyd}}$$

$$\underset{NO}{\text{Stickoxyd}} \quad \text{und} \quad \underset{O}{\text{Luftsauerstoff}} \quad \text{geben} \quad \underset{NO_2}{\text{Untersalpetersäureanhydrid}}$$

oder

$$\underset{\left.\begin{smallmatrix}S\\S\end{smallmatrix}\right\}}{\text{Schwefel}} \quad \text{und} \quad \underset{2\left(\begin{smallmatrix}O\\O\end{smallmatrix}\right)}{\text{Sauerstoff}} \quad \text{geben} \quad \underset{2SO_2.}{\text{Schwefligsäureanhydrid}}$$

$$\underset{SO_2}{\text{Schwefligsäureanhydrid}} \quad \text{und} \quad \underset{2\left(\begin{smallmatrix}NO_2\\H\end{smallmatrix}\right\}O\right)}{\text{Salpetersäure}} \quad \text{geb.} \quad \underset{\left(\begin{smallmatrix}SO_2''\\H_2\end{smallmatrix}\right\}O_2\right)}{\text{Schwefelsäure}} \quad \text{und} \quad \underset{2NO_2}{\text{Untersalpetersäureanhydrid}}$$

$$\underset{3NO_2}{\text{Untersalpetersäureanhydrid}} \quad \text{und} \quad \underset{\left(\begin{smallmatrix}H\\H\end{smallmatrix}\right\}O}{\text{Wasser}} \quad \text{geb.} \quad \underset{2\left(\begin{smallmatrix}NO_2\\H\end{smallmatrix}\right\}O\right)}{\text{Salpetersäure}} \quad \text{und} \quad \underset{NO}{\text{Stickoxyd}}$$

$$\underset{2NO}{\text{Stickoxyd}} \quad \text{und} \quad \underset{\left.\begin{smallmatrix}O\\O\end{smallmatrix}\right\}}{\text{Sauerstoff}} \quad \text{geben} \quad \underset{2NO_2}{\text{Untersalpetersäureanhydrid}}$$

Nach einer in neuerer Zeit aufgestellten Ansicht geht das Stickstoffoxyd (NO) durch Aufnahme von Sauerstoff aus der Luft in Salpetrigsäureanhydrid (N_2O_3) über, giebt den aufgenommenen Sauerstoff sogleich an das Schwefligsäureanhydrid (SO_2) ab, und verwandelt diese unter Wasserzutritt in Schwefelsäure (H_2SO_4). Wieder zu Stickstoffoxyd reducirt, geht der Process aufs Neue vor sich.

In der folgenden Abbildung ist der Durchschnitt eines Systems von Bleikammern, worin die vorstehenden Processe stattfinden, dargestellt. Die Grösse der Kammern hängt von dem Umfange der Fabrikation der Schwefelsäure ab. Je 20 kg Schwefel, welche innerhalb 24 Stunden zur Verbrennung gelangen, erfordern einen Kammerraum von mindestens 1000 Cubikfuss oder ca. 31 cbm. Bei Anwendung von Schwefelkiesen, wo das Metall auch noch Sauerstoff aus der Luft aufnimmt und in Oxyd übergeht, die Menge des Stickstoffs aus der Luft also sich noch mehr häuft und den Ballast nutzloser Gase in den Kammern vermehrt, muss der Kammerraum um vieles grösser sein. Während 1 kg Schwefel 5280 l Luft (mit 4223 l Stickstoff) erfordert, hat dieselbe Menge Eisenkies (Pyrit FeS_2) 6600 l Luft (mit 5277 l Stickstoff) nöthig.

In beistehender Durchschnittzeichnung ist *a* der Schwefelofen, dessen Boden eine Eisenplatte ist, auf welcher der Schwefel verbrannt wird, wo der Schwefel sich mit dem Sauerstoff der zuströmenden Luft zu Schwefligsäuregas verbindet, welches durch das eiserne Rohr *b* in die Kammer *c* tritt, hier sich mit Luft gehörig durchmischt und in der Richtung der gezeichneten Pfeile dem Luftzuge folgend nach der Kammer *d* gelangt, in welcher sich mehrere staffelförmige Gestelle (*z*) aus Steinzeug befinden, auf welche aus dem Gefäss *y* Salpetersäure niedertropft und sich ausbreitet, dem Schwefligsäuregase eine grosse Berührungsfläche darbietend. Es entstehen Schwefelsäure und Untersalpetersäureanhydrid, welches letztere in die grosse Kammer *e* übertretend durch den einströmenden Wasserdampf, welcher in dem Dampfkessel *w* erzeugt wird, in Salpetersäure und Stickoxyd zerfällt und nun mit dem Schwefligsäureanhydrid den Cyclus von Zersetzungen und Verbindungen durchläuft, aus welchen Schwefelsäure hervorgeht. Die gebildete Schwefelsäure verdichtet sich mit den Wasserdämpfen und

sammelt sich am Boden der Bleikammer. Schwefligsäuregas und Stickoxydgas, welche
dem Process in der Kammer *e* entgehen, finden in den folgenden Kammern Gelegenheit
zu ihrer chemischen Thätigkeit und werden zu dieser noch mehr angeregt, indem sie
aus der Kammer *f* durch das mit Abtheilungen versehene Reservoir *h* wandernd nach
der Kammer *g* übertreten, aus welcher die Gase die Abtheilungen des zweiten Reser-
voirs *i* durchwandernd in den Cylinder *k* übergehen, um hier in die Luft zu entweichen.
Dieser Cylinder *k* ist mit Kohks, welcher mit Schwefelsäure getränkt ist, gefüllt, wodurch das den Gasen beigemischte Untersalpetersäureanhydrid und Stickoxyd resorbirt
und wiederum für die Verwendung in den Kammern nutzbar gemacht werden. Stickstoff
als Rest der entsauerstofften Luft entweicht mit nur Spuren Untersalpetersäureanhydrid.

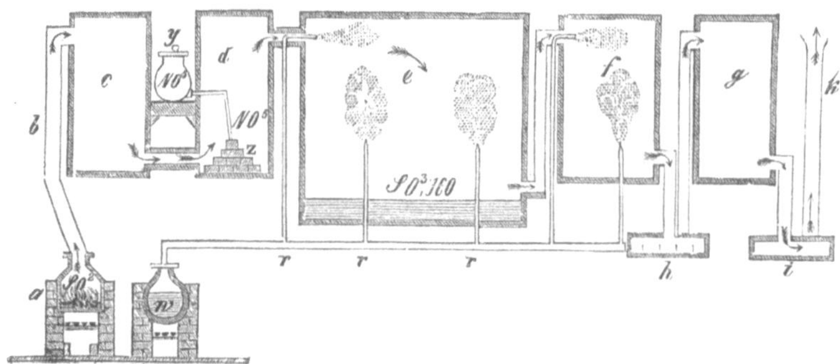

Bei Mangel oder ungenügendem Zufluss der atmosphärischen Luft findet in den Kammern
eine theilweise Reduction des Stickoxyds zu Stickstoffoxydulgas, Stickstoffmonooxyd
(N_2O) statt, welches für die Schwefelsäurefabrikation nutzlos ist und mit dem Stickstoff entweicht, also einen Verlust repräsentirt. Strömt während des Oxydationsprocesses nicht genügend Wasserdampf in die Bleikammern, so entstehen die sogenannten Bleikammerkrystalle, Verbindungen des Schwefeldioxyds mit Salpeter-
säure von der Formel $HNSO_5 = SO_2 \begin{cases} OH \\ NO_2 \end{cases}$ oder $SO_2 = \begin{matrix} OH \\ NO_2 \end{matrix}$, hygroskopische Krystalle,
welche mit Wasser in Schwefelsäure und Stickoxyd zerfallen.

In einigen Fabriken erzeugt man Stickstoffoxyd durch Erhitzen von Salpetersäure
mit Kohlehydrat, und leitet das Gas in die Kammern. Als Nebenprodukt wird hier Oxalsäure gewonnen. Früher mischte man dem verbrennenden Schwefel mehrere Procente
Salpeter bei, ohne dadurch eine vollständige Oxydation der entstandenen Schwefligsäure
erzielen zu können.

Die in den Bleikammern angesammelte Schwefelsäure, die sogenannte Kammersäure, hat ungefähr ein spec. Gew. von 1,55 und enthält 60—64 Proc. H_2SO_4. Man
dampft sie zuerst in Bleipfannen bis auf ein spec. Gew. von höchstens 1,75 ab,
(Pfannensäure) führt sie dann in eine Platinblase über und erhitzt sie hier bis
über 300°, wo eine dünne Schwefelsäure übergeht, die man in die Bleikammern zurückbringt. Hat die Siedetemperatur die Höhe von 300—320° erreicht, beginnt auch
Schwefelsäure von 1,840 spec. Gew. überzudestilliren und die Säure in der Platinblase
hat die gehörige Concentration erreicht. Mittelst eines Heberrohrs aus Platin, welches
durch ein Kühlrohr geht, hebt man die Säure aus der Blase in gläserne Bollons, in
welchen sie als Englische Schwefelsäure von ungefähr 1,830 specifisches Gewicht in
den Handel kommt.

Die Schwefelsäure greift das Blei erst dann an, wenn ihre Concentration ein
spec. Gew. von 1,750 oder 63° BEAUMÉ (bomeh) erreicht hat. Daher wird die Säure
in Bleigefässen nur soweit erhitzt oder concentrirt, bis sie ein spec. Gew. von höchstens
1,700—1,720 erlangt hat. Nach MALLARD greift die Säure von 1,750—1,800 spec. Gew.
das Blei an unter Bildung von Schwefeldioxyd, Schwefel und Bleisulfat.

Einige Fabriken liefern eine arsenfreie rohe Schwefelsäure und bereiten diese
entweder aus Sicilianischem Schwefel, oder sie lassen das Schwefligsäuregas durch ein
abgekühltes Röhrensystem wandern, in welchem sich das beigemischte dampfförmige
Arsenigsäureanhydrid verdichtet und von der Schwefligsäure trennt. Selten wird die
Kammersäure mit Schwefelwasserstoff behandelt, um sie auf diese Weise von der
Arsenigsäure zu befreien.

Die seit 1871 auch in Deutschland bei der Schwefelsäurefabrikation eingeführten GLOVER-Thürme sind Dinitrirapparate, aus Bleiplatten construirt, von einem Holzgestelle umkleidet, auch mit Chamottesteinen ausgekleidet, angefüllt mit Feuersteinbrocken. Von oben sickert die nitrirende Säure und Kammersäure ein und von unten dringt das aus der Röstung entstehende Schwefligsäureanhydrid ein, welches sich mit der fein vertheilten Nitrose zu Schwefelsäure verdichtet und sich mit der Kammersäure mischend, diese concentrirter macht. Diese Glover-Thürme bezwecken also eine Nitrification und Denitrification sowie eine Concentration der Säure, aber auch als Abkühlungsapparat der heissen Schwefligsäureanhydriddämpfe.

Zur Beseitigung der Arsenigsäure und Arsensäure aus der Kammersäure schwängert man dieselbe mit Schwefelwasserstoff, bis sie in Folge ausgeschiedenen Schwefels und Schwefelarsens milchig geworden ist, oder man versetzt sie mit Schwefelbaryum (0,2—0,3 Proc.) oder mit Natriumthiosulfat oder Baryumthiosulfat und filtrirt durch Kiessandschichten.

HAHNER's Schwefelsäuredarstellung beruht in der Oxydation des Schwefligsäureanhydrids durch Chlor

$$\left.\begin{array}{l}\text{Schwefligsäureanhydrid oder} \\ \quad \text{Schwefeldioxyd, } SO_2 \\ \text{Wasserdampf, } H_2O \\ \text{Chlor } Cl_2 \end{array}\right\} \text{ liefern } \left\{\begin{array}{l}\text{Schwefelsäure, } H_2SO_4 \\ \text{Salzsäure } 2HCl. \end{array}\right.$$

TILGHMAN's Schwefelsäurefabrikation aus Gyps, $CaSO_4 + 2H_2O$ verläuft in folgender Weise

$$\left.\begin{array}{l}\text{Gypspulver, } CaSO_4+2H_2O \\ \text{Bleichlorid, } PbCl_2 \\ \text{(Wasser, wenig)} \end{array}\right\} \text{ liefern } \left\{\begin{array}{l}\text{Calciumchlorid, } CaCl_2 \\ \text{Bleisulfat, } PbSO_4 \\ \text{Wasser, } 2H_2O. \end{array}\right.$$

Das ausgewaschene, kaum lösliche Bleisulfat wird mit Salzsäure behandelt.

$$\left.\begin{array}{l}\text{Bleisulfat, } PbSO_4 \\ \text{Salzsäure, } 2HCl \end{array}\right\} \text{ liefern } \left\{\begin{array}{l}\text{Bleichlorid, } PbCl_2 \\ \text{Schwefelsäure, } H_2SO_4. \end{array}\right.$$

Das Gemisch wird auf 60° C. erhitzt, Bleichlorid scheidet ab und wird zu einer weiteren Zersetzung des Gypses verbraucht, und die Schwefelsäure wird wie gewöhnlich concentrirt.

Wird über glühenden Gyps, $CaSO_4$, trocknes Chlorwasserstoffgas geleitet, so entweicht Schwefelsäuredampf und Calciumchlorid bleibt im Rückstande

$$\left.\begin{array}{l}\text{gebrannter Gyps, Calciumsulfat,} \\ \quad CaSO_4 \text{ (100 Th.)} \\ \text{trockne Salzsäure } 2HCl \end{array}\right\} \text{ ergeben } \left\{\begin{array}{l}\text{Calciumchlorid, } CaCl_2 \\ \text{Schwefelsäure, } H_2SO_4 \\ \text{(53 Th.).} \end{array}\right.$$

Im Handel existirt ausser der Englischen oder gewöhnlichen Schwefelsäure auch noch eine rauchende, Schwefelsäureanhydrid enthaltende Schwefelsäure, welche häufig eine chemisch-technische, auch eine chemisch-analytische Verwendung findet und in jeder vollständigen Apotheke zu erlangen ist.

Acidum sulfuricum fumans, rauchende Schwefelsäure, Nordhäuser Vitriolöl, Acidum sulfuricum Nordhusianum s. Nordhusiense, *Acide fumant de Nordhouse ou de Saxe ou d'Allemagne, Fuming sulphuric acid,* ist eine fast farblose bis bräunliche, wie Oel fliessende, weissliche, erstickende Dämpfe ausstossende Flüssigkeit von 1,850 bis 1,860 specifischem Gewicht.

Darstellung der rauchenden Säure. Da alle schwefelsauren Salze oder Sulfate der Schwermetalle und der Erdmetalle in der Glühhitze zersetzt werden, so lässt sich daraus auch rauchende Schwefelsäure, eine Lösung von Schwefelsäureanhydrid in Schwefelsäure, darstellen. Die neutralen Alkalimetallsulfate werden durch Glühhitze nicht zersetzt, dagegen lassen die Bisulfate der Alkalimetalle in starker Hitze die Hälfte ihrer Schwefelsäure frei und hinterbleiben als neutrale Sulfate. Es kann daher auch aus diesen Bisulfaten rauchende Schwefelsäure dargestellt werden. Ferner erzeugt man sie zuweilen aus dem entwässerten Natriumsulfat (Glaubersalz) durch Glühen mit Borsäure, wo sie als Nebenprodukt, das rückständige Natriumborat aber behufs der Boraxbereitung als Hauptprodukt gesammelt wird.

Die älteste und billigste Darstellung ist die aus Ferrosulfat oder Eisenvitriol, dem schwefelsauren Eisenoxydul. Das krystallisirte Ferrosulfat verliert beim Erhitzen leicht sein Krystallwasser, jedoch sehr schwierig sein Constitutionswasser, und während letzteres bei einer sehr starken Hitze entweicht, wird dieses auch zugleich von Schwefelsäuredämpfen begleitet. Das Produkt der trocknen Destillation aus dem vom Krystallwasser befreiten Eisenvitriol ist also nicht völlig wasserfreie Schwefelsäure, sondern immer ein Gemisch aus Schwefelsäureanhydrid und Schwefelsäure. Da gleichzeitig eine theilweise Oxydation des Eisenoxyduls zu Eisenoxyd stattfindet und der hierzu erforderliche Sauerstoff einem Theile Schwefelsäure entzogen wird, so entsteht auch etwas Schwefeldioxyd oder Schwefligsäureanhydrid, welches gasförmig entweicht.

	Ferrosulfat		Ferrioxyd		Schwefelsäureanhydrid (Schwefeltrioxyd)		Schwefligsäureanhydrid (Schwefeldioxyd)
	$2FeSO_4$	geben	Fe_2O_3	und	SO_3	und	SO_2
oder $2\left(\begin{smallmatrix}SO_2''\\Fe''\end{smallmatrix}\right\}O_2\right)$		geben	Fe_2O_3	und	SO_3	und	SO_2

Das dampfförmige Schwefelsäureanhydrid leitet man in Englische Schwefelsäure, welche das Anhydrid absorbirt, wodurch die rauchende Schwefelsäure entsteht, denn

$$\underset{\text{Schwefelsäure}}{H_2SO_4} \quad + \quad \underset{\text{Schwefelsäureanhydrid}}{SO_3} \quad \text{ergeben} \quad \underset{\text{rauchende Schwefelsäure}}{H_2SO_4 + SO_3}$$

$$\text{oder} \quad \left.\begin{matrix}SO_2''\\H_2\end{matrix}\right\}O_2 \quad + \quad SO_3 \quad \text{ergeben} \quad \left.\begin{matrix}H\,\rbrace O\\ SO_2''\,\rbrace\\ SO_2''\,\rbrace O\\ H\,\rbrace O\end{matrix}\right. \quad \text{oder} \quad \left.\begin{matrix}(SO_2'')_2\\H_2\end{matrix}\right\}O_3$$

$$\text{oder} \quad SO_2''\left\{\begin{matrix}OH\\OH\end{matrix}\right. \quad + \quad SO_3 \quad \text{ergeben} \quad \begin{matrix}SO_2''\\SO_2''\end{matrix}\left\{\begin{matrix}OH\\O\\OH\end{matrix}\right.$$

Die Eisenvitriollösung oder die Mutterlaugen aus der Eisenvitriolbereitung werden zur Trockne eingedampft und unter Umrühren längere Zeit erhitzt oder calcinirt, um das Eisensulfat theils möglichst wasserfrei zu machen, theils die Oxydation des Ferrooxyds in Ferrioxyd durch den Sauerstoff der Luft zu fördern. Mit diesem calcinirten Eisenvitriol, calcinirtem Vitriolstein, werden zu je 1,25—1,5 kg feuerfeste thönerne Kolben oder etwas konische, an dem weiteren Ende geschlossene Röhren beschickt, und diese Gefässe in einer Zahl von 200 und mehr in den Brennofen gesetzt, welcher ein sogenannter Galeerenofen und so eingerichtet ist, dass die Kolben in mehreren Reihen über einander eingesetzt werden können. Im Anfange der Heizung treten aus den Kolben unsichtbare Dämpfe der Schwefligsäure, begleitet von Dämpfen wasserhaltiger Schwefelsäure hervor, welche man gewöhnlich nicht auffängt; sobald aber die weisslichen Dämpfe der wasserfreien Schwefelsäure zum Vorschein kommen, legt man irdene Kolben als Vorlagen an, welche eine gewisse Menge Englischer Schwefelsäure enthalten. Die Fuge zwischen Kolben und Vorlage schliesst man mit einem Lutum aus Lehm.

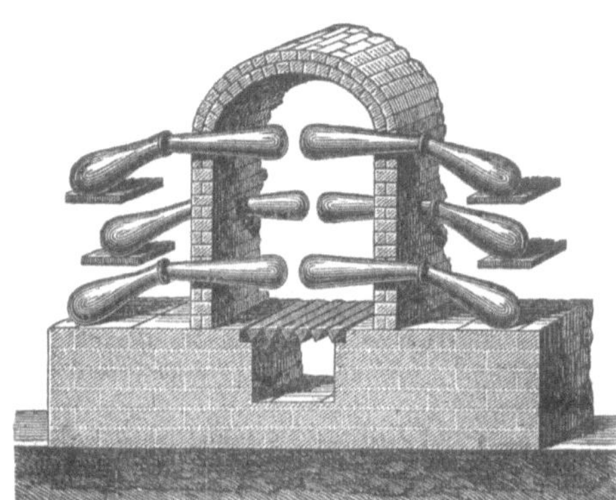

Brennofen zur Darstellung rauchender Schwefelsäure. Theil eines Galeerenofens.

Nach circa 40 Stunden ist die Säure aus dem Vitriolstein ausgetrieben und die Kolben enthalten nun rothes Eisenoxyd mit Spuren Schwefelsäure, den sogenannten Todtenkopf oder Englisch-Roth (*Caput mortuum; Colcothar Vitrióli*). Nach der Abkühlung werden diese Kolben entleert, wiederum mit calcinirtem Vitriolstein beschickt, in den Brennofen eingesetzt und ihnen nach der ersten Anheizung dieselben Vorlagen mit der Engl. Schwefelsäure vorgelegt.

Dieser Modus wird noch 1—2 mal wiederholt, wo dann die Säure in den Vorlagen hinreichend mit wasserfreier Schwefelsäure gesättigt ist.

In neuerer Zeit destillirt man die rauchende Schwefelsäure vortheilhafter aus dem Ferrisulfat, schwefelsaurem Eisenoxyd, $Fe_2(SO_4)_2(OH)_2$. Den vorerwähnten Todtenkopf mischt man mit einer doppelten Gewichtsmenge Englischer Schwefelsäure und stellt daraus unter mässiger Erhitzung ein möglichst wasserfreies Ferrisulfat her, welches man dann wie den calcinirten Vitriolstein behandelt.

Das als Rückstand bei der Salpetersäuredarstellung aus Chilisalpeter (Natronnitrat) und Schwefelsäure gewonnene Natriumbisulfat, oder richtiger Natriumhydriumsulfat, $NaHSO_4$, wird trocken und möglichst wasserfrei gemacht in Retorten gegeben, mit Englischer Schwefelsäure übergossen und erhitzt. Hier geht zuerst Schwefelsäure über, welche die bei verstärkter Hitze nachfolgende anhydrische Schwefelsäure aufnimmt und condensirt.

$$\underset{\text{Natriumhydriumsulfat}}{\underset{\text{Natronbisulfat oder}}{2\,NaHSO_4}} \quad \text{zerfallen in} \quad \underset{\text{Wasser}}{H_2O} \quad \text{und} \quad \underset{\text{(Natriumpyrosulfat)}}{\underset{\text{Natriumdisulfat}}{Na_2S_2O_7 = SO_3 + Na_2SO_4}}$$

oder laut der Typentheorie

$$\underset{\text{saures Natriumbisulfat}}{2\left(\begin{matrix} SO_2'' \\ NaH \end{matrix} \right\} O_2 \right)} \quad \text{zerfallen} \quad \underset{\text{Wasser}}{\begin{matrix} H \\ H \end{matrix} \Big\} O} \quad \text{und} \quad \underset{\text{neutrales Natriumbisulfat}}{\begin{matrix} (SO_2'')_2 \\ Na_2 \end{matrix} \Big\} O_3}$$

Das Natriumdisulfat zerfällt bei gesteigerter Hitze in Schwefelsäureanhydrid, welches als Dampf frei wird, und in wasserfreies Natriumsulfat

$$\begin{matrix} & \underset{\text{neutrales Natriumbisulfat}}{\underset{\text{Natriumdisulfat oder}}{Na_2S_2O_7}} & \text{zerfällt in} & \underset{\text{Natriumsulfat}}{N_2SO_4} & \text{und} & \underset{\text{Schwefelsäureanhydrid}}{SO_3} \\ \text{oder} & \begin{matrix} (SO_2'')_2 \\ Na_2 \end{matrix} \Big\} O_3 & \text{zerfällt in} & \begin{matrix} SO_2'' \\ Na_2 \end{matrix} \Big\} O_2 & \text{und} & SO_3 \end{matrix}$$

Die rauchende Schwefelsäure wird gewöhnlich in Flaschen aus Steingut eingefüllt in den Handel gebracht.

Die Fabrikation arsenfreier Schwefelsäure ist heute keine schwere Arbeit mehr und wäre schon früher eine leichte gewesen, wenn man daran gedacht hätte die gerösteten Pyrite zu zermahlen und mittelst dünner Natronlauge von den Arsenoxyden zu befreien. In neuster Zeit ist H. BORNTRÄGER mit diesem einfachen Verfahren (D. R.-Pat. 15757 8./3. 1881) vorgegangen, indem er die Rückstände aus der Sodafabrikation verwendet, diese unter Druck mit Wasser erschöpfend, die Colatur mit dem angefeuchteten Pulver der Kiesabbrände (gerösteten Pyrite) mischend, diese absondernd, trocken machend etc.

Das J. A. WOLTERS'sche Verfahren (D. R.-Pat. 3110. 1878) besteht darin, durch Erhitzen von Natriumsulfat (Glaubersalz) mit Schwefelsäure, wasserfreies Natriumpyrosulfat oder wasserleeres Natriumdisulfat herzustellen, und dieses Salz im geschmolzenen Zustande auf entwässertes Magnesiumsulfat einwirken zu lassen. Daraus wird mit Leichtigkeit Schwefelsäureanhydrid, SO_3, frei und es bleibt eine Doppelverbindung im Rückstande, welche sich durch Krystallisation wieder in Glaubersalz und Bittersalz scheiden lässt. Dieses Salz, Natrium-Magnesiumsulfat

$$\begin{matrix} SO_4 \\ SO_4 \end{matrix} \begin{matrix} \diagup Na \\ \diagdown Mg \\ \diagdown Na \end{matrix}$$ wird nicht zerlegt, sondern mit Schwefelsäure und durch Erhitzen wieder in

ein saures Salz übergeführt und der Destillation unterworfen.

MESSEL in Silvertown und MAJER in Schlehbusch leiten die aus den Pyriten erzeugten Verbrennungsproducte durch concentrirte Schwefelsäure, in welcher sich SO_3 verdichtet.

Eigenschaften der rauchenden Schwefelsäure. Dieselbe bildet eine farblose, ölartig fliessende, an der Luft rauchende, unter 0^0 erstarrende, äusserst ätzende und daher giftige Flüssigkeit von 1,855 bis 1,860 specifischem Gewicht, bestehend aus Schwefelsäure und $12 - 16$ Proc. Schwefelsäureanhydrid oder sie ist ein Gemisch aus

Schwefelsäure mit Pyroschwefelsäure, entsprechend der Formel $H_2SO_4 + \begin{matrix} SO_2 \\ SO_2 \end{matrix} \begin{matrix} \diagup OH \\ \diagdown O \\ \diagdown OH \end{matrix}$.

Das Rauchen ist die Folge der Verdunstung des Schwefelsäureanhydrids, welches sich theils mit der Luftfeuchtigkeit, theils mit dem in der Luft anwesenden Ammon verbindet und die sichtbaren Dämpfe darstellt. Durch diese Eigenschaft des Rauchens unterscheidet sich die rauchende Säure von der Englischen Schwefelsäure. Beim Erwärmen bis auf $40 - 50^0$ wird alle wasserfreie Schwefelsäure gasförmig ausgetrieben, und geschieht die Erwärmung in einer Retorte mit Vorlage, so verdichtet sich das Schwefelsäureanhydridgas zu weissen, weichen, seidenglänzenden, asbestähnlichen Krystallen, welche bei 25^0 schmelzen und sich bei 35^0 verflüchtigen.

Die rauchende Säure ist weit hygroskopischer als die Englische, sie wirkt auch stärker verkohlend auf organische Substanzen und färbt sich dabei braun bis schwarz. Giesst man einen Strahl der rauchenden Säure in Wasser, so erfolgt ein zischendes Geräusch, wie wenn man glühendes Eisen in Wasser taucht. Beim Eingiessen von Wasser in die Säure wird dasselbe zum Theil plötzlich in Dampf verwandelt unter heftigem, Säure umherspritzendem Geprassel. Bei grossen Mengen kann in einem solchen Falle das Geprassel bis zur heftigsten Explosion zunehmen. Ueberhaupt besitzt die Säure alle physikalischen Eigenschaften der Englischen Schwefelsäure in einem stärkeren Maasse.

Bei 0^0 oder wenigen Kältegraden erstarrt die rauchende Säure theilweise oder ganz, welche Krystallmasse wiederum einer längeren Einwirkung einer Wärme von 20^0 C. bedarf, um in den flüssigen Zustand zurückzukehren. Dieser Umstand ist beim Umgiessen und Eingiessen aus den Versand- oder Stand-Gefässen zu beachten, denn in die Gefässe von Steingut kann man nicht hineinsehen.

Die Güte der Säure ergiebt sich zunächst aus der Eigenschaft zu rauchen, dem spec. Gew., welches bei 15^0 C. 1,855 überschreiten muss, und schliesslich aus dem Mangel einer Trübung oder dem Eintreten einer nur unbedeutenden Trübung, wenn 3 g der Säure in einem Porcellanmörser mit 6 g Wasser sehr vorsichtig und allmählich verdünnt sind und dann mit 30 ccm 90 proc. Weingeist vermischt werden. Natriumsulfat wird mitunter bis zu 15 Proc. in der rauchenden Schwefelsäure angetroffen. 1—2 Proc. könnten wohl als zulässig gelten. Eine rauchende Säure mit einer amethystrothen Farbe enthält gewöhnlich etwas Tellur, welches darin als $TeSO_3$ vertreten ist (RUD. WEBER).

Die **Aufbewahrung** und **Behandlung** der **rauchenden Schwefelsäure** erfordert grosse **Vorsicht,** damit man sich vor Unglück bewahre. Der Aufbewahrungsort ist **neben der Englischen Schwefelsäure** in einem Raume, in welchem die Temperatur nicht bis auf 0^0 sinkt, also im Keller. Das Gefäss ist eine Flasche mit Glasstopfen, es muss daher die in Steingefässen bezogene Säure in gläserne Flaschen umgegossen werden, was vorsichtig und mit Hilfe eines gläsernen oder porcellanenen Trichters geschieht. Die in den Trichter einfliessende Säure darf sich nicht darin ansammeln, und das Maass des Giessens muss so geleitet sein, dass die Säure sofort in das Gefäss vollständig einfliesst, denn bei gefülltem Trichter, wo also der Säurestrahl in eine Säureschicht hineinfällt, ereignet sich ein Spritzen von Säuretropfen, die in ziemlich weiten Curven davonspringen und leicht Gesicht, Augen, Kleider treffen können. Ferner ist die Jahreszeit zu beachten, in welcher die Säure vom Drogisten entnommen wird. Hat die Säure auf dem Transport eine Temperatur von 0^0 oder Kältegrade ausgehalten, so ist sie ganz oder zum Theil erstarrt. Die krystallinische Masse liegt am Grunde der Säure und sitzt meist auf dem Boden des Gefässes nicht fest. Beim Umgiessen fällt plötzlich diese Masse in der stark geneigten Flasche gegen die Oeffnung und schleudert flüssige Säure aus dieser heraus. Im Winter bezogene Säure muss, weil diese krystallinische Masse sehr langsam schmilzt, in dem nur locker verstopften Gefäss wenigstens **einige Tage** an einem Ort von circa 25^0 stehen, ehe man an das Umgiessen herangeht. Endlich ist daran zu erinnern, dass diese Säure sich in der Wärme verhältnissmässig stärker ausdehnt als das einfache Säurehydrat, es dürfen daher die Flaschen mit der Säure stets nur bis höchstens zu $4/5$ ihres Rauminhaltes angefüllt werden. Beim Ein- und Umgiessen halte man das Gesicht von dem Säurestrahle fern. Ueber Stopfen und Hals der Standflasche muss eine Glaskapsel (Trinkglas) gestülpt sein, um die feuchte und ammoniakalische Luft abzuhalten.

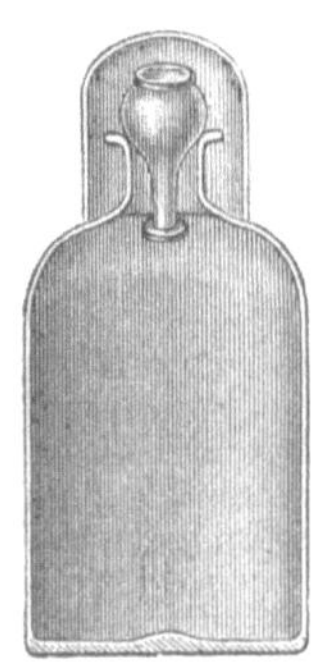

Flasche mit Nönnchenglase und
Glaskapsel geschlossen.

Enthält die Säure Fluorwasserstoff, was nicht selten ist, so kommt es vor, dass der Glasstopfen sich so dicht in die Standflasche einkittet, dass ein Oeffnen derselben nicht möglich ist. Gelingt es nicht durch Einspritzen von Wasser zwischen Stopfen und Hals den Stopfen zu lockern, so stellt man die Flasche in ein steinzeuges Töpfchen mit Wasser, so dass der Stopfen auf dem Boden, die Flasche auf dem Rande des Töpfchens ruht. Nach circa 10 Minuten kehrt man das Ganze um, wobei das Wasser aus dem Töpfchen über die Flasche läuft, und versucht nun das Oeffnen. Auch diese Behandlung lässt das Ziel oft nicht erreichen, und man muss den Hals der Flasche abschlagen. Empfehlenswerth ist immer der Verschluss der Flasche mit einer Glaskugel (Nönnchenglas) und einer darüber gestülpten Glaskapsel, deren Rand mit weichem Harzcerat bestrichen ist.

Die rauchende Schwefelsäure wird hauptsächlich zum Auflösen des Indigo verbraucht.

Acidum pyrosulfuricum, festes Vitriolöl, Pyroschwefelsäure ($H_2S_2O_7$), ist eine krystallinische Masse, welche in eisernen Trommeln versendet wird. Die aus England eingeführte Säure bestand aus annähernd 40 Th. SO_3 und 60 Th. H_2SO_4, ist also wirkliche Pyroschwefelsäure ($H_2S_2O_7$).

Schwefelsäureanhydrid, bestehend aus Schwefelsäureanhydrid und 2—3 Proc. H_2SO_4, wird ebenfalls in Blechdosen verschickt und in Freiberg in Sachsen und in Böhmen im Grossen fabricirt. Man kann sie beziehen durch das Handelsbureau der Königl. Sächsischen Hüttenwerke zu Freiberg in Sachsen und durch die Firma JOH. DAV. STARK in Prag.

Eigenschaften der Englischen Schwefelsäure. Diese ist eine geruch- und farblose, selten etwas bräunlich gefärbte, klare, nicht rauchende, wie Mohnöl fliessende Flüssigkeit von 1,830—1,833 spec. Gewicht oder mit einem Gehalt von 91—93 Proc. Schwefelsäure. Sie ist sehr hygroskopisch und wirkt verkohlend auf organische Gebilde, indem sie diesen die Elemente zur Bildung von Wasser entzieht. Beim Vermischen mit einem gleichen Volumen Wasser erhitzt sie sich bis fast zum Wasserkochpunkte. Beim Erhitzen verdampft zuerst Wasser, dann eine verdünnte Schwefelsäure, und wenn die Temperatur bis auf 327⁰ gestiegen ist, wo sie kocht, bildet sie das Hydriumsulfat, H_2SO_4, welches dann auch in Dampf übergeht.

Verunreinigung der Englischen Schwefelsäure. Die Verunreinigungen einer Englischen Schwefelsäure können sein: Arsenigsäure, Arsensäure (circa 0,1 Proc.), Schwefligsäure, Antimonoxyd, Selen, Thalliumoxyd, Quecksilberoxyd (sämmtlich aus dem Schwefel oder den Schwefelkiesen, woraus die Schwefelsäure dargestellt ist, herstammend); Eisenoxyd, Thonerde, Kalkerde, Alkalien, Ammon (letzteres aus dem Wasser herrührend, welches zur Verdichtung der Säure bei der Fabrikation benutzt wurde); Salpetersäure, Untersalpetersäure, Salpetrigsäure, Salzsäure (aus der unreinen Salpetersäure herrührend); endlich Bleisulfat (aus den Bleikammern und den Bleipfannen, in welchen die Concentration der Säure stattfindet, herrührend). Mit Manganosulfat, aus der Chlorgasbereitung herstammend, ferner mit Glaubersalz und Bittersalz soll man oft das spec. Gewicht einer zu leichten Schwefelsäure vermehren. Die fixen Verunreinigungen einer guten Engl. Schwefelsäure sollten nicht über 0,15 Proc. hinausgehen.

Die Pharmakopoe stellt bezüglich der Verunreinigungen keine Bedingungen. Die rohe Schwefelsäure für den pharm. Gebrauch genügt, wenn das spec. Gew. nicht unter 1,830 hinabgeht und sie einen Mindestgehalt von 91 Proc. Schwefelsäure (Hydriumsulfat, H_2SO_4) aufweist.

Die **Prüfung** der Englischen Schwefelsäure, wenn dieselbe in mercantilischer Beziehung gefordert werden sollte, besteht in der Bestimmung des spec. Gew. oder in der Bestimmung des Säuregehaltes. In letzter Beziehung verdünnt man 4,9 g der Säure mit Wasser auf 100 g. 10 g dieser verdünnten Säure müssen mindestens 9,1 ccm Normalkalilösung zur Sättigung erfordern. Im Platinschälchen (im Schornsteine) verdampft, dürfen 10 g der conc. Säure höchstens 0,015 g (0,1—0,15 Proc.) Rückstand hinterlassen. Gewöhnlich giebt man als höchstes Maass 0,13 Proc. an.

Das spec. Gewicht von 1,830 (nach längerer Aufbewahrung gewöhnlich 1,829) erkennt man durch die empirische Probe, auf eine kleine Schicht der Säure einige linsengrosse klare Krystalle des reinen Eisenvitriols, Ferrosulfats, zu streuen. Sie dürfen nicht untersinken. Sinken sie unter, so schreitet man ordnungsgemäss zur Bestimmung der Eigenschwere.

Auf Arsen prüft man die Engl. Schwefelsäure, wenn es gefordert wird, mittelst des Stannoverfahrens, indem man in einen langen, nicht zu engen Reagircylinder circa 4 ccm der Säure und eine bohnengrosse Menge Stannochlorid (Zinnsalz) giebt agitirt und zwei Minuten erhitzt, so dass ein gelindes Kochen eintritt, welches man 1—2 Minuten unter bisweiligem Agitiren fortsetzt. Die Säure wird, wenn sie farblos war und Arsen enthielt, eine klare gelbe bis braune Flüssigkeit darstellen. Das Nähere vergleiche man S. 214. Da die Engl. Schwefelsäure weniger concentrirt ist, muss hier eine etwas grössere Menge des Stannochlorids hinzugegeben werden. Die anderen nur in kleinen Spuren vertretenen Vorunreinigungen der rohen Säure stören die Reaction nicht. Ist die Säure gefärbt, so setzt man zu 4 ccm 2 Tropfen Salpetersäure und erhitzt zum Aufkochen, worauf Farblosigkeit eintritt. Nach dem Erkalten giebt man eine 2 Bohnen grosse Menge Stannochlorid hinzu etc.

Man kann auch nach der BETTENDORF'schen Methode das Arsen nachweisen und zwar in folgender Weise. Man giebt in ein weites Reagirglas circa 4 CC. der rohen Schwefelsäure und verdünnt mit einem halben Volumen Wasser. Hierauf giebt man circa 2 g reines Kochsalz hinzu, nach einigen Augenblicken 1,5 — 2 g Stannochlorid, erhitzt unter gelinder Agitation bis fast zur Lösung und setzt beiseite. Bei Gegenwart von vielem Arsen wird die braune Trübung nicht lange auf sich warten lassen, bei Spuren tritt die braune Färbung oder solcher Bodensatz später ein. Eine völlig arsenfreie rohe Schwefelsäure ist eine sehr seltene Waare.

In der rohen Schwefelsäure angetroffene Verunreinigungen sind noch: Chlorwasserstoff, Fluorwasserstoff, Thalliumoxyde. Der Nachweis der letzteren soll nach CROOKES in folgender Weise geschehen: Man verdünnt circa 300 g der Säure mit einem dreifachen Volumen Wasser, übersättigt mit Ammon, dann mit Schwefelammonium, digerirt und prüft den dunkelfarbigen Niederschlag spectralanalytisch. Auf Selengehalt zu prüfen, verdünnt man die Schwefelsäure mit einem gleichen Volumen Wasser, versetzt mit concentrirter Salzsäure, erhitzt bis zum Kochen, setzt dann etwas Schwefligsäure oder Natriumsufit hinzu und erwärmt. Selen scheidet als gelbröthlicher oder rother Niederschlag aus.

$$\underset{\text{Selensäure}}{H_2SeO_4} \; + \; \underset{\text{Chlorwasserstoff}}{2HCl} \; = \; \underset{\text{Chlor}}{2Cl} \; + \; \underset{\text{Wasser}}{H_2O} \; + \; \underset{\text{Selenigsäure}}{H_2SeO_3}$$

$$\left.\begin{array}{l} SeO_2'' \\ H_2 \end{array}\right\}O_2 \; + \; 2\left(\left.\begin{array}{l} H \\ Cl \end{array}\right\}\right) \; = \; \left.\begin{array}{l} Cl \\ Cl \end{array}\right\} \; + \; \left.\begin{array}{l} H \\ H \end{array}\right\}O \; + \; \left.\begin{array}{l} SeO'' \\ H_2 \end{array}\right\}O_2$$

$$\underset{\text{Selenigsäure}}{H_2SeO_3} \; + \; \underset{\text{Schwefligsäureanhydrid}}{2SO_2} \; = \; \underset{\text{Wasser}}{H_2O} \; + \; \underset{\text{Schwefelsäure}}{2H_2SO_4} \; + \; \underset{\text{Selen}}{Se}$$

$$2\left(\left.\begin{array}{l} SeO'' \\ H_2 \end{array}\right\}O_2\right) \; + \; 4SO_2 \; = \; 2\left(\left.\begin{array}{l} H \\ H \end{array}\right\}O\right) \; + \; 4\left(\left.\begin{array}{l} SO_2'' \\ H_2 \end{array}\right\}O_2\right) \; + \; \left.\begin{array}{l} Se \\ Se \end{array}\right\}$$

Das Maass der Verunreinigung mit Bleisulfat oder den Sulfaten der Alkalien erfährt man, wenn man ca. 2 g der Säure in einem Platinschälchen verdampft, Blei bleibt als Bleioxyd mit Spuren Schwefelsäure verbunden zurück, die Alkalisulfate als neutrale Salze.

Aufbewahrung. Die Englische Schwefelsäure, vom gewöhnlichen Publicum auch Vitriolöl genannt, gehört zu den starkwirkenden Stoffen und hat daher seinen Platz neben der reinen Schwefelsäure. Was über die Aufbewahrung dieser Säure (S. 216) gesagt ist, gilt auch von der Englischen Säure. Beim Einfassen und Umgiessen hüte man sich vor dem Bespritzen mit der Säure und halte man das Gesicht möglichst abseits. Sollte die Säure in Ballons (in Körben stehend) beschafft werden, so muss die Hantirung damit stets von 2 Personen geschehen.

Zu erwähnen ist, daran fest zu halten, die mit concentrirter Schwefelsäure gefüllten, in Körben stehenden Glasballons nie von einem Arbeiter auf dem Rücken tragen und transportiren zu lassen. An je einem Korbe sollen zwei Arbeiter anfassen. In meinem Leben sind mir ungefähr 10 Fälle bekannt geworden, wo der Bauch des Ballons beim Tragen auf dem Rücken eingedrückt und die Arbeiter lebensgefährlich beschädigt wurden.

Da sich die Schwefelsäure in der Wärme stark ausdehnt, so sind die Stopfen sofort zu lockern, wenn die Gefässe in kälterer Jahreszeit aus irgend einem kälteren Orte, z. B. aus dem Waggon der Eisenbahn in einen warmen Raum (Keller, Laboratorium) versetzt werden. Da die Fabrikanten und Drogisten auf diese Ausdehnung durch Wärme selten Rücksicht nehmen, sie die Gefässe gewöhnlich total füllen, so ist das Platzen dieser Gefässe eben nichts Seltenes. Die in kalter Temperatur des Frühlings total gefüllten und dicht geschlossenen Ballons stehen eine Zeit in der Fabrik und kommen im Sommer zur Versendung z. B. in offenen Waggons, der brennenden Sonne ausgesetzt. Sind die Ballons nicht dickwandig, so ist ein Zerspringen die nothwendige Folge. Derjenige, welcher die Ballons füllte und dicht verschloss, wäre als der schuldige Theil des Malheurs heranzuziehen.

In Bleigefässen darf conc. Schwefelsäure nicht aufbewahrt oder verschickt werden, denn wie schon an anderer Stelle bemerkt ist, wird nach James Napier's Erfahrungen das Blei bei gewöhnlicher Temperatur von concentrirter Schwefelsäure unter Entwickelung von Wasserstoff angegriffen und das in einem Maasse, dass eine Verschickung dieser Säure in dicht geschlossenen Bleigefässen gefährlich ist, indem zuerst die Gefässse aufgetrieben und dann zersprengt werden.

Brandwunden durch Schwefelsäure werden nach dem Abspülen mit Wasser mit einem Breie aus Magnesia (gebrannter oder kohlensaurer) und Wasser bedeckt (S. 216).

Anwendung und **Abgabe.** Die Englische oder rohe Schwefelsäure erfordert in Rücksicht auf ihre Anwendung und auch besonders in Betreff der Abgabe an das Publikum die grösste Vorsicht, denn sie ist eine äusserst corrodirende und deshalb giftige Flüssigkeit. An die Flasche, worin die conc. Schwefelsäure abgegeben wird, klebe man die Signatur: **Vorsichtig!** oder **Giftig!** an. Das Publikum gebraucht sie meist zur Bereitung von Stiefelwichse, zum Scheuern kupferner Küchengeräthe, auch zuweilen zum Aetzen von Warzen. Es ist jedenfalls die Pflicht des Apothekers, vor der Abgabe über den beabsichtigten Gebrauch Erkundigungen einzuziehen und zur Vorsicht zu mahnen, niemals aber diese Säure in Tassenköpfen, Schnaps- oder Trinkgläsern in Sonderheit an Kinder abzugeben. Sollte sie zur Instandsetzung der Platinfeuerzeuge gefordert werden, so ist der Verkauf der reinen Säure zu empfehlen, denn der Wasserstoff der unreinen Säure verdirbt sehr bald den Platinschwamm und enthält nicht selten Schwefelwasserstoff oder Arsenwasserstoff. Die Viehkurirer haben mitunter Vorschriften, nach welchen die concentrirte Säure mit Terpenthinöl oder anderen ätherischen Oelen gemischt werden soll. Eine Mischung dieser Art kann, ohne genügende Vorsicht bewerkstelligt, nicht nur eine Explosion, sondern selbst auch eine Entzündung zur Folge haben. In der Kälte gelingt sie oft für den Augenblick, sie wird aber in kürzerer oder längerer Zeit darauf in die gefahrdrohende chemische Action eintreten. Solche Mischungen besorgt man im Freien in einem offenen Porzellangefäss und zwar mit der Vorsicht, dass man erst die Schwefelsäure mit einem doppelten Volumen Rüböl mischt und nach dem Abkühlen die Mischung mit dem Terpentinöl, welches unter Umrühren nur in kleinen Portionen zuzusetzen ist, vornimmt. Die Schwefligsäure enthaltenden Dämpfe aus diesen Mischungen sind den Lungen äussert schädlich.

Die technische und chemische Verwendung der Schwefelsäure ist eine bedeutend umfangreiche und vielseitige. Die jährliche Production umfasst 25 Millionen Centner, an welcher Deutschland nur mit 2,500,000 Ctr. betheiligt ist.

Zunächst verbraucht man sie zur Darstellung einer Menge Säuren, wie der Salpetersäure, Kohlensäure, Schwefligsäure, Weinsäure, Citronensäure, Stearinsäure etc., zur Darstellung des Phosphorsäure-Düngers, zur Zersetzung des Calciumphosphats behufs Darstellung des Phosphors, zur Darstellung verschiedener Sulfate, wie des Glaubersalzes, Bittersalzes, der Vitriole, zum Depuriren oder Raffiniren der fetten Oele, des Petroleum, zur Darstellung der Schiessbaumwolle und des Colloxylins, vieler Nitroverbindungen, zur Darstellung des Stärkezuckers, der Theerfarbstoffe, der Schuhwichse, des Mineralspiritus (Oel bildendes Gas mit Schwefelsäure im Contact bildet Aetherschwefelsäure, welche mit Wasser verdünnt Weingeist ausgiebt, denn $C_2H_4 + H_2O = C_2H_6O$), des Pergamentpapieres, zum Entfeuchten der Luft, der Trockenräume, zur Chlorgasentwickelung (aus Natriumchlorid, Manganperoxyd und Schwefelsäure) etc.

Acidum sulfuricum dilutum.

Verdünnte Schwefelsäure. Acĭdum sulfurĭcum dilūtum. Spirĭtus Vitriŏli. *Acide sulfurique dilué. Diluted salphuric acid.*

Fünf (5) Th. destillirten Wassers werden mit einem (1) Th. reiner Schwefelsäure gemischt. Spec. Gew. 1,110—1,114.

Geschichtliches. Die Einführung der verdünnten Schwefelsäure beginnt mit dem Eintritte der Schwefelsäure in den Handel, gegen Ende des vorigen Jahrhunderts. In der ersten Hälfte des vorigen Jahrhunderts stellten die Apotheker ein *Oleum sulphuris per Campanam* (unter einer Glasglocke bereitetes Schwefelöl) dar. *E sulphure flavo, arsenicalis malignitatis non participe, in pulverem redacto, in scutella terrea non nimis ampla, nec alta nimis* (flaches Schüsselchen), *patinae vitreae latae, interveniente sustentaculo vitreo* (Glastenakel), *imposita, et suspenso desuper receptaculo amplo vitreo, campanae forma praedito, deflagrante paratur. Coagulato nimirum in campana Sulphuris fumo, indeque in substratam ipsi patinam destillante. Ubi observandum aëre udo et pluvioso felicius hoc succedere negotium, plusque Olei, (haud adaequate sic dicti) quam sicco aut sereno coelo colligi.* So sagt FAGINUS in seinem Dispensatorium regium et electorale Borussico-Brandenburgicum 1747.

Diese Flüssigkeit, welche viel Schwefligsäure enthielt, wurde mit Wasser mehr oder weniger verdünnt und zu den Arzneien gemischt.

Darstellung. Die Zumischung der reinen concentrirten Schwefelsäure zu dem Wasser soll mit aller Vorsicht geschehen. Das Maass der Wärmeentwickelung bei der Mischung steht mit der Menge beider Substanzen und mit der Weise der Zumischung, ob man die Säure zum Wasser oder das Wasser zur Säure giebt, in einem gewissen Verhältniss. Beim schnellen Zugiessen von 1 Th. Wasser zu 2 Th. concentrirter Schwefelsäure findet bei mittlerer Temperatur eine Erhitzung bis circa zu 125° statt, beim Mischen gleicher Theile steigt die Erhitzung nur bis auf circa 110°, beim Mischen von 1 Vol. Wasser zu 1 Vol. Schwefelsäure steigt die Temperatur auf 115° C. Bei einer Mischung von 1 Th. der concentrirten Säure zu der fünffachen Gewichtsmenge Wasser geht die Erhitzung kaum über 55° hinaus. Diese Temperaturen gelten nur für Mischungen kleiner Quantitäten, auf welche die von Aussen hinzutretende Abkühlung von grossem Einflusse ist. Das Gefährliche der Mischung liegt eben in der Berührung kleiner Mengen Wasser mit der grösseren Menge Säure, wo eine Erhitzung des zutretenden Wassers den Wasserkochpunkt übersteigt und eine plötzliche Wasserdampfbildung ein explosionsartiges Spritzen der Flüssigkeit verursachen kann. Die gegenseitige Berührung kleiner Mengen Wasser mit grösseren Mengen der concentrirten Säure findet statt, wenn man das Wasser zur Säure giesst. Daher schreibt sich der Grundsatz des praktischen Chemikers und Pharmaceuten, die concentrirte Schwefelsäure stets nur in dünnem Strahle zum Wasser zu giessen. Bei dieser Vorsicht wird wohl ein Zischen, aber niemals ein gefährliches Spritzen stattfinden, und dies um so weniger, wenn man das Wasser während des Säurezuflusses (vermittelst eines Glasstabes oder rotirender Bewegung der Flasche, in welcher die Mischung geschieht) in einer wirbelnden Bewegung erhält.

Die Mischung in dieser Weise macht man bei grösseren Mengen in einem Stehkolben oder einer porcellanenen Schale, jedoch bei Mengen, z. B. von 30—40 g Säure und 150—200 g destillirtem Wasser, kann sie bei dünnem einfallendem Säurestrahl auch in dem Standgefässe vorgenommen werden, wofern der Boden dieses Gefässes nicht zu dick ist, das Glas überhaupt auf der Hütte eine gute Abkühlung erfahren · hat, oder wofern die Mischung schon mehrere Male in derselben Flasche vorgenommen wurde. Wird ein neues Standgefäss genommen, so vollführe man einige Male die Mischung durch allmähliches und unterbrochenes Zugiessen der Säure. Später kann dann die Mischung schnell geschehen, die Flasche hält nun den Temperaturwechsel aus, ohne zu zerspringen.

Eigenschaften. Die verdünnte Schwefelsäure ist eine farb- und geruchlose, zwar sehr saure, aber nicht ätzende Flüssigkeit, welche in Betreff ihrer Reinheit sich gegen Reagentien wie die reine concentrirte Säure verhält. Ihr spec. Gewicht ist bei 15^0 1,110—1,114. Ihre Formel ist $H_2SO_4 + 27,22\,H_2O$, das Moleculargewicht also 588.

Prüfung. Während bei der verflüssigten Carbolsäure ein scharfer Prüfungsmodus für nothwendig gehalten wurde, sieht man hier bei der verdünnten Schwefelsäure von einer Prüfung überhaupt ab. Das spec. Gewicht genügt. Das giebt den Anschein, als sei dieser Arzneistoff ein recht werthloser. 4,9 g der verdünnten Säure müssen 15,6—16,2 der Normal-Kaliumhydroxydlösung zur Sättigung beanspruchen.

Kritik. Die verdünnte Schwefelsäure ist ein wichtiger Arzneistoff, und da die Ph. dem *Acidum carbolicum liquefactum* viel, auch dem *Acidum hydrochloricum dilutum* einige Sorgfalt bezüglich des Gehaltes zuwendet, so hätte sie aus Consequenz, welche bei Verfassung einer Ph. stets vorwalten muss, auch dem *Acidum sulfuricum dilutum* mehr Sorgfalt zuwenden sollen. Der Ph. genügt das spec. Gewicht mit einem ziemlichen Spielraume. Bei einer so starken Säure für den innerlichen Gebrauch wäre eine Bestimmung des Säuregehaltes der pharm. Ordnung halber gewiss gern aufgenommen worden.

In der Vorschrift finden wir wieder *Aqua* verzeichnet, obgleich jede Vorschrift, jedes Recept so gefasst sein soll, dass Zweifel und Irrthümer ausgeschlossen bleiben. Wenngleich in der Praefatio der Ph. gesagt ist, dass *aqua* im Texte stets „destillirtes Wasser" bedeute, so halten wir diese Notiz nur für die Fälle am Orte, wo *aqua* bei Ausführung der Prüfungen und Identitätsreactionen erwähnt ist. In den Vorschriften zur Zusammensetzung von Arzneistoffen sollen aber die Namen der Bestandtheile stets deutlich und sicher angegeben sein. Dass man in einer Pharmakopoe eine Vorschrift ohne vorherige Kenntnisnahme von der Vorrede nicht richtig auffassen kann, ist in der pharmaceutischen Literatur etwas ganz Sonderbares und Neues. Eine Ph. soll bezüglich der eingeführten pharmaceutischen Ordnung alle Zeit ein leuchtendes Vorbild sein, sie tritt aber von diesem Standpunkte zurück, wenn das Verständniss ihrer Vorschriften von einer Praefatio, einem sehr unwesentlichen Theile einer Pharmakopoe, abhängig gemacht wird. Nachdem man mit *aqua* seit zweitausend Jahren das gewöhnliche Wasser bezeichnete, blieb es der Ph. Germanica 1882 vorbehalten, mit *aqua* destillirtes oder reines Wasser zu bezeichnen. Dass die pharm. Praxis an diesem Vorgehen Schuld haben könne, will uns nicht einleuchten. Warum führt denn die Ph. S. 32 *Aqua destillata* auf? Wenn sie consequent sein wollte, hätte sie auch dieses Wasser nur mit *Aqua* aufführen müssen und sie hätte damit einen eminenten Fortschritt in der Pharmacie bekundet, insofern das Brunnen- und Flusswasser aus der Pharmacie verwiesen gewesen wäre. Einen zweiten eminenten Fortschritt hätte die Ph. gemacht, wenn sie aus der 15,66—16,1-proc. verdünnten Säure eine solche mit 10 Proc. H_2SO_4 geschaffen hätte. Dann wäre Sicheres für Unsicheres geboten worden und die pharm. Ordnung hätte einen neuen Gewinn erlangt.

Anwendung. Die verdünnte Schwefelsäure ist die Form, in welcher die Schwefelsäure innerlich zur Anwendung kommt. Sollte ein Arzt auf dem Recepte irgend einmal das *dilutum* vergessen, so ist stets nur die verdünnte Säure zu dispensiren, wenn eben die Arznei für den innerlichen Gebrauch bestimmt ist.

Man giebt die verdünnte Schwefelsäure bei Verdauungsstörungen (Dyspepsie), Magenkatarrh, Lungen- und Magenblutungen, Diarrhoe, febrilen, gastrischen und typhösen Leiden, bei verschiedenen Leiden der Haut, Bleikolik. Die Dosis ist 5—10—25 Tropfen oder 0,3—0,6—1,5 g zwei- bis vierstündlich in Mixturen und in einer Verdünnung von 1 der verdünnten Säure auf 50 bis 100, im Getränk von 1 auf 150—300. Aeusserlich kommt sie zur Anwendung bei verschiedenen Hautleiden, juckenden Exanthemen, Lähmungen, Gelenkwassersucht, Gicht, Ischias unverdünnt und verdünnt oder mit der 7 bis 15-fachen Menge Fett vermischt, auch als Pinselsaft mit der 10—20-fachen Menge Honig oder anderen Menstruen verdünnt bei blutendem Zahnfleisch, Mundfäule, Aphthen (greift aber die Zähne zu sehr an). Als Mittel für Säufer, um diesen einen Ekel vor Branntwein zu bewirken, hat sie sich nicht bewährt. Ein zu starker längerer Gebrauch zerstört die Verdauung, und grosse Gaben zu 10—40 g wirken gleichsam giftig. Pillenmassen mit verdünnter Schwefelsäure müssen in Porcellanmörsern angestossen werden. Die frische Mischung muss eine weiche Musconsistenz haben, denn nach einer halben Stunde, wo das organische Pulver sich mit Feuchtigkeit gesättigt hat, erfolgt die erwünschte Pillenconsistenz.

Die in Frankreich übliche mineralische Limonade, *Limonade minérale*, wird aus 12 g verdünnter Schwefelsäure von 1,112 spec. Gewicht, 1 L. Wasser und 50—100 g *Syrupus simplex* zusammengesetzt. Im Verlaufe von 24—36 Stunden zu verbrauchen als Temperans, Antiphlogisticum und mildes Adstringens.

Gendrin's schwefelsaure Limonade besteht aus 5 g verd. Schwefelsäure, 1000 g Wasser, 60 g Weingeist und 6 Tropfen Citronenöl. Täglich 3-mal 1 Weinglas (bei Bleivergiftung und als Prophylactium gegen Bleivergiftung).

Warren's blutstillender Balsam besteht aus 25 g verd. Schwefelsäure, 10 g Ol. Terebinthinae und 10 g Weingeist. Stündlich 40 Tropfen in Zuckerwasser (bei Haemorrhagien).

Die Französische Ph. lässt zur Darstellung der verdünnten Schwefelsäure 1 Th. Säure mit 9 Th. Wasser, die Niederländische Ph. und die Oesterreichische Ph. lassen 1 Th. Säure mit 5 Th. Wasser mischen, fordern aber ein spec. Gewicht von 1,117, weil sie der Meinung sind, dass die reine käufliche Säure ein spec. Gew. von 1,845 habe. Die Dänische und Britische Ph. lassen 1 Th. der Säure mit 7 Th. Wasser verdünnen. Den richtigsten Weg hat keine der Ph. eingeschlagen. Lag es doch nahe, eine genau 10-proc. Säure oder eine Säure mit 10 Proc. H_2SO_4 herzustellen, welche schliesslich doch das Endresultat sein wird. Von einer 94-proc. Säure wären also 100 Th. bis auf 940 Th., von einer 97-proc. aber 100 Th. bis auf 970 Th. mit Wasser zu verdünnen.

Acidum tannicum.

Gerbsäure, Gallusgerbsäure, Digallussäure, Gerbstoff. Tannin, Acïdum gallotannïcum, Acidum scytodephïcum, Tannīnum. *Acide tannique. Tannic acid.*

Weisses oder gelbliches Pulver oder lockere glänzende, fast farblose Masse. Mit gleichviel Wasser oder auch mit zwei Theilen Weingeist giebt sie eine klare, unbedeutend eigenthümlich, nicht nach Aether riechende, sauer reagirende Lösung von zusammenziehendem Geschmacke. Die Gerbsäure ist löslich in 8 Th. Glycerin, unlöslich in reinem Aether. Aus der wässrigen (20-proc.) Lösung wird die Gerbsäure durch Schwefelsäure, auch durch Natriumchlorid ausgefällt. Ferrichlorid erzeugt einen blauschwarzen, auf Zusatz von Schwefelsäure wieder verschwindenden Absatz (Niederschlag).

Die Lösung der Säure in 5 Th. Wasser muss auf Zusatz eines gleichen Volumens Weingeist klar bleiben, die weingeistige Lösung darf auch durch Zumischung eines halben Volumens Aethers nicht getrübt werden.

Geschichtliches. Die Eichenrinde, reich an Gerbstoff, welcher die Eigenschaft hat, sich mit dem Gewebe der thierischen Haut zu verbinden, dieselbe zu gerben, wurde schon im Alterthum zum Gerben und zur Lederbereitung benutzt, jedoch erst im letzten Viertel des vorigen Jahrhunderts unterschied man speciell eine Korksäure, welche die Gerbsäure in den Rinden umfasste. Nachdem BERZELIUS die Gerbsäure eingehend chemisch und physikalisch untersucht hatte, wurde 1793 von DEYEUX, später Professor der Pharmacie in Paris, das gerbende Prinzip der Eichenrinde genauer erkannt, 1795 von SEGUIN aber näher erforscht, dann in den Galläpfeln nachgewiesen und daraus dargestellt. Sie nannten den Gerbstoff Tannine, abgeleitet von dem französischen *tanner*, gerben. *Acidum scytodephicum* oder *scytodepsicum*, welche Namen man später dem Gerbstoff beilegte, sind gebildet aus dem griechischen σκῦτος, Haut, und δέφω oder δεψέω, gerben. PELOUZE erkannte den Gerbstoff als eine Säure (1834) und gab eine sehr gute Vorschrift zur Darstellung aus den Galläpfeln, nach welcher letztere mit einem Gemisch aus 9 Th. Aether und 1 Th. Wasser extrahirt wurden. ROBIQUET und STRECKER stellten die chemische Constitution der Gerbsäure fest. R. v. WAGNER unterschied die Gerbsäuren als physiologische und pathologische. Die ersteren sind Bestandtheile der Pflanzentheile, die letzteren sind die in den Gallen vorkommenden Gerbsäuren, welche auf Gewächsen in Folge von Insectenstichen entstehen. STRECKER fasste die Gerbsäure als ein Glykosid auf, welches unter Beihilfe von Wasser in Gallussäure und Zucker spalte, SCHIFF dagegen verneinte diesen Umstand, weil er aus der Gerbsäure Gallussäure herstellte, ohne gleichzeitiges Auftreten von Glykose. JUL. LÖWE constatirte später, dass sich die Gallusgerbsäure selbst bei Luftabschluss in Gallussäure überführen lasse und kein Glykosid sei. Der bei Behandlung der Gerbsäure mit verdünnter Schwefelsäure neben Gallussäure und Ellagsäure resultirende Stoff (1,25 Proc.) war nicht Glykose, wahrscheinlich ein secundäres Derivat der Gerbsäure. H. SCHIFF wies dann nach, dass die Galläpfel-Gerbsäure eine Digallussäure sei.

Vorkommen in der Natur und **Arten der Gerbsäure.** Einen den Säuren angehörenden Stoff in vielen verschiedenen Vegetabilien, welcher mehr oder

weniger die Eigenschaft hat, zusammenziehend zu schmecken, Eiweiss, Leimsubstanz zu fällen oder mit dem Gewebe der thierischen Haut und dem
Fibrin unlösliche Verbindungen einzugehen, hat man mit dem Namen Gerbstoff belegt. Derselbe zeigt je nach seiner Abstammung ein sehr verschiedenes, physikalisches und chemisches Verhalten und man unterscheidet
z. B. Gallusgerbsäure, Eichenrindengerbsäure *(Acidum quercitannicum)*, Chinagerbsäure, Kaffeegerbsäure, Catechugerbsäure *(Acidum mimotannicum)*, Kino-
gerbsäure (*Acid. coccoctannic.*), Fichtenrindengerbsäure (*Acid. pinitannic.*),
Gelbholzgerbsäure (*Acid. morintannic.*), Filixgerbsäure (*Acid. filicitannic.*) etc.
Nach der Farbe der Niederschläge, welche die Gerbstofflösung mit Ferrisalzlösungen giebt, unterscheidet man z. B. eisenblauschwarz- und eisen-
grünfällende Gerbstoffe. Die Eisenoxyd blauschwarz fällenden und Leim
fällenden Gerbstoffe unterscheidet R. v. WAGNER als zum Gerben geeignete oder
physiologische, in Gallen vorhandene und als zum Gerben nicht, aber als
Arzneisubstanz verwendbare oder pathologische. Physiologischer
Gerbstoff ist enthalten in der Rinde der Eichen, Fichten, Weiden,
Buchen, im Bablah (Hülsen der Früchte von *Acacia Bambŏlah Roxb.*,
aus Indien kommend), in der Valonia (Eckerdoppen, den Kelchen der Ziegen-
barteiche, *Quercus Aegylops L.*, aus Südeuropa kommend), den Dividivischoten (Schoten von *Caesalpinia coriaria Willd.*, aus Südamerika kommend),
dem Sumach oder Schmack (den Blättern und Blattstielen von *Rhus coriaria* L.), den Myrobalanen (Früchten von *Terminalia chebula L.*, aus
Ostindien kommend). Dieser Gerbstoff oder diese Gerbsäure ist kein Glykosid
und als Zersetzungsprodukt entsteht daraus keine Gallussäure, und bei der
trocknen Destillation keine Pyrogallussäure. Der pathologische Gerbstoff findet sich dagegen in den Galläpfeln (vergl. *Gallae*), auch in den
Chinesischen und Japanischen Galläpfeln und in den Knoppern (den Kelch-
auswüchsen junger Eicheln). Nur der aus den Türkischen, Chinesischen und
Japanesischen Galläpfeln bereitete Gerbstoff ist der officinelle. Da die Gerbsäure aus den Türkischen Galläpfeln mehr gelb, die aus den Chinesischen
und Japanischen mehr gelbweisslich ausfällt, so wird die letztere auch den
Anforderungen der Pharmakopöe am meisten entsprechen, ja selbst die Gerbsäure aus den Myrobalanen lässt sich unter Umständen gelblichweiss herstellen.

Gerbsäure, Digallussäure, *Acidum tannicum* der Ph., findet man
in den Chinesischen Galläpfeln zu 65—75 Proc., in den Japanesischen
zu 60—70 Proc., in den Aleppischen zu 55—65 Proc., in den Istrischen
Galläpfeln, den Knoppern zu 25—33 Proc., in den Algarobillen (Früchten
von *Balsamocarpum brevifolium* PHILIPPI) zu 60—70 Proc. (nach GODEFFROY),
in den Dividivischoten bis zu 50 Proc., in den Tamarixgallen 40 bis
45 Proc. Die sogenannten Binsengallen, eine Art Chinesischer Galläpfel,
nur nicht in zackiger Form und an der Spitze umgebogen, lieferten bis zu
72 Proc. Tannin.

Zur **Darstellung** der officinellen Gerbsäure wird man von dem dazu verwendbaren Material stets die billigere Waare und verhältnissmässig gerbstoff-
reichste nehmen. Haben die Chinesischen oder Japanischen Galläpfel einen
billigeren Preis als die Aleppischen, so wird man sie auch nur allein zur
Darstellung der Gerbsäure wählen.

Uebrigens fand GODEFFROY, dass *Fructus Balsamocarpi*, Algarobillo
(man vergl. Ergänzungsb. z. Handb. d. ph. Praxis, S. 468) ein ergiebiges
Gerbsäurematerial bildet.

In den Galläpfeln scheint neben der Gerbsäure auch eine reichliche Menge
Glykose vertreten zu sein, welchen Zucker man den Extractivstoffen zuzu-

zählen pflegte, denn da Stärkemehl und Gummi in den Galläpfeln angetroffen werden, so ist auch die Gegenwart der Glykose gesichert. Gallussäure und Ellagsäure hat man höchstens bis zu 5 Proc. in den Türkischen Galläpfeln angetroffen, in den Chinesischen und Japanesischen findet man kaum $1/3$ Proc. dieser fremden Säuren. Spuren flüchtigen Oels und etwas Harz (bis zu 1,5 Proc.) begleiten die Gerbsäure.

Bei der Extraction ist es ein wesentlicher Zweck, die Gerbsäure vollständig den Galläpfeln zu entziehen, und Gummi, Glykose, Extractivstoffe, Salze soweit wie möglich unberührt zu lassen. Dies erreicht man, wenn man die Galläpfel in Form eines groben Pulvers mittelst eines Gemisches aus 100 Th. Aether (0,728 spec. Gew.) und 20 Th. absolutem Weingeist extrahirt, und zur Beseitigung der Harze, Farbstoffe, des ätherischen Oeles, den Auszug mit Wasser ausschüttelt. Eine Extraction mit Wasser ist nicht rationell. In den chemischen Fabriken nimmt man in Stelle des Weingeistes Holzgeist.

Die Darstellung erfordert sorgfältige Reinlichkeit, besonders hüte man sich vor dem Contact mit Eisen. Zunächst ist aus Vorsicht das Rohmaterial (die Galläpfel) in allen Fällen mit dem reinsten destillirten Wasser, ein anderes ist stets ausgeschlossen, unter heftigem, nur 3 Minuten dauerndem Agitiren schnell abzuwaschen und die Gallen mit trocknem Leinen abzutrocken, dann an einem lauwarmen Orte trocken zu machen, um sie schliesslich in die Form feiner Species oder in ein grobes Pulver zu verwandeln. Letzteres geschieht im Steinmörser mit hölzernem Pistill. Kupfer- oder Messingmörser können hierzu auch verwendet werden.

Die **Darstellung** der Gerbsäure bietet keine besondere Schwierigkeit. Bei Bearbeitung kleiner Mengen Galläpfel genügt ein Stechheber, welcher keine zu enge Mundöffnung hat, oder ein ähnlich gestalteter Scheidetrichter; bei grösseren Mengen ist ein glasirter thönerner Deplacirtrichter brauchbar. Einen solchen lässt man sich vom Töpfer in angemessener Grösse fertigstellen, er ist aber vor der ersten Anwendung mit heissem Wasser, welches man mit etwas Schwefelsäure oder Essigsäure sauer gemacht hat, gefüllt einen Tag stehen zu lassen und dann gut auszuscheuern und mit destillirtem Wasser auszuspülen, es ist also seine bleihaltige Glasur für die Gerbsäure unzugänglich zu machen.

Kupferne oder messingene, aber gut verzinnte Deplacircylinder sind ebenfalls hier verwendbar, wo nur Eisen ängstlich zu vermeiden ist.

Den Zugang zur Ausflussöffnung des einen oder des anderen Gefässes verschliesst man mit einem lockeren Baumwollenbausch und beschickt dann das Gefäss in der Weise mit den zerstossenen Galläpfeln, dass über der Baumwolle eine dicke Schicht zu liegen kommt, deren Stücke ungefähr linsengross und auch frei von gröblichem oder feinem Pulver sind. Auf diese Schicht giebt man dann die übrige Menge der kleiner zerstossenen und endlich ganz oben auf die der pulverig zerstossenen Galläpfel. Diese Schichten sind nur locker aufzuschütten und das Gefäss darf damit nur zu $3/4$ angefüllt sein. Nachdem die Abflussöffnung des Gefässes mit einem Kork dicht geschlossen ist, giesst man ein Gemisch aus 30 Vol. Aether von 0,728 spec. Gew. und 20 Vol. absoluten Weingeist auf. Letzter darf nicht in Holzgefässen gelagert haben, sondern muss nach der Rectification in Glasgefässen eingefüllt sein. Diese Mischung giesst man auf die Galläpfelmasse, so dass sie ungefähr 2—3 cm darüber steht und verschliesst das Gefäss mit einem Kork oder Deckel. Wenn nach circa 12 Stunden die Flüssigkeit von den Galläpfeln vollständig aufgesogen ist, so giesst man aufs Neue ein Quantum auf, was man nöthigen Falls wiederholt, so dass die Galläpfelmasse mit einer sehr geringen Flüssigkeitsschicht stets überdeckt ist. Der Ort ist ein solcher, wo eine ammoniakalische Luft nicht vorhanden ist, wo sich weder Menschen noch Thiere aufhalten, wo keine Gefässe mit ammoniakalischen Flüssigkeiten stehen, sich stets die Temperatur auf höchstens 15° C. hält und in welchem Ort man weder mit Licht noch mit brennenden Pfeifen oder Cigarren eintritt oder darin herumgeht. Nach Verlauf von 2 Tagen, nicht eher, ist die Extraction eine genügende. Nach Verlauf dieser Zeit öffnet man den Verschluss der Ausflussöffnung des Gefässes und lässt die Flüssigkeit in ein untergestelltes Flaschen-Gefäss abfliessen. Nachdem diese Flüssigkeit abgetropft ist, verschliesst man nochmals die Ausflussöffnung mit dem Kork und giesst von der Weingeist-Aethermischung auf, um dann nach Verlauf von circa 2 Tagen wiederum die Gerbsäurelösung ablaufen zu lassen und den Rückstand auszupressen, oder den in der Galläpfelmenge vorhandenen Rest der Aethermischung durch allmähliches Aufgiessen von Wasser zu sammeln. Das ablaufende Wasser enthält neben Aetherweingeist nur Spuren Gerbsäure und genügt es, daraus den Aether durch Destillation zu sammeln, den Destillationsrückstand aber zur Tintenfabrikation zu verwenden.

Die ätherweingeistigen zusammengegossenen Auszüge enthalten vorwiegend Gerbsäure, dann kleine Mengen Gallussäure, Ellagsänre, Fett, Harz, Chlorophyll, Farbstoff etc., nicht aber die nur in Wasser löslichen Bestandtheile der Galläpfel. Ist diese braune Lösung trübe, so lasse man sie einen Tag absetzen, um sie dann (jedoch niemals bei brennendem Lichte) zu decanthiren und den trüben Rest zu filtriren.

Der filtrirten ätherweingeistigen Flüssigkeit setzt man nun $^1\!/_3$ ihres Volumens destillirten Wassers hinzu. Keine der Flüssigkeiten soll über 15° C.

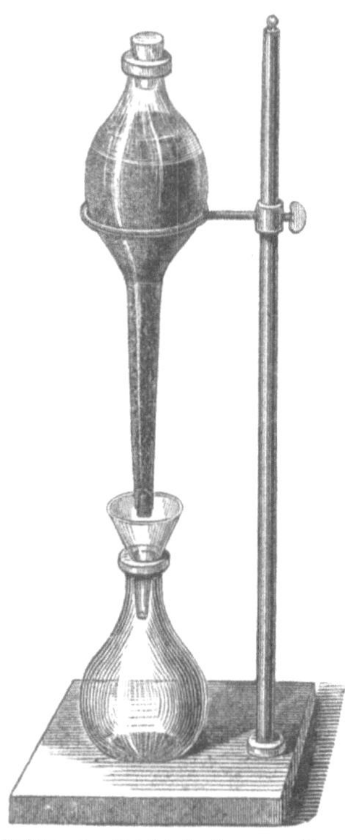

Gefäss von Stechheberform zur Darstellung kleinerer Mengen Gerbsäure.

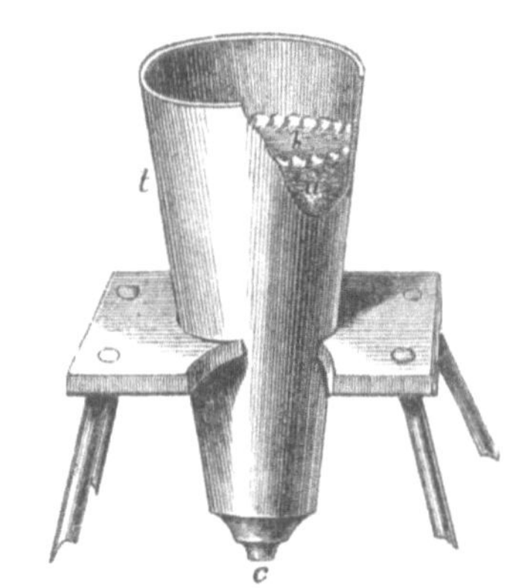

Deplacirtrichter aus Thon, innen glasirt, zur Darstellung grosser Mengen Gerbsäure. Er ist mit einem passenden Deckel zu schliessen.

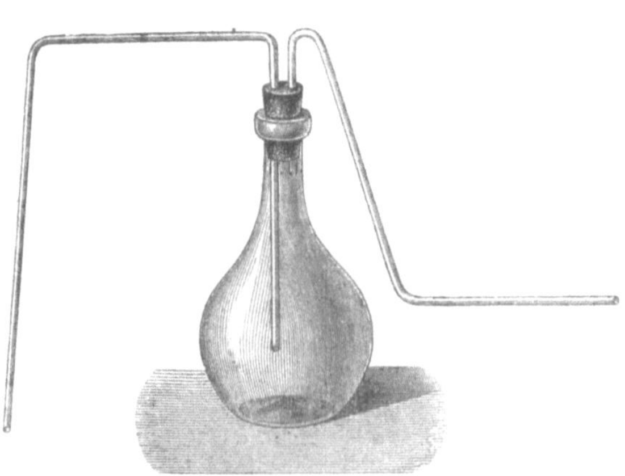

Saugflasche zum Abheben der Flüssigkeitsschichten.

warm sein. Sie werden kräftig eine Minute hindurch durchschüttelt und nach einer halben Stunde nochmals in gleicher Weise durchschüttelt und einen Tag beiseite gestellt. Nach dieser Zeit haben sich zwei Schichten gebildet, eine untere schwere wein-

geistigwässrige, gerbsäurereiche und eine obere Aetherschicht, welche letztere hauptsächlich Gallussäure, Ellagsäure, Fett, Harz, Farbstoff etc. enthält. Diese Aetherschicht
wird gesondert und kann noch zweimal mit je ¹/₅ Vol. Wasser ausgeschüttelt werden,
um ihr den Rest Gerbsäure zu entziehen.

Die Trennung der Aetherschicht lässt sich zwar mittelst Scheidetrichters bewerkstelligen, jedoch ist diese Operation hier eine einigermassen beschwerliche. Bequemer ist
die Benutzung einer Saugflasche, welche sich zu jeder Zeit herstellen lässt. Die Einrichtung derselben stellt vorstehende Figur bildlich dar. Das zweimal rechtwinkelig
gebogene Rohr wird in die abzuhebende Flüssigkeit eingesenkt und an dem anderen
Rohre wird gesogen.

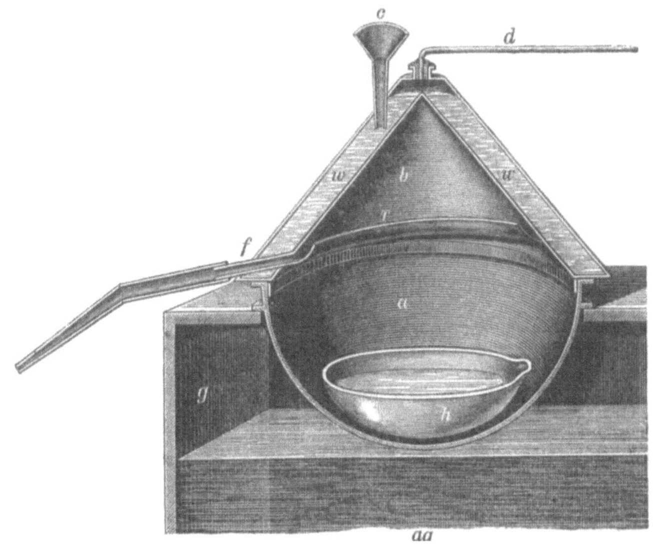

HAGER'scher Dunstsammler im Wasserbade stehend. Durchschnittszeichnung. Zur Destillation des Aethers aus dem Galläpfelauszuge. Nähere Beschreibung vergl. unter „Extracta".

Die wässrigen Gerbsäurelösungen werden in flachen Gefässen durch Abdampfen
bei gelinder Wärme, am besten im Dunstsammler auf ein halbes Volumen eingeengt
und nach dem Erkalten nur mit einem halben Volumen Aether ausgeschüttelt, d. h.
man durchschüttelt beide Flüssigkeiten mit Heftigkeit, wiederholt diese Operation nach
einer halben Stunde und setzt beiseite. Dadurch wird die Gerbsäurelösung vollständig gereinigt. Die Aetherschicht, welche sich hierbei vergrössert absetzt, enthält nur Spuren Gerbsäure neben den Spuren von verschiedenen Unreinigkeiten, auch
Gallussäure und Ellagsäure.

Zur Erklärung der Schichtungen der wässrigen, weingeistigen und Aetherflüssig-
keiten ist es nothwendig zu wissen, dass Gerbsäure 1) in absolutem Aether völlig
unlöslich, 2) in weingeisthaltigem Aether nur der Menge des Weingeistes entsprechend
löslich ist, 3) dass eine wässrige Gerbsäurelösung eine vielfach grössere Menge Aether
löst als reines Wasser (Wasser löst ungefähr ¹/₁₅ seines Gewichtes Aether) und in dieser
Aetherlösung die Löslichkeit der Gerbsäure eine sehr grosse ist. Es bildet sich
nämlich, wie unten S. 236 erwähnt ist, Digallussäureäther, indem 2 Th. Gerbsäure 1 Th.
Aether binden. Dieser Digallussäureäther ist in Wasser weit löslicher als in Aethyläther und ferner löst er reichlich Gerbsäure. 3 Th. dieses Aethers lösen 1 Th. Gerbsäure. Eine concentrirte wässrige Gerbsäurelösung löst daher circa ihr dreifaches
Volumen Aether auf, und diese Lösung vermag wiederum eine 10fach grössere Menge
Gerbsäure, als sie schon enthält, zu lösen. Wenn man trockene Gerbsäure mit wasserhaltigem Aether schüttelt, so entzieht sie diesem das Wasser, nimmt in dieser Lösung
circa ein gleiches Volumen Aether auf und scheidet in Gestalt einer syrupdicken
Lösung aus.

Die mit einem halben Vol. Aether ausgeschüttelte Gerbsäurelösung giesst man
in eine Porcellanschale und dampft sie im Wasserbade unter Umrühren mit einem
Glasstabe, oder besser in dem HAGER'schen Dunstsammler, in welchem man den in

der Flüssigkeit vorhandenen Aether sammeln kann, so weit ab, bis die Masse Syrupconsistenz zeigt, um sie auf Porcellanschüsseln oder Tellern, Glasscheiben aufzustrei-
chen und auszutrocknen, oder bis sich die Masse zu dünnen Flocken ausziehen und
in dieser Form in derselben Abdampfschale, geschützt vor Staub, an einem lauwarmen
Orte austrocknen lässt.   Damit das Austrocknen leicht vor sich gehe, ist das Ausziehen zu möglichst dünnen Flocken nöthig.   Die Austrocknung ist vollendet, wenn
beim Durchbrechen dickerer Flocken ein etwas dunklerer durchscheinender Kern nicht
mehr bemerkbar ist.   Endlich zerreibt man die Masse in einem porcellanenen Mörser
zu einem groben Pulver, welches man dünn ausbreitet und nochmals einen Tag austrocknet,
wodurch es an Farbe blasser und weisser wird.

Das Aufstreichen der syrupösen Tanninlösung in sehr dünner Schicht auf Glastafeln und das Austrocknen derselben an einem nur lauwarmen, aber staub- und
ammonfreien Orte verdienen den Vorzug, denn dadurch erreicht man eine vollständige Trockenung in glänzenden zarten Schichten, welche mit dem Messer
abgestossen und zermahlen das Präparat in einer scheinbar krystallinischen Form
erscheinen lassen.

Zur Darstellung der Gerbsäure war zuerst die Vorschrift PELOUZE's gerühmt,
welcher das in einer Deplacirröhre befindliche Galläpfelpulver mit wasserhaltigem
Aether übergiessen und damit extrahiren liess.   Der syrupöse Theil des Auszuges
wurde von dem aufschwimmenden Aethertheile befreit, eingedampft, zerrieben etc.

LECONNAT liess das Galläpfelpulver mit soviel Aether übergiessen, als zu einem
dünnen Breie nothwendig war.

Diese Vorschriften ergeben ein mit Chlorophyll, Harz, ätherischem Oele etc. verunreinigtes Präparat, weshalb DOMINE zuerst vorging, die Galläpfel-Auszüge zu
reinigen.

DOMINE's Vorschrift, welche die Darstellung einer von Fett, Chlorophyll, Harz
möglichst freien Gerbsäure bezweckt, ist folgende:

Acht Theile feingepulverte Galläpfel werden in einem zu verschliessenden
Gefäss mit zwölf Theilen Aether und drei Theilen 90procentigem Weingeist
übergossen.   Oft umgeschüttelt giebt man der Einwirkung zwei Tage Zeit und giesst
dann ab.   Es wird in gleicher Weise noch einmal eine Mischung aus Aether und Weingeist aufgegossen.   Die abgegossenen Flüssigkeiten werden filtrirt, und ihnen der
dritte Theil destill. Wasser, das mit einer Mensur abgemessen ist, zugesetzt,
nach öfterem Umschütteln der Abschichtung überlassen und die wässrige Schicht abgesondert.   Die ätherhaltige Flüssigkeit wird noch zweimal auf diese Weise mit Wasser
behandelt.   Hierauf werden die wässrigen Flüssigkeiten, wenn sie nicht klar sind,
filtrirt, im Dampfbade abgedampft und der Rückstand zu einem feinen Pulver
zerrieben.

Der erste Auszug mit dem weingeistigen Aether ist eine ätherweingeistige Tinktur
aus den Galläpfeln, welche auch alles in diesen befindliche Fett, Harz, Chlorophyll
oder einen anderen Farbstoff enthält·   Durch das Schütteln dieser Tinctur mit einem
Drittel-Volumen destillirtem Wasser und das Beiseitestellen bilden sich zwei Schichten,
von welchen die untere gelbliche diese syrupdicke Gerbsäurelösung ist, die obere
bräunliche oder grünbräunliche hauptsächlich aus Aether besteht, welcher wegen anwesenden Weingeistgehaltes kleine Mengen Gerbsäure, aber auch den grössten Theil
der vorher erwähnten fremden Stoffe gelöst enthält.   Um nun aus diesem Aether den
Rest der Gerbsäure zu sammeln, wird er wiederholt mit einem Drittel Wasser geschüttelt werden.   Ein zweites Mal dürfte diese Schütteloperation genügen, denn zum
dritten Male lohnt der Gewinn nicht der Mühe.   Hierbei kann es sich ereignen, dass
sich statt zwei Schichten sogar drei Flüssigkeitsschichten bilden, von denen die beiden
unteren sich durch einen verschiedenen Gerbsäure- und Aethergehalt von einander
unterscheiden.   In diesem Falle muss nochmals eine kräftige Durchschüttelung stattfinden, nach welcher sich die Scheidung in zwei Schichten von selbst vollzieht.   Die
Bildung jener drei Schichten findet statt, wenn sich die dickliche Gerbsäurelösung
schnell abscheidet und sich in dem Aether noch kleine Mengen Gerbsäure und Wasser
während dieses Augenblickes gelöst oder suspendirt erhalten, deren Abscheidung aber
später erfolgt.

Diese Vorschrift stimmt also mit der eingangs angegebenen ziemlich überein,
nur dass sie einen 90-proc. Weingeist verwendet.

Es existiren noch Vorschriften, welche weder ein gutes, noch befriedigendes Präparat in Aussicht stellen, noch ein praktisches oder theoretisches Interesse bieten,
also ohne Bedenken unerwähnt bleiben können.

Bei der Bereitung der Gerbsäure sind mehrere Cautelen, wie im Vorstehenden
schon einige berührt sind, zu beobachten. — 1) Man glaubt, dass die Gerbsäure in den
Galläpfeln in glykosidischer Verbindung vertreten sei und um sie aus dieser Bindung

abzuscheiden, gab man das Galläpfelpulver in ein Glasgefäss und leitete Kohlensäure hinein, oder man legte das Pulver ausgebreitet zwei Tage hindurch an einen feuchten Ort. — 2) Dürfen die Galläpfel, wie schon bemerkt ist, nicht in einem eisernen Mörser zu grobem Pulver zerstossen sein, — 3) muss jede eiserne, auch verzinnte eiserne Geräthschaft ferngehalten werden, — 4) ist nur ein destillirtes und ammonfreies Wasser, also auch kein kalksalzhaltiges oder eisenhaltiges anzuwenden, und — 5) muss das Abdampfen und Austrocknen der Gerbsäure in einer möglichst ammonfreien Luft geschehen und nur an einem lauwarmen Orte (bis 35° C.). In stärkerer Wärme wird nicht nur Gallussäure, Gallhuminsäure auch Tannomelansäure (wenn auch nur in geringen Mengen) gebildet, die Gerbsäure wird dunkler und hygroskopisch, auch ihre Löslichkeit ist dann eine geringere. Bei Nichtbeachtung dieser Punkte fällt das Präparat mehr oder weniger dunkel gefärbt aus. Die Temperatur, in welcher die Extraction stattfindet, soll die mittlere (15—20°) nicht übersteigen. Ein durch Eisen verunreinigtes Präparat lässt sich durch Auflösen in einem Gemisch aus 5 Th. absolutem Weingeist und 2 Th. Aether und Absetzenlassen brauchbar machen. Das Eisentannat ist nämlich in Aetherweingeist nicht löslich.

Die Methode Gerbsäure in scheinbar krystallinischer Form herzustellen, verdanken wir SCHENING in Berlin (Chem. Fabrik auf Actien) laut D. R.-Pat. 10076, 10 Decbr. 1879). Die Tanninlösung wird in einem kupfernen Kessel oder im Vacuum soweit eingedampft, dass die erkaltete Masse brüchig ist und nicht klebt. Diese Masse wird in einen kupfernen oder zinnernen Kessel gebracht, dessen Boden durchlöchert ist, so dass die erwärmte weiche Masse unter Luftdruck durch die Löcher gedrängt wird, in Fäden hervortritt und zu feinen Fäden sich ausziehen lässt (der Boden des Kessels ist 5 m über dem Erdboden). Diese Fäden fallen auf einen schnell rotirenden Holz- oder Metallcylinder, von welchem man das Präparat abnimmt und zerkleinert. Die Tanninfäden sind spröde brechend zu glänzenden nadelförmigen Fragmenten. Dieses Tannin ist, wie die Erfahrung ergiebt, ein sehr reines, nicht hygroskopisch und frei von Zersetzungsproducten.

Theorie. Die Gerbsäure, eine Digallussäure, und die Gallussäure zählen in der Reihe der aromatischen Verbindungen zu den Carboxylsäuren oder Carbonsäuren, denn sie enthalten wie die Säuren der Fettreihe die einwerthige Carboxylgruppe COOH. Gallussäure ist wie die Benzoësäure eine Monocarboxylsäure z. B. Benzoësäure, $C_7H_6O_2 = C_6H_5 . COOH$; Gallussäure, $C_7H_6O_5 = C_6H_2(OH)_3 . COOH$. Die Dicarboxylsäuren enthalten zwei Carboxylgruppen z. B. die Phtalsäure, $C_8H_6O_4 = C_6H_4(COOH)_2$. Die Tricarboxylsäuren enthalten 3 Carboxylgruppen.

Die Gallussäure findet sich fertig gebildet in den Galläpfeln, in Divi-Divischoten (Früchten der *Caesalpinia Coriaria* WILLDENOW, *Siliquae Libidibi*), im Sumach, Granatwurzelrinde etc. Mit Glykose verbunden und als Glykosid auftretend bildet sie mehre verschiedene Gerbsäuren in den Pflanzentheilen. Im Kapitel über Schwefelsäure haben wir z. B. eine Dischwefelsäure kennen gelert. Wenn zu 1 Mol. derselben 1 Mol. Wasser hinzutritt, so entstehen daraus 2 Mol. Schwefelsäure. Die Gerbsäure aus den Galläpfeln ist eine Digallussäure, und tritt zu 1 Mol. derselben 1 Mol. H_2O, so entstehen 2 Mol. Gallussäure.

$$\underset{\text{Dischwefelsäure}}{\begin{matrix} SO_2 {-}OH \\ SO_2 {=}O \\ SO_2 {-}OH \end{matrix}} \;+\; \underset{\text{Wasser}}{H_2O} \;=\; \underset{\substack{\text{Schwefelsäure}\\ \text{Hydriumsulfat}}}{2\left(SO_2 \begin{Bmatrix} OH \\ OH \end{Bmatrix}\right)} \qquad \underset{\text{Gerbsäure}}{\left.\begin{matrix} C_6H_2 \begin{matrix} {/}CO.OH \\ {-}OH \\ {\\}OH \\ {>}O \\ {/}OH \end{matrix} \\ C_6H_2 \begin{matrix} {-}OH \\ {\\}CO.OH \end{matrix} \end{matrix}\right\}} \;+\; \underset{\text{Wasser}}{H_2O} \;=\; \underset{\text{Gallussäure}}{2\,C_6H_2 \begin{matrix} {/}CO.OH \\ {-}OH \\ {-}OH \\ {\\}OH \end{matrix}}$$

Pyroschwefelsäure

$$\underset{\text{Tannin}}{C_{14}H_{10}O_9} \;+\; \underset{\text{Wasser}}{H_2O} \;=\; \underset{\text{Gallussäure}}{2\,C_7H_6O_5}$$

Die Gerbsäure der Galläpfel sollte, wie LOEWE fand, durch Oxydation der Gallussäure entstehen, denn als er Gallussäure mit Silbernitratlösung versetzte, später das Silber und die Salpetersäure beseitigte, resultirte eine amorphe Substanz, welche sich wie Galläpfelgerbsäure verhielt. Wahrscheinlich disponirte die Einwirkung des Sauerstoffes und die theilweise Ellagsäurebildung den Austritt von H_2O aus der Constitution zweier Mol. Gallussäure, denn

$$\underset{\text{2 Mol. Gallussäure}}{\begin{matrix} C_6H_2 \begin{Bmatrix} CO.OH \\ OH \\ OH \\ OH \end{Bmatrix} \\ C_6H_2 \begin{Bmatrix} OH \\ OH \\ OH \\ CO.OH \end{Bmatrix} \end{matrix}} \qquad - H_2O = \qquad \underset{\text{1 Mol. Digallussäure}}{\begin{matrix} C_6H_2 \begin{Bmatrix} CO.OH \\ OH \\ OH \\ O \end{Bmatrix} \\ C_6H_2 \begin{Bmatrix} OH \\ OH \\ CO.OH \end{Bmatrix} \end{matrix}}$$

Die **Gallussäure** $C_7H_6O_5$, krystallisirt mit 1 Mol. H_2O in weissen glänzenden Nadeln, ist in 100 Th. kaltem Wasser, leicht in Weingeist und Aether löslich. Durch Erhitzen zerfällt sie in CO_2 und Pyrogallol oder Pyrogallussäure, wie dies S. 185 näher erklärt ist. Mit Ferrichlorid färbt sie sich dunkelblau.

Die **Digallussäure**, **Gallusgerbsäure**, **Tannin**, $C_{14}H_{10}O_9$ ist, wenn man 5 Hydroxylgruppen darin vertreten annimmt, ein Anhydridester der Gallussäure =

$$C_6H_2 \lessgtr \frac{(OH)_3}{CO} \quad \frac{HOOC}{---O} \quad (HO)_2 \gtrless C_6H_2.$$

Die krystallisirende Gallussäure erlangt man aus der stets amorphen Digallussäure, wenn man das Galläpfelpulver mit Wasser übergiesst und mehrere Wochen digerirt, wobei ein Ferment auf die Digallussäure einwirkt, oder wenn man Digallussäure mit verdünnten Mineralsäuren kocht. Künstlich stellt man Gallussäure dar durch Erhitzen der **Dijodsalicylsäure** mit Kaliumcarbonat, ferner aus **Bromprotocatechusäure** unter Zusammenschmelzen mit Kaliumhydroxyd.

Dijodsalicylsäure   Kaliumcarbonat   Wasser   Kaliumjodid   Kohlensäureanhydrid   Gallussäure

$$C_6H_2J_2 \lessgtr \frac{OH}{COOH} + K_2CO_3 + H_2O = 2KJ + CO_2 + C_6H_2 \lessgtr \frac{(OH)_3}{COOH}$$

Bromprotocatechusäure   Kaliumhydroxyd   Kaliumbromid   Gallussäure

$$C_6H_2Br \lessgtr \frac{(OH)_2}{(COOH)} + KHO = KBr + C_6H_2 \lessgtr \frac{(OH)_3}{COOH}.$$

Wird Digallussäure bis zu 200^0 C. erhitzt, so zerfällt sie in Wasser, Kohlensäureanhydrid und **Pyrogallussäure**.

Tannin   Sauerstoff   Wasser   Kohlensäure   Pyrogallussäure

$$3C_{14}H_{10}O_9 + 24O \text{ liefern } 3H_2O + 18CO_2 + 4C_6H_3 \begin{matrix} -OH \\ -OH \\ -OH \end{matrix}$$

Kommt die Digallussäure mit Aether in Contact, so bildet sie ein in Wasser leicht lösliches Aethyldigallat oder einen Digallussäureäther, welcher durch Wärme bis auf geringe Mengen leicht zersetzt wird unter Abscheidung von Weingeist und Aethyläther.

Aetyläther   Gerbsäure   Aethyldigallat   Wasser

$$\frac{C_2H_5}{C_2H_5} \gtrless O + \left\{ \begin{matrix} C_6H_2 - \begin{matrix} COOH \\ OH \\ OH \\ O \\ OH \end{matrix} \\ C_6H_2 - \begin{matrix} OH \\ COOH \end{matrix} \end{matrix} \right\} = \left\{ \begin{matrix} C_6H_2 - \begin{matrix} COOC_2H_5 \\ OH \\ OH \\ O \\ OH \end{matrix} \\ C_6H_2 - \begin{matrix} OH \\ COOC_2H_5 \end{matrix} \end{matrix} \right. + H_2O$$

Spuren dieses Aethers bleiben in der getrockneten Gerbsäure und werden durch stärkere Hitze zersetzt. Die Bildung dieses Aethers erklärt das Verhalten der wässrigen Gerbsäurelösung gegen Aethyläther, mit welchem jene behufs Entfernung der Verunreinigungen ausgeschüttelt wird. Da das Mol. Aethyläther $=176$ Th. und 1 Mol. Digallussäure 322 Th. umfasst, so nimmt letzteres das Aethyl aus 1 Mol. Aether auf oder Digallussäure nimmt circa die Hälfte ihres Gewichtes Aether in Anspruch. Dass auf Zusatz von Weingeist auch etwas in Wasser löslicher Gallussäureäther bei der Extraction der Galläpfel entsteht, ist wahrscheinlich, denn

Aethylalkohol   Gallussäure   Gallussäureäthyläther   Wasser

$$C_2H_5 . OH + C_6H_2 \lessgtr \frac{(OH)_3}{COOH} = C_6H_2 \lessgtr \frac{(OH)_3}{COOC_2H_5} + H_2O$$

Digallussäureäther, Gallussäureäther, Ellagsäureäther etc. sind in Aether löslich und löst der Aethyläther aus der ätherhaltigen wässrigen Gerbsäurelösung die beiden letzteren in sehr kleinen Mengen vertretenen Aether und 4—5 Proc. seiner Menge von dem Digallussäureäther, nicht aber die Gerbsäure, welche nicht ätherisirt ist. Man vergl. auch unter Bereitung.

Die **Ellagsäure** ($C_{14}H_8O_9$) ist nur in Spuren in den Galläpfeln enthalten, kommt auch vor in den **Bezoarsteinen**, den Darmconcretionen der wilden Persischen Ziege, einer Antilopenart Ostindiens und Persiens, der Bezoarantilope. In grösserer Menge findet man diese Säure in den Dividivischoten. Sie entsteht als Oxydationsproduct durch den Luftsauerstoff (Ozon) oder durch Einwirkung der Arsensäure bei 150^0 C. oder des Jods auf Gallussäure oder Digallussäure, denn

Gerbsäure   Sauerstoff   Ellagsäure   Wasser | Gallussäure   Sauerstoff   Ellagsäure   Wasser

$$C_{14}H_{10}O_9 + O = C_{14}H_8O_9 + H_2O \quad | \quad 2C_7H_6O_5 + O = C_{14}H_8O_9 + 2H_2O.$$

Digallussäure   Sauerstoff   Ellagsäure   Wasser

$$C_6H_2 \begin{Bmatrix} CO.OH \\ OH \\ OH \\ O \end{Bmatrix} \quad C_6H_2 \begin{Bmatrix} OH \\ OH \\ CO.OH \end{Bmatrix} + O = \quad C_6H_2 \begin{Bmatrix} CO.OH \\ OH \\ O \\ O \end{Bmatrix} \quad C_6H_2 \begin{Bmatrix} O \\ OH \\ CO.OH \end{Bmatrix} + O \begin{Bmatrix} H \\ H \end{Bmatrix}$$

Wird Gerbsäure oder Gallussäure mit der 4-fachen Menge Schwefelsäure auf 140⁰ C. erhitzt, so bildet sich ein rother Körper, welcher aus dem Reactionsproducte krystallinisch ¡ausscheidet. Dieser Körper ist **Rufigallussäure** oder **Hexaoxyanthrachinon**, $C_{14}H_2(OH)_6O_2$, ist also Gerbsäure minus H_2O, denn $C_{14}H_{10}O_9 - H_2O = C_{14}H_8O_8$. Sie ist löslich in Weingeist und Aether, wenig löslich in Wasser, färbt Ferrisalze schwarzbraun, und geht mit alkalischen Basen blaue Verbindungen ein, giebt z. B. mit Kalium ein blauschwarzes Salz, mit Zinkstaub destillirt **Anthracen** ($C_{14}H_{10}$).

Wird Gerbsäure mit Essigsäureanhydrid behandelt, so entsteht ein Pentaacetylderivat, Acetylgerbsäure, welche erkennen lässt, dass die Gerbsäure in ihrer Constitution 5 Hydroxylgruppen gebunden hält. Die Constitution dieses Pentaacetylderivats wäre z. B.

$$C_6H_2 \lessgtr \begin{matrix} HOOC \\ (OC_2H_3O)_3 \, (C_2H_3O.O)_2 \\ CO \text{————————} O \end{matrix} \gtrless C_6H_2$$

Beim Erhitzen der Digallussäure oder der Gallussäure auf 215⁰ entstehen daraus Kohlensäure und **Pyrogallussäure**:

Gallussäure   Kohlensäureanhydrid   Pyrogallussäure

$$C_6H_2 \lessgtr \begin{matrix} (OH)_3 \\ CO.OH \end{matrix} \quad \text{zerfällt in} \quad CO_2 \quad \text{und} \quad C_6H_3 \begin{matrix} \nearrow OH \\ - OH \\ \searrow OH \end{matrix}$$

Wasser   Digallussäure   Kohlensäure   Pyrogallussäure

$$H_2O + C_{14}H_{10}O_9 \quad \text{geben aus} \quad 2CO_2 \quad \text{und} \quad 2C_6H_6O_3$$

Bei der trocknen Destillation des **Gallussäure-Aethyläthers** resultirt ebenfalls **Pyrogallussäure** (H. Schiff).

Auf 210⁰ erhitzt gehen Digallussäure und Gallussäure in **Gallhuminsäure** (Melangallussäure, Metagallussäure) über

Gallussäure   Kohlensäure   Wasser   Gallhuminsäure

$$C_6H_2 \lessgtr \begin{matrix} (OH)_3 \\ CO.OH \end{matrix} \quad \text{zerfällt in} \quad CO_2 \quad \text{und} \quad H_2O \quad \text{und} \quad C_6H_2 \lessgtr \begin{matrix} OH \\ OH \end{matrix}$$

Digallussäure

$$C_{14}H_{10}O_9 \quad \text{zerfällt in} \quad 2CO_2 \quad \text{und} \quad H_2O \quad \text{und} \quad 2C_6H_2 \lessgtr \begin{matrix} OH \\ OH \end{matrix}$$

Werden Gerbsäure oder Digallussäure und auch Gallussäure mit Alkalien versetzt der Einwirkung der Luft überlassen, so bilden sich unter Aufnahme von Sauerstoff **Tannomelansäure** und **Tannoxylsäure**

Gallusgerbsäure   Sauerstoff   Kohlensäure   Wasser   Tannomelansäure

$$C_{14}H_{10}O_9 \quad \text{und} \quad 2O \quad \text{ergeben} \quad 2CO_2 \quad \text{und} \quad H_2O \text{ und } 2C_6H_4O_3$$

Gallussäure   Sauerstoff

$$C_7H_6O_5 + O \quad \text{ergeben} \quad CO_2 \quad \text{und} \quad H_2O \text{ und } C_6H_4O_3$$

$$\text{Gallussäure} = C_7H_6O_5 + O = \text{Tannoxylsäure} = C_7H_6O_6.$$

Beim Trocknen der Gerbsäure ist das Maass und die Dauer der einwirkenden Wärme ein wesentlicher Factor. Ueber 100⁰ C. darf die Wärme nicht hinausgehen und unter diesem Grade (bei 70—80⁰ C.) bewirkt sie nur die Zersetzung des Digallussäureäthyläthers, und der Digallussäure des Hydriumdigallats, so dass ein grosser Theil der Gerbsäure in **Digallussäureanhydrid** übergeht. Dadurch wird die Gerbsäure langsamer löslich in Wasser, aber auch weisser.

$$\underset{\text{Digallussäure}}{C_{14}H_{10}O_9} = \begin{cases} C_6H_2 \begin{cases} CO.OH \\ OH \\ OH \end{cases} \\ O \\ C_6H_2 \begin{cases} OH \\ OH \\ CO.OH \end{cases} \end{cases} \qquad \underset{\text{Digallussäureanhydrid}}{\left. \begin{cases} C_6H_2 \begin{cases} CO \\ OH \\ OH \end{cases} \\ O \\ C_6H_2 \begin{cases} OH \\ OH \\ CO \end{cases} \end{cases} \right\rangle O} = C_{14}H_8C_8.$$

Eigenschaften. Die officinelle Gerbsäure bildet ein geruchloses, amorphes, mattes oder schwach glänzendes, gelblich-weisses oder weissliches, nicht hygroskopisches Pulver oder lockere, schwammähnlich gefügte, glänzende, fast farblose oder weisse Stückchen von stark zusammenziehendem, aber nicht bitterem Geschmack, welches mit gleichviel Wasser oder mit 2 Th. Weingeist eine saure, klare, unbedeutend eigenthümlich, nicht nach Aether riechende Lösung giebt, sich in 8 Th. Glycerin, auch in 4—6 Th. wasserfreiem Weingeist, nicht aber in wasser- und weingeistfreiem Aether löst, (ausser in Bittermandelöl) in ätherischen und fetten Oelen, in Benzol, Petroleumäther, Chloroform und Schwefelkohlenstoff unlöslich ist. Mit Ferrisalzlösungen erzeugt sie eine bläulichschwarze Verbindung, welche Farbe auf Zusatz von Schwefelsäure verschwindet. Aus der wässrigen (20-proc.) Lösung wird die Gerbsäure laut Angabe der Ph. sowohl durch Schwefelsäure als auch durch Kochsalz niedergeschlagen.

10 Th. Gerbsäure geben mit 2 Th. Wasser und 5—6 Th. Aether eine syrupdicke Lösung, welche sich mit mehr Aether nicht mischen lässt. Ihrer wässrigen Auflösung wird sie durch thierische Haut vollständig entzogen, mit Leimsubstanz geht sie eine in Wasser nicht lösliche, in wässrigem Weingeist etwas lösliche Verbindung ein. Gefällt wird sie aus ihren nicht zu verdünnten Lösungen durch Phosphorsäure, Schwefelsäure, Salzsäure, Arsensäure (nicht durch organische Säuren), auch durch Alkalisalze, Alkaloïde, viele Glykoside und die Oxydsalze der Schwermetalle, mit allen diesen Körpern mehr oder weniger in Wasser unlösliche Verbindungen eingehend.

Beim vorsichtigen Erhitzen schmilzt sie und zerfällt bei 210—215⁰ in Kohlensäure und Pyrogallussäure, welche sublimirt, unter Zurücklassung einer kohlenstoffreichen Substanz, der Gallhuminsäure. Unter Einfluss des Luftsauerstoffs, so wie der Fermente, auch der verdünnten Mineralsäuren auf die Gallusgerbsäure in wässriger Lösung geht sie in Gallussäure über. STRECKER hielt die Gallusgerbsäure für ein Glykosid, welches unter Aufnahme der Elemente des Wassers sich in Gallussäure und Glykose (Glukose) umwandelt, dagegen erklärten sie KAWALIER, KNOP, SCHIFF, LÖWE u. A. für kein Glykosid und halten die bei der Umsetzung in Gallussäure etwa auftretende Glykose aus den Unreinigkeiten entstanden, welche die Gallusgerbsäure zu begleiten pflegen. Bei Einwirkung der Alkalien, deren Carbonate und Bicarbonate auf die Gallusgerbsäure findet unter Sauerstoffaufnahme eine Umsetzung in Gallussäure und die schwarze Tannomelansäure statt.

Die Gallusgerbsäure ist eine dreibasische Säure und bildet neutrale, saure und mehrfach saure Salze. Nach HLASIWETZ und SCHIFF ist sie Digallussäure und ihre Formel $C_{14}H_{10}O_9 = 322$. Die unreine, Glykose enthaltende Gerbsäure bezeichnet man auch wohl mit Tannin, die reinere Gerbsäure mit Gerbsäure.

Der Aggregatzustand und die Farbe der trocknen reinen Gerbsäure stehen in einem engen Connex. Sie ist gelblich oder bernsteinfarben bei Gehalt an Wasser, und weiss, wenn sie völlig wasserfrei ist. Durch langsame Austrocknung in dünnster Schicht erhält man sie fast weiss.

Der Aethergeruch entstammt dem Digallussäure-Aether (man vergl. oben S. 236), der eigenthümlich, nicht angenehme Geruch den Aethern der Gallussäure, Ellagsäure etc. Letzterer fehlt, wenn die Gerbsäure recht rein ist, und der Aethergeruch schwindet, wenn die zerriebene oder pulvrige Gerbsäure nochmals ausgetrocknet wird. Die officinelle Säure soll von diesem Aether-Geruch frei sein.

Die reine Gerbsäure hinterlässt beim Einäschern keine Asche, jedoch die durch Eintrocknen der Auszüge aus den Galläpfeln gewonnene hinterlässt immer eine geringe (höchstens bis 0,5 Proc. betragende) Menge farbloser weisser Asche, hauptsächlich aus Kalkerde bestehend.

Die Löslichkeit der Gerbsäure in Wasser ist keine gleichkräftige, einmal geht sie langsamer, das andere Mal schneller vor sich. Dieser Umstand beruht in dem geringeren oder grösseren Gehalte an Digallussäureanhydrid, welches aus der Zersetzung des Digallussäure-Aethyläthers resultirt und von der geringeren oder stärkeren Einwirkung der Wärme beim Trocknen abhängt.

Die Unreinigkeiten in der officinellen Gerbsäure sind nur in kleinen Spuren vertreten. In der gelben Handelswaare, welche oft einen sehr unangenehmen Methylgeruch ausduftet, findet man bis zu 12 Proc. Glykose und Gummi, bis zu 3 Proc. Gallussäure, Ellagsäure, starke Spuren flüchtigen Oels, Harz, Chlorophyll, mitunter Aether bis zu 8 Proc.

Prüfung. Die Pharmakopöe fordert ein weisses bis blassgelbliches Pulver oder lockere glänzende fast farblose Massen. Bei sonst guter Bereitung und Anwendung guter Galläpfel ist diese Farbe nur durch ein geeignetes Verfahren, doppeltes Austrocknen und Zerreiben zu einem feinen Pulver zu erlangen. Im nicht genügend ausgetrockneten Zustande und als grobes Pulver erscheint das Präparat mehr gelblich. Durch ein gehöriges Austrocknen wird die Digallussäure in Digallussäureanhydrid und in einen Zustand versetzt, in welchem sie sich weit langsamer in kaltem Wasser löslich zeigt. Die Lösung wird dann aber schnell gefördert, wenn man das Wasser erwärmt.

Nach den Angaben der Ph. zu schliessen, wird man genöthigt anzunehmen, dass in der officinellen Gerbsäure ihrer Hauptmenge nach Digallussäureanhydrid vertreten sei, weil das Hydriumgallat mehr gelblich als weiss ist. Das Anhydrid ist aber nur durch Anwendung von Aethyläther bei der Extraction der Galläpfel zu erlangen, andererseits liefern die Japanesischen und Chinesischen Galläpfel immer eine blassfarbigere Gerbsäure als die Türkischen Galläpfel.

Da die Pharmakopöe keine analytischen Vornahmen anordnet, um die genügend reine Gerbsäure zu erkennen, so möge man folgende zwei physikalische Experimente als hierzu ausreichend ausführen. — 1) Man übergiesst in einem trocknen Reagircylinder 1 g der Gerbsäure mit 1 g Wasser und bewirkt unter gelinder Erwärmung (35—40° C.) die Auflösung. Diese Lösung muss eine ziemlich klare und kann eine völlig klare sein. Dann setzt man noch 10 ccm Wasser hinzu und schüttelt um. In den ersten 2—3 Stunden soll auch diese Lösung eine ziemlich oder auch völlig klare sein. — 2) Man giebt 1 g der Gerbsäure zu 2 g absolutem Weingeist in einem Reagircylinder. Unter sanftem Schütteln muss klare gelbliche bis bräunliche Lösung erfolgen. Dieser Lösung setzt man ein doppeltes Vol. Aether (0,827 spec. Gew.) hinzu und aus der Mischung muss ebenfalls eine klare blassgelbe Lösung erfolgen, welche auch noch eine halbe Stunde weiter klar bleiben soll. Letztere Lösung zeigt nur eine Andeutung eines leisen weisslichen Schimmers oder einer Opalescenz, ist aber vollständig durchsichtig. Nach einer halben Stunde sondern sich einige unbedeutende Flocken ab, welche beim Umschütteln wiederum verschwinden müssen. Sie sind die Ursache der unbedeutenden Opalescenz und bestehen wahrscheinlich aus Glykose.

Als Identitätseigenschaften sind von der Ph. angegeben 1. klare Lösung in gleichviel Wasser oder in 2 Th. Weingeist. Das „aut" besagt, dass man entweder die eine oder auch die andere Lösung anstellen könne. Da mit beiden Lösungen sehr verschiedene und von einander abweichende Beobachtungen zu machen und verschiedene Zwecke zu erreichen sind, so halten wir das *aut* nicht am richtigen Orte. Die wässrige Lösung kann klar ausfallen, die weingeistige trübe, und so umgekehrt, es sollen aber beide Lösungen klare sein. Der Eine wird nur die wässerige, der Andere nur die weingeistige Lösung ausführen und mit der Auslassung der einen Lösung vielleicht auch einen Fehler begehen.

Bei der Auflösung in gleichviel kaltem Wasser (da nur Wasser vorgeschrieben ist, so kann auch nur ein destill. Wasser von mittlerer Temperatur angenommen werden) stossen wir auf einen Umstand, welchen die Ph. nicht in Erwägung zog. Das nur aus dem Hydriumdigallat bestehende Präparat ist in gleichviel Wasser schnell löslich, enthält es aber viel Anhydrid, so dauert es oft einige Stunden, ehe die anfangs milchige Mischung eine klare Lösung wird. Da kann der Fall eintreten, dass man das Präparat für ein schlechtes hält. Will man also nicht lange warten, so schreite man zu einer gelinden Erwärmung (bis 35 ^{0} C.), um die Lösung zu vollenden. Diese Lösung, auch die weingeistige ist keine völlig farblose. Selbst eine fast weisse Gerbsäure giebt immer eine gelbliche bis blassbräunliche Lösung. Die Farbe der Lösung übergeht die Ph. mit Stillschweigen, was nicht in der Ordnung ist, denn dass eine weissliche Substanz eine gelbliche oder bräunliche Lösung giebt, ist auffallend, und wird oft beanstandet werden. Die Glycerinlösung ist minder gefärbt.

Der Geruch der Lösung (der Geruch der wässerigen oder der weingeistigen Lösung?), wahrscheinlich der wässerigen, soll wenig merklich, eigenthümlich, aber kein ätherischer sein. Jedenfalls wollte der Verf. der Ph. sagen, dass kein Geruch nach Aether (*odor Aetheri singularis*) vorhanden sein dürfe. Als Nicht-Pharmaceut konnte er nicht wissen, dass *aetherus* an und für sich die Eigenschaft des Flüchtigen andeutet und nur dann eine Beziehung zum Aethyläther hat, wenn vom Aether die Rede ist, was hier aber nicht zutrifft. Eine Gerbsäure, welche eine wässerige, nicht nach Aether riechende Lösung giebt, ist immer die reinere.

Die Reaction der Lösungen soll eine saure sein, der Geschmack adstringirend oder zusammenziehend.

2. Es soll sich die Gerbsäure in 8 Th. Glycerin lösen. Ohne Anwendung von Wärme dauert der Lösungsact oft viele Stunden. Die Lösung ist nur blassgelblich.

3. Die Gerbsäure soll in absolutem Aether nicht löslich sein. Weingeistfreies Chloroform, auch Petroläther, Schwefelkohlenstoff können den absoluten Aether, welcher nicht immer zur Hand ist, ersetzen, denn in diesen Flüssigkeiten ist sie ebenfalls nicht löslich.

4. Die 20-proc. Lösung der Gerbsäure in Wasser ergiebt auf Zusatz von Schwefelsäure, auch auf Zusatz von Natriumchlorid (und vielen anderen Salzen und Säuren) Niederschläge, welche Gerbsäure sind, oder mit anderen Worten: die Gerbsäure ist in schwachverdünnten Mineralsäuren oder in concentrirten Lösungen der Alkalisalze wenig oder nicht löslich.

5. Die Lösung der Gerbsäure giebt mit Ferrichlorid einen blauschwarzen Niederschlag, welcher durch Schwefelsäurezusatz zum Verschwinden

gebracht wird. Aehnlich verhält sich die Gallussäure und nur die Pyrogallussäure erfordert eine 4-mal grössere Menge Schwefelsäure, ehe die Farbe
schwindet.

6. Die Reactionen zum Zwecke der Entdeckung der Verunreinigungen, welche die Ph. vorschreibt, sind im Wortlaute nicht ausreichend klar
angegeben.

„Acidum in Aquae *partibus quinque* solutum, *volumine aequali* Spiritus
adjecto, remaneat limpidum, solutio spirituosa ne *volumine dimidio* Aetheris
quidem admixto turbetur.“

Ist mit „*solutio spirituosa*“ die soeben gewonnene Mischung gemeint oder
eine für sich hergestellte Lösung in Weingeist? oder etwa jene in 2 Th.
Weingeist?

Da nur ein Komma beide Sätze trennt und ein „*quidem*“ gegen den
Schluss einen Platz erhielt, so ist wahrscheinlich der erste Fall der geltende.

Man löse 1 g der Gerbsäure in 5 g kaltem (15⁰ C.) Wasser und vermische die Lösung mit einem gleichen Vol. Weingeist (90-proc.) Nach
Verlauf einer halben Stunde, während welcher Zeit etwaige in verdünntem
Weingeist nicht lösliche Substanzen (Milchzucker) ausgeschieden sein können,
versetzt man mit einem halben Vol. Aether, schüttelt durcheinander und stellt
eine Stunde bei Seite. Es muss eine dauernd klare Flüssigkeit resultiren.
Die Dauer des Klarbleibens wäre mindestens auf 3 Stunden anzunehmen.

Was diese Probe gegenüber den Identitätsprüfungen bezweckt, ist nicht
zu errathen. Wenn die Gerbsäure in gleichviel Wasser löslich ist, so wird sie es
auch in 5 Th. Wasser sein. Wenn sie in 2 Th. Weingeist klar löslich ist, so wird
auch in einer wässrigen, 16,6-proc. Gerbsäurelösung auf Zusatz eines gleichen
Vol. 90-proc. Weingeistes keine Trübung erfolgen. Die weitere Zumischung
von ¹/₂ Vol. Aether könnte etwas leisten, leistet aber wenig, denn mit 20 Proc.
Zucker versetzte Gerbsäure verhält sich z. B. wie die reine Gerbsäure der
Ph., andererseits liefert eine Lösung von 1 Th. weisslicher Gerbsäure in 2 Th.
Weingeist mit einem halben bis ganzen Vol. Aether gemischt eine sofort klare
Flüssigkeit. Dieser Umstand lässt die Vermuthung zu, dass mit jener „*solutio
spirituosa*“ doch wohl die 33,3-proc. gemeint sein könne, denn diese, mit ¹/₂
Vol. Aether gemischt, würde durch eine Trübung eine glykosehaltige oder un-
reine oder verfälschte Waare erkennen lassen.

7. Schliesslich soll die Gerbsäure einen unwägbaren Aschenrückstand
ergeben. Die Wägbarkeit hängt hier wohl nur von der Menge der einzuäschernden Gerbsäure ab. Richtiger wäre die Bestimmung, dass der Aschenrückstand nicht über 0,4 Proc. hinausgehen dürfe.

Bestimmung der Gerbsäure. Will man die Bestandtheile der Gallusgerbsäure, besonders gewisse Verfälschungen erforschen, so kann man folgende
Experimente ausführen. Man nimmt ein Stück völlig trockenen enthaarten
Kuhfelles oder Rinderfelles (circa 10 g), bestimmt es dem Gewichte nach und
legt es in eine Lösung von 5 g der Gerbsäure in 50—100 Th. warmem Wasser.
Innerhalb 3 Tagen hat das Fellstück alle Gerbsäure aufgenommen. Es wird
mit Wasser abgespült und getrocknet. Das Mehrgewicht ist Gerbsäure. Nun
kann man die verbliebene wässrige Flüssigkeit einengen, die Schleim- und
Albuminstoffe mit Weingeist ausfällen, das Filtrat eintrocknen und wägen, dann
auf ihre näheren Bestandtheile untersuchen. HAMMER bestimmt genau das
spec. Gew. der Flüssigkeit und ihren Umfang, entzieht durch Thierhaut die
Gerbsäure und bestimmt wieder das spec. Gew. der restirenden Flüssigkeit,
nachdem sie auf den ursprünglichen Umfang mit Wasser verdünnt worden ist.
Aus der Differenz der spec. Gew. berechnet er den Gehalt an Tannin, indem

er auf je 1 Proc. Tannin 0,004085 dem spec. Gewichte des Wassers hinzurechnet.

Für die Bestimmung der officinellen Gerbsäure wäre wohl die WAGNER'sche Methode vorzuziehen. Die Titerflüssigkeit enthält im Liter 4,523 g Cinchoninsulfat (neutrales) nebst 3 g verdünnter Schwefelsäure und ist mit 0,1 g Rosanilinacetat tingirt. 1 ccm entspricht 0,01 g Gallusgerbsäure. Dann löst man 1 g der Gerbsäure (oder 10 g der gerbsäurehaltigen Substanz) in heissem Wasser, und verdünnt bis auf 200 ccm (10 g der gerbsäurehaltigen Substanz bis auf 500 ccm). Nun nimmt man 20 ccm der 0,5-proc. Gerbsäurelösung und titrirt mit der Cinchoninlösung, bis die abgesetzte Flüssigkeit in der klaren Schicht eine leise rosige Färbung erkennen lässt. Da sich auch bei dieser Methode manche Schwierigkeiten herausstellen, so dürfte eine Methode, welche diejenige von FLECK, SACKUR und WOLF in sich vereinigt, zu empfehlen sein. Man löst 2 g der Gerbsäure in 10 ccm Wasser und fällt sie vollständig mit Cupriacetatlösung, wäscht den Niederschlag zuerst mit etwas kaltem Wasser aus, dann mit einer kalten Lösung von 5 Th. Ammoniumbicarbonat in 95 Th. Wasser, welche Lösung das Cuprigallat löst. Wenn die Ammoniumbicarbonatlösung fast farblos abtropft, wird der Filterinhalt, das Cupritannat, getrocknet, geglüht, mit etwas Salpetersäure befeuchtet und wiederum geglüht. Je 1 Th. Cuprioxyd entsprechen 1,304 Th. Gerbsäure oder die Menge des Cuprioxyds mit 1,304 multiplcirt ergiebt die Menge der Gerbsäure. Das Ammoniumbicarbonat löst in der Kälte kein Cupritannat, lösend wirkt, wenn auch wenig, das Ammoniumsesquicarbonat. Man muss also das weisse zerfallene Carbonat in Wasser lösen. Besser ist es die Beseitigung des Cuprigallats, da die Gallussäure in der Wirkung wenig von dem Tannin abweicht, zu unterlassen, dagegen den Niederschlag zu trocknen, dann zu wägen, hierauf zu glühen (unter Befeuchten mit Salpetersäure) und zu wägen, um aus der Differenz den Tanningehalt zu erfahren. Dieser Gehalt sollte nicht unter 90 Proc. hinabgehen. Gewöhnlich beträgt er bei guter Waare 92—93 Proc.

Kritik. In der Fassung des Artikels *Acidum tannicum* stossen uns einige Stellen auf, welchen entweder die nothwendige Deutlichkeit mangelt oder welche in einem gewissen Widerspruch stehen. *Cum Aquae partibus aequalibus aut Spiritus duobus praebet solutionem limpidam.* Obgleich hier zwei wichtige Identitätsbeschaffenheiten vorliegen, so ist es dem Experimentator überlassen, nur eine derselben auszuführen. Unter den Reactionen soll dasselbe Präparat in 5 Th. Wasser gelöst und mit einem gleichen Vol. Weingeist vermischt ebenfalls eine klare Lösung geben, auch nach Zusatz eines halben Vol. Aethers klar bleiben. Ueber diesen Prüfungsmodus und was hier unter *solutio spirituosa* zu verstehen sei, ist oben S. 241 bereits eine Kritik versucht worden. Das Interessanteste ist, dass man die Gerbsäure mit 10 bis 20 Proc. Zuckerpulver vermischen kann und dass sich diese Mischung nach den von der Ph. gemachten Angaben in gewisser Auffassung als eine reine Säure erweisen würde. Wir vermissen hier im Texte zu sehr das pharmaceutische Latein und in der Sache selbst genügende Sachkenntniss. Ferner war die Ph. verflichtet, die Farbe der wässrigen und weingeistigen Lösung der Gerbsäure zu erwähnen (man vergl. oben S. 240), denn diese Farbe ist keine gleichgiltige Identitätsreaction.

Anwendung. Die Gerbsäure ist ein kräftiges Adstringens, Tonicum, Antisepticum und Haemostaticum. Sie gilt im Arzneischatze als stärkstes Adstringens aus dem Pflanzenreiche, und wird in Gaben von 0,05—0,25—0,5 g einige Male den Tag über in allen Arzneiformen gegeben und angewendet bei atonischen Absonderungen und Ausflüssen, wie bei profusen Blutflüssen, namentlich

Gebärmutterblutflüssen, Blutharnen, Schleimflüssen, Durchfällen, Ruhr, profusen Schweissen, auch bei Krankheiten des Magens, übermässiger Säurebildung, Sodbrennen, Wasserbrechen, ferner bei chronischen Katarrhen, Keuchhusten, Asthma, Glottiskrampf, Diabetes, Albuminurie, Morbus Brightii, Bettpissen, endlich in stärkeren Dosen als Gegengift vieler Alkaloïde. Ein Theil der Gerbsäure wird als Gallussäure im Harn wieder angetroffen. Ein starker oder längerer Gebrauch veranlasst Verdauungsstörungen. Aeusserlich wirkt die Gerbsäure entweder dynamisch-zusammenziehend oder chemisch, indem sie den Eiweissstoff im Blut, im Eiter, in den serösen Absonderungen coagulirt, dadurch die Gährung und Fäulniss unterbricht oder zurückhält. Man bedient sich ihrer (in Substanz) bei Blutungen, als Schnupfpulver bei Nasenbluten, Nasenschleimfluss, mit Zucker verdünnt zur Inspersion von Schlund und Kehlkopf bei Entzündung dieser Theile, in Lösung bei eiternden Wunden, in Lösung von 1 auf 50—150 zu Fomentationen bei chronischer Augenblennorrhöe, purulenter Ophthalmie, als Mund- und Gurgelwasser bei Aphthen und blutendem Zahnfleisch, als Einspritzung bei veraltetem Tripper, gegen Haemorrhoidalknoten, Wundsein, übermässigem Hautschweiss, zu Inhalationen im Zerstäubungsapparat, gegen das Ausfallen der Haare etc. — In geringer Menge schlechtem Trinkwasser zugesetzt, macht sie dieses brauchbar, indem sie die darin vorhandenen organischen Stoffe und mikroskopischen Vegetationen coagulirt.

Die Gerbsäure verträgt sich nicht in Mischungen mit alkalisch-reagirenden Substanzen und Salzen der Schwermetalle, Kalk-, Magnesiasalzen, sowie Alkaloïden, Jod, Brom, Chlor. Mit Metallsalzen und Alkaloïdsalzen geht sie schwerlösliche Verbindungen ein, Jod, Brom, Chlor bindet sie in einer Weise, dass die specielle Wirkung derselben decimirt oder vernichtet wird. Auch in Emulsionen, worin Eiweissstoffe vertreten sind, in Milch, neben Eisen- und anderen Mineralwässern, neben Brechweinstein ist Gerbsäure nicht anwendbar.

Gerbsäure dient als ein kräftiges Gegengift oder ein Gift milderndes Mittel bei Vergiftungen durch narkotische Stoffe, Giftpilze, giftige Alkaloïde, giftige Metallfarben, durch Salze der Schwermetalle, besonders des Kupfers, durch Brechweinstein etc.

Acidum tartaricum.

Weinsäure; Weinsteinsäure. Acidum tartarĭcum; Sal essentiäle Tartäri. *Acide tartrique. Tartaric acid.*

Ziemlich grosse, farblose, durchscheinende, säulenförmige, oft zu Krusten zusammenhängende, luftbeständige, erhitzt mit dem Geruche nach verbranntem Zucker verkohlende, in 0,8 Th. Wasser und 2,5 Th. Weingeist lösliche Krystalle.

Die wässrige Lösung der Säure giebt auf Zusatz der Kaliumacetatlösung einen krystallinischen Bodensatz, nach einem reichlichen Zusatze von Kalkwasser einen anfangs flockigen, alsdann in die krystallinische Form übergehenden, sowohl in Ammoniumchloridlösung als auch in Aetz-Natronlauge löslichen Niederschlag. Dieser in Aetz-Natronlauge gelöste Niederschlag scheidet beim Kochen gelatinös ab und geht beim Erkalten wieder in Lösung über.

Die Lösung der Säure in 10 Th. Wasser darf weder durch Calciumsulfat, noch durch Baryumnitrat, noch durch Ammoniumoxalat getrübt werden. Die in Pulver verwandelte Säure darf durch darauf gegossenes Schwefelwasserstoffwasser keine Veränderung erleiden.

Geschichtliches. Gegen Mitte des vorigen (18.) Jahrh. erkannten DUHAMEL, ROUELLE d. J. (1771) und MARGGRAF im Weinstein eine an Alkali gebundene besondere Säure, jedoch war es erst der grosse SCHEELE, welcher die Weinsäure darstellte. Das von letzterem angegebene Verfahren der Darstellung wird im Ganzen noch heute befolgt. BIOT war der erste, welcher fand (1840), dass die Weinsäure den polarisirten Lichtstrahl nach rechts drehe und 5 Jahre später fand PASTEUR, dass sich die Traubensäure (Paraweinsäure) gegen den polarisirten Lichtstrahl indifferent verhalte. Diese Beobachtungen führten zur Spaltung der Traubensäure in Rechtsweinsäure und Linksweinsäure, oder rechtsdrehende und linksdrehende Weinsäure.

Vorkommen in der Natur. Die Weinsäure ist eine der verbreitesten vegetabilischen Säuren und kommt in den Pflanzen theils frei, theils an Basen, wie Kalium, Calcium, gebunden vor, in grösster Menge in den Weintrauben *(Vitis vinifera)* und den anderen Theilen des Weinstocks, in den Beeren der *Vitis silvestris* L., dann besonders in den sauren Früchten (Tamarinden), in geringerer Menge auch in den süssen Früchten (Maulbeeren) und in den übrigen Theilen der Pflanzen. Sie ist auch in den Kartoffeln, den Knollen des *Helianthus tuberosus* L., den Wurzeln von *Rubia tinctorum* L., den Blättern von *Chelidonium majus* L., den Gurken, der Meerzwiebel, im Isländischen Moose, sogar sehr reichlich im *Lycopodium complanatum* L., *Rumex acetosa* L., *Leontodon Taraxacum*, *Triticum repens* L. aufgefunden werden. Auf künstlichem Wege entstanden fand sie LIEBIG in der bei der Darstellung des Kalium sublimirenden Masse neben krokonsaurem und oxalsaurem Kalium, sowie auch in den Oxydationsproducten des Milchzuckers nach Einwirkung heisser Salpetersäure. HEINTZ und CARLET erhielten sie durch Oxydation aus Zuckersäure mittels Salpetersäure. SCHINDLER fand einen über Jahr und Tag aufbewahrten Citronensaft zum Theil in Weinsäure verwandelt. LIELIG, DESSAIGNES, HORNEMANN und A. beobachteten die Bildung der gewöhnlichen oder rechtsdrehenden Weinsäure neben Traubensäure als Folge der Oxydation des Stärkemehles, Rohrzuckers, Milchzuckers, der Glykose, Dextrins, Sorbins etc.

Darstellung. Der Verbrauch der Weinsäure als Medicament, besonders aber in der Färberei, ist ein so grosser, dass ihre Darstellung fabrikmässig geschieht; im pharmaceutischen Laboratorium häuft sich aber oft aus verschiedenen Arbeiten so viel Kalktartrat an, dass sich auch hier die Darstellung der Weinsäure lohnend erweist.

Das Material zur fabrikmässigen Darstellung der Weinsäure ist der sogenannte halbraffinirte Weinstein. In einigen Fabriken wird nur das bei der Raffinerie des Weinsteins abfallende Calciumtartrat, selbst auch Weinhefe und Weingeläger zur Weinsäurebereitung verwendet.

Die Darstellung der Weinsäure aus Weinstein (Kaliumhydriumtartrat, Kaliumbitartrat oder doppelweinsaurem Kali) beruht in der Bindung der Weinsäure an Kalkerde, also der Abscheidung dieser Säure als Calciumtartrat (weinsaures Calcium), welches Salz in Wasser kaum löslich ist, und wiederum in der Trennung der Weinsäure von Calcium mittelst Schwefelsäure, welche mit dem Calcium das in Wasser nur unbedeutend lösliche Calciumsulfat (Gyps) darstellt. In grossen, mit Bleiplatten ausgeschlagenen Bottichen mit einem hölzernen, mit Blei bekleideten Rührwerk wird der halbraffinirte Weinstein nebst einer 10fachen Menge durch eingeleiteten Dampf kochend heiss gemachten Wassers eingetragen, durch Hineinleiten von Wasserdampf die Flüssigkeit in der Siedetemperatur erhalten und unter Bewegung des Rührwerkes Calciumcarbonat in Gestalt der Schlämmkreide nach und nach dazu gegeben, so lange Aufbrausen (Entwickelung von Kohlensäure) stattfindet und die Mischung Lackmuspapier röthet. 19 Th. Weinstein erfordern circa 5 Th. Schlämmkreide. Aus der Begegung von Kaliumbitartrat und dem Calciumcarbonat geht das in Wasser fast unlösliche Calciumtartrat (weinsaure Kalkerde) und das leichtlösliche neutrale Kaliumtartrat (weinsaures Kali) hervor. Letzteres zersetzt sich mit Calciumcarbonat nicht, wohl aber mit einem Calciumsalze, welches eine Säure enthält, deren Verwandtschaft zum Kalium stärker ist als die der Weinsäure. Ein solches Salz ist Calciumchlorid oder

Caliumsulfat (schwefelsaure Kalkerde). Letzteres tauscht nur in der Siedehitze seine Bestandtheile mit denen des Kaliumtartrats aus. Der kochendheissen Flüssigkeit, welche das nichtlösliche Calciumtartrat und in Lösung Kaliumtartrat enthält, wird so lange in Portionen eine concentrirte Calciumchloridlösung oder präcipitirtes und noch breiiges Calciumsulfat zugesetzt, bis eine erkaltete und filtrirte Probe der Flüssigkeit beim Ansäuren mit Essigsäure aufhört Weinstein fallen zu lassen. Die gegenseitige Zersetzung des Kaliumtartrats mit Calciumsulfat ist eine sehr langsame und wird nur in der Siedehitze des Wassers eine vollständige. Bei Anwendung von Calciumsulfat ist ein stundenlanges Heisshalten erforderlich. Auf je 10 Th. der vorher verwendeten Schlämmkreide wird man wenig mehr als 17 Th. Gypspulver nöthig haben. Die Flüssigkeit im Bottich enthält nun Calciumtartrat suspendirt und entweder Kaliumchlorid oder Kaliumsulfat in Lösung. Man lässt das Rührwerk ruhen, die Flüssigkeit absetzen und die über dem abgesetzten Calciumtartrat befindliche Salzlösung abfliessen, um aus letzterer das Kaliumchlorid oder das Kaliumsulfat durch Abdampfen und Krystallisirenlassen abzuscheiden. Das Calciumtartrat wird mit Wasser ausgewaschen. Diese Waschwässer werden bei einer folgenden Zersetzung von Weinstein in Stelle des Wassers verwendet. Das noch feuchte Calciumtartrat wird nun in demselben Bottiche mit verdünnter Schwefelsäure zersetzt, mit der Vorsicht, dass eher ein sehr kleiner Ueberschuss Schwefelsäure als unzersetztes Calciumtartrat vorhanden bleibt, weil letzteres von freier Weinsäure gelöst wird und die Krystallisation derselben nicht nur erschwert, sondern sogar gänzlich verhindern kann. Ein grosser Ueberschuss Schwefelsäure würde dagegen beim Concentriren der Weinsäurelösung durch Abdampfen zersetzend auf die Weinsäure einwirken und diese bräunen. Der Zusatz von verdünnter Schwefelsäure zu dem heiss erhaltenen dünnen Calciumtartratschlamm geschieht so weit, bis eine herausgenommene Probe mit einem gleichen Volumen Weingeist gemischt, dann nach dem völligen Erkalten filtrirt und mit Wasser verdünnt mit Baryumchlorid eine schwache, aber deutliche Reaction auf Schwefelsäure giebt. Den nun aus Weinsäurelösung und Calciumsulfat bestehenden Schlamm lässt man auf Colatorien, welche dieselbe Einrichtung wie bei der fabrikmässigen Darstellung der Citronensäure haben und Seite 87 erwähnt sind, abfliessen und wäscht das Calciumsulfat mit wenigem heissem Wasser nach. Die Calciumsulfat und wenig Weinsäure haltende Lösung wird zum Aussüssen der aus Calciumsulfat und Weinsäure bestehenden Masse verwendet, wobei sie nicht mehr Calciumsulfat, womit sie gesättigt ist, aufzunehmen vermag, wohl aber Weinsäure, bis z. B. im Liter Flüssigkeit 600 g Weinsäure, aber nur 1 g Calciumsulfat enthalten sind. Diese concentrirte Weinsäurelösung bringt man zuerst in die bleiernen Abdampfungsgefässe oder Concentrationspfannen, dampft sie hier bis zum Erscheinen eines Krystallhäutchens ab, giebt sie von hier in die Sedimentirfässer, damit sich das noch in Lösung erhaltene Calciumsulfat völlig absetze, und endlich in die Krystallisirgefässe. Statt reinen Wassers zu dem Auswaschen des Calciumsulfats werden dünne Waschwässer aus einer früheren Operation verwendet und das frische Calciumsulfat wird wiederum zur Fällung von Calciumtartrat aus der mit Calciumcarbonat gesättigten Weinsteinlösung benutzt.

Die Darstellung der Weinsäure im pharmaceutischen Laboratorium, besonders aus Ansammlungen von Calciumtartrat, weicht von der vorgehenden in keiner Weise ab, nur werde das Calciumtartrat oder auch der etwa verwendete Weinstein nach der Absättigung mit Schlämmkreide nicht mit Gyps, sondern mit Calciumchlorid weiter zersetzt. Auf 10 Th. trocknes Calciumtartrat wird man wenig mehr als 4 Th. Englische Schwefelsäure verwenden müssen. Letztere verdünnt man zuvor mit 6 Th. Wasser, lässt sie absetzen und macht sie durch Filtration bleifrei. Eine gefärbte Weinsäure entfärbt man durch Digestion ihrer Lösung mit gereinigter Thierkohle, welche auch das etwa darin noch vorhandene Calciumsulfat aufnimmt.

Theorie der Darstellung. Der chemische Vorgang in den drei Abschnitten der Darstellung der Weinsäure aus dem Weinstein ergiebt sich aus folgenden Schematen: Die dualistische Theorie betrachtet die Weinsäure als eine zweibasische, die neuere Chemie als eine vieratomige und als eine zweibasische Säure.

Kaliumbitartrat		Calciumcarbonat		Kaliumtartrat		Calciumtartrat		Wasser	Kohlensäureanhydrid
I) $2C_4H_5O_6K$	u.	$CaCO_3$	geb.	$C_4H_4O_6K_2$	u.	$C_4H_4O_6Ca$	u.	H_2O	u. CO_2
$2\left(\genfrac{}{}{0pt}{}{C_4H_2O_2^{IV}}{H_2HK}\right\}O_4\right)$	u.	$\genfrac{}{}{0pt}{}{CO''}{Ca''}\right\}O_2$	geb.	$\genfrac{}{}{0pt}{}{C_4H_2O_2^{IV}}{H_2K_2}\right\}O_4$	u.	$\genfrac{}{}{0pt}{}{C_4H_2O_2^{IV}}{H_2Ca''}\right\}O_4$	u.	$\genfrac{}{}{0pt}{}{H}{H}\right\}O$	u. CO_2

II)

Kaliumtartrat		Calciumsulfat		Kaliumsulfat		Calciumtartrat
$C_4H_4O_6K_2$	u.	$CaSO_4 + 2aq.$	geb.	K_2SO_4	u.	$C_4H_4O_6Ca$

$$\left.\begin{array}{l}C_4H_2O_2\,^{IV}\\H_2K_2\end{array}\right\}O_4 \quad \text{u.} \quad \left.\begin{array}{l}SO_2''\\Ca''\end{array}\right\}O_2 + 2aq. \quad \text{geb.} \quad \left.\begin{array}{l}SO_2\\K_2\end{array}\right\}O_2 \quad \text{u.} \quad \left.\begin{array}{l}C_4H_2O_2\,^{IV}\\H_2Ca''\end{array}\right\}O_4$$

oder

Kaliumtartrat		Calciumchlorid		Kaliumchlorid		Calciumtartrat
$C_4H_4O_6K_2$	u.	$CaCl_2$	geb.	$2KCl$	u.	$C_4H_4O_6Ca$

$$\left.\begin{array}{l}C_4H_2O_2\,^{IV}\\H_2K_2\end{array}\right\}O_4 \quad \text{u.} \quad Ca\left\{\begin{array}{l}Cl\\Cl\end{array}\right. \quad \text{geb.} \quad 2\left(\begin{array}{l}K\\Cl\end{array}\right) \quad \text{u.} \quad \left.\begin{array}{l}C_4H_2O_2\,^{IV}\\H_2Ca''\end{array}\right\}O_4$$

III)

Calciumtartrat		Schwefelsäure		Calciumsulfat		Weinsäure
$C_4H_4O_6Ca$	u.	H_2SO_4	geb.	$CaSO_4$	u.	$C_4H_6O_6$

$$\left.\begin{array}{l}C_4H_2O_2\,^{IV}\\H_2Ca''\end{array}\right\}O_4 \quad \text{u.} \quad \left.\begin{array}{l}SO_2''\\H_2\end{array}\right\}O_2 \quad \text{geb.} \quad \left.\begin{array}{l}SO_2''\\Ca''\end{array}\right\}O_2 \quad \text{u.} \quad \left.\begin{array}{l}C_4H_2O_2\,^{IV}\\H_2H_2\end{array}\right\}O_2$$

Aus den bei Reinigung des rohen Weinsteines gesammelten Mutterlaugen werden die Säuren mit Calciumcarbonat abgeschieden und das schwerlösliche Calciumsalz mit Schwefelsäure zersetzt. Die vom Calciumsulfat abgegossene und durch Pressung gesammelte Flüssigkeit wird zur Krystallisation gebracht. Die hier gesammelten Krystalle sind theils weiss, theils durcheinend oder durchsichtig. Die weissen Krystalle sind Traubensäurekrystalle, die durchscheinenden aber Rechtsweinsäurekrystalle. Durch Aussuchen geschieht die Trennung beider Säuren.

Die Traubensäure unterscheidet sich von der Weinsäure durch ein abweichendes Lösungsverhältniss, denn sie fordert 5—6 Th. Wasser von 15^0 C. und von absolutem Weingeist 50—52 Th.

Die Linksweinsäure erhielt Pasteur durch Spaltung der Traubensäure. Sie ist der Rechtsweinsäure oder der officinellen ähnlich, nur finden sich die hemiedrischen Flächen, welche bei der Rechtsweinsäure auf der rechten Seite der Krystalle liegen, bei der Linksweinsäure auf der linken Seite. Beim Erwärmen der Krystalle zeigt sich bei der Rechtsweinsäure die (+) Electricität auf der rechten, bei der Linksweinsäure auf der linken Seite. Die Lösung der Rechtsweinsäure lenkt die Ebene des polarisirten Lichtstrahls nach rechts, die der Linksweinsäure aber nach links ab. Die Salze beider Säuren zeigen ein gleiches Verhalten.

Theoretische Notizen. Weinsäure, Weinsteinsäure, Dioxybernsteinsäure (Tartrylsäure) hatte nach der dualistischen Ansicht die Formel $2HO$, $C^8H^4O^{10}$, war also eine zweibasische Säure. Nach Ansicht der neueren Chemie ist sie ebenfalls eine zweibasische, aber eine vieratomige Säure, denn beim Erhitzen von basischem Bleitartrat ($PbO,C_4H_4O_6Pb$) entsteht unter Austritt von 1 Molekül Wasser das Bleitartrat $C_4H_2O_6Pb_2$, in welchem also 4 Wasserstoffatome durch zwei Bleiatome (Pb'') ersetzt sind.

Nach der Theorie der chemischen Structur ist die Weinsäure ebenfalls eine zweibasische Säure und ein vierwerthiges Derivat des Methans, jenes Kohlenwasserstoffes, welcher auch als Grubengas, Sumpfgas oder leichter Kohlenwasserstoff (CH_4) unterschieden wird. Die Essigsäure, CH_3—CO . OH, ist z. B. ein einwerthiges, die Milchsäure, CH_3—CH . OH—CO . OH, ein zweiwerthiges, die Tartronsäure (Oxymalonsäure), $COOH$—CH . OH—$COOH$, ein dreiwerthiges Methanderivat, die Weinsäure aber, $COOH$—$CH(OH)$—$CH(OH)$—$COOH$ ein vierwerthiges Derivat. Die Formeln der Weinsäure sind also

Structurformel	empirische Formel der Weinsäure	typische Formel	typische Structurformel
$\begin{array}{l}CH\,.\,OH-CO\,.\,OH\\ \mid\\ CH\,.\,OH-CO\,.\,OH\end{array}$	$C_4H_6O_6$	$\left.\begin{array}{l}C_4H_2O_2\,^{IV}\\H_2HH\end{array}\right\}O_4$	$C_2H_2(OH)_2\left\{\begin{array}{l}CO\,.\,OH\\CO\,.\,OH\end{array}\right.$

Die officinelle Weinsäure ist die Rechtsweinsäure (welche die Polarisationsebene des Lichtes nach Rechts dreht). Es giebt im Ganzen 5 isomere Modificationen der Weinsäure

1) Gewöhnliche Weinsäure, Rechtsweinsäure, Dextroracemsäure,
2) Antiweinsäure, Linksweinsäure (durch die Krystallform zu unterscheiden),

3) Traubensäure oder Paraweinsäure (opt. inactiv, in Rechts- und Linksweinsäure zerlegbar),

4) Metaweinsäure (amorph, entsteht beim Erhitzen der Rechtsweinsäure),

5) Inactive Weinsäure, Mesoweinsäure (nicht zerlegbar in Weinsäure und
Antiweinsäure).

Die Traubensäure oder Paraweinsäure kommt als Kaliumbipara-
tartrat in den Weinsteinen aus ungarischen und österreichischen Weinen vor.
Während die Rechtsweinsäure in grossen Krystallen abscheidet, bildet die Para-
weinsäure kleine nadelförmige Krystalle, welche sich nicht selten während der
Krystallisation an die grossen Weinsäurekrystalle ansetzen. Lässt man die
Traubensäure gähren, so findet man unter den Producten Linksweinsäure.
Aus der Mischung concentrirter Lösungen der Rechts- und Linksweinsäure son-
dern sich unter Wärmeentwickelung Krystalle der Traubensäure ab.

Wird die Weinsäure im geschmolzenen Zustande kurze Zeit erhitzt (bis
140^0 C.), so geht sie in die amorphe oder gummiartige, bei 110^0 schmelzende
Metaweinsäure über, welche der Rechtsweinsäure isomer ist, welche aber
schwerer krystallisirbare und leichter lösliche Salze ausgiebt und beim Kochen
ihrer Salzlösungen wieder in die gewöhnliche Weinsäure übergeht.

Bei längerer Erhitzung bis auf 150^0 tritt aus 2 Mol. der Rechtsweinsäure 1 Mol. Wasser aus und es bildet sich die Diweinsäure (Ditartryl-
säure, Tartralsäure, Isoweinsäure, $C_8H_{10}O_{11}$), deren Salzlösungen durch Kochung
in gewöhnliche Tartrate übergehen.

<table>
<tr><td>2 Mol. Weinsäure</td><td></td><td>1 Mol. Diweinsäure</td><td></td><td>Diweinsäure</td></tr>
<tr><td>CH . OH—COOH</td><td></td><td>CH . OH—COOH</td><td></td><td></td></tr>
<tr><td>CH . OH—COOH</td><td rowspan="2">minus H_2O =</td><td>CH . OH—CO
> O</td><td rowspan="2">oder</td><td>$(C_4H_2O_2{}^{IV})_2$
H_6 } O_7</td></tr>
<tr><td>CH . OH—COOH</td><td>CH . OH—CO</td></tr>
<tr><td>CH . OH—COOH</td><td></td><td>CH . OH—COOH</td><td></td><td></td></tr>
</table>

Wird die Weinsäure schnell bis zum Aufblähen erhitzt, so entsteht unter
Wasserverlust Tartrelsäure, $C_4H_4O_5$, denn $C_4H_6O_6 - H_2O = C_4H_4O_5$. Diese
Säure ist krystallisirbar, ihre Salze sind nicht krystallisirbar und gehen leicht
in diweinsaure und metaweinsaure Salze über, auch die Lösung der Säure geht
in Rechtsweinsäurelösung über.

Beim starken Erhitzen der Weinsäure entsteht das nur schwach saure,
gelbliche (unlösliche) Weinsäureanhydrid, welches ebenfalls durch Kochen
in Wasser in Rechtsweinsäure übergeht. Es ist der Tartrelsäure isomer, welche
Säure auch als lösliches Weinsäureanhydrid unterscheiden wird.

Wird Weinsäure der trocknen Destillation unterworfen, so liefert sie neben
Kohlensäure, Brenzweinsäure ($C_5H_8O_4$), Pyrotraubensäure ($C_3H_4O_3$) und
Pyrotritarsäure oder Uvinsäure ($C_7H_8O_3$). Letztere bildet glänzende, in
Wasser schwer lösliche Krystalle, welche sich beim Schmelzen mit Aetzkali
in Wasser und Benzoësäure spaltet. Sie ist eine Hydromonooxydbenzoë-
säure $= C_6H_6 <{}^{OH}_{COOH}$.

Die Pyrotraubensäure (Methylketonsäure, Acetylameisensäure) entsteht
auch beim Erhitzen der Glycerinsäure über 140^0 C.

<table>
<tr><td>Glycerinsäure</td><td></td><td>Wasser</td><td>Pyrotraubensäure</td><td></td><td>Nitroweinsäure</td></tr>
<tr><td>CH_2 . OH</td><td></td><td></td><td>CH_3</td><td></td><td>CH . NO_3—CO . OH</td></tr>
<tr><td>|</td><td></td><td></td><td>|</td><td></td><td>|</td></tr>
<tr><td>CH . OH</td><td>minus</td><td>H_2O =</td><td>CO</td><td></td><td>CH . NO_3—CO . OH</td></tr>
<tr><td>|</td><td></td><td></td><td>|</td><td></td><td>oder   CO . OH</td></tr>
<tr><td>CO . OH</td><td></td><td></td><td>CO . OH</td><td></td><td>$C_2H_2(NO_3)_2 <{}^{CO . OH}_{CO . OH}$</td></tr>
</table>

Wird Weinsäurepulver in conc. Salpetersäure eingetragen und noch mit conc. Schwefelsäure versetzt, so entsteht eine Nitroverbindung, Nitroweinsäure, eine gallertartige, in Wasser lösliche Masse, welche beim freiwilligen Verdunsten in ihrer wässrigen Lösung in Tartronsäure (Oxymalonsäure) = $CH.OH<^{CO.OH}_{CO.OH}$, Kohlendioxyd (Kohlensäureanhydrid) und Stickstofftrioxyd zerfällt.

Tartratformeln sind z. B.:

(neutrales) Kaliumtartrat	Kaliumhydriumtartrat Kaliumbitartrat	Natriokaliumtartrat	Calciumtartrat
CH.OH—COOK	CH.OH—COOK	CH.OH—CO.OK	CH.OH—CO.O
|	|	|	| $> Ca$
CH.OH—COOK	CH.OH—COOH	CH.OH—CO.ONa	CH.OH—CO.O

Eigenschaften. Die officinelle Weinsäure oder Rechtsweinsäure bildet kein Krystallwasser enthaltende, geruchlose, grosse, harte, durchscheinende, farblose,

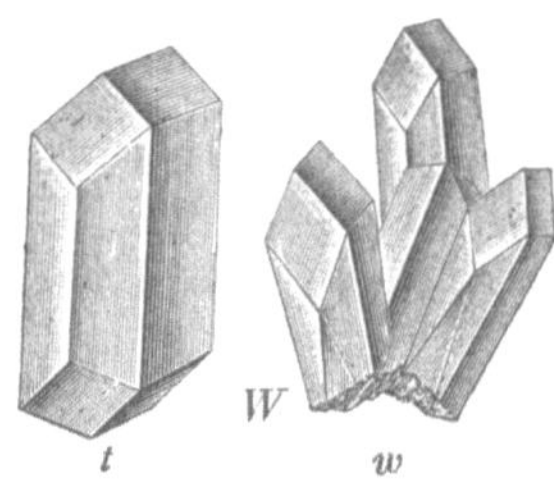

Weinsäurekrystalle.

an der Luft beständige, prismatische Krystalle oder Krystallkrusten oder Krystallbruchstücke von sehr saurem Geschmack und ohne jeden Geruch, welche beim Erhitzen unter Verbreitung eines Caramelgeruches und unter Aufblähen verkohlen und endlich ohne Rückstand verbrennen (Alkalimetalltartrate entwickeln jenen Caramelgeruch nicht). Sie ist löslich in 0,8 Th. kaltem Wasser (+15° C.), damit eine syrupdicke Flüssigkeit darstellend, löslicher noch in weniger heissem Wasser und in 3 Th. absolutem und 2,5 Th. 90-proc. Weingeist, unlöslich in absolutem Aether, während 1 Th. der Säure 90 Th. des officinellen Aethers zur Lösung erfordert.

Die Rechtsweinsäure bildet schief-rhombische oder monoklinoëdrische Prismen, deren vordere Ecken gewöhnlich durch hemiëdrische Flächen abgestumpft sind. Das spec. Gew. ist 1,764. Sie schmilzt bei 135° zu einer klaren Flüssigkeit. Die Krystalle sind polyelectrisch, beim Zerreiben im Dunkeln leuchten sie. Die wässrige Lösung lenkt die Polarisationsebene des Lichts nach rechts ab.

Die Weinsäure wird oxydirt im Contact mit Kaliumhypermanganat, Manganhyperoxyd, Bleihyperoxyd, Kaliumdichromat und anderen Oxydationsmitteln und in Ameisensäure, Kohlensäure und Wasser übergeführt.

$$\underset{\text{Weinsäure}}{C_2H_2(OH)_2(COOH)_2} + \underset{\text{Sauerstoff}}{30} = \underset{\text{Ameisensäure}}{2H.CO.OH} + \underset{\text{Kohlensäureanhydrid}}{2CO_2} + \underset{\text{Wasser}}{H_2O}$$

$$C_4H_6O_6 + 30 = 2CH_2O_2 + 2CO_2 + H_2O$$

Die Weinsäure, mit Alkali neutralisirt, scheidet aus den kochenden Lösungen der Edelmetalle diese metallisch ab, z. B. aus einer ammoniakalischen Silberlösung scheidet sie schon in gelinder Wärme das Silber in Form eines schönen Metallspiegels ab, welche Reaction in der Technik Anwendung findet.

Das aus der neutralisirten Säure durch Calciumchlorid gefällte Calciumtartrat ist in kalter Aetzalkalilauge löslich, nicht in der kochendheissen Lauge.

Im Handel existiren mehrere Sorten der krystall. Weinsäure und auch der gepulverten. Die krystallisirte Säure unterscheidet man als Nr. 0, Nr. I, Nr. II. Die Sorte Nr. 0 ist die pharmaceutische, während die anderen Sorten nicht den Anforderungen der Ph. entsprechen. *Acidum tartaric. granulatum* ist zwar keine sehr reine Säure, dürfte aber dem Zwecke der Verwendung (zu granulirten Brausepulvern) genügen.

Tabelle

über den Gehalt der wässrigen Weinsäurelösungen von verschiedenem spec. Gewicht. Temp. 15,5 °. HAGER auct.

Proc. Weinsäure	Spec. Gew.	Proc. Weinsäure	Spec. Gew.	Proc. Weinsäure	Spec. Gew.	Proc. Weinsäure	Spec. Gew.	Proc. Weinsäure	Spec. Gew.	Proc. Weinsäure	Spec. Gew.
50	1.269	42	1.219	34	1.172	26	1.128	18	1 086	10	1.046
49.5	1.266	41.5	1.216	33.5	1.169	25.5	1.125	17.5	1.083	9.5	1.043
49	1.263	41	1.213	33	1.167	25	1.122	17	1.081	9	1.041
48.5	1.259	40.5	1.210	32.5	1.164	24.5	1.119	16.5	1.078	8.5	1.038
48	1.256	40	1.207	32	1.161	24	1.117	16	1.076	8	1.036
47.5	1.253	39.5	1.205	31.5	1 158	23.5	1.114	15.5	1.073	7.5	1.033
47	1.250	39	1.202	31	1.156	23	1.112	15	1.071	7	1.031
46.5	1.247	38.5	1.199	30.5	1.153	22.5	1.109	14.5	1.068	6.5	1.028
46	1.244	38	1.196	30	1.150	22	1.106	14	1.066	6	1.026
45.5	1.240	37.5	1.193	29.5	1.147	21.5	1.103	13.5	1.063	5.5	1.023
45	1.237	37	1.190	29	1.144	21	1.101	13	1.061	5	1.021
44.5	1.234	36.5	1.187	28.5	1.141	20.5	1.098	12.5	1.059	4.5	1.019
44	1.231	36	1 184	28	1.139	20	1.096	12	1.056	4	1.017
43.5	1.228	35.5	1.181	27.5	1.136	19.5	1.093	11.5	1.054	3.5	1.015
43	1.225	35	1.178	27	1.133	19	1.091	11	1.051	3	1.013
42.5	1.222	34.5	1.175	26.5	1.130	18.5	1.088	10.5	1.049	2.5	1.011

Das Pulvern der Weinsäure-Krystalle. Von dem Pulver der Weinsäure verlangt man, dass es fein und sehr weiss sein soll. Beim Zerstossen in einem metallenen Mörser wird das Pulver nicht nur schmutzig und unansehnlich, es wird auch mit Metall verunreinigt. Die Pulverung muss daher in einem steinernen oder porcellanen Mörser vorgenommen werden, welche Arbeit etwas schwer fällt, weil die Krystalle sehr hart sind. Um vieles leichter ist die Pulverung, wenn man die Weinsäurekrystalle in einer porcellanen Schale mit ½ Th. kochendem Wasser übergiesst, die Lösung unter beständigem Umrühren mit einem Porcellanstabe bis zur Trockne abdampft und diese krümliche, aus sehr kleinen Krystallen bestehende Masse im Mörser zu feinem Pulver zerreibt. Hierbei allen Staub abzuhalten, ist eine unerlässliche Sorge. Dem Apotheker im kleinen Ort ist anzurathen, das Weinsäurepulver vom Drogisten zu entnehmen und zwar die Sorte Acid. tart. pulveratum O.

Acidum metatartaricum, Metaweinsäure, hat man als Ersatz der Citronensäure in Anwendung gebracht. Heute spricht man nicht mehr davon. Zu ihrer Darstellung nehme man die gepulverte Weinsäure Nr. 0, gebe sie in eine porcellanene Pfanne, erhitze sie im Sandbade bis zur völligen Schmelzung und erhalte diese eine Sechstel-Stunde hindurch. Man rühre nun bis zum Erkalten und bringe die Masse 2 Tage später in die Pulverform oder man tropfe die flüssige Masse auf Porcellan oder Glas. Man erhält in dieser Weise Massen, ähnlich den Rotulae Sacchari.

Aufbewahrung. Wie andere Säuren in nicht flüssiger Form wird auch die Weinsäure in Krystallen in Steingut- oder Glasgefässen, welche dicht geschlossen sind, aufbewahrt. Die in Pulver verwandelte Säure fordert ein Glasgefäss mit dichtem Verschluss, insofern sie vor dem Contacte mit atmosphärischer und besonders ammonikalischer Luft geschützt sein will. Weinsäurelösungen sind von kurzer Dauer, wenigstens in der wärmeren Jahreszeit, denn sie setzen Schimmel an.

Prüfung. Die Weinsäure existirt im Handel, wie schon oben erwähnt ist, in drei verschiedenen Sorten, welche sich nur durch den Grad der Reinheit unterscheiden. Die Sorte Nr. 0 ist die reinste. Ihre Krystalle sind fast durchsichtig und völlig farblos und dasjenige Präparat, welches die Pharmakopöe vorschreibt. Die Primasorte enthält nur Spuren Calciumsulfat und zuweilen sehr entfernte Spuren Blei, welche zu klein sind, um sie in der Weise, wie die Pharmakopöe prüfen lässt, zu erkennen. Diese zweite Sorte dürfte genügen, dagegen ist die Secundasorte nicht mehr für den Arzneigebrauch verwendbar, theils wegen der nicht ausreichenden Farblosigkeit der Krystalle, theils wegen grösserer Mengen der verunreinigenden Stoffe, oder wegen eines Gehalts freier Schwefelsäure. Dieser letztere Umstand ist Ursache, dass das Pulver dieser Sorte stets feucht ist, und ausgetrocknet immer wieder feucht wird.

Die Prüfung umfasst mehr Identitätsreactionen als Reactionen auf Reinheit. Es werden laut Text versucht:

1. Löslichkeit der gepulverten Säure in gleich viel kaltem Wasser. Zu 5 ccm giebt man 5 g des Säurepulvers. Will man die etwas mehr Zeit in Anspruch nehmende Löslichkeit in 0,8 Th. Wasser prüfen, so giebt man zu 4 ccm Wasser 5 g der Säure. Diese Lösung wird zu weiteren Prüfungen verwendet. Obgleich die Ph. von dem stark saurem Geschmacke oder einer sauren Reaction nichts erwähnt, so bringt es die Ordnung mit sich, durch Geschmack oder Lackmuspapier die Säure zu bestätigen.

2. Löslichkeit 1 g der gepulverten Säure in 3 g des absoluten Weingeistes oder nach der Ph. in 2,5 g (oder besser 2,75 g) eines 90-proc. Weingeistes. Den ersteren Modus wird man bei der Sorte Nr. 0, den zweiten bei der Sorte Nr. 1 anwenden, um beide Sorten zu unterscheiden. Die Lösungen sollen klar und farblos sein. Traubensäure fordert 50 Th. absoluten Weingeistes zur Lösung.

Um nun mit aller Sicherheit ein Urtheil über die Güte der Waare fällen zu können, versetzt man:

a. Die Hälfte der Lösung in absolutem Weingeist mit einem doppelten Vol. Aether. Es muss eine völlig klare und dauernd klar bleibende Mischung erfolgen. Bei Gegenwart von Calciumtartrat, Calciumsulfat, auch Metallen, sowie Traubensäure in mehr als entfernten Spuren erfolgt Trübung.

b. Die andere Hälfte der Lösung in absolutem Weingeist versetzt man mit einem gleichen Vol. conc. Schwefelsäure. Es erfolgt unter freiwilligem Erhitzen eine klare farblose, keine Gasblasen entwickelnde Mischung.

c. Nach einer halben Stunde giesst man, wenn die Flüssigkeiten sub *a* und *b* klar blieben und keinen Bodensatz bildeten, dieselben zusammen und schüttelt. Auch in diesem Falle erfolgt bei reiner Weinsäure eine klare farblose Flüssigkeit. Obgleich nun die Prüfung abgeschlossen sein könnte, so wollen wir nach dieser Abschweifung den Text der Ph. weiter verfolgen.

3. Von der sub 1 gesammelten wässrigen Lösung giebt man 2 ccm in einen Reagircylinder und dazu 2 ccm oder ein gleiches Vol. der Kaliumacetatlösung. Es erfolgt sofort ein weisses Magma in Folge der Bildung von Hydriumkaliumtartrat (Weinstein), welches Salz sehr schwer in Wasser (200 Th.) löslich ist.

Weinsäure	Kaliumacetat	saures weinsaures Kalium oder Hydriumkaliumtartrat	Essigsäure
$C_2H_2(OH)_2(COOH)_2$ u.	$CH_3.COOK$ u.	$C_2H_2(OH)_2.COOK.COOH$ u.	CH_3COOH
$C_4H_6O_6$ u.	$C_2H_3O_2K$ u.	$C_4H_5O_6K$	u. $C_2H_4O_2$

4. Wird die wässrige Lösung der Weinsäure mit einer überschüssigen Menge Kalkwasser gemischt, so dass also eine alkalische Reaction eintritt, so erfolgt ein weissflockiger amorpher, nach wiederholtem Schütteln nach und

nach krystallinischer Niederschlag aus Calciumtartrat bestehend. 0,1 g der
Weinsäure beansprucht in dieser Identitätsprobe 31,0—33,0 ccm Kalkwasser.
Setzt man von letzterem zu wenig hinzu, so bleibt (bei Abwesenheit von Oxal-
säure) die Mischung klar. (Metaweinsäure, Tartralsäure geben mit über-
schüssigem Kalkwasser keine Fällung.) Der Niederschlag, Kalktartrat, ist so-
wohl in Ammoniumchloridlösung als auch in Aetznatronlauge, welche von
Carbonat total frei sein muss, löslich. Traubensaures Calcium ist nicht in
Ammoniumchloridlösung löslich.

5. Die Lösung des Calciumtartrats in Aetznatronlauge trübt sich
beim Erhitzen unter Abscheidung des Calciumtartrats in gallertartiger Form,
welche Trübung beim Erkalten aber vollständig wieder verschwindet und in
Lösung übergeht. Diese Identitätsreaction gelingt nur in dem
Falle, wenn die Aetznatronlauge total frei von Kohlensäure ist,
ein Umstand, welcher zu den Seltenheiten gehört, aber hier der Beachtung
nicht entgehen darf, denn wenn diese Reaction entgegengesetzt verläuft oder
abweichend ausfällt, so muss die Gegenwart einer Säure angenommen werden,
welche nicht Rechtsweinsäure ist. Diese Identitätsreaction dürfte aus dem angegebenen Grunde selten zur Ausführung kommen.

6. Die 9—10-proc. wässrige Weinsäurelösung versetzt man mit einem
mehrfachen Vol. Gyps- oder Calciumsulfatlösung. Es darf keine Trübung
eintreten, auch sollte eine solche nicht im Verlaufe einiger Minuten zum
Vorschein kommen. Diese Reaction, kann zwei Zwecke verfolgen, entweder
soll damit Traubensäure erkannt werden, welche mit Calciumsalzlösungen
Niederschläge erzeugt, oder Oxalsäure. Der letztere Zweck ist keineswegs
der beabsichtigte, die Reaction würde nicht immer gelingen, denn die Schwefelsäure hält das Calcium so scharf gebunden und ihr gegenüber tritt die Weinsäure nicht rivalisirend auf, so dass die Oxalsäure von dem Calcium des Calciumsulfats unberührt bleibt. Auch Calciumchlorid verhält sich ähnlich. Wenn
man Ammon zu Hilfe nimmt, damit neutralisirt, so ist der Effect höchst unbedeutend der hier folgenden verbesserten Probe gegenüber. Man versetzt nämlich
die Weinsäurelösung mit einer zur Sättigung ungenügenden Menge Kalkwasser (ca. 15 ccm auf 3 ccm der 10-proc. Säurelösung) und es tritt sofort eine
milchweisse Trübung ein, wo die Probe mit Calciumsulfat kaum eine Andeutung einer Trübung wahrnehmen lässt. Nach der von der Ph. angegebenen
Probe können 10 Proc. Oxalsäure der Erkennung entgehen. Diese Probe
wird jedenfalls nur zur Traubensäure eine Beziehung haben, denn bei der
Probe sub 4 hätte sich die Gegenwart der Oxalsäure sofort verrathen. Da
die Gegenwart von unbedeutenden Mengen Traubensäure den Heilzweck der
Weinsäure nicht im geringsten beschränkt, so könnte man diese Probe auch als
eine sehr nebensächliche ansehen, sie überhaupt ausfallen lassen. Uebrigens
wäre es praktischer gewesen, in Stelle der Calciumsulfatlösung eine verdünnte
Calciumchloridlösung zu setzen, der Effect würde wohl immer derselbe bleiben.

7. Die 9—10-proc. Weinsäurelösung darf durch Bariumnitrat nicht
getrübt werden. Da eine sofortige und nicht eine im Verlaufe mehrerer
Minuten eintretende Trübung anzunehmen ist, so lässt die Ph. entfernte Spuren
Calciumsulfats oder freier Schwefelsäure den praktischen Verhältnissen
entsprechend zu.

8. Die 9—10-proc. Weinsäurelösung darf auf Zusatz von Ammoninm-
oxalat keine Trübung, also ebenfalls keine sofortige, ergeben, die Säure
soll also fast frei von Calicumtartrat sein. Wenn die Säure mit absolutem
Weingeist eine klare Lösung ergab, so ist sie auch frei von Kalkerde. Diese
Probe mit Ammoniumoxalat kann unter dem erwähnten Umstande also in

Wegfall kommen. Sie wird schärfer ersetzt, wenn man der weingeistigen Weinsäurelösung einige Tropfen Oxalsäurelösung zusetzt. In der wässrigen Lösung giebt Oxalsäure bei Spuren Calciumtartrat keine Trübung, wenn man aber die klare Mischung mit Aetzammon überschichtet, so tritt an der Berührungsfläche beider Flüssigkeitsschichten eine scharf in die Augen fallende Trübung ein. Aus diesen Anführungen ergiebt sich die Nothwendigkeit, dass man bei Verwendung von Ammoniumoxalat die Weinsäurelösung zuvor oder nachher mit Aetzammon ganz oder theilweise sättigen muss, um mit Sicherheit sehr entfernte Spuren Kalkerde zu erkennen. Die Ph. scheint eben diese Spuren zulassen zu wollen, was auch der Beschaffenheit der Weinsäure des Handels entspricht, im andern Falle hätte sie einen Zeitraum bis zur Bildung einer Trübung angegeben.

9. Die gepulverte oder die contundirte Weinsäure wird in 2 mm dicker Schicht in einem Porcellanschälchen ausgebreitet, die Oberfläche glatt gedrückt und mit Schwefelwasserstoffwasser übergossen. Es soll keine Färbung eintreten, die Salzschicht soll weiss bleiben. Da bei Gegenwart von vieler Säure Spuren Blei nicht angezeigt werden, so giebt die Ph. mit dieser Probe zu, dass entfernte Spuren Blei die Waare nicht verwerflich machen, was auch den practischen Verhältnissen entspricht. Man vergleiche auch unter Citronensäure S. 91. Im Uebrigen kann diese Probe in Wegfall kommen, wenn die Säure mit absolutem Weingeist eine klare Lösung giebt oder die weingeistige Lösung mit dem doppelten Vol. Aether gemischt klar bleibt.

Es dürfte sich die Prüfung der Weinsäure mit den Proben 2, 3, 4, 7 und 8 abschliessen lassen.

Kritik. Es muss auffallen, dass die Pharmakopöe die saure Beschaffenheit der Weinsäure, so auch der anderen Säuren, wie *Acid. hydrochloric.*, *Acid. phosphoric.*, *Acid. sulfuric.*, *Acid. nitric.*, *Acid. citric.*, nicht erwähnt, während sie dieselbe bei *Acid. aceticum*, *Acid. acet. dilut.*, *Acid. formicic.*, *Acid. lactic.*, *Acid. salicylic.* angiebt. Es ist schwer in diesem Verfahren System aufzufinden. Hoffentlich wird der Apotheker die Essigsäure (*saporis peracidi*) niemals kosten, denn er könnte sich grossen Schaden in seiner Mundpartie zuziehen. Wenn die Ph. z. B. *Acid. aceticum* mit *Liquor peracidus* bezeichnet hätte, so wäre dies richtig gewesen. Mit *saporis peracidi* giebt sie zu verstehen, dass man kosten solle. Mit diesem *Passus aciditatis* charakterisirt sich die Fassung der Ph. wiederum als eine nichtpharmaceutische, wie wir ähnliches schon öfter angetroffen haben.

Im vorliegenden Artikel hätte die Prüfung auf Kalkerde, Calciumsulfat, Bleitartrat sehr scharf durch Lösung der Säure in absolutem Weingeist und Vermischung mit Aether ersetzt werden können, oder in Stelle des Schwefelwasserstoffwassers wäre die Reaction mit Kaliumferrocyanid mehr am Platze gewesen, mit der Bedingung, dass die Trübung in der 9--10-proc. Weinsäurelösung innerhalb 20 Secunden nicht eintreten dürfe. Dass man sich am Schluss des 19. Jahrhunderts nicht von dem Verbrauche des die Gesundheit benachtheiligenden und widerlich riechenden, sogar scheusslich stinkenden Schwefelwasserstoffs frei machen konnte, wo es durch angenehmere Reagentien zu ersetzen war, zeigt von keinem Fortschritt.

Die Identitätsreaction unter Beihilfe einer total kohlensäurefreien Aetznatronlauge ist recht schön, aber unter 100 Fällen nur 1 mal ausführbar, weil diese kohlensäurefreie Lauge eben nur selten zur Hand ist, und jedesmal durch Verdünnung und Digestion mit etwas Aetzkalk frisch hergestellt werden müsste. Im anderen Falle führt sie zum Irrthum. Hätte man sie unbeachtet gelassen, so wäre gewiss kein Nachtheil daraus entstanden.

Die **Anwendung** der Weinsäure ist im Ganzen dieselbe wie diejenige der Citronensäure, welche letztere jedoch in Betreff ihres milderen sauren Geschmackes in Limonaden vorgezogen wird. Da die Citronensäure mit dem Natriumbicarbonat leicht feucht werdende Mischungen giebt, so wird zu den Brausepulvern stets nur Weinsäure genommen. Längere Zeit oder in starken Dosen genommen greift die freie Weinsäure die Verdauungswege an und erzeugt Blutleere. Dosis 0,1—0,45 in verdünnter Lösung mit Zucker.

VIDAL empfiehlt die Weinsäure als Zerstörungsmittel der Pseudomembranen bei Diphtheritis. Sie verwandelt dieselben in gelatinöse Massen und erleichtert auf diese Weise die Abstossung derselben. Er wendet eine Lösung von 10 Th. Weinsäure in 15 Th. Glycerin und 25 Th. Pfefferminzwasser an. Nach ungefähr 3 Stunden der Anwendung sollen die kranken Theile mit Citronensaft gereinigt werden.

Die Wirkung der Weinsäure stimmt auch mit derjenigen der Citronensäure überein, nur ist ihr Geschmack weniger angenehm, sie ist aber bedeutend billiger im Preise. Die Brausepulver mischt man jetzt häufig aus der granulirten Weinsäure, *Acid. tartaric. granulatum*, welche zu einem billigen Preise zu erlangen ist.

Adeps suillus.

Schweineschmalz; Schmalz; Schweinefett; Fett. Axungïa; Axungia Porci; Axungia porcina. *Axonge*; *Sain doux*; *Graisse de porc. Hogslard*; *Prepared lard.*

Das Schweinefett wird aus dem Netz- und Nierenfette des Schweines, *Sus Scropha*, durch Schmelzung, Waschung und Befreiung von Feuchtigkeit dargestellt. Es soll von weicher, gleichmässiger Consistenz sein und bei 38—42° C. so schmelzen, dass es eine farblose klare Flüssigkeit, frei von ranzigem Geruche bildet. Der mit dem Fette geschüttelte kochend heisse Weingeist darf nach dem Erkalten mit gleichviel Wasser verdünnt Reagenspapier nicht verändern. Zwei Th. des Fettes mit zwei Th. Aetzkalilauge und einem Th. Weingeist so lange gekocht, bis eine klare Mischung resultirt, dann im Wasserbade eingedampft müssen eine weiche Seife hinterlassen, welche in 50 Th. warmem Wasser und 10 Th. Weingeist löslich ist.

Sus Scrofa (Scropha) *L.* Schwein.
Säugethiere (*Mammalia*). Ord. Dickhäuter (*Pachydermata*).

Das Schweineschmalz wird geschmolzen in Rinder- oder Schweinsblasen oder in hölzerne Fässer gefüllt in grossen Massen in den Handel gebracht. Vorzuziehen ist das in Blasen gefüllte, das sich in dieser Verpackung auch besser und länger aufbewahren lässt. Das aus Amerika zu uns gebrachte Fett ist gewöhnlich von zu weicher Consistenz und für pharmaceutische Zwecke nicht brauchbar. Da das Schweinefett des Handels häufig nicht von der gehörigen Güte ist, ja sogar mit verschiedenen Substanzen verfälscht angetroffen wird, so ist die Ausschmelzung im pharmaceutischen Laboratorium stets der sicherste Weg, in den Besitz eines guten Schweineschmalzes zu gelangen.

Seit einigen Jahren kommen Pflanzenfette im Handel vor, welche mit dem Schweinefette viel Aehnlichkeit haben, sich aber meist durch ein schnelles Ranzigwerden zu erkennen geben. Dergleichen weisse Fette sind das gebleichte Palmöl, Ammazbutter, Pinientalg, gereinigtes Mafurratalg, etc. Ob nun diese Fette als Verfälschungen des Schweinefettes in Anwendung kommen oder gekommen sind, ist bisher noch nicht erkannt worden, muss aber angenommen werden. Es ist daher rathsam, das Schweinefett für den officinellen Gebrauch selbst auszuschmelzen, es behufs längerer Aufbewahrung in trockne Flaschen zu füllen und diese damit ganz anzufüllen, so dass zwischen Kork und Fettniveau höchstens einige Millimeter freier Raum existiren. Bei dichtem Verschluss ist das Fett, wenn es gehörig ausgetrocknet war, noch nach Decennien frei von ranzigen Theilen.

Das Schwein (*Sus Scrofa domesticus*) hat ein Fett von zweierlei Consistenz. Das eine, Speck genannt, liegt unmittelbar unter der Haut und ist oleïnreicher und daher weicher als das andere in der Bauchhöhle, in der Nähe der Rippen und Nieren in dicken Schichten abgelagerte, welches im gewöhnlichen Leben mit dem Namen Schmer (Netz- und Nierenfett, Liesen, Lendenfett) unterschieden wird. Dieses letztere Fett liefert das officinelle Schweineschmalz. Das Schmer besteht aus häutigen Zellen, welche das reine Fett einschliessen und behufs der Ausschmelzung des Fettes zerrissen werden müssen. Daher schneidet man das Fett vor dem Schmelzen in kleine Würfel. Durch Abwaschen mit Wasser wird es dann von etwa anhängendem Blute und Schleim, sowie von anhängenden Wassertropfen mittelst Fliesspapiers recht sorgfältig befreit und in zinnernen oder verzinnten, besser in porcellanenen Gefässen im Dampfbade (also bei 100° C.) geschmolzen. Wenn ein Dampfbad nicht zu Gebote steht, so kann man auch die Schmelzung mit Vorsicht über einem sehr gelinden Kohlenfeuer und unter Umrühren bewerkstelligen. Das Fett ist ein schlechter Wärmeleiter und nimmt in Berührung mit der Metallfläche des Gefässes sehr leicht einen hohen Hitzgrad und damit einen eigenthümlichen Fett- oder Bratengeruch an; um eine starke Erhitzung zu vermeiden, setzen einige Pharmaceuten eine grosse Quantität Wasser zu. Das Wasser ist jedoch der Haltbarkeit des Schmalzes nicht dienlich. Es ist besser, den Wasserzusatz zu unterlassen, will man das Schmalz auf längere Zeit aufbewahren. Die Pharmakopöe fordert daher auch ein von Feuchtigkeit befreites Schweinefett. Weil die Fette, als auch das Schmalz, sehr leicht in Berührung mit Kupfer von diesem Metall auflösen, so vermeidet mau das Schmelzen in unverzinnten kupfernen Gefässen. Nachdem das Fett geschmolzen, wird es durch einen feinlöcherigen Durchschlag von Weissblech oder ein leinenes (nicht dicht gewebtes) Tuch gegossen und der Rückstand, die Grieben, nochmals in höherer Temperatur ausgeschmolzen, um dann das durch Pressen abgesonderte Fett zu schlechteren Salben, wie *Ungt. contr. Pedicul. etc.* zu benutzen. Das gute Schmalz wird in ein Gefäss gegossen; aus welchem es decanthirt werden kann. In diesem Gefässe lässt man es einen Tag an einem circa 40° C. warmen Orte stehen, damit es etwa noch enthaltende Feuchtigkeit absetzen kann. Dann decanthirt man es mit der nöthigen Vorsicht. Oder besser man giesst das flüssige Fett in eine Flasche mit konischer Wölbung, schliesst die Flasche dicht und fest und stellt sie in umgekehrter Stellung einen Tag hindurch an einen warmen Ort, um sie dann in derselben umgekehrten Stellung erkalten zu lassen. Das sedimentirte Wasser findet sich dann zwischen dem Korkverschlusse und der Fettmasse. Man nimmt den Kork ab und lässt die Feuchtigkeit abfliessen, nimmt auch den wenige Tropfen betragenden Rest mit Fliesspapier weg und setzt die Flasche nun an einen warmen Ort, um das Fett flüssig zu machen und in seine Standflasche oder Standgefässe, welche völlig trocken und rein sein müssen, umzufüllen.

Das Schmer, welches zur Bereitung des officinellen Schmalzes verwendet werden soll, muss frisch sein. Man bestellt dasselbe bei den Fleischern mit der Bedingung, dass es nicht gesalzen werde, denn um es vor dem Verderben zu schützen, wird es gewöhnlich von denselben mit Salz durchstreut. Das Salz ist sehr schwierig daraus auszuwaschen, so dass ein gesalzenes Schmer nicht zur Bereitung des officinellen Schmalzes verwendet werden kann. Das Salz entdeckt man sehr leicht, wenn man die Fettschichten des Schmers auseinanderlegt und durch Tasten die härteren Salzkörner von den weichen Fetthäuten zu unterscheiden sucht, oder indem man die zwischen dem Schmer sitzende Feuchtigkeit kostet.

Die Jahreszeit ist von wesentlichem Einflusse auf die Consistenz des Schmers. Dieses giebt im Winter und Frühjahr das consistenteste Fett aus, weshalb man sich auch in dieser Zeit mit dem nöthigen Vorrath für das Jahr versieht. Auch die Rasse, die Fütterung und der Gesundheitszustand des Schweines sind nicht ohne Einfluss auf die Consistenz des Fettes, so dass man auch in der kalten Jahreszeit mitunter ein weiches schmieriges Fett findet. Dieses Fett wird weit schneller ranzig. Das Schmalz von finnigen Schweinen ist gleichfalls weniger haltbar und dasjenige ausschliesslich mit Eicheln gemästeter Schweine ist immer etwas gelblich. Das Schmer junger Schweine giebt die grösste Ausbeute und das beste Schmalz in Rücksicht auf Consistenz und gutes Aussehen. Das Fett der deutschen und polnischen Schweine scheint vorzugsweise das consistentere zu sein.

Die **Entfeuchtung** durch Erhitzen über 120⁰ C. ist der Haltbarkeit des Fettes nicht zuträglich.

Die Entfeuchtung kann auch mit entwässertem Natriumsulfat in Form eines feinen weissen Pulvers geschehen, womit das feuchte geschmolzene Fett unter starkem Umrühren gemischt wird. Dann lässt man in der Wärme absetzen und decanthirt durch Leinwand colirend. Auf 1 kg Fett genügen 15—20 g des entwässerten Natriumsulfats. Diese Methode steht der oben erwähnten Sedimentirmethode in umgekehrter Flasche nach.

Um ranziges Fett zu restituiren hat man versucht, es zuerst mit 2 Proc. Natriumbicarbonat in feiner Pulverform innig zu mischen, denn 10 Proc. 30-proc. Weingeist dazuzugeben, mittelst Schüttelung bei 40⁰ C. zu mischen, dann absetzen zu lassen und nach dem Erkalten die Salz- und Weingeistschicht zu beseitigen. Der Effect ist kein vollständiger, wenigstens für Personen, welche mit scharfem Geruchsinn ausgestattet sind.

Ein anderes Verfahren ist die Kochung (Destillation) mit 90-proc. Weingeist, wobei sich aus den Fettsäuren Fruchtäther bilden, welche den ranzigen Geruch verdecken. Durch Erhitzen über freiem Feuer und im offenem Gefässe werden die schwerflüchtigen Fettsäureäther verdampft.

Ein drittes ziemlich gutes Resultat gebendes Verfahren besteht in der Mischung und Erhitzung des Fettes mit Magnesiasubcarbonat und Wasser, Absetzenlassen etc.

Theoretisches. Die Fette des Thier- und Pflanzenreiches (Wallrath, Wachs, einige Pflanzen-Wachsarten ausgenommen) sind meist Gemenge von **Triglyceriden** der höheren **Fettsäuren**, namentlich der Stearinsäure, Palmitinsäure und Oelsäure, und man kann Fette sogar künstlich aus Glycerin und Fettsäuren herstellen. **Glycerin** ist ein dreisäuriger oder dreiwerthiger Alkohol $C_3H_5(OH)_3$. Man vergl. auch unter Glycerin. **Glyceride** oder **Glycerinäther** sind Verbindungen, welche durch Einwirkung von Alkalien, durch Verseifung, in Glycerin und Säure zerfallen. Das **Stearin** und das **Oleïn** im Schweinefette sind die Glyceride der Stearinsäure und der Oleïnsäure oder Oelsäure. Letzteres führt auch die Namen **Trioleïn**, **Oelsäure-Triglycerid**, **Oelsäure-Glycerinäther**, $C_3H_5(C_{18}H_{33}O_2)_3$. Im natürlich nicht vorkommenden **Dioleïn** sind nur 2 Mol. Säure, und im **Monooleïn** nur 1 Mol. Säure vertreten. **Stearin** ist das **Tristearin**, **Stearinsäure-Triglycerid**, **Stearinsäure-Glycerinäther**, $C_3H_5(C_{18}H_{35}O_2)_3$. Distearin und Monostearin werden künstlich erzeugt. **Distearin** entspricht der Formel $C_3H_5(OH)(C_{18}H_{35}O_2)_2$ oder $C_3H_5(OH)$ $(OC_{18}H_{35}O)_2$, das **Monostearin** der Formel $C_3H_5(OH)_2$ $C_{18}H_{35}O_2$ oder $C_3H_5(OH)_2OC_{18}H_{35}O$. Das **Stearin** des Handels ist Stearinsäure und kein Glycerid.

Palmitin, Tripalmitin, Palmitinsäuretriglycerid, Palmitinsäure-Glycerinäther, welches im Palmöl stark vertreten ist, erhält die Formel $C_3H_5(H_{16}H_{31}O_2)_3$ oder $C_3H_5(OC_{16}H_{31}O)_3$.

Im Contact mit Feuchtigkeit, dem Ammon in der Luft und Ozonsauerstoff erfolgt eine langsame Zersetzung dieser Glyceride und unter Abscheidung von Glycerin wird Fettsäure frei, welche zum Theil unter Aufnahme von Sauerstoff in Rancidsäure übergeht und den ranzigen Geruch und Geschmack bedingt. Um dies zu verhindern, ist das Fett nicht nur von Feuchtigkeit zu befreien, es muss auch vor dem Zutritt der Luft möglichst geschützt werden.

Früher sagte man, dass das Schweinefett aus **Margarin** und **Oleïn** bestehe. Der Chemiker HEINTZ fand vor einem Viertel-Jahrhundert, das Margarin ein Gemisch aus **Stearin** und **Palmitin** sei. Wenn also Margarin angegeben wird, so ist dieses Gemisch zu verstehen. Die Margarinsäure ist daher auch ein Gemisch aus Palmitinsäure und Stearinsäure.

Eigenschaften des officinellen Schweinefettes. Dieses ist eine rein weisse, geruchlose, gegen Lackmus indifferente, fette Substanz, von fadem fettigem Geschmacke und bei mittlerer Temperatur von Musconsistens, zwischen den Fingern zerrieben zerfliessend. Der Schmelzpunkt liegt zwischen 30 und 35⁰ C.

Der Erstarrungspunkt liegt bei 25—26⁰ C. In einem Reagircylinder in Menge von 3—4 ccm geschmolzen muss es eine klare farblose Flüssigkeit darstellen, welche nur eine höchst unbedeutende Opalescenz erkennen lässt und stärker (bis auf 150⁰ C.) erhitzt nicht prasseln und knistern darf (was anwesendes Wasser anzeigt). Das spec. Gew. schwankt zwischen 0,934 und 0,936, bei 10⁰ C. 0,938. Ein Fett mit einem geringeren spec. Gew. als 0,933 ist nicht das officinelle und hat auch einen niederen Schmelzpunkt. Ebenso ist ein Fett mit einem übgr 0,936 hinausgehenden spec. Gewicht wahrscheinlich ein verfälschtes. Den Schmelzpunkt verlegt die Ph. zwischen 38 und 42⁰.

Mit der Luft in Berührung und besonders unter gleichzeitiger Lichteinwirkung wird das Fett unter Sauerstoffaufnahme und Bildung freier Fettsäuren gelblich und ranzig von Geruch und kratzend von Geschmack.

Das Schweinefett ist in Chloroform, Benzol, Benzin, Petroläther, Amylalkohol in der Wärme klar löslich, auch in Aether.

Die Lösung in einem dreifachen Vol. Benzol (Steinkohlenbenzin) ist nach Anwendung geringer Wärme völlig klar und farblos und ist dies auch erkaltet bis auf +15⁰ C. Dadurch unterscheidet sich das Schweinefett von vielen ähnlichen Fetten, welche bei +15⁰ C. nach mehrstündigem Stehen die Lösung entweder trübe erscheinen lassen oder körnige Abscheidungen verursachen.

Das Schweineschmalz besteht aus Stearin, Palmitrin und Oleïn oder nach BRACONNOT aus 38—40 Proc. Stearin und 60—62 Proc. Oleïn, mit circa 0,3 Proc. nicht verseifbarer schleimartiger Substanz, welche in dem geschmolzenen Fette die geringe Opalescenz bewirkt.

Aufbewahrung des Schmalzes. Obgleich es eine sehr alte Erfahrung ist, dass das Schmalz unter Einfluss der Luft und auch des Lichtes ranzig wird, so ist es nichts Ungewöhnliches, dasselbe gegen den Lufteinfluss in den Vorrathsräumen der Apotheken am wenigsten geschützt zu finden. Die Aufbewahrung in steinzeugnem oder thönernem Geschirr ist der Haltbarkeit des Fettes am schädlichsten, weil diese Gefässe in ihre poröse Masse trotz der besten Glasur Fett einsaugen, welches ein stehendes Material bleibt, die Rancidität auf jede eingefüllte frische Fettquantität zu übertragen. Solche Gefässe können noch so gut gereinigt und ausgekocht werden, sie schwitzen erhitzt immer Fett aus. Dergleichen von Fett durchdrungene Standgefässe werden an feuchten Standorten auch schimmlig. Die geeignetsten Gefässe sind porcellanene. Um sich für das ganze Jahr oder auch für mehrere Jahre mit einem vorzüglichen geruchlosen Fette zu versehen, nimmt man völlig trockne erwärmte Flaschen (Brunnenflaschen) und füllt sie mit dem frischen, von Feuchtigkeit freien, fast erkalteten, aber noch klarflüssigen Fette bis an den Hals, verstopft sie bestens mit einem trocknen Korke und tectirt mit dichtem Papier. Nach vielen Jahren wird man das Fett in diesen Flaschen noch von vorzüglicher Beschaffenheit finden. Zum Gebrauch stellt man die Flaschen in warmes Wasser oder auf den Dampfapparat, bis der Inhalt geschmolzen ist. Den Keller oder einen anderen dunklen und kühlen Ort wählt man zum Aufbewahrungsort. Die Reinigung der Flaschen behufs einer neuen Füllung geschieht leicht durch Ausspülen der erwärmten Flaschen mit einer dünnen extemporirten Natronlauge und Wasser. Schliesslich müssen die Flaschen nach dem Auslaufenlassen völlig ausgetrocknet werden.

Prüfung des Schweinefettes. Da dieses Fett Gegenstand der Verfälschung geworden ist, zur Vermehrung des Gewichtes mitunter Wasser, Natriumcarbonatlösung, Kochsalzlösung, Talkstein, Stärkemehl, auch zur Vermehrung der Weisse Aetzlauge zugemischt enthält, so ist eine Untersuchung des im Grosshandel beschafften Fettes unerlässlich. Andererseits soll das Fett frei von Feuchtigkeit sein und nichts Ranziges oder freie Fettsäuren enthalten. Da ferner Verfälschungen mit Mineralfetten und Paraffinsubstanzen zu erwarten sind, so muss auch nach diesen geforscht werden. Der Wasserzusatz bis zu 15 Proc. soll durch Zusatz von 2—3 Proc. Alaun und 1 Proc. Aetzkalk, oder durch Leimlösung, selbst durch vegetablische Gelatine ermöglicht werden.

Dass man in den Fässern mit Fett gefüllt in diesem mit Wasser angefüllte Höhlungen angetroffen hat, ist angegeben worden. Es sind diese Fettmassen also zu durchstechen.

Ist das Schweinefett von gutem Aussehen, so schreite man zu folgenden Prüfungen sub *A*, *B*, *C*.

A. Bestimmung des spec. Gewichtes. Auf eine Glasschale giebt man eine $1/2$ cm dicke Schicht 45-proc. Weingeistes und tropft von dem geschmolzenen Fette auf das Niveau der Flüssigkeit. Die erkalteten Tropfen des Fettes giebt man sammt den 45-proc. Weingeiste in ein Gefäss mit weiter Oeffnung (ein grosses Opodeldocglas) und nach und nach soviel Wasser dazu, dass die Fetttropfen in der Flüssigkeit vertheilt schwimmen, ohne das Bestreben zu sinken oder zu steigen zu erkennen zu geben. Sind die Tropfen mit Luftbläschen besetzt, so muss einmal stark umgeschüttelt oder besser mit einem Glasstabe umgerührt werden. Man bestimmt nun sowohl die Temperatur der Flüssigkeit wie auch ihr spec. Gewicht. Es wird meist ein solches von 0,934—0,936 haben. Geht es unter 0,932 herunter, so liegt wahrscheinlich eine Verfälschung mit Paraffinsubstanz vor, und diese ist sicher vorhanden, wenn das Gewicht unter 0,930 herabgeht. Bei mehr als 0,938 spec. Gew. liegen wahrscheinlich Fälschungen mit Talg und vegetabilischen Fettsubstanzen vor. Die Paraffinfette haben ein spec. Gew. von 0,865—0,880. Das spec. Gewicht des Fettes würde also eine Verfälschung damit sicher angegeben. Ist das spec. Gewicht des Schweinefettes 0,934—0,936, so dürfte die Prüfung auf Paraffine sehr überflüssig sein.

B. Die Fetttropfen giebt man in einen Reagircylinder, giesst etwas verdünnten Weingeist auf und erhitzt unter Agitiren bis zum Aufkochen, lässt erkalten, bringt einen Tropfen der weingeistigen Flüssigkeit auf Lackmuspapier, streicht ihn auseinander und lässt ihn verdunsten. Es wird, wenn das Fett frei von Fettsäuren oder nicht ranzig ist, keine Röthung des Papiers erfolgen.

C. Man giebt von dem Fette circa 2 ccm in einen Reagircylinder, erwärmt bis zur Schmelzung und versetzt das flüssige Fett mit dem 4-fachen Vol. Steinkohlen-Benzol. Es muss eine klare, farblose, conforme Flüssigkeit hervorgehen, welche man beiseite setzt. Auf $+16$ bis 15^0 C. abgekühlt (nach 2—3 Stunden) muss die Flüssigkeit immer noch klar sein. Die etwaigen punktförmigen Abscheidungen sind so unbedeutend, dass sie die Durchsichtigkeit nicht stören, sie überhaupt mit Mühe zu erkennen sind. Ist die Flüssigkeit undurchsichtig trübe, oder schwimmen leicht sichtbare Partikel darin herum, so hat man ein verfälschtes Fett vor sich. Das Trübewerden deutet z. B. auf einen Paraffingehalt, Seifengehalt, Metallseifen, die körnigen Partikel auf einen Talg oder Pflanzenfett- und Pflanzenwachsgehalt, Feuchtigkeit. Man vergleiche auch unten sub 7.

Mit diesen 3 Experimenten, *A*. Bestimmung des spec. Gewicht nach der HAGER'schen Schwimmprobe (pharm. Centralh. 1879, S. 133 u. 134), *B*. Prüfung auf Fettsäuregehalt und *C* die Benzolprobe (Steinkohlenbenzinprobe) kann der Untersuchung ganz und voll genügt werden. Paraffine werden durch das spec. Gewicht und durch die Benzolprobe scharf erkannt, ebenso Feuchtigkeit.

Beabsichtigt man eine specielle Prüfung, so gehe man noch folgenden Punkten vor, von denen der eine oder der andere, je nach der Beschaffenheit des Fettes, in Wegfall kommen kann.

1) Wasser und fremde Substanzen. In ein tarirtes cylindrisches Glas (*AA*), 12—14 cm lang, 3—3,5 cm im Durchmesser und mit 2—2,5 cm im Durchmesser haltendem Halse giebt man bis fast zur $^3/_4$-Füllung von dem Fette (60—90 g) und stellt es nebst einem Thermometer in ein Wasserbad, welches aus einem Becher-Glase besteht und in ein Sandbad gestellt ist. Man wärmt nur langsam an, bis dass die Fettmasse zur Hälfte geschmolzen erscheint, um nun die Temperatur der Schmelzung zu bestimmen. Die Temperatur muss über 30° steigen. Unter 30° schmelzendes Fett ist für die therapeutische Verwendung unpassend. Nachdem die ganze Fettmasse geschmolzen ist, wird das Glasgefäss mit einem tarirten Kork dicht geschlossen und die Erhitzung des Wasserbades noch eine Stunde auf circa 40° C. erhalten. Dann nimmt man das Glas mit dem Fette aus dem Bade, betrachtet das flüssige Fett nach Farbe und Durchsichtigkeit, und stellt nun das Glas umgekehrt, den Kork nach unten, an einen gut lauwarmen Ort, etwa eine Stunde hindurch, um das Fett genügend sedimentiren zu lassen. Dann setzt man es ohne die Lage zu verändern, also den Kork nach Unten, an einen kalten Ort, damit das Fett erstarre. Ueber einem Glasschälchen öffnet man in derselben Lage das Glas. Hat sich Wasser zwischen Kork und Fettmasse angesammelt, so wird es herausfliessen und kann es durch Wägung des Gefässes mit Fett und Kork genau bestimmt werden. Einzelne Tropfen nimmt man von der Fettmasse mittels eines kleinen Streifens Fliesspapier weg.

Dieses Wasser wird man — a) auf Reaction — b) auf Chloridgehalt — c) auf Sulfatgehalt etc. prüfen. Die wenigen abgesonderten und nur mit Fliesspapier aufgenommenen Tropfen werden mit einigen Grammen Wasser aufgenommen und in gleicher Weise geprüft.

Beträgt das abfliessende Wasser mehr als 1 Proc., so prüft man es durch Abdampfen auf Salzgehalt oder man verdunstet 1 Tropfen auf dem äusseren Drittel eines Objectglases und mustert den Rückstand mikroskopisch.

Das flüssig gemachte Fett ist farblos, und in so weit durchsichtig, als ein schwacher oder leiser weisslicher Schimmer dazwischen tritt. Diese Schimmer bewirkende Substanz ist der nicht verseifbare Theil des Fettes (— 0,43 Proc.) und kann auch nicht durch Filtration beseitigt werden. Absolute Klarheit kann nicht immer gefordert werden, meist vielmehr ein Klarsein mit äusserst unbedeutender Opalescenz. Diese lässt sich durch Erhitzen bis auf 150° C. beseitigen, damit aber wird das Fett disponirt, eher ranzig zu werden.

Kommt es auf eine Erkennung und annähernde Bestimmung des Feuchtigkeitsgehaltes an, so giebt man in einen graduirten Cylinder circa 5 ccm des Fettes, schmilzt es, bemerkt das Maass desselben und vermischt es nun mit einem doppelten Vol. Amylalkohol oder Benzol, womit das Fett bei 25° C. total klare Flüssigkeiten geben muss. In der Ruhe scheidet sich bei erwähnter Wärme alles Wasser ab, so dass sein Umfang nach dem Volumen abgeschätzt werden kann.

2) Nun schmelzt man das Fett in dem Glase *AA* sub 1) wiederum im Wasserbade und versetzt es mit 10—15 ccm verdünnten (60-proc.) Weingeistes, schüttelt um. verkorkt und lässt wiederum an einem warmen Orte, das Glas aber nicht in umgekehrter Stellung, sedimentiren, dann an einem kalten Orte erstarren. Der schwache Weingeist darf keine saure Reaction zeigen und nichts Wägbares gelöst enthalten. Nur eine unbedeutende Spur einer schleimähnlichen Substanz enthält derselbe, wahrscheinlich ein Theil jener nicht verseifbaren Substanz. Enthalten könnte er Seife oder in ihm schwimmen kleine Salzmassen herum. Im letzteren Falle wird

3) dass Fett im Glase wiederum geschmolzen, mit 10—12 ccm Wasser und 3—4 ccm verdünnter Essigsäure versetzt, gehörig durchschüttelt, absetzen gelassen (das Glas wiederum in umgekehrter Stellung) und nach dem Erkalten das saure Wasser abgegossen, geprüft, eingedampft etc. Diese essigsaure Flüssigkeit würde auf Zusatz von Kaliumferrocyanid gegenwärtige Metalle (Kupfer durch braune, Blei, Zink durch weisse Trübung) erkennen lassen.

4) Rancidität kann nicht immer genau durch den Geruch erkannt werden. Zur Erkennung dieser Beschaffenheit, welche durch freie Fettsäuren bedingt ist, lässt die Ph. 90-proc. Weingeist mit dem geschmolzenen Fette durchschütteln (oder wie die Ph. sagt, ist der kochende Weingeist mit dem Fette zu durchschütteln, was weniger leicht zum Ziele führen dürfte), nach dem Erkalten den oben aufschwimmenden Weingeist mit gleichem Vol. (die Ph. sagt mit gleichen Gewichtstheilen) Wasser verdünnen

und mit Reagenspapier prüfen. Es darf keine saure Reaction wahrnehmbar sein, was auf freie Fettsäuren deuten würde.

5) **Rancidität, fremde Fette, Pflanzenfette.** Eine ziemlich scharfe Probe gewährt die Silberreaction für Rancidität und besonders Pflanzenfette. Wenn man 1,5—2 ccm reines gutes Fett in einen circa 1,6 cm weiten Reagircylinder giebt, schmelzt, dann mit 3 Tropfen einer 5-proc. oder 2 Tropfen einer 7,5-proc. Silberlösung versetzt und nun über dem Cylinder einer brennenden Petroleumlampe eine Minute hindurch (nicht länger) so erhitzt, dass ein Kochen unter mässigem (nicht rapidem) Knistern und Knattern stattfindet, so tritt weder ein Schäumen (mit hoch aufsteigendem Schaume) ein, noch scheiden dunkele oder schwarze Partikel ab, und es erscheint die flüssige Fettschicht klar und blassgelblich, erkaltet anfangs blassgelblich, völlig erstarrt (nach zwei Stunden) blassgelblich-weiss oder mehr weiss. Bei altem, kaum ranzigem Fette ist die Fettschicht klar und gelb, bei schwach ranzigem Fette ist die Fettschicht gelb mit einem Stich ins Rothe oder gelbroth, bei ranzigem Fette dunkel gelbroth, nach dem Erstarren röthlichbraun. Scheiden während des Kochens dunkele Partikel aus, oder findet ein starkes Schäumen statt, oder wird die Flüssigkeit dunkelroth, so sind Pflanzenfette gegenwärtig.

6) **Paraffin- oder Mineralfette.** Da diese Fette nicht saponificabel sind, so lassen sie sich leicht erkennen, indem man zu dem zweiten Prüfungspassus der Ph. schreitet, in einem 2 cm weiten Reagircylinder 5 g des Fettes giebt mit 5 g Aetzkali-lauge von 1,145 spec. Gew. versetzt, das Fett schmelzt, dann 2,5 g 90-proc. Weingeist zusetzt und unter sanfter Agitation kocht. Es muss sehr schnell eine klare Flüssigkeit hervorgehen, welche den Schluss der Saponification anzeigt. Man befreit dieselbe in einem tarirten Porcellanschälchen von dem Weingeist und einem Theile des Wassers und löst die Hälfte der Seifenmasse in der 50-fachen Menge heissem Wasser, die andere Hälfte in der 10-fachen Menge 90-proc. Weingeist und stellt die Lösungen beiseite. Was nach dem Erkalten das Wasser nicht gelöst enthält und oben auf schwimmt, gehört den Paraffinen an.

Die weingeistige Lösung darf erkaltend nicht zu einer Galatine erstarren, was auf Talgsubstanz hindeutet.

7) **Metallseifen, Gyps, Schwerspath, Thon, Talkstein, Mehl, Stärke-mehl, Salz, Leim- und Gallertelösung.** Ob nun das Fett mit in Fett und Weingeist unlöslichen Stoffen vermischt ist, ergiebt sich aus dem Aussehen des geschmolzenen Fettes. Zur Abscheidung und Bestimmung dieser Stoffe löst man 10 g des Fettes nach dem Schmelzen in einem 3-fachen Vol. Benzol, womit es eine völlig klare Lösung geben muss, welche Lösung bei circa 25° C. alles das absetzt, was nicht Fett ist, auch jenen schleimähnlichen nicht verseifbaren Antheil des Schweinefettes. Man sammelt den Bodensatz im Filter, wäscht zuerst mit etwas Benzol, dann mit warmem absolutem Weingeist nach, macht ihn durch Drücken zwischen Fliesspapier trocken und prüft mikroskopisch. Eine kleine Portion mit Jodwasser geschüttelt, lässt Stärkemehl oder Mehl erkennen, eine andere kleine Portion mit warmen essigsauer gemachtem Wasser geschüttelt und filtrirt wird mit Baryumchloridlösung und nach Behandeln mit salzsaurem Wasser mit Ammoniumoxalat geprüft, um Gyps zu erkennen. Eine dritte kleine Portion mit verdünnter Essigsäure behandelt, wird ein Filtrat liefern, welches mit Wasser verdünnt und mit Kaliumferrocyanid versetzt, Metalle erkennen lässt. In verdünnter warmer Salzsäure sind Schwerspath, Thon und Talkstein nicht löslich etc.

Das aus Nord-Amerika kommende Fett ist wiederholt verfälscht angetroffen worden, so fand A. Athenstädt (Januar 1883) ein solches Fett mit einer wässrigen weissen breiigen, neutralen Masse vermischt, welche eingetrocknet und mit Benzol und Aether abgewaschen eine weisse, in Wasser und Weingeist kaum lösliche, in heisser conc. Schwefelsäure mit gelber, dann rother Farbe lösliche, in kalter und kochender 15-proc. Aetznatronlauge unlösliche und darin weiss bleibende, in Aetzammon schwer lösliche Substanz ergab. Da sie in Benzol und Aetznatronlauge nicht löslich ist, so wird sie immer leicht erkannt werden. Beim Einäschern brannte sie mit Flamme und Acrolgeruch, wahrscheinlich in Folge anhaftenden Fettes, ohne einen Rückstand zu hinterlassen.

Anwendung. Das Schweinefett ist die Grundlage vieler Salben und Pomaden und ein Vehikel für viele Arzneistoffe zum äusserlichen Gebrauch, auch wird es zur Bereitung des Bleipflasters verwendet. Wird es zu den Salben mit ranziden oder leicht ranzig werdenden Körpern, wie Schöpsentalg, gemischt, so ist es um so mehr zur Rancidität geneigt.

Aether.

Aether; Schwefeläther. Aether sulfuricus; Naphtha Vitriöli. *Ether*;
Ether hydrique; *Éther sulfurique*. *Ether*; *Sulphuric ether*.

Eine klare, farblose, leichtflüssige eigenthümlich riechende und
schmeckende, leichtflüchtige Flüssigkeit von 0,724—0,728 spec. Gewicht,
welche bei 34—36° C. siedet und mit Weingeist und flüssigen fetten
Oelen (laut Pharmacopoe: mit talgartigen Oelen, *oleis sebacicis*) in jedem
Verhältnisse gemischt werden kann.

Fliesspapier mit der Flüssigkeit getränkt darf nach der Verdunstung einen Geruch nicht verbreiten, auch Reagenspapier damit
benetzt nicht röthen. Wasser mit einem gleichen Volumen des Aethers
kräftig durchschüttelt darf höchstens um den zehnten Theil zunehmen.

Geschichtliches. Der Aether scheint bereits RAIMUND LULLIUS (im 13.
Jahrhundert) bekannt gewesen zu sein. Erst in der Mitte des 16. Jahrhunderts gab ein Arzt VALERIUS CORDUS in seinem Dispensatorium eine Vorschrift,
nach welcher ein Gemisch von Weingeist und Schwefelsäure durch Destillation
das *Oleum Vitrioli dulce* lieferte. Im ersten Drittel des vorigen Jahrhunderts
verbesserten STAHL und HOFFMANN das Verfahren der Aetherdarstellung, und
später 1730 stellte FROBENIUS genauere Untersuchung darüber an. Endlich
im Anfange des jetzigen Jahrhunders fand der Franzose BOULLAY, dass man
durch Zufliessenlassen von Weingeist zu der kochenden Mischung von Weingeist und Schwefelsäure den Aetherbildungsprocess bis zu einer gewissen
Grenze hin continuirlich machen könne. GEIGER machte 1811 dieses Verfahren in Deutschland bekannter.

Darstellung des Aethers. Wenngleich der Aether in pharmaceutischen Laboratorien nicht mehr dargestellt wird, vor 2 Decennien geschah es sogar häufig, so ist
der Pharmaceut verpflichtet, sich über die Darstellung zu informiren und die Verhältnisse und Umstände kennen zu lernen, unter welchen die Aetherdarstellung gefahrlos
auszuführen ist.

Die Aetherdarstellung beruht darauf, dass in einem Gemisch von 9 Gewichtsth.
concentrirter Schwefelsäure und 5 Th. Weingeist bei der Temperatur seines Kochpunktes, welcher ungefähr zwischen 130—140° liegt, die Schwefelsäure den Weingeist
in Aether und Wasser spaltet, dass dann, geschieht dieser Process in einem Destillationsgefäss, Aether und Wasser abdestilliren und die rückständige concentrirte
Schwefelsäure (deren Kochpunkt über 300° liegt) immer noch die Fähigkeit behält,
bei der erwähnten Temperatur aufs Neue zugeführten Weingeist in gleicher Weise zu
spalten. Das Verhältniss von 9 Schwefelsäure und 5 Weingeist hat sich in der Praxis
als das für die Aetherbildung vortheilhafteste herausgestellt. Ist die Säure mit einer
grösseren Menge Weingeist gemischt, so fällt der Siedepunkt der Mischung, und um
so geringer ist die Aetherbildung, so dass mehr oder weniger unzersetzter Weingeist
abdestillirt. Ist dagegen die Schwefelsäure mit weniger Weingeist gemischt, so steigt
der Kochpunkt und die Schwefelsäure wirkt dann destruktiv auf den gebildeten
Aether, indem sie an ihrem Sauerstoff Einbusse erleidet und zersetzt wird. Es treten
dann Schwefligsäure, Weinöl, ölbildendes Gas etc. auf und kohlige Substanzen scheiden
sich ab. Ist das Gemisch von Weingeist und Schwefelsäure in einem solchen Verhältnisse, dass der Kochpunkt zwischen 130—140° C. liegt, und lässt man eine der
abdestillirenden Menge Aether und Wasser entsprechende Menge Weingeist anhaltend
zufliessen, so dass der Kochpunkt stets auf jener Höhe verbleibt, so findet auch ununterbrochen das Zerfallen des Weingeistes in Aether und Wasser statt. In der Praxis
hat man gefunden, dass die Schwefelsäure auf diese Weise ihre fünffache Gewichtsmenge Weingeist in Aether überführt, und dann erst in dieser Eigenschaft lässig wird.

Es liegt kein Grund vor, die Aetherdarstellung für eine gefährliche Operation zu
halten. Sie ist nicht gefährlicher, wie jede Weingeistrectification. Dagegen erfordert

die Rectification des Aethers äusserste Vorsicht und Umsicht. Bei der Darstellung des Aethers, welcher sich so sehr leicht und gleichsam explodirend entzündet, gelten folgende Regeln. 1) Vermeidung zerbrechlicher Gefässe; 2) Umgiessen des Aethers bei Tageslicht, entfernt von jeder Feuerung; 3) Einlegen des Aethers behufs der Rectification in Destillationsgefässe, die kalt sind und unter und neben denen sich weder ein Licht, eine Feuerung, selbst noch ein warmer Aschenherd befindet; 4) die Heizung des Rectificationsgefässes durch einen Kunstverständigen und nicht durch gewöhnliche Arbeiter. Die Temperatur, bei welcher Aether destillirt, ist bei der Rectification nur mässig zu überschreiten. Bei Berücksichtigung dieser Regeln kann man dreist an die Aetherdarstellung und die Aetherrectification herangehen, ohne ein Unglück zu befürchten.

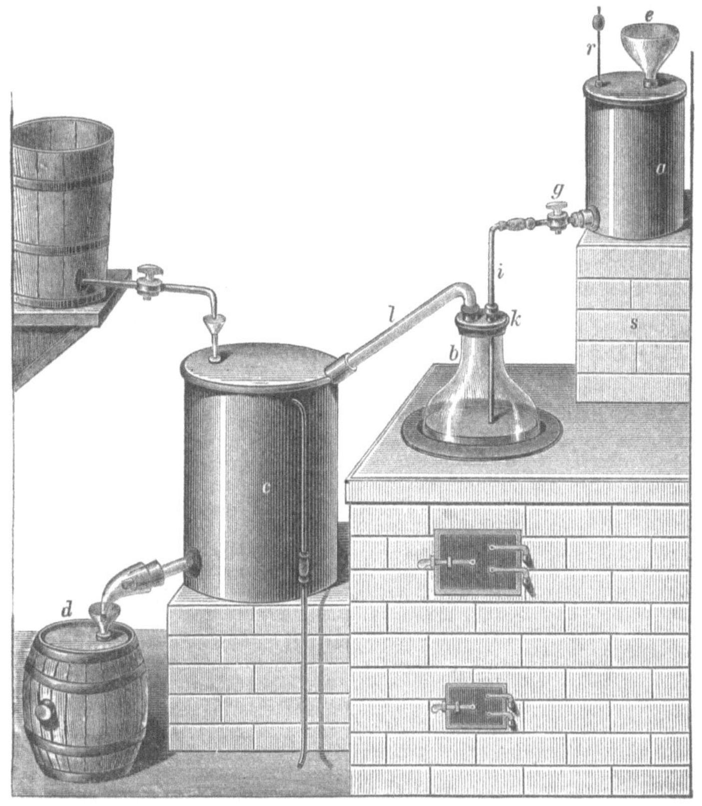
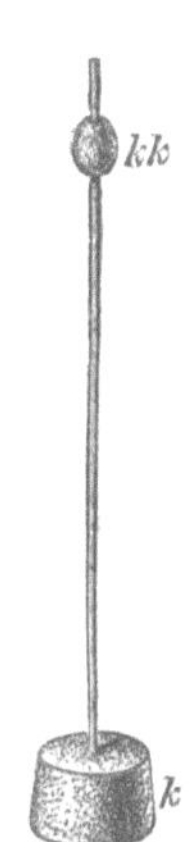

Apparat zur Darstellung des Aethers.   Der Schwimmer.

Die Mischung der concentrirten Schwefelsäure mit dem Weingeiste geschieht in einem bleiernen oder irdenen Topfe. Zuerst giebt man den Weingeist hinein und dann lässt man die Schwefelsäure in einem möglichst dünnen Strahle an der Wandung des Gefässes in den Weingeist hinabrinnen, den man dabei durch ein gläsernes Rohrstück oder einen Glasstab in eine wirbelnde Bewegung versetzt. Die daraus erfolgende Erhitzung ist nicht so stark, wie bei der Mischung der Säure mit Wasser. Nach geschehener Mischung deckt man den Topf zu und lässt erkalten. Es ist nothwendig, dass die conc. Schwefelsäure kein geringeres Eigengewicht als 1,836 habe, sowie dass der Weingeist nicht schwerer als 0,830 sei. Je wasserhaltiger diese Substanzen sind, um so mehr wird der Aetherbildungsprocess gekürzt. Der Weingeist darf übrigens nicht nothwendig ein völlig fuselfreier, doch aber auch nicht gefärbt sein. Besonders vermeide man einen Runkelrübenspiritus, der einen weniger angenehm schmeckenden Aether liefert. Ein fuselfreier und reiner Weingeist von

0,825—0,815 giebt eine auffallend bessere und reichlichere Ausbeute, und eine Schwefelsäure von 1,838 spec. Gew. verwandelt das 8-fache dieses Weingeistes in Aether.

Ein sehr einfacher Apparat, welcher früher zur Aetherdarstellung gebraucht wurde, ist in vorstehender Abbildung wiedergegeben. Er besteht aus dem blechernen oder eisernen Weingeistreservoir a, dem gläsernen Destillirkolben b, dem Kühlgefäss c und der hölzernen Vorlage d. Durch das Glasrohr i und den messingenen Hahn g steht das Weingeistreservoir mit dem Destillirkolben und dieser durch das bleierne oder kupferne Rohr l mit dem bleiernen oder zinnernen Kühlrohr in Verbindung. Auf einer passenden Seite des Ofens wird aus Backsteinen ein Gerüst s aufgebaut und das Weingeistreservoir daraufgestellt. Dieses letztere ist ein gusseiserner Topf oder eine Blechbüchse mit Deckel, in der Nähe des Bodens mit einer Durchbohrung, um mit Hülfe eines durchbohrten Korkes den Hahn g fest und dicht einzusetzen. In den Deckel dieses Gefässes ist ein Trichter eingesetzt, um bequem den Weingeist einzugiessen, und ein Glasröhrchen, in welchem sich der Draht eines Schwimmers locker auf und nieder bewegen kann. Der Schwimmer ist ein Stück Messingdraht, der an seinen Enden mit Korken beschwert ist und den Stand der Flüssigkeit in einem undurchsichtigen Gefässe anzeigt. Der Schlüssel des Hahnes g ist so eingerichtet, dass er ohne Absicht nicht aus seiner Hülse herausgezogen werden kann, er hat also an seinem unteren Ende einen Widerhalt. Der Hahn ist durch Kautschuk mit der winklig gebogenen Glasröhre i verbunden. Diese Röhre darf nur 2—3 mm im Lichten weit und an ihrem unteren Ende, mit welchem sie ungefähr einen Finger breit in die Flüssigkeit des Kolbens eintaucht, zu einer Weite von 1—1,75 mm im Lichten verengt sein. Ist diese Röhre weiter, so fliesst der Weingeist in einem zu starken Strahle aus und wird alsbald unter Geräusch und Aufstossen des kochenden Kolbeninhaltes in Dampf verwandelt. Ihre Weite muss mit der Stärke des Strahles des abdestillirenden Aethers correspondiren. Stückige Unreinigkeiten, die im Weingeist herumschwimmen, können das Glasrohr verstopfen, weshalb man den Weingeist durch ein Theesieb oder einen blechernen Durchschlag, welcher in den Trichter e eingelegt ist, colirt. Jene Glasröhre i ist mittelst eines durchbohrten Korkes in die engere Tubulatur des Kolbendeckels dicht eingesetzt. Nach Angabe Anderer soll diese Röhre nicht in die Destillationsmischung eintauchen. Diese Anordnung ist gegen die Praxis, denn in diesem Falle destillirt verhältnissmässig viel Weingeist über. Der kurzhalsige, Kolben ist mit 4—5 kg einer Mischung aus 9 Th. Schwefelsäure und 5 Th. Weingeist bis zur Hälfte oder bis zu $^3/_5$ seines Bauchraumes angefüllt. Er steht in einem Sandbade auf einer 6—8 mm dicken Sandschicht und ist bis zum Niveau seines Flüssigkeitsinhaltes mit Sand umschüttet. Sein kupferner Deckel k hat zwei Tubulaturen, eine engere (15 mm weite) für den Kork der Glasröhre i, und eine circa 3 cm weite, letztere zum Einsetzen des Dampfleitungsrohres l. Dieses ist ein bleiernes oder kupfernes und wenigstens 25 mm im Lichten weit. Ist die Weite geringer, so wird die Spannung der Dämpfe im Kolben vermehrt und die Dämpfe dringen stossweise in dieses Rohr, wobei trotz der besten Abkühlung unverdichtete Aetherdämpfe bis zur Vorlage getrieben werden. Andererseits geht aus demselben Grunde die Destillation langsamer, indem ein Theil der Wasser- und Weingeistdämpfe sich schon im Kolbenhalse verdichten und in die kochende Flüssigkeit zurückfliessen. Der Deckel k fasst mit seinem angesetzten Rande über die Kolbenmündung, aber nicht zu knapp, damit man ihn mit etwas Kleister aus Lein- und Roggenmehl aufkitten kann. Durch einen Streifen Blase und einen Fadenverband wird die Fuge noch besonders geschlossen. Das in den weiteren Tubus genau passende Dampfleitungsrohr l wird gleichfalls mit Mehlkitt und feuchter Blase an der Fuge dicht gemacht.

Das Kühlgefäss c ist dasjenige, was man auch bei der Destillation der Wässer aus einer kupfernen Blase benutzt, oder ein Gefäss mit einem bleiernen Schlangenrohr.

Die Vorlage ist eine kleine durch Einlegen in Wasser dicht gemachte feste Tonne und ungefähr von dem Rauminhalte, dass 20 Liter Weingeist darin Platz haben. Der Spund ist möglichst dicht und fest eingesetzt und verkittet und in dem Zapfloche steckt ein gläserner Trichter, in welchen die Abflusstille des Kühlrohrs tief hinabreicht.

Die Zusammensetzung des Apparates richtet sich ganz nach den Geräthschaften, die man zur Hand hat. So kann man auch statt des Kolbens eine Tubulatretorte anwenden, doch destillirt in ihr eine zu grosse Menge Weingeist über. Der Deckel des Kolbens lässt sich durch einen guten Korkstopfen ersetzen, doch ist der metallene Deckel bequemer, welcher überdies auch bei vielen anderen Destillationsoperationen brauchbar wird. Die Vorlage kann von Glas sein, doch ist ein gutes hölzernes oder ein weissblechenes Gefäss sicherer. Dieses Gefäss muss stets an einer der Feuerung abgewendeten Stelle seinen Platz haben.

Es ist einleuchtend, dass bei einer Feuerungseinrichtung, wo die Heizung von aussen (ausserhalb des Laboratoriums) stattfinden kann, besonders jede Gefahr ausgeschlossen ist; ebenso, wo das Destillat mittelst eines Rohres durch eine Wand in einen anliegenden abgeschlossenen Raum geleitet werden kann.

Die Heizung des Sandbades geschieht unter allmählicher Verstärkung des Feuers, bis der Kolbeninhalt in ein ruhiges Sieden geräth. Dieser dehnt sich in Folge der Erwärmung aus und man streut nun noch soviel warmen Sand in das Sandbad nach und ebenet denselben, so dass sich die obere Fläche der Sandschicht genau mit dem Niveau des kochend heissen Kolbeninhaltes in gleicher Höhe befindet. Durch diese Vorsorge bleibt man zu jeder Zeit von dem anfänglichen Flüssigkeitsniveau unterrichtet. Die Destillation und die Aetherbildung beginnt schon bei 110⁰ C., nimmt allmählich zu und ist im besten Gange, wenn die Temperatur 130⁰ um etwas übersteigt. Zwischen 130—140⁰ C. kocht der Kolbeninhalt, nach dem oben angegebenen Verhältnisse gemischt, ruhig auf. Diesen Standpunkt der Kochung während der ganzen Operation nun zu erhalten, ist die vornehmste Aufgabe des Arbeiters. Sobald 100 ccm überdestillirt sind, öffnet er den Hahn g etwas und beginnt mit der Regelung des Zuflusses des Weingeistes, wobei er sein Auge stets auf die Höhe der Sandschicht und das Niveau der Flüssigkeit gerichtet hält. Lässt man zuviel Weingeist zufliessen, so sinkt der Kochpunkt bedeutend und viel Weingeist destillirt über. Destillirt aus dem Kolben mehr ab, als Weingeist zufliesst, so bilden sich nicht erwünschte Zersetzungsprodukte aus dem Weingeist und Aether, und eine Abscheidung einer kohligen Substanz findet statt, die oft in dicker Lage die heisse Flüssigkeit bedeckt. Wie man hieraus sieht, ist die Aufmerksamkeit des Arbeiters stets beansprucht, und kann er nur auf circa 10 Minuten lange Pausen den Arbeitsraum verlassen.

Das Abscheiden kohliger Substanz in der schwefelsauren Mischung wird merkwürdiger Weise bei Gegenwart von Platinblechstücken ungemein zurückgehalten. Versuchsweise habe ich eine Mischung aus 36 Th. Schwefelsäure und 20 Th. Weingeist über Platinblech (äusserst dünnes) destillirt. Nachdem ich 15 Th. Destillat erhalten hatte, trat eine dunklere Färbung des Retorteninhaltes ein und nur geringe Spuren Schwefligsäure machten sich bemerkbar. Eine ähnliche Mischung aus denselben Materialien ohne Platinblech lieferte dagegen schon nach einem Destillate von 10¹⁄₂ Th. Schwefligsäure und wurde stark dunkel gefärbt. Jeden Falles ist ein Zusatz von Platinmetall in das gläserne Destillationsgefäss ohne Nachtheil, auch bewirkt er, dass die Kochung in einem gleichmässigen ruhigeren Fortgange erhalten bleibt. Das Platinblech erleidet dabei keine Veränderungen. Um eine gleichmässige Heizung zu erzielen, scheint mir die Braunkohlen- oder Torffeuerung am geeignetsten.

Man hat durch die Erfahrung gefunden, dass nach dem Verbrauch der 5-fachen Gewichtsmenge 90-proc. Weingeistes von der Gewichtsmenge der Schwefelsäure diese Säure zu wässrig ist und die Fähigkeit, den Weingeist in genügendem Maasse in Wasser und Aether zu zerlegen, verloren hat. Hat übrigens der Weingeist ein spec. Gew. von 0,825—0,828 und lässt man gegen das Ende der Operation das Niveau der Flüssigkeit im Kolben etwas tiefer sinken, so kann man selbst bis zur 8-fachen Weingeistmenge vorgehen. Um das Ende der Aetherbildung zu erforschen, schüttelt man etwas von dem Ueberdestillirenden mit gleichviel Wasser. Giebt es bereits ²⁄₃ seines Volums an das Wasser ab, so unterbricht man die Destillation, indem man noch ohne Zufluss von Weingeist so lange destillirt, als das Uebergehende von Schwefligsäure ziemlich frei ist, also Lackmuspapier nicht sofort verändert wird.

Die Vorlage, hier eine hölzerne Tonne, hält das ganze Destillat und dann noch hinreichend leeren Raum. Das Destillat ist der rohe Aether, welches neben Aether, Wasser und Weingeist grössere oder kleinere Mengen schwefelsaures Aethyloxyd-Aetherol und Schwefligsäure enthält. Zur Beseitigung dieser letzteren Verunreinigungen setzt man ihm Kalkmilch hinzu, entfernt den Trichter, verstopft das Zapfloch dicht mit einem Kork und schüttelt den Inhalt der Tonne tüchtig durcheinander. Dies wird noch nach längeren Pausen 3—4 mal wiederholt, die Tonne dann aufrecht gestellt und in das Zapfloch ein messingener Hahn eingeschraubt. Nachdem die Tonne einige Stunden der Ruhe überlassen ist, legt man sie auf einen Tisch, zapft die über der kalkmilchhaltigen Wasserschicht gesammelte Aetherschicht in grosse Glasflaschen und lässt in diesen die gehörige Sonderung der Aetherschicht von der Wasserschicht vor sich gehen. Ist dies geschehen, so giesst man den klaren Aether in den Fülltubus einer kupfernen, in ihrer Wandung aber dichten Blase, selbstverständlich durch einen Trichter und bei Abwesenheit jeder Flamme in dem Arbeitsraume. Man hüte sich beim Decanthiren, dass auch nicht die geringste Menge von der kalkmilchhaltigen Flüssigkeit in die Blase hineinkomme, denn sie verursacht ein polterndes Kochen, auch erhält der destillirende Aether dadurch einen bitteren Geschmack. Man giesst, weil die Scheidung des Aethers von dieser Flüssigkeit durch Decanthation nicht vollständig möglich ist, die Reste in den Flaschen in eine Flasche zusammen und bedient sich

dann eines Hebers zur Scheidung. Man setzt nämlich auf diese Flasche einen Korkpfropfen mit zwei gläsernen Röhren und schiebt das Rohrende *a* der den Heber ver-
tretenden Röhre *ab* soweit in die klare Aetherschicht, dass es um 5—6 mm von der
kalkhaltigen Wasserschicht absteht. Bläst man nun in die
Röhre *b*, so wird durch den Druck der eingeblasenen Luft
die Flüssigkeit in das Rohr *ab* gedrängt und letztere
fliesst dann ohne weiteres Zuthun aus dem Rohrende *b*
in eine untergestellte Flasche ab. Hat man eine lang-
halsige Flasche vor sich, so nimmt man den Pfropfen heraus,
giesst behutsam so viel Wasser nach, dass sich der Aether-
schichtrest in dem engen Halse zu einer höheren Schicht
sammelt, die man wie vorhin abhebt. Da die wässerige
Flüssigkeit Weingeist und Aether gelöst enthält und sie
noch besonders einer Destillation unterworfen wird, so lässt
man die geringfügige darauf schwimmende Aetherschicht
unberücksichtigt. Die Blase, von welcher man sich überzeugt hat, dass sie dicht und nirgends schadhaft ist, wird
vor dem Eingiessen des Aethers mit Helm und Kühlrohr
durch Lutirung (nicht allein durch Verschraubung) und
mit einer passenden gläsernen Vorlage, in welche das Kühlrohr hineinreicht und welche nur mit einem Papierbausch
verstopft ist, gehörig und dicht verbunden. Den Blaseninhalt unterwirft man nun einer fractionirten Destillation.

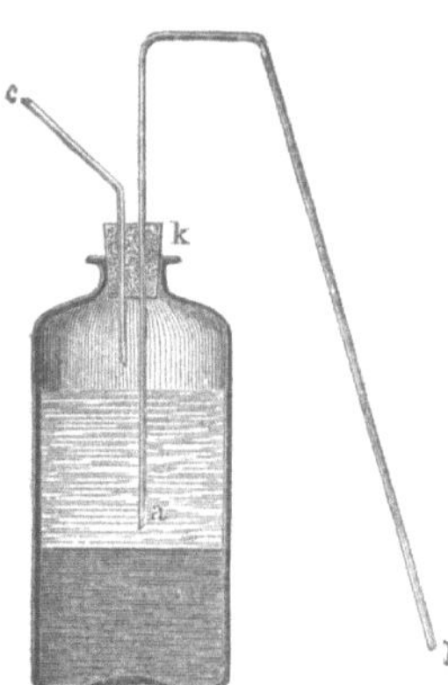

Flasche mit Heber.

Das geringe Feuer, welches zu dieser Destillation
gehört, wird von dem Laboranten selbst, auch nicht mitten unter der Blase, sondern
seitlich angebracht, so dass die Kochung des Aethers nicht durch seine ganze Menge
stattfindet. Uebrigens darf die Blase selbst nur zur Hälfte ihres Rauminhaltes gefüllt
sein. In den Fülltubus der Blase steckt man mit Hilfe eines durchbohrten Korkes
ein Thermometer, das während der Destillation der sicherste Führer wird. Sobald das
Thermometer bis auf 30° C. gestiegen ist, hat man die Feuerung besonders zu regeln,
damit die Erhitzung des Aethers bis zum Kochpunkt allmählich vorschreite. Hier tritt
der eigenthümliche Fall ein, dass die Destillation eher in Gang kommt, als der Aether
seinen Kochpunkt erreicht. Die ungemeine Flüchtigkeit des Aethers erklärt diese
Erscheinung genügend. Der rohe Aether geräth erst bei 40—41° C. in eine schwach
wallende Bewegung, die Destillation beginnt aber schon bei 30—32°. Man sieht daraus,
dass der reine Aether unter seinem Kochpunkte übergeht. Daher kommt es bei der
Rectifikation wesentlich darauf an, wenigstens Anfangs die Temperatur, bei welcher
die Destillation vor sich geht, niedrig zu halten. Dies ist besonders bei den Wärmegraden zwischen 40—43 zu beobachten, weil der bis zu 43° übergehende Aether vereint mit dem vor ihm zuerst übergangenen durchschnittlich ein spec. Gew. von 0,725
(bei 17,5° C.) besitzt. Wird die Destillation bis zu 43° zu langsam, dann legt man
eine andere Vorlage an und verstärkt um ein sehr Weniges die Feuerung. Auch hier
hält man möglichst lange die allmählich steigende Temperatur unter 55°. Der Aether
dieses Theiles der Destillation hat ein spec. Gew. von 0,735—0,740 und ist zur Mischung
der verkäuflichen Hoffmannstropfen sehr gut verwendbar. Will man jedoch den rohen
Aether ganz auf reinen Aether verarbeiten, so macerirt und schüttelt man ihn, nachdem er von der Kalkmilch abgesondert ist, mit geschmolzenem und gepulvertem
Calciumchlorid, das man nach und nach in Portionen zusetzt, stellt zum Absetzen bei
Seite und rectificirt den decanthirten Aether, wie vorstehend angegeben ist. Die Wasch-
wässer des Aethers, von dem Kalk durch Decanthiren und Coliren gereinigt, sowie
die Chlorcalciumlösung werden nach der Rectification dem in der Blase verbliebenen
Aetherreste zugegeben und daraus zuerst eine ätherhaltige, dann die weingeistige
Flüssigkeit abdestillirt.

Um den Aetherdampf von Schwefligsäure zu befreien und die Procedur mit der
Kalkmilch zu umgehen, schiebt man zwischen Blase und Kühler ein 4—5 Liter grosses
Gefäss mit 3 Tubus ein, gefüllt mit grossen Holzkohlenstücken, welche mit Natronlauge getränkt sind. Der eine Tubus ist für den Eintritt, der gegenüber liegende
für den Austritt des Dampfes in das Kühlrohr bestimmt. Der Tubus im Boden dient
zum Abfliessenlassen etwa verdichteter Flüssigkeit.

Die Sicherheit der Rectification des Aethers wird wie bei seiner Darstellung gewährleistet, wenn die Feuerung ausserhalb des Raumes, wo die Rectification stattfindet, geschieht, oder wo das Destillat in einem abgesonderten Raume aufgefangen
wird. Wird die Rectification aus einem Wasserbade vorgenommen, so lege man die
Blase mit dem Aether nur in das kalte, nie aber in ein noch warmes Wasserbad.
Wäre das Wasser des letzteren nur 45° warm, so kann im Moment des Einsetzens

der Blase ein Uebersteigen des Aethers stattfinden und etwa vorhandene, in der Asche der Feuerung versteckte, glühende Kohlen können den Aetherdampf entzünden.

Man hat für die Aetherrectification sogenannte Vorkühler von verschiedener Construction vorgeschlagen, die den Dephlegmatoren für die Weingeistrectification im Grossen entsprechen. Die Dämpfe des rohen Aethers werden nämlich in ein Gefäss geleitet, welches durch ein Wasserbad auf der Höhe des Kochpunktes des reinen Aethers (35—40⁰) gehalten wird. Aus diesem Gefäss sollen also die Aetherdämpfe entweichen, während die Dämpfe des Wassers und Weingeistes eine Verdichtung erfahren, tropfbarflüssig werden und sich entweder in einem besonderen, dicht angelegten Gefässe ansammeln oder sie fliessen in die Destillirblase zurück. Wie theoretisch richtig diese Einrichtung ist, so wenig effectiv ist sie in ihren Leistungen. Selbst Aetherfabrikanten haben sie wieder bei Seite gelegt. Der Grund liegt darin, dass die Weingeistdämpfe und Wasserdämpfe in der Mischung mit Aetherdampf nicht schnell genug bei ihrem Eintritt in den Vorkühler verdichtet werden, das Destillat also immer specifisch schwerer ausfällt, als man erwarten sollte, und andererseits erfordert die Erhaltung einer und derselben Temperatur des Wasserbades des Vorkühlers eine ununterbrochene Aufmerksamkeit. Der sogenannte MOHR'sche Vorkühler ist am wenigsten zu empfehlen. Wo man die Reinigung des Aethers durch fractionirte Destillation bewerkstelligt, wird diese Operation vortrefflich durch folgenden Dephlegmatorhelm unterstützt und zwar in einem solchen Verhältniss, dass aus 1000 Theilen rohem 60proc. Aether in der gewöhnlichen Destillirblase zuerst circa 300 Th. Aether von 0,725—0,730 spec. Gew., bei Anwendung des Dephlegmatorhelmes aber 460 Th. desselben Aethers gesammelt werden konnten. Diese Vorrichtung ist aus starkem Weissblech gearbeitet und durch beistehende Zeichnung des Höhendurchschnittes erklärt. Der Helmhals b schliesst sich der Weite des Blasenhalses a an und wird demselben mit Hilfe eines Kittes aus Mehl, Thon und Wasser dicht aufgesetzt. Ueber dem in die Mitte des Kopfes hineinragenden Halse befinden sich zwei tellerförmige Gefässe, ein kleineres d und ein grösseres e, dessen Rand von der Wandung des Kopfes f nur circa 0,5 cm absteht. An diesen Tellern erfährt der Aetherdampf eine gewisse Abkühlung, welche sich vorzugsweise auf seinen Gehalt an Weingeist- und Wasserdampf erstreckt. Letztere werden hier zum grössten Theile tropfbarflüssig und sammeln sich in dem Raume c, wo sie endlich in Menge angesammelt auch Gelegenheit finden, durch das Röhrchen h in die Blase zurückzufliessen.

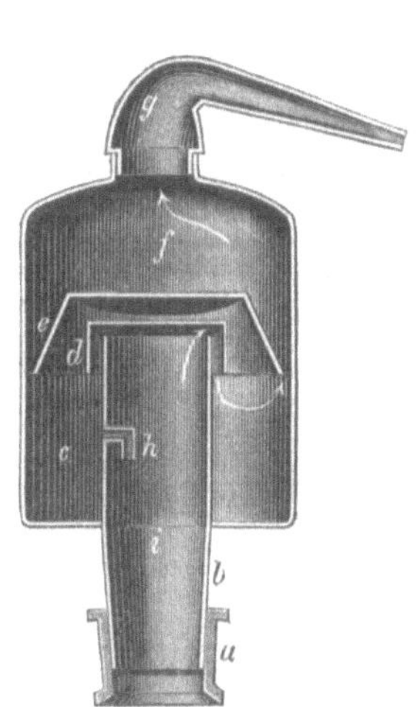

Dephlegmatorhelm.

Im grossen Aetherfabrikationsbetriebe kocht man die Mischung aus Schwefelsäure und Weingeist in kupfernen, oder kupfernen und innen mit Blei überzogenen Blasen. Den Kochpunkt der Mischung regelt man nun nach einem eingesetzten Thermometer. Im Uebrigen ist das Verfahren dasselbe, nur dass grössere und, wo es angeht, hölzerne Gefässe in den Gebrauch kommen. Ein solcher Apparat ist in der umstehenden Abbildung vergegenwärtigt. Seine Haupttheile sind auf zwei gewölbte Räume vertheilt, welche durch eine massive, ungefähr 30 cm dicke Mauer (m) von einander getrennt sind und durch Röhren, welche durch diese Mauer gehen, mit einander communiciren. In dem Ofen a ist dicht eingesetzt eine 65 cm im Durchmesser haltende, wenig (circa 6 cm) tiefe gusseiserne Kapelle, in welche auf einer circa 0,4 cm dicken Sandschicht die bleierne, auf ihrem Boden der Kapellenvertiefung entsprechend gewölbte Destillirblase b eingesetzt ist. Diese Blase hat einen Durchmesser von ungefähr 60 cm und eine Höhe von circa 45 cm, ist mit einem Inhaltsstandrohre n und einem Thermometer t versehen. Das Dampfleitungsrohr ist ebenfalls von Blei und durch ein Glasrohr verlängert. Durch das Rohr z findet das Nachfliessen des Weingeistes aus dem im Nebenraume befindlichen Weingeistreservoir r statt. Auch dieses Reservoir ist mit einem Inhaltsstandrohre q versehen. Das Kühlfass k enthält ein bleiernes, mindestens 4 cm weites Schlangenrohr, dessen Windungen dicht übereinander liegen. Als Vorlage dient ein mit eisernen Reifen beschlagenes eichenes Fass v mit Inhaltsstandrohr x und einer Röhrenvorrichtung o, welche einer Ueberfüllung des Fasses vorbeugt.

Das Destillat besteht aus Aether, Weingeist, welcher der Zersetzung entging, und Wasser. Es enthält stets etwas schweres Weinöl und auch Schwefligsäure. Durch

Schütteln des Destillats mit Kalkmilch erleidet theils das schwere Weinöl (ätherschwefelsaures Aetherol, schwefelsaures Aetherin) eine Zersetzung, theils nimmt die Kalkerde die
Schwefligsäure auf, damit Calciumsulfit bildend. Das Wasser der Kalkmilch nimmt
einen Theil des Weingeistes auf. Die sich abscheidende wässrige Schicht enthält die
Kalksalze, Kalkerde, den grössten Theil des Wassers und einen Theil des Weingeistes
nebst etwas Aether. Der aufschwimmende sogenannte rohe Aether enthält Weingeist
und etwas Wasser gelöst. Durch fractionirte Destillation wird daraus der reinere
Aether abgesondert, indem dieser bei einer Temperatur von 36°, die beiden anderen
Flüssigkeiten aber bei einer weit höheren Temperatur sieden.

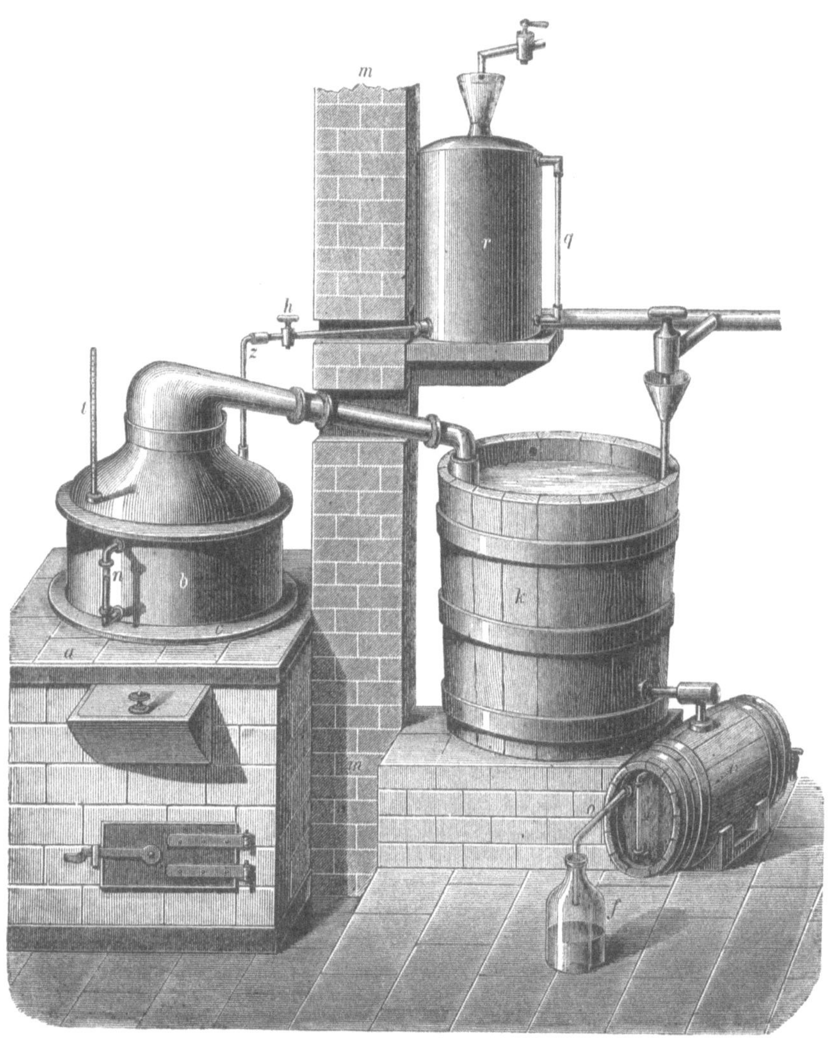

Apparat zur Darstellung des Aethers im Grossen.

Die Kalkerde eignet sich am besten zur Entsäuerung des Aethers, weil sie nur
wenig in Wasser löslich ist, also das Wasser, welches der Aether löst, auch nur Spuren
Kalkerde an sich hält. Aetzkali oder Aetznatron, die zu demselben Zwecke empfohlen
sind, gehen wegen ihrer grösseren Auflöslichkeit in Weingeist und Wasser in Menge
in den rohen Aether über und dieser nimmt über alkalische Substanzen rectificirt einen
eigenthümlichen unangenehm bitteren Geschmack an.

Endlich muss ich noch einige Worte über die Rectification des Aethers und Aether enthaltender Flüssigkeiten aus Glasretorten und dem Wasserbade des pharmaceutischen Dampfapparates erwähnen. Durch meine Erlebnisse geleitet habe ich es immer für das Räthlichste gehalten, die Aetherrectification entfernt und unabhängig von allen anderen Operationen vorzunehmen, bei denen eine Erwärmung oder Heizung ins Spiel kommt. Das Kochen des Aethers verräth sich durch eine wenig merkliche wellenförmige Bewegung der Oberfläche und plötzlich, wenige Grade der Temperatur mehr, vermögen ihn in eine blasig aufsprudelnde Masse zu verwandeln, die übersteigt und in einem Dampfstrome aus dem Kühlrohr hervortritt. Ein solches Spiel ist zu leicht möglich, wenn man die Erhitzung auf einem Dampfbade, auf welchem noch andere Operationen vorgenommen werden, ausführt. Uebrigens ist die Rectification des Aethers aus Retorten nur bei kleinen Aethermengen anwendbar, die passendsten Gefässe sind hier Glaskolben.

Aether als Handelswaare. Im Handel unterscheidet man gewöhnlich 3 Sorten, welche sich nur durch einen geringeren oder grösseren Weingeistgehalt unterscheiden. — Sorte I, *Aether purus* von 0,724—0,728 spec. Gew. bei 15⁰ C. oder 0,7207—0,7247 bei 17,5⁰ C. enthält 2—6 Proc. 92-proc. Weingeist. Diese Sorte ist die officinelle. — Sorte II hat ein spec. Gew. von 0,730—0,733 bei 15⁰ C. mit 10—15 Proc. Gehalt an 92-proc. Weingeist. Diese Sorte wird auch mit *Aether bisrectificatus* bezeichnet. Das Kilog. ist circa 5 Pfg. billiger als vom *Aether purus*. — Sorte III, *Aether rectificatus*, ist pharmaceutisch nicht zu gebrauchen und enthält 25—26 Proc. eines 90-proc. Weingeistes, bei 0,750 spec. Gew. Sein Preis ist um 10 Pfg. pro kg geringer als Sorte I. Man sieht hieraus, dass man am billigsten kauft, wenn man die beste Waare nimmt.

Theorien der Aetherbildung.

Der Aether wird (nach BERZELIUS und LIEBIG) als das Oxyd eines zusammengesetzten Radikals, des Aethyls, betrachtet.

Das Aethyl, welches Wort aus *Aether* und ὕλη, Stoff, Materie, gebildet ist, besteht aus 2 Atom. Kohlenstoff und 5 Atom. Wasserstoff. Es hat also die Formel C_2H_5. Nach FRANKLAND (spr. Frängkländ) ist Aethyl als isolirter Körper ein farbloses Gas, welches sich durch Kälte und Druck zu einer dem Aether äusserlich ähnlichen Flüssigkeit verdichten lässt. Dieses Gas ist Diäthyl, denn das Aethyl tritt aus seinen Verbindungen stets als Diäthyl (Butan), C_4H_{10} oder $C_2H_5 . C_2H_5$ aus.

Das Aethyloxyd oder der Aether ist das Oxyd des Aethyls. Seine Formel ist $C_4H_{10}O$ oder $C_2H_5 . O . C_2H_5$. Man erkannte es als zwei isomerische Modificationen, nämlich nach der dualistischen Ansicht als Base in Verbindung mit Säuren und als indifferenten Körper, welchem sowohl die Eigenschaften einer Base wie die einer Säure fehlen, nämlich als Aether.

Man hat der Aetherbildung eine ziemliche Anzahl von theoretischen Ansichten unterbreitet, welche bei Licht betrachtet dahin culminiren, dass 2 Mol. Weingeist oder Aethylalkohol (C_2H_6O), mit Wasser entziehenden Substanzen im Contact bei einer Temperatur von 130—140 in 1 Mol. Aether und 1 Mol. Wasser zerfallen, denn $2 C_2H_6O$ geben $C_4H_{10}O + H_2O$.

$$2 \left(\left. \begin{array}{c} C_2H_5 \\ H \end{array} \right\} O \right) \quad \text{geben} \quad \left. \begin{array}{c} C_2H_5 \\ C_2H_5 \end{array} \right\} O \quad + \quad \left. \begin{array}{c} H \\ H \end{array} \right\} O$$

Weingeist   Aether   Wasser

Dass diese Theorie die richtige ist, folgt daraus, dass die conc. Schwefelsäure durch andere wasserbegierige Substanzen, wie Phosphorsäure, Arsensäure, Zinkchlorid etc., ersetzt werden kann, dass aber jene Temperatur von circa 135⁰ ein hauptsächliches Agens bildet.

In der Mischung aus Schwefelsäure und Weingeist bei gewöhnlicher Temperatur entsteht, allerdings unter Wasseraustritt, Aethylschwefelsäure, welche Verbindung mit Weingeist im Contact bei 135⁰ in Schwefelsäure und Aether zerfällt, es kann aber nicht angenommen werden, dass bei derselben Temperatur auch Aethylschwefelsäure entstehen könne, man müsste denn annehmen, dass an der Stelle der heissen Flüssigkeit, wo der Weingeist einfliesst, eine Erniedrigung der Temperatur und in Folge derselben die Aethylschwefelsäurebildung vorsichgehe.

$$\underset{\text{Aethylalkohol}}{CH_3 . CH_2 . OH} \ + \ \underset{\text{Schwefelsäure}}{H_2SO_4} \ = \ \underset{\text{Wasser}}{H_2O} \ + \ \underset{\text{Aethylschwefelsäure}}{C_2H_5 . HSO_4}$$

$$\underset{\text{Aethylalkohol}}{CH_3 . CH_2 . OH} \ \text{u.} \ \underset{\text{Aethylschwefelsäure}}{C_2H_5 . HSO_4} \ \text{zerfallen in} \ \underset{\text{Schwefelsäure}}{H_2SO_4} \ \text{u.} \ \underset{\text{Aethyläther}}{\left. \begin{array}{c} CH_3 . CH_2 \\ CH_3 . CH_2 \end{array} \right\rangle O}$$

Dieser Vorgang repräsentirt die von WILLIAMSON (uilljämsn) ausgesprochene Ansicht, welche nach der Typentheorie in folgende Schemata eingekleidet wird:

$$\text{Weingeist}\qquad \text{Schwefelsäure}\qquad \text{Aethylschwefelsäure}\qquad \text{Wasser}$$

$$\left.\begin{array}{l}C_2H_5\\H\end{array}\right\}O \quad \text{und} \quad \left.\begin{array}{l}SO_2{}''\\H_2\end{array}\right\}.O_2 \quad \text{geben} \quad \left.\begin{array}{l}SO_2{}''\\C_2H_5\\H\end{array}\right\}O_2 \quad \text{und} \quad \left.\begin{array}{l}H\\H\end{array}\right\}O$$

Tritt nun bei einer Temperatur von 130—140⁰ Weingeist zur Aethyl- oder Aetherschwefelsäure, so tritt das Aethyl aus dem Weingeist in die Stelle von H in das Molekül der Aethylschwefelsäure ein und damit zerfällt diese in Schwefelsäure und Aether:

$$\text{Weingeist}\qquad \text{Aethylschwefelsäure}\qquad \text{Schwefelsäure}\qquad \text{Aether}$$

$$\left.\begin{array}{l}C_2H_5\\H\end{array}\right\}O \quad \text{und} \quad \left.\begin{array}{l}SO_2{}''\\C_2H_5\\H\end{array}\right\}O_2 \quad \text{geben} \quad \left.\begin{array}{l}SO_2{}''\\H_2\end{array}\right\}O_2 \quad \text{und} \quad \left.\begin{array}{l}C_2H_5\\C_2H_5\end{array}\right\}O$$

Die wiederum frei gewordene Schwefelsäure erzeugt mit hinzutretendem Weingeist Aethyl- oder Aetherschwefelsäure und bei weiterem Zutritt von Weingeist wiederholt sich derselbe vorstehend angegebene Process.

MITSCHERLICH und BERZELIUS erklärten auch die Umwandlung des Weingeistes in Aether durch Katalyse, dass nämlich die Schwefelsäure nur durch ihre Gegenwart bei einer Temperatur von 130—140⁰ ein Zerfallen des Weingeistes in Aether und Wasser veranlasse. Dieser Ansicht schliesst sich die von mir oben angegebene Ansicht, die Aetherbildung durch Deshydration, ferner auch folgende GRAHAM'sche an.

GRAHAM (spr. greh'm) legt die Fähigkeit der Schwefelsäure, gewisse Stoffe polymerisch umzuändern, der Aetherbildung zum Grunde. Er nimmt nämlich an, dass der Schwefelsäure durch Contactwirkung eine besondere polymerisirende Eigenschaft zukomme, die sie z. B. auch auf Terpentinöl äussert, welches mit $1/20$ seines Volums Schwefelsäure gemischt in Colophen und Tereben verwandelt wird. In derselben Weise werde auch der Kohlenwasserstoff des Weingeistes polymerisirt. GRAHAM ist

Tabelle

über den Gehalt an absolutem Aether in weingeisthaltigen Aetherrectificaten von verschiedenem spec. Gew.   Temperatur 17,5⁰ C.   (HAGER, auct.)

Proc. Aether	spec. Gewicht	Proc. Aether	spec. Gewicht	Proc. Aether	spec. Gewicht	Proc. Aether	spec. Gewicht
100	0,7185	85	0,7331	70	0,7504	55	0,7693
99	0,7198	84	0,7342	69	0,7516	54	0,7707
98	0,7206	83	0,7353	68	0,7528	53	0,7721
97	0,7215	82	0,7364	67	0,7540	52	0,7735
96	0,7224	81	0,7375	66	0,7552	51	0,7750
95	0,7233	80	0,7386	65	0,7564	50	0,7764
94	0,7242	79	0,7397	64	0,7576	49	0,7778
93	0,7251	78	0,7408	63	0,7588	48	0,7792
92	0,7260	77	0,7420	62	0,7601	47	0,7806
91	0,7270	76	0,7432	61	0,7614	46	0,7820
90	0,7280	75	0,7444	60	0,7627	45	0,7833
89	0,7290	74	0,7456	59	0,7640	44	0,7846
88	0,7300	73	0,7468	58	0,7653	43	0,7860
87	0,7310	72	0,7480	57	0,7666	42	0,7873
86	0,7320	71	0,7492	56	0,7680	41	0,7886

Das spec. Gew. vermindert oder vermehrt sich bei Zu- oder Abnahme der Temperatur um je 1⁰ C. um

$$\text{0,0013 bei einem Gehalt von } 85\text{—}99 \text{ Proc. Aether}$$
0,0011 „   „   „   „   70—85 „   „
0,0009 „   „   „   „   60—69 „   „
0,0008 „   „   „   „   50—59 „   „
0,0007 „   „   „   „   40—49 „   „

der Meinung, dass die Weinschwefelsäure, welche bei der ersten Mischung von Weingeist und Schwefelsäure entsteht, der Stoff sei, der auf den ferner hinzukommenden Weingeist polymerisirend einwirke, aber in keiner anderen Hinsicht eine Bedeutung für die Aetherbildung, auch nicht durch eigene Zersetzung habe.

Es existiren noch einige andere Erklärungen der Aetherbildung, welche zwar für die Wissenschaft vielen Werth haben mögen, den Pharmaceuten aber wenig interessiren, wie die Theorien von LIEBIG, DUMAS, MOHR u. A.

Nicht allein Schwefelsäure, auch die Phosphorsäure, Arsensäure, die Chloride des Antimons, Eisens, Zinns, Zinks, Fluorbor haben die Eigenschaft, wenn auch in geringerem Grade, Weingeist in Aether umzuwandeln.

Enthält das zur Aetherdestillation nöthige Gemisch von Schwefelsäure und Weingeist zu wenig von dem letzteren, so steigt der Kochpunkt weit über 140 ^{0} hinaus und die Schwefelsäure wirkt oxydirend auf den Weingeist, wobei Schwefligsäure und kohlenstoffreichere Verbindungen gebildet und zum Theil abgeschieden werden. Zu dergleichen Verbindungen gehört das schwere Weinöl, welches auch die Namen: schwefelsaures Aethyloxyd-Aetherol, ätherschwefelsaures Aetherol, schwefelsaures Aetherin erhalten hat. Es ist eine farblose aromatische Flüssigkeit von Oelconsistenz, welche in Wasser niedersinkt. Beim Erhitzen mit Wasser zerfällt es in Aethylschwefelsäure und Aetherol $= C_2H_4$, einen Kohlenwasserstoff, welcher wie Oel auf dem Wasser schwimmt und daher den Namen: leichtes Weinöl erhalten hat. Nach einiger Zeit zerfällt dieses von selbst in zwei isomere Verbindungen, welche dieselbe Zusammensetzung $= C_2H_4$ haben. Die eine derselben bleibt flüssig, die andere scheidet sich als ein krystallinischer Körper, Aetherin genannt, ab.

Eigenschaften. Der Aether bildet eine klare und farblose, sehr dünne und äusserst bewegliche, völlig flüchtige, leicht entzündliche, neutrale Flüssigkeit von durchdringendem, eigenthümlich erfrischendem Geruch, flüchtig brennendem Geschmacke und kühlendem, aber kaum bitter zu nennendem Nachgeschmacke. Das spec. Gew. ist bei 17,5 ^{0} C. = 0,721—0,725, bei 15 ^{0} = 0,724—0,728. Er enthält also 98—93 Proc. absolut reinen Aether. Dieser Aether kocht bei 36—38 ^{0} C.

Der reine wasser- und weingeistfreie Aether hat (nach meinen Versuchen) bei 17,5 ^{0} C. ein spec. Gew. von 0,7185. Er siedet bei 35,0 ^{0} und erzeugt bei seiner Verdunstung eine beträchtliche Temperaturerniedrigung. Bei —100 ^{0} erstarrt er noch nicht, wasserhaltiger Aether dagegen schon bei —40 ^{0} zu einer weissen krystallinischen Masse. Bei + 15 ^{0} lösen 10 Th. Wasser 1 Th. Aether und 35 Th. Aether 1 Th. Wasser auf. Enthält das Wasser in Aether unlösliche Salze, so löst es äusserst wenig Aether. Mit Weingeist, flüssigen fetten und flüchtigen Oelen ist der Aether in jedem Verhältnisse mischbar. Der Aether ist höchst brennbar und der mit atmosphärischer Luft oder Sauerstoff gemischte Aetherdampf verbrennt in geschlossenen Räumen unter Explosion. Er brennt mit leuchtender russender Flamme.

Der Aether ist ein Lösungsmittel für die meisten Fette, Harze, flüchtigen und fetten Oele, Kautschuk, auch für Schwefel, Phosphor, Jod, Quecksilberchlorid, Eisenchlorid, Goldchlorid, viele der organischen Säuren. Beim Zutritt der Luft verwandelt er sich, wenn er wasserhaltig ist, sehr langsam in Essigsäure.

Aether nimmt begierig Ozon aus der Luft auf, zum Theil unter Bildung von Wasserstoffhyperoxyd (BABO, 1863), theils unter Bildung von Aethylhyperoxyd ($C_{16}H_{20}O_6$), welche Beobachtung von BERTHELOT (1881) gemacht wurde.

Aufbewahrung. Den Aether bewahrt man wegen seiner Flüchtigkeit an einem kühlen Orte, also im Keller, in nicht zu grossen starken Glasflaschen auf, die mit guten Korken verschlossen und mit Blase oder Pergamentpapier tectirt sind. Man stelle die Aetherflaschen in einen am Boden stehenden und mit Holzdeckel, innen mit Fächern versehenen Kasten aus Holz (mit Aluminiumacetat getränkt). Weil sich der Aether bei geringerer Temperaturerhöhung bedeutend stärker ausdehnt, als andere Flüssigkeiten, so füllt man die Flaschen höchstens zu $^8/_9$ ihres Rauminhaltes an. Je nach dem Bedarf wird die Grösse der Flasche gewählt. Die erste Ausgabe der Pharmakopöe schrieb nicht zu grosse Gefässe vor (*in vasis non amplis servetur*). Da der Aether und auch sein Dampf höchst brennbar ist, so fordert diese Eigenschaft zur grössesten Vorsicht auf. Der Aether, der aus dem einen Gefässe in das andere gegossen wird, umgiebt sich schon bei gewöhnlicher Temperatur mit einer nicht wenig umfangreichen Aethergasatmosphäre, welche die Ursache ist, dass beim Einfassen des Aethers dieser sich oft schon entzündete, obgleich das Licht mit Vorsicht entfernt gestellt war. Ein vorsichtiger und kluger Pharmaceut wird das Umgiessen der Aethers aus einem in das andere Gefäss bei Licht zu vermeiden suchen, und wenn dies nicht zu umgehen ist, sich durch eine andere Person wenigstens in einer Entfernung von 8 bis 10 Schritt bei niederiggehaltenem Lichte (Laterne) leuchten lassen und beim Eingiessen sich stets eines Trichters bedienen. Bricht eine Aethermenge von einigen Pfunden in Flammen aus, so geschieht dies mit einer solchen Vehemenz und Schnelligkeit, dass die zunächststehende Person nicht ohne Brandverletzung davon kommt.

Wo kleine Mengen (0,5—1 kg) Aether in Brand gerathen, kann man sich den Brandverletzungen dadurch entziehen, dass man sich sofort zur Erde wirft und kriechend den Raum zu verlassen sucht. Die Flamme nimmt nur die oberen $^3/_4$ des Zimmer-Raumes ein, während der untere Raumtheil völlig frei davon bleibt, wofern der Boden des Raumes vom Aether nicht benetzt ist — doch die Geistesgegenwart fehlt gewöhnlich.

Wird Aether in grossen oder kleinen Mengen dispensirt, so hat der Dispensator den Empfänger auf die Gefährlichkeit, welche durch Entzündung des Aethers entsteht, aufmerksam zu machen. Die passendste Zeit, in welcher sich grössere Massen Aether in Glasgefässen am sichersten transportiren lassen, ist der Winter. Die in der Kälte gefüllten Flaschen müssen aber, in einen wärmeren Ort, in eine wärmere Temperatur gebracht, sofort durch Aufziehen der Pfropfen gelüftet werden.

Bei der Bestellung von Aethersendungen ist express zu bemerken, die Flaschen nicht total voll, sondern nur zu $^4/_5$ zu füllen. Grundsätzlich müssen die Flaschen einer in jeder Jahreszeit anlangenden Aethersendung, ehe man sie an ihren Standort versetzt, geöffnet und etwas locker verschlossen werden, weil man nicht weiss, bei welcher Temperatur die Füllung und Schliessung der Flaschen stattfand.

Die Spannkraft des Aetherdampfes entspricht z. B. bei 0° einer Quecksilbersäule von 183 mm, bei 10° 286 mm, bei 20° 433 mm. Die Ausdehnung des Aethers durch Wärme ist ebenfalls eine starke. 1000 Volum Aether von 5° Wärme nehmen bei 20° circa ein Volum von 1020 Th. ein.

Obgleich ich in allen von mir verfassten Commentaren stets auf die Ausdehnsamkeit der feuergefährlichen Flüssigkeiten durch die Wärme aufmerksam gemacht und zur Vorsicht gemahnt habe, so wiederholten sich dennoch mehrere Unglücksfälle, indem man Gefässe mit Aether, Weingeist etc. gefüllt fest verkorkt aus kühlem Orte kommend in wärmere Orte, in das Laboratorium, in das Officinlocal, versetzte, ohne die Verkorkung zu lockern. Es erfolgte ein Zerspringen der Gefässe und Entzündung der Flüssigkeiten, so dass stets einige Personen entweder das Leben einbüssten oder durch schreckliche Brandwunden verletzt wurden. Wollte doch der Vorsteher der Officin das Hülfspersonal auf solche Umstände aufmerksam machen, diesen Passus des Commentars zu lesen anbefehlen und diesen Umstand alle Zeit als erstes Lehr-object betrachten. *)

Prüfung. Die Pharmakopöe hat eine sehr kurze einfache, im ganzen aber genügende Prüfung des Aethers aufgenommen. Sie lässt ein Stück Fliess-papier mit Aether betropfen und diesen abdunsten. Es darf dann kein fremd-artiger Geruch zurückbleiben. Ein Aether von 0,724—0,728 spec. Gew. wird diese Probe wohl immer aushalten, weil die riechenden, den Aether verun-reinigenden Stoffe um vieles schwerer flüchtige Substanzen sind als der Aether. Man hat aber doch darauf Rücksicht zu nehmen, dass der Aether aus Runkel-rübenspiritus bereitet, dass er auch ferner ein Destillat aus Aether, welcher zur Bereitung von Extrakten und Alkaloiden benutzt wurde, sein kann.

Der zweite Theil der Prüfung bezweckt die Erkennung des genügenden Aethergehaltes neben einem geringen Weingeistgehalt. Letzterer wird ziemlich annähernd durch die grössere oder geringe Löslichkeit des Aethers in Wasser gefunden. Der Aether ist nämlich in Wasser um so löslicher, je mehr Wein-geist er enthält. Reiner Aether löst an und für sich Wasser auf, so wie Wasser reinen Aether löst. Enthält der Aether Weingeist, so ist das gegenseitige Auflösungsvermögen ein grösseres. Behufs Prüfung dieses Verhältnisses bedient man sich eines seiner ganzen Länge nach gleichweiten, ungefähr 1 cm weiten und 18,5 cm langen Glascylinders, dessen Länge oberhalb graduirt ist. Der untere nicht graduirte Theil des Cylinders umfasst einen gleichgrossen Raum-inhalt, wie der in 10 Grade getheilte. Diese graduirten Cylinder sind käuflich. Man kann auch einen in ccm getheilten Mensurircylinder verwenden. Man giesst zuerst Wasser in den Cylinder, so dass der vertiefte Punkt des Niveaus der Wassersäule mit dem *0* Strich in einer Horizontalebene liegt. Um diesen Punkt genau zu treffen, bedient man sich eines Tropfglases. Dann füllt man den Raum von *0—10* mit dem Aether, verschliesst die Oeffnung des Cylin-ders mit dem Finger und schüttelt kräftig und anhaltend durcheinander. In der Ruhe scheiden sich beide Flüssigkeiten, jedoch in einem anderen Raum-verhältnisse. Als Grenzpunkt zwischen Aether und Wasser wird wieder der tiefste Punkt des Wasserniveaus angenommen. (Man vergl. die Figur auf der fol-genden Seite.) Nach Versuchen bei einer Aetherrectification (1852) fand ich, dass

Volumth.		Volumth.		spec. Gew.
10 Wasser lösen	0,8 Aether von	0,719—0,721
10 —	„ 1,0	—	„	0,724—0,726
10 —	„ 1,3	—	„	0,729—0,731
10 —	„ 1,6	—	„	0,733—0,735
10 —	„ 2,0	—	„	0,738—0,741
10 —	„ 2,3	—	„	0,743—0,746
10 —	„ 2,6	—	„	0,748—0,750

---

*) Sogar von Männern, welche man für hervorragende Pharmaceuten hält und gehalten hat, ist mir wiederholt der Vorwurf der Wiederholung (speciell dieses Um-standes der Feuergefährlichkeit des Aethers, Weingeistes, Schwefelkohlenstoffs etc.) gemacht worden. Damit gaben diese Herren zu erkennen, dass ihnen die Zwecke eines Commentars zur Pharmakopöe völlig unbekannt sind und waren, dass sie von bezüglichen, immer wiederkehrenden Unglücksfällen nichts hörten. In einem Lehr-buche genügt allerdings die einmalige Erwähnung, in einem Commentar zur Ph. aber, der nur stellenweisse gelesen und studirt wird, dürfte die Wiederholung nothwendig sein. Mir wäre es ein Trost, wenn ich durch diese Wiederholungen nur ein einziges Menschenleben vor Untergang bewahrt haben sollte. In anderen pharmac. Werken ging man über diesen Punkt kurz und bündig hinweg, ich dagegen war der erste, welcher in seinen Commentaren diesen wichtigen Punkt vollständig besprach und einige Male zu wiederholen keinen Anstand nahm, weil eben die Feuergefährlichkeit jener Flüssigkeiten in verschiedenen Momenten der ph. Praxis zur Geltung kommt.

Diese Prüfung ist keine sehr genaue, weil das Wasser nicht allen Weingeist aus dem Aether aufnimmt und dann das Wasser je nach der Menge des aufgenommenen Weingeistes verschiedene Mengen Aether und der Aether wieder verschiedene Mengen weingeistigen Wassers auflöst. Auch die Temperatur ist von wesentlichem Einflusse auf das Maass der gegenseitigen Auflösungsfähigkeit beider Flüssigkeiten. Je wärmer das Wasser, um so weniger löst es Aether. In obigen Versuchen war die Temperatur des Arbeitsraumes 14—16 ⁰ C. Einen ziemlich sicheren Anhalt für den absoluten Aethergehalt gewährt das spec. Gewicht, wozu ich die Tabelle auf S. 268 gebe.

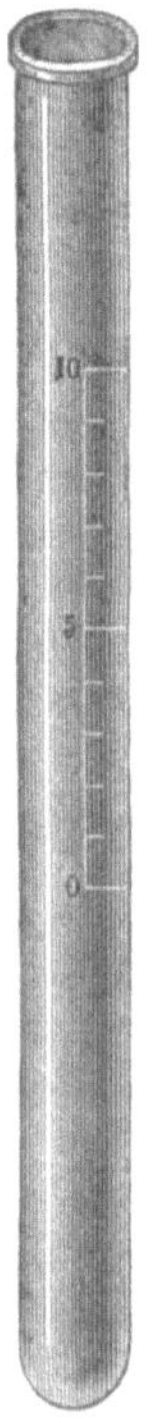

Der officinelle Aether darf nur $^1/_{10}$ seines Vol. an das Wasser abgeben. Diese Prüfung dürfte im Ganzen genügen, wenn seine übrigen physikalischen Eigenschaften den gestellten Anforderungen entsprechen, er sich gegen Lackmuspapier indifferent verhält und auf eine Glasscheibe getropft, nach dem Abdunsten nicht eine Spur eines Rückstandes hinterlässt, er auch das geforderte spec. Gewicht aufweist.

Eine specielle Prüfung könnte gefordert werden. In diesem Falle wären folgende Punkte zu beachten.

Der Aether soll farblos und neutral sein und (bei 20 bis 25 ⁰ C.) völlig ohne allen Rückstand verdunsten. Bleibt ein solcher, so lässt sich seine Natur durch Geruch, Geschmack und blaues Lackmuspapier bestimmen. Es kann z. B. schweres Weinöl sein, welches Lackmuspapier röthen würde. Eine Lösung des reinen Aethers in destillirtem Wasser ist klar. Fällt sie opalescirend aus, so ist die Gegenwart von schwerem Weinöl anzunehmen. Ein Aether von 0,725—0,735 spec. Gew. dürfte jedoch kaum davon enthalten, weil das Weinöl einen sehr hohen Siedepunkt besitzt. Ein bitterer Geschmack des Aethers zeigt an, dass dieser über kaustische Basen rectificirt ist. Röthet oder bleicht der Aether Lackmuspapier, so kann er Schwefelsäure oder auch

Aetherprobir-
cylinder.

Schwefligsäure enthalten. Das mit ihm gut durchschüttelte Wasser würde in diesem Falle nach Zusatz von Baryumchloridlösung eine weisse Trübung geben. Entsteht keine Trübung, so kann die saure Reaction von etwas freier Essigsäure herrühren, die sich bei Berührung des Aethers mit Luft nach längerer Aufbewahrung bildet. Wird trocknes Kaliumcarbonat beim Schütteln mit dem Aether feucht, so enthält er zu viel Wasser. Der officinelle Aether von 0,725 spec. Gew. enthält nur Spuren Wasser und macht das kohlensaure Kali nicht feucht. Der Aether von 0,730—0,740 macht es kaum merklich feucht. Die beste Prüfung auf Feuchtigkeit ist trocknes gepulvertes Tannin, das mit dem wasserhaltigen Aether geschüttelt zu einem Syrup zusammenfliesst. In total reinem Aether bleibt es pulverig.

In einem Probiercylinder giebt man circa 2 ccm conc. Schwefelsäure und lässt sanft ein gleiches Vol. Aether auffliessen. An der Scheidegrenze bildet sich eine weissliche trübe Schicht. Schüttelt man sanft, so mischen sich beide Flüssigkeiten unter starker Erhitzung und Herauswerfen einiger Tropfen in weitem Bogen. Man halte daher die Mündung des Cylinders von der Person abgewendet, so dass die herausspritzenden Tropfen keinen Schaden verursachen können. Die Mischung muss völlig klar und farblos sein und bleiben.

Zu 3 ccm des Aethers giebt man 1 Tropfen der 0,5-proc. Kaliumhypermanganatlösung und agitirt kräftig. Der officinelle Aether von 0,725 spec. Gew. darf weder Färbung annehmen noch im Verlaufe der ersten 3 Minuten das Reagens in der Farbe ändern.

Um einen Aether auf völliges Freisein von Weingeist zu prüfen, versetzt man ihn mit Anilinviolet, Rosanilin, welches in weingeistfreiem Aether unlöslich ist. Natriummetall entwickelt in wasser- und weingeistfreiem Aether kein Wasserstoffgas. Schwefelkohlenstoff giebt mit wasserfreiem Aether eine klare Mischung.

Zur Bestimmung des Wasser- und Weingeistgehaltes schüttelt man gleiche Volumen Aether und conc. Calciumchloridlösung bei 15° C. und lässt sedimentiren. Wasser und Weingeist, nicht aber Aether, gehen in die Calciumchloridlösung über. Auf diese Weise lassen sich diese Flüssigkeiten quantitativ abschätzen.

Kritik. Von der lateinischen Fassung des Artikels „Aether" werden wir in gleicher Weise berührt, wie von jenem *odor spinosus* im Anfange des Textes der Pharmakopöe. Dass ein in der Pharmacie und Therapie genügend Sachverständiger einen mit Dornen besetzten Geruch erwähnen könne, hielten wir für unmöglich. Eine Parallele zu diesem *odor spinosus* ist ein *oleum sebacicum*, ein talgähnliches oder talgartiges Oel, als Bezeichnung für flüssiges fettes Oel, z. B. Olivenöl, Mohnöl, denn nur diese Oele lassen sich mit Aether in jedem Verhältnisse mischen. *Sebacicus, a, um* kann nur auf Talg bezogen werden, denn *sebum, sebosus, sebace, sebacii,* von den alten Römern gebrauchte Ausdrücke, haben nur zu *Talg* und *Unschlitt* Beziehung. Ein talgartiges Oel ist *Oleum Cacao*, doch damit lässt sich Aether nicht mischen, es lässt sich darin nur lösen. Die von der Ph. angegebenen Proben auf Reinheit dürften nicht für alle Fälle genügen.

Anwendung. Die Doctoren JACKSON und MORTON zu Boston wendeten den Aether zuerst als Anaestheticum an. In der Pharmacie wird er zur Darstellung des *Spiritus aethereus*, vieler Tincturen, bei der Bereitung der Tanninsäure etc. gebraucht. Im Handverkauf wird er als Medikament nicht abgegeben, häufig aber für technische Zwecke als Mittel für Fettflecke, als Lösungsmittel von Harzen in der Lackbereitung gefordert. Beim Abgeben hat man den Empfänger an die leichte Entzündlichkeit des Aethers zu erinnern.

Aether ist ein äusserst wichtiges Medicament und innerlich in mässigen Gaben in allen den Fällen anzuwenden, wo man momentan eine Erleichterung oder Beseitigung krampfhafter oder nervöser Zustände wünscht. In Einzelgaben von 10—20 Tropfen, in Tagesgaben von 2—3 g wendet man ihn an bei Hysterie, Krämpfen, Convulsionen, krampfhaftem Schluchsen, neurotischen Zufällen und unterstützt die Wirkungen der Valeriana, des Castoreum und anderer krampfstillender Mittel. Hervorragende Aerzte behaupten, dass die rechtzeitige Anwendung des Aethers in etwas starken Gaben selbst den nahen Tod in Folge gichtischer Metastasen und Localisation dieser Uebel auf Herz, Gehirn und Nervencentren verhüten könne. Bei Gallensteinleiden wirkt der Aether auffallend, ohne dass man die Wirkung erklären kann. Man gebe den Aether nie allein, sondern verdünnt mit Weingeist, Tincturen, Syrupen etc.

Eine subcutane Anwendung ist mehrmals versucht worden. SOLTMANN (Arzt in Breslau) empfiehlt sogar 1—2 Spritzen (0,75—1,5 g) zur Injection in gefährlichen Stadien der Cholera infantum.

Aether ist ferner ein topisches Anaestheticum, indem er verdampfend Kälte bis zum Gefrierpunkt erzeugt, besonders wenn er in Staubform (mittelst Pulverisateurs) in Anwendung kommt. Auf schmerzhafte Stellen des Körpers geträufelt, lindert er häufig den Schmerz sofort, z. B. bei Migräne.

Viele Aerzte ziehen den Aether dem Chloroform als Anaestheticum vor, weil die Todesfälle in Folge der Anästhesie durch Aether verhältnissmässig weit geringer sind als nach der Anwendung des Chloroforms.

Dass bei dieser Verwendung des Aethers in dem Zimmerraume absolut kein Licht, kein glühender oder glimmender Körper gegenwärtig sein darf, ist zu beachten. Zu Lyon ereignete es sich, dass die Aerzte zu der Operation den Thermocauter PAQUELIN's (einen das Glüheisen ersetzenden Apparat) anwendeten und plötzlich standen Patient, Aerzte und Bett eine halbe Secunde hindurch in Flammen.

Die Aetherperlen, *Perles d'éther* (de CLERTAN) enthalten in einer linsenförmigen Leimkapsel 4—5 Tropfen Aether. Verschluckt zerspringen sie in Folge der Wärme im Magen und erzeugen in dieser Weise ein Gefühl der Erfrischung und angenehmer Belebung. Man nimmt diese Perlen zu 2—3—5 Stück. In Frankreich giebt man den Kindern einen Aethersyrup, ein Gemisch aus Aether und Weingeist ana 5g mit 90g Syrupus Sacchari.

In Nord-Amerika und Grossbritannien gebraucht man häufig den Aether wie bei uns die Säufer den Schnaps und soll sich in Folge des starken Genusses eine chronische Krankheit, der Aetherismus, einfinden, welche mit dem Säuferwahnsinn viele Aehnlichkeit zeigt.

Um Aether dem Wasser zu incorporiren, bedient man sich des Wallraths *(Sperma Ceti)*. Man löst 1 Th. Wallrath in 25—30 Th. Aether, giesst diese Lösung auf das Wasser und schüttelt plötzlich kräftig einige Minuten durcheinander.

Aether gelatinatus ist eine durch Schütteln aus 1 Vol. frischem Hühnereiweiss und 4 Vol. Aether bewirkte Mischung, in Form eines durchscheinenden Gelees.

Aether aceticus.

Essigäther. Essignaphtha. Essigsäureäther. Essigsäure-Aethyläther. Aether acetĭcus, Acetas aethylicus; Naphtha Acēti. *Éther acétique; Naphte acétique. Acetic ether.*

Eine klare farblose flüchtige, eigenthümlich angenehm und erfrischend riechende Flüssigkeit, bei 74—76° C. siedend, von 0,900—0,904 spec. Gew. Sie lässt sich mit Weingeist und Aether in jedwedem Verhältnisse mischen.

Essigäther darf Reagenspapier nicht sofort röthen. Wasser mit einem gleichen Volumen Aether kräftig durchschüttelt darf nur um $^1/_{10}$ des Volumen zunehmen.

Eine Vorschrift zur Darstellung von Essigäther wurde zuerst 1759 vom Grafen LAURAGAIS bekannt gemacht, nach welcher man gleiche Theile aus Grünspan destillirter Essigsäure und Weingeist der Destillation unterwarf. Im Jahre 1781 gab VOIGT bereits eine rationellere Vorschrift, nach welcher man 8 Th. Kaliumacetat mit einem Gemisch aus 3 Th. conc. Schwefelsäure und 6 Th. Weingeist aus einer Glasretorte destillirte. FIEDLER benutzte 1784 dazu das Bleiacetat. HERMBSTÄDT und REMLER stellten dann den Essigäther durch Destillation aus einem Gemisch von concentrirter Essigsäure und Weingeist dar. Die Möglichkeit der Essigätherbildung aus diesem Gemisch war schon von SCHEELE bestritten, welcher zu diesem Process die Gegenwart von freier

Schwefelsäure unumgänglich nothwendig hielt. BUCHHOLZ (1805), dann etwas später SCHULZE und LICHTENBERG vertheidigten auf Grund ihrer Erfahrungen die Ansicht SCHEELE's. Jedenfalls war letztere in soweit berechtigt, als man zu jenen Versuchen keine genügend concentrirte Essigsäure und vielleicht auch keinen genügend entwässerten Weingeist zu verwenden hatte. Später destillirte man den Essigäther aus entwässertem Natriumacetat, welches mit einem Gemisch aus conc. Schwefelsäure und Weingeist übergossen war. Von der Ansicht befangen, dass das spec. Gewicht des Essigäthers sich demjenigen des Aethers nähern müsse, und sich dieses durch Verwendung einer grösseren Menge Weingeist erreichen lasse, war der in den Apotheken bis zum Jahre 1862 gehaltene Essigäther ein Gemisch aus Weingeist und Essigäther. Anfangs der 50er Jahre hatten BECKER und MARSSON, zwei verdiente Apotheker, versucht, den Essigäther entsprechender den Prinzipien der chemischen Ansicht darzustellen und erhielten einen Essigäther, dessen Eigenschwere über 0,904 weit hinaus ging. HAGER versuchte 1852—1853 die Darstellung eines weingeist- und wasserfreien Aethers unter Anwendung von Natriumacetat, Schwefelsäure und Weingeist in streng stöchiometrischen Verhältnissen, mit dem glücklichen Griffe, die Destillation aus dem Wasserbade vorzunehmen, und erhielt einen Essigäther von 0,9043 spec. Gew. bei 17,5⁰ C. (HAGER's Commentar zu den neuesten Pharmakopöen Norddeutschlands, 1855.) Trotzdem HAGER nachgewiesen hatte, dass bei Beobachtung des richtigen stöchiometrischen Verhältnisses des Destillationsmaterials die Ausbeute nicht nur qualitativ eine gute, sondern auch quantitativ die ergiebigste sei, haben die nach dieser Zeit folgenden Ausgaben der Preuss. und anderer Pharmakopöen davon keine Notiz genommen und in ihren Vorschriften stets eine grössere Menge Weingeist vorgeschrieben.

Die **Darstellung** des Essigäthers bietet nicht die geringsten Schwierigkeiten und ist auch fast ohne Verlust ausführbar, wenn man die Destillation aus dem Wasserbade vornimmt und entwässertes Natriumacetat, Engl. Schwefelsäure und 90—92 proc. Weingeist nach dem stöchiometrischen Verhältniss anwendet. Es gehören zur Bildung des Essigäthers

$$1 \text{ Mol. entwässertes Natriumacetat, } C_2H_3O_2Na = 82$$
$$1 \text{ Mol. Schwefelsäure } (H_2SO_4) = 98$$
$$1 \text{ Mol. wasserfreier Weingeist, } C_2H_6O = 46$$

Da die Engl. Schwefelsäure etwas Wasser enthält und gewöhnlich ein Mol. Gew. bis 107 beansprucht, so sind für 98 zu setzen 107. Da ferner der 90 proc. Weingeist circa 85,75 Gewichtsprocente Weingeist enthält, so muss ihm ein Mol. Gew. von 54 gegeben werden. Auf 100 Th. des entwässerten Natriumacetats sind in abgerundeten Mengen also erforderlich: 131 Th. Engl. Schwefelsäure von 1,830 spec. Gew. und 65,5 Th. 90-proc. Weingeist oder 64,3 Th. eines 92-proc. Weingeistes.

Es ist durch das Experiment erwiesen, dass die Verwendung eines stärkeren Weingeistes die Ausbeute an Essigäther nicht vermehrt, und dass ein kleiner Schwefelsäureüberschuss auf die Ausbeute ohne Einfluss bleibt, wofern die Destillation aus dem Wasserbade vorgenommen wird. Eine aus dem Sandbade und noch über freiem Feuer bewerkstelligte Destillation verursacht nicht nur eine Verunreinigung des Destillats mit Schwefligsäure, es scheint auch eine ungleiche Erhitzung der nicht von Hause aus flüssigen Destillationsmasse andere Produkte, welche nicht Essigäther sind, (z. B. Buttersäureäther) zu liefern, andererseits ist zu beachten, dass eine stärkere Hitze als 100⁰ dazu beiträgt bei Gegenwart von Wasser bereits gebildeten Essigäther wieder in Weingeist und Essigsäure zu zerlegen. Dies ist auch der Grund, warum man bei der Destillation aus dem Sandbade ein weit saureres Destillat gewinnt. Da der Kochpunkt des Essigäthers bei 74⁰ C. liegt, so ist eine völlige Abscheidung aus der Destillationsmasse in einem Wasserbade auch gesichert.

Je nach den Mengen, welche man zu bereiten hat, verwendet man einen Glaskolben mit kurzem Halse, den man in einen Kessel mit Wasser stellt und mit einem Kork mit gläsernem, nicht zu engem Dampfleitungsrohr, das mit einem LIEBIG'schen Kühler verbunden wird, verschliesst, oder eine im Dampfbade stehende kupferne Blase. Man kann auch eine Retorte als Destillationsgefäss benutzen, wenn man mit

18*

einer zu ihrer Placirung im Wasserbade nöthigen Vorrichtung versehen ist, wobei man wohl zu beachten hat, dass die an den Dampfapparaten zuweilen vorhandenen Retortenringe für den vorliegenden Fall sich wenig geeignet erweisen.

In das Destillationsgefäss giebt man zuerst die weingeistige Säuremischung und dann in kleinen Portionen das trockene Natriumacetat, auf welche Weise sehr bald eine gegenseitige Durchmischung beider Substanzen erreicht wird. Das Destillationsgefäss kann bis zu $2/3$ seines Rauminhaltes gefüllt werden.

Man giebt also in das Destillationsgefäss ein erkaltetes Gemisch aus 1300 Th. Engl. Schwefelsäure und 660 Th. 90-proc. oder 645 Th. 92-proc. Weingeist und trägt dann nach und nach 1000 Th. entwässertes Natriumacetat hinzu. Nach dem Umrühren ordnet man nun den Apparat, verbindet ihn mit einem Kühler, legt eine Vorlage an und beginnt durch Heizung des Wasserbades die Destillation, welche man in einem ruhigen Gange erhält, und erst gegen das Ende derselben erhitzt man das Wasser des Wasserbades bis zum Aufkochen. Die Menge des Destillats beträgt 1050—1100 Th.

Dass man bei dieser Destillation, da das Destillat ein Aether ist, die Annäherung einer Flamme zu vermeiden hat, dass die Vorlage auch nicht einer Feuerung nahe stehen darf, man sie vielmehr, wenn man sich eines Windofens als Heerd bedient, in ein grösseres Gefäss (Napf) stellt und zwischen Vorlage und Windofen einen Schirm placirt, gebietet die Vorsicht, ohne welche in einem chemischen und pharmaceutischen Laboratorium nie gearbeitet werden darf.

Hatte man das Gemisch aus Weingeist und Schwefelsäure schon 1—2 Tage vor seiner Verwendung bereit gehalten, so kann oft unter günstigen Umständen bereits die erste Hälfte des Destillats völlig neutral und von dem spec. Gew., welches die Pharmakopöe für den Essigäther angiebt, gesammelt werden. Es ist rathsam, die erste Hälfte des Destillats, dann von der zweiten Hälfte wiederum die Hälfte für sich aufzufangen, auf spec. Gewicht und Reaction zu prüfen, denn selbst die beiden ersten Fractionen können rein sein und den Anforderungen der Ph. entsprechen. Die letzte Fraction wird selten genügen. Ist dieser Theil oder überhaupt das Destillat sauer oder von geringerem specifischem Gewicht, so bedarf es einer Rectification, nachdem es erst mit einer concentrirten Kochsalzlösung, welcher noch etwas trocknes Kochsalz und Natriumbicarbonat zugesetzt sind, mehrere Male kräftig durchschüttelt ist. Man kann auch eine Mischung von conc. Kochsalzlösung oder conc. Calciumchloridlösung mit Magnesiasubcarbonat gemischt anwenden.

Die Entwässerung ist nothwendig, weil ein wasserhaltiger Essigäther beim Aufbewahren sauer zu werden besonders disponirt ist. Nachdem man das Durchschütteln innerhalb 12 Stunden häufig wiederholt hat, lässt man ebensolange absetzen und verdampft einen Tropfen auf einem Objectglase, um zu sehen, ob er fremde, weniger oder nicht flüchtige Substanzen gelöst enthält, prüft das spec. Gew. etc., denn der Essigäther kann in einem Zustande sein, in welchem er einer Rectification durch Destillation nicht bedarf.

Im anderen Falle giesst man den Essigäther in einen Kolben, den man in ein kaltes Wasserbad setzt und mit LIEBIG'schem Kühler und Vorlage wie bei der ersten Destillation verbindet. Alsdann heizt man allmählich das Wasserbad an und steigert die Temperatur des Wassers bis auf 77 bis 85°, bei welcher Temperatur die Rectification ruhig und gefahrlos von Statten geht. Das letzte Zehntel des Rectificats, welches an Weingeist und Wasser reichhaltiger ist, fängt man besonders auf. Nimmt man bei grösseren Mengen Essigäther (3—10 Liter) eine Rectification aus einer metallenen Blase vor, so ist mit aller Sorgfalt die Temperatur des Wasserbades nicht über 80° zu erhöhen, denn gerade die Kochung in metallenen Gefässen scheint die Zerlegung des Essigäthers in Weingeist und freie Essigsäure zu begünstigen. Bei der Rectification aus Metallgefässen ist es daher geboten, das letzte Zehntel ebenfalls besonders aufzufangen, da dieses nicht selten etwas sauer auftritt.

Eine Entwässerung und Entweingeistigung lassen sich auch durch Schütteln mit Kaliumacetat oder Calciumchlorid erreichen. Ersterem kann man behufs der Entwässerung etwas Kaliumbicarbonat, letzterem etwas Calciumcarbonat (praecipitirtes) zusetzen. Nach wiederholtem Schütteln und nach dem Absetzenlassen, was Alles bei gewöhnlicher Temperatur geschehen muss, ist der Aether oft so rein, dass er als officineller gelten kann.

Eine Vorschrift lässt ein Gemisch aus 3 Th. Weingeist, 3 Th. conc. Schwefelsäure und 7 Th. 40-proc. Essigsäure (spec. Gew. 1,06) destilliren. Die Ausbeute ist eine verhältnissmässig sehr geringe, das Präparat also ein theures.

Die Darstellung des Essigäthers nach der von mir gegebenen Anweisung im pharmaceutischen Laboratorium ist materiell vortheilhaft, abgesehen von der Erlangung eines guten Präparats, wenn man Rothsalz und Schwefelsäure zu Engrospreisen acquirirt hat. Verluste finden bei der Darstellung nicht statt. Das Wasser, womit man den Essigäther wusch, giebt man nach der Rectification in das Destillirgefäss und sondert den darin gelösten Essigäther durch Destillation ab, selbst das als Entsäuerungs- und Entwässerungsmittel benutzte Natriumbicarbonat wird mit wenig Wasser gelöst und zum Reinigen von Gefässen verwendet, und das als Destillationsrückstand verbleibende Natriumbisulfat ist mit Wasser gelöst als Mittel zum Scheuern kupferner Gefässe verwendbar.

Im Fabrikbetriebe hat J. A. PABST eine continuirliche Darstellung eingeführt, welche einen ähnlichen Apparat erfordert, wie solcher zur Darstellung des Aethyl-äthers, S. 266, bildlich dargestellt ist. In den Destillirkolben oder die kupferne Blase giebt man ein Gemisch von 100 Th. Schwefelsäure (1,830 spec. Gew.) und 100 Th. 96-proc. Weingeist. Sobald durch Erhitzen die Mischung auf 130—135° gestiegen ist, lässt man continuirlich soviel eines Gemisches aus gleichen Vol. 96-proc. Weingeist und einer 92—95-proc. Essigsäure hinzufliessen, dass das Niveau im Destillirgefässe dasselbe bleibt oder dass das Zufliessende ebensoviel beträgt als das Abdestillirende. Das Destillat enthält 85—90 Proc. Essigäther. PABST will 90 Proc. der theoretischen Ausbeute gesammelt haben. Nach der oben beschriebenen Methode beträgt die Ausbeute aber 100 Proc.

Eine Darstellungsweise im Grossen findet man in der Chemikerzeitung 1881, Nr. 19, von G. HEPPE näher beschrieben.

Theorie der Essigäther-Darstellung. Wird 1 Mol. Weingeist oder Aethyl-alkohol oder Aethylhydroxyd, $C_2H_6O = C_2H_5 . OH$ (das Radikal Aethyl $= C_2H_5$) mit 1 Mol. Schwefelsäure, H_2SO_4, gemischt, so resultiren Aethylschwefelsäure $SO_2 . OC_2H_5 . OH$ und H_2O.

$$
\begin{array}{llcll}
\text{Aethylhydroxyd} & \text{Schwefelsäure} & & \text{Aethylschwefelsäure} & \text{Wasser.} \\
\text{1)} \quad C_2H_5 . OH \;\text{und}\; & SO_2 {<}^{OH}_{OH} & \text{geben} & SO_2 {<}^{OC_2H_5}_{OH} \;\text{und}\; & H_2O
\end{array}
$$

$$
\left.{C_2H_5 \atop H}\right\} O \;\text{und}\; \left.{SO_2'' \atop H_2}\right\} O_2 \quad \text{geben} \quad \left.{SO_2'' \atop {C_2H_5 \atop H}}\right\} O_2 \;\text{und}\; \left.{H \atop H}\right\} O.
$$

Wird nun der Aethylschwefelsäure 1 Mol. wasserleeres Natriumacetat zugemischt, so resultiren Essigäther und Natriumhydriumsulfat oder saures Natriumsulfat

$$
\begin{array}{llcll}
\text{Aethylschwefelsäure} & \text{Natriumacetat} & & \text{Aethylacetat od. Essigäther} & \text{Natriumhydriumsulfat} \\
\text{2)} \quad SO_2 {<}^{OC_2H_5}_{OH} \;\text{und}\; & CH_3{-}CO . ONa & \text{geben} & CH_3 . CO . OC_2H_5 \;\text{und}\; & SO_2 {<}^{ONa}_{OH}
\end{array}
$$

$$
\left.{SO_2'' \atop {C_2H_5 \atop H}}\right\} O_2 \;\text{und}\; \left.{C_2H_3O \atop Na}\right\} O \quad \text{geben} \quad \left.{C_2H_3O \atop C_2H_5}\right\} O \;\text{und}\; \left.{SO_2'' \atop NaH}\right\} O_2
$$

Aus der Destillation von Weingeist oder Aethylhydroxyd mit Essigsäure resultiren Essigsäure-Aethyläther und Wasser

$$
\begin{array}{llcll}
\text{Aethylhydroxyd} & \text{Essigsäure} & & \text{Essigsäureäthyläther} & \text{Wasser} \\
C_2H_5 . OH \;\text{und}\; & CH_3{-}CO . OH & \text{geben} & CH_3 . CO . OC_2H_5 \;\text{und}\; & H_2O
\end{array}
$$

$$
\left.{C_2H_5 \atop H}\right\} O \;\text{und}\; \left.{C_2H_3O \atop H}\right\} O \quad \text{geben} \quad \left.{C_2H_3O \atop C_2H_5}\right\} O \;\text{und}\; \left.{H \atop H}\right\} O.
$$

Eigenschaften. Der Essigäther der Pharmakopöe bildet eine neutrale klare farblose flüchtige leicht bewegliche, leicht entzündliche Flüssigkeit von äther-artigem, angenehm erfrischendem Geruch und Geschmack, von 0,900—0,904 spec. Gew. und einem Kochpunkt von circa 76° C. Er enthält $1^1/_4$—$1^1/_2$ Proc. Weingeist und Wasser neben reinem Essigsäureäther.

Der reine Essigäther ist eine ähnliche Flüssigkeit von 0,9043 spec. Gew. (bei 17,5°), welche bei 74° C. kocht, und mit gleichviel Wasser durch-schüttelt, bei 15,5° an dieses 5 Proc. seines Gewichts abgiebt. Der Essig-äther ist leicht entzündlich, brennt mit blassgelber russender Flamme unter Verbreitung eines sauren Geruches und Hinterlassung eines flüssigen sauren Rückstandes. Mit Weingeist, ätherischen Oelen und ähnlichen Flüssigkeiten lässt er sich zu klaren Flüssigkeiten wie der Aether vermischen. Viele Harze löst er auf. Durch kaustische, in der Wärme auch durch kohlensaure Alkalien wird er in Weingeist und Essigsäure, welche letztere sich mit dem Alkali verbindet, zerlegt. Wasserhaltiger Essigäther, sowie reiner Essigäther, über

seinen Kochpunkt erhitzt, ebenso sein Dampf mit atmosphärischer Luft gemischt erleiden eine Zersetzung in Weingeist und Essigsäure. Daher riecht
es in den Räumen sauer, wo Essigäther rectificirt wird. Die völlige Reinigung des Essigäthers von Weingeist ist schwierig. Sie gelingt durch wiederholtes Schütteln des Essigäthers zuerst mit Calciumchloridlösung, dann mit
Calciumchloridkrystallen. Salzlösungen nehmen den Weingeist nur in geringerem Maasse auf. 17 Th. Wasser lösen bei 17,5° C. 1 Th. reinen Essigäther, 28 Th. Essigäther ungefähr 1 Th. Wasser auf. Enthält der Essigäther
nur geringe Mengen Weingeist, so ändern sich diese Lösungsverhältnisse ungemein. Wird in einer Lösung des Essigäthers in Wasser ein Salz z. B.
Kaliumacetat oder Natriumchlorid, gelöst, so scheidet sich der Essigäther
grösstentheils wieder ab. Enthält die Lösung zugleich Weingeist, so nimmt
der abscheidende Aether einen Theil des Kaliumacetates auf.

Reiner Essigäther ist in saturirter Calciumchloridlösung nicht löslich, wohl
aber mehr oder weniger weingeisthaltiger, so dass ein 50—60 Proc. Essigäther enthaltender Weingeist mit der Calciumchloridlösung eine klare Mischung
liefert. Aus dem 3—5 Proc. Weingeist und einige Proc. Wasser enthaltendem Essigäther nimmt die conc. Calciumchloridlösung Weingeist und Wasser
auf und Essigäther setzt sich ziemlich rein davon ab. Ein den Weingeist und
das Wasser, sowie freie Säure besonders anziehendes Gemisch ist nach
ENGELHARDT eine völlig gesättigte Kochsalzlösung, versetzt mit der nöthigen
Menge gebrannter Magnesia.

In absolut reinem Essigäther löst sich Natriummetall ohne Gasentwickelung auf.

Aufbewahrung. Der Essigäther ist, obgleich er weniger flüchtig und
feuergefährlich ist, mit ähnlicher Vorsicht wie der Aether aufzubewahren, und
zwar an einem kühlen und nicht vom Sonnenlichte getroffenen Orte und in
möglichst total gefüllten Flaschen. Da er nach längerer Aufbewahrung fast
immer eine geringe säuerliche Reaction annimmt, so muss er mit etwas wasserleerem Natriumdicarbonat geschüttelt werden. Enthält er keinen Weingeist, so
genügt das Schütteln mit dem Natriumdicarbonat und ein einfaches Decanthiren,
also wäre eine Rectification durch Destillation überflüssig. Die Frage, ob
etwa gebildetes Natriumacetat in den Essigäther übergegangen sei, beantwortet
einfach das Verdunstungsexperiment auf einem Objectglase.

Es ist ein sehr praktischer Griff, in das Standgefäss 3—4 Krystalle des
Kaliumtartrats zu geben und vor dem Einfassen oder Ausgiessen umzuschütteln.
Ein von Wasser völlig freier Essigäther hält sich in ganz gefüllten, gut verschlossenen und vor Tageslicht geschützten Flaschen über Jahr und Tag in
neutraler Verfassung.

Die **Prüfung** des Essigäthers hat die Pharmakopöe ihrer 1. Ausgabe
entnommen. Sie überlässt ebenfalls dem Apotheker den Ankauf aus fremden
Händen, ohne ihn auf die häufigen Verunreinigungen des gekauften Präparats
aufmerksam zu machen.

Die Pharmakopöe fordert nur, dass der Essigäther von freier Säure frei
sei, ein spec. Gew. von 0,900—0,904 habe und dass er, mit einem gleichen
Volum Wasser durchschüttelt, letzteres um nicht mehr als $^1/_{10}$ seines Volumens
vermehren dürfe. Diese drei Momente der Prüfung stehen in ihrer Ausführung
mit einander in engem Zusammenhange. Zuerst ist die Bestimmung der Eigenschwere vorzunehmen und dann die Löslichkeit in Wasser, da die Resultate
aus beiden Prüfungen sich gegenseitig ergänzen, denn ein Aethyläther- und
Weingeist-haltender Essigäther kann das Wasservolumen um höchstens ein
Neuntel oder Zehntel vermehren, wird aber ein geringeres spec. Gewicht auf-

weisen. Ein weingeist- oder äthylätherhaltiger Essigäther dagegen kann durch
Wasserzusatz auf das vorgeschriebene spec. Gewicht gebracht sein, er wird dann
aber das Wasser um mehr als $1/_{10}$-Volumen vermehren. Im Uebrigen
ist die Vermehrung des Wasservolums um ein Zehntel nur als
äusserste Grenze angegeben und eine geringere Vermehrung selbstverständlich bei dem vorgeschriebenen spec. Gewicht ein Zeichen
der Güte des Essigäthers. Die Durchschüttelung des Essigäthers
mit einem gleichen Volumen Wasser geschieht in demselben graduirten Probircylinder, wie wir einen solchen schon bei der
Prüfung des Aethyläthers (S. 272) benutzten und in beistehender
Abbildung vergegenwärtigt finden. Der untere Raum bis 0 ist von
derselben Grösse wie derjenige zwischen 0 und 10. Bis 0 füllt man
mit destill. Wasser, von 0 bis 10 mit Essigäther. Das Niveau des
Wassers in dem Cylinder bildet eine concave Fläche, die sich beim
Aufgiessen des Essigäthers zu einer Ebene umgestaltet. Man giesst
daher so viel Wasser in den Cylinder, dass der 0-Strich die Concavität des Wasserniveaus etwas unter der Mitte durchschneidet. Hierauf setzt man einige Tropfen Essigäther und dann, wenn nöthig,
mit einem Tropfglase noch so viel Wasser hinzu, dass das nun
ebene Wasserniveau mit dem 0-Strich in einer Ebene liegt. Nun
füllt man Essigäther bis zum 10-Strich hinzu, verschliesst die Oeffnung des Cylinders dicht mit dem Zeigefinger und schüttelt recht
kräftig durcheinander. Nach einiger Ruhe hat sich die Scheidung
beider Flüssigkeiten vollendet und darf dann die Essigätherschicht
nicht weniger als 9 Raumtheile, oder die untere Wasserschicht
nicht mehr als 11 Raumtheile einnehmen. Hierauf giebt man 5
bis 10 Tropfen blaue Lackmustinktur in den Probircylinder und
bewegt diesen sanft. Ist keine freie Säure gegenwärtig, so färbt
sich auch die untere Wasserschicht bläulich, im anderen Falle
röthlich. Nach einiger Zeit geht die bläuliche Farbe in eine röthliche über, weil eben der in Wasser gelöste Essigäther Neigung
hat, sich zu zersetzen.

Aetherprobir-
cylinder.

Die Prüfung auf völlige Flüchtigkeit geschieht durch Verdunstenlassen
eines Tropfens auf einem Objectglase.

Der Essigäther, welchen man durch den Handel bezieht, enthält nicht
selten Verunreinigungen, wie z. B. Buttersäureäther, Essigsäureamyläther, Salpeteräther, eine schmierige, in der Wärme flüchtige, noch
nicht bestimmte Substanz und einige andere Verbindungen, welche einen unangenehmen Geruch haben. Zur Erkennung der letzteren Verunreinigungen
genügt es, etwas Essigäther in dünner Schicht in einer Glasschale mit flachem
Boden freiwillig verdunsten zu lassen. Am Ende der Verdunstung macht
sich der fremdartige Geruch bemerkbar und nach völliger Verdunstung
findet man zuweilen den Boden der Glasschale mit der Fingerspitze gerieben
wie ölig schmierig. Ein reiner Essigäther muss nach dem Verdunsten eine
völlig trockne Fläche hinterlassen. Salpeteräther, welcher aus der
Verwendung einer salpetersäurehaltigen Schwefelsäure bei der Darstellung entsteht, erkennt man durch die dunklere Färbung beim Durchschütteln des
Essigäthers mit einigen Tropfen Eisenchlorürlösung und etwas Weingeist.
Diese Verunreinigung disponirt den Essigäther schnell zum Sauerwerden.
Buttersäureäther hat ein grösseres spec. Gewicht, verleiht dem Essigäther
einen angenehmen Obstgeruch, stimmt auch in Betreff der therapeutischen
Verwendbarkeit mit dem Essigäther überein. In geringer Menge vermag er

also nicht die Güte des Essigäthers zu beeinträchtigen, nur hat er den Vorwurf nicht Essigäther zu sein. Dasselbe gilt vom **Essigsäure-Amyläther**, der jedoch weit specifisch leichter als Essigäther ist. Buttersäureäther entsteht bei der Darstellung des Essigäthers über freiem Feuer oder im Sandbade, Essigsäureamyläther aus der Verwendung eines fuselölhaltigen Weingeistes. Beide Aetherarten verdunsten schwieriger als Essigäther, weshalb sie sich bei der vorhin erwähnten Verdunstungsprobe leicht durch den Aepfel- und Birnengeruch verrathen.

Sollte es nothwendig werden, einen verdächtigen Essigäther nach seinen quantitativen Bestandtheilen zu untersuchen, so verfährt man (nach FELDHAUS) wie folgt: Man giebt 6 g krystallisirtes Barythydrat, 150 g destillirtes Wasser und 2 g Essigäther in eine starke Glasflasche von ca. 300 ccm Capacität, verstopft die Flasche sehr sicher und dicht mit einem Kork, den man festbindet, und erwärmt in Wasser bis auf ungefähr 40°, dabei öfters stark schüttelnd. In zwei bis drei Stunden wird die Zersetzung des Essigäthers vollendet sein. Man lässt erkalten und prüft, ob der Geruch nach Essigäther verschwunden ist; im anderen Falle müsste die Digestion noch eine genügende Zeit fortgesetzt werden. In die Flasche wird dann Kohlensäure geleitet und öfter umgeschüttelt, bis aller freie Baryt als Carbonat abgeschieden ist. Man erhitzt nun die Flüssigkeit bis zum Kochen, um freie Kohlensäure auszutreiben, filtrirt, wäscht das Baryumcarbonat gut aus und fällt aus dem Filtrat den an Essigsäure gebundenen Baryt mit verdünnter Schwefelsäure aus. Nach einem halben Tage, während welcher Zeit man Flüssigkeit sammt Baryumsulfatniederschlag an einem warmen oder heissen Orte stehen lässt, filtrirt man durch ein genässtes doppeltes tarirtes Filter, wäscht das Baryumsulfat vollständig aus, trocknet und wägt es. Sein Gewicht mit 0,75537 multiplicirt ergiebt das Gewicht des reinen Essigäthers, welcher zur Untersuchung verwendet wurde. War Buttersäureäther gegenwärtig, so wird sich die bei der Zersetzung des gelösten Baryumsalzes mittelst verd. Schwefelsäure frei werdende Buttersäure durch den Geruch nach ranziger Butter kund geben, und war der Buttersäureäther stark vertreten, so wird das Gewicht des Baryumsulfats weniger als 2,647 g betragen.

Kürzer wird diese quantitative Bestimmung auf maassanalytischem Wege bewerkstelligt. Man giebt in eine starke Flasche von ungefähr 500 ccm Capacität genau 8,8 g des Essigäthers und dazu 110 ccm Normal-Aetzkali- oder Aetznatronflüssigkeit, verschliesst mit einem Kork dicht, durchschüttelt und digerirt bei einer Wärme von circa 40°. Nach öfterem Durchschütteln und einer zweistündigen Digestion wird die Zersetzung des Aethers vollendet sein, was sich durch den Geruch erkennen lässt. Dann bläut man mit Lackmustinktur und titrirt das überschüssig zugesetzte Normalalkali mit Normaloxalsäure zurück. Soviel ccm Normalalkali zur Zersetzung von 8,8 g Essigäther verbraucht waren, soviel Procente reinen Essigsäureäthers waren im Essigäther vorhanden. Der officinelle Essigäther muss mit seiner Säure mindestens 98 ccm Normalalkali sättigen. War viel Buttersäureäther gegenwärtig, so wird die erwähnte Zahl ccm entsprechend eine geringere sein. Statt 8,8 g Essigäther und 110 ccm Normalalkali genügen auch 4,4 g und 55 ccm, das Resultat ist dann aber zu verdoppeln.

Kritik. Eine Prüfung auf Wassergehalt, welcher den Bestand des Essigäthers stets bedroht, wäre wohl eine nothwendige gewesen.

Die **Anwendung** des Essigäthers kommt mit der des Aethers überein. Man giebt ihn bei Hysterie, Ohnmacht, Magenkrampf, krampfhaftem Erbrechen, septischen Zuständen zu 10—30 Tropfen. Aeusserlich verwendet man ihn gegen Zahnschmerzen (30 Tropfen in den Mund und auf den hohlen Zahn gegeben), zu nervenstärkenden Einreibungen, bei Ohnmachten etc., und auch als Riechmittel bei hysterischen Zufällen, Ohnmacht, Kopfkrampf etc. Im Handverkauf wird er rein oder mit Weingeist verdünnt abgegeben, je nachdem das Publikum daran gewöhnt ist. Ein für diesen Zweck vorräthig gehaltener *Spiritus acetico-aethereus* oder *Spiritus Aetheris acetici* ist ein Gemisch aus 1 Th. Essigäther und 1 Th. Weingeist (nicht mit 2 oder 3 Th. Weingeist), welches man durch Einlage eines Kaliumtartratkrystalles vor dem Sauerwerden bewahrt. Schon bei einer Verdünnung mit 2 Th. Weingeist ist die Wirkung des Essigäthers zu sehr abgeschwächt.

Der *Ether acétique alcoolisé, Liquor anodinus vegetabilis* ist ebenfalls ein Gemisch aus gleichen Theilen Essigäther und Weingeist.

Aloë.

Aloë. Aloë Capensis. Aloë lucĭda. *Aloës.*

Der durch Einkochen gewonnene Saft der Blätter, welche *Aloë ferox, Aloë spicata, Aloë vulgaris, Aloë lingua*, vielleicht auch noch andere Aloëarten des Caplandes liefern. Eine dunkelbraune, eigenthümlich riechende und schmeckende Masse, welche leicht in breitmuschlige glasglänzende Stücke und in spitze durchsichtige Splitter, von röthlicher oder hellbrauner Farbe zerbricht. In der Wärme des Wasserbades darf die Aloë zuerst erweichen *(calore balnei aquae Aloën primo mollescere licet)*, aber nicht zusammenfliessen. Völlig getrocknet und höchstfein zerrieben muss sie ein gelbes Pulver darstellen, welches bei 100° weder zusammenbackt, noch die Farbe verändert. Siedendes reines Chloroform wird durch zugemischte Aloë garnicht gefärbt, reiner Aether nimmt nur höchstens eine sehr schwach gelbliche Farbe an.

Fünf Th. Aloë müssen mit 10 Th. siedendem Wasser eine völlig klare Lösung liefern, aus welcher beim Erkalten sich ungefähr 3 Th. schliesslich absetzen. Eine Lösung von 1 Th. Aloë in 4 Th. Weingeist muss auch in der Kälte klar bleiben.

Aloë spicata THUNBERG.		
„ **purpurascens** HAWORTH.		
„ **perfoliata** THUNBERG.		
„ **mitraeformis** LAMARCK.		
„ **arborescens** MILLER.	} Kap der guten Hoffnung.	
„ **ferox** LAMARCK.		
„ **Africana** MILLER.		
„ **plicatilis** MILLER.		
„ **Lingua** MILLER.		
„ **Indica** ROYLE.		

„ **vulgaris** LAMARCK. Ostindien und Berberei, cultivirt in Westindien und Sicilien.

„ **Socotrina** LAMARCK. Auf der Insel Socotora und an der Ostküste Afrikas.

Fam. **Asphodeleae** JUSSIEU. Sexualsyst. **Hexandria Monogynia** L.

Geschichtliches. Die Aloë scheint seit undenklichen Zeiten medicinische Verwendung gefunden zu haben. Von Alexander dem Grossen (333 vor Chr.)

wird gesagt, dass er mehrere Griechische Männer nach Socotora, einer Insel an der östlichen Spitze Afrika's, geschickt habe, um die Cultur der Aloë zu unterstützen. DIOSKORIDES und PLINIUS erwähnen die Aloë, unterscheiden mehrere Sorten und sprechen von Verfälschungen der Aloë. Seit der christlichen Zeitrechnung ist die Aloë eines der gebrauchtesten Arzneimittel gewesen. ALEXANDER TRALLIANUS, Arzt zu Tralles in Lydien, später in Rom (555 n. Chr.), bereitete bereits ein wässriges Aloëextract.

Unter der schon in der Bibel erwähnten Aloë ist jedenfalls das auch später mit Aloë bezeichnete und als Kau- und Räuchermittel benutzte harzreiche Aloëholz, *Lignum Aloës s. Agallochi*, das Holz von *Aquillaria Agallocha* ROXBURGH, einem in Cochinchina, Assam etc. einheimischen Baume, anzunehmen. Beim Erhitzen verbreitet dieses Holz einen sehr lieblichen animeartigen Geruch.

Das Wort Aloë soll von dem Syrischen Alwaï abstammen.

Gewinnung der Aloë. Die oben mit Namen aufgeführten Aloëarten sind theils strauch-, theils baumartige Gewächse mit grossen schwertförmigen, sehr saftigen Blättern, welche letztere unter ihrer grünen lederartigen Epidermis ein mit farblosem bitterem Safte gefülltes Parenchym, in ihrer Mitte aber ein dickes schleimiges geschmackloses, mit eiweisshaltigem Saft gefülltes Mark enthalten. Der bittere farblose Saft jenes Parenchyms liefert eingetrocknet die Aloë.

Die Art der Gewinnung der Aloë ist eine sehr verschiedene und existiren darüber eine Menge Nachrichten, von denen manche den wirklichen Thatbestand wahrscheinlich nicht wiedergeben, wie z. B. die Gewinnung der Aloë aus dem Safte der Blätter, welcher aus Verwundungen ausfliesst und an der Sonne trocknet. Im Allgemeinen mag die Gewinnung darin bestehen, dass man die Epidermis mit Messern vielmals einschneidet und zerschlitzt, dann die Blätter in warmes Wasser stellt und extrahirt, den Auszug zur Coagulirung des Eiweisses aufkocht, colirt und die Colatur theils an der Luft, theils über Feuer abdampft und austrocknet.

Viele Aloësorten des Handels mögen ihre Verschiedenheit mehr den Bereitungsarten als ihrer Abstammung verdanken.

Handelssorten. Man unterscheidet im Handel gewöhnlich zwei Hauptarten Aloë.

I. **Durchsichtige Aloëarten.** Dieselben sind in dünnen Schichten durchscheinend oder durchsichtig. (Sie enthalten Aloëtin, amorphes Aloïn). Der Geruch ist safran- oder myrrhenartig, der Geschmack widerlich bitter. Unterarten sind:

1. Die Cap-Aloë, glänzende Aloë, *Aloë*, *Aloë Capensis*, *Aloë lucĭda*. Sie kommt vom Cap der guten Hoffnung. Diese Aloë ist die gebräuchlichste und beste Handelswaare in Europa und von unserer Pharmakopöe als officinelle erklärt.

Die Capaloë ist dunkelbraun und im reflectirten Lichte grünlich schwarz. Sie besteht aus unförmlichen Stücken mit splittrigem glasglänzenden muschligen Bruche, ist an den Kanten röthlichbraun durchscheinend und giebt ein goldgelbes oder gummiguttgelbes Pulver mit einem schwachen Stich ins Grünliche.

2. Sokotrinische Aloë, *Aloë Socotŏrīna* oder *Sucotrīna*. Diese kommt von der Insel Sokotŏra am Eingange des Arabischen Meerbusens, von Zanzebar und Melinda. Sie kommt nicht auf den Europäischen Markt. Diese Sorte unterscheidet sich von der vorhergehenden nur durch eine braunrothe oder granatrothe Farbe. Sie giebt ein goldgelbes Pulver. Flüssige Sokotrinische Aloë bildet eine teigige granatrothe Masse. Diese vor 20 Jahren nach England gebrachte und auch in Deutschland angebotene Waare bildete eine meist in der Kälte hart anzufühlende, aber bei wenigen Wärmegraden auseinander fliessende Masse, in welcher man im durchfallenden Lichte Aloïnkrystalle erkennen konnte.

II. **Undurchsichtige Aloëarten.** Diese haben einen wenig glänzenden oder matten Bruch, an den Kanten kaum durchscheinend. (Sie enthalten Aloïn in Krystallen.) Der Geruch ist eigenthümlich safran- oder myrrhenartig. Der Geschmack etwas widerlich und sehr bitter. Unterarten sind:

1. Leberaloë (Ostindische Aloë), *Aloë hepatica,* so benannt wegen ihrer Leberfarbe. Mutterpflanzen sind *Aloë vulgaris, A. perfoliata.* Sie kam früher aus Griechenland, jetzt wird sie aus Bombay und Arabien gebracht und meist in England verbraucht. Sie bildet unregelmässige lederbraune Massen, mit wenig oder matt glänzendem Bruche und eigenthümlich schwarzbraunen Streifen. Sie giebt ein rhabarbergelbes Pulver.

2. Barbados-Aloë, *Aloë Barbadensis,* kommt von den Antillen, Barbados und Jamaika. Sie ist dichter, härter, auf dem Bruche matter, ohne die schwarzbraunen Streifen wie bei der Leberaloë, und gemeinlich dunkler an Farbe.

3. Curaçao-Aloë, *Aloë Curassavica,* kommt von der Insel Curaçao. Sie ist aussen pechschwarz, im Bruche dunkelbraun und muschlig und von widerlichem Geruch.

4. *Aloë de Mecca* und *Aegyptiaca* gehören zu der Leberaloëart.

III. **Rossaloë**, *Aloë caballina,* nennt man jede schmutzige unreine Aloë in schwärzlichen Massen, oft von empyreumatischem Geruche. Viel dieser Sorte kommt von den südlichen Küsten Spaniens. Die Rossaloë ist als schlechteste Sorte immer zu verwerfen. Sie wurde früher in der Veterinärpraxis gebraucht, daher der Namen *Aloë caballina (caballus i. m.* ein starkes Pferd).

Es tauchen nicht selten neue Aloësorten auf dem Handelsmarkt auf, von verschiedener Beschaffenheit und mit verschiedenen Namen, verschwinden aber auch ebenso bald, weil sie sich selten einer guten Capaloë aequivalent zeigen. Im Einkauf verdient stets die harte Capaloë den Vorzug. Weiche Sorten, deren Stücke beim Liegen leicht ineinander fliessen, sind für den Pharmaceuten lästig und auch verwerflich.

Die Leberaloë oder Barbados-Aloë wird mit Unrecht von Vielen als die beste Aloësorte geschätzt, ihr Werth scheint nur in dem höheren Einkaufspreise zu liegen.

Man sortirt die Aloë auch (nach VOGL) nach ihrem Vaterlande und unterscheidet Afrikanische und Westindische und die erstere wiederum in Südafrikanische (Cap-Aloë, Natal-Aloë) und Ost-Afrikanische (Sucotrin-Aloë, Zanzibar-Aloë). Die West-Indische Aloë schliesst die Barbados-Aloë und Curassao-Aloë ein.

Bestandtheile der Aloë. KOSMANN fand die Aloë aus 56—60 Proc. Aloëbitter (Aloëtin) und 33—35 Proc. Aloëharz bestehend. Letzteres war in Wasser nicht löslich. Beide Bestandtheile sind nach KOSMANN Glykoside, durch Oxydation beim Eintrocknen des Aloësaftes aus dem glykosidischen Aloïn entstanden. Aloïn mit verdünnter Schwefelsäure behandelt zerfällt in Glykose und einen harzartigen Körper. Das Aloëbitter zerfällt auf demselben Wege in die krystallisirende Aloëretsäure und das indifferente Aloëretin, das Aloëharz in Aloëresinsäure und Aloëretinsäure.

Nach neuesten Erfahrungen liefert das in blassgelben kleinen Nadeln krystallisirende Aloïn oder Aloëbitter ($C_{17}H_{18}O_7$) beim Erhitzen mit verdünnter Schwefelsäure Paracumarsäure, mit Salpetersäure erwärmt Aloëtinsäure, $C_{14}H_4(NO_2)_4O_2$ und Chrysaminsäure $C_{14}H_2(NO_2)_4 . O_2(OH)_2$.

Nach anderen Chemikern ist Aloïn kein Glykosid. Wie neuere Untersuchungen ergeben, ist Aloïnsubstanz in allen Aloëarten vertreten, jedoch in jeder Sorte Aloë von etwas abweichender Beschaffenheit. In der Barbadosaloë hat man es Barbaloïn (das Aloïn der früheren Zeit), in der Natalaloë Nataloïn, in der Socotorina Socaloïn, in der Zanzibaraloë Zanaloïn genannt. Das von FLÜCKIGER in der Natal-Aloë entdeckte Nataloïn weicht vornehmlich von den anderen Aloïnarten physikalisch und chemisch ab. Nach TILDEN sind die verschiedenen Aloïne isomerisch und nur durch Wassergehalt von einander abweichend, z. B. Nataloïn $C_{16}H_{18}O_7$; Barbaloïn $C_{16}H_{18}O_7 + H_2O$; Socaloïn $C_{16}H_{18}O_7 + 3H_2O$.

Barbaloïn wird durch Ferrichlorid grün, durch kalte Salpetersäure tief carmoisinroth gefärbt. Socaloïn färbt sich mit kalter Salpetersäure nur schwach roth, Nataloïn etwas mehr roth. Mit heisser Salpetersäure bilden sie, Nataloïn ausgenommen, Chrysaminsäure, Aloësäure, schliesslich Pikrinsäure und Oxalsäure. Die schwefelsaure Lösung des Nataloïns mit geringer Menge Salpetersäure oder Kaliumdichromat versetzt giebt eine ähnliche Reaction wie Strychnin. Salzsäure soll das Aloïn der Leberaloë in Zucker und Rottlerin ($C_{11}H_{10}O_3$) spalten, Zinkstaub daraus Anthracen ($C_{14}H_{10}$) bilden.

Eigenschaften der officinellen oder Cap-Aloë. Dieselben hat die Ph. angegeben und nur vergessen, dass die Aloë einen sehr widrigen bitteren Geschmack hat. In dünnen Splittern erscheint sie durchsichtig bernsteingelb bis braun, dem dunklen Kolofon ähnlich. Aloïnkrystalle fehlen, die Masse ist amorph. Wenn man den Geschmack und den Geruch zu Hülfe nimmt, so ist die Cap-Aloë leicht und sicher zu erkennen. Spec. Gew. der Cap-Aloë 1,382—1,386. (FLÜCKIGER giebt das spec. Gewicht zu 1,334 an).

Die Capaloë, die officinelle, erweicht zwar in der Wärme des Wasserbades, die Stücke fliessen aber nicht zusammen, wie bei anderen Aloësorten. Die in kleineren Stücken an einem warmen Orte ausgetrocknete Capaloë liefert ein reingelbes Pulver, welches in der Wärme des Wasserbades weder zusammenbackt oder zusammenfliesst, noch die Farbe verändert.

Reines (weingeistfreies, also zuvor mit conc. Schwefelsäure ausgeschütteltes) Chloroform darf mit dem Aloëpulver aufgekocht nicht gefärbt werden. Das reine Chloroform würde hier auch durch Petrolbenzin ersetzt werden können. Aether färbt sich mit Cap-Aloë geschüttelt nur blassgelblich.

In reinem Chloroform, Schwefelkohlenstoff, Petrol-Benzin, Petroläther ist die Aloë nicht löslich. In Steinkohlenbenzol ist circa 0,12 Proc. löslich, doch ist dieser lösliche Theil fast farblos. In conc. Schwefelsäure löst sich die Cap-Aloë ohne Wärmeentwickelung und Verkohlung zu einer rothbraunen Flüssigkeit. Die wässrige filtrirte Lösung trocknet zu einer völlig klaren amorphen Masse ein.

Ueber das chemische Verhalten vergleiche man unter Prüfung.

Verunreinigungen und Verfälschungen. Schiffspech und auch andere Pechsorten, erdige Stoffe, gebranntes Elfenbein etc. bleiben bei der Lösung von 10 Th. Aloë in 100 Th. Wasser, welches 5 Th. Natriumcarbonat enthält, ungelöst. Gummige Substanzen werden vom Weingeist nicht gelöst. Fremde Extractivstoffe sind in Weingeist mehr oder weniger unlöslich. Stärkezucker scheint Beachtung gefunden zu haben, denn eine von einem Kleindrogisten bezogene Aloë hatte ein sehr schönes Aussehen, nur die Bruchflächen waren nicht glänzend genug und gegen kalische Kupferlösung verhielt sie sich nicht indifferent.

Prüfung der Aloë. Die officinelle Aloë besteht durchschnittlich annähernd aus 58—60 Proc. Extractivstoff und Aloëbitter (Aloïn) und 33—36 Proc. Harz, 5 Eiweissstoff, Feuchtigkeit. Das Harz bleibt beim Auflösen der Aloë in der 20fachen Menge kaltem Wasser ungelöst zurück oder scheidet im Verlaufe eines Tages aus der in der Siedehitze bewirkten Lösung in 20 Th. Wasser beim Erkalten aus, sich fest an den Boden des tarirten Glaskolbens ansetzend. Ein Erkalten bis unter $+ 10^\circ$ C. ist der Ausscheidung besonders günstig. Man spült mit wenig Wasser ab und trocknet den Kolben mit seinem Inhalt an einem heissen Orte aus. Eine gute Aloë giebt mindestens 33, meist 34—35 Proc. Harz aus. Nach Angabe der Pharmakopöe giebt die Aloë mit 2 Th.

heissem Wasser eine klare dunkele Auflösung, die beim Erkalten nur einen geringen Theil des Harzes fallen lässt. Die Pharmakopoe fordert, dass von 5 Th. Aloë gelöst in 10 Th. Wasser sich 3 Th. (Harz?) abscheiden sollen. Man lässt die aufgekochte Lösung von 5 Th. Aloë in 10 Th. Wasser in einem tarirten Casserol erkalten. Nach $\frac{1}{2}$ Tage giesst man das Flüssige ab, trocknet die rückständige Masse an einem warmen Orte aus und wägt, so beträgt der Rückstand 2—$2\frac{1}{2}$—3—$3\frac{1}{2}$ Th. Eine Scheidung von Harz und Extractivstoff hat nicht stattgefunden und die Temperatur ist daran Schuld, wenn zuviel oder zuwenig von dem Bodensatze abgelaufen ist. Bei 17,5⁰ läuft mehr ab als bei 15⁰ C. Das Abgelaufene enthält viel Harz, denn wenn man es mit Wasser mischt, so verwandelt es sich in eine Emulsion. Hier liegt im Texte der Ph. jedenfalls ein Irrthum vor und wollte man vielleicht sagen „10 Th. Aloë in 100 Th. Wasser gelöst hinterlassen erkaltet ungefähr 3 Th.“, oder „5 Th. Aloë in 100 Wasser gelöst“ — doch dann stimmt die Zahl für das Abgeschiedene nicht. Wer die Aloë auf den Harzgehalt prüfen will, verfahre nach der oben angegebenen Anweisung, welche wenig Mühe macht und nur einen Tag des Beiseitestellens an einem kalten Ort erfordert.

Die Lösung in 4 Th. Weingeist soll klar sein und auch in der Kälte klar bleiben.

Mit diesen beiden Experimenten dürfte die Cap-Aloë nicht allein mit Sicherheit erkannt werden, und wären noch folgende Bestimmungen und Reactionen am Orte.

A. Bestimmung des spec. Gew. Man löst in einem Reagircylinder 5,2 g kryst. Zinksulfat in 4,8 g Wasser und nach dem Erkalten giebt man mehrere linsengrosse Aloëstücke hinein. Nach sanftem Agitiren muss die Mehrzahl der Stückchen untersinken. Dann löst man in einem anderen Reagircylinder 5,4 g des Zinksulfats in 4,6 g Wasser. In der erkalteten Flüssigkeit müssen die hineingeworfenen Aloëstückchen obenauf schwimmen. In einer Lösung von 5,3 g Zinksulfat und 4,7 g Wasser (1,385 spec. Gew.) schwimmen die Aloëstücke innerhalb der Flüssigkeit.

B. Der Aschengehalt beträgt circa 4 Proc.

C. Das in Aether Lösliche soll nicht über 3 Proc. hinausgehen (die anderen Aloësorten geben 2—3-mal mehr an Aether ab).

D. Die in der Wärme in der 20-fachen Menge Wasser bewirkte und nach dem Erkalten filtrirte Lösung zeigt folgendes Verhalten gegen Reagentien:

1) Gerbsäure bewirkt eine starke milchig graugrünliche Trübung, welche sich allmählich als braune Masse absetzt.

2) Gegen kalische Kupferlösung verhält sich die Aloëlösung völlig indifferent.

3) 3—4 ccm der Lösung mit 2—3 Tropfen Silbernitratlösung versetzt und aufgekocht bewirken Reduktion, meist unter Abscheidung grauen Silbermetalls.

4) 3 ccm der bräunlichgelben Aloëlösung mit 1,5 ccm der offic. Salpetersäure von 1,185 spec. Gew. versetzt und aufgekocht, ergeben eine klare rothe (meist kirschrothe) Flüssigkeit.

5) Die verdünnte Lösung giebt mit einigen Tropfen Ferrichlorid eine dunkel grünlichbraune Farbenreaction.

6) Die verdünnte Lösung mit Mercurichlorid aufgekocht, verhält sich indifferent, auf Zusatz von Ammon entsteht aber ein dunkelbrauner Niederschlag.

7) In der verdünnten Lösung erzeugt Oxalsäure eine mässige Trübung, welche aber auf Zusatz von Essigsäure verschwindet.

8) Die wässrige Aloëlösung verhält sich gegen Jodjodkalium indifferent.

Aloïna, das Aloïn ($C_{17}H_{18}O_7$) ist eine blassschwefelgelbe, in Wasser wenig lösliche, neutrale Substanz, die in Prismen krystallisirt, und wovon die Aloësorten, welche an der Sonne eingetrocknet sind, in Menge enthalten. In den durch künstliche Wärme eingetrockneten Sorten befindet es sich im amorphen Zustande, in welchem es von ROBIQUET Aloëtin genannt wurde. Es ist von anfangs süsslichem, später intensiv bitterem Geschmacke.

Darstellung des Aloïns. Nach MITCHELL soll man 1 kg Barbadosaloë in 14,5 L. warmem Wasser lösen, mit 66,6 g conc. Schwefelsäure versetzen und 24 Stunden ohne zu agitiren bei Seite stehen lassen. Mittelst Durchseihens beseitigt man die obenauf schwimmende Harzschicht, dampft die Colatur bis auf 3 L. ein und stellt sie wiederum bei Seite. Nach mehreren Tagen haben sich Krystallchen angesetzt, welche man auf einem Filter sammelt, mit wenigem kaltem Wasser abwäscht, hierauf in warmem Wasser löst und mit thierischer Kohle digerirt. Die warme Lösung wird eingeengt und zur Krystallisation bei Seite gestellt. Auf diese Weise sollen 106—109 g Aloïn gesammelt werden können.

Dieses Aloïn hat man als die Quintessenz der Aloë empfohlen. Da eine gute Aloë schon in kleinen Dosen zu 0,5—1,0 stark purgirend wirkt, die Wirkung des Aloïns aber keine stärker purgirende ist, die krystallinischen Aloïne sogar schwächer als die Aloë wirken, so dürfte in dem Aloïn kein therapeutischer Vortheil geboten sein und der Zweck der Wirkung durch Extractum Aloës sogar völlig erreicht werden. DRAGENDORFF beobachtete nach Gaben von 0,3—0,5 reinem Aloïn nur eine schwache purgirende Wirkung und hält er das Aloïn aus der Socotora-Aloë wirksamer. Barbados-Aloïn und Natal-Aloïn äusserten fast keine purgirende Wirkung. Es ist das Aloïn somit ein nicht sicher wirkendes und auch überflüssiges Arzneimittel.

Aufbewahrung. Die Aloë wird an einem trocknen Orte (Materialkammer) in Kästen oder Steingefässen aufbewahrt. Häufig (im sehr heissen Sommer) laufen die Aloëstücke zu einer Masse zusammen, die sich nur mit vieler Mühe herausmeisseln lässt, wobei auch der Bestand des Gefässes in Gefahr kommt. In diesem Falle stellt man den Kasten oder Topf an einen warmen Ort (50° C.). Die Aloë wird weich wie ein Extract und lässt sich leicht ausstechen. Man bringt sie alsbald in porcellanene Schalen und trocknet sie vollständig aus. Dieses Zusammenfliessen der Aloëstücke ist ein Beweis von einer ungenügenden Beschaffenheit der Aloë. Es ist jedenfalls zweckmässig, die in Pulver zu verwandelnde Aloë, zuvor in kleine Stückchen verwandelt, an einem warmen Orte mehrere Tage hindurch anzutrocknen und dann erst in ein Pulver zu verwandeln. Ein solches Pulver backt in dicht verkorkten Fläschchen aufbewahrt nicht zusammen.

Kritik. Warum man die Erwähnung des bitteren Geschmackes unterliess, den Geschmack als etwas Speciales der Aloë auffasste, lässt sich nicht beantworten. Ebenso ist zu bedauern, dass man auf Verfälschungen nicht Rücksicht nahm und specielle Reactionen nicht heranzog. Das Verhalten der wässrigen Lösung gegen Gerbsäure und die Indifferenz gegen kalische Kupferlösung, auch die reducirende Wirkung auf Silberlösung wären der Erwähnung wohl werth gewesen. Die unbedeutende Löslichkeit in Aether und die Nichtlöslichkeit in reinem Chloroform theilen hundert andere Pflanzenextracte auch.

Die Ausscheidung von 60 Proc. der Aloë aus ihrer Lösung in 2 Th. Wasser steht wohl auf dem Papier, aber Niemand kann die Sache quantitativ anfassen. Die concentrirte wässrige Lösung behält über die Hälfte der 33—35 Proc. betragenden Harzmasse in Lösung.

In diesem Passus waltet wahrscheinlich in Angabe der Zahlen ein Fehler, denn eine Ausscheidung von Harz aus einer 33,3 Proc. Aloëlösung ist und bleibt nur eine halbe. Es ist überhaupt hier die Frage zu beantworten, ob die *partes tres* auf *partes quinque* der Aloë oder auf die 15 Th. der dickflüssigen Lösung in Beziehung zu bringen sind. Ehe diese Frage nicht beantwortet ist, müssen wir den ganzen Passus als einen unverständlichen erklären.

Anwendung der Aloë. In kleinen Gaben (zu 0,02—0,06 g) wendet man die Aloë als tonisches, in Gaben von 0,06—0,3 g als gelind eröffnendes Mittel, in grösseren Gaben als Drasticum an. Man giebt sie bei Hartleibigkeit, Stuhlverhaltung und wegen ihrer erregenden Wirkung auf die Blutgefässe des Unterleibes, um Haemorrhoiden fliessend zu machen, als Emmenagogum, bei Congestionen nach Gehirn, Herz, Lungen. Aeusserlich findet sie in Klystiren, Augenpulvern, Augensalben, Pflastern, in Auflösung bei Brandwunden etc. Anwendung. In der Veterinairpraxis gilt sie als das beste Laxirmittel, für die grösseren Hausthiere (15,0—30,0), und in weingeistiger Lösung als Wundmittel. Das gemeine Volk braucht die Aloë als Laxirmittel, selbst als Fiebermittel, indem es dieselbe in grösseren oder kleineren Massen in Branntwein gelöst trinkt. Kindern und Frauen kann dadurch viel Schaden geschehen, überhaupt ruft sie Haemorrhoiden hervor, wenn eine Disposition dazu vorhanden ist. Die Apotheker sind zu tadeln, wenn sie für wenig Geld grosse Mengen Aloë zum Gebrauch für Menschen abgeben, was ich häufig gefunden habe. Sie könnten sehr wohl für den Gebrauch bei Menschen eine sogenannte gereinigte Aloë und geformt in kleinen Portionen also theurer verkaufen. Als Drasticum wirkt die Aloë in Dosen von 1,0 g ebenso stark wie in einer Dosis von 3,0 g. Uebrigens ist Aloë ein Emmenagogum, was gesetzlich nicht ohne Recept abgegeben werden dürfte, doch giebt es Aerzte, welche sie wegen Mangel an Erfahrung für eine unschuldige Substanz halten. Dass Aloë auch ein letales Gift werden kann, ergiebt sich aus dem Absterben der Pferde, welchen man Dosen zu 50 g und darüber gegeben hatte.

Die sogenannte Lebenspillen, *Grains de vie* sind 0,2 g schwere versilberte Pillen, welche 8 Proc. Aloë, 40 Proc. Myrrha, 10 Proc. Crocus und 6 Proc. Rhabarber etc. enthalten.

Alumen.

Alaun. Alūmen; Sulfas aluminĭco-kalĭcus cum aqua; Sulfas aluminico-potassicus. *Sulfate d'alumine et de potasse; Alun blanc. Alum; Common alum; Crude alum.*

Farblose, durchscheinende, harte, regulär octaëdrische, oberflächlich bestäubte Krystalle oder Krystallbruchstücke, löslich in 10,5 Th. Wasser, unlöslich in Weingeist. In der wässrigen Lösung, welche von saurer Reaction ist und einen süsslichen, stark zusammenziehenden Geschmack hat, bewirkt Aetznatronlauge einen weissen gelatinösen Niederschlag *(sedimentum)*, welcher auf Zusatz eines Ueberschusses Aetznatronlauge in Lösung übergeht und auf Zusatz von Ammoniumchlorid wieder zum Vorschein kommt.

Die 5-proc. wässrige Lösung darf durch Schwefelwasserstoffwasser nicht verändert, durch Kaliumferrocyanidlösung nicht eher denn nach Verlauf von 10 Minuten eine bläuliche Färbung annehmen. Der bei gewöhnlicher Temperatur durch Aetznatronlauge bewirkte Niederschlag wird durch einen Ueberschuss der Lauge wieder gelöst ohne einen Geruch nach Ammon auszugeben, welche Lösung sich auf Zusatz von Schwefelwasserstoffwasser nicht trüben darf.

Geschichtliches. Den natürlichen Alaun kannte man schon vor CHRISTUS,

und scheint man ihn zum Färben und auch als Medicament benutzt zu haben.
PLINIUS erwähnt in seiner *Historia naturalis* (lib. 35, cap. 52) mehrere Arten
des *alumen*, welche zum dunkleren und helleren Färben der Wolle Anwendung
fanden und sich wahrscheinlich durch einen grösseren oder geringeren Eisengehalt unterschieden, wenn nicht eine Verwechselung mit Eisenvitriol anzunehmen ist. Er erwähnt auch ein *alumen liquidum* und *alumen spissum*,
welche mit dem Safte der Galläpfel eine schwarze Farbe gegeben hätten. Mit
Stypteria ($\sigma\tau\nu\pi\tau\eta\rho\acute{\iota}\alpha$) scheint DIOSCORIDES, ein Griechischer Arzt zu NERO's
Zeit, Alaun bezeichnet zu haben. GEBER im 8. Jahrhundert kannte den Alaun
und beschrieb auch das Brennen desselben. Im 13. Jahrhundert hat die
Alaunfabrikation bereits eine grosse Verbreitung gefunden, denn die Alaunwerke zu Rocca in Syrien (Edessa in Mesopotamien) versendeten ihre Waare
weit und breit, und in Italien gab es schon 1190 auf Ischia (spr. iskïa), 1250
zu Agnano (spr. anjano) Alaunsiedereien. Wie es scheint, waren es Italiener,
welche zu Foja nova bei Smyrna und an anderen Orten Kleinasiens Alaunwerke angelegt hatten. Um das Jahr 1458 errichtete GIOVANNI DE CASTRO,
welcher zur Zeit der Eroberung von Constantinopel hier einen Zeug- und
Farbenhandel trieb, in Civita-Vecchia zu Tolfa im Kirchenstaate ein Alaun-
werk, was heute noch besteht. Dieser Mann hatte in den Gegenden, wo in
Kleinasien Alaunwerke betrieben wurden, die Stechpalme *(Ilex aquifolium)*
angetroffen, welche er zu Tolfa bei seiner Rückkehr nach Italien in üppigster
Vegetation antraf. Nach seinem Dafürhalten musste sich auch hier eine für
diese Pflanze gedeihliche Erde finden, aus welcher sich Alaun fabriciren lasse.
Er hatte sich nicht geirrt, obgleich die Stechpalme auch auf einem Boden
fortkommt, der nicht alaunhaltig ist. Papst PIUS II. riss die Italienischen
Alaunwerke an sich und verhinderte die Anlage von Alaunwerken durch Andere,
um die Alaunfabrikation für sich zu monopolisiren, er belegte sogar — in
seiner Unfehlbarkeit — jeden mit dem Bann, der von den Türken oder Mauren
Alaun kaufte. Deutschland machte dem Papst übrigens einen Strich durch die
Rechnung und es entstanden hier mehrere Alaunwerke, wie z. B. zu Schwemsal bei Düben. Bedeutende Alaunwerke in Deutschland sind ausser dem zuletzt genannten zu Muskau, Commotau, Friesdorf bei Bonn, vordem auch zu
Freienwalde (Mark Brandenburg).

PARACELSUS war der erste, welcher die Vitriole von dem Alaun unterschied und in den Vitriolen ein Metalloxyd, in dem Alaun eine Erde als Base
angab. Die erdige Base des Alauns hielt man gemeiniglich für Kalkerde, bis sie
1754 von MARGGRAF als eine besondere Erde erkannt wurde, jedoch waren
es CHAPTAL und VAUQUELIN, welche 1797 den Alaun als ein Doppelsalz aus
schwefelsaurer Thonerde und schwefelsaurem Kali bestehend erkannten.

Bis vor wenigen Jahren noch war der Alaun des Handels meist ammonhaltig, sogenannter Französischer Alaun, d. h. er enthielt an Stelle des Kalium-
sulfats grössere oder kleinere Mengen Ammoniumsulfat, und hielt es recht
schwer, einen ammonfreien Kalialaun zu erlangen; seit einigen Jahren, seitdem
sich zu Stassfurt eine enorme Kaliproduction entwickelt hat und Kalisalze
billiger geworden sind, kommt auch wieder ein ammonfreier Kalialaun in den
Handel.

Spiritus Aluminis der alten Alchimisten war ein Destillat aus dem Alaun,
war also nur Wasser, welches 3—5 Proc. Schwefelsäure enthielt.

Alaunfabrikation. Der Alaun wird im Grossen in Alaunwerken oder Alaun-
hütten, auch in chemischen Fabriken dargestellt.

In den Alaunwerken im nördlichen Deutschland (Schwemsal, Muskau in der
Lausitz, Friesdorf und Bleibtreu bei Bonn) verarbeitet man die Alaunerde, Alaunerz,

eine Braunkohle, welche kieselsaure Thonerde und Schwefeleisen (Schwefelkies enthält, so wie auch den **Alaunschiefer**, der von Erdharz durchdrungen im Uebrigen dieselben Bestandtheile, nur in anderem Verhältnisse, hat. Durch das Verwittern an der Luft wird das Schwefeleisen der Alaunerde zu schwefelsauren Eisensalzen und freier Schwefelsäure oxydirt. FeS_2 (Schwefelkies) und $7\,O$ geben $FeSO_4$ und SO_3. Die freie Schwefelsäure verbindet sich mit der Thonerde, und Kieselsäure (Kieselerde) wird abgeschieden. Der festere Alaunschiefer widersteht der Verwitterung und wird daher zuvor durch Rösten locker gemacht. Man schichtet nämlich Kohlen, Holz und Alaunschiefer übereinander und lässt sie nach dem Anzünden langsam abbrennen. Hierbei entweichen Schwefel und schweflige Säure und im Rückstande bleiben unzersetztes Schwefeleisen, Thonerdesulfat und Eisenoxydsulfat, die noch eine Zeit lang der Verwitterung ausgesetzt werden.

Diese verwitterten Mineralien werden mit Wasser ausgelaugt und die Lösungen in den Rohlaugensümpfen gesammelt, in welchen sich basisches Ferrisulfat, Calciumsulfat und andere Unreinigkeiten schlammig absetzen. Die klare Lösung, **Rohlauge**, die nun hauptsächlich Aluminiumsulfat enthält, wird durch Gradiren (in Schwemsal) oder in bleiernen Pfannen durch Einkochen bis zu einem spec. Gew. von 1,4 concentrirt, und nochmals in mit Blei ausgeschlagene Behälter zum Absetzen von Eisenoxyd, Gyps etc. gebracht, und dann klar in die Mehl- oder Rührkasten abgezapft, wo man der schwefelsauren Thonerdelösung billige kali- und ammonhaltige Salze und Rückstände aus der Schwefelsäure- und aus der Salpetersäurebereitung, Kaliumchlorid, Laugen aus Seifensiedereien, Aschenlaugen, Ammoniumsulfat aus dem Leuchtgasfabriken, gefaulten Urin etc. zusetzt. Es bilden sich dann Doppelsalze aus Aluminiumsulfat und Kalium- oder Ammoniumsulfat, die in Wasser schwerer löslich sind und sich nun als ein krystallinisches Pulver, **Alaunmehl**, abscheiden. Durch Auflösen und Krystallisation wird das Alaunmehl in grosse Krystalle gebracht Die Abscheidung des Eisens ist eine Hauptaufgabe bei der Krystallisation, weil diese Verunreinigung den Alaun für die technische Verwendung unbrauchbar macht.

Zu Tolfa bei Civita Vecchia (spr. tschiw'ta wekki͞a) und an anderen Orten wird der Alaun aus dem **Alaunstein** oder **Alunit** dargestellt. Dieses Mineral enthält die Bestandtheile des Kalialauns und Thonerdehydrats und ist gleichsam ein basischer Alaun ($K_2SO_4 + Al_2(SO_4)_3 + Al_2(OH)_6$). Es findet sich krystallisirt oder mit Thonerde und Quarz vermischt als derber Alaunstein. Durch Erhitzen in den Kalköfen ähnlichen Flammenöfen verliert die Thonerde ihr Hydratwasser, diese wird dadurch chemisch indifferent gegen die anderen Bestandtheile des Minerals, die durch Auslaugen abgeschieden und zur Krystallisation gebracht werden.

Dieser Alaun ist sehr rein, krystallisirt aber wegen eines geringen Gehalts an basischem Thonerdesulfat in Würfeln. Er kommt als Römischer Alaun in den Handel. Die Laugen aus dem gebrannten Alunit enthalten Eisenalaun, ein Doppelsalz aus Kaliumsulfat und Ferrisulfat. Die gegenwärtige überschüssige Thonerde deplacirt bei der Digestion das Eisenoxyd und der Erfolg ist ein eisenfreier Alaun.

Eisenalaun		Aluminium-hydroxyd	Kalialaun		Ferrihydroxyd
$Fe_2(SO_4)_3 \,.\, K_2SO_4 + 24H_2O$	u.	$Al_2(OH)_6$ geb.	$Al_2(SO_4)_3 \,.\, K_2SO_4 + 24H_2O$	u.	$Fe_2(OH)_6$

$$\left.\begin{array}{l} SO_2'' \\ K_2 \\ Fe_2^{\,VI} \\ (SO_2'')_3 \end{array}\right\}\!\!\begin{array}{l} O_2 \\ \\ O_6 \end{array}\right\} +24\,aq. \qquad u. \quad \left.\begin{array}{l} Al_2^{\,VI} \\ H_6 \end{array}\right\} O_6 \ \text{geb.} \qquad \left.\begin{array}{l} SO_2'' \\ K_2 \\ Al_2^{\,VI} \\ (SO_2'')_3 \end{array}\right\}\!\!\begin{array}{l} O_2 \\ \\ O_6 \end{array}\right\} +24\,aq. \qquad u. \quad \left.\begin{array}{l} Fe_2 \\ H_6 \end{array}\right\} O_6$$

Man bildet den **Römischen** oder **cubischen** Alaun anderwärts dadurch nach, dass man eine bei 45^0 C. gesättigte Alaunlösung mit soviel Kaliumcarbonat versetzt, bis ein geringer Niederschlag von basischem Thonerdesulfat entsteht, und nach längerer Digestion der Lösung alles Ferrioxyd abgeschieden ist.

In neuerer Zeit wird auch schon weisser Thon mit conc. Holzaschenlauge zu Ziegeln geformt, gebrannt und dann mit Schwefelsäure behandelt.

Bei Tschermig in Böhmen gewinnt man einen natürlichen ammonhaltigen Alaun.

Seit dem Jahre 1857 wird **Kryolith** oder **Grönlandspath** nach Europa gebracht und aus diesem aus Natrium, Aluminium und Fluor bestehenden Mineral, $Al_2Fl_6, 6NaFl$ oder $AlFl_3, 3NaFl$, sowohl Aetznatron, Natriumcarbonat wie Alaun fabricirt. Man erhitzt es mit Calciumcarbonat und unter Kohlensäureentweichung entstehen lösliches Natriumaluminat und unlösliches Calciumfluorid. $Al_2Fl_6 \,.\, 6NaFl + 6CaCO_3 = Al_2O_3(Na_2O)_3 + 6CaFl_2 + 6CO_2$. Das Natriumaluminat, mit Kohlensäure zersetzt, bildet Natriumcarbonat und Aluminiumhydroxyd scheidet aus. Letzteres wird in Schwefelsäure gelöst mit Kaliumsulfat versetzt etc.

Alaun - Sorten des Handels. Im Handel kommt meist ein Alaun vor, der neben Kali zugleich Ammon enthält (sogenannter Französischer). In England wird fast nur Ammonalaun erzeugt. Der Römische oder rothe Alaun ist mitunter durch Bestäubung mit Eisenoxyd mehr oder weniger blassröthlich. Diese Alaunsorten finden nur technische Verwendung. Die Pharmakopöe verlangt einen reinen eisenfreien oder doch fast eisenfreien Kalialaun und muss man, um diese Waare zu erlangen, beim Bestellen ausdrücklich „eisenfreien Kalialaun" fordern.

Der sogenannte neutrale oder kubische Alaun (Würfelalaun) kommt nur in der Technik in Anwendung und entspricht in seiner Zusammensetzung ungefähr der empirischen Formel $Al_2O_3(SO_3)_2 + K_2SO_4$. Er bildet ein weisses krystallinisches Pulver.

Der unlösliche Alaun ($Al_2K_2(SO_4)_2$) wird durch Kochen einer Alaunlösung mit Thonerde gewonnen.

Concentrirter Alaun ist Aluminiumsulfat.

Eigenschaften. Der Alaun des Handels bildet theils krystallinische Massen, theils Krystalle von octaëdrischer oder cubischer (würfliger) Form des regulären Krystallsystems, bald mit abgestumpften Ecken und Kanten, bald in Verzerrungen, die das Octaëder zur Grundform haben. Die Krystalle sind farblos, durchscheinend, mit muschligem glasigem Bruche. An der Luft verwittern sie nur an der Oberfläche und erscheinen dann wie mit einem weissen Staube bedeckt. Genau genommen verwittern die Kalialaunkrystalle nicht, sondern sie binden das Ammon aus der atmosphärischen Luft und es findet an der Oberfläche der Krystalle eine schwache Thonerdeabscheidung, resp. Bildung von Ammoniumsulfat statt.

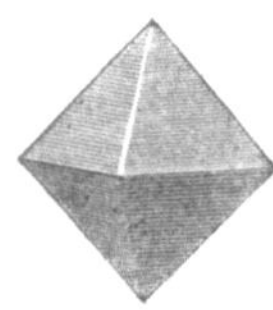

Octaëder.

Sie sind ohne Geruch und von zuerst süsslichem, hintennach herbzusammenziehendem Geschmacke. Die wässrige Lösung reagirt sauer. Kalialaun ist in 15—18 Th. kaltem und $^3/_4$ Th. kochend heissem Wasser löslich. Bei $+25^0$ gebraucht er 5 Th., bei 75^0 gleichviel Wasser zur Lösung. Er ist unlöslich in Weingeist. Bei 82^0 C. schmilzt er und verwandelt sich stärker erhitzt unter Verdampfung seines ganzen Krystallwassers in eine poröse weisse Masse. Siehe *Alumen ustum*. In der Weissglühhitze verflüchtigt sich ein Theil Schwefelsäure, und Thonerde und Kaliumsulfat bleiben als Rückstand. Alaunkrystalle der trocknen Destillation unterworfen geben als Destillat eine saure Flüssigkeit, welche aus wässriger Schwefelsäure besteht und den Alaungeist der Alchymisten darstellte.

Das spec. Gewicht des Kalialauns ist 1,724, das des Natronalauns 1,600 und des Ammoniakalauns 1,6225—1,627.

Da das Aluminiumhydroxyd mit Aetzkali oder Aetznatron eine in Wasser leicht lösliche Verbindung bildet, so erklärt sich die Fällung von Aluminiumhydroxyd (Thonerdehydrat) auf Zusatz einer geringen oder solchen Menge Aetzalkali, welche zur Neutralisation der an Aluminium gebundenen Schwefelsäure ausreicht. Ueberschreitet man diese Menge Aetzalkali, so geht das ausgeschiedene Aluminiumhydroxyd in Lösung über unter Bildung einer Verbindung von der Formel $Al_2O_3(Na_2O)_3$ oder $Al_2(ONa)_6$, entsprechend der Formel des Aluminiumhydroxyds $Al_2(OH)_6$.

Der Kalialaun besteht in Proc. aus 9,95 Kali, 10,83 Thonerde, 33,71 Schwefelsäureanhydrid und 45,51 Wasser. 100 Th. Wasser lösen Alaun:

bei 0^0 C. 3,9 Th.	bei 30^0 C. 22,0 Th.	bei 70^0 C. 90,7 Th.
„ 10^0 C. 9,5 „	„ 40^0 C. 30,9 „	„ 80^0 C. 134,5 „
„ 15^0 C. 10,5 „	„ 50^0 C. 44,1 „	„ 90^0 C. 209,3 „
„ 20^0 C. 15,1 „	„ 60^0 C. 66,6 „	„ 100^0 C. 357,5 „

Prüfung. Der im Handel vorkommende beste kryst. Kalialaun enthält sehr häufig mehr als Spuren Ammon und Natron, aber nur sehr kleine Spuren Eisen, es halten sich daher die Prüfungsmethoden, welche die Pharmakopöe für den Kalialaun vorschreibt, in den entsprechenden Grenzen.

1) Die wässrige Alaunlösung, welche bekanntlich sauer reagirt, soll sich durch Schwefelwasserstoffwasser nicht verändern, also weder Blei, noch Kupfer enthalten, welche Metalle bei der Fabrikation von den bleiernen oder kupfernen Gefässen oder beim Pulvern des Alauns in kupfernen oder messingenen Mörsern in den Alaun hineingekommen sein könnten. Diese Prüfung wird bei Alaunkrystallen in den allermeisten Fällen ohne Resultat bleiben, wäre aber mit dem gepulverten Alaun vorzunehmen.

2) Prüfung auf Eisengehalt. Die kalte verdünnte Alaunlösung darf sich auf Zusatz von Kaliumferrocyanidlösung nicht sofort, wohl aber erst nach 10 Minuten bläulich oder blau färben. Nach dieser Anweisung zu urtheilen, lässt die Pharmakopöe keine Spur Eisen zu.

Bei Gegenwart von äusserst geringen Spuren Eisen, würde im Verlaufe von 10 Minuten sicher eine Trübung eintreten. Dass ein Zeitraum von 10 Minuten zugelassen wird, hat seinen triftigen Grund, indem die an das Aluminium nur schwach gebundene Schwefelsäure nach 10 Minuten auf das Kaliumferrocyanid zersetzend einwirkt und eine grünliche bis bläuliche Trübung von selbst hervorbringt, wenn auch keine Verunreinigung mit Eisen vorliegt. Die Alaunlösung darf nicht warm sein, sonst tritt diese Trübung um so schneller ein. Lägen Blei oder Kupfer als Verunreinigungen vor, so würde auch das Kaliumferrocyanid seine Schuldigkeit thun, sie anzuzeigen. Die Probe sub 1 könnte also sehr wohl wegfallen. Man vergl. auch sub 4.

3) Prüfung auf Ammon. Wenn man eine Lösung des Kalialauns, der wenig Ammon enthält, mit wenig Aetznatron- oder Aetzkalilauge versetzt, so wird das Ammon kaum frei und gelangt erst auf Zusatz einer so grossen Menge Aetznatronlauge, welche das ausgeschiedene Aluminiumhydroxyd in Lösung überführt, zur Entwickelung. Ein mit verdünnter Salzsäure genetzter und genäherter Glasstab wird bei Gegenwart freien Ammons sich mit weissen Nebeln umziehen. Da ein von Ammon total freier Alaun eine Seltenheit ist, und die Alaunlösungen bei der Fabrikation nicht ermangeln, das in der Luft befindliche Ammon anzuziehen, so hat die Ph. darauf Rücksicht genommen und verlangt nur, dass die mit dem Ueberschuss Aetzalkali versetzte klare Alaunlösung nicht nach Ammon riechen dürfe.

4) Prüfung auf Eisen, Mangan, Nickel, Blei, Zink etc. Die sub 3 gewonnene klare alkalische Alaunlösung, welche mittelst des Geruchsinnes auf Ammongehalt geprüft ist, soll durch Schwefelammonium nicht getrübt werden. Eine stattfindende geringe Färbung, welche etwa für den Augenblick der Reaction eintreten könnte und eine äusserste Spur der oben erwähnten Metalle andeutet, ist gegenstandslos, im anderen Falle hätte die Pharmakopöe eine Veränderung der Flüssigkeit und nicht eine Trübung betont.

Will man dieses Reagens umgehen, so versetzt man die kalte wässrige Alaunlösung mit Natriumacetatlösung und dann mit Kaliumferrocyanidlösung. Im Falle eine der gewöhnlichen metallischen Verunreinigungen vorliegen entstehen sofort Trübungen oder Färbungen.

Schwefelammonium erzeugt in einer Alaunlösung, welche nicht die nöthige Menge Aetzalkalilauge enthält, immer eine weisse Trübung oder Fällung.

5) Prüfung auf Natron. Eine Verunreinigung mit grösseren Mengen Natronalaun ergiebt sich bei Abwesenheit von Ammonalaun aus der Auflöslichkeit des Alauns in weniger als 10,5 Th. Wasser von mittlerer Temperatur.

Da der Natronalaun specifisch leichter als der Kalialaun ist, so kann auch auf dem Wege der Schwimmprobe vorgegangen werden. Als Flüssigkeit dient eine Mischung aus conc. Schwefelsäure mit Weingeist oder Messung des spec. Gewichts der Lösung von 1 Th. Alaun in 10,5 Th. Wasser, welche Lösung bei 15^0 ein spec. Gew. von 1,0447—1,0448 aufweist. Die Lösung des Natronalauns wiegt 1,041.

Aufbewahrung. Da der Alaun an der Luft oberflächlich verwittert, so ist es räthlich, ihn in grossen verschlossenen Glashäfen aufzubewahren. In hölzernen Gefässen und Kästen wird dieses Verwittern nicht genug verhindert. Der Alaun wird in ganzen Krystallstücken und auch als Pulver, welches in einem steinernen (nicht metallenen) Mörser erzeugt ist, aufbewahrt. Als Aufbewahrungsgefässe des Alaunpulvers dienen dicht geschlossene, die ammoniakalische Luft abhaltende Glasgefässe.

Kritik. Im lateinischen Texte wird mit: *„Sedimentum, calore aëris Liquore Natri caustici effectum, si eundem in excessu addideris, resolvitur, odorem Ammonii non exhalans"* keine Forderung ausgesprochen, und wäre *resolvatur* wohl passender gewesen. Wir hätten gesagt: *odorem Ammonii non exhalando resolvatur.*

Da die Ph. die Reaction mit Kaliumferrocyanid auf Eisen heranzieht, so wahr es richtiger, sowohl die Anwendung des Schwefelwasserstoffwassers als auch diejenige des Schwefelammonium zu unterlassen, und wenn sie z. B. gesagt hätte, dass die wässrige Alaunlösung mit Natrium- oder Kaliumacetatlösung versetzt durch Kaliumferrocyanid innerhalb zweier Minuten weder gefärbt noch getrübt werden dürfe. Schon aus Gesundheitsrücksichten für den Experimentirenden sollten die den Lungen giftigen Reagentien soviel als möglich gemieden werden.

Anwendung. Alaun ist ein kräftiges Stypticum und Adstringens. Er bewirkt Coagulation oder Fällung des Eiweisses, des Leimes, der Schleimstoffe, und hebt daher die Gährung oder Zersetzung dieser Stoffe auf. Man giebt den Alaun zu 0,05—0,1—0,5 als Adstringens bei passiven und atonischen Blutflüssen, Diarrhöen, chronischen Schleimabsonderungen, bei Bleicolik bis zu 2,0 g pro dosi 4—5 mal täglich. Aeusserlich gebraucht man ihn zum Beizen des wilden Fleisches, zum Betupfen scorbutischen Zahnfleisches, als feines Pulver zu Einstreupulvern (1 u. 2 : 10), in Auflösung zu Augenwässern (0,5 bis 1 : 100), Gurgelwässern, Einspritzungen, zu Inhalationen im Zerstäubungsapparat (gelöst in circa der 150 fachen Menge Wasser), zu Klystieren (1—2 : 100), zu Umschlägen, Waschungen (2,5—7,5 : 100), zu Augensalben (0,1—0,3 : 10).

In der Technik dient er als Beizmittel, z. B. in der Färberei und Kattundruckerei, indem seine Thonerde die Eigenschaft besitzt, die Verbindung des Farbstoffs mit der Zeugfaser zu vermitteln. Die Thonerde verbindet sich mit Farbstoffen, worauf die Darstellung der Lackfarben beruht. Für zarte Farben muss er dann möglichst eisenfrei sein. Ferner braucht man den Alaun in der Weissgerberei, wo er mit Kochsalz gemischt in Anwendung kommt, dann als Zusatz zu Leimlösung und Stärkekleister, um diese Substanzen vor Schimmel und Gährung zu bewahren, beim Leimen des Papiers, indem er das Fliessen der Schriftzüge darauf verhindert, und auch zum Klären schleimiger Flüssigkeiten, geschmolzener Fette etc. Eine Auflösung von Leim und Alaun in Essig macht damit bestrichenes Holz fast unverbrennlich. In sehr kleinen Mengen schlechtem Weizenmehle zugesetzt bewirkt er eine grössere Weisse und Lockerkeit des daraus gebackenen Brotes, ohne dieses gesundheitsschädlich zu machen.

Alumen saccharatum ist ein Pulvergemisch aus gleichen Theilen Alaun und Zucker.

Alumen kinosatum ist ein Pulver-Gemisch aus 2 Th. Alaun und 1 Th. Kino.

Alumen draconisatum ist ein Pulvergemisch aus 2 Th. Alaun und 1 Th. Sangnis Draconis.

Cataplasma aluminatum, alaunisirtes Eiweiss, dieses bei Decubitus, schwärenden Frostbeulen, eiternden Hautwunden, Brandwunden vorzüglich heilende Mittel, wird aus 5g sehr feinem Alaunpulver und dem Eiweiss aus 3 Hühnereiern durch Mischen und Schlagen bereitet, so dass eine schaumähnliche Masse entsteht.

Unverträglich mit Alaun sind alle Gerbstoff enthaltenden Substanzen, Chinaabkochungen, ferner die Carbonate der Alkalien, Quecksilbersalze, Bleisalze und Bleisalzmischungen, Brechweinstein.

Alumen ustum.

Gebrannter Alaun; entwässerter Alaun.   Alūmen ustum; Alumen exsiccātum; Alumen deshydratum. *Alun desséché; Alun brulé. Alun calciné. Burnt Alum; Dried Alum.*

Hundert Gewichtstheile des gepulverten Alauns, in dünnen Schichten ausgebreitet, trockne solange bei 50° C., bis fast 30 Gew.-Th. verloren gegangen sind, dann erhitze im Sandbade das in eine porcellanene Schale gegebene Pulver unter fortwährendem Mischen bei einer 160° C. nicht überschreitenden Wärme, bis der Rückstand nicht mehr denn 55 Gew.-Th. beträgt.

Es soll ein weisses Pulver sein, welches bei gelinder Gluth nur 10 Proc. am Gewicht verlieren darf, und sich in 25 Th. Wasser langsam, aber klar auflösen muss.

Im Commentar zur Ph. Borussica 1865 machte ich folgende Bemerkung und wiederholte sie auch im Commentar zur ersten Ausgabe der Ph. Germanica 1872:

„Lässt man gepulverten Alaun einige Tage an einem warmen Orte von 40—50° trocknen und erhitzt ihn hierauf einige Tage bei der Wärme des Wasserbades, so verliert er 38—40 Proc. Wasser. Erhitzt man ihn dann unter Umrühren im Sandbade (bis ungefähr 160°), so verliert er die übrigen 5 Proc. Wasser und das zurückbleibende Pulver ist entwässerter Alaun, der ganz dieselben chemischen und medicinischen Eigenschaften wie der obige gebrannte Alaun besitzt. Enthielt der Alaun Ammonsalz, so ist dieses auch nach dem Austrocknen darin vorhanden, und der ausgetrocknete Alaun löst sich vollständig in Wasser."

„Mancher wird fragen, warum die Pharmakopöe denn nicht diese letztere und leichter auszuführende sichere Austrocknung vorgeschrieben hat. Will man die Erfahrung hier nicht bestätigt finden, dass es immer schmerzlich ist, einen alten Zopf abzulegen, so kann man auch schwerlich eine Antwort geben. Weil man schon vor einigen 100 Jahren einen schwammig porösen gebrannten Alaun darstellte, so müssen wir es heute auch noch thun."

Wie wir sehen hat die Ph. den alten Usus des Alaunbrennens endlich beseitigt und damit erlangen wir ein Präparat von stets gleicher Zusammensetzung, aber nicht von rein weisser Farbe. Es ist die Frage noch offen: wie wird das gewöhnliche Publicum diese Neuerung aufnehmen?

Werden wir die Versicherung geben, dass dieser gebrannte Alaun ein gereinigter oder ein reiner sei, so wird man uns nicht immer Glauben entgegentragen. Für den Handverkauf an Viehcurirer und kleine Schnapsfabrikanten wird man wirklich gebrannten Alaun in leichten, sehr weissen, porösen Stücken vorräthig halten müssen, schon aus dem Grunde, weil diese Waare die billigere ist. Zum Unterschiede wäre dieses Präparat mit der Signatur *Alumen exustum* zu versehen.

Der krystallisirte Kalialaun enthält 45,5 Proc. Krystallwasser, bei 80 bis 90° schmilzt er, bei 115° C. geräth die Masse ins Kochen, Wasser verdampft, sie wird dickflüssig und bei 300—350° verliert sie ihren letzten Krystallwasserrest, welcher in Dampf übergehend die Masse schwammig-porös aufbläht. Wird diese Temperatur überschritten, so entweicht etwas Schwefelsäure und die Constitution der Masse gleich der des kubischen Alauns.

Zur Darstellung des entwässerten Alauns nach Vorschrift der Ph. ist es wesentlich, will man ein recht weisses Pulver erlangen, entweder sehr reine klare Alaunkrystalle auszuwählen oder, was sicherer ist, Alaun in $1^1/_2$ Th. heissem Wasser zu lösen, heiss zu filtriren und zur Krystallisation, welche man durch Umrühren stört, beiseite zu setzen. Die erste Erwärmung, welche 55° nicht überschreiten darf, dauert einige Tage. Stets ist das Pulver während der Bearbeitung sorgfältig vor Staub zu wahren.

Eigenschaften. Der gebrannte oder vielmehr entwässerte Alaun bildet ein nicht schweres weisses oder weissliches Pulver, von anfangs schwachem, hinterher stärker styphischem Geschmacke. In Wasser ist er in der Wärme langsam löslich. Die Lösung verhält sich physisch und chemisch wie eine Lösung des krystallisirten Alauns. Der gebrannte Kalialaun entspricht der Formel

$$Al_2K_2(SO_4)_4 \text{ oder } Al_2(SO_4)_3 . K_2SO_4 \text{ oder } \left.\begin{matrix} SO_2'' \\ K_2 \end{matrix}\right\} O_2 + \left.\begin{matrix} (SO_2'')_3 \\ Al_2^{\,vi} \end{matrix}\right\} O_6$$

man übersehe aber nicht, dass ein in Wasser löslicher gebrannter Alaun meist noch 2—3 Proc. Wasser enthält, welches er während der Aufbewahrung aus der Luft aufnimmt.

Prüfung. Hat der gebrannte Alaun die erwähnten physikalischen Eigenschaften, so genügt es, ihn auf seine Auflöslichkeit in Wasser, seine saure Reaction und auf den Wassergehalt zu prüfen, denn ein in Wasser nicht löslicher oder ein nicht sauer reagirender gebrannter Alaun ist entweder ein zerriebener, nach alter Methode gebrannter Alaun, oder zu stark erhitzt, oder er ist aus einem stark ammonhaltigen Alaun bereitet. In einem Kölbchen übergiesst man ein 1 g des Pulvers mit 25 g oder ccm destill. Wasser und stellt das Gefäss unter öfterem Schütteln einige Stunden in das Wasserbad. Lösung muss erfolgen, dieselben muss auch ziemlich klar und frei von Staubtheilen sein. Dass auch nun ein genügend entwässertes Präparat vorliegt, erfährt man, wenn man circa 1 g des Pulvers in einem trocknen Reagircylinder giebt und nun in dem heissen Luftstrome über dem Cylinder einer brennenden Petroleumlampe erhitzt. In dem kälteren Theile des Cylinders kann sich ein schwacher Feuchtigkeitsbeschlag anlegen, aber nie so viel verdichten, dass Tropfen entstehen. Man verlange von diesem Alaun nicht, dass er ein sehr weisses Pulver sei, man contentire sich vielmehr mit einem ziemlich weissen Pulver.

Die genügende Entwässerung erkennt man an dem Glühverlust von höchstens 10 Proc. Zwei Gramme des Alauns in einem tarirten Porcellantiegelchen schwach geglüht, dürfen höchstens 0,2 g Verlust erleiden.

Aufbewahrung. Wenngleich der entwässerte Alaun nur sehr schwach hygroskopisch ist, so muss er dennoch in dicht geschlossenem Glase aufbewahrt werden. Im anderen Falle bei leichter Aufbewahrung kann die aufgenommene Feuchtigkeit bis zu 4 Proc. hinaufgehen.

Kritik. Im lateinischen Texte wird „*perpetuo permiscens*" gesagt, obgleich nichts zu mischen ist und ein conformes Pulver vorliegt. Wir hätten hier in Agitiren oder Umrühren den richtigeren Ausdruck erkannt.

Anwendung. Der Eigenschaft, nur langsam in Wasser löslich zu sein, verdankt der gebrannte Alaun die Anwendung als allmählich wirkendes styptisches Aetzmittel. Zu feinem Pulver zerrieben wendet man ihn als Streupulver bei Blutungen, wunden Brustwarzen, in Wunden mit schwammigem Fleische, ferner in Zahnpulvern, Augenpulvern, Schnupfpulvern, zum Einblasen in Schlund und Kehlkopf (bei Croup) an. Die Destillateure benutzen ihn zum Klären der Branntweine, können dazu aber nur den nach alter Methode gebrannten Alaun gebrauchen.

Aluminium sulfuricum.

Rohes Aluminiumsulfat; rohe schwefelsaure Thonerde, concentrirter Alaun. Alumĭna sulfurĭca cruda; Alūmen concentrātum; Argilla sulfurica. *Sulfate d'alumine. Sulphate of alumina; Tersulphate of alumina.*

Weisse krystallinische Stücke, in 1,2 Theilen kaltem, noch weit leichter in heissem Wasser löslich, in Weingeist unlöslich. Die wässrige Lösung reagirt und schmeckt sauer und zusammenziehend. Sie giebt auf Zusatz von Baryumnitrat einen weissen, in Salzsäure unlöslichen Niederschlag, auf Zusatz von Aetznatronlauge jedoch einen farblosen gelatinösen, im Ueberschusse des Fällungsmittels aber löslichen Niederschlag.

Ein Gramm des Aluminiumsulfats muss mit 10 ccm Wasser übergossen eine farblose Lösung geben, welche nach Zusatz von 1,2 g Baryumchlorid und einigen Tropfen der Phenolphtaleïnlösung 8,3—8,7 ccm der volumetrischen Normal-Kalilösung bis zur dauernden Röthung erfordert. 1 g des Aluminiumsulfats in 10 ccm Wasser gelöst darf auf Zusatz eines Tropfens Gerbsäurelösung entweder nicht oder doch nur schwach bläulich gefärbt werden.

Geschichtliches. Vor ungefähr einem Vierteljahrhundert kam man zu der Ueberzeugung, dass das Kaliumsulfat und Ammoniumsulfat im Alaun sehr überflüssige, zwecklose Bestandtheile seien, dass Aluminumsulfat allein den wirksamen und werthvollen Bestandtheil bildet. In der Färberei, Gerberei, Papierfabrikation etc. erkannte man dies ganz besonders und es ergab sich damit das Bedürfniss, Alumininmsulfat im Grossen darzustellen. Als sehr bequeme Materiale hierzu lagen Kryolith und Bauxit vor.

Aus diesen Materialen stellt man zunächst Natriumaluminat, $Al_2(ONa)_6$, dar, aus welchem die Thonerde als Aluminiumhydroxyd abgeschieden wird. Das Natriumaluminat brachten 1819 zuerst MACQUER und HAUSMANN in den Gebrauch für Färber, und DÖBEREINER brachte 1832 diese ganz in Vergessenheit gerathene Verbindung in Erinnerung, indem er ein Kaliumaluminat unter dem Namen HAUSMANN's Thonkalilauge in den Handel zu bringen empfahl.

Natron a refined Saponifer ist ein Natriumaluminat, welches eine Nord-Amerikanische Fabrik für die Seifenfabrikation in den Handel bringt.

Kryolith, ein Natriumaluminiumfluorid, $Na_6Al_2Fl_{12}$, ist ein wasserfreies Haloidmineral, in rhombischen Formen krystallisirend, durchscheinend, glasglänzend, weiss, auch gelblich bis röthlich. Es wird vorwiegend bei Evigtock (mehrere Meilen von Arksunt in Südgrönland entfernt) in 25 m dicken Lagern, ferner bei Miäsk am Ural gefunden. Obgleich dieses Mineral seit 1795 bekannt war, so war doch HEINRICH ROSE, dieser Meister in der analytischen Chemie, der erste, welcher dies Mineral 1838 für die Aluminiumfabrikation empfahl. THOMSEN eröffnete 1857 eine chem. Fabrik zu Kopenhagen, nachdem er schon seit 1849 über die Verwerthung des Kryoliths experimentirt hatte. 1861 entstand die zweite Fabrik für Kryolithindustrie, welcher dann ähnliche Fabriken zu Mannheim, Prag, Amsterdam, Pitsburg etc. folgten. Aus dem und mit dem Kryolith stellt man her: Alaun, Thonerde-Natron, Aluminiumsulfat, Soda, Kryolithglas (ein weisses, dem Französischen Porcellan ähnliches Glas, welches Zinkoxyd, Kryolith und Kieselsäure zur Grundlage hat).

Bauxit, Wocheinit, wird im südlichen Frankreich bei Argile des Baux, Avignon Fons a Fy etc., auch in Calabrien, bei Belfast in Irland, in Steiermark, Krain (bei Wochein) in mächtigen Lagern angetroffen. Dieses Mineral enthält circa 60 Proc. Thonerde, 25 Proc. Ferrioxyd, 3—5 Proc. Kieselsäure, 10—12 Proc. Wasser, es ist also ein wichtiges Thonerdematerial, dessen Werth für die technische Chemie erst vor 20 Jahren so recht erkannt wurde. Es wird ebenfalls wie Kryolith zur Fabrikation des Aluminiumsulfats, dieses für die Papierfabrikation sehr wichtigen Salzes, verwendet.

Nachdem man eingesehen hatte, dass das schwefelsaure Aluminium allein den Werth des Alaunes repräsentirt, welchem Sulfat man deshalb auch den Namen „concentrirter Alaun" gab, schritt man zur Darstellung im Grossen, nachdem man zuvor den Thonerdealaun und die sogenannten Alaunkuchen, *Alumcakes*, in den Gebrauch gebracht hatte. Diese Alaunkuchen sind ein Gemisch in Kuchenform aus Aluminiumsulfat und Kieselsäure, erzeugt durch Einwirkung der Schwefelsäure auf weisse Thonerde (Aluminiumsilicat). Aehnlich ist der Thonerdealaun, *Alumina-alum*, ein Gemisch aus Aluminiumsulfat und Alaun, gewonnen durch Behandeln des Alunits oder Alaunspats, $Al_2(SO_4)_3$, $K_2SO_4 + 2(Al_2[OH]_6)$, mit Schwefelsäure.

CURTIS SMITH verdanken wir es, das Aluminiumsulfat vor einigen Jahren wieder in Erinnerung gebracht zu haben, nachdem BARTHES vor 35 Jahren dieses Salz in den Arzneischatz eingeführt hatte. Nach ihm empfahl BLOCKLEY (Philadelphia) und PENNYPACK dieses Adstringens. GANNAL war der erste, welcher das Aluminiumsulfat als Antisepticum erkannte und es zur Conservirung der Leichen für anatomische Zwecke verwendete.

Handelswaare. Aluminiumsulfat kommt minder rein in Kuchenform oder in Stücken als *Aluminium sulfuricum crudum* (kg = 0,30 Mk.) und sehr rein als *Aluminium sulfuricum purum* in Krystallen (kg = 4,80—5 Mk.) in den Handel. Die Ph. hat sich der ersteren Waare zugewendet, doch liegt es im Interesse der Pharmacie, neben der rohen Waare auch die reine zu halten und den Aerzten darüber Bericht zu erstatten. Vielleicht gelangen diese auch zu der Ansicht der Techniker, dass im Alaun das Kaliumsulfat ein überflüssiger Bestandtheil ist und das die Wirkung des Aluminiumsulfats gerade doppelt so stark ist, wie die des Kalialauns. Die Pharmakopoe recipirte das rohe Salz, wahrscheinlich nur in der Absicht, daraus den *Liquor Aluminii acetici* herzustellen.

Darstellung des Aluminiumsulfats oder concentrirten Alauns. Sie ist eine verschiedene, je nach dem Material, welches Thonerde ausgiebt. Kryolith, $AlFl_3$, $3NaFl$ oder $Al_2Fl_6 . 6NaFl$, wird mit Calciumcarbonat gemischt und geglüht, woraus Calciumfluorid, Natriumaluminat und Kohlensäure resultiren.

Kryolith	Kreide	Natriumaluminat	Calciumfluorid	Kohlensäure
$Al_2Fl_6 . 6NaFl$	$+ \quad 6CaCO_3$	$= \quad Al_2O_3 . 3Na_2O$	$+ \quad 6CaFl_2$	$+ \quad 6CO_2$

Aus der geglühten Masse wird das Natriumaluminat mit Wasser extrahirt, denn Calciumfluorid ist in Wasser nicht löslich, und aus der Natriumaluminatlösung wird entweder die Thonerde oder das Aluminiumhydroxyd mittelst eingeleiteter Kohlensäure in gelatinöser Form oder durch Zusatz von Hydriumnatriumcarbonat (Natriumbicarbonat) in erdiger Form abgeschieden.

$$\underset{\text{Natriumaluminat}}{Al_2O_3 \cdot 3Na_2O \text{ od. } Al_2(NaO)_6} + \underset{\text{Kohlendioxyd}}{3CO_2} + \underset{\text{Wasser}}{3H_2O} = \underset{\text{Natriumcarbonat}}{3Na_2CO_3} + \underset{\text{Aluminiumhydroxyd}}{Al_2(OH)_6}$$

Das Filtrat wird zu Soda verkocht, das Aluminiumhydroxyd ausgewaschen und ausgepresst, mit verdünnter Schwefelsäure in Lösung gebracht, abgedampft, dann das Salz in seinem Krystallwasser geschmolzen und in Formen eingegossen. 100 Th. Kryolith liefern circa 210 Th. Aluminiumsulfat.

Man zerlegt auch den Kryolith in Wasser mittelst Aetzkalkes und erhält sofort eine Flüssigkeit, welche aus dem unlöslichen Calciumfluorid und dem löslichen Natriumaluminat besteht (nach SAUERWEIN).

$$\underset{\text{Kryolith}}{Al_2Fl_6 \cdot 6NaFl} + \underset{\text{Calciumoxyd}}{6CaO} = \underset{\text{Natriumaluminat}}{Al_2(ONa)_6} + \underset{\text{Calciumfluorid}}{6CaFl_2}$$

Zur Abscheidung der Thonerde aus dem Filtrat verwendet man auch wohl gemahlenen Kryolith und es resultiren daraus Thonerdehydroxyd in doppelt so grosser Menge und gelöstbleibendes Natriumfluorid

$$\underset{\text{Natriumaluminat}}{Al_2(ONa)_6} + \underset{\text{Kryolith}}{Al_2Fl_6 \cdot 6NaFl} + \underset{\text{Wasser}}{3H_2O} = \underset{\text{Aluminiumhydroxyd}}{2Al_2(OH)_6} + \underset{\text{Natriumfluorid}}{12NaFl}$$

Die Zersetzung ist beendigt, wenn die anfangs alkalische Flüssigkeit Neutralität zeigt.

Bauxit wird zunächst durch Erhitzen mit Natriumcarbonat oder einem Gemisch aus Kohle und Natriumsulfat aufgeschlossen. Das Resultat ist hier Natriumaluminat, welches durch Wasser aus der geglühten Masse ausgelaugt wird etc. Das abgeschiedene Aluminiumhydroxyd wird ausgewaschen, in Schwefelsäure gelöst, eingedampft und in Formen ausgegossen.

Nach den Methoden PATTINSON's, NORRIS', WIESMANN's, BERGEAT's wird ein eisenfreier, auch kalkfreier Porcellanthon höchst fein gemahlen mit 50—60 gradiger Schwefelsäure (Kammersäure) unter Erhitzen und Umrühren in Bleipfannen behandelt. Nach 36-stündiger Einwirkung lässt man sedimentiren und dampft dann die Salzlösung so weit ein, bis eine Probe herausgenommen erkaltend erstarrt. Dann giesst man die Masse in 4-eckige Bleiformen. (Das kieselsäurehaltige Sediment lässt sich leicht in Wasserglas überführen.)

In Schwemsal (bei Düben) hängt man in die Lösung Birkenreiser und lässt dann die Winterkälte einwirken, um die Krystillisation zu fördern.

Zur Probe, ob die Schwefelsäure mit Aluminiumhydroxyd gesättigt ist, benutzt man in den Fabriken entweder Zink oder Natriumthiosulfat (Natriumhyposulfit). Die Lösung des neutralen Salzes wirkt auf Zink nur sehr träge oder langsam ein, bei Gegenwart freier Säure aber findet sofort Wasserstoffgasentwickelung statt. Das neutrale Aluminiumsulfat wirkt auf Natriumthiosulfat nicht zersetzend, wohl aber bei Gegenwart freier Schwefelsäure, welche daraus Schwefel als Niederschlag und Schwefligsäure in Glasform abscheidet.

Das Fabrikat ist nie von einem und demselben Bestande. Auf 2 Mol. Thonerde kommen in der Handelswaare 5—6 Mol. Schwefelsäure. Der Wassergehalt variirt zwischen 40—50 Proc., der Gehalt an Natronalaun zwischen 1—10 Proc., der Eisenoxydgehalt zwischen 0,05—1,5 Proc., der Gehalt an wasserfreiem Aluminiumsulfat zwischen 46 und 52 Proc.

Die Darstellung des reinen Aluminiumsulfats bietet keine Schwierigkeit. Man löst Aluminiumhydroxyd, welches eisenfrei sein muss, in conc. Schwefelsäure, welche mit 2 Th. Wasser verdünnt ist, unter Erwärmen und Zusatz eines Ueberschusses des Aluminiumhydroxyds. Die warme Lösung wird filtrirt und durch Abdampfen eingeengt, bis ein herausgenommener Tropfen auf Glas gesetzt zu einer harten trocknen Masse erstarrt. Dann lässt man erkalten, wobei man jedoch wiederholt umrührt, und bringt die erkaltete Masse in gut zu schliessende Glasgefässe.

Man kann auch die durch Eindampfen etwas concentrirte Lösung mit $1^1/_2$-fachen Vol. Weingeist mischen, nach einigen Stunden die Salzmasse in ein leinenes Colatorium bringen, ausdrücken und sie zerbröckelt an einem lauwarmen Orte übertrocknen.

Eigenschaften Das rohe Aluminiumsulfat in viereckigen Tafeln oder Stücken, bestehend aus weissen krystallinischen Conglomeraten, ist löslich in höchstens 2 Th. Wasser von 15^0 C., unlöslich in Weingeist, Aether, Benzol, Chloro-

form etc., von saurem styptischem Geschmacke. Es ist nur hygroskopisch,
wenn es freie Schwefelsäure enthält. Seine Lösung giebt mit Baryumsalzlösung
versetzt einen weissen Niederschlag (Baryumsulfat), auf Zusatz von Aetzalkalilösung einen weisslichen gelatinösen Niederschlag, welcher in einem Ueberschusse der Aetzalkalilauge löslich ist. Zur Sättigung der an das Aluminium
gebundenen Säure muss 1 g mindestens 8,3 ccm Normalkalilösung erfordern.

Das reine Aluminiumsulfat bildet entweder kleine, schuppige, weisse, atlas-
glänzende oder grössere bröckliche, durchscheinende Krystalle von der Formel
$Al_2(SO_4)_3 + 18H_2O$. Der Krystallwassergehalt differirt in Folge Verdunstung.
Das rohe Aluminumsulfat ist überhaupt nicht von beständigem Gehalt, was eine
Folge der Darstellung ist. Für gewöhnlich enthält es freie Schwefelsäure und
einige Proc. Natriumsulfat, seltener Spuren Eisen. Es soll nach der Formel
$Al_2(SO_4)_3 + 18H_2O$ berechnet bestehen aus: den sub I angegebenen Stoffen.
Sub II—VI sind die Bestantheile des Salzes aus verschiedenen Fabriken be-
zogen aufgeführt.

| | | VARRENTRAPP, Analyt. | | | MOHR, Analyt. | |
	I.	II.	III.	IV.	V.	VI.
Thonerde	15,41	15,3	12,5	15,1	13,0	13,91
Schwefelsäureanhydrid	36,00	38,0	30,6	38,0	34,0	36,24
Wasser	48,59	46,7	56,9	46,9	53,0	49,60
Der Schwefelsäurege- halt müsste betragen	36,00	35,8	29,2	43,3	30,5	32,47.

Der Wassergehalt erweist sich oft in einer nnd derselben Tafel nicht gleich und
variirt zwischen 40 und 56 Proc. In einem Präparat aus Schwemsal fand WEYGAND
15,57 Proc. Thonerde, 38,13 Proc. Schwefelsäureanhydrid, 1,15 Proc. Ferrioxyd, 0,62 Proc.
Kali und 45,79 Proc. Wasser. R. v. WAGNER fand folgende 3 Sorten in Tafelconsistenz
bestehend aus

Aluminiumsulfat	47,35	50,80	51,63
Natriumsulfat	4,35	1,24	0,77
Freie Schwefelsäure	0,73	0,27	—
Wasser	47,37	47,47	46,94
	99,80	99,78	99,34.

Das reine neutrale Aluminiumsulfat $Al_2(SO_4)_3 + 18H_2O$ ist etwas langsam in 1,5—2,0
Th. Wasser von 15° C. löslich, unlöslich in Weingeist. Seine wässrige Lösung wirkt
unter 16° C. in Zeit einer halben Stunde nicht auf Zink ein, und verhält sich auch
gegen Natriumthiosulfatlösung indifferent.

Die Französische Ph. führt eine *Solutio Sulfatis Aluminii bibasici* auf, entsprechend der Formel $2Al_2O_3, 3SO_3$. Man bereitet sie, indem man 100 Th. des reinen
Aluminiumsulfats mittelst Ammonliquors völlig zersetzt, den Niederschlag auswäscht
und nun denselben noch feucht mit einer Lösung aus 100 Th. Aluminiumsulfat
gelöst in 100 Th. warmem Wasser mischt und erhitzt, bis die rückständige Flüssigkeit
ein spec. Gew. von 1,26 ergiebt.

Die *Solutio Sulfatis Aluminii et Zinci* derselben Ph. wird wie die vorhergehende
Solution aus 60 g eisenfreiem Aluminiumsulfat und 6 g Zinkoxyd nebst 40 g Wasser bereitet. Spec. Gew. 1,350.

Aufbewahrung. Um das Aluminiumsulfat vor Wasserverlust zu schützen
und es vor der Einwirkung des Ammons, welches nie in unseren Wohnräumen
fehlt, zu bewahren, ist eine Aufbewahrung in gut und dicht geschlossenem
Glase unerlässlich. Diesem Salze wird in vielen Apotheken eine jahrelange
Lagerung zufallen, denn es wird nur sehr selten in Gebrauch genommen.

Prüfung. Die Uebersicht des Artikels *Aluminium sulfuricum* in der
Pharmakopöe lässt annehmen, dass nur das rohe Präparat das officinelle sein
soll, denn es werden mehr als Spuren Eisen als Verunreinigung zugelassen,
aus der Charakteristik kann man aber auch wiederum entnehmen, dass ein
Salz von scharf begrenzter Zusammensetzung, wie es gar nicht existirt, ge-

meint sein könne. Aus den oben vorgeführten Analysen ersieht man, wie diese Waare verschieden in ihrer Zusammensetzung ist. Diesen Umstand muss man nothwendig bei der Prüfung in Erwägung ziehen.

1. Die Löslichkeit ist irrthümlich auf 1,2 Th. Wasser beschränkt. Da das rohe Salz verschiedene Mengen Wasser und Salz enthält, so würde bei einem verminderten Wasser-Gehalt 1,2 Th. auf 1,3—1,5 Th. Wasser erhöht werden müssen. Die Lösung in 1,2 Th. Wasser fordert bei 15° C. mehrere Stunden Zeit und ist immer nur eine scheinbare, denn sie ist trübe und unter dem Mikroskop sieht man im Wasser unzählige kleine Krystallchen herumschwimmen. Ein solcher Zustand kann doch niemals für eine Lösung angesehen werden, vielmehr ist das Stück Salz verschwunden, zum Theil gelöst, zum Theil in mikroskopisch kleine Partikel zerfallen. Eine Lösung muss klar sein. Dass man dies nicht anerkannte, als man diesen Artikel bearbeitete, ist zu bedauern, und nöthigt uns, die Angabe von 1,2 Th. Wasser als einen Fehler zu erklären.

2. Ein ccm der Lösung muss auf Zutröpfeln von Aetznatronlauge eine weissliche Trübung ergeben, auf Zusatz von mehreren ccm der Lauge muss aber eine ziemlich klare Lösung erfolgen (1 Th. des Salzes erfordert 3,5 bis 4 Th. der Natronlauge von 1,160 spec. Gew.). Diese Identitätsreaction nimmt man vor, um sicher zu sein, das in Rede stehende Salz vor sich zu haben. Es wäre zu verwerfen, wenn nach dem Zusatze der Lauge keine ziemlich durchscheinende oder eine sehr trübe Lösung resultirte.

3. Es soll ein Gramm des Salzes mit 10 ccm Wasser übergossen eine farblose Lösung geben, welche mit 1,2 g kryst. Baryumchlorid (natürlich in wässriger Lösung) und einigen Tropfen Phenolphtaleïnlösung versetzt, einen Zusatz von 8,3—8,7 ccm der Normalkalilösung zur Sättigung oder bis zur constant bleibenden Röthe erfordert. Phenolphtaleïn ist in Wasser und Säuren fast farblos löslich, wird aber durch freies Alkali schön roth tingirt. Würde weniger oder mehr der Normalalkalilösung erforderlich sein, so wäre das Präparat zu verwerfen. Dies ist wohl die einzige Schlussfolgerung. Fragt man nun „was bezweckt diese Reaction?“, so kann nur die Antwort erfolgen, dass 1 g des rohen Aluminiumsulfats nur soviel Säure fassen darf, als 8,3—8,7 ccm der Normalkalilösung entspricht. Doch auch diese Antwort scheint nicht die richtige zu sein, wenn man die Verhältnisse näher betrachtet. Ein Gramm des reinen Präparats $Al_2(SO_4)_3 + 18H_2O$ fordert 9 ccm Normalalkalilösung. Würden nun 8,8 oder 8,9 ccm erforderlich sein, so ist damit keineswegs freie Säure angezeigt, eher ein reineres Präparat. Enthält das Präparat wenig Wasser, z. B. 42 oder 45 Proc., so kann 1 g selbst 10 oder 9,6 ccm Normalalkali fordern, ohne dass freie Säure vorliegt. Enthält es ferner mehr Wasser, z. B. 55 Proc., so würde 1 g nur 7,9 ccm Normalalkali beanspruchen. Diese Reaction hat wohl nur den Zweck, zu bestimmen, dass das Präparat an Aluminiumsulfat mindestens 47,41 bis höchstens 49,7 Proc. enthalten müsse. Da nun aber der normale Gehalt 51,41 Proc. beträgt, so stehen wir hier wiederum vor einem Räthsel.

Genug, diese Reaction ist den praktischen Verhältnissen ungenügend angepasst. Der Zusatz von Baryumchlorid geschieht aus dem Grunde, die Zersetzung des Aluminiumsalzes zu erleichtern und die Umstände zu beseitigen, welche die Bildung einer Alaunverbindung zulassen. 1 g des reinen Aluminiumsulfats erfordert nach der Berechnung 1,098 g des kryst. Baryumchlorids, um die Schwefelsäure in Baryumsulfat zu verwandeln.

4. Prüfung auf Eisengehalt. 1 g des Salzes, in 10 ccm Wasser gelöst, darf durch einen Tropfen Tanninlösung nicht oder höchstens nur bläu-

lich gefärbt werden. Es können hiernach reichliche Spuren Eisen vorhanden sein, denn gerade hier kommt es vor, dass in der verdünnten Lösung Kaliumferrocyanid und auch Kaliumferricyanid Eisen anzeigen, Gerbsäure aber nicht. Diese Reaction dürfte sich immer so vollziehen, wie die Ph. fordert, es wird keine oder eine bläuliche Färbung eintreten. Eine tintenartige Färbung kann deshalb kaum eintreten, weil die Flüssigkeit zu sauer und der Tanninzusatz zu gering ist.

Eine rationelle Prüfung fasst zunächst die etwaigen Verunreinigungen ins Auge, wie Kieselsäure, Ferrisulfat, Zink, Kupfer, Kalk, besonders aber freie Schwefelsäure.

A. Löslichkeit in 2,0 Th. Wasser. Ist die Lösung in 1 cm dicker Schicht ziemlich klar, so ist es nicht nöthig auf Kieselsäure und Kalk zu prüfen.

B. Man löst 2 g des Salzes in 3 ccm Wasser und durchschüttelt die Lösung mit 9 ccm absolutem Weingeist, filtrirt, wäscht mit einigen ccm 90-proc. Weingeist nach, versetzt das Filtrat mit etwas Wasser und titrirt es, wenn es sauer reagirt, mit Normalalkali. Der Weingeist nimmt nur die freie ungebundene Säure aus dem Sulfate auf.

Soll überhaupt nur auf den ungefähren Gehalt an ungebundener Schwefelsäure geprüft werden, so giebt man zu 5 ccm der 10-proc. Salzlösung 5 Tropfen der Natriumthiosulfatlösung. Tritt die Ausscheidung von Schwefel erst nach 20 Secunden ein, so sind höchst unbedeutende Spuren freier Schwefelsäure vorhanden.

C. Eine Lösung von 1 g des Salzes in 20 ccm Wasser versetzt man mit circa 2 ccm Kaliumacetatlösung und dann mit circa 1 ccm Kaliumferrocyanidlösung. Tritt im Verlaufe von 2 Minuten eine Reaction ein, so liegt eine Verunreinigung mit Metallspuren vor. Eine weisse Trübung zeigt Zink, eine braune Kupfer, eine blaue Eisen an.

D. Ob die Masse auch zu 90—95—100 Proc. aus Aluminiumsulfat bestehe, erfährt man mittelst jener Reaction, welche die Ph. vorschreibt und oben S. 299 sub 3 besprochen ist, nur wäre die Forderung zu stellen, dass 1 g des Salzes mindestens 8,1 ccm (für 90 Proc.) oder mindestens 8,5 ccm (für 95 Proc.) der Normalkalilösung erfordern müsse, wofern freie Säure nicht oder doch nur in unwesentlicher Menge als Verunreinigung vorliegt.

E. Soll auf einen Alaungehalt geprüft werden, so müsste zur Wägung des Natrons und Kalis die Lösung mit Aetzammon ausgefällt und das Filtrat eingedampft, erhitzt und als Kalium oder Natriumsulfat bestimmt werden. Ammon wird durch Aetznatron freigemacht etc.

Kritik. Der Name *Aluminium sulfuricum* bezeichnet auf Grund der pharmaceutischen Ordnung und Gewöhnung ein reines Salz, während die Pharmakopöe das rohe Salz so nennt, welches auf die Bezeichnung *crudum* vollen Anspruch hat. Dann fällt es auf, warum man nicht das rohe und das reine Salz aufgenommen hat, da beide Salze therapeutische Anwendung finden. Ferner ist das Lösungsverhältniss von 1:1,2 Wasser ein nicht zutreffendes, denn die Lösung ist trübe und unter dem Mikroskop sieht man unendlich viel kleine Krystalle darin herumschwimmen. Eine klare Lösung tritt erst bei 2 Th. Wasser ein. Andererseits wird manche gute Waare mehr Wasser als 2 Th. zu einer klaren Lösung erfordern. Ferner ist der Zweck der Messung der an Aluminium gebundenen Schwefelsäure, wie sie von der Ph. vorgeschrieben wird, nicht zu erkennen. Da zur Erkennung freier Säure Reagentien in Menge existiren, so wäre in jener Anweisung nur ein Referat über den gewöhnlichen Aluminiumsulfatgehalt anzunehmen. Man vergl. das Nähere sub 3, S. 299.

Da in der Technik nur ein möglichst eisenfreies Präparat Anwendung findet, so dürfte die Pharmacie eine gleiche Forderung zu stellen berechtigt sein. Laut der Reaction, welche die Ph. auf Eisen angiebt, werden sogar sehr starke Spuren Eisen gebilligt.

Anwendung. Das rohe Aluminiumsulfat wird besonders zu Injectionen für anatomische Präparate als ein die Fäulniss zurückhaltendes Mittel benutzt. In Lösung von 5—10 g in 200 g Wasser dient es zu Umschlägen auf Geschwürflächen und ulcerirende Wundflächen. In Lösung von 5—10 g in 250 bis 300 g hat man es zu Vaginalinjectionen bei foetidem Ausfluss mit Erfolg benutzt. Im Ganzen lässt es sich wie der Alaun anwenden, es wirkt nur etwas milder als dieser und adstringirender als das Aluminium aceticum.

Das reine Aluminiumsulfat wendet man innerlich zu 0,6—1,2—2,0, pro die gegen typhöse Diarrhöen, bei Blutspeien, Gonorrhoe etc. an.

Liquor aluminosus benzoino-carbolisatus BRUNNER besteht aus 100 Th. *Liquor aluminosus benzoinatus* MENTEL und 3 Th. Carbolsäure.

Diese MENTEL'sche Lösung besteht aus 150 Th. rohem Aluminiumsulfat in 1350 Th. Wasser, versetzt mit 10 Th. Benzoë in 10 Th. Weingeist gelöst und mit 60 Th. kochendem Wasser gemischt. Nach 1-tägiger Maceration wird filtrirt.

Die Ph. hat dieses rohe Aluminiumsulfat wohl nur behufs Darstellung des *Liquor Aluminii acetici* aufgenommen, ohne zu erwägen, dass es längst schon ein Bestandtheil des Arzneischatzes ist, denn in diesem Falle hätte sie den Zusatz *crudum* gewiss nicht fehlen lassen.

Ammoniacum.

Ammoniakgummi. Ammoniăcum. Gummi-resīna Ammoniăcum.
Ammoniaque (gomme-résine). Ammoniacum.

Das von *Dorema Ammoniacum* gewonnene Gummiharz besteht bald aus losen, bald mehr oder weniger zusammenhängenden Körnern oder grösseren Klumpen von bräunlicher, auf der frischen Bruchfläche trübe weisslicher Farbe. Das Ammoniakgummiharz ist in der Kälte zerbrechlich (spröde), erweicht beim Erwärmen, wird aber beim Schmelzen nicht klar. Es hat einen eigenthümlichen Geruch, einen bitteren, etwas scharfen, unangenehm gewürzhaften Geschmack.

Das Ammoniacum giebt mit der dreifachen Menge Wasser verrieben eine weisse Emulsion aus, welche nach Zusatz von Aetznatronlauge eine gelbe, später braune Farbe annimmt. Mit dem dreifachen Gewicht Salzsäure übergossen darf es sich, selbst nicht in einer Wärme von 60° C., färben.

Für den pharmaceutischen Gebrauch verwandle man es durch Kälte spröde gemacht in ein Pulver und befreie es mittelst eines Siebes von den Unreinigkeiten.

Dorema Ammoniacum DON.
Umbelliferae. Pentandria Digynia.

Geschichtliches. DIOSKORIDES erwähnt Ammoniacum ($\alpha\mu\mu\omega\nu\iota\alpha\varkappa\acute{o}\nu$), womit er ein Gummiharz bezeichnete, welches *Ferula Tingitāna* L. zur Mutterpflanze hatte und sich durch den Geruch von dem heutigen Ammoniakgummi wesentlich unterschied. DIOSKORIDES leitete den Namen von Ammon (ámmŏn), dem Jupiter der Lybier, her, der in einem Tempel in der Wüste von Kyrene verehrt wurde. Die wahre Mutterpflanze des heutigen Ammoniakgummis war bis Anfang dieses Jahrhunderts unbekannt. DON hob endlich die darüber bestehenden Zweifel, indem er die von Major WRIGHT (spr. reiht) bei Jezdechast entdeckte Pflanze 1829 beschrieb, von welcher Pflanze WRIGHT auch ein Exemplar mit daranhängenden Gummitropfen der Linné'schen Gesellschaft in London überreicht hatte. DON leitet den Namen Ammoniakum von *Armenia-*

cum ab, das gewöhnlich in *Armoniacum* corrumpirt wurde. Er nannte die Pflanze *Dorema Ammoniacum*. Das Gummiharz der *Ferula Tingitana* kommt nicht im Europäischen Handel vor.

Vorkommen. *Dorēma Ammoniǎcum* DON (Oschak- oder Ushuk-Pflanze), ein 2—3 m hohes Doldengewächs, welches in grosser Menge in den Persischen Provinzen Khorasan und Irak*) Adschemi (besonders um Ispahan) wild wächst, ist die Mutterpflanze. Wahrscheinlich liefern *Dorēma Auchēri* BOISSIER und *D. glabrum* FISCHER & MEYER, welche am Nordrande der Persischen Salzwüste vorkommen, geringere Sorten des Ammoniakgummiharzes. Während des Sommers werden die Zweige und Aeste von *Dorema Ammoniacum* absichtlich verletzt, auch, wie KENNET berichtet, von zahlreichen Insekten angebohrt, und der Milchsaft sondert sich aus den verletzten Stellen in Thränen ab oder er fliesst in untergestellte Gefässe. Die Bewohner sammeln ihn und versenden ihn über Bushire oder Buschehr am Persischen Golf nach Bombay und Europa.

Handelssorten. Das Ammonikgummiharz kommt in zwei Formen in den Europäischen Handel:

1. Ammoniacum in Thränen oder Körnern, *Ammoniacum in lacrimis s. in granis s. electum.* Sind die Körner zusammengebacken, so nennt man es auch *Ammoniacum amygdaloīdes.* Die Körner sind erbsen- bis wallnussgross, mehr oder weniger tropfenförmig oder rundlich, aussen gelbbräunlich oder schmutzig weiss, innen milchweiss und undurchsichtig, mit etwas muscheliger Bruchfläche, in der Wärme erweichend und klebend, mit Wasser angerieben eine milchige Flüssigkeit gebend und zu circa 70 Proc. in starkem Weingeist löslich. Aschengehalt 2—4 Proc. Spec. Gewicht ungefähr 1,2. Diese Waare hat einen höheren Einkaufspreis als die folgende Sorte.

2. Ammoniacum in Kuchen, *Ammoniacum in placentis s. in massis I.* Diese Sorte besteht aus weicheren und etwas dunkleren Massen und Stücken, durchsprengt mit dem Ammoniacum in Körnern, mehr oder weniger verunreinigt mit Stengelresten und Früchten der Mutterpflanze, Sand etc. Aschengehalt 5—10 Proc.

Der Geschmack des Persischen Ammoniakgummiharzes ist ekelhaft bitter und etwas scharf, der Geruch, besonders beim Erwärmen, stark und eigenthümlich. Es besteht in 100 Th. aus 65—72 Harz, 18—24 in Wasser löslicher Gummisubstanz, 2—5 unlöslicher Gummisubstanz, 1,5—4 flüchtigem Oele, 2—5 Feuchtigkeit, 2—3 Aschentheilen. Letztere betragen oft bis zu 15 Proc. in Folge Beimischung von Sand, Kalk etc.

Von dem Persischen Ammoniacum wurde die Sorte in Thränen als reinere allein zum innerlichen Gebrauch, die andere in Kuchen zum äusserlichen Gebrauch und in der Veterinairpaxis verwendet. Die Pharmakopöe macht jedoch keinen Unterschied und bleibt es dem Apotheker überlassen, die theure oder die billige Waare für alle Zwecke zu verwenden.

3. Ordinäres Ammoniacum, *Ammoniacum ordinarium,* ist ein sehr unreine, oft viel Sand enthaltende Waare, welche vom Apotheker nie gekauft werden sollte. Der Aschengehalt steigt bis zu 25 Proc.

Eigenschaften des officinellen Ammoniacums. Die Waare *in granis* bildet rundliche oder tropfenförmige, kleinere oder grössere, gewöhnlich erbsen- bis haselnussgrosse, zuweilen auch noch grössere, gelblichweisse oder weiss-

---

*) Nicht *Iran*, mit welchem Namen überhaupt der Perser ganz Persien bezeichnet.

lichgelbe bis blass bräunlichgelbe, auf dem Bruche, welcher meist muschelig ist, bläulichweisse oder nur weisse, wachsglänzende, undurchsichtige, nur in feinen Splittern durchscheinende Körner, welche in der Kälte hart und spröde, in der Wärme des Wasserbades weich und klebend sind und auf 150° und darüber erhitzt unvollständig schmelzen, bei 250° und darüber aber völlig schmelzen, sich bräunen, ohne jedoch stark zu schäumen. Die weisse Bruchfläche wird nach einiger Zeit im Contact mit Luft gelblich oder blassbräunlich.

Die Waare *in massis* stellt eine bräunliche oder grünlichbraune, von Pflanzenresten und Sand und kleinen Steinen selten freie Masse dar, innen weisslich und durchsprengt oder durchlagert von Körnern, wie sie die Waare *in granis* bietet.

Nach längerer Lagerung in Holzkästen und Papierbeuteln wird die Oberfläche der blassgelben Körner bräunlich bis röthlichbraun, ohne jedoch den arzneilichen Werth einzubüssen.

Der Geruch ist mässig und eigenthümlich, der Geschmack etwas scharf und unangenehm bitter anhaltend. Das spec. Gew. der Körner variirt zwischen 1,208—1,212. Gepulvertes Ammoniacum, welches zusammen backt, schwimmt in Stücken zerbrochen anfangs auf dem Wasser. Die Bestimmung des spec. Gew. geschieht durch die Schwimmprobe und zwar liefert eine Lösung von 3,1 g krystall. reinen Zinksulfat in 6,9 g Wasser eine Flüssigkeit von 1,200 bis 1,203 und eine Lösung von 3,3 g des Zinksulfats mit 6,6 g Wasser eine Flüssigkeit von 1,214—1,217 spec. Gew.

Mit Wasser bildet das Gummiharz eine weisse emulsive Flüssigkeit. Aethyläther, Amylalkohol, Chloroform, Benzol, Schwefelkohlenstoff lösen nur wenige Proc. des Gummiharzes, Weingeist löst $^2/_3$—$^3/_4$ der Masse.

Die milchähnliche wässrige Lösung mit Aetznatronlauge versetzt, wird sofort gelb und geht allmählich in Braun über.

Werden Ammoniacumkörner mit conc. Schwefelsäure übergossen und bei Seite gestellt, so bildet sich aus der Säure (innerhalb eines Tages) eine dunkel-blutrothe Flüssigkeit, welche mit der 20—30-fachen Menge Wasser verdünnt, auch mit Aetzkalilauge oder Aetzammon im Ueberschuss versetzt keine Fluorescenz wahrnehmen lässt (wie z. B. bei Galbanum).

Mit 25-proc. Salzsäure übergossen, wirkt diese nur langsam lösend ein und erst nach einem Tage bildet sich unter Agitation eine milchähnliche Flüssigkeit mit einem schwachen Stich in Chamois. Die Oberfläche der Körner wird nicht wesentlich durch die Salzsäure, auch nicht beim Erwärmen auf 50—60° C. farbig verändert (während Galbanumkörner violette Färbung annehmen).

Mit 30-proc. Salpetersäure übergossen, nehmen die Körner eine stärkere gelbe Färbung an und allmählich erfolgt eine emulsive chamoisfarbene Flüssigkeit, welche bis auf höchstens 60° C. erwärmt einen etwas rötheren Farbenton annimmt. Eine stärkere Erhitzung ist zu unterlassen.

Mit verdünntem Brombromkalium übergossen erfolgt rein gelbe Färbung, später eine gelbe milchähnliche Flüssigkeit, welche zuletzt (nach $1^1/_2$ Tagen) weisslich wird.

Mit verdünntem Jodjodkalium übergossen, erfolgt eine dunkelgelbe Färbung der Körner in Zeit von 3—4 Stunden. Es findet sich nach dem Abgiessen der Flüssigkeit und dem Abspülen mit Wasser die Aussenschicht der Körner dunkelgoldgelb, die Innenschicht aber rein weiss. Eine Grün- oder Blaufärbung würde die Waare verwerflich machen. Unter dem Mikroskop erscheint die weisse Masse amorph.

Zur Prüfung auf Amylumgehalt giebt man auch zu der wässrigen milchähnlichen Flüssigkeit viele Tropfen Jodjodkalium. Färbt sich auch die Flüssigkeit jodartig, so setzt man bei Seite, denn bei Gegenwart von Stärkemehl setzen sich die blauen Körnchen am Grunde der Flüssigkeitssäule ab. Wenn also eine Blaufärbung nicht gleich eintritt, so kann dennoch Amylum gegenwärtig sein.

Der Gehalt an Sand und vegetabilischen Trümmern der Pflanze sollte bemessen sein und nicht über 5 Proc. hinausgehen.

Prüfung. Die Pharmakopöe hat zwei Reactionen angegeben, die echte Waare zu erkennen. Die erstere, nach welcher die emulsive wässrige Flüssigkeit mit Natronlauge versetzt, gelb und später braun wird, verläuft auch bei einigen anderen Gummiharzen ähnlich, sie ist aber neben der folgenden Reaction mit Salzsänre von besonderem Werthe. Wenn beide Proben so ausfallen, wie die Ph. angiebt, so liegt auch die reine Waare sicher vor. In zweifelhaften Fällen können einige der oben angegebenen Reactionen versucht, auch das spec. Gew. bestimmt werden. Im Jahre 1871 traf MÉNIÈRE (Frankreich) eine Waare an, welche aus kleinen Quarzstücken bestand, welche mit Ammoniakmasse überzogen waren. Ferner kam in neuester Zeit eine Waare vor, welche beim Uebergiessen mit Salzsäure stark Kohlensäure entwickelte. Bei näherer Untersuchung bestanden unter 10 Körnern circa 4 aus Carbonat enthaltendem Thone wahrscheinlich mit Ammoniacumlösung zu Körnern geformt. Ein Aufschäumen beim Uebergiessen mit Salzsäure darf also nicht stattfinden.

Pulverung. Dieses Gummiharz kann in den allermeisten Fällen nur gereinigt oder gepulvert als *Gummi-resīna Ammoniacum depurāta* verwendet werden. Bisher hat man die Pulverung, wie die Pharmakopöe auch noch heute vorschreibt, nur im Winter bei starker Kälte vorgenommen, indem man das zerstückelte Gummiharz mehrere Tage und Nächte dem starken Winterfroste aussetzt und die dadurch spröde gewordene Masse im Stossmörser unter sanftem Reiben in Pulver verwandelt. Beim Durchschlagen des Pulvers durch ein Sieb bleiben die gröberen ungehörigen Beimischungen in diesem zurück. Seit mehreren Jahren kennen wir auch ein von JOHANNES LEHMANN in Rendsburg zuerst versuchtes Verfahren, die Pulverung in den weniger kalten Tagen des Jahres zu bewerkstelligen. Man zerschlägt oder zerklopft das Gummiharz in möglichst kleine Stücke, breitet diese auf Horden mit baumwollenem Zeuge bespannt aus, und stellt diese Horden in einen dicht zu verschliessenden Kasten, auf dessen Boden sich eine handbreit hohe Schicht frisch gebrannten Kalkes ausgebreitet befindet. In 8—14 Tagen hat der Kalk dem Gummiharz die Feuchtigkeit entzogen, und dieses lässt sich an kühlen Frühlings- und Herbsttagen, ja selbst im Sommer pulvern. Hebt man ferner das bei Winterkälte und noch Feuchtigkeit enthaltende Pulver in Papierbeutel gefüllt über Aetzkalk auf, so bleibt es meist pulverig und backt seltener zu festen Massen zusammen.

Da auch die feineren, besonders die sandigen Unreinigkeiten zu beseitigen sind und dies auf dem einfachen Wege der Pulverung und des Durchschlagens durch ein Sieb schwer zu erreichen ist, so dürfte dem von der Französischen Ph. vorgeschriebenen Verfahren oder dem diesem sich anschliessenden Verfahren DIETERICH's zu Helfenberg, welcher ein sehr schönes gereinigtes Gummiharz in den Handel bringt, der Vorzug gegeben werden.

Die Französ. Ph. lässt 1500 Th. Gummiharz in 1000 Th. heissem Wasser zertheilen, dann mit soviel Weingeist mischen, dass ein 60-procentiger hervorgeht, absetzen, coliren und eindampfen, bis die Masse halberkaltet nicht mehr den Fingern anklebt.

DIETERICH's Verfahren der Depurirung der Gummiharze. Es werden in einem Kessel 10 kg des Gummiharzes mit 2,5 Lit. Weingeist übergossen, eine Nacht hindurch stehen gelassen, durchknetet, auf 40⁰ erwärmt, die Masse 3 Stunden mittelst Keule bearbeitet, der nun gleichmässigen Mischung wiederum 2,5 Lit. Weingeist zugemischt, die Masse durch ein feines Messingsieb getrieben und gerieben. Was nicht durchgeht, wird nochmals mit 2,5 kg Weingeist eine halbe Stunde bei gelinder Wärme agitirt und dann wieder in das Sieb gebracht. Die durchgeriebene Masse wird von dem etwa sandigen Bodensatze abgegossen, der Weingeist im Dunstsammler bei 50⁰ abdestillirt und der Gummiharzrückstand trocken gemacht.

Aufbewahrung. Das Ammoniakgummiharz wird in hölzernen Kästen, das Pulver in Blechbüchsen auf der trocknen Materialkammer aufbewahrt. Von der früher beliebten Aufbewahrung des gepulverten Gummiharzes im Keller, in welchem es nicht nur feucht werden, sondern auch schimmeln würde, ist Abstand zu nehmen. Dass die ammoniakalische Luft nicht ohne Einfluss ist, beweist das Bräunlichwerden der blassgelben Waare *in granis*.

Anwendung. Das Ammoniakgummiharz wird nur selten in Gaben von 0,2—0,6 g als Expectorans bei chronischen Katarrhen, Lungenblennorhöen, äusserlich aber häufig in Pflastermischungen bei Drüsenanschwellungen angewendet.

Insofern die Gummiharze, wie *Ammoniacum* und *Galbanum*, ohne specinelle Wirkung auf den leidenden Körper sind, sie also einen therapeutischen Werth nicht haben, so hätte die Pharmakopoe mit Streichung derselben einen Fortschritt documentirt. Hätte sie das *Galbanum* dennoch wegen Darstellung einiger Pflaster aufgenommen und in Pflastermischungen das *Ammoniacum* durch *Galbanum* ersetzen lassen, so hätte sie dem Arzneischatze völlig Genüge geleistet.

Ammonium bromatum.

Ammoniumbromid; Bromammonium; Ammonhydrobromat. Bromidum Ammonii. *Brômure d'ammonium; Hydrobromate d'ammoniaque; Bromhydrate d'ammoniaque. Bromide of ammonium.*

Weisses krystallinisches, in Wasser leicht, in Weingeist schwer lösliches, beim Erhitzen flüchtiges Pulver. Die wässrige Lösung, mit einer sehr kleinen Menge Chlorwasser und Chloroform versetzt, färbt letzteres rothgelb. Mit Aetznatronlauge erwärmt giebt es Ammoniakgas aus.

Eine sehr kleine Menge des gepulverten Salzes auf einer Porcellantafel ausgebreitet darf weder feuchtes Reagenspapier röthen, noch sich nach Zusatz einiger Tropfen verdünnter Schwefelsäure sofort gelb färben.

Werden 5 ccm der 10-proc. wässrigen Lösung mit einem Tropfen der Ferrisesquichloridlösung versetzt und mit Chloroform geschüttelt, so darf letzteres keine violette Farbe annehmen. 10 ccm der wässrigen Lösung, welche 3 g der völlig ausgetrockneten Ammoniumbromids in 100 ccm Wasser gelöst enthält, dürfen nach Zusatz einiger Tropfen Kaliumchromatlösung nicht mehr als 31,1 ccm der Zehntel-Normal-Silberlösung bis zur bleibenden Röthung erfordern.

Geschichtliches. In der Photographie war dieses Ammoniumbromid schon seit drei Decennien im Gebrauch, doch nahmen die Aerzte erst Notiz von diesem Salze, als man die Wirkungen des Kaliumbromids näher kennen gelernt hatte. Zwei Englische Aerzte, HARLEY (harli) und GIBB, wandten es vor ungefähr 8 Jahren zuerst mit Erfolg bei Keuchhusten an, dann auch in allen den Fällen, in welchen Kalium bromatum empfohlen war.

Darstellung. Diese ist eine einfache, indem man in einen geräumigen Glaskolben, worin sich 100 Th. reines Brom und 200 Th. Wasser befinden, nach und nach 142 Th. eines 20-proc. oder 284 Th. eines 10-proc. Salmiakgeistes giebt. Unter Stickstoffgasentwickelung bildet sich zunächst Bromwasserstoff und dann Bromammonium nach der Formel $NH_3 + 3Br = 3HBr + N$ und $3(HBr) + 3NH_3 = 3NH_4Br$. Wie aber BILTZ und Andere gefunden haben, so entsteht gleichzeitig, ähnlich wie bei der Einwirkung von Kaliumhydroxyd auf Brom eine Sauerstoffverbindung, Bromsäure ($HBrO_3$) oder vielleicht eine Unterbromigsäure ($HBrO$), denn die farblose Flüssigkeit färbt sich auf Zusatz von verdünnter Schwefelsäure in Folge ausgeschiedenen Broms gelb.

$$\underset{\text{Aetzammon}}{6NH_3} + \underset{\text{Wasser}}{3H_2O} + \underset{\text{Brom}}{6Br} = \underset{\text{Ammoniumbromid}}{5NH_4Br} + \underset{\text{Ammoniumbromat}}{NH_4BrO_3}$$

Zur Beseitigung dieser Bromsäure im Ammoniumbromat, versetzt man die Flüssigkeit mit etwas freiem Brom, so dass sie schwach gelblich ist, und leitet Schwefelwasserstoff bis zum geringen Ueberschuss hinein. Dadurch wird das freie Brom unter Abscheidung von Schwefel in Bromwasserstoff und die Bromsäure ebenfalls in Bromwasserstoff verwandelt, während die Bildung von Schwefelammonium, wegen Mangels freien Ammons, ausgeschlossen bleibt.

$$\underset{\text{Brom}}{2Br} + \underset{\text{Schwefelwasserstoff}}{H_2S} = \underset{\text{Bromwasserstoff}}{2HBr} + \underset{\text{Schwefel}}{S.}$$

$$\underset{\text{Bromsäure}}{HBrO_3} + \underset{\text{Schwefelwasserstoff}}{3H_2S} = \underset{\text{Bromwasserstoff}}{HBr} + \underset{\text{Wasser}}{3H_2O} + \underset{\text{Schwefel}}{3S.}$$

Hierauf wird die Flüssigkeit aufgekocht, heiss filtrirt, dann mit Aetzammon im Ueberschuss versetzt und unter Umrühren und bisweiligem Zusatze von einigen Tropfen Aetzammon eingedampft und zur Trockne gebracht.

Eine ähnliche Vorschrift veröffentlichte ERNST BILTZ in seinen kritischen und practischen Notizen zur Ph. Germ. 1878.

Man hat das Ammoniumbromid auch durch Sublimation eines innigen trocknen Gemisches von 100 Th. trocknen Kaliumbromids mit 55 Th. Ammoniumsulfat hergestellt, es scheint aber das sublimirte Salz leichter gelb zu werden.

$$\underset{\text{Kaliumbromid}}{2KBr} + \underset{\text{Ammoniumsulfat}}{(NH_4)_2SO_4} = \underset{\text{Ammoniumbromid}}{2NH_4Br} + \underset{\text{Kaliumsulfat}}{K_2SO_4.}$$

Eigenschaften des reinen Ammoniumbromids. Dieses bildet meist ein weisses krystallinisches Pulver, bisweilen mit einem leisen Stiche ins Gelbliche, aus kleinen senfkorngrossen oder kleineren Krystallschollen, selten aus 4-seitigen prismatischen Krystallen bestehend, von 2,330—2,340 spec. Gew., salzigem Geschmack und ohne Geruch. Ist das Salz von weisser Farbe mit einem Stich ins Gelbliche, so tritt ein schwacher Bromgeruch auf. Das Ammoniumbromid ist nicht völlig licht- und luftbeständig, denn unter dem Einflusse des Tageslichtes und der Luft giebt es Ammon ab und das Salz enthält dann unbedeutende Spuren freien Bromwasserstoffes, nach längerer Lagerung oft auch gleichzeitig Spuren freien Broms, aus dem Bromwasserstoff abgeschieden ($2HBr + O = H_2O + 2Br$).

Ammoniumbromid verflüchtigt sich beim Erhitzen und sublimirt vollständig, ohne vorher zu schmelzen, also in ähnlicher Weise wie Ammoniumchlorid. Unter circa 16⁰ betragender Temperaturerniedrigung löst es sich in 1,51 Th. Wasser von 10⁰, in 1,39 Wasser von 16⁰, in 1,06 Th. Wasser von 50⁰ und in 0,78 Th. Wasser von 100⁰ C. Es erfordert 1 Th. des Salzes 32,3 Th. eines 97,5-proc. Weingeistes von 15⁰ C. und nur 9,5 Th. desselben Weingeistes bei Siedetemperatur. Vom Aether fordert es ca. 800 Th. zur Lösung (J. M. EDER).

In wässriger Lösung unterliegt, wie J. M. EDER beobachtete, das Ammoniumbromid der Zersetzung um vieles leichter, und dies um so mehr, je wärmer die Lösung ist. Wird durch die siedend heisse Lösung ein Luftstrom geleitet, so kann die Abscheidung (Dissociation) des Ammons selbst quantitativ gemessen werden. Die wässrige und weingeistige Lösung der Destillation unterworfen erzielen im Destillat Ammon und im Destillationsrückstande in der Salzlösung freie Bromwasserstoffsäure, während Spuren Ammoniumbromid auch im Destillat angetroffen werden.

Tabelle

über den Gehalt der wässrigen Ammoniumbromidlösungen bei 16⁰ C.

Proc.	Spec. Gewicht	Proc.	Spec. Gewicht	Proc.	Spec. Gewicht	Proc.	Spec. Gewicht	Proc.	Spec. Gewicht
41	1,2850	33	1,2180	25	1,1573	17	1,1051	9	1,0547
40	1,2765	32	1,2098	24	1,1506	16	1,0988	8	1,0486
39	1,2679	31	1,2018	23	1,1440	15	1,0926	7	1,0425
38	1,2594	30	1,1938	22	1,1375	14	1,0862	6	1,0364
37	1,2509	29	1,1862	21	1,1310	13	1,0798	5	1,0303
36	1,2425	28	1,1787	20	1,1246	12	1,0735	4	1,0242
35	1,2342	27	1,1713	19	1,1181	11	1,0672	3	1,0181
34	1,2260	26	1,1642	18	1,1115	10	1,0609	2	1,0119

EDER fand bei 15⁰ C. folgende spec. Gewicht bei einem Gehalt von 5 Proc. = 1,0326, 10 Proc. = 1,0652, 15 Proc. = 1,0960, 20 Proc. = 1,1285, 30 Proc. = 1,1921 und 41,09 Proc. = 1,2920. (Chem. Centralbl. 1881, S. 196.)

Das spec. Gewicht der Lösungen ist auffallend schwer und kann als ein wichtiger Theil der Charakteristik des Ammoniumbromids aufgefasst werden.

Dem Ammoniumbromid kommt die Formel NH_4Br oder $BrNH_4$ zu. Das Moleculargewicht ist = 98.

Aufbewahrung. In dicht geschlossenem Glase und vor Einfluss des Tageslichtes geschützt, hält sich das Ammoniumbromid ein Jahr hindurch gut, jedoch nach mehrmaliger Oeffnung des Gefässes nimmt das Salz eine schwach saure Reaction und auch wohl einen schwachen Stich ins Gelbliche an. Da die Pharmakopöe die Reaction auf freie flüchtige Säure in dem Salze in einer sehr empirischen Weise ausführen lässt, so giebt sie damit zu verstehen, dass ein nur entfernte Spuren freier Säure enthaltendes Salz keineswegs zu verwerfen ist. Sie kommt also den Anforderungen der Praxis entgegen. Das entfernte Spuren freier Säure (Bromwasserstoff) enthaltende Salz ist für den Arzneigebrauch nicht zu beanstanden. Ein blassgelbliches, freies Brom enthaltendes Salz, welches zu verwerfen wäre, muss übrigens von einem blassgelblich weissen Salze, welches sehr wohl arzneilich brauchbar ist, unterschieden werden.

Heute bezieht der Apotheker die reine Waare, er bewahrt sie nach Vorschrift auf, aber in Folge wiederholter Oeffnung des Gefässes leitet sich die unbedeutende Zersetzung ein. Diese unbedeutende Veränderung hat kaum Einfluss auf den Geschmack und hindert die Anwendung als Arzneisubstanz nicht im Geringsten. Nur wenn das Salz gelblich von Farbe ist, muss es verworfen werden. Um das Salz weiss zu erhalten, placire man in dem Standgefässe ein Glasrohr, welches mit einem Bäuschchen Baumwolle locker geschlossen ist und worin sich einige Stücke Ammoniumcarbonat befinden. Auf 100 g Bromid genügt 1 g des Carbonats.

Behandlung des Salzes, welches einen geringen Ammonverlust erlitten hat. Man giebt das Salz (circa 100 g) in ein Cylinderglas, so dass es sich darin in lockerer Lagerung befindet, stellt einen Reagircylinder, welcher 3—5 ccm doppelte Aetzammonflüssigkeit enthält und mit einem lockeren Fliesspapierpfropf geschlossen ist, hinein, verschliesst das Cylinderglas mit einem Kork und stellt es an einen dunklen Ort. Nach 2—3 Tagen dürfte das Salz weiss und frei von freier Säure sein.

Prüfung. Diese umfasst zunächst:

1) Die Farbe. Ein gelbliches Salz enthält mehr als Spuren Brom und ist zu verwerfen, dagegen ein blassgelblichweisses Salz als Arzneisubstanz verwendbar, denn das freie Brom ist darin nur in entfernten Spuren vorhanden.

2) Flüchtigkeit. Zwei Decigramme des Salzes in einem trocknen Reagircylinder erhitzt, müssen sich im kälteren Theile des Cylinders als ein weisses Sublimat ansetzen und im Grunde des Cylinders darf kein Rückstand verbleiben.

3) Von den Identitätsreactionen, welche die Ph. angiebt, dürfte die Versetzung der wässrigen Lösung mit Chlorwasser und Schütteln mit Chloroform auszuführen sein, denn wenn diese Reaction nicht nach Erforderniss verläuft, so wären ja die übrigen folgenden Reactionen überflüssig und das Salz kein Ammoniumbromid.

Chlor verdrängt das Brom aus dessen haloïdischen Verbindung und das Chloroform nimmt das abgeschiedene Brom auf und färbt sich rothgelb oder bei verdünnten Flüssigkeiten nur gelb. Aehnlich wirkt Chlor auf die Jodide und das von Chloroform aufgenommene Jod bewirkt eine violette Färbung. $NH_4Br + Cl = NH_4Cl + Br$. Es bildet sich also Ammoniumchlorid, und Brom wird frei.

Wird der Lösung Natronlauge zugesetzt, so wird Ammon frei, welches sich leicht an den Nebeln erkennen lässt, welche sich um einen genäherten und mit verdünnter Salzsäure benetzten Glasstab bilden.

4) Prüfung auf freie Säure. Auf einer Porcellanfläche soll sehr wenig des Ammoniumbromids dünn ausgebreitet ein darüber gehaltenes Scheibchen Lackmuspapier nicht röthen. Eine Berührung des Papiers mit dem Salze soll oder soll auch nicht stattfinden. Die Ph. macht über die Art der Annäherung des Reagenspapieres, überhaupt über das Maass der Annäherung nicht die geringste Andeutung. Das richtigere wird wohl ein Auflegen (nicht Aufdrücken) des Papieres auf die Krystallschicht sein.

5) Prüfung auf einen Gehalt an Bromsäure oder Unterbromigsäure. Wird die Salzschicht auf einer Porcellanfläche oder einem Porcellanschälchen mit einem Paar Tropfen verdünnter Schwefelsäure benetzt, so müssen die Tropfen farblos bleiben und nicht gelb werden, im andern Falle wären jene Sauerstoffsäuren als Verunreinigungen im Ammoniumbromide vorhanden. Wenn sich neben einem Bromid ein Bromat (bromsaures Salz) befindet und eine zugesetzte Säure verdrängt die Bromsäure, so findet eine Bromabscheidung statt nach der Formel:

| Ammoniumbromid | Ammoniumbromat | Schwefelsäure | Ammoniumhydriumsulfat (Ammoniumbisulfat) | Wasser | Brom |

$$5NH_4Br \ + \ NH_4BrO_3 \ + \ 6H_2SO_4 \ = \ 6NH_4HSO_4 \ + \ 3H_2O \ + \ 6Br$$

Ammoniumhypobromit

$$NH_4Br \ + \ NH_2BrO \ + \ 2H_2SO_4 \ = \ 2NH_4HSO_4 \ + \ H_2O \ + \ 2Br.$$

6) **Prüfung auf Jod.** Zu diesem Behufe versetzt man 5 ccm der 10-proc. Lösung des Salzes mit 1—1,5 ccm Chloroform und mit 1 Tropfen der Ferrichloridlösung. Man schliesst den Reagircylinder mit dem Finger und wendet ihn ohne Schütteln 3—4 mal um, so dass das Chloroform die wässrige Flüssigkeitsschicht einige Male durchwandert. Ein Schütteln ist zu meiden. Bei Gegenwart von Ammoniumjodid würde das Chloroform eine violette Färbung zeigen. Das Ferrisesquichlorid scheidet nur das Jod, nicht der Brom ab.

Ammoniumjodid — Ferrichlorid — Ferrochlorid (Eisenchlorür) — Ammoniumchlorid — Jod

$$2NH_4J \ + \ Fe_2Cl_6 \ = \ 2FeCl_2 \ + \ 2NH_4Cl \ + \ 2J.$$

7) **Gehaltprüfung.** Da das Brom selten total frei von Chlor in den Handel kommt, so ist das Ammoniumbromid auch selten frei von Chlorid. Ob letzteres nur in Spuren oder grösseren Mengen vorhanden ist, erfährt man aus dem Brom- oder Ammoniumbromidgehalt, welchen man bequem volumetrisch bestimmt. $NH_4Br + AgNO_3 = NH_4NO_3 + AgBr$. Silbersalzlösung fällt das Brom als Silberbromid, welches in Wasser total unlöslich ist. Die Normalsilberlösung ist $^1/_{10}$ Lösung, d. h. im Liter ist $^1/_{10}$ des Moleculargewichts in Gramme ausgedrückt gelöst. Das Mol.-Gew. des Ammoniumbromids ist 98. Es entsprechen also 1000 ccm der $^1/_{10}$-Silberlösung 9,8 g reinem völlig trocknem Ammoniumbromid oder 100 ccm der Silberlösung 0,98 g Ammoniumbromid. Wenn man dieses Salz in sehr reinem Zustande zu 0,98 g gelöst mit der Silberlösung versetzt, so sind genau 100 ccm der Silberlösung erforderlich, um das gegenwärtige Brom als Silberbromid abzuscheiden oder jeder ccm der Silberlösung giebt 1 Proc. Ammoniumbromidgehalt an. Als **Indicator** oder Anzeiger der überschüssig zugesetzten Silberlösung dient hier Kaliumchromat. So wie das Silber kein Brom mehr antrifft, damit Silberbromid zu bilden, nimmt es die Chromsäure in Anspruch, damit rothes Silberchromat bildend. So wie der einfallende Tropfen Silberlösung in der mit wenig Kaliumchromat versetzten Bromidlösung trotz Umschüttelns eine dauernde rothe Trübung erzeugt, ist auch die Fällung des Broms als Silberbromid abgeschlossen und beendet.

Aus Sparsamkeitsrücksichten könnte man 0,98 g des Bromids in Wasser lösen, bis auf ein Volumen von 100 ccm verdünnen und hiervon einen aliquoten Theil z. B. 20 oder 50 ccm zu der Reaction verwenden. Dann würde der entsprechende Theil jedes ccm der verbrauchten Silberlösung ein Proc. Ammoniumbromid angeben.

Die Ph. geht diese einfachen Wege nicht, sie lässt vielmehr 3 g des scharf getrockneten Bromids in Wasser lösen, die Lösung bis auf 100 ccm verdünnen und von dieser Lösung 10 ccm (also 0,3 g Bromid) zur Reaction verwenden. Letztere 10 ccm werden mit einigen Tropfen Kaliumchromatlösung und dann mit der $^1/_{10}$-Normal-Silberlösung versetzt, bis eine bleibende rothe Färbung eintritt. Hierzu sollen nicht mehr denn 31,1 ccm Silberlösung verbraucht werden.

Ammoniumbromid — Silberlösung

$$0,98 \text{ g} \ : \ 100 \text{ ccm} \ = \ 0,3 \ : \ x \, (30,61).$$

0,3 g reines Ammoniumbromid würde nur 30,61 ccm der Silberlösung erfordern. Da die Ph. 31,1 ccm als höchste Menge also 0,5 ccm mehr angiebt, so setzt sie eine geringe, aber scharf abgegrenzte Verunreinigung mit Ammoniumchlorid voraus.

Das Moleculargewicht des Ammoniumchlorids ist 53,5 und eine Menge von 0,535 g dieses Salzes würde 100 ccm der Silberlösung oder 0,3 g Ammoniumchlorid (0,535 : 100 = 0,3 : 56,1) würden 56 ccm der Silberlösung zur Fällung fordern.

Das Moleculargewicht des Ammoniumjodids ist 145 und 1,45 g dieses Salzes würden 100 ccm der Silberlösung oder 0,3 Ammoniumjodid (1,45 : 100 = 0,3 : 20,7) würden nur 20,7 ccm der Silberlösung fordern.

Bei einem Gehalt an Chlorid würden also mehr, bei einem Gehalt an Jodid würden weniger ccm der Silberlösung bis zum Eintritt der rothen Färbung zuzusetzen sein. Die Ph. schreibt nur ein höchstes .Maass vor, welches die Anwesenheit des Jodids ausschliesst. Da das präcise Maass für 0,3 g Ammoniumbromid 30,6 ccm ausfüllt, so wäre für etwaige Fälle ein Höchst- und ein Mindestmaass (z. B. 30,6—31,1 ccm) aufzustellen sehr am Orte gewesen, denn die Fälle sind denkbar, wo der Revisor nur 30,7 oder 30,8 ccm Silberlösung verbraucht und er zu der Ansicht gelangt, das Ammoniumbromid für verwerflich zu erklären, obgleich das 30,7 ccm erfordende Salz reiner ist als das 31,1 ccm erfordernde, oder der Revisor verbraucht nur 29,5 oder 30 ccm Silberlösung und hält das Ammoniumbromid (welches vielleicht sulfathaltig ist) für ein gutes, weil die Ph. nur ein Höchstmaass angegeben hat, also ein geringeres Maass alle Zeit genügt.

Bei Vornahme dieser Reaction giebt man circa 29 ccm der Silberlösung auf einmal hinzu und die nun fehlende Menge lässt man tropfenweise unter Agitiren hinzufliessen, bis eine bleibende Röthung eintritt. Es empfiehlt sich, die Bromidlösung in eine weisse Porcellanschale zu geben. Das Salz muss völlig trocken sein, ehe es in dem Wasser gelöst wird. Man giebt mehrere Gramme in ein Porcellanschälchen, setzt dieses in ein Sandbad und erhitzt über einer Flamme bis auf ca. 150° C., um eine genügende Austrocknung zu erreichen.

Kritik. Die Pharmakopöe schliesst sich den Anforderungen, welche man an die Waare des Handels zu stellen genöthigt ist, ziemlich an, denn sie fordert weder ein *Pulvis albissimus*, noch ein von freier Säure völlig freies Salz, indem sie es dem Experimentator überlässt, das angefeuchtete Reagenspapier dem auf der Porcellanfläche ausgebreiteten Salze nach selbstwilligem Ermessen mehr oder weniger zu nähern. Von einer Berührung und einer Dauer der Annäherung ist nicht die Rede. Eine präcisere Fassung hätte diese Stelle des Textes wohl erfahren können. Dass die Ph. bei Bemessung des Gehaltes des Salzes an Bromid ein Höchstmaass angiebt, wo doch wegen Ausschlusses eines Irrthums eine Begrenzung nach zwei Seiten nothwendig war, wird unergründlich bleiben. Bei *Kalium bromatum* stossen wir auf denselben Fehler. Dass die Verf. der Ph. wussten, dass ein Ammoniumbromid, welches weniger als 30,6 ccm der Silberlösung beansprucht, ein sehr oder übermässig unreines ist, liegt ausser Zweifel. Die Fassung einer Ph. fordert allezeit Accuratesse und diese mangelt hier in diesem Artikel auffallend.

Anwendung. Die Wirkung des Ammoniumbromids ist derjenigen des Kaliumbromids ähnlich und zwar eine sedative und antepileptische. Man giebt es 2—3-stündlich zu 0,3—0,5—0,8. Speciell gilt es als Keuchhustenmittel, für sich oder in Verbindung mit schwachen Gaben Ipecacuanha. Säuglinge erhalten 2-stündlich 0,1—0,15, Kinder von 8—10 Jahren 0,2—0,4 g. Auch bei Cholera und Seekrankheit hat es erwünschte Erfolge ergeben.

Für den Photographen ist es ein werthvolles Salz, um die Platten für das Silberbad vorzubereiten.

Ammonium carbonicum.

Flüchtiges Salz; Riechsalz; flüchtiges Laugensalz; kohlensaures Ammon; Ammoniumcarbonat; Ammoniumsesquicarbonat; Ammoncarbonat; Hirschhornsalz (vulgäre Benennung). *Sal volatĭle siccum; Sesquicarbōnas ammonĭcus; Ammonĭum carbonĭcum; Ammoniăcum carbonicum; Supercarbōnas ammonĭcus.* *Carbonate ou Sesquicarbonate ou Souscarbonate d'ammoniaque; Sel volatil d'ammoniaque; Sel volatil d'Angleterre.* *Carbonate or Sesquicarbonate of ammonia.*

Dichte, harte, durchscheineude, faserig-krystallinische Massen von stark-ammoniakalischem Geruche, mit Säuren aufbrausend, an der Luft zerfallend (verwitternd), äusserlich häufig mit weissem Pulver bedeckt, in der Wärme flüchtig, in 4 Th. Wasser langsam, aber vollständig löslich.

Die 5-proc. wässrige Lösung mit Essigsäure übersättigt darf weder durch Schwefelwasserstoffwasser, noch durch Baryumnitrat, noch durch Ammoniumoxalat verändert werden, auch darf sie nicht nach Zusatz von wenig Chlorwasser und Chloroform letzteres violett färben.

Die 5-proc. wässrige Lösung reichlich mit Silbernitrat versetzt darf weder braun werden, noch sich innerhalb zweier Minuten mehr denn höchstens opalescirend trüben.

Ein Gramm des Ammoniumcarbonats mit Salpetersäure übersättigt und im Wasserbade durch Abdampfen eingetrocknet muss einen farblosen, bei stärkerer Hitze flüchtigen Rückstand ergeben.

Geschichtliches. Raimund Lullus im 13. Jahrh. bereitete schon durch Destillation gefaulten Harnes einen *Spiritus urinae*, eine Flüssigkeit, welche Ammoniumcarbonat gelöst enthielt. Die Darstellung des festen Ammoniumcarbonats durch Sublimation von Salmiak (Ammoniumchlorid) und Pottasche (Kaliumcarbonat) kannte bereits Basilius Valentinus im letzten Drittel des 15. Jahrh. Bis vor wenigen Jahren hielt man das käufliche Salz für ein Sesquicarbonat, bis H. Vogler (1878) nachwies, dass es ein Gemisch aus Ammoniumhydriumcarbonat (Ammoniumbicarbonat) und carbaminsaurem Ammonium darstellt.

Da das in Rede stehende Salz ein Gemisch aus Ammoniumcarbonat und carbaminsaurem Ammonium ist, so wäre Ammoncarbonat eine passende und auch kurze Collectiv-Bezeichnung, welche daher im Commentar in Anwendung kommen wird.

Vorkommen. Ammoniumcarbonat findet sich in Massen in den Guanolagern Peru's, Bolivia's, Chili's, Patagonien's etc. Erst 1848 kam dieses natürliche Ammoniumcarbonat nach Deutschland. Seine Zusammensetzung entspricht dem Ammoniumbicarbonat. Es findet sich als Dampf in sehr geringen Mengen in der Atmosphäre und in Lösung in fast allen natürlichen Wässern. Es ist ein Produkt der fauligen Gährung oder der trocknen Destillation organischer, Stickstoff enthaltender Substanzen.

Darstellung im Grossen. Das Ammoncarbonat wird im Grossen dargestellt. Ehe man den Futter- und Dungwerth der Oelkuchen, des Rückstandes aus der Oelpressung kannte, wurden in Deutschland bereits diese an Albumin und andern Proteïnstoffen, also an Stickstoff sehr reichen Substanzen der trocknen Destillation unterworfen; in Frankreich geschah dasselbe mit der Pechkohle, nachdem man in England Ammoncarbonat aus dem Russ der Pechkohle zu sublimiren versucht hatte. Bei Wien bereitete man das Ammoncarbonat aus gefaultem Harn. Jetzt wird es bei der Verkohlung der Knochen in geschlossenen Destillationsgefässen, also als Nebenproduct bei Bereitung der Knochenkohle, und hauptsächlich und in grösster Menge aus den Produkten der trocknen Destillation bei der Gaserzeugung dargestellt. Eine nicht unbedeutende Menge Ammoncarbonat wird als Nebenprodukt bei der in England üblichen Borsäure- und Boraxbereitung gewonnen. Die Toskanische rohe Borsäure enthält bis zu 4 Proc. Ammon. Beim Zusammenschmelzen dieser Borsäure mit Natriumcarbonat wird das entweichende Ammoncarbonat in Vorlagen aufgefangen und verdichtet. Wie gross der Gewinn an Ammoniumsulfat in den Maremmen ist, ersieht man aus einem Berichte v. WAGNER's. Aus 4 Suffioni zu Travale werden innerhalb 24 Stunden 5000 kg Salz gewonnen, bestehend aus 150 kg Borsäure, 1500 kg Ammoniumsulfat, 1750 kg Bittersalz, 750 kg Ferro- und Manganosulfat. Das Wasser in den Lagunen enthält Ammoniumsulfat in grossen Mengen. Dieses Sulfat wird mit Kreide gemischt der Sublimation unterworfen.

PROSCHWITZKY (Stettin) hat sich (1880) ein Verfahren patentiren lassen, durch Einwirkung von Aetzkalk auf Lederabfälle in der Hitze Ammon zu entwickeln, dieses mit Schwefelsäure zu verdichten und aus dem Ammoniumsulfat mit Kreide Ammoncarbonat darzustellen.

Das in den Destillaten aus der trocknen Destillation z. B. der Knochen oder Steinkohle enthaltene Ammoncarbonat ist durch Brandöle verunreinigt und wird das Ammon desselben an Schwefelsäure oder Salzsäure (Chlorwasserstoffsäure) gebunden, das dadurch erzeugte Ammoniumsulfat oder Ammoniumchlorid (Salmiak) durch Krystallisation gereinigt und dann mit Kreide (Calciumcarbonat) der Sublimation unterworfen. Da das Ammoncarbonat als eine neutrale Salzverbindung nicht existirt und das vorhandene Salz mit einem anderthalbfachkohlensaurem Salze Aehnlichkeit hat, so ist der Zersetzungsprocess aus der Mischung von neutralem Ammoniumsalz und neutralem Calciumcarbonat ein von der Regel einer einfachen Wechselzersetzung etwas abweichender. Es entsteht und entweicht nämlich nebenbei auch Ammongas, das bei der Fabrikation des Ammoncarbonats besonders aufgefangen und in Wasser oder Schwefelsäure verdichtet wird.

Mit dem vorerwähnten Gemisch aus 4 Th. Ammoniumsulfat oder Ammoniumchlorid mit 4 Th. Calciumcarbonat und 1 Holzkohlenpulver werden eiserne Retorten gefüllt, welche mit Kammern in Verbindung stehen, in denen sich das durch Erhitzen der Retorten bis zu schwacher Gluth ausgetriebene Ammoncarbonat zu dichten krystallinischen Krusten verdichtet. Calciumsulfat oder Calciumchlorid bleiben als Retortenrückstand.

In KUNHEIM's Fabrik zu Berlin wird das Ammoncarbonat aus Salmiak (Ammoniumchlorid) und Baryumcarbonat hergestellt und als Nebenproducte Aetzammonflüssigkeit und Baryumchlorid gewonnen.

$$2(NH_4)_2SO_4 \;+\; 2CaCO_3 \;=\; 2CaSO_4 \;+\; NH_4HCO_3 \;+\; CO\!<^{NH_2}_{ONH_4} \;+\; NH_3 \;+\; H_2O$$

Ammoniumsulfat · Calciumcarbonat · Calciumsulfat · Ammoniumhydrocarbonat · Carbaminsaures Ammonium (Ammoncarbonat) · Ammon · Wasser

$$4NH_4Cl \;+\; 2CaCO_3 \;=\; 2CaCl_2 \;+\; NH_4HCO_3 \;+\; CO\!<^{NH_2}_{ONH_4} \;+\; NH_3 \;+\; H_2O$$

Ammoniumchlorid · Calciumchlorid

Die Carbaminsäure entsteht, wenn trocknes Ammoniakgas und trockne Kohlensäure zusammentreten. Das Resultat ist carbaminsaures Ammonium oder Ammoniumcarbaminat.

$$CO_2 \;+\; 2NH_3 \;=\; CO\!<^{NH_2}_{ONH_4}$$

Kohlensäureanhydrid · Ammoniakgas · Ammoniumcarbaminat

Wird dieser weisse Körper bis auf circa 60° erhitzt, so zerfällt er in seine Componenten, in Kohlensäure und Ammoniak. Beim Abkühlen treten sie wieder zu Ammoniumcarbaminat zusammen. Uebergiesst man diese Verbindung mit Wasser, so geht sie in Ammoniumcarbonat über.

$$CO\!<^{NH_2}_{ONH_4} \;+\; H_2O \;=\; CO\!<^{ONH_4}_{ONH_4}$$

Ammoniumcarbaminat · Wasser · Ammoniumcarbonat

Weder kann die Carbaminsäure isolirt werden, noch bildet sie mit anderen Basen Salzverbindungen, nur dauernde Aetherverbindungen, die Urethane, vermag sie zu bilden z. B. durch Einwirkung von Ammoniak auf Kohlensäureäther entsteht Aethylurethan.

$$\underset{\text{Kohlensäureäthyläther}}{CO<{OC_2H_5 \atop OC_2H_5}} \quad + \quad \underset{\text{Ammoniak}}{NH_3} \quad = \quad \underset{\text{Aethylurethan}}{CO<{NH_2 \atop OC_2H_5}} \quad + \quad \underset{\text{Weingeist}}{C_2H_5 . OH}$$

Die Urethane werden durch Ammoniak in der Hitze in Harnstoff oder Carbamid $\left(CO<{NH_2 \atop NH_2}\right)$ übergeführt, durch Alkalien in Kohlensäure, Weingeist und Ammoniak zerlegt.

Dass bei der Erzeugung des Ammons durch trockne Destillation neben Ammon noch andere Stickstoffbasen entstehen, wie z. B. die Pyridinbasen (Pyridin, Picolin, Lutidin, Collidin), Chinolinbasen (Chinolin, Leucolin, Iridolin, Cryptidin), Amidobenzole (Anilin) etc., so werden sich in den Ammoniumsalzen mitunter Spuren derselben auffinden lassen.

Eigenschaften. Das officinelle kohlensaure Ammonium oder Ammoncarbonat bildet farblose, sehr harte und feste, etwas durchscheinende, an der Oberfläche meist weiss bestäubte, dicke Salzrinden oder Massen von faserigem krystallinischem Gefüge oder nach längerer Lagerung zum Theil innen nicht durchscheinende, sondern weisse mürbe Stücke von rein ammonikalischem Geruche und Geschmack. Es ist ersteres Salz in 4 Th. Wasser, letzteres in 6—8 Th. Wasser löslich, beim Erhitzen völlig flüchtig.

Das Salz in farblosen durchscheinenden Stücken besteht aus einem Gemisch des Ammoniumhydriumcarbonats (Bicarbonats, NH_4HCO_3) mit carbaminsaurem Ammonium (Ammoniumcarbaminat, $NH_4O . NH_2CO$), man kann ihm also die Formel $NH_4HCO_3 + NH_4O . CO . NH_2$ beilegen. Es repräsentirt somit 3 Mol. Ammoniak und 2 Mol. Kohlensäure.

An der Luft verdunstet das Carbaminat, sich in Ammoniak und Kohlensäure spaltend und Ammoniumhydriumcarbonat bleibt im Rückstande ($NH_4O . CO . NH_2 = 2NH_3 + CO_2$). Dieses sogenannte Ammoniumbicarbonat bildet dann eine weisse mürbe, mit den Fingern zerdrückbare und zerreibliche krystallinische Substanz, welche schwächer alkalisch reagirt und weniger Ammongas ausdunstet, auch schwerer flüchtig ist und sich erst in 6—7 Theilen Wasser löslich erweist. In die letztere Verbindung geht das krystallinische durchscheinende Ammoncarbonat stets über, wenn man es nicht in dichten Gefässen aufbewahrt. Uebrigens ist das durchscheinende wie das weisse zerfallene Salz von gleicher medicinischer Wirkung, aber in technischer Beziehung von sehr verschiedenem Werthe.

Das Salz, dessen Stücke durchweg stark weiss sind, ist ein Gemisch wie das in krystallinischen Stücken, nur waltet das Ammoniumhydriumcarbonat in grösserer Menge vor oder das carbaminsaure Ammonium ist nur in sehr geringer Menge vertreten.

Beim Erhitzen zerfällt das Ammoncarbonat hauptsächlich in Wasser, Ammoniakgas, Kohlensäure und Ammoniumcarbonat.

Wird das Ammoncarbonat in Wasser gelöst, so enthält die Lösung Ammoniumcarbonat und Ammoniumhydriumcarbonat, denn das Carbaminat geht mit Wasser im Contact in neutrales Carbonat über, denn $NH_4O . CO . NH_2 + H_2O = (NH_4)_2CO_3$.

Wird das Ammoncarbonat mit Weingeist macerirt, so geht das Carbaminat in Lösung über, das Ammoniumhydriumcarbonat oder Bicarbonat bleibt ungelöst. Wird eine concentrirte Ammoncarbonatlösung mit einem mehrfachen Vol. Weingeist gemischt, so scheidet Ammoniumhydriumcarbonat oder Bicarbonat aus in Form eines krystallinischen Pulvers (*Offa Helmontii*) und neutrales Carbonat, $(NH_4)_2CO_3$, bleibt in Lösung.

Die Formeln lauten:

neutrales Ammoniumcarbonat	Ammoniumhydriumcarbonat	Ammoniumcarbaminat
$CO < {}^{ONH_4}_{ONH_4}$	$CO < {}^{ONH_4}_{OH}$ +	$CO < {}^{ONH_4}_{NH_2}$
	käufliches Ammoncarbonat.	

Aufbewahrung. Die vom Drogisten bezogenen Salzmassen sind durch Abschaben von der äussersten, weissen Schicht ungefähr in der Dicke von 1 bis 1,5 mm zu befreien, weil diese äussere Schicht häufig bleihaltig ist. Das Abgeschabte hebt man als Ammoniumdicarbonat auf. In einem sehr kleinen Gefäss in dem Dispensirlokal hält man nur 15—20 g der krystaillinisch durchscheinenden Massen zerrieben behufs Dispensation als Arzneistoff vorräthig. Die übrigen Massen lässt man ganz und verwahrt sie, wie angegeben wird, auf.

Aus den Eigenschaften des Ammoncarbonats, sich in Berührung mit der Luft unter Ausdunstung von Ammon in zweifach kohlensaures Ammonium umzuwandeln, ergiebt sich, um das Salz für den Handverkauf gut zu erhalten, die Nothwendigkeit einer sorgsamen Aufbewahrung. Die passendsten Aufbewahrungsgefässe sind starke gläserne oder aus Weissblech gefertigte. Gefässe von Steinmasse oder Thon sind nicht anwendbar, wenn sie auch mit einer guten Glasur überzogen sind, ebenso wenig Glashäfen. In gut geschlossenen Weiss-Blechgefässen findet merkwürdiger Weise ein Zerfallen des Salzes am wenigsten statt. Um die grossen harten krystallinischen Stücke in kleinere zu zerschlagen und dabei ein Zerfallen derselben in Gruswerk zu vermeiden, nimmt man in die flache Hand das Salzstück, die konvexe Seite nach Oben, legt ein Papier darüber und giebt mit dem Hammer einen mässigen Schlag darauf. Im Handverkauf wird dieses Salz meist an Bäcker und Brauer verkauft. Erstere benutzen es, um das Backwerk recht locker und porös zu machen. Da es sehr flüchtig ist, wird es durch die Wärme des Backofens völlig verflüchtigt. Die Brauer benutzen es theils, um die flüssige Hefe damit zu verstärken, theils träges Bier zur Gährungsthätigkeit anzuregen. Für Bäcker ist jedoch das zerfallene wenig carbaminsaures Salz enthaltende oder in Ammoniumbicarbonat umgeänderte Salz ganz nutzlos, was die Erfahrung hinreichend bestätigt hat. Es ist nämlich erst flüchtig, wenn das Backwerk bereits in der Backofenwärme festere Consistenz angenommen hat, während das harte krystallinische Ammoncarbonat schon im Anfange der Erwärmung des Mehlteiges grösstentheils entweicht und diesen aufbläht. Wie oben erwähnt ist, zerfällt das Ammoniumcarbaminat schon bei 60^0 in Kohlensäure und Ammongas. Bei Bestellung des Salzes beim Drogisten hat man das harte krystallinische Salz besonders zu betonen. Hat man eine grosse Menge des Ammonbicarbonats, so kann man es zur Bereitung des *Liquor Ammonii acetici* oder *succinici*, zur Darstellung von schwefelsaurem oder salpetersaurem Ammonium verbrauchen. Noch muss bemerkt werden, dass das Publicum das reine kohlensaure Ammon gewöhnlich unter dem Namen Hirschhornsalz zu kaufen pflegt.

Die Salzkrystalle, welche sich mitunter in den Aufbewahrungsgefässen an Wandung und Verschluss ansetzen, sind Ammoniumcarbaminat, entstanden aus Ammoniak und Kohlensäureanhydrid, welche beiden Körper sich andauernd aus dem Ammoncarbonat frei machen und gasig abtrennen.

Die Fabriken verpacken das Ammoncarbonat in Blechkisten oder auch in Holzgefässen, welche letztere mit gesteiftem Zeuge ausgelegt sind. Die Drogisten benutzen meist Thongefässe.

Prüfung. Vor allen Dingen ist die völlige Flüchtigkeit des Salzes und dann die Löslichkeit zu prüfen und nun zu den anderen Reactionen überzugehen.

1. **Flüchtigkeit.** Man giebt ein Stückchen aus der Mitte der Salzmasse und einige Körnchen von der weissen Deckschicht je in ein trockenes Reagirglas, schliesst diese mit einer lockeren Fliesspapierrolle und erhitzt allmählich über der Weingeistflamme. Es erfolgt Zersetzung, Wasserdämpfe mit Ammongas geschwängert sammeln sich im kalten Theile des Cylinderglases und im Papier an und am Grunde des Glases darf nichts Sichtbares verbleiben. Totale Flüchtigkeit schliesst eine Verunreinigung mit Blei, Kalkerde und anderen fixen Stoffen aus. Das käufliche Ammoncarbonat ist übrigens stets mit fixen Stoffen verunreinigt, denn wenn man ein Salzstückchen mit Essigsäure löst, einen Tropfen davon auf einem Objectglase eindampft, so hinterbleiben sichtbare Ringe, welche bei 100-facher Vergrösserung aus Krystallen, amorphen und dunklen Massen bestehen.

2. **Lösung** in **Wasser.** Diese hat nur den Zweck, zu erkennen, ob die Lösung klar ausfällt. Eine trübe Lösung macht das Salz verwerflich. Aus einem Stück des Salzes lassen sich 3—4 Portionen entnehmen, von welchen jede ein anderes Lösungsverhältniss ergiebt. Das Salz aus der Mitte erfordert 4 Th., vom Krystallrande 5 Th., von der weissen Aussenschicht 6—7 Th. Wasser von 15⁰ zur Lösung. Diese geht langsam vor sich und will man sie unter Erwärmen bewirken, so entweicht hauptsächlich Kohlensäure und Ammon. Das Salz hat in der Lösung eine andere Zusammensetzung und nähert sich der neutralen Form. Enthält das Salz Blei, Kalkerde etc., so fällt die Lösung nicht klar aus. Ist sie z. B. in 8 Th. Wasser völlig klar, so ist die Prüfung auf Blei und Kalkerde überflüssig.

3. **Metallische Verunreinigungen.** Die Ph. lässt die 5-proc. wässrige Lösung mit Essigsäure übersättigen (5 ccm der Lösung erfordern 1 ccm der 30-proc. oder verdünnten Essigsäure) und mit Schwefelwasserstoff versetzen. Hier ersetzt Kaliumferrocyanid (Blutlaugensalz) den stinkenden gesundheitsschädlichen Schwefelwasserstoff vollständig. Die Probe ist sowohl aus der krystallinischen Masse, als wie auch von der weissen Aussenschicht zu entnehmen. Erstere dürfte man nie metallhaltig antreffen. Diese Probe 3 kann in Wegfall kommen, wenn die Proben 1 und 2 volles Genüge leisten.

4. **Sulfatgehalt.** 5 ccm der 5-proc. Lösung mit 1,2 ccm verdünnter Essigsäure versetzt dürfen auf Zusatz von einigen Tropfen Baryumnitratlösung keine sofortige Trübung ergeben. Ammoniumsulfat wird in Spuren zugelassen, welche sich durch eine nach mehreren Secunden eintretende Trübung zu erkennen geben.

Etwas stärkere Sulfatspuren machen übrigens das Salz für den ökonomischen und technischen Gebrauch nicht verwerflich.

5. **Kalkerde.** Ein Ammoncarbonat mit Kalkerde verunreinigt wird schon durch die Proben 1 und 2 erkannt. Die Ph. lässt diese Verunreinigung in der mit Essigsäure übersättigten Lösung durch Ammoniumoxalat (Oxalsäurelösung genügt auch) nachweisen. Es darf auf Zusatz des Reagens sofort keine Trübung (wohl aber eine spätere) eintreten. Entfernte Spuren Kalk werden also zugelassen.

6. **Jodgehalt.** Ein solcher dürfte jetzt nicht mehr angetroffen werden. Die mit Essigsäure übersättigte Lösung wird mit etwas Chlorwasser und Chloroform versetzt. Zu 5 ccm der 5-proc. Salzlösung giebt man nach und nach unter sanftem Schütteln circa 1,2 ccm verdünnter Essigsäure, dann höchstens

1,5 ccm Chlorwasser (Chlor macht das Jod frei), 0,5—1 ccm Chloroform und wendet den mit dem Finger geschlossenen Cylinder einige Male sanft um, so dass das Chloroform die Flüssigkeitsschicht 3—4-mal durchwandert und dabei das etwa gegenwärtige freie Jod, sich damit violett färbend, aufnimmt.

7. Thiosulfatgehalt (unterschwefligsaures Ammonium) und **Chloridgehalt.** Es soll die 5-proc. Lösung mit Silbernitrat reichlich versetzt und dann mit Salpetersäure übersättigt werden. Die Thioschwefelsäure wird durch Salpetersäure aus ihrer Verbindung abgeschieden und zerfällt dabei in entweichendes Schwefligsäuregas und niederfallenden Schwefel.

$$\underset{\text{Ammoniumthiosulfat}}{(NH_4)_2S_2O_3} + \underset{\text{Salpetersäure}}{2HNO_3} = \underset{\text{Ammoniumnitrat}}{2NH_4NO_3} + \underset{\text{Schwefligsäureanhydrid}}{SO_2} + \underset{\text{Schwefel}}{S} + \underset{\text{Wasser}}{H_2O}$$

Ist ein Schwermetallsalz gegenwärtig, so tritt der Schwefel *statu nascendi* mit dem Metall zu einem Sulfid zusammen und statt Schwefligsäureanhydrid entsteht auch wohl Schwefelsäure.

$$\underset{\text{Ammoniumthiosulfat}}{(NH_4)_2S_2O_3} + \underset{\text{Silbernitrat}}{2AgNO_3} = \underset{\text{Ammoniumnitrat}}{2NH_4NO_3} + \underset{\text{Silberthiosulfat}}{Ag_2S_2O_3}$$

Das Silberthiosulfat wird durch Salpetersäure zersetzt und es entstehen Schwefelsilber und Schwefelsäure, denn $Ag_2S_2O_3 + H_2O$ ergeben $Ag_2S + H_2SO_4$.

Bei Abwesenheit freier Säure und reichlicher Gegenwart des Thiosulfats kann ein Doppelthiosulfat entstehen, welches kein Metallsulfid ausscheidet. Bei reichlicher Menge Silbersalz geht bei Gegenwart freier Salpetersäure die Silbersulfidbildung schneller vor sich. Bei Gegenwart von wenig Silbersalz tritt die Bräunung erst ein, wenn man bis zum Kochen erhitzt. Wegen sicherer Ausführung der Reaction ist ein Aufkochen nothwendig und in diesem Falle genügen dann auch wenige Tropfen der Silberlösung.

Von der 5-proc. Salzlösung werden 5 ccm mit 10 Tropfen der volumetrischen Silberlösung gemischt und dann nach und nach mit Salpetersäure von 1,185 spec. Gew. so lange versetzt, als unter gleichzeitigem Schütteln Aufbrausen erfolgt. Man gebraucht hierzu circa 30 Tropfen der Säure oder 1,5 ccm. Ein Ueberschuss ist nämlich nothwendig, um auch von dem etwa entstandenen Silberthiosulfat die Thioschwefelsäure abzuscheiden. Unter Erhitzen geht, wie schon bemerkt wurde, die Reaction schnell vor sich und bei nur geringen Spuren Thioschwefelsäure erfolgt erst beim Aufkochen der Flüssigkeit die Abscheidung des dunkelfarbigen Schwefelsilbers. Dass diese Reaction auch in der essigsauren Flüssigkeit, wenn diese aufgekocht wird, zu erlangen ist, sei nebenbei bemerkt. Da die Ph. ein Erwärmen der Flüssigkeit nicht vorschreibt, so werden damit entfernte S p u r e n T h i o s u l f a t für zulässig erklärt.

Tritt die Reaction auf Thiosulfat nicht ein, so lässt die Ph. im Verlaufe von 2 Minuten eine nur opalescirende Trübung (Chlor) zu, *et intra trigesimam horae partem tantummodo opalescat.*

Diese Ausdrucksweise hat einen komischen Anhauch, denn eine innerhalb 2 Minuten eintretende Opalescenz würde ja ein von Chlor fast freies, also ein noch reineres Salz anzeigen. Dass die Trübung innerhalb zweier Minuten nach Zusatz der Salpetersäure bis zur Uebersättigung nur eine opalescirende sein darf, ist vielleicht der Sinn dieses Satzes, man hat sich aber dann in der Zeitlänge geirrt, denn eine Silberchlorreaction gelangt erfahrungsgemäss schon in einer halben Minute zur Vollendung. Vielleicht beziehen sich die 2 Minuten auf den Silbersalz-Zusatz und die folgende Uebersättigung mit Salpetersäure, was schon eine Minute in Anspruch nimmt. Von welchem Zeitpunkte an die 2 Minuten zu berechnen sind, lässt sich nicht mit Sicherheit sagen, doch erfährt man damit, dass eine entfernte Spur Ammoniumchlorid im Ammoncarbonat zugelassen wird.

8. **Freisein** von **Empyreuma** (Chinolinen, Pyridinen, Amidobenzolen) und ähnlichen Producten der trocknen Destillation der Steinkohlen und **völlige Flüchtigkeit**. Ein Gramm des Salzes mit Salpetersäure übersättigt, im Wasserbade eingedampft, soll (farblos bleiben und) einen farblosen Rückstand ergeben, welcher bei stärkerer Hitze völlig flüchtig ist. Wenn empyreumatische Stoffe in dem Ammoncarbonate vertreten sind, so ist dieses Salz nicht völlig farblos, oft röthlich bis bräunlich tingirt. Ein farbloses oder rein weisses Salz dürfte wohl immer davon frei sein. Andererseits ist es vorgekommen, dass in einem Stücke des Salzes eine starke höchst reine Aussenschicht und eine dünne mit jenen Stoffen imprägnirte Innenschicht angetroffen wurden. Die Salpetersäure wirkt auf einige jener pyrogenen Basen oxydirend und die Masse nimmt bei Gegenwart jener Amidobenzole z. B. rothe, blaue, gelbe etc. Farben an, je nach dem Maasse der Verunreinigung. Das Resultat der Einwirkung der Salpetersäure ist meist Pikrinsäure (Trinitrophenol, Trinitrocarbolsäure, $C_6H_3N_3O_7$ oder $C_6H_2(NO_2)_3OH$, der trockne Salzrückstand würde somit eine gelbe Farbe zeigen. Einige jener Basen werden durch Salpetersäure nicht gefärbt, man muss daher zur Vervollständigung der Reaction zum Jodjodkalium greifen, von welchem man 10 Tropfen zu 5—6 ccm der mit Essigsäure neutral gemachten Ammoncarbonatlösung setzt. Es darf weder sofort, noch nach Verlauf einer Stunde eine Trübung entstehen. Man vergleiche auch unter *Ammonium chloratum* S. 322.

Beim Erhitzen des Ammoniumnitrats behufs der Verflüchtigung sei man vorsichtig, denn bei beginnender Glühhitze erfolgt die Verflüchtigung mit heftigem Spritzen, selbst oft unter Explosion. Man unterlasse es, dem Objecte während des Erhitzens mit dem Gesicht nahe zu kommen.

Ein practisches Prüfungsverfahren wäre a) das sub 1 angegebene zur Erkennung der vollen Flüchtigkeit, — b) Lösung von 2 g des farblosen Salzes in 15 ccm kaltem Wasser. Diese Lösung soll und muss klar sein. — c) Diese Lösung versetzt man allmählich mit 10 ccm verdünnter Essigsäure (1,040). Das Resultat dieser Uebersättigung ist ebenfalls eine klare Flüssigkeit. Von derselben werden je 5 ccm versetzt mit wenigen Tropfen der Lösungen folgender Salze: — d) Kaliumferrocyanid (Blutlaugensalz) zur Erkennung von Blei, Eisen etc. — e) Baryumnitrat, zur Erkennung von Sulfat, — f) Ammoniumoxalat, zur Erkennung von Kalkerde; nach Zusatz des Reagens darf in allen diesen Fällen nicht sofort eine Reaction eintreten. Die nach einer Viertel-Minute eintretenden Reactionen deuten nur auf Spuren der Verunreinigungen, welche in der Handelswaare zugelassen werden müssen. — g) Silbernitrat. Die Silberlösung lässt man sanft auf die Ammoniumacetat-, freie Essigsäure enthaltende Flüssigkeit auffliessen. Bildet sich an der Stelle, wo der Silbertropfen die Flüssigkeit berührt, eine Trübung, welche beim Schütteln verschwindet, so ist auch Thiosulfat gegenwärtig. In diesem Falle kocht man auf. Findet eine Bräunung statt, so zeigt dieselbe die Gegenwart der Thioschwefelsäure sicher an. Verschwand die Trübung durch die einfallenden Silbertropfen durch Umschütteln nicht, so kann sie durch Silberjodid oder Silberchlorid verursacht sein. Man setzt ein halbes Vol. Aetzammonflüssigkeit hinzu und agitirt. Diese löst das Silberchlorid, nicht aber das Silberjodid. — h) Der Nachweis des Empyreuma erfolgt, wenn man in einen weiten Reagircylinder 3—4 ccm der conc. farblosen Schwefelsäure und dann in erbsengrossen Mengen 1—1,5 g des Ammoncarbonats und ca. 0,3 g reines Kaliumnitrat giebt. Nach dem Aufschäumen erhitzt man die weissliche Flüssigkeit bis auf circa 250° C. Es muss daraus eine klare farblose oder höchstens blassgelbliche Flüssigkeit hervorgehen. Bei Gegenwart von Empyreuma ist dieselbe entweder tiefgelb, rothgelb, oder gelbbraun. Das Salz des Handels ist selten so rein, dass eine farblose Flüssigkeit resultirt, es muss daher eine blassgelbliche Farbe befriedigen. Da diese Probe mit Vorsicht bezüglich einfallenden Staubes vorzunehmen ist, so dürfte es rathsam sein, sie zu wiederholen, wenn die erste Probe eine stark gelbe Farbe zeigen sollte. Bei Gegenwart von Empyreuma, Kalkerde, Blei, Baryt etc. fällt übrigens die wässrige Lösung nie klar aus, sie ist dann mehr oder weniger trübe. Auf pyrogene Basen in der mit Essigsäure neutralisirten Lösung mittelst Jodjodkalium zu prüfen, sollte man nicht unterlassen. Es darf dadurch keine Trübung entstehen.

Kritik. Zunächst vergass die Pharmakopoe von der Farbe oder Nichtfarbe des Ammoncarbonats Notiz zu nehmen, denn es ist doch wohl eine wesentliche Eigenschaft farblose krystallinische und weisse krystallinische Massen zu bilden. Es wäre ferner kein Ueberfluss gewesen anzuordnen, die äusserste Schicht der weissen Rinden der krystallinischen Masse abzuschaben, weil man diese Schicht nicht selten mit Bleicarbonat verunreinigt angetroffen hat. In der krystallinisch-durchscheinenden Masse trifft man keine metallischen Verunreinigungen an. Hier, wo bei der Prüfung eine essigsaure Lösung vorliegt, konnte als Reagens auf Metalle sehr wohl Kaliumferrocyanid in Stelle des Schwefelwasserstoffwassers in Anwendung kommen. Ein Fortschritt wäre es ferner gewesen, wenn die Ph. neben dem krystallinisch durchscheinenden Salze auch das verwitterte weisse Salz, oder dieses letztere nur allein officinell gemacht hätte, denn dieses dispensirt sich leichter, unterliegt einer nur unbedeutenden Zersetzung und lässt sich leichter innerlich nehmen, während die therapeutische Wirkung der einen wie der anderen Form dieselbe ist.

Die Verunreinigung mit Jod wird nicht vorkommen und hätte unbeachtet bleiben können. Wenn STICHT vor 14 Jahren (WITTSTEIN's Vierteljahresschrift 18. S. 441) einmal ein röthliches Englisches Ammoncarbonat jodhaltig antraf, so kann dieser Umstand erfahrungsgemäss doch nur als ein Unicum aufgefasst werden. Hätte die Ph. für das Ammoncarbonat reine Weisse und Farblosigkeit gefordert, wie es die pharmaceutische Ordnung verlangt, so wäre damit auch die STICHT'sche Erfahrung von selbst gefallen. Hoffentlich werden die Apotheker die Annahme eines nicht rein weissen oder farblosen Salzes alle Zeit verweigern.

Anwendung. Das Ammoncarbonat ist Stimulans und starkes Diaphoreticum. Es wird in Erkältungskrankheiten, bei Ausschlagfiebern, Skrofeln, Krämpfen zahnender Kinder, Zuckerharnruhr, Scharlach etc., aber immer nur selten angewendet. Mann giebt es zu 0,2—0,4—0,6 g in Lösung oder als Pulver (in Wachspapier oder bedeckelter Gelatinekapsel, *capsula operculata*, zu dispensiren), weniger empfehlenswerth in Pillen, welche, da die dazu verwendeten organischen Substanzen meist etwas Säure enthalten, stets tumesciren, als ein Säure bindendes, krampfstillendes, die Hautthätigkeit und den Brustauswurf beförderndes Mittel. Mit Aetzkalk gemischt liefert das Ammoncarbonat das Smelling salt der Engländer, oder mit aromatischen Stoffen gemischt dient es zum Riechen bei Ohnmacht, hysterischen Krampfanfällen, Asthma, Epilepsie etc. Die *Flacons rafraichissants*, Erfrischungsflacons, KraftOlfactorien, sind kleine Fläschchen halbgefüllt mit zusammengedrückter Schicht Ammoncarbonatpulver, getränkt mit einem Gemisch aus *Mixtura odorifera optima* (Handb. d. ph. Praxis I, S. 599) und *Spirit. Vini ana*, und mit etwas Baumwolle überschichtet. Dieses Olfactorium empfiehlt sich zugleich als Präservativ gegen ansteckende Krankheiten der Athmungsorgane.

Die Bäcker und Kuchenbäcker benutzen das krystallinische durchscheinende Salz, um ihr Backwerk locker und porös zu machen, auch macht man damit flüssige Hefe für den Backprocess wirksamer. Wenn flüchtiges Salz vom Publikum in der Apotheke gefordert wird, so ist nach dem Zwecke der Verwendung zu fragen und für Zwecke des Backens nur die durchscheinend-krystallinische Waare abzugeben.

Ammonium chloratum.

Salmiak; Ammoniumchlorid; Chlorammonium. Ammonĭum chlorātum; Ammōnum s. Ammoniăcum hydrochlorātum s. hydrochlorĭcum; Hydrochloras Ammoniae; Chloruretum ammonicum; Sal ammoniacum depurātum. *Muriate ou Hydrochlorate d'ammoniaque; Chlorure ammonique; Chlorure d'ammonium. Hydrochlorate or Chlorhydrate of Ammonia; Chloride of Ammonium; Muriate of Ammonia; Sal ammoniac.*

Weisse, harte, fasrig-krystallinische Kuchen oder ein weisses krystallinisches Pulver, farb- und geruchlos, an der Luft beständig, in der Hitze verdampfend, in drei Theilen kaltem und in gleichviel kochendem Wasser löslich, in Weingeist fast unlöslich. Die wässrige Lösung ergiebt auf Zusatz von Silbernitrat einen weissen käsigen, in Aetzammonflüssigkeit löslichen Niederschlag und mit Aetznatronlauge erwärmt entwickelt sie Ammoniak (Ammoniakgas).

Die 5-proc. wässrige Lösung darf weder durch S c h w e f e l w a s s e r s t o f f w a s s e r, noch durch B a r y u m n i t r a t, noch auch durch v e r d ü n n t e S c h w e f e l s ä u r e verändert, noch nach dem Ansäuern mit S a l z s ä u r e durch F e r r i c h l o r i d geröthet werden. Nach dem Versetzen mit S c h w e f e l a m m o n i u m f l ü s s i g k e i t darf höchstens eine dunkelgrüne Färbung, aber kein schwarzer Niederschlag eintreten. E i n G r a m m des S a l z e s mit sehr wenig S a l p e t e r s ä u r e im Wasserbade durch Abdampfen ausgetrocknet muss einen weissen, bei stärkerer Hitze flüchtigen Rückstand ergeben.

***

Geschichtliches. HERODOT im 5. Jahrh. v. Chr. spricht bereits von einem Salze, welches zu Salmiak Beziehung hat. GEBER im 8. Jahrhundert bereitete Salmiak aus gefaultem Harn und Kochsalz und lehrte die Reinigung desselben. Das *Sal ammoniacum* der Schriftsteller bis zum 7. Jahrhundert scheint natürlich vorkommendes Salz (Steinsalz) gewesen zu sein. Im 15. Jahrhundert scheint man bereits den in vulkanischen Gegenden natürlich vorkommenden Salmiak in den Handel gebracht zu haben. Seit dem 13. Jahrhundert erhielten die Europäer den Salmiak nur aus Egypten und erst im 18. Jahrhundert entstanden in Holland, Frankreich, England und Deutschland Salmiakfabriken. Wie und auf welche Weise man den Salmiak in Egypten bereitete, wozu man ihn früher verwendete, ist nicht bekannt. Von dem Jesuiten SICARD existirt eine Beschreibung einer Salmiakfabrik zu Damayer auf dem Nil-Delta aus dem Jahre 1720. Mitte vorigen Jahrhunderts (1759) errichtete GRAVENHORST in Braunschweig die erste Salmiakfabrik in Deutschland.

Vorkommen in der Natur. Der Salmiak ist ein nicht seltenes Product vulkanischer Thätigkeit. Man findet ihn sublimirt, gewöhnlich durchmischt mit anderen Substanzen (Ammoniumsulfat) in den Spalten der Lava der Vulkane Italiens. Die Vulkane Central-Amerikas (in Guatemala) sollen reichliche Salmiakdämpfe entwickeln, welche sich um die Krater zu dicken Schichten verdichten. Die Farbe des natürlich vorkommenden Salmiaks ist gelblich oder grau oder weisslich grau, etwas durchscheinend oder undurchsichtig, aussen matt oder etwas glänzend, auf dem Bruche faserig, oft aber auch muschelig und amorph, zuweilen glasglänzend. Salmiak ist ein gewöhnlicher Bestandtheil im Harne und Kothe der meisten Quadrupeden.

Herleitung des Namens. Den Namen *Sal ammoniacum* verdankt der Salmiak dem Sande der Libyschen Wüste, in welchem er zuerst gefunden und von woher er in den Handel gebracht wurde. Basilius Faber sagt in seinem Thesaurus: *Ammoniacus sal, qui sub arenis in laminas concretas invenitur in Cyrenaica regione, ab ἄμμος, arena, quod et Plinius ostendit, sic habens 31,7 de salis generibus: Cyrenaici tractus nobilitantur Ammoniaco, et ipso, quia sub arenis inveniatur, appellato.* Der Jupiter Ammon (die Jupiterspecies mit zwei Widderhörnern) wurde in der Libyschen Wüste verehrt, und seine Verehrer nannten die Römer *Ammonii*, einen Theil Libyens auch *Ammonia* und daher die Bewohner dieses Landstriches *Ammonii*, Ammonier.

Das Wort Salmiak ist durch Contraction der Worte *Sal* und *ammoniacum* entstanden. Die gasige Grundlage des Salmiaks, das Ammon, nennen viele Chemiker auch Ammoniak, obgleich dieses Wort bei öfterer Wiederholung dem Ohre zuwider ist, und es auch zugleich als Namen eines Gummiharzes, des Ammoniakgummis, gebraucht wird. Ein geringerer Theil der Chemiker, dem ich mich aber anschliesse, haben Ammoniak zu Ammon abgekürzt, welcher Ausdruck kurz und daher praktisch ist und nie Anlass zu einer Verwechselung giebt, nichts desto weniger bekennt sich auch dieser letztere Theil der Chemiker zum Gebrauch des adjectiven ammoniakalisch.

Der Salmiak ist eine Verbindung von Ammon oder Ammoniak (NH_3) und Salzsäure oder Chlorwasserstoff (HCl), oder nach einer verbreiteteren Ansicht eine Verbindung des Ammoniums (NH_4) mit Chlor (Cl). Im ersteren Falle nennt man ihn chlorwasserstoffsaures Ammon oder chlorwasserstoffsaures Ammoniak, im zweiten Falle Chlorammonium oder Ammoniumchlorid. In der Praxis sagt man kurzweg Salmiak.

Handelssorten. Im Handel trifft man den Salmiak in zwei Sorten an, einen krystallisirten oder zweimal gereinigten *(Ammonium chloratum crystallisatum bisdepuratum)* und einen reinen Salmiak *(Ammonium chloratum crystallisatum purum)*. Ersterer ist entweder ein weisses Krystallmehl oder er bildet lockere Salzmassen in Form der Zuckerhüte *(in metis)*. Dieser letztere Salmiak ist meist mit anderen Salzen verunreinigt, aber billiger als der sublimirte *(Amm. chloratum sublimatum)* in dichten, halbdurchsichtigen, eisglänzenden, schweren, concav-convexen Kuchen, im Bruche mit faserigstrahligem Gefüge und von 1,45 spec. Gewicht.

Die Pharmakopöe lässt sowohl einen sublimirten als auch einen in Form eines Pulvers krystallisirten Salmiak zu. Einen in fedrigen langen Krystallen angeschossenen Salmiak erwähnt sie nicht; ein solcher ist also nicht zulässig. Der durch Sublimation raffinirte Salmiak ist gemeiniglich völlig rein, so dass seine filtrirte Lösung direct für die Receptur verwendbar ist. Dagegen sind gelbliche, bräunliche oder graue Salmiakkuchen, welche auch noch vorkommen, zu verwerfen, da sie Eisen, Kohle, brenzliches Oel und andere Schmutztheile enthalten.

Darstellung. In Egypten wird der Russ aus den Schornsteinen der ärmeren Leute, welche eine Art Torf und Kameeldünger als Brennmaterial benutzen, mit dem Dünger der Kameele und anderer Thiere und zerhacktem Stroh vermischt und an der Sonne getrocknet. 0,5 m im Durchmesser haltende gläserne kurzhalsige Kolben, mit Lehm beschlagen, werden bis zu $4/_5$ ihres Rauminhaltes mit der Russmischung angefüllt und in einer Art Galeerenofen gelind erhitzt, bis die leichtflüchtigen Theile des Russes sich verflüchtigt haben. Nun werden die Kolben verstopft. Die Feuerung wird verstärkt und einige Tage mit trockenem Kameelmist unterhalten. Es setzt sich der Salmiak hierbei als ein festes, ungefähr 3—4 cm dickes Sublimat an Kolbenhals und die zunächstliegende Kolbenwölbung an. Die Kolben werden zerbrochen und die Salmiakkuchen von der an ihrer unteren Seite sitzenden russigen Rinde befreit als Egyptischer Salmiak in den Handel gebracht. Nach J. Gīradın liefern 13kg Russ 3kg Salmiak. Der Torf, aus welchem der Russ gewonnen wird, ist eine der Braunkohle ähnliche Masse, welche eine Menge Ueberreste von Seethieren und Seepflanzen enthält. Der Kameeldünger enthält neben thierischen Stoffen viel Natriumchlorid.

An einigen Orten Deutschlands ist folgende Darstellungsweise eingeführt: Einen grossen gusseisernen Kessel, welcher mit einem unseren Destillirhelmen ähnlichen Helm versehen wird, füllt man mit feuchten Abgängen von Häuten, Horn, Sehnen, Knochen, Wolle, Blut und anderen thierischen Stoffen. Nachdem der aufgekittete Helm mit mehreren dicht verschlossenen, etwas Wasser enthaltenden Gefässen nach Art des Woulf'schen Flaschenapparats in Verbindung gesetzt ist, wird der Inhalt des Kessels bis zum Rothglühen erhitzt. Durch diese Hitze werden die thierischen Stoffe, welche aus Kohlenstoff, Wasserstoff, Sauerstoff und Stickstoff bestehen, hauptsächlich in der Art zersetzt, dass sich der Stickstoff mit dem Wasserstoff zu Ammoniak und der Kohlenstoff mit dem Sauerstoff zu Kohlensäure verbinden und das flüchtige kohlensaure Ammonium bilden, welches neben anderen Zersetzungsprodukten, wie Thieröl, Ammoniumacetat und Ammoniumcyanid, Wasserdämpfen etc. in die Vorlagegefässe überdestillirt. Das trübe, braungefärbte Destillat ist hauptsächlich eine wässrige Lösung des kohlensauren Ammons. Diese Lösung wird entweder mit Salzsäure direkt gesättigt und in Salmiak verwandelt oder mit einem Brei aus Gyps (Calciumsulfat) vermischt und durch gepulverten Gyps filtrirt. Hierbei bildet sich leichtlösliches Ammoniumsulfat und unlösliches Calciumcarbonat. Die klare Lösung des Ammoniumsulfats wird mit Kochsalz versetzt, wodurch unter Auswechselung der Bestandtheile sich Ammoniumchlorid (Salmiak) und Natriumsulfat erzeugen. Beide Salze sind in Wasser löslich. Ihre Lösung wird zur Krystallisation gebracht. Da das Glaubersalz bei 30⁰ ebenso löslich ist, als bei 100⁰, dagegen der Salmiak bei einer Temperatur über 30⁰ weit löslicher ist, so krystallisirt beim Erkalten der Lösung von 100⁰ bis 30⁰ nur Salmiak, nicht aber Glaubersalz heraus. Die Salmiakkrystalle werden in Zuckerhüten ähnliche durchlöcherte Formen eingedrückt und getrocknet. Dieser Salmiak in Zuckerhutform ist der sogenannte Braunschweig'sche. Er enthält etwas schwefelsaures Natrium. Wurden zur Zersetzung des kohlensauren Ammonium die chlorcalciumhaltigen Mutterlaugen der Salinen benutzt (wobei Ammoniumchlorid und Calciumcarbonat sich bilden), so enthält er auch wohl Calciumchlorid, welches Ursache ist, dass er leicht feucht wird. Dieser Braunschweig'sche Salmiak ist für pharmaceutische Zwecke nicht geeignet. In den meisten Fabriken wird die Salmiak-, Glaubersalz-, und etwas Kochsalz-haltige Lösung in eisernen Kesseln eingedampft, das auf der Oberfläche der Salzlösung sich absetzende Brenzöl abgeschöpft und, wenn die Masse anfängt trocken zu werden, der Abdampfkessel mit einem eisernen Deckel bedeckt, in dessen Mitte sich ein Loch befindet, in welches ein thönerner Helm eingesetzt ist. Die Erwärmung geschieht nun soweit, als nöthig ist, alle Feuchtigkeit aus der Salzmasse zu verdunsten, was geschehen ist, wenn sich eine dünne Schicht Salmiak im Helme angesetzt hat. Die trockne Salzmasse wird nun in den gusseisernen Scheideöfen, welche mit mehreren Helmen versehen sind, der Sublimation unterworfen. Der flüchtige Salmiak setzt sich hierbei als ein festes Sublimat in den Helmen an. Unter dem Salmiaksublimat, welches Salmiakblumen genannt wird, liegt eine dichte schwärzliche salmiakhaltige Schicht, ganz unten das schwarze Zeug, bestehend aus Glaubersalz, Kochsalz und Kohle, welches man zur Bereitung des Glaubersalzes und Frankfurter Schwarzes benutzt. Die Salmiakblumen werden in gläserne Kolben gefüllt und im Sandbade einer nochmaligen Sublimation unterworfen. Dies letztere Sublimat ist rein und kommt als raffinirter Salmiak in den Handel. Da der rohe Salmiak, auch die Salzmassen, aus welchen der Salmiak durch Sublimation gewonnen wird, Chloreisen enthalten, so mischt man ihnen 3—5 Proc. saure phosphorsaure Kalkerde hinzu. Dieser Zutatz zersetzt das Chloreisen vollständig, indem sich Eisenphosphat bildet.

Eine neuere Darstellungsweise des Salmiaks (die Lüttich'sche) ist eine Nachahmung der Aegyptischen, indem man ein Gemenge aus Steinkohlen, Kochsalz, thierischen Abfällen, Thon in eigenen Oefen verbrennt und den Russ davon der Sublimation unterwirft.

Der meiste Salmiak des Handels wird aus dem Ammonwasser (Condensationswasser) der Leuchtgasfabriken und bei der Kooksbereitung gewonnen. Man giebt dieses das Ammon als Ammoniumcarbonat und Ammoniumsulfhydrat enthaltende Wasser mit einer hinreichenden Menge Aetzkalk in Destillirgefässe und leitet das durch Erhitzen entwickelte Ammongas direct in Salzsäure; einen Theil ($^1/_{10}$) des Gaswassers destillirt man in Salzsäure über. Die Ammoniumchloridlösung wird auch zur Krystallisation gebracht und der krystallisirte Salmiak nach dem Austrocknen der Sublimation unterworfen. In manchen Fabriken wird das Gaswasser direct mit Salzsäure gesättigt, die dabei aber entwickelten stinkenden Gasarten (Schwefelwasserstoff) in eine Feuerung geleitet, damit sie verbrennen und der Umgebung nicht lästig fallen. Die durch Filtration, Eindampfen, Abschäumen etc. von theerartigen Producten befreite Lösung wird zur Krystallisation gebracht etc. Die Sublimation geschieht aus eisernen Kesseln, innen mit Steinplatten belegt und bedeckt mit gusseisernem Deckel, an welchen sich das Sublimat ansetzt, oder in einer eisernen Blase mit daraufgesetztem Ballon von grünem Glase.

Die Gewinnung des Ammoniaks aus den Steinkohlen der Leuchtgasfabrikation hängt von dem Stickstoff- und Feuchtigkeitsgehalte derselben und der Temperatur, welche einwirkt, ab. Je höher letztere ist, je grösser die Ammonausbeute. Nebenher entstehen aber auch noch andere Stickstoffkörper wie Anilin, Chinolin, Pyridinbasen, Cyan etc. (man vergl. auch unter Acet. pyrolignos. und Acid. carbolic.) und treten, wenn auch in geringerer Menge, neben Ammoniak auf und kommen als Verunreinigungen in den Ammonsalzen vor.

In den Schweineschlächtereien zu Chicago bereitet man Ammonsalze aus dem Tankwasser, der Abkochung der Schlachtabfälle, welche von dem Fette befreit ist.

Als Nebenproduct der Rübenzuckerfabrikation, beim Kochen des mit Aetzkalk versetzten Rübensaftes wird Ammoniak entwickelt, in Folge der Einwirkung des Aetzkalkes auf Betaïn, Asparaginsäure, Albuminoide etc. Bei Verarbeitung von je 250000 Centner Rüben können 1000 Ctr. Ammoniumsulfat oder Ammoniumchlorid gewonnen werden.

Wird nach dem Verfahren VINCENT's Rübenmelasse auf Weingeist und Schlempe verarbeitet, letztere der trocknen Destillation unterworfen und das Gaswasser auf Ammoniumsulfat und Trimethylamin ausgenutzt, so erleidet das Trimethylamin durch Salzsäuregas eine Umsetzung in Salmiak und Chlormethyl.

$$\underset{\text{Trimethylamin}}{(CH_3)_3N} \;+\; \underset{\text{Chlorwasserstoff}}{4HCl} \;=\; \underset{\text{Ammoniumchlorid}}{NH_4Cl} \;+\; \underset{\text{Methylchlorür}}{3CH_3Cl}.$$

Salmiak entsteht auch im Ammoniaksodaprocess, in welchem man eine gesättigte Kochsalz- oder Natriumchloridlösung mit Ammoniumhydriumcarbonat (Ammoniumbicarbonat) versetzt. Natriumhydriumcarbonat (Natriumbicarbonat) scheidet aus und Ammoniumchlorid bleibt in Lösung.

Reinigung des sublim. Salmiaks. Dieser Salmiak enthält häufig Schmutztheile, wie Staub, Kohlenstaub, auch mitunter Spuren von Eisen in Verbindung mit Chlor, theils als Chlorür, theils als Chlorid. Um ihn hiervon zu reinigen, übergiesst man ihn zu kleineren Stücken zerschlagen in einem Kolben, der im Sandbade steht, mit $1^1/_2$ Th. destill. Wasser, erwärmt bis zur Auflösung, versetzt, um etwa gegenwärtiges Ferrochlorid in Ferrichlorid zu verwandeln, mit Chlorwasser (auf 100,0 Salmiak mit 3,0—5,0 Chlorwasser), erhitzt nach dem Umrühren bis zum Kochen, setzt dann tropfenweise bis zur alkalischen Reaction Aetzammonflüssigkeit hinzu und filtrirt die kochend heisse Lösung durch Fliesspapier, welches über ein reines leinenes Colatorium ausgebreitet ist, stellt an einem kühlen Orte bei Seite und rührt, um kleine Krystalle zu erhalten, öfters um. Nach Verlauf eines Tages wird das Krystallmehl durch Coliren von der Mutterlauge getrennt und in einer flachen porcellanenen Abdampfschale an einem warmen, vor Staub geschützten Orte getrocknet. Die Mutterlauge kann man entweder bis zum Erscheinen des Salzhäutchens abdampfen und nochmals zur Krystallisation bei Seite stellen, oder man dampft sie unter Umrühren mit einem porcellanenen oder gläsernen Stabe bis zur Trockne ein, zum Verbrauch in der Veterinärpraxis. Metallene Gefässe und Geräthschaften sind hierbei zu vermeiden. Bei ungestörter Krystallisation schiesst der Salmiak in langen federartigen elastischen Krystallen an, welche sich schwierig pulvern lassen. Krystallisirende Salmiaklösungen blühen aus. Deshalb lässt sich die Abscheidung der Krystalle durch allmähliches Abdunsten der Salmiaklösung an einem warmen Orte nicht gut ausführen. Die Reinigung des Salmiaks durch Krystallisation im pharmaceutischen Laboratorium ist übrigens nicht lohnend.

Das Pulvern des sublimirten Salmiaks ist wegen der Elasticität seiner Krystallfasern schwierig. Am leichtesten lässt sich dasselbe in einem reingescheuerten erwärmten eisernen oder steinernen Mörser bewerkstelligen. Dieser wird nebst Pistill durch Hineinwerfen glühender Kohlen ungefähr bis zur Kochhitze des Wassers erwärmt und durch Scheuern mit trocknem weissem Sande nochmals gereinigt, ehe das Pulvern des Salmiaks darin vorgenommen wird. Auch das Sieb muss trocken und wie der zu pulvernde Salmiak vorher gut erwärmt sein. Trockne warme Tage eignen sich am besten, diese Operation vorzunehmen. Der gestossene Salmiak zieht ein wenig Luftwasser an.

Einfach ist die Pulverung des reinen Salmiaks, ihn in gleichviel kochendem Wasser zu lösen, bis zum Erkalten umzurühren und die Masse auf ein leinenes Colatorium zu bringen. Nach dem Abtropfen drückt oder presst man aus, breitet die Masse auf Tellern aus, trocknet sie an einem lauwarmen Orte vor Staub geschützt etc. Ist der Salmiak kein genügend reiner, so ist er in $1^{1}/_{2}$-facher Menge Wasser zu lösen, heiss zu coliren oder zu filtriren und nun bis zum Erkalten umzurühren etc. Das Umrühren grosser Mengen geschieht mit einem Holzstabe, welcher längere Zeit in heissem Wasser macerirte.

Eigenschaften. Der Salmiak ist an der Luft beständig und verflüchtigt sich bei starker Erhitzung vollständig als ein weisser dichter Dampf, ohne zuvor zu schmelzen. Dieser Dampf verdichtet sich an kalten Gegenständen in Form nadelförmiger Krystalle. Bei der Sublimation soll eine geringe Spaltung in Ammoniak und Chlorwasserstoff stattfinden, beide Gase sollen aber in verminderter Temperatur wieder zu Salmiak werden. Auf Kohlen gestreut färbt der Salmiak die Flamme blaugrün. Beim Auflösen im Wasser vermindert er die Temperatur desselben bedeutend. Zu seiner Auflösung bedarf er fast 3 (2,8) Th. kalten und 1,2 Th. heissen Wassers. 100 Th. Wasser von 50° C. lösen 50 Th., bei 100° fast 75 Th. Salmiak. Die gesättigte Salmiak-lösung kann bis 108—110° C. erhitzt werden, ehe sie siedet. In weingeist-haltigen Flüssigkeiten ist er wenig löslich. Krystallisirt er schnell aus einer gesättigten warmen Auflösung, so bildet er lange biegsame prismatisch drei-seitige, nadelförmige Krystalle, welche in Gestalt eines Federbartes zusammen-hängen. Durch langsame Krystallisation erhält man ihn in länglichen oktaëdri-schen und tetraëdrischen Krystallen, dem regulären System angehörig. Die Auflösung des Salmiaks in destillirtem Wasser verdirbt nicht. Wird sie län-gere Zeit siedend erhalten, so erleidet sie eine sehr geringe Zersetzung und unter Ammonverlust wird sie schwach sauer. Der sublimirte Salmiak ist ein Conglomerat octaëdrischer, zu langen Fasern aneinander gereihter Krystalle, welche halb und halb eine Schmelzung erlitten haben.

Die Salmiaklösung giebt mit Silbersalzlösung versetzt einen weissen käsigen, am Tages- oder Sonnenlichte grau werdenden, in heisser Ammoniumcarbonat-lösung und kalter Aetzammonflüssigkeit löslichen Niederschlag (Silberchlorid) und mit Aetzalkalilauge erwärmt entwickelt sie Ammoniakgas.

Diese beiden Identitätsreactionen führt die Ph. an:

Ammoniumchlorid		Silbernitrat		Ammoniumnitrat		Silberchlorid
NH_4Cl	$+$	$AgNO_3$	$=$	NH_4NO_3	$+$	$AgCl$

Ammoniumchlorid		Natriumhydroxyd		Natriumchlorid		Wasser		Ammon
NH_4Cl	$+$	$NaOH$	$=$	$NaCl$	$+$	H_2O	$+$	NH_3

Die wässrige Lösung des Salmiaks, welche man für Recepturzwecke zur Hand hält, ist eine 20-procentige, von welcher also 5 g einen Gramm des Salzes enthalten. Ihr spec. Gewicht ist bei 15° 1,059, bei 17,5° 1,058.

Der Geschmack des Salmiaks ist ein salzigstechender. Da die wässrige Lösung beim Kochen unter Ammonverlust sauer wird, so zeigt der aus seiner Lösung krystallisirte Salmiak nicht selten eine saure Reaction. Da die warme und heisse Salmiaklösung auf Metalle corrodirend wirkt, so müssen von seinen Lösungen Metalle sorgfältig ferngehalten werden.

Tabelle
über den Gehalt der wässrigen Salmiaklösungen von 17,5° C.

Proc. Salmiak	spec. Gewicht	Proc. Salmiak	spec. Gewicht	Proc. Salmiak	spec. Gewicht	Proc. Salmiak	spec. Gewicht
28	1.076	21	1.061	14	1.042	7	1.021
27	1.074	20	1.058	13	1.039	6	1.018
26	1.073	19	1.055	12	1.036	5	1.015
25	1.071	18	1.052	11	1.033	4	1.012
24	1.069	17	1.050	10	1.030	3	1.009
23	1.066	16	1.047	9	1.027	2	1.006
22	1.063	15	1.045	8	1.024	1	1.003

Prüfung. 1) Die völlige Flüchtigkeit ergiebt sich, wenn man in einen trocknen Reagircylinder von 1 cm Weite circa 0,4 g des Salzes giebt und über einer Weingeistflamme erhitzt. Ohne zu schmelzen sublimirt das Salz und setzt sich im kälteren Theile des Cylinders in Form einer schön weissen Krystallmasse an. Am Schlusse muss der Boden des Cylinders völlig klar und frei von irgend einem sichtlichen Rückstande sein.

2) Die wässrige Lösung in 4 Th. Wasser muss völlig klar und farblos sein und sich gegen Reagenspapier völlig neutral verhalten. Letztere Eigenschaft übergeht die Ph. mit Stillschweigen, obgleich Salmiak bisweilen mit schwach saurer Reaction angetroffen wird. (Man vergl. oben unter Eigenschaften.) Die wässrige Lösung wird mit dem 3-fachen Vol. Wasser verdünnt, um für weitere Reactionen eine 5-proc. Lösung zu erlangen.

3) Indifferenz gegen Schwefelwasserstoffwasser, welches man mit einem gleichen Vol. der 5-proc. Salmiaklösung vermischt. Blei (braun), Zink (weiss), Zinn (braun) würden eine Trübung oder Färbung veranlassen. Bei so dünner Lösung wäre Kaliumferrocyanid besser am Platze gewesen und hätte dieses Reagens auch die folgende Reaction überflüssig gemacht.

4) Sehr entfernte Spuren Eisen sind als Verunreinigung zulässig. Die mit Schwefelammoniumflüssigkeit versetzte 5-proc. Salzlösung darf sich nur dunkelgrün färben, aber keinen schwarzen Niederschlag erzeugen. Da es nicht schwer hält, einen eisenfreien Salmiak herzustellen, so wäre es wohl richtiger gewesen, das reine Salz zum officinellen zu machen und den Apotheker zur Beschaffung des *Ammonium chloratum purum* zu veranlassen, von welchem 1 kg nur 5 Pfg. theurer ist als das *bisdepuratum*. Die pharmaceutische Welt glaubte, dass die neue Ph. dem Fortschritte huldigen werde. — Wie ist man dem Irrthume verfallen!

5) Indifferenz der 5-proc. Lösung gegen Baryumnitrat, also Abwesenheit von Sulfat. Da man nur eine sofortige Reaction als massgebende annehmen muss, eine später eintretende Trübung nicht erwähnt ist, so sind auch entfernte Spuren Sulfat zulässig.

6) Abwesenheit von Baryumsalz. Die 5-proc. Lösung würde durch verdünnte Schwefelsäure getrübt werden. Da die Ph. eine nach mehreren Secunden eintretende Trübung mit Stillschweigen übergeht, so kann nur die sofortige Trübung Beachtung finden. Entfernte Spuren Baryt wären also zulässig.

7) Abwesenheit von Ammoniumsulfocyanid oder Ammoniumrhodanid (Rhodanammonium). Man soll die 5-proc. Salmiaklösung mit Salzsäure schwach ansäuern und mit einigen Tropfen (5 ccm Lösung mit 2 Tropfen) Ferrichloridlösung versetzen. Es darf keine rothe Färbung eintreten. Ferrirhodanid bildet eine rothe Verbindung.

Ammoniumrhodanid	Ferrichlorid	Ammoniumchlorid	Ferrirhodanid

$$6NH_4CNS \quad + \quad Fe_2Cl_6 \quad = \quad 6NH_4Cl \quad + \quad Fe_2(CNS)_6.$$

Das Ansäuren mit Salzsäure ist hier ganz überflüssig, denn Acetate und Mekonate (mekonsaure Salze) liegen nicht vor. Diese erzeugen mit Ferrisalz nämlich ebenfalls rothe Verbindungen, welche aber durch freie Salzsäure zerstört werden und die rothe Farbe verlieren.

8) Die Abwesenheit pyrogener Stoffe und verschiedener Amine, z. B. des Anilins (Phenylamins), Toluidins, der Pyridine etc., so wie völlige Flüchtigkeit lässt die Ph. dadurch constatiren, dass sie 1g des Salmiakpulvers mit 3—4 Tropfen Salpetersäure versetzt, im Wasserbade austrocknen, und dann, wenn der Salzrückstand völlig weiss ist, durch stärkere Hitze verflüchtigen lässt. Hier ist der Vorgang derselbe wie bei der entsprechenden Prüfung des Ammoncarbonats. S. 317 sub 8. Diese Prüfung hat nur einen Zweck beim sublimirten Salmiak und der schlechteren krystallisirten Waare. Bei der reinen krystallisirten Waare ist dieselbe überflüssig.

Da sich mehrere pyrogene Basen gegen diese schwache Salpetersäure völlig indifferent verhalten und durch Oxydation keine Pigmente bilden, so wäre noch Jodjodkaliumlösung (jodirte Kaliumjodidlösung aus 5 Jod, 7 Kaliumjodid und 100 Wasser) heranzuziehen. 5 ccm der 5-proc. Salmiaklösung versetzt man mit 10 Tropfen dieser Jodlösung und stellt bei Seite. Nach 3 Stunden darf noch keine Trübung ersichtlich sein.

Praktischer Prüfungsgang. *a*) Prüfung der völligen Flüchtigkeit im Reagircylinder durch Erhitzen. — *b*) Lösung in Wasser, welche klar und neutral sein muss. — *c*) Prüfung auf Schwefelsäure mit Baryumnitrat. Nur sofortige Trübung ist zu beachten. — *d*) Prüfung der 5-proc. Lösung mit gelbem Blutlaugensalz auf Metalle (Blei, Zink, Zinn weiss, Kupfer dunkelbraun, Eisen blau). Dieser Act könnte ausfallen, wenn sub *a* keine Spur Rückstand verbleibt. — *e*) Prüfung auf Ammoniumcyanid (bei sublimirten Salmiak). Man versetzt 5 ccm der 5-proc. Salmiaklösung mit ca. 0,1 g Ferrosulfat, nach der Lösung mit 2 Tropfen Ferrichloridlösung und nach dem Umschütteln mit 4 Tropfen Aetzalkalilauge. Nach der Mischung setzt man ca. 8—10 g Tropfen Salzsäure hinzu. Bei Gegenwart jenes Cyanids tritt eine bläuliche oder blaue Farbe ein (Berlinerblau), im anderen Falle bleibt die Flüssigkeit gelblich, in Folge des Ferrichloridzusatzes, — *f*) zeigt sie nach Zusatz des Ferrichlorids aber eine rothe Farbe, so ist das Salz mit Ammoniumrhodanid verunreinigt. Wenn die Verunreinigung mit letzterem Salze von der Ph. als möglich erachtet wird, so fehlen die Gründe, wesshalb sie die Verunreinigung mit Ammoniumcyanid für nicht möglich hält. — *g*) Prüfung auf pyrogene Stoffe (siehe oben).

Die Proben *e* oder *f* sind nur bei dem sublimirten Salmiak nothwendig. Bei dem reinen krystallisirten Salmiak sind beide Proben und auch diejenige auf pyrogene Stoffe sehr überflüssig, es kommen also hier nur die Proben *a*, *b*, *c* und *d* in Betracht.

In neuerer Zeit öfter angetroffene Verunreinigungen des Ammoniumchlorids waren Baryum- und Bleichlorid, welche durch die bekannten Reactionen nachgewiesen werden. Ammoniumnitrit wurde in einer lange Zeit, aber gut aufbewahrten Lösung des Salmiaks nachgewiesen und (von STORER) als Folge von Pflanzenorganismen angenommen, welche sich in der Salmiaklösung gebildet hätten. Da Salmiak in reinem destillirtem Wasser gelöst in gut verschlossenen Gefässen unverändert bleibt, so kann diese Verunreinigung der Lösungen unbeachtet bleiben.

Kritik. Dass der Salmiak ein neutrales Salz ist und sein muss, hätte wohl erwähnt werden müssen, denn es giebt im Handel Salmiak mit deutlicher saurer Reaction. Uebrigens ist nicht zu übersehen, dass die Ph. über die neutrale Beschaffenheit der Salze stets mit Stillschweigen hinweggeht. Wenn die Ph. ferner Ammoniumrhodanid als Verunreinigung des Salmiaks vorkommend annimmt, so musste sie consequenter Weise auch dem giftigen Ammoniumcyanid als Verunreinigung Beachtung zuwenden. Wo die Möglichkeit der Bildung des einen Salzes vorliegt, kann auch das andere entstehen. Beide Salze müssen hier im vorliegendem Falle als didymische Gebilde erachtet werden. Da die Prüfung auf beide Körper in einer Reagentienfolge durchführbar ist, so konnte auch nach jeder Seite hin gedient werden. Was hier ferner in neutraler Flüssigkeit das Ansäuern mit Salzsäure bezweckt, wo Ferrisalz das Rhodanid sicher anzeigt, ist schwer erklärlich, denn dass die Ph. die Gegenwart von Acetat oder Essigsäure angenommen haben könnte, ist nicht denkbar. Jedenfalls folgte sie nur dem analytischen Usus, bei der Reaction des Ferrichlorids auf Rhodanid eine geringe Menge freier Salzsäure zuzusetzen. Die Gegenwart von Natriumacetat z. B. vernichtet die rothe Färbung, ein Zusatz freier Salzsäure restituirt sie aber.

Da der Salmiak ohne besondere Mühe eisenfrei herzustellen ist, die pharmaceutische Ordnung das reine Salz fordert, so müssen wir die Zulässigkeit einer Verunreinigung mit Spuren Eisen beim Salmiak für einen Rückschritt halten. Die Reaction auf Eisen durch Schwefelammonium hätte hier durch gelbes Blutlaugensalz sehr wohl ersetzt werden können, denn das Eisen im Salmiak ist ja immer als Ferrichlorid vertreten. Schwefelwasserstoff und Schwefelammonium sollten nur dann herangezogen werden, wenn sie durch andere Reagentien nicht zu ersetzen sind.

Anwendung. Der Salmiak wirkt gelind reizend, die Secretion der Schleimhäute befördernd, den Schleim verflüssigend, diaphoretisch. Man giebt ihn zu 0,2—0,6 g in nicht zu sehr entzündlichen katarrhalischen Leiden der Luft- und Verdauungswege. Wie ADAMKIEWICZ beobachtet hat, kann Salmiak als Heilmittel bei Zuckerharnruhr gelten, indem mit der Assimilation des Ammons sich ein Schwinden des Harnzuckers verbindet, dass sogar bei nicht hochgradigen Diabetikern dieses Schwinden ein absolutes werden kann. BROOM beobachtete nach vierstündlichen Gaben von 1,25 Salmiak ausserordentliche Erfolge bei Delirium tremens. Aeusserlich in Umschlägen und Waschungen wirkt er zertheilend und beruhigend. Salmiakdämpfe werden bei langwierigen Bronchialkatarrhen eingeathmet. In erbsengrossen Stücken mit Salpeter gemischt erzeugt er beim Uebergiessen mit Wasser eine starke Temperaturerniedrigung.

In der Technik wird der Salmiak in der Färberei, zum Löthen, beim Verzinnen gebraucht, wobei er gleichsam als Auflösungsmittel der Metalloxyde dient, auch bildet er einen Bestandtheil des Eisenkittes. In der Chemie ist die Anwendung eine sehr ausgebreitete.

Der schwarze Ueberzug auf silbernen Löffeln, mit welchen Salmiakmixturen eingenommen werden, ist ein basisches Silberchlorid, welches sich mit Aetzammonflüssigkeit leicht abwaschen lässt.

Ammonium chloratum ferratum.

Eisensalmiak. Ammonĭum (Ammoniăcum) chlorātum ferrātum; Ammonĭum muriatĭcum martiātum s. ferruginosum; Ferri-ammonio-chloridum; Flores Salis ammoniăci (armoniaci) martiāles; Flores martiales. *Fer ammoniacal; Muriate de fer ammoniacal; Fleurs ammoniacales martiales. Ammonio-chloride of iron.*

Ammoniumchlorid 32 Th. und Ferrisesquichloridflüssigkeit 9 Th. werden in einer Porcellanschale gemischt und unter an-

dauerndem Umrühren in der Wärme des Wasserbades durch Abdampfen
zur Trockne gebracht.

Es ist ein rothgelbes, an der Luft feucht werdendes und in Wasser
leicht lösliches Pulver mit 2,5 Proc. Eisengehalt.

Es muss vor Tageslicht geschützt aufbewahrt werden.

Geschichtliches. Schon im 15. Jahrhundert wird der Eisensalmiak von
BASILIUS VALENTINUS als Arzneimittel erwähnt. Die älteren Chemiker erzeugten ihn durch Sublimation einer Mischung aus Salmiak mit Eisenfeile,
später mit Eisenoxyd. Hierbei entwich Ammon und Wasser, und Salmiak mit
Eisenchlorid sublimirten je nach dem Grade der Erhitzung in verschiedenen
Verhältnissen vereinigt. Die oberhalb sitzenden Sublimatkrystalle von zarterem
Baue wurden als *Flores salis Armoniaci martiales* reservirt, die unterhalb
sitzenden Krystalle liess man an der Luft zerfliessen. Durch das im Anfange
dieses Jahrhunderts eingeführte Verfahren, den Eisensalmiak aus seiner Auflösung durch Krystallisation herzustellen, erhielt man gleichfalls ein Präparat
von verschiedenem Eisengehalte, indem ein sehr grosser Theil des Eisenchlorids in der Mutterlauge zurückblieb und die zuerst anschiessenden Krystalle
weit eisenärmer waren, als die späteren. Das von der Pharmakopöe vorgeschriebene Verfahren, die Lösung von Salmiak und Eisenchlorid durch Abdampfen einzutrocknen, giebt stets ein in seiner Zusammensetzung constantes
Präparat.

Darstellung. Dieselbe bietet keine Schwierigkeit, nur verwende man den
Salmiak in Form eines feinen Pulvers und dampfe bei keiner stärkeren Hitze als der
des Wasserbades ab, denn schon bei einigen Graden über diese Temperatur verdampft
Salzsäure. Weil die Lösung des Salmiaks ausblüht, indem die abscheidenden Krystalle
an der Wand der Schale aufsteigen, selbst über den Rand des Gefässes steigen, und
ferner um die Abscheidung von eisenarmen Salmiakkrystallchen zu verhüten, ist ein
Abdampfen der Salzlösung unter beständigem Umrühren nöthig. Metallene Geräthschaften müssen hierbei sorgsam vermieden werden, auch darauffallender Sonnen-
schein, grelles Tageslicht sind, um die Bildung von Ferrochlorid zu verhüten, abzuhalten. Das völlig trockne, noch warme Salz wird in einem erwärmten porcellanenen
Mörser schnell zerrieben und warm in seine Aufbewahrungsgefässe gebracht. Da der
Eisensalmiak nur in kleinen Mengen in der Pharmacie gebraucht wird, bereitet man
ihn im Laboratorium selbst.

Eigenschaften. Der Eisensalmiak bildet ein hygroskopisches, krystallinisches,
orangegelbes oder pomeranzengelbes Salzpulver von scharfem herbem, nicht
säuerlichem Geschmacke, welches in 3 Th. kaltem und 1 Th. heissem Wasser
klar und ohne Rückstand löslich ist. Die Lösung reagirt sauer. Dem Tageslicht ausgesetzt verändert er sich, indem er eine blässere Farbe annimmt und
ein Theil des Ferrichlorids in Ferrochlorid übergeht. Beim Uebergiessen
des Eisensalmiaks mit Aetzalkaliflüssigkeit wird Ammongas entwickelt und rothbraunes Eisenoxyd abgeschieden.

Der Eisensalmiak scheint keine chemische Verbindung zu sein, weil er
sich in Krystallen von ungemein verschiedenem Ferrichloridgehalte aus seinen
Auflösungen ausscheidet. Bei Verdunstung einer concentrirten Lösung über
Schwefelsäure hat FRITSCHE ein Salz erhalten, welches der Formel $(NH^4Cl)_4 +$
$Fe_2Cl_6 + 3H_2O$ entsprach.

Der officinelle Eisensalmiak enthält circa 2,5 Proc. Eisen oder 7,25 Proc.
Ferrichlorid. Da die Ausbeute 35 Th. beträgt, so ist der Eisengehalt von
2,5 Proc. als der Mindestgehalt aufzufassen.

Aufbewahrung. Der Eisensalmiak wird völlig trocken und noch warm in
trockne und erwärmte, nicht zu grosse Flaschen, die gut und dicht mit Korkstopfen verschlossen werden, gefüllt und vor Tageslicht geschützt aufbewahrt.

Prüfung des Eisensalmiaks. Eine besondere Prüfung des Eisensalmiaks hat die Pharmakopöe nicht angegeben. Wegen Vollständigkeit der Commentation mag folgendes erwähnt sein. Bleibt beim Auflösen in 3 bis 4 Theilen Wasser ein rostfarbener Rückstand, so rührt dieser von Ferrihydroxyd her, entstanden in Folge einer zu starken Erwärmung beim Eintrocknen des Salzes. In der Lösung darf nach Ausfällung des Eisens mittelst überschüssiger Aetzammonflüssigkeit und nach geschehener Filtration Schwefelwasserstoff weder eine Trübung noch Färbung erzeugen. Eine dunkle Trübung würde Kupfer, eine weisse Zink anzeigen. Bei Gegenwart von Schwefelsäure würde Chlorbaryumlösung in der Eisensalmiaklösung eine Trübung hervorbringen. Ein Gehalt an freier Chlorwasserstoffsäure ist durch die weissen Nebel zu erkennen, welche sich um einen darübergehaltenen, mit Aetzammonflüssigkeit befeuchteten Glasstab bilden. Entsteht auf Zusatz von einigen Tropfen Kaliumferricyanidlösung zur wässrigen Lösung des Eisensalmiaks sofort eine blaue oder blau-grünliche Trübung, so enthält er Ferrochlorid. Spuren desselben müssen für unvermeidlich erachtet werden. Zur Bestimmung des Eisengehaltes werden 5 g des Salzes mit 2 g Salpetersäure benetzt, erhitzt, in Wasser gelöst, mit Aetzammon ausgefällt, der Niederschlag nach dem Auswaschen getrocknet, geglüht und gewogen. Es müssen mindestens 0,17 g Ferrioxyd resultiren. Hierbei ist schon ein Feuchtigkeitsgehalt des Salzes von 2—3 Proc. angenommen.

Anwendung. Der Eisensalmiak vereinigt in sich die die Exsecretion der Schleimhäute befördernde Eigenschaft des Salmiaks mit denen des Eisens, ohne Stuhlverstopfung zu erzeugen. Er wird zu 0,1—0,6 g bei Chlorose und gleichzeitiger geringer oder zu starker Absonderung der Schleimhäute, bei Bronchitis, skrofulösen Leiden, chronischen Leber- und Milzanschwellungen, Wassersucht, Rhachitis, Diabetes etc. gegeben.

Amygdalae amarae.

Bittere Mandeln.   Amygdălae amārae.   Semen Amygdăli amārum.
Amandes amères.   Bitter almonds.

Die Samen von *Prunus Amygdalus.* Sie sind ungleichmässig (unsymmetrisch) eirund, auf beiden Seiten abgeflacht, ungefähr 2 cm lang und etwa 1,5 cm breit, spitz genabelt, am stumpf abgerundeten entgegengesetzten Ende bis zu 1 cm dick. Die äussere, hautartige, mehlig bestäubte, mit nicht sonderlich *(haud ita)* verzweigten Gefässbündeln durchzogene Samenhaut kann durch Einweichen in Wasser von den rein weissen Samenlappen *(cotylae)* leicht abgezogen werden. Die Samenlappen sind von sehr bitterem Geschmacke.

Prunus Amygdalus H. BAILLON, varietas **amara.**
Amygdălus commūnis, varietas: **amāra** LINN. Bittermandelbaum.
Synon. *Amygdalus amara* DE CANDOLLE.
Fam. **Amgydalĕae** JUSSIEU. Sexualsyst. **Icosandria Monogynia** L.

Geschichtliches. Die bitteren Mandeln waren schon den Alten bekannt. DIOSKORIDES erwähnt bereits in seiner Heilmittellehre die giftige Wirkung der bitteren Mandeln auf Thiere. Zu derselben Zeit erwähnt SCRIBONIUS LARGUS, Arzt zu Rom, die *amygdali amari*. Die Bestandtheile derselben blieben bis Anfang dieses Jahrhunderts unbekannt, wo BOHM (1802) in Berlin im Destillat aus bitteren Mandeln die Gegenwart von Blausäure und eines ätherischen Oeles erkannte und 1803 MARTRES durch Destillation das flüchtige Bittermandelöl darstellte. Die ersten Chemiker, welche aus den bittern Mandeln das Amygdalin abschieden (1830) waren ROBIQUET und BOUTRON-CHARLARD, aber LIEBIG und WOEHLER waren die ersten, welche das Verhalten des Emulsins zum Amygdalin erkannten und die Spaltung des letzteren in Glykose, Blausäure und Bittermandelöl nachweisen.

Herkommen. Die bitteren Mandeln sind die Samen einer wenig unterschiedenen Spielart des gemeinen Mandelbaumes, *Amygdalus communis*, variet. *amara* LINN. Diese Spielart ist von derjenigen, welche die süssen Mandeln liefert, in botanischer Beziehung kaum verschieden, nur sollen beim bittersamigen Mandelbaum die Blüthen häufiger kleiner und lebhafter roth, Griffel und Staubgefässe gleich lang und die Blattstiele mit Drüsen besetzt sein. DE CANDOLLE und HAYNE sahen deshalb den bittersamigen Mandelbaum für eine besondere Art an und nannten ihn *Amygdalus amara*. Ueber die Frucht und Vaterland des Mandelbaumes siehe unter *Amygdalae dulces*.

Beschaffenheit. Die bitteren Mandeln sind in Form und Farbe in ihrem Aeusseren und Inneren von den süssen Mandeln nicht wesentlich verschieden. Häufig ist die bittere Mandel etwas kleiner, oft auch weniger flach als die süsse. Dagegen sind sie in chemischer Beziehung von den süssen Mandeln total verschieden, denn sie haben beim Kauen einen bitteren Geschmak, sind an fettem Oele ärmer, an Emulsin reicher und enthalten jenen indifferenten und glykosidischen Stoff, Amygdalin, welcher in Berührung mit Wasser und Emulsin in Bittermandelöl und Cyanwasserstoff umgesetzt wird.

Handelswaare. Die meisten bitteren Mandeln werden von Nord-Afrika und dem südlichen Frankreich in den Handel gebracht, von welchen die aus Nord-Afrika kommenden kleinen Berberischen am meisten geschätzt werden, obgleich die grossen Sicilianischen einen ebenso grossen Amygdalingehalt aufweisen. Die Teneriffasorte ist gewöhnlich aus grossen und kleinen Samen zusammengemischt. Die im Preise billigeren, unter dem Namen „Pfirsichkerne“ in den Handel gebrachten bitteren Samen von der im südlichen Russland und Ungarn heimischen Zwergmandel, *Amygdalus nana* LINN., und des gemeinen Pfirsichbaumes, *Persica vulgaris* MILL., bleiben in den Händen der Drogisten oder derjenigen, welche im Grossen daraus fettes Mandelöl und Bittermandelwasser darstellen.

Man sehe sich vor, dass die bitteren Mandeln nicht mit zu vielen süssen, sowie vielen, stets ranzigen Mandelbruchstücken durchmischt sind.

Bestandtheile. Die Bestandtheile der bitteren Mandeln variiren quantitativ sehr. Sie sind in Procenten 36—45 fettes Oel (welches mit dem Oel aus süssen Mandeln nicht völlig identisch ist), 25—35 Proteïnsubstanz (Emulsin und Legumin), 2—3 gummiähnliche Substanz, circa 5 Traubenzucker, 5—8 Samenschale, 9—12 Feuchtigkeit, 1,75—3,3 Amygdalin. BETTE fand in kleinen bitteren Mandeln 2,2, in grossen bis 3 Proc. Amygdalin, GEISELER in Pfirsichkernen bis 3 Proc. Das spec. Gew. der bitteren Mandeln ist selten 1,060—1,070, meist 1,030—1,050.

Werden die bitteren Mandeln zu einer Emulsion verarbeitet, so enthält die Colatur Cyanwasserstoff oder Blausäure, eine sehr giftige Substanz, denn das Amygdalin, ein Glykosid, spaltet sich unter Einwirkung des in den Mandeln ebenfalls vertretenen Emulsins (eines Fermentkörpers) in Traubenzucker (Glykose), Cyanwasserstoff und ätherisches Bittermandelöl (Benzaldehyd)

$$\underset{\text{Amygdalin}}{C_{20}H_{27}NO_{11}} + \underset{\text{Wasser}}{2H_2O} = \underset{\text{Cyanwasserstoff}}{HCN \text{ (od. HCy)}} + \underset{\text{Bittermandelöl}}{C_6H_5 . COH} + \underset{\text{Glykose}}{2C_6H_{12}O_6}$$

Das Nähere sehe man unter *Aq. Amygdalar. amar.* nach.

Aufbewahrung. Die bitteren Mandeln werden, nachdem sie von den zerbrochenen und etwa zerfressenen Exemplaren, und durch Absieben vom Staube befreit sind, in hölzernen Kästen oder anderen hölzernen Gefässen auf der Materialkammer aufbewahrt. Zuweilen finden sich Mandelsamen beigemengt, welche sich weich oder hohl anfühlen und durchbrochen einen gelbflockigen oder weichen oder von Würmern zernagten Kern enthalten. Diese ranziges fettes Oel enthaltenden Mandeln sind sorgsam auszusuchen und in Dejectgruben zu werfen, wo Vögel, welchen bittere Mandeln ein tödtliches Gift sind, nicht hinzu kommen. Zerbrochene Mandeln sind fast immer ranzig und müssen ebenfalls beseitigt werden.

Anwendung. Bittere Mandeln werden hauptsächlich zur Darstellung des Bittermandelwassers verbraucht, gewöhnlich dienen sie als ein den Geschmack belebender Zusatz bei Bereitung der Mandelemulsionen. Die Wirkung entspricht derjenigen der Blausäure, resp. des Bittermandelwassers, welchem letzteren gegenüber sie jedoch weit milder wirken. Gepulvert bilden sie oft einen Bestandtheil cosmetischer Waschpulver *(pâte d'amandes pour les mains)*.

Amygdalae dulces.

Süsse Mandeln.   Amygdǎlae dulces.   Semen Amygdali dulce.
Amandes douces.   Sweet almonds.

Die Samen von *Prunus Amygdalus.* Sie sind ungleichmässig (unsymmetrisch) eirund, auf beiden Seiten abgeflacht, spitz genabelt, am entgegengesetzten Ende stumpf abgerundet. Man ziehe die grösseren, ungefähr 2,25 cm langen und mindestens 1,5 cm breiten Samen vor. Die äussere hautartige braune mehligstaubige, von nur wenig verzweigten Gefässbündeln durchzogene Samenhaut lässt sich nach dem Einweichen in Wasser von dem rein weissen Samenlappen leicht abziehen. Die Samenlappen müssen von mild öligem, zugleich süsslich-schleimigem, nicht ranzigem Geschmacke sein.

Prunus Amygdalus H. Baillon; varietas **dulcis.**
Amygdalus communis, varietas **dulcis** Linn. Süssmandelbaum.
Synon. **Amygdalus dulcis** De Candolle.

Geschichtliches. Bereits im alten Testamente (1. Mosis 43, V. 11) findet man die Mandeln erwähnt, welche man wahrscheinlich aus Syrien bezogen hatte. Im 6. Jahrhundert v. Chr. waren den Griechen die Mandeln bekannt (Homer erwähnt sie nicht). Den Römern wurden sie erst im Anfange des 2. Jahrh. v. Chr. bekannt, welche sie als *avellanae* s. *nuces graecae* unterschieden. Theophrast (350 v. Chr.), Hippocrates (320 v. Chr.) gebrauchten schon die süssen und bitteren Mandeln zu Arzneien, und Dioscorides (50 n. Chr.) lehrte, das fette Oel aus den Mandeln zu pressen. Carl der Grosse befahl, in seinen Gärten Mandelbäume zu pflanzen (812 n. Chr.). Um 1300 wurde zwischen Venedig und Alexandrien ein bedeutender Handel mit Mandeln getrieben.

Der Mandelbaum wird schon seit den ältesten Zeiten in den Ländern um das Mittelländische Meer cultivirt. Das Vaterland scheint Syrien und Persien gewesen zu sein. Seine Früchte sind schwach zusammengedrückte Steinfrüchte mit bitterem grünlichem, von einer grauweissen, weichen, sammethaarigen äussersten Fruchthaut bedecktem Fleische, welches einen einfächrigen, 1—2-samigen, der Frucht ähnlich geformten Steinkern einschliesst. Dieser letztere hat an beiden Seiten hervorstehende Ränder und ist je nach der Spielart poröser, härter, dichter, dicker oder dünner, glänzend oder matt, glatt oder rauh, leicht oder schwer zerbrechlich. An der reifen Frucht ist die Fleischschale eingetrocknet, lederähnlich und an der Randfurche unregelmässig gespalten, so dass der Steinkern leicht davon zu trennen ist.

Die süssen Mandeln sind die reifen Samen des oben erwähnten Süssmandelbaumes. Sie sind nach botanischen Begriffen eiweisslose, fast eirunde, nach dem sich verschmälernden Ende etwas zugespitzte, plattgedrückte, biconvexe, oder, wenn 2 Samen in einer Steinschale waren, mehr planconvexe oder der Form des convergirenden Meniscus sich nähernde Samenkerne, mit einer matt zimmtfarbigen, etwas scharfen, staubigen, der Länge nach flach gerunzelten lederartigen Haut bekleidet. Seitlich an der Spitze befindet sich der Nabel *(hilum)*, von welchem sich längs des einen Seitenrandes ein schwacher Nabelstreifen *(rhaphe)* bis zur abgerundeten, der Spitze entgegengesetzten Seite, also bis zum Samengrunde verläuft, sich hier zu einem kreisförmigen Nabelfleck ausbreitet, aus dessen Umfange sich ca. 16 Gefässbündel *(fasciculi vasorum)* über die beiden Samenflächen nach der Spitze hin verzweigen. Der Samenkern besteht aus zwei rein weissen planconvexen Keimlappen *(cotўlae, cotyledŏnes)*, welche an ihrem spitzen Grunde mit dem Würzelchen *(radicŭla)* des Keimes *(embrўo)* verwachsen sind.

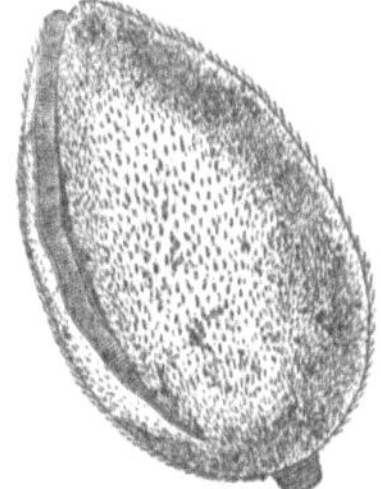

Aufgesprungene Frucht (drupa) des Mandelbaumes, so eben vom Baume herabgefallen.

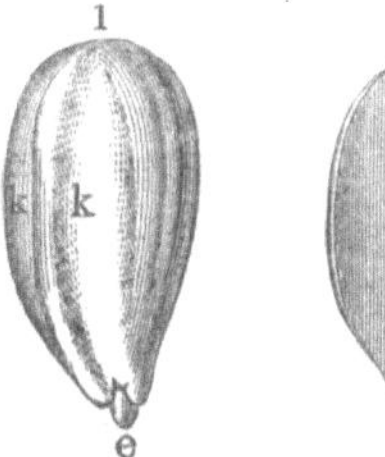

1) Süsser Mandelsamen, von der Testa befreit. *k* Samenblätter oder Kotyledonen. *e* Embryo. 2) Innere Fläche eines Samenblattes mit daran sitzendem Embryo. *r* Würzelchen, *g* Federchen.

Die Samenhaut *(testa)* aus zwei Gewebeschichten bestehend, lässt sich leicht von den zwei weissen glatten Samenlappen trennen, wenn man die Mandeln in heisses Wasser taucht. Der Geschmack der Mandeln ist beim Kauen süsslich mild-ölig.

Sehr alte Mandeln sind weniger schmackhaft. Eingeschrumpfte, stark runzlige, zerbrochene, wurmstichige, im Innern durchscheinende oder gelbfleckige, weiche, zähe und stets ranzig schmeckende müssen verworfen werden. Mandelbruchstücke sind immer ranzig.

Handelswaare. Im Handel unterscheidet man mehrere Handelssorten. Als die besten schätzt man die bis zu 4 cm langen Jordan- und Mallaga-Mandeln. In der Güte schliessen sich diesen die aus Spanien kommenden Valencer und Alicantemandeln und die aus Italien kommenden Ambrosin- und Florenzmandeln an, auch die Commun- und Puglieser-Mandeln. Dagegen sind eine niedrige Waare die aus Nordafrika kommenden kleinen und unansehnlichen Berberischen Mandeln, denen die Deutschen folgen, welche frisch wohl brauchbar sind, durch Liegen und Trocknen aber sehr an Wohlgeschmack verlieren. Die sogenannten Krach- oder Knackmandeln sind Mandeln in der Steinschale von einer Mandelbaumvarietät mit weicher dünner Steinschale.

Man sehe sich vor, dass die süssen Mandeln mit nicht zu vielen bitteren untermischt sind, welche letzteren sich nur durch den Geschmack und an der gewöhnlich kleineren Samenform erkennen lassen.

Bestandtheile. In 100 Th. bestehen die süssen Mandeln durchschnittlich aus 6—8 Feuchtigkeit, 6 Samenhaut, 43—56 fettem Oele, 3 gummiartigem Stoff, 6 Zucker, 20—25 Proteïnkörpern (Emulsin, Legumin oder Pflanzencaseïn), wenig Asparagin und 3—5 Aschentheilen. Die Samenhaut enthält kleine Mengen Gerbstoff. Unter den Aschenbestandtheilen soll auch Alaunerde vorkommen. Das spec. Gew. variirt zwischen 1,024 und 1,065 und ist meist 1,026—1,03.

Das Emulsin der Mandeln, von Robiquet Synaptas ($\sigma\upsilon\nu\acute{\alpha}\pi\tau\epsilon\iota\nu$, verbinden, d. h. in den Mandeln Oel und Wasser) genannt, rangirt nach seinem chemischen Verhalten zwischen Pflanzen-Albumin und Pflanzen-Caseïn (Legumin) und ist dadurch ausgezeichnet, ein Fermentkörper für das Amygdalin zu sein. (Siehe oben S. 330). Heisser Weingeist und auch eine Temperatur von 100° zerstört diese Eigenschaft.

Beim Zerreiben der Mandeln mit Wasser entsteht eine milchähnliche Flüssigkeit, Emulsion, welche in der Ruhe an ihrer Oberfläche ähnlich der thierischen Milch einen dicken, das fette Oel enthaltenden Rahm absetzt. Eine Mandelemulsion wird durch Wärme, Säuren, Weingeist etc. coagulirt. Das Coagulum enthält dann das Emulsin und Caseïn, zum Theil Oel mechanisch einschliessend, die den Molken entsprechenden Theile enthalten Gummi, Zucker, Extractivstoff. Durch Gährung verdorbene Emulsionen enthalten kleine Mengen Essigsäure und Milchsäure. In einer Emulsion befindet sich das fette Oel in mikroskopisch kleinen Kügelchen suspendirt wie in der thierischen Milch das Fett.

Aufbewahrung. Die durch Aussuchen von den Bruchstücken, den weichen und biegsamen und von Würmern zerfressenen Mandeln befreite Waare wird durch Abschlagen in einem für feine Species bestimmten Drahtsiebe von dem Staube befreit und in hölzernen Kästen oder Gefässen an einem trocknen Orte (Materialkammer) aufbewahrt.

Anwendung. Die süssen Mandeln werden meist nur als ein wohlschmeckendes Vehikulum anderer Arzneistoffe angewendet. Von der Samenschale befreit und mit Zucker und Pomeranzenblüthenwasser zu einem zarten Brei zerstossen liefern sie die Mandel-Orgeade. Aus einer Mandelemulsion wird der *Syrupus emulsivus* bereitet. Die häufigste Verwendung finden sie in Form einer wässrigen Emulsion, welche milchigweiss sein muss. Für alle Fälle der Anwendung pflegt man sie zur Verwendung zur Emulsion von der Samenschale zu befreien, oder wenigstens mit Wasser abzuwaschen. Die Beseitigung der Testa geschieht stets dann, wenn die Mandeln direct Bestandtheil der Composition bleiben sollen. Vorräthige Zubereitungen aus Mandeln (der *Syrupus emulsivus* ausgenommen) werden in 10—20 Tagen mehr oder weniger ranzig, der Vorrath derselben darf daher nur von einem Umfange sein, dass er in einer Woche völlig verbraucht wird. Von der Testa befreit, vom fetten Oele befreit oder nicht befreit und gepulvert sind die süssen Mandeln häufig ein Bestandtheil cosmetischer Mittel.

Amylium nitrosum.

Salpetrigsäure-Amyläther; Amyliumnitrit; Amylnitrit; Amylennitrit. Amȳle nitrōsa; Amyloxȳdum nitrosum; Amylaether nitrosus; Aether amȳlo-nitrosus; Nitrītes amylĭcus. *Azotite d'amyle; Ether amylnitreux; Ether amylazoteux; Nitrite d'amyle. Nitrite of amylether; Nitrous amylether.*

Klare, gelbliche, flüchtige Flüssigkeit von nicht unangenehmem fruchtartigem Geruche und etwas brennendem *(sap. ustulantis)*, gewürzhaftem Geschmacke, in Wasser kaum löslich, mit Weingeist und Aether in jedem Verhältnisse mischbar, bei einer Wärme von 97—99 ^{0} C. siedend und angezündet mit fahlgelber leuchtender russender Flamme verbrennend.

10 ccm des Amylnitrits dürfen die Alkalinität, welche 2 ccm einer Mischung aus 1 Th. Aetzammonflüssigkeit mit 9. Th. destillirtem Wasser darbieten, nicht aufheben.

Mit dem dreifachen Vol. einer Mischung, welche aus gleichen Theilen Aetzammonflüssigkeit und absolutem Weingeist zusammengesetzt ist, und mit einer unbedeutenden Menge Silbernitrat gelind erwärmt darf weder eine braune noch eine schwarze Färbung entstehen.

Es werde das Amylnitrit vorsichtig, vor Tageslicht geschützt und über einige Kaliumtartratkrystalle aufbewahrt.

Geschichtliches. Amylnitrit wurde 1844 von BALARD zuerst hergestellt und dann von RIECKHER (Marbach a. N.) und mehrere Jahre später von GUTHRIE (1859), welcher den Siedepunkt bei 99 ^{0} C. bestimmte, näher untersucht. RICHARDSON führte diesen Aether 1866 in den Arzneischatz ein. In neuerer Zeit haben SOLGER, RIEGEL, FRANK, SENATOR und andere Aerzte die Wirkung dieses Aethers mehrseitig geprüft.

Darstellung. Amylnitrit kann auf verschiedene Weise dargestellt werden, stets hüte man sich aber Amylnitritdampf aufzuathmen, denn die Folgen können ein schweres Leiden, selbst den Tod herbeiführen. Das beste und ergiebigste Verfahren ist das Einleiten von Salpetrigsäure oder Untersalpetersäure in Amylalkohol. Ein Glaskolben (*A*) wird bis zu $^1/_3$ seines Rauminhaltes mit reinem Amylalkohol angefüllt, mittelst eines im spitzen Winkel gebogenen Glasrohres mit einem Liebig'schen Kühler dicht verbunden und mit einer in einem Kühltopfe stehenden Vorlage, in welche die Verlängerung des Kühlrohres tief hinabreicht, versehen. Der Kolben (*A*) steht in einem Sandbade und ist ausser mit dem Liebig'schen Kühler noch mit einem zweiten Glaskolben (*B*), in welchem die Entwickelung der Untersalpetersäure stattfindet, in der Weise verbunden, dass das die Salpetrigsäure- oder Untersalpetersäuredämpfe leitende Glasrohr fast bis auf den Grund der Amylalkoholschicht hinabreicht. Auf 100 Th. Amylalkohol liefern 20 Th. Stärke und 250 Th. einer Salpetersäure von circa 1,200 spec. Gew. die ausreichende Menge Untersalpetersäure. Der Kolben mit diesem Gemisch darf höchstens bis zu $^1/_3$ seines Rauminhaltes angefüllt sein und ist mit einem Sicherheitsrohr versehen.

In den zunächst bis auf circa 100° C. erhitzten Amylalkohol werden nach Beseitigung der Feuerung die Untersalpetersäuredämpfe hineingeleitet. Die nun eintretende Reaction erhält den Amylalkohol in leichtem Sieden und Amylnitrit destillirt über. Gegen das Ende der Operation, wenn die Reaction und die siedende Bewegung der Flüssigkeit nachlässt, erhitzt man den Kolben mit dem Amylalkohol in soweit, dass das Sandbad eine Temperatur von 105 bis 110° C. aufweist. Destillirt bei dieser Temperatur nichts mehr über, so bricht man das Einleiten von Untersalpetersäure ab und lässt erkalten.

Das Destillat wird zuerst nach und nach mit kleinen Portionen zerriebenem Natriumbicarbonat versetzt und damit durchschüttelt, hierauf nach vollendeter Abstumpfung der freien Säure mit einem gleichen Volumen kaltem Wasser vermischt, durchschüttelt und zum Absetzen bei Seite gestellt. Die abgehobene Amylnitritschicht wird nochmals mit Wasser geschüttelt, dann mit geschmolzenem Calciumchlorid ausgetrocknet und nun aus einem Kolben im Wasserbade rectificirt, wobei man die zuerst bis etwa 60° C. übergehende Flüssigkeit besonders auffängt und beseitigt, und das zwischen 90—100° C. überdestillirende als Amylnitrit sammelt. Ausbeute circa 70 Th. aus 100 Th. reinem Amylalkohol.

Bei der Bereitung schliesse man die Einwirkung des Sonnenlichtes aus. Die Salpetrigsäure kann auch durch Einwirkung von Salpetersäure auf Arsenigsäure (nach HILGER) auf leichtere Weise erzeugt werden.

Der Rückstand aus der Destillation sowohl wie aus der Rectification besteht hautsächlich aus Valeriansäure mit mehr oder weniger Valeriansäure-Amyläther und kann durch Zusatz von Amylschwefelsäure zu Valeriansäure-Amyläther verarbeitet werden.

Werden 30 Th. Amylalkohol mit 30 Th. conc. Schwefelsäure, verdünnt mit 15 Th. Wasser, gemischt, dann mit 26 Th. Kaliumnitrit oder dafür mit 30 Th. Kaliumnitrat und 7 Th. Kupferspänen versetzt der Destillation unterworfen, so resultirt als Destillat Amylnitrit, welches von Wasser und freier Säure zu befreien ist.

GREENE empfiehlt die Darstellungsweise aus Kaliumnitrit, Schwefelsäure und Amylalkohol. Das Kaliumnitrit dargestellt durch längere Dunkelrothgluth des Kaliumnitrats genügt. Die Substanzen, die Säure mit gleichviel Wasser verdünnt, werden der Destillation aus dem Wasserbade unterworfen. Zwischen 90—100° C. destillirt das Amylnitrit mit wenigem Wasser über. Das Verhältniss der Substanzen ist folgendes: 90 Th. des in ein Pulver verwandelten Kaliumnitrits werden mit 100 Th. Amylalkohol in einer Retorte durchmischt, dann nach Verlauf einer halben Stunde allmählich mit 60 Th. Englischer Schwefelsäure, verdünnt mit 50 Th. Wasser, versetzt und gemischt. Wendet man in Stelle einer Retorte einen Glaskolben an, so ist es zweckmässig, wenn dieser einen sehr kurzen Hals hat. Eine Retorte hat immer den Vorzug. Das Destillat wird, um es von Feuchtigkeit zu befreien, mit zerfallenem und ausgetrocknetem Glaubersalz, dem eine ausreichende Menge Calciumcarbonat zugesetzt ist, macerirt und geschüttelt und schliesslich das Filtrat einer Rectification aus dem Wasserbade unterworfen.

Der Siedepunkt des reinen Amyläthernitrits oder Amylnitrits liegt nach BALARD bei 96° C. Eine Zersetzung des Amyläthernitritdampfes bei der Destillation findet nicht statt (GREENE). Was bei der Destillation bis zu 90° C. überdestillirt, ist nicht Amyläthernitrit. Die Verunreinigung mit Amyläthernitrat ist nur eine unbedeutende, insofern der Siedepunkt dieses Nitrats bei 140—148° liegt.

Das spec. Gew. des Amylnitrits ist nach DOTT 0,877. Die Haltbarkeit des Amylnitrits wird gesichert durch ein vollständiges Entwässern. Vor der Rectification ist die Flüssigkeit circa 24 Stunden hindurch mit dem geschmolzenen, in kleine Stückchen verwandelten Calciumchlorid in Contact zu lassen und öfters damit umzuschütteln.

Theoretisches. Amylalkohol (Fuselöl) ist Amylhydroxyd.

Amyl	Amylalkohol	Amyloxyd od. Amyläther	Amylnitrit
C_5H_{11}	$C_5H_{11} . OH$	$C_5H_{11} . O . C_5H_{11}$	$C_5H_{11} . O . NO$

Durch Einwirkung der anhydrischen Salpetrigsäure (N_2O_3) oder des theoretischen Hydriumnitrits (HNO_2) auf Amylalkohol entsteht Amylnitrit unter Abscheidung von Wasser

Amylhydroxyd		Hydriumnitrit		Amylnitrit		Wasser
$C_5H_{11} . OH$	$+$	HNO_2	$=$	$C_5H_{11} . O . NO$	$+$	H_2O

Eigenschaften. Amylnitrit ist eine neutrale oder schwach saure, klare, blassgelbliche, leicht bewegliche Flüssigkeit von eigenthümlichem gewürzhaftem Geschmacke und fruchtartigem Geruche, welche bei circa 96° siedet und ein specifisches Gewicht von circa 0,900 besitzt. Das spec. Gew. des reinen Amylnitrits ist 0,877 bei 15° C. Erhitzt verwandelt es sich in einen röthlichgelben Dampf, welcher eingeathmet heftige Kopfschmerzen verursacht. Angezündet brennt es mit gelber leuchtender Flamme. Aetzkalilauge zersetzt es unter Abscheidung von Amylalkohol. In Wasser ist es nicht löslich, mit Weingeist, Aether, Chloroform, Benzin, Petroläther in allen Verhältnissen mischbar, mit Schwefelkohlenstoff eine trübe Mischung gebend.

Licht und Luft wirken zersetzend auf das Amylnitrit und der im reinen Zustande neutrale Körper nimmt saure Reaction an, indem Salpetrigsäure theils zu Salpetersäure oxydirt wird und sich diese nebst Salpetrigsäure abscheidet, auch Valeriansäure, Valeraldehyd und Amylvalerianat entstehen gleichzeitig in Spuren. Ebenso werden Spuren Amylalkohol frei. Giebt man auf eine Ferrosulfatlösung eine Schicht Amylnitrit, so stellt sich nach und nach eine dunkelbraune Färbung ein, indem Salpetrigsäure frei wird. Diese Reaction erfolgt sofort auf weiteren Zusatz einiger Tropfen Salzsäure.

Zu concentrirter Schwefelsäure gegossen erfolgt Zersetzung unter Schäumen und Gasentwickelung. Giesst man nach mehreren Minuten zu dieser Mischung Wasser, so tritt ein angenehmer Fruchtgeruch nach Valeriansäure-Amyläther auf.

Durch Natrium, durch Aetzalkali wird Amyl als Amylalkohol abgeschieden.

Da der Dampf des Amylnitrits von starker Wirkung auf den Herzschlag ist, so vermeide man das Aufathmen des Dampfes, überhaupt ein starkes Riechen an der Flüssigkeit.

Aufbewahrung. Amylnitrit gehört zu den starkwirkenden Arzneisubstanzen und wird daher abgesondert aufbewahrt. Da Luft und Licht zersetzend einwirken, ist es in mit Glasstopfen dicht geschlossenen, kleinen, 15—20 ccm grossen Fläschchen vor Licht geschützt an einem kühlen Orte aufzubewahren. In jede Flasche giebt man 2—3 Kaliumtartratkrystalle, welche die frei werdende Säure binden. Ist das Amylnitrit von Feuchtigkeit vollständig frei, so conservirt es sich über Kaliumtartrat sehr gut. Weingeist ist nicht behufs der Conservirung zuzusetzen, da derselbe die Bildung des giftigen Aethylnitrits ermöglicht.

Prüfung. Identitätsreactionen, wie sie unter „Eigenschaften" angegeben sind, auszuführen, ist zweckmässig, damit man weiss, dass Amylnitrit vorliegt.

Verunreinigungen sind Feuchtigkeit, Weingeist, Valeriansäure, Valeraldehyd, freie Salpetrigsäure, freie Salpetersäure, Cyanwasserstoff. Letzteres soll durch Einwirkung der Salpetrigsäure auf Amylalkohol in Spuren entstehen (wenn nicht hier eine Verwechselung mit Valeriansäure vorliegt, welche mit Silberlösung auch einen in kaltem Wasser kaum löslichen Niederschlag giebt).

Die Pharmacopöe erwähnt die Reaction des Amylnitrits nicht, lässt aber indirect insofern eine saure Reaction zu, als 10 ccm des Amylnitrits mit 2 ccm einer 1-proc. Aetzammonflüssigkeit geschüttelt die alkalische Reaction der letzteren nicht aufheben dürfen. Diese Reaction dürfte oft nicht zur Ausführung kommen, weil der Vorrath in der kleinen Apotheke sehr häufig über 10 ccm dieses selten gebrauchten Mittels nicht hinausgeht.

Die zweite Reaction bezieht sich auf ein in der Zersetzung befindliches Amylnitrit, welches in diesem Acte weit vorgeschritten sein kann, ohne dass eine Spur Valeraldehyd gegenwärtig ist. Man mischt circa 1 ccm Amylnitrit mit 2 ccm Aetzammon und so viel absolutem Weingeist, dass eine klare Flüssigkeit entsteht, versetzt mit einigen Tropfen Silberlösung und erhitzt. Bei Gegenwart eines Aldehyds tritt Reduction des Silbers ein.

Da Aethylnitrit ein giftiger Körper ist, wenigstens noch einmal so giftig als Amylnitrit, so wäre eine Reaction auf Aethyl, resp. Weingeist wohl eine nothwendige gewesen, ebenso eine Reaction auf Feuchtigkeit. Letztere würde Calciumchloridkrystalle zum Zerfliessen bringen, erstere, Aethylnitrit und Weingeist, würden bis 80—83⁰ C. erwärmt überdestilliren und wären die Dämpfe in Wasser aufzufangen. Aethylnitrit siedet schon bei 16⁰ C. Valeriansäure dürfte durch Silbernitrat in dem mit Amylnitrit geschüttelten Wasser durch einen weissen flockigen Niederschlag, der sich beim Aufkochen löst, auch durch den Geruch beim Verdunsten eines Tropfens auf der Hand erkennen lassen.

Kritik. Der Verbrauch von 10 ccm des Amylnitrits für die Probe auf freie Säure ist ein ziemlich starker und hätte durch 5 ccm Amylnitrit und 1 g des 1-proc. Aetzammons sehr wohl ersetzt werden können. Dass die Prüfung auf Feuchtigkeit, deren Gegenwart die Conservirung des Amylnitrits erschwert, und eine Prüfung auf Aethylnitrit, welches sehr giftig ist, mit Stillschweigen übergangen sind, ist zu bedauern. Statt des *a luce remotum* hätte hier bei einem leicht entzündlichen Aether *a luce solis remotum* ein besseres Verständniss gewährt, ebenso lässt der ungewöhnliche *sapor ustulans* Zweideutigkeiten zu.

Schliesslich ist der Namen *Amylium* für *Amyle* ein sehr wenig sprachverständiger, denn das aus dem Griechischen gebildete *Amyle* (ἄμυλον und ὕλη) besagt das was *Amylium* besagen soll. Ein Sprachverständiger hätte ohne Zweifel nur *Amyle nitrosa* als die richtige Bezeichnung adoptirt. Die Römer genirten sich ja auch nicht das ἄμυλον der Griechen als *amўlum* in ihre Sprache aufzunehmen, was hinderte wohl uns Neulateiner dem griechischen Worte seine Form nicht zu lassen und es als ein lateinisches nicht anzuerkennen? Allein, um Verwechselungen aus dem Wege zu gehen, mussten die Verfasser der Ph. das Richtige wählen.

Im II. Bd. des Manuale pharmaceut. 1860 führte HAGER die Bezeichnung *Amylium* zwar auf, aber in den folgenden Ausgaben dieses II. Bandes, ferner im Handb. d. pharm. Praxis findet man *Amyle*, die richtige lateinische Form, für Amyl aufgenommen. Dazu kommt, dass Lateiner der mittleren Zeit, circa um 100 J. n. Chr. schon das Wort *hўlē, es, f.* für Materie, Stoff etc. gebrauchten (ATTEJUS b. SUETONIUS Gr. 10). Hätte der lateinische Autor der Pharmacopoe nur GEORGES' Handwörterbuch aufgeschlagen, so hätte er auch *hyle* gefunden, sich den Nimbus eines guten Lateiners bewahrt und statt des nichtlateinischen *Amylium* (an Kalium, Natrium etc. erinnernd) das gut lateinische *Amyle* gesetzt.

Anwendung. BATTMANN berichtete über die Wirkung des Amylnitrits folgendes: „Nach Aufathmen des Dampfes von nur 3 Tropfen tritt sofort Pulsbeschleunigung, sichtbares Schlagen der Carotiden (Kopfpulsadern), Röthung des Gesichts und meistens Pupillenerweiterung ein. Die subjectiven Erscheinungen bestehen in Hitze im Kopf, Gefühl von Völle, Klopfen, keineswegs Schmerzen im Kopf, ausserdem constant Kitzeln im Halse. Der Puls steigt auf 96—136 Schläge und ist dabei klein. Diese Reaction dauert 4 Minuten. Wirksam hat es sich gegen Migräne, nicht aber gegen Angina pectoris und andere Neurosen erwiesen."

Eingeathmet wirkt es besonders berauschend und betäubend auf das Gefässystem. Bei einigen Personen genügt das Einathmen des Dunstes zweier Tropfen, Schwere im Kopfe wie nach leichtem Rausche zu erzeugen, ohne jedoch das Bewusstsein zu stören. Durch die Herzschlagbeschleunigung wird man oft auch in einen unangenehmen Zustand voll Angst und Unruhe versetzt und Gesicht und Hals röthen sich. Nach Einathmung des Dunstes von 5 Tropfen tritt Schwindel und Stupor ein, welche viele Minuten hindurch anhalten können.

Man giebt 2—3—5 Tropfen des Amylnitrits auf ein Bäuschchen Leinwand oder auf heisses Wasser in einer halbgefüllten Obertasse und saugt den Dunst mit Nase und Mund abwechselnd auf. Diese Inhalationen werden 2—4-mal täglich wiederholt. Sie sind empfohlen bei Hemicranie, Stimmritzenkrampf, Eklampsie Gebärender, Aterientension, Seekrankheit, Zufällen bei Herzfehlern, Neuralgien, Starrkrampf, Chloroform-Asphyxie, Asthma. Die subcutane Anwendung hat keinen Heilerfolg ergeben. Es hat sich ferner als Antidot bei Strychninvergiftung bewährt und zu 1—2—3 Tropfen auch innerlich genommen (mit Weingeist verdünnt) bei Antritt eines epileptischen Anfalles nützlich erwiesen. Ausserdem ist die Einathmung des Dampfes von 2—3 Tropfen ausreichend, den Anfall zurückzuhalten. Vorsicht ist nothwendig und in allen Fällen der Anwendung zuerst nur zwei Tropfen zu versuchen. Wenn sich danach keine widerwärtigen Nebenwirkungen ergeben, so steige man bis zu 3—4 Tropfen.

Als Desinficiens kann Amylnitrit in manchen Fällen benutzt werden. So injicirte WEISER 3 Tropfen in 100 g Wasser bei chronischem Blasenkatarrh.

Die Dispensation des Amylnitrits von 1 g an und mehr muss in Fläschchen mit Glasstopfen geschehen und nur bei Mengen von circa 0,5 g und bei baldigem Verbrauch dürfte das Fläschchen mit Korkstopfen genügen.

Ein Zusatz von Kaliumtartratkrystallen ist nur dann auszuführen, wenn der Arzt es vorschreibt. Dann sind diese Krystalle der Arzneitaxe entsprechend zu berechnen. Auf 1—2 g sind höchstens 0,1 g Kaliumtartrat verwendbar.

Amylum Tritici.

Weizenstärke; Weizenstärkemehl; Kraftmehl. Amylum triticĕum. *Amidon; Fécule amylacée; Amidon de froment. Amylum (Amyleon); Wheaten amylum, Wheaten starch.*

Das Stärkemehl der Früchte von *Triticum vulgare* (Weizen). Weisses, sehr feines Pulver, welches unter Wasser bei 150-facher Vergrösserung mittelst Mikroskops betrachtet aus fast kreisrunden Körnern zu bestehen scheint, von welchen Körnern die einen sehr klein, andere, jedoch weniger zahlreich vertreten, um vieles breiter sind. Körnchen von mittlerer Grösse werden seltener angetroffen. Auf Zumischung von Weingeist erscheinen die grösseren Körnchen linsenförmig oder planconvex. Die bedeutend grösseren und weniger regelmässigen Kartoffelstärkemehlkörnchen werden, wenn sie beigemischt sind, mittelst Mikroskopes leicht erkannt. Was beim Verbrennen des Weizenstärkemehles an Asche hinterbleibt, darf 1 Proc. nicht übersteigen. Die mit 50 Theilen Wasser gekochte Weizenstärke ergiebt einen nach dem Erkalten dünnflüssigen und trüben Schleim, weder von einem besonderen Geruch noch Geschmack, welcher auch Reagenspapier nicht verändert.

Triticum vulgare VILLARS, Weizen.
Familie **Gramineae-Hordeaceae.** Sexualsyst. **Triandria Digynia** LINN.

Geschichtliches. Die alten Griechen kannten bereits das Stärkemehl des Getreides. Sie bereiteten es aus den durch Einweichen in Wasser gelockerten Weizenkörnern und nannten es Amylon (τὸ ἄμυλον scilicet ἄλευρον), also ein Mehl, das ohne Mühle gewonnen ist. PLINIUS nennt die Einwohner der Insel Chios als Erfinder der Darstellung des Stärkemehls.

Vorkommen. Das Stärkemehl im Allgemeinen ist ein Produkt der Vegetation und findet sich sehr verbreitet in den Zellen der Pflanzen, in Wurzeln, Zwiebeln, Knollen, in den Samen und Früchten der Getreidearten, Leguminosen, der Kastanien, Eicheln etc., in dem Marke der Palmen.

Mit Stärkemehl, Amylum ($C_6H_{10}O_5 = 162$) bezeichnet man den chemisch indifferenten, an der Luft beständigen, geruch- und geschmacklosen, nicht krystallisirbaren Stoff aus der Reihe der Kohlehydrate, welcher hauptsächlich in der Pflanzenzelle sich bildet und mit Jod unter Beihilfe von Wasser eine blaugefärbte Verbindung eingeht. Das Stärkemehl bildet ein weisses, zart anzufühlendes, beim Drucke zwischen den Fingern und zwischen den Zähnen knirschendes, geruch- und geschmackloses Pulver, bestehend aus mikroskopisch-kleinen, verschieden gestalteten Körnchen oder Körperchen, welche sich aus verschieden dicken Schichtungen mit einem concentrischen oder excentrischen Punkte, dem Nabel oder Kerne, zusammensetzen. In dem Stärkemehl der Getreidefrucht findet man gewöhnlich zwei verschiedene Grössen der Stärkemehlkörnchen, die Grosskörnchen und Kleinkörnchen, wenig vertreten sind die Zwischengrössen. In manchem Stärkemehl (z. B. des Hafers, Reises) hängen mehrere Körnchen zu mehr oder weniger regelmässigen Häufchen zusammen und bilden sogenannte zusammengesetzte Stärkekörnchen.

Das Stärkemehlkörnchen ist kein durch und durch homogener Körper, es besteht vielmehr aus vielen, sich gegenseitig bedeckenden dünnen Schichten, welche um so wasserhaltiger sind, je näher sie dem Centrum liegen (NÄGELI). Im Centrum liegt gewöhnlich eine mit Luft gefüllte Höhlung (Zelle), um welche jene Schichten liegen. Sind letztere gleich dick, so zeigt das Stärkekörnchen eine kuglige Gestalt. Da die dickeren Stellen dieser Schichten gewöhnlich nach derselben Seite oder Richtung zu liegen, so wird die Form des Stärckekörnchen eine unregelmässige, liegen die dickeren Stellen der Schichten in der Gürtelzone, so tritt die Linsenform hervor. Bei vielen Stärkemehlarten treten die Schichten mit ihrer Grenze (an und um den Nabel) so wenig hervor, dass sie bei 300—400-facher Vergrösserung nicht zu erkennen sind (wie beim Weizenstärkekörnchen). Leicht zu erkennen sind sie bei den Kartoffelstärkekörnchen.

Das spec. Gewicht der Stärke beträgt 1,5—1,6. Der Feuchtigkeitsgehalt lufttrockner Stärke beträgt 15—18 Proc., welcher erst bei 125⁰ vollständig verdampft.

Durch längere Einwirkung einer Wärme von 100—150⁰ geht das Stärkemehl in im Wasser lösliches Stärkemehl, Amylin, Amidulin, und schliesslich in Dextrin und Glykose über. Nach MUSCULUS spaltet sich das Stärkemehl unter Wasseraufnahme direct in Dextrin und Glykose. Die in Wasser lösliche Stärke geht durch Eintrocknen ihrer Lösung wiederum in unlösliche Stärke über. Aus der Lösung der Stärke in Glycerin lässt sich die lösliche Stärke durch Weingeist ausfällen.

Stärkemehl ist in kaltem Wasser, Weingeist, Aether, Chloroform, Benzol etc. nicht löslich. In Wasser von 70⁰ quellen die Stärkekörnchen auf, den Kleister bildend, in welchem Zustande sie das Wasser wie ein Schwamm zurückhalten, dann aber bis auf 180⁰ erhitzt gehen sie in Amylin, dann in Dextrin und zum Theil auch in Glykose über. An der Luft sauer gewordener

Kleister enthält Milchsäure. Dem Kleister kann das Wasser durch Frostkälte, auch durch Filtration entzogen werden, es findet sich also das Stärkemehl nicht in Lösung. 1 Th. Stärke löst sich bei Siedehitze scheinbar in 50 Th. Wasser, beim Erkalten scheidet sich die Flüssigkeit zur Hälfte als Kleister, zur anderen Hälfte dünn wässerig.

Die Umwandlung des Stärkemehls in Glykose oder Zucker und Dextrin bewirken in der Wärme auch verdünnte Säuren, Diastas, Magensaft, Speichel.

Als wichtigstes Reagens auf Stärkemehl ist Jod in Form von Jodwasser oder verdünnter Jodjodkaliumlösung, welches die Stärkekörnchen blau oder violettblau färbt. In der Siedehitze findet Entfärbung der jodirten Stärke statt, beim Erkalten tritt sie wieder ein. Alle Agentien, welche Jod in farblose Verbindungen (Jodwasserstoff, Jodsäure etc.) umsetzen oder Jod in ihren elementaren Bestand aufnehmen, entfärben auch die jodirte Stärke. Weingeist löst das der Oberfläche der Körnchen adhärirende Jod und hinterlässt die Körnchen ungefärbt zurück. Daraus ersieht man, dass hier zwischen Jod und Stärkekörnchen nur einfache Adhäsion waltet, obgleich BONDONNEAU der Jodstärke die Formel $(C_6H_{10}O_5)_3J$ giebt.

Darstellung der Weizenstärke. In den Stärkefabriken verwendet man hierzu sowohl das Mehl, als auch den ganzen Samen des Weizens. Weizenmehl wird mit ungefähr halb so viel Wasser zu einem festen Teige geknetet und dieser in Sieben, welche in Oeffnungen von Fässern hängen, unter Darauffliessenlassen von kaltem Wasser und Kneten mit den Händen oder dazu eingerichteten Walzwerken ausgewaschen. Das Stärkemehl haltende Wasser, Stärkewasser, fliesst durch die Siebe in die Fässer und aus diesen durch Rinnen in einen Behälter, Absüssbottig, in welchem man es 24 Stunden zum Absetzen stehen lässt. Die über dem abgesetzten Stärkemehl stehende klare Flüssigkeit, welche Dextrin, Eiweiss, Zucker und andere Stoffe enthält, wird abgelassen. Das Stärkemehl enthält noch etwas Kleber, welcher es zum Stärken von Wäsche oder zur Anwendung bei Appreturen untauglich macht. Diesen Rest von Kleber zerstört man durch Gährung. Zu dem Ende wird das Stärkemehl mit seinem 3-fachen Volumen Wasser angerührt und mit 5 Proc. sauer gewordenem Wasser aus einer früheren Operation vermischt bei einer Temperatur von 25° eine Woche der Gährung überlassen, wobei sich neben Weingeist und Kohlensäure auch Milch- und Essigsäure erzeugen. Letztere Säuren lösen die Klebertheile auf. Das Stärkemehl wird nun mit reinem Wasser öfters ausgewaschen und aufs Neue mit Wasser angerührt zum Absetzen stehen gelassen. Das abgesetzte Stärkemehl ist oberhalb mit einer etwas grauen Schicht (feiner Kleientheile) bedeckt, welche als weniger reines Stärkemehl abgenommen wird. Die untere weisse Schicht wird in mit Leinwand überzogene Körbe gebracht oder eingepresst, damit das anhängende Wasser abtropfen kann, und dann auf Gypsplatten oder auf geflochtenen Horden getrocknet. Die an der Luft in grösseren Kuchen getrocknete Stärke zersplittert allmählich in annähernd 4-eckige säulenförmige Stücke.

Werden statt des Weizenmehles die ganzen Weizenkörner genommen, so weicht man diese in Wasser ein, bis sie sich zwischen den Fingern leicht zerdrücken lassen. Dann werden sie zwischen Walzen zerquetscht und in einer Bütte mit Wasser gemischt, so dass ein dünner Brei daraus entsteht. Man überlässt nun das Ganze der Gährung, bis das Wasser einen säuerlichen Geschmack angenommen hat. Durch Ausdrücken, Kneten und Waschen in Haarsieben sondert man das Stärkewasser ab. Ausbeute 55—65 Proc.

Zur Bereitung der Stärke aus Kartoffeln werden diese sorgfältig gewaschen, zerstampft oder zerrieben und mit Wasser angerührt einen Tag über stehen gelassen. Hierauf rührt man sie unter stetem Schütteln durch ein Haarsieb. Aus dem abgelaufenen Wasser setzt sich das Stärkemehl ab, welches durch öfteres Waschen gereinigt und dann getrocknet wird. Alle Bestandtheile der Kartoffeln bis auf die Stärke und die Faser lösen sich im kalten Wasser auf. Die feinere Stärke dringt durch das Sieb, während die Faser in demselben zurückbleibt. 100 kg Kartoffeln geben 12—15 kg Stärkemehl. 100 kg Weizenmehl geben gegen 40 kg Stärkemehl erster und 15—20 kg zweiter Qualität.

Weizenstärke des Handels. Die Stärke kommt von sehr verschiedener Reinheit und Güte in den Handel. Die sogenannte „Hallenser oder krystallisirte oder stenglige Stärke" in mehr oder weniger unregelmässigen, parallelepipedischen, prismatischen oder cylindrischen, fingerdicken Stäben ist zwar von blendender Weisse, aber nicht unbedingt immer eine völlig reine Stärke, denn diese Form wird nur durch einen Zusatz von Stärkekleisterwasser ermöglicht. Eine reine Stärke ist völlig pulverig. Die Waschstärke ist gewöhnlich mit etwas Ultramarin zur Hebung der Weisse versetzt und blaue Patentstärke ist mit diesem Pigment besonders überladen. Stärke dieser Art sind nur Artikel für den ökonomischen, nicht für den pharmaceutischen Verbrauch. Für den letzteren entnehme man die Waare vom pharmaceutischen Drogisten und zwar die Sorte, welche als *Amylum pulv. extrafein* bezeichnet ist.

Die im Handel mit „Englische Stärke" bezeichnete Waare ist nicht Weizenstärke, sondern entweder Reis- oder Mais-Stärke.

Glanzstärke ist ein Gemisch aus Stärke, Borax, Stearinsäure etc., also nicht pharmaceutisch verwendbar.

Die verschiedenen Patent-Stärkesorten in Stängelform, in Pulverform, reiner Weizenpuder, feine Weizenstärke in Brocken etc. haben sich gewöhnlich als Gemische mit Kartoffelstärke erwiesen.

Eigenschaften. Die Weizenstärke bildet matte, aber sehr weisse, pulverige, mit den Fingern sehr schwer zu zerdrückende, verschieden grosse, formlose, mit knackendem Geräusch zerbrechende Stücke. Zu Pulver zerrieben, bildet sie ein mattweisses zartes Pulver mit einem schwachen bläulichen Schimmer. Unter der Loupe bei greller Beleuchtung glänzen die Stärkemehlkörnchen, jedoch in weit geringerem Maasse als die Körnchen der Kartoffelstärke. Unter dem zusammengesetzten Mikroskope erweist sie sich aus theils linsenförmigen, theils annähernd nierenförmigen, sehr verschieden grossen Körnchen (grossen und sehr kleinen, aber nur wenigen mittelgrossen Körnchen) bestehend, deren Nabel und concentrische Schichtung nur bei sehr starker (500-facher) Vergrösserung deutlich zu erkennen sind. Die Stärke ist, wie schon (S. 338) erwähnt wurde, unlöslich in kaltem Wasser, Weingeist, Aether u. d. gl.

Der mit 50 Th. destillirtem Wasser aus der Weizenstärke bereitete Schleim oder Kleister ist wenig durchscheinend, weisslich mit bläulichem Schimmer. Dieser Schleim darf auf Reagenspapier nicht verändernd einwirken, muss sich also neutral verhalten und sich auf Zusatz von Jodwasser violettblau färben.

Eine lufttrockne Weizenstärke besteht in hundert Theilen aus 82—85 Stärkemehl, 14—18 Wasser oder Feuchtigkeit, 0,1—0,15 Kleber und 1—1,5 vegetabilischer Faser und giebt 0,05—0,8 Aschenbestandtheile aus.

Aufbewahrung. Die Weizenstärke wird wohl vor Staub geschützt am trocknen Orte oder so aufbewahrt, dass sie vor Luftfeuchtigkeit geschützt ist, denn in feuchter Luft vermag sie ihren Wassergehalt um 6—7 Proc. zu vermehren. Da die Vorräthe in den Apotheken nur von geringem Umfange sind, so sind als Aufbewahrungsgefässe porcellanene oder gläserne zu verwenden.

Prüfung. Die Weizenstärke ist als die im Handel am höchsten im Preise stehende Stärkeart Verfälschungen mit Stärkemehl anderen Herkommens, besonders Kartoffelstärke, selbst mit mineralischen Stoffen, wie Gypsmehl, Schwerspath, Magnesit, Dolomit, verwittertem Glaubersalz etc. ausgesetzt.

Die Prüfung erstreckt sich 1) auf den Aschengehalt, 2) auf die Verfälschung mit Kartoffelstärkemehl und anderen Stärkemehlarten und 3) auf den Wassergehalt. Letzterer wird von der Pharmakopöe nicht beachtet, obgleich er von wesentlichem Werthe ist.

1) Der Aschengehalt steigt höchstens bis auf 0,5 Proc. und in einer mit destillirtem Wasser bereiteten Weizenstärke nicht über 0,2 Proc. Der grössere Aschengehalt ist Folge des Quellwassers, welches bei der Bereitung angewendet wird, und der Flächenanziehung der Stärkekörnchen zu den mineralischen Bestandtheilen des Quellwassers. Es kann also auch der besondere, aber

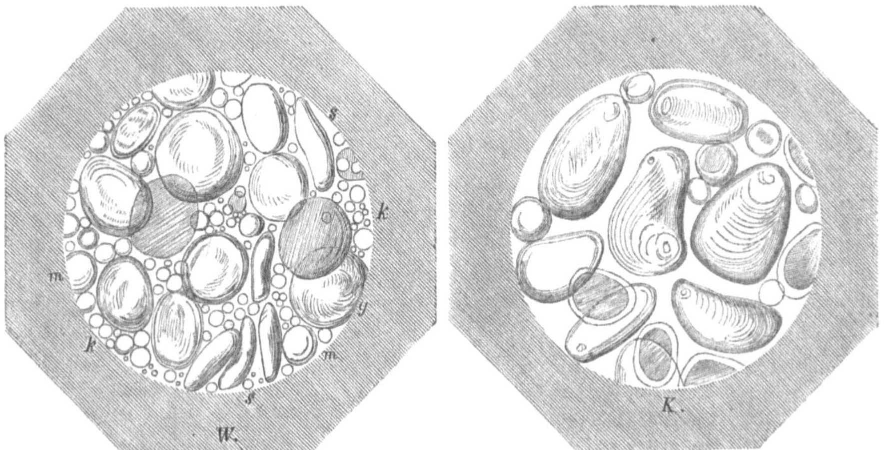

<table>
<tr><td>Weizenstärkemehlkörnchen unter Wasser, 300-fache Vergr. g Grosskörnchen, k Kleinkörnchen, m Mittelkörnchen.</td><td>Kartoffelstärkemehlkörnchen bei 300-facher Vergrösserung unter Wasser.</td></tr>
</table>

immer sehr seltene Fall vorkommen, dass der Aschengehalt selbst bis auf 0,8 Procent steigt. Indem die Ph. sogar höchstens 1 Proc. Asche zulässt, deutet sie an, dass auch die geringere Weizenstärkesorte zuzulassen ist. Bei einer Verfälschung mit mineralischen Stoffen wird die Menge der Asche immer mehrere Procente betragen.

2) Schüttelt man in einem Reagirglase circa 1,0 Stärke mit einem Gemisch aus 6,6 reiner officineller Salzsäure und 3,3 destillirtem Wasser, so erfolgt in einigen Minuten bei Weizenstärke eine geruchlose gelatinöse Masse, bei Kartoffelstärke eine Masse mit einem eigenthümlichen Krautgeruch, welcher sich dem Geruche nach frischen unreifen Bohnenhülsen nähert.

3) Der Nachweis fremder Stärkemehlarten gelingt am sichersten mittelst des Mikroskops bei 200—500-facher Vergrösserung. Es ist nicht zu übersehen, dass zufällig dem Weizen, aus welchem die Stärke abgeschieden wurde, kleine Mengen Früchte anderer Getreidearten beigemischt sein konnten, und

daher einzelne fremde Stärkemehlkörnchen keine Verfälschung voraussetzen lassen.

Kartoffelstärke, Kartoffelstärkemehl, *Amylum Solāni*, bildet pulvrige krümlige Stücke, die sich zwischen den Fingern leicht zerdrücken lassen. Das Pulver ist feinkörnig, im Sonnenlichte seidenglänzend oder wie ein Krystallpulver glänzend, aber weniger weiss als das Weizenstärkemehl. Der mit Wasser daraus bereitete Kleister ist durchscheinend mit grauem Farbentone. Mit 16—17-proc. Salzsäure geschüttelt giebt die Kartoffelstärke einen Schleim mit eigenthümlichem Krautgeruch (vergl. das Vorhergehende). Unter dem Mikroskope findet man die Kartoffelstärkemehlkörner grösser als

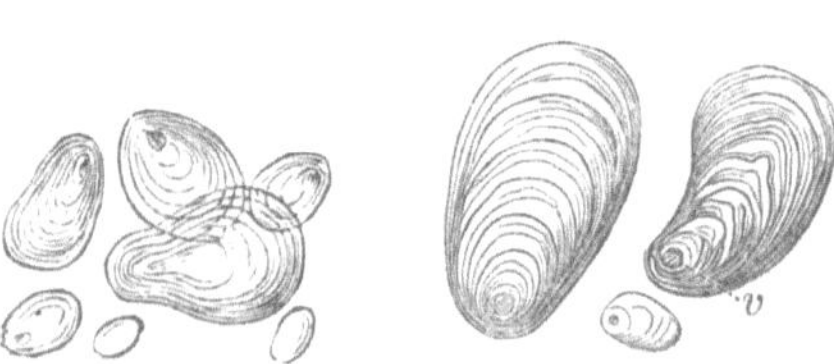

Kartoffelstärkemehlkörnchen
200-mal vergrössert.   450-mal vergrössert
v Nabel oder Vacuole.
Natürliche Grösse 0,05—0,12 mm.

die der Weizenstärke, mehr oval oder birnenförmig und mit schalenförmigen, bei 400-facher Vergr. zu erkennenden, um einen (oder zwei) excentrischen, gewöhnlich am schmäleren Theile liegenden Mittelpunkt (Kern) laufenden Linien (excentrischen Schichtungen). Kleinkörnchen fehlen, es tritt also der Unterschied zwischen Gross- und Klein-Körnchen nicht hervor. Die Kartoffelstärke ist auch specifisch schwerer als die Weizenstärke.

Roggenstärkemehl, *Amylum secalĭnum*, zeigt vorwiegend Gross- und Klein-Körnchen. Diese sind oval und rund, und viele der grösseren Körnchen zeigen einen 1—4· mal linear- oder kreuzförmig gestreiften Nabel. Aus Roggen (der Frucht von *Secāle cereāle* Linn.) wird keine Stärke fabrikmässig abgeschieden. In der Weizenstärke kommen gewöhnlich vereinzelte Roggenstärkemehlkörnchen vor. Eine Verfälschung damit ist bisher noch nicht beobachtet worden.

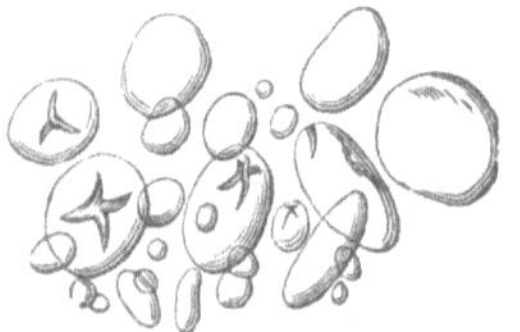

Roggenstärkemehlkörnchen, 200-mal vergr.   Gerstenmehlstärkekörnchen.
Natürl. Grösse 0,015—0,038 mm.   200-mal vergr.   400-mal vergr.
                                   Natürliche Grösse 0,005—0,03 mm.

Gerstenstärkemehlkörnchen, *Amylum hordeacĕum*, sind meist weniger gerundet, und einige zeigen schwache Längs- und Querrisse, andere haben eine längliche Form.

Aus der Frucht der Gerste *(Hordĕum vulgare* und *Hordeum distĭchon* Linn.) wird fabrikmässig keine Stärke abgesondert.

Haferstärke, *Amylum Avēnae*. Die Körnchen haben theils eine Apfelkern-, theils Birnenform, wenige sind rund oder abgerundet, aber nie polyedrisch. Häufig sind sie zu kugeligen oder ellipsoïdischen Körnern zusammengesetzt, bilden also zusammengesetzte Stärkekörnchen wie die Reisstärkemehlkörnchen (man vergl. die Figuren zu den Reisstärkemehlkörnchen), welche sich aber durch einen Gehalt von Körnchen in polyedrischer Gestalt unterscheiden.

Die Erkennung der Stärkemehlkörnchen des Hafers (Frucht von *Avena sativa* LINN.) hat nur einen Werth bei Mehluntersuchungen.

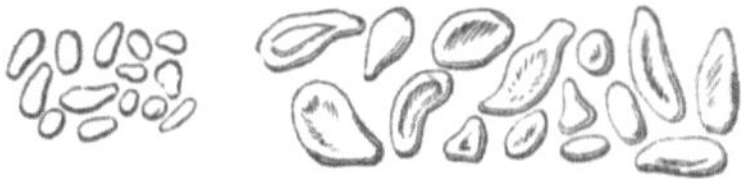

Haferstärkemehlkörnchen.
200-mal vergr.   400-mal vergr.
Natürliche Grösse 0,005—0,033 mm.

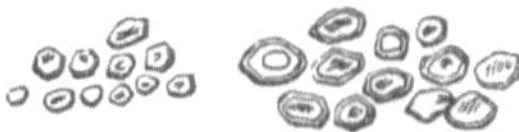

Buchweizenstärkemehlkörnchen.
200-mal vergr.   400-mal vergr.
Natürliche Grösse 0,004—0,015 mm.

Buchweizenstärkemehl, *Amўlum Fagopўri* (aus dem Samen des Buchweizens oder Haidekorns, *Polygŏnum Fagopўrum* LINN.). Die Körnchen sind klein und polyedrisch mit vertieftem oder einspaltigem Nabel. Es kommt dieses Stärkemehl selten in dem des Weizenmehls vor.

Maisstärkemehl, *Amўlum Maўdis* (aus der Frucht des Wälschkorns, *Zea Mays* LINN.). Die Körnchen sind klein und abgerundet vieleckig, mit sichtbarem querrissigem, mehrspaltigem oder stark vertieftem Nabel. Es kommt häufig als Verfälschung des Weizenstärkemehles vor.

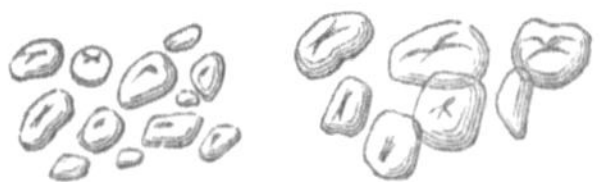

Maisstärkemehlkörnchen.
200-mal vergr.   400-mal vergr.
Natürliche Grösse 0,008—0,03 mm.

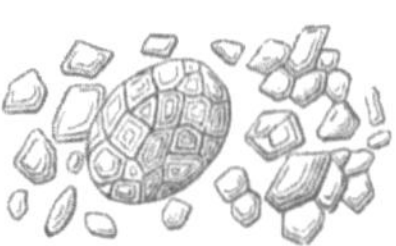

Reisstärkemehlkörnchen zusammenhängend und einzeln. 300-mal vergr.
Natürliche Grösse 0,005—0,008 mm.

Reisstärkemehl, *Amўlum Orўzae.* Die Körnchen sind sehr klein und scharf kantig-vieleckig, zuweilen noch in rundlichen oder sphaeroïdischen Massen dicht zusammenhängend. Die im Handel vorkommenden Reismehle sind gewöhnliche, nur fein gemahlene Früchte der *Orўza satīva* LINN. Reisstärkemehl ist schon mehrmals in dem Weizenstärkemehl angetroffen worden.

Stärkemehlkörnchen der Hülsenfrüchte (Bohnen-, Erbsenmehl) sind meist oval oder nierenförmig, wenige sind kugelig. Die meisten haben einen länglichen, meist unregelmässig spaltigen, auch wohl sternförmigen Nabel.

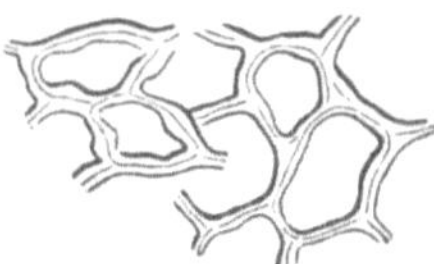

Zellentrümmer der Hülsenfrüchte ungefähr
200-mal vergr.

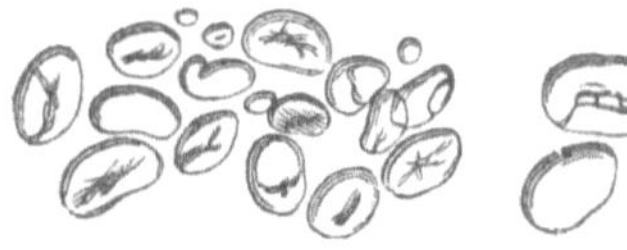

Bohnenstärkemehlkörnchen.
200-mal vergr.   400-mal vergr.
Natürliche Grösse 0,02—0,05 mm.

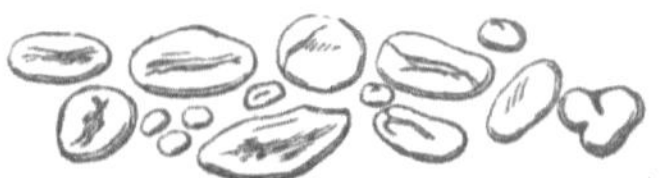

Erbsenstärkemehlkörnchen, 200-mal vergr.

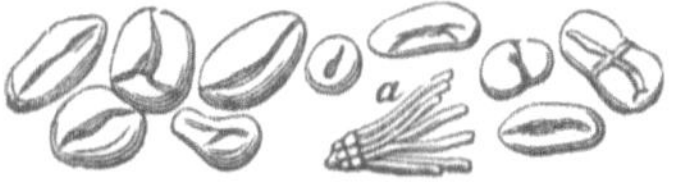

Linsenstärkemehlkörnchen, 200-mal vergr.
a Linsenhülsenreste.

Obgleich eine Verfälschung mit allen diesen Stärkemehlarten in der Weizenstärke nicht zu erwarten ist, so war die Aufführung und bildliche Vorlegung dieser Arten zur Belehrung und Orientirung immerhin nothwendig.

4) Der niedrigste Feuchtigkeitsgehalt einer lufttrocknen Stärke beträgt 12 Proc. und sollte er in einer guten trocknen Stärke nicht über 16,6 Proc. hinausgehen. Durch mehrstündiges Austrocknen im Wasserbade verliert die lufttrockne Stärke höchstens 10 Proc. Feuchtigkeit. Eine völlige Austrocknung erreicht man erst bei einer Wärme von 125—135° C. Eine mit Feuchtigkeit völlig gesättigte Stärke fasst 35 Proc. Wasser und zeigt dabei immer noch eine pulvrige Form.

Behufs annähernder Bestimmung des überschüssigen Feuchtigkeitsgehalts einer sichtlich feuchten Stärke ex tempore, angenommen, dass der Wassergehalt einer gut lufttrocknen Stärke nicht über 12 Proc. hinausgeht, verfährt man (nach SCHEIBLER) wie folgt: Man vermischt 50 g der Stärke mit 100 g eines 88—90-proc. Weingeistes von bekanntem spec. Gewicht, schüttelt öfter um, filtrirt nach einer Stunde und bestimmt das spec. Gewicht des Filtrats. Die Differenz der beiden spec. Gewichte *minus* 1 giebt den Wassergehalt über den normalen Wassergehalt an. Diese Rechnung ist bis 20 Proc. Wassergehalt über den Normalgehalt insoweit eine richtige, als der wirkliche Wassergehalt um circa 0,3 Proc. grösser oder kleiner sein kann. Bei 20—25 Proc. Wassergehalt über den Normalgehalt fällt in der Rechnung das *minus* 1 weg, bei 26—30 Proc. verwandelt man das *minus* 1 in *plus* 1.

Hätte man 50 g Stärke mit 100 g Weingeist von 0,835 spec. Gewicht bei 17,5° C. während einer Stunde einige Male durchschüttelt, dann den Weingeist abfiltrirt und dieser zeigte nun bei 17,5° C. ein spec. Gewicht von 0,846, so enthält die Stärke (0,846—0,835 = 11—1 =) 10 Proc. Wasser über dem normalen Wassergehalt (von 12 Proc.).

Zeigte der abfiltrirte Weingeist ein spec. Gew. von 0,857, so enthielt die Stärke (0,857—0,835 = 22) 22 Proc. Wasser ausser dem normalen Gehalt.

5) Gute Weizenstärke lässt sich bei gewöhnlicher Temperatur mit farbloser conc. Schwefelsäure mischen, ohne mehr als eine gelbliche Farbe anzunehmen. Beim Erwärmen bis auf 30° C. tritt bei Gegenwart von Kartoffelstärke früher Verkohlung ein als bei Weizenstärke.

Anwendung. Das Weizenstärkemehl ist Analepticum (Stärkungsmittel) und Emolliens (erweichendes Mittel) und gilt in der Form eines flüssigen Kleisters (1 zu 150 Aq.) als reizlinderndes einhüllendes Mittel, wird aber zweckmässiger durch Hafergrütz- oder Graupenschleim ersetzt. Stärkepulver dient oft als Excipiens von starkwirkenden oder unlöslichen, specifisch schweren Arzneisubstanzen, auch zur Conspersion der Pillen, mit Zucker und Gummischleim zum Candiren der Pillen und Bissen. Stärkepulver wird zuweilen als austrocknendes Streupulver auf nässende Flechten, in Wunden etc., Stärkeschleim oder Stärkekleister in Klystiren (bei Durchfall, Ruhr), in Bädern, zu Umschlägen angewendet. CAZENAVE erkannte zuerst die reizmildernde Wirkung des Stärkemehls beim Jucken der Haut in Folge herpetischer Affectionen.

Stärkemehl ist insofern Nahrungsmittel, als es zu den Respirationsmitteln gehört. Speichel und Magensaft verwandeln es in Dextrin und Glykose, und diese gehen auf dem ferneren Assimilationswege in Milchsäure, endlich in Buttersäure über. Bei Brechdurchfall der Kinder ist Stärkemehl in Kleisterform hauptsächlicher Bestandtheil der gereichten Nahrung.

Als Bestandtheil cosmetischer Waschpulver empfiehlt sich in Stelle der Weizenstärke Weizenmehl oder Reisstärkemehl.

Zur Bereitung gewisser Gebäcke wird gepulverte Weizenstärke unter Namen wie: weisser Puder, Amidon, Kraftmehl in den Apotheken gefordert. Stärkemehl bildet die Hauptmasse der Verschlussoblaten.

In der Hauswirthschaft zum Steifen der Wäsche wird Weizenstärke der Kartoffelstärke vorgezogen, weil ihr Steifungsvermögen ein grösseres ist. In dieser Beziehung soll jedoch Maisstärke oder Reisstärke noch die Weizenstärke übertreffen. Als Zusatz zu Genussmitteln giebt man wiederum der Kartoffelstärke den Vorzug.

Die Weizenstärke wird ferner in der Technik zur Darstellung der feineren und eleganteren Appreturen, der Schlichte u. d. gl. angewendet. Destillateure schütteln trübe Liqueure mit der gepulverten Weizenstärke und lassen sedimentiren. Auf diese Weise sollen die Liqueure leicht klar gemacht werden.

Weizenstärke liefert einen besseren, gut bindenden und haltbareren Kleister als Kartoffelstärke, welcher oft schon im Verlaufe zweier Tage unbrauchbar wird. Der Buchbinder bedient sich nur des Weizenstärkekleisters.

Kleister für **Papiersignaturen** auf **Metallblech** soll man durch Mischung von gewöhnlichem Stärkekleister mit etwas Spiessglanzbutter oder in Salzsäure gelöstem Stannochlorid gewinnen. Auf 10,0 Kleister 20—30 Tropfen der sauren Metalllösung. Aluminiumacetat soll die Spiessglanzbutter ersetzen.

Antidotum Arsenici.

Gegengift der arsenigen Säure. Arsenikantidót. Antidŏtum. Arsenĭci (Fuchsĭi). In Stelle des Liquor Ferri hydrĭco-oxydāti. *Antidote d'Arsenic. Antidote (antipoison) for Arsenic.*

Hundert (100) Th. des *Liquor Ferri sulfurici oxydati* werden mit zweihundertfünfzig (250) Th. destill. Wasser gemischt und der Flüssigkeit unter Umschütteln und möglichster Vermeidung der Erwärmung ein Gemisch aus fünfzehn (15) Th. *Magnesia usta* und zweihundertfunfzig (250) Th. destill. Wasser zugesetzt.

Eine braune Mischung, welche vor dem Gebrauch umgeschüttelt werden muss. Es ist dieselbe bei jeder Verordnung frisch zu bereiten.

Zu diesem Behufe müssen stets nicht weniger denn 500 g *Liquor Ferri sulfurici oxydati* und 150 g *Magnesia usta* vorräthig gehalten werden.

Geschichtliches. Schon vor 250 Jahren hat man bei Vergiftungen mit Arsenik Eisentinte in Anwendung gebracht. BUNSEN und BERTHOLD jedoch erwarben sich vor 5 Decennien das Verdienst, in dem frischgefällten oder amorphen Ferrihydroxyd ein Antidot der Arsenigsäure aufgefunden zu haben. Da man von dem amorphen Ferrihydroxyd vor 40 Jahren nichts Näheres wusste, so liess die Ph. Bor. ed. VI (1846) frisch gefälltes Oxyd in Wasser vertheilt als Antidot vorräthig halten. Nachdem man erkannte, dass das amorphe Ferrihydroxyd oder Eisenoxydhydrat ein starkes Bestreben hat, in den krystallinischen Zustand überzugehen, und in diesem Zustande aufhört, mit Arsenigsäure in Verbindung zu treten, so ordnete die Ph. Bor. ed. VII (1862) eine stets frisch zu bereitende Mischung aus Ferrichloridlösung mit gebrannter Magnesia an, welcher Anordnung sich auch die Ph. Germ. ed I und II insofern anschliessen, als sie in Stelle des Ferrichlorids Ferrisulfatlösung vorschreiben. Uebrigens hat die Pharmakopoe Hamburgs (1852) zuerst eine Mischung aus Ferrisulfatlösung und Magnesia usta als Arsenikantidot vorgeschrieben.

Im Jahre 1863 studirte HAGER die Eisenoxyde in ihrer Verbindung mit Wasser (pharm. Centralh. 1863 S. 977 u. f.), indem er theils das chemische, theils das physikalische, resp. mikroskopische Verhalten prüfte. HAGER fand nun, dass Ferrioxydhydrate oder Ferrihydroxyde der Zahl nach 3 anzunehmen sind, welche in verschiedenen Verhältnissen mit einander gemischt eine grosse Menge Hydrate von verschiedenem Verhalten darstellen können. Diese drei Hydroxyde entsprechen folgenden Formeln:

a) **Braunes oder amorphes** Hydroxyd (volles Hydroxyd) $= Fe^2O^3,3HO$ oder $Fe_2(OH)_6$. Es entsteht beim Fällen einer kalten Ferrisalzlösung durch Aetzammon oder andere Basen, wie Kali, Natron, Magnesia. Längere Zeit im Contact mit Wasser, oder durch gelinde Wärme geht es in das folgende Hydroxyd über.

b) **Braunrothes oder metamorphes** Hydroxyd ($^2/_3$-Hydroxyd) $=$ $Fe^2O^3,2HO$ oder $Fe_2O(HO)_4$. Es entsteht beim Fällen warmer Ferrisalzlösungen durch Aetzammon oder durch Erwärmen des amorphen Hydroxyds oder unter Einfluss von Kälte auf letzteres. Das Ferrum hydricum fuscum der vorigen Pharmakopöe bestand hauptsächlich aus diesem metamorphen Ferrihydroxyde. Es bildet anscheinend amorphe Massen, ist aber heller an Farbe wie das amorphe.

c) **Rothes oder krystalloïdisches** Hydroxyd ($^1/_3$-Hydroxyd) $=$ Fe^2O^3,HO oder $Fe_2O_2(HO)_2$. Es entsteht bei Einwirkung der Siedehitze des Wassers oder einer Wärme von 120° C. auf die vorhergehenden Hydroxyde, oder bei langer Aufbewahrung dieser Hydroxyde an der Luft. Es bildet kleine krystallinische Körperchen.

Die Umwandelung des einen Hydroxyds in das andere erfolgt durch Wasserverlust, denn

$$Fe_2(OH)_6 \quad minus \quad H_2O \;=\; Fe_2O(OH)_4 \quad (^2/_3\text{-Hydroxyd})$$
$$Fe_2(OH)_6 \quad - \quad 2H_2O \;=\; Fe_2O_2(OH)_2 \quad (^1/_3\text{-Hydroxyd})$$
$$Fe_2O(OH)_4 \quad - \quad H_2O \;=\; Fe_2O_2(OH)_2 \quad (^1/_3\text{-Hydroxyd})$$
$$Fe_2(OH)_6 \quad - \quad 3H_2O \;=\; Fe_2O_3 \quad (\text{anhydrisches Ferrioxyd}).$$

Während das amorphe Ferrihydroxyd leicht von Ferrisalzlösung gelöst wird, ist das metamorphe darin sehr schwer löslich, das krystallinische nicht oder kaum löslich.

Das braune oder amorphe Ferrihydroxyd ist dasjenige, welches leicht mit Säuren Verbindungen eingeht, also auch leicht die Arsenigsäure bindet und damit ein unlösliches basisches Salz darstellt. Das braunrothe oder metamorphe Hydroxyd bindet die Arsenigsäure schon nicht mehr und ist ohne allen antidotischen Werth. Um nun in der Mixtur allein das amorphe Ferrihydroxyd zu erlangen, ist nicht nur jede Erwärmung zu unterlassen, sondern auch selbst die Erwärmung in Folge der chemischen Action zwischen Ferrisulfat und Magnesia dadurch zu verhindern, dass man der verdünnten Ferrisulfatlösung die Magnesiamilch in kleinen Portionen und nur nach und nach unter Agitiren hinzufügt. In der wärmeren Jahreszeit stellt man die Ferrisulfatlösung sogar in ein kaltes Wasserbad. Den chemischen Vorgang vergegenwärtigt folgende Formel:

$$\underset{\text{Ferrisulfat}}{Fe_2(SO_4)_3} \;+\; \underset{\text{Magnesia}}{3MgO} \;+\; \underset{\text{Wasser}}{3H_2O} \;=\; \underset{\text{Ferrihydroxyd}}{Fe_2(OH)_6} \;+\; \underset{\text{Magnesiumsulfat}}{3MgSO_4}$$

Sowohl eine Wärme über 20° C., als wie auch Kälte sind zu meiden, um den Uebergang des amorphen Ferrihydroxyds in das metamorphe zu verhindern.

Im Sommer ist anzuordnen, die Flasche mit dem Antidot in kaltes Wasser zu stellen. Nach Verlauf von 2 Tagen hat sich schon ein Theil metamorphes Hydroxyd gebildet und ist dann das Antidot ein schwächeres geworden.

In der Vorschrift ist Magnesia in bedeutendem Ueberschuss vertreten, denn 11 Th. Magnesia reichen zur Zersetzung von 100 Th. der Ferrisulfatlösung aus. Da aber auch Magnesia (Magnesiamilch) als ein Antidot der Arsenigsäure erkannt ist, so unterstützt dieser Ueberschuss Magnesia die Wirkung des Ferrihydroxyds, wie dies auch durch die Erfahrung bestätigt ist (HAGER's Commentar 1855, I, S. 1100).

Eigenschaften des Arsenantidots. Das Arsenantidot bildet eine schlammige, kaum dickliche rothbraune Flüssigkeit von nicht eisenhaftem, aber vorstechendem Geschmack nach Bittersalz, welche in der Ruhe sich absetzt mit obenaufstehender klarer farbloser Flüssigkeit. Das Antidot muss vor Licht und Wärme möglichst verwahrt werden, wenn seine Wirkung erhalten bleiben soll.

Anwendung. Man giebt das frisch bereitete Arsenantidot umgeschüttelt anfangs alle 15 Minuten, später alle halbe, 1 bis 2 Stunden zu 1—2 Esslöffel. Ein Erwärmen der Flüssigkeit vor dem Eingeben, wie die selige Hannöversche Pharmakopöe sogar empfahl, hindert den Zweck aus den oben angegebenen Gründen. Dieses Antidot ist nicht nur wirksam bei Vergiftungen mit freier Arsenigsäure und Arsensäure, sondern auch bei Vergiftungen mit den Alkalisalzen dieser Säuren, indem es der Base derselben eine stärkere Säure (Schwefelsäure) darbietet, welche an eine nur schwache Base gebunden ist. In jedem Falle wird die Säure des Arsens für den Uebergang in die Eisenverbindung bloss gelegt.

Apomorphinum hydrochloricum.

Apomorphinhydrochlorid; salzsaures oder chlorwasserstoffsaures Apomorphin; Apomorphinhydrochlorat. *Chlorhydrate d'apomorphine; Hydrochlorate d'apomorphine. Hydrochlorate of apomorphia; Muriate of apomorphia.*

Weisses oder grauweisses, trocknes, krystallinisches, neutrales Pulver, löslich in Wasser, fast unlösliches in Aether und Chloroform. Bei feuchter Luft dem Tageslichte ausgesetzt färbt es sich in kurzer Zeit grün. Mit Salpetersäure versetzt färbt es sich blutroth. In reichlicher Menge Aetznatronlauge löst es sich, welche Lösung in einem nicht geschlossenen Gefässe in kurzer Zeit eine purpurrothe, später in Schwarz übergehende Farbe annimmt. Auf Silbernitratlösung wirkt es reducirend. Der durch Natriumcarbonat bewirkte Niederschlag wird der Luft ausgesetzt schnell grün.

Die wässrige Lösung des Salzes muss farblos oder doch nur wenig gefärbt sein. Ein Salz, welches mit 100 Th. Wasser eine smaragdgrüne Lösung giebt, ist zu verwerfen.

Man bewahre es vor Tageslicht geschützt vorsichtig auf. *Stärkste Einzelngabe 0,01, stärkste Tagesgabe 0,05 g.*

Geschichtliches. Im Jahre 1869 experimentirten MATTHIESSEN und WRIGHT, Chemiker Englands, mit Morphin und erhielten, als sie in einem zugeschmolzenen Glasrohre Morphin mit überschüssiger Salzsäure über den Kochpunkt des Wassers erhitzten, ein Morphinderivat, welchem sie den Namen Apomorphin gaben ($\overset{\text{'}}{\alpha}\pi\acute{o}$, griech., entspricht dem lateinischen *a, ab*, also: entstanden, hervorgegangen aus Morphin). Die Englischen Aerzte GEE und PIERCE erkannten ein Jahr später zuerst die Erbrechen erregende Wirkung dieses Morphinderivats. SIEBERT (1870), RIEGEL, BÖHM (1871), H. KÖHLER und QUEHL (1872), HARNACK (1874) studirten die physiologische Wirkung nach allen Seiten und erkannten, dass dieses Alkaloid subcutan injicirt rascher und sicherer Erbrechen bewirkt als innerlich genommen (entsprechend dem Morphin, welches subcutan angewendet (um 10—20 Minuten) schneller Wirkung zeigt als innerlich genommen (HAGER). Zuckerlösung conservirt die 1-proc. wässerige Apomorphinhydrochloridlösung, wie BLASER gefunden hat.

Darstellung. In ein Glasrohr mit Glasstopfen oder in ein Platingefäss giebt man 1 Th. Morphin und 20 Th. concentrirter Salzsäure, so dass die Füllung $^4/_5$ des Gefässes einnimmt, schliesst dieses luftdicht und so fest, dass es in seinem Innenraume einem Luftdrucke von 2 Atmosphären Widerstand leisten kann, und erhitzt durch 3 Stunden im Oelbade bis zu einer Temperatur von 140—150° C. Nach dem Erkalten wird der Inhalt des Gefässes mit luftfreiem Wasser verdünnt, mit Natriumbicarbonat (Natriumhydriumcarbonat) übersättigt, der Niederschlag gesondert und mit Aether oder Chloroform ausgeschüttelt, welche nur das Apomorphin, nicht aber etwa unberührt gebliebenes Morphin lösen. Durch Zusatz von conc. Salzsäure zu der Aether- oder Chloroformlösung scheidet das Apomorphinhydrochlorid in Krystallen aus. Ein Lösen in Wasser und Krystallisirenlassen reducirt die Ausbeute. Diese Operationen müssen möglichst vermieden werden, denn der Sauerstoff der Luft wirkt mit grosser Rapidität zersetzend ein.

MAYER lässt eine heiss gesättigte Morphinhydrochloridlösung mit conc. Zinkchloridlösung mischen und in ähnlicher Weise, wie vorher angegeben, $1^1/_2$ bis 2 Stunden auf 120—130° C. erhitzen. Aus 100 g Morphin lassen sich circa 10 g Apomorphin herstellen.

Der Vorgang der Bildung des Apomorphins aus Morphin besteht einfach in der Ausscheidung von H_2O aus den Elementarcomponenten des Morphins: $C_{17}H_{19}NO_3 - H_2O = C_{17}H_{17}NO_2$ (Apomorphin).

Auch Codein $C_{18}H_{21}NO_3$ oder $C_{17}H_{18}(CH_3)NO_3$ giebt unter gleichen Verhältnissen Apomorphin aus, denn Codeïn ist ein Methyläther des Morphins und kann sogar aus Morphin durch Erhitzen mit Methyljodid (CH_3J) und Aetznatron hergestellt werden. Bei der Ueberführung in Apomorphin durch Erhitzen mit Salzsäure scheidet aus dem Elementarbestande des Codeïns H_2O und Methylchlorid, CH_3Cl, aus, denn

$$\overset{\text{Codeïn}}{C_{17}H_{18}(CH_3)NO_3} + \overset{\text{Salzsäure}}{HCl} = \overset{\text{Wasser}}{H_2O} + \overset{\text{Methylchlorid}}{CH_3Cl} + \overset{\text{Apomorphin}}{C_{17}H_{17}NO_2}.$$

Eigenschaften des officinellen Apomorphinhydrochlorids. Dieses Salz bildet ein grob-krystallinisches weisses, weissliches oder grauweissliches Pulver, löslich in 30 Th. Wasser, circa 20 Th. Weingeist, unlöslich in Aether, Chloroform und Benzol, fast unlöslich in Amylalkohol. Im trocknen Zustande ist es ziemlich dauernd, im feuchten Zustande oder mit feuchter Luft im Contact unterliegt es der Zersetzung unter Annahme einer grünen Farbe. Die Formel ist $C_{17}H_{17}NO_2HCl$, das Mol. Gew. 303,5.

Es kommt auch ein amorphes Apomorphinhydrochlorid in den Handel, welches nicht officinell ist. Es ist leicht von dem krystallinischen zu unterscheiden, indem es meist eine grüne Farbe hat und unter dem Mikroskop hyaline amorphe gelbfarbige Massen dem Auge darbietet.

Eigenschaften des Apomorphins. Dieses Alkaloid ist eine farblose amorphe Substanz, welche sich aber an der Luft (unter Sauerstoffaufnahme) schnell grün färbt, dabei weniger in Wasser löslich wird und damit eine smaragdgrüne Lösung giebt. Es ist dann in Weingeist ebenfalls mit grüner, aber in Aether und Benzol mit purpurrother, in Chloroform mit violetter Farbe löslich.

Vom Morphin unterscheidet sich das Apomorphin zunächst durch seine grössere Löslichkeit in Wasser und Weingeist, besonders aber durch die Löslichkeit in Aether, Chloroform und Benzol, worin Morphin fast unlöslich ist.

Die wässrige und weingeistige Lösung des reinen Apomorphins ist farblos, wird aber an der Luft bald grünlich. Mit Salpetersäure giebt es eine blutrothe, mit concentrirter Salzsäure eine bräunlichrothe Lösung. Die Apomorphinlösungen wirken besonders in der Wärme reducirend auf die edelen Metalle. Mit Goldchlorid entsteht ein purpurrother, mit Pikrinsäure, selbst in verdünnten Lösungen, ein gelber Niederschlag. Im Uebrigen giebt das Apomorphin mit fast allen Alkaloïdreagentien Reactionen.

Das im Apomorphin etwa vorhandene Morphin bleibt beim Auflösen in Chloroform als Rückstand, welcher sich mit Ferrichlorid in stark verdünnter Lösung bläut, während Apomorphin sich damit rosa färbt.

Prüfung des officinellen Apomorphinhydrochlorids. Diese Prüfung besteht zunächst 1) in der mikroskopischen Schau bei circa 50-facher Vergrösserung. Es dürfen nur säulenförmige Krystalle, aber keine unkrystallinische oder amorphe Massen *(Apomorphinum hydrochloricum amorphum)* gegenwärtig sein. Beigemischtes Morphinhydrochlorid ist durch die weit kleineren, spiess- und nadelförmigen Krystalle unterschieden.

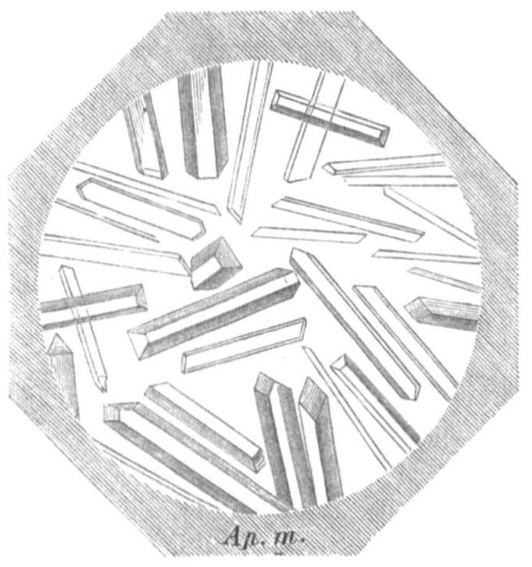

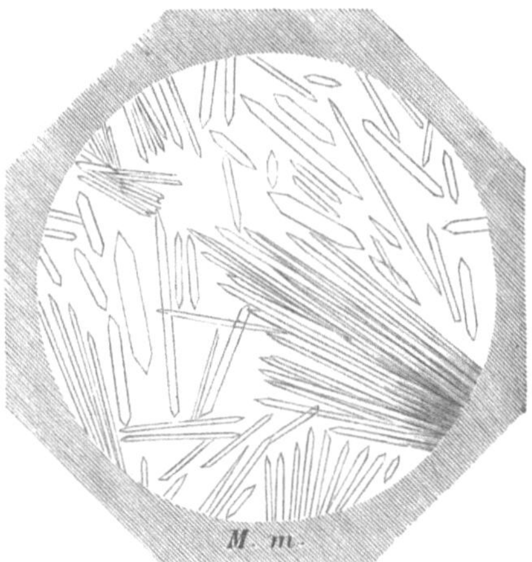

Apomorphin. hydrochloric. bei 60-facher Vergr.   Morphinum hydrochloricum bei 100-facher Vergr.

2) Es werden circa 0,02 g des Salzes mit etwas ($^1/_2$ Tropfen) Wasser befeuchtet und der Luft und dem Tageslichte ausgesetzt. Allmählich muss eine Grünfärbung eintreten.

3) Eine gleiche Menge des Salzes mit 2 Tropfen Salpetersäure auf einem Objectglase mit einem Glasstabe gemischt, muss eine blutrothe Färbung annehmen.

4) Eine gleiche Menge mit circa 2,5 ccm Aetznatronlauge gemischt, muss eine klare Lösung ergeben, welche an der Luft purpurfarben, schliesslich schwarz wird.

5) Eine gleiche Menge übergiesst man mit 3—4 ccm Aetzammon. Es muss alsbald eine Purpurfärbung eintreten, und um so schneller, wenn man etwas erwärmt. Giebt man dazu 2—3 Tropfen Silberlösung, so wird das eintretende Silber sofort reducirt und schwarz gefällt. (Die Lösung in Aetznatron muss ebenfalls eine Silberreduction bewirken.)

6) Eine gleiche Menge des Salzes mit Wasser und etwas Natriumhydriumcarbonat (Natriumbicarbonat) versetzt erfährt eine Fällung, welche durchschüttelt eine grüne Farbe annimmt.

7) Eine Lösung von 0,05 g des Salzes in 5 ccm destill. Wasser, welches vorher durch Aufkochen von einem etwaigen Luftgehalte befreit wurde, soll farblos oder fast farblos sein. Ist diese Lösung schmaragdgrün, so darf das Salz nicht in Anwendung kommen. Diese Identitätsreaction ist die einzige, welche die Ph. zur Unterscheidung von dem amorphen Salze anführt.

Die Proben 1, 3 und 5 dürften genügen, das officinelle Salz zu erkennen und seine gute Beschaffenheit zu bestimmen.

Aufbewahrung. Apomorphinhydrochlorid gehört zu den stark wirkenden, daher abgesondert aufzubewahrenden Stoffen und wird wegen seiner Empfindlichkeit gegen die atmosphärische Luft in kleine 1-Grammfläschchen vertheilt, verkorkt und versiegelt in eine Büchse eingestellt aufbewahrt. Obgleich Apomorphinhyrochlorid zu den scharfen Giften gehört und wohl neben Atropin seinen Stand haben müsste, so wird ein Vergreifen und Verwechseln nicht so leicht stattfinden, indem der Vorrath gewöhnlich ein sehr geringer ist und die Vertheilung in sehr kleine Fläschchen den Dispensirenden auf die Waare aufmerksam machen würde.

Wesentlich ist, dass das Salz trocken ist, und darf es zwischen Fliesspapier gepresst keine erkennbare Feuchtigkeit abgeben. Ein feuchtes Salz verdirbt trotz aller Vorsorge. Es ist zweckmässig, die kleinen gut geschlossenen Fläschchen in ein Hafenglas einzusetzen, einen Bausch Baumwolle darauf zu legen, diesen Bausch mit einem Gramm Aether zu befeuchten und dann das Hafenglas dicht geschlossen in die Standbüchse einzusetzen. In dieser Weise hält sich das Salz über Jahr und Tag unverändert.

Kritik. Wenn die Ph. bei Amylum, einem unschuldigen Vehikel und dem unschuldigsten Arzneistoffe, die mikroskopische Prüfung anordnet, so muss man sich wundern, dass sie diese Operation bei einem so ausserordentlich hervorragenden Arzneistoffe, wie es das Apomorphinhydrochlorid ist, welches zugleich zu den starken Giften zählt, ganz übergeht. Dass den Verf. das amorphe Salz bekannt gewesen ist, unterliegt keinem Zweifel, und dass eine Beimischung von Morphinhydrochlorid in Aussicht genommen werden musste, ergiebt sich aus den Handelsverhältnissen und theilweiser Namensähnlichkeit.

Anwendung. Das Apomorphinhydrochlorid wurde zunächst bei innerlicher, besonders aber subcutaner Anwendung als ein alle unerwünschten Nebenwirkungen ausschliessendes, bequemes und gefahrloses, dabei aber sicheres Emeticum empfohlen und gerühmt, vornehmlich anwendbar bei Vergiftungen, Pneumonien, Croup, Diphtherie etc.

Innerlich genügt eine Dosis zu 0,008—0,01—0,012, subcutan bei Kindern zu 0,002—0,005, bei Erwachsenen zu 0,006—0,008—0,01, in besonderen Fällen zu 0,012, um innerhalb von 5—15 Minuten ein Ausbrechen des Mageninhaltes zu bewirken. Dass es auch Individuen giebt, bei welchen eine subcutane Dosis von 0,015 ohne Erfolg bleibt, so wie andere, bei welchen sich nach der Injection bedenkliche Vergiftungssymptome einstellen, hat die Erfahrung schon einige Male constatirt. Diese Erfahrungen und dann die nicht zu hemmende Zersetzbarkeit des Präparats mögen die Ursache sein, dass das Apomorphin nicht häufiger in Gebrauch genommen wird.

Die Injectionsflüssigkeit wird aus 1 Th. Apomorphin und 100 Th. destillirtem Wasser bereitet. Statt des Wassers ist Syrupus Sacchari empfohlen, indem diese Lösung bei sorgfältiger Aufbewahrung sich besonders gut conserviren, wenigstens zwei Wochen unverändert bleiben soll.

Die Maximaldosis ist zu 0,01, die Gesammtdosis auf den Tag zu 0,05 von der Ph. bestimmt worden.

In neuerer Zeit hat man das Apomorphinhydrochlorid als Expectorans und den Hustenreiz milderndes Mittel zu 0,001—0,002—0,003 drei- bis vierstündlich bei Asthma pituitosum, stockendem Auswurf etc. angewendet. Die Jurasz'sche Mixtura expectorans wird zusammengesetzt: Rp. *Apomorphini hydrochlorici* 0,01 (—0,03), *Aquae destillatae* 120,0, *Acidi hydrochlorici guttas* 5 und *Syrupi simplicis* 30,0. M. D. S. Zweistündlich einen Esslöffel. Der Salzsäurezusatz soll die grünliche Färbung zersetzten Apomorphins beseitigen.

Aquae destillatae.

Die destillirten Wässer sollen den eigenthümlichen Geruch und Geschmack haben, wie solche den flüchtigen Substanzen der Arzneistoffe, aus welchen sie bereitet sind, eigen sind.

Die zu dispensirenden Portionen müssen durch Filtration von den ungelöst gebliebenen flüchtigen Oelen befreit werden.

Schleimig gewordene und nicht farblose Wässer sind zu verwerfen.

Auf Zusatz von Schwefelwasserstoffwasser dürfen sie keine Veränderung erleiden.

Die Pharmakopöe schickt mit vorstehendem Wortlaut längst bekannte und in die praktische Pharmacie tief eingebürgerte Regeln der Series der destillirten Wässer voraus, um an jedem betreffenden Posten, deren nur 4—5 anzutreffen sind, eine Wiederholung zu ersparen.

Ueber die Art und Weise der Destillation ist auch in dieser Ausgabe der Ph. nichts gesagt, dieselbe ist also dem Dafürhalten des Apothekers überlassen. In der Mitte des vorigen Jahrhunderts dachten die Verfasser von Pharmakopöen ebenso liberal, denn man liest im Dispensatorium Borusso-Brandenburgicum vor der Mitte des vorigen Jahrhunderts: *Aquae destillatae simplices. Harum destillandarum ratio Pharmacopaeorum fidei ac dexteritati merito relinquitur.*

Geschichtliches. In den Werken des Joh. Actuarius, eines Hofarztes zu Constantinopel im 13. Jahrh., werden einige über Arzneisubstanzen destillirte Wässer, deren Zahl bis gegen Ende des vorigen Jahrh. in den Dipensatorien über alles Maass zunahm, bereits erwähnt. Die aus Vegetabilien bereiteten destillirten Wässer stellte man meist dadurch her, dass man das frische saftige Vegetabil zerschnitten und zerquetscht in einen Glaskolben gab und nun durch Erhitzen im Sandbade den wässrigen Theil abdestillirte.

Die **Destillation** kann auf zweierlei Weise ausgeführt werden, entweder über freiem Feuer oder durch Dampf. Für die Darstellung in ersterer Weise ist ein gewöhnlicher oder am häufigsten gebräuchlicher einfacher Destillirapparat in unten stehender Abbildung im Durchschnitt vergegenwärtigt. *a* ist die Destillirblase aus Kupfer, *b p* der Helm, *c* der Feuerungsraum, *d* das Aschenloch, *o o* Feuerungszüge. Bei *p* ist der Helm mit dem Kühlrohr oder Kühlgefäss *e e* verbunden, welches bei *m* sein Abflussrohr hat. Das Kühlgefäss ist von Zinn und steht in einem kupfernen oder hölzernen Fasse *f*. Geschlossen ist der Kühlraum durch den zinnernen Cylinder *g*, den man den

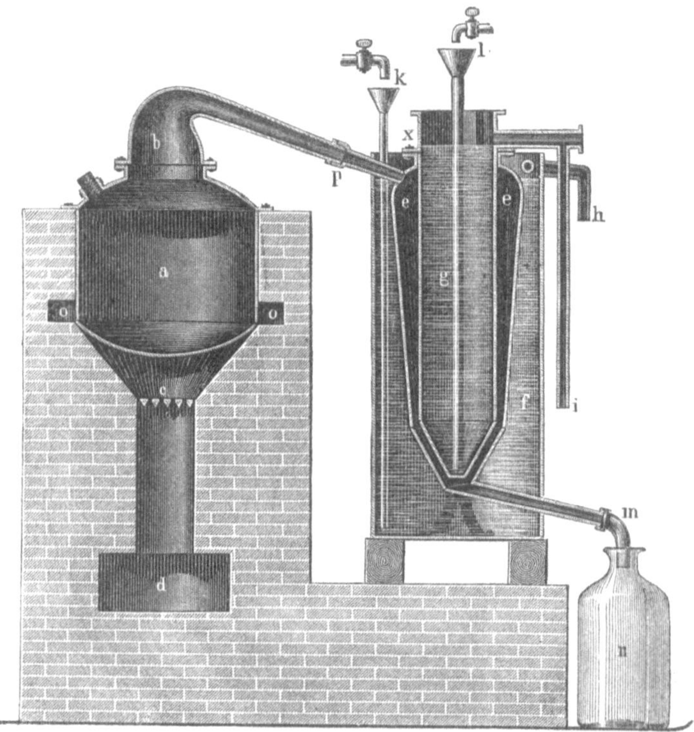

Destillationsvorrichtung mit einem Kühlgefäss nach MITSCHERLICH. Durchschnittszeichnung.

inneren Kühlcylinder nennt, *f* ist dagegen der äussere. Der dichte Verschluss zwischen dem inneren Kühlcylinder und dem Kühlraum ist bei *x* durch eine Flanschenverbindung bewerkstelligt. *k* und *l* sind lange Trichterröhren, in welche man das Kühlwasser einfliessen lässt. Das erwärmte Kühlwasser fliesst aus *h* und *i* ab. *n* ist eine Flasche, Vorlage genannt, zum Auffangen des Destillats.

In die Blase *a* giebt man die Arzneisubstanz und das Wasser. Wird dieses ins Kochen gebracht, so steigt der Wasserdampf durch den Helm *b* in den Kühlraum *e e*, er wird hier abgekühlt, verdichtet sich zu tropfbarem Wasser, welches durch das Ausflussrohr *m* in die Vorlage *n* rinnt, und sich in derselben ansammelt.

Bei Gebrauch dieses Apparats hat man folgende Umstände wohl zu beachten:

1) dass die Mischung von Vegetabil und Wasser hinreichend dünnflüssig ist, damit sie sich nicht am Boden der Blase fest setzt und bis zur Verkohlung erhitzt wird (anbrennt). Ehe man die Destillation in Gang bringt, rührt man deshalb den Blaseninhalt noch einmal um. Das Anbrennen ganz sicher zu verhüten, ist in dem Blasenraume ein siebförmig durchlöchertes, kupfernes Diaphragma, auf welches das Vegetabil aufgeschüttet wird, zu empfehlen. Dieses Diaphragma besteht aus mehreren Theilen, welche durch Charniere mit einander verbunden sind und sich auf diese Weise zusammenlegen lassen, so dass das Diaphragma durch den Blasenhals eingeschoben und auf dem Rande der Concavität des Blasenbodens auseinander geklappt und aufgelegt werden kann.

2) Ein grosser Theil dieser Mischungen, besonders die, welche Schleim enthalten und unter diesen vorzugsweise die Blumen, haben eine grosse Neigung, beim ersten Aufkochen überzusteigen. Aus diesem Grunde darf die Blase mit Flüssigkeit nur halb oder bis zu $^2/_3$ angefüllt sein. Jede Destillation wird unter allmählicher Vermehrung der Feuerung in Gang gebracht.

3) Die Abkühlung ist so zu regeln, dass das Destillat vollständig erkaltet, also nicht dampfend in die Vorlage abfliesst. Es ist eine alte Erfahrung, dass lebhaft destillirte oder heiss und dampfend abrinnende Pflanzenwässer bei der Aufbewahrung nach kurzer Zeit schleimig werden.

In der Regel giebt man das Vegetabil mit dem Wasser gegen Abend in die Blase, befördert durch Umrühren die Mischung, setzt den Destillirapparat vollständig zusammen, indem man den Helm aufsetzt und mit dem Kühlgefäss verbindet, so wie die Vorlage anlegt. Die Fugen werden entweder durch Pappringe und Verschraubung der Flanschen oder durch Lutum, aus Leinmehl, Roggenmehl und Wasser gemischt, geschlossen. Dieses Lutum wird mit genässten Fingern angedrückt und geglättet. Am anderen Morgen wird der Blaseninhalt mittelst eines Stabes, den man durch den Tubus der Blase steckt, nochmals umgerührt, die Blase geheizt und die Destillation ausgeführt.

Dampf-Destillation. Eine andere Destillirmethode besteht darin, dass man aus einem Kochgefäss Wasserdampf in die Destillirblase, welche mit dem Vegetabil beschickt ist, leitet. Der Wasserdampf nimmt die flüchtigen Stoffe aus letzterem auf und tritt in den Kühlraum etc.

Diese Methode ist nur anwendbar, wenn man einen Dampfapparat hat, in welchem der Wasserdampf eine wenigstens um $^1/_3$ Atmosphäre höhere Spannung erlangen kann. Wasserdämpfe von gewöhnlicher Spannung sind ohne genügenden Effect. Das Vegetabil wird mit Wasser durchfeuchtet einem siebförmigen Boden in der Blase aufgeschichtet und mittelst eines Rohres der Dampf unterhalb des siebförmigen Bodens durch das Vegetabil geleitet. Wird letzteres trocken in die Blase gegeben, so bleibt in den meisten Fällen die Extraktion der flüchtigen Stoffe erfolglos. Im Allgemeinen findet aus praktischen Gründen diese Destillationsmethode keinen Beifall, andererseits ist sie da nur anwendbar, wo ein Wasser aus lockeren voluminösen Vegetabilien zu bereiten ist. Weniger zu empfehlen ist sie daher zur Darstellung von Zimmtwasser, Fenchelwasser, zusammengesetztem Stinkasandwasser, Opiumwasser, Himbeerwasser.

Der im Kessel e entwickelte Dampf wird unter einem Drucke von circa $^1/_5$-Atmosphäre durch die Kräuterschicht in dem Cylinder d getrieben. Nachdem er die flüchtigen Theile des Krautes aufgenommen hat, steigt er in das Kühlrohr h und läuft verdichtet als Flüssigkeit in die Vorlage ab.

Die Vorlage ist stets eine Flasche und so geräumig, dass das ganze Destillat in ihr gesammelt werden kann. Das Destillat wird mit dem darin etwa
schwimmenden flüchtigen Oele tüchtig durchschüttelt, einen bis zwei Tage an

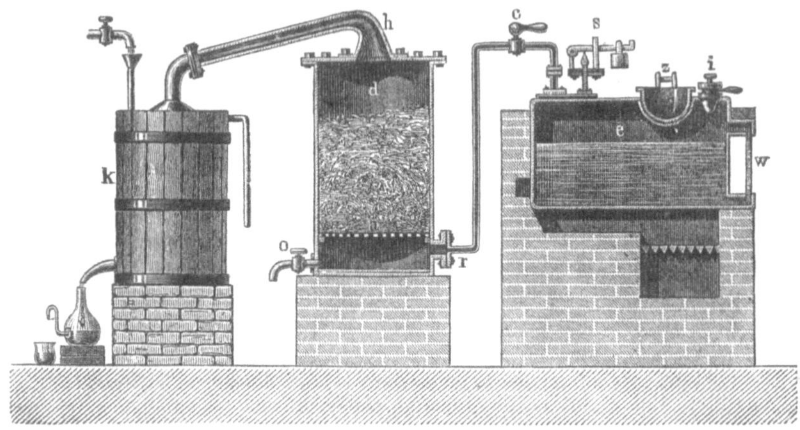

e Dampfentwickler, s Sicherheitsventil, w Wasserstandrohr, z Einsatzkessel, i eingesetzte Infundir- oder
Decoctbüchse, c r Dampfrohr, d Dampfcylinder, h Helm, k Kühlrohr. a im Dampfcylinder ein Siebboden,
auf welchen das angefeuchtete Vegetabil aufgeschichtet wird. Als Vorlage ist hier eine Florentiner Flasche
abgebildet.

einem Ort von mittlerer Temperatur bei Seite gestellt und dann durch ein
reines leinenes, vorher mit destillirtem Wasser angefeuchtetes Colatorium gegossen. Zuweilen ist die Quantität des ausgeschiedenen Oels beträchtlich genug,
um sie zu sammeln und in den Gebrauch zu ziehen. Die Vorlage in vorstehenden Abbildung ist eine sogenannte Florentiner Flasche.

Reinigung der Destillirgefässe. Nach Beendigung der Destillation
reinigt man die Blase und auch das Kühlgefäss. Gemeiniglich genügt es,
nach Beseitigung des Kühlwassers das Abflussrohr mit einem Kork zu verstopfen, den Kühlraum mit warmem reinem Wasser anzufüllen und dieses später
ablaufen zu lassen. Manche Gerüche der Vegetabilien bleiben jedoch hart-
näckig zurück und können durch Ausspülen mit Wasser allein nicht entfernt
werden, z. B. der Fenchel-, Kamillen-, Petersilien-, Salvei-, Baldrian-Geruch,
der Geruch der *Aqua aromatica.* In diesem Falle entfernt man das Kühlwasser aus dem Kühlgefäss, verbindet letzteres mit dem Helm der Blase oder
dem Dampfentwickler und leitet einen heissen Dampfstrom durch den Kühlraum.
Diesen letzteren kann man auch bei dem oben S. 352 abgebildeten Apparat
öffnen und mit der Hand reinigen, bildet er aber ein Schlangenrohr, so ist
nur die Reinigung mit Dampf anwendbar.

Aus Substanzen, die nur wenig flüchtiges Oel enthalten, macht man durch
Cohobiren *(cohobatio)* ein vielfach stärkeres Wasser, welches man behufs der
Dispensation mit destillirtem Wasser zu einfachem Wasser verdünnt. Unter Cohobiren versteht man das Aufgiessen des bereits destillirten Pflanzenwassers
auf eine neue Portion des Vegetabils und wiederholte Destillation. Diese Procedur lässt sich z. B. bei *Aqua Chamomillae, Aqua Melissae, Aqua Naphae,
Aqua Rubi Idaei, Aqua Salviae, Aqua Tiliae, Aqua Sambuci* anwenden.
Zu den concentrirten Wässern ist ein Zusatz von Weingeist nöthig, um
die Menge des flüchtigen Oels in Lösung zu erhalten. Der Weingeistzusatz
zu einem 5-fach concentrirten Wasser darf 9 Vol.-Proc. nicht übersteigen.

Man giebt von dem 90-proc. Weingeist soviel zu dem Vegetabil, dass 1 Liter dieses 5-fachen Wassers nur 100 ccm des 90-proc. Weingeistes enthält. Eine Filtration dieses Wassers ist immer bei 15° auszuführen.

Oben ist bemerkt, dass Wässer, welche heiss und dampfend aus dem Kühlrohre laufen, grosse Neigung haben, schleimig zu werden. Mitwirkend sind hier zwei Umstände. Der erste ist, dass heisse Wasserdämpfe und heisses Wasser auf die oxydirte Metallschicht, womit die innere Wandung des zinnernen Kühlrohres gemeiniglich überzogen ist und deren Bildung durch Berührung des blanken Zinns mit Feuchtigkeit und Luft begünstigt wird, gleichsam lösend oder besser abreibend wirken. Daher kommt es denn auch, dass destillirte Wässer häufig kleine Mengen oxydirten Zinns suspendirt enthalten. Manche Vegetabilien enthalten auch flüchtige Säuren, wie z. B. *Flores Chamomillae*, *Flores Sambuci*, und besonders solche, welche zu langsam getrocknet sind oder während des Trocknens feucht wurden. Diese Säuren lösen mehr oder weniger oxydirtes Zinn und führen dasselbe in das Destillat. Dort geht allmählich das Zinnoxydul in Oxyd über und setzt sich als ein weisslicher Schleim ab, so wie das in Suspension befindliche oxydirte Zinn. Wird das Kühlrohr gehörig abgekühlt, so dass die Wasserdämpfe beim Eintritt in dasselbe alsbald verdichtet und völlig abgekühlt werden, so ist natürlich die Einwirkung auf das Zinn eine sehr geringe oder unmerkliche. Ein zweiter Umstand, der das Schleimigwerden destillirter Wässer verursacht, ist eine Schleimschicht, mit welcher sich die innere Fläche des Kühlrohrs nach öfteren Destillationen überzieht. Kaltes Wasser rinnt über diese Schleimschicht hinweg, heisse Wasserdämpfe und heisses Wasser lösen sie aber auf und führen diesen Schleim in das Destillat, welcher Anfangs in Lösung ist, aber allmählich sich abscheidet und das Wasserdestillat zum Verderben disponirt. Enthält das Wasser, womit das Vegetabil übergossen wird, Ammoncarbonat, so erhält man auch in allen Fällen ein Destillat, das dem Schleimigwerden sehr bald zuneigt. Ammoniumcarbonathaltiges Wasser ist bei Destillationen also wohl zu vermeiden, oder man versetzt das Wasser, welches in die Blase gegeben wird, mit 0,5 Proc. Alaun.

Einige frisch destillirte Wässer, wie *Aqua Rosae*, *Aqua Tiliae*, *Aqua Sambuci*, *Aqua Rubi Idaei* haben einen eigenthümlichen Geruch, den man Blasengeruch nennt und der den wahren Geruch des Vegetabils mehr oder weniger verdeckt. Stellt man das Destillat aber einige Tage in einem nicht ganz geschlossenen Gefässe bei Seite und filtrirt dann, so ist der Blasengeruch verschwunden und der dem Destillat zukommende Geruch des Vegetabils tritt mit seiner ganzen Mächtigkeit hervor.

Diesem Blasengeruch liegt etwas Ozon zum Grunde. Bekanntlich geräth der Wasserdampf im Momente des Entstehens in eine electrische Spannung, welcher Zustand, da einerseits Luft im Contact ist, andererseits das Metall Electricität schnell ableitet, die Bildung von Spuren Ozon unterstützt und in Glasgefässen (der Vorlage) dieses Ozon conservirt wird. In Glasgefässen destillirtes Wasser hat nie einen Blasengeruch, weil eine einseitige Electricitätsableitung nicht vorhanden ist. Wird das Wasser mit Blasengeruch in einem metallenen (zinnernen oder verzinnten) Gefässe bis auf 40—50° C. erwärmt, so verschwindet dieser unangenehme Geruch sofort. Es hat also dieser Geruch jedenfalls Ozon-Beziehungen.

Die destillirten Wässer, welche flüchtige Oele gelöst enthalten, müssen bei einer Wärme von 15—16° C. filtrirt werden, um sie von dem Terpen, diesem werthlosen und fast in jedem flüchtigen Oele vertretenen Kohlenwasserstoffe zu befreien. Das Terpen ist der Theil, welcher mit den Wasserdämpfen

zuerst übergeht, im Wasser aber auch wenig löslich ist. Um nun den schwerer
flüchtigen, aber die Specialität des flüchtigen Oeles ausmachenden Theil über-
zutreiben, ist ein lebhaftes Kochen des Blaseninhaltes, welcher den Innenraum der Blase nur halb füllen darf, erforderlich.

Von den flüchtigen Oelen, von welchen man im Handel concentrirte Oele
erlangen kann, dürfte eine künstliche Mischung der Pflanzenwässer der einfachste Weg zu deren Darstellung sein. Solche Pflanzenwässer wären z. B.
Aqua Angelicae, Calami, Citri, Menthae, Thymi, Juniperi. Auf 200—220 ccm
destill. Wasser genügen 3 Tropfen, Umschütteln und Filtriren. Von nicht
concentrirten Oelen nimmt man mehr als doppelt soviel, also 7—8 Tropfen.
Dass die Spuren organischer flüchtiger Säure, welche die über getrocknete
Kräuter destillirten Wässer zu enthalten pflegen, einen therapeutischen Werth
haben könnten, ist nicht zu erwarten. Durch Zersetzung dieser Säuren entstehen die Schleimflocken.

Die **Eigenschaften** der destillirten Pflanzen-Wässer concentriren sich dahin,
dass diese den specifischen Geruch und den Geschmack der flüchtigen
Bestandtheile der Substanzen besitzen, aus welchen sie bereitet werden, dass
sie ferner von ungelöst gebliebenem flüchtigem Oele durch Coliren
oder Filtriren befreit, sie auch ungefärbt und in ihnen keine Schleimflocken und Bodensätze vorhanden sind.

Dass die destillirten Wässer klar sein sollen, fordert die Pharmakopöe
nicht, denn ein grosser Theil der Wässer ist stets etwas trübe, ein Theil nach
frischer Bereitung oft fast milchig trübe, wie z. B. *Aqua Cinnamomi, Aqua
Foeniculi, Aqua Menthae crispae* und *piperitae.* Nach einiger Zeit der Aufbewahrung werden diese Wässer klarer, gewöhnlich unter Abscheidung von
flüchtigem Oel. Im letzteren Falle muss das Wasser nach gehörigem Durchschütteln wiederum (bei 15° C.) filtrirt werden. Das Ungefärbtsein der destill.
Wässer, welches die Pharmakopöe fordert, darf nicht in seiner äussersten
Schärfe aufgefasst werden, denn man erhält mitunter Destillate mit einem
schwachen bläulichen oder gelblichen Schimmer, wie z. B. bei *Aqua Chamomillae, Aqua Cinnamomi.* Die Wässer sollen nicht schleimig sein, in
ihnen auch keine Schleimflocken herumschwimmen, im anderen Falle sind
sie zu verwerfen. Auch dieser Punkt hat insofern eine Grenze, als nicht jedes
Wasser, was schleimig ist oder Schleim abgesetzt hat, verdorben sein muss.
Viele schleimige Wässer darf man nur einige Tage in einem offenen flachen
Gefässe an einem staubfreien Orte bei Seite stellen. Es sondert sich dabei
der Schleim ab, und durch Filtration gewinnt man ein Wasser, welches sich
seines specifischen Geruches im höchsten Maasse erfreut. Ebenso kann man
ein Wasser, das Schleimflocken abgeschieden hat, durch Filtration gut machen.
Geruch und Geschmack müssen hier entscheiden, denn die Schleimbildung steht
nicht immer mit dem Stoffe, der den Geruch und den Geschmack bedingt, in
Verbindung. Ist der Geruch auf ein geringes Maass herabgegangen, so ist
natürlich das Wasser zu verwerfen.

Aufbewahrung des destillirten Pflanzen-Wassers. Ueber die beste
Aufbewahrungsart der destill. Wässer ist man noch nicht einig geworden. Einige
wollen gut und dicht verstopfte Aufbewahrungsgefässe, Andere wieder solche,
die nur leicht verdeckt sind und den Luftzutritt zum Wasser nicht ganz verhindern. Sicher ist die Erfahrung, dass gute destillirte Pflanzenwässer in ganz
gefüllten und gut verstopften Flaschen vor dem Tageslicht geschützt viele
Jahre sich bewahren lassen, ohne ihren Geruch einzubüssen, ohne zu verderben.
Ein gleiches kann man von den in gebrannten Thongefässen oder in leicht

verschlossenen Gefässen bewahrten Wässern nicht sagen. In Glasflaschen, die nicht dicht verstopft und auch dem Tageslicht ausgesetzt sind, verderben die Pflanzenwässer am schnellsten. Am zweckmässigsten ist es, die Pflanzenwässer in ganz gefüllten Glasflaschen von der Grösse des Standgefässes in dem Dispensirlokale, umgekehrt oder auf den Kopf gestellt, im Keller aufzubewahren.

Die Standgefässe der destillirten Pflanzenwässer in den Dispensirlocalen sind gewöhnlich von farblosem durchsichtigen Glase. Da hier die Einwirkung des Tageslichtes nicht abgehalten ist, so unterliegen die Wässer um so eher dem Verderben. In Standgefässen von gelbem Glase lassen sich diese leichter und länger conserviren. Es wäre zu wünschen, dass man solche farbige Standflaschen in den Handel brächte. Die Ph. hätte diese Anordnung treffen sollen, da ich sie schon im Commentar zur ersten Ausgabe berührte.

Gemeiniglich geschieht die Aufbewahrung am kühlen Orte, bei uns im Keller, dessen Temperatur Sommer und Winter nicht sonderlich variirt, der auch gemeinhin schattig ist. Dumpfige nasse Keller sind natürlich zu meiden. Die Kellertemperatur ist meist niedriger als die mittlere. Daher kommt es denn auch, das einige Pflanzenwässer, die man nach dem Coliren in den Keller brachte, nach einiger Zeit Oel abscheiden. In diesem Falle soll das Wasser, ehe es in das Standgefäss der Apotheke eingefasst wird, erwärmt und kräftig durchschüttelt werden, damit das Wasser das ausgeschiedene Oel wieder löse. Ist die vollständige Lösung des Oeles auf diese Weise nicht zu erreichen, so ist das Wasser zu coliren. Richtiger wäre es, einen Standort zu wählen, dessen Temperatur unter 15^0 C. nicht hinabgeht. Ferner ist das Pflanzenwasser stets auf $+15$ bis 17^0 C. zu erwärmen oder bis auf diese Temperatur abzukühlen, ehe zur Colatur oder Filtration geschritten wird. Die Colatur ist übrigens die richtigere Methode zur Reinigung des Pflanzenwassers, welches flüchtiges Oel abgeschieden hat. Zur Beseitigung des Schleimes ist Filtration durch Papier immer nothwendig.

Prüfung auf Reinheit. Jedes destillirte Pflanzenwasser soll, in einem Porcellanschälchen verdampft, keinen ascheliefernden Rückstand geben. Zinn, Ammon, Kohlensäure sind, wenn sie nur in Minimalspuren vorkommen, füglich zu übersehen. Einfacher ist es, von dem durchschüttelten Wasser zwei Tropfen auf ein Objectglas zu geben, auseinander zu streichen, einzutrocknen und dann über dem Cylinder einer brennenden Petrollampe über 100^0 C. zu erhitzen. Das Mikroskop lässt bei 100-facher Vergrösserung fixe Rückstände erkennen. Um auf Ammongehalt zu prüfen, giebt man zu 10 ccm des Wassers 3 Tropfen Salzsäure und trocknet davon 2 Tropfen auf einem Objectglase ein. Krystalle werden sich erkennen lassen. Die Ph. schreibt Schwefelwasserstoffwasser zur Erkennung der Verunreinigung mit Metallen vor. Das Zinn findet sich in den Wässern nicht in Lösung, bildet vielmehr nach längerem Stehen des Wassers einen weisslichen Bodenbelag im Standgefässe. Blei dürfte sich ähnlich verhalten.

Zur Unterscheidung eines durch Schütteln mit ätherischem Oele dargestellten und eines destillirten Wassers reicht im Allgemeinen die Zunge aus, auch zeigen die über Vegetabilien destillirten Wässer meist eine schwache saure Reaction. In zweifelhaften Fällen durchschüttelt man kräftig 100 g des Wassers mit 15 g reinem Provenzeröl und filtrirt durch ein zuvor genässtes Papierfilter. Das Filtrat des gemischten Wassers zeigt dann kaum einen Geschmack, welcher bei dem destillirten Wasser zum Theil immer noch zu erkennen ist.

Aqua Amygdalarum amararum.

Bittermandelwasser.   Aqua Amygdalārum amarārum concentrāta;
(loco Aquae Lauro-Cerăsi). *Eau d'amandes amères*; (au lieu de
l'Eau de lauriercerise). *Bitter almond water;* (in lieu of *Laurel water;*
Cherry-laurel water).

Zwölf (12) Theile bittere Mandeln werden zerstossen, mit Hilfe
der Presse, ohne Wärmeanwendung, soviel als möglich vom fetten Oele
befreit und in ein feines Pulver verwandelt.

Dieses Pulver mischt man in einer Destillirblase, welche am passendsten so eingerichtet ist, dass durch dieselbe die in einem anderen
Gefässe entwickelten Wasserdämpfe hindurchgetrieben werden können,
mit achtzig (80) Theilen gewöhnlichen Wassers, und nachdem noch
ein (1) Theil 90-proc. Weingeist dazugegeben ist, setzt man das gut
geschlossene Gefäss 12 Stunden beiseite.

Unter sorgfältiger Abkühlung werden nun elf (11) Theile in eine
Vorlage, welche einen (1) Theil 90-proc. Weingeist enthält, vorsichtig
abdestillirt.

Das Destillat wird auf seinen Blausäure- (Cyanwasserstoff-)
Gehalt geprüft und mit soviel einer Mischung aus einem (1) Theil
Weingeist und fünf (5) Th. destillirtem Wasser verdünnt, dass
in tausend (1000) Theilen ein (1) Theil Blausäure enthalten ist.

Siebenundzwanzig (27)g des Bittermandelwassers, verdünnt mit 54g destill. Wasser und mit breiförmigem Magnesiumhydroxyd (1 Th. Magnesia usta mit 7 Th. warmem Wasser gemischt) bis
zur Undurchsichtigkeit versetzt, mischt man einige Tropfen Kaliumchromatlösung hinzu. Dann titrirt man mit $^1/_{10}$-Normalsilberlösung,
bis die bei jedesmaligem Zutröpfeln entstehende rothe Färbung des
Silberchromats trotz Agitirens nicht mehr verschwindet. Durch die Anzahl der verbrauchten Cubikcentimeter Silberlösung, mit 0,01 multiplicirt,
wird der Procentgehalt an Blausäure angegeben.

Das Bitter-Mandel-Wasser muss klar oder fast klar sein und einen
starken Geruch nach Bittermandelöl und Blausäure ausstossen. Jener
Geruch muss verbleiben, wenn auch die Blausäure mittelst Silbernitrats
beseitigt ist.

Das Bittermandelwasser ist auch in Stelle des Kirsch-Lorbeer-
Wassers *(Aqua Lauro-Cerasi)* zu dispensiren.

Vorsichtig aufzubewahren.

Stärkste Einzelngabe 2,0 stärkste Tagesgabe 8,0g.

Theoretische Einleitung. Das Bittermandelwasser, welches erst seit Anfang dieses Jahrhunderts einen Platz im Arzneischatze erhielt, war ein sehr
wandelbares Präparat, und zwar in sofern, als es selbst bei derselben scheinbar gleichen Bereitungsmethode bald trübe, bald klar, bald mit wenigem, bald
mit grösserem Gehalt an Cyanwasserstoff und Bittermandelöl (Benzaldehyd)
gewonnen wurde. Es hat sich daher über diesen Gegenstand ein umfangreiches
Volumen Literatur gesammelt, von welcher hier einen Auszug zu geben nicht
Raum ist. Um nun in die Darstellung des Bittermandelwassers nach Theorie
und Praxis Einsicht zu gewinnen, ist eine theoretische Beleuchtung in erster
Linie nothwendig.

Die bitteren Mandeln enthalten ca. 3 Proc. Amygdalin, ein Glykosid, welches unter Zutritt von Wasser bei Einwirkung von Emulsin, einem in bitteren und süssen Mandeln vorhandenen Albuminoïde, in Bittermandelöl (Benzaldehyd, Benzoyl-Aldehyd), Cyanwasserstoff (Blausäure) und Zucker (Glykose) zerfällt.

$$\underset{\text{Amygdalin}}{C_{20}H_{27}NO_{11}} \quad \text{u.} \quad \underset{\text{Wasser}}{HOH} \quad \text{bilden} \quad \underset{\text{Benzaldehyd}}{C_6H_5\,.\,COH} \quad \text{u.} \quad \underset{\text{Cyanwasserstoff}}{CNH} \quad \text{u.} \quad \underset{\text{Glykose}}{2C_6H_{12}O_6}$$

$$\text{oder}\ C_{20}H_{27}NO_{11} \quad \text{u.} \quad 2H_2O \quad \text{bilden} \quad C_7H_6O \quad \text{u.} \quad HCy \quad \text{u.} \quad 2C_6H_{12}O_6$$

Das Emulsin ist also ein Amygdalinferment. Seine Wirkung als solches bethätigt es ganz energisch bei einer Temperatur von 10—25 ^{0} C., es treten dann aber der Benzaldehyd und Cyanwasserstoff nicht frei auf, sondern in gegenseitiger Verbindung, gleichsam als cyanwasserstoffsaurer Benzaldehyd (C_7H_6O, HCy), welche Verbindung durch Silbernitrat nicht, leicht aber durch alkalische Basen und durch Wärme zersetzt wird. Beim Erhitzen ihrer wässerigen Lösung zerfällt sie mehr oder weniger, je nach der Steigerung der Temperatur, in freien Cyanwasserstoff und Benzaldehyd. Aus beiden Stoffen entstehen aber theilweise noch andere Zersetzungsprodukte und Verbindungen, denn aus dem Cyanwasserstoff bilden sich kleine Mengen Ammon und dieses ist in statu nascendi nicht ohne Einwirkung auf den Benzaldehyd und es entstehen Cyanammonium oder Ammoniumcyanid und Benzhydramid (Hydrobenzamid, $N_2C_{21}H_{18}$)

$$\underset{\text{Benzaldehyd}}{3C_6H_5\,.\,COH} \quad \text{und} \quad \underset{\text{Ammoniak}}{NH_3} \quad \text{geben} \quad \underset{\text{Hydrobenzamid}}{\begin{matrix}C_6H_5\,.\,CH\\C_6H_5\,.\,CH\\C_6H_5\,.\,CH\end{matrix}\Big\rangle N} \quad \text{u.} \quad \underset{\text{Wasser}}{H_2O}$$

$$\text{oder} \quad 3C_7H_6O \quad \text{und} \quad 2\left(\begin{matrix}H\\H\\H\end{matrix}\right\rbrace N\right) \quad \text{geben} \quad \begin{matrix}C_7H_6''\\C_7H_6''\\C_7H_6''\end{matrix}\Big\rbrace N_2 \quad \text{u.} \quad 3\left(\begin{matrix}H\\H\end{matrix}\right\rbrace O\right)$$

Ein anderer Theil Benzaldehyd beginnt sich in das ihm polymer gleich zusammengesetzte Benzoïn (Bittermandelölkampher, $C_{14}H_{12}O_2$ oder $C_6H_5\,.\,CH(OH)\,.\,CO\,.\,C_6H_5$) zu verwandeln, welcher Körper sich oft im Bittermandelwasser bei längerer Aufbewahrung in Form kleiner gelblich gefärbter Krystalle abscheidet. Den Vorgang dieser Umsetzung geben folgende Formeln an

$$\underset{\text{Benzaldehyd}}{C_6H_5\,.\,COH} \quad \text{und} \quad \underset{\text{Cyanwasserstoff}}{HCN} \quad \text{ergeben} \quad \underset{\text{Cyanwasserstoff-Benzaldehyd}}{C_6H_5\,.\,CH<^{CN}_{OH}}$$

$$\underset{\text{Cyanwasserstoff-Benzaldehyd}}{C_6H_5\,.\,CH<^{CN}_{OH}} \quad \text{u.} \quad \underset{\text{Benzaldehyd}}{C_6H_5\,.\,COH} \quad \text{ergeben} \quad \underset{\text{Benzoïn}}{C_6H_5\,.\,CH(OH)\,.\,CO\,.\,C_6H_5} \quad \text{u.} \quad \underset{\text{Cyanwasserstoff}}{CNH}$$

Da Benzaldehyd sich auch mit anderen Säuren, die nicht Blausäure sind, verbindet, so ist die Existenz des Cyanwasserstoff-Benzaldehyds im Bittermandelwasser nicht zu bezweifeln, obgleich diese Verbindung geruchlos ist. Endlich ist der Sauerstoff der Luft gegen Benzaldehyd nicht indifferent und veranlasst die Bildung von Benzoësäure

$$\underset{\text{2 Mol. Benzaldehyd}}{2C_6H_5\,.\,COH} \quad \text{und} \quad \underset{\text{Sauerstoff}}{O_2} \quad \text{bilden} \quad \underset{\text{2 Mol. Benzoësäure}}{2C_6H_5\,.\,COOH}$$

$$2C_7H_6O \quad \text{und} \quad \begin{matrix}O\\O\end{matrix}\Big\rbrace \quad \text{bilden} \quad 2C_7H_6O_2$$

Da man alle diese bekannten Zersetzungen und Metamorphosen, welche je nach den Umständen bald im geringeren, bald im grösseren Umfange statt-finden, bei der Zersetzung des Amygdalins durch Emulsin erwarten kann, so haben wir auch eine Vorstellung von den Bestandtheilen des Bittermandel-wassers, aber auch zugleich ein Bild von den Vorgängen, welche die Darstel-lung dieses Wassers begleiten und welchen das Wasser beim Aufbewahren ausgesetzt ist.

Ob das Bittermandelwasser freien Cyanwasserstoff und freien Benzaldehyd oder beide Stoffe verbunden als cyanwasserstoffsauren Benzaldehyd enthält, ist von therapeutischer Seite kein Gegenstand der Frage werth. Ebenso steht es mit den untergeordneten Mengen Ammoniumcyanid, welche unvermeidlich sind, und mit den kleinen unbedeutenden Mengen Benzhydramid, Benzoïn und Benzoë-säure. Das hauptsächlichste und von der Therapie geforderte Object ist der vorschriftsmässige Gehalt an Cyanwasserstoff neben Benzaldehyd.

Darstellung. Vom pharmaceutischen Standpunkte aus ist die Erlangung der möglichst grössten Menge destillirten Wassers mit dem vorschriftsmässigen Cyanwasserstoffgehalt aus irgend einer Menge bitterer Mandeln die hauptsäch-lichste Aufgabe. Da die bitteren Mandeln 35—40 Proc. fettes Oel enthalten und dieses fette Oel bei der Destillation mit Wasser einerseits den einem ätherischen Oele sehr ähnlichen Benzaldehyd auflösen und beharrlich zurück-halten, andererseits es auch die Einwirkung des Emulsins auf das Amygdalin sehr behindern würde, so ist es eine besondere Aufgabe, die bitteren Mandeln soviel als möglich von diesem fetten Oele jedoch ohne Anwendung einer über 30⁰ C. hinausgehenden Wärme zu befreien. Die von den Bruch-mandeln befreiten und einige Tage hindurch bei einer Wärme von 20—25⁰ C. getrockneten bitteren Mandeln bieten den Vortheil, dass sie sich weit leichter und feiner pulvern lassen und sie auch eine grössere Menge Oel ausgeben. Wenn das Mandelpulver und die metallenen Pressplatten nicht über 30⁰ C. erwärmt werden, so ist auch jede chemische Veränderung der Bestandtheile der bitteren Mandeln ausgeschlossen. Bei einem Auspressen nicht getrockneter Mandeln bei kalter Jahreszeit ist ein Erwärmen auf 25—30⁰, um die mittlere Temperatur zu erlangen, keineswegs als eine Uebertretung des von der Phar-makopöe aufgestellten Verbotes zu erachten, nur überschreite man dieses Wärmemaass nicht. Da die Bruchmandelkerne ranziges Oel ausgeben, so sind diese vor dem Auspressen sorgsam zu beseitigen.

Der Gehalt an Amygdalin in den bitteren Mandeln variirt von 2—3 Proc., ist also kein gleichmässig grosser. Die Folge davon ist die Bildung einer verschiedenen Menge Benzaldehyd und Cyanwasserstoff. Die unter dem Namen Pfirsichkerne in den Handel kommende sehr kleine Mandel und die wirklichen Samen des Pfirsichbaumes enthalten durchschnittlich 3 Proc. Amygdalin. Die *Placenta Amygdalarum amararum* der Drogisten sind meist die Presskuchen dieser Pfirsichkerne. 75 Th. derselben entsprechen circa 100 Th. guter bit-terer frischer Mandel.

Um die Einwirkung des Emulsins auf das Amygdalin und die Metamor-phosen des Amygdalins vollsändig zu machen, ist zunächst erforderlich, dass die Presskuchen der bitteren Mandeln, in ein ziemlich feines Pulver verwandelt mit kaltem reinem Wasser und der kleinen Menge Weingeist übergossen, einer 12-stündigen Maceration unterworfen werden, bevor die Destillation stattfindet. Diese Maceration ist unumgänglich nothwendig und gewährt eine möglichst grosse Ausbeute an Benzaldehyd und Cyanwasserstoff. Wird die Destillations-masse dann wiederum langsam angewärmt und allmählich ins Kochen gebracht, so wird die gegenwärtige Menge Amygdalin eine ziemlich vollständige Zer-setzung erfahren und das Destillat auch eine entsprechende grössere Menge

Cyanwasserstoff enthalten. Wird dagegen die Destillationsmasse schnell ins Kochen gebracht oder durch Einleiten von Wasserdampf in den Mandelbrei dieser schnell bis zu 85⁰ C. erhitzt, so dass die Albumine eher coaguliren, bevor die Zersetzung des Amygdalins vollendet ist, so wird auch das Destillat sich an Cyanwasserstoff und der entsprechenden Menge Benzaldehyd ärmer erweisen. Das in wässriger Lösung bis auf 85⁰ erhitzte Emulsin ist kein Amygdalinferment mehr. Durch die Maceration sind sicher $^9/_{10}$ des Amygdalins zersetzt, doch das letzte Zehntel, welches im Centrum der Mandelpartikel unberührt blieb, wird nun durch eine gelinde Wärme von circa 30—35⁰ seiner Bestimmung entgegengeführt, denn die Mandeln lassen sich nur in ein mittelfeines Pulver verwandeln. Es ist daher auch erklärlich, warum das Destillat um so geringer an Gehalt ausfällt, je gröber das Pulver des Mandelkuchens ist, welches man in die Destillirblase giebt. Die Temperatur von 30⁰ suche man wenigstens eine Stunde hindurch zu erhalten.

Die Grösse des Gehaltes an Cyanwasserstoff im Destillat ist ferner abhängig von der Beschaffenheit des Wassers, mit welchem das Pulver der bitteren Mandeln angerührt und der Destillation unterworfen wird. Enthält es Calciumcarbonat, so wird die Kalkerde einen Theil des Cyanwasserstoffs binden. Ein Gleiches findet statt, wenn es eisenhaltig ist. Enthält das Wasser Ammoniumcarbonat, so wird Ammoniumcyanid entstehen, das zwar mit den Wasserdämpfen in das Destillat übergeht, mit dem Ammon kommt aber auch eine Substanz in den Mandelbrei, welche auf Benzaldehyd und auf den Bestand des Cyanwasserstoffs nicht ohne Einwirkung bleibt. Man vergl. oben das Theoretische.

Das Destillationsgefäss ist gewöhnlich eine kupferne Blase und dann, in Folge des Gebrauchs innen mit einer Kupferoxydschicht bedeckt. Diese letztere würde Cyanwasserstoff binden und dem Destillat entziehen. Man wird diesem Umstande entgegentreten, wenn man jedes Liter des Brunnenwassers, welches wiederum auch nicht frei von Carbonaten der Erdmetalle ist, mit 2,0 g Alaun oder 1,5 g verdünnter Schwefelsäure (1 : 5 Aq.) oder 2,0 g der offic. Phosphorsäure versetzt. Wird destillirtes Wasser verwendet, so wird nur halb soviel der sauren Substanz hinzugesetzt. Dieser Zusatz geschieht immer nur dicht vor Beginn der Destillation.

Die Anwendung eines destillirten ammonfreien Wassers ist immer vorzuziehen und ist das Wasser stark kalk- und ammonhaltig, so ist es vor der Anwendung mit soviel verdünnter Schwefelsäure oder Phosphorsäure zu mischen, dass eine schwach saure Reaction hervorgeht und schliesslich setzt man vor der Destillation von jenen sauren Substanzen, um die Kupferoxydschicht des Destillirgefässes unschädlich zu machen, je nach Umständen $^1/_3$ oder $^1/_2$ der angegebenen Mengen saurer Stoffe hinzu.

Aus allen diesen Vorbemerkungen ergeben sich die Umstände, welche auf den Gehalt und die Beschaffenheit des Bittermandelwassers von Einfluss sind und als Ursache der häufig vorkommenden auffallenden Verschiedenheit dieses Wassers angesehen werden müssen.

Destillationsmethoden zur Darstellung des Bittermandelwassers. Destillationsmethoden, welche man bei Darstellung des Bittermandelwassers anwendet und empfohlen hat, giebt es zwei: 1) Diejenige aus einfacher Destillirblase. In die kupferne Destillirblase, welche die vorgeschriebene Menge Wasser und Weingeist enthält, giebt man das mittelfeine Pulver der Presskuchen, rührt fleissig um und bringt die Destillation nach 12-stündiger Maceration in Gang, nachdem man den Blaseninhalt im Wege des

Blasentubus nochmals tüchtig unter Streifung des Bodens umgerührt hat. Diese Operation ist deshalb gefordert, weil das mit Albuminoiden überladene Destillationsgemisch dann weniger leicht sich an die Blasenwandung ansetzt und anbrennt. Letzteren Uebelstand vermeidet man auch, wenn man den Boden der Blase mit einer 2—3 cm hohen Schicht gut abgewaschenen Strohes bedeckt, über diese Schicht ein grobes Leinentuch ausbreitet, so dass dessen Ränder an der Blasenwandung etwas aufwärts anliegen und nun das Tuch mit 5—6 circa 500 g schweren, abgewaschenen Granitsteinen (nicht Back- oder Ziegelsteinen) beschwert. Auf das Tuch schüttet man nun den in einem besonderen Gefässe macerirten und mit Wasser angeriebenen Mandelbrei und verdünnt ihn mit soviel Wasser, dass er ein dünnflüssiger ist. Auf 12 Th. Mandeln werden in Summa 160—170 Th. Wasser genügen.

Ein Uebelstand ist das starke Schäumen und das leichte Uebersteigen der kochenden Destillationsflüssigkeit. Deshalb darf 1) damit die Destillirblase höchstens bis zur Hälfte ihres Rauminhaltes gefüllt sein, 2) ist die Oeffnung der Blase mit weitmaschiger Gaze zu schliessen, resp. Helm und Blase dadurch zu trennen, und muss die Kochung, resp. die Destillation, durch allmählich vermehrte Feuerung und nach einer einstündigen Maceration bei circa 30° C. in Gang gebracht werden. Der Weingeistzusatz, welchen die Pharmakopöe vorschreibt, hält das Ueberkochen um vieles zurück. Er ist daher nicht nur hier sehr zweckmässig, er dient auch als Conservationsmittel des Bittermandelwassers und als Auflösungsmittel des in dem Wasser enthaltenen Benzaldehyds (ätherischen Bittermandelöls). Das Emulsin ist Ursache des Uebersteigens.

2) Die andere, in jeder Beziehung den Vorzug verdienende Methode der Destillation ist die Dampfdestillation, darin bestehend, dass man zwischen Destillirblase und Kühlgefäss ein mit diesen durch Röhren communicirendes, den dünnen Mandelbrei enthaltendes Gefäss anbringt, in der Destillirblase Wasserdampf entwickelt und durch den Mandelbrei hindurchleitet, oder dass man die Destillirblase, mit dem Mandelbrei halb angefüllt, in den Dampfapparat einsetzt und aus diesem die Wasserdämpfe in den Mandelbrei hineinschickt. Im letzteren Falle müssen die Wasserdämpfe mindestens $^1/_4$ Atmosphäre höhere Spannung haben, wenn die Destilllation von Statten gehen soll. Die gewöhnlichen Dampfapparate sind selten für den Hochdruck eingerichtet, so dass man trotz eines Dampfapparates diese Art Dampfdestillation nicht vornehmen kann.

In die Vorlage muss der Rohransatz des Kühlrohres mindestens 6 cm hineinreichen. Wenn es 10 cm tief hineinreicht, so ist der Erfolg noch besser, indem dann von dem gasigen Cyanwasserstoff, welcher trotz bester Abkühlung dennoch in die Vorlage gelangt, kein Verlust zu erwarten ist, er sicher auf die Weingeist- und Wasserschicht niederfliesst und von derselben aufgenommen wird.

Die **Vorschrift** der Pharmakopöe schliesst sich den Angaben VIELHABER's (Arch. d. Ph. 1879) und FRANZ HÜBNER's (Arch. d. Ph. 1869) ziemlich eng an. Dieselbe ist gegenüber von den älteren Pharmakopöen gegebenen Vorschriften jedenfalls die bessere. Während die alten Vorschriften stets eben soviel Destillat sammeln liessen, als bittere Mandeln in Arbeit genommen wurden, und trotz dieser Begrenzung des Destillats einen bestimmten Cyanwasserstoffgehalt forderten, welcher aus vielen Sorten bitterer Mandeln nicht zu erreichen war, sichert die Vorschrift unserer Deutschen Pharmakopöe ein stets concentrirtes Destillat, das sich durch Verdünnen leicht auf den vorschriftsmässigen Gehalt stellen lässt. Sie fordert zunächst 11 Th. Destillat aus 12 Th. bitteren Mandeln.

Da aus 12 Th. guten bitteren Mandeln bei guter sorgfältiger Behandlung selbst 18 Th. Bittermandelwasser gewonnen werden können, so ist eine fractionirte Destillation gefordert und die Destillation solange fortzusetzen, als Cyanwasserstoff-Benzaldehyd übergeht. Die Praxis erfordert aus 12 Th. bitteren Mandeln ein I. Destillat von 11 Th., ein II. Destillat oder Nachlauf von 3 Theilen, ein III. Destillat von 2 Th. und ein IV. Destillat von 1—2 Th. zu sammeln. Gegen Schluss des III. und auch nach dem Anfange des IV. Destillats ist auf Cyanwasserstoff-Benzaldehyd-Gehalt zu prüfen, indem man 4—5 ccm Destillat mit 6—7 Tropfen Aetzammon, nach dem Umschütteln mit 3—4 Tropfen Silberlösung versetzt und wiederum nach dem Umschütteln 10—12 Tropfen Salpetersäure hinzugiebt. Erfolgt nun eine weisse Trübung, so ist die Destillation auch noch fortzusetzen. Ist die Trübung sehr unbedeutend oder kaum zu erkennen, so ist auch die Destillation abzubrechen. Die Destillate (die Destillate II und III nach Zusatz von $^1/_5$ ihres Gewichtes Weingeist) werden auf den Gehalt geprüft und nach geschehener Berechnung gemischt. Was von den mit Weingeist versetzten Nachlauf-Destillaten nicht verbraucht wird, versetzt man mit 2 Proc. verdünnter Schwefelsäure, füllt damit Flaschen total an und bewahrt sie gut verkorkt in umgekehrter Stellung, den Kork nach unten, an einem dunklen Orte für eine spätere Destillation auf.

Die als Vorlagen dienenden Flaschen sind vorher genau tarirt und die Tara auf Papier verzeichnet der Flasche angeklebt. Das Niveau des in der Flasche zu bergenden Destillats ist ebenfalls auf der Aussenseite jeder Flasche notirt.

Die von PETTENKOFER (München) empfohlene Darstellungsmethode basirt auf der Eigenschaft des Emulsins, sich nicht zu verändern und unendliche Mengen Amygdalin in Cyanwasserstoff, Benzaldehyd und Glykose zu spalten. Näheres Commentar zur Ph. Germ. ed. I, Bd. I, S. 264. Diese Methode erfordert umständliche Arbeit, sie umgeht aber ein Ueberkochen der Destillationsmasse. Man vergleiche Archiv d. Ph. 1866, Mitte des Bandes S. 237, wo A. PELTZ, ein sehr geschätzter Apotheker zu Riga, diese Methode einer Kritik unterwirft.

Bestimmung des Cyanwasserstoff-Gehaltes. Die Bestimmung desselben in den Destillationsfractionen kann nach der Methode geschehen, welche dem Prüfer geläufig ist. Aus Sparsamkeitsrücksichten wird man zu der BUIGNET'schen greifen (vergl. unter S. 369).

Die Ph. schreibt die BAEDECKER'sche oder PAPPENHEIM'sche Methode vor, welche bei guter Ausführung auch gute Resultate gewährt.

Das Destillat enthält neben freiem Cyanwasserstoff eine Verbindung, Cyanwasserstoff-Benzaldehyd, auf welche Silberlösung nicht einwirkt und damit im Contact kein Silbercyanid bildet. Diese Verbindung muss zuvor zersetzt werden. In der LIEBIG'schen Methode gebraucht man hierzu Aetzalkali, in der BAEDECKER'schen Methode bedient man sich des Magnesiumhydroxyds oder Magnesiahydrats, $Mg(OH)_2$.

Zur Herstellung von 10 Th. dieses Hydroxyds löst man 44 Th. kryst. Bittersalz in der 10-fachen Menge heissen Wassers, filtrirt, fällt mit 82—83 Th. Aetznatronlauge von 1,160 sp. G., welche mit einem gleichen Vol. heissem Wasser verdünnt ist, sammelt den Niederschlag nach Verlauf einiger Stunden in einem leinenen Colatorium, wäscht ihn mit destill. Wasser aus (indem man das Colatorium beutelförmig gebunden in eine hohe Wassersäule einhängt etc.) und schliesslich mit soviel Wasser mischt, dass die Mischung 80—100 Maass- oder Gewichtstheile umfasst. Denselben Zweck erreicht man, wenn man 8g der Magnesia usta mit warmem Wasser anreibt und mit soviel warmem Wasser mischt, dass 80—100 g oder ccm ausgefüllt werden. Man stellt einige Stunden beiseite und schüttelt öfter um, um alsdann davon Gebrauch zu machen. Die Magnesia geht auf diese Weise in den hydroxydischen Zustand über und ist dann fähig auf das Cyanwasserstoff-Benzaldehyd zersetzend einzuwirken. Bei Anwendung der letzteren Magnesiamischung, wenn sie noch frisch ist, muss man derselben für die Einwirkung auf den Cyanwasserstoff-Benzaldehyd nothwendig einen Zeitraum von 10 Minuten gewähren, um ein richtiges Resultat zu erlangen.

$$\underset{\substack{\text{Magnesium-}\\\text{hydroxyd}}}{Mg(OH)_2} + 2\left(\underset{\substack{\text{Cyanwasserstoff-}\\\text{Benzaldehyd}}}{C_6H_5 . CH <^{CN}_{OH}}\right) = \underset{\substack{\text{Magnesium-}\\\text{cyanid}}}{Mg(CN)_2} + \underset{\text{Benzaldehyd}}{2(C_6H_5 . COH)} + \underset{\text{Wasser}}{2H_2O}$$

Das mit Magnesiumhydroxyd versetzte Bittermandelwasser enthält Magnesiumcyanid und Benzaldehyd neben überschüssigem Magnesiumhydroxyd, Wasser und Weingeist. Das Magnesiumhydroxyd bleibt ohne Einfluss auf das hinzugesetzte Silbersalz, welches aber das farblose Magnesiumcyanid unter Bildung von in Wasser unlöslichem weissem Silbercyanid zersetzt.

$$\underset{\text{Magnesiumcyanid}}{Mg(CN)_2} + \underset{\text{Silbernitrat}}{2AgNO_3} = \underset{\text{Magnesiumnitrat}}{Mg(NO_3)_2} + \underset{\text{Silbercyanid}}{2AgCN}$$

Der Mischung aus Magnesiumhydroxyd und Bittermandelwasser werden wenige Tropfen Kaliumchromatlösung zugesetzt. Dieses Salz ist hier der Indicator, welcher das Ende der Reaction mit der Silbernitratlösung anzeigt, indem die Silberlösung, wenn sie nicht mehr Cyanwasserstoff oder Magnesiumcyanid antrifft, um weisses Silbercyanid zu bilden, rothes Silberchromat erzeugt. Verschwindet die rothe Farbe trotz Umrührens und Wartens nicht, so ist auch alles gegenwärtig gewesene Magnesiumcyanid vom Silbersalz zersetzt und in Silbercyanid übergeführt.

$$\underset{\text{Kaliumchromat}}{K_2CrO_4} + \underset{\text{Silbernitrat}}{2AgNO_3} = \underset{\text{Kaliumnitrat}}{2KNO_3} + \underset{\text{Silberchromat}}{Ag_2CrO_4}$$

$$\underset{\text{Magnesiumcyanid}}{MgCy_2} + \underset{\text{Silberchromat}}{Ag_2CrO_4} = \underset{\text{Magnesiumchromat}}{MgCrO_4} + \underset{\text{Silbercyanid}}{2AgCy}$$

Die Ph. lässt 27 g des Bittermandelwassers, weil das Moleculargewicht des HCN oder HCy = 27 ist, abwägen, mit 54 g (oder mit einem doppelten Volumen) Wasser verdünnen und von dem Magnesiumhydroxydbreie soviel hinzumischen, bis die Durchsichtigkeit der Mischung beseitigt ist, die Mischung also ein milchähnliches Ansehen darbietet. Da die chemische Wirkung gewöhnlich etwas Zeit beansprucht, so ist es richtiger, nicht sofort die Reaction vorzunehmen, d. h. die Silberlösung hinzuzusetzen, sondern einen Zeitraum von einigen Minuten abzuwarten, während welcher Zeit einige Male durchschüttelt wird. Hierauf setzt man 4—5 Tropfen der Kaliumchromatlösung hinzu, schüttelt wieder um und giebt die Mischung in ein auf weissem Papier stehendes Becherglas, um nun von der $^1/_{10}$-Normal-Silberlösung zuzusetzen oder zerfliessen zu lassen. Liegt die Gehaltsbestimmung des I. Destillats vor, so giebt man zunächst 10 ccm der Silberlösung auf einmal hinzu, rührt um und fährt im Zusetzen der Silberlösung in sehr kleinen Mengen und in kleinen Pausen fort, wenn die zum Vorschein gekommene rothe Färbung beim Agitiren wieder in Weiss übergegangen ist. Wenn dieser Uebergang anfängt sehr langsam vor sich zu gehen, so ist die Silberlösung auch nur tropfenweise einfliessen zu lassen. Tritt eine Rothfärbung ein, welche trotz Umrührens im Verlaufe einer Minute nicht verschwindet, so ist die Reaction an ihrem Ende und man bestimmt die Zahl der verbrauchten ccm Silberlösung. Diese Zahl mit 0,01 multiplicirt, giebt den Procentgehalt an Cyanwasserstoff an.

Hätte man einmal zuviel der Silberlösung zufliessen lassen, so kann man das Zuviel zurücktitriren oder durch $^1/_{10}$-Normal-Natriumchloridlösung bestimmen. Letztere hat eine gleiche Valenz wie die Silberlösung. Hätte man z. B. statt 13 ccm der Silberlösung durch ein Versehen 14 ccm verbraucht, so würde nach und nach von der $^1/_{10}$-Normal-Natriumchloridlösung hinzugesezt 1 ccm ausreichen, die rothe Farbe zum Verschwinden zu bringen, und anzeigen, dass 1 ccm Silberlösung zuviel hinzugesetzt wurde.

Bequemer und sicherer ist das stathmetometrische Verfahren, bei Befolgung dessen man nicht nur mit 13,5 g statt 27 g Bittermandelwasser oder Destillat vorgehen kann, man desshalb auch halb soviel Silberlösung verbraucht, welche man aus 1,7 g Silbernitrat und soviel Wasser herstellt, dass die Lösung 100 g umfasst. Die verbrauchten Gramme dieser Silberlösung sind dann zu verdoppeln, um das Product mit 0,01 zu multipliciren und den Procentgehalt zu erfahren.

Der Gehalt an Cyanwasserstoff des II. Destillats oder des Nachlaufs wird nicht eher bestimmt, als nach dem Vermischen desselben mit dem 5. Theile seines Gewichtes Weingeist, damit die Titrirung im harmonischen Zusammenhange erhalten bleibt.

Erklärung der volumetrischen Bestimmung nach dem BAEDECKER'schen Verfahren. Das Molekül Cyanwasserstoff (Blausäure), HNC oder HCy = 27 beansprucht ein Mol. Silbernitrat, $AgNO_3$ = 170, um 1 Mol. Silbercyanid, AgCy, zu bilden. Es würden hiernach 27 g HCy volle 10000 ccm der volumetrischen oder $^1/_{10}$-Normal-Silberlösung, welche 170 g Silbernitrat enthalten, erfordern. Enthält die Flüssigkeit nur $^1/_{1000}$ HCy, so werden 27 g derselben von jenen 10000 ccm Silberlösung genau $^1/_{1000}$ oder nur 10 ccm beanspruchen. Das Destillat, welches in 1000 Th. nur 1 Th. Cyanwasserstoff enthält, wird in 27 g auch nur 0,027 g Cyanwasserstoff enthalten und diese 0,027 g nehmen 10 ccm der $^1/_{10}$-Silberlösung in Anspruch. Multipliciren wir die Zahl 10 nun mit 0,01, wie die Ph. vorschreibt, so erfahren wir, dass das Bittermandelwasser (10 × 0,01 =) 0,1 Proc. Cyanwasserstoff enthält.

Bei Bestimmung des Procent-Gehaltes ist es ein praktischer Griff von dem Körper $^1/_{10}$ seines Aeq. Gew. oder Mol. Gew. in Grammen abzuwägen und der Reaction mit einer Normal-Reagens-Lösung zu unterwerfen. Je 1 ccm der hierzu verbrauchten Normal-Reagens-Lösung entspricht dann 1 Proc. im Gehalte. Hier bei dem Bittermandelwasser wird wegen des sehr geringen Cyanwasserstoffgehaltes einerseits das ganze Aeq. Gew. in Grammen zur Reaction verwendet und dazu eine $^1/_{10}$-Normal-Silberlösung verbraucht, im ersteren Falle also eine 10-mal grössere Menge Bittermandelwasser und im anderen Falle eine 10 mal dünnere Normal-Silberlösung. Aus diesen Verhältnissen ergiebt sich die Multiplication der verbrauchten ccm der Silberlösung durch 0,01, um den Procentgehalt zu erfahren, weil in beiden Fällen also zweimal eine Division durch 10 oder in Summa eine Division durch 100 gefordert ist.

Stellung des Bittermandelwassers auf 0,1 proc. Cyanwasserstoffgehalt. Hat man ein Bittermandelwasser auf seinen Gehalt zu prüfen und auf den Gehalt von 0,1 Proc. Cyanwasserstoff zu stellen, so entnimmt man die für die Reaction nöthige Menge (27 g) und bestimmt den Gehalt. Dieser sei zu 0,13 Proc. gefunden und das Quantum des Bittermandelwassers betrage 4110 g. Dieses Quantum müsste bis auf (0,1 : 0,13 = 4110 : x oder

$\frac{0,13 \times 4110}{0,1}$) = 5343 g aufgefüllt werden oder die 4110 g des 0,13-proc. Bittermandelwassers wären mit (5343 — 4110 =) 1233 g einer Mischung von 5 Th. Wasser mit 1 Th. 90-proc. Weingeist zu verdünnen, um ein 0,1-proc. Bittermandelwasser herzustellen.

Hätte man 6000 g des I. Destillats mit 0,12 Proc. Cyanwasserstoffgehalt und 4000 g des II. Destillats oder Nachlaufes mit einem 0,05 Proc.-Gehalt gesammelt, so entsteht die Frage: Wie viel ist von dem II. Destillat dem Destillat I zuzumischen, um dieses auf einen Gehalt von 0,1 Proc. Cyanwasserstoff zu stellen?

Das I. Destillat enthält (0,12 — 0,1 =) 0,02 Proc. zu viel, das II. Destillat dagegen (0,1 — 0,05 =) 0,05 Proc. zu wenig Cyanwasserstoff.

$$\begin{array}{cccc} \text{zu wenig} & \text{zu viel} & \text{I. Dest.} & \text{II. Dest.} \\ 0,05 & : \quad 0,02 & = \quad 6000 & : \quad x\,(= 2400). \end{array}$$

Nach dieser Rechnung sind 6000 g des I. Destillats mit 2400 g des II. Destillats zu mischen, um ein 0,1-proc. Bittermandelwasser zu erlangen.

Um sich die Berechnungen zu erleichtern, verdünnt man das erste Destillat, welches aus 12 Th. Mandeln gesammelt ist und in 11 Th. besteht, mit soviel des II. Destillats (nachdem man diesem letzteren auf je 5 Th. 1 Th. Weingeist beigemischt hat), dass man im Gewicht eine gerundete Zahl erlangt z. B. 5566 g auf 6027 g. Zur Gehaltsbestimmung werden 27 g verwendet und die verbleibenden 6000 g werden mit der nöthigen Menge des mit dem 5. Theile seines Gewichtes Weingeist vermischten II. Destillats verdünnt. Würde aus der Vermischung des I. Destillats und des mit $^1/_5$ seines Gewichtes Weingeist versetzten II. Destillats ein mehr den 0,1-proc. Bittermandelwasser hervorgehen, so mischt man sie, bestimmt den Gehalt der Mischung und verdünnt mit dem III. Destillat, nachdem man demselben $^1/_5$ seines Gewichtes Weingeist zugesetzt hat.

Eigenschaften des officinellen Bittermandelwassers. Dieses ist frisch bereitet eine fast klare, nach einiger Zeit der Aufbewahrung völlig klare, farblose, völlig flüchtige, schwach sauer reagirende Flüssigkeit von starkem Geruche nach bitteren Mandeln (Bittermandelöl) und Blausäure und einem schwach brennenden, an bittere Mandeln erinnernden Geschmacke, von ca. 0,976 spec. Gewicht. Es darf auf Zusatz von Silbernitrat nur schwach weisslich getrübt werden, welche Trübung durch Aetzammon verschwindet, dann aber im starken Maasse in weisser flockiger Form beim Ansäuren mit Salpetersäure wieder zum Vorschein kommt. Es enthält 0,1 Proc. Cyanwasserstoff zum Theil an Benzaldehyd gebunden.

Das Bittermandelwasser mit Aetzalkali alkalisch gemacht, dann mit etwas Ferrosulfat und Ferrichlorid in wässriger saurer Lösung versetzt, so dass die Mischung sauer reagirt, ergiebt einen blauen Niederschlag (Berliner Blau).

Mit Aetzalkali stark alkalisch gemacht und aufgekocht muss eine farblose klare oder ziemlich klare Flüssigkeit resultiren.

Aufbewahrung. Abgesehen davon, dass das Bittermandelwasser in der Reihe der starkwirkenden Arzneikörper seinen Platz erhält, erfordert es auch eine besonders sorgfältige, gegen den Einfluss der Luft und des Tageslichtes schützende Aufbewahrung. Tageslicht und Luftsauerstoff wirken in sofern zerstörend darauf, als das Benzaldehyd in Benzoësäure übergeführt und die Ammonbildung eingeleitet wird.

Diese Ammonbildung geschieht auf Kosten des Cyanwasserstoffs, welcher an Benzaldehyd gebunden ist, und nebenher erfolgt die Bildung eines kohlenstoffreichen Körpers, der Azulmsäure, welcher sich mit bräunlicher Farbe abscheidet. Als nächste Folge dieser Zersetzung ist das Trübewerden des Wassers anzusehen. Die Erfahrung hat gelehrt, dass der Zusatz einer sehr geringen Menge einer Mineralsäure die erwähnten Zersetzungsprocesse bedeutend zurückhält. Da die Pharmakopöe einen solchen Säurezusatz nicht vorschreibt, so muss er auch unterbleiben. Zweckmässig ist es, mit dem Bittermandelwasser Flaschen von 100—150 ccm Capacität total anzufüllen, dicht mit Kork zu schliessen, zu tectiren und sie auf den Kopf gestellt in einem geschlossenen Kasten im Keller aufzubewahren. Auf diese Weise aufbewahrt hält sich das Bittermandelwasser über Jahr und Tag in gutem Zustande. Als einen Fortschritt hätte man sicher die Anordnung aufgefasst, je 100 g des Bittermandelwasssers behufs Conservirung mit 1 g der officinellen Phosphorsäure oder verdünnter Schwefelsäure zu versetzen. Ein trübe oder ein gelblich gewordenes Wasser ist stets zu verwerfen!

Aufbewahrung des Nachlaufes, welcher nicht zur Vermischung und zur Gehaltsstellung des Bittermandelwassers Verwendung fand. Je 1 Liter desselben mischt man mit 10 g verdünnter Schwefelsäure oder officineller Phosphorsäure und füllt damit Flaschen total voll, verschliesst mit dem Kork etc. und bewahrt die Flaschen in derselben Weise wie das Bittermandelwasser, aber mit der Signatur *Liquor phlegmaticus ex amygdalis amaris* auf, um diese Flüssigkeit bei der nächsten Darstellung des Bittermandelwassers dicht vor der Destillation in die Blase zu geben.

Prüfung. Die völlige Flüchtigkeit ist bei einige Monate hindurch gelagertem Bittermandelwasser keine vollkommene. Der auf einem Objectglase eingetrocknete Tropfen hinterlässt eine völlig durchsichtige, farblose, amorphe, doch mit blossem Auge erkennbare Schicht. Das mit Aetzammon versetzte und eingetrocknete Wasser hinterlässt eine weissliche farblose Schicht, welche unter dem Mikroskop bei 80—100facher Vergrösserung nur krystallinische, aber unregelmässig geformte Partikel erkennen lässt. Bei gleichzeitiger Gegenwart von Salzsäure oder bei einer Verfälschung damit bildet der Rückstand einen Complex von federähnlichen Krystallen. Auf diese Weise können selbst Spuren Salzsäure im Bittermandelwasser schnell und bequem nachgewiesen werden. Enthält das Wasser Benzoësäure, so hinterlässt der ammoniakalisch gemachte Tropfen weisse sichtbare krystallinische Ränder, denen aber die federähnlichen Krystalle fehlen.

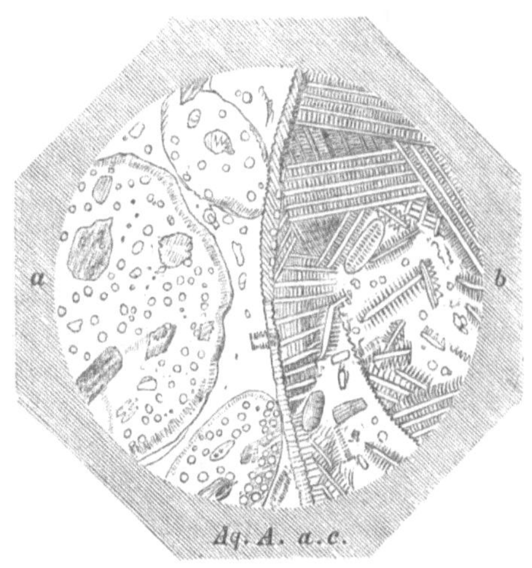

Aq. Amygd. am. mit Ammon versetzt und verdampft. Altes Wasser liefert einen Rückstand *a*, chlorwasserstoffhaltiges liefert einen mit fedrigen Krystallen durchsetzten Rückstand *b*.

Künstliches Bittermandelwasser liegt vor, wenn es auf Zusatz von Silbernitratlösung sofort eine die Durchsichtigkeit völlig störende weisse Trübung giebt. Einen Gehalt an Nitrobenzin erkennt man an der gelben Farbe, welche das mit Aetzalkali stark alkalisch gemachte Wasser beim Aufkochen annimmt.

Mit Salpetersäure angesäuert muss sich das Wasser gegen Baryumnitrat (Schwefelsäure), auch nach weiterem Zusatz von Aetzammon (Phosphorsäure) indifferent verhalten.

Mit Silbernitrat und Aetzammon versetzt und aufgekocht, darf keine dunkle Färbung oder eine Abscheidung metallischen Silbers stattfinden, im anderen Falle enthält das Wasser albuminoïdische Stoffe (in Folge Uebersteigens bei der Destillation).

Prüfung des Cyanwasserstoff-Gehaltes. Die Ph. giebt das PAPPENHEIM'sche Verfahren zur Bestimmung des Cyanwasserstoff-Gehaltes, welcher 0,1 Proc. betragen soll, an. Da dieser Gehalt kein stationärer ist und während der Aufbewahrung zurückgeht, so muss dieser Umstand z. B. bei Apothekenrevisionen in Betracht gezogen werden, d. h. es wäre ein Gehalt von 0,09 Proc. bei längere Zeit gelagerter Waare nicht als Negligenz zu beurtheilen. Hätte die Ph. z. B. einen Gehalt von 0,1—0,11 Proc. angeordnet, so wäre jene Rücksicht auf einen zurückgegangenen Gehalt auch nicht berechtigt. Uebrigens sollte derjenige, welcher Bittermandelöl selbst darstellt, den Gehalt stets auf etwas über 0,1 Proc. z. B. auf 0,11 Proc. stellen, um immer im Besitze eines 0,1-proc. Wassers zu sein.

Die Ausführung und Erklärung der PAPPENHEIM'schen Methode ist oben angegeben. Hier mögen noch einige gute Methoden, welche einen Ruf erlangt haben, näher beschrieben werden. Die

Bestimmungsmethode der Ph. Germ. ed. I. war eine gewichtsanalytische. Auch diese Ph. forderte ein Wasser mit 0,1 Proc. Cyanwasserstoffgehalt und es sollten 1000 Th. des Wassers 5 Th. getrocknetes Silbercyanid ausgeben. Wie schon oben erwähnt ist, befindet sich ein Theil des Cyanwasserstoffs in Verbindung mit Benzaldehyd, welche Verbindung durch Silbernitrat nicht zersetzt wird. Desshalb muss eine ammoniakalische Silbernitratlösung zur Verwendung kommen. Einfacher ist es, zuerst das Bittermandelwasser mit einem Ueberschuss Aetzammon zu versetzen und zu mischen, dann die genügende Menge Silbernitrat und zuletzt Salpetersäure im Ueberschuss hinzuzusetzen. Das abgeschiedene Cyansilber wird in einem tarirten Filter gesammelt und nach dem Auswaschen mit Wasser im Wasserbade getrocknet. Das Molekulargewicht des Cyanwasserstoffs ist 27, das des Cyansilbers 134, mithin ist das letztere nahezu 5-mal so gross als das erstere, denn $5 \times 27 = 135$. Diese Weise der Gehaltsprüfung beansprucht Zeit und wiederholte Wägungen des Cyansilbers, bis es in der Wasserbadwärme aufhört an Gewicht zu verlieren. Eine mikroskopisches Bild der Silbercyanidkrystalle findet man im Handbuch der pharm. Praxis von HAGER, Bd. I, S. 66.

Die LIEBIG'sche Methode ist eine volumetrische und früher als die beste und gute Resultate gebende geschätzt worden.

Sie beruht auf dem Schema

Kaliumcyanid		Silbernitrat		Kaliumnitrat		Kaliumsilbercyanid
2KCy	und	AgO,NO⁵	geben	KO,NO⁵	und	KCy+AgCy.

Das Kaliumsilbercyanid ist leicht löslich in Wasser, seine Lösung wird aber durch den geringsten Zusatz von Silbernitrat sofort getrübt, denn

Kaliumsilbercyanid		Silbernitrat		Kaliumnitrat		Silbercyanid
KCy+AgCy	und	AgO,NO⁵	geben	KO,NO⁵	und	2AgCy.

Wenn man daher zu einer Cyankaliumlösung Silbernitratlösung zufliessen lässt, so entsteht erst dann ein Silbercyanidniederschlag, nachdem sich Kaliumsilbercyanid gebildet hat. Dieses Doppelsalz wird durch Aetzalkali nicht zersetzt. Bei gleichzeitiger Gegenwart von Chloriden oder Salzsäure ist die durch Silbernitrat bewirkte Trübung nicht Silbercyanid, sondern Silberchlorid. Aus diesem Grunde geschieht ein geringer Zusatz von Natriumchlorid. In dieser Methode der Bestimmung entsprechen 10 ccm der $^1/_{10}$-Normal-Silberlösung 0,054 g Cyanwasserstoff, also einer doppelt so grossen Menge Cyanwasserstoff als in der PAPPENHEIM'schen Methode.

27,0 des Bittermandelwassers werden in einem Cylinderglase mit circa 10 ccm Weingeist versetzt, hierauf mit circa 25 Tropfen Aetzkalilauge oder einer Lösung aus 0,5 g geschmolzenem Aetzkali, so wie mit 10 Tropfen Natriumchloridlösung gemischt.

Nun lässt man aus einer Bürette von der Zehntelnormalsilberlösung allmählich tropfenweise hinzufliessen, so lange die dadurch bewirkte Trübung beim Umschütteln der Flüssigkeit wieder verschwindet, bis also eine bleibende Trübung das Ende der Reaction anzeigt. Jeder ccm der Zehntelnormalsilberlösung entspricht 0,0054g Cyanwasserstoff, 27,0g eines 0,1-procentigen Bittermandelwassers würden also 5 ccm Silberlösung erfordern. Die Zahl der verbrauchten ccm Silberlösung mit 0,02 multiplicirt ergiebt den Procentgehalt an Cyanwasserstoff.

Sind im Bittermandelwasser kleine Mengen Ammoniumsalz vertreten, wie das nicht selten ist, so wird auch etwas mehr Cyanwasserstoff gefunden werden, weil das Ammoniumsalz auf Zusatz des Aetzalkalis Ammon frei lässt und dieses auf das die Trübung bewirkende Silbercyanid lösend wirkt. Dieses Plus ist übrigens ein sehr unbedeutendes.

BUIGNET'sche Methode der Cyanwasserstoff-Bestimmung. Parallel der LIEBIG'schen volumetrischen Bestimmungsmethode, ist die von BUIGNET angegebene, nach welcher man in Stelle der Silberlösung eine Zehntelnormalkupfervitriollösung anwendet. Diese Methode beruht in der Farblosigkeit des angenommenen Doppelcyanids $2NH_4Cy + CuCy_2$. Man versetzt in einer Porzellanschale 27g des Bittermandelwassers mit einem geringen Ueberschuss Aetzammon und lässt dann von obiger Kupferlösung tröpfelnd zufliessen, bis die dadurch entstehende Bläuung durch Umschütteln im Verlaufe einiger Minuten nicht mehr verschwindet. Die Berechnung ist dieselbe wie bei Anwendung der Silberlösung in der LIEBIG'schen Methode, giebt aber etwas mehr HCy an.

Stathmetometrische oder **stathmetrische Bestimmungsmethoden.** Die volumetrischen Methoden sind für manchen Apotheker wenig bequem und geben sie dem stathmetrischen Modus den Vorzug. Der Unterschied liegt darin, dass man die Reagirflüssigkeiten nicht dem Maasse nach, sondern dem Gewichte nach herstellt, dass in Stelle des Cubikcentimeters das Gramm in Geltung kommt. Dass auf diesem Wege unter Beihilfe einer gut ziehenden Waage viel schärfere Resultate erzielt werden, unterliegt gar keinem Zweifel. Im vorliegenden Falle werden zur Darstellung der 10-Normal-Silberlösung 1,7g Silbernitrat in Wasser gelöst und bis auf 100g verdünnt. Zur Ausführung der

LIEBIG'schen Methode in stathmetrischer Form giebt man in eine cylindrische dünnwandige, circa 40 ccm fassende Flasche 27g Bittermandelwasser, 30—40 Tropfen Aetzkalilauge (oder 0,5g geschmolzenes Aetzkali in Wasser gelöst), 0,1g Natriumchlorid und 5—6g oder soviel Weingeist, bis die Flüssigkeit völlig klar ist. Nachdem man die Tara der Flasche mit Inhalt notirt hat, lässt man aus einem tarirten Tropfglase, z. B. aus dem SALLERON'schen, welches genau 8g der stathmetrischen $^1/_{10}$-Silberlösung enthält, zu der Bittermandelwassermischung unter wiederholtem Umschütteln anfangs einige Gramme, denn aber vorsichtig tropfenweise zufliessen, bis eine constante, durch Umschütteln nicht wieder verschwindende Trübung eintritt. Die Gramme der verbrauchten Silberlösung mit 0,02 multiplicirt geben den Procentgehalt an Cyanwasserstoff an.

Will man die BUIGNET'sche Methode, mit Rücksicht darauf, dass sie stets etwas mehr Cyanwasserstoff angiebt, als wirklich vorhanden ist, in eine stathmetometrische Form bringen, so stellt man sich genau 100g einer Lösung von 1,25g kleiner trockner Kupfervitriolkrystalle in destill. Wasser dar (die theoretische Menge beträgt 1,247g Kupfersalz). Man giebt 27g Bittermandelwasser in ein Porzellanschälchen oder in ein Becherglas, welches auf weisses Papier gestellt ist, verdünnt mit 10—12g Aetzammon und tröpfelt nun von der Kupferlösung vorsichtig hinzu, so lange die daraus hervorgehende Bläuung nach dem Umrühren im Verlauf einer Minute nicht mehr verschwindet. Die Gramme der hierzu verbrauchten Kupferlösung mit 0,02 multiplicirt ergeben die Procentzahl des Cyanwasserstoffgehaltes. Diese BUIGNET'sche Methode hat den Vortheil, dass ihre Resultate durch einen Ammongehalt des Bittermandelwassers in keiner Weise irritirt werden.

Cyanwasserstoffgehalt des Bittermandelwassers verschiedener Pharmakopöen. 1000 Th. enthalten:

Ph. Austriaca 0,6 Th.	Ph. Neerlandica 1,006 Th.
Ph. Brittica — „	Ph. Norvegica 1,39 Th.
Ph. Danica 1,36—1,4 Th.	Ph. Russica 1,04 Th.
Ph. Helvetica 1,0 Th.	Ph. Suecica 1,3—1,4 Th.

Sowohl die Französische, als auch die Brittische Pharmakopoe führen eine *Aqua Amygdalarum amararum* nicht auf.

Aqua Amygdalarum diluta, Aqua Amygdalarum amararum diluta, Aqua Cerasorum, Aqua Cerasorum amygdalata, Kirschwasser, Mandelwasser, nach Pharmacopoea Germanica ed. I eine Mischung ex tempore aus **einem (1) Theile Bittermandelwasser** und **neunzehn (19) Th. destillirtem Wasser.** In alter Zeit wurde dieses Wasser durch Destillation aus den zerstossenen Kernen der sauren Kirschen bereitet. Zur Darstellung dieses Wassers sind erforderlich:

Aq. Ceras, s. Amygd. dil.	Aq. dest.	Aqua Amygd. conc.	Aq. Ceras, s. Amygd. dil.	Aq. dest.	Aqua Amygd. conc.
30 g	28,5 g	1,5 g	110 g	104,5 g	5,5 g
40 g	38,0 g	2,0 g	120 g	114,0 g	6,0 g
50 g	47,5 g	2,5 g	130 g	123,5 g	6,5 g
60 g	57,0 g	3,0 g	140 g	133,0 g	7,0 g
70 g	66,5 g	3,5 g	150 g	142,5 g	7,5 g
80 g	76,0 g	4,0 g	160 g	152,0 g	8,0 g
90 g	85,5 g	4,5 g	170 g	161,5 g	8,5 g
100 g	95,0 g	5,0 g	180 g	171,0 g	9,0 g

Anwendung. Der Heilwerth des Bittermandelwassers beruht in dem Gehalt an Blausäure und Cyanwasserstoff-Benzaldehyd. Die Folge davon ist eine beruhigende Einwirkung auf das Nervensystem, eine Herabminderung der Körpertemperatur, Mässigung des fieberartigen Zustandes und Beruhigung. Man giebt das Bittermandelwasser zu 15—25—50 Tropfen oder zu 0,6—1,0 —2,0 mehrmals am Tage rein oder in Mischungen verbunden mit Narcoticis und verdünnt bei schmerzhaften von Krämpfen begleiteten Leiden und Entzündungen der Brust- und Unterleibsorgane, besonders bei Entzündungen der Athmungsorgane und den verschiedenen Leiden des Herzens, bei Tuberculose der Lungen, Koliken, Veitstanz, Hysterie etc. Aeusserlich wendet man es in Klystiren (1—2 auf 100) und zu Einspritzungen (1 auf 100) an. Inhalationen werden nicht empfohlen. Die **stärkste Einzelngabe,** welche nach Pharmacopoea Germanica der Arzt ohne Ausrufungszeichen verordnen darf, beträgt 2,0, die **stärkste Tagesgabe 8,0.** Bei starker Verdünnung hören diese Gaben erfahrungsgemäss auf, Maximaldosen zu sein, denn wenn der Arzt eine Mixtur mit 200,0 **Aqua Cerasorum,** mit der Signatur stündlich einen Esslöffel zu nehmen, verordnet, wo also 10 g *Aqua Amygdalarum amararum* in Zeit von 15 Stunden verbraucht werden, dürfte diese Dosis schwerlich zu beanstanden sein. Die Maximaldosen sind nur dann zu beachten, wo keine oder doch nur eine geringe Verdünnung vorliegt.

Aqua Calcariae.

Kalkwasser. Aqua Calcariae ustae; Aqua Calcis; Calcaria soluta; Solutio Hydratis calcici; *Eau de chaux. Lime water. Kalkvand* (Dän., Norweg.).

Ein (1) Theil **gebrannter Kalk,** mit **vier (4) Theilen destill. Wasser** gelöscht, versetze man unter Umrühren mit **fünfzig (50) Thei-**

len **destill. Wasser.** Nach Verlauf einiger Stunden giesse man den flüssigen Theil ab und dem verbleibenden Bodensatze mische man aufs Neue **fünfzig (50) Theile destill. Wasser** hinzu.

Das Kalkwasser sei klar, farblos und von stark alkalischer Reaction. **Hundert (100) ccm** Kalkwasser mit 3,5—4 ccm Normal-Salzsäure gemischt dürfen keine saure Flüssigkeit ausgeben.

Geschichtliches. Erst in der Mitte des vorigen Jahrhunderts kam Kalkwasser als Arzneisubstanz in Anwendung und bis zur Mitte dieses Jahrhunderts pflegte man das filtrirte Kalkwasser aufzubewahren. Erst die 1. Ausgabe der Ph. Germ. liess das Wasser über Kalkhydrat aufbewahren und zu jedesmaligem Gebrauch die geforderte Menge, ohne ein vorheriges Umschütteln anzuordnen, abfiltriren, indem sie vorschrieb: *ante dispensationem filtretur.* Rücksicht auf die im Aetzkalk vorhandenen in Wasser löslichen Alkalien und Salze derselben nahm sie nicht, weshalb HAGER in seinem Commentar (1872) mit einer Kritik der Vorschrift vorging und zu der vorstehenden Vorschrift dieser Ph. Germ. ed. II Veranlassung gab, indem er sagte:

„Die Vorschrift zur Darstellung und Bereithaltung des Kalkwassers, welche unsere Pharmakopöe giebt, wird von mancher Seite Tadel einernten, denn man weiss, dass der aus thonhaltigem Kalkstein gebrannte Kalk auch stets kleine Mengen Aetzkali enthält, herrührend aus den den Kalkstein begleitenden Resten verwitterten Feldspaths, einer Doppelverbindung von Kali- und Thonerdesilicat. Beim Brennen (Glühen) des Kalksteins (nicht reinen natürlichen Calciumcarbonats) wird jene Doppelverbindung zersetzt und unter Bildung von Kalkerdesilicat Kali bloss gelegt. Diese kleine Menge Kali ist leicht fortgeschafft, wenn man das erste Wasser, womit man den Kalk übergiesst, beseitigt. Die folgenden Wasseraufgüsse liefern dann eine reinere Kalkerdelösung. Dieser Umstand ist von der Pharmakopoe nicht beachtet worden, obgleich er wohl in Erwägung gezogen war. Dieser Umstand ist nirgends von anderer Seite herangezogen und vor 1872 in keinem der Fachblätter besprochen.

Aqua Calcis Rulandi (ad membra ambusta), vor 150 Jahren im Gebrauch, war Kalkwasser mit Kupfervitriol gebläut und mit Bleiacetat milchig weiss gemacht, war also kein Kalkwasser, sondern Bleiwasser.

Darstellung. Zunächst ist eine Portion Aetzkalk zu löschen. Die Ph. schreibt hierzu 4 Th. Wasser auf 1 Th. Aetzkalk vor. Nimmt man ein Drittel des vorgeschriebenen Wassers und dazu warmes oder heisses Wasser, so geht die Ablöschung schneller und glatter vor sich. Die mit gleichviel warmem Wasser begossenen Kalkstücke zerfallen unter bedeutender Erhitzung, welche sich bis zur Wasserdampfentwickelung steigern muss, zu einem weissen Pulver. Würde diese Erhitzung nicht eintreten, so ist der Aetzkalk auch nicht zur Bereitung des Kalkwassers verwendbar. Um dieses einfache Kennzeichen eines guten Aetzkalkes zu erlangen, ist ein Uebergiessen mit gleichviel warmem Wasser dem Uebergiessen mit 4 Th. kaltem Wasser vorzuziehen. Die Stücke, welche nach einer halben Stunde dann noch nicht zerfallen wären, sind zu beseitigen und wegzuwerfen. Die Operation des Löschens führt das Calciumoxyd in Calciumhydroxyd, $Ca(OH)_2$ über.

Da der gebrannte Kalk kleine Mengen Kali, Natron etc. zu enthalten pflegt, welche in Wasser löslich sind, so soll der Kalk mit 50 Th. Wasser (auch hier kann man Brunnenwasser nehmen) gemischt werden, um dann nach dem Absetzen die Flüssigkeit, welche neben Calciumhydroxyd jene Spuren

Kali und Natron etc. gelöst enthält, ab- und wegzugiessen und sie aufs Neue durch 50 Th. destillirten Wassers zu ersetzen. Man giebt den feinschlammigen Bodensatz, welcher aus Calciumhydroxyd oder Kalkhydrat besteht, nebst dem destill. Wasser unter Zurücklassung der gröberen sandigen Theile in das Standgefäss und schüttelt um.

Das Standgefäss ist dicht mit Kork zu schliessen und mit einer Glaskapsel zu überdecken, damit die Kohlensäure der atmosphärischen Luft möglichst abgehalten bleibt. Zum Gebrauch wird umgeschüttelt und nach einer halben Minute, nach welcher Zeit sich die Hauptmenge des Calciumhydroxyds wieder abgesetzt hat, das nöthige Quantum abfiltrirt und für die Dispensation verwendet. Auf je 1 Liter Kalkwasser werden 20 g Aetzkalk verwendet und auf den Rückstand kann noch 4-mal je 1 Liter Wasser aufgegossen werden, um gutes Kalkwasser zu erlangen.

Der gebrannte Kalk besteht in seiner Hauptmasse aus Calciumoxyd, $CaO = 56$. Mit Wasser übergossen verbindet es sich mit 1 Mol. desselben und geht in Calciumhydroxyd oder Calciumoxydhydrat, $Ca(OH)_2$ oder H_2CaO_2 $= 74$ über.

$$\underset{\text{Calciumoxyd}}{CaO} \quad \text{und} \quad \underset{\text{Wasser}}{H_2O} \quad \text{ergeben} \quad \underset{\text{Calciumhydroxyd}}{Ca(OH)_2} \quad \text{oder} \quad \left.\begin{matrix} Ca'' \\ H_2 \end{matrix}\right\} O \text{ od. } Ca'' \left.\begin{matrix} OH \\ OH \end{matrix}\right.$$

Bei 16° C. lösen 800 Th. Wasser 1 Th. Calciumoxyd oder 1,3214 Th. Calciumhydroxyd, Wasser von 100° C. löst nur halb soviel auf. Ein Liter Kalkwasser von 15° C. enthält also 1,25 g Calciumoxyd oder 1,65 g Calciumhydroxyd. Da 1000 ccm der Normal-Salzsäure 28 g Calciumoxyd zur Sättigung erfordern, so werden 101 g oder 100 ccm des filtrirten Kalkwassers, welche annähernd 0,125 g Calciumoxyd enthalten, $(28 : 1000 = 0,125 : x =)$ 4,46 ccm Normal-Salzsäure zur Sättigung erfordern. Die Ph. hat hier, wo diese Prüfung ernstlich wohl nie vorgenommen werden dürfte, ein Mindest- und ein Höchstmaass, 3,5—4 ccm Normal-Salzsäure, angegeben, durch welches 100 ccm des Kalkwassers nicht übersättigt werden dürfen. Wenn sich Wasser bei 16 bis 17° C. mit einem Ueberschuss Calciumhydroxyd im Contact befindet, so wird nach dem Umschütteln das Filtrat alle Zeit soviel Calciumhydroxyd in Lösung halten, dass 100 ccm auch mehr denn 4 ccm Normal-Salzsäure zur Sättigung erfordern. Bei 15° C. enthält 1 Liter Kalkwasser selbst 1,28 g Calciumoxyd, bei 14° fast 1,3 g. Jene 4 ccm Salzsäure sollte man als die normative Menge auffassen.

Eigenschaften. Das filtrirte Kalkwasser ist eine klare, farb- und geruchlose Flüssigkeit von alkalischem, etwas herbem erdigem Geschmack, welche rothes Lackmuspapier bläut, Curcumapapier bräunt, durch hineingeblasene Luft und auch durch eine Lösung des Ammoniumoxalats stark getrübt wird. Mit einem gleichen Gewicht Leinöl vermischt und geschüttelt muss es ein gleichförmiges Liniment geben. In einem Probircylinder zum Kochen erhitzt, trübt es sich unter Ansetzen kleiner mikroskopischer Krystalle des Kalkerdehydrats (das Erhitzen kann in einem Probircylinder vorgenommen werden).

100 ccm des filtrirten Wassers mit 3,5—4 ccm Normal-Salzsäure gemischt müssen laut Forderung der Ph. eine alkalisch reagirende Flüssigkeit ergeben, was eine genügende Sättigung des Wassers mit Calciumhydroxyd erkennen lässt.

Aufbewahrung. Wegen der Eigenschaft der Kalkerde, aus der Luft Kohlensäure begierig aufzunehmen und damit unlösliches Calciumcarbonat zu bilden, soll das Kalkwasser in gut verkorkten und tektirten Glasflaschen aufbewahrt werden. (Glasstopfen incrustiren mit Kalkcarbonat und schliessen dann nicht dicht). Steinzeugene Gefässe eignen sich als Standgefässe nicht.

Da das der Luft ausgesetzte Kalkwasser an seinem Niveau Calciumcarbonat bildet, dieses niedersinkt, um der Bildung einer neuen Portion Carbonat Raum zu lassen, so kann es sich ereignen, dass bei sorglosem Verschlusse der Standflaschen der ganze Calciumhydroxydgehalt des Kalkwassers in Carbonat verwandelt ist und der Bodensatz aufhört, an das Wasser Calciumhydroxyd abzugeben. Um diesem Umstande zu begegnen, sollte man je nach dem Verbrauche an einem bestimmten Zeitpunkte, z. B. alle 4, 8 oder 16 Wochen an eine neue Bereitung des Kalkwassers herangehen. Ueber die Aufbewahrung des gebrannten Kalkes vergl. man unter *Calcaria usta*. Das Calciumcarbonat gilt gemeiniglich als eine in Wasser unlösliche Verbindung, denn es scheidet sich bis auf höchst geringe Spuren im Wasser ab. Wie A. W. Hofmann gefunden hat, lösen 30000 Th. Wasser 1 Th. Calciumcarbonat.

Dispensation. Das Kalkwasser, welches dispensirt werden soll, ist zu diesem Zwecke zu filtriren. Man schüttelt den Inhalt des Standgefässes kräftig um und filtrirt eine halbe Minute später die geforderte Menge des Kalkwassers ab. Die Filtration bietet keine Schwierigkeit und geht schnell von Statten. Das Klarabgiessen aus dem Standgefäss ist nicht gutzuheissen, weil am Niveau der abgesetzten Flüssigkeit trotz besten Verschlusses der Flasche immer kleine, schwer zu erkennende Calciumcarbonatpartikel vorhanden sind und von der klaren Flüssigkeit beim Decanthiren mitgeführt werden. Die Temperatur des Kalkwassers sollte während der Filtration nicht unter 15 ^{0} C. hinab- und über 17,5 ^{0} nicht hinausgehen, um den Calciumhydroxydgehalt möglichst in gleicher Höhe zu erhalten.

Anwendung. Man giebt das Kalkwasser allein oder mit Fleischbrühe, Milch oder einem aromatischen Wasser gemischt in Dosen von 25—250 g gegen Magensäure, Magenulcerationen, Diarrhöe der Kinder beim Entwöhnen von der Mutterbrust, chronischen Ruhren, Darmgeschwüren, bei Tuberkulose, chronischer Bronchitis, chronischem Blasenkatarrh, Albuminurie. Aeusserlich wird es zu Waschungen und Umschlägen bei nässenden Wunden, Brandwunden, als Einspritzung bei Blennorrhöen, als Gurgelwasser etc. gebraucht. Ein vielgebrauchtes *Linimentum contra ambustiones* ist ein Gemisch aus gleichen Theilen Leinöl und Kalkwasser. Da das Kalkwasser die Eigenschaft besitzt, pseudomembranöse Gebilde zu lösen, so wird es auch zu Inhalationen (vermittelst des Zerstäubungsapparates) bei Croup und Diphtheritis angewendet. In der pharmaceutischen Praxis benutzt man es, um Brunnenwasser kohlensäurefrei zu machen. Man setzt dem Brunnenwasser eine entsprechende Menge Kalklösung zu, rührt um und lässt das erzeugte Calciumcarbonat absetzen.

Kritik. Der Artikel *Aqua Calcariae* in der Ph. Germ. ed. II trägt wiederum sichtlich den Stempel eines Lateiners, welcher dar Pharmacie völlig fern stand. Mit *agitans adjice* kommen wir in Zweifel, ob der Arbeiter sich tüchtig rühren, hin- und herspringen, lebendig sich bewegen solle, während er das Wasser zum Kalke giesst, oder ob die Mischung des Kalkes mit dem Wasser in Bewegung zu setzen sei. Wenngleich der verständige pharmaceutische Arbeiter die Bewegung auf die Mischung des Kalkes mit Wasser übertragen wird, so will er dennoch alle Zweideutigkeiten aus dem Texte einer Ph. verbannt wissen.

Im folgenden Alinea soll die Flüssigkeit von dem Bodensatze abgegossen werden *(partem liquidam effunde et sedimento relicto iterum admisce* etc.). Ein echter Pharmaceut würde *defunde* gesagt haben, weil ihm einerseits an der Zurückhaltung der halbflüssigen Kalkmilch, welche das nicht flüssige Sediment deckt, hauptsächlich gelegen ist, andererseits ein Ausgiessen *(effundere)* besagt, dass alles in der Flasche befindliche Flüssige, gleichviel ob $^1/_3$- oder halbflüssig, an dem Ausfliessen Theil zu nehmen hat. Dass sich in der Flasche drei Schichten, eine dünnflüssige, eine halbflüssige und eine nichtflüssige Schicht, befinden können, wusste der lateinische Verf. der Ph. nicht.

Schliesslich erfahren wir im dritten Alinea nicht, was mit der Mischung von 1 Th. Kalk und 50 Th. Wasser zu machen ist. Hier steht nur, dass das Kalkwasser so und so beschaffen sein soll. Auch nicht im entferntesten ist eine Andeutung gemacht, wie man zu der *Aqua Calcariae* gelangt.

Wie wir uns schon Seite 227 über Fassung einer Vorschrift in einer Pharmakopoe ausliessen, so muss eine solche stets eine vollständige und keine halbe sein und auf Usus und etwa eintretende abweichende Auffassungen Rücksicht nehmen. Die Verf. liessen wahrscheinlich das *„ante dispensationem filtretur“* desshalb fort, weil gesagt ist: *„aqua Calcariae sit limpida“*, dass also eine Filtration eine selbstverständliche Operation sei. Abgesehen davon, dass die Vorschrift den Charakter der Unvollständigkeit an sich trägt, wird der eine Pharmaceut decanthiren, der andere filtriren. Es wird entweder die eine oder die andere der beiden Operationen, deren jede ein anderes, wenn auch nur wenig divergirendes Resultat gewährt, zur Ausführung kommen, und bei Reïteraturen können sogar Abweichungen eintreten. Hätte die Ph. eine vollständige Vorschrift gegeben und Filtration vorgeschrieben, so wäre das Resultat stets dasselbe.

Vergebens sucht man nach den Nachtheilen, Ungehörigkeiten etc., welche die vollständige Fassung der Vorschrift zur Folge hätte haben können. Wir finden keine! — Eine Pharmakopoe soll aber ein Vorbild der Ordnung sein!

Aqua carbolisata.

Carbolwasser; Carbolsäurewasser; Phenyl-Wasser; Phenol-Wasser. Aqua phenylāta. *Eau phéniquée. Carbolic water; Phenol-water.*

Dreiunddreissig (33) Theilen verflüssigter Carbolsäure (Acidum carbolicum liquefactum) mische man neunhundert und siebenundsechzig (967) Th. destillirten Wassers hinzu.

Eine klare, nach Carbolsäure riechende Flüssigkeit.

Im Jahre 1860—1862 führte sich in Frankreich eine *eau phéniquée*, eine Lösung von 1 Th. Carbolsäure in 99 Th. destill. Wasser, ein und ist auch von HAGER in seinen pharmaceutischen Schriften aufgeführt, ohne dass die Aerzte davon Notiz genommen hätten. Selbst das 1880 erschienene Handbuch der Arzneimittellehre von NOTHNAGEL und ROSSBACH weiss von einem Carbolwasser nichts, obgleich die innerliche und die äusserliche Anwendung der Carbolsäure direct auf ein Carbol-Wasser hindeuten.

Die Pharmakopoe hat das Carbol-Wasser recipirt, aber im Gegensatze zu den Grundsätzen der für eine Universalpharmakopoe sich erwärmenden Aerzte und Pharmaceuten in einem ganz ungewöhnlichen Verhältnisse. Statt 1 : 100 schreibt sie 3 : 100 vor. Auf diese sonderbare Abweichung hat der Apotheker Rücksicht zu nehmen, wenn er *Aqua carbolisata* s. *phenylata* nach

Vorschrift eines nichtdeutschen Arztes dispensirt, denn die nichtdeutschen Aerzte werden stets die seit 20 Jahren übliche Verdünnung von 1 : 100 als eine normale ansehen.

Das Carbolwasser ist klar, frisch bereitet gewöhnlich auch farblos, nach einiger Zeit der Aufbewahrung gelblich. Das Nichterwähnen der Farbe oder der Farblosigkeit des Carbol-Wassers in dem Texte der Ph. kann absichtlich, auch nicht absichtlich geschehen sein. Es sollten die Apotheker von diesem Wasser nie mehr als ein halbes Liter vorräthig halten und es weggiessen, wenn es mehr als blassgelblich erscheint. Dass es sorgfältig vor Luft und Tageslicht geschützt aufzubewahren ist, wolle man nicht übersehen; auch der Signatur der Standflasche ein liegendes Kreuz (✕) aufzusetzen, ist zweckmässig, damit der Receptar, das Gefäss in die Hand nehmend, an Vorsicht erinnert werde.

Eine etwaige Prüfung auf den Gehalt ist wie unter *Acid. carbolic. liquefact.* angegeben auszuführen, statt 1g der flüssigen Säure aber sind 30,3g des Phenolwassers zu nehmen und zu einem Liter aufzufüllen. Man vergl. S. 80 und 81.

Anwendung. Seite 74 ist über die Anwendung der Carbolsäure in verdünnter Form das Nöthigste angegeben. Soll das Carbolwasser im Handverkauf zu Umschlägen auf Wunden und wunde Hautflächen abgegeben werden, so wäre dem Käufer zu rathen, das Carbolwasser mit gleichviel Wasser zu verdünnen. Zu Umschlägen auf gesunde Hautflächen (wie gegen Prurigo, Pityriasis versicolor, Scabies) ist eine Verdünnung wohl nicht am Platze.

Ueber die Gefahr bei Anwendung zu starken Carbolwassers erlaubte sich HAGER im Jahre 1880 im December (pharm. Centralhalle 1880, Nr. 52, S. 472), also fast $1\frac{1}{2}$ Jahre vor dem Erscheinen der Ph. Germ. ed. II, folgende Anführung in Bezug der Umwandlung eines 1- und 2-proc. Carbolwassers in ein 3-procentiges: Als Beweis wie gefährlich diese Abänderung ist, sei angeführt, dass ein kleines Kind eine 5-Groschen grosse Hauterosion hat und man eine 2-proc. Carbolsäurelösung anwendet. Das Mittel war gut, doch, um schnellere Wirkung zu erzielen, wird eine 5-proc. Carbolsäure applicirt, und siehe da, das Kind stirbt an Vergiftung durch Carbolsäure (Archiv für Kinderklinik I, 12). Dieser Vergiftungsfall hätte genügen sollen, für ein 1- oder 2-proc. Carbolwasser zu plaidiren.

Aqua chlorata.

Chlorwasser. Aqua Chlori; Chlorum solūtum; Liquor Chlori. Aqua oxymuriatǐca. *Chlore liquide; Hydrochlore; Eau chlorée. Chlorine water; Solution of chlorine.*

Klare, gelbgrüne, in der Wärme flüchtige Flüssigkeit von erstickendem Geruche, welche blaues Reagenspapier sofort entfärbt und in tausend (1000) Theilen mindestens vier (4) Th. Chlor enthält.

Wenn fünfundzwanzig (25)g des Chlorwassers in eine wässrige Lösung eines Gramms (1g) Kaliumjodids, versetzt mit volumetrischer Stärkelösung, eingegossen worden sind, so müssen zur Bindung des ausgeschiedenen Jods nicht weniger denn 28,2 ccm Normal-Natriumthiosulfatlösung ausreichen.

Es werde das Chlorwasser vor Licht geschützt aufbewahrt.

Geschichtliches. Der grosse SCHEELE war der erste, welcher im Jahre 1774 freies Chlor darstellte, als er Braunstein (Manganhyperoxyd) mit Salzsäure behandelte. Er erkannte im Chlor eine besondere Luftart und nannte sie dephlogistisirte Salzsäure, indem er, der damals noch gültigen STAHL'schen Theorie vom Phlogiston folgend, annahm, dass der Braunstein der Salzsäure das Phlogiston entzogen habe. Als sich die LAVOISIER'schen antiphlogistischen Ansichten Eingang verschafften, war es BERTHOLLET, welcher im Jahre 1785 zu beweisen suchte, dass bei gegenseitiger Einwirkung von Braunstein und Salzsäure letztere Sauerstoff aus dem Braunstein aufnehme und oxygenirt (oxydirt) werde. Daher erhielt das Chlor den Namen oxygenirte Salzsäure, *Acidum oxymuriaticum.* Ein Vierteljahrhundert später stellten GAY-LUSSAC und THÉNARD vergebliche Versuche an, der oxygenirten Salzsäure Sauerstoff zu entziehen und gelangten zu der ziemlichen Gewissheit, dass diese oxygenirte Salzsäure ein einfacher Körper sein müsse. Ein Jahr später (1810) erkannte H. DAVY mit aller Sicherheit in dieser Säure einen einfachen Körper und nannte ihn wegen seiner grüngelben Farbe Chlorine, welchen Namen er aus dem griechischen χλοϱώς, grünlichgelb, bildete. Erst 1830 führte sich die Bezeichnung Chlor als die gebräuchlichere ein.

Vorkommen in der Natur. Freies Chlor kommt in der Natur nicht vor, wohl aber in unermesslich grossen Mengen verbunden mit Metallen, besonders mit Natrium als Steinsalz, Kochsalz.

Chlor und seine Eigenschaften. Chlorum, Chlorine, Chlor, Chlorgas (Cl = 35,5), ein metalloidisches Element, ist bei gewöhnlicher Temperatur ein Gas von grünlichgelber Farbe, welches sich durch Druck und Kälte zu einer schweren dunkelgelben Flüssigkeit verdichten lässt. Es ist bei mittlerer Temperatur nahe $2^{1}/_{2}$-mal specifisch schwerer als die atmosphärische Luft. 100 ccm Chlorgas wiegen annähernd 0,31 g. 1 Vol. Wasser von circa 10° C. vermag 3 Volume, von circa 16° C. nur halb soviel Chlorgas bei gewöhnlichem Luftdrucke zu absorbiren. Bei 0° bildet Chlor mit Wasser ein gelblich weisses krystallinisches Hydrat $(Cl_2 10H_2O)$, welches sich bei wenigen Wärmegraden wieder in Chlorgas und Wasser zersetzt. Chlorgas ist eingeathmet ein tödtliches Gift. In grösserer Menge mit Luft eingeathmet erzeugt es heftigen Katarrh und selbst unheilbare Lungenleiden. Als Gegengift eingeathmeten Chlorgases dienen Aufathmen von Weingeist und Aetherdampf, Aetzammon, besonders aber Gebrauch des HAGER'schen Olfactorium und Einnehmen von Aetherweingeist, *Liquor Ammonii anisatus, Spiritus Aetheris nitrosi.*

Darstellung des Chlorwassers. Obgleich die Ph. keine Vorschrift zur Darstellung angiebt und damit den Ankauf vom Drogisten gestattet, so ist gerade dieses Präparat im Verlaufe der Darstellung, Verpackung, Versendung, des Umfüllens, der Aufbewahrung ein zu veränderliches, dass man zur Darstellung gezwungen ist, wenn man dieses Präparat stets von guter Beschaffenheit zur Hand haben will. Einen grossen Vorrath zu halten, ist nicht rathsam, denn trotz guter Aufbewahrung verdirbt es und kleine Portionen lassen sich, wenn man den bezüglichen Apparat zur Hand hält, im Verlauf einer halben Stunde bereiten.

Das Chlorwasser ist ein mit Chlorgas gesättigtes Wasser. Bei mittlerer Temperatur absorbirt Wasser ungefähr 2 Volum, bei 10—12° nahe 3 Volumen Chlorgas. Obgleich die Darstellung des Chlorwassers keine Schwierigkeit darbietet, so hat man dennoch in Betreff der Chlorgasentwickelung und der Ausführung der Absorption des Chlorgases durch das Wasser zum Uebermass eine Menge Vorschriften und Vorschläge gemacht und ebensoviel Apparate zusammengestellt. Ich halte nun das Verfahren, was am leichtesten ausführbar ist und den einfachsten Apparat erfordert, für das beste.

Ein Stehkolben *k*, der unter der Bezeichnung Chlorgaskolben in der Reihe der anderen gläsernen Apparate zur Hand steht, wird bis zu $^3/_4$ seines Rauminhaltes mit ungefähr haselnussgrossen und durch Absieben vom Pulver befreiten Braunsteinstücken gefüllt, auf ein Drahtgeflecht oder in ein Sand- oder Wasserbad *w* gestellt, mit einer angemessenen Menge roher Salzsäure beschickt, mit einem Stopfen, dem ein gläsernes Gasleitungsrohr *g* und ein Sicherheitsrohr *s* eingesetzt ist, geschlossen. Da die Entwickelung von Chlorgas sogleich eintritt, so leitet man' das entwickelte Gas auch sofort in destillirtes Wasser.

Weil das Einathmen des Chlorgases für die Gesundheit von sehr gefährlichen Folgen sein kann, überhaupt das Einathmen einer chlorhaltigen Luft schädlich, selbst lebensgefährlich ist, so nimmt man die Chlorentwickelung, wenn ein abgeschlossener gutziehender Raum oder Schornsteinkamin nicht

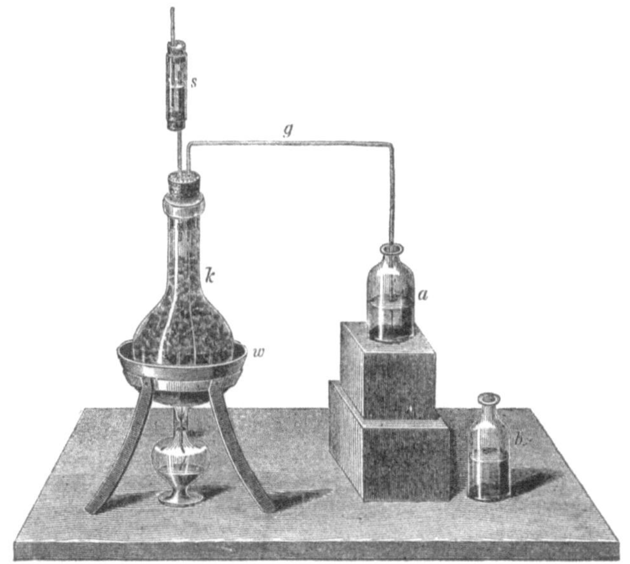

Einfacher Apparat zur Darstellung des Chlorwassers.

vorhanden ist, unter freiem Himmel vor und zwar an einem luftigen Orte, der den directen Sonnenstrahlen nicht ausgesetzt ist. Um die Flasche, in welche das Chlorgas geleitet wird, stellt man ein Blech, eine Hülle aus Pappe oder umwickelt sie mit einem Tuche, damit auch die gebrochenen Sonnenlichtstrahlen abgehalten sind. Das Tageslicht bewirkt nämlich eine allmähliche Zersetzung des Chlorwassers und die Bildung von Chlorwasserstoff.

Wird eine Säure mit einem Gehalte von 30—35 Proc. Chlorwasserstoff angewendet, so geht ohne künstliche Erwärmung die Chlorentwickelung vor sich und dauert längere Zeit. Sobald die in dem Absorptionswasser aufsteigenden Gasblasen sparsam auftreten, wird der Kolben gelind erwärmt. Eine Temperatur von 50—70° C. genügt. Hat man kein zu grosses Entwickelungsgefäss und hat man dieses auf ein Messingdrathnetz gestellt, so genügt die kleine Flamme einer Weingeistlampe, es darf aber die Flamme das Drathnetz (oder den Kolbenboden) nicht berühren, weil eine starke lokale Erhitzung am Kolbenboden ein Zerspringen desselben herbeiführen könnte. Zur Darstellung von 3000 ccm Chlorwasser genügt ein Kolben von 500 ccm Rauminhalt, welcher zu $^3/_4$ mit Manganhyperoxydstücken und 200—250 g einer rohen 29- bis 30-proc. Salzsäure, wie eine solche officinell ist, beschickt wird. Zwei Flaschen *a* und *b*, wie sie in der vorhergehenden Figur angegeben sind, von weissem Glase und mit Glasstopfen versehen, jede nur bis zur Hälfte ihres Rauminhaltes mit destillirtem Wasser beschickt und durch eine Hülle vor Tageslicht geschützt, stehen zur Hand. In das Wasser der einen Flasche *a* lässt man nun durch das Gasleitungsrohr *g* das Chlorgas hineintreten, so lange bis sich der Raum über dem Wasser mit dem grünlichgelben Chlorgase angefüllt zeigt. Man nimmt alsdann diese Flasche fort und legt die andere Flasche *b* vor, jene aber verschliesst man mit dem Stopfen sofort und schüttelt sie kräftig. Das Wasser absorbirt das Gas, und wenn man die Flasche dann öffnet, so strömt mit Gewalt die äussere Luft hinein. Ist der leere Raum der Flasche *b* mit Chlorgas gefüllt, so nimmt man sie fort, verschliesst sie mit dem Stopfen und legt wieder die Flasche *a* vor. Die von der Gasleitungsröhre weggenommene Flasche wird ebenfalls geschüttelt. Dieses Wechseln der Flaschen und das Schütteln geschieht so oft, bis das Wasser Chlorgas nicht mehr absorbirt, bis also nach dem Schütteln der leere Raum der Flasche mit gelbgrünlichem Gase gefüllt bleibt und beim Aufheben des Stopfens ein Eindringen der Luft nicht bemerkbar ist. Mit dem auf diese Weise fertig gemachten Chlorwasser werden Flaschen von 200 ccm Rauminhalt mit gut eingeriebenen Glasstopfen bis zur Mündung angefüllt, die Glasstopfen aufgesetzt, mit kaltem Wasser die Flaschen abgespült, mit einem Tuche abgetrocknet, dann sogleich mit feuchtem Pergamentpapier dicht tectirt und nun alsbald in den Kellerraum gebracht. Diese Operationen geschehen an einem luftigen Orte, und man hütet sich immer sorgsam, Chlorgas aufzuathmen. Sollte letzteres dennoch geschehen sein, so gebrauche man sofort die oben Seite 000 angegebenen Gegenmittel. Wiewohl das Rauchen einer Cigarre bei der Arbeit unstatthaft ist, so dürfte es im vorliegenden Falle nachgegeben werden, denn merkwürdiger Weise wird der Rauchende weniger vom Chlorgase belästigt.

Der Kolben wird geöffnet, die Flüssigkeit in eine Kloake gegossen und das zurückbleibende Manganhyperoxyd einige Male durch Eingiessen von Wasser und Ausgiessen abgewaschen. Nachdem man alles Wasser aus dem Kolben hat abtropfen lassen, schliesst man ihn wieder mit dem Stopfen und dem Gasleitungsrohr und hebt ihn für eine spätere Operation auf.

Darstellung grösserer Mengen Chlorwasser. Die Zerbrechlichkeit des gläsernen Kolbens, die Erneuerung der durch das Chlorgas zerstörten Korkstopfen sind sehr unangenehme Umstände, welche man so viel als möglich zu vermeiden sucht. Man hat daher Kolben von feuerfestem Thon*), die auf specielles Verlangen mit eingeriebenen und durchbohrten Stopfen aus gebranntem Thon oder aus Talkstein versehen werden, als Chlorgasentwickelungsgefässe angefertigt. Sollte das Gasleitungsrohr nicht dicht die Bohröffnung schliessen, so nimmt man etwas Siegellack zu Hülfe. Der Kolben hat eine Tubulatur zur Aufnahme eines Trichterrohrs, das zugleich als Sicherheitsrohr dient. Man füllt den Kolben mit den Braunsteinstücken, setzt das Gasleitungsrohr auf (macht den Stopfen erforderlichen Falles mit Kitt dicht) und giesst durch das Trichterrohr, welches bis auf den Boden des Kolbens reicht, die Säure. Wie in der Abbildung ersichtlich, ist dem Kolben ein Gasleitungsrohr aufgesetzt. Dieses Rohr hat in der Mitte des aufsteigenden Theiles *r* eine kugelförmige Erwei-

---

*) Sie werden von der (MARCH'schen) Thonwaarenfabrik in Charlottenburg bei Berlin angefertigt und können von den Firmen, welche mit pharmaceutischen Geräthschaften handeln, jeder Zeit bezogen werden.

terung, in welcher sich etwa in Folge der Gasentwickelung fortgerissene Theilchen des Kolbeninhaltes neben Feuchtigkeit ansammeln und daraus bei grösserer Anhäufung in den Kolben zurückfliessen können.

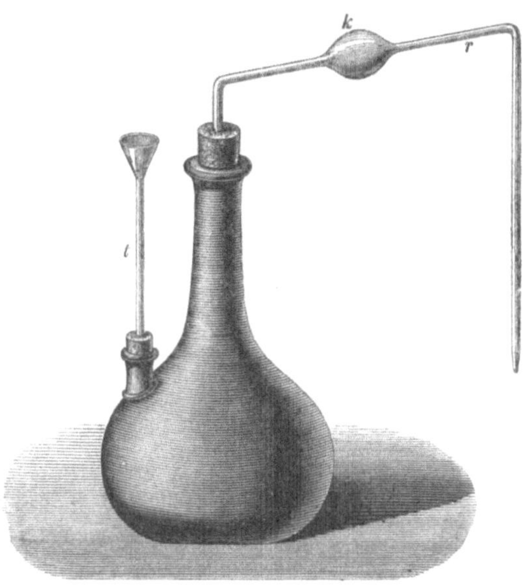

Chlorentwickelungskolben aus feuerfestem Thon.

Das Temperaturmaass ist, wie schon oben bemerkt wurde, von grossem Einfluss auf die Chlorgasmenge, welche das Wasser aufnehmen kann. Wasser von $+9$ bis 10^0 C. nimmt die grösste Menge Chlorgas auf, nämlich $2,75 - 3$ Volumen. Bei 5^0 nimmt es 2,0 Volumen, bei $17,5^0$ aber 2,5 Volumen Chlor auf. Daraus ergiebt sich von selbst die Nothwendigkeit, ein Absorptionswasser von $12 - 15^0$ oder von der Temperatur unserer Keller in Anwendung zu bringen. In der Nähe von 1 bis 3^0 Wärme bilden sich beim Hineinleiten des Chlors in das Wasser auf dessen Oberfläche blassgelbliche durchscheinende Bröckchen, welche auch selbst das Gasleitungsrohr verstopfen. Sie sind ein Chlorhydrat $(Cl_2 10H_2O)$, das schon bei einigen höheren Wärmegraden das Chlorgas unter Aufbrausen fahren lässt und flüssig wird. Da der grösste Verbrauch des Chlorwassers in der wärmeren Jahreszeit stattfindet, so ist es ganz passend den Chlorwasservorrath in den Monaten April oder an kühlen Maitagen anzufertigen. Arbeitet man im Winter, so hat man das Wasser bis auf ca. 15^0 zu erwärmen und im Sommer wird man oft genöthigt sein, die Flaschen mit dem Absorptionswasser in Wasser mit einigen Eisstücken zu stellen und kühl zu halten.

Zweckmässig bei Darstellung des Chlorwassers in grösseren Mengen ist es, wenn man das Wechseln der Flaschen mit dem Absorptionswasser nicht ausführen will und der Verlust an Chlorgas, was aus dem Wasser in die Luft tritt, als unerheblich angesehen wird, eine mit dem Wasser ziemlich angefüllte Flasche vorzulegen, das äusserste Ende des Gasleitungsrohres in ein Säckchen von ausgewaschener feiner weisser Leinwand zu stecken und das obere Ende des Säckchens mit ausgewaschenem Zwirn fest zu schnüren. Das einströmende Chlor bläht das Säckchen auf und presst sich durch die Maschenfugen des Gewebes in feinzertheilter Form hindurch, in welcher Art es vom Wasser leichter aufgenommen wird. Der Einfluss des Chlors auf die Leinwand ist kaum bemerkbar.

Chlorgas ausgebende Mischungen sind verschiedene im Gebrauch. Die vorstehende angegebene Mischung aus wallnussgrossen Stücken Braunstein und roher Salzsäure ist die billigste, bequemste und einfachste. Man rechnet auf 1 Liter herzustellendes Chlorwasser 50—60g rohe Salzsäure. Dadurch, dass der Kolben fast mit Manganhyperoxyd angefüllt ist und etwa mit dem Chlorgase fortgerissener Chlorwasserstoff dann noch mit Braunstein in Berührung kommt, ist ein Uebertreten von Chlorwasserstoffgas in das Gasleitungsrohr nicht gut möglich. Wird dagegen ein pulvriger Braunstein genommen, der sich am Boden des Entwickelungsgefässes festsetzt, so ist die Chlorgasentwickelung aus der aufgegossenen concentrirten Salzsäure stürmischer, und das Chlorgas reisst aus der oberen Schicht der Salzsäure Chlorwasserstoff mit sich fort. Diesem Uebelstande weicht man jedoch aus, wenn man die Salzsäure soweit mit Wasser verdünnt, bis sie nicht mehr raucht. In diesem Falle ist jedoch wieder die Chlorgasentwickelung sehr gehemmt und muss durch Erwärmen unterstützt werden.

Eine zweite, früher gewöhnlich angewendete, Chlorgas ausgebende Mischung besteht aus 160 Th. Kochsalz, 100 Th. Braunstein, 150 Th. Engl. Schwefelsäure und 75 Th. Wasser. Die Schwefelsäure wird mit dem Wasser verdünnt, ehe man sie auf das Gemisch aus Kochsalz und Braunstein giesst. 100 Th. Kochsalz geben über 50 Th. Chlor aus.

Ein drittes Gemisch besteht aus 10 Th. Kaliumbichromat, 15 Th. Wasser und 70 Th. einer Salzsäure von 1,120 spec. Gewicht (oder 30 Th. Wasser und 52 Th. einer rohen Säure von 1,160—1,170 spec. Gewicht). Die Entwickelung aus dieser Mischung geschieht durch Erwärmen bis zum Aufkochen, und man erhält ungefähr 7 Th. Chlor. Im Anfange der Chlorgasentwickelung aus dieser Mischung tritt gemeiniglich auch etwas Chlorwasserstoff mit dem Chlor in die Vorlage. Man muss daher das zuerst auftretende Chlorgas besonders auffangen.

Chlorwasser zu Desinfectionszwecken. Ein solches bereitet man billig und bequem (selbst im Wohnzimmer, ohne der geringsten Belästigung durch Chlorgas ausgesetzt zu sein) in folgender Weise.

Eine Flasche a wird halb mit Wasser gefüllt und ihr ein Kork mit 2 Glasröhren aufgesetzt, von welchen das Rohr d die Stelle eines Ventils vertritt, denn es ist unten geschlossen und nicht weit von dem geschlossenen Ende mittelst einer runden

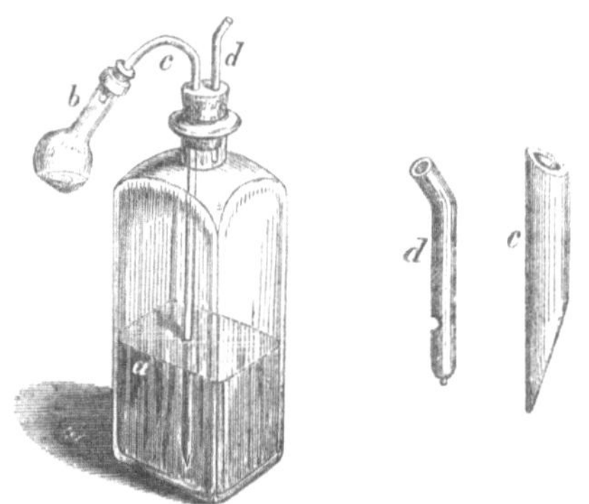

Feile unter Beihilfe von Petroleum durchbohrt. Durch Auf- und Abwärtsschieben dieses Ventilrohres kann man beliebig den inneren Raum der Flasche a mit der äusseren Luft in Communication setzen oder davon abschliessen. Das andere Glasrohr c ist an dem einen Ende, welches bis auf den Boden der Flasche hinabreicht, zu einer offenen Spitze c ausgezogen, so dass das durch diese circa 0,5 mm weite Oeffnung austretende Gas nur kleine Blasen bilden kann. Der aus dem Kork nach Aussen austretende Theil des Rohres c ist gebogen und an seinem Ende mit einem Korke armirt, welcher als Schluss eines kleinen Kolbens (b) mit Wulstrand dient. In diesen Kolben giebt man zuerst Salzsäure, dann schüttet man das nöthige Kaliumchlorat (chlorsaures Kali) dazu und legt ihn fest an das Rohr c an. Die Chlorentwickelung beginnt sofort, im übrigen sehr ruhig. Anfangs schiebt man das Ventil d abwärts und setzt das Innere der Flasche mit der äusseren Luft in Communikation, schliesst es aber, sobald sich ein Austreten von Chlor bemerkbar macht. Die Gasentwickelung wird später spärlicher. Ein Erwärmen des Kölbchens b darf nicht stattfinden, die Flasche selbst hat man auch nicht nöthig zu schütteln, sondern man lässt sie ruhig an einem schattigen Orte stehen. Um ein Wasser von dem Chlorgehalt des officinellen Chlorwassers darzustellen, giebt man in das Kölbchen auf je 1000 ccm vorgelegten Wassers 2,5 g Kaliumchlorat, 25 g 25-proc. Salzsäure.

Ein solches Chlorwasser benutzt man in Fällen, wo die Anwendung von Chlorkalk gern gemieden wird, z. B. zum Waschen von Geweben aus thierischer Faser, von Bettstellen, Möbeln, Paneelen. Das Bestreichen mit diesem Chlorwasser wird mit einem Borstenpinsel oder einem Schwamme, an einen Stiel befestigt, ausgeführt. Zur Desinfection der Wäsche von Cholerakranken, Blatterkranken etc. wird das Chlorwasser mit einem doppelten Volumen Wasser verdünnt und die Wäsche hineingelegt.

Theorie der Chlorgasentwickelung. Wenn man die Chlorwasserstoffsäure (HCl) durch Mangansuperoxyd (MnO_2) zersetzt, so bildet sich Manganochlorid ($MnCl_2$), Wasser (H_2O) und freies Chlor (Cl). Das Mangan verbindet sich nämlich zuerst mit dem Chlor der Chlorwasserstoffsäure zu Mangansuperchlorid ($MnCl_4$) und der Sauerstoff des Mangansuperoxds mit dem Wasserstoff der Chlorwasserstoffsäure zu Wasser. Das Mangansuperchlorid zerfällt aber schon bei gewöhnlicher Temperatur schneller beim Erhitzen in Manganochlorid und Chlor. Wie man sieht, wird nur aus der Hälfte der Chlorwasserstoffsäure Chlor frei gemacht.

$$\underset{\text{Chlorwasserstoffsäure}}{4HCl} \quad \text{und} \quad \underset{\text{Mangansuperoxyd}}{MnO_2} \quad \text{geben} \quad \underset{\text{Mangansuperchlorid}}{MnCl_4} \quad \text{und} \quad \underset{\text{Wasser}}{2H_2O}$$

$$\underset{\text{Mangansuperchlorid}}{MnCl_4} \quad \text{zerfällt in} \quad \underset{\text{Manganochlorid}}{MnCl_2} \quad \text{und} \quad \underset{\text{Chlorgas}}{2Cl}$$

oder nach typischer Auffassung:

$$\underset{\text{Chlorwasserstoff}}{4\left(\begin{matrix}H\\Cl\end{matrix}\right)} \quad \text{und} \quad \underset{\text{Mangansuperoxyd}}{M''O_2} \quad \text{geben} \quad \underset{\text{Mangantetrachlorid}}{Mn''Cl_4} \quad \text{und} \quad \underset{\text{Wasser}}{2\left(\begin{matrix}H\\H\end{matrix}O\right)}$$

$$\underset{\text{Mangantetrachlorid}}{Mn''Cl_4} \quad \text{zerfällt in} \quad \underset{\substack{\text{Manganbichlorid}\\ \text{(Manganochlorid)}}}{\left.\begin{matrix}Mn''\\Cl_2\end{matrix}\right\}} \quad \text{und} \quad \underset{\text{Chlor}}{\left.\begin{matrix}Cl\\Cl\end{matrix}\right\}}$$

Je nach der Temperatur des Wassers nimmt dieses verschiedene Mengen oder Volume Chlorgas auf, bei

$10^0 - 2{,}600$ Vol.	$17{,}5^0 - 2{,}260$ Vol.	$25^0 - 1{,}950$ Vol.
$15^0 - 2{,}370$ „	$20^0 - 2{,}156$ „	$30^0 - 1{,}750$ „

Hieraus ergiebt sich ein circa 15^0 C. warmes Wasser zur Chlorwasserdarstellung zu gebrauchen und es in einem Raume mit einer über 16^0 C. nicht hinausgehenden Temperatur aufzubewahren. Tageslicht disponirt das Chlor Wasser zu zersetzen und Salzsäure zu bilden und Sauerstoff frei zu machen. $H_2O + 2Cl = 2HCl + O$.

Eigenschaften des Chlorwassers. Völlig gesättigtes Chlorwasser ist eine klare blass-grünlich-gelbliche Flüssigkeit von schwach styptischem, etwas scharfem Geschmacke und äusserst erstickendem Chlorgeruche. Lackmuspapier und andere organische Farben werden davon gebleicht. Der Luft ausgesetzt exhalirt es Chlorgas, und unter dem Einflusse des Tageslichtes zersetzt es sich in der Art, dass das Chlor mit einem entsprechenden Theile Wasserstoff des Wassers Chlorwasserstoffsäure bildet und Sauerstoff frei wird. Es muss mindestens 0,4 Proc. freies Chlor enthalten.

Aufbewahrung des Chlorwassers. Da das Wasser nur zwischen 8 bis 15^0 C. die grössere Menge Chlor absorbirt, so wird auch das bei dieser Temperatur gesättigte Chlorwasser bei höheren Temperaturen mehr oder weniger Chlorgas fahren lassen. Unsere Keller, welche durchschnittlich eine Temperatur von 12^0 C. haben, eignen sich also am besten als Aufbewahrungsort des Chlorwassers. Als Aufbewahrungsgefässe passen starkwandige Flaschen von $100 - 200$ ccm Rauminhalt mit einigermassen conischen Glasstopfen, welche Flaschen bis unter den Stopfen mit dem Chlorwasser angefüllt mit Pergamentpapier tectirt werden. Schwarze oder sogenannte Hyalithgläser haben das Unangenehme, dass man nicht hineinsehen kann. Sie sind auch zwecklos, wenn man die mit Chlorwasser gefüllten Flaschen in einem mit Deckel versehenen Holzkasten placirt oder in Blechbüchsen einstellt. Es ist Hauptsache, dass in den Flaschen keine atmosphärische Luft vorhanden ist. Bei einer solchen Aufbewahrung, geschützt vor Licht und Luft, bleibt das Chlorwasser über ein halbes, ja selbst ein ganzes Jahr von untadelhafter Beschaffenheit. In dem Dispensirlokale hält man ein Gefäss mit Chlorwasser nicht gern zur Hand, sondern holt den jedesmaligen Bedarf aus dem Keller. Hat man grosse Quantitäten Chlorwasser aufzubewahren, so können auch wohl grosse Flaschen dazu in Anwendung kommen, nur bleibt es eben Hauptsache, dass sie bis unter den Stopfen gefüllt sind. Dabei hat man aber wohl die Ausdehnung. des Wassers im Auge zu halten, und nicht etwa das kältere Wasser in den wärmeren Keller zu bringen. Grosse Flaschen sind in einem solchen Falle dem Zersprengtwerden leicht ausgesetzt. Kleine Reste Chlorwasser in den Vorrathsflaschen giesst man fort. Korkpfropfen werden durch Chlorwasser zerstört, zerbröckeln und unterstützen die Bildung von Chlorwasserstoff. Das Tektiren der Gefässe ist nothwendig, einerseits um den Stopfen festzuhalten, andererseits bei dem ungenügenden Verschluss mit Glasstopfen die Abdunstung des Chlors zu verhindern. Tekturen aus Papier, Pergamentpapier, dichtem Zeuge, auch mit Collod überzogen, werden mürbe und zerbrechen beim Berühren. Thierblase, welche man trocken weich gerieben und dann mit Collod, das durch Zusatz von ungefähr $1/_2$ Proc. Paraffin geschmeidig gemacht ist, auf beiden Seiten überzogen hat, fand ich noch am brauchbarsten für den vorliegenden Zweck. Man kann auch um den Stopfen, wenn dieser nämlich keine Pilzform hat, nach dem gehörigen Abtrocknen eine Schicht einer durch Wärme weich gemachten Mischung aus Paraffin, Wachs, Venedischem Terpenthin ana 1 Theil und Talksteinpulver 2 Th. andrücken und mit einem erwärmten kleinen Spatel und dem Finger fest drücken und glatt streichen. Endlich kann man am zweckmässigsten über Stopfen und Flaschenhals gläserne oder porzellanene Töpfchen, Bechergläser etc. stülpen, deren Rand, mit welchem sie der oberen Flaschenwölbung aufstehen, mit etwas weichem Harzcerat bestrichen ist. Diese letztere Methode kann ich ganz besonders empfehlen, da sie eine Abschliessung der Luft am sichersten möglich macht.

Bei **Dispensation** des Chlorwassers vergesse man nicht, dass dieses stets Chlor exhalirt und daher, in eine Flasche gegossen, diese mit Chlorgas füllt. Giesst man nun aus einem anderen Gefässe Flüssigkeit dazu, so steigen die Chlordämpfe in dieses auf und ertheilen seinem Inhalte einen Chlorgeruch. Das Chlorwasser wird daher stets den Mixturen zuletzt zugesetzt. Diese Mixturen dispensirt man in verdunkelten Gläsern, obgleich das freie Chlor in Arzneimischungen kaum eine Stunde frei bleibt und gewöhnlich gebunden wird. Bemerken muss ich hierbei noch, dass es eine sehr geschmacklose Manier ist, zur Verdunkelung der Gläser Papier oder einen Farbenanstrich in Schwarz zu verwenden, welche Farbe auf den Kranken niemals einen angenehmen Eindruck macht. Andere Farben (besonders gelb und braungelb) lassen denselben Zweck erreichen. Mischungen aus Chlorwasser mit schleimigen Flüssigkeiten, Altheesyrup, Altheeaufguss, gefärbten Zuckersäften etc. verlieren in wenigen Minuten ihren Chlorgeruch oder ihr freies Chlor und genügt es, sie in farblosen Flaschen zu dispensiren. Wird Chlorwasser in einer Mischung abgegeben, in welcher eine Zersetzung oder Bindung des Chlors nicht zu erwarten ist, so sind metallene Löffel zum Einnehmen nicht zu verwenden oder es sind dieselben nach dem Einnehmen sofort in Wasser zu stellen. Vor dem Riechen an der Mischung ist zu warnen.

Prüfung. Zur Bestimmung 1) der Flüchtigkeit des Chlorwassers ist ein Tropfen auf einem Objectglase einzudampfen und stark zu erhitzen. Es darf kein sichtbarer Rückstand verbleiben.

2) Entfärbung des Lackmuspapiers. Ein Ueberführen der blauen Farbe in eine gelbliche statt in Farblosigkeit ist einer Entfärbung gleich zu halten. Ein während der Aufbewahrung verdorbenes Chlorwasser wirkt nur röthend, nicht bleichend.

3) Bestimmung des Gehaltes an freiem Chlor. Die Ph. normirt den Mindestgehalt auf 0,4 Proc. Da 100 ccm Chlor circa 0,3 g wiegen, so enthält

ein bei 15° gesättigtes Chlorwasser in 100 Th. sogar 0,7 Th., bei 20° gesättigt fast 0,65 Th., mithin ist die Forderung der Ph. eine sehr mässige.

Die von der Ph. vorgeschriebene Bestimmungsmethode ist die von R. WAGNER (1859) zuerst aufgestellte jodometrische, indem durch freies Chlor aus Kaliumjodid Jod abgeschieden und das freie Jod mittelst Natriumthiosulfat in Natriumjodid übergeführt resp. entfärbt wird. Der Vorgang wird durch folgende Formeln erklärt

a)
$$\underset{\text{Kaliumjodid}}{2KJ} \quad \text{und} \quad \underset{\text{Chlor}}{2Cl} \quad \text{geben} \quad \underset{\text{Kaliumchlorid}}{2KCl} \quad \text{und} \quad \underset{\text{Jod}}{2J}$$

b)
$$\underset{\text{Jod}}{2J} \text{ und } \underset{\text{Natriumthiosulfat}}{2(Na_2S_2O_3 + 5H_2O)} \text{ geben } \underset{\text{Natriumtetrathionat}}{Na_2S_4O_6} \text{ und } \underset{\text{Natriumjodid}}{2NaJ} \text{ und } \underset{\text{Wasser}}{10H_2O}$$

oder a) $\left.\begin{array}{l} 2 \text{ At. Chlor} = 35{,}5 \times 2 = 71 \\ \text{und} \quad 2\,\text{Mol. Kaliumjodid} = 166 \times 2 = 332 \end{array}\right\}$ geben $\left\{\begin{array}{l} 2 \text{ Mol. Kaliumchlorid, KCl} \\ 2 \text{ At. Jod} = 2 \times 127 = 254 \end{array}\right.$

b) $\left.\begin{array}{l} 2 \text{ At. Jod } = 2 \times 127 = 254 \\ 2\ \text{Mol. kryst. Natriumthiosulfat} \\ \text{(unterschwefligsaures Natrium).} \\ 2\,(Na_2S_2O_3 + 5H_2O = 2 \times 248 \\ = 496 \end{array}\right\}$ geben $\left\{\begin{array}{l} 2 \text{ Mol. Natriumjodid } 2NaJ \\ \text{Natriumtetrathionat oder tetrathion-} \\ \text{saures Natrium, } Na_2S_4O_6 \\ \text{Wasser, } 5H_2O. \end{array}\right.$

496 g $Na_2S_2O_3 + 5H_2O$ entsprechen also 254 g Jod und 71 g Chlor
oder 248 g   „   „   „   „ 127 g „ „ 35,5 g „
oder 24,8 g   „   „   „   „ 12,7 g „ „ 3,55 g „
oder 1000 ccm d. Natriumthiosulfat-
     lösung m. 24,8 g Gehalt „   „ 12,7 g „ „ 3,55 g „
     100 ccm „   „   „   „ 1,27 g „ „ 0,355 g „
     28,2 ccm „   „   „   „ 0,358 g „ „ 0,10011 g „

25 g des Chlorwassers werden in ein auf weissem Papier stehendes Becherglas oder in eine porcellanene Schale mit einer Lösung von 1 g Kaliumjodid in circa 20 g Wasser eingegossen und dann erst mit einigen Grammen der Stärkemehl enthaltenden Zinkchloridlösung (der volumetrischen Stärkelösung) versetzt und mit 28,0 ccm der $^1/_{10}$-Normalthiosulfatlösung vermischt. Durch diesen Zusatz darf die blaue Jodstärkemehlfarbe beim Umrühren noch nicht verschwinden und nach Zusatz von weiteren 0,2 ccm kann sie allenfalls verschwinden. Besser ist das Wasser, wenn Entfärbung nicht eintritt und hierzu noch ein Zusatz von einigen ccm nöthig wird.

Diese Methode der Chlorbestimmung ist eine ganz vorzügliche, wenn sie auch einfach, wie WAGNER sie einführte, in Ausführung kommt. WAGNER liess nämlich die farblose Chlorflüssigkeit mit der genügenden Menge Kaliumjodidlösung mischen. Das Chlor scheidet die aequivalente Menge Jod aus und die Flüssigkeit färbt sich braun bis gelb, je nach dem Maasse der Verdünnung. Wird mehr $^1/_{10}$-Normal-Natriumthiosulfat hinzugesetzt, so wird die braune oder gelbe Farbe an Intensität abnehmen und verschwindet zuletzt vollständig. So wie Farblosigkeit eingetreten ist, ist auch die Reaction beendet. Der Zusatz von Stärkemehllösung macht in Folge Bildung blauen Jodstärkemehls den Schluss der Reaction mit dem Verschwinden der blauen Farbe augenfälliger.

In dem Kasten, in welchem der Chlorwasservorrath aufbewahrt wird, hält man sich ein cylindrisches Fläschchen, an dessen Aussenseite mittelst Diamants die Niveaus der Volumina von 25 ccm Chlorwasser +20 ccm für die 5-proc. Kaliumjodidlösung, + 4 ccm Stärkemehllösung, + 28,2 ccm der Natriumthiosulfatösung angegeben sind. Ein Papierstreifen mit den entsprechenden Strichen nebst Angabe der Substanzen für jeden Raum leistet allenfalls dasselbe.

Unter Benutzung dieser Vorrichtung ist die Probe stets schnell und bequem auszuführen, weil ein Chlorgehalt über 0,4 Proc. nicht in Betracht kommt.

Kritik. Die Selbstdarstellung des Chlorwassers hätte dem Apotheker zur Pflicht gemacht werden müssen. Die Gründe dafür liegen zu nahe, als dass sie vorgeführt werden müssten.

Da die Ph. bei Bestimmung des Cyanwasserstoffs im Bittermandelwasser der chemischen Praxis folgte, hätte sie auch hier bei Bestimmung des Chlors parallel vorgehen und damit gleichzeitig den Weg zur Chlorbestimmung klar legen können. Das Atomgewicht des Chlors ist 35,5. Hätte die Ph. nun 35,5 g des Chlorwassers abwägen und mit 2,0 g Kaliumjodid in Lösung versetzen lassen, so würde jeder ccm der $\frac{1}{10}$-Normal-Natriumthiosulfatlösung auch 0,01 Proc. Chlor angeben, es würden also als Mindestmaass 40 ccm dieser Lösung entsprechend 0,4 Proc. zur Verwendung kommen. Damit wäre dem Prüfenden an die Hand gegeben, in einem Zuge den Chlorgehalt des zu prüfenden Wassers ohne vieles Rechnen zu bestimmen. Der Anschluss an eine eingeführte gute Praxis dürfte einer Ph. immer zur Zierde gereichen. Man vergleiche auch unter Aq. Amygd. am. S. 365.

Anwendung. Das Chlorwasser wird innerlich zu 0,5—1,5—3,0 g mit circa der 10-fachen Menge Wasser verdünnt bei fieberhaften und entzündlichen Krankheiten mit dem Charakter der Blutzersetzung, bei Scharlach, Blattern, Erysipel, Typhus, Ruhr, beginnender Asiatischer Cholera, mercurieller Stomatitis, Vergiftung mit Wurst-, Käsegift gegeben, äusserlich gegen Biss- und Stichwunden giftiger oder wüthender Thiere, zu Gurgelwässern, zu Umschlägen bei Leberkrankheiten gebraucht. In der Technik und in der Oekonomie benutzt man es als Bleichmittel, in der Chemie als Oxydationsmittel.

Genaugenommen ist das Chlorwasser ein fast überflüssiger Arzneikörper, welcher in den wenigen Fällen, wo das freie Chlor zur Wirkung kommt, besser durch Brom ersetzt werden könnte. Innerlich genommen, kommt es nicht als Chlor in den Magen, sondern als Salzsäure. Mit Speichel in Contact kommend geht diese Umsetzung in Salzsäure oder die elementare Bindung des Chlors sofort vor sich. Giebt der Arzt in Stelle des Chlorwassers eine entsprechend verdünnte Salzsäure, so erreicht er auch dieselben Heilerfolge. Bei Typhus-Behandlung hat sich dieser Ersatz durch Salzsäure vortrefflich bewährt. Eine Mischung aus 1 g Salzsäure mit 120 g Zuckerwasser, Eibischaufguss etc. ersetzt 120 g Chlorwasser. Einige Aerzte, welche nur die verdünnte Salzäure mit Eibischaufguss an Stelle des Chlorwassers anwendeten, konnten bezeugen, ihre Patienten stets am Leben erhalten zu haben, was die nur Chlorwasser anwendenden Aerzte nicht immer zu bezeugen vermochten.

Aqua Cinnamomi.

Zimmtwasser; einfaches Zimmtwasser. Aqua Cinnamōmi.
Eau de Cannelle. Cinnamon water.

Ein (1) Th. grob zerstossene Zimmtrinde und ein (1) Th. Weingeist werden mit der nöthigen Menge gemeinen Wassers übergossen und davon nach Verlauf von zwölf Stunden zehn (10) Th. abdestillirt.

Es sei trübe, später werde es klar.

Geschichtliches. Vor 250 Jahren führte man das Zimmtwasser in den Arzneischatz ein und zwar als ein vorzügliches Pestmittel. Die *Aqua Cinnamomi contra pestem* war ein Destillat, in Glasgefässen nach 8-tägiger Maceration hergestellt aus Zimmt und den Wurzeln der Angelica, des Vincetoxicum und der Contrajerva, übergossen mit Wein und Rosenwasser. Auch die als Pestmittel geschätzten *Aqua cephalica Caroli V imperatoris*, *Aqua cordialis Augustanorum* etc. waren hauptsächlich Zimmtdestillate. Im Anfange dieses Jahrhunderts wurden ein einfaches und ein weingeistiges Zimmtwasser *(Aq. Cinn. simplex et spirituosa s. vinosa)* üblich, welche beiden Formen die Ph. Germ. ed. II aber vereinigt und als *Aqua Cinnamomi* vorschreibt.

Darstellung und **Eigenschaften.** Das Zimmtwasser enthält das flüchtige Oel der Zimmtkassie und vorzugsweise Zimmtaldehyd in Lösung. Vor der Destillation ist der Zimmt in der Mischung aus Weingeist und Wasser zu maceriren, um seine flüchtigen Theile vollständig in das Destillat überzuführen. Man giebt dem Zimmt hierzu die Form der feinen Species oder eines sehr groben Pulvers. Frisch bereitet ist das Zimmtwasser milchig trübe in Folge des Gehaltes an Zimmtaldehyd, wird aber mit der Zeit klar, indem der Aldehyd in Zimmtsäure übergeht. Dem Luftzutritt ausgesetzt bildet sich aus seinem Oelgehalte nicht nur Zimmtsäure, es scheidet sich auch ein Harz in kleinen Partikeln ab und das Zimmtwasser nimmt einen schwach gelblichen Farbenton an. Im Uebrigen ist das Zimmtwasser eines der haltbarsten Wässer. Es ist von süsslich angenehmem, hintennach brennendem, gewürzhaftem Geschmack und vom Geruche des Zimmts. Das durch Mischen mit Zimmtkassienöl bereitete Zimmtwasser hat einen weniger süsslichen und mehr brennenden scharfen Geschmack, durch Mischen aus Oel und Wasser lässt sich also kein Zimmtwasser darstellen.

Eine sehr gute Identitätsreaction eines gut bereiteten Wassers besteht darin, 5—6 ccm des Zimmtwassers mit 1—2 Tropfen Ferrichloridlösung blassgelblich zu färben und dann bis zum Aufkochen zu erhitzen. Es muss eine intensiv rothe Flüssigkeit resultiren. Mit Silbernitrat und etwas Aetzammon versetzt und aufgekocht, darf keine Reduction des Silbers oder eine Färbung der Flüssigkeit erfolgen.

Aqua destillata.

Destillirtes Wasser; Wasser (Ph. Germ.); reines Wasser. Aqua destillāta. *Eau distillée. Destilled water.*

Klare, farb-, geruch- und geschmacklose Flüssigkeit, welche beim Abdampfen keinen Rückstand hinterlässt.

Sie darf weder durch Mercurichlorid (Quecksilberbichlorid), noch durch Silbernitrat, noch mit einem doppelten Volumen Kalkwasser gemischt eine Trübung erleiden.

Ueber die Art und Weise der Darstellung des destillirten Wassers, worunter man ein höchst reines Wasser zu verstehen pflegt, giebt die Pharmakopöe keine Andeutung. Demnach ist es dem Apotheker überlassen, das destillirte Wasser besonders darzustellen, oder es als Nebenprodukt bei Heizung seines Dampfapparates zu sammeln, oder dieses letztere Wasser, welches im Handel meist als destillirtes Wasser abgegeben wird, anzukaufen. Die Hauptsache ist laut der Anforderung der Ph., dass sich das Wasser von Ammon, Chloriden und Salzsäure und Kohlensäure frei erweist. Dass damit aber nicht den heutigen Anforderungen der Therapie genügt sein kann und nicht genügt wird, hätten die Verf. der Pharmakopoe wohl wissen können, um so mehr als HAGER bezüglich des Wassers, wie es zu subcutanen Injectionen beschaffen sein muss, specielle Versuche anstellte und darüber in der pharm. Centralhalle 1879, Nr. 42 und 52 berichtete.

Wiederholt machten Aerzte die Erfahrung, dass subcutane Injectionen ohne alle Störung verheilten, dieselben Injectionen aber oft bei derselben Person locale Entzündung und Eiterung zur Folge hatten. Die Aerzte gaben dieses abweichende Verhalten dem Mittel Schuld, obgleich der Apotheker dasselbe aus einem und demselben Vorrathe entnommen hatte. Dass allein die Beschaffenheit des als Lösungsmittel dienenden destillirten Wassers die abnormen Zustände nach den subcutanen Injectionen veranlassten, hat HAGER evident nachgewiesen und an seiner Person experimentirt. Er forderte, dass für die subcutanen Injectionen eine *Aqua destillata purissima*, eine *Aqua bisdestillata* zu verwenden sei. Die Firma C. A. ENGELHARDT zu Leipzig hat sich darauf die Aufgabe gestellt, ein solches höchstreines Wasser in den Handel zu bringen.

Im Uebrigen habe ich bereits im Commentar zur 1. Ausgabe der Ph. Germ. die Angaben zur Darstellung eines höchstreinen Wassers vorgelegt, die Herstellung eines solchen war also kein Kunststück mehr und hätte die Ph. jenen Angaben entsprechend neben der Indifferenz des Wassers gegen Ammon, Silberlösung und Kalkwasser auch noch eine Indifferenz gegen Kaliumhypermanganat gefordert, so wäre sie nur in der Höhe unserer heutigen Pharmacie vorgegangen. Mit Weglassung dieser Forderung hat sie sich auf einen Standpunkt versetzt, wo wir schon vor 20 Jahren waren, denn HAGER forderte schon in seinen Commentaren (1865 u. 1872) von dem destillirten Wasser eine Indifferenz gegen Kaliumhypermanganat.

Auch MOHR und HAGER hatten in ihren Commentaren (1873) zur Ph. Germ. ed. I dieselbe Forderung gestellt. Welche Umstände und welche Bedenken waren maassgebend, diese Reaction zu übergehen?

Gewöhnliches Wasser unterscheidet man je nach seinem Herkommen als tellurisches und atmosphärisches. Zu dem ersteren gehört das Quellwasser, Flusswasser, Meerwasser, zu dem anderen das Regenwasser, Schneewasser etc. Das Wasser kommt sowohl im Erdboden wie in der Luft mit mancherlei Stoffen in Berührung, die es löst oder ungelöst mit sich führt. Es ist also leicht erklärlich, dass kein Wasser, wie die Natur es liefert, ein völlig reines ist. Von den Substanzen, welche man in dem tellurischen Wasser antrifft, seien folgende erwähnt: gasige Stoffe: Stickstoff, Sauerstoff, Kohlensäure, Schwefelwasserstoff, Sumpfgas; salzartige, flüchtige und fixe Stoffe: Ammoniumcarbonat, Ammoniumnitrat, Natriumchlorid, Calciumchlorid, Magnesiumchlorid, die Carbonate, Sulfate, Silicate und Nitrate des Calcium und Aluminium, ferner Kieselerde, Nitrite, organische Stoffe. Von allen diesen machen besonders Schwefelwasserstoff, die Ammonsalze und dann die organischen Substanzen das Wasser für den pharmaceutischen Gebrauch untüchtig. Das Wasser, welches Kalksalze gelöst enthält, nennt man im gewöhnlichen Leben hartes Wasser, im Gegensatz zum weichen Wasser, wie Regen- oder Flusswasser, welches keine Kalksalze enthält und daher nicht wie das harte Wasser Seifenlösungen unter Abscheidung von fettsaurer Kalkerde zersetzt.

Für den pharmaceutischen Gebrauch, besonders als Vehikel medicinischer Substanzen, soll nach alter Anordnung nur filtrirtes Wasser in Anwendung kommen. Ein Fortschritt wäre es gewesen, wenn für die letztere Art der Verwendung die Pharmakopöe das natürliche Wasser ausgeschlossen und dafür in allen Fällen destillirtes Wasser allein als brauchbar erklärt hätte. Eine Rücksicht auf die Aerzte, welche nur *Aqua communis* als Vehikel von Arzneistoffen vorschreiben, um einen billigen Arzneipreis zu erzielen, verträgt sich mit der würdigen Aufgabe der Pharmacie nicht, sie begünstigt nur die Gleichgültigkeit und Liederlichkeit in der Bereitung der Arzneien.

Das atmosphärische Wasser, wie das Regenwasser *(aqua pluvialis)*, sieht man gewöhnlich als das reinste natürliche Wasser an. Es enthält ausser Erdstaub und Spuren freier Kalksalze gewöhnlich Ammon, theils als Carbonat, theils als Nitrat, theils als Nitrit, ausserdem auch organische, mehr oder weniger flüchtige Stoffe, aber doch nur in so geringen Spuren, dass diese Verunreinigungen durch Reagentien schwer nachweisbar sind.

Das Quellwasser *(aqua fontāna)*, wozu auch das Brunnenwasser *(aqua e putĕo, Aqua communis)* gehört, enthält gewöhnlich neben freier Kohlensäure viele Kalksalze, weniger das Flusswasser *(aqua fluviatilis)*, welches gleichsam als eine Mischung von Regenwasser mit Quellwasser zu betrachten ist, aber auch putride Gifte und Ansteckungsstoffe enthalten kann.

Ob nun das eine Wasser vor dem anderen für pharmaceutische Zwecke brauchbar ist, lässt sich gar nicht mit Bestimmtheit sagen, weil die Güte des Wassers zu sehr von der Oertlichkeit, wo es gesammelt wird, abhängt. So ist das Regenwasser in volkreichen Gegenden, in der Nähe von Fabrikstädten, Sümpfen, Morästen nichts weniger denn brauchbar. Auch das Wasser der Flüsse und Bäche, welche durch volkreiche Städte und Gegenden fliessen und die Auswürfe derselben in Masse aufnehmen, ist nicht nur unrein, sondern auch in der That gefährlich. Wie gefährlich der Genuss von Wasser ist, welches mit Faecalmasse in Berührung war, ergiebt ein in letzter Zeit in England zu Caterham vorgekommener Fall. Das Deject eines Typhuskranken war in das Wasser eines Grabens gefallen, aus welchem fast 400 Arbeiter ihr Trinkwasser schöpften, und es erfolgten 300 Typhuserkrankungen. Massenhafte Erkrankungen nach Genuss von Wasser aus Teichen und Gräben, in welchen man todte Thiere geworfen hatte, sind nicht selten. Ein Flusswasser, dessen Lauf bewohnte Stätten berührt, sollte nie in den pharmaceutischen Gebrauch gezogen werden.

Das Brunnenwasser ist zu verschieden je nach den Bestandtheilen und der Beschaffenheit der Erdschichten, durch welche es filtrirt, um sich in den Brunnenbehältern zu sammeln, so dass es ziemlich rein aber auch wieder sehr unrein angetroffen wird. Brunnen in der Nähe von Kirchhöfen, Düngergruben, Abtritten etc. geben selten ein pharmaceutisch brauchbares Wasser. Der Verdampfungsrückstand dieses Wassers ist mehr oder weniger braun und schmierig. In den Fällen, in welchen das natürliche Wasser als Vehikel von Arzneistoffen dienen soll, nimmt man gewöhnlich dasjenige, was auch als Trinkwasser benutzt wird. Für den Gebrauch im Laboratorium zur Extraction von Vegetabilien, zum Auflösen von Salzen, zum Auswaschen von Niederschlägen wird man immer dasjenige natürliche Wasser nehmen, was sich als reinstes darbietet. Für diese Zwecke eignet sich, will man kein destillirtes Wasser anwenden, filtrirtes Schneewasser oder filtrirtes Regenwasser, welches letztere man auffängt, nachdem die Dächer bereits durch den Regen abgespült sind. Zur Darstellung destillirter Wässer giebt man den Brunnenwässern den Vorzug, weil sie im Allgemeinen weniger Ammonsalze und flüchtige organische Stoffe enthalten als Regenwasser.

Das Quell- oder Brunnenwasser ist wohl immer am bequemsten zur

Hand. Will man es von der grössten Menge seines Gehaltes an Calciumcarbonat befreien, so kocht man es auf. Dadurch verliert es seine freie Kohlensäure und mit derselben das Mittel, welches die Lösung der unlöslichen Kalksalze in Wasser fördert. Durch Absetzenlassen und Filtriren beseitigt man den Kalkerdeabsatz. Um ammoniakhaltiges, aber chloridfreies Wasser zur Destillation brauchbar zu machen, macht man ihm einen Zusatz von Alaun (circa $^1/_{1000}$). Enthält das Brunnenwasser Schwefelwasserstoff (bei Gyps- oder Calciumsulfatgehalt des Wassers, von faulender Holzumkleidung und solchen Brunnenröhren herrührend), so muss es aufgekocht und filtrirt werden.

Enthält das Wasser Riechstoffe und Substanzen organischer Natur, so ist eine Filtration durch Kohle und Sand das beste Verfahren der Reinigung.

Andere Reinigungsverfahren, die in der Technik im Gebrauch, aber für das pharmaceutische Laboratorium nicht anwendbar sind, übergehe ich.

Filtration des natürlichen Wassers. Man hat dazu verschiedene Vorrichtungen, von welchen die gebräuchlichsten schon in voriger Ausgabe dieses Commentars erwähnt und bildlich vorgelegt sind.

Ein für die pharmaceutische Praxis brauchbarer Wasser-Filtrirapparat aus der neueren Zeit hat als Filtermaterial die sogenannte plastische oder plastisch-poröse Kohle, bereitet aus Holz- und Knochenkohle, Sägespänen, Steinkohlentheer und Asphalt. Die als Filter dienenden Formen werden aus dieser Zusammensetzung zuerst durch starke Pressung dargestellt, dann in gelinder Glühhitze behandelt.

Nachstehende Abbildung zeigt einen grossen hohlen Filtrirkolben (*k*) aus plastischer Kohle. In die Mitte seines Bodens ist ein kurzes Rohr (*s*) aus Zinn mit Schraubengewinde eingesetzt, mit welchem er in das Rohr *m* durch Einschraubung dicht eingesetzt wird. Dem Rohr *m* ist seitlich ein zinnernes Rohr (*r*) eingesetzt, welches als Abflussrohr des filtrirten Wassers dient. Das Rohr *m* ist mittelst Verschraubung auf den Boden eines hölzernen Fasses festgemacht. In das Fass schüttet man so viel gekörnte Knochenkohle, dass davon der Filtrirkolben bedeckt ist. Das Fass hat einen Deckel und wird immer mit Wasser gefüllt gehalten. Ein solcher Filtrirapparat functionirt wohl 12—18 Monate zur Zufriedenheit je nach der Beschaffenheit des Wassers.

Als ein billiges und vortreffliches Filtermaterial ist Eisenschwamm empfohlen worden. Wird Sand als Filtermaterial benutzt, so ist derselbe zuvor mit 1-proc. Salzsäure zu maceriren und dann deplacirend mit Wasser auszuwaschen.

Das Standgefäss mit dem gemeinen Wasser, welches man im Dispensirlocale zur Hand hält, muss nothwendig am Ende jeder Woche innen gereinigt werden, denn selbst das beste Wasser setzt während dieser Zeit stets kleine Mengen organischer und mineralischer Stoffe ab, welche sich fest an die Gefässwandung ansetzen. Die Reinigung geschieht zuerst mittelst etwas verdünnter Salzsäure und dann unter Schüttelung mit Fliesspapierschnitzel, Sand und Wasser.

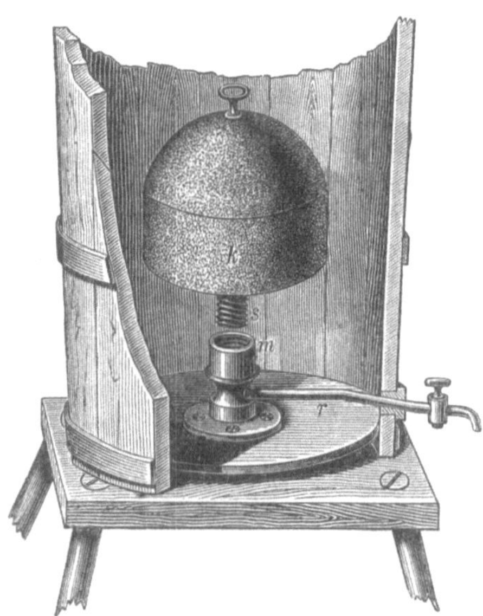

Filtrirapparat mit Kolben aus plastischer Kohle.

Darstellung einer *Aqua destillata purissima*. Das Wasser, welches in die Destillirblase gegeben wird, soll ein reines Brunnenwasser sein, weil dieses in den meisten (nicht in allen) Fällen am wenigsten mit organischen Stoffen und Ammon verunreinigt zu sein pflegt; selten ist aber das Brunnenwasser so rein, dass es eine *Aqua purissima* durch Destillation ausgiebt. Nach altem Usus wurde das zuerst übergehende $1/_{20}$ als Kohlensäure und Ammon enthaltend fortgegossen. Ammon geht erfahrungsgemäss mit den ersten $4/_5$ des Destillats über. Viele organische Stoffe sind flüchtig und verunreinigen die Wasserdämpfe von Anfang bis zum Ende der Destillation. Enthält das Wasser vorwiegend Magnesiumchlorid, so kann das Destillat sogar mit Salzsäure verunreinigt sein.

Um eine *Aqua purissima* zu erlangen, ist es ein wesentlicher Punkt, das zu destillirende Wasser qualitativ auf seinen Gehalt zu prüfen und entsprechend zu behandeln, um es in den Zustand zu versetzen, dass es durch Destillation ein sehr reines Wasser ausgeben muss. Man schlägt hierzu zwei Wege ein:

1) Vor allen Dingen ist es wesentlich zu wissen, ob das Wasser Ammon, Chloride und organische Stoffe enthält. Enthält es nur Spuren eines Ammonsalzes, besonders Ammoniumcarbonat und kein Chlorid, giebt es mit Silbernitrat im Verlaufe einer Viertelstunde keine Trübung, so genügt es, dem Wasser zur Bindung des Ammons auf 1 Liter $0,5—1,0$ g Alaun zuzusetzen. Enthält das Wasser zugleich Chlorid, so würde der Alaun zwar Ammon binden, indem er in basischen Alaun übergeht, zugleich aber auch Salzsäure aus den gegenwärtigen Chloriden frei machen und das Destillat würde Spuren Chlorwasserstoff enthalten. Diesem Uebelstande zu begegnen ist ein Zusatz des officinellen Natriumphosphats $(0,66$ g$)$ neben Alaun $(1$ g$)$ erforderlich, um zugleich sowohl ein ammonfreies als auch salzsäurefreies destill. Wasser zu erlangen. Das angegebene Verhältniss von $0,66$ g kryst. Natriumphosphat $(Na_2HPO_4 + 12H_2O)$ auf 1 g Kalialaun ist festzuhalten. Nimmt man nur $0,5$ des Phosphats auf $1,0$ Alaun, so enthält das Destillat leicht Salzsäure. Man giebt das zu destillirende Wasser z. B. 100 Liter in die Blase, so dass sie zu $2/_3$ gefüllt ist, giebt dann je nach der Beschaffenheit des Wassers $50—100$ g Kalialaun in Wasser (1 Liter) gelöst hinzu und nach dem Umrühren $2/_3$ von der Menge des Kalialauns, also $34—35$ oder $67—70$ g krystallisirtes Natriumphosphat, ebenfalls in Wasser $(0,5$ Liter$)$ gelöst dazu und rührt um. Die offene Blase wird erhitzt bis zum Aufkochen, worin man das Wasser 5 Minuten erhält, um es von der resorbirten Luft und Kohlensäure zu befreien. Dann setzt man den Helm auf, destillirt, beseitigt einen kleinen Theil des zuerst übergehenden Antheiles und sammelt das Destillat bis zu dem Punkte, wo noch $1/_{10}$ der in die Blase gegebenen Wassermenge im Rückstande ist.

2) Durch den Alaunzusatz werden unbedeutende Spuren organischer Substanz, auch durch das Kochen in offener Blase für das Destillat unschädlich gemacht. Ist das Wasser reich an organischer Substanz, was man erkennt, wenn 20 ccm des Wassers mit 2 ccm der $0,5$-proc. Kaliumhypermanganatlösung versetzt auf diese innerhalb zweier Minuten entfärbend wirken, so ist eines der beiden folgenden Verfahren einzuschlagen. Man versetzt 100 Liter Wasser in Glas-Ballons oder Steintöpfen mit einer Lösung von $2,5$ g Kaliumhypermanganat in 250 ccm Wasser und nach Verlauf eines halben Tages setzt man 100 g Kalialaun in Lösung, eine Stunde später 70 g kryst. Natriumphosphat, ebenfalls in Lösung hinzu, rührt um und nach weiterem Verlauf eines halben Tages, nach welcher Zeit sich ein mehr oder weniger gefärbter Bodensatz gebildet hat, filtrirt man das Wasser direct in die Blase hinein, kocht nun aber bei offener Blase 10 Minuten hindurch und beginnt dann die Destillation, nachdem man zwischen Helm und Blase ein Stück sehr locker gewebter Leinwand eingelegt hat, um ein Ueberspritzen zu verhindern.

Das Verwerfen des ersten Destillats im Umfange von $1/_{20}—1/_{40}$ des Blaseninhaltes bezweckt theils die Beseitigung der Kohlensäure und Lufttheile, welche sich in dem Wasser in Resorption befinden, theils die Reinigung des Helmes und des Kühlrohres, welche zwar gereinigt sein müssen, doch von Staub nicht absolut frei gehalten werden können.

Ein völlig reines destillirtes Wasser lässt sich aus Regenwasser, Schnee- und Eiswasser durch Destillation über Alaun (0,1 g auf 1 Liter) darstellen.

Das **Gefäss** zum **Auffangen** des destillirenden Wassers muss stets eine reine gläserne Flasche sein, deren Oeffnung nebst Kühlrohransatz wegen des in der Luft schwebenden Staubes mit einer Papierscheibe bedeckt gehalten wird. Diese Vorlage darf nie durch ein topfförmiges Gefäss ersetzt werden.

Eigenschaften des destill. Wassers. Dieses ist eine völlig flüchtige, farblose, klare, geruch- und geschmacklose, neutrale, bei 100° C. siedende Flüssigkeit, welche sich gegen Mercurichlorid, Silbernitrat, Kalkwasser und Kaliumhypermanganat völlig indifferent verhält und auf Glas eingetrocknet keinen selbst bei 100-facher Vergrösserung erkennbaren Rückstand hinterlässt.

Aufbewahrung. Das destillirte Wasser ist in gut und dicht geschlossenen Flaschen aufzubewahren, um es möglichst vor dem Zutritte der Luft, welche nie frei von Kohlensäure, Ammon und Staubtheilen ist, zu schützen. Die Staub- theile sind schliesslich die Keime für Algen und andere Gebilde, welche man im destill. Wasser nach längerer Aufbewahrung nicht selten antrifft. Dienen Korke zum Verschluss, so sind dieselben zuvor durch Maceration in warmem destill. Wasser zu reinigen. Die Temperatur des Aufbewahrungsortes darf nie unter 0° hinabgehen.

Prüfung. Dieselbe umfasst nach dem heutigen und schon vor 20 Jahren eingenommenen Standpunkte der Pharmacie und Chemie folgende Erkennungen:

1. der Flüchtigkeit. Man giebt 1 Tropfen auf ein Objectglas, streicht ihn etwas aus einander und verdampft ihn durch Erhitzen über einer Wein- geistflamme. Es darf weder ein mit blossem Auge noch bei 100-facher Ver- grösserung erkennbarer Ring des Tropfens, noch ein Fleck, überhaupt nichts zurückbleiben. Der Glanz der Fläche des Glases darf in keinem Punkte ge- stört sein.

2. Abwesenheit von Ammon. 10 ccm des destill. Wassers mit 5 Tropfen Mercurichloridlösung versetzt dürfen weder sogleich noch innerhalb 5 Minuten eine Trübung oder Opalisirung, noch eine Andeutung einer Opali- sirung ergeben. Die Reaction verläuft nach dem Schema:

$$\underset{\text{Mercurichlorid}}{HgCl_2} \quad + \quad \underset{\text{Ammon}}{2NH_3} \quad = \quad \underset{\text{Ammoniumchlorid}}{NH_4Cl} \quad + \quad \underset{\text{Mercuriamidochlorid}}{NH_2HgCl}$$

Mercuriamidochlorid oder Mercuriammoniumchlorid ist das als weisser Präci- pitat bekannte Präparat.

Schärfer als Mercurichlorid wirkt das NESSLER'sche Reagens*), von wel- chem man mehrere Tropfen zu 10 ccm Wasser giebt. Es darf keine gelbe Färbung in Folge Bildung von Mercuriamidojodid-Mercurioxyd, welches braun- gelb ist, eintreten.

3. Abwesenheit des Chlorwasserstoffs (Salzsäure). Diese Ver- unreinigung gelangt in das Destillat, wenn das Brunnenwasser Magnesium-

---

*) 7,0 Kaliumjodid, gelöst in 70,0 Wasser, versetzt mit soviel Mercurichlorid, als in Lösung übergeht. Ein nicht verschwindender Bodensatz wird durch etwas Kalium- jodid in Lösung übergeführt. Dazu giebt man 20,0 Kali caust. fusum in Wasser ge- löst und soviel Wasser, dass 250 g ausgefüllt werden. Handbuch d. pharm. Praxis I, S. 292.

chlorid oder Ammoniumchlorid enthält oder wenn man dem Chlorid enthaltenden Brunnenwasser nur Alaun zusetzt. In der Siedhitze des Wassers lassen alsdann die vorerwähnten Chloride Chlorwasserstoff frei.

Zu 10 ccm des destill. Wassers setzt man 4—5 Tropfen Silbernitratlösung. Es darf weder sofort noch im Verlaufe einiger Minuten eine Trübung oder Opalescenz oder eine Andeutung einer Opalescenz entstehen.

4. **Abwesenheit der Kohlensäure.** Die Mischung mit einem doppelten Volumen klaren Kalkwassers muss anfangs und im Verlaufe einer Minute eine klare und nicht im Geringsten opalescirende Flüssigkeit darstellen.

5. **Abwesenheit organischer Stoffe.** 10 ccm des Wassers mit 10 Tropfen verdünnter Schwefelsäure und mit 2 ccm einer 0,5-proc. Kaliumhypermanganatlösung gemischt dürfen im Verlaufe einer Stunde keine Veränderung der Farbe wahrnehmen lassen. Die Farbe wird bei reinem Wasser auch nicht während einiger Tage verändert.

6. **Indifferenz gegen blaues und rothes Lackmuspapier.**

Verunreinigungen mit metallischen Substanzen werden schon sub 1 erkannt. Eine Prüfung mit Schwefelwasserstoff oder Schwefelammonium wäre also überflüssig, wenn sich völlige Flüchtigkeit ergeben hätte. Auch Verunreinigungen mit Salzen würde man sub 1 erkennen.

Kritik. Dass die Ph. keine Indifferenz des destillirten Wassers gegen Kaliumhypermanganat forderte, heute, wo die subcutane Injection einen therapeutischen Höhepunkt erreicht hat, muss entsprechend der S. 386 gemachten Auseinandersetzung als Rückschritt beurtheilt werden. Wenn schon vor 20 Jahren diese Indifferenz in dem HAGER'schen Commentar gefordert wurde, wo man subcutane Injectionen noch nicht kannte, so liegt ein Grund, diesen Mangel im Texte der Ph. zu entschuldigen, nicht vor. Wollte man es wagen, diese Indifferenz gegen Kaliumhypermanganat neben den angegebenen Eigenschaften eines destillirten Wassers als eine überflüssige Forderung hinzustellen, so könnte *in praxi* nachgewiesen werden, dass ein farbloses, völlig flüchtiges, geruch- und geschmackloses Wasser reich an organischem Stoffe sein kann. Hätte die Ph. das Mikroskop herangezogen, nun so hätte vielleicht sich damit eine Spur für die Entschuldigung dargeboten.

Ein zweiter Fehler ist der Mangel der Vorschrift, das destillirte Wasser speciell herzustellen, und die Nichtanführung eines Verbots, das als Nebenprodukt bei Anwendung von Dampfmaschinen gesammelte Wasser für Arzneimischungen nicht anzuwenden. HAGER sagte schon im Commentar zur 1. Ausg. der Ph. Germ. I, S. 291:

Dass das destillirte Wasser, welches man bei Heizung des Dampfapparates sammelt, nie rein ist, ergiebt sich daraus, dass es nach circa 8-tägigem Stehen zu einer Colonie schleimiger Algen und Pilze wird etc.

Damit war sicher ausreichende Mahnung für die specielle Darstellung des destillirten Wassers gegeben.

Anwendung. Dem Apotheker steht es zu, destillirtes Wasser in allen den Fällen zu verwenden und in Anrechnung zu stellen, in welchen etwa vom Arzte vorgeschriebenes gemeines Wasser (Brunnenwasser) eine Zersetzung erwarten lässt, also in allen den Fällen, wo Quecksilber-, Silber-, Gold-, Blei-etc. Salze in Wasser zu lösen sind, auch in allen Lösungen und Injectionen, selbst zu Wundumschlägen ist nur destillirtes Wasser (in der Haushaltung gekochtes Wasser) zu verwenden. Der Apotheker kann keine Sicherheit gewähren, dass in dem Brunnenwasser keine Keime für Krankheiten und Krankheitszustände vorliegen. Die Arzneimischung soll nichts enthalten, was Ursache von Krankheitszuständen sind oder werden können, und somit kann kein Apotheker gezwungen werden, das erste beste Brunnenwasser zu Arzneimischungen zu verwenden. Das oben angeführte Unglück, welches hunderte von Arbeitern zu Typhuskranken machte, welches Unglück viele Parallelen aufweist, sollte genügen, die Aerzte für die *Aqua destillata* zu gewinnen.

Aqua Florum Aurantii.

Orangenblüthenwasser; Pomeranzenblüthenwasser. Aqua Florum Aurantïi; Aqua Florum Naphae; Aqua Naphae. *Eau de fleur d'orange. Orange-blossom water; Water of orange-flower.*

Klare oder schwach opalescirende farblose Flüssigkeit von dem angenehmen Geruche nach Pomeranzenblüthen.

Muss vor Licht (Tageslicht) geschützt aufbewahrt werden.

Wie SOUBEIRAN nachgewiesen hat, besteht das flüchtige Oel der Pomeranzenblüthen, namentlich der Corollen, aus zwei Oelen, einem Terpene, das wir Nerolén nennen wollen und von geringem Geruche, auch wenig löslich in Wasser ist, und einem Sauerstoff enthaltenden, den Wohlgeruch bedingenden Oele, welches mit Nerolol zu bezeichnen wäre. Dieses letztere in Wasser leicht lösliche Oel ist nun der Hauptbestandtheil des Orangenblüthenwassers.

Im südlichen Europa, besonders im südlichen Frankreich und in Italien, wird ein concentrirtes Pomeranzenblüthenwasser durch Destillation bereitet und als 4—6-faches in den Handel gebracht. Im unverdorbenen Zustande hat das Wasser des Handels den äusserst angenehmen Geruch der Pomeranzenblüthen. Aber auch ein sogenanntes künstliches Produkt findet man dem destillirten Orangenwasser untergeschoben. Es soll dadurch erzeugt werden, dass man Pomeranzenblüthenöl mit weisser Magnesia vermischt, unter Wasser schüttet, damit umschüttelt, dann die Mischung absetzen lässt und filtrirt oder decanthirt. Das über Pomeranzenblätter abgezogene Wasser dient ferner zur Verfälschung des echten Wassers. Das Orangenblüthenwasser des Handels ist oft durch das längere Lagern in den Speichern der Drogisten schleimig, oder es enthält schleimige durch Schütteln kaum zu zertheilende Flocken, oder es reagirt sauer, in Folge eines geringen Gehalts an Essigsäure. Die Französische Waare ist fast immer säuerlich reagirend. Durch Schütteln mit etwas gebrannter Magnesia, Filtration und eine Rectification kann man es dann wieder verbessern. Ein schwacher fauliger Geruch verschwindet, wenn man es einige Tage in einem offenen Gefässe der Luft aussetzt. Da das Orangenblüthenwasser zum Theil in kupfernen oder weissblechenen Flaschen in den Handel gebracht wird und die Kühlröhren der Destillationsapparate, in denen es bereitet wird, mitunter aus Blei bestehen, so hat man darin Kupfer, Eisen und Blei als Verunreinigungen angetroffen. Diese Verunreinigungen sind leicht zu beseitigen, wenn man das Orangenblüthenwasser mit etwas gebrannter Magnesia schüttelt und macerirt und nach einem Tage das Filtrat mit ammonfreiem Wasser verdünnt der Destillation unterwirft.

Die **Darstellung** des Orangenwassers in den pharmaceutischen Laboratorien kann natürlich nur von demjenigen ausgeführt werden, welcher Orangerien in der Nähe hat oder welchem eingesalzene Blüthen (s. unten *Flor. Aurant.*) zu Gebote stehen. Die meisten Apotheker beziehen das Wasser durch den Handel. Das gute käufliche Wasser hat auch, was das Parfüm betrifft, stets einen Vorzug vor dem im nördlichen Deutschland dargestellten, denn die südlichere Sonne braut einmal feinere Gerüche in den Gewächsblüthen. Zur Darstellung des Orangenblüthenwassers muss man nothwendig ein abgekochtes oder destillirtes (ammonfreies) Wasser verwenden. Mit Brunnenwasser erhält man ein Destillat, das leicht schleimig wird und verdirbt. Aus dieser Notiz ergiebt sich die Richtigkeit der Ansicht, dass die Pomeranzenblüthen in kochendes Wasser gegeben ein haltbareres Wasser liefern. Vortheilhaft ist es immer, ein concentrirtes Wasser darzustellen, weil es viel haltbarer ist als das verdünnte. Die Gewinnung des concentrirten Wassers bietet keine Schwierigkeit, weil das riechende Aethereum der Blüthen sehr flüchtig ist und fast schon von den zuerst übergehenden $^3/_4$ des Destillats aufgenommen wird. Das 4-fache Wasser, welches aus Frankreich in den Handel kommt, ist das Destillat aus gleichviel frischen Blüthen. Der übliche Zusatz von Natriumcarbonat zu den mit Salz eingemachten Blüthen geschieht, um die etwa darin gebildeten Säuren und Schleime zu binden und für das Destillat indifferent zu machen. Ein Zusatz von halb soviel Kalkwasser, als eingemachte Blüthen genommen werden, ist noch weit zweckmässiger, vorausgesetzt, dass das Aufgusswasser keine Ammonsalze enthält. Bei Verwendung von Kalkwasser bleibt das Destillat von Kohlensäure frei. Das Verhältniss bei der gewöhnlichen Destillation zur Darstellung der Aqua triplex in Deutschland ist: 2000,0 Blüthen, 80,0 krystallisirtes Natriumcarbonat, 10 Tropfen Oleum Naphae optimum, ammonfreies Wasser q. s. Destillat 10000,0. In Frankreich sind folgende Verhältnisse üblich: Eau de fleurs d'oranger double, 2 Th. Destillat aus 1 Th. Blumen; Eau triple, 1 Th. Destillat aus $1^1/_2$ Th. Blumen; Eau quadruple, 1 Th. Destillat aus 1 Th. Blumen. Es ist also Eau triple gehaltreicher als Eau quadruple.

Aqua Naphae ex oleo, Orangenwasser aus Oel bereitet, für Zwecke der Darstellung einiger Cosmetica, Liqueure etc. Drei Tropfen des feinsten Neroliöls werden in einer geräumigen Flasche mit 1,5—2,0 Liter destillirtem Wasser, welches auf circa 40⁰ C. erwärmt ist, gegeben, damit kräftig durchschüttelt und nach Verlauf eines Tages filtrirt. Dass diese Mischung nie die Qualität superfein beanspruchen kann, ergiebt sich aus der oben von SOUBEIRAN gemachten Beobachtung.

Aufbewahrung. Wie alle destillirten Wässer, welche flüchtige Oele gelöst enthalten, muss auch das Orangenblüthenwasser vor Tageslicht geschützt, also umgeben von einer Papp- oder Blechhülse in dicht verstopften Flaschen aufbewahrt werden.

Prüfung. Das echte 3 oder 4-fache Pomeranzenblüthenwasser des Handels ist klar und soll durch zugetröpfelte concentrirte Salpetersäure oder Schwefelsäure eine rosenrothe Färbung annehmen. Diese Probe ist nach meiner Erfahrung sehr unsicher. Eine ebenso unsichere Probe, um das destillirte Wasser von einem durch Mischung mit Oel parfümirten zu unterscheiden, ist das Mischen mit Aetzammonflüssigkeit. Das destillirte Wasser soll dadurch eine gelbgrünliche Färbung, das gemischte eine nur unbedeutende gelbliche Färbung, die zuweilen auch nicht eintritt, annehmen. Der Unterschied zwischen destillirtem Wasser und gemischtem kann nur durch den Geruch gefunden werden. Durch Schwefelwasserstoffwasser, Silbernitrat, Blutlaugensalz und Tanninlösung darf das Wasser nicht gefärbt oder getrübt werden, widrigenfalls es Kupfer, Blei, Eisen u. dgl. m. enthält. Der Werth des Orangenblüthenwassers liegt allein im Wohlgeruch.

Dr. HOFFMANN (Kandel) fand in einem Orangenblüthenwasser Spähnchen oder Gewebezellen der *Phytolacca decandra* oder *Beta vulgaris.* Es ist ja möglich, dass man nach einem alten Usus dem Wasser solche rothfarbigen Substanzen zusetzt, und von diesem Umstande das Rothwerden des Wassers im Contact mit Säuren abhängig macht.

Citrus Aurantium, α vulgaris Risso, Pomeranze, Bigarade, Synon. *Citrus Aurantium amara* Linn. (Fam. *Aurantiaceae.* Trib. *Citreae.* Sexualsyst. *Polyadelphia Icosandria.*) Dieser Baum ist ursprünglich in China und Ostindien zu Hause, war den alten Griechen und Römern unbekannt und wurde erst zur Zeit der Kreuzzüge nach dem südlichen Europa und Südfrankreich verpflanzt. Die frischen Blüthen haben einen ungemein lieblichen starken Geruch, welcher beim Trocknen der Blüthen fast ganz verschwindet. Eine medicinische Anwendung finden die Pomeranzenblüthen nicht und dienen sie nur zur Darstellung des Neroli-Oels und des Pomeranzenblüthenwassers, eines Gegenstandes der eleganten Receptur.

Flores Aurantii, Flores Naphae, Pomeranzenblüthen, die frischen Blüthen. Sie sind gestielt, haben einen **kleinen, fleischigen 5-zähnigen Kelch,** mit den Kelchblättern abwechselnd 5 fleischige, längliche, abgerundete, bis zu 1,25 cm lange.

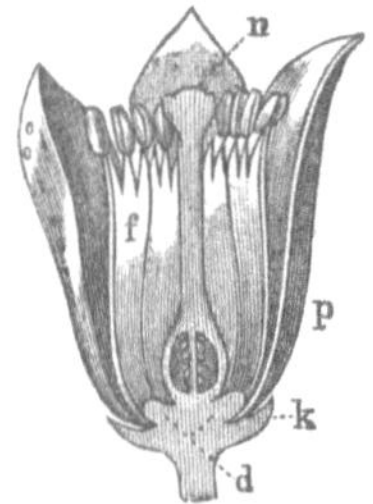

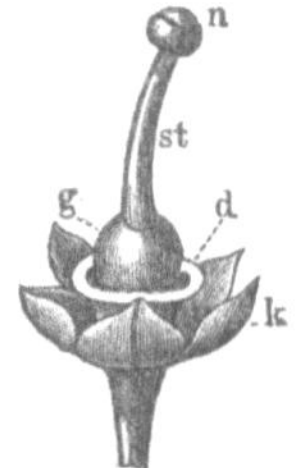

Pomeranzenblüthe im Verticaldurchschnitt (1¹|₂-fache Lin.-Vergr.). *d* Hypogynische Scheibe. *k* Kelch. *p* Blumenblätter. *n* Narbe. *f* Verwachsene Staubblätter.

Pomeranzenblüthe von den Blumenblättern und Staubblättern befreit. *d* Hypogynische Scheibe. *k* 5-zähniger Kelch. *g* Fruchtknoten. *st* Griffel. *n* Narbe.

schwach gewölbte, **sehr weisse** (aussen nicht rosenfarbene!), kahle, **durchscheinend drüsig-punktirte Blumenblätter,** 20—30 zu 4—5 flachen Bündeln unregelmässig verwachsene Staubblätter und einen kahlen, 8—12-fächrigen Fruchtknoten, welcher einer kahlen fleischigen Scheibe aufsitzt und einen stielrunden, mit einer kopfförmigen gelben Narbe gekrönten Griffel trägt. Der Geruch ist ungemein lieblich, verschwindet aber beim **Trocknen der Blüthen.**

Aqua Foeniculi.

Fenchelwasser. Aqua Foenicŭli. *Eau de fenouil.* *Fennel water.*

Ein (1) Theil **zerstossener Fenchelfrüchte** wird mit **gemeinem Wasser** so viel als nothwendig übergossen und davon werden **dreissig (30) Theile** abdestillirt.

Es soll wenig trübe sein.

Das Fenchelwasser ist ein haltbares Wasser. Früher pflegten die Pharmakopöen über 1 Theil der Fenchelfrüchte 20 Theile Wasser abziehen zu lassen, weil aber beim Stehen des Destillats sich eine übermässige Menge flüchtigen Oeles stets abschied, so ist es lobenswerth, dass das Destillat bis auf 30 Theile vermehrt ist.

Beim längeren Stehen des filtrirten Fenchelwassers an einem kühlen Orte scheidet sich stets etwas des darin gelösten Fenchelöls in krystallinischen Schuppen aus, die sich theils am Grunde, theils an der Oberfläche des Wassers ansammeln. Dieses Oel sollte nicht durch Coliren abgesondert werden, sondern es wäre richtiger, das Wasser durch Hinstellen an einen warmen Ort auf 40—50 ⁰ C. zu erwärmen und das ausgeschiedene Oel durch Schütteln wieder darunter zu mischen. An einem kalten Orte scheidet fast das ganze Oel aus, und nach dem Filtriren erhält man ein kaum schmeckendes und riechendes Wasser.

Aqua Menthae crispae.

Krauseminzwasser.   *Eau de menthe crépue.*   *Water of crispedmint (Spearmint water).*

Ein (1) Theil zerschnittene Krauseminze wird mit der nothwendigen Menge gemeinen Wassers übergossen und davon werden dann zehn (10) Theile überdestillirt.
Es sei etwas trübe.

Das Destillat ist um so haltbarer und gut riechend, wenn ein ammon- und ammoniumsalzfreies Wasser mit $^1/_{10}$ von dem Gewichte des Krautes krystall. Natriumcarbonat in die Blase gegeben wird. Im anderen Falle scheidet das Wasser nach einigen Wochen Schleimflocken ab. Vor der Einwirkung des Tageslichtes ist auch dieses Wasser zu bewahren.
Dieses Wasser wird zuweilen vom Publikum zum Waschen des Seidenzeuges gefordert, sonst findet es in der Medicin selten noch Beachtung. Hat der Arzt nur *Aqua Menthae* vorgeschrieben, so ist es dann allgemein angenommener Usus, die angenehmer schmeckende *Aqua Menthae piperitae* zu dispensiren.

Aqua Menthae piperitae.

Pfefferminzwasser.   Aqua Menthae; Aqua Menthae piperītae.
Eau de Menthe poivrée.   *Water of peppermint; Peppermint water.*

Ein (1) Theil zerschnittene Pfefferminze wird mit der nothwendigen Menge gemeinen Wassers übergossen und davon werden dann zehn (10) Theile überdestillirt.
Es sei etwas trübe.

Hier kann in der Destillation in ähnlicher Weise, wie vom Krauseminzwasser erwähnt ist, vorgegangen werden. Der Aufbewahrungsort muss ein schattiger sein oder darf nicht im directen Tageslichte liegen. Flüchtiges Oel, welches sich bei 15 ^{0} abscheidet, ist durch Filtration zu beseitigen.
Der hier in Lösung befindliche Theil des Pfefferminzöles ist das Menthol, während der andere wenig riechende und schmeckende Theil, das Menthén, in Wasser kaum löslich ist und sich gewöhnlich beim Aufbewahren des Wassers am Niveau desselben ansammelt.
Steht das concentrirte oder patentirte Pfefferminzöl, *Oleum Menthae piperitae concentratum*, zur Disposition, so lässt sich aus 10 Tropfen desselben und 1 Liter destill. Wasser durch heftiges Schütteln und Coliren ein schön schmeckendes Pfefferminzwasser herstellen, welches besser schmeckt als das über Kraut destillirte Wasser.

Aqua Picis.

Theerwasser. Aqua picĕa. *Eau de goudron.* *Tar-water.*

Ein (1) Theil Holztheer wird mit drei (3) Theilen gepulvertem Bimsstein, welcher zuvor mit destillirtem Wasser ausgewaschen und dann getrocknet ist, gemischt für den Gebrauch aufbewahrt.

Von dieser Mischung werden vier (4) Theile mit zehn (10) Theilen destillirtem Wasser fünf Minuten durchschüttelt und dann filtrirt.

Das Theerwasser muss klar, gelblich oder bräunlich gelb und von Geruch und Geschmack des Theeres sein.

Man bereite es entweder jedes Mal frisch oder halte es nur auf kurze Zeit vorräthig.

Geschichtliches. Das Theerwasser wurde im Jahre 1744 von Dr. George Berkeley, Bischof von Cloyne, als Antisepticum und auch als ein gegen Schwindsucht, Skorbut, Asthma etc. helfendes Mittel in den Arzneischatz eingeführt.

Darstellung. Die 1. Ausgabe der Pharm. liess den Holztheer mit der 10-fachen Menge heissem Wasser übergiessen, 2 Tage maceriren und dann decanthiren. Die vorliegende 2. Ausgabe der Ph. schliesst sich den heute in Frankreich üblichen Methoden an und modificirte dieselben aber in einer sehr praktischen Weise. Magnes-Lahens liess Theer mit Sand mischen. Nach einer anderen Vorschrift lässt man 1 Th. Holztheer mit 2 Th. Sägespänen aus Fichtenholz mischen und die Mischung mit Wasser 24 Stunden unter bisweiligem Umschütteln maceriren.

Unsere Ph. lässt eine Mischung aus 3 Th. gepulvertem, mit Wasser ausgewaschenem und dann getrocknetem Bimsstein mit 1 Th. des Fichtenholztheers mischen, also ein *Pulvis piceus* s. *piceatus* s. *Massa cum Pice liquida* herstellen. Da es auch künstlichen Bimsstein giebt, so ist darauf zu sehen, dass man nur den natürlichen verwendet. Er darf mit verdünnter (5-proc.) Salzsäure übergossen nicht hörbar oder sichtlich aufbrausen.

Die Mischung des grobpulvrigen Bimssteines mit dem Theer kann mit Hilfe eines Spatels bei gelinder Wärme unter Umrühren in dem Standgefässe geschehen. Die Mischung gleicht einem braunen, etwas feuchten Pulver. Ein passendes 1,5-Litergefäss mit etwas weiter Halsöffnung und der Signatur: *Ad aquam Picis* hält man da zur Hand, wo eben öfter Theerwasser gefordert wird.

Der Theer, welchen die Pharmakopöe als *Pix liquida* vorschreibt, ist Fichtenholztheer, welcher vom Laubholztheere oder Buchenholztheere quantitativ in seinen Bestandtheilen bedeutend abweicht. Der Steinkohlentheer *(Pix liquida mineralis)* kommt hier nicht in Betracht. Dem Buchenholztheer gab man bisher den Vorzug. Der Theer enthält unter anderem Ammon, Holzessig und Holzgeist, welche in das mit dem Theer geschüttelte Wasser übergehen und den Geschmack des Theerwassers zu einem sehr unangenehmen machen. Sie sind sogar Ursache, dass das Theerwasser schneller unter Abscheidnng von Schleimflocken und Trübewerden verdirbt. In neuerer Zeit beseitigte man jene Stoffe in der Weise, dass man den Theer mit kaltem destillirtem Wasser einen Tag hindurch unter öfterem Umrühren macerirte-

absetzen liess und dann das Wasser abgoss. Der rückständige, gleichsam abgewaschene Theer wurde nun mit der vorgeschriebenen Menge heissen destillirten Wassers übergossen, unter öfterem Umschütteln mehrere Tage macerirt und dann das Wasser abgegossen und filtrirt. Die Vorschrift unserer Pharmakopöe weicht von diesem Modus faciendi bedeutend ab. Sie lässt überhaupt auch nur wenig Wasser aufgiessen; nach anderen Vorschriften wird die 20—30-fache, selbst die 200-fache Menge Wasser dem Theer aufgegossen.

Zum Aufgiessen ist destillirtes Wasser vorgeschrieben, weil man gefunden hat, dass ein gemeines Wasser, besonders ein Calciumcarbonat und Calciumsulfat enthaltendes, ein Präparat giebt, welches sehr bald verdirbt und einen Geschmack nach Schwefelwasserstoff annimmt. Eine Aufbewahrung des Theerwassers über 20 Tage sollte als unzulässig erachtet werden.

Den Theer zuvor mit kaltem Wasser abzuwaschen schreibt die Ph. nicht vor, es muss also diese Operation unterbleiben.

Es sind zur Darstellung erforderlich

Aq. Picis	Pulvis piceatus	Aq. dest.	Aq. Picis	Pulvis piceatus	Aq. dest.
50,0 g	26,0 g	65,0 g	500,0 g	240,0 g	600,0 g
80,0 g	42,0 g	105,0 g	550,0 g	268,0 g	670,0 g
120,0 g	64,0 g	160,0 g	600,0 g	300,0 g	750,0 g
150,0 g	80,0 g	200,0 g	650,0 g	324,0 g	810,0 g
180,0 g	92,0 g	230,0 g	700,0 g	352,0 g	880,0 g
200,0 g	100,0 g	250,0 g	750,0 g	380,0 g	950,0 g
220,0 g	110,0 g	275,0 g	800,0 g	410,0 g	1025,0 g
240,0 g	120,0 g	300,0 g	850,0 g	440,0 g	1100,0 g
250,0 g	124,0 g	310,0 g	900,0 g	472,0 g	1180,0 g
280,0 g	138,0 g	345,0 g	950,0 g	500,0 g	1250,0 g
300,0 g	146,0 g	365,0 g	1000,0 g	530,0 g	1325,0 g
350,0 g	170,0 g	425,0 g	1100,0 g	580,0 g	1450,0 g
400,0 g	192,0 g	480,0 g	1500,0 g	760,0 g	1900,0 g
450,0 g	216,0 g	540,0 g	2000,0 g	1100,0 g	2750,0 g

Eigenschaften. Das Theerwasser ist frisch bereitet eine schwach trübe oder ziemlich klare, schwach gelbliche bis bräunlich-gelbliche Flüssigkeit mit dem empyreumatischen Geruche und Geschmacke des Theers, von schwach saurer Reaction. Vertreten sind in dem Wasser Essigsäure, Methylalkohol, Cresylalkohol, Phlorylalkohol, Eupion, Kreosot, Picamar, Kapnomor, Xylol, Oxyphensäure etc.

Das Theerwasser zeigt gegen Reagentien folgendes Verhalten: Silbernitrat bewirkt eine weisse Trübung und beim Aufkochen tritt Reduction ein. Auf Aurichlorid wirkt das Wasser in der Kälte schon reducirend, auf kalische Kupferlösung in der Siedehitze. Bleiacetat erzeugt keine oder eine nur schwache Trübung. Verdünnte Ferrichloridlösung färbt grünbraun oder gelbbraun, beim Aufkochen dunkler braun. Mercurichlorid bewirkt keine Trübung, die Flüssigkeit wird aber beim Aufkochen gelb und auf Zusatz von Ammon entsteht ein grauer Niederschlag. Aetznatron färbt das Wasser gelb, beim Aufkochen braungelb.

Kritik. Die Ph. fordert eine *Aqua limpida*. Wenn die Durchschüttelung exact ausgeführt ist, so ist das Filtrat auch etwas trübe. Der *odor* und *sapor piceus* könnte Beanstandung finden, wenn diese Ausdrucksweise mit P e c h g e r u c h und P e c h g e s c h m a c k übersetzt wird. Richtiger wäre wohl *odoris* *et saporis Pici liquidae singularis* gewesen, denn das lässt nur eine Auffassung zu. *Piceus, a, um* heisst pechartig, vom Pech herkommend.

Aufbewahrung. Am längsten lässt sich das Theerwasser conserviren, wenn man es in Brunnenflaschen bis fast zum Rande der Oeffnung anfüllt, im Wasserbade bis auf circa 50⁰ erwärmt, nun noch warm dicht verkorkt und die Flaschen umgekehrt, den Kork nach unten, an einem schattigen Orte aufbewahrt. Nach der Forderung der Pharmakopoe zu urtheilen, dürfte die Aufbewahrung über 8—10 Tage nicht hinausgehen. Uebrigens ist die Herstellung leicht und schnell ausführbar.

Anwendung. Der vegetabilische Theer ist ein Stimulans, Anticatarrhale, Antisepticum und Antipsoricum. Das Theerwasser wird daher besonders bei chronischen Katarrhen der Respirations- und Urogenitalorgane, katarrhalischer Bronchitis, Lungenphthisis, Blasenkatarrh, bei chronischen Hautkrankheiten innerlich angewendet. Man giebt es tassenweise. Aeusserlich benutzt man es bei denselben Leiden als Verbandwasser, Waschwasser, Einspritzung, Inhalation.

Wenn sich bei dem Patienten ein unüberwindlicher Widerwille gegen das Trinken des Theerwassers kund giebt, so greife man zum *Syrupus Balsami Peruviani* oder *Elaeosaccharum Vanillae* als den Geschmack und Geruch verbessernde Mittel.

Die PALMIERI'schen *Guttae lithonthripticae* sind eine Abkochung von 1 Theil Schwefelblumen mit 15 Theilen Theerwasser (Dosis 15 Tropfen), gerühmt gegen Nierensteinkolik. Man giebt sie auch zu 3—5 Theelöffel mit Wasser verdünnt den Tag über.

Der GUYOT'sche *Liqueur de goudron concentré* stellt ein concentrirtes Theerwasser dar und wird zum Gebrauch mit einem Mehrfachen Wasser verdünnt. Zur Darstellung desselben werden 10 kg Birkentheer, 20 kg Wasser und 1 kg krystallisirtes Natriumcarbonat gemischt einer Destillation unterworfen, um die flüchtigen Theerbestandtheile zu sammeln. Den Rückstand in der Destillirblase behandelt man noch mit soviel Wasser, dass dieses 50 Liter beträgt, lässt absetzen, decanthirt, vermischt die Flüssigkeit mit dem zuerst gesammelten Destillat, lässt einige Tage zum Absetzen stehen und filtrirt.

Der FREYSINGE'sche Liquor ist aus 1 Th. gewaschenem Theer und 100 Th. Wasser bereitet. Theersyrupe findet man im Handbuche der ph. Praxis von HAGER mehrere angeben.

Aqua Plumbi.

Bleiwasser. Kühlwasser (Gulard's oder Goulard's Wasser). Aqua plumbĭca s. saturnīna; Aqua Gulardi s. Goulardi; Lotio plumbea. *Eau de Saturne; Eau blanche; Eau végéto-minérale (Eau de Goulard); Lotion de sousacétate de plomb. Lead-water; Cooling-water.*

Zu einem (1) Theile des Liquor Plumbi subacetici mische man neunundvierzig (49) Theile destillirtes Wasser.

Es sei etwas trübe. Vor dem Dispensiren schüttele man um.

In Stelle des Goulard'schen Wassers ist die Aqua Plumbi zu dispensiren.

Geschichtliches. Erst im letzten Drittel des vorigen Jahrhunderts führte sich das Bleiwasser als äusserliches Mittel ein. Anfangs löste man Bleizucker in Wasser und im 2. Decennium dieses Jahrhunderts wurde es aus Bleiessig und Wasser gemischt, in Frankreich als GOULARD'sches Wasser (eine Mischung aus 1 Th. Bleiessig, 4 Th. Weingeist und 300—400 Th. Wasser) eingeführt.

Darstellung. Diese einfache Mischung ist anfangs fast klar, wenn das Wasser frei von Kohlensäure und Ammon ist, oder doch nur schwach opalisirend, beim Stehen, auch in gut verkorkter Flasche, wird es nach und nach trübe, und ist die Luft nicht völlig abgeschlossen, so bildet sich ein weisser Bodensatz, welcher hauptsächlich aus Bleicarbonat besteht. Ist dieser Bodensatz von ziemlichen Umfange, so darf das Bleiwasser in der Receptur nicht dispensirt und muss aufs Neue gemischt werden, denn nach Vorschrift der Pharmakopöe soll das umgeschüttelte Bleiwasser nur etwas trübe sein. Man halte übrigens davon keinen zu grossen Vorrath. In Flaschen mit dicht aufgesetzten Korkstopfen hält es sich am besten. Vor dem Dispensiren ist die Mischung stets umzuschütteln, das Umschütteln auch denen zu empfehlen, welchen Bleiwasser abgegeben wird.

Eigenschaften. Das Bleiwasser ist geschüttelt eine etwas trübe, weissliche, in dicker Schicht weisse Flüssigkeit, welche auf Zusatz von Essigsäure klar und farblos wird und auf Zusatz von verdünnter Schwefelsäure einen weissen Niederschlag giebt.

Aufbewahrung. Obgleich das Bleiwasser als eine giftige Flüssigkeit von jeher betrachtet worden ist, so macht die neue Ausgabe der Ph. Germ. ein unschuldiges Mittel daraus, welches nicht einmal den starkwirkenden Arzneistoffen zuzuzählen ist. Es wird nun zwischen *Aqua Menthae* und *Aqua Rosae* seinen Platz finden! Man vergesse nicht auf der Signatur der Standflasche zwei liegende Warnungs-Kreuze (✕ Aqua ✕) anzubringen. Man gebe ferner das Bleiwasser nie in Trinkgefässen ab und klebe der Flasche die Signatur „äusserlich anzuwenden" an.

Kritik. Der Grund, weshalb man das Bleiwasser in der Reihe der „*caute*" aufzubewahrenden Arzneistoffe strich, ist die Abgabe desselben ohne Recept, dass dieses Wasser ein viel gebrauchtes Hausmittel geworden ist. Man sieht hieraus, dass man die Giftigkeit dieses Mittels nicht kannte.

Anwendung. Das Bleiwasser dient zu Umschlägen zum Kühlen und Heilen entzündeter oder wunder Hautstellen, doch ist wohl zu beachten, dass auf wunden Hautstellen und auf Wunden eine Resorption des Bleies stattfindet und Bleivergiftungen oder Krankheitszustände eintreten, welche als Symptome der Bleivergiftung zu erklären den Aerzten gewöhnlich nicht einfällt. In einem Falle trat z. B. in Folge Bleiwasserumschläge auf wunder Hautstelle am Beine und Knöchel bei einer Frau im Alter von 55 Jahren auffallende Gedächtnissschwäche, Zittern der Hände, livider Rand des Zahnfleisches ein, welche Symptome im Verlaufe einer Woche nach Unterlassung der Umschläge verschwanden. Manche Personen scheinen die Bleiumschläge auf wunde Stellen nicht zu vertragen, und Bleiwasser bei Augenkrankheiten angewendet haben nicht selten eine Abschwächung oder eine volle Störung der Sehkraft zur Folge. Auf wunde Brustwarzen ist Bleiwasser nie anzuwenden, den trotz aller Vorsicht kann eine Bleivergiftung beim Säugling zum Vorschein kommen, was sich nicht immer durch scharf zu erkennende Symptome, wohl aber durch Mattigkeit, Unruhe, Abmagerung etc. zu erkennen giebt. Am besten ist es, kein Bleiwasser anzuwenden und das Bleiwasser durch essigsaures Alaunwasser (3 Th. Alaun oder 2 Th. Aluminiumsulfat, 1 Th. Natriumacetat und 100 Th. Brunnenwasser) zu ersetzen. Viele Personen scheinen das Bleiwasser ohne Nachtheil zu ertragen, viele aber auch nicht, und wunderbar ist es, dass die Personen, welche ich speciell beobachtete, jedesmal einige Tage nach der Anwendung über sogenannte kleine Leiden klagten, wie Eingenommenheit des Kopfes, ungenügende Funktion der Hör- und Sehorgane, Rückenschmerz, Schlaflosigkeit, Hautjucken, Zahnschmerz, Verstopfung, Appetitlosigkeit u. d. m., wenn auch alle diese Uebel im geringen Maasse. Man dachte nie daran sie als Vergiftungssymptome aufzufassen.

Aqua Rosae.

Rosenwasser. Aqua Rosārum. *Eau destillée de rose. Rose water.*

Vier (4) Tropfen Rosenöl werden mit eintausend (1000) Gramm warmem destillirtem Wasser eine Weile hindurch durchschüttelt und dann filtrirt.

Es muss klar sein.

Das Wasser muss so warm sein, dass das Rosenöl im geschmolzenen Zustande verbleibt und während dieses Zustandes die Durchschüttelung geschehen kann. Nur der flüssige Theil des Oeles, das Rosol, geht in vollständige Lösung über, der leicht erstarrende, fast geruchlose Kohlenwasserstoff, Rosén, wird nicht gelöst und wird durch die Filtration, welche nur nach dem völligen Erkalten des Wassers vorzunehmen ist, beseitigt.

Die Ph. lässt ein ziemlich gesättigtes Wasser herstellen, denn bei gutem Rosenöl genügen 2 Tropfen auf 1 Liter warmen Wassers. Nimmt man das Filter aus der Darstellung nach der Ph. und schüttelt es mit 500 ccm warmem Wasser und filtrirt nach dem Erkalten, so hat man immer noch ein angenehm riechendes Rosenwasser, zum Besprengen des Fussbodens der Wohnzimmer verwendbar.

Die Güte des Rosenwassers wird nach dem Geruch geschätzt.

Argentum foliatum.

Blattsilber; Argentum foliātum. *Argent en feuilles*; *Argent lamelliforme. Leaf-silver.*

Zarte Lamellen (Blättchen) von reinem Silberglanze, welche sich in Salpetersäure zu einer klaren farblosen Flüssigkeit lösen, in welcher Flüssigkeit Salzsäure einen weissen käsigen, in Salpetersäure unlöslichen, in Aetzammonflüssigkeit aber leicht löslichen Niederschlag erzeugt.

Geschichtliches. Die Goldschlägerei, womit man die Kunst, die Edelmetalle und Kupferlegirungen in äusserst dünne Lamellen zu verwandeln, bezeichnet, scheint schon den alten Aegyptern bekannt gewesen zu sein, denn man hat Rudera mit Blattgold und Blattsilber hergestellter Beläge aufgefunden. Die alten Griechen schmückten ihre Skulpturwerke mit Blattmetall. Nach Bericht des PLINIUS gingen die Römer (nach der Zerstörung Carthago's, 145 v. Chr.) daran, in den Palästen und Tempeln mit Blattgold und Blattsilber

Verzierungen zu belegen, besonders an den Decken der Wohngemächer und Vestibule. Nach PLINIUS' Angaben verstand man es eine Unze Gold zu 750 Blättern auszuschlagen, von denen jedes 70—80 qcm gross war. Heute macht man das Blattmetall wohl dreimal dünner als in der alten Zeit.

Zu Fürth sollen circa 150 Metallschlägereien bestehen. Das Silber wird hier meist in reinster Beschaffenheit angewendet, weil sich ein unreines Silber weniger leicht in dünne Lamellen überführen lässt.

Darstellung. Das Metall wird in die Form der Platten gebracht, mit Walzen, dann mit dem Hammer und hierauf wieder mit Walzen bearbeitet, bis das Silberblatt eine Dicke von $^1/_{4500}$ mm aufweist. Das feine Blattgold wird bis zu einer Dicke von $^1/_{9000}$ mm gebracht. Gold ist das dehnbarste Metall und ihm zunächst steht in dieser Eigenschaft das Silber. Da das Silber bei einem Gehalt an anderen Metallen weniger Dehnsamkeit besitzt, so liegt es im Interesse des Arbeiters, nur das reine Silber zu Blättern zu verarbeiten.

Silberschaum nennt man das in Blättchen ausgewalzte Zinn, Blattzinn, welches sich in Salpetersäure nicht klar löst.

Anwendung. **Blattsilber** wird zum Versilbern der Pillen und Tabletten gebraucht. Zu diesem Zwecke genügt der Abfall aus der Blattsilberbereitung, welchen man von den Drogisten unter dem Namen Pillensilber bezieht. Es enthält gewöhnlich 1—2 Proc. Kupfer, was jedoch seiner Anwendung nicht hinderlich ist. Man hüte sich nur vor einer Unterschiebung von unechtem Blattsilber, Silberschaum, Metallsilber, welches aus einem mit etwas Zink versetzten Zinn wie das echte Blattsilber bereitet wird und daher in Salpetersäure nicht vollständig löslich ist.

Das **Versilbern der Pillen** geschieht mittelst des Blattsilbers in einer kugelförmigen, aus 2 Hälften bestehenden Kapsel von Glas, Porcellan, Holz mit Porcellaneinlage, Holz oder Horn. Ist eine solche nicht zur Hand, so versieht ein Porcellantöpfchen allenfalls denselben Dienst. Ein Bäuschchen Blattmetall wird mittelst einer Scheere in die eine Hälfte der Kapsel und darauf die

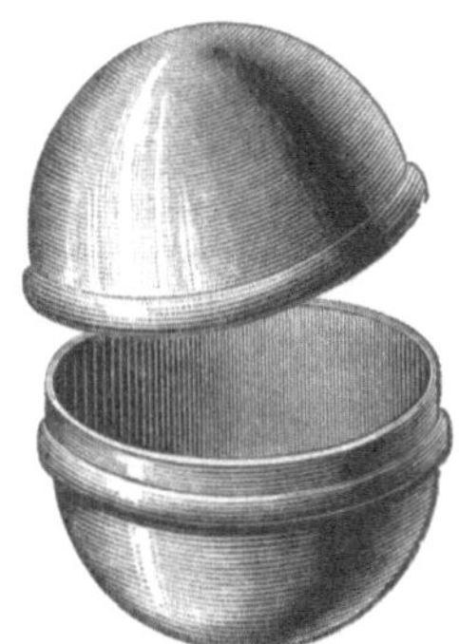

Kapsel zum Versilbern der Pillen.

frisch gedrehten, aus möglichst fester Masse formirten Pillen, ungefähr 6—8 g gelegt, die Kapsel geschlossen und nun stark geschüttelt. Die mit einer glänzenden Metallschicht überzogenen Pillen werden alsdann von dem etwaigen Rückstande des Blattmetalls abgeschüttet. Manche Pillen nehmen das Metall sehr wenig oder gar nicht an. In diesem Falle nimmt man die Pillen wieder aus der Kapsel heraus und rollt sie mit der Handfläche (oder Rollscheibe) auf der Fläche eines reinen glatten Schreibpapiers (oder des Tellers des Fertigmachers), welche mit einigen Tropfen *Mucilago Gummi Arabici* nur sehr unbedeutend bestrichen ist, so lange im Kreise herum, bis sie gleichmässig damit angefeuchtet sind. Nachdem dies geschehen, wird die Versilberung oder Vergoldung wiederholt. Die Pillen durch Behauchen zur Annahme des Metalls fähig zu machen, ist wider die Regeln des Anstandes und der Reinlichkeit. Der metallische Ueberzug ist auch um so dauerhafter, je derber die Pillenmasse war. Pillen, welche *Asa foetida*, besonders aber *Sulfur* und Schwefelmetalle wie *Hydrargyrum sulfuratum*, *Stibium sulfuratum aurantiacum*, *Stibium sulfuratum rubeum* enthalten, müssen in Sonderheit aus einer derben Masse formirt werden, wenn sie zu versilbern oder zu vergolden sind. Die Schwefelantimone und Schwefelquecksilber sind bei gedachter Vorsicht anfänglich ohne wesentlichen Einfluss auf die die Pillen umgebende Metallschicht, später nach einigen Tagen schwärzt sich aber diese letztere. Deshalb ist folgendes Verfahren zu beobachten: Die Pillen mit den Schwefelmetallen werden von möglichst derber Consistenz gemacht, einige Stunden an einem lauwarmen Orte an ihrer Oberfläche abgetrocknet, hierauf mit Collodium überzogen, mit Gummischleim klebrig gemacht und versilbert.

Prüfung. Wenngleich nicht zu erwarten ist, dass der Drogist ein mit unedlen Metallen versetztes Blattsilber abgeben wird, so ist dennoch eine Probe anzurathen. Die Ph. hat nur in sofern eine Prüfung vorgeschrieben, als sie eine klare und farblose Lösung in Salpetersäure fordert. Es soll also das Blattsilber zunächst frei von Zinn und Antimon sein, denn diese beiden Metalle werden durch Salpetersäure in Oxyde übergeführt, welche in Salpetersäure (1,185 spec. Gew.) nicht löslich sind, andererseits soll es von mehr als Spuren Kupfer und von Eisen frei sein, denn Kupfer würde die Lösung blaugrünlich, Eisen gelb färben. Behufs genauer Untersuchung wären 0,5 g in Salpetersäure zu lösen, aus der verdünnten Lösung das Silber als Chlorid zu fällen, dann das Filtrat zur Trockne einzuengen und mit Natriumcarbonat zu glühen. In dem Glührückstande sind die fremden Metalle nachzuweisen. Wismuth wird man nicht antreffen, weil dieses Metall das Silber eminent spröde und zu Blattsilber unverbrauchbar macht. Spuren, selbst bis zu 2 Proc. Kupfer, machen das Blattsilber zur Uebersilberung der Pillen keineswegs verwerflich, denn das Silber wird in den Faeces mit demselben Kupfergehalte wieder angetroffen. Da die Ph. eine farblose salpetersaure Lösung fordert, so dürfte dieses Resultat bei 1,5 Proc. Kupfer noch erlangt werden, d. h. die Lösung wird dem Beobachter fast farblos erscheinen.

Argentum nitricum.

Silbernitrat; Silbersalpeter; salpetersaures Silber; Höllenstein.
Argentum nitricum fusum; Nitras argenticus; Lapis infernālis.
Nitrate d'argent; Azotate d'argent (fondu); Azotate lunaire; Pierre
infernale. Nitrate of silver (in rods); Lunar caustic;
Infernal-stone.

Weisse, glänzende oder grauweisse, schmelzbare Stäbchen. Sie sind auf dem Bruche krystallinisch strahlig, in 0,6 Theilen Wasser, in 10,2 Theilen Weingeist und auch in Aetzammonflüssigkeit klar und völlig farblos löslich. Die wässrige Lösung ist neutral und lässt auf Zusatz von Salzsäure weisse, in Aetzammonflüssigkeit leicht lösliche, in Salpetersäure nicht lösliche Flocken niederfallen.

Die 10-proc. Lösung, mit dem vierfachen Volumen verdünnter Schwefelsäure versetzt und bis zum Aufkochen erhitzt, darf sich nicht trüben. Nach Ausfällung eines anderen Theiles derselben Lösung mit Salzsäure muss durch Filtration eine Flüssigkeit erlangt werden, welche abgedampft keinen Rückstand hinterlässt.

Vorsichtig aufzubewahren. Maximal-Einzelngabe = 0,03 g, Maximal-Tagesgabe 0,2 g.

Geschichtliches. Die Darstellung einer Silbernitratlösung scheint schon den alten Aegyptern bekannt gewesen zu sein, denn man hat auf den Zeugen, womit Mumien umhüllt sind, Schriftzeichen angetroffen, welche unverkennbar mit Silberlösung gemacht wurden. Der Arabische Chemiker GEBER (im 8. Jahrh.) kannte bereits den krystallisirten Silbersalpeter, das geschmolzene Silbernitrat jedoch wird als Höllenstein zuerst gegen Ende des 16. Jahrh. von ANGELUS SILA aus Vicenza erwähnt. ROBERT BOYLE (geb. 1626, gest. 1691), dieser Ergründer der Ursachen der endemischen und epidemischen Krankheiten, gebrauchte das Silbernitrat gegen Wassersucht, daher dieses Silbersalz auch den Namen *Argentum hydragogum Boylii* oder kurz *Hydragogum Boylii* erhielt.

Die **Darstellung** eines **krystallisirten Silbernitrats** besteht darin, eine total reine Silbernitratlösung an einem staubfreien lauwarmen Orte langsam abdunsten zu lassen.

Wird völlig reines Silber mit reiner chlorfreier Salpetersäure behandelt, so erfolgt eine klare farblose Lösung, welche man, um sie von freier oder überschüssiger Salpetersäure zu befreien, in einem porcellanenen Kasserol im Sandbade unter Umrühren mit einem Glasstabe zur Trockne bringt, bis zum Schmelzen erhitzt, dann halb erkaltet mit einer $^2/_3$-fachen Menge destill. Wassers übergiesst und löst und nun (in flacher Schale) an einen staubfreien, 30—40⁰ warmen Ort stellt, damit das Wasser allmählich verdampfen kann. Nach mehreren Tagen, nachdem man einige Male eine etwa gebildete Krystallisationshaut sanft bei Seite geschoben hat, findet man einen Rückstand in Gestalt trockner tafelförmiger Krystalle. Eine hauptsächliche Aufgabe ist, die Silberlösung und das Silbersalz während und nach diesem Vorgange vor Staub zu bewahren. Diese Darstellung hat nur ein wissenschaftliches Interesse, denn in Stelle des krystallisirten Salzes wird immer das geschmolzene und in Stäbchen geformte Silbernitrat gebraucht. Vor 100 Jahren wurde der Höllenstein nur aus dem krystallisirten Salz dargestellt.

Das krystallisirte Silbernitrat bildet geruch- und farblose, bitter, ätzend und metallisch schmeckende, durchsichtige, tafelförmige, zuweilen blättrige Krystalle, dem zwei- und zweigliedrigen oder rhombischen Krystallsysteme angehörend, meist mit Combinationen eines Rhombenoktaëders (o) und eines rhombischen Prismas (p) mit der Endfläche (e), welche letztere die tafelförmige Gestalt bedingt. Die Krystalle sind in gleichviel kaltem Wasser, in 11 Th. Weingeist und schwerer in Aether löslich, damit eine farblose klare neutrale Lösung gebend. Mit Aetzammon geben sie eine total farblose und klare Lösung. Beim Erhitzen auf Kohle vor dem Löthrohre schmelzen sie leicht, stossen dann unter Funkensprühen

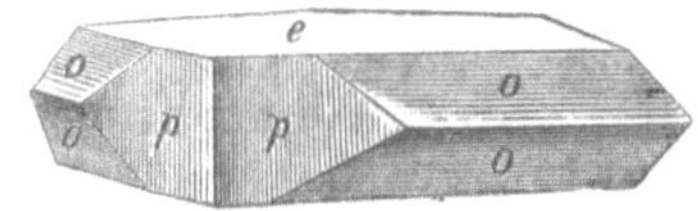

Silbernitratkrystall.

gelbe Dämpfe aus und zuletzt hinterbleibt ein netzartiger, metallisch glänzender Ueberzug, welcher bei stärkerer Erhitzung zu einem Silberkorne zusammenfliesst.

Zur **Darstellung** des **Höllensteins** oder des **geschmolzenen Silbernitrats** wendet man heutigen Tages nicht mehr krystallisirtes Silbersalz an, vielmehr geht derselben die Darstellung einer reinen Silbernitratlösung aus Silbermetall und Salpetersäure voraus, welche Silberlösung zunächst zur Trockne eingedampft wird. Das trockne Salz wird dann bei stärkerer Hitze geschmolzen und in Bacillenformen ausgegossen. Das Abdampfen und Eintrocknen der Silberlösungen, das Schmelzen des Silbernitrats und das Ausgiessen in die Stabformen muss in staubfreien Räumen vorgenommen werden. Es ist jeder Staub aus organischen Stoffen fern zu halten; im anderen Falle gewinnt man einen grauen oder auch einen weissen, aber bald grau werdenden Höllenstein.

Eine reine Silbernitratlösung lässt sich in verschiedener Weise darstellen, je nachdem man reines oder mit Kupfer oder mit anderen Metallen legirtes Silber zu verwenden hat. Zu allen Silberlösungen darf immer nur ein destillirtes Wasser in Anwendung kommen. Filtrationen durch Papier dürfen nur geschehen, wenn die Lösung nicht mehr denn 25 Proc. Silbersalz enthält. Man ersetzt sie im anderen Falle durch Sedimentation, Decanthation und Giessen durch Glaswollenbäuschchen, welche vorher mit 15-proc. Salpetersäure ausgewaschen sind. Methoden der Darstellung sind:

I. Darstellung der Silbernitratlösung aus völlig reinem Silber. Dieses ist auf chemischem Wege reducirtes, denn das käufliche **Feinsilber** enthält bis zu 10 Proc. Kupfer. **Brandsilber** ist ebenfalls nicht völlig reines Silber und enthält circa 0,1 Proc. fremde Metalle. In einen gläsernen Kolben oder besser in ein geräumiges Porcellankasserol giebt man das völlig reine, durch Reduction gewonnene Silbermetall und übergiesst es mit der nöthigen Menge offic. reiner Salpetersäure. Das Gefäss muss einen Rauminhalt haben, dass es von Silber und Säure höchstens zu $\frac{1}{3}$ angefüllt ist, damit bei etwa zu sehr vermehrter Erwärmung und daraus erfolgender starker Gasentwickelung einem Uebersteigen der Flüssigkeit über den Rand des Gefässes vorgebeugt ist. Das aus der Zersetzung der Salpetersäure entwickelte Stickoxyd entweicht mit einiger Heftigkeit und reisst kleine Tröpfchen der Silberlösung mit sich, so dass sich die Umgebung des Gefässes mit Tröpfchen Silberlösung dicht durchfeuchtet, also ein nicht unbedeutender Verlust die Folge ist. Letzterem beugt man vor, wenn man das Kasserol mit einer porcellanenen Abdampfschale oder einem abgesprengten Kolbenboden bedeckt, an welchem die Tröpfchen sich sammeln, zusammenfliessen und dann in die Mutterflüssigkeit zurückfliessen können. Am besten ist die Verwendung eines geräumigen Glaskolbens. Das auf chemischem Wege ausgeschiedene, fein zertheilte Silber löst sich leicht in einer 30-proc. Salpetersäure und erfordert erst nach einiger Zeit der Einwirkung gelinde Erwärmung bis zu 40—50° C., um den Auflösungsakt zu vervollständigen. Granulirtes Silber oder Silber in Stücken macht alsbald eine Erwärmung bis zu 40° C. nöthig, welche gegen das Ende der Operation bis auf 60—70° gesteigert werden muss.

Auf 10 Theile Silber genügen zur Lösung 26 Th. reiner Salpetersäure von 1,185 spec. Gew. oder mit 30 Proc. Hydriumnitratgehalt. 3 At. Silber erfordern 4 Mol. Salpetersäure, von welcher 1 Mol. als Stickoxyd (NO) gasförmig entweicht.

$$\underbrace{3 \times 108}_{324} \cdot \underbrace{4 \times 63}_{252} \quad = \quad \text{Silber} \quad \text{Hydriumnitrat}$$
$$10 \text{ Th.} \quad : \quad \text{x} (= 7{,}78) \text{ Th.}$$
$$\text{oder} \quad 324 \quad : \quad \underbrace{\overset{4(30^0/_0 HNO^3)}{210 \times 4}}_{840} \quad = \quad 10 \text{ Th.} \quad : \quad \text{x} (= 25{,}92 \text{ od. } 26) \text{ Th.}$$
$$30^0/_0 \text{ Salpetersäure}$$

Das Stickoxyd (NO) nimmt aus der atmosphärischen Luft, sobald es mit dieser in Berührung kommt, 2 At. Sauerstoff begierig auf und bildet Untersalpetersäure (NO_2), welche sich in Gestalt rothbrauner Dämpfe dem Auge bemerklich macht. $2NO + O_2 = 2NO_2$.

Die chemischen Vorgänge bei Auflösung des Silbers erklären folgende Schemata:

$$\overset{\text{Salpetersäure}}{4HNO_3} \quad \text{u.} \quad \overset{\text{Silber}}{3Ag} \quad = \quad \overset{\text{Silbernitrat}}{3AgNO_3} \quad \text{u.} \quad \overset{\text{Stickoxyd}}{NO} \quad \text{u.} \quad \overset{\text{Wasser}}{2H_2O}$$

$$\text{(typ. Form.)} \quad 8 \left({NO_2 \brace H} O \right) \text{ u. } 3 \left({Ag \brace Ag} \right) \text{ geb. } 6 \left({NO_2 \brace Ag} O \right) \text{ u. } 2NO \text{ u. } 4 \left({H \brace H} O \right).$$

Es stellt sich noch die Frage: warum lässt man nicht alsbald eine c o n c e n t r i r t e S a l p e t e r s ä u r e oder das einfache Säurehydrat auf das Silber einwirken, um schneller zum Ziele zu gelangen? Eine solche concentrirte Säure lässt nach einigen Augenblicken der Einwirkung das Silber intakt, oder mit anderen Worten: sie macht das Silber p a s s i v und selbst beim Erhitzen findet nur spärliche Lösung statt.

Die Lösung des Silbers in Salpetersäure wird im Sandbade zur Trockne eingedampft, um Wasser und einen geringen Rest überschüssiger Salpetersäure zu beseitigen. Da hierbei die Flüssigkeit, sobald sie eine gewisse Concentration erlangt hat, ein Salzhäutchen ansetzt, welches die Verdampfung erschwert, so muss man gegen das Ende der Operation öfters mit einem Glasstabe umrühren. Die freie Salpetersäure ist beseitigt, wenn die Erhitzung endlich noch bis zum Schmelzen der Salzmasse, was ungefähr bei 200° eintritt, vermehrt wird. Die auf diese Weise gewonnene Salzmasse ist von der Beschaffenheit, dass sie ohne Weiteres geschmolzen und in die Höllensteinformen ausgegossen werden kann. 10 Th. Silber geben höchstens 15,6 Th. Salzmasse (nach der stöchiometrischen Berechnung 15,74 Th.) aus. Ein kleiner Theil geht trotz aller Vorsicht verloren.

V o r s i c h t! Es ist daran zu erinnern, dass das Aufathmen der U n t e r s a l p e t e r s ä u r e d ä m p f e den Lungen sehr gefährlich werden kann und man diesen Dämpfen einen Abzug in einen Schornstein verschaffen soll. Ist letzteres nicht möglich zu machen, so arbeite man entweder bei offenen Thüren und Fenstern oder unter freiem Himmel. Auch die Salpetersäure enthaltenden Dämpfe beim Eindampfen der Silberlösung vermeide man einzuathmen, denn plötzlicher Tod durch Herzschlag könnte die Folge sein.

II. **Die Darstellung des Silbernitrats aus legirtem Silber** kann auf zweierlei Weise ausgeführt werden. Die erstere und ältere für Silber mit mehr als 10 Proc. Kupfergehalt besteht darin, das legirte Silber mit Salpetersäure in derselben Weise zu behandeln, wie oben vom reinen Silber angegeben ist, die Lösung zunächst wie sie ist, zur Trockne einzudampfen, den Salzrückstand dann aber zu schmelzen und so lange im geschmolzenen Zustande zu erhalten. bis eine mit einem Glasstabe herausgenommene Probe in destillirtem Wasser gelöst und filtrirt auf Zusatz überschüssigen Aetzammons nicht mehr blau gefärbt wird, sondern farblos bleibt oder die filtrirte Flüssigkeit mit Kaliumferrocyanid eine weisse, aber keine braune Trübung hervorbringt. Das Kupfernitrat lässt nämlich bei einer Hitze von ungefähr 220° C. seine Salpetersäure frei, während das Silbernitrat zu demselben Vorgange eine Hitze von mehr als 250° erfordert. Das seiner Säure baar gewordene Cuprinitrat bildet schwarzes Cuprioxyd, weshalb die Salzmasse auch eine schwarze Farbe zeigt. Die schwarze Salzmasse wird in annähernd der doppelten Menge Wasser gelöst, die Lösung filtrirt, das Filtrum mit Wasser ausgewaschen und das Filtrat zur Trockne abgedampft, geschmolzen und zu Bacillen ausgegossen. Das im Filtrum verbliebene Kupferoxyd enthält gewöhnlich kleine Mengen Silbermetall, weil in Folge der andauernden Schmelzhitze stets etwas Silbernitrat in Mitleidenschaft gezogen und reducirt wird. Andererseits ist diese Schmelzhitze Ursache der Bildung von Silbernitrit, welches ein schnelleres Grauwerden des Höllensteins veranlasst. Durch Zusatz einer entsprechend kleinen Menge Salpetersäure, Eindampfen und Schmelzen der Salzmasse lässt sich das Nitrit beseitigen und in Nitrat verwandeln. Enthielt die Silberlegierung neben Kupfer auch kleine Mengen Wismuth, wie dies nicht eben etwas Seltenes ist, so wird der Höllenstein, nach vorstehender Methode dargestellt, von Wismuthnitrat nicht frei sein. Sowohl in diesem Falle, als auch dann, wenn man die Schmelzung der Salzmasse behufs Zersetzung des Kupfernitrats nicht hinreichend lange unterhalten hatte, also noch kleine Mengen Kupfernitrat intakt verblieben, so vervollständigt man die Reinigung der Silberlösung nach der folgenden Methode.

Silberlegirungen mit 10 Proc. und weniger Kupfer, sowie mit kleinen Mengen Wismuth, löst man in reiner Salpetersäure, dampft die Lösung zur Trockne ein, vermischt den Salzrückstand mit trocknem Silbercarbonat (Argenticarbonat) und erhitzt bis zum Schmelzen. Das Silberoxyd des Carbonats scheidet hierbei Cuprioxyd und Wismuthoxyd vollständig (Bleioxyd jedoch unvollständig) aus der salpetersauren Verbindung ab.

Auf 1 At. Kupfer oder 2 At. Wismuth ist 1 Mol. Silbercarbonat erforderlich. Ein Beispiel aus der Praxis wird diesen Sachverhalt besser übersehen lassen. Die Vereinsthaler enthalten in 100 Gewichtstheilen 10 Gewichtstheile Kupfer, 16 Vereinsthaler (295—300 g) werden in 760 g reiner Salpetersäure von 1,185 spec. Gew. gelöst, die Lösung in einem Porcellankasserol im Sandbade zur Trockne (zuletzt unter Umrühren mit einem Glasstabe) eingedampft und mit dem noch feuchten oder getrockneten Silbercarbonat, welches man in folgender Weise aus 6 Vereinsthalern (110—111 g) dargestellt hat, gemischt. Man löst 6 Vereinsthaler (oder 111 g) in 300 g Salpetersäure und fällt die Lösung, nachdem sie mit einem doppelten Volumen heissen Wassers verdünnt ist, mit einer filtrirten heissen Lösung von 200 g krystall. reinem Natriumcarbonat in der 4fachen Menge Wasser und stellt das Gemisch eine Stunde an einen heissen Ort. Der abgesetzte gelbliche Niederschlag ist Silbercarbonat. Man bringt ihn in ein doppeltes Filter und wäscht ihn so lange mit Kohlensäure-freiem destill. Wasser aus, bis ein ablaufender Tropfen beim Verdampfen auf einem Objectgläschen keinen merklichen Salzrückstand hinterlässt, oder bis das Abtropfende aufhört, eine alkalische Reaction zu zeigen. (Da Silbercarbonat etwas in Wasser löslich ist, so hebt man die Waschwässer auf und übersättigt sie mit roher Salzsäure, um nach dem Absetzen den aus Silberchlorid bestehenden Bodensatz zu sammeln.)

Die Mischung des eingetrockneten Silbernitrats mit dem Silbercarbonat, womit ein porzellanenes Kasserol höchstens zur Hälfte angefüllt ist, wird nun über freiem Feuer oder im Sandbade erhitzt, bis sie völlig ausgetrocknet und dann geschmolzen ist, welcher letztere Akt unter Aufschäumen vor sich geht. Das Porcellankasserol darf nur halb gefüllt sein. Die schwarze Salzmasse wird nach dem halben Erkalten in circa 1300 ccm heissem Wasser gelöst, filtrirt, die klare farblose Silberlösung mit einigen Tropfen Salpetersäure versetzt (um etwa gelöstes Silbercarbonat in Nitrat zu verwandeln), zur Trockne gebracht, geschmolzen und in die Formen ausgegossen.

Derselbe Zweck wird auch erreicht, wenn man die gesättigte und wenig überschüssige Salpetersäure enthaltende Silbernitratlösung mit dem Silbercarbonat gemischt, einmal aufkocht, hierauf eine Stunde digerirt und dann filtrirt. In allen Fällen ist immer ein kleiner Silbercarbonatüberschuss erforderlich, es muss aber alsdann die filtrirte kupferfreie Silberlösung wegen kleiner Mengen gelösten Silbercarbonats mit einigen Tropfen Salpetersäure neutral gemacht werden.

Die Stelle des Silbercarbonats versieht weit praktischer das in Wasser ganz unlösliche Silberoxyd, welches die Ph. Borussica ed. VII vorschrieb. Nach Vorschrift dieser Pharmakopoe werden drei Th. gekörntes Feinsilber in einem Kolben in acht Th. Salpetersäure gelöst, im Dampfbade zur Trockne abgedampft, der Rückstand in der doppelten Menge Wasser gelöst und filtrirt. Den 30. Theil der Lösung fällt man mit Aetznatronflüssigkeit, wäscht den dadurch entstandenen Niederschlag gehörig aus und setzt von demselben allmählich und unter Digeriren der übrigen Silberlösung solange hinzu, bis eine filtrirte Probe derselben auf Zusatz von Aetzammonflüssigkeit nicht mehr blau gefärbt wird. Dann wird die Lösung filtrirt, zur Trockne abgedampft, der Salzrückstand in einem porcellanenen Gefäss geschmolzen und die geschmolzene Masse in eine Höllensteinform eingegossen.

Diese Vorschrift auf Feinsilber bezogen hat man dahin abzuändern, dass man das eingetrocknete kupferhaltige Silbernitrat in der dreifachen Menge Wasser löst, da die Abscheidung des Kupferoxyds dann leichter von Statten geht, und dass man statt des 30sten Theiles der Lösung mindestens den 28. Th. mit Natronlauge ausfällt, weil Feinsilber 1 Proc. Kupfer enthält. 30 Th. Feinsilber enthalten also 0,3 Th. Kupfer; da ferner 0,3 Th. Kupfer als Oxyd zu ihrer Abscheidung das Oxyd von mindestens 1,02 Th. Silber erfordern:

$$\begin{array}{ccccc} Cu & 2\,Ag & & Kupfer & Silber \\ 63,4 & : \ 216 & = & 0,3 & : \ x\,(=1,022), \end{array}$$

so ist der 30. Theil der Lösung zu gering bemessen. Sicherer ist ein Ueberschuss Silberoxyd. Letzterer ist sogar nothwendig, weil die nur eingetrocknete Lösung des Silbers noch freie Salpetersäure enthält, welche nicht ermangelt, einen Theil Silberoxyds in Anspruch zu nehmen.*)

III. Darstellung von Silbernitrat aus einer Silberlegirung mit mehr als 10 Proc. Kupfergehalt, wie z. B. aus alten Scheidemünzen. Hier sucht man möglichst eine Silberlösung mit wenig Kupfergehalt zu erlangen und verfährt dann mit dieser Lösung nach einer der vorher angegebenen Methoden, oder besser unter Combination der Methoden 1 u. 2. Wenn man alte Silbermünzen, welche nothwendig vorher mit heisser Lauge oder Natriumcarbonatlösung von Schmutz une Fett gereinigt sind, mit einer geringeren Menge Salpetersäure übergiesst, so lösen sich anfangs Silber und Kupfer zugleich auf, ist aber die Auflösungskraft der Salpetersäure erschöpft, so wirkt die Salpetersäure des gebildeten Silbernitrats in der Wärme auf das noch vorhandene Kupfermetall und Silbermetall wird abgeschieden. Es lässt sich nöthigenfalls durch Hinzuthun noch einiger Scheidemünzen eine Lösung erreichen, welche nur Kupfernitrat enthält. Diese Operation erfordert nur eine längere Digestion, sie gewährt aber den Vortheil, einen Silberrückstand zu sammeln, welcher statt 20 Procent vielleicht nur 2 Procent Kupfer enthält. Man übergiesst 10 Th. gereinigter Scheidemünzen mit 10 Th. Salpetersäure von 1,185 spec. Gew. und stellt an einen lauwarmen Ort. Kupferreiches Silber wird heftiger als kupferarmes Silber von der Salpetersäure angegriffen. Nach einem Tage versucht man gelinde Digestionswärme. Wenn am dritten Tage ein Tropfen der Lösung mit destill. Wasser verdünnt und filtrirt mit Salzsäure eine Trübung giebt, wirft man 1—2 Th. Scheidemünzensilber dazu und digerirt einen Tag weiter, was man wiederholt, bis sich die Lösung silberfrei erweist. Die Kupferlösung wird nach dem Verdünnen mit Wasser decanthirt und abfiltrirt und der Rückstand aufs Neue mit 15—16 Th. oder der genügenden Menge Salpetersäure übergossen und in Lösung gebracht, bis zur Trockne eingedampft, geschmolzen und nach der Methode I oder II weiter behandelt. Enthält das Silber der Scheidemünzen Blei, so verfährt man nach der Methode IV.

IV. Aus bleihaltigem Silber, Bruchsilber und genietetem Silber lässt sich direct kaum ein reines Silbernitrat darstellen. Solches Silber löst man in Salpetersäure, fällt aus der mit Wasser verdünnten und filtrirten Lösung das Silber als Chlorid, welches man nach irgend einer Methode reducirt und zur Darstellung des reinen Silbernitrats geschickt macht.

---

*) Es wird gewiss nicht überflüssig sein, wenn ich den unerfahrenen Arbeiter darauf aufmerksam mache, dass, wenn man Silberoxyd aus seiner Lösung mittelst eines fixen Alkalis fällt und gleichzeitig Ammonsalze gegenwärtig sind, Stickstoffsilber (3AgO und H³N geben Ag³N und 3HO), das bekannte BERTHOLLET'sche Knallsilber, zugleich gefällt wird. Diese Verbindung explodirt mit furchtbarer Heftigkeit auch feucht. Man fälle also Silberoxyd (aus Vorsicht auch selbst das kohlensaure Silberoxyd) nicht bei Gegenwart von Ammonsalzen. In England kam ein Unglücksfall in Folge Nichtbeachtung dieser Umstände vor.

Abfälle aus der Silbernitratdarstellung. In jedem Dokimion hat der praktische Apotheker ein hafenähnliches, verdünnte Salzsäure enthaltendes Glasgefäss mit der Signatur *Residua argentea*, um die silberhaltigen Flüssigkeiten aus den Prüfungen da hinein zu giessen und das sich darin ansammelnde Silberchlorid zu bewahren. Alle Filter ferner, durch welche Silberlösung gegossen wurde, werden gesammelt und eingeäschert, die Aschentheile in Salpetersäure gelöst und die Lösung in jenes Gefäss (*Residua argentea*) eingegossen. Die Kupferoxydniederschläge und Bodensätze aus der Bereitung des Silbernitrats digerirt man in verdünnter roher Salzsäure, welche das Kupferoxyd löst und das darin noch vorhandene Silber als Chlorsilber ungelöst lässt. Man kann auch die Kupferoxydniederschläge in verdünnter Schwefelsäure lösen und aus dieser Lösung das Silber mittelst Salzsäure, einen Ueberschuss derselben soviel als möglich vermeidend, als Chlorsilber ausfällen und die Kupferlösung auf reinen Kupfervitriol verarbeiten. Die Fällungsflüssigkeiten und Waschwässer aus der Darstellung des Silbercarbonats werden direct mit Salzsäure sauer gemacht, um das vorhandene Silber als Chlorid auszufällen etc.

Bacilliren des Silbernitrats. Mit dem auf die eine oder die andere Weise dargestellten, durch Eintrocknen der Lösung gewonnenen Silbernitrate beschickt man ein nicht zu grosses porcellanenes Kasserol mit Ausguss ungefähr bis zur Hälfte seines Rauminhaltes, stellt es, mit porcellanenem Deckel geschlossen auf einen Lampenring und erwärmt allmählich (über einer Weingeistflamme). Das Salz schmilzt sehr leicht (bei ungefähr 200^0 C.). Es ist eine langsame und gemässigte Erhitzung nothwendig, um eben nur die Schmelztemperatur zu gewinnen. Bei 250^0 wird schon der Zusammenhang zwischen Silberoxyd und Salpetersäure gelockert; unter Sauerstoffentwickelung bildet sich zuerst Silbernitrit, welches sich bei weiterer Erhitzung unter Abscheidung von metallischem Silber vollständig zersetzt. Sollte übrigens etwas metallisches Silber in Folge zu starker Erhitzung ausgeschieden sein, so giebt man vorsichtig 1—3 Tropfen stark conc. Salpetersäure hinzu, welche es sogleich wieder löst. Die Menge Silbersalz, welche man zu einer Schmelzung verwendet, muss derjenigen Menge annähernd entsprechen, welche die Form zu fassen vermag. Im Anfange der Schmelzung pflegt die Masse etwas zu schäumen, indem noch anhängende Reste Wasser und Salpetersäure verdampfen. Durch Umrühren mit einem erwärmten Glasstabe kürzt man diesen Vorgang ab. Wenn nun die Salzmasse zu einer klaren farblosen, wie ein fettes Oel fliessenden Flüssigkeit geworden ist, erwärmt man noch etwas den Ausgusstheil des Kasserols und giesst die Masse in die zuvor auf 50—70⁰ C. erwärmte, mit Talksteinpulver ausgeriebene Höllensteinform. Eine solche (H) besteht aus Eisen, Stahl, Serpentin, oder besser aus Glas. Sie ist aus zwei Hälften (G) zusammengesetzt, die durch Verschraubung an einander gepasst 6—8—12

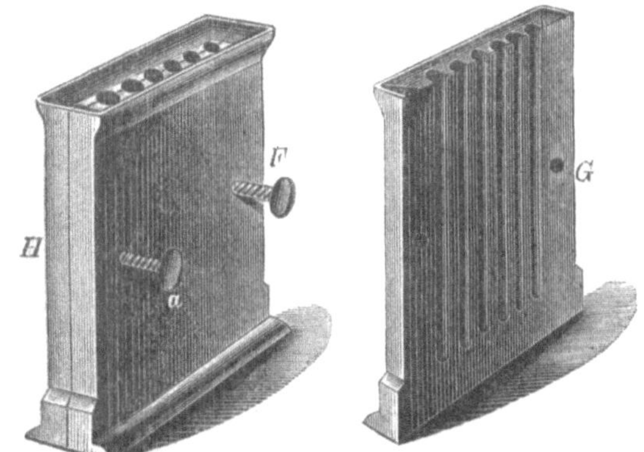

Höllensteinform.   Eine Hälfte der Höllensteinform.

unterhalb geschlossene Kanäle bilden. Nachdem die Form gelind erwärmt ist, werden die Kanäle mit trocknem Talksteinpulver und Watte ausgerieben, die Hälften aneinandergeschraubt und an einen trocknen, gut warmen Ort gestellt. Die Wärme der Form mag ungefähr 50—70⁰ betragen. Ist die Form kalt und man giesst die flüssige Salzmasse hinein, so erstarrt letztere schon auf dem halben Wege in den Kanälen und diese füllen sich unvollständig. Nach dem Eingiessen lässt man die Form völlig erkalten, was in 1—2 Stunden geschehen sein wird, schraubt die Hälften von einander und stösst mit Hülfe eines Glasrohrstückchens die Salzstäbe aus den Kanalrinnen sanft auf einen Teller. Die dicken Köpfe von den Stäben schlägt man mit einem porcellanenen Mörserpistill ab, um sie mit dem im Kasserol hängenden oder übrig gebliebenen Silbersalz wieder zu schmelzen und zu Stangen zu formen. Ein Berühren der Stangen mit den Fingern, Papier, Handschuhen, das Auffallen von Staub muss sorgsam vermieden werden, wenn man einen Höllenstein gewinnen will, welcher nicht

grau werden soll. Man fasst die Stangen mit einer Pincette und bringt sie sofort in
die trocknen und innen von allem Staube gereinigten Standgefässe.

In alter Zeit wurden die Formen mit Talg bestrichen (*effunde in canalem fer-
reum cylindricum prius calefactum et sevo illitum.* Dispens. Borusso-Brandenb.). Der
Erfolg war kein weisses, sondern ein schwarzes Stäbchen, welche Farbe mit dem
Namen *Lapis infernalis* in einigem Zusammenhange stehen mag.

Ausbeute. Man kann annehmen, bei vorsichtiger Arbeit aus 10 Th. Silber sicher
15,5 Th. Silbernitrat zu gewinnen. Aus 20 Vereinsthalern oder 66 Markstücken,
welche ca. 333,3 g reines Silber enthalten und welche 367—370 g wiegen, gewinnt man
bei sorgsamer Arbeit 500 g Höllenstein und aus den Rückständen, Filtern etc. noch
circa 15—16 g Silberchlorid. Die Darstellung im pharmac. Laboratorium ist nur dann
lohnend, wenn man altes Silber billig acquirirt hat oder angesammelte Silbernieder-
schläge verwerthen will, oder wenn man grössere Mengen Höllenstein darstellt und
entsprechend den Preis der Arbeit niedriger notiren kann.

Silberflecken an den Händen und der Wäsche. Bei aller Vorsicht sind bei
Darstellung des Silbernitrats Silberflecke an Händen und auch an der Kleidung nicht
zu vermeiden. Einen Tag alte Silberflecke auf der Haut lassen sich durch Bereiben
mit Kaliumcyanidlösung und Abwaschen leicht beseitigen. Diese Lösung kann nur
bei Nichtvorhandensein wunder Hautstellen benutzt werden. Mittelst Glasstabes
nimmt man ein Paar Tropfen der Lösung auf und überträgt dieselbe auf den Fleck,
den man gleichzeitig mit dem Glasstabe reibt. Viele Tage alte Silberflecke betupft
und bereibt man mit Kaliumhypermanganatlösung, eine Stunde später mit conc. Salzsäure und wäscht sie endlich mit Salmiakgeist ab. Man kann auch den Fleck mit
verdünnter Jodtinctur bereiben und dann den Jodfleck mit concentrirter Natriumhypo-
sulfitlösung (Natriumthiosulfatlösung), zuletzt mit Salmiakgeist waschen. Aus Wäsche
entfernt man Silberflecke leicht mit Kaliumcyanidlösung (welche Lösung jedoch niemals an fremde Personen abgegeben werden darf).

Eigenschaften. Der Höllenstein oder geschmolzenes Silbernitrat stellt
beständige (nicht hygroskopische) farblose oder wenig graufarbige, 0,5 cm dicke
runde Cylinder dar, welche auf der Oberfläche nicht vollkommen eben oder
glatt sind, auf dem ziemlich ebenen, gegen die Aussenfläche rechtwinkeligen
Bruche ein radiales oder strahliges krystallinisches Gefüge mit deutlichem,
aber nicht hohlem Mittelpunkte zeigen. Der Geschmack ist scharf metallisch

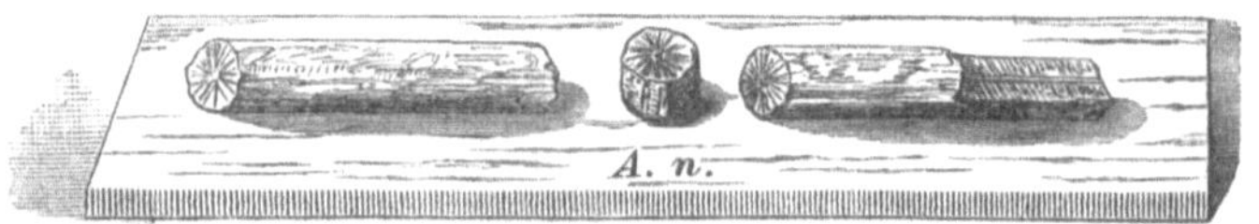

Bruchstücke einer Silbernitratbacille (gewöhnliche Dicke).

bitter. Die Lösung ist neutral, reagirt also nicht sauer, wie die der anderen
Metallsalze, dennoch wird das Präparat des Handels häufig eine geringe
saure Reaction aufweisen als Folge der Darstellungsweise. Er ist in 0,6 Th.
kaltem, in 0,4 Th. heissem Wasser löslich, auch in 11 Th. Weingeist von
90 Proc. und in Aether löslich. Auf Kohle vor dem Löthrohre erhitzt,
schmilzt er unter Funkensprühen und unter schliesslichem Zurücklassen eines
Silberkornes. Mit organischen Substanzen in Berührung wird er, besonders
unter Einfluss des Lichtes, geschwärzt und auf seiner Aussenfläche grau. Die
mit der Auflösung getränkten organischen Substanzen werden in Folge der Reduction des Silberoxyds grauviolettfarbig, braun oder schwarz. Der graue Höllenstein wird von den Aerzten häufig dem weissen vorgezogen, weil er härter
sein soll und sich besser zum Touchiren eignet. Seine Lösung, mit Salzsäure
im Ueberschuss versetzt, führt ihn in weisses, am Tageslichte grau bis schwarz
werdendes, in Salpetersäure unlösliches, in Aetzammon lösliches Silberchlorid
über. Um den Stäbchen eine härtere Consistenz zu geben, hat man das

Silbernitrat mit etwas Silberchlorid versetzt. Dadurch wird aber das krystallinische Gefüge so gestört, dass dieser Zusatz leicht zu erkennen ist. Die Signatur eines solchen Präparates wäre *Arg. nitric. chloridatum.*

Aufbewahrung. Der weisse Höllenstein wird nicht am Lichte grau, wenn er vor jeder Berührung mit organischen Stoffen und Staub bewahrt ist. Im anderen Falle wirken diese Substanzen reducirend und zwar etwas schneller bei gleichzeitiger Einwirkung von Licht. Daher hält man die Aufbewahrung in geschwärzten Gläsern für nothwendig. Gelbe oder braungelbe Gläser, welche unter der Bezeichnung anaktinische Gläser*) in den Handel kommen, werden denselben Zweck am besten erreichen lassen. Einfach ist die Aufbewahrung in gewöhnlichen Gläsern, welche man geschlossen in Porcellan oder Blechgefässe stellt.

Der Höllenstein gehört zu den starkwirkenden Arzneikörpern, weshalb er seinen Standort in der Reihe der mit Vorsicht aufzubewahrenden Arzneistoffe erhält.

Prüfung. Zunächst gelten die äussere Beschaffenheit und die Quer- und Längsbruchfläche mit radialem oder strahligem Krystallgefüge und einer Mittellinie auf der Längsbruchfläche, als der Ausgang des krystallinischen Gefüges, als Kennzeichen eines reinen Höllensteins. Findet sich im Centrum ein Kanal und ist die Querbruchfläche wenig eben, vielmehr buchtig, bietet sie hervorstehende und vertiefte Partien, so dürfte eine Verfälschung vorliegen. Geringe Verunreinigungen mit fremden Nitraten stören das Krystallgefüge wenig.

Höllenstein soll reines Silbernitrat sein. Verunreinigungen sind Silberchlorid, Kupfernitrat, Wismuthnitrat, Bleinitrat. Verfälschungen sind Bleinitrat, Zinknitrat, Kalisalpeter, Natronsalpeter, jedoch stören dieselben das Krystallgefüge.

Neben den Identitätsreactionen giebt die Ph. nur zwei Prüfungsacte auf Verunreinigungen und Verfälschungen an, welche für alle Fälle genügen und sich in folgender Weise combiniren lassen.

1) Löslichkeit in 0,6 Th. Wasser. Man giebt 1,0 g des Höllensteins in einen Reagircylinder, in welchem sich 0,6 g Wasser befinden. Unter gelindem Erwärmen erfolgt alsbald Lösung, welche auf $+ 15^0$ C. abgekühlt klar und farblos ist und keine Abscheidungen wahrnehmen lässt. Zeigt sie von oben betrachtet eine Opalescenz, so liegt eine Verunreinigung mit Silberchlorid vor.

2) Löslichkeit in Weingeist und neutrale Beschaffenheit. Ist die Lösung sub 1 klar und farblos, so giebt man zu 0,8 g derselben 6 g eines 96—97-proc. (sogenannten absoluten) Weingeistes. Auch diese Mischung muss klar sein und im Verlaufe zweier Minuten ohne Ausscheidungen bleiben, wenn selbst noch 2—3 ccm desselben Weingeistes hinzugegeben werden. Ausscheidungen können Bleinitrat, Kaliumnitrat, Wismutnitrat sein. Bleinitrat fordert 250 Th. 90-proc. Weingeistes zur Lösung. Diese vorliegende weingeistige Lösung des Höllensteins ist mit Lackmuspapier auf neutrale Beschaffenheit zu prüfen. Es liegt in der Darstellungsweise im Grossen, um ein farbloses oder sehr weisses Präparat zu erlangen, vor der Schmelzung kleine Mengen Salpetersäure hinzuzusetzen, so dass der Höllenstein oft eine allerdings nur geringe saure Reaction erkennen lässt. In der Praxis ist kein absolut neu-

---

*) Anaktinische oder gelbe Gläser werden in der Glashütte der Firma Steuder bei Lamspringe dargestellt. Anaktinisch, den Lichtstrahl nicht hindurchlassend, aus ἀ, ἀν (ohne, un-) und ἀκτίν, Strahl, zusammengesetzt.

traler Höllenstein zu fordern und der kaum saure steht seiner Verwendung
in keiner Weise entgegen. Die Ph. hätte ein neutrales oder ein wenig
merklich saures Präparat als zulässig bezeichnen sollen.

3) Löslichkeit in Aetzammon. Zu der Lösung sub 2 giebt man,
wenn sie klar war und blieb, circa 3 ccm Aetzammon. Die Mischung muss
auch hier im durch- und auffallenden Lichte wiederum eine klare und farblose sein und nicht eine Spur einer Opalescenz erkennen lassen. Bei Gegenwart von Cuprinitrat würde sie blau sein, bei Gegenwart von nur Spuren der
erwähnten fremden Metallnitrate würde eine Opalescenz nicht ausbleiben.

4) Die Abwesenheit der Alkalinitrate. Die sub 1 verbliebene und
0,5 g Silbernitrat enthaltende wässerige Flüssigkeit wird mit dem 10-fachen
ihres Volumens Weingeist verdünnt, in einen Reagircylinder gegeben, mit 1 g
Salzsäure und 3 ccm Wasser versetzt und stark geschüttelt. Nach einer
Viertelstunde wird sie durch ein Filter gegossen, welches zuvor mit verdünnter
Salzsäure und Wasser ausgewaschen ist. Von dem Filtrat giebt man 1 Tropfen
auf ein Objectglas und trocknet ihn über dem Cylinder einer brennenden
Petroleumlampe ein. Es darf zwar kein mit blossem Auge erkennbarer Rück-

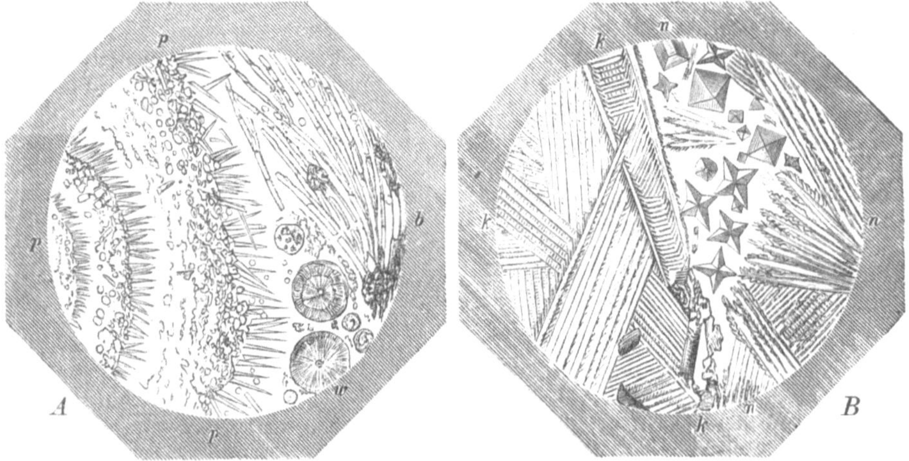

Residua aus dem Filtrat nach der Fällung des Silbernitrats mittelst Salzsäure.

p p p Blei enthaltend, *b* Wismuth enthaltend nach   *k k k* Kali enthaltend, *n n n* Natriumnitrat und Na-
stärkerer Erhitzung, *w* nach gelinder Erhitzung.   triumchlorid enthaltend. 50—100-fache Vergr.
50—100-fache Vergr.

stand verbleiben, dennoch ist ein solcher, wenn er nur in einer zarten weissen
Einfassungslinie besteht, als unerheblich anzunehmen. Wäre ein Rückstand
vorhanden, so ist das Filtrat in einem tarirten Schälchen einzudampfen und
zu erhitzen, so lange Dämpfe (des Ammoniumchlorids) hervortreten. Dieser
Rückstand kann gewogen und auf seine Bestandtheile geprüft werden.

Mikroskopisch ist der auf dem Objectglase gesammelte Rückstand leicht
zu beurtheilen und zu erkennen. Das Blei stellt Ränder aus kleinen spiessigen,
nicht immer regelmässig strahlig geordneten Krystallen bestehend dar. Die
Ränder umfassen wellig gruppirte gestaltlose minutiöse Körperchen. Wismuth
bildet soeben eingetrocknet einen metallisch glänzenden Fleck, welcher beim
Erkalten verzweigte Krystallbüschel bildet. Jeder Zweig besteht aus an einander-
gereihten rechteckigen Krystallen, welche erhitzt zu Tröpfchen schmelzen. Hatte
man den Fleck nur bei gelinder Wärme eingetrocknet, so findet man Scheiben

verschiedener Grösse mit sternförmiger, mehr oder weniger deutlicher radialer Krystallfügung. Zink bildet weisse Ränder, welche aber schnell feucht und daher wieder unsichtbar werden. Unter dem Mikroskop sofort nach dem Eintrocknen betrachtet, bedeckt die Masse das Glas in mehr oder weniger unförmlichen Tröpfchen. Kali bildet schöne parallele Krystallstreifungen mit Aussenrändern aus Krystallstücken bestehend. Natron bildet ähnliche, aber mehr lancettförmige Krystallbüschel (Natriumnitrat) und octaëdrische und würflige Formen des Natriumchlorids.

5) Obgleich gegenwärtiges Bleinitrat sich beim Versetzen der weingeistigen Lösung mit Aetzammon durch eine weisse Trübung oder Opalescenz zu erkennen giebt, die Ph. von dem Höllenstein eine klare Lösung in Aetzammon fordert, so hat sie dennoch eine specielle Prüfung auf Blei vorgeschrieben, welche E. Biltz angegeben hat und unter ganz anderen Voraussetzungen für nöthig hielt, als die Pharmakopoe. Hätte diese einerseits keine klare Lösung des Bleinitrats in Aetzammon, andererseits keine völlige Löslichkeit des aus dem Silbernitrat gefällten Chlorids in Aetzammon gefordert, so wäre die Specialprüfung auf Blei allerdings nothwendig gewesen. Wie ich mich durch Experiment überzeugte ist die Schärfe der Reaction bei Zusatz von Aetzammon zu der weingeistigen Silbernitratlösung und die Biltz'sche Reaction eine und dieselbe. Hier wie dort dieselbe Opalescenz.

Man löst 0,2 g in 1,8 g Wasser, versetzt die Lösung mit 8 g oder 8 ccm verdünnter Schwefelsäure und erhitzt in einem weiten Reagircylinder die in Folge der Bildung von Sulfat auf kaltem Wege milchigweiss gewordene Flüssigkeit bis zum Aufkochen und erhält sie auch in dieser Temperatur einige Augenblicke hindurch. Es muss eine völlig klare Flüssigkeit resultiren. Diese Probe 5 kann, wie schon besprochen ist, wegfallen.

Soll die Schlussprüfung, die Fällung als Chlorid und das Eindampfen des Filtrats laut Angabe der Ph. zur Ausführung kommen, so sei dazu bemerkt: Die wässerige Höllensteinlösung mit überschüssiger Salzsäure ausgefällt, muss ein Filtrat geben, welches beim Abdampfen keinen Rückstand hinterlässt. Das Abdampfen ist selbstverständlich in einem Porcellanschälchen über freier Weingeistflamme vorzunehmen, denn in einer Glasschale und im Wasserbade abgedampft findet man am Ende trotz aller Reinheit des Höllensteins oft einen Salzanflug. Dieser ist entweder das Resultat entfernter Metallspuren oder Spuren Kali- oder Natronsalzes oder auch Ammoniumnitrat oder Ammoniumchlorid. Das Ammon kann hier als Spur im Höllenstein vorhanden gewesen sein oder wurde während des Eindampfens von der freien Säure des Filtrats aus der atmosphärischen Luft angezogen. Zur Ausführung der Probe löst man 0,5 g Höllenstein in 10 ccm destill. Wasser, versetzt mit 15—20 Tropfen reiner Salzsäure und verfährt wie sub 4.

Im Glasschälchen abgedampft bleibt in allen Fällen ein mit blossem Auge erkennbarer, wenn auch nicht wägbarer Rückstand. Vergl. oben sub 4. In diesem Rückstande können Zink, Kupfer, Kali und Natron vollständig, Blei und Wismuth zum Theil vertreten sein.

Verfälschungen mit Kaliumnitrat und Natriumnitrat heben die radiale Krystallfügung auf der Bruchfläche der Höllensteinstäbe vollständig auf, obgleich sowohl das eine wie das andere Nitrat in Stäbe gegossen dasselbe krystallinische Gefüge annimmt.

Anwendung. Innerlich giebt man das krystall. Silbernitrat oder den Höllenstein in Gaben von 0,005—0,03 g gegen Nervenkrankheiten (Epilepsie, Krämpfe, Migräne, Neuralgien, Herzklopfen, Cardialgie), gegen Krankheiten des Darmkanals (Darm- und Magenblutungen, Brechruhr, asiatische Cholera, Dysenterie, Durchfälle, Darmentzündung etc.). Die physiologische Wirkung beruht in der Verbindung des Silberoxyds mit dem Eiweissstoff. Bei grossen Gaben verbindet es sich auch mit den Magenhäuten und wirkt corrodirend giftig. (Gegengift ist Kochsalz.) Die Silberverbindungen erleiden zuletzt eine Reduction, Silber lagert sich in dem Parenchym aller Organe ab, und es wird die Haut (nach Verbrauch von 15—20 g) unvertilgbar grau gefärbt. Aeusserlich wird Höllenstein als Adstringens und Causticum angewendet, indem er auch hier seine Verwandtschaft zu den Eiweisskörpern bethätigt, die Silberproteïnate werden aber als fremdartige Körper nicht mehr ernährt und als Krusten und Schorf abgeschieden. Die Wirkung des Höllensteins, Blutungen (nach Blutegelbissen) zu stillen und auch die Secretionen der Schleimhäute zu hemmen, beruht in seiner Verwandtschaft zu dem Eiweissstoff. Als Pinselwasser oder Verbandwasser auf Brandwunden dient eine Lösung von 0,5 in 50,0 destill Wasser, zu Injectionen in die Harnröhre 0,3 in 75,0—150,0 Wasser, zu einem Klystier 0,1—0,3. Die stärkste Einzelngabe giebt die Pharmakopöe zu 0,03, die stärkste Tagesgabe zu 0,2 an. Als Färbemittel für Haare wird er in Lösung und in Pomaden benutzt. In kleinen Mengen kann man im Handverkauf den Höllenstein als Aetzmittel mit Vorsicht unbedenklich abgeben.

Die Mischung des Höllensteins mit Chloriden, Salzsäure, Gerbstoffen ist zu meiden. Dass die äussere Anwendung eine Bräunung und Schwärzung der Haut zur Folge hat, ist nicht zu übersehen. Die Beseitigung der Flecke ist oben S. 408 erwähnt.

Argentum nitricum cum Kalio nitrico.

Salpeterhaltiger Höllenstein. Argentum nitrĭcum dilūtum; Argentum nitrĭcum fusum mitigātum. Lapis infernālis nitrātus. Lapis infernalis dilutus. *Pierre infernale dilué; Azotate d'argent nitraté. Diluted nitrate of silver.*

Ein (1) Theil Silbernitrat und zwei (2) Theile Kaliumnitrat, mit einander gemischt, schmelze man vorsichtig und giesse sie in die Stäbchenform.

Weisse oder grauweisse, harte, auf dem Bruche porcellanähnliche, kaum krystallinische Stäbchen.

Ein (1) Gramm (der Stäbchen) in 10 ccm Wasser gelöst und mit 20 ccm der Zehntel-Normal-Natriumchloridlösung und 10 Tropfen Kaliumchromatlösung versetzt darf nur 0,5—1,0 ccm der Zehntel-Normalsilberlösung bis zur Röthung der Flüssigkeit erfordern.

Vorsichtig aufzubewahren.

Dieses von DESMARES in den Arzneischatz eingeführte Präparat, welches auch BARRAL'sche Stifte genannt wird, bildet harte, wenig zerbrechliche, 5 mm dicke, glatte, weisse oder etwas graue, auf dem Bruche kaum krystallinische oder mehr porcellanähnliche Stangen. Die Darstellung bietet keine Schwierigkeit. In einem Porcellanmörser mischt man 1 Th. Silbernitrat und 2 Th. chloridfreien Kalisalpeter unter Zerreiben zu einem Pulver, welches man in einem porcellanenen Kasserol in derselben Weise wie das Silbernitrat bei Darstellung des Höllensteins schmelzt und in die Höllensteinform ausgiesst (vgl. S. 407). Enthielt der Kalisalpeter etwas Kaliumchlorid, so bildet sich auch Silberchlorid, was dazu beiträgt, die Stäbchen härter und fester, aber auch schneller grau zu machen. In Nord-Amerika ist der diluirte Höllenstein aus gleichen Theilen Silbernitrat und Kaliumnitrat zusammengesetzt.

Die Prüfung erstreckt sich auf den richtigen Silbernitratgehalt. Die Lösung aus 1 g des Präparats wird mit 20 ccm der $^1/_{10}$-Normal-Natriumchlorid lösung versetzt, wodurch alles Silber als Chlorid abgeschieden wird und nur 0,4 ccm (genau 0,392 ccm) der $^1/_{10}$-Normal-Natriumchloridlösung bleiben un berührt. Es wird also der Zusatz von etwas mehr denn 0,4 ccm, z. B. 0,5 ccm der $^1/_{10}$-Normal-Silberlösung hinzugemischt, nicht nur jene 0,4 ccm der $^1/_{10}$-Nor mal-Natriumchloridlösung ausgleichen, es wird auch etwas Silbernitrat dispo nibel zur Bildung von rothem Silberchromat, in Folge Zusatzes des als Indicator dienenden Kaliumchromats. Würde man mehr als 0,5 ccm der $^1/_{10}$-Normal-Silberlösung hinzusetzen müssen bis zum Auftreten der rothen Silberchromat farbe, so würde dieses Plus den Minus-Silbergehalt in 1 g der Stäbchenmasse angeben. Die Ph. hat den praktischen Verhältnissen entsprechend einen Zusatz bis zu 1 ccm der $^1/_{10}$-Normal-Silberlösung zugelassen.

Das Präparat enthält $^1/_3$ Silbernitrat. Das Moleculargewicht des Silber nitrats ist 170, das des Präparats also 3 × 170 =) 510. Der zehnte Theil davon, also 51 g, entsprechen 1000 ccm der $^1/_{10}$-Normal-Natriumchloridlösung oder 1 g des Präparats (51 : 1000 = 1 : x =) 19,6 ccm dieser Lösung, deren Chlorgehalt genau $^1/_3$ oder 0,333 g Silbernitrat in Silberchlorid überführt. Da die Ph. 20 ccm der $^1/_{10}$-Normal-Natriumchloridlösung zusetzen lässt, so bleibt (20 — 19,6 =) 0,4 ccm der Lösung unzersetzt etc.

Hätte man keine massanalytischen Flüssigkeiten zur Hand, so ist auch folgender Modus anwendbar. Man löst den 33,3 Proc. Silbernitrat haltenden salpetrisirten Höllenstein in destill. Wasser und zersetzt ihn mit $^1/_{10}$ seines Gewichtes getrockneten sublimirten Salmiaks, schüttelt kräftig um und filtrirt. Auf Zusatz von Salzsäure zum Filtrat muss noch eine weisse Silberchlorid-Trübung entstehen. Erfolgt keine Trübung, so enthält das Präparat zu wenig Silbernitrat. Die kleine Menge gepulverten Salmiaks, welche man zu dem Versuche gebraucht, ist schnell in einem Porcellanschälchen über der Wein geistflamme ausgetrocknet. Man löst z. B. 1,0 g des salpetrisirten Höllensteins in einem geräumigen Probircylinder in 7—10 ccm Wasser, setzt 0,1 g ge trockneten Salmiak dazu und schüttelt heftig um, damit sich die Flüssigkeit schnell klar absetzt, und filtrirt. Das Filtrat nun mit Salzsäure versetzt muss sich noch etwas trüben. Hätte man ein Stück des Präparats von 2,1 g Ge wicht zur Probe genommen, so gehörten dazu 0,21 g Salmiak. Stöchiometrisch berechnet würden z. B. auf 2,1 g des Präparats 0,22 g getrockneten Salmiaks erforderlich sein, um den ganzen Silbergehalt als Silberchlorid zu fällen.

Wenn man das Präparat zu Pulver zerrieben mit absolutem Weingeist behandelt, so geht das Silbernitrat in Lösung über und der Kalisalpeter bleibt ungelöst.

Der salpetrisirte Höllenstein ist nicht hygroskopisch, wurde aber zu seiner Darstellung ein mit Natronsalpeter verunreinigter Kalisalpeter genommen, so zieht er soweit Feuchtigkeit an, dass er sich stets feucht an fühlt. Hätte man einen Kaliumchlorid enthaltenden Salpeter zur Darstellung verwendet, so würde er auch zu wenig Silbergehalt in der Probe ergeben und sich in Wasser nicht klar lösen.

Die **Aufbewahrung** ist dieselbe wie diejenige des Höllensteins in der Reihe der starkwirkenden Arzneimittel vor dem Contact mit organischen Stoffen und vor Tageslicht geschützt.

Anwendung. Den salpeterhaltigen Höllenstein benutzt man nur äusserlich als Aetzmittel in den Fällen, in welchen die Anwendung des reinen Höllensteins eine zu starke Reaction hervorrufen würde.

Der *Lapis mitigatus* GUYGOT ist aus 2 Th. Silbernitrat, 1 Th. Kaliumnitrat und 1 Th. Kaliumsulfat zusammengesetzt. Der diluirte Höllenstein wird auch wie der reine in Holzröhren *(crayons)* gehalten.

Asa foetida.

Stinkasant.   Teufelsdreck.   Gummi - resīna Asa foetïda; Assa foetida.   *Ase fétide.   Devil's dung*; *Stinking assa.*

Das Gummiharz, welches die *Ferula- (Peucedanum-)* Arten des westlichen Hochasiens, besonders *Ferula Scorodosma* und *Ferula Narthex* liefern. Es bildet entweder lose oder zusammengeklebte Körnchen oder volle (ansehnliche) Klumpen, aussen grau-violett, braun, innen weiss, auf dem Bruche anfangs roth werdend, alsdann in Braun übergehend. Der Stinkasant ist von höchst eigenthümlichem Geruche und Geschmacke; mit der dreifachen Menge Wasser zusammengerieben giebt er eine weissliche Emulsion aus, welche auf Zusatz von Aetznatronlauge gelb wird. Beim Uebergiessen mit Salzsäure darf der Asant nicht stark aufbrausen; nach 6 Stunden darf die Säure kaum gefärbt erscheinen. Beim Verbrennen darf er nicht über 10 Proc. Asche hinterlassen.

Zum pharmaceutischen Gebrauche werde der durch Kälte erstarrte Stinkasant in ein Pulver verwandelt und mittelst Siebes von den Unreinigkeiten befreit.

Ferula Scorodosma BENTHAM and HOOKER.
Syn. *Scorodosma foetidum* BUNGE, *Ferula Assa foetida* LINN.
Ferula Narthex BOISSIER.
Fam. **Umbelliferae.** Sexualsyst. **Pentandria Digynia** LINN.

Geschichtliches. Der Asant war unzweifelhaft schon den alten Völkern, wahrscheinlich auch den Israëliten ein sehr willkommenes Speisegewürz. Das Wort *asa* entstammt der hebräischen und arabischen Sprache, worin es den Begriff des Heilens und Gesundmachens, ferner etwas Hohes, Verehrungswürdiges, Köstliches andeutet. Assa oder Asa war ein israelitischer Namen (welchen auch der 3. König des Reiches Juda, 950 v. Chr. führte). Die Assasinen, ein alter asiatischer, muhamedanischer Volksstamm, hat den Namen von Assa erhalten, weil er besonders das Assagewürz stark als Nahrungsgewürz gebrauchte. Von Anderen wird zwar Assasinen mit Opiumesser, Bilsenkrautesser übersetzt, dennoch liegt es nahe, dass das Assagewürz der Stinkasant war. Die alten Griechen nannten, wie Viele behaupten, den Asant σίλφιον, die Römer *silphium* und *laser*. In der Liste der Römischen Zollstätte zu Alexandrien (150 n. Chr.) sind *Silphion* und *Laser* aufgeführt. Mit beiden Namen bezeichnete man den Saft einer Pflanze, welchen man als Arznei und Speisegewürz genoss. Die alten orientalischen Völker nannten den Asant Götterspeise, *cibus deorum*. Als der Asant nach Deutschland und Gallien gebracht wurde, erhielt er den Namen *Asa foetida*, Stinkasant. Was den Orientalen angenehm im Geruch und Geschmack war und auch noch ist, ist dem Europäer widrig und stinkend. ALI ISTACHRI (im 10. Jahrh. n. Chr.) aus Istachr, dem alten Persepolis, erzählt das Einsammeln des Asants in der Wüste zwischen Seistan und Makran und dessen Verbrauch als Gewürz. EDRISI (im 12. Jahrh.) berichtet Aehnliches und nennt den Asant Hiltit. Der arabische Pharmakognost IBN BAITAR (in der ersten Hälfte des 13. Jahrh.) rühmt den Asant in seiner Heilmittellehre als ein vielgebrauchtes und vorzügliches Heilmittel.

FLÜCKIGER hält (in Uebereinstimmung mit KÄMPFER), wie in seiner neuen Pharmakognosie angegeben ist, die Abstammung des Wortes Asa, nicht Assa, für sehr ungewiss und scheine es erst von den Europäern gebildet zu sein. In alten arabischen Schriften werde die Asa wie noch heute in Persien mit Anguseh und Hiltit bezeichnet. Die von KÄMPFER angeführten Bezeichnungen Hingiseh, Hiing und Husjeh hätten wahrscheinlich Beziehung zu dem persischen Anguseh.

Vorkommen. Das erstere über 2 m hohe Doldengewächs mit gelber Blüthe und starker fleischiger, von Milchsaft strotzender Wurzel wächst in den Steppen zwischen dem Aralsee und dem Persischen Meerbusen auf sandigem Boden mit salzigem Untergrund und wird auch bei Harat und anderen Orten cultivirt und zweimal im Jahre auf Asant ausgenutzt. Das andere Doldengewächs, *Ferula Narthex*, traf FALCONER 1838 im westlichen Tibet an. Der Stinkasant ist der an der Luft erhärtete Milchsaft, welcher aus künstlichen Einschnitten in die lebende Wurzel austropft. Der Milchsaft ist weiss, er färbt sich aber an der Luft eintrocknend allmählich an der äusseren Schicht röthlich, dann roth, rothviolett, zuletzt rothbraun.

Der Haupthandel des Asants geht über Bombay, wo sich die Hauptlagerstätte dieser Waare befindet. Eine Sorte in Ziegenfellsäcken kommt nicht nach Europa und wird als Speisegewürz der Vornehmen und Reichen in Ostindien und dem Morgenlande verbraucht.

Im Europäischen Handel unterscheidet man:

1. Stinkasant in Thränen oder Körnern, *Asa foetida in lacrymis s. in granis s. Asa foet. electissima.* Er bildet unregelmässig rundliche, 1—3 cm dicke, mehr oder weniger plattgedrückte, glatte, blassbräunliche, wachsglänzende, in der Kälte harte, in der Wärme erweichende Stücke, welche oft noch so weich sind, dass sie mehr oder weniger zusammenkleben. Auf dem Bruche sind sie milchweiss opalartig, glatt und nehmen auf der Bruchfläche an der Luft in kurzer Zeit eine violettröthliche, ins Gelbliche und Blassbräunliche übergehende Farbe an. Spec. Gew. 1,3. Obgleich diese Sorte ein schönes Aussehen hat und auch theuer ist, so zieht man die folgende stärker duftende für den medicinischen Gebrauch vor.

2. Stinkasant in Massen, *Asa foetida in massis amygdaloides s. Asa foet. electa*, in den Preiscouranten gewöhnlich mit No. I bezeichnet. Er bildet formlose Klumpen, aus einer dunkleren, etwas schmierigen Masse, welche mehr oder weniger von homogenen, im Bruche milchweissen oder blass violettfarbigen Thränen oder Mandeln durchstreut ist, bestehend. Je reicher die Masse an diesen Mandeln ist, um so mehr wird sie geschätzt. Die frische weissliche Bruchfläche nimmt, ähnlich wie bei der vorhergehend erwähnten Sorte, an der Luft bald eine dunkel pfirsichblüthrothe Farbe an, die nach einigen Tagen ins Röthlichbraune übergeht. Anklebend oder beigemischt finden sich häufig Leinenstücke, Pflanzenreste, Haare, Sand, Kalkstein, so dass das spec. Gew. von 1,6—1,7 auf 2,2—2,6 hinaufgeht.

3. **Steiniger Stinkasant** (*Asa foetida petraea*). Mit diesem Namen umfasst man alle schlechten und sandigen Sorten, welche sich nicht zum Arzneigebrauch verwenden lassen, aber für den gemeinen Mann zu sympathetischen Kuren von Vielen für gut genug gehalten werden. Die Stücke fühlen sich erdig an, sind aussen dunkelbraun, im Bruche körnig und scheinen Kunstproduct zu sein. In concentrirter Schwefelsäure sinken sie unter. Es giebt an gewissen Handelsorten eigene Laboratorien, wo die schmierigen Stinkasantsorten mit Gyps, Sand, Bolus zusammengeknetet und in den Handel gebracht werden. Da dieses Gummiharz in der Vieharznei ein schätzbares Mittel ist und nur in seltenen Fällen zu sympathetischen Kuren gebraucht wird, **sollten die Apotheker diese schlechte Waare nie kaufen.** Auf dieseWeise würde der gedachte schmutzige Betrug von selbst aufhören.

Bestandtheile. Der Stinkasant besteht in 100 Th. aus circa 50 Harz (Ferulasäure), 20 Gummi, 6—10 Bassoringummi, 3—5 flüchtigem schwefelhaltigem Oele, 10—15 verschiedenen Salzen, Holzfaser, Feuchtigkeit etc.

FLÜCKIGER fand in einer Waare 10,8 Proc. Harz und 47,9 Proc. gummöse Substanz, in einer anderen guten Waare bis 71,4 Proc. Harz, ferner 6—9 Proc. flüchtiges Oel.

Wird die weingeistige Lösung mit einer weingeistigen Bleizuckerlösung versetzt, so scheidet Bleiferulat, ferulasaures Blei ab, welches mit Schwefelsäure zersetzt, **Ferulasäure**, $C_{10}H_{10}O_4$, ausgiebt. Dieselbe wurde von HLASIWETZ und BARTH entdeckt. Sie krystallisirt in weissen geruch- und geschmacklosen Prismen. Frisch abgeschieden hängt ihr Vanillengeruch an. Mit den Alkalien bildet sie gelbe, mit Eisen gelbbraune Ferrisalze, auch lässt sie sich aus dem Vanillin gewinnen.

Der braunrothe amorphe Antheil des Asantharzes trägt den Character einer Säure und liefert mit Aetzalkali geschmolzen **Resorcin**, $C_6H_4(OH)_2$, durch trockne Destillation grüne, blaue, violette Oele und wenig **Umbelliferon**, $C_9H_6O_3$. Der gummöse Theil ist in Wasser wenig löslich und quillt selbst darin nicht auf.

Das aus dem Asant destillirte Oel ist gelb, neutral, vom Geruche des Asants. An der Luft wird es sauer unter Bildung von Schwefelwasserstoff. Es ist frei von Stickstoff und Sauerstoff, sein Schwefelgehalt beträgt aber 20—25 Proc. Siedepunkt 135—140°. Beim Sieden giebt es SH_2 fortwährend ab. Die Zusammensetzung des Oeles geht derjenigen des Knoblauchöles parallel. Die Grundlage bilden zwei Schwefelungsstufen des Allyls oder eines dem Allyl verwandten Radicals.

Prüfung und **Identitätsreactionen.** Eine Verfälschung bei der Sorte *in massis* kommt häufig vor und besteht in Sand, Kieselsteinen, Gyps und Kalkstein (natürlichem Calciumcarbonat). Die Ph. fordert deshalb eine Aschenmenge, welche über 10 Proc. nicht hinausgehen darf und beim Uebergiessen des Asants mit Salzsäure darf kein starkes Aufbrausen stattfinden. Diese Säure soll selbt nach 6-stündigem Contact mit dem Asant kaum gefärbt erscheinen. Letzteres Verhalten ist eine Parallele zu der Prüfung des Ammoniacums und Galbanums (man vergl. dieselbe), so auch der Zusatz von Aetzalkalilösung zu der wässrigen weisslichsn Lösung oder Emulsion, welche nur eine gelblich werdende Mischung ergeben muss, während bei Ammoniacum eine gelbe, dann braunwerdende Mischung erhalten wird.

Concentrirte Schwefelsäure löst Asant mit dunkel gelbbrauner Farbe, welche mit dem 15-fachen Vol. Wasser verdünnt eine blaue Fluorescenz zeigt.

Concentrirte **Salzsäure** färbt den Asant lauch- bis malachitgrün und löst trübe blassröthlich, beim Erwärmen in Braun übergehend.

Salpetersäure (1,185 sp. G.) löst trübe mit grüner Farbe, unter Erwärmen mit orangegelber Farbe.

Die **weingeistige Lösung** mit Schwefelsäure versetzt ist röthlich, mit bläulicher Fluorescenz, mit Salpetersäure versetzt fast farblos, beim Erwärmen röthlich und mit bläulichem Schimmer.

Der Geruch, glattes Anfühlen, Schwimmen auf conc. Schwefelsäure, innen weissliche Farbe sind Anzeichen einer guten Waare.

Pulverung. Diese wird in derselben Weise, wie vom Ammoniakgummiharz angegeben ist, bewerkstelligt. Da jedoch der Stinkasant häufig weicher und auch etwas schmierig ist, so muss man das über die Horden gezogene Zeug mit einem flachen breiten Stück Kreide oder mit weissem Bolus bereiben. Das auszutrocknende Gummiharz wird entweder in kleinen Stücken oder, wenn es sehr weich ist, in breitgeklopften Stücken auf den Horden ausgebreitet eine Zeit lang an der Luft getrocknet und der Winterkälte ausgesetzt. Der nicht getrocknete, bei Winterkälte gepulverte Stinkasant fliesst in wärmerer Jahreszeit wieder zu harten Massen zusammen. Da sich diese Masse sehr schwer zu Pulver zerreiben lässt, so bereibt man das Pistill und den Pillenmörser mit ein bis zwei Tropfen Mandelöl, um das Anbacken an die Mörserwand zu hindern.

Aufbewahrung. Den nicht gereinigten Asant bewahrt man in Blechgefässen, den gereinigten, in Düten aus paraffinirtem Papier eingehüllt, ebenfalls in Blechgefässen.

Anwendung. Der Stinkasant gilt als Digestivum, Anticatarrhale, Carminativum, Antispasmodicum, auch wohl als Vermifugum. Man wendet nur den gepulverten Stinkasant zu 0,3—1,0 g drei- bis viermal täglich als ein vorzügliches krampfstillendes, die peristaltische Bewegung anregendes Mittel bei nervösen und krampfhaften Leiden der Respirationsorgane, den Auswurf zugleich vermindernd, des Verdauungsapparates, des Herzens, bei Hysterie, Hypochondrie, auch als Emmenagogum an. Aeusserlich wirkt er kräftiger als das Ammoniakgummiharz. Der Geruch wird von dem Hornvieh geliebt und dient der Asant zur Beförderung der Fresslust. In den Ställen wird er als Räuchermittel benutzt, auch vertreibt er schädliche Insekten. In Asien ist der Stinkasant ein beliebtes Arom in Speisen. Zu beachten ist, dass Pillenmassen aus Stinkasant durch einen geringen Zusatz von verdünntem Weingeist sehr verbessert werden, dass daraus bereitete und versilberte Pillen unansehnlich und schwarzfleckig werden. Mit Wasser lässt sich der Stinkasant leicht zu einer Emulsion anreiben. Der widrige Geruch und Geschmack wird durch wenige Tropfen Chloroform angenehm modificirt.

Atropinum sulfuricum.

Schwefelsaures Atropin; Atropinsulfat. Atropīnum sulfurĭcum.
Sulfate d'atropine. Sulphate of atropia.

Weisses krystallinisches Pulver, sowohl mit gleichviel Wasser, als auch mit der dreifachen Menge Weingeist neutrale Lösungen ausgebend; nicht löslich in Aether und auch in Chloroform.

Es werde 0,001 g in einem Glasröhrchen bis zur Entwickelung weisser Nebel erhitzt, dann mit 1,5 g **Schwefelsäure** versetzt und aufs Neue erwärmt bis zur beginnenden Bräunung. Wenn man dann alsbald 2 g **Wasser** hinzumischt, so tritt ein angenehmer, äusserst eigenthümlicher Geruch hervor. Wenn man hierauf einen **Kaliumpermanganatkrystall** hinzusetzt, so entsteht ein Geruch nach Bittermandelöl.

Die wässrige Lösung darf durch Aetznatronlauge, nicht aber durch Aetzammonflüssigkeit eine Trübung erleiden. Sogar noch bei 1000-facher Verdünnung schmeckt die Lösung scharf und bitter.

Sehr vorsichtig aufzubewahren. Stärkste Einzelngabe 0,001, stärkste Tagesgabe 0,003 g.

Geschichtliches. Das Atropin wurde im Jahre 1831 von MEIN und zwei Jahre darauf von GEIGER und HESSE in der Belladonna (*Atrŏpa Belladonna* LINN.) entdeckt. Die beiden letzteren schieden in demselben Jahre ein Alkaloid aus den Samen des Stechapfels (*Datūra Stramonĭum* LINN.) ab und nannten es Daturin, welches aber von v. PLANTA dem Atropin identisch erkannt wurde. POEHL fand später das Daturin vom Atropin verschieden.

Vorkommen. Das Atropin ist ein in allen Theilen der Belladonna und des Stechapfels vorkommendes Alkaloïd, in der Belladonna an eine eigenthümliche Säure (Atropasäure) gebunden. Die Belladonnasamen enthalten es in reichlichster Menge und zwar bis zu 0,33 Proc., die Blätter bis zu 0,2, die Stengel und Wurzeln bis zu 0,05 Proc. Die Samen des Stechapfels enthalten es bis höchstens zu 0,26, die Stechapfelblätter kaum zu 0,08 Proc.

Darstellung. Von den verschiedenen Methoden der Abscheidung des Atropins aus der Belladonna und seiner Darstellung ist die von RABOURDIN angegebene unstreitig die beste und ergiebigste, wenn es sich um die Darstellung aus dem Kraute der Belladonna handelt. Das frische, bei beginnender Blüthe gesammelte Kraut wird zerschnitten, zerquetscht und ausgepresst, der gesammelte Saft bis circa 80° behufs Coagulirung des Eiweisses erhitzt, dann erkaltet filtrirt und auf je 1 Liter mit 4,0 g trocknem Aetzkali, in Wasser gelöst, und 30,0 g Chloroform versetzt und durchschüttelt. Das mit grüner Farbe sich absetzende Chloroform wird abgeschieden, die wässrige Flüssigkeit nochmals mit einer geringeren Menge Chloroform ausgeschüttelt, das Chloroform mit Wasser geschüttelt und abgewaschen und aus einer Retorte im Wasserbade abdestillirt. Der Rückstand wird mit schwefelsäurehaltigem Wasser behandelt und aus der schwefelsauren Lösung das Atropin durch Kaliumcarbonat ausgefällt. Durch wiederholte Krystallisation aus absolutem Weingeist wird das Atropin gereinigt. Die Ausbeute beträgt 0,07—0,1 Proc. vom frischen Kraute.

Diese Bereitungsmethode auf Samen angewendet muss nothwendig modificirt werden. Das Pulver der Samen wird erst durch Digestion und dann auf dem Wege der Deplacirung mit Weingeist extrahirt, von der Colatur im HAGER'schen Dunstsammler (also bei möglichst niedriger Temperatur, 40—50°) der Weingeist abdestillirt, der Rückstand mit schwefelsäurehaltigem Wasser behandelt, das saure Filtrat erst mit Benzin ausgeschüttelt, hierauf mit Aetzkali alkalisch gemacht und nun mit Chloroform ausgeschüttelt. Die Ausbeute betrug bei einem Versuche 0,28 Proc.

PROCTER giebt folgende Vorschrift: 1000 Th. gepulverte Wurzel werden mit Weingeist genässt und im Verdrängungsapparate mit Weingeist extrahirt, bis das Filtrat 6000 Th. beträgt. Demselben setzt man 50 Th. gelöschten Kalk hinzu, macerirt unter Umschütteln 24 Stunden, nimmt die alkalische Reaction der Flüssigkeit mit verdünnter Schwefelsäure weg, filtrirt und verdunstet bis auf 150 Th. Auf der syrupdicken Flüssigkeit schwimmt das fette Oel der Wurzel in Gestalt eines krystallinischen Ueberzuges. Man verdünnt den Syrup mit 200 Th. Wasser, filtrirt ihn durch ein vorher genässtes Filter und wäscht so lange nach, bis das Filtrat ungefähr 380—400 Th. beträgt. Das Filtrat schüttelt man mit 50 Th. Chloroform (worin sich das schwefelsaure Atropin nicht löst). Das Chloroform scheidet man ab, setzt der Flüssigkeit wiederum 75 Th. Chloroform, dann soviel Aetzkalilauge hinzu, bis eine alkalische Reaction hervortritt, und schüttelt wiederholt tüchtig um. Man lässt nun das mit Atropin beladene Chloroform absetzen, sondert es ab und überlässt es der freiwilligen

Verdunstung. Das zurückbleibende Atropin wird schliesslich noch einmal in wasserfreiem Weingeist aufgelöst, mit Thierkohle geschüttelt und der Krystallisation überlassen. Ausbeute beträgt 0,3 Proc. der getrockneten Wurzel.

Nach WASILEWSKY wird das trockne kleingeschnittene Belladonnakraut 24 Stunden mit Salzsäure haltendem Wasser digerirt, dieser Auszug mit Chloroform ausgeschüttelt, dann alkalisch gemacht und nun wiederum mit Chloroform ausgeschüttelt. Die letztere chloroformige Lösung hinterlässt beim Abdunsten das Atropin. Trockne Belladonnablätter ergaben 0,056 Proc. Atropin.

Das auf eine oder die andere Weise gesammelte Atropin sucht man in Krystalle zu verwandeln. Dies gelingt sehr schwer, so lange dem Atropin Wasser anhängt. Es ist daher wesentlich, das trockne Atropin in der 7—8-fachen Menge heissen, möglichst wasserfreien Weingeistes zu lösen und diese Lösung in flachen Gefässen an einem völlig trocknen und kaum lauwarmen Orte langsam abdunsten zu lassen. Unter diesen Umständen lässt sich das Atropin in glänzende, gut ausgebildete nadelförmige Krystalle überführen. Aus wasserfreiem Weingeist, wie man solchen im Handel findet, krystallisirt es nicht, der langsam eingetrocknete Rückstand bildet dann zerrieben ein krystallinisches, meist scheinbar amorphes Pulver.

Das Atropinsulfat stellt man dadurch her, dass man in ein porcellanenes Kasserol 1 Th. der verdünnten officinellen Schwefelsäure mit 2 Th. Weingeist mischt, etwas mehr als lauwarm macht und dann nach und nach soviel Atropin (1 Th.) unter Umrühren zusetzt, bis nach geschehener Auflösung die Flüssigkeit neutral oder kaum merklich alkalisch reagirt. Die Flüssigkeit wird nun im Wasserbade oder an einem circa 50^0 C. warmen Orte bis auf den dritten Theil des Volumens abgedampft und an einem lauwarmen Orte ausgetrocknet, denn es geht nur langsam aus dem amorphen in den krystallinischen Zustand über. Um es nun in die Form eines schon krystallinischen Pulvers zu bringen, löst man das gut ausgetrocknete Sulfat mit Hilfe von Wärme in circa der 20fachen Menge wasserfreiem Weingeist und überlässt die Lösung an einem kaum lauwarmen Orte der freiwilligen Abdunstung. Oder man löst das ausgetrocknete Atropinsulfat in einem Kölbchen in der 20fachen Menge möglichst wasserfreiem Weingeist unter Beihilfe einer Wärme von nicht mehr als 50^0 C., oder in soviel Weingeist, dass man eine concentrirte Lösung erlangt. Nachdem die Lösung auf ungefähr 35^0 C. erkaltet ist, giesst man sie unter sanftem Agitiren in ein 4faches Volumen Aether, welchen man durch Chlorcalcium total entwässert hat und der sich in einem becherförmigen Gefässe befindet. Nachdem man mit einer geringen Menge wasserfreiem Weingeist die in dem Kölbchen an der Wandung hängengebliebene Lösung aufgenommen und dem Aether zugesetzt hat, giesst man noch ebensoviel Aether dem Volum nach hinzu, als das Becherglas bereits Flüssigkeit enthält, rührt sanft um und stellt das Gefäss dicht bedeckt an einen kalten Ort. Nach Verlauf eines Tages setzt man auf einen Stehkolben einen Trichter, dessen Abflussöffnung mit einem Dütchen von Fliesspapier locker geschlossen ist, und giebt in den Trichter den ätherhaltigen Krystallbrei aus dem Becherglase. Was vom Salze etwa an der Wandung des Becherglases hängen bleibt, lässt man sitzen und freiwillig abdunsten und trocken werden. Den nach dem Ablaufen des Aethers in dem Trichter verbliebenen Krystallbrei wäscht man durch Aufgiessen von etwas wasserfreiem Aether ab und breitet ihn dann auf einem flachen Glasgefässe aus. Nach dem freiwilligen Abdunsten des Aethers verbleibt das Atropinsulfat als eine sehr weisse, aus sehr kleinen Krystallen bestehende Masse zurück. Zum Gelingen der Darstellung ist nothwendig ein möglichst wasserfreier Weingeist und wasserfreier Aether, und dann auch zur Bildung der Krystallchen eine Temperatur von weniger als 12^0 C. Im anderen Falle erhält man ein Sulfat, welches über die Hälfte seiner Masse amorph ist.

Handelswaare. Seit vielen Jahren herrschte bei den Aerzten der allgemeine Glaube, dass die Wirkung des aus England kommenden Atropins eine weit sichere und ungestörte sei, dass das in Deutschland dargestellte eine schmerzhafte Nebenwirkung äussere. Dieser Glaube hat sich, wie die Praxis erwies, als Aberglaube entpuppt, denn zuverlässige Drogisten hatten das geforderte Englische Präparat abgegeben und erhielten es zurückgeschickt, weil es nicht das Englische sei. Diese Drogisten sendeten nun das Deutsche Präparat und dasselbe entsprach den Anforderungen, welche die Aerzte an das Englische stellten. Dass man in England in einigen chemischen Fabriken wahrscheinlich auch *Datura* auf Atropin verarbeitete, ist wahrscheinlich, sicher ist aber auch, dass dieselben Fabriken das Atropin aus der *Belladonna* darstellten, je nachdem ihnen Material zu Gebote stand. Englische, Simon'sche*) und in Deutschland dargestellte Präparate untersuchte Hager chemisch vergleichend. Nur in ihrem Verhalten gegen Pikrinsäure konnte er einigermaassen einen Unterschied finden. Als 0,01 g des Atropins in 10 ccm Wasser gelöst, die Lösung mit 10 Tropfen verdünnter Schwefelsäure sauer gemacht und nun mit mehreren ccm Pikrinsäurelösung versetzt wurde, ergab das Englische Präparat keine, das andere und das Simon'sche eine schwache, das Deutsche Präparat eine starke Trübung. Die Atropinsulfate untersuchte Hager in späterer Zeit und da fand er sogar entgegengesetzte Reactionen z. B. das Englische Atropinsalz gab mit Pikrinsäure eine Trübung, das Deutsche aus einer Fabrik Süddeutschlands verhielt sich dagegen gegen Pikrinsäure indifferent. Da Daturin mit Pikrinsäure eine Trübung und Fällung giebt, Atropin aber nicht, so lässt sich leicht ein Urtheil fällen.

Im Jahre 1876 war es A. Poehl in Petersburg, welcher diesen auffallenden Umständen eine besondere Aufmerksamkeit zuwendete und auch nachwies, dass Daturin als Atropin oder Gemische beider als Atropin in den Handel gebracht werden. Planta hatte Atropin und Daturin für identisch gehalten und war diese behauptete Identität von anderen Chemikern, Pharmaceuten und Physiologen als eine begründete anerkannt. Daher kam es, dass man Atropin sowohl aus *Belladonna* wie auch aus *Datura* darstellte, welche letztere Solanee weit häufiger und massenhafter vegetirt als *Belladonna*. Poehl constatirte zunächst eine optische Verschiedenheit und fand, dass Daturin die Polarisationsebene nach links dreht ($\varrho = -14,12^{0}$), Atropin aber optisch inactiv ist, dass ferner in chemischer Beziehung Atropinsalze mit Platinchlorid einen Niederschlag, Daturinsalze aber mit demselben Reagens keinen Niederschlag geben, dass Daturinsalze mit Pikrinsäure eine Fällung, Atropinsalze mit dieser Säure aber keine Fällung geben. Poehl bestätigte somit Hager's Beobachtungen.

Die im Handel vorkommenden Atropine waren oder sind noch heute entweder Atropin oder Daturin oder Gemische aus beiden. Wenn auch die Pupillen-dilatirende Wirkung beiden Alkaloïden zukommt, so differiren sie theils in dieser Wirkung und kommen ihnen differirende Nebenwirkungen zu. Da das Deutsche Atropin meist aus der *Atropa Belladonna* bereitet wird, so hat es sich jetzt einen Vorrang vor dem Englischen Präparat erworben. Daturin ist, nach Beobachtungen Schroff's stärker wirkend als Atropin.

Ferner wurden an Hager von 3 Seiten Proben Atropinsulfat gesendet, welche bläulich oder violett oder mit solchem gefärbten Salze durchmischt waren. Die Ursache dieser Farbe war nicht zu erforschen und nur in dem Verhalten zu Kaliumjodojodid war Abweichendes zu constatiren (vergl. unten).

Theoretisches. Das völlig reine Atropin stellt ein weisses krystallinisches Pulver dar, bestehend aus glänzenden spiessigen Krystallen, ist geruchlos, aber von widrig bitterem scharfem anhaltendem Geschmack. Es ist löslich in 550 Th. kaltem, 60 Th. heissem Wasser, in 8—10 Th. Weingeist, 30—35 Th. Aether, 3 Th. Chloroform, 8—10 Th. fettem Oel, 40—50 Th. Benzol, leicht löslich in Amylalkohol, kaum löslich in Petroläther. In der wässrigen Lösung zersetzt sich das Atropin nach und nach. Bei 90^{0} C. schmilzt es und weiter erhitzt bis über 140^{0} verflüchtigt es sich unter Aufblähen und Ausstossung eigenthümlich riechender weisser Dämpfe. Bei vorsichtiger Erhitzung lässt es sich sublimiren. Beim Kochen seiner wässrigen Lösung verdampft ein geringer Theil mit den Wasserdämpfen. Die Lösung des Atropins reagirt deutlich alkalisch. Seine Salze krystallisiren schwierig. Liebig ermittelte zuerst die Zusammensetzung des Atropins und gab ihm die Formel $C_{17}H_{23}NO_3$. Planta bestätigte dieselbe Formel auch für das Daturin und damit die Identität desselben mit dem Atropin.

---

*) Aus der Simon'schen Apotheke in Berlin bezogen.

Luft und Feuchtigkeit wirken auf das Atropin verändernd, indem es gelb, widrig riechend wird und seine Krystallisationsfähigkeit verliert. Auch beim Kochen mit überschüssigen verdünnten Säuren und Alkalien wird es zersetzt. Durch längere Einwirkung von concentrirter Salzsäure spaltet sich das Atropin (und auch Hyoscyamin) unter Aufnahme von Wasser in einen basischen Körper, Tropin ($C_8H_{15}NO$), und in Tropasäure ($C_9H_{10}O_3$). Barytwasser wirkt der Salzsäure ähnlich. Mit Kaliumbichromat und Schwefelsäure der Destillation unterworfen, entwickelt sich Benzoësäure.

$$\underset{\text{Atropin}}{C_6H_5 . C_2H_3 \genfrac{}{}{0pt}{}{C_8H_{14}O}{(OH)CO} {>} N} \;+\; \underset{\text{Wasser}}{H_2O} \;=\; \underset{\text{Tropasäure}}{C_6H_5 . CH <\genfrac{}{}{0pt}{}{CH_2 . OH}{CO \;. OH}} \;+\; \underset{\text{Tropin}}{C_8H_{15}NO}$$

Behandelt man tropasaures Tropin mit verdünnter Salzsäure unter 100^0, so wird Atropin restituirt, es kommt ihm also die Formel $C_8H_{14}O . N . CO{-}CH <\genfrac{}{}{0pt}{}{CH_2 . OH}{C_6H_5}$ zu.

Von A. Ladenburg unter theilweiser Beihilfe von G. Meyer und E. Schmidt ist eine Uebereinstimmung in chemischer und physiologischer Beziehung zwischen folgenden Alkaloïden erkannt worden: Atropin, Daturin, Duboisin, Hyoscyamin, und Hyoscin. Die procentische Constitution ist dieselbe und zwar $C_{17}H_{23}NO_3$. Besondere Eigenschaften lassen diese fünf (mit Belladonnin? sechs) Alkaloïde nur in drei Namen und zwar als Atropin, Hyoscyamin und Hyoscin zusammenfassen. Ladenburg hat nachgewiesen, dass Atropin und Hyoscyamin sowohl in den Wurzeln der *Atropa Belladonna*, als auch im Samen von *Datura Stramonium* vorkommen. In *Hyoscyamus niger* wies er Hyoscyamin und Hyoscin nach, in der *Duboisia myoporoïdes* nur das Hyoscyamin.

Von diesen mydriatisch wirkenden Alkaloiden spaltet sich das Hyoscin in Tropasäure ($C_9H_{10}O_3$) und Pseudotropin ($C_8H_{15}NO$).

Wie Regnauld und Valmont nachgewiesen haben, besteht das officinelle Atropin aus α-Atropin (Atropin Ladenburg's) und β-Atropin oder Atropidin (Hyoscyamin Ladenburg's). Letzteres ist zu $^2/_3$ im officinellen Atropin vertreten und mit Daturin, Hyoscyamin und Duboisin identisch.

Das reine Atropin bildet glänzende Nadeln, schmilzt bei 115^0, das glanzlose Blättchen bildende Golddoppelchlorid desselben bei 136^0, das monoklinisch krystallisirende Platindoppelchlorid bei 207^0. Das Hyoscyamin krystallisirt in kleinen Nadeln, schmilzt bei 107^0. Das Golddoppelchlorid hat Goldglanz und schmilzt bei 159^0. Das Platindoppelchlorid krystallisirt triklinisch. Hyoscin bildet eine dicke syrupöse Masse. Das Golddoppelchlorid ist weniger glänzend als das vorerwähnte, krystallisirt in breiten Prismen und schmilzt bei 197^0. Das Platindoppelchlorid krystallisirt octaëdrisch und ist in Wasser und Weingeist leicht löslich.

Ladenburg's Untersuchungen (Annal. d. Ch., Bd. 206) haben ergeben, dass Atropin in *Datura* nur in sehr geringen Mengen vertreten, dass es darin von grösseren Mengen Hyoscyamin begleitet ist und dass die Abscheidung eines reinen Atropins aus der *Datura* sehr erschwert wird. Atropin giebt in salzsaurer Lösung mit Pikrinsäure einen krystallinischen Niederschlag, das Hyoscyamin einen solchen in ölähnlichen Tropfen, welche schnell in Krystalle übergehen. Atropin giebt mit Jodjodkalium einen Niederschlag in Form ölähnlicher Kügelchen, welche nach einiger Zeit in Krystalle übergehen. Hyoscyamin giebt mit Jodjodkalium sofort einen krystallinischen Niederschlag.

Atropinhydrochloridlösung mit Aurichlorid versetzt giebt einen aus kugligen Tröpfchen bestehenden Niederschlag, welcher später krystallinisch wird. Diese Erscheinung ist charakteristisch (Ladenburg).

Atropin wird nur aus seinen concentrirten Salzlösungen durch Aetzalkali, und die einfachen Carbonate weiss gefällt, durch einen Ueberschuss des Fällungsmittels aber wieder gelöst. Aetzammon fällt die concentrirte Lösung nur unvollkommen, Ammoncarbonat und Alkalibicarbonat fällen es nicht. Die Fällung durch Aetzalkali ist milchig weiss, doch unter dem Mikroskop besteht das ausgeschiedene Alkaloïd aus klaren farblosen Kügelchen verschiedener Grösse, in kleineren und grösseren Gruppen verbunden. Atropin löst sich in concentrirter Schwefelsäure langsam und farblos auf, und diese Lösung wird auf Zusatz einiger Tropfen Salpetersäure nicht verändert. $0,05{-}0,06\,g$ Atropin mit $3{-}4\,ccm$ einer $12{-}15\,proc.$ Aetzkalilauge geschüttelt bilden eine weiss trübe Flüssigkeit, in welcher bei sanfter Erwärmung die Atropinpartikel zu klaren ölähnlichen, ausgeprägt sphärischen Tropfen schmelzen, sich als solche am Niveau der Flüssigkeit sammeln, beim Erkalten aber ohne die Form zu ändern, weiss und undurchsichtig werden und zu Boden sinken. Endlich giebt eine verdünnte Atropinlösung mit Kaliumdichromatlösung innerhalb der ersten 5 Minuten keine Fällung oder

Trübung. Die delatirende Wirkung auf die Pupille (0,01 Atropin in 10—12 ccm Wasser gelöst) schliesst endlich die Prüfung auf Identität ab. Besondere Reactionen sind (nach PFEIFFER und HERBST) ein Bittermandelölgeruch oder ein Geruch der *Spiraea Ulmaria*, welcher entsteht, wenn man einige Tropfen concentrirter Schwefelsäure mit einem Körnchen einer oxydirenden Substanz wie Kaliumbichromat oder Ammoniummolybdaenat erhitzt und dann neben 2—3 Tropfen Wasser etwas Atropin dazu giebt.

Tropft man nach D. VITALI in einer Schale Kaliumchromatlösung auf Atropin, so bilden sich beim Bewegen der Schale blaugrüne Streifen. Auf Zusatz von mehr Kaliumchromatlösung entsteht eine hellgrüne Flüssigkeit.

Wenn man ferner nach D. VITALI Atropin oder Atropinsalz mit etwas rauchender Salpetersäure übergiesst, dann auf dem Dampfbade eintrocknet und nun nach dem Erkalten einen Tropfen einer wasserfreien weingeistigen Aetzkalilauge hinzufliessen lässt, so erfolgt eine violette Färbung, welche bald in schönes Roth übergeht. Nur die violette Färbung hat hier Werth, denn Strychnin erzeugt unter gleichen Verhältnissen auch eine schön rothe Farbe. Mit dieser Reaction will der Autor noch 0,000001 g Atropinsulfat nachweisen können.

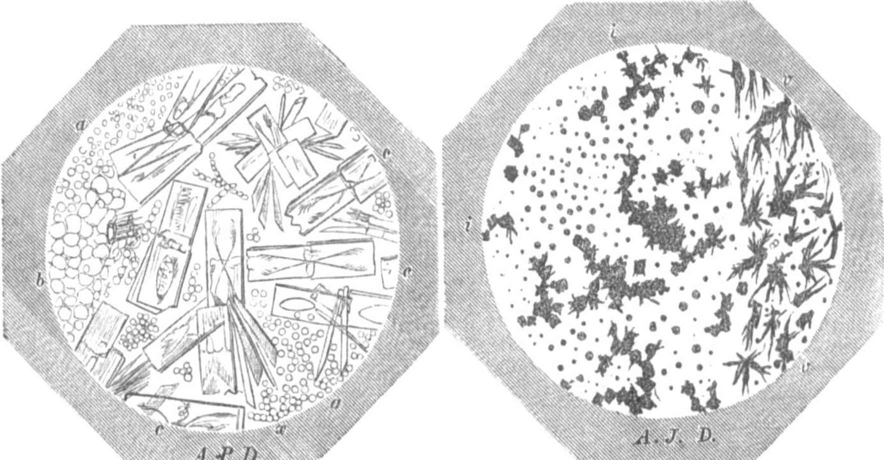

A. P. D. Pikrinsäureniederschlag des off. Atropinsulfats. *a* amorph. pikrinsaures *a*-Atropin. *b* auf Glas eingetrocknet, *c* Hyoscyaminpikrinat (Daturinpikrinat?). *x* unbekannte Krystallblümchen. 60—80-fache Vergr.

A. J. D. Jodjodkaliumniederschlag des Atropinsulfats. *i i i* des deutschen und englischen, *v v* eines violettfarbig gewordenen Atropinsulfats (Hyoscyamin enthaltend). 60—80-fache Vergr.

Apotheker GULIELMO beobachtete zuerst (1863), dass beim Erwärmen einer Lösung des Atropins in conc. Schwefelsäure sich ein intensiver Geruch nach Orangenblüthen oder Schleedornblüthen (*Prunus spinosa*) entwickele. Dieser Geruch trete besonders hervor, wenn man, sobald die Lösung anfange braun zu werden und Dämpfe zu entwickeln, einige Tropfen Wasser hinzusetzt.

Nach BRUNNER (1872) tritt der Blumenduft hervor, wenn man auf erwärmte Chromsäure etwas Atropin wirft und weiter erhitzt, bis sich etwas Chromoxyd bildet.

Das officinelle Atropin verhielt sich auf zwei verschiedene Weisen gegen Pikrinsäurelösung. In dem Englischen Atropin entstand eine Trübung, welche durch amorphe kugelige Tröpfchen verursacht war. Nach dem Erwärmen bis zur Lösung der Trübung und nach dem Erkalten hatten sich schöne rectanguläre Krystallplatten gebildet. Einige derselben trugen eigenthümliche Ornamente. Das Deutsche Atropin gab sofort eine krystallinische und im geringeren Umfange amorphe Trübung. Die Krystalle glichen den vorerwähnten rectangulären Plättchen. Es war also Atropin.

Das officinelle Atropinsulfat mit Jodjodkalium versetzt giebt einen dunkelbraunen krystallinischen und einen solchen amorphen, aus kleinen kugelförmigen Tröpfchen bestehenden Niederschlag. Ein während der Aufbewahrung violettfarbig, später wieder weiss gewordenes Atropinsulfat lieferte einen Jodniederschlag, dessen krystallinische Theile spiessförmige Formen zeigten.

Aus diesen Reactionen ergiebt sich klar und deutlich, dass das officinelle Atropin aus 2 verschiedenen Alkaloïden besteht. Dasjenige erwies sich am kräftigsten mydriatisch wirkend, welches mit Pikrinsäure sofort die rechteckigen Krystallplättchen neben wenigen amorphen Kügelchen bildet.

Die Fällung mittelst Kaliummercurijodid ergiebt ebenfalls krystallinische Körperchen neben amorphen.

Aufbewahrung. Atropinsulfat gehört zu den directen Giften und zu der Klasse Substanzen, welche in abgeschlossenen Räumen aufbewahrt werden müssen. Da Feuchtigkeit und Luft keinen conservirenden Einfluss auf Alkaloïdsalze ausüben, so sind diese auch in gut verkorkten Flaschen zu bewahren.

Eigenschaften. Das officinelle Atropinsulfat ist ein weisses krystallinisches Pulver, löslich in gleichviel Wasser, 3 Th. 90-proc. Weingeist, 30 Th. absolutem Weingeist, nicht löslich in Aether, Chloroform und Benzol. Seine Lösungen sind neutral und von sehr bitterem widrigem, Uebelkeit erregendem Geschmacke. Eine 10-proc. Lösung in bisdestillirtem Wasser ist in dichtgeschlossenem Gefäss und vor Licht geschützt unveränderlich. Erhitzt schmilzt es zuerst, verkohlt unter Verflüchtigung zum Theil und verdampft schliesslich ohne Rückstand. Seine wässrige Lösung wird durch Aetzammon nicht getrübt. In conc. Schwefelsäure ist es farblos löslich und erst nach einem Tage wird die Lösung gelbbraun. Es wirkt auf die Pupille erweiternd und dasjenige ist das stärker mydriatisch wirkende Salz, dessen Lösung mit Pikrinsäure sofort eine krystallinische Fällung erleidet.

Wird ein Tropfen einer wässrigen Lösung des Atropinsulfats auf ein Objectglas gegeben und in der Wärme eingetrocknet, so resultirt ein farbloser scheinbar amorpher Fleck, meist mit erhabenem Rande. Unter dem Mikroskop bei 80—100-facher Vergrösserung sieht man eine amorphe Masse, hier und da einige unförmliche krystallinische der cubischen Form sich nähernde Massen.

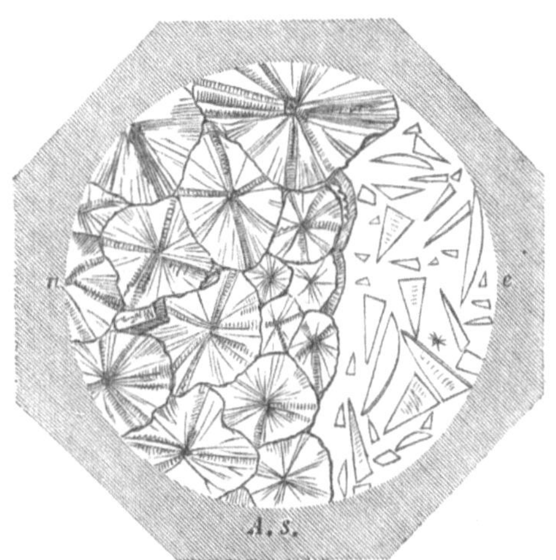

n wässrige Atropinsulfatlösung auf dem Objectglase eingetrocknet nach einem Tage. *e* Krystalle eines Englischen Atropinsulfats. 60—80-fache Vergr.

Einen Tag später haben diese Atropinsulfatflecke krystallinische Form angenommen, sich begränzende und aneinander gefügte Scheiben darstellend, aus deren Centren radialgestreckte glatte oder federartige Strahlen hervorgehen neben prismatischen Gebilden. Wenn PLANTA das Atropinsulfat nicht krystallinisch erlangen konnte, so verabsäumte er eben einen Tag zu warten.

Prüfung. Die Pharmacopoe giebt weder eine scharfe Charakteristik von dem officinellen Atropinsulfat, noch eine Prüfung an, welche das Atropinsulfat sicher als ein Ganzes erkennen lässt. Dies musste um so mehr geschehen, als gerade dieses Salz verschieden wirkend in den Handel kommt. Diese Unterlassungssünde der Ph. wollen wir versuchen auszugleichen.

1. **Völlige Flüchtigkeit.** In einen weiten trocknen Reagircylinder giebt man soviel als 0,02 g gleich kommt und erhitzt zunächst in dem heissen Zuge einer brennenden Petrollampe. Das Salz schmilzt, schäumt, wird braun und bedeckt das Glas, worauf die Probe Salz lagerte, mit einer schwarzen

Haut. Erhitzt man nun in der Spitze einer Weingeistflamme, so verflüchtigt sich die dunkle Masse und schliesslich ist die betreffende Stelle des Glases so klar wie vor der Probe.

2. **Indifferenz gegen Schwefelsäure und Aetzammon.** — a) Man giebt 0,02 g des Atropinsulfats in einen Reagircylinder, übergiesst es mit 2,5—3 ccm farbloser reiner conc. Schwefelsäure und bewirkt unter Agitiren die Lösung. Diese muss klar und farblos sein und es auch einen Tag hindurch (15 ⁰ C.) bleiben. Dann mit Kaliumchromatlösung vermischt muss sie grün werden. — b) Man löst für die vorliegende und für einige der folgenden Reactionen 0,05 g Atropinsulfat in 10 ccm Wasser. Von dieser Lösung versetzt man 2—3 ccm nach und nach mit 1—1,5 ccm Aetzammon. Die Flüssigkeit darf in keiner Weise während oder nach der Mischung eine Veränderung erleiden, sie muss klar und farblos sein.

3. **Verhalten gegen Jodjodkalium.** 1—2 ccm der vorerwähnten Atropinsulfatlösung wird mit einigen Tropfen jodirter Kaliumjodidlösung versetzt. Es muss ein dunkelbrauner Niederschlag erfolgen, welcher unter dem Mikroskop betrachtet wenig amorphe und mehr krystallinische Gebilde erkennen lässt. Die Krystalle sollen nicht nadelförmig lang sein.

4. **Geschmack.** Von der sub 2, b erlangten Atropinsulfatlösung werden 2 cm bis auf 10 ccm mit Wasser verdünnt und von der durchschüttelten ($^1/_{1000}$) Verdünnung 1—2 Tropfen auf die Zunge gebracht. Der Geschmack muss bitter und kratzend sein. Ein Tropfen, in den Augenwinkel eingetragen, muss noch erkennbare Mydriasis bewirken.

5. **Geruchsreaction** laut Angabe der Ph. Es ist hier wesentlich, nur 0,001 g des Salzes in Anwendung zu bringen und sich den nöthigen Geruch zu verschaffen. Diese Reaction unterliegt der subjectiven Auffassung und sie wird daher von Vielen, welche über einen nur schwachen Geruchssinn disponiren, unausgeführt bleiben.

6. **Atropin mit Aetzkali gefällt.** 0,05 g in 1 ccm Wasser gelöst und mit 5—7 Tropfen Aetzalkalilauge versetzt ergiebt eine milchweisse Flüssigkeit, welche in Menge eines Tropfens auf einem Objectivglase unter dem Mikroskop (50—100-fache Vergr.) klare farblose verschieden grosse, in grösseren oder kleineren Gruppen zusammenhängende Kügelchen erkennen lässt. Neben den Kügelchen schwimmt eine geringe Menge eines flockigen Körpers.

Kritik. Die Pharmakopoe hat die Charakteristik des Atropinsulfats unzureichend aufgestellt, was bei einem so wichtigen, höchst giftigen, in verschiedenen Sorten in den Handel kommenden Alkaloïdsalze um so mehr vermisst werden wird. Die völlige Flüchtigkeit beim Erhitzen, ferner die sonderbare Form des mit Alkali gefällten Alkaloïds und die Indifferenz gegen Schwefelsäure sind doch wohl Charaktere, welche neben der Indifferenz der verdünnten Lösung gegen Aetzammon wesentlich sind. Die vorgeschriebene Geruchsreaction wird nur selten befriedigen.

Anwendung. Atropinsulfat wirkt wie die Belladonna in concentrirtester Form. Innerlich giebt man es zu 0,0005—0,001 g 2—3-mal täglich, meist in weingeistiger Lösung. Die stärkste Dosis, welche nach der Pharmakopoe ohne beigesetztes Ausrufungszeichen vom Arzt verschrieben werden darf, beträgt 0,001, die Gesammtdosis auf den Tag 0,003 g. Zu subcutanen Injectionen (bei Neuralgien, Krämpfen) ist die Dosis 0,0003—0,001 g in Wasser gelöst. Die von GRÄFE'schen Augentropfen sind eine Lösung von 0,05 (0,04—0,08) g in 10,0 g Wasser. Ein Tropfen auf die Conjunctiva gebracht bewirkt eine viele Stunden anhaltende Dilatation der Pupille. In Salben ist gewöhnlich das Verhältniss von 0,1 Atropin oder Atropinsulfat (mit einigen (5) Tropfen Weingeist verrieben) zu 10,0 Fett gebräuchlich. Da durch die Augentropfen in Folge von Verwechselung häufig Vergiftungen mit tödtlichem Ausgange vorgekommen sind, so haben einige Regierungen in Deutschland vorgeschrieben, die Signatur oder das Gefäss noch besonders mit „Gift" und den üblichen 3 Kreuzen zu versehen.

Atropinpapier, *Charta atropinata, Paper impregnated with Atropia* STREATFIELD, enthält im Quadratcentimeter 0,001 g Atropinsulfat und besteht aus einem sehr zarten Fliesspapier.

Auro-Natrium chloratum.

Natrium - Aurichlorid; Natrium - Goldchlorid; Chlorgoldnatrium; officinelles Goldsalz; Gozzi'sches Goldsalz. Auro-Natrium chlorātum; Aurum chlorātum s. muriatĭcum natronātum; Aurum sesquichlorātum natronatum; Auri et Sodii Chloridum. *Chlorure d'or et de sodium; Chloroaurate de sodium; Muriate d'or et de soude. Chloride of gold and sodium.*

Fünfundsechzig (65) Theile reinen Goldes löse man unter gelindem Erwärmen in einer Mischung aus fünfundsechszig (65) Theilen Salpetersäure mit zweihundertvierzig (240) Theilen Salzsäure auf, in welcher Lösung, nachdem sie mit zweihundert (200) Theilen destill. Wassers verdünnt ist, man einhundert (100) Theile reinen ausgetrockneten Natriumchlorids auflöst.

Die klare Flüssigkeit bringe man unter Umrühren im Wasserbade zur Trockne.

Ein goldgelbes Pulver, in zwei Theilen Wasser völlig, in Weingeist aber nur zum Theil löslich. Geglüht wird es unter Abscheidung des Goldes zersetzt.

Bei Annäherung eines mit Aetzammon befeuchteten Stabes darf es keine Nebel ausstossen. Ein halbes Gramm (0,5 g) in einem bedeckten Porcellantiegel langsam bis zum Glühen erhitzt, muss der mit Wasser ausgewaschene Rückstand nicht weniger denn 0,15 g Goldmetall enthalten, was einem Goldgehalt von 30 Proc. entspricht.

Vorsichtig aufzubewahren. Stärkste Einzelngabe 0,05, stärkste Gesammtgabe auf den Tag 0,2 g.

Geschichtliches. Das Gold, von je an das werthvollste Metall und wegen seiner Standhaftigkeit gegen Oxydation gleichsam der König unter den Metallen, galt den Alchymisten aus diesem Grunde als das kostbarste Arzneimittel und wurde für fähig gehalten, den menschlichen Körper, wenn man es diesem in gelöster Form beibringen könnte, unverwüstlich und unendlich lange lebend zu machen. GEBER behauptete, dass es Kraft gebe, den Geist heiter mache und in ewiger Jugendkraft erhalte. Daher war die Aufsuchung der Darstellung eines *Aurum potabĭle* eine Hauptaufgabe der Alchymisten. Im 8. Jahrhundert kannte man schon die Auflöslichkeit des Goldes in Königswasser. Das *Aurum potabile* der späteren Zeit war eine Lösung des Gold-

chlorids in Aether. PARACELSUS verband Goldchlorid mit Quecksilberchlorid
und rühmte diese Mischung als eine Universalarznei. LECOQ, Arzt in Paris,
empfahl 1540 eine gleiche Mischung als specifisches Mittel gegen die damals
grassirende Syphilis. In der zweiten Hälfte des vorigen Jahrhunderts kam
das Goldchlorid als Arzneimittel ganz in Vergessenheit, und in seiner Stelle
figurirte *Aurum fulminans* (Dispensat. Brandenburgicum) gegen Katarrhe,
Durchfall, Krämpfe etc. Eine Vorschrift zur Darstellung rührte von KUNCKE-
LIUS her (Laborat. chym. Part. III. cap. 13 p. 276). Im Jahre 1810 wurde
das Goldchlorid von einem französischen Arzte mit Namen CHRESTIEN wiederum als Antisyphiliticum empfohlen. Andere französische Aerzte folgten
dieser Empfehlung, benutzten es auch als Mittel gegen Drüsenverhärtungen,
Zungenkrebs etc., aber wie es scheint, ohne befriedigendes Resultat. Unter
FIGUIER's und CHRESTIEN'schem Salze versteht man in Frankreich das Natrium-Aurichlorid ($AuCl_3 . NaCl + 2H_2O$), unter GOZZI's Salz das mit Natriumchlorid vermischte.

Darstellung. Das Gold, welches man zur Darstellung des Chlorgoldnatrium oder Natriumaurichlorids verwenden soll, ist entweder rein oder es
enthält nur Spuren Silber. Bruchgold, welches Kupfer, Silber, Blei enthält,
wird erst auf die unten angegebene Weise von diesen Metallen gereinigt.
Münzen von reinerem Golde sind z. B. Hannöversche, Kremnitzer, Oesterreichische, Holländische, Preussische Ducaten. Die beiden ersteren Ducaten
sind besonders reines Gold und enthalten nur 1 Proc. Silber. Auch die alten
Holländischen Ducaten enthalten nur Silber als Verunreinigung des Goldes.
Um das Gold auf fremde Metalle zu prüfen, übergiesst man es mit reiner
Salpetersäure und digerirt einige Stunden. Das Gold wird von dieser Säure
nicht im mindesten, wohl aber damit legirtes Silber oder Kupfer gelöst. Man
giesst die Säure ab, versetzt mit etwas verdünnter Salzsäure, wodurch Silberchlorid fällt, und dann mit Aetzammon im Ueberschuss, welches bei Gegenwart gelösten Kupfers eine blaue Färbung erzeugt. Ist Kupfer vorhanden
und der Chlorsilberniederschlag bedeutend, so wird die Darstellung des reinen Goldes nach der auf Seite 430 angegebenen Methode unerlässlich.

Die Vorschrift der Pharmakopöe setzt voraus, dass man total reines
Gold in Arbeit nimmt. 65 Th. Gold geben nämlich 100 Th. Goldchlorid aus, denn

$$\begin{array}{cccc} Au & AuCl_3 & Gold & Aurichlorid \\ 197 & : \quad 303,5 & = \quad 65 & : \quad x \, (= 100,14). \end{array}$$

Wenn man nun nicht reines Gold zur Hand hat, wohl aber irgend ein mit
Silber legirtes Gold, wie die oben erwähnten Ducaten, so muss man, um den
Natriumchloridzusatz genau zu bestimmen, trocknes Aurichlorid darstellen.
Dieser letztere Fall wird wohl der häufigere sein. Von dieser Voraussetzung
ausgehend, gebe ich die folgende Vorschrift:

In einen gläsernen Kolben giebt man vorsichtig den zusammengebogenen
Ducaten oder das mit Silber legirte Gold und übergiesst es mit einer $4^1/_2$-
fachen Menge Königswasser *(Acidum chloro-nitrosum)*, oder einer Mischung
aus 365 Th. reiner Salzsäure (1,124 spec. Gew.) und 100 Th. reiner Salpetersäure (1,185 spec. Gew.). Man setzt auf den Kolben ein kleines Glas-
trichterchen und stellt an einem lauwarmen Orte bei Seite. Schalen sind
hier weniger gut angebracht, weil stets etwas der Lösung über den Rand
hinwegspritzt. Mehr denn laue Wärme im Anfange würde nur eine unnöthige
Zerstreuung von Chlor zur Folge haben. Gegen das Ende der Operation unterstützt man die Lösung des letzten Goldrestes durch stärkeres Erwärmen
und setzt, wenn es nöthig sein sollte, noch etwas Königswasser hinzu. Die

gelbe Lösung giesst man in eine Porzellanschale und bringt sie im Wasserbade bis zur Syrupconsistenz, um sie von überschüssiger Salzsäure und den Stickstoffoxyden einigermaassen zu befreien. Erkaltet stellt die Salzmasse eine Verbindung von Aurichlorid mit Salzsäure dar, vermischt mit Silber- oder Argentichlorid. Sie wird in kaltem destill. Wasser gelöst, behufs Absonderung des Silberchlorids durch ein kleines, tarirtes, vorher mit Wasser genässtes Filter gegossen und das Filter mit Hilfe eines Tropfglases mit Wasser völlig ausgewaschen. Das Filter mit dem Silberchlorid wird getrocknet und das Gewicht des Letzteren bestimmt. Sein Gewicht mit 0,7526 multiplicirt ergiebt die mit dem Golde in den Goldmünzen legirt gewesene Silbermenge, welche in Abzug zu bringen ist. Da auf 65 Theile reinen Goldes 100 Th. trockenes Natriumchlorid zu nehmen sind, so erfährt man die Menge des Letzteren durch Multiplication der Goldmenge mit 1,539. Die Wassermenge soll das Doppelte der Natriumchloridmenge betragen.

Das Filtrat enthält das Gold als saures Aurichlorid oder Hydrium-Aurichlorid, dessen Gewicht doppelt so gross ist, als das Gewicht des darin vorhandenen Goldes. Hiernach lässt sich also auch der nöthige Wasserzusatz neben dem Natriumchloridzusatz leicht berechnen. 65 Th. Gold geben circa 130 Th. Hydrium-Aurichlorid.

Das Natriumchlorid ist durch Umkrystallisation gereinigt und erfordert dann keine Filtration. Sind sichtbare Staubtheile vertreten, so filtrirt man die Lösung (Gold- und Natriumchloridlösung) durch ein Bäuschchen lockerer Glaswolle und bringt sie dann unter beständigem Umrühren bei der Wärme des Dampfbades zur Trockne. Das Abgiessen der Goldlösung in ein Filter geschieht an einem gegen den Gefässrand gehaltenen Glasstabe, um jeden Verlust an Goldlösung zu vermeiden. Das Abdampfen und Eintrocknen der Lösung in der Wärme des Wasserbades ist, sobald sie concentrirter wird, nothwendig inne zu halten, weil bei einer Temperatur über 120° C., die sich beim Gebrauch der freien Flamme kaum vermeiden lässt, Chlor entweicht und das Salz zum Theil in Aurochlorid übergeht. Das gehörige Trockenmachen im Wasserbade erfordert zwar einige Stunden längere Zeit, doch es sichert die Güte des Präparats. Sobald die Lösung bis zur dünnen Syrupconsistenz eingeengt ist, rührt man mit einem Glasstabe fortwährend um, um die Abscheidung von grösseren Kochsalzkrystallen zu verhüten. Während dieser Operation hat man besonders Staub fern zu halten. Organische Substanzen (Staub) wirken hier ebenso reducirend wie bei den Silberpräparaten. Da das Natriumaurichlorid etwas hygroskopisch ist, wird es noch warm mit einem erwärmten Pistill zerrieben und alsbald in kleine Fläschchen geschüttet, welche man gut verkorkt.

Der Vorgang des Auflösens des Goldes in Königswasser beruht, abgesehen von den Chlorverbindungen des Stickoxyds, hauptsächlich auf dem freien Chlorgehalt. — 3HCl und HNO_3 bilden 3Cl und NO und $2H_2O$. — Au und 3Cl geben $AuCl_3$. — NO (Stickoxyd) entweicht als Gas, nimmt Sauerstoff aus der Luft auf und wird zu NO_2 (Untersalpetersäure), welche braunrothe Dämpfe bildet. Die Goldverbindung, welche zuerst entsteht und das Gold in Lösung überführt, ist das saure Goldchlorid, Hydrium-Aurichlorid oder Chlorwasserstoff-Goldchlorid, $AuCl_3 . HCl + 5H_2O$, welches krystallisationsfähig ist. Durch die Wärme des Wasserbades wird diese Verbindung nicht genügend zersetzt, wohl aber durch Contact mit Natriumchlorid, welches in die Stelle des HCl eintritt uud das Figuier'sche Goldsalz, das Natrium-Aurichlorid $(AuCl_3 . NaCl + 2H_2O)$ bildet. Das Krystallwasser dieses Doppelchlorids verdampft nicht in der Wärme des Wasserbades.

Gold	Chlorwasser-stoffsäure		Salpetersäure		Chlorwasserstoff-Aurichlorid		Stickoxyd	Wasser
2Au	u.	8HCl	u.	$2HNO_3$ geben	$2(AuCl_3 \cdot HCl)$	u.	2NO u.	$4H_2O$

Chlorwasserstoff-Aurichlorid		Natriumchlorid		Natrium-Aurichlorid		Chlorwasserstoff
$AuCl_3 \cdot HCl$	u.	NaCl geben	$AuCl_3 \cdot NaCl$	u.	HCl	

Die Darstellung des Präparats im pharmaceutischen Laboratorium ist **nur** vortheilhaft, wenn man die Arbeit nicht veranschlagt.

<pre>
1 Oesterreichischer (Rand-) Ducaten (3,43 g Au.) . 9,50 Mark
Königswasser 14,0 g mit Kochsalz 0,10   „
Gefässe, Filtra, Verlust 0,25   „
                                                 ____
Ausbeute: 10,35 g.
(staubtrocken) . . . . 9,85 Mark
</pre>

<pre>
Es enthalten   Gewicht
    1 Oesterr. Ducaten . . . 3,44 g Gold (3,49 g)
    1 Holländ. Ducaten . . . 3,435 g   „   (3,494 g)
    1 Russ. Imperialducaten . 3,599 g   „   (3,926 g).
</pre>

Eigenschaften. Das nach vorstehender Vorschrift oder vielmehr nach Vorschrift der Pharmakopoe hergestellte Salz besteht aus 61—62 Proc. Natrium-Aurichlorid, 35—37 Proc. Natriumchlorid und 4—6 Proc. Wasser. Kleine Mengen bis zu 1 Proc. Hydrium-Aurichlorid sind häufig vertreten. Der Goldgehalt beträgt 30—30,8 Proc. Das Präparat ist also durchweg keine chemische Verbindung wie das krystallisirte Natriumaurichlorid (*Sal Auri Figuieri*, NaCl, $AuCl_3 + 2H_2O$, welches 49,5 Proc. Gold enthält, entsprechend 76,25 Aurichlorid), sondern es ist ein Gemisch aus 61,5—62 Proc. Natrium-Aurichlorid und 38—39 Proc. Natriumchlorid.

Das officinelle Salz bildet ein goldgelbes, trocknes, krystallinisches Pulver von unangenehmem, metallischem, scharfem, styptischem Salzgeschmacke. Es ist bei reinem Natriumchloridgehalt kaum hygroskopisch. Es ist löslich in 2 Th. Wasser, nur zum Theil löslich in Weingeist, welcher nur das Natrium-Aurichlorid löst, das Natriumchlorid ungelöst lässt. Unbedeutend löslich ist es in Aether. Die Lösungen sind von saurer Reaction. Obgleich das krystallisirte Natrium-Aurichlorid durch Tageslicht kaum afficirt wird, so ist das Präparat der Ph., wenn es durch Erhitzen eines Theiles des Krystallwassers beraubt ist, gegen Licht nicht indifferent und erleidet mit der Länge der Zeit und nach dem Grade des einwirkenden Lichtes eine geringe Reduction. Obgleich das Präparat nicht hygroskopisch ist, vorausgesetzt, dass es mit reinem Natriumchlorid versetzt wurde, so nimmt es an der Luft doch 5—6 Proc. Feuchtigkeit auf, ohne feucht zu erscheinen. In Folge dieses Umstandes tritt der Goldgehalt zurück.

Zu den Identitätsreactionen gehört, dass aus der wässrigen Lösung Ferrosulfat oder Ferrochlorid metallisches Gold abscheidet. Oxalsäure bewirkt in gleicher Weise dieselbe Abscheidung, jedoch erst beim Erhitzen, indem zunächst Blaufärbung und dann Abscheidung des rothbraunen Goldmetalles stattfindet.

Die wässrige Lösung färbt die Zeugfaser, Papier, die Haut schön roth, besonders unter Einwirkung des Sonnenlichtes. Stannichlorid enthaltende Stannochlorid-lösung erzeugt in der Goldlösung, selbst bei 100000 facher Verdünnung eine rothe bis rothbraune Trübung (CASSIUS'scher Goldpurpur). Kaliumferrocyanid färbt die Goldlösung smaragdgrün.

Ein Tropfen der Lösung auf Stanniol gesetzt verwandelt sich sofort in eine schwarze oder braunschwarze Flüssigkeit.

Aufbewahrung. Das Goldsalz findet seinen Platz in der Reihe der stark wirkenden Arzneistoffe in dicht geschlossenem Glase und vor Tageslicht geschützt.

Prüfung. Die Ph. fordert, dass das Goldsalz möglichst frei von Hydrium-Aurichlorid, dass die Austrocknung des Salzes nicht zu früh abgebrochen sei, denn dieses Hydrinm-Aurichlorid dunstet bei gewöhnlicher Temperatur (15—18 ⁰ C.), besonders bei Gegenwart von Natriumchlorid stets Spuren Chlorwasserstoff ab, welche den Krystallpartikeln adhaeriren, bis Luft oder Wärme sie fortdrängen. Der Oeffnung des geschüttelten und dann geöffneten Standfläschchens nähert man einen Glasstab, welcher mit Aetzammon befeuchtet ist. Es dürfen sich keine Salmiakdämpfe sichtbar machen.

Das Goldsalz muss ein trocknes Pulver darstellen, wenn man dasselbe auf den Goldgehalt prüfen will, im anderen Falle ist eine Trocknung zuvor nothwendig. Ein halbes Gramm des Salzes in einem bedeckten Porzellantiegelchen geglüht und der Rückstand durch Auswaschen (durch wiederholtes Aufgiessen von warmem Wasser, Absetzenlassen und Decanthiren) vom anhängenden Natriumchlorid befreit, muss mindestens 0,15 g trocknes Goldmetall zurücklassen. Da das Präparat aus 65 Th. Gold 131,32 Th. $AuCl_3 . NaCl + 2H_2O$ ausgiebt, und darin 19,3 Th. Natriumchlorid enthalten sind, so befinden sich mit jenen 131,32 Th. (100 — 19,3 =) 80,7 Th. NaCl unverändert in Mischung. Mithin geben nach der Rechnung 65 Th. Gold nach Vorschrift der Ph. (131,32 + 80,7 =) 211,02 Th. Goldsalz aus, welches 30,8 Proc. Gold enthält (211,02 : 65 = 100 : 30,8). Würde das Goldsalz nur eine geringe Menge Feuchtigkeit enthalten, so würde 1 g weniger denn 0,3 Gold ausgeben. Man sieht hieraus, dass vor der Probe das vorräthige Goldsalz, welches immer etwas Feuchtigkeit aufgenommen haben wird, durch gelindes Erwärmen zu trocknen ist, um dann davon 0,5 g abzuwägen und den Goldgehalt zu bestimmen.

Ein anderes einfaches Verfahren ist, 0,5 g des Goldsalzes in 3 ccm Wasser und 3,5 ccm Salzsäure zu lösen, 0,5 g Zinkspäne dazu zu geben und gelind zu erwärmen. Die Flüssigkeit wird nach einer Stunde von dem abgeschiedenen Golde abgegossen, dieses mit etwas Salzsäure ausgekocht, mit Wasser, dann mit Weingeist, zuletzt mit etwas Aether ausgewaschen, im Wasserbade getrocknet und endlich gewogen. Ein Filtrum ist gerade nicht nothwendig, denn diese Operationen können in einem tarirten Reagircylinder ausgeführt werden.

Ueber Gold im Allgemeinen. In der Natur findet man das Gold in allen Theilen der Erde meist gediegen. Die Golderze sind vorzugsweise Legirungen des Goldes mit Silber, Tellur, Palladium. Hierher gehören das Schrifterz (enthält Gold, Silber, Tellur), das Weisstellur (Gold, Silber, Tellur, Blei), das Blättererz (Gold, Tellur, Blei, Antimon, Schwefel). Gediegen findet es sich selten in grossen Massen. Es kommt krystallisirt, drahtförmig, in Platten, Körnern oder höchst fein zertheilt im Quarz, Grünstein, Syenit vor und begleitet gemeiniglich den Schwefelkies des Urgebirges, häufig auch die Erze anderer Metalle. Nach der Verwitterung und mechanischen Zerstörung der goldführenden Gesteine ist es auch in den Zersetzungsproducten und Schüttmassen derselben enthalten. Daher findet man es in den Ablagerungen, welche sich aus den zertrümmerten und durch die Fluthen weggeschwemmten Gebirgsmassen gebildet haben, in der Nähe der Gebirge und im Sande der Flüsse. Das meiste Gold liefern Californien, Südamerika, Mexiko, Russland, Australien.

Aus dem goldhaltigen Sande wird das Gold durch Schlämmen gesondert, Waschgold. Aus den goldärmeren Erzen scheidet man es in derselben Art, wie das Silber. Ist das gewonnene Gold silberhaltig, so wird es durch das sogenannte Affinirverfahren, durch die Affinage, vom Silber getrennt. Auch wird die aus Gold und Silber bestehende Legirung in heisser Salpetersäure gelöst, wobei das Gold zurückbleibt. Dieses Verfahren heisst die Quartscheidung, Scheidung in der Quart. In neuerer Zeit röstet man auch wohl die goldhaltigen Erze, um die Schwefelmetalle zu zerstören, und zieht das Gold im Wege der Deplacirung mittelst Chlorwassers aus, aus welcher Lösung das Gold durch Eisenvitriol metallisch gefällt wird.

Das verarbeitete Gold ist niemals rein, weil es in diesem Zustande zu weich und der Abnutzung zu sehr unterworfen ist. Man findet es daher in verschiedenen Verhältnissen mit Silber oder Kupfer oder mit diesen beiden Metallen zugleich legirt.

Für pharmaceutische Präparate ist das Gold der Ducaten, welches mit durchschnittlich 1 Proc. Silber legirt ist, hinreichend rein. Das Silber wird bei seiner Auflösung als Chlorsilber abgeschieden. Zur Verwerthung von Bruchgold, das eine Legirung des Goldes mit verschiedenen Mengen Silber und Kupfer ist, stellt man Gold auf folgende Weise rein dar: Nachdem das Gold, 1 Th., wenn nöthig, äusserlich mit Sodalösung gereinigt ist, übergiesst man es in einem Kolben mit der 4fachen Menge Königswasser und löst in der Weise, wie oben unter Auro-Natrium chloratum angegeben ist, auf. Die Lösung wird bis zur Syrupconsistenz abgedampft, der Rückstand in der 30fachen Menge destill. Wasser gelöst, filtrirt (um gegenwärtiges Chorsilber abzusondern) und nun mit etwas schwefelsaurer Natronlösung versetzt. Ist nämlich (von Löthungsstellen herrührend) Blei gegenwärtig, so muss dieses erst als schwefelsaures Bleioxyd gefällt und durch Filtration beseitigt werden. Die klare Goldlösung wird nun mit einer filtrirten Lösung aus 8 Th. reinem Eisenvitriol (krystallisirtem Ferrosulfat) in 40—50 Th. Wasser und 1 Th. reiner Chlorwasserstoffsäure gemischt. Das Gold fällt als Metall in Gestalt eines braunen Pulvers nieder. Das Ferrosulfat ($FeSO_4$) entzieht nämlich dem Goldchlorid ($AuCl_3$) alles Chlor, verwandelt sich in Ferrisulfat $Fe_2(SO_4)_3$ und in Ferrichlorid (Fe_2Cl_6), welche gelöst bleiben, und das Gold fällt nieder.

Aurichlorid   Ferrosulfat   Gold   Ferrisulfat   Ferrichlorid

$2AuCl_3$ und $6FeSO_4$ geb. $2Au$ und $2[Fe_2(SO_4)_3]$ und Fe_2Cl_6

Aurichlorid   Ferrochlorid   Gold   Ferrichlorid

$2AuCl_3$ und $6FeCl_2$ geb. $2Au$ und $3Fe_2Cl_6$

Die Reduction mittelst der Oxalsäure erklärt folgende Formel:

Aurichlorid   Oxalsäure   Gold   Kohlensäure-anhydrid   Chlorwasserstoff

$2AuCl_3$ und $3C_2H_2O_4$ geb. $2Au$ und $6CO_2$ und $6HCl$

Durch das Entweichen der Kohlensäure entsteht während der Reduction ein Aufschäumen. Das rothe Goldpräcipitat wird erst mit chlorwasserstoffsäurehaltigem Wasser, dann mit reinem Wasser ausgewaschen und getrocknet.

Gold ist ein edles gelbes glänzendes Metall, welches in den Formen des regulären Systems krystallisirt. Es ist weicher als Silber und das geschmeidigste und dehnbarste unter den Metallen. Spec. Gew. je nach der Bearbeitung 19,25 bis 19,6. Das durch Präcipitation gewonnene Gold ist ein zimmtbraunes glanzloses Pulver, welches durch Drücken oder Reiben Metallglanz annimmt. Das in Wasser schwebende Goldpulver lässt das Licht mit blauer Farbe durchfallen. Es schmilzt bei ungefähr 800° C., wobei es sich stark ausdehnt. In der Schmelzhitze ist es nicht flüchtig. In der höchsten Hitze einer Feueresse oder in dem Brennpunkt eines starken Brennglases geschmolzen, verflüchtigt es sich etwas.

Die organische Faser wird durch Goldlösung, besonders im Lichte, roth gefärbt. Um rothe Goldflecke zu beseitigen, muss wiederholt mit Chlorwasser betupft und schliesslich Kaliumcyanidlösung angewendet werden. Zur Erkennung echter Goldmünzen betupft man diese mit Silbernitratlösung, welche sich gegen Gold indifferent verhält.

Das Blattgold, Aurum foliatum, *Or en feuilles, Leafgold* wird zum Vergolden der Pillen, auch zur Darstellung des gepulverten Goldes (durch Zerreiben mit Kalisulfat und Auswaschen mit Wasser dargestellt) gebraucht. Ein geringer Silbergehalt ist hierbei unwesentlich, kupferhaltiges Blattgold ist für die Pillenvergoldung nicht zu verwerfen, weil das Kupfer in den Verdauungswegen ungelöst bleibt. In dünnsten Blättern ist das Gold mit grünlichblauer Farbe durchscheinend. Die Dicke eines Goldblättchens beträgt ungefähr den 10000. Th. eines Millim. 12 Büchelchen bilden 1 Buch oder Pack. Das Format des Goldblattes ist verschieden. Man unterscheidet daher kleine, mittlere und grosse Form. Das reinste Blattgold ist das Feinblattgold und für pharmaceutische Zwecke verwendbar. Zur Prüfung kann man in folgender Weise verfahren:

Ein Blättchen Gold wird mit etwas reiner Salpetersäure einige Minuten erwärmt, die Säure vom ungelösten Metalle abgegossen und mit Aetzammonflüssigkeit übersättigt. Entsteht eine blaue Flüssigkeit, so zeigt diese Kupfer an. Das in der Salpetersäure ungelöst gebliebene Metall wird mit einem Gemisch aus 3 Chlorwasserstoffsäure und 1 Salpetersäure übergossen und erwärmt. Es muss vollständige Lösung eintreten. Die Bildung einer Spur Chlorsilber ist unwesentlich. Metallgold oder Goldschaum ist Tomback, eine Legirung aus Kupfer und Zink, und in Salpetersäure völlig löslich, also leicht zu erkennen. Betupft man es mit Silbernitratlösung, so entsteht ein dunkelgrauer Fleck.

Anwendung des *Auro-Natrium chloratum*. Dieses Goldpräparat ist von kaustischer, in grösseren Gaben aber von giftiger Wirkung. Es erzeugt Allgemeinwirkungen, die denen des Aetzsublimats ähnlich sind, indem es die normale Blutmischung anregt und die abnormen Veränderungen in Folge des *virus syphiliticum* beseitigen oder in das normale Geleise bringen soll. Daher wird es besonders bei Zufällen der secundären Syphilis dem Sublimat (Mercurichlorid) vorgezogen. Man giebt es zu 0,0025—0,005—0,01—0,05 g (stärkste Einzelngabe 0,06, Dosis pro die 0,2) 1—2-mal täglich in Pulvern oder Pillen oder Syrupus bei Syphilis, Krebs, scrophulösen Leiden, hypochondrischen Zuständen, Marasmus, Hautleiden etc. Aeusserlich braucht man es in Pulvermischungen, Salben, Auflösung. Man gebraucht das Salz auch in der Lösung zum Färben der Haare, in der Photographie, und seine Auflösung in Aether zum Vergolden von Stahlwaaren.

Das kochsalzhaltige Goldsalz wird auch dann dispensirt, wenn der Arzt nur *Aurum muriaticum* oder *Aurum chloratum* verordnet.

Das *Causticum Recamieri* wird aus 0,3 g des *Aurum chloridatum* ($AuCl_3 . HCl + 5H_2O$) oder 0,5 des obigen officinellen *Auro-Natrium chloratum* in 20 g *Acidum hydrochloricum* und 10 *Acidum nitricum* hergestellt.

Als Pulver zu Einreibungen in die Zunge ist am zweckmässigsten die Mischung mit *Talcum Venetum praeparatum*. Organische Stoffe sind zu vermeiden.

In Pillenform zu demselben Zwecke ist eine Mischung aus *Cera* und *Oleum*, überhaupt organischer Stoff zu vermeiden.

In den Mischungen sind zu vermeiden alkalisch reagirende Stoffe, Oxalsäure, Ferro-, Stanno-, Mercuro-Salze, Extractivstoffe, Gerbstoffe, Strychnin, Morphin etc.

Balsamum Copaivae.

Kopaivabalsam. Balsămum Copaivae; Balsamum Copaiba; *Baume de Copahu. Copaiba*; *Baume d'Inde blanc. Balsam of Copaiva*; *Balsam Capivi.*

Der harzreiche Saft, welchen im südlichen Amerika *Copaifera*-Arten, vorzüglich *Copaifera officinalis* und *Copaifera Guianensis*, ausgeben. Klare gelbbräunliche, nicht oder nur schwach fluorescirende Flüssigkeit von eigenthümlich gewürzhaftem Geruche und anhaltend scharfem und bitterlichem Geschmacke. Den Vorzug verdienen die dickflüssigeren Sorten mit spec. Gewichten von 0,96—0,99, welche im Wasserbade abgedampft ein hellbraunes, nach dem Erkaltenlassen ein amorphes klares sprödes Harz hinterlassen. Der mit der zwanzigfachen Menge Schwefelkohlenstoff verdünnte und mit einigen Tropfen eines abgekühlten, aus gleichen Theilen Schwefelsäure und rauchender Salpetersäure zusammengesetzten Gemisches zusammengeschüttelte Balsam darf keine rothe oder violette Färbung ergeben. Ein (1) Th. des Balsams mit fünf (5) Th. Wasser von 50° C. heftig zusammengeschüttelt liefere eine trübe Mischung, welche sich im Wasserbade nach kurzer Zeit wieder in zwei klare Schichten scheiden muss.

Copaifera officinalis LINN.
    ,,   **Jacquīni** DESFONTAINES.
    ,,   **Guianensis** DESFONTAINES.
    ,,   **coriacea** MARTIUS.
    ,,   **Langsdorffii** DESFONTAINES.
Fam. **Caesalpiniaceae.** Sexualsyst. **Decandria Monogynia.**

In dem Manuscripte eines Portugiesischen Mönches (vor 1600), welches
PURCHAS 1625 in England veröffentlichte, ist der Copaivabalsam als Cu-
payba erwähnt, auch dass er ein Arzneimittel sei. Dieser Balsam, ungefähr
seit 1650 in Europa in den Arzneischatz eingeführt, ist ein natürlicher, welcher aus Einschnitten und Bohrlöchern in die Stämme verschiedener Arten
Copaifera, in dem wärmeren Amerika einheimischer Bäume, ausfliesst. Die
verschiedenen Arten des Balsams, welche in den Handel kommen, lassen voraussetzen, dass er nicht nur von verschiedenen Species der *Copaifera* gewonnen wird, dass auch das Alter der Bäume, sowie die Zeit und die Art
der Einsammlung nicht ohne Einfluss auf die Beschaffenheit des Balsams sind.
Ein Baum soll bis zu 40 Liter Balsam ausgeben.

Handelssorten. Die Sorten unterscheidet man je nach den Ausfuhrhäfen.
Der Parabalsam, welcher über Para in Brasilien nach Europa gebracht
wird, ist etwas dünnflüssig, etwa von der Consistenz eines Syrupus Sacchari.
Er wird in Deutschland kaum gebraucht und giebt man der consistenteren
Waare den Vorzug. Sehr dickflüssige Copaivabalsame sind die südamerikanischen Sorten, welche aus Demerara (demmerärri), einer Colonie des brittischen Guayana, Cartagena (Neu-Granada), Guayana, über Angostura,
Bahia, Goyaz etc. nach Europa gebracht werden. Eine bevorzugte Sorte
ist die Maracaībo- oder Venezuēla-Waare, die in dem Freistaate Columbia
in Südamerika (von *Copaifera Jaquīni* DESF.) gewonnen wird. Dieselbe ist
sehr dickflüssig und harzreich, daher specifisch schwer (0,985—0,995), sonst
auch von goldgelber odergelbbräunlicher Farbe und klar. Eine consistente
Maracaibo-Waare giebt mit einem gleichen Vol. 90-proc. Weingeist eine
klare Mischung, was auf eine Verfälschung mit Kolofon deutet. Die West-
indische oder Antillische Waare, von den Antillen kommend, wird seltener
auf den europäischen Markt gebracht. Diese ist dickflüssig, mehr oder weniger
trübe und von terpenthinartigem Geruch. Sie gilt als eine geringere Waare.

Hin und wieder kommen vorübergehend auch aus anderen Gegenden
Amerikas Sorten auf unseren Markt, die von den vorstehend angeführten wesentlich verschieden sind, möglicher Weise auch Balsame von Bäumen enthalten mögen, die der *Copaifera* gar nicht verwandt sind. Die Pharmakopöe
giebt nur der dickflüssigen Balsam-Sorte, andere Pharmakopöen geben dagegen
der dünnflüssigen Waare, wie der Para- und der Maranham-Sorte, den
Vorzug.

Der Ostindische Capaiva-Balsam, *Balsamum Copaivae Ostindicum,* welcher in manchen Preislisten der Drogisten aufgeführt ist, ist kein
Copaivabalsam, sondern Gurjunbalsam, welcher zu ähnlichen Heilzwecken
wie Copaivabalsam angewendet wird. Ebenso der im Geruch und Geschmack
dem Copaivabalsam sehr ähnliche, aber etwas in der Farbe dunklere Balsam
von *Hardwickia pinnata* ROXB., einer in den Wäldern des südlichen Canara
und Travancore vorkommenden Caesalpinice. Im reflectirten Lichte soll dieser
Balsam fast schwarz erscheinen, im übrigen aber völlig durchsichtig sein
(FLÜCKIGER). Er verhält sich annähernd wie eine Mischung aus 1 Th. Copaivabalsam mit 3 Th. Gurjunbalsam.

Eigenschaften. Der officinelle Copaivabalsam hat die Consistenz eines dünnflüssigen oder die eines dickflüssigen fetten Oels, eine gelbe oder bräunlich gelbe Farbe, ist klar und durchsichtig, stark lichtbrechend, nicht oder selten nur unbedeutend fluorescirend, riecht eigenthümlich durchdringend, nicht unangenehm und gewürzhaft. Der Geschmack ist unangenehm bitterlich, ölig, schwach gewürzhaft, hintennach scharf und brennend und bleibt lange auf der Zunge, besonders am Hintertheile des Gaumens zurück. Der Balsam ist mit Benzol, Benzin, Petroläther, Aether, Schwefelkohlenstoff, Chloroform in jedem Verhältnisse klar mischbar, mit Amylalkohol und wasserfreiem Weingeist meist klar selten trübe mischbar, in Wasser ist er unlöslich. Bei Aufbewahrung in nicht dicht verschlossenen Gefässen oder am sonnigen Orte nimmt er mit der Zeit an Consistenz zu, wird zäher, trübe, und sein Geruch wird schwächer. Das spec. Gew. des Balsams ist nicht ein bestimmtes und schwankt zwischen 0,940 und 0,995. Alter Balsam sinkt selbst im Wasser unter. Ein solcher ist verwerflich. Ein guter Balsam in der Wärme des Wasserbades eingetrocknet, muss einen bei 15—20⁰ Wärme harten, klaren, höchstens bräunlich gefärbten, zerreiblichen Rückstand ausgeben. Die mit absolutem Weingeist nicht klar mischbaren Balsamsorten sollten als nicht officinelle zurückgewiesen werden. STOLTZE forderte schon 1826 einen in absolutem Weingeist löslichen Balsam. Seit 8 Jahren kommt ein dickfliessender Maracaïbo-Balsam in den Handel, welcher mit 1—1,5 Vol. 90-proc. Weingeist eine klare Mischung giebt und in den Proben eine Verfälschung mit Kolofon erkennen lässt.

Bestandtheile des Copaivabalsams. Dieser besteht aus einem festen Harze und einem flüchtigen Oele. Der Gehalt an diesen beiden Stoffen ist verschieden, so dass bald das Oel, bald das Harz über 50 Proc. beträgt, je nachdem der Balsam dünnflüssiger oder dickflüssiger ist. In dem dünnflüssigen Balsam beträgt der Harzgehalt 20—30 Proc., der Gehalt an ätherischem Oel 70—80 Proc. Das Harz ist wieder eine Mischung aus mehreren Harzen (Alphaharz, Betaharz), von denen das eine sich durch Neigung zur Krystallisation auszeichnet. Es ist dieses mit Copaivasäure (Alphaharz) bezeichnet worden. Mit den Alkalien giebt es klare seifenartige Verbindungen. 1 Th. gebrannte Magnesia giebt mit 30—40 Th. Balsam eine klare Flüssigkeit, mit 8—10 Th. Balsam allmählich eine seifenartige plastische Masse, schneller unter gleichzeitigem Zusatz einer sehr geringen Menge Wasser.

Aufbewahrung. Weil der Balsam ein flüchtiges Oel enthält, so hat man ihn auch in wohl verstopften Flaschen und vor Sonnenlicht geschützt aufzubewahren. Die Pharmakopöe macht in Betreff der Aufbewahrung keine Angaben, es erfordern aber die Bestandtheile des Balsams einen sorgfältigen Schutz vor Luft und Licht. Das Standgefäss in dem Dispensirlokal ist zwar mit einem Glasstopfen geschlossen, der Stopfen hat jedoch eine oder zwei Längsrinnen, damit der beim Zustopfen der Flasche am Stopfen aufwärts gedrückte Balsam in das Standgefäss zurückfliessen kann. Ist diese Vorrichtung nicht vorhanden, so fliesst der im Halse

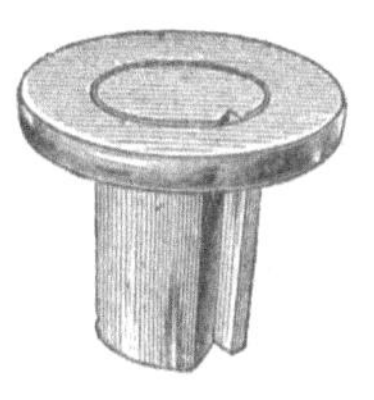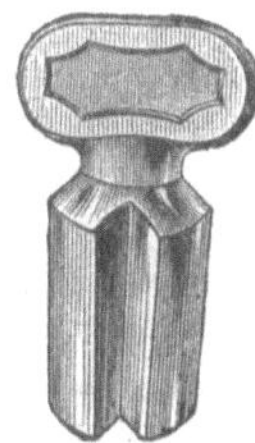

Glasstopfen auf Standgefässe des Copaivabalsam im Dispensirlokal.

haftende und von dem Stopfen nach oben gedrängte Balsam über den Rand des Gefässes, dieses klebrig machend und beschmutzend, oder er trocknet um den Stopfenkörper zu einer dicken schmierigen Masse aus. Es ist anzurathen, über den Hals der Flasche eine gläserne Kapsel zu stellen und dem Gefäss einen Platz zu geben, welcher im Schatten liegt, oder besser man stellt das Gefäss in eine Porzellan- oder Blechbüchse. Der äussere Rand der Flasche muss aus Reinlichkeitsrücksicht jedesmal nach dem Ausgiessen des Balsams abgewischt werden.

Prüfung. Die Ph. giebt die FLÜCKIGER'sche Reaction auf Gurjunbalsam und eine Identitäts-Reaction an, welche letztere einfach, aber wegen der anzuwendenden Wärme von 50^0 an Effect Verlust erleidet. Wie weit wir mit diesen beiden Proben auskommen, wird die Praxis ergeben.

Der Copaivabalsam kann mit fettem Oel, fettem Oele Amerikanischen Ursprunges, Terpenthinöl, Sassafrasöl, Gurjunbalsam *(Balsamum Copaivae Ostindicum)*, Venedischem Terpenthin, Harzöl *(Oleum Resinae Pini)* verfälscht vorkommen. Für die Nachweisung dieser Stoffe sind eine Menge Methoden vorgeschlagen, von denen sich nur sehr wenige brauchbar erwiesen, weil die Copaivabalsame in ihrer Zusammensetzung zu stark differiren. Einige sind zu umständlich und gut für die Hand des Gelehrten, nicht aber für den praktischen Apotheker und Drogisten, andere sind wiederum unzuverlässig, weil das Verhältniss des Harzes zum flüchtigen Oele im Balsam ein zu sehr verschiedenes ist und das Verfälschungsmaterial auch von verschiedener Beschaffenheit angetroffen wird.

1) Geruch und Geschmack. Je nach dem grösseren oder geringeren Gehalt an flüchtigem Oele lassen Geruch und Geschmack eine grössere oder geringere Schärfe wahrnehmen.

2) Verdampfen eines kleinen Tropfens auf einem Objectglase. Dieses Verdampfen unternimmt man mit einem Tropfen in der Wärme des Dampfapparates, mit einem anderen Tropfen in der Wärme des heissen Luftstromes einer brennenden Petrollampe unter Hin- und Herbewegen des Objectglases, um ein Zerspringen zu verhindern. Dieselbe Operation nimmt man, um einen Ueberblick zu erlangen, zuvor mit gutem reinem Balsam vor. Der Tropfen verläuft in der Wärme der Petrollampe und deckt eine 5—8 mal grössere Fläche. Es ist daher praktischer, den Tropfen zuerst über dem Cylinder einer Petrollampe zum Auseinanderfliessen zu bringen, unter gleichzeitiger Geruchsprüfung, und dann das Glas auf den Dampfapparat oder in eine heisse Ofenröhre zu legen. Der Verdampfungsrückstand wird nun geprüft — a) mikroskopisch. Der Fleck muss hart, durchsichtig, klar, glänzend, farblos oder bräunlichgelb oder bräunlich, ohne Sprünge sein. Bei 50—100-facher Vergr. findet sich selten hier und da eine scheinbar krystallinische, stückige oder schollige Ausscheidung in der Harzschicht, und nur an einigen Stellen derselben sind diese Ausscheidungen in grösserer Menge, wenn auch nur immer in sehr mässiger Anzahl sichtlich. Kleinere und sehr kleine Krystalle zu aneinander hängenden Linien, Zweigen und Gruppen vereinigt deuten auf Gurjunbalsam. In diesem Falle sieht man während des Erhitzens den Balsamtropfen eine weissliche Trübung annehmen, und nach dem Abdampfen und Erhärten des Fleckes erscheint dieser erkaltet von Sprüngen durchsetzt, auch wohl im reflectirten Lichte gold- oder bronzefarbig, ganz oder nur stellenweise. Ist der Fleck entweder trübe, oder von zahlreichen Ausscheidungen durchsetzt, so liegen Verfälschungen vor. Ein mit Kolofon, Harzen der Nadelhölzer verfälschter Balsam giebt einen Fleck wie der gute Balsam. — b) Ist der Fleck hart und klebt er dem ein bis zwei Augenblicke aufdrückenden Finger nicht an, der Finger lässt auch keinen Eindruck auf der Harzfläche erkennen, so ist der Balsam wahrscheinlich nicht verfälscht. Fette

Oele, auch Haarzöl machen den Fleck klebrig, Kolofon, Terpentin und ähnliche Harze, sowie Harzöl machen ihn weich, so dass bei der Wärme des aufdrückenden Fingers ein trüber Eindruck bleibt.

3) **Mischung von 1 Vol. Copaivabalsam mit 3 Vol. absolutem Weingeist.** Gleich nach Mischung erscheint dieselbe klar, nach 1—2 Minuten mitunter auch schwach trübe, im Uebrigen ist sie gelblich, gelb oder bräunlich. Entstehen in Folge der Mischung starke Trübung oder eine Ausscheidung, so liegt irgend eine Verfälschung vor. Eine milchige Trübung zeigt **Gurjunbalsam** an. Man schüttelt kräftig um und bringt nach zwei Minuten einen Tropfen unter das Mikroskop bei 50—100facher Vergr. Erblickt man kleine schwimmende Kügelchen oder Tröpfchen, so liegt als Verfälschungsmaterial ein fettes Oel vor.

4) Im Falle, dass der Balsam mit dem 3-fachen Vol. absol. Weingeist eine klare oder nur sehr schwach trübe Mischung ergiebt, so giebt man von dieser Mischung 1—2 Tropfen auf eine Glasscheibe. Dieselben auseinander fliessend bedecken die Glasfläche mit gleicher glänzender durchsichtiger Schicht. Während des freiwilligen Abdunstens sondert sich die Schicht in Tröpfchen, welche bei echtem Balsam klar sind, bei Gegenwart der meisten Verfälschungen aber milchig oder trübe werden, was bei Betrachtung gegen eine dunkle Fläche leicht zu erkennen ist. Dieser milchige Zustand geht im Verlaufe einer Viertelstunde vorüber und die Tröpfchen erscheinen dann klar, sie fliessen schliesslich meist in einander und bilden zuletzt eine gleichmässige klare Schicht auf dem Glase.

5) Grote'sche **Balsamprobe.** In einen Reagircylinder giebt man 2 Vol. **Balsam** und 2 Vol. **Aether** und mischt (trübt sich der auffliessende Aether weiss, so liegt wahrscheinlich eine Verfälschung mit Gurjunbalsam vor). Dieser Mischung, welche klar sein muss (eine trübe Mischung macht den Balsam verdächtig), setzt man nun 3 Vol. **Aetzammonflüssigkeit** (10-proc.) hinzu, schliesst den Cylinder mit dem Daumen und mischt unter 100 kräftigen Schüttelschlägen. Der echte Balsam liefert damit eine sehr **trübe** und **schaumlose** Mischung, oder trägt dieselbe Schaum, so verschwindet dieser auch im Verlaufe von 3, höchstens 5 Minuten. Die Mischung des mit Kolofon, Terpentin und ähnlichen Harzen gefälschten Balsams ist nicht nur fast oder völlig klar sie trägt auch eine **Schaumschicht**, welche sich meist zu einem **Schaumringe** reducirt, der aber länger denn 15 Minuten andauert, ehe er völlig verschwindet. Wäre die Mischung nicht trübe, sondern klar, aber mit keinem Schaume oder mit einer nur 3—4 Minuten dauernden Schaumschicht bedeckt, so ist der betreffende Balsam vorläufig als ein reiner und nur entfernt einer Verfälschung verdächtig anzusehen. Gurjunbalsam und Harzöl werden durch den Schluss dieser Probe nicht erkannt.

6) Ein Theil des **Balsams** wird mit 5 Th. **Wasser** von 50—55° C. kräftig durchschüttelt und dann im **Wasserbade** eine halbe Stunde, sollte aber dann die obere Schicht nicht klar sein, nochmals eine halbe Stunde erhitzt. Die Ph. fordert dann, dass die untere wässrige und die obere balsamische Schicht völlig klar sein müssen. Wird von der klaren wässrigen Schicht abgesehen (mit 4 Sorten Balsam versuchte ich vergebens eine klare wässrige Schicht zu erlangen; d. Verf.), so ergiebt eine klare Balsamschicht die Abwesenheit von **Terpentin, Kolofon, Harzöl, Terpentinöl, Sassafrasöl.** Das Resultat dieser Reaction ist von der bei der Durchschüttelung angewendeten Kraft abhängig. Die Ph. fordert vielleicht eine mässige, ich dagegen eine kräftige Schüttelung, um die Anzeichen etwa gegenwärtiger Verfälschungen zu erkennen.

7) **Prüfung auf Gurjunbalsam.** Hierzu hat die Ph. die FLÜCKIGER-sche Reaction aufgenommen. Circa 1 g Balsam wird in 20 g Schwefelkohlenstoff durch Schütteln gelöst und dann mit einigen Tropfen einer Mischung gleicher Vol. rauchender Salpetersäure und Schwefelsäure versetzt und damit durchschüttelt. Es darf weder eine rothe, noch violette Farbenreaction entstehen. Diese Prüfung bietet mitunter keine volle Sicherheit. Im Ergänzungsbande zum Handb. d. ph. Praxis, S. 136 lasse ich mich wie folgt aus: „Diese Reaction ist eine sehr sichere, aber es giebt auch einige Copaivabalsam-Sorten, welche eine sehr ähnliche Reaction zulassen und nur insofern abweichen, als der violetten Färbung eine rothbraune vorausgeht. Aehnlich verläuft dieselbe Reaction mit mehreren Sorten Harzöl, nur hier ist die violette Farbe schwach braun nuancirt. Mischungen aus Gurjunbalsam mit einigen Sorten Harzöl oder einigen Sorten Copaivabalsam geben in dieser Reaction ebenfalls eine violette Färbung, jedoch tritt diese bei Gurjunbalsam gewöhnlich um mehrere Minuten schneller und intensiver ein." Auch BIEL konnte mit der FLÜCKIGER'schen Methode keine befriedigende Resultate erlangen.

8) In einen Reagircylinder giebt man circa 0,5 ccm **Balsam**, 3—4 ccm **conc. Schwefelsäure** und schüttelt eine Minute. Es erfolgt bei reinem Balsam eine ziemlich klare (in dünner Schicht) oder nur wenig trübe dunkelgelbrothe Lösung. Wäre sie sehr trübe, so liegt eine Verfälschung (Harzöl) vor. Giebt man nun nach 8—10 Minuten 10—20 ccm kaltes Wasser dazu, so verbleibt die starre Masse im unteren Theile des Cylinders (steigt ein Theil an die Oberfläche des Wassers, so liegt eine Verfälschung vor). Man schüttelt, giesst das trübe Wasser ab, wäscht die starre Masse unter Schütteln, mit Wasser ab, kocht sie mit einigen ccm Wasser aus, giebt etwas kaltes Wasser hinzu, nimmt die warm knetbare Masse mit einem Drahthaken heraus und knetet sie unter Wasser aus. Erkaltet ist sie hart und **bröckelig**. Man giebt eine bohnengrosse Menge in einen Reagircylinder, übergiesst sie mit 4—5 ccm Aetzammon und kocht mehrere Male auf. Bei reinem Balsam bleibt die Aetzammonflüssigkeit ziemlich klar oder sie wird schwach trübe, jedoch **nicht milchig trübe**. Im letzteren Falle liegt ein verfälschter Balsam vor (Kolofon, Terpentin etc.). Ebenso deutet eine bei 15 ⁰ C. weiche, nicht bröckelige Harzmasse auf Verfälschung.

Das spec. Gew. bestimmt man in der Weise, dass man 10 ccm 90-proc. Weingeist mit 25 ccm Wasser mischt und in diese ca. 0,971 schwere Flüssigkeit einen Tropfen Balsam einfliessen lässt. Derselbe muss untersinken, auf Wasser aber schwimmen. Ist der Balsam leichter als 0,971, so ist seine Reinheit fraglich. Mehrere andere **Prüfungsmethoden** sind im Handbuch der pharm. Praxis und im Ergänzungsbande angegeben.

Balsamum gurjunicum, Balsamum Copaivae Indiae orientalis, Balsamum Gurjun, Wood-oil, Gurjunbalsam, Capivibalsam, Gurjun liefern *Dipterocarpus costatus* GAERTNER, *Dipterocarpus turbinatus* GAERTNER und andere Dipterocarpusarten, grosse in Ostindien und auf den ostindischen Inseln einheimische Bäume aus der Familie der Dipterocarpeen. Dieser Balsam, welcher ähnlichen Zwecken dient wie der Copaivabalsam, fliesst aus künstlichen Einschnitten und Bohrlöchern der vorbenannten Bäume. Um das Ausfliessen ergiebig zu machen, erhitzt man von aussen mittelst Fackeln. Es wird also dieser Balsam in ähnlicher Weise wie der Perubalsam gewonnen. Ein grosser Baum soll bis zu 180 Litern Balsam liefern. Der Gurjunbalsam ist eine wie Olivenöl fliessende, dichromatische und zwar im durchfallenden Lichte braune oder röthlichbraune, im auffallenden Lichte braungrüne oder olivengrüne, in dickerer Schicht stets etwas trübe Flüssigkeit von schwachem eigenthümlichem, an Copaivabalsam erinnerndem, einigermassen säuerlichem Geruche und einem balsamischen Geschmack, der jedoch weit weniger scharf und anhaltend ist, als wie beim Copaivabalsam. Gurjunbalsam ist specifisch leichter als Wasser, sein spec. Gewicht schwankt zwischen 0,955 bis

0,975. In der Ruhe bildet er einen Bodensatz, welcher Krystalle enthält und in seiner Hauptmenge aus Gurjunsäure besteht. Bis zu 200° C. und darüber erhitzt bildet er nach dem Erkalten eine mehr oder weniger zähe und dichte Masse (FLÜCKIGER). Die Löslichkeit dieses Balsams in den verschiedenen Lösungsmitteln ist keine bestimmte, indem der Balsam kleinere Mengen der Lösungsmittel aufnimmt und damit klare Mischungen bildet, welche aber in einem anderen Verhältnisse total milchig getrübte Mischungen ausgeben, absoluter Weingeist z. B. zu $^1/_2$ Vol. mit dem Gurjunbalsam gemischt blieb klar, mit 4 Vol. Weingeist wurde er milchig trübe. Steinkohlenbenzin und Petroläther lösen ein gleiches Volumen des Gurjunbalsams, nur ist diese Lösung wenig trübe, dagegen geben ein 4- bis 6-faches Volumen Steinkohlenbenzin und Petroläther eine stark trübe Lösung, welche sich unter Bildung eines anfangs voluminösen gelblichgrauen oder bräunlichen Bodensatzes klar absetzt. Aehnlich verhält sich auch der filtrirte Balsam. Dieser ist mit geringen Mengen jener Lösungsmittel klar mischbar, aber mit 4—10 Vol. derselben entstehen selbst milchige Flüssigkeiten. Mit Amylalkohol giebt er immer eine milchig trübe Mischung aus.

Harzöl (Cod-Oel), **Oleum resinosum**, **Oleum Resinae Pini** wird durch trockne Destillation des Fichtenharzes hergestellt. Es ist ein Verschnittmittel für Copaivabalsam. Es ist in den hauptsächlichen Lösungsmitteln vollständig löslich und nicht verseifbar. Spec. Gewicht 0,900—1,000.

Anwendung. Die Wirkung des Copaivabalsams ist der des Terpentins sehr ähnlich, jedoch weniger reizend und erhitzend. Er vermehrt die Secretionen der Schleimmembranen und erhöht die Thätigkeit der Haut und der Harnwerkzeuge. Die Absonderungen nehmen einen dem Balsam ähnlichen Geruch an. Starke Gaben verursachen Ekel, Kolik, Purgiren und andere Zufälle. Geschmackscorrigens ist Chloroform (zu 1 % zugemischt). Am besten lässt sich der Balsam mit warmem Kaffee (Kaffeeaufguss) nehmen oder in Gelatinekapseln *(Capsulae Balsamo Copaivae repletae)*. Man giebt ihn 3-mal täglich zu 25—60 Tropfen bei chronischen Lungenkatarrhen, bei Nieren- und Harnsteinen, besonders bei Tripper. In der Technik dient der Copaivabalsam häufig als Zusatz zu Lacken und Firnissen, damit diese weniger rissig trocknen.

Zur Darstellung von Pillen aus Copaivabalsam wendet man ein kaltes, durch gelinde Schmelzung aus 1 Cera flava und 2 Balsam. Copaiv. bereitetes Gemisch *(Balsamum Copaivae ceratum)* oder den solidificirten Balsam *(Bals. Copaiv. Magnesia solidificatum)* an. Letzterer wird aus 100,0 Balsam, 6,0 gebrannter Magnesia und 0,75—1,0 Wasser durch Mischen im erwärmten Mörser und mehrstündiges Beiseitestellen bereitet.

Oleum Copaivae, Copaivaöl, das durch wässrige Destillation aus dem Copaivabalsam abgeschiedene flüchtige Oel. Es ist farblos oder gelblich, dünnflüssig, neutral, von scharfem Geschmack und gewürzhaftem Geruch. Spec. Gew. 0,88—0,91. Es ist in 40—60 Th. 90-proc. Weingeist, in jedem Verhältniss in Aether, Schwefelkohlenstoff, Chloroform löslich. Siedepunkt circa 250° C. Die chemische Zusammensetzung entspricht der des Terpentinöls, dem es auch in seinem chemischen Verhalten ähnlich ist.

Das Copaivaöl wird zuweilen zu denselben Heilzwecken wie der Copaivabalsam angewendet, seine Wirkung soll in Beziehung zur Blennorrhoe dem Balsam nachstehen. Man giebt es zu 0,25—0,5—0,75 g oder zu 8—15—20 Tropfen zwei- bis dreimal täglich.

Resina Copaivae, Balsamum Copaivae siccum s. inspissatum, Balsamum Parisiense, Acidum copaivicum, ist der durch Wärme trocken gemachte Harzrückstand aus der Destillation des Balsams mit Wasser. Das Harz wird zu denselben Heilzwecken verwendet wie der Balsam, es soll aber seine Wirkung eine geringere sein. Man giebt es zu 1,0—2,0—3,0 g zwei- bis dreimal täglich (in Pillen). In neuerer Zeit ist das Copaivaharz als bestes Diureticum bei Ascites in Folge eines Herzfehlers, Lebercirrhose etc. empfohlen worden. Dosis 1,0—2,0 drei- bis viermal täglich in schleimigen Vehikeln.

Balsamum Nucistae.

Muskatbalsam.   Balsămum Nucīstae; Ceratum Myristĭcae; *Baume stomachique*; *Baume de muscade*.   *Stomachical balsam*; *Mace-balm*.

Ein (1) Th. gelbes Wachs, zwei (2) Th. Olivenöl und sechs (6) Th. Muskatnussöl werden in der Wärme des Dampfbades flüssig gemacht colirt und in Kapseln ausgegossen.

Dieses Gemisch muss von bräunlichgelber Farbe und gewürzhaftem Geruche sein.

Die Ph. Borussica 1846 gab dieselbe Vorschrift, welche Ph. Germ. ed. II angiebt. In Apotheken Berlins und einiger anderen Städte der Mark Brandenburg war vordem ein ähnliches Cerat als Muskatbalsam im Gebrauch und hierin mag der Umstand zu suchen sein, warum jene Ph. Bor. das Cerat aufnahm. Im mittleren und südlichen Deutschland wurde für Muskatbalsam stets *Oleum Nucistae expressum* dispensirt. Dieser Balsam ist nur Handverkaufsartikel.

Das Zusammenschmelzen jener Fettsubstanzen geschieht bei sehr gelinder Wärme, am sichersten im Wasserbade. Da das Muskatnussöl Unreinigkeiten beigemengt enthält, so kolirt man die geschmolzene warme Flüssigkeit durch Gaze oder dünne lose gewebte Leinwand in eine aus geleimtem Papiere*) hergestellte Kapsel. Der Muskatbalsam wird in porcellanenen oder gläsernen Gefässen aufbewahrt und in Wachspapier gehüllt dispensirt. Im kalten Winter kann man den Muskatbalsam statt in Papierkapseln in Blechkapseln ausgiessen.

Die Darstellung scheint eine sehr einfache zu sein, dennoch erfordert sie eine gewisse Vorsicht, denn wenn man ein saures Muskatnussöl dazu verwendet, so kann es vorkommen, dass das erkaltete Cerat keine glatte Oberfläche zeigt, sondern Gruppen warzenförmig krystallähnlicher Massen, Erhöhungen und Vertiefungen bildend oder zu Kringeln oder ringförmigen Kratern verbunden, welche letzteren sogar die ganze Cerattafel von oben nach unten durchragen.

Die Ursache dieser Formbildung hat HAGER seiner Zeit (ph. Centralh. 1865 Nr. 36 und 42) in einem Säuregehalt des Muskatnussöles erkannt. Zur Prüfung giebt man in einen weiten Reagircylinder 2—3 g des Muskatnussöls, schmilzt und versetzt mit einer Messerspitze erwärmten Natriumhydriumcarbonats (Natronbicarbonat). Findet starkes Aufschäumen statt, so liegt eine stark saure Substanz vor.

In diesem Falle genügt ein geringer Paraffinzusatz, die Krystallisationsfähigkeit des Ceratgemisches zu vernichten. Die Vorschrift ist dann folgende: *Cerae flavae* 7,5 pt., *Ol. Oliv.* 20 pt., *Paraffinae* 3,5 pt., *Olei Nucistae* 62 pt.

Der Muskatbalsam bildet pomeranzengelbe, circa 8 mm dicke, quadratische Stücke. Der Geruch ist angenehm muskatnussartig.

Der Muskatbalsam ist nur Handverkaufsartikel. Zwischen den Fingern erweicht dient er zum Einreiben in die Magengegend und den Unterleib bei Blähsucht und sogenanntem Verfangen der Kinder.

---

*) Ein geleimtes Papier für Herstellung der Cerate erhält man in der chem. Fabrik zu Helfenberg bei Dresden (Firma EUGEN DIETERICH).

Balsamum Peruvianum.

Schwarzer Perubalsam; Indischer Balsam. Balsămum Peruviā-
num nigrum; Balsamum Indĭcum. *Baume de Pérou noir*; *Baume
d'Inde noir*. *Peruvian balsam.*

Der durch Anschweelen aus der Rinde der Stämme von ***Toluifera
Pereirae*** *(Myroxylon Pereirae)* gewonnene harzreiche Saft. Eine braunrothe bis tief dunkelbraune, in dünner Schicht klar durchsichtige Flüssigkeit, welche nicht fadenziehend fliesst, (welche sich nicht fadig zertheilt), von angenehmem Geruche, sehr scharfem bitterlichem Geschmacke,
von 1,137—1,145 spec. Gew., nicht klebend, an der Luft nicht trocken
werdend. Sie lässt sich mit einem gleichen Gewichte Weingeist klar
mischen. Drei Theile des Balsams nehmen einen Theil Schwefelkohlenstoff, ohne dass Trübung entsteht, in sich auf, aber nach
Zusatz von weiteren acht Theilen des letzteren wird ein braunschwarzes
Harz abgeschieden. Die davon abgegossene klare Flüssigkeit darf nur
schwach bräunlich gefärbt sein und nicht im geringsten oder doch nur
höchst unbedeutend fluoresciren. Wenn dreissig Tropfen einer heftig
durchschüttelten Mischung aus 1g des Balsams mit 5g Petrol-
Benzin nach kurzem Beiseitestehen in porcellanener Schale der freiwilligen Verdunstung überlassen werden, so muss ein gelblich gefärbter,
ölartiger Rückstand hinterbleiben, welcher auch selbst nach gelindem Erwärmen weder wie Terpentin, noch wie Styrax, noch wie Copaivabalsam riechen darf, noch nach Zumischung von fünf Tropfen concentrirter Salpetersäure (1,30—1,33 spec. Gew.), sogar unter gelinder
Erwärmung keine blaue oder blaugrüne Farbe annehmen darf.

Werden fünf Tropfen des Balsams mit drei ccm Aetzammonflüssigkeit heftig durchschüttelt, so darf sich nur ein sehr geringer,
bald zerfallender Schaum und nach 24-stündigem Beiseitestehen keine
Gallerte bilden.

Durch Zusammenreiben von zehn Tropfen des Balsams mit
zwanzig Tropfen Schwefelsäure muss eine gleichmässige zähe
kirschrothe Mischung entstehen, welche kurz darauf mit kaltem Wasser
ausgewaschen einen harzigen, in der Kälte zerbrechlichen Rückstand
hinterlassen muss. Mit der 200-fachen Menge Wasser der Destillation
unterworfen, darf der Perubalsam flüchtiges Oel nicht ausgeben.

Myroxȳlon Pereirae KLOTZSCH.
Synom. *Myrospermum Sonsonatense* PEREIRA.
Myrospermum Pereirae ROYLE.
Fam. **Papilionaceae.** Sexualsyst. **Decandria Monogynia.**

Abstammung. Gewinnung. Als Perubalsam liefernden Baum bezeichnet
FLÜCKIGER die vorgenannte Myroxylonart. Das Vaterland dieses Baumes ist
Guatemala, Peru, Ecuador, Bolivia.

Der Perubalsam, zuerst von MONARDES, Prof. in Sevilla, 1580 erwähnt,
kommt von der Westküste Guatemalas in Centralamerika, der Balsamküste.
Hier sammeln ihn die eingeborenen Indianer, indem sie die Rinde in der
heissen Jahreszeit zuvor an einzelnen Stellen des Stammes durch Klopfen mit
einem Hammer etwas lösen, dann nach mehreren Tagen anzünden und die

ausgebrannten Rindenstellen blos legen. Auf diese Stellen, wo die Ausschwitzung des Balsams aus dem Stamme stattfindet, legt man nun baumwollene
oder wollene Lappen. Wenn diese sich vollgesogen haben, werden sie durch
neue ersetzt. Die vollgesogenen Lappen kocht man aus und füllt den sich
am Grunde des Wassers ansammelnden Balsam in Kalebassen, Thonkrüge,
Blasen. So bringen ihn die Indianer nach Sansonate. Die Ernte dauert
während der trockenen Jahreszeit (November—April). Es geben 100 Bäume
circa 250 kg Balsam aus. Die Kaufleute, welche hier den Balsam zu Son-
sonate aufkaufen, lassen denselben einige Zeit absetzen und giessen ihn durch
ein Sieb. Auch in anderen Gegenden Amerikas, wie in Neu-Granada, Peru,
Columbien, Mexico wird Perubalsam gewonnen. Es wird vermuthet, dass der
Perubalsam auch das Produkt aus dem Holze und anderen Theilen der My-
roxylon-Arten in Folge einer sogenannten Schwelung (Ausbratens, trockner
herabsteigender Destillation) sei, die Gewinnungsart also mit der unseres Theers
viel Aehnlichkeit habe. Diese Annahme ist nicht begründet, denn der Balsam-
baum schwitzt auch ein Gummiharz mit 75 Proc. Harzgehalt aus, welches aber
keine Zimmtsäure enthält und keine Spur Aromatisches bietet.

Handelssorten. Die Hauptmenge (jährlich 5000—6000 kg) des nach Europa
verschickten Perubalsams kommt über San-Salvador (Republik) und je nachdem
die Waare über England, New-York, Bremen, Hamburg geht, unterscheidet
man einen Englischen, Amerikanischen, Bremer, Hamburger Perubalsam. Die
Zufuhr ist eine unzureichende und daher kommt es, dass dieser Balsam verschiedenen Verfälschungen unterworfen ist. Eine Zeit hindurch hatte vor
Decennien ein Bremer Haus in dieser Beziehung das Möglichste geleistet, so
dass das Verfälschungsmaterial nie erkannt wurde. Möglicher Weise war
dieser Balsam schon in Amerika bearbeitet worden. Ein sogenannter billiger
Londoner Perubalsam erwies sich immer kolofonhaltig und von 1,133
spec. Gew. Soviel steht fest, dass es schwer hält, einen reinen unverfälschten
Perubalsam zu erlangen. Die mir vorliegenden Balsame glichen sich in ihrem
Verhalten gegen 90-proc. Weingeist, indem 1 Vol. Balsam mit 1,3—1,5 Vol.
dieses Weingeistes eine klare Mischung, mit einem mehrfachen Vol. des Weingeistes aber eine sehr trübe Mischung ergaben und die Amerikanische Sorte
im letzteren Verhältnisse eine sehr stark trübe, fast milchig trübe Mischung
ausgab.

Jetzt bringt man den Perubalsam meist in Blechgefässen eingeschlossen
nach Europa, seltener in irdenen Krügen, eingehüllt in Binsen- oder Schilf-
geflecht.

Im Englischen, besonders aber im Französischen Handel unterscheidet
man 3 verschiedene Perubalsame, 1. den hier besprochenen schwarzen Perubalsam, 2. einen rothen Perubalsam, in seinem Gehalt dem vorigen ähnlich, nur starr und spröde zerbrechlich. Er scheint aus der folgendeu Sorte
durch Anwendung von stärkerer Hitze entstanden; 3. einen weissen Perubalsam, nur durch Einschnitte aus der Rinde des Mutterbaumes gewonnen.
Er ist im frischen Zustande fast farblos, flüssig und von sehr angenehmem
Geruche. Längere Zeit gelagert wird er gelblich und hart. Die beiden letzteren Balsame sind immer eine seltene Waare gewesen und sind dies auch
heute noch. Sie kommen nur in der Cosmetic in Gebrauch.

Eigenschaften. Der Perubalsam, wie er jetzt nach Europa gebracht
wird, bildet keine unter sich verschiedene Arten. Er ist eine scheinbar ölig-
harzige, syrupdicke, rothschwärzliche oder röthlich dunkelbraune, fast undurchsichtige, in dünnen Schichten jedoch durchscheinende, sauer reagirende Flüssig-

keit, von anfänglich mildem, hierauf erwärmendem, im Schlunde stark brennendem, bitterlich gewürzhaftem, gerade nicht angenehmem Geschmacke, aber von angenehmem vanilleartigen Geruche. Spec. Gew. 1,137—1,145. An der Luft trocknet der Balsam nicht ein, er klebt nicht, lässt sich auch zwischen den Fingern nicht zu Fäden ziehen. Bei der Destillation mit Wasser giebt er kein flüchtiges Oel. Er ist mit Chloroform und mit wasserfreiem Weingeist in jedem Verhältniss mischbar, dagegen gebraucht er zu einer klaren Mischung 1,3 — 1,5 Vol. 90-proc. Weingeist, die Mischung aus 1 Vol. Balsam mit 2 Vol. des 90-proc. Weingeistes ist schwach trübe, mit 4—6 Vol. dieses Weingeistes aber stark trübe. Drei Tropfen des Balsams mit 3—4 ccm 90-proc. Weingeist gemischt ergaben eine undurchsichtig-trübe Flüssigkeit. Die weingeistige Lösung macht mit der Zeit einen fahlfarbigen geringen Bodensatz. In weingeisthaltigem Aether ist er völlig löslich. Petrol-Benzin, Petroläther, Aether lösen daraus das kaum gelbliche oder farblose Perubalsamöl (Cinnameïn), welches bis zu 45 Proc. im Perubalsam vertreten ist. Die Mischung des Perubalsams mit Benzol giebt eine trübe Flüssigkeit, in welcher die trüben Theile sehr schnell niedersinken. Die Mischung mit Amylalkohol ist sehr trübe und die trübenden Theile setzen sich erst nach vielen Stunden ab. Schwefelkohlenstoff löst den Perubalsam bis auf einen geringen braunen flockigen Harzrückstand mit gelber oder hellbräunlicher Farbe und klar. Wasserfreier Weingeist und Chloroform mischen sich mit dem Balsam in jedem Verhältniss. Fettes Oel, ausser Ricinusöl, löst der Balsam wenig, Ricinusöl nimmt er bis zu 15 Proc. auf, ohne dass daraus eine trübe Mischung entsteht. Der Säuregehalt muss so gross sein, dass 100 g des Balsams, mit warmem Wasser übergossen, durch 6,0—7,0 g kryst. Natriumcarbonat gesättigt werden.

Auf Wasser von circa 15° C. in einer Höhe von 10 cm herabgetropft theilt sich der Tropfen in Kügelchen, welche zu Boden sinken und an der Oberfläche nur einen äusserst schwachen fettigen Anhauch hinterlassen. Das Wasser bleibt beim Umrühren klar und an seiner Oberfläche verbleiben nur unbedeutende fettartige Striemen.

Bestandtheile. Der Perubalsam besteht aus verschiedenen festen und flüssigen Harz- und Oelstoffen, Zimmtsäure, Cinnameïn, Myroxylin, Myrospermin, extraktivstoffähnlicher Materie und Feuchtigkeit. Das Cinnameïn ist die Grundlage des Perubalsams. Es ist eine ölige Flüssigkeit von schwachem Geruch und scharfem Geschmack, in Wasser unlöslich, löslich aber in Weingeist, Petroläther und Aether. Es steht seiner Natur nach zwischen den Fetten und ätherischen Oelen. Bei 300° destillirt es zum Theil unverändert über. Mit Kalihydrat behandelt zerfällt es in Zimmtsäure, welche sich mit dem Kali verbindet, und eine ölige Flüssigkeit, Peruvin genannt, bestehend aus Benzylalkohol und Toluol. Durch Oxydation wird das Peruvin in Bittermandelöl umgewandelt.

Cinnameïn oder auch Zimmtsäurebenzyläther, $C_6H_5 . CH = CH . COO—CH_2 . C_6H_5$ oder $C_{16}H_{14}O_2$ wird durch Calciumhydroxyd in Zimmtsäure und Benzylalkohol geschieden. Aus Weingeist krystallisirt es in kleinen bei 39° schmelzenden Prismen.

Aufbewahrung. Hier wäre das zu wiederholen, was in dieser Beziehung vom Copaiva-Balsam (S. 433) gesagt ist. Der Verschluss des Standgefässes in der Apotheke erfordert ebenfalls einen Glasstopfen mit zwei Rinnen.

Prüfung. Die Verfälschungsmittel, welche versucht wurden und welche man kennt, sind Weingeist, fette Oele, Ricinusöl, Ostindisches Santelholzöl, Copaivabalsam, Canadabalsam, Kolofon, Lärchenterpentin, Asphalt, Benzoë (weingeistiges Extract), Styrax (ätherweingeistiges Extract). Die Verfälschung mit Ricinusöl ist wahrscheinlich nur eine vermuthete, denn ein mit Ricinusöl versetzter Perubalsam büsst seine Flüssigkeit ein und hört nach einigen Tagen auf, zu fliessen. Es müsste dann die Mischung durch ein ätherisches Oel flüssig gemacht werden und dadurch würde das spec. Gewicht des Balsams bedeutend geringer werden. Eine Verfälschung mit Harzöl ist insofern unwahrscheinlich, als Harzöl mit Perubalsam nicht mischbar ist. Die Mischung ist anfangs sehr trübe und Harzöl tritt später an die Oberfläche. Sein spec. Gewicht ist übrigens geringer als das des Wassers.

Wenn man den Balsam tröpfelnd abgiesst und es fallen die Tropfen einen mehr denn 1 cm langen Faden nachziehend abwärts, so ist die Erscheinung immer ein Zeichen einer Verfälschung.

Das spec. Gewicht des Perubalsams, welches die Ph. angiebt, ist zutreffend, denn Wägungen, welche mit 5 Perubalsamsorten von mir vorgenommen wurden, ergaben als niedrigstes Gewicht 1,137 und als höchstes Gewicht 1,143.

Zunächst ist ein kurzes und schnell auszuführendes Prüfungsverfahren aufzusuchen, welches auch für den Drogisten bequem ist. Hauptsache ist zu erforschen, ob der Perubalsam rein oder verfälscht ist. Die Bestimmung des vorliegenden Verfälschungsmaterials ist hier Nebensache.

Die gekürzte Prüfung besteht in der Bestimmung der Eigenschwere, in dem Verhalten zu 90-proc. Weingeist, in der Ammoniak-Schaumprobe und der Petrolätherprobe. Da die drei ersten Vornahmen einen Theil des Prüfungganges, welchen die Ph. vorschreibt, bilden, so kann auch der Pharmaceut denselben seine Aufmerksamkeit zuwenden. Mit diesen drei Proben werden alle Verfälschungen erkannt.

I. Prüfung der Eigenschwere. Hier ist die Frage zu beantworten: ist der Balsam leichter oder schwerer als der echte Perubalsam? Zur Beantwortung dieser Frage ist man genöthigt, die Bestimmung des spec. Gewichtes in irgend einer bequemen Weise vorzunehmen, oder auch 2 Kochsalzlösungen *(A* und *B)*, nämlich von 1,135 (—1,1355) und von 1,145 spec. Gewicht stets zur Hand zu halten. — Die Lösung *A* mit 1,135 spec. Gewicht wird aus 56 g scharf getrocknetem Kochsalz in soviel Wasser hergestellt, dass die Lösung etwa 307 g beträgt. — Die Lösung *B* von 1,145 spec. Gewicht erhält man durch Lösung von 60 g scharf getrocknetem Kochsalz in soviel Wasser, dass das Gewicht der Lösung etwa 310 g beträgt. Letztere Lösung *B* kommt höchst selten zur Verwendung. Dass diese Lösungen genau bei 15—16 ^{0} C. auf die angegebenen Gewichte zu stellen sind, ist selbstverständlich. Ein Mehr oder Weniger denn 0,0005 ist zulässig. Die gebrauchte Salzlösung wird durch ein Filter gegossen und in die ihr zugehörige Standflasche zurückgegeben.

Zur Ausführung der Probe giebt man in ein kleines Becherglas eine 3 bis 4 cm hohe Schicht der Salzlösung *A* und lässt einen Tropfen des Balsams aus einer Höhe von circa 10 cm auf das Niveau der Salzlösung niederfallen. Sinkt er nicht unter oder theilt er sich in ein untersinkendes Kügelchen und ein auf dem Niveau der Flüssigkeit verbleibendes Scheibchen, so sucht man durch Agitiren ein Untersinken zu bewirken. Es genügt, wenn einige Kügelchen unter das Niveau und auf den Grund der Flüssigkeit herabsinken und hier in der Ruhe verharren. Gehen die Kügelchen wieder aufwärts und breiten sich auf dem Niveau zu kleinen Scheiben aus, so ist der Balsam zu leicht und verfälscht. Zur Sicherheit wiederholt man den Versuch.

Die angegebenen Verfälschungsmittel sind sämmtlich spec. leichter als Perubalsam und nur Verfälschungen in geringem Umfange oder wenn der verfälschte Balsam ein spec. Gewicht von 1,144—1,145 hatte, was selten vorkommt, kann Ursache sein, dass der Balsam nach der Verfälschung noch die normale Eigenschwere zeigt.

Das ätherweingeistige Styraxextract hat eine Eigenschwere von 1,069 bis 1,075, Kanadabalsam und Terpentine eine solche von 1,015—1,025, Kolofon eine solche von 1,105—1,115. Auch ein mit Benzoëextract verfälschter Balsam zeigte eine Eigenschwere von 1,131, wahrscheinlich weil Weingeist hier hinzutritt.

Nun schreitet man zur zweiten Probe.

II. Verhalten gegen 90-proc. Weingeist. Der echte Perubalsam giebt mit 1—1½ Vol. dieses Weingeistes eine klare Mischung, mit 4—6 Vol. aber eine sehr trübe Mischung. Man experimentirt in folgender Weise:

a) In einen sehr kleinen engen Reagircylinder giebt man 3—4 Tropfen des Perubalsams, dazu 5—6 Tropfen des 90-proc. Weingeistes und mischt durch Schütteln. Es resultirt bei reinem Balsam eine total klare Flüssigkeit, was sich durch Schräghalten des Cylinders und Betrachten der dünnen Flüssigkeitsschicht von unten nach oben leicht erkennen lässt. Ist die Mischung trübe, so liegt auch irgend eine Verfälschung (z. B. fettes Oel) vor.

b) Zu dieser klaren Mischung (sub *a*) giebt man nun circa 3 ccm des 90-proc. Weingeistes und schüttelt. Bei reinem Balsam resultirt eine trübe bis stark trübe Flüssigkeit. (Nach RICHTER wird Myriospermin gelöst und ungelöst bleibt Myroxylin.) Ist diese Mischung klar oder fast klar, d. h. unbedeutend trübe, so liegt eine Verfälschung vor. Benzoë-haltiger Balsam bildet immer nur eine schwach trübe Flüssigkeit.

c) Ist die Mischung (sub *b*) trübe, so erhitzt man sie bis zum Aufkochen. Dadurch wird sie ziemlich klar, behält aber immer noch einen trüben Schimmer zurück. Nach dem Erkalten ist sie so trübe wie vorher. Würde sie beim Aufkochen total klar werden, so ist eine Verfälschung wahrscheinlich.

d) Die erkaltete Flüssigkeit versetzt man nun mit 3—4 Tropfen Aetzammon (10-proc.) mittelst Glasstabes. Diese Tropfen sinken auf den Grund der trüben Flüssigkeitssäule, hier eine weissliche milchige Trübung erzeugend. Wäre sie nicht weisslich, so deutet dieser Umstand auf eine Verfälschung. Man schüttelt nun um und stellt eine Stunde beiseite, während welcher Zeit man zur Ammoniak-Schaumprobe übergeht. Im Verlaufe einer Stunde hat sich ein Bodensatz gebildet. Wäre eine Bodensatz innerhalb einer Stunde nicht entstanden, so liegt eine Verfälschung sicher vor.

Will man dem Bestande der Flüssigkeit näher treten, so kann man in folgender Weise verfahren. Man giesst die obere, immer noch etwas trübe Flüssigkeit ab und von der Bodensatzflüssigkeit giebt man etwas auf ein Objectglas, welches man 5 Minuten später in kleinen Pausen unter dem Mikroskop bei 60—100-facher Vergrösserung betrachtet. Neben kleinen farblosen Tropfen findet man gelb gefärbte flüssige Massen, hier und da einige wenig dunkle starre Massen, aber nichts Krystallinisches. Jene gelbe Massen erscheinen anfangs wie Wolken aus kleinen Krystallen bestehend, gehen aber im Verlaufe von 5—6 Minuten in gelbe flüssige wurst- und wulstförmige Massen über. Die vom Bodensatze abgegossene Flüssigkeit zeigt unter dem Mikroskop ähnliches, nur sind die farblosen kleinen Tropfen in grösserer Menge, die grossen gelben Massen in geringerer Menge vertreten. Es bilden also letztere den Bodensatz. Die farblosen Tröpfchen vereinigen sich zu grösseren Massen und lassen an ihren Rändern undeutliche krystallinische Ansätze wahrnehmen.

Der mit weingeistigen Styraxextract verfälschte Balsam war sub *a* mit dem Weingeist nicht leicht zu mischen und gab sub *b* eine wenig trübe, halb durchscheinende Mischung und sub *d* erfolgte noch nach einer Stunde kein Bodensatz.

Der mit Styraxätherextract verfälschte Balsam gab sub *b* eine trübe Mischung, welche auch aufgekocht sub *c* stark trübe blieb. Diese Flüssigkeit sub *d* unter dem Mikroskope gemustert, liess krystallinische Gebilde beobachten. Der kolofonhaltige Balsam gab sub *d* innerhalb 2 Stunden keinen Bodensatz.

Ein Copaivabalsam enthaltender Perubalsam gab sub *b* eine nur schwach trübe, ein anderer eine fast klare Flüssigkeit, welche sub *d* auf Zusatz von 3 Tropfen Aetzammon kaum trüber wurde und nach einer Stunde noch keinen Bodensatz gebildet hatte.

Gurjunbalsam enthaltender Balsam ergab sub *b* eine klare, sub *d* eine kaum trübe, eher klare Flüssigkeit.

Canadabalsam enthaltender Perubalsam ergab sub *a* eine trübe Mischung. Die Flüssigkeiten sub *b* und sub *c* verblieben trübe und sub *d* erfolgte auch nach einer Stunde kein Bodensatz.

Terpentin enthaltender Balsam ergab sub *b* eine fast klare und sub *d* eine unbedeutend trübe Flüssigkeit, welche noch nicht nach 3 Stunden einen Bodensatz gebildet hatte.

Benzoë enthaltender Balsam ergab sub *b* eine fast klare, sub *d* eine wenig trübe Flüssigkeit, welche auf einem Objectglase nach und nach hier und da sich bildende spiessige Benzoësäurekrystalle unter dem Mikroskop erkennen liess. Ein anderer benzoëhaltiger Balsam ergab sub *b* eine fast klare, sub *d* aber trübe Flüssigkeit, welche in einer Stunde einen Bodensatz bildete. Filtrirt man einige Tropfen ab und lässt diese auf einem Objectglase freiwillig abdunsten, so ergeben sich am äussersten Rande der Schicht Anhäufungen nadelförmiger Krystalle.

Mit Ricinusöl versetzter Balsam ergab sub *b* eine fast klare Flüssigkeit, wurde aber sub *c* nicht total klar und lieferte sub *d* eine dunkelbraune Flüssigkeit. Dass das Gemisch aus Ricinusöl und Perubalsam aufhört flüssig zu sein, ist schon oben erwähnt.

Santelholzöl enthaltender Balsam verhielt sich sub *a*, *b* und *c* wie echter, sub *d* aber war in einer Stunde kein Bodensatz, nach 1½ Stunde aber ein auffallend geringer Bodensatz entstanden.

III. Ammoniak-Schaumprobe (nach C. Grote). In einen mindest 1,5 cm weiten Reagircylinder giebt man 5—6 Tropfen des Balsams und 3 bis 4 ccm Aetzammon (10-proc.) und schüttelt mit Heftigkeit eine Minute. Reiner Balsam giebt eine emulsive graugelbe Flüssigkeit mit höchstens 1 cm hoher Schaumschicht aus. Zu der Schaumschicht sind hier auch die grossen Blasen gerechnet, denn die feinen Schaumbläschen nehmen kaum 0,5 cm Höhe ein. Nach 8-stündigem Stehen findet man eine geringe untere graue Schicht und darüber eine gelbe emulsive Schicht, vom Schaume nur noch eine Spur.

Diese Probe zeigt nur die Verfälschung mit Benzoë und fettem Oele nicht an, die emulsive Flüssigkeit ist nur bei Gegenwart von Benzoë um einen Stich dunkler graugelb.

Alle anderen Verfälschungen geben Schaum aus, dessen Höhe über 2 cm hinausgeht.

Kolofon enthaltender Balsam giebt eine Schaumschicht bis zu 8—9 ccm Höhe. Der Schaum verschwindet im Verlaufe von 4—6 Stunden nur zum Theil und die Flüssigkeit besteht dann aus einer oberen 0,4 cm dicken, etwas starren bräunlichen Schicht und die darunter befindliche hält gelbliche Flocken in Suspension. Die nach Stunden etwa verbleibende Schaumschicht ist gewöhnlich erstarrt.

Terpentin enthaltender B. giebt eine mehr weisse Emulsion mit einem 7—9 cm hohen Schaume, welcher noch nach 8—10 Stunden zu ⅔ vorhanden ist, aber am Grunde des Reagircylinders eine 1—1,3 cm hohe klare gelbbraune oder gelbe Flüssigkeitsschicht zeigt. Der verbleibende Schaum ist gewöhnlich erstarrt.

Canadabalsam, Copaivabalsam, Styrax enth. Balsame geben eine 2,5 bis 3 cm hohe Schaumschicht. Nach einer Stunde verschwindet der Schaum und nach 6 Stunden zeigte der Canadabalsam enthaltende eine bräunlichgelbe Emulsion, am Grunde derselben eine dunkelbraune dünne Schicht Bodensatz, Copaivabalsam haltiger Balsam ergab ein ähnliches Resultat, auch der Styrax enthaltende, nur war die braune unterste Bodenschicht noch von Emulsionsflüssigkeit durchsetzt. Der Schaum der weingeistigen und Aether-Extract des Styrax enthaltenden Balsame schwand innerhalb einer Viertelstunde unter lautem prickelnden Geräusch. Nach 24 Stunden zeigte der Copaivahaltige Balsam eine fast klare flüssige braungelbe Schicht mit unterer braunschwarzer Balsamschicht.

Gurjunbalsam enthaltender Perubalsam ergab nicht nur einen 6 cm hohen Schaum, auch eine emulsive, aber mehr braune Flüssigkeit und einen ähnlich braunen Schaum, welcher nach 20 Stunden noch eine Höhe von 2 ccm und grössere Blasen zeigte. Unter diesem Schaumreste befand sich eine dunkle braune Schicht und unter dieser die emulsive.

Asphalt enthaltender Balsam gab eine 3 cm hohe Schaumschicht und aus der etwas dunklen emulsiven Schicht setzte sich der Balsam schnell in braunschwarzer Farbe ab. Der Schaum war oberhalb braun, unterhalb weiss.

Ricinusöl enthaltender Balsam ergab einen 6 cm hohen Schaum, der bald schwand. Nach 6 Stunden fand sich unter der schwach emulsiven Flüssigkeit ein dunkler dünner Balsamabsatz.

Fettes Oel und flüchtiges Oel (Santelholzöl) enthalt. Balsame gaben nur eine 1 cm hohe Schaumschicht, welche bald verschwand und nach 6 Stunden eine Flüssigkeit ergab wie echter Balsam.

Ein Schaum von 2 cm Höhe und darüber deutet alle Zeit auf eine Verfälschung.

IV. Petroläther- oder Petrolbenzinprobe. Man schüttelt 1 ccm des Balsams mit 5—6 ccm Petroläther oder auch Petrolbenzin kräftig durcheinander. Das abgegossene Fluidum muss fast farblos und klar oder doch ziemlich klar sein und beim Umschütteln muss sich das in Petroläther nicht lösliche in Klumpen an die Reagircylinderwandung fest ansetzen und nur allmählich auf den Grund des Cylinders zurückfliessen. Ist das Decanthat sehr trübe (Weingeist, Styrax) oder gelb, bräunlich etc. gefärbt oder fliesst das in Petroläther nicht lösliche nach dem Umschütteln im Verlaufe von einer Minute auf dem Boden des Cylinders zusammen, so liegt auch eine Verfälschung vor.

V. Wenn man nun noch die von ULEX angegebene Schwefelsäure-Probe (S. 447) vornimmt, so ist man in der Lage, sicher zu wissen, ob der Balsam rein oder verfälscht ist, denn diese Probe lässt besonders fettes Oel erkennen, welches in Stelle eines zerbrechlichen spröden Rückstandes einen weichen knetbaren ergiebt.

Die Pharmakopoe fordert nun folgende Proben und Experimente ausser der Musterung der durch Geruch, Geschmack und Gesicht erkennbaren physikalischen Eigenschaften:

1. Spec. Gew. 1,137—1,145. Ueber die Ausführung vergl. man S. 442 sub I.

2. Mischung mit einem gleichen Gewicht (Volumen) 90-proc. Weingeist. Die Ausnutzung dieser Probe ist S. 443 sub II. angegeben. Die Mischung muss eine klare sein.

3. Drei Th. des Balsams geben mit 1 Th. Schwefelkohlenstoff eine klare Mischung, auf Zumischung von 8 Th. Schwefelkohlenstoff erfolgt die Ausscheidung eines schwarzbraunen Harzes. Das von diesem Harze abgegossene Liquidum darf nur eine bräunliche Farbe haben und muss klar sein, höchstens schwach fluorescirend. Die Probe ist eine Identitätsreaction, denn ausser bei einer Verfälschung mit Benzoë, wo die Schwefelkohlenstoffflüssigkeit schwach trübe war, ergab sie keine Abweichungen. Das aus dem Perubalsam durch Schwefelkohlenstoff abgeschiedene Harz ist in Aether nicht löslich, wohl aber in absolutem Weingeist.

4. Der Petroläther oder das Petrol-Benzin, welches von einer heftig durchschüttelten Mischung von 1 g (1 Vol.) Perubalsam und 5 g (7 Vol.) Petroläther oder Petrol-Benzin nach kurzem Stehen zu 30 Tropfen decanthirt ist, muss in einem Porcellanschälchen eingedampft einen gelblichen öligen Rückstand hinterlassen, welcher erwärmt weder den Geruch des Terpentins, noch des Styrax, noch des Copaivabalsams ausdunstet. Diese Probe giebt nur

dann einen sicheren Anhalt, wenn die Verfälschung über 20 Proc. hinausgeht, insofern der Perubalsamgeruch immer sein Vorrecht behauptet. HAGER, welcher diese Methode der Prüfung anregte, liess sich darüber im Commentar zur Ph. Germ. ed. I. in folgender Weise aus: „Die vornehmlichste Prüfung geschieht mit Petroläther. In einen Reagircylinder giebt man circa 2,5 g Perubalsam und 6 — 7 ccm Petroläther, verschliesst den Cylinder mit dem Finger und schüttelt recht kräftig um. Hierbei hängt sich überall an die Wandung des Gefässes ungleichmässig eine braune, schwer flüssige Masse an, welche sich, nachdem man den Petroläther in ein Porcellanschälchen abgegossen hat, auch noch 1 — 2 Minuten in dieser Situation verhält, ehe sie zusammenfliesst. Ist dagegen diese Masse dünnflüssig oder hängt sie sich der Gefässwandung nicht in besagter Form an, sammelt sie sich nach dem Schütteln alsbald am Grunde des Petroläthers, so ist der Balsam verfälscht. Nach dem Umschütteln giesst man den Petroläther sofort ab. Dieser ist völlig klar, fast farblos oder doch nur sehr unbedeutend gelblich gefärbt, wenn der Perubalsam rein war. Ist der Petroläther trübe oder bildet er bald einen Bodensatz oder ist er gelb oder bräunlich oder braun gefärbt, so ist der Balsam verfälscht. Durch diese Probe wird jede nur mögliche Verfälschung sichtlich gemacht und hängt es dann von dem Untersucher ab, die Art der Verfälschung näher zu bestimmen.“ Diese Prüfung wurde von DÖSCHER näher besprochen. Man vergl. sub 5.

5. Der sub 4 erlangte Verdampfungsrückstand, nachdem er erwärmt auf seinen Geruch geprüft ist, darf mit 5 Tropfen einer Salpetersäure von 1,300 — 1,330 spec. Gew. versetzt weder eine blaue noch blaugrüne Farbe annehmen, auch nicht beim Gelindeerwärmen, was auf Gurjunbalsam, Styrax und Kolofon hindeutet. ADOLPH DÖSCHER gab in der ph. Ztg. 1881, No. 32 folgende Anweisung zu diesen Reactionen:

A) Mischt man unter geringer Erwärmung 2 g Perubalsam mit 10 g Petroläther und lässt 30 Tropfen von dem klar abgegossenen Auszuge auf einem Uhrglase verdunsten, so hinterbleibt ein fast farbloser, öliger Rückstand, der sich auf Zusatz von 5 Tropfen roher conc. Salpetersäure unter schwachem Erwärmen gelb färbt. — B) 2 g eines Gemisches von 9 g Perubalsam mit 1 g Styrax ebenso behandelt, hinterlassen einen Rückstand, welcher sich nach Zusatz von conc. Salpetersäure und unter Erwärmen grünblau färbt, welche Farbe später in schmutzig grün-gelb übergeht. — C) 2 g eines Gemisches von 9 g Perubalsam mit 1 g Kolofon in gleicher Weise behandelt, geben mit conc. Salpetersäure eine grün-blaue Farben-Reaction, die noch schöner und deutlicher ist, wie die sub B. Diese Farbe geht später in schmutzig grün-gelb über. — D) Wendet man nun auf den Perubalsam, welcher diese grau-blaue Reaction giebt, die GROTE'sche Ammoniakprobe an, indem man 3 Tropfen des Balsams in einem Reagircylinder mit 3 ccm Aetzammon stark schüttelt, so treten zwei Fälle ein: — Es entsteht entweder eine emulsive Flüssigkeit mit starkem dauerndem Schaum, welche nach längerem Stehen dickflüssig, meist gallertförmig wird, oder — es entsteht eine emulsionsartige Flüssigkeit mit schwachem leicht vergänglichem Schaume, die nicht dickflüssig, nicht gallertförmig wird. Im ersteren Falle zeigt eine grünblaue Reaction Kolofon, im zweiten Falle Styrax an.

6. GROTE's Ammoniak-Schaumprobe. Es werden 5 Tropfen des Balsams mit 3 ccm Aetzammonflüssigkeit kräftig ($1/_2$ Minute) durchschüttelt. Es darf nur ein geringer, bald zerfallender Schaum entstehen und auch nach 24 Stunden keine gelatinöse Masse bilden, was bei Gegenwart von

sauren Harzen, wie Terpentin, besonders Kolofon, auch Canadabalsam etc., eintreten würde. Man vergl. oben sub III.

7. Schwefelsäureprobe nach ULEX. 10 Tropfen Perubalsam mit 20 Tropfen conc. Schwefelsäure zusammengerieben, dürfen die Entwickelung von Schwefelsäure wahrnehmen lassen und müssen eine gleichförmige, zähe, kirschrothe Mischung ergeben, welche, mit etwas kaltem Wasser ausgewaschen, einen harzähnlichen, in der Kälte zerbrechlichen spröden Körper hinterlässt. Ist dieser Körper weich, knetbar oder schmierig, so liegt eine Verfälschung, z. B. mit Copaivabalsam, fettem Oele, Terpentin etc vor.

8. Destillation mit Wasser zur Erkennung eines etwa beigemischten ätherischen Oeles. Obgleich hier das spec. Gew. diese Verfälschung erkennen lässt, so wird dennoch eine Destillation mit Wasser gefordert. Da der Dampf des aus dem kochenden Balsam flüchtigen Körpers ungefähr 6—7 cm hoch steigt, so giebt man in einen 12 cm langen und 1,3 cm weiten Probircylinder circa 4 ccm des Perubalsam, bringt diesen in schräger Richtung gehalten ins Kochen und schiebt über die Oeffnung des Cylinders einen passenden Kolben oder ein sogenanntes Opodeldokglas. Wenn die Dämpfe einen Weg von 10 cm bis zur Mündung des Cylinders zurücklegen müssen, so gehen von dem Balsam nur Spuren Flüchtiges bis in das übergehaltene Gefäss, welches eine solche Lage haben muss, dass circa 1 ccm Flüssigkeit sich darin ansammeln kann. An den geringen Dämpfen, welche aus dem kochenden Balsam aufsteigen und wieder zurückfliessen, erkennt man sehr bald, ob der Balsam mit flüchtigem Oele versetzt ist oder nicht. Hiermit schliessen die Prüfungs-Experimente der Pharmakopoe. (Man vergl. unten.)

Weingeist wird für sich oder in Form gesättigter Benzoëharz- oder Kanadabalsamlösung zugesetzt. Das spec. Gewicht des Balsams wird dadurch wenig geändert. Man giebt in ein Kölbchen die oben sub I erwähnte Kochsalzlösung, 20 g des Perubalsams und destillirt davon ungefähr 5 g ab. Behufs Prüfung auf Weingeist versetzt man das Destillat mit 5 Tropfen dünner Aetzkalilauge und allmählich unter sanftem Schütteln mit einer mit Jod gesättigten Jodkaliumlösung bis zur schwachen gelbbräunlichen Färbung. Wenn diese Färbung nach einer Minute nicht verschwunden ist, so setzt man noch 1—2 Tropfen Kalilauge oder soviel dazu, bis Farblosigkeit eintritt. Es sammelt sich dann allmählich bei Gegenwart von Weingeist am Grunde der Flüssigkeit Jodoform in gelben Krystallen, unter dem Mikroskop an ihrer den Ordenssternen ähnlichen Form leicht zu erkennen. Lag eine Verfälschung mit flüchtigem Oele vor, so wird sich dieselbe durch Geruch und Geschmack im Destillat erkennen lassen. Die Probe, den fraglichen Perubalsam mit einem doppelten Volumen Wasser zu schütteln, wobei der Weingeist das Volum des Wassers vermehrt, das Volum des Balsams aber geringer wird, scheitert an dem Hängenbleiben von Balsamtropfen innerhalb der Wasserschicht und in der Abgabe von natürlichen Balsambestandtheilen an das Wasser. Nur bei Gegenwart von vielem Weingeist ist die Probe anwendbar. Statt des Wassers eignet sich besser Glycerin, nur muss man dann das Mischgefäss mit Kork verschlossen 10—15 Minuten in warmes Wasser von circa 40° stellen und nach dem Erkalten das Volumverhältniss beider Schichten beobachten. Zu beachten ist, dass hier die Zimmtsäure des Balsams in das Glycerin übergeht und dessen Volum entsprechend vermehrt.

Kritik. Im ersten Alinea, in der 14. Zeile hat man das Wort *decanthatas* (oder *defusas*) nach dem Worte *triginta* vergessen, vielleicht absichtlich weggelassen, da beim Abgiessen der 30 Tropfen der am Boden sitzende Theil unberührt bleibt. Nur der Ordnung halber hätte man das Abgiessen notiren sollen, weil nur ein Theil der *Mixtio* hier in Betracht kommt.

Durch Reception so vieler Prüfungsweisen wird hoffentlich die Ph. der in grossem Umschwunge betriebenen Sophistication des Perubalsams ein Ziel gesetzt haben.

Anwendung. Die Wirkung des Perubalsams gleicht im Ganzen der des Copaïvabalsams, ist aber weit milder. Man giebt ihn innerlich zu 10—30 Tropfen rein oder in Emulsionen bei chronischen Schleimflüssen der Respirations- und Urogenitalorgane. Aeusserlich dient er gegen chronische schuppige Ausschläge, Scabies, Hautfinnen, Frostbeulen, eiternde Brustwarzen, torpide Geschwüre, Gangraena. Der Benzoë ähnlich wirkt er einigermaassen fäulnisswidrig und desinficirend. Der Perubalsam ist ein beliebtes Räuchermittel.

Benzinum Petrolei.

Petrolbenzin; Benzin; Petroleumäther; Petroläther. Benzīnum Petrolĕi. Petroleo - Benzinum; Petroleo-Aether; Aether Petrolei. *Essence de pétrole; Naphte de pétrole; Benzine; Petroléine; Gazoline. Cerosolene; Rhigolene; Scherwood-oil.*

Die farblosen, nicht fluorescirenden Theile des Petrols, welche in einer Wärme von 55—75° C. fast vollständig überdestilliren, von 0,640 bis 0,670 spec. Gewicht, starkem, nicht unangenehmem Geruch und leicht Flamme fangend (leicht entzündlich). Zwei Th. des Petrolbenzins mit einer erkalteten Mischung aus 1 Th. Schwefelsäure und 4 Th. rauchender Salpetersäure zusammengeschüttelt dürfen sich weder färben, noch einen Bittermandelölgeruch annehmen.

Die Ph. Germanica ed. I machte, entsprechend den Forderungen der Chemiker, zwischen dem specifisch leichteren Petroläther, dem aus dem rohen Petrol bei 40—65° C. abdestillirenden Theile, und dem etwas specifisch schweren, bei 65—90° C. abdestillirenden Theile, den sie Benzin nannte, einen Unterschied. Speciell wurde der letztere Theil als äusserliches Heilmittel zuerst in Leipzig angewendet. Die heut giltige Ph. Germ. ed. II wirft beide, Petroläther und Petrol-Benzin, zusammen unter letzterem Namen.

Es geben nicht nur die Amerikanischen Erdöle, auch die Erdöle anderer Länder Petroläther und Benzin von derselben Beschaffenheit aus. Das aus Amerika kommende Petroleum ist gewöhnlich schon einer fractionirten Destillation unterworfen gewesen, weil nach einem Gesetz in den Nordamerikanischen Freistaaten kein Erdöl zur Versendung kommen darf, welches bei einer Temperatur von 38° C. brennbare Dämpfe ausgiebt. In England besteht eine ähnliche *Petroleum-Bill*. Das rohe Amerikanische Petroleum, welches nach Deutschland kommt, enthält daher sehr wenig Petroleumäther, gewöhnlich aber noch alles Benzin, den bei 60—100° destillirenden Theil.

In Deutschland bestehen mehrere grosse Fabriken, welche sich die Darstellung von Destillaten aus dem rohen Petroleum zur Aufgabe gestellt haben. Die chemische Fabrik Eisenbüttel bei Braunschweig bringt folgende Destillate in den Handel: Destillat zwischen 40 und 70° als Petroläther, Destillat zwischen 70 und 90° als Gasoline (Canadol), Destillat zwischen 80 und 110° als Benzin, Destillat zwischen 80 und 120° als Ligroïne, Destillat zwischen 120 und 170° als Putzöl. Die Fabrik von DE HAEN in List vor Hannover und andere Fabriken machen z. B. folgende Angaben:

1. **Petroleumäther.** (*Keroselen, Rhigolen, Sheerwood-oil*) Destillat bei 45—60° C. Spec. Gew. 0,650—0,660 bei 15° C.
2. **Petroleumäther II.** oder **Gasoline** (Canadol). Destillat bei 60—70° C. Spec. Gew. 0,660—0,690.
3. **Petroleumbenzin** (*Naphta, Safety oil,* DANFORTH's *oil*), geruchfreies Fleckwasser Ia.). Destillat bei 80—110° C. Spec. Gew. 0,690—0,700.
4. **Ligroine.** Destillat bei 80—120° C. Spec. Gew. 0,710—0,730.
5. **Putzöl** (oder Terpentinölsurrogat). Direct mit gespanntem Wasserdampfe destillirt. Spec. Gew. 0,730—0,750.
6. Als Rückstand der Destillation bleibt **Brennpetroleum** von 0,800—0,810 spec. Gew., welches durch Destillation gesammelt **raffinirtes Petroleum** (Kerosin, Kerosen) liefert.

Die Temperaturen, bei welchen vorstehend angegebene Destillate gesammelt werden, gelten nur für die Destillation grosser Massen Petroleum, denn bei der Destillation im Kleinen ergeben sich ganz andere Resultate, aus welchen die Folgerung zu ziehen ist, dass die Dämpfe des destillirenden Theiles die Dämpfe von schwerer flüchtigen Theilen auflösen und mit sich fortführen. Wenn man nach ED. KISSEL 100 ccm bis zu 60° C. überdestillirten Petroläther einer fractionirten Destillation unterwirft, so sammelt man z. B.

bis 50° C.	. . . 33 ccm		von 70—80° C.	. . . 16 ccm
von 50—60° C.	. . . 16 „		„ 80—90° C.	. . . 10 „
„ 60—70° C.	. . . 14 „		über 90° C.	. . . 11 „

Die consistenten Erdölfabrikate, wie **Vulkanöl** (*Globe-oil, Phoenix-oil, Eclipse-oil*), welches als Schmiermittel benutzt wird, und die sogenannten **Paraffinöle** werden unter *Paraffinum liquidum* Erwähnung finden.

Da das **Benzol** oder **Steinkohlenbenzin** (man vergl. unter den Reagentien) oft auch nur mit **Benzin** (z. B. von DRAGENDORFF) bezeichnet wird, auch ein übelriechendes **Braunkohlen-Benzin** (zur Fleckenreinigung benutzt) im Handel vorkommt, diese Benzine aber in ihrer Zusammensetzung und chemischen Beschaffenheit sehr von einander abweichen, so wäre es zweckmässig, dem Steinkohlenbenzin nur die Bezeichnung **Benzol**, dem Benzin aus dem Erdöle die Bezeichnung **Benzin** oder **Petrol-Benzin** und dem Benzin aus Braunkohle, Schieferkohle etc. die Bezeichnung **Lignit-Benzin** stets zu geben, so dass keine Verwechselung stattfinden kann.

CHANDLER unterwarf Pensylvanisches Rohpetroleum einer fractionirten Destillation und sammelte er

Petroläther, Benzin, Gasolin .	15,5	Proc.
Lampenöl	55,0	„
Paraffinöl { Schmieröl . . .	17,5	„
{ Paraffin	2,0	„
Koks, Gas, Verlust	10,0	„

Das Petroleum besteht aus vielen Kohlenwasserstoffen, von welchen folgende abgeschieden wurden.

Siedepunkt				Siedep.
als Gase im Petrol vertreten. {	Methan (Sumpfgas) . . .	CH_4	Oktane . . . . C_8H_{18}	125°
	Aethan (Aethylwasserstoff).	C_2H_6	Nonane . . . . C_9H_{20}	132°
	Propan (Propylwasserstoff)	C_3H_8	Dekane . . . . $C_{10}H_{22}$	158°
	Butan (Butylwasserstoff) . .	C_4H_{10}	Dodekane . . . . $C_{12}H_{26}$	200°
38°	Normales Pentan od. normaler Amylwasserstoff . .	C_5H_{12}	die Ethane:	
			Tridekan (Cocinylwasserstoff) $C_{13}H_{28}$	220°
30°	Isopentan (Isoamylwasserstoff)	C_5H_{12}	Tetradekan(Myristylwasserst.) $C_{14}H_{30}$	240°
70°	Hexane	C_6H_{14}	Pentadekan(Benylwasserstoff) $C_{15}H_{32}$	262°
97,5°	Heptane	C_7H_{16}	Hexadekan(Palmitylwasserst.) $C_{16}H_{34}$	280°

Die Bildung des Petrols im Schosse der Erde schreibt man dem gasigen Kohlenwasserstoffe zu, welcher sich z. B. in den Steinsalzschichten im comprimirten Zustande vorfindet, dass durch Eindringen von Wasser in diese Schichten Steinsalz in Lösung übergeht, dadurch der comprimirte Kohlenwasserstoff mehr oder weniger frei wird, dabei theils gasig ausströmt, theils im condensirten Zustande als Erdöl hervortritt (DUMAS, H. ROSE, BUNSEN). Das aus dem Wieliczka'schen Knistersalze beim Auflösen frei werdende Gas fand BUNSEN aus Sumpfgas (Methan) bestehend.

Dass der Ursprung des Erdöles in den Steinkohlenlagern zu suchen sei, obgleich manche Erdölquellen daraus hervorgehen, wird durch die Erfahrung widerlegt. In Nord-Amerika z. B. findet sich das Erdöl unter den Schichten der Steinkohlenformation, in den silurischen und devonischen (Grauwacken-) Lagerungen, wo sich schon Korallen- und Muschelversteinerungen neben Salzlagerungen finden. Nach Ansicht der nord-amerikanischen Geologen, z. B. nach Chr. Mosler, welcher 1876 die Pensylvanischen Petrolquellen untersuchte, entsteht das Erdöl in den Anhäufungen von Seepflanzen und Meerthieren, besonders in den mächtigen *Fucus*-Lagerungen der Vorwelt, dass das Erdöl in die Gebirgsschichten eingedrungen oder überdestillirt sei, auch vom Wasser dorthin getragen und an die Erdoberfläche gehoben werde. Mendelejeff glaubt die Bildung des Erdöles der Einwirkung des Wassers auf Kohlenstoffmetalle im tiefen Schosse der Erde, also bei hoher Temperatur und starkem Drucke und der daraus resultirenden Bildung von Metalloxyden und Kohlenwasserstoffen zuschreiben zu können.

Reinigung des Petrolbenzins oder Petroläthers. Für chemische Zwecke oder wegen Verharzung in Folge langer Lagerung oder zur Verbesserung des Geruches wird zuweilen eine Reinigung gefordert. Dieselbe besteht darin, dass man 1 kg des Benzins zuerst mit 50—100 g conc. reiner Schwefelsäure oder doppelt soviel Englischer Schwefelsäure kräftig durchschüttelt, nach einer Stunde decanthirt, um dann das Decanthat noch mit $^1/_{20}$ Vol. verdünnter Aetznatronlauge kräftig zu durchschütteln und nun einer Rectification aus dem Wasserbade zu unterwerfen. Dass wegen Feuergefährlichkeit hierbei Vorsicht nöthig ist, übersehe man nicht.

Eigenschaften des officinellen Petrol-Benzins. Dieses ist eine völlig farblose, klare, durchsichtige, nicht fluorescirende, leichtflüssige und leicht bewegliche, auch sehr leicht und völlig flüchtige Flüssigkeit von nicht unangenehmem, an Brenn-Petrol entfernt erinnerndem Geruche und weder von bitterem, noch brennendem, noch theerartigem, vielmehr mildem, schwach ätherartigem Geschmacke. Spec. Gewicht 0,640—0,670. Mit Luft im Contact nimmt das Petrol-Benzin (Petroläther) Sauerstoff auf und bildet damit Substanzen, welche einen höheren Siedepunkt und ein höheres specifisches Gewicht haben, welche auch die Ursache sind, dass ein altes Benzin beim Abdunsten auf Papier einen Fettfleck hinterlässt, welcher im Laufe einer halben bis ganzen Stunde nicht verschwindet, während ein gutes Petrolbenzin einen in einer Minute verschwindenden Fleck erzeugt. Der Siedepunkt eines frisch bereiteten Petrol-Benzins liegt zwischen 50 und 80° C., eines älteren zwischen 60 und 100°.

Petrol-Benzin ist ein Lösungsmittel für fette und flüchtige Oele, mit denen es sich in allen Verhältnissen mischen lässt (die Mischung mit Ricinusöl theilt sich in 2 Schichten mit verschiedenem Oelgehalte).

Zu seiner Lösung erfordert es 5—6 Th. 90-proc. Weingeist, während es sich mit absolutem Weingeist in allen Verhältnissen klar mischen lässt. Petrol-Benzin löst 90-proc. Weingeist nur in geringen Spuren auf. Es ist ferner klar mischbar in allen Verhältnissen mit Chloroform, Aether, Amylalkohol, Schwefelkohlenstoff, Benzol.

Mit conc. Schwefelsäure geschüttelt, mischt es sich nicht, färbt aber diese nicht oder unter Schütteln im Verlaufe von 2 Minuten höchstens gelb.

Es ist ein Lösungsmittel für starre oder consistente Fette, Kautschuk, Asphalt, Terpentin (letztere Lösungen sind nicht ganz klar und scheiden unbedeutende Flöckchen ab). Kolofon, Dammar, Mastix löst es nur zum grössten Theile und langsam, nicht löst es Copal, Schellack, Körnerlack, Bernstein.

Rosanilin, Carmin, wasserlösliches Indigoblau werden nicht im geringsten vom Petrolbenzin (und anderen Benzinen) gelöst. Pikrinsäure löst es in höchst unbedeutender Menge ohne eine gelbe Farbe anzunehmen (Lignit-Benzin löst Pikrinsäure nur in unbedeutenden Spuren, während Benzol sie leicht löst und sich damit gelblich bis gelb färbt). Hierüber vergleiche man unter Prüfung. Alle Benzine lösen Salicylsäure, auch Phenolphtaleïn.

Aufbewahrung. Da sich Petrolbenzin an der Luft begierig oxydirt, es auch leicht entzündlich ist, so liegt es nahe, dass es in gut verstopften Gefässen unter denselben Vorsichtsmaasregeln wie der Aether (S. 269) an einem kühlen Orte aufbewahrt werden muss. Starke Glasflaschen von circa 0,5

Liter Capacität, mit gutem Korkstopfen geschlossen (Glasstopfen sind hier ganz unpassend, da sie weniger dicht schliessen) und an ihrer Oeffnung mit Abgussrand versehen, werden hier den Zweck als Vorrathsgefässe am besten erfüllen. Ist es gefordert, bei Licht einzufassen oder abzuwägen, so vergesse man nicht, dies unter Leuchtung mit einer Lampe, deren Flamme innerhalb eines Glascylinders brennt oder von frei brennendem Lichte möglichst entfernt vorzunehmen. Die Verbrennung eines Gemisches von Petrolbenzindampf mit atmosphärischer Luft erfolgt mit einer doppelt so starken Detonation als beim Aether. Man sei also vorsichtig! Für Petrolbenzin ist übrigens auch ein Vorrathsgefäss aus Weissblech zulässig.

Prüfung. In diesem Theile bietet die Ph. Sonderbares, denn die Möglichkeit einer Verfälschung mit Benzol oder eine Unterschiebung des viermal theureren Benzols hängt in der Luft, und gerade für diesen Fall schreibt sie eine umständliche oder vielmehr nicht bequeme Reaction, nämlich die Bildung von Nitrobenzol vor.

Ein Verfälschungs- oder Unterschiebungsmaterial ist das Lignit-Benzin oder Braunkohlenbenzin und in Folge von Leichtfertigkeit oder Verwechselung kann dem Petrolbenzin Benzol beigemischt oder für Petrolbenzin Benzol abgegeben werden. Auch sogenanntes Steinkohlenöl *(Oleum Lithanthracis rectificatum)* kann in Frage kommen. Die Prüfung umfasst folgende Punkte.

1. Geruch. Dieser darf weder an Theer (Steinkohlenöl), noch an Senf (Lignitbenzin) erinnern, er muss schwach sein und nichts Stinkendes wahrnehmen lassen.

2. Tröpfelung auf eine Glasscheibe. Giebt man einen Tropfen Petrolbenzin auf eine wagerecht liegende Glasscheibe, so erfolgt eine centrifugale Ausdehnung mit feinwelligem Rande bis zu einem Diameter von 4—5 cm, je nach Grösse des Tropfens. Lignitbenzin verhält sich ähnlich, nur ist der Diameter um 0,5 cm. länger. Steinkohlenbenzin oder Benzol verhält sich völlig anders, der Tropfen, dessen Durchmesser z. B. 1 cm beträgt, dehnt sich höchstens auf 1,6 cm Durchmesser aus und dunstet centripetal langsam sich verengend ab. Um zu unterscheiden, ob man Petrol- oder Lignitbenzin vor sich hat, mischt man gleiche Vol. des Benzins und Benzols. Dieses Gemisch mit Petrolbenzin auf Glas getropft, zeigt sofort eine centrifugale Ausdehnung bis zu einem Diameter von 3,0—3,5 cm und dieser Ausdehnung folgt schnell eine centripetale Verkleinerung, bis das Centrum ein kleines Tröpfchen deckt. Die Mischung mit Lignitbenzin zeigt dagegen keinen Drang der centrifugalen Ausdehnung. Dehnt der Tropfen sich aus, so ist die Zunahme des Diameters sehr gering (0,5 cm), um dann der centripetalen Verengerung Platz zu machen. Diese tritt auch ein, wenn das Verhältniss der Mischung 1 Vol. Benzol und 2 Vol. Lignitbenzin beträgt. Der Petrolbenzintropfen darf keinen sichtbaren Rückstand hinterlassen. Altes Petrolbenzin zeigt nach der Abdunstung einen zarten, mit dem Vergrösserungsglase leicht erkennbaren Fleckenrand.

Um nun diese herrliche Probe bequemer und effectvoller zu machen, versetzt man die Benzine mit absolutem Weingeist, welchem man einen kleinen Rosanilinkrystall zugesetzt hat. Die Mischung aus

a. Petrolbenzin und absol. Weingeist (mit Rosanilin) zu gleichen Vol. Sofortige centrifugale Ausdehnung und dann in centripetalen Farbenringen erfolgende Abdunstung. Der Rand als Folge der Ausdehnung ist wellenförmig und goldglänzend, so dass man den Diameter leicht bestimmen kann.

b. Lignitbenzin und absol. Weingeist (mit Rosanilin) zu gleichen Vol. verhält sich wie sub a. Diameter 4—5 cm.

c. **Lignitbenzin, Benzol und absolut. Weingeist** (mit Rosanilin) zu gleichen Vol. zeigt keinen Drang zur centrifugalen Ausdehnung. Langsame Abdunstung des Tropfens, hierauf ein Fleck, im Durchmesser 1,5—2 cm haltend.

d. **Petrolbenzin, Benzol und absol. Weingeist** (mit Rosanilin) zu gleichen Vol. Der Tropfen geht sofort in centrifugale Ausdehnung über (ohne jedoch einen Rand derselben zurückzulassen). Diese Ausdehnung hat einen Durchmesser von 2,5—3,0 cm. Nach der schnellen Ausdehnung folgt sofort eine centripetale, aber langsame Einengung. Nach der Abdunstung verbleibt ein Fleck mit circa 2 cm Durchmesser.

Mit dieser Probe und der Bestimmung des spec. Gew. ist die Prüfung zu schliessen und nur der Vollständigkeit halber mögen folgende Proben noch Erwähnung finden.

3. **Specifisches Gewicht.** Das Lignitbenzin ist meist etwas schwerer und die Zahl schwankt um 0,700 und steigt oft bis zu 0,710. Benzol hat ein spec. Gew. von circa 0,870—0,885.

Pikrinsäurelösung. Man giebt in ein Fläschchen 0,2 g Pikrinsäure und 3 g des Benzins. Unter öfterem Agitiren darf im Verlaufe einer halben Stunde keine Lösung stattfinden, noch sich die Flüssigkeit gelblich oder gelb färben, im anderen Falle liegt Benzol oder auch Steinkohlenöl vor. Nun giebt man noch weitere 3 g des Benzins hinzu. Es darf nach Verlauf einer Viertelstunde keine vollständige Lösung stattgefunden haben, im anderen Falle wäre eine Beimischung von Benzol zum Petrolbenzin anzunehmen.

Um das Maass der gelösten Pikrinsäure zu erkennen, giebt man mittelst eines Glasstabes einen Tropfen des mit der Pikrinsäure geschüttelten und einige Augenblicke der Ruhe überlassenen Benzins auf ein Objectglas. Petrolbenzin hinterlässt beim Verdunsten so viel Pikrinsäure, dass man mit einem Vergrösserungsglase eine kleine Zahl kleiner Krystalle erkennt. Lignitbenzin hinterlässt (da es nur Spuren löst) kaum erkennbare Krystalle und die Glasfläche scheint total leer zu sein. Benzol dagegen giebt einen mit Krystallen voll besetzten Fleck, schon aus dem Grunde, weil der Tropfenfleck keine centrifugale Ausbreitung anstrebt.

Weingeistprobe. Man mischt gleiche Volume des Benzins und eines 90-proc. Weingeistes. Es darf beim Schütteln keine klare Mischung hervorgehen, im anderen Falle liegt Benzol vor. Petrolbenzin (auch Lignitbenzin) erfordert 5—6 Vol. des 90-proc. Weingeistes, um damit eine klare Mischung oder Lösung zu erzeugen, während Benzol in allen Verhältnissen mit 90-proc. Weingeist klare Mischungen giebt.

Petrolbenzin löst Carbolsäure nicht, wohl aber wird sie vom Benzol leicht gelöst.

Nitrobenzolprobe. Diese von der Ph. angegebene Probe endet schliesslich mit Erkennung durch Geruch, welcher immer individuelle Beziehungen hat. Andererseits können statt Mononitrobenzol Di- und Trinitrobenzole entstehen und käme dadurch der Geruch in eine precäre Lage und das um so mehr, wenn das Benzol Petrolbenzin, Lignitbenzin und andere Benzine enthält. Da würden sonderbare Gerüche zum Vorschein kommen. Benzol hat die Formel C_6H_6. Die Mischung aus conc. Schwefelsäure und rauchender Salpetersäure ermöglicht unter Verdrängung von H_1 den Eintritt von $N<^O_O$ oder NO_2, so dass bittermandelartig riechendes Mononitrobenzol oder Mirbanöl, $C_6H_5 . NO_2$ entsteht. Je nach dem Einflusse der Wärme und dem Umfange der Mischung aus Schwefelsäure und rauchender Salpetersäure können H_2 oder H_3 verdrängt werden und dafür 2 oder $3NO_2$ eintreten. Dinitrobenzol hat die Formel $C_6H_4(NO_2)_2$, Trinitrobenzol (ein krystallinischer Körper) die Formel $C_6H_3(NO_2)_3$.

Kritik. Dass die Verf. der Pharmakopoe das unter sich abweichende Verhalten des Petrolbenzins und des Benzols zu 90-proc. Weingeist, sowie die abweichenden spec. Gewichte beider Benzine nicht gekannt haben sollten, ist kaum anzunehmen, und dass sie eine unterscheidende Reaction für Lignitbenzin nicht angaben, ist auffällig. Der Artikel *Benzinum Petrolei* scheint ohne Erwägung entworfen zu sein.

Warum der *Aether Petrolei*, Petroläther, welcher sich im Handel, in der Technik und Wissenschaft prädominirend eingebürgert hat, von der Ph. aus der Welt geschafft ist und mit Petrolbenzin verbunden als *Benzinum Petrolei* officinell gemacht wurde, diese Frage zu beantworten, fällt mir schwer. Vielleicht führt die Editio III den *status in quo* der Ed. I wieder zurück. *Color non fluorescens* bezieht sich nur auf die dickschichtige Flüssigkeit, auch der auf einer Glastafel abdunstende Tropfen zeigt bei seiner centripetalen Abdunstung unter gewisser Beleuchtung die herrlichste Fluorescenz in schönen Farbenringen für das Auge des scharf beobachtenden Prüfers. Die Ringe treten centripetal auf und sind selbst oft noch nach dem Abdunsten des Benzins schwach zu erkennen. Bei dem *odor* hätte *non sinapinus* Platz finden sollen, weil Lignitbenzin meist einen an Senf erinnernden Geruch besitzt.

Anwendung. Der Petroläther oder das Petrolbenzin wurde vom Professor WUNDERLICH in Leipzig vor 12 Jahren zuerst als äusserliches Mittel gegen rheumatische Leiden, von SIMPSON als locales Anaestheticum angewendet. Dass die Anwendung des Petroläthers nie in einem Zimmer, wo Licht brennt, zulässig ist, vergesse man nicht, dem Patienten oder dessen Umgebung einzuschärfen.

Steinkohlenbenzin oder Benzol und Petrolbenzin in Gaben zu 1—2 g alle 2—3 Stunden als Mittel gegen Trichiniasis resp. Darmtrichinen haben keinen Heilwerth ergeben.

Petrolbenzin ist ein herrliches Gift für kleine Insecten, Würmer, Bacterien etc., besonders ein Mittel gegen Wanzen z. B. hinter Tapeten. Man löst oberhalb die Tapete etwas ab und trägt mit einem Schwamme, Pinsel, Bausch Baumwolle das Benzin zwischen Tapete und Wand. Die Tapeten werden dadurch nicht befleckt. Motten in Polster werden beseitigt, wenn man in ähnlicher Weise das Polster tränkt. Das Mittel wird für den letzteren Fall noch verstärkt, wenn man etwas *Oleum Caryophyllorum* oder eine Lösung von Salicylsäure in absolutem Weingeist dazu mischt. Dass diese Operationen nur bei Tageslicht auszuführen sind, vergesse man nie.

Die Verwendung als Fleckenmittel, zur Beseitigung der Flecke aus Tuchkleidungen, ist eine allgemeine.

Den Petroläther giebt man, da er sich in der Wärme stark ausdehnt, in starkwandigen und nur bis zu $^8/_{10}$ des Rauminhalts gefüllten Flaschen ab.

Benzoë.

Benzoë; Benzoëharz. Resina Benzŏë; Asa dulcis. *Benjoin*; *Gum benzoin; Benzoin. Benzoin; Gum Benjamin.*

Das Harz von *Styrax Benzoïn*. Graubräunliche, oft mit vielen Löchern versehene, leicht zerreibliche, mit ziemlich hellen Körnchen oder Klümpchen durchsetzte Masse oder flache gelbbräunliche, innen hellere Stücke. Die Benzoë löst sich bei gelinder Wärme in der fünffachen Menge Weingeist, so dass nur ein geringer, aus Pflanzentrümmern bestehender Antheil ungelöst bleibt; filtrirt und mit Wasser vermischt giebt die Lösung eine milchige Flüssigkeit von saurer Reaction aus.

Styrax Benzoïn DRYANDER. Syn. *Benzoin officinale* HAYNE.
Fam. **Styraceae.** Sexualsyst. **Decandria Monogynia** L.

Geschichtliches. In der Beschreibung der Reise des IBN BATUTA (1325 —1349) durch Sumatra findet man die Benzoë zuerst erwähnt. Der Name Banjawi, Benjui, Benzui, Benzoë soll aus dem Arabischen *Luban Jawi* (Räucherwerk von Java) entstanden sein. Im Jahre 1461 sendete der Sultan von Egypten an den Dogen von Venedig unter anderem auch Benzoëbrötchen *(rotoli Benzoi)* zum Räuchern. Diese Sendung wiederholte sich 1490. VASCO DE GAMA erwähnt in seinem Tagebuche (1497) die Siam-Benzoë. GARCIA D'ORTA war der erste (1540), welcher speciell die Benzoë beschrieb. Um 1620 wurden grössere Mengen Benzoë in Frankreich eingeführt.

Herkommen. Die echte Benzoë fliesst als ein weisser, beim Trocknen an der Luft sich bräunender Saft aus der verwundeten Rinde des vorbenannten Benzoëstoraxbaumes, welcher in Hinterindien, Cochinchina, Siam und auf Sumatra zu Hause ist.

Im Handel unterscheidet man die Benzoë je nach ihrem Gehalt an Benzoësäure oder Zimmtsäure. Die Pharmakopöe, Ed. I, liess nur das Benzoësäure haltende Harz zu, die vorliegende Ed. II lässt sowohl die Benzoësäure als auch die Zimmtsäure enthaltende Benzoë zu, denn in therapeutischer Beziehung liegt kein Unterschied vor. Damit müssen wir einen Fortschritt bezeichnen. Zur Darstellung der Benzoësäure durch Sublimation kann selbstverständlich nur die von Zimmtsäure freie Benzoë Verwendung finden.

Handelssorten der Benzoë. I. Benzoësäure enthaltende Benzoë. Unter dem Mikroskop erkennt man die prismatischen Krystalle der Benzoësäure. Geruch vanilleartig.

a. Siamesische Mandelbenzoë, *Benzoë amygdaloïdes*, ist reich an Benzoësäure und die vordem officinelle Sorte. Sie besteht vorwaltend aus weissen, später bräunlich werdenden, wachsglänzenden Stücken, welche in eine tief braunrothe, dichte, spröde glänzende Harzmasse eingesprengt sind. Ihr Schmelzpunkt liegt bei ungefähr 90⁰. Die ausgesuchten Mandeln dieser Sorte kommen auch als *Benzoë in lacrĭmis* in unregelmässigen, mehr oder weniger platten, blassröthlichgelben, innen weissen, wachsglänzenden, spröden, bei 75— 80⁰ schmelzenden Stücken in den Handel, enthalten aber weniger Benzoësäure. Der Geruch ist vanilleartig. Das spec. Gew. der Siam-Benzoë ist 1,16—1,17.

b. Kalkutta-Benzoë, Blockbenzoë, *Benzoë in sortis, Benzoë in massis.* Sie besteht aus grossen spröden, schmutzig-rothbraunen, im Bruch porösen, harzglänzenden Massen, durchsprengt mit zahlreichen kleinen helleren Thränen, durchmischt mit Pflanzentrümmern. Spec. Gew. 1,10—1,12.

II. Zimmtsäure enthaltende Benzoë. Geruch storaxähnlich.

a. Penang- oder Sumatra-Benzoë bildet bleich-chokoladenbraune, fast matte Massen mit einer überwiegenden Menge eingesprengter weisser Mandeln. Sie ist von schönem Aussehen, hat aber einen storaxähnlichen Geruch und ist nur für Parfümeriezwecke brauchbar. Sie enthält neben Benzoësäure Zimmtsäure oder nur Zimmtsäure. Schmelzpunkt der Mandeln liegt bei 85⁰, der Schmelzpunkt der Zwischenmasse bei 95⁰.

Eigenschaften im Allgemeinen. Eine gute Benzoë muss ein porphyrähnliches Aussehen zeigen und von 1—3 cm langen oder gerundeten oder kantigen milchweissen oder weisslichen, auf dem Bruche wachsglänzenden, in dünner (0,3 mm dicker) Schicht durchscheinenden Massen oder Mandeln durchsetzt sein. Die die Mandeln einschliessende Masse ist von geringem Umfange, röthlichbraun, grau- oder gelblichgraubraun, hier und da porös, auf dem Bruche rauh, etwas fettglänzend, in sehr dünner Schicht durchscheinend. Bei geringwerthiger Sorte bildet die Zwischenmasse (zwischen den Mandeln) die überwiegende Menge und in der schlechtesten Sorte fehlen die Mandeln überhaupt. Nur die mit Mandeln durchsetzte Benzoë sollte in den Apotheken gehalten werden. Die Mandelmasse ist hart, die Zwischenmasse leichter zerbrechlich und zerreiblich. Den besten Geruch, nämlich einen vanilleähnlichen besitzt die Siambenzoë, wesshalb man nur dieser den Vorzug geben sollte.

Nach STOLZE enthält eine gute Benzoë in 1000 Th.: Spuren flüchtigen Oels, 271 gelbes, in absolutem Aether lösliches Harz, 505,25 braunns in absolutem Aether unlösliches Harz, 194,25 Benzoësäure, 2,5 Extractivstoff, 26 Unreinigkeiten, Feuchtigkeit. Vergl. auch *Acidum benzoicum.* 100 Th. in Weingeist gelöste Benzoë müssen mindestens 6,6 g wasserleeres Natriumcarbonat in Wasser gelöst sättigen, was annähernd 15 Proc. Benzoësäuregehalt entspricht.

LAUTEMANN, KOLBE fanden zu verschiedenen Zeiten in Siam- und Sumatra-Sorten Benzoësäure und Zimmtsäure, HIRSCHSOHN in Sumatra-Benzoë nur Zimmtsäure, in Siam-Benzoë nur Benzoësäure.

Verhalten der Benzoë gegen Lösungsmittel. Die Benzoë ist in Chloroform sehr wenig, aber vollständig, in Aether nur zum Theil, in Weingeist gänzlich löslich. 1 Th. Benzoë erfordert 5 Th. 90-proc. Weingeist zur vollständigen Lösung. Beim Vermischen der weingeistigen Lösung mit Wasser wird eine weissmilchige Flüssigkeit gebildet, aus welcher in der Ruhe das Harz ausscheidet. In conc. Schwefelsäure löst sie sich carminroth, dann mit Wasser vermischt färbt sich die Flüssigkeit dunkelviolett oder lilafarben. Petrolbenzin entzieht der trocknen gepulverten Benzoë nur Benzoësäure.

Prüfung auf Zimmtsäuregehalt. Behufs Darstellung der Benzoësäure durch Sublimation ist eine vorausgehende Prüfung der Benzoë auf Zimmtsäure-Gehalt nothwendig. Man zerreibt 3—4 g des Harzes mit kaltem Wasser zu einem Brei, setzt mehr Wasser hinzu, erwärmt in einem Kasserol bis fast zum Kochen und filtrirt heiss. Wenn das Filtrat durch Abdampfen bei sehr gelinder Wärme bis auf 7—9 g eingedampft ist, erhitzt man es bis zum Kochen und versetzt es entweder mit einer concentrirten Lösung des übermangansauren Kalium oder mit Bleisuperoxyd. Ein Bittermandelölgeruch, der sich sofort entwickelt, beweist die Gegenwart der Zimmtsäure. Auch kann man die Benzoë zu Pulver zerreiben, erwärmen und mit Chromsäure versetzen. Der Bittermandelgeruch tritt hervor.

Anwendung. Die Benzoë wird selten in Stelle der Benzoësäure in Pillen oder Emulsionen gegen Katarrhe der Luftwege gegeben. Aeusserlich in weingeistiger Lösung zeigt sie fäulnisswidrige Eigenschaften und ist sie wohl zum Theil wegen des Benzoësäuregehalts ein mildes Antisepticum und Desinficiens, daher ein bewährtes Wundmittel. Ausser zur Darstellung der Benzoësäure wird sie besonders zu cosmetischen und Räucher-Mitteln verwendet. Die Benzoëdämpfe reizen stark die Luftwege und bewirken heftiges Husten, dennoch bildet Benzoë, aber in geringer Menge, einen Bestandtheil der Cigarretten gegen Heiserkeit und Katarrhe und einen Bestandtheil der Räuchermittel gegen Bronchialkatarrhe.

Bismuthum subnitricum.

Wismutsubnitrat; Wismuthydriumnitrat; basisches salpetersaures Wismut; Wismutweiss. Bismūthum subnitrĭcum; Bismuthum hydrĭco-nitrĭcum; Magisterĭum Bismuthi. *Sousazotate de bismuth; Magistère de bismuth; Sousnitrate de bismuth; Blanc de bismuth; Subnitrate of bismuth. White pearl ash; Magistery of bismuth.*

Zwei (2) Theile Wismutmetall und ein (1) Th. Natriumnitrat werden in einer eisernen Schale bis zur schwachen Rothgluth erhitzt und, sobald die Masse anzuschwellen beginnt, rühre man um, bis das Metall fein zertheilt und kaum noch sichtbar ist. Die halb erkaltete Masse, nachdem man fünf (5) Th. Wasser und drei (3) Th. Aetznatronlauge zugesetzt hat, koche man einige Minuten und sammle das feinzertheilte Metall nebst dem oxydirten Theile in einem Filter und wasche mit Wasser aus, bis das Alkali gänzlich beseitigt ist. Den getrockneten Rückstand gebe man in kleinen Portionen in acht (8) Th. siedend heisser Salpetersäure, alsdann erwärme man kurze Zeit hindurch auf eine Temperatur von 80—90° C., filtrire durch Asbest und bringe (die Flüssigkeit) durch Ausdunstung (Abdampfen?) bis auf sechs (6) Th.

Einen (1) Th. der Krystalle, welche man durch Erkalten erlangt, wasche man mit Wasser, welches mit einer sehr geringen Menge Salpetersäure versetzt ist, einige Male ab, zerreibe nun mit vier (4) Th. Wasser gleichmässig und giesse die Masse in einundzwanzig (21) Th. kochenden Wassers unter Agitiren hinein. Nach dem Absetzen des Niederschlages *(sedimento praecipitato)* beseitige man die überstehende, noch warme Flüssigkeit und sammle den Bodensatz im Filter. Alsdann nach völlig vollendeter Filtration wasche man mit einem gleichen Volumen kalten Wassers aus und trockne bei einer Wärme von 30° C.

Ein weisses kleinkrystallinisches Pulver von saurer Reaction. In einer Wärme von 120° C. muss es 3—5 Proc. Wasser verlieren und glühend gemacht, gelbrothe Dämpfe ausgebend, 79—82 Proc. Wismutoxyd hinterlassen.

0,5g des Wismutsubnitrats muss sich in 25ccm verdünnter Schwefelsäure, ohne Kohlensäure zu entwickeln, klar lösen. Nach dem Versetzen eines Theiles dieser Lösung mit Aetzammonflüssigkeit im Ueberschusse ergebe die durch Filtration erlangte farblose Flüssigkeit auf Zusatz von Schwefelwasserstoffwasser keine Reaction. Ein anderer Theil (jener Lösung), mit einer grösseren Menge Wasser verdünnt und durch Schwefelwasserstoff gänzlich ausgefällt, ergebe ein Filtrat, welches abgedampft keinen Rückstand hinterlassen darf.

Das Wismutsubnitrat löse sich in Salpetersäure klar auf, welche Lösung weder durch Silbernitratlösung, noch durch 5-proc. Baryumnitratlösung getrübt werden darf. Das mit Natronlauge im Ueberschuss versetzte Wismutsubnitrat darf erwärmt kein Ammon frei lassen. Die hiervon abfiltrirte Flüssigkeit in einem Probircylinder nebst einigen Stückchen blanken Eisendrahtes und einer sehr kleinen Menge geraspelten Zinkmetalls erwärmt darf ein mit 50-proc. Silbernitratlösung befeuchtetes Papier durch entweichendes Gas innerhalb einer Stunde nicht färben.

Geschichtliches. Gegen Ende des 17. Jahrh. verkaufte Nicolas Lemery Wismutmagisterium als ein Geheimmittel gegen Magenkrampf, Migräne und andere Nervenleiden. Er that dies, um seine Familie zu erhalten. Obgleich ein geschätzter Chemiker, so musste er doch, da er Calvinist war, Frankreich verlassen, und gerieth er dadurch in bedrängte Umstände, welche ihn nöthigten, sein neues Arzneimittel als Geheimmittel zu behandeln. Um 1786 brachte Odier zu Genf das Mittel wieder in Gebrauch, es gerieth aber auch wieder in Vergessenheit. Einige Jahre später wurde die Bereitungsmethode zwar bekannt, dennoch hielt man es für Wismutoxyd, bis 1802 Valentin Rose in Berlin und Bucholz in Erfurt die Zusammensetzung nachwiesen. Bis zum

Jahre 1840 war das Wismutsubnitrat stark arseniathaltig, jedoch erst seit Geltung der Ph. Germ. ed. II wird ein arsenfreies Präparat in den Handel gebracht werden, damit wird es aber auch seinen Heilwerth einbüssen.

Das Wismutmetall war schon den Alten bekannt, welche es jedoch mit Zinn oder Blei verwechselten. BASILIUS VALENTINUS im 15. und AGRICOLA im 16. Jahrhundert haben es zuerst als ein von Zinn und Blei verschiedenes Metall erkannt. Letzterer nannte es Bisemutum, PARACELSUS aber Wisemut.

Vorkommen des Wismuts. In der Natur findet man das Wismutmetall oft gediegen, meist in rhomboëdrischen Formen, auf Gängen in dem Ur- und Uebergangsgebirge, besonders im Granit und Thonschiefer mit Kobalt-, Nickel-, Kupfer- und Silbererzen. Mit Sauerstoff und Schwefel verbunden findet es sich jedoch selten und wenig als Wismutocher (Wismutoxyd), Wismutglanz (Schwefelwismut), Nadelerz (geschwefeltes Wismut, Kupfer und Blei).

Gewinnung des Wismutmetalls. In grossen Mengen wird das Wismut im Sächsischen Erzgebirge durch Aussaigern, Ausschmelzen, aus den Erzen, in welchen es sich metallisch eingesprengt findet, dargestellt. Diese Arbeit wird in eisernen Cylindern oder Röhren, welche in geneigter Lage in einem Ofen liegen, ausgeführt. Die vordere tiefliegende Röhrenmündung wird mit einem Deckel, welcher eine Oeffnung zum Ausfliessen für das geschmolzene Wismut enthält, verschlossen. Nachdem die Röhren mit dem Erze gefüllt sind, wird die höher liegende Röhrenmündung bedeckt und bei schwacher Rothglühhitze das Wismutmetall ausgeschmolzen, welches durch die erwähnte Deckelöffnung in untergestellte eiserne Kessel abfliesst. Die Einfüllmündungen der Röhren werden dann geöffnet, die Röhren von dem tauben Erze wieder befreit und mit frischem Erze gefüllt, so dass die Aussaigerung ohne Unterbrechung vor sich geht.

Wismut des Handels. Das im Handel vorkommende Wismut ist nicht rein, sondern enthält bis zu 15 Proc. verschiedene fremde Metalle und Metalloide, wie Arsen, Antimon, Blei, Silber, Eisen etc., welche es bei der Aussaigerung aus den Erzen aufgenommen hat. Nur das aus Peru kommende Wismut soll arsenfrei sein.

Reinigung des Wismuts. Als vor circa 30 Jahren durch das MARSHsche Verfahren die Nachweisung des Arsens erleichtert wurde, fand man, dass das Wismutsubnitrat gewöhnlich Arsen enthalte. Es lag also nahe, das käufliche Wismutmetall vor der Verarbeitung zu Subnitrat vom Arsengehalt zu befreien. Man gab zu diesem Zwecke eine Menge Vorschriften, z. B. stundenlange Schmelzung mit 6 Proc. Kaliumnitrat; Schmelzung von 100 gepulv. Wismut mit 15 wasserfreiem Natriumcarbonat und 2 Schwefel. In beiden Fällen sollte das Arsen in die Schlacke übergehen, im ersteren Falle als Arsensäure, im anderen Falle als Arsensulfid. Wie RIECKHER sattsam nachgewiesen hat und wie ich durch meine Versuche auch bestätigt fand, lässt sich auf diese Weise das Wismut wohl zum grösseren Theile, aber nie vollständig vom Arsen befreien. Diesen Umstand hat auch unsere Pharmakopoe bei Fassung der Vorschrift zum Wismutsubnitrat als einen unvermeidlichen angesehen, denn sie lässt das Wismutmetall des Handels in einem sehr starkmassigen Verhältnisse mit Natriumnitrat schmelzen, um sicher den ganzen Arsengehalt in Arsensäure überzuführen. Auf 2 Th. Metall kommt 1 Theil Natriumnitrat, welches vorher gut ausgetrocknet und zerrieben sein muss, in Anwendung. Das Metall wird in grober Pulver- oder Species-Form mit den Salzkrystallen durchmischt in einer eisernen Pfanne erhitzt. Da Wismut schon bei 265 ⁰ schmilzt und Natriumnitrat hierzu eine höhere Temperatur beansprucht, so ist letzteres nothwendig als grobes Pulver zuzusetzen. So wie aus letzterem Salze Sauerstoff und Salpetrigsäure frei werden, giebt sich dies durch ein Aufschwellen der Masse kund. Man soll dann sofort mit einem eisernen Stabe, welcher mit einem Holzgriff zum Anfassen versehen ist, fleissig umrühren, um das flüssige Salz mit dem flüssigen Metalle gut zu durchmischen und auf diese Weise sowohl Arsen wie Blei im Wismutmetalle zu oxydiren. Nach gut ausgeführter Mischung lässt man die Masse halb erkalten, zerreibt sie nöthigenfalles und kocht sie mit mässig verdünnter Natronlauge, welche nicht nur die gebildete Arsensäure, auch Bleioxyd und Antimonsäure löst, das etwa entstandene Wismutoxyd aber ungelöst lässt.

Die Mischuug, aus Aetznatronlauge, dem gelösten Natriumarseniat, Natriumantimoniat, Bleioxyd, ferner aus etwas Wismutoxyd und pulverigem Wismutmetall bestehend, wird mit einem halben Volumen Wasser verdünnt, um sie auf ein Papierfilter zu bringen und ihre Einwirkung auf das Papier abzuschwächen. Hier im Filter wird sie mit destillirtem Wasser, besser mit heissem Wasser ausgewaschen, bis das Abtropfende auf rothes Lackmuspapier aufhört bläuend zu wirken. Nach dem Auswaschen des Filterinhaltes wird dieser auf Tellern ausgebreitet und getrocknet.

Darstellung des officinellen Wismutsubnitrats. Der vorstehend getrocknete Filterinhalt, bestehend aus Wismutmetall und etwas Wismutoxyd (gewonnen aus 2 Th. rohem Wismutmetall), wird nun in 8 Th. heisser reiner Salpetersäure (1,185 spec. Gew.) in kleinen Portionen eingetragen, dann seine Auflösung unter gelinder Erhitzung (80—90 ^{0} C.) bewirkt, die erkaltete Lösung durch einen Bausch Glaswolle oder besser Collodiumwolle filtrirt und schliesslich auf 6 Th. eingedampft.

Die Ph. spricht von einer siedendheissen Salpetersäure und lässt die pulverige Masse in die siedend heisse Salpetersäure eingiessen. Man hüte sich diesem Verlangen zu folgen, denn eine 70—90 ^{0} C. warme Salpetersäure versieht dieselben Dienste, überhaupt hüte man sich, Salpetersäuredämpfe, welche für den Augenblick den Lungen wenig lästig scheinen, einzuathmen, denn nicht allein schwere Krankheit kann die Folge sein, sogar der Tod steht nahe, wie dies unter *Acidum nitricum* (S. 149) erwähnt ist, wo auch tödtlich endende Vergiftungsfälle in Folge eingeathmeten Salpetersäuredunstes angegeben sind. Die Ph. hat ein Lateiner übersetzt, welcher von Chemie und Physik nicht viel wusste. Daraus erklärt sich die wenig convenirende Fassung des ganzen Wismutsubnitratartikels.

Das Auflösen des Filterinhaltes in der heissen Salpetersäure, dann das Filtriren der Lösung und das Einengen derselben auf 6 Th. muss an einem Orte geschehen, an welchem die Dämpfe entweder in einen Schornstein oder in die freie Luft entweichen können.

Will man keinen Asbestbausch oder Glaswollenbausch als Filter benutzen, so kann man auch durch Collodiumwolle (Colloxylin) coliren. Unbrauchbar ist Asbest, obgleich er vorgeschrieben ist, denn dieser zwar feuerbeständige Faserstoff ist für eine stark saure Flüssigkeit, wie hier eine solche vorliegt, nicht so intact, wie man gewöhnlich glaubt.

Die klare Metalllösung wird nun zur Krystallisation gebracht. Ein Abdampfen bis zum Krystallisationspunkte, wo ein mit einem Glasstäbchen herausgenommener Tropfen zu Krystallnadeln gesteht, ist mit Vorsicht zu handhaben, denn beim Erkalten erstarrt dann die ganze Masse, von der sich kaum etwas Mutterlauge abgiessen lässt. Besser verfährt man genau nach der Vorschrift, in einem tarirten porcellanenen Kasserol (die Lösung aus 2 Th. Metall bis auf 6 Th.) bei mässiger Wärme einzuengen und dann bei Seite zu stellen. Nach Verlauf von 36 Stunden giesst man die Mutterlauge in ein anderes Kasserol, engt sie um $^1/_3$ ihres Volumens ein und stellt sie 2 Tage bei Seite. Die Mutterlauge, welche man hier abgiesst, beträgt nicht viel. Man hebt sie vorläufig mit Rücksicht auf die unten gegebene Anweisung zur Verwerthung der Abfälle und Rückstände auf.

Die aus beiden Krystallisationen gesammelten Krystalle, welche in Bezug auf Verunreinigungen als ziemlich rein angesehen werden können, werden gewogen in ein porcellanenes Perforat gegeben und mit einer kleinen Menge, ungefähr 2 Th. einer kalten Mischung aus 7 Th. destill. Wasser und 2 Th. Salpetersäure abgespült. 2 Th. Wismut geben circa 4 Th. Salzkrystalle.

Die Krystalle sind das neutrale salpetersaure Wismut, Wismutnitrat, $Bi(NO_3)_3 + 5H_2O$, welches sehr sauer reagirt, aber trotzdem neutral genannt wird, weil Wismut ein dreiwerthiges Metall ist und 3 Mol. Säure im Salze vertreten sind.

· Die mit salpetersaurem Wasser schnell abgewaschenen Krystalle werden in einem aussen und innen sehr reinen porcellanenen Mixturmörser mit der 4-fachen Menge Wasser zerrieben und zu einer gleichmässigen flüssigen Masse angerührt alsbald in einen porcellanen Topf, welcher die 21-fache Menge kochend heissen Wassers enthält, in der Art geschüttet, dass man erst das Pistill und dann den Mörser in dieses Wasser untertaucht und abspült. Mit einem reinen hölzernen Stabe oder einem Glasstabe rührt man mehrere Male fleissig um und lässt bis zum halben Erkalten stehen. Nachdem der Niederschlag sich abgesetzt hat, giesst man die noch wenig warme klare Flüssigkeit ab (das Abgegossene hebt man aber auf) und bringt den Niederschlag auf ein doppeltes Papierfilter oder bei grösserer Menge auf ein farbloses, mit Wasser angefeuchtetes Colatorium von Leinwand, wäscht nach dem Abtropfen der Flüssigkeit mit einem dem Niederschlage gleichen Volumen Wassers nach, drückt den Krystallpulverbrei aus und trocknet ihn auf flachen Tellern ohne Papierunterlage an einem dunklen und vor Ammongas und Schwefelwasserstoff geschützten Orte, dessen Temperatur 30^0 C. nicht überschreiten darf. Das Wasser, worin die Fällung geschieht, muss kochend heiss sein. Der Niederschlag ist dann schwer und setzt sich in kurzer Zeit und vollständig ab. Nach diesem ersten Absetzen erfolgt während des Erkaltens auf circa 25^0 C. immer noch eine Abscheidung, wenn auch nur eine geringe. Man kann also nicht sofort nach dem Absetzen des Niederschlages die Flüssigkeit abgiessen, wie die Vorschrift es fordert. Das Präcipitat aus kalter Flüssigkeit ist in seiner chemischen Zusammensetzung und in der Form seiner Krystallchen wesentlich verschieden. Es bildet perlmutterglänzende Schüppchen, setzt sich weniger schnell ab, ist auch voluminöser. Der Anfangs entstehende Niederschlag, H_2BiNO_5, Dihydrowismutnitrat, geht mit der Menge kalten Wassers in Berührung allmählich in ein basischeres Salz (z. B. $H_8Bi_5N_3O_{19}$) über. Dieser allmähliche Uebergang verursacht die Bildung grösserer Krystallchen (in Säulenform), und der Niederschlag wird grobkörniger und schwerer. Bei Fällung mit heissem Wasser dagegen wird dieser Uebergang schnell herbeigeführt, und man erhält ein feinkörnigeres und weit lockereres Präparat, das quantitativ nur etwas weniger beträgt. Das Auswaschen des Niederschlages soll, wie schon bemerkt ist, nur mit wenigem Wasser geschehen, weil viel Wasser Zersetzung des Niederschlages und die Bildung einer basischeren Verbindung veranlasst. Damit das Präparat nicht Krystallwasser verliere, darf es höchstens bei lauer, 30^0 nicht überschreitender Wärme getrocknet werden. 10 Th. Wismutmetall geben, nach Vorschrift der *Ph. Germ.* behandelt, circa 10 Th. Wismutsubnitrat aus.

Bedingung zur Erlangung eines untadelhaften (?) Präparates ist stricte Befolgung der Vorschrift der Pharmakopoe. Die Selbstdarstellung im pharmaceutischen Laboratorium ist übrigens ohne Vortheil und in 5 Fällen wird man trotz aller Vorsicht nur 3mal ein ganz reines Präparat sammeln.

Um sicher ein reines, besonders arsenfreies Präparat zu erlangen, ist rohes Wismutmetall in reiner Salpetersäure zu lösen, die mit Wismut gesättigte Lösung zuerst mit wenig Wasser zu verdünnen und mit 1-proc. Aetzammon auszufällen, den Niederschlag auf einem leinenen Colatorium mit 0,5-proc. Aetzammon auszuwaschen (bis das Abtropfende metallfrei ist), hierauf mit überschüssiger 2-proc. Aetznatronlauge zu digeriren, dann mit heissem Wasser auszuwaschen, um die letzten Spuren Arseniat zu beseitigen, den Niederschlag auszutrocknen, 10 Th. davon in 27 Th. Salpetersäure zu lösen und in normales krystallisirtes Salz überzuführen etc.

Theorie der Darstellung des Wismuthydriumnitrats. Beim Auflösen des Wismuts in Salpetersäure findet folgender Vorgang statt:

$$\underset{\text{Wismut}}{2Br} + \underset{\text{Salpetersäure}}{8HNO_3} = \underset{\text{Wismutnitrat}}{2Bi(NO_3)_3} + \underset{\text{Wasser}}{4H_2O} + \underset{\text{Stickoxyd}}{N_2O_2}$$

Das an die Luft tretende Stickoxyd oxydirt sich durch den Sauerstoff der Luft zu Untersalpetersäure (NO_2) unter Bildung rothbrauner Dämpfe. Mit Wasser im Contakt giebt das Wismutnitrat Salpetersäure an dieses ab und um so mehr, je grösser die Wassermenge ist.

$$\underset{\text{Wismutnitrat}}{Bi(NO_3)_3} + \underset{\text{Wasser}}{H_2O} = \underset{\text{Salpetersäure}}{HNO_3} + \underset{\substack{\text{Wismuthydriumnitrat}\\ \text{od. Bismutylnitrat}}}{Bi.OH(NO_3)_2}$$

$$Bi(NO_3)_3 + 2H_2O = 2HNO_3 + Bi(OH)_2NO_3$$

Durch Kochen mit einer übermässigen Menge Wasser bleibt schliesslich Wismuthydriumoxyd oder Wismuthydroxyd ($BiO.OH$) zurück. Bi ist trivalent, aber die theoretisch angenommene, mit **Bismutyl** bezeichnete Sauerstoff-Verbindung, BiO, ist monovalent. Hiernach ist das officinelle Wismuthydriumnitrat eine neutrale Verbindung des Bismutyls mit Salpetersäure und Wasser $= (BiO)NO_3 + H_2O$.

Verwerthung der Abfälle. Die letzte Mutterlauge aus der Krystallisation, das saure Wasser, womit man die Krystalle abwusch, die von dem Niederschlage abgesonderten Flüssigkeiten, den vor der Filtration der Metalllösung beim Verdünnen mit Wasser gesammelten Niederschlag versetzt man mit Natriumcarbonatlösung bis zur starken Alkalinität, sammelt den Niederschlag, übergiesst ihn noch feucht mit dünner Aetzkali- oder Aetznatronlauge im Ueberschuss, digerirt eine Stunde, wäscht ihn dann gut aus und trocknet ihn. Er ist dann ein arsen- und bleifreies Wismutoxyd. Enthielte er Kupfer- oder Silberoxyd, so muss man ihn noch mit Aetzammon behandeln. Dann lässt er sich zur Darstellung von Wismutsalzen verwenden.

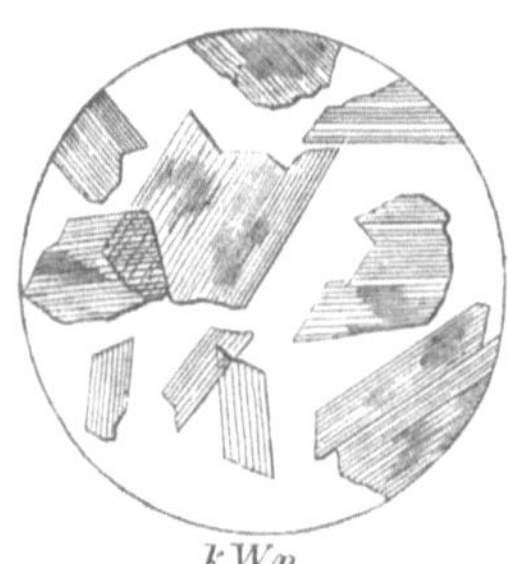

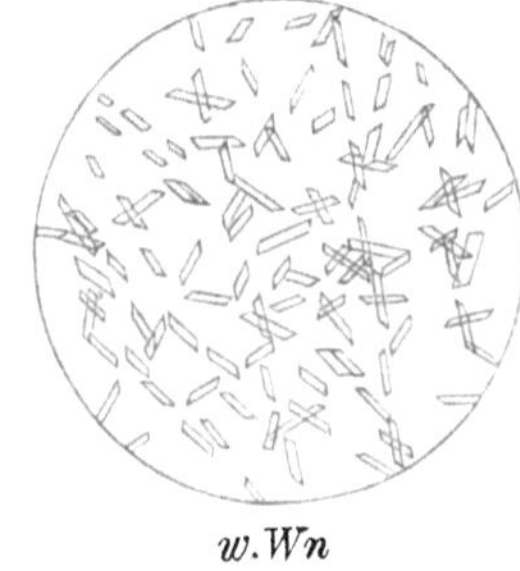

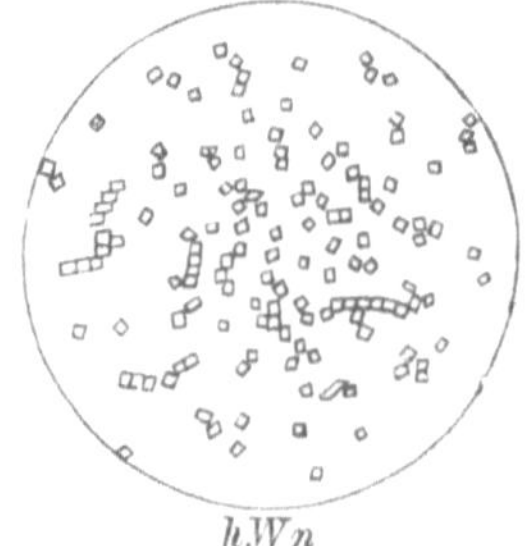

Wismutsubnitrat aus kalter
Flüssigkeit gefällt.
120-fache Vergr.

offic. Präparat.
Wismutsubnitrat aus 70—80° C.
heisser Flüssigkeit gefällt.
120-fache Vergr.

Wismutsubnitrat aus kochend-
heisser Flüssigkeit gefällt.
120-fache Vergr.

Eigenschaften. Das officinelle Wismutsubnitrat ist ein weisses, geruch- und fast geschmackloses, aus farblosen mikroskopisch-kleinen säulenförmigen

Krystallen bestehendes Pulver von saurer Reaction. Vom Sonnenlichte wird es nicht verändert (am Lichte grau werdendes Wismutsubnitrat enthält Silbernitrat). Bis zu 120º erhitzt verliert es seinen Wassergehalt (3—5 Proc.), weiter erhitzt verliert es ohne zu schmelzen seinen Säuregehalt und wird zu gelbem Wismutoxyd. Die Bestandtheile sind Wismut, Salpetersäure und Wasser. Das Verhältniss dieser Stoffe in dem Präparate ist nicht immer ein und dasselbe. Der Wismutoxydgehalt variirt zwischen 79—82 Proc.

Aufbewahrung. Es ist das Wismutsubnitrat, weil es eine saure Substanz ist, vor dem Zutritte ammoniakalischer Luft zu schützen. Ein grau werdendes Präparat ist mit Silbernitrat oder Silberoxyd verunreinigt.

Prüfung. Als Identitätsreactionen sind aufzufassen *a*) die saure Reaction, *b*) der 3—5proc. Wasserverlust beim Erhitzen bis auf 120º, *c*) beim stärkeren Erhitzen das Auftreten gelbrother Untersalpetersäuredämpfe und *d*) ein 79—82 Proc. betragender Rückstand von gelbem Wismutoxyd. Hierzu wären 2 g des Präparates zu verwenden und müsste sub *b*) 1,94—1,9 Rückstand und sub *d*) 1,58—1,64 Wismutoxyd verbleiben.

Die Prüfung auf Reinheit des Präparates umfasst folgende vorgeschriebenen Reactionen:

1) die Prüfung auf Gegenwart von Erden und fremden Metallen. 0,5 g des Wismutsubnitrats soll man mit 25 g verdünnter Schwefelsäure (bei 15—16º C.) zusammenschütteln. In 10—15 Minuten muss Lösung erfolgt sein. Ist dieselbe nicht total klar, so liegt eine Verunreinigung mit Blei vor. Dass beim Aufgiessen der verdünnten Schwefelsäure auf das Präparat keine Kohlensäureentwickelung, welche sich hier durch ein prickelndes Geräusch erkennen lässt, stattfinden darf, ist zu beachten, denn dann liegen Carbonate (des Wismuts, Magnesium, Calcium etc.) vor und wäre das Präparat vielleicht nach einer Vorschrift gemacht, nach welcher zur Abscheidung des Wismutsubnitrats Natriumcarbonat oder Ammoniumcarbonat zugesetzt wird.

Die Lösung des Wismutsubnitrats in der verd. Schwefelsäure muss ohne jede Wärmeanwendung und nur unter Schütteln erfolgen. Beim Erhitzen bis zum Aufkochen scheidet fast die ganze Menge Wismut als Subsulfat aus.

a. Einen Theil dieser schwefelsauren Lösung versetzt man nun mit einem Ueberschuss Aetzammon. Es erfolgt eine milchige Trübung, und die Flüssigkeit muss ein farbloses Filtrat liefern. Ein bläulicher Farbenton deutet auf Kupfer. Ist das Filtrat aber farblos, so versetzt man es

b. mit Schwefelwasserstoffwasser. Eine schwarze Trübung oder eine ähnliche Färbung würde Silber oder Spuren Kupfer erkennen lassen.

c. Ein anderer Theil der schwefelsauren Lösung wird mit Wasser verdünnt, durch Einleiten von Schwefelwasserstoffgas gänzlich ausgefällt und filtrirt. Das Filtrat darf beim Abdampfen keinen Rückstand hinterlassen (Erden, Alkalien).

2) Das Wismutsubnitrat muss sich in Salpetersäure (1,185 spec. Gew.) klar lösen. 1 Th. erfordert hierzu 8 Th. der Säure, um aber die Lösung zu fördern, nehme man 15—20 Th. Salpetersäure. Will man die von der Ph. vorgeschriebene Reaction auf Arsensäure (sub 4) umgehen, so nehme man auf 1 Th. des Wismutsubnitrats zuerst nur 8 Th. und stelle unter öfterem Agitiren eine halbe Stunde bei Seite. Resultirt eine trübe oder eine sehr schwach trübe, keine völlig klare Lösung, so liegt auch eine Verunreinigung mit Arseniat vor. Man gebe dann noch 10 weitere Th. Salpetersäure hinzu. Erfolgt in einigen Minuten dennoch keine völlig klare Lösung, so dürften mehr als entfernte Spuren Arseniat vorliegen. (Zur Erkennung des Arsens giebt man

zu 3 ccm der etwas trüben Lösung 1 ccm Salzsäure. Tritt dadurch volle Klarheit ein, so ist die Trübung unzweifelhaft dem Arseniat zuzuschreiben. Diese Reaction zeigt selbst sehr entfernte Spuren Arsensäure an.)

a. Man verdünnt 3 ccm dieser vorstehend erlangten klaren Lösung in Salpetersäure mit 2 ccm Wasser und versetzt sie zunächst mit 4—5 Tropfen Silberlösung. Eine Fällung oder Trübung würde Chlor anzeigen. Die Ph. schreibt keine Verdünnung der salpetersauren Lösung vor, man wusste also nicht, dass kleine Mengen Silberchlorid in einer 30-proc. Salpetersäure löslich sind. Erfolgte in der verdünnten Lösung keine Trübung, so versetzt man

b. mit einigen Tropfen der 2-proc. Baryumnitratlösung. Eine sofortige Trübung würde eine zu starke Verunreinigung mit Schwefelsäure andeuten.

3) Zur Prüfung auf Ammongehalt giebt man in einen kurzen, aber weiten Reagircylinder ca. 0,5 g des Präparates, übergiesst mit circa 5 ccm Aetznatronlauge und erwärmt ohne zu schütteln den unteren Theil des Cylinders durch Eintauchen in warmes Wasser auf circa 40° C., agitirt und nähert dann einen mit 12,5-proc. Salzsäure benetzten Glasstab, denselben vorsichtig in die Mündung des Cylinders einschiebend. Unbedeutende oder schwer erkennbare Nebel müssen zugelassen werden, denn eine saure Substanz zieht stets Ammon an. Die Mischung aus dieser Probe wird reservirt.

4) Zur Prüfung auf Arsen. Diese ist hier in sofern überflüssig, wenn sich das Präparat klar und ohne trüben Schimmer innerhalb $\frac{1}{2}$ Stunde in der 8fachen Menge Salpetersäure (bei 15°) löste. Man vergl. sub 2.

Die Ph. hat dieses Verhalten nicht berücksichtigt, so wenig wie die Löslichkeit des Silberchlorids in conc. Salpetersäure (sub 2, a).

Die sub 3 mit dem Präparat gemischte Aetznatronlauge wird in einen Reagircylinder hinein filtrirt, dazu 1—2 circa 1 cm lange Stückchen Eisendraht (von einer Stricknadel mit einer Kneifzange abgebrochen) und einige kleine Stückchen oder Abschabespänchen von reinem Zink dazu gegeben, der Cylinder mit Fliess-Papier (in Dütenform), welches mit 50-proc. Silberlösung benetzt ist, geschlossen und in ein Wasserbad von circa 50° C. eingestellt. Im Verlaufe einer Stunde darf keine Färbung des Papieres eingetreten sein. Der Zusatz zweier, Wasserstoff aus saurer oder alkalischer Flüssigkeit entwickelnder Metalle bezweckt eine electrische Anregung für diesen Zweck. Dass die Färbung des mit Silbernitrat getränkten Papieres zum Irrthum führen kann, ist schon S. 113 näher aus einander gesetzt. Hier tritt noch Wärme hinzu und damit eine weitere Ursache, eine Färbung des Papieres zu bewirken. Diese Prüfung ist, wie sub 2 angegeben, völlig überflüssig.

Diese Methode des Arsennachweises hatte HAGER (pharm. Centralh. 1871, S. 157) zuerst aufgefunden, und machte er die Beobachtung, dass überschüssige Aetzalkalilauge im Contact mit Zink nur aus Arsenigsäure und ähnlichen Verbindungen Arsenwasserstoff entwickele, nicht aber die entsprechenden Hydrüre aus Arsensäure, Phosphor- und Antimonverbindungen mit Sauerstoff. HAGER setzte zur Belebung der Reaction dem Zink etwas Magnesiumband hinzu, welches aber auch die Arsensäure zu Arsenigsäure reducirte und Arsenwasserstoff daraus hervorgehen liess. Die Ph. setzt statt des Magnesium etwas blankes Eisen dem Zink hinzu und in der That scheint dieser Zusatz die Arsenwasserstoffentwickelung weit bedeutender zu beleben. Dies Gemisch erfordert auch eine geringere Erwärmung und kann selbst bei mittlerer Temperatur agiren.

Die 50-proc. Silberlösung in eine 10-proc. umzuwandeln, wäre praktischer und in Stelle des Fliesspapiers Pergamentpapier zu nehmen.

Die Prüfung auf Arseniat, besonders aber auf den Gehalt an fixen Basen, wie Kali, Natron, Erden, lässt sich einfach dadurch abkürzen, dass man 1 g des Wismutsubnitrats mit 3 ccm Aetzammon übergiesst, unter Agitiren bis auf circa 60° C. erhitzt, die Mischung mit einem gleichen Volumen destill. Wasser verdünnt und filtrirt (durch ein Filter, welches mit 2-proc. Aetzammonflüssigkeit ausgewaschen ist). Von dem Filtrat verdampft man einen Tropfen auf dem äusseren Drittel eines Objectglases über dem Cylinder einer Petrollampe unter Hinundherbewegen, so lange Dampf sichtbar wird. Liegt unter dem Mikroskop betrachtet ein Bild vor, wie auf S. 410 mit B bezeichnet ist, so können Kali, Natron etc., aber auch Arseniat vorliegen. Erhitzt man den Fleck einige Minuten stärker, indem man ihn dem Zuge der Flamme entgegenhält, und beobachtet man (nur bei Tageslicht) nach dem Abkühlen dunkle Ausscheidungen oder dunkle Massen oder farbige, bis braune Wellenzüge in dem Bilde, so hat man Arseniat vor sich. Man kann behufs Bestimmung der Verunreinigung unter Auswaschen des Filters das Filtrat sammeln, einengen, das Ammoniumnitrat durch Erhitzen beseitigen etc. Hinterliess der Tropfen auf dem Objectglase keinen oder kaum einen sichtbaren Fleck, so ist das Präparat frei von fixen Alkalien und Arseniat. Zur Prüfung auf Erden behandelt man 0,5 g des Präparates mit 1 ccm verdünnter Essigsäure, erwärmt, mischt dann 4 ccm Aetzammon hinzu und filtrirt ohne vorher zu erwärmen. Versetzt man das Filtrat mit Oxalsäure, so erfolgt eine Trübung, wenn Kalkerde vorliegt, entsteht aber keine Trübung, so übersättigt man mit Oxalsäure und kocht auf. Ist Magnesia gegenwärtig, so erfolgt eine Trübung, bei Gegenwart von Spuren nur eine schwache Opalescenz.

Mit diesem Vorgange erspart man sich die höchst unangenehme Entwickelung des Schwefelwasserstoffgases. Ammoniumarseniat hält eine starke Hitze aus und zersetzt sich hierbei unter Abscheidung von metallischem Arsen, nachdem die krystallinische Masse eine gelbe Farbe angenommen hat.

Kritik. Dieselbe erstreckt sich auf einige Stellen in der lateinischen Fassung. Das Erhitzen bis zur dunklen Rothglut kann wohl nicht mit *ad candorem leviter rubrum fervefacere* ausgedrückt werden. *Leviter (rubrum)* besagt gerade das Gegentheil von dunkel!

Residuum siccatum in Acidi nitrici partes octo infunde besagt, dass ein pulverförmiger Körper in die Säure eingegossen werden soll. Hier war doch *infundere* durch *ingerere* oder ähnliche Ausdrucksweisen zu ersetzen. Ferner ist *exhalando* statt *evaporando* angewendet, denn durch Ausduften oder Abdunsten können hier 10—11 Th. Flüssigkeit mit hohem Siedepunkte nicht bis auf 6 Th. gebracht werden.

Dass die Verfasser nicht wissen wollten, dass eine Salpetersäure von 1,185 spec. Gew. bei einem Gehalt von Spuren Chlor auf Zusatz von Silbernitrat das entstehende Silberchlorid in Lösung erhält, ist zu bedauern. Eine geringe Verdünnung mit soviel Wasser (dass also keine Trübung entsteht) war vor dem Zusatze der Silberlösung anzuordnen.

Dass die Verf. ferner die Schwerlöslichkeit des Wismutarseniats in einer Lösung des Wismutnitrats in Salpetersäure nicht beachteten, fällt auf. Spuren Arseniat sind in Salpetersäure löslich, wenn man aber Wismutsubnitrat soviel hinzu giebt (auf 8 Th. Säure 1 Th. Wismutsubnitrat), dass klare ziemlich gesättigte Lösung erfolgt, so scheidet das gelöst gewesene Arseniat wieder aus und macht die Flüssigkeit trübe oder opalescirend. Wenn die Lösung des Wismutsubnitrats in Salpetersäure von 1,185 spec. Gew. im Verlaufe einer halben Stunde total klar ausfällt, ist auch kein Arseniat gegenwärtig und die specielle Prüfung darauf überflüssig. Die Probe auf Arsen ist überflüssig.

Anwendung. Das Wismutsubnitrat wird als ein Adstringens, Antacidum und Antidiarrhoicum angesehen. Man giebt es zu 0,1—1,0—2,0 g und mehr pro dosi in spastischen Leiden, wie Epilepsie, Magenkrampf, Krampfkolik, chronischem Erbrechen, ferner bei Magenerweichung, Verdauungsschwäche, Diarrhöe. Bei starken Entzündungen der Digestionsorgane ist dieses Mittel zu meiden. Aeusserlich gebraucht man es zu Kehlkopfpulvern, als desinficirendes und die Eiterung verbesserndes Einstreupulver in Wunden, auf Brandwunden, in Salbenmischungen etc. In sehr grossen Gaben bewirkt es Erbrechen, Stuhlverstopfung, Schwindel, Angst, Betäubung, Convulsionen. Es färbt die Stühle schwarz. Vor 40 Jahren noch gab man dieses Präparat in weit geringeren, circa $^1/_5$ so grossen Dosen, da es auch in dieser Menge

Heilerfolg erwies. Seitdem jedoch die Pharmakopöen die Verunreinigung mit Arseniat darin verminderten, war der Heilerfolg ein geringerer, und man stieg in der Dosis bis auf das 5—6-fache. Was dem Wismutsubnitrat in früherer Zeit Ruf verschaffte, verdankte es allein seinem Gehalt an Wismutsubarseniat. Diese Verhältnisse führe ich an, um die Widersprüche der verschiedenen Pharmakologien bezüglich der Wirkung und Dosisgrösse aufzuklären. Mit Gültigkeit der Ph. Germ. ed II kommt erst ein arsenfreies Präparat in Anwendung (mit welcher Wirkung?).

Das neutrale Wismutnitrat, *Bismuthum trisnitricum*, wird selten als Arzneimittel angewendrt und in Pulvern mit Zucker oder Gummi zu 0,2—0,4 g gegeben.

Die QUESNEVILLE'sche *Crême de bismuth*, welche als eine französische Specialität Ruf hat, ist das frisch aus kalter Flüssigkeit gefällte, wenig ausgewaschene, noch feuchte Wismutsubnitrat. Es wird besonders gegen Diarrhöe zu 5—10 g in 100 g Zuckersyrup vertheilt, alle 2 Stunden 1 Kaffeelöffel, gegeben. Die Vorschrift zu dem in England vielgebrauchten *Liquor Citratis bismuthico-ammoniaci* findet man im Handb. d. pharmac. Praxis I, S. 607. Auf S. 613 desselben Werkes ist auch die Zusammensetzung der in England und Nord-Amerika vielgebrauchten PATERSON'schen Pastillen und Pulver angegeben.

Bolus alba.

Thon; Weisser Thon; Weisser Bolus.   Bolus alba; Argīlla.
Bol blanc.   White bole.

Erdige, weissliche, zerreibliche, abfärbende, durchfeuchtet etwas zähe, in Wasser zerfallende, aber nicht lösliche Substanz, hauptsächlich aus Aluminiumsilicat mit Wasser bestehend.

Beim Aufgiessen von Salzsäure darf sie nicht aufbrausen, auch darf sie beim Ausschlämmen mit Wasser keinen Sand zurücklassen.

Der weisse Thon besteht in seiner Hauptmasse aus kieselsaurer Thonerde (Thonerdesilicat), entstanden aus der Verwitterung von Gesteinen, deren Grundlage Verbindungen von Silicaten des Kalis und der Kalkerde mit Silicaten der Thonerde bildeten. Durch Einfluss von Wasser und Kohlensäure wurden Alkali- oder Kalksilicat zersetzt und weggewaschen, das Thonerdesilicat blieb als Rest zurück. Durch Schlämmen von Sand und Gestein befreit, dann getrocknet, kommt es als weisse Thonerde oder weisser Bolus in den Handel. Sein Verbrauch in der Technik ist ein sehr bedeutender.

Der im Handel vorkommende rothe Bolus verdankt seine Farbe einem Ferrioxydgehalte. Er dient nur zum Anstreichen gemauerter Wände.

Wesentlich ist die Forderung der Pharmakopöe, dass der weisse Bolus nicht nur geschlämmt, sondern auch frei sein soll von den Carbonaten des Calcium und Magnesium, dass er also beim Uebergiessen mit verdünnter Salzsäure keine Kohlensäure ausgeben darf. Er wird nämlich häufig als indifferentes Constituens von Pillen mit leicht zersetzbaren Metallsalzen, wie Silbernitrat, Quecksilbersublimat, benutzt. Die Gegenwart von jenen Carbonaten würde sofort eine Zersetzung dieser Metallsalze veranlassen. Erweist sich wie gewöhnlich der weisse Bolus mit Salzsäure aufbrausend, so macerirt man ihn in Wasser, welches mit circa 5 Proc. Essigsäure sauer gemacht ist und wäscht ihn dann durch Aufgiessen von Wasser, Absetzenlassen und Decanthation aus.

Zuletzt lässt man ihn in einem leinenen Colatorium abtropfen und legt ihn in dasselbe Colatorium eingehüllt in den Trockenschrank. Nach dem Trocknen zerreibt man ihn und schlägt ihn durch ein mittelfeines Sieb. Enthält er Sandkörner, so können diese nur durch Schlämmen mit Wasser beseitigt werden, indem man ihn mit Wasser zu einem ziemlich dünnen Breie anrührt, $1^1/_2$ Minuten absetzen lässt und den Brei vom Bodensatze abgiesst. Den Rückstand rührt man wieder mit Wasser an, lässt 1 Minute absetzen und giesst ab. Dann wird das Abgegossene zum Absetzen beiseite gestellt, das Wasser decanthirt etc.

Die **Anwendung** des weissen Bolus als Arzneisubstanz ist eine seltene, meist wird er in Pulverform als Exsiccans bei nässenden Wunden, wunden Hautstellen, zum Bestreuen erysipelatöser Entzündungen gebraucht. Man benutzt ihn ferner, wie oben schon erwähnt ist, als ein indifferentes Constituens von Pillen (mit Argent. nitr., Hydrarg. bichlorat.). Im Laboratorium dient er zum Beschlagen der Retorten und als Kittmaterial, in der Oekonomie mit Wasser angerührt zum Ausziehen der Fettflecke aus Holz und Zeug.

Weisser Bolus als Bleiweissersatz. In manchen Gegenden fordern die Landleute Bleiweiss, um dieses giftige Mittel als Streupulver bei Wundsein (*intertrigo*) der Kinder zu verwenden. Da eine Belehrung von diesen Leuten doch nur mit Misstrauen zum Nachtheil des Belehrenden aufgenommen wird, so wäre es zweckmässig, in Stelle des Bleiweisses eine Mischung aus 1 Th. Zinkoxyd, 2 Th. Stärkemehl und 2 Th. weissem Bolus zu dispensiren. Der Name dieser Mischung könnte *Pulvis exsiccans*, Einstreupulver, sein. Reines Zinkoxyd wirkt zugleich erhitzend und macht den Kindern Schmerz.

Kitte zum Dichtmachen von Destillir- oder Gasentwickelungsapparaten mischt man nur aus Wasser und weissem Thon oder aus Wasser und einem Gemisch von 1 Th. Getreidemehl und 3 Th. gepulv. weissem Thon.

Borax.

Borax. Natriumbiborat. Natrium biboricum s. biboracicum; Boras sodicus. *Borax. Bauracon; Borate de soude; Biborate de soude; Sel de Perse. Borax; Biborate of soda.*

Harte weisse Krystalle oder krystallinische Stücke, löslich in 17 Th. kaltem, in ihrem halben Gewicht siedend heissem Wasser, sehr reichlich in Glycerin, nicht aber in Weingeist.

Die wässrige Lösung färbt gelbes Reagenspapier (Curcumapapier) gelb und nach Zusatz einer sehr kleinen Menge Salzsäure braun. Mit dem Oehre eines Platindrahtes aufgenommen färbt der Borax die Flamme gelb.

Die 2-proc. wässrige Lösung darf weder durch Schwefelwasserstoffwasser, noch durch Ammoniumcarbonat eine Veränderung erleiden, noch mit Salpetersäure angesäuert aufbrausen. Auf Zusatz von Baryumnitrat und auch von Silbernitrat darf die Lösung nach fünf Minuten höchstens eine opalescirende Trübung erleiden.

Geschichtliches. Der Ursprung des Borax war in Europa lange Zeit unbekannt, bis GRILL ABRAHAMSON im Jahre 1772 solchen in krystallisirtem Zustande aus Ostindien nach Schweden schickte. Den Namen Borax fand man zuerst in den Schriften GEBER's. Der Namen Tinkal entstammt derselben Zeit. Den Alten scheint der Borax nicht bekannt gewesen zu sein, denn ihr Chrysokoll ($\chi\varrho\nu\sigma\acute{o}\varsigma$, Gold, und $\varkappa o\lambda\lambda\alpha$, Leim), welches sie beim Löthen des Goldes gebrauchten, soll ein aus Harn und Kupferoxyd bereitetes Salz gewesen sein, dennoch zählt Chrysokoll zu den Synonymen des Borax.

Vorkommen. Der natürliche Borax *(Borax nativus)* kommt in dem südlichen Asien vor, wo er theils aus der Erde wittert, theils aus dem Wasser einiger Seen (Tinkalseen in Tibet) an die Ufer in Krystallen sich ansetzt. Er führt dort den Namen Tinkal oder Pounxa. Der Tibetanische Borax ist trocken, hat die Form der Mannakörner oder kleiner stumpfeckiger Prismen, bedeckt mit einem von Erdharz durchdrungenen Mergel. Der Ostindische besteht in etwas eckigen, länglichen, grünlichweissen Stücken, welche man mit einer fetten schmierigen Substanz bedeckt, um die Krystalle vor dem Verwittern auf der See zu schützen. Der Chinesische Borax ist ziemlich rein. Auch in den Minen von Riquintipa und in der Nähe von Eskapa in Süd-Amerika wird Borax gegraben. Bei Iquique in Peru und in Bolivia wird der Borocalcit (Hayesin, Ulexit) zu Tage gefördert, ein Mineral, bestehend aus Natriumborat und Calciumborat. Borax soll sogar krystallisirt in einem See von Lake-county in Californien vorkommen und zwar in solcher Menge, dass während der trocknen Jahreszeit 1869 bei sehr niedrigem Wasserstande der abgelagerte Borax nach Art der Austernfischerei ausgebeutet werden konnte. Uebrigens sind 1876 in Californien und in dessen nördlichem Gebiete (Nevada) bedeutende Lager Borocalcit aufgefunden worden. Man vergl. auch S. 64. Der Borocalcit oder Boronatrocalcit erhält die Formel $Na_2B_4O_7 . 2CaB_4O_7 + 18H_2O$.

Boraxraffinerien. In denselben, namentlich in denen Frankreichs, Hollands und Dänemarks, wird der rohe Borax gereinigt. Dies geschieht entweder durch wiederholtes Umkrystallisiren oder durch Abwaschen der unreinen fettigen Krystalle mit sehr verdünnter Kalkmilch, Nachspülen mit reinem Wasser und Umkrystallisiren der zurückbleibenden Krystalle, oder durch starkes Kochen der Lösung, Klären derselben mit Eiweiss, Filtration und Krystallisation etc. Der meiste Borax des Europäischen Handels wird aus der Toskanischen Borsäure (Sassolin, vergl. S. 64) durch Uebersättigung mit kohlensaurem Natrium und durch Krystallisation dargestellt. In den Maremmen im Toscanischen entströmen aus Erdspalten dicke weisse kochendheisse Wasser-Dämpfe *(suffioni)* mit Borsäure geschwängert.

Auch diese natürlich vorkommende Borsäure wird im Grossen gesammelt und in den Handel gebracht. Ueber diesen Borsäure enthaltenden Dampfquellen stehen steinerne Bassins, so dass die $100—140^0$ heissen Dämpfe in die Böden der Bassins direkt eintreten und von dem darin befindlichen Wasser verdichtet werden. Das mit Borsäure gesättigte Wasser befreit man durch Absetzenlassen von dem Schlamme, welchen die Suffionis mit sich führen und dampft dann die Lösungen in bleiernen, terrassenförmig aufgestellten Pfannen, die durch die Hitze der Suffionis geheizt werden, ein, lässt die Säure herauskrystallisiren etc.

Um recht grosse Boraxkrystalle zu erlangen, lässt man den Krystallisationsakt durch allmähliches Erkalten der Lösung vorschreiten. Die Krystallisirgefässe bestehen gewöhnlich aus Holz und sind innen mit Blei belegt. Früher waren es besonders die Venetianer, welche den rohen Borax raffinirten, daher der reine Borax auch Venetianischer heisst.

In Marseille versetzt man die heisse Natriumcarbonatlösung mit soviel Borsäure, als Kohlensäure entweicht. Auf 1 Mol. Natriumcarbonat (Na_2CO_3) kommen 4 Mol. Borsäure ($4H_3BO_3$) und es resultiren $Na_2B_4O_7 + 6H_2O + CO_2$. — Aus dem Stassfurtit, einem aus Magnesiumborat und Magnesiumchlorid bestehenden Minerale wird zu Stassfurt auch Borax bereitet.

Handelswaare. Im Handel unterscheidet man einen prismatischen Borax, welcher der officinelle ist und 47 Proc. Krystallwasser enthält, und einen oktaëdrischen mit nur 30,8 Proc. Krystallwasser, welcher allein in der Technik Anwendung findet. Der prismatische ist unter der Bezeichnung raffinirter Borax in die Preislisten der Drogisten aufgenommen und giebt man dem aus den Raffinerien Englands kommenden raffinirten Borax *(Borax raffinatus Anglicus)* den Vorzug.

Eigenschaften. Der officinelle oder prismatische Borax bildet krystallinische, schwach weiss bestäubte Salzstücke oder ziemlich grosse Prismen oder schiefe rhombische Säulen mit geringer äusserer Opalescenz. Er ist farblos, durchscheinend, glänzend, ziemlich hart, auf dem Bruche flachmuschelig und glänzend. Er ist in 15—17 Th. kaltem, in $^1/_2$ Th. kochendem Wasser, nicht in Weingeist löslich. Der Geschmack ist mildsüsslich, kühlend, nachher laugenhaft. Er reagirt alkalisch und bräunt daher Curcumapapier, sogar bei Gegenwart freier Salzsäure. Spec. Gewicht 1,7. Mit der Luft in Berührung bedeckt er sich wenig mit einem weissen Pulver. Im Feuer schmilzt er leicht, bläht sich zu einer schneeweissen schwammigen Masse *(Borax calcinatus s. ustus)* auf, welche nach Verlust des sämmtlichen Krystallwassers bei Rothglühhitze zu einer farblosen zähe-flüssigen Masse schmilzt und erkaltet ein wasserhelles sprödes Glas, Boraxglas, darstellt. Der geschmolzene Borax löst Metalloxyde auf und schützt Metalle wie ein Firniss vor Oxydation, daher wird er besonders zum Löthen der Metalle benutzt. Der Borax hat die besondere Eigenschaft, Schleime, wie z. B. des Arab. Gummis, Saleps etc., zu verdicken und starr zu machen. Ein Zuckerzusatz hebt diese Eigenschaft auf.

Krystallisirt Borax aus einer concentrirten Lösung bei 56 — 80° C., so nimmt er eine oktaëdrische Krystallform an. Er enthält alsdann weniger Krystallwasser und hat ein spec. Gewicht von 1,81. Die Krystalle sind härter und hängen fester aneinander, so dass sie eine klingende Masse bilden. In trockner Luft bleibt dieser Borax unverändert, in feuchter zieht er aber Wasser an und wird trübe.

Der wasserleere Borax ist eine Verbindung von 1 Mol. oder 2 Atomen Natrium und 4 Mol. Borsäure oder Boraxsäure, also saures borsaures Natrium, erhält daher die Formel $Na_2B_4O_7$ und die Bezeichnung Natriumtetraborat, Natriumpyroborat, Natriumbiborat. Der prismatische enthält 10 Mol. Krystallwasser, seine Formel ist $Na_2B_4O_7 + 10H_2O$, und der oktaëdrische enthält nur halbsoviel dieses Wassers, seine Formel ist also $Na_2B_4O_7 + 5H_2O$. Die Borsäure ist eine so schwache Säure, dass 4 Mol. nicht die Alkalinität eines Mol. Natriumoxyds aufzuheben vermögen.

100 Th. Wasser von 0° lösen 2,8 Th. Borax, bei 10° 4,6 Th., bei 15° 6,6 Th., bei 20° 7,9 Th., bei 30° 12 Th., bei 40° 18 Th., bei 50° 27,5, bei 100° 201,4 Th. Borax.

Aufbewahrung. Borax in Krystallen lässt sich ohne merkliche Veränderung in gut geschlossenen Holzgefässen aufbewahren.

Prüfung. Eine wesentliche Identitätsprüfung ist a) die Löslichkeit des Borax in Wasser und die Unlöslichkeit in Weingeist. Man zerreibt einige Krystalle und übergiesst 2 g mit 28 g Wasser von 15° C. Es darf in 2 Stunden unter öfterem Schütteln (man trägt das gut verkorkte tarirte Gefäss bei sich) keine vollständige Lösung eintreten, dann aber nach Zusatz von 2—3 g Wasser. Eine andere Portion zerriebenen Borax schüttelt man mit Weingeist, filtrirt und verdampft einen Tropfen des Filtrats auf einem Objectglase. Ein höchst zarter weisser Rand muss zugelassen werden, denn absolute Unlöslichkeit in Weingeist ist nicht vorhanden.

Die wässrige Lösung für sich und nach Zusatz von etwas Salzsäure mit Curcumapapier zu prüfen ist nothwendig, aber noch nothwendiger ist, die Krystalle in fingerdicker Schicht auf dunkel gefärbtes Papier zu schütten, auszubreiten und nach zu sehen, ob nicht Krystalle darunter sind, welche zum Verwittern eine grössere Disposition zeigen und stärker mit weisser Schicht bedeckt sind (Glaubersalzkrystalle, Natriumcarbonatkrystalle dienen oft als gewichtsvermehrende Mittel). Findet man solche nicht, so lasse man die Krystallschicht, leicht mit Papier bedeckt, an einem Orte von 18—20⁰ C. stehen und im Verlaufe eines Tages wird man vielleicht das finden, was man anfangs nicht fand. Auch Alaunkrystalle und Steinsalz hat man im Borax angetroffen. Zur speciellen Prüfung auf Verunreinigungen hat die Ph. eine 2-proc. Lösung des Borax herangezogen, denn einige Reagentien, wie Baryumnitrat, Silbernitrat, fordern nur eine verdünnte Boraxlösung, indem sie in concentrirter Lösung an und für sich Trübungen erzeugen würden. Wesentlich ist es, 10—12 Krystalle und Krystallstücke zu zerreiben und von diesem groben Pulver 2 g in 98 ccm Wasser zu lösen, denn wären fremde Salze beigemischt, so dürfte doch wohl das eine oder das andere herangezogen werden. — 1) Zur Prüfung auf metallische Verunreinigungen werden gleiche Vol. der 2-proc. Lösung und Schwefelwasserstoffwasser gemischt. Es muss eine klare farblose Mischung resultiren. — 2) Salze der Erden (Magnesia, Kalkerde) werden durch Natriumcarbonatlösung erkannt, indem dieselbe bei Gegenwart von Salzen des Calcium und Magnesium eine Trübung erzeugen würde. Eine erst nach einer Minute erfolgende Trübung dürfte nicht in Betracht kommen. — 3) Zur Prüfung auf Gehalt an Carbonaten der Alkalien lässt die Ph. zu der 2-proc. Boraxlösung Salpetersäure giessen. Was man hier an entweichender Kohlensäure mit dem Auge nicht wahrnimmt, muss durch das Gehör erkannt werden. — 4) Ein Sulfatgehalt wird erkannt, wenn man zu der sub 3 erhaltenen, mit Salpetersäure versetzten 2-proc. Lösung etwas Baryumnitrat setzt und — 5) ein Chloridgehalt wird erkannt, wenn man derselben Lösung einige Tropfen Silberlösung zusetzt. Nur eine nach 5 Minuten eintretende Opalescenz soll in beiden Fällen zulässig sein!

Diese beiden Reactionen 4 und 5 gehen über alles Maass hinaus. Wenn auch Spuren Sulfate seltener vorkommen, so sind die Chloridspuren immer vorhanden, so dass in den meisten Fällen in einer halben Minute nach Zusatz des Silbernitrats eine Opalescenz eintritt. Da diese entfernte Spuren der Verunreinigung ohne allen Nachtheil für die Verwendung des Borax sind, eine Opalescenz nach 5 Minuten mit einem völligen Freisein von Sulfat und Chlorid gleich rangirt, so fordert die Ph. etwas Unmögliches und den Verhältnissen nicht Entsprechendes.

Kritik. Die Hinausschiebung einer Reaction auf Chlor durch Silberlösung auf 5 Minuten geht über das Maass des Möglichen hinaus, denn wenn eine Spur Chlor gegenwärtig ist, so käme sie in 3 Minuten sicher zur Erscheinung. Ein von Chlorid freier Borax dürfte allezeit eine Seltenheit bleiben und werden die Apotheker in die Lage versetzt, den Anforderungen der Ph. nicht genügen zu können.

Das Latein bietet Zweideutigkeiten, denn wenn gesagt wird, der Borax sei in 17 Th. kaltem Wasser, in dem halben Gewichte heissen Wassers löslich, so kann auch mit letzterem die Hälfte von 17 Th. angenommen und das Latein mit „in halb soviel heissem Wasser" übersetzt werden. Ferner lässt *Baryo nitrico aut Argento nitrico* die Annahme zu, entweder das eine oder das andere Reagens anzuwenden. Das ist kein Latein für eine Pharmakopoe.

Anwendung. Der Borax wirkt als Adstringens, Antisepticum, Antizymoticum, Digestivum, Diureticum, Lithonthripticum, Detersivum oder Reinigungsmittel. Innerlich wendet man ihn oft als Wehen- und Menstruation-beförderndes, säuretilgendes Mittel zu 0,5—1,5 g, äusserlich bei Mundschwämmen, Mundfäule, Diphtheritis, Mandelentzündung, Pityriasis, Frostbeulen etc. an. Weil der Borax die Eigenschaft besitzt in der Hitze Metalloxyde aufzulösen, gebraucht man ihn in der Technik zum Löthen, zur Darstellung von künstlichen Edelsteinen, in der Chemie zu Löthrohrversuchen. Auch benutzt man ihn als ein Conservationsmittel organischer Flüssigkeiten, welche leicht sauer werden und in Verbindung mit Glycerin als Antisepticum.

Bromum.

Brom. *Brome. Bromine.*

Dunkel rothbraune flüchtige Flüssigkeit von 2,900—3,000 spec. Gew. Schon bei Lufttemperatur verdunstet es unter Bildung gelbrother Dämpfe. Es ist löslich in 40 Th. Wasser, mit rothgelber Farbe leichtlöslich in Weingeist, Aether, Schwefelkohlenstoff, Chloroform.

Das Brom wird durch Aetznatronlauge klar gelöst. Die wässrige 2,5-proc. Lösung, mit überschüssig zugesetztem gepulvertem Eisen versetzt, liefert eine Flüssigkeit, welche mit wenig Ferrichlorid und auch mit Chloroform versetzt letzteres nicht violett färbt.

Vorsichtig werde es aufbewahrt.

Geschichtliches. Brom wurde im Jahre 1826 vom Apotheker BALARD in den Mutterlaugen der Salinen zu Montpellier entdeckt und als ein vom Chlor und Jod verschiedener Körper erkannt. Brom wurde anfangs Murid genannt, weil man es als Bestandtheil der Salzsoolen *(muriae)* entdeckt hatte, dann nannte man es wegen seines üblen Geruches Brom, von dem griechischen βρῶμος (Gestank) abgeleitet.

Vorkommen. Brom findet sich in der Natur nie frei, wohl aber an Basen wie Kalium, Natrium, Magnesium gebunden in grösster Menge im Meerwasser, dann besonders im Wasser des todten Meeres, in kleineren Mengen fast in allen Mineralwässern und besonders in einigen Kreuznacher Quellen. Die Stassfurter Salze enthalten es so reichlich, dass es daraus im Grossen dargestellt wird. SARPHATI fand es in mehreren Seethieren *(Spongia oculata, Gorgonia flabellum)*. RABUTEAU wies Brom in der Asche des Harnes von Menschen und Hunden nach, welche nachweislich vorher keine Brompräparate genossen hatten. In den Meer- und Strandpflanzen ist es reichlich vertreten. Stets findet es sich in Begleitung von Chlor- und Jodmetallen und diesen gegenüber meist in untergeordneter Menge.

Gewinnung des Broms. BALARD schied das Brom dadurch ab, dass er durch die bromhaltigen Mutterlaugen Chlor leitete und das dadurch frei gewordene Brom mit Aether aufnahm. Die heutige Gewinnung weicht in Betreff des ersten Theiles der Operation von der BALARD'schen wenig ab. Die Mutterlaugen bromhaltiger Salzsoolen werden durch Abdampfen in mässiger Wärme concentrirt und dann in bleiernen Destillirblasen entweder mit Braunstein (Manganhyperoxyd) und Salzsäure, oder auch unter Hineinleiten von Chlorgas der Destillation unterworfen. Das freie Chlor deplacirt das Brom (NaBr u. Cl geben NaCl u. Br), welches überdestillirt und sich in zwei bis drei unter sich verbundenen Recipienten, welche den WOULF'schen Flaschen ähnlich und von welchen die erste oder die beiden ersten leer sind, die letzte aber Natronlauge enthält, ansammelt. In den leeren Recipienten verdichten sich Wasser, etwas Brom, Chlorbrom und eine schwerer als Brom verdampfbare, aus den organischen Bestandtheilen der Mutterlauge entstandene Bromverbindung, Bromoform; in dem letzten Recipienten werden die Bromdämpfe von der Natronlauge unter Bildung von Natriumbromid und Natriumbromat (bromsaurem Natrium) aufgenommen.

Natriumhydroxyd		Brom		Natriumbromid		Natriumbromat		Wasser
6NaHO	und	6Br	ergeben	5NaBr	und	$NaBrO_3$	und	$3H_2O$

Die mit Brom gesättigte Natronlauge wird zur Trockne eingedampft, der Rückstand behufs Umwandlung des Natriumbromats in Natriumbromid allein oder mit etwas Kohle geglüht, dann mit Braunstein und Schwefelsäure der Destillation unterworfen und das Brom in kaltgehaltenen Recipienten aufgefangen. Die Umwandlung des Natriumbromats in Natriumbromid erklärt das Schema: $NaBrO_3$ zerfällt in NaBr und 3O.

Bei Destillation des Bromnatriums mit Manganhyperoxyd und Schwefelsäure findet folgender Process statt:

Natriumbromid	Mangan-hyperoxyd		Schwefelsäure	Natriumsulfat	Mangansulfat	Wasser	Brom
$4NaBr$ u.	$2MnO_2$	u.	$4H_2SO_4$ geb.	$2Na_2SO_4$ u.	$2MnSO_4$ u.	$2H_2O$ u.	$4Br$

Die Mutterlaugen aus der Kaliumchloridfabrikation in Stassfurt enthalten Magnesiumbromid und wird daraus das Brom nach folgendem Schema abgesondert:

Magnesium-bromid	Manganhyper-oxyd		Schwefel-säure	Magnesium-sulfat	Mangan-sulfat	Wasser	Brom
$MgBr_2$ u.	MnO_2	u.	$2H_2SO_4$ geb.	$MgSO_4$ u.	$MnSO_4$ u.	$2H_2O$ u.	$2Br$

Das dem Brom beigemischt bleibende, leichter flüchtige Chlorbrom wird theils durch fractionirte Destillation, theils durch Destillation über Kaliumbromid beseitigt und zersetzt, indem sich im letzteren Falle Kaliumchlorid bildet und Brom frei wird.

Eigenschaften. Brom bildet bei gewöhnlicher Temperatur eine Flüssigkeit von tief rothbrauner, in dünnen Schichten von hyacinthrother Farbe. Es ist sehr flüchtig und verdampft bei gewöhnlicher Temperatur, braungelbe Dämpfe ausschickend. Bei 7,3° Kälte erstarrt es zu grauen metallglänzenden Blättern, welche mit Jod Aehnlichkeit haben. Bei ca. +60° siedet es. Sein spec. Gewicht ist bei 15° 2,98. Der Bromdampf ist schwer und hat ein spec. Gewicht von 5,4. Der Geruch des Broms ist chlorähnlich, erstickend und unangenehm. Der eingeathmete Dampf ist den Athmungswerkzeugen fast ebenso gefährlich und nachtheilig wie Chlordampf. Vergl. unter *Aqua chlorata* S. 382. Der Geschmack (des in Wasser gelösten Broms) ist chlorähnlich. Bei 0° verbindet sich Brom mit Wasser zu einem Hydrat, Bromhydrat, $2Br + 10H_2O$, welches bei mittlerer Temperatur wieder in seine Bestandtheile zerfällt. Wasser löst circa 3 Proc. Brom, färbt sich damit orangegelb und verhält sich gegen organische Farben wie Chlorwasser. Weingeist, Aether, Chloroform und Schwefelkohlenstoff lösen Brom in reichlicher Menge. Die drei letzteren Flüssigkeiten, mit einer wässrigen, freies Brom enthaltenden Flüssigkeit geschüttelt, entziehen letzterer das Brom. Stärkekleister wird durch Bromwasser orangegelb gefärbt (Chlor ist ohne Einwirkung darauf, Jod färbt blau oder violett). Mit Aetzammon in Wirkung tretend bildet sich unter Stickstoffgasentwickelung Ammoniumbromid. Brom zerstört organische Substanzen ähnlich wie Chlor. Mit alkalischen Basen bildet Brom keine dem Chlorkalk entsprechende Verbindung.

Freies Brom färbt wie freies Chlor die Zinkjodid enthaltende volumetrische Stärkelösung, *Liq. Amyli volumetr.* blau, denn es scheidet aus den Jodiden Jod ab z. B. $KJ + Br = KBr + J$.

In Silberlösungen erzeugen Brom und Bromide in Wasser und Säuren unlösliches, in Aetzammon lösliches gelblichweisses Silberbromid, und in Mercurolösungen gelbweisses Mercurobromid, welches sich dem Calomel ähnlich verhält.

Aufbewahrung des Broms. Wegen der Flüchtigkeit des Broms auch bei gewöhnlicher und selbst niederer Temperatur pflegte man es vor einem Decennium mit einer Wasserschicht bedeckt in Flaschen mit eingeriebenem Glasstopfen aufzubewahren. Das Wasser verhindert aber die Verdampfung nicht, es sättigt sich nämlich mit Brom und dunstet dieses wieder aus. Ein einfacher Glasstopfen genügt nicht, den Austritt von Bromdämpfen zu verhindern. Am besten ist der Verschluss, bestehend in einer gläsernen Kapsel, welche man über den mit Glasstopfen geschlossenen Hals stülpt und die am untern Rande mit weichem Harzcerat bestrichen ist. Das in dieser Weise dicht geschlossene Gefäss setzt man in ein grosses mit dicht anliegendem Deckel versehenes Gefäss. Aufbewahrungsort ist der Keller und dort unter den mit Vorsicht aufzubewahrenden Substanzen, denn es ist unverdünnt ein irritirendes Gift wie das Jod.

Was in Betreff der Dispensation und einer vorsichtigen Handhabung des Chlors und Chlorwassers erwähnt wurde (S. 382), ist ebenfalls auf Brom anzuwenden, wenn dieses auch um ein Geringes weniger flüchtig und den Lungen gefährlich zu sein scheint. Brom oder Bromwasser müssen in Flaschen mit gut schliessendem Glasstopfen abgegeben werden. Das Umfüllen aus einem Gefässe in das andere geschehe immer an einem luftigen zugigen Orte und halte man das Gesicht möglichst entfernt.

Prüfung. Brom kann verunreinigt sein mit Chlor (Chlorbrom), Jod (Bromjod), Bromoform (Bromkohlenstoff), Blei (Bleibromid). Die Pharmakopoe hat nur die häufigere oder doch früher häufig vorgekommene Verunreinigung mit Jod im Auge gehabt und giebt eine Reaction zur Erkennung des Jods an, welche schon im Commentar zur 1. Ausgabe d. Ph. Germ. empfohlen wurde. HAGER giebt in ein fingerweites Reagirglas circa 4 ccm destill. Wasser, dazu 8—10 Tropfen Brom und dann unter gelindem Agitiren tropfenweise Aetzammon, bis die Flüssigkeit klar und farblos wird. Hierbei entweicht unter Aufbrausen Stickstoff und die Flüssigkeit enthält Ammoniumbromid. Diese Flüssigkeit macht man, wäre etwas zuviel Aetzammon zugesetzt, mit Salzsäure sauer, giebt einige ccm Ferrichloridlösung, dann circa 2 ccm Chloroform dazu und schüttelt ohne Vehemenz um. In der Ruhe scheidet sich das Chloroform farblos, bei Gegenwart von Jod aber violettfarbig ab. Unsere heutige Ph. lässt erst Ferrobromid aus dem fraglichen Brom herstellen, indem sie die 2,5-proc. Bromlösung mit Eisenpulver zusammenschütteln lässt. Dadurch wird eine Filtration erforderlich, welche bei der HAGER'schen Methode nicht nöthig ist.

Die Prüfung auf Chlorbrom, welche die Pharmakopoe übrigens nicht fordert, geschieht in folgender Weise: Man durchschüttelt im Schatten in einer Flasche mit Glasstopfen circa 2,5 ccm Brom mit 8 ccm Wasser, giebt dann von der decanthirten wässrigen Flüssigkeit circa 5 ccm in ein Reagirglas und durchschüttelt sie mit einem gleichen Vol. Aether. Die wässrige farblose Schicht sondert man mit Hilfe eines Scheidetrichters von der gelben Aetherschicht, schüttelt sie nochmals mit circa $\frac{1}{2}$ Volum Aether aus und trennt sie von dem Aether wie vorhin, um sie nun in einem weiten Reagirglase über einer Weingeistflamme bis fast zum Kochen zu erhitzen oder bis kein Aethergeruch mehr zu bemerken ist. Reagirt nun die Flüssigkeit sauer, so ist die Anwesenheit von Chlorwasserstoff oder vielmehr von Chlorbrom wahrscheinlich. Man versetzt nun circa 3 ccm der Flüssigkeit mit circa 5 Tropfen Silbernitratlösung, dann nach kräftigem Durchschütteln mit circa 8 ccm Ammoniumcarbonatlösung, kocht nun 2—3 Minuten, stellt, wenn nicht eine klare Lösung erfolgte, zum Absetzen bei Seite, decanthirt die klare ammoniakalische Flüssigkeit, bringt sie durch Abdampfen auf ein kleineres Volumen, nimmt den Rückstand mit 10 ccm destill. Wasser auf und übersättigt sie mit reiner Salpetersäure. Es entsteht ein Niederschlag oder eine starke weisse Trübung, wenn Silberchlorid vorhanden ist und von der Ammoniumcarbonatlösung gelöst worden war. Eine schwache opalisirende Trübung, welche die Flüssigkeit nicht undurchsichtig macht, rührt von einer Spur Silberbromid her. Dieses Prüfungsverfahren beruht auf der Löslichkeit des Chlorbroms in Wasser, sowie in dem Verhalten des Aethers gegen diese wässrige Lösung, derselben das Brom zu entziehen und das Chlor als Chlorwasserstoff im Wasser zurückzulassen, ferner auf der Löslichkeit des Chlorsilbers in kochender Ammoniumcarbonatlösung, welche Silberbromid nur in winzigen Spuren löst. Man vergl. auch unter *Kalium bromatum*. Bromoform (Bromkohlenstoff) wird sich durch kleine Tröpfchen zu erkennen geben, welche bei der Prüfung auf Jod nach dem Behandeln mit Aetzammon in der Flüssigkeit herumschwimmen und sich in der Ruhe am Grunde der Flüssigkeitsschicht ansammeln. Bleibromid bleibt beim Verdunsten einiger Tropfen Broms auf einem Objectglase als Rückstand.

Anwendung. In Betreff der physiologischen Wirkung steht das Brom zwischen Chlor und Jod, dem ersteren sich mehr nähernd. Seine Anwendung hat in Stelle des Chlors als Zerstörungsmittel pseudomembranöser Gebilde und parasitischer Vegetationen bei Anginen, Croup, Soor, Diphtheritis, Keuchhusten etc. und als Desinficiens Eingang gefunden. Man giebt es zu 0,005—0,01— 0,05 g in wässriger Lösung einige Male am Tage. Die *Aqua bromata* stellt man durch Mischung von 5,0 g in 1000,0 g destill. Wasser dar. 15—20 Tropfen davon werden mit 1 Esslöffel Wasser oder Zuckerwasser verdünnt gegeben. Der Gebrauch metallener Löffel ist zu vermeiden und das Bromwasser vor Licht zu schützen. Zu Einspritzungen in Geschwüre, Fisteln etc. verdünnt man das Bromwasser mit einem gleichen Volumen Wasser. In Salben und Linimenten verbindet man es mit Kaliumbromid. In Mischungen mit freiem Ammon zersetzt es letzteres unter Stickstoffentwickelung.

Eine weitere umfangreiche Verwendung findet Brom zur Darstellung von Kaliumbromid und anderen Bromiden. In der Daguerreotypie und auch in der Photographie benutzt man es, die Empfindlichkeit der Platten zu erhöhen. In der technischen Chemie ersetzt es häufig weit vortheilhafter Chlor und Jod, besonders letzteres (denn sein Aequivalentgewicht ist 80, das des Jods 127, und Brom kostet das kg circa 15 Mark, Jod 45 Mark). Daher wird es bei der Darstellung der Anilinfarben nach dem Verfahren von PERKINS und HOFMANN besonders herangezogen. Im chemischen Laboratorium ersetzt es in den meisten Fällen als Bromwasser (2 und 100 Wasser) das Chlorwasser und ist als Bromwasser ex tempore leicht hergestellt. Endlich eignet es sich als Desinficiens in Krankensälen besser als Chlorwasser, da es in Verdünnung mit Luft etwas weniger den Respirationsorganen lästig fällt.

Bulbus Scillae.

Meerzwiebel. Radix Scillae; Radix Squillae. *Bulbe de Squille*; *Scille*; *Oignon de mer*. Squill.

Aus den mittleren Schalen der Zwiebeln von *Urginea maritima (Scilla maritima)* geschnittene Streifen. Sie sind ungefähr 3 mm dick, von gelblichweisser Farbe, durchscheinend, von dicken Linien durchzogen und von widerlich bitterem Geschmacke.

Urginea maritima BAKER, **Scilla maritima** LINN.
Synon. *Urginea Scilla* s. *Squilla maritima* STEINHEIL.
Fam. **Liliaceae** (Asphodeleae). Sexualsyst. **Hexandria Monogynia.**

Die Meerzwiebel diente schon in den ältesten Zeiten als Medicament, auch gab man, wie PLINIUS berichtet, der weissen Zwiebel als der wirksameren den Vorzug.

Urginea maritima BAKER, Meerzwiebel, findet sich wildwachsend an sonnigen und sandigen Küsten des südlichen Europas, besonders an allen Küsten des Mittelländischen Meeres, und zwar in zwei Varietäten, von denen sich die eine durch im Innern weisse, die andere durch eine durchweg rothbraune Zwiebel unterscheidet. Die Varietät mit der innen weissen Zwiebel liefert in der Herbstzeit die officinelle Drogue. Die Zwiebel ist birnenförmig oder bauchig eiförmig, von der Grösse einer Faust bis zu der eines Kinderkopfes, erreicht zuweilen das Gewicht von 2 kg und besteht aus dachziegelförmig übereinander liegenden fleischigen Schalen, welche den dichten Zwiebelkuchen umgeben und von welchen die äusseren nach dem verschiedenen Alter und dem Standorte eine weisse, röthliche, trocken eine braunröthliche Oberfläche haben.

Die mittleren Schuppenblätter sind parallel-nervig, fleischig, weiss, oft ins Grünliche ziehend. Diese enthalten besonders einen zähen weissen dickschleimigen Saft, welcher noch frisch einen Niesen und Thränen erregenden Dunst verbreitet, auf der Haut Brennen und Röthe erzeugt und ekelhaft bitter schmeckt. Das Brennen und Jucken in Folge des in die Haut eingeriebenen Saftes schreibt Schroff dem grossen Gehalt an Rhaphiden, welche aus Krystallen des Calciumoxalates bestehen, zu. Die innersten Schuppen sind nur schleimig. Diese mittleren Schuppenblätter werden in Streifen geschnitten, an Fäden gereiht und in erwärmten Räumen getrocknet, wobei sie unter Verlust der flüchtigen Schärfe des Saftes hornartig durchscheinend und zerbrechlich werden. Diese getrockneten mittleren Schuppen kommen in den Handel. Da sie mit Begierde Luftfeuchtigkeit (bis zu 15 Proc.) anziehen, so erhält man sie selten trocken, sondern mehr oder weniger zähe und weich. Sie erfordern daher behufs Aufbewahrung und Verwendung ein nochmaliges Austrocknen.

Pulverung und **Aufbewahrung.** Um die Meerzwiebeln zu pulvern, werden sie durch zweitägiges Liegen an einem Orte von 40—50⁰ gut ausgetrocknet und nicht anders als bei trockner Witterung zu einem feinen Pulver gemacht. Durch die Austrocknung in der Wärme geht die off. Meerzwiebel in hornartig-durchscheinende, aber wieder leicht Feuchtigkeit anziehende Stücke über.

Das Pulver bringt man sofort in trockene, 30—50 g fassende Flaschen, welche man mit dichten Korken verschliesst und dicht mit Blase oder Pergamentpapier tektirt, denn es zieht schnell Feuchtigkeit an und backt alsdann zu einer festen Masse zusammen, die man kaum aus den Gefässen, ohne diese zu zertrümmern, herausnehmen kann. Verfälscht wird das käufliche Pulver mit Weizenmehl und ist daher angekauft mikroskopisch zu prüfen. Die feuchte Meerzwiebel neigt zum Schimmeln.

Unsere Gärtner verkaufen frische Meerzwiebeln an das Publikum, welches dieselben als Hausmittel auf Brandschäden schätzt, gewöhnlich sind dies aber die Zwiebeln von *Ornithogălum caudātum* und *altissĭmum* mit den grünen Tegmenten.

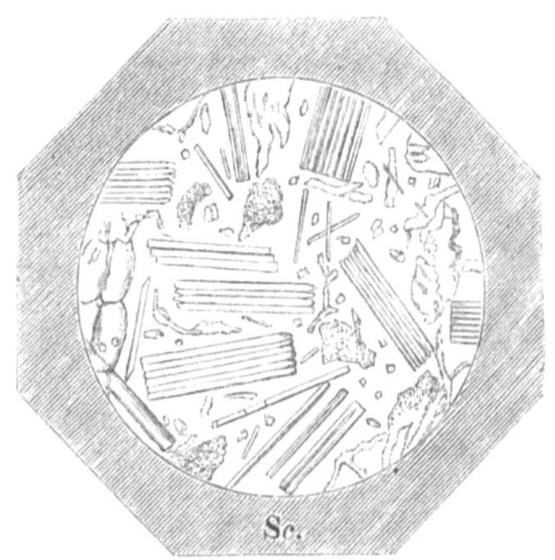

Scillazwiebelpulver unter dem Mikroskop die Rhaphiden zeigend.

Dünnhäutige, schwarze oder braune Zwiebelschuppen, die der guten Waare nicht selten untergemischt sind, müssen ausgelesen und weggeworfen werden. Dass getrocknete Scilla die officinelle ist, sagt die Ph. nicht.

An **Bestandtheilen** findet man in der Meerzwiebel: flüchtiges, dem Senföle ähnliches Oel (Landerer), einen bitteren in Wasser und Weingeist löslichen, glykosidischen Extraktivstoff, Scillitin genannt (Lebordais), harzige und fette Stoffe, Schleim, Zucker (22 Proc. Rebling), oxalsaure und citronensaure Kalkerde. Neben dem Scillitin vermuthet Schroff noch einen zweiten Stoff von scharfer Wirkung und ist derselbe vielleicht das von Mandet als giftiger Körper bezeichnete Skuleïn. Stärkemehl enthält die Meerzwiebel nicht. Tilloy beschreibt das Scillitin als harzigen Körper.

Es ist von v. Schroff nachgewiesen worden, dass die rothe Scilla

die wirksamere Varietät ist, dass die äussersten halb oder ganz vertrockneten und die inneren jüngsten saftigsten Theile werthlos, weil wirkungslos sind, dass aber die zwischen beiden Theilen befindlichen Gebilde der
Zwiebel den allein wirkenden Theil ausmachen. Dieser Erfahrung entsprechend
hat *Ph. Austriaca* auch die rothe Scillavarietät als officinelle recipirt. Die
getrocknete Waare dieser Art ist dunkelfarbig bis rothbraun, auch das
Pulver ist dunkler.

Anwendung. Innerlich gegeben bewirkt die Meerzwiebel Ekel, Erbrechen,
vermehrte Schleimabsonderung. Sie wirkt kräftig diuretisch. Man giebt sie
daher zu 0,05—0,1—0,2 g als Expectorans bei Bronchitis, trocknem Husten,
fieberhaften Katarrhen, Wassersucht, Blasenkatarrh, Harngries etc. oder als
Brechmittel bei Kindern. In grossen Gaben wirkt sie giftig, dem *Colchicum*
einigermaassen ähnlich. Als stärkste Einzelgabe wäre 1,0, als stärkste Gesammtgabe für den Tag 4,0 g anzunehmen, bei Kindern von 3—4 Jahren wäre
der 5., von 5—6 Jahren der 4. Theil davon genügend.

Calcaria chlorata.

Chlorkalk; Unterchlorigsaure Kalkerde; Calciumhypochlorit. Calcium s. Calcarĭa hypochlorōsa; Calx chlorāta; Calcaria oxymu-
riatica. *Hypochlorite de chaux; Chlorure de chaux; Sous-chlorure
de chaux. Chlorinated lime; Chloride of lime; Bleaching powder.*

Weisses oder weissliches Pulver von Chlor-ähnlichem Geruche, nur
zum Theil in Wasser löslich, in 100 Th. mindestens 20 Th. wirksamen
Chlors enthaltend. Mit Essigsäure übergossen giebt es unter reichlicher
Chlorentwickelung eine Lösung, welche mit Wasser verdünnt und filtrirt
durch Zusatz von Ammoniumoxalat einen weissen Bodensatz ausscheidet.

Eine Menge von 0,5 g des Chlorkalkes mit 100 ccm Wasser zerrieben und mit 2 g Kaliumjodid, 20 Tropfen Salzsäure und einer sehr
geringen Menge Stärkemehllösung versetzt, erfordert 28,5 ccm der volumetrischen Natriumthiosulfatlösung, um das ausgeschiedene Jod zu binden.

Wässrige Chlorkalklösungen filtrire man vor dem Dispensiren.

Geschichtliches. Seit den letzten Jahren des vorigen Jahrhunderts (1798)
ist der Chlorkalk bekannt und als Tennant's Bleichpulver in Gebrauch gekommen. Da er in der Technik eine verbreitete Anwendung findet, so wird
er fabrikmässig dargestellt, indem man Chlorgas durch Kalkhydrat leitet.

Darstellung des Chlorkalkes. Diese ist eine fabrikmässige und wird das in
irgend einer Weise, speciell oder als Nebenprodukt erzeugte Chlorgas mit Calciumhydroxyd in Contact gebracht. Man vergl. auch unter *Aqua chlorata* Das nach dem
Deacon-Chlorprocesse gewonnene Chlor wird heut zu Tage für die Chlorkalkfabrikation
am meisten angewendet. Das Chlorgas wird in Kammern, in welchen in mehreren
Schichten Calciumhydroxyd (gelöschter Kalk in Pulverform) ausgebreitet liegt, eingeleitet. Die Kammern bestehen aus Sandstein und Cement oder aus Blei oder sind
mit Blei ausgelegt und sind in mehrere Etagen getheilt und jede Etage ist mit circa
5 cm hoher Calciumhydroxydschicht bedeckt. Das Chlor wird nur langsam hineingeleitet und wird hier unter Freiwerden von Wärme, also begierig, absorbirt, doch
darf die Temperatur nicht über 25° C. hinausgehen, denn dann entsteht nicht Calciumhypochlorit, $Ca(ClO)_2$, sondern Calciumchlorat, chlorsaures Calcium,
$Ca(ClO_3)_2$, welches nur auf Einwirkung starker Salzsäure Chlor ausgiebt. Ein schnelles

Chlorgaseinleiten würde eine starke Erhitzung zur Folge haben. Der reichlich chlorirte Kalk wird aus den Kammern herausgenommen und je nach Umständen mit Calciumhydroxyd verdünnt (gestreckt).

$$\underset{\text{Calciumhydroxyd}}{2Ca(OH)_2} \quad und \quad \underset{\text{Chlor}}{4Cl} \quad ergeben \quad \underset{\substack{\text{Calciumhypochlorit}\\(49,31\,^0/_0)}}{Ca(ClO)_2} \quad und \quad \underset{\substack{\text{Calciumchlorid}\\(38,28\,^0/_0)}}{CaCl_2} \quad und \quad \underset{\substack{\text{Wasser}\\(12,41\,^0/_0)}}{2H_2O}$$

$$\text{(100) Chlorkalk (mit } 48,9\,^0/_0 \text{ Chlor).}$$

Die Handelswaare enthält höchstens 30 Proc. wirksamen Chlors, gewöhnlich 20—25 Proc.

Die theoretischen Ansichten über die chemische Zusammensetzung des Chlorkalkes sind sehr verschieden und von einander abweichend. Einige Chemiker halten das Chlorgas nur mechanisch an Calciumhydroxyd gebunden, also bestehend aus $Ca(HO)_2 + Cl$. Durch Wasser wird das Chlor dann dem Calciumhydroxyd entzogen. STAHLSCHMIDT hält ihn für ein basisches Hypochlorit und bilde sich der Chlorkalk nach der Formel

$$\underset{\text{Calciumhydroxyd}}{3CaH_2O_2} \; + \; 4Cl \; = \; \underset{\text{Chlorkalk}}{2CaHClO_2} \; + \; CaCl_2 \; + \; 2H_2O.$$

Man könnte ihm auch die Formel $CaOH \cdot ClO + CaCl_2 + 2H_2O$ geben. Mit Wasser in Berührung zersetze sich die Verbindung $CaHClO_2$ in $CaCl_2O_2$ und CaH_2O_2. Er ist also ein Calciumhydroxyd, in welchem H_1 durch Cl vertreten ist. Daraus schliesst STAHLSCHMIDT auf die Indifferenz des im Chlorkalk enthaltenen Calciumhydroxyds gegen einwirkendes Chlorgas.

Eigenschaften. Der Chlorkalk, welcher als ein Gemenge von basischem Calciumhypochlorit ($2CaHClO_2$) mit Calciumchlorid ($CaCl_2$) und Wasser (H_2O) neben mehr oder weniger Calciumhydroxyd und freiem Wasser betrachtet werden kann, bildet ein an der Luft feucht werdendes, alkalisch reagirendes, weisses oder etwas schmutzig-weisses, krümliges, trocknes Pulver mit eigenthümlichem chlorähnlichem Geruche (nach Unterchlorigsäure) und zusammenziehendem scharfem unangenehmem Geschmacke. Er ist unter Hinterlassung von Calciumhydroxyd zum grössten Theile in (10 bis 12 Th.) Wasser löslich. Mit Säuren übergossen oder Kohlensäure anziehend entwickelt er reichlich Chlor. Das frei werdende oder das wirksame Chlor beträgt doppelt soviel als der Chlorkalk im Hypochlorit einschliesst. Tritt Kohlensäure oder Schwefelsäure oder Salzsäure etc. zum Chlorkalk, so wird alles wirksame Chlor frei, wie folgende Schemata ergeben:

$$\underset{\text{Chlorkalk}}{Ca(ClO)_2} + CaCl_2 \text{ u. } \underset{\text{Schwefelsäure}}{2H_2SO_4} \text{ ergeben } \underset{\text{Chlor}}{4Cl} \text{ u. } \underset{\text{Calciumsulfat}}{2CaSO_4} \text{ u. } \underset{\text{Wasser}}{2H_2O}$$

$$Ca(ClO)_2 + CaCl_2 \text{ u. } \underset{\text{Salzsäure}}{4HCl} \text{ ergeben } 4Cl \text{ u. } \underset{\text{Calciumchlorid}}{2CaCl_2} \text{ u. } 2H_2O$$

Der Chlorkalk, den die Pharmakopöe vorschreibt, soll nun mindestens 20 Procent wirksames Chlorgas ausgeben. Mit warmem Wasser behandelt lässt er die Bildung von Chlorat zu.

Aufbewahrung. Chlorkalk enthält Calciumhydroxyd, welches begierig Kohlensäure aus der Luft aufsaugt und wobei Chlor frei wird, andererseits ist der Gehalt an Chlorcalcium Ursache des Feuchtwerdens, der Chlorkalk ist daher an trocknen Orten (in dichten hölzernen Fässern) oder bei kleineren Mengen in verstopften Glasgefässen, dichten Steintöpfen etc. vor Luftzutritt und Feuchtigkeit geschützt aufzubewahren. Trotz einer guten Aufbewahrung mindert sich mit der Zeit der Gehalt an wirksamem Chlor, indem das Calciumhypochlorit allmählich in Calciumchlorid und Calciumchlorat übergeht. Dies findet um so ungehinderter statt, je wärmer die umgebende Luft ist. Seit den letzten 15 Jahren hat man mehrseitig Explosionen von mit Chlorkalk angefüllten Gefässen beobachtet. Diese erklären sich hinreichend durch den Umstand, dass ein überaus chlorreicher Chlorkalk bei Zunahme der Wärme oder im Sonnenlichte eine grosse Neigung hat, sich unter intensiver Sauerstoffentwicklung zu zersetzen, welcher Process durch feste Verpackung und vermehrte Lufttemperatur begünstigt wird, oder dass in ammonreicher Luft die Bildung von Chlorstickstoff vor sich geht. Ein Präparat mit 20—25 Proc. wirksamem Chlor dürfte übrigens nie eine Explosion veranlassen. Da Tageslicht, Wärme und kohlensäurehaltige atmosphärische Luft den Werth des Chlorkalkes beeinträchtigen, so hat man also diese Agentien sorgsam fern zu halten. Man dispensirt ihn in grauen Steintöpfen oder Glashäfen.

Die Sauerstoffentwickelung erklärt folgende Formel: $Ca(ClO)_2 + CaCl_2 = 2CaCl_2 + 2O$. Dieser Sauerstoff ist ozonkräftig und kann in Gemeinschaft mit Chlor auf Ammon einwirkend Chlorstickstoff, NCl_3, erzeugen, welche Substanz bei geringer Reibung in Gasform übergehend sich zersetzt und dadurch eine Explosion verursacht.

Prüfung. Am Chlorkalk hat nur der Gehalt an wirksamem Chlor einen Werth und darauf stützt sich die von der Ph. vorgeschriebene volumetrische WAGNER'sche Chlorbestimmung. Dieselbe stützt sich auf folgende Schemata: 1) $2KJ + 2Cl = 2KCl + 2J$. — 2) $2Na_2S_2O_3 + 2J = 2NaJ + Na_2S_4O_6$ (Natriumtetrathionat). Das freie wirksame, zum Theil durch Salzsäure frei gemachte Chlor scheidet aus dem Kaliumjodid das Jod aus und dieses in Folge gegenwärtiger Stärkemehllösung blau sich abscheidend wird durch Zusatz von Natriumthiosulfat $(Na_2S_2O_3 + 5H_2O)$ gebunden, indem Natriumjodid und tetrathionsaures Natrium entstehen, es tritt Entfärbung ein und auch das blaue Stärkemehl wird entfärbt. Man vergleiche das Nähere unter *Aqua chlorata* S. 383.

0,5 g des in dem Gefässe zuvor durchschüttelten Chlorkalkes werden mit 100 ccm Wasser in einem cylindrischen Gefässe kräftig durchschüttelt, mit 20 Tropfen Salzsäure, 2 g Kaliumjodid versetzt, bis zur Lösung des Salzes wieder durchschüttelt und nun der in Folge des ausgeschiedenen Jods braunen Flüssigkeit etwas der volumetrischen Stärkelösung zugesetzt, worauf die braune Farbe in eine blaue übergeht. Auf Zumischung von 28,5 ccm der $^1/_{10}$-Normal-Natriumthiosulfatlösung muss volle Entfärbung eintreten. Dieses Exempel stimmt mit dem zur Chlorbestimmung des Chlorwassers ziemlich überein, nur glaubte die Ph. hier 1 g mehr Kaliumjodid daransetzen zu müssen, überhaupt hat sie ihre Rechnung etwas abgerundet, denn wie wir auf S. 383 sehen, fordert eine Menge von 0,355 g Chlor, 3,32 g Kaliumjodid und 100 ccm der $^1/_{10}$-Thiosulfatlösung. Da ein 20-proc. Chlorkalk in 0,5 g $(100 : 20 = 0,5 : x =) 0,1$ g Chlor darbietet, so hätten 1,5 g Kaliumjodid $(0,355 : 3,32 = 0,1 : x = 0,94$ KJ) mehr denn ausgereicht und würden zur Bestimmung von 0,1 g Chlor nur $(3,355 : 100 = 0,1 : x =) 28,17$ ccm der Thiosulfatlösung in Anspruch genommen werden.

Will man bequem den procentischen Chlorgehalt bestimmen, so wägt man 0,71 g des Chlorkalkes ab, giebt ihn in eine Flasche, übergiesst mit 180 bis 190 ccm Wassers, dann mit 30 Tropfen Salzsäure und füllt soviel Wasser auf, dass das Gemisch genau 200 ccm umfasst. Hiervon nimmt man 100 ccm, entsprechend 0,355 g Chlorkalk, versetzt mit 1 g Kaliumjodid, dann mit Stärkelösung und titrirt mit der $^1/_{10}$-Thiosulfatlösung bis zur eintretenden Farblosigkeit. Jeder ccm der Thiosulfatlösung zeigt 1 Proc. Chlor an. Der officinelle 20-proc. Chlorkalk würde also 20 ccm erfordern.

Kritik. Diese stimmt mit derjenigen auf S. 384 ziemlich überein.

Anwendung. Die Wirkung des Chlorkalkes entspricht der des Kalkes und des Chlors. Man gebraucht ihn daher als ein austrocknendes, adstringirendes, thierische Riechstoffe und Contagien zerstörendes Mittel. Innerlich findet er nur selten Anwendung (in Gaben von 0,1—0,2—0,4 g) bei Typhus, Dysenterie, skrofulösen Drüsenanschwellungen, Lungentuberkulose, stinkendem Lungenauswurf(?); dagegen häufig äusserlich als Desinfektionsmittel, als Einstreupulver, in Lösung (1 auf 20—25 Wasser) zum Hinaufziehen in die Nase, zu Gurgelwässern, Einspritzungen, Verbandwässern etc. In Mischung mit Pflanzenschleim, Zuckersyrup und anderen organischen Stoffen geht das wirksame Chlor des Chlorkalks mehr oder weniger schnell verloren, indem es damit Verbindungen eingeht. Die Chlorkalklösungen werden stets durch Zerreiben im Porcellanmörser und mit kaltem Wasser bereitet und filtrirt dispensirt. In der Technik wird der Chlorkalk als Bleichmittel, ferner in der Färberei, zum Entfuseln des Weingeistes etc. gebraucht. Faecalien werden behufs Desinfection mit dem Chlorkalk bestreut.

Dispensation. Mischungen des Chlorkalks mit brennbaren Stoffen erhitzen sich und explodiren nicht selten. Solche Mischungen werden zuweilen gegen Scabies verordnet und haben schon öfter nicht unbedeutende Explosionen verursacht, in einem Falle sogar eine Entzündung der hölzernen Repositorien der Apotheke. Solche Mischungen bestehen aus 1) Chlorkalk, Schwefel, — 2) Chlorkalk, Schwefel, Salmiak, — 3) Chlorkalk, Salmiak (hier wird selbst Gelegenheit zur Bildung von Chlorstickstoff gegeben, welcher schon in minimalen Mengen starke Explosionen bewirkt; 4) Chlorkalk, flüchtige Oele, Benzin, Petrol.

Dem Empfänger ist zu sagen, dass man das Mittel nicht an einen warmen, sondern an einen kühlen Ort, wo Schatten ist, stellen müsse, auch nicht daran riechen dürfe.

Mischungen von Chlorkalk mit Salmiak, überhaupt die vorhin erwähnten explosiven Mischungen muss der Apotheker als gefährlich herzustellen refüsiren. Man vergl. Ergänzungsband zum Handb. d. pharm. Praxis von HAGER S. 304 u. 305.

Calcaria usta.

Gebrannter Kalk; Aetzkalk. Calcaria; Calx viva. *Chaux vive; Chaux caustique. Lime; Quick-lime.*

Dichte weissliche Massen, welche mit ihrem halben Gewichte Wasser besprengt sich stark erhitzen und zu einem Pulver zerfallen, mit 3—4 Theilen Wasser einen dicken gleichmässigen Brei bilden, welcher sich in Salpetersäure nur unter höchst unbedeutendem Aufbrausen zum grössten Theile löst. Diese Lösung mit Wasser verdünnt und mit Natriumacetat versetzt giebt auf Zusatz von Ammoniumoxalat einen weissen Niederschlag.

Geschichtliches. Der gebrannte Kalk war schon in den ältesten Zeiten, in welchen er als Mörtel Verwendung fand, bekannt. Der chemische Unterschied zwischen gebranntem und ungebranntem (kohlensaurem) Kalk wurde jedoch erst von dem Englischen Chemiker BLACK (spr. bläck) 1756 nachgewiesen. Im Jahre 1808 gelang HUMPHRY DAVY (spr. hömmfri dehwi) der Nachweis, dass die Kalkerde das Oxyd eines Leichtmetalls sei.

Vorkommen der Kalkerde in der Natur. Die Kalkerde hat eine ausserordentliche Verbreitung in der Natur und findet sich in allen drei Reichen derselben, z. B. an Kohlensäure gebunden als Kalkstein, Kreide, Marmor, und in reinster und krystallisirter Form als Kalkspath, Isländischer Doppelspath; an Schwefelsäure gebunden als **Gyps, Alabaster, Marienglas, Anhydrit**; an Phosphorsäure gebunden als **Apatit, Phosphorit, als Knochenerde**; als Calciumchlorid im Seewasser, mineralischen Wässern. Im Pflanzenreiche findet sie sich allgemein mit organischen und anorganischen Säuren verbunden. Sie ist daher ein stetiger Hauptbestandtheil der Pflanzenasche. Man vergl. auch unter *Calcium carbonicum*.

Darstellung. Das Mineral, aus welchem der gebrannte Kalk dargestellt wird, ist der Kalkstein, ein dichtes natürliches Calciumcarbonat. Durch Weissglühhitze wird die Kohlensäure aus dieser Verbindung ausgetrieben, und die Kalkerde bleibt im caustischen Zustande als Calciumoxyd zurück, vermischt mit den übrigen Verunreinigungen des Kalksteines, wie Kali, Natron, Bittererde, Thonerde, Eisenoxyd, Manganoxyd, Kieselerde. In manchen Gegenden am Meere benutzt man auch statt des Kalksteines Muschelschalen. Ein dichter Kalkstein verliert schwieriger, ein lockerer leichter die Kohlensäure. Das **Brennen** des Kalksteins geschieht in den sogenannten **Kalköfen.** Diese haben eine verschiedene Construction, je nachdem sie ein ununterbrochenes Kalkbrennen zulassen oder nicht. Noch im Betriebe sind die Oefen mit **unterbrochenem Gange** oder **periodischem Betriebe.** Ein solcher besteht aus feuerfesten Backsteinen. Beim Füllen desselben mit Kalksteinen wird über dem

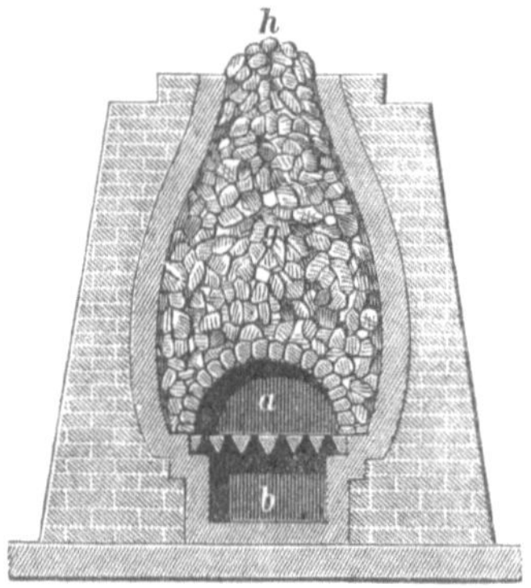
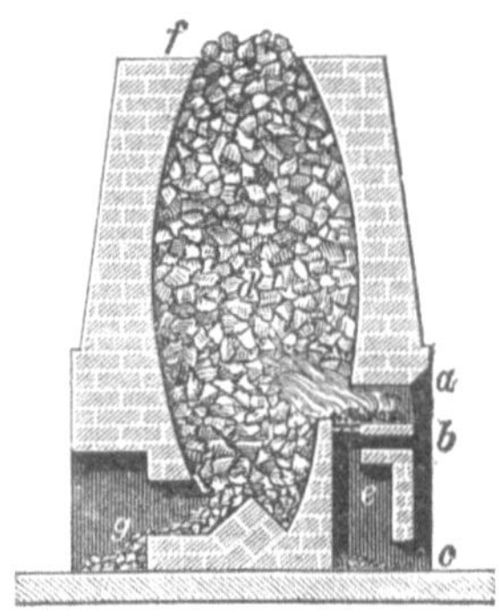

<table>
<tr><td>Höhendurchschnitt eines Kalkofens mit periodischem Betriebe.</td><td>Höhendurchschnitt eines Kalkofens mit continuirlichem Betriebe.</td></tr>
</table>

Feuerraum (*a*) aus grösseren Stücken dieses Materials eine Art Gewölbe errichtet, welches den durch die Gicht (*h*) locker aufgeschütteten Kalksteinen als Basis dient. Von der Einrichtung eines Kalkofens mit **ununterbrochenem Gange** oder continuirlichem Betriebe giebt die vorsteh. Fig. ein Bild. *a* ist der Heizraum, *b* die Oeffnung unter dem Roste für den Luftzug, *e* der Aschenraum. Von *a* aus schlägt die Flamme in den mit Kalksteinen gefüllten Schacht hinein. Durch die Oeffnung *g* wird der gargebrannte Kalk herausgenommen, während man durch die Gicht *f* frischen Kalkstein nachschüttet. Um die unterste Kalksteinschicht zu durchglühen, wird im Anfange der Heizung auch in *g* ein heftiges Feuer unterhalten.

Wird der Kalkstein im Anfange der Erhitzung zu stark geglüht, so tritt eine Schmelzung oder ein Zusammensintern des Calciumcarbonats ein, die Kohlensäure wird nicht vollständig ausgetrieben und gegenwärtige Kieselsäure bildet geschmolzenes Calciumsilicat. Ein gebrannter Kalk dieser Art löscht sich nicht und heisst todtgebrannt.

Im Handel unterscheidet man **fetten** und **mageren** Kalk. Letzterer enthält mehrere Procente Bittererde (Magnesia) und Thonerde. Durch die Schnelligkeit, mit der er sich löscht und durch die stärkere Erhitzung dabei, lässt sich der fette Kalk leicht vom mageren unterscheiden.

Eigenschaften des gebrannten Kalkes. Aetzkalk kommt in mehr oder weniger dichten oder lockeren weisslichen oder weisslich aschgrauen, harten, staubigen Stücken im Handel vor. An der Luft zieht er Feuchtigkeit an und zerfällt unter beträchtlicher Vermehrung seines Volumens in Pulver, welches allmählich Kohlensäure aus der Luft aufnimmt und zu $Ca(OH)_2 +$ $CaCO_3$ wird. Die Güte des Kalkes erkennt man daran, dass er mit ungefähr seinem halben Gewichte warmen Wassers besprengt sich nach einigen Minuten stark erhitzt, Wasserdämpfe ausstösst und zu einem weissen Pulver (Calciumhydroxyd, CaH_2O_2, Kalkhydrat) zerfällt, welches in schwacher Rothgluth wieder zu Aetzkalk wird. In seiner Lösung bedarf er bei mittlerer Temperatur 800 Th. Wasser, von siedendheissem Wasser aber gegen 1300 Th. Daher trübt sich die in der Kälte dargestellte und filtrirte Kalklösung beim Erhitzen. In den Lösungen der Calciumsalze mit schwachen Säuren erzeugt Oxalsäure und Ammoniumoxalat, in den Lösungen der Calciumsalze mit starken Mineralsäuren erzeugt meist nur Ammoniumoxalat einen Niederschlag von Calciumoxalat. Einen übermässigen Magnesiagehalt lässt die Ph. unbeachtet.

Die **Aufbewahrung** grösserer Mengen des gebrannten Kalkes ist schwierig. Am besten gelingt sie in dicht verschlossenen (oder mit Papier verklebten) Glasgefässen, welche man in einem geschlossenen Kasten, in welchen einige Kalkstücke gelegt sind, bewahrt hält. In Blechgefässen (aus Weissblech, Zink) hält sich Aetzkalk nicht, ein Beweis, dass Blech feuchte Luft und Kohlensäure durch die Poren eintreten lässt.

Anwendung. In der Medicin wird der gebrannte Kalk innerlich in Form der wässrigen Lösung *(Aqua Calcariae)*, äusserlieh zuweilen für sich oder mit Aetzkali gemischt oder zusammengeschmolzen als Causticum angewendet. In der pharmaceutischen Praxis findet er bei Darstellung chemischer Präparate eine häufige Anwendung als gelöschter Kalk und als Kalkmilch. Calciumhydroxyd oder Kalkhydrat wird durch Besprengen des gebrannten Kalkes mit $^1/_2$ seines Gewichtes Wassers, die Kalkmilch durch Vermischen von 1 Vol. Kalkhydrat mit circa 15 Vol. Wasser dargestellt. Wichtig ist der Aetzkalk aber für die Aufbewahrung und Austrocknung hygroskopischer vegetabilischer und animalischer Stoffe. Man vergl. Handb. d. ph. Praxis I, S. 664.

Calcium carbonicum praecipitatum.

Calciumcarbonat (Kalkcarbonat); Reines oder präcipitirtes kohlensaures Calcium; kohlensaurer Kalk. Calcarĭa carbonĭca praecipitāta s. pura. *Carbonate de chaux. Praecipitated carbonate of lime.*

Weisses mikrokrystallinisches, in Wasser fast unlösliches Pulver. In Essigsäure wird es unter Aufbrausen gelöst, welche Lösung mit Ammoniumoxalat einen weissen Niederschlag (Bodensatz) bildet.

Mit 50 Theilen Wasser zusammen geschüttelt muss es ein Filtrat von nicht alkalischer Reaction ergeben.

Die mittelst Essigsäure hergestellte wässrige 2-proc. Lösung darf durch Baryumnitrat nicht verändert, durch Silbernitrat auch nach Zusatz von Salpetersäure höchstens opalisirend getrübt werden.

Die wässrige mittelst Salzsäure hergestellte 2-proc. Lösung darf nach Uebersättigung mit Aetzammon nicht getrübt und durch Zusatz von Schwefelammonium nur dunkelgrün gefärbt werden.

Vorkommen in der Natur und **Handelswaare.** Kohlensaure Kalkerde, Calciumcarbonat, ist ein durch die ganze Natur verbreitetes, oft in unendlich grossen Massen angehäuftes Mineral. Die wichtigsten Calciumcarbonatmineralien sind 1. Der Kalkspath. Er findet sich in allen Gebirgsformationen und bildet rhomboëdrische farblose durchsichtige Krystalle. Die schönsten Krystalle kommen aus Island, Isländischer Doppelspath, bekannt durch die Fähigkeit, das Licht doppelt zu brechen, den Lichtstrahl zu spalten. Man sieht daher durch denselben die Gegenstände doppelt. Da die Lichtstrahlen durch den Doppelspath polarisirt werden, so findet er in den Polarisationsapparaten Anwendung. 2. Aragonit, ein krystallisirtes Salz, dessen Krystallform jedoch die gerade rhombische Säule ist. Er ist ein seltenes Mineral. 3. Der Marmor ist ein körnig krystallirtes Calciumcarbonat (von saccharoïdischer oder Hutzucker-Structur). Er findet sich im Urgebirge und Uebergangsgebirge (Urkalk). Der weisse Marmor, besonders aber der Carrarische ist fast reine kohlensaure Kalkerde. Da er als Abfall in den Bildhauerwerkstätten billig zu erlangen ist, so liefert er auch das am meisten in der technischen Chemie verwendete kohlensaure Kalkerdematerial. Je weisser, um so reiner ist er. Der bunte Marmor enthält Eisenoxyd, kohlige und andere färbende Substanzen. 4. Der Kalkstein ist von dichter Struktur und muscheligem Bruch (dichter oder derber Kalk). Man findet ihn im Uebergangsgebirge, im Flötzgebirge und der tertiären Formation viel verbreitet. Er besteht meist aus Thierüberresten, Conchylien, durch kohlensauren Kalk als Bindemittel zu kompakten Stücken vereinigt. Seine Farbe ist gemeiniglich grau oder gelblich grau. In chemischer Beziehung ist er eine sehr unreine kohlensaure Kalkerde, denn er enthält Chloralkalimetalle, Magnesia, Thonerde, Kieselerde, Manganoxydul, Eisenoxydul etc. Man benutzt ihn zur Darstellung des gebrannten Kalkes im Grossen. Die aus dem Kalkstein entwickelte Kohlensäure ist von sehr widrigem Geruche, enthält auch oft Schwefelwasserstoff. 5. Kreide oder erdiges Calciumcarbonat. Die Kreide besteht aus den Schalen mikroskopisch-kleiner Polypen und enthält kleine Mengen Thonerde und Ferrooxyd. Nur eine rein weisse Kreide ist für pharmaceutische Zwecke brauchbar, es hat aber die daraus entwickelte Kohlensäure einen unangenehmen widrigen Geruch. Dänemark und England bringen die Kreide in ungeheuren Massen in den Handel. Gemahlen und geschlämmt bildet sie die Schlämmkreide des Handels. Die Kreide in Kuchen oder cylindrischen Stücken enthält oft Leimsubstanz, die man, um ihr Festigkeit zu geben, beimischt. (Sogenannte Spanische oder Venetianische Kreide ist eine Art amorphen Specksteines.) 6. Kalktuff in porösen erdigen Massen. 7. Tropfstein, Stalaktiten, Stalagmiten, in krystallinischen, Eiszapfen ähnlichen Gebilden, sind Abscheidungen aus kohlensäurereichen, Kalkerde enthaltenden Wässern. Stalaktiten nennt man die aus Calciumcarbonat bestehenden Bildungen, welche von den Wänden der Tropfsteinhöhlen herabhängen, Stalagmiten diejenigen, welche aus niederfallenden Tropfen kalkhaltigen Wassers am Boden der Höhlen entstehen und gleichsam von unten nach oben wachsen.

Im Thierreiche ist Calciumcarbonat der Hauptbestandtheil der Korallen, der Schalen der Muscheln und Schnecken, der Eierschalen, ferner ein untergeordneter Bestandtheil der Knochen und in den festen Excrementen mancher Thiere. Man findet es endlich in der Asche der allermeisten Vegetabilien.

Darstellung. Diese besteht darin, dass man zu der mit einem gleichen Vol. Wassers verdünnten rohen Salzsäure so lange in kleinen Portionen Schlämmkreide setzt, als Kohlensäure (Kohlenstoffdioxyd) frei wird, dann den 20ten Theil der verwendeten rohen Salzsäure Chlorkalk und noch etwas Schlämmkreide bis zum Ueberschuss dazu giebt, umrührt und nach eintägigem Stehen filtrirt. Das Filtrat wird mit einem gleichen Vol. Wasser verdünnt, auf 80—90° C. erwärmt und nach und nach bis zum Eintritt einer alkalischen Reaction mit Natriumcarbonatlösung versetzt. Der Chlorkalkzusatz bezweckt die Ueberführung des Ferrooxyds in Ferrioxyd, welches letztere nur durch Calciumhydroxyd vollständig aus seiner Lösung gefällt wird. Der durch Natriumcarbonat bewirkte Niederschlag wird mit warmem destill. Wasser deplacirend ausgewaschen und dann getrocknet. Der Vorgang wird durch folgende Schemata klargelegt.

$$\underset{\text{Calciumcarbonat}}{CaCO_3} \quad \text{u.} \quad \underset{\text{Chlorwasserstoff}}{2HCl} \quad \text{geben} \quad \underset{\text{Calciumchlorid}}{CaCl_2} \quad \text{u.} \quad \underset{\text{Wasser}}{H_2O} \quad \text{u.} \quad \underset{\text{Kohlenstoffdioxyd}}{CO_2}$$

$$\underset{\text{Ferrochlorid}}{2FeCl_2} \quad \text{u.} \quad \underset{\text{Chlor}}{2Cl} \quad \text{geben} \quad \underset{\text{Ferrichlorid}}{Fe_2Cl_6}$$

$$\underset{\text{Ferrichlorid}}{Fe_2Cl_6} \quad \text{u.} \quad \underset{\text{Calciumcarbonat}}{3CaCO_3} \quad \text{u.} \quad \underset{\text{Wasser}}{3H_2O} \quad \text{geb.} \quad \underset{\text{Ferrihydroxyd}}{Fe_2(OH)_6} \quad \text{u.} \quad \underset{\text{Calciumchlorid}}{3CaCl_2} \quad \text{u.} \quad \underset{\text{Kohlensäure}}{3CO_2}.$$

Man gebraucht beinahe halbsoviel Kreide als rohe Salzsäure in Arbeit genommen wird. Die Flüssigkeit muss vor dem Chlorkalkzusatze sauer reagiren. Nach dem Chlorkalkzusatze muss noch Kreide im Ueberschuss hinzugesetzt werden, damit eine neutrale oder schwach alkalische Flüssigkeit vorliegt. Auf 110 Th. roher Salzsäure verbraucht man circa 55 Th. Schlämmkreide, dann kommen 5 Th. Chlorkalk und circa 5 Th. Schlämmkreide hinzu. Zur Fällung werden circa 125 Th. reines sulfatfreies Natriumcarbonat verbraucht. Ausbeute 55—60 Th.

Eigenschaften. Das officinelle Calciumcarbonat ist ein trockenes, sehr weisses, zartes, geruch- und geschmackloses, der Zunge anhaftendes Pulver, welches aus mikroskopisch kleinen rhomboëdrischen durchsichtigen Krystallchen besteht, löslich in 20000—30000 Th. kaltem Wasser, leichter in kohlensäurehaltigem Wasser unter Bildung von Bicarbonat, leicht, vollständig, klar und farblos auflöslich in verdünnter Salzsäure, Salpetersäure oder Essigsäure. Die Krystallchen des aus kalter Lösung gefällten Calciumcarbonats sind um ein Drittel kleiner als die aus heisser Lösung abgeschiedenen. Letztere eignen sich daher besser als Dentifricium. — Da die Pharmakopöe das Calciumcarbonat ein nur „weisses“ Pulver nennt, so sagt sie damit, dass es mit etwas Eisen verunreinigt sein darf.

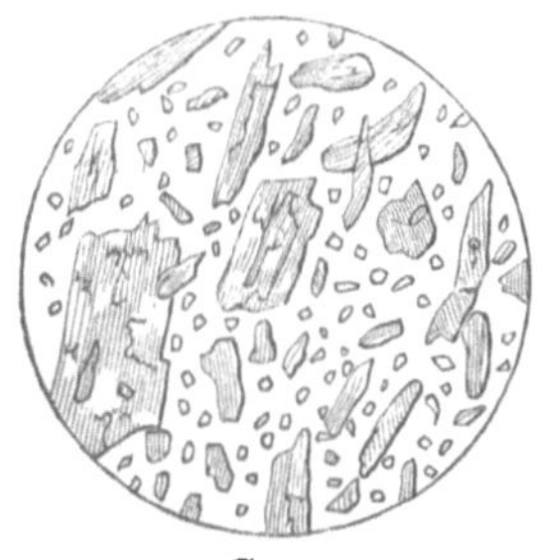

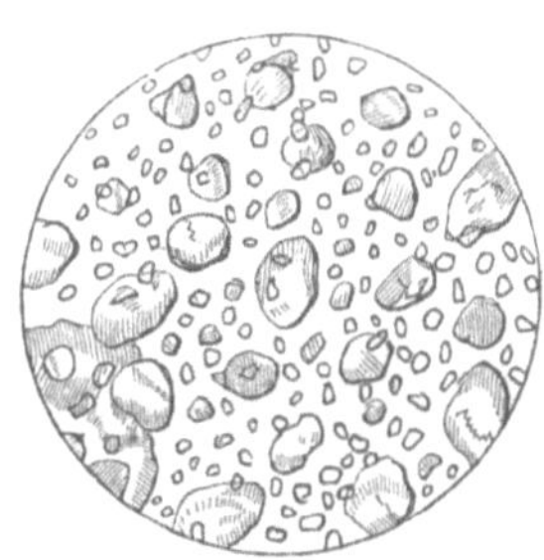

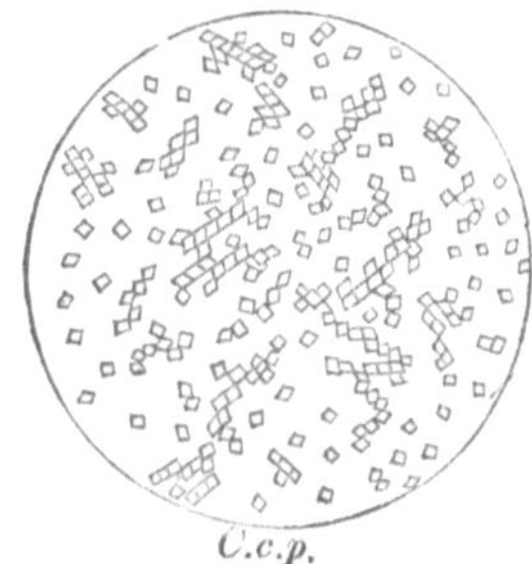

Cn.p. Präparirte Austerschalen. *Crt. p.* Schlämmkreide. 300—400-fache Verg. *C. c. p.* Präcipitirtes Calciumcarbonat.

Prüfung. 1) Die Lösung in überschüssiger Essigsäure (hier ist es verständiger die verdünnte Essigsäure anzuwenden) muss unter Kohlensäureentwickelung vor sich gehen und soll nach dem Erwärmen bis zum Aufkochen ziemlich klar und durchsichtig sein. Von letzterer Beschaffenheit der Lösung macht die Ph. keine Erwähnung. — 2) Wenn man diese Lösung mit gelöster Oxalsäure oder Ammoniumoxalat versetzt, so entsteht ein weisser aus Calciumoxalat, $CaC_2O_4 + H_2O$, bestehender Niederschlag, denn dieses Oxalat ist in Wasser und in den durch organische Säuren sauer gemachten wässrigen Flüssigkeiten nicht löslich.

Diese beiden Identitätsreactionen sind wohl überflüssig, wenn die folgenden Prüfungen auf Reinheit den Anweisungen entsprechen.

3) Prüfung auf Verunreinigung mit Alkalicarbonat. Mit ca. 50 Th. Wasser durchschüttelt, darf das Filtrat keine alkalische Reaction zeigen. — 4) Prüfung auf Sulfat. Von der aus 1 g des Carbonats und circa 4 g verdünnter Essigsäure unter Aufkochen bewirkten und mit 45 ccm Wasser verdünnten Lösung versetzt man einige ccm mit einigen Tropfen Baryumnitratlösung. Eine Trübung würde die Gegenwart des Calciumsulfats anzeigen. Eine nach einer halben Minute erst zum Vorschein kommende Trübung kommt nicht in Betracht, im anderen Falle wäre von der Ph. eine betreffende Bemerkung gemacht worden. — 5) Prüfung auf Chloridgehalt. Von der sub 4 gesammelten Lösung versetzt man einige ccm mit etwas Salpetersäure und Silbernitratlösung. Eine geringe Opalescenz, aber keine Trübung wird zugelassen. — 6) Prüfung auf Verunreinigung mit Metallen und besonders Eisen. Die aus 1 g Calciumcarbonat, 3—4 g Salzsäure und 45 ccm Wasser hergestellte Lösung darf beim Uebersättigen mit Aetzammon keine Trübung (Blei, Quecksilber, Zink etc.) erleiden, und diese Lösung mit Schwefelammonium versetzt darf nur eine dunkelgrüne Farbe annehmen, es können also Spuren Eisenoxyd vorhanden sein. Diese Prüfung auf Metalle ist passender dahin abzuändern, dass man einem Theile der essigsauren Lösung Aetzammon, einem anderen Theile einige Tropfen Kaliumferrocyanid- und einem dritten Theile Kaliumferricyanid-Lösung zusetzt. Eine schwache bläuliche Opalescenz ist im zweiten oder letzteren Falle zulässig.

Anwendung. Innerlich genommen neutralisirt das Calciumcarbonat die Säure in den ersten Verdauungswegen unter Abscheidung von Kohlensäure und Bildung von Calciumlactat (milchsaurer Kalkerde); ein Ueberschuss Calciumcarbonat geht mit den Faeces fort. Das Calciumlactat wird im Blute wieder in Carbonat umgesetzt, unter völliger Oxydation der Milchsäure. Ein Theil dieses letzteren Calciumcarbonats wird zur Bildung des Knochengerüstes wieder verbraucht. Man giebt das Calciumcarbonat zu 0,5—1,0—1,5 g als Antacidum bei übermässiger Säurebildung, Diarrhöen, Knochenkrankheiten, Skrofulose. Aeusserlich ist es ein mildes austrocknendes Mittel, besonders aber ein mildes Dentifricium.

Calcium phosphoricum.

Calciumphosphat; Dicalciumphosphat. Phosphorsaure Kalkerde; Kalkphosphat. Calcaria phosphorica. *Phosphate de chaux; Sousphosphate de chaux; Phosphate calcaire. Phosphate of lime.*

Zwanzig (20) Theile krystallinisches Calciumcarbonat werden mit fünfzig (50) Th. Salzsäure, mit fünfzig (50) Th. Wasser gemischt, übergossen und erwärmt, sobald die chemische Kraft sich zu bethätigen aufhört. Die klar abgegossene Flüssigkeit erhitzt man nach reichlichem Zusatze frisch bereiteten Chlorwassers, bis der

Chlorgeruch verschwunden ist, dann, nach Zusatz von einem (1) Th. Calciumhydroyd, digerire man eine halbe Stunde hindurch.

Die klare, mit verdünnter Essigsäure schwach angesäuerte Flüssigkeit versetze man allmählich unter Umrühren mit einer filtrirten Lösung, bestehend aus einundsechzig (61) Th. Natriumphosphat und dreihundert (300) Th. kochenden Wassers und stelle einige Stunden bei Seite. Den krystallinischen Niederschlag, welcher sich abgesetzt hat *(sedimentum, quod subsederit)*, sammle man auf feuchter Leinwand und wasche ihn mit Wasser aus, bis ein Theil der Waschflüssigkeit mit Salpetersäure angesäuert auf Zusatz von Silbernitrat höchstens eine Opalescenz zeigt.

Nach vollendeter Auswaschung *(filtratione confecta)* drücke man den Niederschlag stark aus und verwandle ihn bei gelinder Wärme ausgetrocknet in ein Pulver.

Ein leichtes weisses krystallinisches Pulver, in Wasser unlöslich, in kalter Essigsäure schwer, aber sowohl in Salzsäure, als auch in Salpetersäure leicht löslich, jedoch ohne dabei aufzubrausen.

Die salpetersaure Lösung, mit Silbernitrat versetzt und mit verdünntem Aetzammon vorsichtig neutralisirt, giebt ein gelbes Sediment. Nach reichlichem Zusatze von Natriumacetat entsteht durch Ammoniumoxalat ein weisser Niederschlag *(sedimentum)*. Calciumphosphat mit Silbernitratlösung befeuchtet färbt sich gelb, was nicht geschieht, wenn es zuvor auf Platinblech längere Zeit geglüht worden ist. Durch diese Behandlung (Glühung) verliert es 25—26 Procent.

Calciumphosphat mit zwanzig (20) Th. Wasser zusammengeschüttelt, dann filtrirt und mit Essigsäure schwach angesäuert darf durch Baryumnitrat nicht verändert (getrübt) werden.

Die mit Hilfe von Salpetersäure hergestellte 5-proc. Lösung darf durch Silbernitrat nach Verlauf zweier Minuten nur opalescirend getrübt werden, mit Aetzammon aber übersättigt darf auf Zusatz von Schwefelammonium nur ein weisser Niederschlag entstehen.

Geschichtliches. Kalkphosphat, Calciumphosphat, ist ein sehr altes Arzneimittel, das Anwendung fand, ehe man seine näheren Bestandtheile kannte. Weissgebranntes Elfenbein *(Ebur philosophice ustum)*, Menschenschädel *(Cranĭum humānum)*, besonders von Menschen, welche eines gewaltsamen Todes gestorben waren, gebranntes Hirschhorn *(Cornu Cervi ustum)*, die weissen Excremente des Hundes *(Album Graecum)*, auch Zähne und Knochen von vielen anderen Thieren, also sämmtlich Kalkphosphat enthaltende Substanzen, bildeten einen nicht unwesentlichen Theil des Arzneischatzes, selbst noch vor circa hundert Jahren. Heute noch werden Geheimmittel gegen Epilepsie in den Handel gebracht, welche aus Knochenerde bestehen. Vor ungefähr drei Decennien wurde das reine Calciumphosphat von BENEKE als Ernährungsmittel des Knochengerüstes empfohlen und von vielen Aerzten, wie versichert wurde, mit Erfolg angewendet.

Vorkommen in der Natur. Calciumphosphat ist sowohl in der anorganischen als auch in der organischen Natur sehr verbreitet und findet sich als Mineral in grösseren Ablagerungen vor. Es ist bis höchstens zu 0,5 Proc. ein Bestandtheil der Ackererde und gelangt daraus in die Pflanzen, besonders in die Getreidearten. Der Apatit, welcher aus circa 80 Proc. basischem Tricalciumphosphat besteht und bis zu 14 Proc. Fluor- oder Chlorcalcium enthält und der Formel: $CaClFl + 3Ca_3(PO_4)_2$ entspricht, fand sich schon im Ur-

gebirge vor. Zertrümmert, verwittert, aufgelöst durch kohlensäurehaltiges
Wasser und aus diesem nach Verlust an Kohlensäure wiederum abgeschieden
gelangte er unter Mitwirkung der die Erdoberfläche verändernden Revolutionen
überall hin. Es giebt kaum eine Gebirgsformation oder eine Erdschicht, welche
nicht wechselnde Mengen dieses Minerals enthielte. Ein sehr reiches apatit-
haltiges Lager wurde vor mehreren Decennien zu Logrosan und Truxillo in
der Provinz Estremadura in Spanien, dann bei Limburg an der Lahn, bei Am-
berg in Bayern gefunden und das Mineral mit dem Namen Phosphorit und
Osteolith belegt. Dieses Mineral entspricht in seiner Zusammensetzung der
Formel $3CaFl + 2Ca_3(PO_4)_2$. Vor mehreren Jahren wurden Phosphoritlager in
Norwegen auf der Insel Karzeroe und im Nassauischen aufgefunden und als
Dungmaterial verwerthet. Sombrerit (Sombreroguano) findet sich auf den
Antillen, besonders auf der Insel Sombrero, unter Guanolagern. Derselbe ist
ein durch Auslaugung des Guanos in Phosphat verwandelter Korallenkalk.
Koprolithen, welche circa 60 Proc. Calciumphosphat enthalten, sind fossile
Excremente vorweltlicher Landthiere, und werden in Deutschland, Russland,
Sibirien in mächtigen Strichen gefunden. Im Blut, in der Milch, dem Harne
und den Excrementen der Thiere, in der Asche der Vegetabilien, besonders in
den Samen der Getreidearten ist Calciumphosphat ein wesentlicher Bestandtheil.
Die natürlich vorkommenden Calciumphosphate werden viel zu Dungmitteln bearbeitet und in Monocalciumphosphate mittelst Schwefelsäure umgesetzt. Die
Knochen der Wirbelthiere liefern gebrannt Knochenerde oder Knochenasche. Die chemische Constitution derselben entspricht ungefähr der Formel
$3Ca(PO_4)_2 + 2CaCO_3$ und $3Ca(PO_4)_2 + CaCO_3$. Die Knochenasche setzt sich
nach Procenten zusammen aus circa 85 Tricalciumphosphat, 4 Calciumfluorid,
2 Trimagnesiumphosphat, 9 Calciumcarbonat.

Theorie und Constitution der Phosphate. Dieselbe ist bereits ausführlich
auf S. 174 und 175 unter *Acidum phosphoricum* klar gelegt und auch auf Seite 175
findet man die schematischen Formeln der Calciumphosphate aufgestellt. Das hier in
Frage kommende Phosphat ist das $1/3$-saure Calciumphosphat, Dicalciumphosphat oder
secundäres Calciumphosphat $= CaHPO_4 + 4H_2O$, welches aus neutralen Calciumsalzlösungen durch das officinelle Natriumphosphat oder Dinatriumphosphat ($Na_2HPO_4 +$
$12H_2O$) ausgefällt wird.

Calciumchlorid   Dinatriumphosphat   Dicalciumphosphat Natriumchlorid
$CaCl_2$ und Na_2HPO_4 geben $CaHPO_4$ $+$ $2NaCl$

Die Darstellung des Calciumchlorids aus krystallinischem Calciumcarbonat (weissem
Marmor) geschieht durch Uebergiessen desselben mit verdünnter Salzsäure

Calcium-   Chlor-   Calcium-   Kohlensäure-
carbonat wasserstoff chlorid   Wasser anhydrid
$CaCO_3$ und $2HCl$ geben $CaCl_2$ und H_2O und CO_2.

Zuweilen enthält der Marmor etwas Ferrooxyd als Carbonat. Da sich aus dem beim
Behandeln des Marmors mit Chlorwasserstoff oder Salzsäure entstandenen Ferrochlorid
das Eisen als Oxyd durch eine Hydroxydbase nicht völlig abscheiden lässt, wohl
aber aus dem Ferrichlorid, so setzt man etwas Chlorwasser hinzu. $2FeCl_2 + 2Cl =$
Fe_2Cl_6. Das Chlor setzt das Ferrochlorid ($FeCl_2$) in Ferrichlorid (Fe_2Cl_6) um. Wird
nun Calciumhydroxyd, gelöschter Kalk, hinzugesetzt, so scheidet Ferrihydroxyd in
brauner Farbe aus

Ferrichlorid   Calciumhydroxyd   Calciumchlorid   Ferrihydroxyd
Fe_2Cl_6 und $3Ca(OH)_2$ geben $3CaCl_2$ und $Fe_2(OH)_6$.

Die vom Ferrihydroxyd befreite Calciumchloridlösung wird nun mit einer Lösung
des Dinatriumphosphats versetzt. Als Niederschlag resultirt, wie oben angegeben, das entsprechende Calciumphosphat. Die von der Ph. vorgeschriebene Ansäuerung der Calciumchloridlösung mittelst Essigsäure bezweckt theils die krystallinische Form des Niederschlages zu fördern, theils etwa in Lösung übergegangenes
Calciumhydroxyd in Acetat überzuführen, insofern überschüssige Essigsäure als eine
schwache Säure die chemische Constitution des Calciumphosphats nicht beeinträchtigt
oder abändert.

Der Grund, warum die Ph. in Stelle des Chlorwassers nicht Chlorkalk hinzusetzen lässt, ist der Mangel freier Säure in der Calciumchloridlösung, denn 20 Th.
Calciumcarbonat erfordern 58,4 Th. der Salzsäure von 1,124 spec. Gew., deren Moleculargewicht = 146 ist. Das Mol.-Gew. des Calciumcarbonats ist, $CaCO_3$ = 100.

Darstellung. Ein krystallinisches Calciumcarbonat ist der weisse Marmor,
welcher nicht selten frei von Eisen ist. Man versetzt 10 Tropfen der Lösung
in Salzsäure mit 2 Tropfen Salpetersäure, kocht einige Male auf, giebt
dann einige Tropfen verd. Essigsäure hinzu und von dieser Mischung auf 2
weisse Porcellanflächen je 6 Tropfen. Zu der einen Portion zwei Tropfen
Kaliumferrocyanidlösung, zu der anderen zwei Tropfen Tanninlösung. Bei
Gegenwart von Eisen macht sich sicher eine der beiden Reactionen bemerkbar.
Dass die Calciumchloridlösung zu filtriren ist, muss der Arbeiter aus dem
Liquor limpidus entnehmen. Die Marmorlösung ist scheinbar klar, bei ge-
nauerer optischer Prüfung findet man, dass eine Filtration nothwendig ist.
Essigsäure setze man nur einige Tropfen hinzu. Dass sie die Krystallbildung
des Niederschlages kräftige, scheint ein Irrthum zu sein. Wesentlich ist es,
die Calciumchloridlösung bis auf 90—100° zu erwärmen und sie mit der
kochendheissen Natriumphosphatlösung zu mischen, um einen Niederschlag zu
erlangen, welcher aus kräftigen Krystallen besteht. Das von der Ph. vorgeschriebene Verhältniss der Substanzen ist streng inne zu halten. Giebt man
z. B. mehr Natriumphosphat hinzu, so bildet sich auch etwas Tricalciumphosphat, $Ca_3(PO_4)_2$. Würde man die Calciumchloridlösung mit viel Essigsäure
ansäuern, so würde nicht nur ein geringerer Niederschlag, sondern auch saures
Calciumphosphat, $CaH_4(PO_4)_2$, entstehen. Eine weitere wesentliche Aufgabe
ist das Auswachen des Niederschlages, welchen die Ph. stets mit *sedimentum*
bezeichnet. Man kann das leinene Colatorium mit dem Niederschlage als
Beutel zusammenbinden und in eine Säule destill. Wassers hineinhängen, so
dass das Niveau des Wassers über dem Beutel liegt. Bei ruhigem Beiseitestehen, senkt sich die schwerere Natriumchloridlösung in dem Wasser abwärts.
Nach $1^1/_2$ Tage nimmt man den Beutel sanft heraus, spannt das Colatorium
auf ein Tenakel, breitet den Niederschlag muldenförmig aus, giesst Wasser
darauf und prüft hin und wieder das Ablaufende nach Zusatz einiger Tropfen
Salpetersäure mit Silberlösung, bis nur noch eine unbedeutende Opalescenz
eintritt.

Eigenschaften. Das officinelle Calciumphosphat ist ein blendend weisses,
zartes, krystallinisches, geruch- und geschmackloses, in Wasser beinahe unlösliches, ohne Aufbrausen in Essigsäure, Chlorwasserstoffsäure, Salpetersäure,
Phosphorsäure leicht lösliches Pulver. In Kohlensäure haltendem Wasser,
auch in Natriumchlorid- und Ammoniumsalzlösungen ist es etwas auflöslich. Es
enthält verschiedene Mengen Krystallwasser, je nach dem Maasse der Wärme,
bei welcher die Fällung geschah, und der Länge der Zeit, in welcher der Niederschlag in der Fällungsflüssigkeit verblieb. Die chemische Zusammensetzung
entspricht den Formeln $CaHPO_4 + 4H_2O$ und $CaHPO_4 + 3H_2O$. Aus mit Essigsäure angesäuerter Calciumchloridlösung soll sich dieses Phosphat in schärfer
ausgeprägten mikroskopischen Krystallen fällen lassen. In diesem Falle tritt
aber zu dem Dicalciumphosphat stets auch etwas Monocalciumphosphat oder
saures Salz, $CaH_4(PO_4)_2$ hinzu. Mittelst Ammoniumoxalats wird aus der in
Essigsäure bewirkten Lösung weisses, in Wasser unlösliches Calciumoxalat abgeschieden. Mit Silbernitratlösung übergossen färbt es sich gelb, denn das
Diargentiphosphat ist gelb. Unter dem Mikroskop gleichen die Partikel des
nicht frischen Präparats säulenförmigen Krystallen mit verwitterter Oberfläche.

Prüfung auf Identität und Reinheit. Man übergiesst

1) eine Portion (1 g) des Calciumphosphats mit circa 14 ccm Wasser, schüttelt und prüft die Flüssigkeit mit rothem Lackmuspapier. Dieses darf nicht gebläut werden, im anderen Falle ist das Präparat ungenügend ausgewaschen oder sonst verunreinigt.

2) Zu der sub 1 gesammelten Mischung giebt man 6—7 g oder 6 ccm Salpetersäure. Es soll klare Lösung eintreten, doch ist sie oft etwas opalescirend. In diesem Falle ist eine Filtration erforderlich. Von dieser Flüssigkeit versetzt man circa 3 ccm mit einigen Tropfen Silbernitrat. Es darf keine Trübung eintreten (Chloridgehalt). Giebt man nun Aetzammon soweit hinzu, dass Neutralisation eintritt, oder bis eine gelbe Trübung entsteht, so erlangt man damit eine Identitätsreaction, denn mit der Phosphorsäure des Präparats bildet Silber eine gelbe Verbindung.

3) Circa 3 ccm der sub 2 erhaltenen salpetersauren Lösung versetzt man mit 1 g Natriumacetatlösung und hierauf mit Ammoniumoxalatlösung. Es entsteht ein weisser aus Calciumoxalat bestehender Niederschlag. Auch diese Reaction bezieht sich auf die Identität des Präparats.

4) Mischt man etwas des Präparats mit einem Tropfen Silberlösung auf einer Porcellanfläche, so färbt es sich gelb. Vergl. unter Eigenschaften und sub 2. Wenn man durch Glühen des Präparats das Dicalciumphosphat in Monocalciumphosphat und Calciumcarbonat) verwandelt, wobei es 25—26 Proc. an Gewicht verliert, so wird es durch Silbernitratlösung nicht gelb gefärbt, denn das Monoargentiphosphat bildet eine weisse Verbindung. Diese Reactionen sind Identitätsreactionen.

Von diesen Reactionen 2—4 wäre die Mischung der Silbernitratlösung mit dem Präparat eine **voll genügende**, die anderen Identitäts-Reactionen sind völlig überflüssige.

5) Ein Gramm des Präparats mit 20 ccm Wasser geschüttelt und filtrirt ergiebt eine Flüssigkeit, welche mit **Essigsäure** sauer gemacht durch **Baryumnitrat** nicht getrübt werden darf (**Sulfat, Schwefelsäure**). Der Zusatz von Essigsäure geschieht, um die Bildung von Baryumphosphat zu verhindern oder dasselbe in Lösung zu erhalten.

6) Zu circa 3 ccm der sub 2 gesammelten salpetersauren Lösung wurde schon sub 2 Silberlösung zugesetzt. Nach 2 Minuten entstehende Opalescenz wird von der Ph. als zulässig erkannt.

7) Zu circa 3 ccm der sub 2 gesammelten Lösung setzt man im Ueberschuss **Aetzammon** und dann **Schwefelammonium**. Es darf dadurch nur eine weisse, keine grünliche oder dunkle Fällung erfolgen, es muss das Präparat von **Eisen** frei sein.

Kritik. Die Vorschrift der Ph. ist mangelhaft vorgetragen. Dass die Calciumchloridlösung filtrirt sein muss, giebt sie nicht an, wohl aber die Filtration der Lösung des Natriumphosphats. Dass letztere im siedendheissen Zustande der Calciumchloridlösung zuzusetzen ist, wird nur auf einem Umwege angegeben, denn wenn die mit kochendheissem Wasser hergestellte Natriumphosphatlösung filtrirt wird, so hat das Filtrat nicht mehr Siedetemperatur. Es musste hervorgehoben werden, dass die kochendheisse Lösung hinzuzusetzen sei. Im lateinischen Texte wird das *Sedimentum, quod subsederit* denselben Humor erwecken, wie der *odor spinosus* unter *Acetum*. Die Gründe, welche nöthigten statt *praecipitatum* stets *sedimentum* zu setzen, werden wohl unergründet bleiben.

Dieses Präparat fordert die Ph. eisenfrei, das Calciumcarbonat nicht, beim Borax lässt sie der Silberreaction auf Chlorid 5 Minuten, hier nur 2 Minuten

Zeit bis zum Hervortreten. Das sind Anforderungen, deren Motive selbst ein sehr verständiger Pharmaceut nie ergründen wird.

Anwendung. In physiologischer Beziehung ist das phosphorsaure Calcium ein nothwendiges Material zum Aufbau des thierischen Knochengerüstes und unerlässlich bei der Zellenbildung. Im letzteren Falle sind die Proteïnkörper die Vermittler, die man auch immer mit phosphorsaurem Calcium verbunden antrifft. Obgleich man den grössten Theil des genommenen Phosphats in den Faeces wiederfindet, so hat sich dennoch sein Gebrauch bei Knochenerweichung, Rhachitis, Knochenfracturen, bei Oxalurie mit Diarrhöe, scrofulösen Leiden, Geschwüren, Diarrhöe der Kinder in der Zahnungsperiode, allein oder mit tonischen Mitteln (besonders Eisenoxyd) in Gaben von 0,5—1,0—2,0 g heilsam erwiesen.

Calcium phosphoricum crudum.

Rohes Calciumphosphat; Knochenerde. Os ustum; Terra ossium.
Sousphosphat de chaux. Bone - earth; Calcined bones.

Weisses oder grauweisses Pulver (*Pulvis coloris albi* etc.), welches sich in Salzsäure unter leichtem Aufbrausen (*leniter effervescens*) mit Hinterlassung eines sehr geringen Rückstandes löst.

Wenig von diesem Salze mit Silbernitratlösung übergossen und beiseite gestellt nimmt eine gelbe Farbe an.

Hier liegt wahrscheinlich ein Pulver vor, welches durch Zerstossen gebrannter Knochen hergestellt ist, denn die Entwickelung von Kohlensäureanhydrid beim Behandeln mit Säure deutet darauf hin. Ueber die Zusammensetzung der Knochenasche ist schon S. 484 Näheres angegeben. Die auf den Lagern der Drogisten befindliche Waare ist auch gewöhnlich gepulverter gebrannter Knochen. Die Verwendung dieser Knochenasche in der Pharmacie ist veraltet und kennen wir die Gründe für die Reception nicht.

Kritik. Hier erfahren wir endlich, dass „weiss“ eine Farbe ist, nachdem bisher alle Gelehrten die Eigenschaft, weiss zu sein, mit „ungefärbt“ oder „farblos“ auffassten. Statt zu sagen: „ein weisses Pulver“, sagt die Ph. „ein Pulver von weisser Farbe“. Diesen Missgriff in der Ausdrucksweise hätte man vermeiden sollen, denn er verleitet den Unerfahrenen zum Irrthum, zu falscher Ansicht und drängt den Verständigen zu einer Kritik mit unerfreulichem Apechema.

Calcium sulfuricum ustum.

Gebrannter Gyps; gebranntes Calciumsulfat. Calcaria sulfurica usta; Gypsum ustum. *Plâtre cuit; Sulfate de chaux calcinée; Gypse calciné. Burnt plaster; Burnt gypsum.*

Weisses amorphes Pulver, welches mit seinem halben Gewichte Wasser versetzt innerhalb fünf Minuten hart wird.

Vorkommen des Calciumsulfats in der Natur. Schwefelsaurer Kalk oder Calciumsulfat, kommt in der Natur viel und häufig wasserhaltig ($CaSO_4 +$

2H$_2$O) und wasserfrei (CaSO$_4$) vor. Der wasserhaltige hat den Namen Gyps (Gips), der wasserfreie den Namen Anhydrit erhalten. Letzterer bildet den geformten Anhydrit oder den Anhydritspath, Muriazit, Würfelspath, wenn er in Würfeln zerspringt, den halbgeformten oder fasrigen Anhydrit, wenn sein Gefüge parallelfaserig ist, den Körneranhydrit, wenn er auf dem Bruche splitterig körnig ist. Vulpinit ist ein quarzhaltiger Anhydrit. Wasserhaltiges Calciumsulfat, der Gyps, bildet monoklinoëdrische säulen- oder tafelförmige Krystalle, häufig Zwillingskrystalle (Schwalbenschwänze). Er ist farblos oder verschieden gefärbt und hat ein spec. Gewicht von 2,2—2,4. Die wichtigsten Arten sind: Gypsspath, bekannter unter dem Namen Marienglas, Frauenglas, Fraueneis, *Lapis specularis, Glacies Mariae*. Er war vor Zeiten officinell und wird auch noch heute von Landleuten zu sympathetischen Kuren oder gepulvert als Streumittel auf rosenartige Entzündungen benutzt. Er ist in dünnen durchsichtigen Blättern spaltbar. Fasergyps ist aus parallelen Fasern zusammengesetzt. Schaumgyps oder schuppiger Gyps findet sich in schuppigen Massen anderen Mineralien eingesprengt. Körniger Gyps oder Alabaster bildet harte, körnig-krystallinische oder saccharoïdische, durchscheinende bis kantendurchscheinende Massen. Gypserde oder Stinkgyps nennt man mit Bitumen durchtränkte Gypsarten.

Zur **Darstellung** des gebrannten Gypses kann nur der natürliche wasserhaltige gebraucht werden, Anhydrit z. B. bildet gepulvert und mit Wasser angerührt keine erhartende Masse. Wasserhaltiger Gyps enthält 20,93 Proc. Krystallwasser, welches bis zu 16 Proc. bei der Temperatur des siedenden Wassers verdampft, zu seiner völligen Verdampfung aber eine Temperatur von 180—200° erfordert. Bis zu dieser Temperatur entwässerter Gyps mit circa dem halben Gewicht Wasser angerührt bildet einen Brei, welcher innerhalb von 5—10 Minuten zu einer festen Masse erstarrt. Dieses Erharten ist die Folge der Bindung des Wassers oder der Wiederaufnahme von Krystallwasser, also die Umwandlung des entwässerten Gypses in wasserhaltigen. Die Bindung des Wassers ist ein Krystallisationsprocess und geschieht unter Wärmeentwickelung, in Folge des Ueberganges des flüssigen Wassers in den eisförmigen Zustand. Hat die Entwässerung des Gypses bei einer Temperatur über 250° stattgefunden, so ist er mehr oder weniger gesintert und erhartet dann sehr langsam oder unvollkommen oder gar nicht. Solchen gebrannten Gyps nennt man todtgebrannt.

Kleine Mengen Gyps erhitzt man in Form eines groben Pulvers behufs der Entwässerung unter Umrühren in flachen eisernen Kesseln, so lange eine darüber gehaltene kalte Glasscheibe beschlägt. Grössere Mengen brennt man in einem gewöhnlichen Backofen. Nachdem der Backofen geheizt ist und die Kohlen herausgenommen sind, giebt man den Gyps in ungefähr taubeneigrossen Stücken auf die Sohle des Ofens, schliesst die Thür und überlässt ihn anderthalb Tage dieser Wärme. Wenn ein in das Mundloch des Ofens gehaltenes kaltes Stück Glas nicht mehr beschlägt, so ist die Entwässerung beendet. In Gypsbrennereien benutzt man Gypsöfen, welche eine den Kalköfen ähnliche Einrichtung haben. In allen Fällen ist es Aufgabe des Gypsbrenners, die Entwässerung bei möglichst niedriger Temperatur zu bewirken und eher wenige Procente Wasser im Gyps zu lassen, als durch eine zu starke Hitze die Entwässerung vollständig zu machen. Auch der nicht total entwässerte Gyps zeigt eine gleiche Fähigkeit, mit Wasser eine schnell erhartende Masse zu bilden. In der Rothglühhitze schmilzt der Gyps zu einer beim Erkalten dem Anhydrit ähnlichen krystallinischen Masse.

Handelswaare. Der gebrannte Gyps kommt gepulvert oder, wie es in der Kunstsprache heisst, klargeschlagen oder gemahlen, verpackt in hölzernen Fässern in den Handel.

Eigenschaften. Der gebrannte Gyps bildet ein weisses oder auch häufig ein schmutzig weisses, trocknes, amorphes Pulver, welches mit der Hälfte seines Gewichtes Wasser in einigen Minuten zu einer harten, schwer zu zerbrechenden Masse erstarrt.

Aufbewahrung. Obgleich der gebrannte Gyps an der Luft nur sehr langsam

Wasser anzieht, er selbst ein halbes Jahr lang einfach in Papier eingehüllt aufbewahrt werden kann, ohne seine Eigenschaft, mit Wasser zu erharten, merklich einzubüssen, so ist es doch nothwendig, ihn in dichten Kästen oder Glasgefässen an einem trocknen Orte aufzubewahren, um ihm seine Eigenschaften sicher zu erhalten.

Anwendung. Die Pharmakopöe recipirte den gebrannten Gyps nur wegen seiner häufig vorkommenden chirurgischen Verwendung bei Knochenbrüchen. Gebrannter Gyps wird mit circa der Hälfte seines Gewichtes Wasser von mittlerer Temperatur zu einem Breie gemacht und damit in circa 1 cm dicker Lage mit Hilfe eines Stückes baumwollenen Zeuges das Glied eingehüllt. Will man die Erhartung des Gypsbreies verlangsamen, so erreicht man dies durch einen Zusatz von wenig Glycerin. Eine Mischung aus 100 gebranntem Gyps, 50 Wasser und 5 Glycerin erhartet erst nach einer Stunde. Die SAYRE'schen Gyps-Corsets gegen Rückgrat-Verkrümmungen werden viel angewendet, während viele Aerzte von diesen Corsets weder bei der Skoliose noch bei der Kyphose Erfolg erwarten. Im pharmac. Laboratorium benutzt man ihn zum Lutiren der Apparate. Mit Mehl gemischt, auch wohl mit Anis aromatisirt wendet man ihn als **Ratten-** und **Mäusegift** an. In den Künsten und der Technik ist seine Anwendung eine sehr grosse.

Camphora.

Kampfer. Camphŏra. *Camphre. Camphor.*

Durch Sublimation aus dem Kampferbaume *(Cinnamomum Camphora)* gewonnenes *(paratum)* Stearopten. Weisse, krystallinische, zerreibliche Masse von besonderem Geruche und Geschmacke, aus einer offenen Schale verflüchtiget sie sich in kurzer Zeit ohne irgend einen Rückstand und bedeckt die Seitenwandungen halbgefüllter Flaschen mit glänzenden Krystallen. In Wasser löst sie sich kaum. Reichlich ist sie in Aether, Chloroform, Weingeist löslich, mit welchen Flüssigkeiten benetzt sie sich in Pulver verwandeln lässt.

Cinnamomum Camphora Fr. Nees et Ebermaier.
Synon. *Laurus Camphora* L.; *Camphora officinarum* C. Bauh.
Fam. **Laurineae.** Sexualsyst. **Enneandria Monogynia.**

Geschichtliches. Der Kampfer scheint den alten Griechen und Römern nicht bekannt gewesen zu sein. Aëtius aus Amida in Mesopotamien, im 6. Jahrh. nach Chr. Arzt in Constantinopel, erwähnt in seinen Werken eine Substanz, welche für Kampfer gehalten werden kann. Im 11. und 12. Jahrhundert war der Kampfer in Europa bekannter und zur Zeit des Paracelsus schon sehr im Gebrauch. Seine Herstammung kannte man nicht. Agricola in der ersten Hälfte des 16. Jahrhunderts beschreibt ihn (Caphura) als ein sublimirtes Erdharz. Im 18. Jahrhundert waren es die Holländer, welche den Kampferhandel an sich gerissen hatten und Europa mit Kampfer versahen.

Gewinnung und **Handelssorten.** Kampfer ist ein flüchtiges Oel in fester Gestalt, ein Stearoptén. Er wird in China, Cochinchina und Japan durch Sublimation oder durch Destillation mit Wasser aus dem Stamme, den Aesten und Blättern eines zur Familie der Laurineen gehörigen stattlichen Baumes, *Cinnamomum Camphŏra,* gewonnen, welcher Baum im östlichen Asien, oft dichte Waldungen bildend, zu Hause ist. Der Kampfer kommt, befreit vom flüssigen Kampferöl, in Gestalt blassröthlicher zusammengebackener Körner in blecherne, mit Stroh- und Rohrgeflecht umflochtene Cylinder eingeschichtet über Holland (Röhrenkampfer, **Holländischer, Japanischer Rohkampfer**) oder in viereckigen, mit Blei ausgeschlagenen Kisten (Kistenkampfer, **Chinesischer oder Formosa-Rohkampfer**) über England in den Handel. Der Rohkampfer wird in Europa, um ihn von Unreinigkeiten und brenzlichem Oele zu befreien, **raffinirt**, indem man ihn mit Thon und Kalk gemischt in kurzhalsigen niedrigen Kolben oder in mit konvexen Deckeln geschlossenen Töpfen im Sand- oder Aschenbade einer Sublimation unterwirft.

Der sogenannte **Borneokampfer** oder **Sumatrakampfer** ist ein zu therapeutischen und religiösen Zwecken sehr gesuchter Handelsartikel Asiens, der wegen seiner Seltenheit und seines hohen Preises nicht nach Europa gebracht wird. Man gewinnt ihn aus *Dryobalanops Camphora* COLEBROOKE (sp. kohlbruhk), einem bis zu 200 Fuss hohen, zur Familie der Dipterocarpeen gehörigen Baume der Inseln Borneo und Sumatra. Er findet sich in diesem Baume als Ausschwitzung in Spalten und unter der Rinde in krystallinischen Ablagerungen.

Eigenschaften. Der officinelle oder raffinirte Kampfer kommt in fast halbkugelförmigen, oben convexen, unten concaven, meist in der Mitte, der Oeffnung des Sublimirkolbens entsprechend, mit einem Loche versehenen, 0,5 bis 1,0 kg schweren, gewöhnlich in grobes dunkelblaues Papier eingeschlagenen Stücken in den Handel. Er bildet eine farblose, durchscheinende, auf der Schnittfläche glänzende, krystallinische Masse, welche das Ansehen des Eises hat. Er fühlt sich fettig an, ist ziemlich zähe, im Bruche faserig und körnig bröckelnd, von eigenthümlichem Geruche und etwas brennendem, hintennach kühlendem bitterlichem Geschmacke. Er verflüchtigt sich allmählich beim Liegen an der Luft und brennt mit russender Flamme. Spec. Gewicht 0,985 bis 0,990 bei mittlerer Temperatur. Bei 175° schmilzt er, bei 204° siedet er und verwandelt sich in einen dichten, weissen, leicht entzündlichen Dampf. Wasser löst ungefähr $^1/_{1000}$, Weingeist, Aether, Essigsäure, Schwefelsäure, Salzsäure, Salpetersäure, Chloroform, Schwefelkohlenstoff, Benzin, Petroläther, fette und flüchtige Oele lösen ihn leicht. Werden kleine Kampferstückchen auf Wasser geworfen, so gerathen sie in eine rotirende Bewegung, welche von der Verdunstung des Kampfers herrührt, durch die geringste Spur Fett aber sofort aufgehoben wird.

Gepulverter Kampfer, *Camphora trita,* wird dadurch hergestellt, dass man Kampferstücke mit alkoholisirtem Weingeist besprengt und in einem porcellanenen Mörser zerreibt. Das Pulver wird nicht durch ein Sieb geschlagen. Man lässt den Weingeist kurze Zeit abdunsten und schüttet das Pulver locker in sein Standgefäss, was hier ein dicht zu verschliessendes Glas ist.

Der Borneokampfer ist etwas leichter oder schwerer als Wasser und lässt sich ohne Zusatz von Weingeist zu Pulver zerreiben.

Chemie. Der Kampfer gehört zu den flüchtigen Oelen. Er bildet ein Stearopten und findet sich auch im Rosmarin, Lavendel, *Origanum*, einigen Menthaarten, in der *Matricaria Parthenium* und kann selbst durch Oxydation mittelst Salpetersäure aus Salbeiöl, Bernstein, Valerol dargestellt werden. Früher belegte man, beiläufig erwähnt, die Stearoptene anderer flüchtigen Oele mit dem Namen Kampfer.

Der Laurineenkampfer oder offic. Kampfer erhält die Formel $C_{10}H_{16}O$. Der Borneokampfer erhält die Formel $C_{10}H_{18}O$. Beide Kampfer stehen in chemischer Beziehung zu einander. Der Borneokampfer (Borneol) vertritt die Stelle eines Alkohols, der Japankampfer die des Aldehyds, und Monoxykampfer oder Camphinsäure ($C_{10}H_{16}O_2$) ist das dritte Glied dieser Gruppe, welcher sich die Campholsäure ($C_{10}H_{18}O_2$) anschliesst. Der Japankampfer zerlegt sich mit weingeistigem Kali in Borneol und Camphinsäure, und Borneol liefert durch Oxydation Japankampfer.

Aufbewahrt wird der Kampfer in gläsernen oder porcellanenen Gefässen mit weiten Oeffnungen, welche dicht verschlossen werden müssen. Grössere Kampfervorräthe bewahrt man am besten in weissblechenen Büchsen oder in Kästen mit Blech ausgeschlagen. Die Kampfergefässe müssen einen kühlen Standort haben. Das Leben und Athmen in einer Kampferdunstatmosphäre ist ungesund und hat eine blasse Gesichtsfarbe, schlechte Zähne, Unlust zum Arbeiten zur Folge.

Prüfung. Kampfer in Stücken, farblos und durchscheinend, ist nicht verfälscht. Als Verfälschungen hat man Salmiak und künstlichen Kampfer genannt. Ersterer bleibt beim Auflösen des Kampfers in Weingeist ungelöst. Der künstliche Kampfer ist einfach chlorwasserstoffsaures Terpentinöl ($C_{10}H_{16}$, HCl) und wird durch Hineinleiten trocknen Chlorwasserstoffgases in Terpentinöl erzeugt. Sein Geruch ist terpentinöl- und kampferartig. Silbernitratlösung wirkt auf diese Verbindung nicht, doch lässt die weingeistige Lösung auf Zusatz von Aetzammonflüssigkeit und Digestion Ammoniumchlorid als Salzpulver oder flockig fallen, welcher Niederschlag auf Zusatz von wasserfreiem Weingeist nicht gelöst wird. Der künstliche Kampfer würde übrigens dem Fälscher theuerer zu stehen kommen als der Kampfer des Handels. Der rohe Kampfer wird in China und Japan oft mit einer vegetabilischen farblosen Leimsubstanz übergossen und gemischt, welche in Weingeist nicht löslich ist (Zeitschr. d. österr. Apoth.-Ver. 1882, No. 1). Diese Verfälschung ist bis zu 40 Proc. angetroffen worden.

Anwendung. Der Kampfer wirkt in kleineren Gaben beruhigend, in grösseren erregend auf das Nervensystem und erstreckt diese Wirkung besonders auf die Nerven der Respiration-, Circulation- und Geschlechtsorgane. Man giebt ihn zu 0,03—0,06—0,1 g als lähmungswidriges, krampfstillendes, resorbirendes Mittel bei Krankheiten des Darmkanals, des Herzens, der Respirationsorgane, bei Nervenkrankheiten, Nymphomanie, Hautkrankheiten, gegen Opium- und Cantharidenvergiftung. Aeusserlich wendet man ihn in typhösen, in brandigen Zuständen, gegen Speichelfluss, Rheumatismus, Nervenschmerzen etc. an. Als ein gutes Zahnschmerzmittel dient eine gesättigte Lösung des Kampfers in Aetherweingeist oder Chloroform. Häufig ist der Gebrauch, den Kampfer in kleinen Stücken in Watte gehüllt gegen Zahnschmerz in das Ohr zu stecken. Zur Beseitigung rother Wangen und zur Erzeugung blasser Gesichtsfarbe tragen junge Damen bisweilen Kampfer auf der Brust.

Dispensation. Die Mischung des Kampfers mit anderen Stoffen lässt sich inniger bewerkstelligen, wenn man ihn frisch mit Weingeist zerrieben hat. Trockne Pulvermischungen mit Kampfer werden unter gelindem Reiben mit dem Pistill hergestellt. Bei starkem Aufdrücken mit dem Pistill reibt sich der Kampfer an Pistill und Mörserwandung an. Diese Mischungen werden in gläsernen Gefässen oder in Wachspapier dispensirt. Wird der Kampfer wässrigen Mixturen zugemischt, so mischt man ihn zuerst mit 3-mal soviel Arabischem Gummi, oder kommen Zucker, Traganth, Eigelb etc. zur Mixtur, mit diesen und verdünnt unter Reiben die Mischung allmählich mit Zuckersaft oder Wasser. Wird er Oel- oder Balsam-Emulsionen zugesetzt, so löst man ihn zuvor unter Schütteln und gelindem Erwärmen in den Oelen, welche emulgirt werden sollen. Ein vorzügliches Umhüllungs- (Lösungs-) Mittel für Kampfer in wässrigen Flüssigkeiten ist kohlensaure oder gebrannte Magnesia. Viele trockne oder harte Harzstoffe macht der Kampfer durch seine Gegenwart flüssig oder weich. In Mischungen mit einigen Gummiharzen und Harzen, besonders dem Stinkasant, verliert er allmählich seinen Geruch. Zu Salben wird er als Pulver mit etwas fettem Oel zerrieben. In dieser Form wird er auch den geschmolzenen, aber nicht zu heissen Pflastern zugesetzt. 8 Th. fettes Oel lösen 3 Th. Kampfer.

Cantharides.

Spanischfliegen; Spanische Fliegen; Canthariden.   Cantharïdes;
Muscae Hispanïcae. *Cantharides; Mouches d'Espagne. Blistering-
flies; Spanish-flies.*

Der möglichst ganz erhaltene Käfer *Lytta vesicatoria*, von schön und
glänzend grüner Farbe, besonders in der Wärme blau schillernd, 1,5
bis 3 cm lang und 6—8 mm breit. Eingeäschert dürfen die Canthariden
nicht mehr denn 8 Proc. Asche hinterlassen.

V o r s i c h t i g aufzubewahren.   Stärkste Einzelngabe 0,05, stärkste
Tagesgabe 0,15 g.

Lytta vesicatoria Fabricius.   Synon. *Meloë vesicatorius* Linn.
Insecta. Coleoptera (Käfer).   Fam. **Cantharideae.**

Charakteristik. *Lytta vesicatoria*, Cantharide, Spanische Fliege oder
Pflasterkäfer, ist ein der cylindrischen Form sich nähernder, 1,5—3 cm langer,

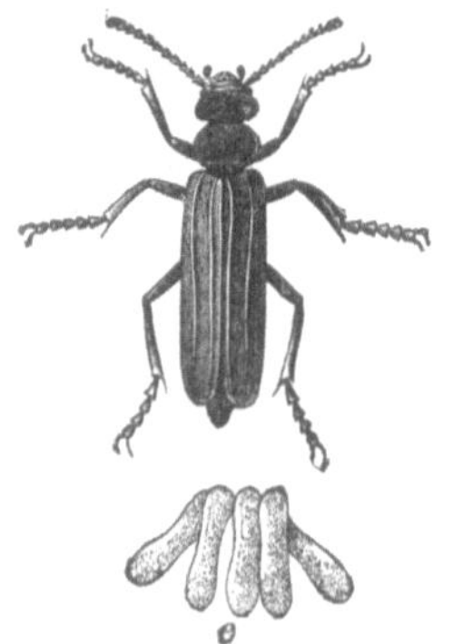

Spanischfliege und *e* Eier derselben (natürliche Grösse).

5—8 mm breiter, goldgrüner, mehr oder weniger ins
Bläuliche spielender, glänzender Käfer, mit grünen
biegsamen gestreiften hornartigen Flügeldecken, die den
ganzen achtgliedrigen Hinterleib bedecken, unter welchen Flügeldecken braune häutige Flügel liegen, und
mit s c h w a r z e n fadenförmigen Fühlhörnern von der
Länge des halben Körpers, welche aus elf mehr langen
als breiten Gliedern bestehen.   Der Kopf des Insekts
ist geneigt, der Mund mit einer Oberlippe, zwei einfachen bogenförmigen M a n d i b e l n (äusseren Fress-
werkzeugen), zwei getheilten Kinnladen und 4 fadenförmigen kleinen A n t e n n e n (Fühlern) versehen.   Der
Geruch des lebendigen Insekts ist eigenthümlich mäuse-
artig, ekelhaft süsslich und etwas betäubend.   Der Geschmack ist anfangs schwach harzig, nachher scharf
und brennend.   Das Männchen ist viel kleiner und hat
längere Fühler als das Weibchen.   Die m i t t e l g r o s s e n
Insecten enthalten das b l a s e n z i e h e n d e P r i n z i p in grösster Menge.

Einsammlung. Ein sehr grosser Theil Canthariden kommt aus Sicilien,
Spanien, Russland, Polen in den Handel.   In Deutschland sammeln wir sie
Ende Mai und im Juni, in welcher Zeit sie sich in beträchtlichen Mengen auf
Eschen, Rhainweiden, Hollunder, Jasmin etc. vorfinden.   Nach warmen schönen
Tagen werden am frühen Morgen, wenn die Sonne aufgeht, die erstarrten
Thierchen auf untergebreitete Tücher abgeschüttelt, gemeiniglich in Flaschen
und Töpfe gethan und in die Apotheken zum Verkauf gebracht.   Oft scheinen
sie dann in Folge der Einschichtung und des Hungers todt, in die Wärme
oder an die freie Luft gebracht werden sie nicht selten wieder rührig und
fliegen oder kriechen davon.   Um sie zu tödten, schüttet man sie in eine
Glasflasche mit weiter Oeffnung, übergiesst sie ungefähr auf 1 Liter ihres
Volums mit circa 5,0 g Aether, verschliesst das Gefäss dicht und stellt es an
einem lauwarmen Orte 36 Stunden bei Seite.   Bei dieser Behandlung behalten
die Canthariden ihr schönes Aussehen.   Nach der Tödtung werden sie dünn
in Papierbeuteln ausgebreitet und an einem warmen Orte, dessen Temperatur

30⁰ C. nie übersteigen darf, besser in der Sonnenwärme, am besten bei lauwarmer Temperatur (25—30⁰ C.) über Aetzkalk ausgetrocknet. Die in letzterer Weise getrockneten Canthariden zeigen eine besonders kräftige Wirkung. 8 Th. frische Canthariden geben 3—3$\frac{1}{2}$ Th. trockne aus.

Im südlichen Europa und in Ostindien sammelt man in Stelle der Cantharide den Cichorienkäfer, *Myläbris Cichorii*, in China *Mylabris rubripennis* (Chinesische Cantharide), in Nord-Amerika *Canthäris vittäta*, in Westindien *Meloë Trianthëmum*, im südlichen Russland *Myläbris quatuordecimpunctata*, welche Käfer sämmtlich die vesikatorischen Eigenschaften unserer Canthariden haben. Auch der sogenannte Maiwurm *(Meloë proscarabaeus)* wirkt blasenziehend.

Das **Pulvern** der Canthariden ist mit grosser Vorsicht auszuführen, denn diese gehören zu den scharfen Giften. Der Arbeiter zieht entweder eine Kappe von doppelt gelegter Gaze über den Kopf oder schützt Mund und Nase mit einem feuchten vorgebundenen Schwamm und die Augen mit einer Staubbrille. Der Cantharidenstaub erzeugt eingeathmet sehr leicht eine Entzündung der Nasenschleimhäute, auch habe ich einige Male Lungenentzündung entstehen sehen, als die Arbeiter die ihnen gegebenen Vorsichtsmaassregeln nicht befolgten.

Die **Aufbewahrung** der Canthariden hat gar keine Schwierigkeit, wenn dieselben gehörig ausgetrocknet alsbald in dicht zu verstopfenden Glas- oder Blechgefässen untergebracht werden. Man trocknet die Insekten, gleichviel ob selbst gesammelte oder vom Drogisten bezogene, bei einer Temperatur von 25—30⁰ C. aus, bis sie sich zwischen den Fingern leicht pulverig zerreiben lassen, und bringt sie alsbald in die Standgefässe. Auch die gepulverten Canthariden werden nach dem Pulvern in lauer Wärme von hygroskopischer Feuchtigkeit (am besten bei circa 25⁰ C. über Aetzkalk) befreit, ehe sie in das Standgefäss geschüttet werden. Da sich in Weissblechgefässen die Substanzen an und für sich trockner halten und das Material dieser Gefässe von Milben gemieden wird, so ist es besser, gläserne Gefässe nicht anzuwenden. Es ist zur Abhaltung von Milben zu empfehlen, in das grosse Vorrathsgefäss eine locker geschlossene Schachtel, angefüllt mit Baumwolle, welche mit einem Gemisch aus 10 Th. Petrolbenzin und 1 Th. Schwefelkohlenstoff getränkt ist, einzusetzen. Getrocknete Canthariden saugen nämlich an der Luft Feuchtigkeit auf und werden ein ergiebiger Boden für die Vegetation einer sehr kleinen Milbe *(Acărus coleopteratōrum* FABR.) und bei schlechtem Verschluss des Gefässes auch der Larven des Bohrkäfers und Nagekäfers *(Ptinus fur* LIN. und *Anobium panicĕum* FABR.), ferner der Arten von *Tyroglyphus* und *Glyciphagus*, welche Thiere die weichen Theile der Cantharide zerstören und davon endlich einen unansehnlichen, fast unwirksamen Rückstand hinterlassen. Zur Tödtung, überhaupt Fernhaltung dieser kleinen Thierchen genügt eine Petrolätheratmosphäre. Eine Kampfer-Atmosphäre ist nicht zu gestatten, denn diese paralysirt die vesicatorische Wirkung.

Bestandtheile der Canthariden. Diese enthalten gelbliches dickes Fett, flüssiges Oel, einen in Weingeist nicht löslichen fettähnlichen Stoff, einen schwarzbraunen, in Weingeist unlöslichen, in Wasser löslichen Extractivstoff, einen den Geruch der Canthariden bedingenden, giftigen, das Nervensystem irritirenden Stoff, welcher Aehnlichkeit mit flüchtigem Oele hat, Cantharidin (circa 0,5 Proc.) und harnsaure, ameisensaure, phosphorsaure Salze des Calcium und Magnesium. Der Feuchtigkeitsgehalt der lufttrockenen ganzen Canthariden beträgt 7,5—8,5 Proc., der gepulverten 8—10 Proc. Der Aschengehalt übersteigt 6 Proc. nicht. Oft findet man Sand dazwischen gestreut. An 90-proc. Weingeist geben die lufttrocknen Canthariden 15 Proc. (inclusive 5 Proc. Feuchtigkeit ab), der weingeistige Auszug muss eingetrocknet 9 — 10 Proc. betragen.

Cantharidin (*Cantharidinum*) ist eine sehr giftige, farb- und geruchlose, in rhomboidischen Tafeln krystallisirende, in einer Wärme von circa 30—40⁰ wenig, mit den Dämpfen des kochenden Wassers aber sich leicht verflüchtigende, bei circa 210⁰ schmelzende und in nadelförmigen Krystallen sublimirende Substanz, welche allein der Träger der blasenziehenden Wirkung der Canthariden ist. Es findet sich in den getrockneten Insecten mittlerer Grösse bis zu 0,4—0,5 Proc., in den jungen kleinen und den ältern sehr grossen Insecten in weit geringerer Menge vor und scheint seinen Sitz besonders in den Weichtheilen des Insectes zu haben. Es besitzt die Eigenschaften einer schwachen Säure und bildet mit Schwer- und Leichtmetallen Cantharidate, von welchen die ersteren in Wasser löslich sind, aus welchen das Cantharidin durch Säuren wieder abgeschieden wird. Kaliumcantharidat ist in 25 Th. kaltem, 12 Th. kochendem Wasser, in 3300 Th. kaltem, in 110 Th. kochendem Weingeist löslich, in Aether und Chloroform aber unlöslich. Das Cantharidin ist in Wasser unlöslich, in kaltem Weingeist wenig löslich, reichlich löslich in kochendem Weingeist, leichtlöslich in Aether, Chloroform, Benzol, unlöslich in Schwefelkohlenstoff. Es gehört chemisch der Benzolgruppe und zwar der Orthoreihe an. Man stellt es her wie folgt. Das chloroformige Cantharidenextract wird mit Schwefelkohlenstoff behandelt, dadurch vom Fett befreit, dann mit thierischer Kohle gemischt und mit erwärmtem absolutem Weingeist extrahirt, der Weingeist bei gelinder Wärme abdestillirt, der Rückstand nach dem Abwaschen mit Schwefelkohlenstoff in warmem Chloroform gelöst und der freiwilligen Verdunstung überlassen. Die Wirkung des Cantharidins zu den getrockneten Canthariden verhält sich wie 1 : 200. Das Cantharidin gehört zu den directen Giften. Von EUGEN DIETERICH zu Helfenberg bei Dresden wird ein vorzügliches Cantharidin, begleitet mit einer Anweisung der Verwendung, in den Handel gebracht. Durch Cantharidin lässt sich die vesicatorische Wirkung scharf begrenzen.

Prüfung. Nur ganze Canthariden soll der Apotheker ankaufen. Das lässt sich aus dem Text der Ph. entnehmen. Von Würmern zerstörte oder damit belebte Canthariden lassen sich leicht durch das Aussehen, besonders unter dem Vergrösserungsglase, erkennen. Mit Weingeist oder Benzol erschöpfte geben beim Digeriren mit Weingeist wenig Lösliches an diesen ab, auch der Geschmack des Insekts ist ohne Schärfe. Hier wäre die Bestimmung des Cantharidingehaltes in der Weise, wie oben angegeben ist, nothwendig. Mindestgehalt 0,4 Proc. Mit fetten Oelen schwer gemachte geben sanft zwischen Papier gedrückt schnell Fettflecke. Andere untermischte, weniger scharfe Käferarten, wie *Chrysoméla fastōsa*, *Cetonĭa aurāta*, *Lytta Syriăca*, *Cerambyx moschatus* etc. lassen sich unter ganzen Canthariden durch ihre Form, Grösse und Farbe erkennen.

Der Feuchtigkeitsgehalt darf 10 Proc. nicht überschreiten.

Anwendung. Die Canthariden finden in Form von Pflastern, Salben, Einreibungen vorzugsweise äusserliche Anwendung, um örtlich zu reizen und nach der Haut abzuleiten, die Nerven der Hautcapillaren anzuregen, bei zögernden Exanthemen etc. Sie bewirken auf der Haut eine Entzündung und in Folge derselben Exsudation einer serösen, zur Eiterung disponirenden Flüssigkeit, ohne das Gefüge der Epidermis zu verändern. Innerlich giebt man die Canthariden als Diureticum, bei paralytischen Zuständen der Blase, Zeugungstheile, des Mastdarms, gegen Hundswuth in Gaben von 0,01 — 0,03 — 0,05 (pro die 0,15) g. Dass die Canthariden erotische Erregungen bewirken sollen, findet sich nicht bestätigt. In starken Gaben wirken sie giftig. Im Handverkauf dürfen die Canthariden weder in Substanz noch in Form der Tinctur unvermischt abgegeben werden; der Verkauf der Cantharidenpflaster und Salben ist erlaubt.

Bei Darstellung von Präparaten aus den Canthariden verhüte man wegen der Flüchtigkeit des Cantharidins eine dem Wasserkochpunkte nahekommende Erhitzung.

Carbo Ligni pulveratus.

Holzkohle; Kohlenpulver. Carbo praeparātus; Carbo purus; Carbo vegetabĭlis. *Charbon végétal. Charcoal.*

Die käufliche in Holz-Kohlenmeilern bereitete Kohle glühe man in geschlossenen Gefässen, bis sie Dämpfe auszustossen aufhört, und verwandle sie sofort nach dem Erkalten in Pulver.

Es sei ein sehr schwarzes Pulver, welches nichts in Weingeist Lösliches enthalte. Auf Platinblech erhitzt muss es mit Hinterlassung sehr weniger Asche ohne Flamme verbrennen.

Handelswaare. Die Holzkohle ist nicht nur Medicament, sondern auch wie bekannt ein nothwendiges Brennmaterial in unseren Laboratorien, weil sie verbrennend eine starke Hitze ausgiebt und ohne Rauch verglüht. Sie wird aus dem Holze von Eichen, Buchen, Fichten etc. bereitet. Die meiste Kohle, wie sie auf den Markt kommt, ist Fichtenholzkohle, weil sie besser brennt und eine stärkere Hitze giebt als die Kohle harter Holzarten.

Darstellung. Die Verwandlung des Holzes in Kohle geschieht durch Erhitzen und Glühen desselben unter Abschluss der atmosphärischen Luft. Dabei werden Holzessig, Theer und andere brenzliche Produkte (vergleiche *Acetum pyro-lignosum* S. 22 u. 23) als Dämpfe ausgetrieben, und der grösste Theil des Kohlenstoffs bleibt mit etwas Wasserstoff, Sauerstoff und den Aschenbestandtheilen des Holzes als Kohle zurück. Die älteste Methode des Kohlenbrennens oder Kohlenschwelens ist die Meilerverkohlung, nach welcher man um einen Pfahl, Quandelpfahl, 10, 20 und mehr Klaftern Holz in Scheiten zu einem Haufen von stumpfer Kegelform schichtet und den Haufen mit einer Rasen- oder Erdschicht bedeckt. Durch eine Oeffnung letzterer wird der Haufen angezündet. Damit das Feuer brennen und sich allmählich und gleichmässig in dem Haufen verbreiten kann, wird die Rasendecke bald hier bald dort geöffnet und wieder verstopft. Sobald das Rauchen des Meilers, das Schwitzen, aufhört, befindet sich das Holz in Glühhitze. Man bedeckt nun den ganzen Meiler mit frischer feuchter Erde, um die Luft möglichst abzuschliessen und um abzukühlen. Diese Operation der Holzverkohlung dauert mehrere Tage. An einigen Orten wird die Verkohlung in grossen eisernen oder gemauerten Behältern vorgenommen, wobei als Nebenprodukte Holzessig und Theer gewonnen werden.

Gute Holzkohlen bilden grössere, leicht zerbrechliche, feste, leichte, klingende Stücke, welche sowohl Gestalt als auch die Textur des Holzes zeigen, wenig abschwärzen und angezündet weder einen stinkenden Geruch verbreiten, noch mit einer russenden Flamme brennen.

Eine leichte und zarte Kohle ist die Lindenholzkohle, *Carbo Tiliae*, ebenso die Pappelholzkohle, *Carbo Populi*, die von dem Franzosen BELLOC als Specialität marktschreierisch empfohlen wurde und auch den Namen *Carbo Bellŏci* erhalten hat.

Darstellung des **Holzkohlenpulvers.** In den pharmaceutischen Officinen hält man die Holzkohle als mittelfeines Pulver für den Handverkauf und zu Zahnpulvern, und in Form eines höchstfeinen Pulvers für den innerlichen Gebrauch oder zu Salbenmischungen vorräthig. Da eine jede gute Holzkohle, wie sie im Laboratorium zur Heizung verwendet wird, Feuchtigkeit, Ammon, Kohlensäure in ihren Poren condensirt und auch mit Kohlenoxydgas in Folge der Verdichtung des atmosphärischen Sauerstoffgases geschwängert ist, sie auch nicht immer durch die ganze Masse ihrer Stücke gehörig durchbrannt und stellenweise die Verkohlung eine unvollständige gewesen ist, so hat die Pharmakopöe eine nochmalige Durchglühung vorgeschrieben.

Das officinelle Kohlenpulver wird dadurch hergestellt, dass man den Windofen mit faustgrossen Kohlen füllt und diese anzündet. Sobald sich die Kohlen in Glut befinden, bedeckt man den Ofen mit einer eisernen Stürze (Deckel). Wenn dann weder Dampf noch Rauch aus den glühenden Kohlen aufsteigen, wird entweder der Luftzug abgeschlossen oder es werden die Kohlen herausgenommen und auf kalten metallenen Platten oder kalten Steinen auseinandergelegt oder auch in irdene Töpfe, welche dicht verschlossen werden, geschichtet, damit sie verlöschen. Hierauf bläst man mittelst eines Blasebalges die Asche von ihrer Oberfläche weg und zerstösst sie noch warm im Mörser zu einem mittelfeinen Pulver, welches ohne Verzug in gut zu verschliessenden Glasgefässen aufbewahrt wird. Durch Beuteln erhält man aus diesem mittelfeinen Kohlenpulver das höchstfeine Pulver. Zu Zahnpulvermischungen verwendet man, wie schon bemerkt ist, nur das mittelfeine Pulver.

Das Erkaltenlassen der glühenden Kohlen, das Pulvern und Beuteln derselben und das Unterbringen des Pulvers in Glasflaschen muss rasch hintereinander geschehen, weil die Kohle Feuchtigkeit, Kohlensäure, Ammon und andere Gase allmählich aus der Luft aufnimmt und in ihren Poren verdichtet und dadurch schwerer wird.

Aufbewahrung. Das Kohlenpulver ist, wie sich aus dem Vorstehenden ergiebt, in dicht verkorkten Flaschen aufzubewahren.

Bestandtheile. Die Holzkohle ist nicht als reiner Kohlenstoff zu betrachten, denn sie enthält noch die Aschenbestandtheile des Holzes, wie Kali, Kalkerde, Kieselsäure, Phosphate etc. (siehe unter Pottasche). Ausser diesen Bestandtheilen finden sich in ihr immer noch kleine Mengen Verbindungen des Kohlenstoffs mit geringen Mengen Wasserstoff und Sauerstoff, und endlich die absorbirten Gase aus der atmosphärischen Luft, wie Sauerstoff, Stickstoff, Kohlensäure, Ammon.

Ueber Kohle im Allgemeinen. Man unterscheidet mineralische oder organische Kohle, je nachdem sie anderen Mineralien gleich aufgefunden wird oder aus organischen Körpern erzeugt ist. Die organische Kohle ist nun entweder thierischen oder pflanzlichen Ursprunges und heisst diesem Herkommen entsprechend animalische oder vegetabilische Kohle.

Von der Kohle mineralischen Ursprunges finden der Diamant und der Graphit, als die wichtigsten Repräsentanten dieser Klasse, in der chemischen und pharmaceutischen Praxis verschiedentliche Anwendung. Der Diamant ist krystallisirter Kohlenstoff. Er wird in Metall in der Art gefasst, dass sein äusserstes Ende in eine Krystallecke ausläuft, zum Schreiben auf Glas gebraucht (Schreibdiamant). Läuft er in eine (krumme) Krystallkante aus, so dient er zum Schneiden der Glastafeln (Glaserdiamant). Mit den Schreibdiamanten lässt sich Glas nicht oder nur schwierig schneiden. Das spec. Gew. des Diamants ist 3,5—3,6.

Der Graphit (*Graphites*), auch Reissblei (*Plumbāgo*) genannt, kommt in tafelartigen monoklinoëdrischen Krystallen oder derben schuppigen oder erdigen Massen vor. Er ist undurchsichtig, eisenschwarz oder bleigrau, metallisch glänzend, abfärbend, fettig anzufühlen und ein guter Electricitätsleiter. Sein spec. Gewicht ist durchschnittlich 2,0. Der gereinigte, d. h. der höchstfein gepulverte, zuerst mit Mineralsäuren und dann mit Aetznatronlauge digerirte und mit Wasser ausgewaschene Graphit (*Graphites depuratus s. purus*) dient als Medicament gegen Hautkrankheiten. Den gereinigten Graphit zu therapeutischen Zwecken erkennt man daran, dass er mit reiner Salzsäure aufgekocht ein farbloses Filtrat giebt, welches auf Zusatz von Schwefelwasserstoffwasser, Aetzammon und Ammoncarbonatlösung in keiner Weise verändert wird.

Die thierische Kohle oder Thierkohle (*Carbo animalis*), dargestellt durch

Verkohlen und Glühen von Fleisch, Blut, Knochen. Sie unterscheidet sich von den anderen Kohlenarten durch einen Stickstoffgehalt. Die im Handel vorkommende thierische Kohle ist die Knochenkohle, sogenanntes gebranntes Elfenbein (*Carbo ossium*; *Spodium*). Eine gute Knochenkohle des Handels bildet unregelmässige, erbsen= bis bohnengrosse, eckige und scharfrandige, matte, zum Theil sichtbar poröse, schwarze Stücke (gekörnte Kohle).

Die vegetabilische Kohle wird durch Verkohlung dikotyledonischer Gewächse, bei uns meist aus dem Holze der Coniferen und auch der Buchen dargestellt. Sie ist ein schlechter Leiter für Wärme und Electricität.

Ueber Kohle findet man im Commentar 1873 und im Handb. der pharm. Prax. Bd. I unter *Carbo* das Nähere besprochen.

Carrageen.

Irländisches Moos; Perlmoos; Knorpeltang; Caragaheen. Fucus crispus. *Mousse marine perlée; Mousse d'Irlande; Goémon.* Carrageen. *Pearl moss; Irish moss.*

Der Thallus (Tang) von *Chondrus crispus (Fucus crispus)* und *Gigartina mamillosa*, höchstens von der Grösse einer Hand, laubartig, in schmälere und breitere Lappen getheilt. Andere Florideen und Algen dürfen nur in sehr geringer Menge darunter gemischt sein. Mit dreissig (30) Th. Wasser übergossen wird der Thallus schlüpferig weich und damit gekocht liefert er einen geschmacklosen (fade schmeckenden), in der Kälte ziemlich dicken Schleim, welcher auf Zusatz von Jod nicht blau wird.

Chondrus crispus LYNGBYE, Synon. *Fucus crispus* LINN., *Sphaerococcus crispus* AGARDH. **Gigartina mamillosa** AGARDH, Syn. *Chondrus mamillosus* GREVILLE. Fam. **Algae, Floridae.** Sexualsyst. **Cryptogamia; Algae** LINN.

Vorkommen. Beide Algen kommen an den steinigen und felsigen Küsten des Atlantischen Oceans häufig vor. In Form und Farbe variiren sie ungemein. Ihr dichotom geästeltes Laub, das aus einer scheibenförmigen, an den Felsen festsitzenden Basis entspringt, ist im frischen Zustande gallertartig und braun, roth, gelb, olivengrün. Durch Abwaschen in süssem Wasser und Trocknen verschwinden diese Farben mehr oder weniger, und das Laub wird zähe, hornartig durchscheinend, gelb.

Handelswaare. Beide Algen, jede für sich oder unter einander gemischt, gemeiniglich mit Resten anderer Tangarten wie *Ceramĭum rubrum* AGARDH, *Chondrus canaliculātus* GREV., *Furcellarĭa fastigiāta* LAMOUROUX, mit kleinen Conchylien untermischt und mit krusten- oder netzähnlichen, aus kohlensaurer Kalkerde bestehenden Ueberresten einiger Blätterkorallen überzogen, kommen getrocknet von den Küsten Irlands in den Handel. Die geringere Waare ist mehr mit dem braunen oder violetten Laube von *Gigartina mamillōsa* untermischt oder oft nicht gesiebt.

Das Laub (Trieblager, Thallus) von *Chondrus crispus* ist flach und eben, oft an den Spitzen gefranzt. Auf den fertilen Exemplaren liegen die wenigen Antheridienhäufchen, in die Substanz des Laubes eingesenkt, in Form halbkugeliger oder länglicher, unterhalb eine Vertiefung bildender Warzen.

Das Laub von *Gigartĭna mamillosa* ist mehr rinnenförmig und zum Theil braun oder violett. An den fertilen Exemplaren treten auf beiden Seiten der Laubfläche die Antheridienhäufchen oder Antheridienbehälter als kugelige oder verkehrt eirunde warzenförmige Knöpfchen (auch zuweilen kurzgestielt) hervor.

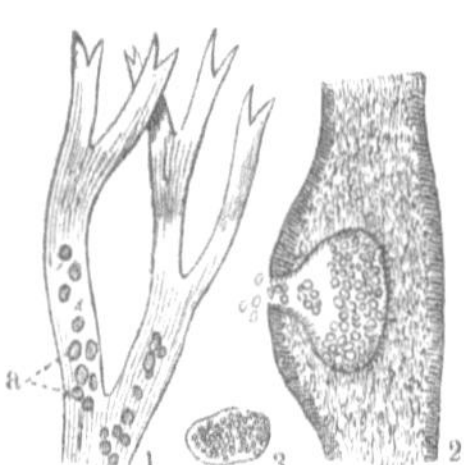

1. Thallusstück von Chondrus crispus (2fache Linear-Vergr.) mit Antheridienbehältern (Antheridangia) (*a*), welche zum Theil schon geöffnet sind.
2. Ein Antheridienbehälter im Verticaldurchschnitt (15 fach vergr.) soeben geöffnet und Antheridien ausschüttend.
3. Eine Antheridie mit Mikrosporen angefüllt (stark vergr.)

Eigenschaften. Das Perlmoos hat einen schwachen eigenthümlichen, sogenannten Seegeruch und einen schleimigen faden Geschmack. In kaltem Wasser quillt es auf und nimmt seine natürliche Form wieder an. Mit Wasser gekocht löst es sich beinahe ganz, und giebt mit der 25-fachen Menge desselben eine stehende Gallerte.

Bestandtheile. Carragen enthält bis zu 80 Proc. gelatinirenden Schleim, kleine Mengen Fettsubstanz, etwas freie Säure, kleine Mengen Chlor-, Jod- und Brom-Alkalimetalle, phosphorsaure, schwefelsaure Kalkerde, Talkerde, aber kein Stärkemehl. Der Schleimstoff, von BERZELIUS Carragin genannt, wird durch Galläpfelgerbsäure nicht gefällt.

Behandlung und **Aufbewahrung.** Um dem Perlmoos die Speciesform zu geben, lässt man es im Trockenschrank gut austrocknen, siebt es ab und zerquetscht es sanft im Mörser, unter öfterem Abschlagen durch ein Speciessieb. Die kleinen Conchylien sinken zu Boden, wenn man das ganze Moos in einem Siebboden schüttelt. Es wird in Holz- und Blechgefässen aufbewahrt.

Anwendung. Das Perlmoos wurde vor 42 Jahren in den Arzneischatz eingeführt und in den Handel gebracht. Es ist ein schleimiges, einhüllendes und auch schwach nährendes Mittel, das man als Gallerte mit Zucker, Milch, Wein etc. in beliebiger Dosis bei Abmagerung Lungensüchtiger, sowie auch als reizmilderndes Mittel bei Katarrhen der Luftwege, des Darmkanals etc. giebt. Zuweilen benutzt man den concentrirten Caragaheenschleim zum Klären des Bieres, des Honigs und anderer Flüssigkeiten.

Caryophylli.

Gewürznelken.   Gewürznägelein.   Caryophylli aromatici.
Girofles.   Cloves.

Die ungeöffneten Blüthen von *Eugenia caryophyllata (Caryophyllus aromatica)*. Der braune, gerundet-vierkantige, 10—15 mm lange und bis zu 4 mm breite innere Theil des Fruchtknotens (Ovarium, Eierstock) läuft in vier Kelchblätter aus, über welche vier hellere Blumenblätter, sich zu einer Kugel verneigend, hervorragen. Auf dem Querbruche erkennt man mittelst der optischen Linse (Lupe) am Rande grosse Oelzellen, aus welchen Tropfen flüchtigen Oeles ausfliessen, wenn man die Gewürznelken durch Längsschnitt gespalten auf Fliesspapier aufdrückt. Sie müssen kräftigen Geruch und Geschmack haben.

Eugenia caryophyllata THUNBERG.   Gewürznelkenbaum.
Syn. *Caryophyllus aromatica* LINN.
Fam. **Myrtaceae** R. BROWN.   Sexualsyst. **Icosandria Monogynia.**

Herkommen. Die Gewürznelken stammen von dem immergrünenden, bis zu 12 m hohen Gewürznelkenbaume, einem der schönsten Bäume der heissen

Zone, welcher auf den Molukken einheimisch ist, von da aber auf andere Ostindische Inseln, besonders nach Amboïna, später von den Franzosen auch auf
die Mascarenhas-Inseln (Bourbon, Mauritius) und nach Cayenne verpflanzt wurde,
welcher heut überhaupt in den meisten Tropenländern
angetroffen wird. Die unentwickelten Blüthen, Blüthen-
knospen, werden gesammelt, getrocknet und als Gewürznelken in den Handel gebracht.

Handelssorten. Je nach dem Heimathslande der
Gewürznelken unterscheidet man: 1. Ostindische (Engl.
Compagnie-, Amboina-, Labuan-, Molukkische Nelken);
2. Afrikanische (Bourbon-, Zanzebar-, Mauritius-,
Französische Nelken) und 3. Amerikanische oder
Cayennenelken. Die erstere Sorte ist die beste, gross,
gewürzreich, glatt, voll, dunkelbraun (nelkenbraun). Die
zweite Sorte ist die im Europäischen Handel verbrei-
tetste, sie ist trockner, mehr eingeschrumpft und heller.
Die letzte ist dünn, spitzer, trockner, schärfer an Geschmack, jedoch nicht so wohlriechend, minder schön
und schwärzlich von Farbe, mit runzligen Stellen. Sie
eignet sich nicht für den medicinischen Gebrauch.

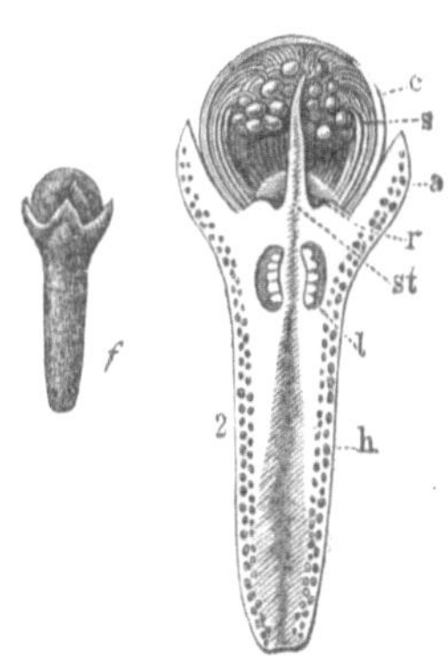

1. *f* Blüthenknopf, ungeöffnete
oder unreife Blüthe (*alabaster*)
von Eugenia caryoph. Natürl.
Grösse. 2. Längendurchschnitt
des Blüthenkopfes, vergröss.
a. der 4theil. Kelch, *c.* Blumen-
kronenblätter, *s.* Staubfäden,
st. Griffel, *l.* Fruchtknoten, *r*
Fruchtblätter (*carpophylla*), *h*
Unterkelch, am Rande mit Oelzellen (*hypanthium*).

Die Güte der Nelken ergiebt sich aus Aussehen,
Geruch und Geschmack. Eine gute Sorte ist voll, dicht,
trocken und zerbrechlich, nicht eingeschrumpft oder
runzlig, rein braun, bestäubt, giebt beim Drücken flüchtiges Oel von sich, schmeckt stark gewürzhaft und brennend und riecht angenehm gewürzhaft.

Prüfung. Die Gewürznelken sind zuweilen mit trockner oder ausgezogener Waare, welcher nämlich durch Extraction mit Weingeist oder Schwefelkohlenstoff oder durch Destillation mit Wasser ein Theil des flüchtigen Oels
entzogen ist, untermischt. Diesen ausgezogenen Nelken, welchen man die
soeben bemerkte Manipulation nicht ansieht, giebt man sogar durch Abreiben
mit fettem Oele ein besseres Aussehen (feuchte Nelken). Da man nicht jede
Nelke kauen und prüfen kann, so erhält man besseren Aufschluss über die
Verfälschung, wenn man in einem hohen Becherglase 100 g der Waare mit
destill. Wasser von 15 bis 20° C. einige Male durchschüttelt und dann der
Ruhe überlässt. Die guten Nelken sinken zu Boden und nur wenige schwimmen
in perpendiculärer Lage (das Köpfchen nach oben) im Wasser oder unter der
Oberfläche desselben. Die schlechten Nelken schwimmen dagegen wagerecht
oder in schiefer Lage an der Oberfläche des Wassers. Diese sammelt man
mit einer Pincette, trocknet sie zwischen Fliesspapier ab und bestimmt ihr
Gewicht. Bis zu 8 Proc. kann man sehr wohl zugeben, ein grösserer Gehalt
beweist sicher eine Verfälschung. Es giebt auch schlechte Sorten Gewürznelken, welche eben so schwer oder kaum schwerer als Wasser sind.

Die Ph. lässt die Gewürznelke ihrer Länge nach durchschneiden und mit
der Schnittfläche auf Fliesspapier stark aufdrücken. Es muss ein sichtlicher
Oelfleck hervortreten. Nimmt man nach Prüfung mit dem Geruch das be-
fleckte Stückchen Papier in den Mund, so muss sich die Schärfe des Geschmacks zu erkennen geben.

Genaueres über die Prüfung vergl. man Ergänzungsband zum Handb. d.
ph. Praxis.

Bestandtheile. Gewürznelken von guter Beschaffenheit enthalten in 100 Th.
16—20 flüchtiges Oel, ebensoviel Extractivstoff und Gummi, 5—6 Harz, 10—17 dem

Gerbstoff verwandte Substanz. Ausserdem findet man darin zwei krystallinische stearoptenähnliche Substanzen, **Caryophyllin** und **Eugenin** und eine Säure, **Nelkensäure**, alle drei als nähere Bestandtheile des flüchtigen Oeles. Letztere ist flüssig, farblos und besitzt den Geruch und Geschmack der Gewürznelken.

Aufbewahrungsgefässe für die ganzen Gewürznelken sind Glasgefässe oder weniger passend Gefässe aus verzinntem Eisenblech. Gepulverte Gewürznelken werden nur in Glasgefässen bewahrt. In Blechgefässen veranlasst die gegenwärtige Nelkensäure eine Verunreinigung mit Metalloxyd. Gefässe aus Zinkblech dürfen gar nicht als Aufbewahrungsgefässe für Substanzen, welche freie Säuren enthalten, verwendet werden.

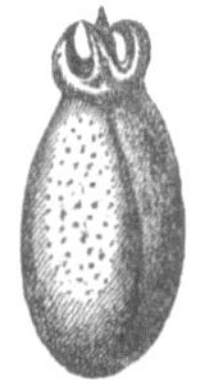

Mutternelke.
Unreife getrocknete
Frucht von Caryoph.
aromat.

Mutternelken, *Anthophylli*, sind die noch unreifen getrockneten Früchte des Nelkenbaumes. Sie sind grösser oder dicker und weniger gewürzhaft als die Gewürznelken, oval, mit dem Kelche gekrönt und enthalten einen braunen fettglänzenden Kern. Der gemeine Mann unterscheidet mitunter noch **männliche** und **weibliche** Mutternelken, je nachdem die Frucht weniger oder mehr entwickelt oder schlanker oder dick ist. Die Mutternelke wird gewöhnlich nur zu abergläubischen Zwecken und als Sympatheticum gebraucht.

Anwendung. Die **Gewürznelken** gehören zu den mild adstringirenden, aber stark gewürzhaften, die Thätigkeit des Nerven- und Gefässsystems anregenden Mitteln. Man giebt sie daher bei lässiger Verdauung, Appetitlosigkeit, Lähmungen zu 0,25—0,5—0,75 g in Pulvern, Aufguss, Weinaufguss. In Gaben von 1,0 bis 3,0 g beschweren sie sehr den Magen. Sie sind ein Bestandtheil der aromatischen Tinctur. Ferner sind sie ein beliebtes, den Geschmack und den Appetit anregendes Kaumittel. Aeusserlich finden sie Anwendung in Zahntincturen, Mundwässern, Kräuterkissen, zu aromatischen Bädern. Bekannt ist die Benutzung der Gewürznelke als Speisegewürz.

Castoreum.

Biebergeil; Canadisches Bibergeil. Castorĕum Anglĭcum s. Americānum. *Castoréum. Castor.*

Die mit dem Geschlechtsapparate verbundenen Beutel des Amerikanischen Bibers (*Castor Americanus*). Sie bestehen aus zwei äusseren, nicht leicht abzutrennenden und inneren wenig erkennbaren (auffallenden) Häuten, welche letzteren die eingeschlossene, im trocknen Zustande glänzende harte dunkelbraune Masse durchsetzen. Diese Masse giebt ein hellbraunes, eigenthümlich riechendes und scharf und bitterlich schmeckendes, bei 100° nicht schmelzendes Pulver aus.

Castor Americanus Cuvier. Amerikanischer Biber.
Mammalia (Säugethiere); Subord. **Glires** (Nager).
Fam. **Castorῑna** (Biberthiere) od. **Palmipĕda** (Schwimmpfötler).

Geschichtliches. Bibergeil ist ein sehr altes Medicament. Herodot erwähnt es, und Hippokrates gebrauchte es gegen Uterinbeschwerden, spätere Griechische und Römische Aerzte zur Beförderung der Menses, unterdrückte Lochien. In späteren Zeiten war es ein Medicament für eine Unzahl von Leiden, besonders Nervenleiden.

Vorkommen. Der Biber, der Lieferant des Bibergeils, lebt in und an Flüssen und Teichen in der nördlichen gemässigten Zone Asiens, Amerikas und Europas. In den Europäischen Ländern ist er eine Seltenheit geworden. Das Bibergeil besteht in zwei birnenförmigen Beuteln, welche von Aussen nicht sichtbar, beim Männchen zu beiden Seiten zwischen dem After und Schambeine, beim Weibchen am oberen Rande der Mündung der Scheide (am Muttergange) sitzen. An jedem der Beutel sitzt noch ein kleiner Beutel, welcher eine Fettsubstanz, das Bibergeilfett, *Axungia Castorĕi*, enthält. Nach WEBER ist sie das von Drüsen in der Nähe der Eichel abgesonderte Smegma (Hautsalbe), welches sich in der zelligen Vorhaut der Biber beider Geschlechter ansammelt und durch die natürliche Bewegung dieser Theile in die bekannte birnförmige Gestalt gebracht wird. Nach E. H. WEBER's neuesten Forschungen ist Bibergeil die aufgehäufte Hautsalbe des Praeputium penis et clitoridis. Es wird nicht von Drüsen abgesondert, sondern von der gefässreichen Lederhaut des Praeputium. Es enthält somit die abgefallenen Oberhautzellen des Praeputium, von welchen fortwährend neue Lagen entstehen, während die äusseren Lagen abfallen. Näheres Archiv d. Pharm. 1881, 1. Hälfte S. 189 u. f.

Der Inhalt der frischen Beutel ist halbflüssig. Durch Trocknen im Rauche wird dieser Inhalt fester. Das im Handel vorkommende Bibergeil ist meist im Rauche getrocknet.

Handelssorten. Es werden hauptsächlich zwei verschiedene Arten Bibergeil unterschieden, nämlich 1) das Sibirische, Moskovitische oder Russische und 2) das Canadische, Englische oder Amerikanische, welches letztere die Pharmakopoe recipirt hat.

1. Das vom *Castor Fiber* entnommene Sibirische Bibergeil, welchem das Preussische, Polnische, Norwegische und Deutsche im Werthe gleich ist, erhalten wir in wenig plattgedrückten, glatten, nicht eingeschrumpften und nicht runzligen, an dem einen Ende etwas kegelförmigen, an dem andern stumpfrundlichen, also in fast eiförmigen Beuteln, von denen zuweilen je 2 an ihrem dünneren Ende gleich einem Quersacke zusammenhängen. Die Länge eines Beutels variirt zwischen 6—12 cm, die Breite zwischen 2,5 bis 6,5 cm und die Dicke zwischen 2,0—4,0 cm, das Gewicht zwischen 50—250 g. Der eine der zusammenhängenden Beutel ist gewöhnlich etwas kleiner als der andere. Die äussere feste glatte Haut der Beutel ist im trocknen Zustande dunkelbraun und lässt sich in mehrere (3) Blätter spalten. Das Innere des Beutels ist schmutzig gelb, durchzogen von einem dichten, in Windungen sich schlängelnden Zellgewebe, welches die Bibergeilsubstanz einschliesst und mit dieser verwachsen ist. In der Mitte der Beutel findet man häufig eine Höhlung, welche wahrscheinlich in Folge des schnellen Austrocknens der Bibergeilsubstanz entsteht. Im trocknen Zustande ist die Bibergeilsubstanz dunkelbraun, ohne Glanz, fest, zerreiblich, von einem sehr starken, eigen-

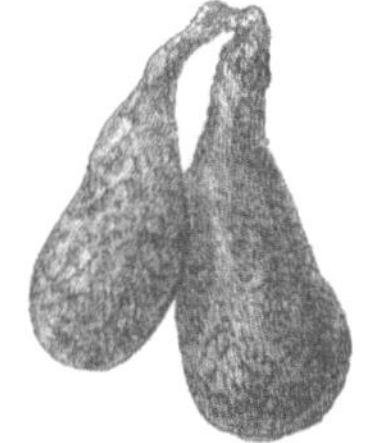

Ein Bibergeilbeutelpaar, circa ¹/₅ Lin. Grösse.

thümlichen (dem Schafmiste ähnlichen) Geruche und von beissendem, etwas bitterlichem, gewürzhaftem Geschmacke. Das Bucharische Bibergeil kommt in 150—450 g schweren Beuteln vor und ist, da es nicht im Rauch getrocknet ist, heller von Farbe. Es ist dem Sibirischen im Werthe gleich. Wegen seines hohen Preises ist das Sibirische Bibergeil vielen Verfälschungen ausgesetzt. Häufig finden sich in den Beuteln Steinchen, Bleistücke, getrocknetes Blut, mit Harzen gemischte Kreide etc.

2. Das Canadische oder Englische Bibergeil wird durch die Hudsonsbai-Compagnie in den Handel gebracht. Die Beutel sind keulenförmig und weit kleiner (höchstens 8,0 cm lang und 2,25 cm dick), mehr länglich, flacher gedrückt, schmäler und schwärzer als die des Sibirischen, überdies auch runzelig. Die Gestalt kommt der einer schlanken ein-

geschrumpften Birne nahe. Die grobrunzlige schwarzbraune Aussenfläche ist charakteristisch. Die äusseren beiden Häute sind dicht mit
einander verbunden und lassen sich schwierig trennen und in Blätter zertheilen. Die innere Masse ist harzartig, hart, im Bruche glänzend
rothbraun, leicht zu pulvern und ohne Höhlung. Der Geruch ist
schwächer, etwas dumpfig und ammoniakalisch, der Geschmack bitterer und
weniger scharf als bei der Sibirischen Sorte. Diese Eigenschaften sind her-
vorstechende Kennzeichen eines Canadischen Bibergeils. Es zeigt aber auch
mitunter eine Verschiedenheit, so dass obige Angaben nicht immer zutreffen.
Oft findet man Beutelchen, deren Inhalt an Farbe, Geschmack, Geruch, Auflöslichkeit in Weingeist etc. verschieden ist. Diese Verschiedenheit hat zum
Theil ihren Grund in Klima, Nahrungsmitteln, Gesundheitszustand etc. des Amerikanischen Bibers, so wie in der Zeit, in welcher dieses Thier erlegt wird.
Das Pulver der Innenmasse ist hell röthlichbraun oder hell gelbbraun und
leichter denn Wasser und bildet unter dem Mikroskop braungelbe durchscheinende, scheinbar krystallinische Massen.

Auch das Canadische Bibergeil ist groben Verfälschungen unterworfen.
Solche sind z. B. Gemenge von Bibergeil, Ammoniakgummiharz, Sagapen,
Mutterharz, Drachenblut, schwarzem Pech etc., welche in Hodensäcke von
Ziegenböcken oder Gallenblasen von Schafen oder Kälbern geknetet werden.
Falsche Beutel dieser Art finden sich häufig den besseren Beuteln beigemischt.

Unterscheidungsmerkmale sind folgende angegeben worden. Das Sibirische
Castoreum ist in Weingeist weit löslicher. Die weingeistige Lösung lactescirt beim
Vermischen mit Wasser, und setzt man dann noch Aetzammonflüssigkeit hinzu, so
wird die Mischung beinahe ganz klar, dagegen nimmt die weingeistige Lösung
des Canadischen Castoreum mit Wasser eine rothbraune Farbe an und das
entstehende harzige flockige Sediment wird nur zum Theil und schwierig auf Zusatz
von Aetzammonflüssigkeit gelöst (KOHLI).

Bei vergleichender Untersuchung konnte ich folgende Unterschiede beobachten:
1. Der Geschmack des Canadischen B. ist bedeutend schwächer und weniger
scharf als der des Sibirischen, welcher besonders am hinteren Theil des Gaumens
sich längere Zeit durch Brennen zu erkennen giebt. Da das Sibirische Castoreum
einen enorm hohen Einkaufspreis hat, so dürfte eine Verwechselung damit kaum
vorkommen.
2. Ein Gramm des Canad. B. wird mit 10 g Wasser geschüttelt, auf ungefähr
90° C. erwärmt, heiss filtrirt und das Filtrat beiseite gestellt. Erkaltet ist es trübe
weisslich, erwärmt fast klar und blassgelblich. Ferrichloridlösung (1 Tropfen auf
4 ccm Filtrat) erzeugt damit eine schmutzig- oder graugrünliche Färbung; Pikrinsäure bleibt ohne Einwirkung, Mercurichlorid bewirkt eine Trübung, welche aufgekocht gelb wird und zugleich die Flüssigkeit gelb färbt. Mit Silbernitrat versetzt
entsteht eine Trübung und beim Aufkochen tritt Reduction des Silbers ein.
3. Der Castoringehalt ist grösser im Sibirischen. Die zu Pulver zerriebene
Substanz wird wiederholt mit Petroläther unter gelindem Erwärmen extrahirt, und
die warm filtrirte Lösung in einer Glasschale mit flachem Boden der freiwilligen Verdunstung überlassen. Eine Wägung ergab z. B. vom Sibirischen B. inclusive des
ätherischen Oeles 4,6, vom Canadischen B. 1,98 Proc. Petroläther löst nur das
Castorin und flüchtige Oel bei einer Wärme von circa 30° C. und lässt das Castorin
beim Erkalten grössten Theils wieder fallen. Die Petrolätherlösung ist daher kaum
gefärbt, der Petroläther würde auch alle die Harze und Stoffe zugleich lösen, welche
überhaupt in Benzin oder Petroläther löslich sind und als Verfälschungsmittel angewendet werden; z. B. Kolofon, Pinienharz, Pech. Die circa 30° C. warme filtrirte
erkaltet, aber trübe Petrolätherlösung zu ein Paar Tropfen auf einem Objectglase abgedunstet hinterlässt bei 80—100-facher Vergrösserung betrachtet gestört geformte
Krystalle. In der Petrolätherlösung setzt sich also das Castorin beim Erkalten ab in
Form eines graugelben krystallinischen Schlammes, und der Petroläther wird farblos.
4. Der Rückstand aus der Behandlung mit Petroläther kann weiter mit Chloroform extrahirt werden. Die Lösung färbt sich braun oder braunroth und hinterlässt
ein braungelbes oder braunes Harz (Resinoïd), welches vom Canadischen B. nur hart
und von nur schwachem Geruch ist, vom Sibirischen B. aber beim Berühren einige
Klebrigkeit zeigt und den specifischen Geruch des Sibirischen B. auffallend äussert.

5. Uebergiesst man das sub 2 im Filter gesammelte Pulver mit einer mit Weingeist **verdünnten Salzsäure**, so wird Kohlensäure nur in kleinen Bläschen ohne Aufschäumung entwickelt.

6. Der Calciumcarbonatgehalt darf höchstens 10 Proc. betragen. 1g des Canad. B. wird mit verdünnter Essigsäure digerirt, filtrirt, das Filtrat eingeengt und ausgetrocknet und gewogen. Sein Gewicht darf 0,25g nicht übersteigen, im anderen Falle liegt eine Verfälschung mit Kreide vor.

7. Uebergiesst man das Pulver mit **Aetzammonflüssigkeit**, macerirt mehrere Stunden, so findet man die Lösung vom Canadischen B. klar und curcumagelb, die vom Sibirischen B. auch klar, aber noch einmal so intensiv dunkel gefärbt. Verdünnt man die Lösung mit Wasser, so erfolgt keine Trübung, setzt man dann Salzsäure im Ueberschuss hinzu, so erfolgt Trübung und nach wenigen Minuten erscheint die farblose Flüssigkeit von fadigen braunen Flocken durchsetzt. Eine Abscheidung in Gestalt eines Rahmes oder eines schweren Niederschlages würde eine Verfälschung andeuten.

8. Die KOHLI'sche Probe ist zwar nicht als beweisend anerkannt, dennoch scheint sie mir in Verbindung mit anderen Reaktionen der Anwendung werth, da ich sie unter zehn Fällen neun Mal bestätigen konnte. Man mischt die weingeistige Lösung des Bibergeils mit Wasser und dann die lactescirende Flüssigkeit mit Aetzammonflüssigkeit. Beim Sibirischen B. wird die Flüssigkeit sofort klar, beim Canadischen B. bleibt sie mehr oder weniger trübe.

Es können Bibergeilbeutel vorkommen, deren Inhalt fast ganz in verdünnter **Salzsäure** löslich ist. Solche Beutel sollen von kranken Thieren herrühren. Jedenfalls kann ein solches Castoreum nicht als Arzneisubstanz verbraucht werden.

Bestandtheile des Sibirischen Bibergeils. Eine von BRANDES mit Genauigkeit ausgeführte Analyse ergab in 100 Th.: Flüchtiges dickflüssiges Oel 2,0; Castoreumresinoïd 58,5; Castorin, eine in Weingeist wenig, in Aether leichtlösliche und aus der verdampfenden Lösung in weissen nadelförmigen Krystallen sich ausscheidende, den Fettstoffen angehörende, aber nicht verseifbare Substanz 2,5; kohlensaures Ammon 0,8; kohlensaure und phosphorsaure Kalkerde mit etwas kohlensaurer Bittererde 4,2; osmazom-leimartige und andere thierische Materien, Wasser etc. Dagegen gab das Canadische Bibergeil in 100 Theilen: flüchtiges Oel 1,0; Castoreumresinoïd 13,7; Castorin 0,7; Castorin mit kohlensaurer und harnsaurer Kalkerde 1,35; kohlensaure Kalkerde mit etwas phosphorsaurer ungefähr 35,0; kohlensaures Ammon 0,82; mehrere thierische Substanzen, Wasser etc. BRANDES fand 33,6 Proc. Calciumcarbonat und 1,4 Proc. Calciumphosphat. Als einen Bestandtheil des Bibergeils hat man auch das Salicin gefunden, was leicht erklärlich ist, da der Biber von Weidentheilen lebt. WOEHLER vermuthet, dass der Geruchsstoff des Bibergeils Phenylsäure oder Carbolsäure sei, er fand auch Benzoësäure und Salicylsäure darin. Castoreumresinoïd fand BRANDES zu 12 Proc., LEHMANN zu 41 Proc.

LEHMANN fand: im	Deutsch.	Russ.	Canad.	Bibrgl.
Aetherextract (Castorin u. flücht. Oel) .	7,4	2,5	8,249	Proc.
Weingeistextract (Resinoid)	67,7	64,3	41,340	„
Wasserextract	2,6	1,9	4,795	„
Essigsäure- ∫ kohlens. Kalk	14,2	18,5	21,365	„
extract ∖ eiweissartige Substanz . .	2,4	3,4	5,841	„
Häute	5,7	9,4	18,410	„

Pulverung. Das Pulvern des Canadischen Castoreums bietet keine Schwierigkeit, weil es gewöhnlich sehr hart und trocken ist. Dagegen geschieht das Pulvern des Sibirischen Bibergeils am besten in der Winterkälte. Ein Austrocknen durch künstliche Wärme darf nicht angewendet werden, denn die Substanz würde einen Theil ihrer wirksamen Bestandtheile einbüssen. Ist das Bibergeil noch weich, oder will man es in der wärmeren Jahreszeit pulvern, so schneidet man es in flache Stücke, bindet diese in Kälberblase ein und hängt sie an einem temperirten Orte (bei 20—25^0 C.) frei auf.

Aufbewahrung. Das Sibirische Bibergeil wird am besten in einen Beutel aus Kälber- oder Schweinsblase oder Pergamentpapier gegeben in dem Vorrathsgefässe aufbewahrt. Das Canadische wird in Porcellanbüchsen aufbewahrt, das Pulver in Glasflaschen. Feuchtes Bibergeil in dicht verschlossenen Gefässen aufbewahrt schimmelt.

Anwendung. Die Wirkung des Castoreums soll sich besonders auf das Urogenitalsystem erstrecken, die Circulation und Hautsecretion befördern. Man giebt es zu 0,1—1,0 g bei krampfhaften, nervösen, hysterischen Leiden, und als ein die Menstruation und den Lochienfluss beförderndes Mittel. Es ist daran zu erinnern, dass Bibergeil wie eine resinöse Substanz zu behandeln ist. Soll es in wässrigen Flüssigkeiten untergebracht werden, so ist es mit etwas Arabischem Gummi zu zerreiben und zu emulgiren.

Dispensation. Wenn der Arzt die Art des Castoreums nicht bestimmt angiebt, so ist stets das Canadische zu nehmen. In Frankreich und England wird Sibirisches Castoreum in den Apotheken gar nicht gehalten, die Oesterreichische Pharmakopöe liess sich von Aesthetik leiten und hat Castoreum nicht aufgenommen. In Deutschland kommt das Sibirische neben dem Canadischen immer noch in den Gebrauch.

Catechu.

Catĕchu; Kutsch; Pegu - Catechu. Terra Japonica. *Cachou*; *Terre du Japon. Black Catechu; Cutch.*

Ein aus Pflanzen mit Namen *Uncaria Gambir* und *Areca Catechu* in Indien bereitetes Extract. In Glycerin getaucht und mit Hülfe der optischen Linse bei 200-facher Vergrösserung betrachtet scheint es krystallinisch zu sein. Der Geschmack des Catechu ist zusammenziehend, etwas bitter, hintenher süsslich. Mit zehn (10) Th. Weingeist gekocht, löst es sich soweit zu einer klaren dunkelbraunen Flüssigkeit, dass nicht mehr denn 15 Proc. zurückbleiben (ungelöst bleiben). Das erkaltete und mit einhundert (100) Th. Weingeist verdünnte Filtrat färbt sich auf Zusatz von Ferrichlorid grün. Catechu mit zehn (10) Th. Wasser bis zum Sieden erhitzt liefert eine trübe Flüssigkeit, welche Lackmus röthet, beim Erkalten trübe wird. Es darf hier ein bei 100° C. getrockneter Rückstand im Betrage von nur 15 Proc. verbleiben. Beim Einäschern darf Catechu nicht mehr denn 6 Proc. Asche hinterlassen.

Acacia Suma Kurz.	**Fam. Mimoseae. Monadelphia Polyandria.**
Acacia Catechu Willdenow.	**Uncaria Gambir** Roxburgh.
Synon. *Mimosa Catechu* Linn. fil.	Synon. *Nauclea Gambir* Hunter.
Mimosa Sundra Roxburgh.	**Fam. Cinchoneae.** Subord. **Naucleeae.**

Geschichtliches. Im 17. Jahrhundert gab ein gewisser DE JAPER die erste Nachricht über Catechu, es soll jedoch GARCIA D'ORTA schon früher über diese im südlichen Asien längst gebrauchte Droge Mittheilungen gemacht haben. Damals kam es nur in kleinen Quantitäten nach Europa. Gegen Mitte des vorigen Jahrhunderts wurde es von SCHMIDT, HUXHAM, GRASHUIS, GEOFFROY als Heilmittel gegen Harnruhr, Bleikolik, Faulfieber, Blut- und Schleimflüsse, Diarrhöe, Ruhr etc. in den Arzneischatz eingeführt. Als Gerbermaterial fand es erst vor drei Decennien Beachtung.

Gewinnung. Unter dem Namen „Catechu" (von *kate*, Baum, und *chu*, Saft) kommen aus Ostindien, besonders aus Bombay und Bengalen, extractartige trockne Substanzen, welche einen eigenthümlichen, Eisenoxydsalze grünfällenden Gerbstoff enthalten. Sie sind die eingetrockneten Säfte oder Abkochungen von Theilen verschiedener baum- und strauchartiger Gewächse Ostindiens.

CLAUDE DUMAINE berichtet über die Gewinnung des Catechu aus *Acacia Catechu* folgendes: Man fällt gegen Januar den Stamm der rothen Varietät von *Acacia Catechu*, wobei man einen Stumpf von ca. 25 cm Höhe für die weitere Vegetation stehen lässt. Man schält den Stamm ab und zerschneidet das Holz in kleine Stücke; die Zweige werden im Allgemeinen nur zum Brennen benutzt. Das zerkleinerte Holz wird zur Verarbeitung in eine Centralstätte gebracht, wo eine gewisse Zahl irdener Gefässe der Reihe nach aufgestellt ist; dieselben sind nach einer Seite zu etwas geneigt und an ihrer Oeffnung mit einem grossen Blatte versehen, über welches die Flüssigkeit in ein kleineres Gefäss abläuft. In jedes Gefäss kommt ein Theil des Holzes mit $^3/_4$ Theil Wasser, worauf man lebhaftes Feuer giebt. Beim Kochen tritt das Wasser hervor und rinnt über das grosse Blatt in das kleine Gefäss; dasselbe wird aber wieder auf das Holz zurückgegossen und damit in Berührung gelassen, bis es mit dessen Bestandtheilen gehörig gesättigt ist, was durch die erlangte Syrupconsistenz zu erkennen ist. Hierauf lässt man die Flüssigkeit zwei oder drei Stunden lang über lebhaftem Feuer einsieden und, um die Arbeit abzukürzen und die gewünschte Consistenz zu erlangen, giessen die Eingebornen die Flüssigkeit auf Matten, welche mit Kuhmist-Asche bedeckt sind, womit sie dieselbe auch mengen. Zu dieser Operation, welche immer in den Wäldern vorgenommen wird, nimmt man nur selten die weisse Varietät von *Acacia Catechu*.

Handelssorten. Man unterscheidet im Handel drei Hauptsorten:

I. Catechu von *Acacia Catechu* WILLD. ist der eingetrocknete wässrige Auszug des Kernholzes. Es ist die bessere Droge. Man unterscheidet im Handel zwei Sorten:

a) Pegu-Catechu oder Kutsch, welches aus Pegu in Hinterindien und besonders auf den Deutschen Markt gebracht wird. Es bildet unregelmässige schwarzbraune, im Bruche gleichfarbige, gross und flachmuschelige glänzende und mehr oder weniger poröse, in Blätter eingehüllte oder davon durchsetzte Massen (mit 55—60 Proc. Gerbstoffgehalt), geruchlos und von wenig bitterem, zusammenziehendem Geschmacke. Diese Sorte ist es, welche unsere Pharmakopoe recipirt zu haben scheint.

b) Bengalen-Catechu bildet länglich runde oder unregelmässig vierseitige, ungefähr 8 cm lange, 5 cm breite, 3—4 cm dicke, rauhe, erdig anzufühlende, schmutzig-graubraune Klumpen. Im Bruche sind sie mit kastanienbraunen wachsglänzenden und helleren matten Streifen und Schichten durchsetzt. Diese Waare gehört auch zu den guten Sorten.

II. Catechu von *Uncaria Gambir* ROXB., Gambir-Catechu, *Gutta Gambir*. Diese Droge ist der eingetrocknete Auszug der Blätter jener genannten Rubiacee, welche in Hinterindien zu Hause ist. Sie hat die Form 17—18 ccm grosser, aussen dunkelbrauner, innen hellbrauner, lehmfarbiger, matter, leicht zerreiblicher Würfel und enthält bis zu 8 Proc. Catechin, bis zu 15 Proc. Pflanzenreste. Diese Sorte ist von der Ph. als officinell erklärt.

III. Palmen-Catechu aus dem Samen der Arecapalme, *Areca Catechu* LINN., durch Extraction dargestellt. Der erste gerbstoffreichere Auszug liefert die Kassu-Sorte *(Cachou)* in flachen runden, 1,3 cm dicken, 5—8 cm breiten, auf der einen Seite mit Reis-Spelzen bestreuten, schwarzbraunen, innen glänzenden Kuchen. Der zweite Auszug liefert das Koury von gelbbrauner erdiger Beschaffenheit. Auch diese Sorte darf nicht gehalten werden, obgleich die Ph. die Mutterpflanze aufführt, so stimmt diese Sorte mit der von der Ph. gegebenen Charakteristik nur theilweise überein.

Verfälschungen bestehen in Ferrocarbonat (bis 65 Proc. fand JOSSARD), rothem Bolus, Thonerde, Kreide, Aloë.

Die **Eigenschaften** der officinellen guten Catechusorten sind unter I. und

II. angegeben. Warmes Wasser löst Catechu langsam und trübe. Es soll wenigstens bis zu 85 Proc. in 90-proc. Weingeist löslich sein. Aether, Benzol und Schwefelkohlenstoff lösen nur so viel, dass sie eine gelbe Farbe annehmen. Chloroform färbt sich kaum, Amylalkohol aber stark gelb. Eisenchlorid fällt das Catechu aus seiner Auflösung braungrün. Es soll, um der Waare eine dunklere Farbe zu geben, bis zu 1 Proc. Kaliumbichromat zugemischt werden. Diese Verunreinigung wird durch Einäschern, Schmelzen und Glühen der Asche mit Salpeter gefunden. Die Asche darf kaum 5 Proc. betragen und ist schwach grauweiss. Sie ist an wasserlöslichen Sulfaten und Chloriden sehr arm, aber sehr kalkreich. Mit verdünnter Essigsäure übergossen braust sie kaum auf. Die filtrirte Lösung der Asche giebt mit Salpetersäure angesäuert und mit Bleiacetatlösung versetzt einen gelben Niederschlag von Bleichromat. Andere Verfälschungen sind Thonerde, Sand, Stärkemehl, Alaun, Absatz von Pflanzenaufgüssen, welche sämmtlich beim Auflösen in verdünntem Weingeist ungelöst bleiben und das Maass des Unlöslichen in der guten Waare übersteigen. Pflanzensäfte mit eisenblaufällenden Gerbstoffen werden durch Ferrichlorid entdeckt.

Bestandtheile. Das Catechu besteht aus 50—65 Proc. Gerbsäuren, wie Catechugerbsäure, Catechusäure (Catechin), 30—40 Extractivstoff, 4—8 Gummi, ferner Extractabsatz und Aschenbestandtheilen. Catechin ($C_{19}H_{18}O_8$ HLASIWETZ) kommt in der Peguwaare amorph ($C_{21}H_{18}O_8$, GAUTIER), in anderen Sorten, wie im Gambir krystallisirt (mit Krystallwasser verbunden) vor. Die Catechugerbsäure scheint metamorphosirte Catechusäure zu sein. Letztere wird durch Aether ausgezogen. Catechin geht in einer Wärme von 160° C. in Catechugerbsäure über. Es besitzt nicht die Eigenschaften einer Säure, in wässriger Lösung fällt es Eiweiss, aber nicht Leim. Versetzt man die Lösung des Catechins mit Ferrioxyd-freiem Ferrosulfat, dann mit einer Spur Kaliumacetat, Calciumcarbonat oder Brunnenwasser, so genügt die geringe alkalische Reaction, eine violette Färbung zu erzeugen. Der durch Ferrichlorid bewirkte grüne Niederschlag nimmt auf Zusatz von Alkali eine Purpurfärbung an, unter Reduction des Ferrichlorids zu Ferrochlorid. Die Catechugerbsäure fällt Eiweiss, Leim, Alkaloïde, ist in Aether und in Säuren nicht löslich und wird daher aus ihrer Lösung durch Mineralsäuren gefällt (FLÜCKIGER). Nach C. LIEBERMANN und TAUCHERT ist die empirische Formel des Catechins $C_{21}H_{20}O_9$, des wasserhaltigen $C_{21}H_{20}O_9 + 5H_2O$. ETTI giebt die Formel $C_{18}H_{18}O_8$.

Prüfung. Die Ph. giebt eine Menge Identitäts-Prüfungen an, welche der Pharmaceut auf das Aussehen, den bitterlich zusammenziehenden, hintennach unbedeutend süsslichen Geschmack und auf das Verhalten bei der Einäscherung und die Aschenmenge beschränken wird. Eine Verfälschung mit Alaun, Chromat etc. dürfte sich in der Asche jederzeit erkennen lassen. Die Ph. fordert:

1. Mikroskopische Schau. Etwas Pulver mit einem Tropfen Glycerin zwischen 2 Objectgläser durch gegenseitiges Schieben gemischt und vertheilt und dann bei 150—200-facher Vergrösserung betrachtet. Gambirsorte lässt deutliche Krystallgebilde erkennen. Bei Peguwaare muss die Phantasie das Ihrige thun. Völlig aus Krystallnadeln bestehend soll sich das weissliche Catechu erweisen (FLÜCKIGER). Da gute Catechusorten ohne Krystallnadeln existiren, so fordert hierin die Ph. etwas, welchem nicht immer genügt werden kann. Man vergl. unter Kritik. — 2. Eine Löslichkeit bis mindestens zu 85 Proc. in 90-proc. Weingeist. 2 g zu Pulver zerrieben und in einem Reagirglase unter Agitiren mit 10 ccm Weingeist aufgekocht, in ein kleines tarirtes Filter hinein sanft abgegossen, der Rückstand wieder mit 10 ccm Weingeist aufgekocht, in das Filter gegossen und schliesslich der Reagircylinder mit 5 ccm Weingeist ausgespült. Das Filter getrocknet darf nicht mehr denn 0,15 g Substanz enthalten. Da der Filterrand etwas eingetrocknete Lösung enthält, so kann das Mehrgewicht des Filters zu 0,16 g zugelassen werden. Eine gute Sorte giebt an Weingeist 90 Proc. Lösliches

ab. — **3.** Die Prüfung des Verhaltens gegen Ferrichlorid. 3 Tropfen des weingeistigen Filtrates sub 2 werden mit 10 ccm verdünntem Weingeist und dann mit einem Tropfen Ferrichloridlösung gemischt. Es muss eine grünliche, keine blaue oder violette Färbung resultiren. Im anderen Falle liegt eine Verfälschnng mit fremden Gerbstoffen vor. — **4.** Eine Löslichkeit bis zu mindestens 85 Proc. in kochendheissem Wasser. Man verfährt wie sub 2, nur dass man das erste 10 ccm umfassende Filtrat zum Erkalten beiseite stellt und man das Filter mit kochendem Wasser nach- und auswäscht. Die erkaltete Abkochung muss doppelt so trübe sein wie die heisse und muss sauer reagiren. Das Filter wird getrocknet etc. — **5.** Höchstens 6 Proc. Asche. Man nimmt ein mehr flaches Stück des Catechu, im Gewichte von 1—1,5 g, welches Gewicht genau bestimmt wird, umwickelt es mit starkem Platindraht oder legt es auf eine Platinspirale, befestigt das andere Ende des Drahtes an einen Ständer und stellt unter das Catechustück eine Weingeistflamme, so dass die Spitze der Flamme das Catechu umspielt. Es darf höchstens ein schnell vorübergehendes Brennen mit Flamme stattfinden, auch kein erhebliches Aufblähen, noch ein Zerfallen. Das Aschenstück ist weisslich oder schwach grauweiss und fast von der Form des verwendeten Catechustückes, höchstens um $^1/_{10}$ dicker. Es wird in einem Platinschälchen aufgefangen, gewogen etc. Ist Pulver einzuäschern, so geschieht dies auf Platinblech. Die Asche mit verdünnter Essigsäure behandelt giebt ein Filtrat, welches nur entfernte Spuren Chlorid und Sulfat, reichlich aber Kalkerde enthält. Eine nicht weissliche Asche deutet auf Verfälschung, ebenso ein Aschengehalt über 6 Proc. und ein starker Sulfat- und Chloridgehalt.

Aufbewahrung. Besondere Vorsichtsmaassregeln sind hier nicht gefordert.

Kritik. Wie die Ph. dazu kommt, *Areca Catechu* als Mutterpflanze aufzuführen, obgleich seit einem Decennium das daraus gewonnene Palmencatechu als schlechte Waare gilt, bleibt unbegreiflich und dies umsomehr, als FLÜCKIGER in seiner Pharmakognosie sagt, dass man die Samen der *Areca Catechu* zum Fabriciren des Betels verbrauche und daher irrthümlich diese Palme als Catechulieferant angesehen werde. Vom Pegucatechu sagt FLÜCKIGER ferner, dass es unter Glycerin mit dem Mikroskop betrachtet, mehr oder weniger Krystalle wahrnehmen lasse. Da die Darsteller des Catechus auf das Innehalten geringer Wärme beim Eintrocknen nicht besondere Rücksicht nehmen, so wird das Catechu einmal keine, das andere Mal viel Catechinkrystalle erkennen lassen. Das Catechu mit Poren im Innern dürfte selten Krystalle enthalten. Hierauf nahm die Ph. keine Rücksicht. Der Unterschied des Catechus ohne Krystalle von dem mit Krystallen besteht darin, das ersteres entwässertes Catechin, letzteres hydratisches Catechin enthält. Da nun die Ph. sich des Ausdruckes „krystallinisch" bedient, also nicht von Krystallen spricht, so genügt auch die Einbildung, in den Catechupartikeln eine krystallinische Form wahrzunehmen.

Anwendung. Catechu gehört zu den adstringirenden Heilmitteln. Man giebt es zu 0,5—1,0 g bei chronischen Katarrhen der Schleimhäute, Dysenterie, gegen Blutungen, äusserlich in Zahntincturen und Mundwässern bei skorbutischem Zahnfleisch. Gegen Nachtschweiss ist es besonders zu empfehlen. In der Technik wird es zum Färben der Zeuge gebraucht, auch ist es zur Verhütung des Kesselsteines empfohlen worden.

Cera alba.

Weisses Wachs; Weiss-Wachs. *Cire blanche. Virgin* or *white wax.*

Das weissgemachte (gebleichte) Bienenwachs, bei ungefähr 64° zu einer farblosen Flüssigkeit schmelzend. In einem Gemisch aus 2 Th.

Weingeist mit 7 Th. Wasser, bei 15⁰ C. beiseite gestellt, bis alle
Luftbläschen daraus verschwunden sind, schwebt das reine Wachs oder
bleibt in der Mitte darin suspendirt, wenn durch Zusatz von Wasser
das spec. Gewicht des Weingeistes auf 0,965 bis 0,975 gebracht worden
ist. Vom Farbstoffe abgesehen zeigt das weisse Wachs bezüglich seiner
natürlichen Beschaffenheit dieselben chemischen Eigenschaften wie das
gelbe Wachs. Einen ranzigen Geruch darf es nicht von sich geben.

Cera flava.

Wachs; Gelbes Wachs. Bienenwachs. Cera citrïna. *Cire jaune.*
Yellow wax.

Eine gelbe Masse, in der Kälte eine körnige matte, nicht krystallinische Bruchfläche darbietend, in einer Wärme von 63—64⁰ C. zu einer
klaren, angenehm riechenden, gelbrothen Flüssigkeit schmelzend. Das
erkaltete Wachs scheint unter dem Mikroskop eine verworren krystallinische Masse zu sein. In einem Weingeist, welcher mit der dreifachen Menge Wasser verdünnt und bei 15⁰ C. bis zum Verschwinden
der Luftbläschen beiseite gestellt ist, muss sich das Wachsstückchen
entweder in der Mitte schwebend erhalten oder doch zum Schweben
gelangen, wenn das spec. Gewicht durch Einträufeln von Wasser oder
verdünntem Weingeiste auf 0,955—0,967 gebracht worden ist.
Das Wachs wird von 300 Th. siedendem Weingeiste von 0,830 spec.
Gewicht soweit gelöst, dass ein nur sehr geringer braungelber Rückstand verbleibt. Durch das Erkalten dieser Lösung wird ein weisser
Krystallbrei ausgeschieden. Die davon abfiltrirte blassgelbliche
Flüssigkeit darf durch Wasser keine Trübung erleiden und blaues
Lackmuspapier entweder nicht im geringsten oder doch nur sehr
unbedeutend röthen. Ein (1) Theil Wachs eine Stunde mit 300 Th.
Weingeist von 0,960 spec. Gewicht nach Zusatz eines (1) Th. geglüh-
ten Natriumcarbonats gekocht, muss nach dem Erkalten ein Filtrat ergeben, welches durch Salzsäure nicht getrübt wird.

Apis mellifica Linn., Honigbiene; Synon. *Apis cerifĕra* Scop.
Insecta. Ord. **Hymenoptĕra** (Hautflügler). Fam. **Antophïla** (Bienen) s. **Apiarïa**.

Mit dem Namen Wachs belegt man verschiedene Wachssubstanzen, welche
theils das Erzeugniss verschiedener Bienenarten sind, theils aus dem Pflanzenreiche stammen. Das Wachs, welches unsere Pharmakopöe verwendet wissen
will, ist jedenfalls das von der *Apis mellifica* herstammende, also Bienenwachs, obgleich sie darüber keine Angabe macht. Es dürfte demnach auch
jedes Artefact, welches sich den angegebenen Reactionen gegenüber ähnlich
verhält, als *Cera flava* zulässig sein. Unter dem einfachen Namen Wachs
versteht man im Allgemeinen immer gelbes Bienenwachs.

Herkommen, Gewinnung. Das Wachs ist ein Verdauungsprodukt der ge-
schlechtslosen oder Arbeits-Bienen, wenn sie mit Zucker oder Honig gefüttert
werden. Sie sondern es auf den Wachshäuten ihrer schuppigen Ringe am
Hinterleibe ab und bauen daraus die Waben, ein Complex von Zellen zur
Aufnahme des Honigs und der Brut. Nach Entfernung des Honigs aus den
Zellen werden die Waben im Wasser geschmolzen, wobei sich Honigtheile

und Unreinigkeiten zu Boden setzen und das Wachs sich am Niveau des Wassers sammelt. Man unterscheidet im gemeinen Leben: Vorwachs, gelbes Wachs, Jungfernwachs. Das Vorwachs *(propŏlis)* ist harziger Natur und wird von den Bienen bereitet, um damit die Fugen und Ritzen ihres Nestbehälters zu verstopfen. Es ist in Weingeist löslich. Das Jungfernwachs *(Cera virgĭnĕa)* ist das Wachs aus jungen Bienenstöcken. Es hat eine schmutzigweisse oder gelblichweisse Farbe.

Handelswaare. Das gelbe oder rohe Wachs, *Cera flava*, kommt in scheibenförmigen, verschieden runden und dicken Kuchen (Wachsböden) in den Handel, seine Farbe ist gelblich, gelb, graugelblich, gelbbraun. Bei letzterer Farbe ist die Waare zu verwerfen. Bei einer Temperatur bis zu 12 ⁰ ist es wenig zähe, im Bruche trocken und körnig. Der Geruch ist lieblich honigartig. Es hat einen sehr schwachen balsamischen Geschmack und hängt sich beim Kauen nicht an die Zähne an. In der Wärme der Hand erweicht es. Spec. Gew. bei 15—17,5 ⁰ C. ist gemeiniglich 0,955—0,966. Wachs aus jungen Bienenstöcken, sowie altes sehr ausgetrocknetes sind etwas specifisch leichter. Schmelzpunkt 62 ⁰· bis 64 ⁰. An feuchten und dumpfigen Orten schimmelt das Wachs. Die Ph. sagt, dass gelbes Wachs geschmolzen eine gelbrothe Farbe habe. Dabei hat man nicht an das Wachs junger Bienenstöcke gedacht, denn ein solches dürfte geschmolzen eine gelbe bis röthlichgelbe Farbe zeigen. Ein solches Wachs ist gerade ein sehr schönes.

Das weisse Wachs, *Cera alba*, wird durch Bleichung des gelben Wachses dargestellt. Entweder wird dieses in dünnen Schichten in Form von Bändern und Fäden unter öfterem Benetzen mit Wasser den Sonnenstrahlen ausgesetzt (Rasenbleiche) oder künstlich durch Chlor gebleicht (Schnellbleiche) und kommt dann umgeschmolzen in Tafeln oder runden dünnen Scheiben in den Handel. Das weisse Wachs ist etwas durchscheinend, weiss, von einem eigenthümlichen schwachen Glanze und härter, auch etwas spec. schwerer als das gelbe. Das durch Chlor gebleichte Wachs erfordert einen Talgzusatz, denn ohne diesen ist es zu bröcklig. Hoffentlich ist man von dieser Bleichmethode wieder abgekommen und giebt der natürlichen Bleiche das Vorrecht. Das künstlich gebleichte Wachs hat immer einen mehr oder weniger hervortretenden ranziden Geruch.

Das spec. Gewicht des im Handel vorkommenden weissen Wachses bewegt sich im Allgemeinen zwischen 0,965 und 0,975 bei 15—17 ⁰ C. Der Schmelzpunkt liegt zwischen 64 und 65 ⁰. Ein mit Kaliumhypermanganat gebleichtes Wachs ohne Zusatz wog 0,9705.

Die Wachsbleicher machten früher nicht selten Zusätze, um ihre Arbeit zu fördern oder um dem Wachse eine stärkere Weisse zu geben. Solche Zusätzen waren Weinstein, Alaun, Arsenik, Talg, vegetabilische Wachssubstanzen u. d. m. Wenn einige dieser Zusätze auch wieder durch Umschmelzen des Wachses mit Wasser entfernt wurden, so blieben andere, wenn auch nur in geringen Antheilen, darin zurück. Ein Gehalt bis zu 5 Proc. Talg war im weissen Wachse gewöhnlich, weil es die Brüchigkeit oder Bröckligkeit, besonders des künstlich gebleichten Wachses, mindert. Durch diesen leidigen Zusatz wird das spec. Gew. des käuflichen weissen Wachses herabgedrückt, und Talgzusatz liegt sicher vor, wenn es 0,960 erreicht. Ein weisses Wachs von 0,926 spec. Gew. enthielt 15,5 Proc. Talg, war aber im Uebrigen schön weiss und von guter Consistenz, aber mit einem Stiche eines ranzigen Geruches. Wie ich mich persönlich in der Wachsbleiche des Herrn HAMMES zu Trier überzeugte, ist zur Bleichung des Waches kein fremder Zusatz erforderlich und muss daher ein solcher Zusatz stets als eine Verfälschung angesehen werden.

Physikalische und **chemische Eigenschaften** des Bienenwachses. Bienenwachs ist ein thierischer Fettstoff, löst sich leicht in Chloroform (10 bis 11 Th.), Benzol, Benzin und Schwefelkohlenstoff und auch in ätherischen und fetten Oelen, es lässt sich überhaupt ohne Schwierigkeit mit anderen festen und flüssigen Fettstoffen des Thier- und Pflanzenreichs zusammenschmelzen und mischen. Weingeistfreier Aether löst nur die Hälfte des Gewichtes des Wachses auf, Benzol oder Petrol-Benzin lösen bei 15° C. höchstens 27 Proc. des Wachses. Das, was Benzol nicht löst, ist weisslich. Die Lösung in 20 Th. Petrol-Benzin, besonders aber die Lösung in 20 Th. eines Gemisches aus Benzol und 90-proc. Weingeist zu gleichen Theilen auf ein Objectglas gegeben, lässt unter dem Mikroskop ein krystallinisches Erstarren des Wachses erkennen. Es ist also das Bienenwachs als ein krystallinischer Körper aufzufassen. Mit dünnen Lösungen des kaustischen oder kohlensauren Kalium oder Natrium erhitzt lässt es sich nicht verseifen, es bildet sich auch dabei **kein** Glycerin. Mit concentrirter Kalilauge und weingeistigem Aetzkali lässt es sich verseifen. Wird Wachs zum Kochen erhitzt, so verdampft es. Der Dampf ist entzündlich. In Destillationsapparaten erhitzt geht Anfangs eine festwerdende, weissliche Substanz, Wachsbutter genannt, später ein flüssiges, mit Krystallblättchen untermengtes Oel über. Bei noch höherer Temperatur entwickeln sich die Produkte der trocknen Destillation ohne Akroleïnbildung. In kaltem Weingeist, sowie in Wasser ist das Wachs unlöslich. 300 Th. siedender Weingeist lösen gegen 75 Proc., beim Erkalten scheidet sich aus der Lösung eine weisse krystallinische Substanz, Cerin, welche rein sich unzersetzt destilliren lässt und aus Cerotinsäure und Ceroleïn besteht. Letzteres, bei 28,5° C. schmelzend, bleibt im Weingeist beim Erkalten in Lösung und macht das Arom des Wachses aus. Die Cerotinsäure schmilzt bei 78° und wird durch Kali verseift. Der in Weingeist ungelöst bleibende Rückstand ist Palmitinsäure-Myricyläther (oder Myricin), welcher sich aus einer heissen Lösung in Aether beim Erkalten krystallinisch ausscheidet. Er schmilzt bei 72°. Durch Aetzalkali lässt sich Myricin in Myricylalkohol, dessen Krystalle bei 85° schmelzen, und in Palmitinsäure zerlegen. Die gelbe Farbe des Wachses lässt sich durch eine 4-proc. Aetzlauge, welche mit 33,3 Proc. Weingeist versetzt ist, in einer Wärme von 80° extrahiren, ohne dass das Wachs in seinem Bestande und seiner Consistenz merkliche Einbusse erleidet.

Aussereuropäische Bienenwachssorten. Die im Handel vorkommenden Bienenwachssorten sind anwendbar, wenn ihre Farbe nicht zu dunkel ist, was oft bei den aus Afrika und Amerika kommenden angetroffen wird. Das Aegyptische Wachs stammt von *Apis fasciata*, das aus Isle de France und Madagascar kommende von *Apis unicolor*, das Andaquiewachs, Südamerikanische und Westindische von *Apis pallida*. Eine braune Afrikanische Sorte zeigte ein spec. Gewicht von circa 0,970, und eine Chiliwachssorte war dunkel und der Schmelzpunkt lag zwischen 70 und 80° C., das spec. Gew. war 0,988. Das aus Benguela (Afrika) nach Europa gebrachte Wachs verhält sich dem deutschen Wachse ähnlich. Die im Handel häufig vorkommenden Pflanzenwachssorten kommen aus wärmeren Ländern. Das Japanische Wachs, *Cera Japonica*, ist gelblich-weiss und weit brüchiger als das Bienenwachs. Es wird aus den Früchten von *Rhus succedanea* L. und der in China heimischen *Rhus Chinensis* Mill. gewonnen. Es ist ein Glycerid und besteht meist aus Palmitin (palmitinsaurem Glycerin), entwickelt daher beim Erhitzen Akroleïn.

Die damit bereiteten Salben und Cerate werden schnell ranzig. Es ist in 4 Th. absolutem kochendem Weingeist völlig löslich. Es hat die Eigenthümlichkeit, beim Liegen an der Luft sich mit einem weissen Reife (Anfluge) zu bedecken. Spec. Gewicht 0,968—0,990, Schmelzpunkt 55—60°. Es ist unter allen Fettsubstanzen dem Bienenwachs äusserlich am ähnlichsten und nur von halb so hohem Preise. Das Chinesische Wachs ist ein thierisches Product und kommt von *Coccus Pe-la* WESTWOOD oder *Coccus cerifĕrus*, welches Insekt auf *Fraxĭnus Chinensis* ROXB. wohnt. Es besteht aus Cerotinsäure-Ceryläther, ist also kein Glycerid. Diese Wachsarten sind weisslich oder gelblich weiss und dem Bienenwachs sehr ähnlich. Aus Amerika bringt man das weissgelbe harte und sehr brüchige Palm- oder Carnauba-Wachs von den Blättern der *Corўpha cerifĕra* VIREY (*Copernicia cerifera* MARTIUS) und der Rinde von *Ceroxÿlon Andicŏla* HUMB. et BONPL. stammend, das Ocuba Wachs aus den Früchten von *Myristĭca Ocŏba* H. et B., das Bicuhyba-Wachs von *Myristica officinalis* MART. Im Allgemeinen unterscheidet sich das Pflanzenwachs durch grössere Sprödigkeit, die meisten Sorten durch einen höheren Schmelzpunkt und ein grösseres spec. Gewicht von unserem Bienenwachse. Araucariawachs hat ein spec. Gew. von 0,990—0995. In China wird das durch Insekten auf *Ligustrum lucidum* abgesonderte Wachs gesammelt und in Massen in den Handel gebracht.

Künstliches Wachs kommt aus Oesterreich unter dem Namen Ceresin in den Handel. Man unterscheidet weisses und gelbes Ceresin, welches letztere seine Farbe der Curcuma verdankt. Es sind Gemische aus Japanischem Wachse und Erdwachs (Belmontin), einer paraffinartigen, in den Karpathen zu Tage geförderten Substanz, deren elementare Zusammensetzung dem Paraffin entspricht, welche aber specifisch schwerer ist. Die spec. Gewichte des Ceresins schwanken zwischen 0,930 und 0,940. Ein Ceresin zeigte sogar ein spec. Gew. von 0,917 und hatte wohl keinen genügenden Zusatz des Japanwachses erhalten.

Verfälschungsmaterialien des Wachses sind Ceresin, Japanwachs, Talg, Stearinsäure (Stearin), Erdwachs, Paraffin, Kolofon, Fichtenharz, Kreide, Thon, Ocher, Erbsenmehl, Stärke, Schwefel, Ziegelmehl, Bleiglätte, Bleiweiss, Schwerspath, Gyps, Wasser.

Prüfung. Die Ph. lässt jede Bienenwachssorte zu, welche im Handel vorkommt, wofern dieselbe den gestellten Anforderungen entspricht. Die Apotheker geben der deutschen Waare immer den Vorzug und EUGEN DIETERICH in Helfenberg bei Dresden bringt nur dieses Wachs im gereinigten (filtrirten) Zustande in den Handel. Die Ph. fordert: — 1. für weisses Wachs ein spec. Gew. von 0,965—0,975, für gelbes Wachs 0,955—0,967. In den meisten Fällen nähert sich das Gewicht des weissen Wachses der Zahl 0,967, und das des gelben der Zahl 0,960. Die Bestimmung geschieht nach der von HAGER schon im vorigen Commentar und 1879 in der ph. Centralh. S. 133 u. f. angegebenen Schwimmmethode. Man zerbricht das weisse Wachs, welches meist in 5—6 mm dicken runden Scheiben vorkommt, in kleine Stückchen oder man schmelzt 1—2 g des Wachses auf dem Dampfapparate (über freier Flamme bildet es leicht Luftblasen in seiner Masse) und setzt Tropfen auf Glas oder Weissblech, welche man in Wasser legt. Auf diese Weise erhält man das Wachs in kleinen Plätzchen und Stückchen für die Schwimmmethode. In den Vorrathskästen hält man sich zur Bequemlichkeit 2 Fläschchen mit verdünntem Weingeist (100—150 ccm), für weisses Wachs zu 0,960 und 0,975 spec. Gew., für gelbes Wachs zu 0,955 und 0,968. Man kann den Weingeist auch hierzu verdünnen, da er aber mehr atmosphärische Luft absorbirt enthält, beim Verdünnen mit Wasser diese Luft frei wird und Bläschen bildend aufwärts steigt, so nimmt das Warten bis zum Verschwinden der Luftbläschen immer einige

Zeit weg. Etwa an die Wachsstückchen angesetzte Bläschen werden durch
Umrühren mit einem Glasstabe beseitigt. Bei genauer Bestimmung des spec.
Gew. des Wachses ist auf eine Temperatur von 15° und auf die Beseitigung
der Luftbläschen besonders zu achten. Auf dem spec. schwereren Weingeist
soll das Wachs schwimmen und in dem leichteren untersinken. Durch Zusatz
von Wasser oder Weingeist kann man die Flüssigkeit zu der Eigenschwere
bringen, dass bei sanfter Agitation die Wachsstückchen weder ein Bestreben
zeigen, aufwärts zu steigen, noch zu Boden zu sinken. Man giesst dann die
Flüssigkeit in einen Trichter, dessen Ablaufrohr mit einem lockeren Bäuschchen Glaswolle geschlossen ist etc. Zeigt das weisse Wachs eine Eigenschwere
von 0,965—0,968, das gelbe Wachs eine solche von 0,959 bis 0,963, so ist
dieses wie jenes Wachs sicher ein reines. Das spec. Gewicht einer Mischung
des Wachses mit einem anderen Fettstoffe entspricht nie dem Verhältnisse
der spec. Gewichte derselben. Gleiche Theile Stearin von 0,935 spec. Gew.
und Wachs von 0,960 spec. Gew. ergaben z. B. eine Mischung von 0,973
spec. Gew. Nach der Berechnung müsste es 0,948 sein. Aehnlich verhält
es sich mit dem Schmelzpunkte der Wachsmischungen. — **2.** Zur Prüfung
auf Paraffin-, Stearinsäure-, Kolofon- oder Harzgehalt sagt die
Ph., dass 1 Th. Wachs mit 300 Th. Weingeist gekocht bis auf einen geringen
braungelben Rückstand gelöst werde (letzterer ist Myricin, man vergl. oben).
Aus dem erkaltenden Weingeiste scheidet Cerin vollständig aus und das darin
gelöst bleibende ist eine fast farblose Fettsubstanz (0,3 Proc. von der Wachs-
menge). Diese Kochung ist dahin zu reduciren, dass man 0,5 g Wachs in
einem weiten Reagircylinder mit 8—10 ccm 90-proc. Weingeist übergiesst,
ungefähr eine Minute hindurch kocht und dann in kaltes Wasser stellt. Nun
giebt man nach dem völligen Erkalten 2—3 ccm Weingeist hinzu, schüttelt
um und filtrirt. Das Filtrat muss farblos sein, darf nicht sauer reagiren und,
mit einem 2-fachen Vol. Wasser gemischt, sich nur schwach weisslich fluorescirend trüben, ohne an seiner Durchsichtigkeit Einbusse zu erleiden. (Japanwachs verhält sich ähnlich, nur ist die durch Wasser bewirkte Trübung um
eine Spur weisser). Eine Ausscheidung darf nicht stattfinden. — **3.** Zum
scheinbaren Ueberfluss giebt die Ph. noch eine besondere Prüfung auf
Stearinsäure an, indem sie 1 Th. Wachs mit 300 Th. des Weingeistes
von dem spec. Gewicht des Wachses (von 0,960 spec. Gewicht) kochen, währenddem 1 Th. wasserfreies Natriumcarbonat zusetzen, erkalten, filtriren und
das Filtrat mit Salzsäure versetzen lässt. Aus der gebildeten und gelösten
Seife wird auf diese Weise die Stearinsäure abgeschieden. Da die Stearinsäure in Weingeist löslich ist, so würde sie schon in der vorhergehenden
Probe erkannt werden. Diese Probe ist übrigens nicht zu unterlassen, denn
sie zeigt durch eine milchige Trübung die Gegenwart von Japanwachs und
einigen Pflanzenwachsarten an. — **4.** Bestimmung des Schmelzpunktes.
Diese kann sehr wohl unterlassen werden. Die Ph. sagt, dass der Schmelzpunkt des weissen Wachses bei 64°, der des gelben Wachses bei 63—64° C.
liege. Ein reines weisses Wachs mit 10 Proc. Talggehalt schmilzt bei circa
64°. Wachs mit Talg bis zu 13 Proc. schmilzt bei 63°. Ein Gemisch aus
gleichen Th. weissen Wachses und Japanischen Wachses zeigt einen Schmelzpunkt von 63—64°, ein Gemisch aus gleichen Th. weissen Wachses und
Stearinsäure einen Schmelzpunkt von 64—65°. Da ferner der Verfälscher
ein Paraffin mit einem Schmelzpunkt von 50—65° nehmen wird, so hat die
Bestimmung des Schmelzpunktes genau genommen keinen rechten Werth. Man
ist sehr im Irrthum, wenn man glaubt, dass der Schmelzpunkt eines Gemisches
aus zwei Substanzen von verschiedenen Schmelzpunkten sich in dem entsprechen-

den Mittel zeigen werde. Bei Wachs ist er immer höher als die Berechnung erwarten lässt. Zur Bestimmung des Schmelzpunktes extemporirt man folgende Vorrichtung. Ein Cylinderglas *(g)* mit ca. 4 cm weiter Oeffnung und gleichmässig dickem Boden, bis an den Hals mit lauwarmem Wasser gefüllt, stellt man auf ein Stück Drahtnetz in ein Wasserbad *(w)* und setzt einen Kork mit 2 Durchbohrungen, versehen mit einem Reagircylinder *(c)* und einem Thermometer *(t)*, locker auf. Nachdem man in den Reagircylinder 2—3 g Wachs in länglichen Stücken eingetragen und ihn mit einem Kork locker geschlossen hat, erhitzt man das Wasserbad und beobachtet die Temperatur. Der Schmelzpunkt ist dann anzunehmen, wenn circa ein Drittel des Wachses flüssig geworden ist. Ist ein Wachs verdächtig, vegetabilisches Wachs beigemischt zu enthalten, so koche man 1 g des fraglichen Wachses mit einer wässrigen Lösung von 1,5 g Borax in 20—23 ccm Wasser. Die meisten Pflanzenwachsarten sind in siedendheisser Boraxlösung in milchig trüber Form löslich, nicht aber Bienenwachs.

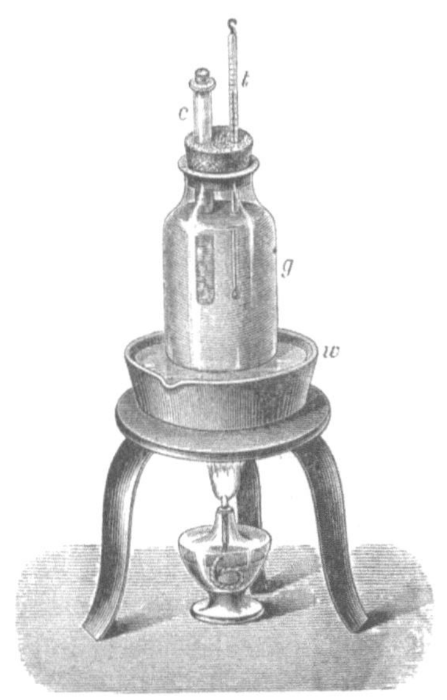

Auf diese Weise kann oft die Verfälschung quantitativ bestimmt werden.

Eine specielle Prüfung des Wachses findet man im Handbuch d. pharm. Praxis und im Ergänzungsbande.

Aufbewahrung. Man achte darauf, dass der untere Theil der angekauften Wachsböden nicht dicke Schichten von Unreinigkeiten bilde. Gut ist es, jeden Wachsboden vor dem Ankauf zu durchbrechen, um sich von der gleichmässigen Beschaffenheit im Innern zu überzeugen. Beim Aufbewahren verliert das gelbe Wachs durch Austrocknen 4—8 Proc. an Gewicht. Man bewahrt es in hölzernen Kästen auf der Materialkammer.

Anwendung. Das Wachs dient wie andere milde Fette als einhüllendes reizlinderndes Mittel in Ruhren und Diarrhöen. Man giebt es in Emulsion (wozu nicht weisses, sondern gelbes genommen wird, welches trotz seiner gelben Farbe eine weisse Emulsion liefert). Der aus dem geschmolzenen Wachse aufsteigende Dampf soll Lungensüchtigen Erleichterung verschaffen. Das Wachs ist ein vortreffliches Consistenzmittel für Pillen mit Balsamen, flüchtigen Oelen, Kreosot, Carbolsäure etc. Aeusserlich findet das Wachs in Salben und Pflastern gewöhnlich als Consistenzmittel Anwendung.

Cerussa.

Bleiweiss; Bleisubcarbonat; Plumbihydriumcarbonat. **Plumbum carbonĭcum** s. **hydrĭco-carbonicum** s. **subcarbonĭcum.** *Souscarbonate de plomb; Céruse blanche; Blanc de plomb. Subcarbonate of lead; Cerusse; White lead.*

Weisses, schweres, leicht abfärbendes Pulver oder leicht zerreib·

liche Stücke, unlöslich in Wasser, unter Aufbrausen löslich in verdünnter Salpetersäure und in Essigsäure. Diese Lösung lässt auf Zusatz von Schwefelwasserstoffwasser einen schwarzen Niederschlag und auf Zusatz von verdünnter Schwefelsäure einen weissen Niederschlag fallen.

In einer Mischung, aus 1 Th. Salpetersäure und 2 Th. Wasser zusammengesetzt, muss das Bleiweiss entweder gänzlich löslich sein oder es darf nur einen höchst geringen Rückstand hinterlassen. Der in dieser Lösung durch Aetznatronlauge bewirkte Niederschlag muss sich im Ueberschusse der letzteren lösen. Diese alkalische Lösung darf weder mit einem Tropfen verdünnter Schwefelsäure zusammengeschüttelt bleibend getrübt werden, noch nach völliger Fällung mit dieser Säure nach dem Filtriren eine Flüssigkeit ergeben, welche durch Kaliumferrocyanid oder mit Aetzammon im Ueberschuss versetzt getrübt wird.

Das Bleiweiss muss geglüht wenigstens 85 Proc. Bleioxyd hinterlassen. Vorsichtig aufzubewahren.

Geschichtliches. Die alten Griechen und Griechinnen bedienten sich schon des Bleiweisses als Schminke. Sie nannten es ψιμύϑιον oder ψίμυϑος (psimythion oder psimȳthos), die Römer *cerussa*, Schminke. Die von Rhodos kommende *cerussa* galt als die beste.

Bestandtheile. Bleiweiss, ein chemisches Product, ist ein empirischer Name für Bleihydriumcarbonat, basisch kohlensaures Blei oder Bleisubcarbonat, eine Verbindung von Bleicarbonat ($PbCO_3$) mit Bleihydroxyd (PbH_2O_2) und gewöhnlich die Verbindung von 2 Mol. Bleicarbonat mit 1 Mol. Bleihydroxyd $2(PbCO_3)+PbH_2O_2$. Es existiren noch basischere Verbindungen z. B. 3 Mol. Bleicarbonat mit 2 Mol. Bleihydroxyd. Diese Verbindungen unterscheiden sich aber von der ersteren, welche sich gegen Curcumapapier indifferent verhält, durch alkalische Reaction. Durch Fällen einer Bleiacetat- oder Bleinitratlösung mit einem neutralen Alkalimetallcarbonat bei gewöhnlicher Temperatur oder durch Ammoncarbonat resultirt ein weisser Niederschlag, welcher aus neutralem Bleicarbonat ($PbCO_3$) besteht. Dieses Carbonat war vor Zeiten officinell. Daher versteht man heut in der pharm. Praxis unter Bleicarbonat das Bleisubcarbonat. In der Natur findet man in geringen Mengen neutrales Bleicarbonat als Weissbleierz, Cerussit, Plumbocalcit.

Handelswaare. In den Handel kommen verschiedene Sorten Bleiweiss, von welchen jedoch nur das sogenannte Cerussa-Oxyd *(Cerussa alba oxydata, Cerussa alba pura)* oder die Sorte 00 für den pharmaceutischen Bedarf verwendbar ist. Die folgenden geringeren Sorten sind Mischungen von Bleiweiss mit gemahlenem Schwerspath (Baryumsulfat) oder sogar mit Schlämmkreide. Kremser Weiss ist ein reines Bleiweiss mit Leimwasser in Tafeln geformt, Perlweiss ein solches mit Indigo bläulich nüancirt. Diese Farben und die schlechteren Bleiweisse sind nur als Farbmaterial verwendbar.

Die **Darstellung** des Bleiweisses geschieht fabrikmässig. Man unterscheidet drei verschiedene Darstellungsmethoden, nämlich die Holländische, Französische und Englische, welche auf der Erzeugung von Bleisubacetat und in der Zersetzung desselben durch Kohlensäure beruhen. Die Holländische Methode ist die älteste. Nach derselben werden 1 bis 3 mm dicke Bleiplatten von rauher Oberfläche bei 40 bis 60° C. der Einwirkung von feuchter Luft, Kohlensäure und Essigsäuredämpfen ausgesetzt. Die Behälter, in welchen dies geschieht, sind viereckige gemauerte Kammern, Loogen oder Mistbäder genannt. In diesen werden die innen glasirten Calcinirtöpfe (*A*), mit Essig (*a*) und den spiralförmig aufgewundenen Bleiplatten (*b*) versehen, untergebracht. Die Töpfe haben Zapfen (*cc*), auf welche man die Bleiplatten aufstellt. Man bedeckt den Boden der Loogen mit einer festgestampften Schicht Pferdedünger (oder Gerberlohe), stellt darauf eine Schicht Calcinirtöpfe, bedeckt diese mit einigen Lagen Bleiplatten (*dd*), darüber Querhölzer (*e*) und diese noch mit einer Bretterlage (*h*), auf welche wieder eine feste Schicht Pferdedünger gebracht wird, um darauf in derselben Ordnung Töpfe, Bleiplatten, Querhölzer, Bretter, Dünger weiter zu schichten. Eine Looge fasst 4—8000 Töpfe. Nachdem die Loogen mit Brettern umsetzt sind, tritt die Gährung des Pferdedüngers ein, durch welche die nöthige Wärme und Kohlensäure erzeugt wird, auch kommt man mit künstlicher Wärme zu Hülfe. Nach einem Monat sind die Bleiplatten mit dickem Bleiweissüberzuge bedeckt oder durch ihre ganze Masse in Bleiweiss verwandelt, so dass sie ohne weitere Bearbeitung als S c h i e - f e r w e i s s in den Handel gebracht werden. Die Trennung des Bleiweisses vom unveränderten Blei geschieht durch Klopfen oder mittelst geriefter Bronzewalzen, zwischen welche hindurch man die Platten gehen lässt. Durch eine Beutelvorrichtung wird das Bleiweiss von den Bleistücken gesondert. Angefeuchtet wird es noch feiner gemahlen,

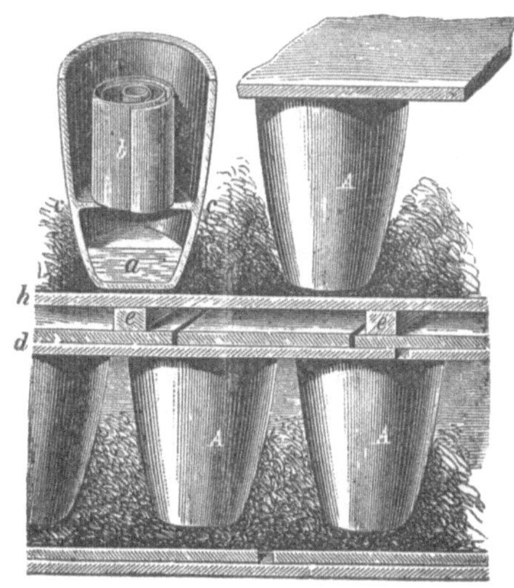

zu einem feinen Brei gemacht, in unglasirte conische Töpfe gefüllt und darin ausgetrocknet. Man versetzt den Bleiweissbrei auch wohl mit Gummi oder Dextrin, um das B l e i w e i s s dichter zu machen (K r e m s e r w e i s s) oder mit Indigo, Berlinerblau etc., um es weisser erscheinen zu lassen (P e r l w e i s s).

F r a n z ö s i s c h e Methode. Es wird eine conc. Bleisubacetatlösung durch Auflösen von Bleioxyd (Bleiglätte) in Essig dargestellt. Dies geschieht in der Kufe *a*, welche mit einem Rührer *b* versehen ist. Aus der Kufe *a* wird die Bleilösung in das Reservoir *c* von verzinntem Kupfer abgelassen. Hier setzen sich aus der basischen Bleilösung die unlöslichen Beimischungen, wie Bleichlorid, Silberchlorid, metallisches Blei etc. ab. Aus *c* fliesst die klare Bleilösung in das Bassin *d*, welches mit einem dicht schliessenden Deckel versehen ist. In letzteren sind gegen 800 Röhren fest eingelöthet, welche in die Bleilösung hineinreichen und über dem Deckel mittelst Zweigröhren mit der gemeinsamen Hauptröhre *e* in Verbindung stehen. Diese Röhren dienen dazu, Kohlensäuregas in die basisch-essigsaure Bleilösung zu leiten. Die Kohlen-

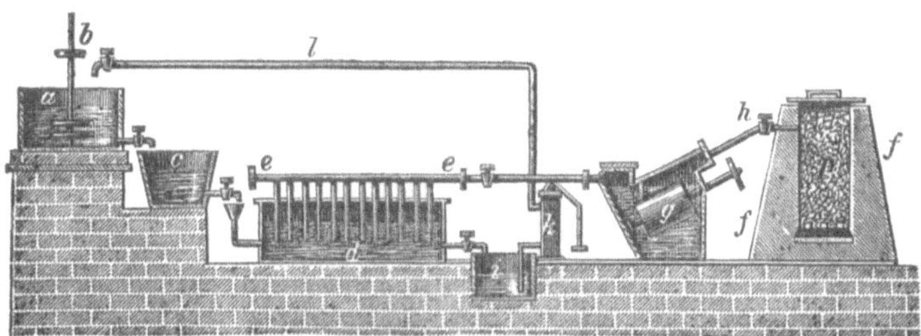

säure wird aus Kreide mittelst Salzsäure oder dadurch hergestellt, dass man in einem kleinen mit einem Deckel versehenen Kalkofen *f* Kalkstein (kohlensaures Calcium) mit Coks brennt. Die Kohlensäure wird durch eine hydraulische Schnecke *g* mittelst des Rohres *h* aufgesaugt und dann in das Hauptrohr *e* und aus diesem durch die 800 kleinen Röhren in die Bleilösung (*d*) hinein gedrückt. Nachdem das Bleiweiss sich abgesetzt hat, lässt man die klare darüberstehende Flüssigkeit, Bleiacetat enthaltend, in das Reservoir *i* ab, von wo man sie mittelst eines Pumpwerkes durch die Röhre *l* in die Kufe *a* zurückbringt, um darin durch Zusatz frischer Mengen Bleioxyd eine conc. basisch-essigsaure Bleilösung herzustellen. Das in *d* befindliche Bleiweiss

wird ausgewaschen, in Formen gedrückt und ausgetrocknet. Das französische Bleiweiss deckt als Farbe nicht so gut, wovon seine krystallinische Beschaffenheit die
Ursache ist.

Abgekürzt ist diese Bleiweissdarstellung in der Englischen Methode. Nach
dieser wird präp. Bleiglätte mit 1 bis 2 Proc. Bleizucker und Wasser zu einem Brei
angerührt und, indem man Kohlensäure darüber streichen lässt, unausgesetzt umgerührt.
Man bringt nämlich den Bleioxydbrei in Fässer, welche sich langsam um eine hohle
Achse drehen, durch welche Achse Kohlensäure in die Fässer geleitet oder vielmehr gedrückt wird.

Eigenschaften. Gutes Bleiweiss ist reinweiss, in Wasser unlöslich, löslich
aber unter Aufbrausen in verdünnter Salpetersäure und Essigsäure, auch löslich in Aetzkali- und Aetznatronlösung. Schwefelwasserstoff und Schwefelammonium zersetzen es unter Bildung von Schwefelblei. Schwach geglüht verliert es seine Kohlensäure und Wasser und wird zu Bleioxyd, von welchem
es mindestens 85 Proc. ausgeben muss. An der Luft geglüht nimmt es noch
mehr Sauerstoff auf und verwandelt sich in Mennige (Pariserroth). Spec.
Gewicht 5,5—6,4. Das specifisch schwerere Subcarbonat ist auch das basischere. Es ist giftig wie alle anderen Bleipräparate. Selbst das Einathmen
des Bleiweissstaubes kann gefährliche Folgen haben.

Das Bleiweiss ist, wie oben erwähnt wurde, eine Verbindung von Bleicarbonat mit Bleihydroxyd, welche jedoch etwas Bleiacetat zu enthalten pflegt.
Der Bleiacetatgehalt beträgt kaum 3 Proc., der Gehalt an Hydratwasser 1
bis 3 Proc., an Kohlensäure 10—12 Proc. Aus den Materialien, woraus das
Bleiweiss hergestellt wird, enthält es Spuren Bleichlorid, Bleisulfat, Schwefelblei, mitunter auch metallisches Blei. Das Französische enthält mehr kohlensaures Blei und ist krystallinisch. Es deckt daher, wie schon erwähnt ist,
als Farbe weniger wie das Holländische.

Prüfung. Ist 1 Th. Bleiweiss in 2 Th. Salpetersäure (1,185 spec. Gew.)
mit gleichviel Wasser verdünnt und auch in Aetznatronlauge vollständig löslich,
so kann es als sehr reines Bleiweiss angesehen werden. Bei der Lösung in verdünnter Salpetersäure darf es keinen oder kaum Spuren eines unlöslichen Rückstandes hinterlassen. Ein solcher kann enthalten: Bleisulfat, Calciumsulfat (Gyps),
Baryumsulfat. Ist es in überschüssiger Aetzkalilauge gleichfalls nicht ganz
auflöslich, so kann es Calciumcarbonat (Kreide), Knochenerde, Schwerspath,
Witherit enthalten. Fällt man aus der salpetersauren Lösung oder besser aus der
alkalischen Lösung das Blei mit verdünnter Schwefelsäure, so dass diese in keinem
zu grossen Ueberschuss vertreten ist, filtrirt und versetzt das Filtrat mit Kaliumferrocyanid, so werden fremde Metalle (z. B. Kupfer mit dunkelbrauner Farbe
Zink mit weisser Trübung) angezeigt, durch Aetzammon aber Thonerde (Aluminiumhydroxyd) abgeschieden. Die Ph. lässt der alkalischen Lösung einen
Tropfen verd. Schwefelsäure hinzusetzen, durch welchen eine nur vorübergehende, also keine beständige Trübung entstehen darf. Liegt nämlich eine
Verfälschung mit Baryumcarbonat (Witherit) vor, so würde Schwefelsäure, in
höchst geringer Menge der alkalischen Bleilösung zugesetzt, Baryumsulfat
bilden, welches von dünner Aetznatronlauge bei gewöhnlicher Temperatur
nicht zersetzt wird. Entsteht also eine Trübung, so gebietet die Vorsicht,
noch einige Tropfen Aetznatronlauge hinzuzusetzen und zu schütteln. Wäre
die Trübung in Folge ungenügend vorwaltender Aetznatronlauge durch Bildung
von Bleisulfat entstanden, so würde auch ein geringer Zusatz von Aetznatronlauge die Trübung wieder zum Verschwinden bringen.

Zur Lösung von 2 g Bleiweiss reichen nach Zusatz von 4 ccm Wasser 4 g
oder 3,6 ccm Salpetersäure von 1,185 spec. Gewicht aus. Zur Fällung dieser
Lösung und zur Auflösung des Niederschlages genügen 11—12 g Natronlauge

von 1,160 spec. Gewicht. Zu $^1/_3$ der filtrirten, also klaren Lösung gebe man 1 Tropfen der verdünnten Schwefelsäure.

Aufbewahrung. Das Bleiweiss wird neben anderen metallischen Giften abgesondert aufbewahrt. Das Pulvern geschieht unter Reiben im bedeckten Mörser und das Sieben in bedecktem Siebe. Der Arbeiter bindet sich vor Mund und Nase ein feuchtes Tuch. Wenn es angeht, nimmt man diese Operation im Freien vor. Mörser und Sieb müssen hierauf mit vielem Wasser gewaschen, und geschah die Pulverung in der Stosskammer, so muss auch diese von Grund aus gereinigt werden.

Anwendung. Das Bleiweiss wird nur äusserlich als Exsiccans angewendet. Im Handverkauf wird es ohne Gegenbescheinigung dispensirt, jedoch ist es die Pflicht des Apothekers sich nach der Anwendung des Bleiweisses zu erkundigen, um möglichen Schaden abzuwenden. Es wird von den Leuten zum Einstreuen auf wunde Hautflächen, zu trocknen Umschlägen bei rosenartigen Entzündungen etc. gebraucht. Für alle diese Zwecke wäre es besser, statt des Bleiweisses Zinkweiss abzugeben. Vergl. auch S. 465 die bezüglichen Bemerkungen. Der längere Gebrauch des Bleiweisses als Schminke und in Schminkwässern hat ernstliche Gesundheitsstörungen zur Folge, welche nicht immer in Bleikolik bestehen.

Wenn der gemeine Mann Bleiweiss zum Einpudern der Säuglinge fordert, so gebe man jenes Einstreupulver, welches am Schlusse des Artikels *Bolus alba* unter dem Namen *Pulvis exsiccans* (S. 465) angegeben ist. Hätte man diese Mischung nicht zur Hand, so gebe man einfach *Bolus alba*.

Cetaceum.

Walrat; Wallrath. Cetacĕum; Spermaceti. *Blanc de baleine*; *Cétine. Spermaceti.*

Der unter Auspressen und Umkrystallisiren gereinigte feste Antheil von den Substanzen, welche die Pottwale, besonders *Physeter macrocephalus*, in den Kopfhöhlungen eingeschlossen enthalten. Es ist eine krystallinische breitblättrige Masse von 0,943 spec. Gewicht, welche bei einer Wärme von 50—54⁰ C. zu einer klaren farblosen, sehr wenig riechenden Flüssigkeit schmilzt. Ein Th. des Walrats wird von 40 Th. siedendem Weingeist gelöst, giebt erkaltet Krystalle aus, worauf die filtrirte Flüssigkeit weder Reagenspapier verändern noch durch Wasser stark gefällt werden darf. Wiederholt man dies unter Zusatz von 1 Th. geglühten Natriumcarbonats, so darf die filtrirte und angesäuerte Flüssigkeit nur getrübt werden.

Physeter macrocephalus Linn. Syn. *Catŏdon macrocephălus* Lacepède. *Mammalia* (Säugethiere). Ord. *Cetacea* (Wallfischartige), Fam. *Ceti* (Wale).

Die Pottwale, welche den Walrat liefern, sind grosse plumpe Fischsäugethiere, welche in allen grossen Meeren heerdenweise angetroffen werden. Der grossköpfige Pottwal, Cachelot (*Physetēr macrocephălus*), Bewohner des Weltmeeres in der Nähe der Pole und der gemässigten Zone, erreicht eine Länge von 18 bis 20 m. Sein dicker viereckiger Kopf nimmt $^1/_3$ seiner Körperlänge ein. In der äusseren Fläche seines Schädels befinden sich muldenförmige, mit Speck und sehnigen Häuten überwachsene Höhlungen, welche mit Walratfett gefüllt sind. Ein anderes mit Walratfett gefülltes Gefäss zieht sich vom Kopfe nach dem Schwanze, sich allmählich verengernd. Aber auch in anderen Theilen des Körpers finden sich Walratbehälter. So lange das Thier warm ist, ist das Walratfett flüssig. Nachdem das flüssige Walratfett aus dem geöffneten Kopfe des Thieres genommen ist, lässt man es stehen. Es scheidet sich dann beim Erkalten in (krystallinischen) Walrat und (flüssiges) Walratöl (Olein), welches letztere als Thran verwerthet wird. Der Walrat wird vom letzteren durch Pressen, Durchseihen etc. abgesondert, durch wiederholtes Waschen mit Wasser und Lauge von dem anhängenden Oele gereinigt und umgeschmolzen. Ein grosser Cachelot soll an 250 kg Walrat ausgeben.

Eigenschaften. Der Walrat, wie er in den Handel kommt, ist eine weisse, etwas feste, halbdurchscheinende, perlmutterglänzende, zerbrechliche, aber nicht spröde, schlüpfrig, mild und kaum fettig anzufühlende, im Bruche blätterig krystallinische Substanz von mildem, etwas fadem Geschmack und sehr schwachem, eigenthümlichem (süsslichem) Geruche. Spec. Gew. 0,940—0,950 (HAGER), E. DIETERICH fand es zu 0,960. Schmelzpunkt 45 bis 50° C. Angezündet brennt er mit hellleuchtender geruchloser Flamme. Er macht keinen Fettfleck, ist ferner löslich in 7 Theilen heissem und 35 Theilen kaltem 98-proc. Weingeist, sehr löslich in Aether, Chloroform, Schwefelkohlenstoff, bei 15° C. löslich in 3 Th. Benzol und in $3^{1}/_{2}$ Petroläther. Ohne sich merklich zu verändern, lässt er sich destilliren. Mit der Luft in längerer Berührung oder bei langem Liegen wird er gelblich und ranzig. Durch Waschen des geschmolzenen Walrats mit verdünnter Lauge kann der ranzige wieder gereinigt werden. Waare mit gelblicher Farbe ist zu verwerfen.

Das **Pulvern** des Walrats wird erleichtert, wenn er mit absol. Weingeist besprengt wird. Den Weingeist lässt man nach dem Pulvern durch Liegen an der Luft abdunsten. Noch leichter verwandelt man den Walrat in Pulver, wenn man ihn im Wasserbade schmelzt und dann bis zum Erkalten mit einem Pistill agitirt.

Walrat-Mischungen. Wird Walrat mit weichen oder flüssigen Fettstoffen durch Schmelzung vereinigt und ist die Mischung nach dem Erkalten sehr weich, so ist es nöthig, sie bis zum Erkalten zu agitiren, weil in der Ruhe in der langsam erkaltenden Mischung der Walrat in vielen Fällen sich krystallinisch ausscheidet.

Bestandtheile. Der Walrat ist kein Glycerid. Er besteht aus verschiedenen Fettsubstanzen, seiner Hauptmasse nach aus Palmitinsäure-Cetyläther und dann aus kleineren Mengen Aethern der Stearinsäure, Myristinsäure, Laurinsäure und einigen Homologen des Cetylalkohols. Durch Krystallisation aus Weingeist gereinigt stellt er CHEVREUIL's Cetin dar. Cetyl ist ein einsäuriges Radical aus derselben Reihe, in welcher sich Aethyl, Amyl, Methyl finden. Seine Formel ist $C_{16}H_{33}$. Cetylalkohol (Aethal) $C_{16}H_{31} . OH$. Palmitinsäure-Cetyläther = $\dfrac{C_{15}H_{31}-CO}{C_{16}H_{31}} > O$ oder $\left.\dfrac{C_{16}H_{31}}{C_{16}H_{31}O}\right\} O$. Bei Verseifung des Walrates wird kein Glycerin, sondern Cetylalkohol abgeschieden.

Verfälschungen mit Stearin, Paraffin etc. geben sich durch grössere Härte, Mangel an Perlmutterglanz und das kleinblättrige Krystallgefüge zu erkennen. Ueberhaupt ist das Gefüge stets kleinblättrig oder körnig, wenn dem Walrat ungehörige Substanzen zugesetzt sind. Durch Aufkochen mit verdünnter Natriumcarbonatlösung lässt sich das Stearin (Stearinsäure) dem Walrat entziehen, während Walrat schmilzt und sich an der Oberfläche der Flüssigkeit ansammelt.

Verfälschungen des Walrats sind nicht denkbar, denn ähnliche Substanzen wie Stearin, Stearinsäure, Paraffine, Belmontin etc. durch Schmelzung damit vereinigt ergeben Substanzen, welchen entweder das blättrige Krystallgefüge abgeht, oder deren Structur kleinblättrig, oder körnig im Bruche ist und sich meist härter anfühlen, härter sind, beim Durchbrechen knacken etc.

Prüfung. Diese ist für die Praxis vollständig überflüssig. Wer einmal Walrat in Händen gehabt, ihn zerbrochen und befühlt hat, wird sofort die geringsten Mengen zugesetzter fremder Körper erkennen. Durch Aufkochen mit dünner Natriumcarbonatlösung lässt sich Stearinsäure dem Walrat entziehen, während sich Walrat an der Oberfläche der Salzlösung ansammelt. Einfacher wäre es, 1g des verdächtigen Walrats unter Anwendung von Wärme in 3g Benzol zu lösen und die Lösung auf $+15^0$ C. abzukühlen. Reiner Walrat bildet bei dieser Temperatur stets eine völlig klare Flüssigkeit, scheiden dagegen im Verlaufe einer Stunde kleine sichtbare Krystalle aus, so besteht die Verfälschung in Paraffin. Wird die Flüssigkeit trübe bis milchig trübe, so liegt als Verfälschungsmaterial Stearinsäure vor. Stearinsäureäther, dem Walrat durch Schmelzung beigemischt, verändern die Structur ebenfalls. Mittelst der Schwimmprobe (S. 511) der mit einem Messer abgeblätterten Krystalle bestimmt man das spec. Gew., welches zwischen 0,940 und 0,950 liegt.

Anwendung. Früher gebrauchte man den Walrat bei Husten, Lungenleiden, Durchfällen als schmerzlinderndes reizminderndes Mittel. (Walratemulsionen werden wie die Wachsemulsionen bereitet.) Gegenwärtig ist er ein häufiger Bestandtheil von Ceraten, Salben und cosmetischen Mitteln.

Der Walratzucker, *Cetaceum saccharatum*, präparirter Walrat, ist ein Pulvergemisch aus 1 Th. Walrat und 3 Th. Zucker. Er dient als Hustenmittel und ist nur Handverkaufsartikel.

Charta nitrata.

Salpeterpapier. Charta nitrāta; Charta nitrōsa; Charta antastmatica. *Papier nitré. Saltpetrous paper.*

Mit einer Lösung von einem (1) Th. Kaliumnitrat in fünf (5) Th. destillirten Wassers wird Fliesspapier getränkt und dann getrocknet.

Da dieses Präparat zu antasthmatischen Cigaretten gebraucht wird, so ist es nothwendig, einen von Chlormetallen möglichst freien Kalisalpeter zu verwenden. Es hält sich dann auch beim Aufbewahren trocken. Das Fliesspapier, welches man zur Darstellung verwendet, sei von mittlerer Stärke. Den Bogen des getränkten und getrockneten Papiers theilt man in 8 oder 12 Theile.

Die Dämpfe des nitrirten Papiers bestehen aus Kohlenstoffdioxyd (Kohlensäure), Kohlenstoffoxyd, Cyan, Stickstoff, Stickoxyd, Ammon, Spuren Kaliumcarbonat, Kaliumnitrit und Wasser, wie VOHL durch Analyse nachgewiesen hat.

Das Salpeterpapier wird zu Moxen (Brenncylindern) gebraucht, hauptsächlich aber gegen Asthma. Entweder wird der Dampf des glimmenden Papieres bei Beginn des Asthma-Anfalles eingeathmet oder weniger empfehlenswerth zu einer Cigarette aufgerollt und geraucht. Die Franzosen haben dieses Papier als Antasthmaticum zuerst in den Arzneischatz eingeführt, jedoch in ihrer gewöhnlichen Art als Specialität oder Geheimmittel. *Charta balsamica nitrata* ist mit Benzoëtinctur getränkte und dann getrocknete *Charta nitrata*. Man macht daraus Cigaretten gegen Stimmlosigkeit.

Charta sinapisata.

Senfpapier.   Charta sinapināta.   *Moutarde en feuilles.*
Mustard - paper.

Mit entöltem *(oleo sebacico liberatus)* Senfpulver überzogenes Papier.
Der Ueberzug darf nicht ranzig riechen und muss der Unterlage
fest anhängen.

Das Senfpapier mit Wasser befeuchtet muss alsbald stark nach
flüchtigem Senföl riechen.

Erst seit einem Decennium hat dieses vortreffliche Präparat Eingang gefunden. Rigollot in Paris gebührt die Ehre, der Erfinder des Senfpapiers zu
sein; obgleich er durch des Apothekers Boggio Senfpapier, welches aus nicht
entöltem Senfpulver unter Beihilfe einer Dextrinlösung bereitet war, auf diesen
Artikel hingeleitet wurde.

Darstelluug. Ein mittelfein gepulverter schwarzer Senfsamen wird eine Stunde
hindurch an einem geschlossenen Orte von 24 bis 28° C. gehalten, dann kräftig ausgepresst, um ihn so weit als möglich von dem fetten Oele zu befreien. Sollte eine
nicht genügend kräftige Presse zu Gebote stehen, so werden die Presskuchen wieder
in Pulver verwandelt und auf dem Deplacirwege mittelst Petrolbenzins oder Petroläthers vom fetten Oele befreit. Dieser Umstand ist ein wesentlicher, um ein gutes
und besonders dauerndes Senfpapier herzustellen. Das ohne Wärmeanwendung an
der Luft trocken gemachte Senfpulver wird wiederum durch ein Sieb geschlagen.

Hierauf wird starkes geleimtes glattes Papier mit einer Lösung von 5 Th.
Kautschuk und 1 Th. Colophon in 100 Th. Benzin oder Schwefelkohlenstoff überstrichen, sofort mit einer Lage jenes Senfpulvers übersiebt, diese Lage
mit einem Blatt Paraffinpapier bedeckt und durch gelinde Pressung (mittelst eines
Walzwerkes) geebnet und in den Kautschuküberzug eingedrückt. Endlich wird das
mit der Senfdecke versehene Papier in Stücke (von der Grösse der Spielkarten) ge-
getheilt und in Blech- oder Pappschachteln aufbewahrt.

Eigenschaften. Senfpapier sind circa 1 mm dicke, 10—12 cm lange,
8—9 cm breite, also circa 100 qcm fassende Blätter, bestehend aus einer Pa-
pierschicht und einer darauf dicht und fest haftenden, trocknen, weisslich-
grauen Senfschicht von einer Dicke von ungefähr 0,7 mm, welche weder ranzig
riecht, noch sich beim Biegen des Papiers abblättert. Ist der Senfsamen
nicht genügend entölt, so wird die Senfschicht eine gelbgraue oder graugelbe
Farbe zeigen. Ein solches Senfpapier ist von keiner langen Dauer, indem
sich die Senfschicht später von selbst abblättert, Sprünge und Risse zeigt,
zuletzt ranzig riechend wird.

Der **Aufbewahrungsort** muss ein recht trockner und von kühler oder
gewöhnlicher Temperatur sein. Wärme wirkt auf das Senfpapier schwächend ein.

Anwendung. Ein Blatt Senfpapier oder ein davon abgeschnittener Theil
wird 2 Secunden lang in kaltes Wasser eingetaucht gehalten, dann nass, wie es
ist, auf die Stelle der Haut gelegt, auch wohl mit einem Tuche darauf angedrückt, bis die rubefactorische Wirkung erreicht ist. Man kann dasselbe
Papier dann auch noch auf andere Stellen der Haut auflegen, um dieselbe
Wirkung zu erlangen.

Cooper's Mustard paper, *Sinapine tissue,* besteht aus 13 cm langen, 7,8 cm breiten
durchscheinenden Velinpapierblättern (bedruckt mit Signatur und Gebrauchsanweisung),
welche mit einem Auszuge aus Capsicumfrüchten und Euphorbium getränkt sind, mit
Senf also in keiner Beziehung stehen.

Kritik. *Sinapisata* (richtiger *sinapissata*) ist dem griech. σιναπίζω, *sinapizo,*
Senfpflaster auflegen, entnommen. Da das Adjectiv σινάπινος, *sinapinus* (aus Senf

bestehend, von Senf herkommend), existirt, so wäre *Charta sinapina* dem Ohre gefälliger gewesen. *Pulvis Sinapis* kann auch das gepulverte Senfkraut bedeuten. Man hätte wohl sagen müssen *pulvis seminis Sinapis*. Auch hier stossen wir auf ein talgartiges Oel, *oleum sebacicum*. Das fette Senföl (*oleum Sinapis pingue*) ist wie Mohnöl flüssig und hat nichts Talgiges an sich. Solche Verdrehungen der Begriffe hätte man meiden sollen. *Liberare ab aliqua re* ist übrigens die gebräuchliche Construction, mit blossem Abl. eine zweideutige.

Chininum bisulfuricum.

Saures schwefelsaures Chinin; Chininbisulfat. Chinīnum sulfurĭcum acĭdum; (Chininum sulfurĭcum neutrāle). *Bisulfate ou Sulfate acide de quinine. Bisulfate of quinia.*

Weisse glänzende Prismen, von bitterem Geschmack, welche mit 11 Th. Wasser und 32 Th. Weingeist saure, blau fluorescirende Lösungen ausgeben. Die eine oder die andere dieser Lösungen, mit ungefähr 200 Th. Wasser und 50 Th. Chlorwasser verdünnt und dann Aetzammon hinzugetröpfelt, wird grün. Die wässrige Salzlösung wird durch Baryumnitrat, aber nicht durch Silbernitrat getrübt. Das Chininbisulfat in einer Glasröhre schmilzt bei 80^0 C.; 100 Th. bei einer Wärme von 100^0 C. getrocknet hinterlassen 77 Th.

Man trockne 2g des Salzes mit 1g Aetzammonflüssigkeit ein und prüfe den Rückstand, wie vom Chininsulfat vorgeschrieben ist. Das Chininbisulfat, mit Salpetersäure oder Schwefelsäure befeuchtet, darf sich nicht färben. Es werde vor Licht geschützt aufbewahrt.

Dieses Chininsalz, welches sich ex tempore aus dem Chininsulfat (*Chininum sulfuricum*) durch Mischung mit verdünnter Schwefelsäure darstellen lässt (0,8 Chininsulfat und 8 Tropfen verdünnter Schwefelsäure geben 1,0g Chininbisulfat), hat wohl nur Aufnahme gefunden, weil es sich zu Pulver- und Pillenmassenmischungen besonders eignet, indem das Chinin darin in leicht löslicher Form vertreten ist. Dieses Salz hat mehrere sich widersprechende Namen erhalten. Einmal heisst es saures, das andere Mal neutrales Chininsulfat. Diese Namen für dieses sauer reagirende Salz entsprechen nämlich den verschiedenen Ansichten von der elementaren Constitution des Chinins. LIEBIG und STRECKER fanden die Formel des Chinins zu $C_{20}H_{24}N_2O_2$ (oder vielmehr nach alter theoretischer Ansicht $= C^{20}H^{12}NO^2$). Demnach ist das gewöhnliche Chininsulfat, welches die Pharmakopoe unter dem Namen *Chininum sulfuricum* recipirt hat $= 2 (C_{20}H_{24}N_2O_2) H_2SO_4 + 7^1/_2$ Aq, also ein basisches Salz, denn mit 1 Mol. Schwefelsäure sind 2 Mol. Alkaloid verbunden. Da in dem Bisulfat der Pharmakopoe nur 1 Mol. Alkaloid mit 1 Mol. Säure $(C_{20}H_{24}N_2O_2 . H_2SO_4 + 7$ Aq$)$ verbunden ist und solche Salze als neutrale angesehen werden, so erhielt es trotz seiner sauren Reaction den Namen *Chininum sulfuricum neutrale*. STRECKER bewies nach der alten dualistischen Ansicht, dass dem gewöhnlichen Chininsulfat die Constitutionsformel $C^{40}H^{24}N^2O^4,SO^3 + 7^1/_2$ Aq gehöre, in diesem Salze nur 1 Aeq. Base mit 1 Aeq. Säure verbunden, es also ein neutrales sei, das saure Salz aber 2 Aeq. Säure enthalte und letzterem die Formel $C^{40}H^{24}N^2O^4, 2 SO^3 + 16$ Aq zukomme. Die STRECKER'sche Ansicht ist ziemlich allgemein angenommen und deshalb von der Pharmakopoe die Bezeichnung *Chininum bisulfuricum* beibehalten. Für die pharmaceutische Praxis hat diese nomenclatorische Verschiebung genau genommen wenig Bedeutung erlangt, da unter *Chininum sulfuricum* ex usu nur $(C_{40}H_{24}N_2O_2)_2H_2SO_4 + 7^1/_2H_2O$ verstanden wird, während der Zusatz *neutrale* (*neutrum* nach der Oesterr. Ph.) oder *acidum* stets auf das saure Salz deutet.

Darstellung. 10 Th. gewöhnlichen Chininsulfats (*Chininum sulfuricum* der Pharmakopoe) werden mit 50 Th. warmem destill. Wasser übergossen und nach der Mischung mit 6,85 Th. verdünnter Schwefelsäure versetzt. Sollten in der erfolgenden klaren Lösung Staubpartikel herumschwimmen, so filtrirt man die warme Flüssigkeit durch ein lockeres Glaswollenbäuschchen, welches vorher mit Wasser durchfeuchtet ist. In einem porcellanenen Kasserol, mit einer Scheibe mittelst Nadelstichen perforirten Fliesspapiers bedeckt, setzt man die Flüssigkeit an einen Ort von 30—40⁰ C. Wenn das Volumen der Flüssigkeit durch langsame Verdunstung ungefähr etwas über die Hälfte herabgegangen ist, setzt man das Gefäss 3—4 Tage an einem kalten Orte bei Seite, wo sich dann unter freiwilliger Abdunstung die Krystallisation vollendet. Die Krystalle sammelt man in einem Trichter und setzt die Mutterlauge mehrere Tage beiseite zur weiteren Abdunstung etc. oder man fällt, wenn sie gering ist und nur 10—15 g beträgt, das Chinin mit Natriumcarbonat aus. Es ist bei dieser Darstellung ein wesentlicher Punkt, ein Erhitzen der Chininlösung über 60⁰ C. zu vermeiden, denn bei stärkerer Wärme bleibt eine Veränderung des Chinins nicht aus und aus der Mutterlauge sind dann kaum noch Krystalle zu erlangen. Die Krystalle lässt man über Schwefelsäure oder Aetzkalk an einem dunklen, höchstens 17⁰ C. warmen Orte abtrocknen. Der Zusatz der verdünnten Schwefelsäure (1:5) ist scharf inne zu halten, weil nämlich noch ein wirkliches Bisulfat des Chinins existirt, von der Formel $C_{20}H_{24}N_2O_2 . 2H_2SO_4 + 5H_2O$.

Eigenschaften. Das Chininbisulfat bildet ziemlich grosse, farblose, wasserhelle, an der Luft verwitternde, rechtwinklige oder rhombische Prismen, oder nadelförmige oder mehr körnige Krystalle, letztere den Hutzuckerkrystallen ähnlich. Aus der heissen und schnell erkaltenden Lösung scheidet es meist in kleineren nadelförmigen Krystallen aus. Es schmilzt in der Wärme des kochenden Wassers und erfordert bei 15⁰ C. 11 Th., bei 22⁰ 8 Th. Wasser, bei 15⁰ C. 33 Th. 90-proc. Weingeist zur Lösung, welche Lösungen bläulich fluoresciren, und sehr bitter, aber kaum sauer schmecken. Aus weingeistiger Lösung gewonnene Krystalle verwittern schnell und zerfallen zu einem Pulver. Die Formel des Salzes ist $C_{20}H_{24}N_2O_2, H_2SO_4 + 7H_2O$. Mol. Gewicht 548. Zwischen 20—25⁰ C. verdampft schon das Krystallwasser, das letzte Molekül, das Constitutionswasser, verdampft erst bei 90—100⁰ C.

Wie alle sauren Chininsalzlösungen durch Einwirkung des Sonnenlichtes eine elementare Abänderung erleiden, indem sie eine gelbe bis bräunliche Färbung annehmen und dabei das Chinin in das isomere Chinicin, eine gelbliche amorphe Base, übergeht, so auch erleidet das saure, reichlich Krystallwasser haltige Chininsalz diese Veränderung. Die Identitätsreactionen und Thalleiochinreactionen vergl. man S. 527 und 532.

Aufbewahrung. Wegen der vorstehend angegebenen Einwirkung des Tageslichtes auf das Chininbisulfat und damit dieses nicht Einbusse an seinem Krystallwasser erleide, muss dasselbe in kleinen, dicht mit Kork geschlossenen Flaschen am kühlen und schattigen Orte aufbewahrt werden.

Prüfung. 1) Eine erbsengrosse Menge des Chininbisulfats, übergossen mit 1—2 ccm conc. Schwefelsäure, so auch eine gleiche Menge des Salzes, übergossen mit 1—2 ccm Salpetersäure von 1,185 spec. Gewicht müssen unter Agitation klare und farblose oder höchstens kaum blassgelbliche Lösungen ergeben. Eine Farbe würde organische Beimischungen, fremde Alkaloide, Salicin etc. erkennen lassen. Um die Reaction mit Salpetersäure zu verschärfen, erwärmt man diese bei 15⁰ C. farblos ausgefallene Lösung bis auf 60, höchstens 80⁰ C. Wären nur Spuren Strychnin, Morphin etc. gegenwärtig, so würde eine gelbe Färbung eintreten. — 2) Die verdünnte wässrige Lösung muss farblos sein und darf durch Silbernitrat keine Trübung erfahren (Chininhydrochlorid). 3) Man giebt 1,0 g des Salzes in ein Uhrgläschen, breitet die Krytalle aus, stellt erst einige Stunden an einen Ort von ca. 40⁰ C., dann auf den Dampfapparat, bis das Gewicht nicht mehr schwindet. Der Rückstand betrage annähernd 0,77 g. — 4) Man schreitet zur KÖRNER'schen Chininprobe, welche unter *Chininum sulfuricum* S. 532 erwähnt ist. Statt 2 g des Salzes dürfte auch 1 g (vielleicht jenes eingetrocknete Gramm) ausreichen. Um dasselbe in das neutrale (officinelle) Chininsulfat überzuführen soll man es nach Angabe der Ph. mit der Hälfte seines Gewichtes 10-proc. Aetzammons befeuchten und eintrocknen. Dann sind, wenn 1 g Chininbisulfat zur Probe genommen ist, auf den trocknen Rückstand 10 ccm Wasser aufzugiessen, zu schütteln, nach 10 Minuten 5 ccm abzufiltriren und diese mit 7 ccm 10-proc. Aetzammon zu mischen. Liegt reines Chininsalz vor, so erfolgt eine ziemlich klare Lösung. Das Uebergiessen des sauren Chininsulfats mit Aetzammon und das Eintrocknen hat hier eine sehr komische Seite. Einfach und kürzer ist das Verfahren, 1 g des Chininsalzes mit 10 ccm einer Mischung aus 1 g 10-proc. Aetzammon und 31 ccm Wasser zu schütteln, davon sofort 5 ccm Filtrat zu entnehmen und mit 7 ccm Aetzammon zu versetzen und zu schütteln. Auf diese Weise ist die Probe in einem Zuge ohne Zeitverlust und Umstände zu Ende geführt. 1 g des Chininsalzes erfordert genau 0,31 bis 0,32 g Aetzammon um in das neutrale Sulfat übergeführt zu werden und zwar nach der Formel:

Chininsulfat (Chininbisulfat) 548   10 % Aetzammon 170

$$2(C_{20}H_{24}N_2O_2 \,.\, H_2SO_4 + 7Aq) \quad \text{und} \quad 2(NH_3 + 8{,}5Aq) \quad \text{geben}$$

Chininsubsulfat 881   Ammoniumsulfat

$$[C_{40}H_{24}N_2O_2]_2 \,.\, H_2SO_4 + 7{,}5Aq \quad \text{und} \quad (NH_4)_2SO_4$$

da $(2 \times 548 =)$ 1096 : $(2 \times 170 =)$ 340 $= 1{,}0 : x (= 0{,}31)$. Jene 10 ccm der Mischung aus 1 g Aetzammon und 31 ccm Wasser enthalten 0,31 g Aetzammon, denn $32 : 1 = 10 : 0{,}312$. Genaue Wägung ist nothwendig. Die Herstellung des basischen Chininsulfats ist der Hauptzweck, wenn die KERNER'sche Probe Sicherheit gewähren soll. Ergiebt diese Probe ein gutes Resultat, so ist die Ausführung der von der Ph. erwähnten Identitätsreactionen überflüssig.

Anwendung. Das Chininbisulfat weicht in seiner Wirkung von dem gewöhnlichen Chininsulfat nur in soweit ab, als 10 Th. gleich 8 Theilen des letzteren sind. Nur der Eigenschaft, sich leicht und klar in Wasser zu lösen und sich in löslicher Form in Pulvermischungen geben zu lassen, verdankt es seinen Platz im Arzneischatz. In Frankreich lassen es die Aerzte gewöhnlich in 2-proc. wässriger Lösung theelöffelweise mit Selterwasser nehmen.

Chininum ferro-citricum.

Citronensaures Eisen-Chinin; Chinineisencitrat; Chininferricitrat. Ferro-Chininum citricum; Chininum citricum martiātum. *Citrate de fer et de quinine. Citrate of iron and quinia.*

Sechs (6) Theilen Citronensäure, gelöst in fünfhundert (500) Th. destill. Wasser, füge man hinzu drei (3) Th. gepulvertes Eisen. Die unter öfterem Bewegen durch 48 Stunden digerirte Mischung filtrire man, dann bis zur dünnen Syrupdicke abgedampft und erkaltet setze man einen (1) Th. Chinin (mittelst Natronlauge kurz zuvor aus 1,3 Th. Chininsulfat zu fällen) hinzu.

Nachdem dieses vollständig gelöst ist, trockne man die auf Glastafeln ausgebreitete Flüssigkeit ein.

Glänzende, durchscheinende Lamellen von dunkelrothbrauner Farbe, bitterem, eisenartigem Geschmacke, in Wasser langsam, aber in jedem Verhältnisse, in Weingeist wenig löslich.

Wenn ein (1) Gramm des Chinineisencitrats, gelöst in 4 ccm Wasser,

mit Aetznatronlauge versetzt und dann mit 10 Th. Aether zusammengeschüttelt wird, so darf der abgenommene Aether beim Abdampfen nicht
weniger denn 0,09 g Chinin hinterlassen.

Ist vor Licht geschützt aufzubewahren.

Dieses vor circa zwei Decennien von dem Franzosen BÉRAL zuerst dargestellte Salz ist wie das vorhergehende Bisulfat recht überflüssig, da es zu
jeder Zeit aus Eisencitrat und Chinin oder einem Chininsalze constituirt werden
könnte und zwar für den Arzt mit weit sicherer Dosirung des Chinins, welche
letztere bei dem Präparat der Pharmakopoe stets nur eine ungefähre ist. Die
erste Herstellung des Präparates stammt aus einer Zeit, wo der Köhlerglaube
herrschte, dass den Ferrosalzen (Eisenoxydulsalzen) die stärkere roborirende
Wirkung zukomme. Da sich bei Herstellung dieses Eisenchinincitrats das
Ferrosalz nicht erzielen liess, das Ferrisalz neben wenig Ferrosalz stets das
Resultat war, so hätte man auch die Vorschrift entsprechend einrichten sollen.

Darstellung. Die 1. Ausgabe der Ph. Germ. hatte nur 100 Th. Wasser
vorgeschrieben, um das gebildete Ferro-Ferricitrat aus 6 Th. Citronensäure
(und 3 Th. Eisen) in Lösung überzuführen. Diese geringe Menge löste nur
den 4. Th. des Citrats und nach der Filtration, welche der Eine mit der erkalteten, der Andere mit der warmen Flüssigkeit vornahm, blieb der grösste
Theil des Citrats im Rückstande, auf dem Filter oder in dem Digestions-
gefässe. Nachdem im vorigen Commentar dieser Gegenstand einer Kritik
unterzogen war, hat die vorliegende Ausgabe der Ph. das Wasserquantum auf
500 Th. hinaufgeschoben, ohne dem Hauptpunkte der ganzen Operation näher
zu treten, nämlich das sich bildende Ferro-Ferricitrat aus seinem krystallinischen in den löslicheren amorphen Zustand unter Uebergang in Ferricitrat
zu fördern. Bei dieser Ueberführung in den amorphen Zustand sind behülf-
lich: Wärme, Feuchtigkeit, Contact mit der Luft. Lässt man den feuchten
Eisencitrat-Absatz die Nacht über mit der Luft im Contact, so kommt man
schon ein bedeutendes Stück weiter. Das krystallinische Eisencitrat fordert
fast 1000 Th. Wasser zur Lösung. Man erhitze also im Wasserbade in einer
Abrauchschale Citronensäure, Eisen und Wasser unter wiederholtem Agitiren und
giesse die siedendheisse Flüssigkeit decanthirend durch ein leinenes Colatorium.

Das frisch gefällte und ausgewaschene Chininhydrat wird in seinem feuchten
Zustande der nicht heissen Eisencitratlösung zugesetzt und damit innig gemischt, ehe man behufs der Lösung erwärmt. Wäre die syrupdicke Eisenlösung heiss, so findet sehr leicht eine Schmelzung des Chininhydrats statt,
dieses backt in Klümpchen zusammen und hängt sich an Gefässwandung und
Glasstab an, ohne sich zur Lösung willfähriger zu zeigen. Nachdem man sich
überzeugt hat, dass die Lösung des Chininhydrats eine vollständige geworden
ist, und die Flüssigkeit dünne Syrupconsistenz zeigt, giesst man sie in kleinen
Portionen auf Glastafeln oder Porcellanplatten, streicht sie auf denselben mit
der Länge eines Glasstabes aus und trocknet sie in lauwarmer Atmosphäre,
bis sie sich beim Abstossen und Ritzen mit einem Messer leicht von der Glasfläche trennen lassen. Die Ausbeute beträgt 10 Th. Die Selbstdarstellung
bietet keine Vortheile. Das Chininhydrat tritt in das Ferricitrat ein.

Eigenschaften. Das officinelle Chinineisencitrat bildet glänzende, fast
durchscheinende, dunkel rothbraune Lamellen, von bitterem, hintennach mässig
eisenhaftem Geschmack, welche sich in 2—3 Th. Wasser ziemlich leicht,
schwer in Weingeist lösen, deren wässrige Lösung sowohl mit Kaliumferrocyanid wie auch mit Kaliumferricyanid einen blauen Niederschlag giebt, also
sowohl Ferri- also auch Ferrosalz enthält.

Eine bestimmte chemische Verbindung liegt in diesem Präparat nicht vor. Wurde es mit den oben angegebenen Präcautionen dargestellt, so enthält es annähernd 15 Proc. Ferricitrat, 70 Proc. Ferrisubcitrat und 13 Proc. Chinincitrat.

Aufbewahrung. Da Tageslicht auf Ferrisalze verändernd (desoxydirend) einwirkt, eine Veränderung des hergestellten Salzes zu verhindern ist, so bewahre man das Chinineisencitrat in dicht geschlossener Flasche am schattigen Orte.

Prüfung. Diese ist zum Theil erforderlich, insofern das Präparat mit dem ihm sehr ähnlichen *Chinolinum ferrocitricum* vermischt oder dieses untergeschoben sein kann. Circa 0,2 g in 2 ccm heissem Wasser gelöst werden erkaltet mit 1—1,5 ccm Natronlauge gemischt und mit 2—3 ccm Aether ausgeschüttelt. Zwei Tropfen des Aethers auf ein Objectglas gegeben hinterlassen im Verlaufe einer Viertelstunde einen rein weissen trocknen Beschlag bei Gegenwart des Chinins. Sind in Stelle dieses Beschlages klare farblose Tröpfchen vorhanden, so liegt Chinolin vor. Zur Bestimmung des Chiningehaltes lässt die Ph. 1 g in 4 ccm Wasser lösen, was unter Erwärmen geschieht, dann Aetznatronlauge (1,5—2 ccm) hinzusetzen und nach dem Umschütteln und völligem Erkalten die Flüssigkeit mit Aether (10 Th.?) ausschütteln. Man wird 3-mal, das erste Mal mit 8 ccm, das andere und letzte Mal mit je 5—6 ccm Aether ausschütteln, um sicher alles Chininhydrat zu lösen. In einem tarirten Glasschälchen mit senkrechter Seitenwandung lässt man den Aether abdunsten und schliesslich stellt man das Schälchen an einen Ort von höchstens 50° C. Temperatur, um allen Aether zu verdampfen. Der Rückstand müsste 0,1 g oder mindestens 0,09 g betragen. Die von Hager im alten Commentar acceptirte Bestimmung des Chinins ist zwar für die jetzige Zeit wenig convenirend, dennoch giebt sie ein sicheres Resultat. Man löst 1,0 g des Präparats unter Erwärmen in 3,0 ccm Wasser und 3,0 ccm Phosphorsäure und mischt die Lösung mit einem mehrfachen Vol. 90-proc. Weingeist. Nach Verlauf einer Stunde filtrirt man, wäscht den Rückstand im Filter mit Weingeist aus, dampft das Filtrat im Dampfbade ein, versetzt den Verdampfungsrückstand mit Natriumcarbonat und extrahirt die Mischung mit Weingeist, welcher dann nur Chininhydrat in Lösung aufnimmt.

Kritik. Das Referat der Ph. ist mit aller Nonchalance hingeworfen. In der Vorschrift spricht sie von Theilen, lässt aber 1 Th. Chinin aus **1,3 g** Chininsulfat herstellen. In dem Passus der Bestimmung des Chiningehaltes lässt sie 1 Gramm des Präparats mit 4 ccm Wasser übergiessen, Natronlauge und schliesslich **10 Theile** Aether zusetzen. Am Schlusse sollen 0,09 Chinin im Rückstande verbleiben, ob Gramme oder Theile überlässt sie dem Experimentator zu errathen. Das ist ein Wirrwarr, der zu seiner Lösung allerdings keine Mühe erfordert, aber mit Rücksicht auf den Stylus einen Einblick in die literarische Synesis des Verf. der Ph. gewährt. Dass überhaupt gegen den Schluss des 19. Jahrhunderts eine solche Pharmakopoen-Sprache der Pharmacie aufgedrängt wurde, kann den seinem Fache mit Liebe anhängenden Pharmaceuten nur mit Trauer erfüllen.

Anwendung. Die Verbindung von Eisencitrat mit Chinin in jeder Gestalt ist ein vortreffliches Roborans, Stomachicum und die Blutbereitung verbesserndes Mittel. Im vorliegenden Präparate findet sich, da es die Bitterkeit des Chinins nicht verdeckt, nur eine Specialitätenhascherei der Franzosen ausgeprägt. Da Ferricitrat auch in der Pharmacie existirt, so liegt es in der Hand des Arztes, dasselbe mit einem Chininsalze, z. B. Chininsulfat, beliebig zu verbinden, resp. mischen zu lassen, um auf eine billigere Weise ein Präparat von gleicher Wirksamkeit zu erhalten. Man giebt es zu 0,05—0,1—0,2 g, 2—4-mal täglich in Pillen oder in Wein gelöst, bei Chlorose in doppelt so starker Dosis. In neuerer Zeit hat man in dem *Chinolinum ferri-citricum* einen entsprechenden, aber billigen Ersatz. Dieses Salz liefert die SCHERING'sche chem. Fabrik von vorzüglicher Beschaffenheit. Es enthält neben Chinolin nur Ferricitrat, welches in seiner roborirenden Wirkung das Ferrocitrat übertrifft.

Chininum hydrochloricum.

Salzsaures Chinin; Chininhydrochlorid; Chininhydrochlorat. Chinīnum hydrochlorĭcum; Chininum hydrochlorātum s. muriatĭcum. *Hydrochlorate de quinine*; *Muriate de quinine*. *Hydrochlorate of quinia*.

Weisse Krystallnadeln von bitterem Geschmacke, welche mit 3 Th. Weingeist (90-proc.) und 34 Th. Wasser neutrale, nicht fluorescirende Lösungen ausgeben. Fügt man einer dieser mit ungefähr 200 Th. Wasser verdünnten Lösungen 50 Th. Chlorwasser hinzu, so nimmt sie unter Eintröpfeln von Aetzammonflüssigkeit eine grüne Farbe an. Silbernitrat erzeugt in der Auflösung des Salzes einen weissen Niederschlag *(sedimentum)*.

Von 100 Th. des Salzes, in einer Wärme von 100° C. getrocknet, verbleiben 91 Th. als Rückstand. Nachdem 2 g des Salzes mit 1 g Natriumsulfat und 20 g Wasser zur Trockne abgedampft sind, koche man diesen Rückstand mit 12 g Weingeist aus, filtrire und dampfe das Filtrat ab. Das hierbei zurückbleibende Chininsulfat prüfe man wie vom *Chininum sulfuricum* vorgeschrieben ist.

Das in 100 Th. Wasser gelöste Chininhydrochlorid darf durch Baryumnitrat höchst unbedeutend, durch verdünnte Schwefelsäure nicht im geringsten getrübt werden. Mit Salpetersäure durchfeuchtet darf es (das Chininhydrochlorid) nicht roth werden. Mit einer zur Lösung ungenügenden Menge Chlorwasser 5 Minuten hindurch durchschüttelt darf es keine gelbe Farbe annehmen.

Darstellung. Vor einem Vierteljahrhundert bereitete man dieses Hydrochlorid durch Wechselzersetzung aus dem basischen Chininsulfat und Baryumchlorid. Auf 32 Th. des ersteren sind hierzu 9 Th. des letzteren Salzes erforderlich $(C_{20}H_{24}N_2O_2)_2H_2SO_4 + 7,5H_2O$ und $BaCl_2 + 2H_2O$ ergeb. $2(C_{20}H_{24}N_2O_2 . HCl + 2H_2O)$ und $BaSO_4$. Das Abdampfen der Chininhydrochloridlösung musste bei sehr gelinder Wärme vorgenommen werden, um die Bildung eines amorphen Hydrochlorids zu verhindern. Der Fabrikant stellt es heutigen Tages direct aus Chininhydrat und Salzsäure her. Im pharmac. Laboratorium wäre folgendes Verfahren zu empfehlen.

Aus dem Chininsulfat durch Natriumcarbonat abgeschiedenes, noch feuchtes Chininhydrat wird in annähernd ausreichender Menge in eine 25-proc. Salzsäure, welche mit der 10-fachen Menge destill. Wasser verdünnt und auf höchstens 30° C. erwärmt ist, auf einmal eingetragen. Nach 15 Minuten langem Stehen an einem lauwarmen Orte wird die Mischung bis auf circa 60° erwärmt und entweder etwas Chininhydrat oder verdünnte Salzsäure dazu gegeben, bis die Flüssigkeit völlig neutral geworden ist oder eine sehr schwache Alkalinität erlangt hat. Dann setzt man zur Krystallisation bei Seite. Um dem erzeugten Chininhydrochlorid volle Krystallisationsfähigkeit zu erhalten, darf die erwähnte Temperatur nicht überschritten werden. Auf 10 Th. jener 25-proc. Salzsäure ist das Chininhydrat aus 30 Th. Chininsulfat ausreichend. Die Ausbeute beträgt dann annähernd 26,5 Th. Die Mutterlauge lasse man langsam vor Staub geschützt bei einer Temperatur von höchstens 45° abdunsten. Sollte sie keine Krystalle ausgeben wollen, so ist es am besten, das Chinin daraus als Hydrat auszufällen.

Eigenschaften. Das officinelle Chininhydrochlorid bildet luftbeständige, farblose, seidenglänzende, meist sternförmig vereinigte Nadeln wie das Chininsulfat, welche bei 70—75^0 schmelzen. In kleinen Portionen dargestellt bildet es ein sehr weisses, aus feinen Krystallnadeln bestehendes Pulver. Es ist neutral oder kaum alkalisch, geruchlos, von sehr bitterem Geschmacke, löslich in 34 Th. Wasser von 15^0, in 25 Th. von 20^0, und in 2 Th. von 100^0, in 3 Th. Weingeist und auch in 9 Th. Chloroform. Die Lösungen fluoresciren nicht. (Chininsulfat ist in Chloroform nicht löslich.) Auf Platinblech erhitzt verbrennt es endlich ohne Rückstand. Mit wenig Chlorwasser giebt es eine gelbe Mischung.

Die Formel des neutralen Chininhydrochlorids ist $C_{20}H_{24}N_2O_2 \cdot HCl + 2H_2O = 396{,}5$. Es enthält das Salz hiernach 9,2 Proc. Chlorwasserstoff auf 81,72 Proc. Chinin und 9,08 Proc. Krystallwasser, welches das Salz in einer Wärme von 100^0 verliert.

Aufbewahrung. Diese erfordert ein gut geschlossenes Glasgefäss, Schatten und eine Temperatur, welche 17^0 nicht überschreitet, denn in warmer Temperatur verliert es die Hälfte des Krystallwassers und im Tageslichte nimmt es, allerdings erst nach längerer Zeit, einen gelblichen Schein an und giebt dann blassgelbliche Lösungen. Die wässrigen Lösungen dauern nur wenige Tage, indem sich eine Chinicinbildung einstellt.

Prüfung. 1. Auch hier führt die Ph. die Thalleiochinreaction, allerdings die vorzüglichste der Identitätsreactionen, auf. Die Lösung des Chininhydrochlorids in circa 200 Th. Wasser, wird mit circa 50 Th. Chlorwasser durchmischt und dann mit 4—6 Th. Aetzammon versetzt. Es tritt eine Grünfärbung ein und ein harzähnlicher dunkelgrüner Niederschlag, das Thalleiochin, scheidet ab. Von der wässrigen Lösung in 34 Th. Wasser nimmt man 1 ccm oder 20—22 Tropfen, verdünnt mit 6—7 ccm Wasser und versetzt mit 1,5—2 ccm Chlorwasser. Dann tröpfelt man nach und nach 1—1,5 ccm Aetzammon dazu, um die Entwickelung der grünen Färbung zu beobachten. Die Ausführung dieser Reaction (man vergl. unter Chinin. sulf.) hat nur einen Zweck, wenn man Chinin erkennen will. — **2.** Dass auch das Hydrochlorid vorliegt, bestimmt man durch Zusatz von Silbernitrat zur Lösung. Es muss eine Silberchloridausscheidung stattfinden. Die folgenden Proben bis 7 sind die für die Handelswaare unerlässlichen: — **3.** Zur Erkennung des normalen Salzes trocknet man 1 g des Hydrochlorids in der Wärme des Wasserbades aus. Es dürfen nicht weniger, denn 0,9 g (und nicht mehr denn 0,93 g) Rückstand verbleiben. Mit dieser Probe lässt sich auch ein theilweiser Krystallwasserverlust, aber auch eine ungenügende Abtrocknung oder eine Gewichtsvermehrung mit Wasser erkennen. — **4.** Um sich von der Abwesenheit der anderen Chinaalkaloïde, welche nicht Chinin sind, zu überzeugen, sollen 2 g des Hydrochlorids mit 1 g Natriumsulfat und 20 g Wasser gemischt, eingetrocknet, zerrieben und mit 12 g (oder mehr) Weingeist unter Kochung extrahirt, der Auszug filtrirt und eingedampft werden. Der Verdampfungsrückstand repräsentirt das basische Chininsulfat. Man schüttelt ihn mit 20 ccm Wasser von 15^0 und nach einer halben Stunde filtrirt man 5 ccm der Flüssigkeit in einen Reagircylinder und versetzt unter Schütteln nach und nach mit 10-proc. Aetzammon, bis das ausgeschiedene Chinin wieder in Lösung übergegangen ist. Hierzu dürfen nicht mehr denn 7 ccm ausreichen. Dass auch hier wie bei Chinin. bisulfuric. die Hälfte, also 1 g Chinin. hydrochloric., 0,5 Natriumsulfat (kryst.) und 10 ccm Wasser etc. ausreichen, liegt nahe. Die Weingeistmenge ist nicht nothwendig scharf inne zu halten. Hager kürzt dieses umständliche Verfahren ab, indem er 1,12 g Chininhydrochlorid

in 12,5 ccm kochendem Wasser löst und die Lösung mit 5 g kryst. Natriumsulfat vermischt. Nach dem Umschütteln kühlt man auf + 14 bis 15° C. ab
und sammelt davon nach einer halben Stunde 6 ccm Filtrat für die KERNER-
sche Methode, welche 6 ccm jenen 5 ccm Lösung nach Vorschrift der Ph. entsprechen. — **5.** Eine unbedeutende Verunreinigung mit S u l f a t, durch Baryumnitrat zu erkennen, wird zugelassen. Für diese und die folgende Reaction ist eine
1-proc. Chininhydrochloridlösung vorgeschrieben. — **6.** Eine Verunreinigung mit
Baryumchlorid, zu erkennen mittelst verdünnter Schwefelsäure, macht das Salz
verwerflich. — **7.** Eine sehr wichtige Prüfung ist folgende: Wird C h i n i n -
h y d r o c h l o r i d mit S a l p e t e r s ä u r e von 1,185 spec. Gew. (bei 15° C.) übergossen, so löst es sich ziemlich farblos auf. Es genügt, e i n e s t a r k e r b s e n -
g r o s s e Menge mit ungefähr 1 — 1,5 ccm der Salpetersäure zu übergiessen.
Bei Gegenwart f r e m d e r A l k a l o ï d e (Morphin, Strychnin), G l y k o s i d e etc.
entsteht eine gelbe, gelbrothe, bräunliche Lösung. Morphin färbt gelb, Strychnin ebenfalls gelb, wenn es reichlich vertreten ist, in Folge der Einwirkung
des freiwerdenden Chlors. Wäre nun aber die Lösung farblos, so e r w ä r m t
m a n s i e auf circa 80° C. Reines Chininhydrochlorid lässt auch in dieser
Wärme die Lösung farblos, nicht aber Spuren S t r y c h n i n oder M o r p h i n.
Diese Prüfung muss wiederholt werden und zwar mit Proben aus verschiedenen
Theilen des Chininsalzvorrathes entnommen, weil eine unabsichtliche und oberflächliche Vermischung mit giftigen Alkaloïdsalzen vorliegen kann. Die Möglichkeit des letzteren Umstandes liegt nahe, wenn z. B. die Signaturen der
Drogisten so unleserlich geschrieben sind, dass man sie kaum enträthseln
kann. — **8.** Eine bohnengrosse Menge des C h i n i n h y d r o c h l o r i d s soll mit
circa 1,5 — 2 ccm C h l o r w a s s e r geschüttelt innerhalb 5 Minuten keine Gelbfärbung wahrnehmen lassen. Diese Probe ist theilweise eine irrthümliche und
eine falsch bezeichnete, denn die Ph. musste sagen, dass die Flüssigkeit nur
eine g e l b e, aber keine g e s ä t t i g t g e l b e Farbe annehmen dürfe, denn auch
das reinste Chininhydrochlorid giebt mit Chlorwasser eine anfangs gelbliche
und im Verlaufe von einigen Minuten eine vollgelbe Lösung, wenn nämlich
wie im vorliegenden Falle eine gesättigte Lösung erhalten wird. Wenn man
nun diese gelbe Lösung mit Chlorwasser verdünnt, so wird sie fast farblos
oder sie zeigt nur die Farbe des Chlorwassers. Mit dieser Probe, der Mischung von vielem Chininsalz mit wenig Chlorwasser, wollte die Ph. wahrscheinlich M o r p h i n entdecken, obgleich dazu nicht 5 Minuten Zeit, sondern nur
ein Augenblick genügt hätte, eine kräftiggelbe Flüssigkeit (bei Gegenwart
von Morphin) zu erzeugen. Die tiefgelbe Farbe durch Morphin wird nach
5 Minuten sogar blasser gelb. Vor 2 Decennien fand PELLETIER, dass M o r -
p h i n mit C h l o r behandelt, erst orangegelb, dann hellroth wird. Im Allgemeinen wird aber auch angegeben, dass reines Chinin durch Chlor nicht gefärbt wird, was auch in mancher Beziehung richtig ist, denn eine Chininhydrochloridlösung in einer reichlichen Menge Chlorwasser ist farblos oder fast
farblos, dass aber eine mit Chinin gesättigte Chlorwasserlösung stets gelb ist,
haben die Verf. der Ph. noch nicht gewusst (man vergl. unter K r i t i k). Da
die Gegenwart von Morphin, selbst in kleinen Spuren, sub 7 erkannt wird,
so ist diese C h l o r w a s s e r p r o b e auch eine sehr ü b e r f l ü s s i g e.

Prüfung auf M o r p h i n und S t r y c h n i n im Chininsalze. Sollte nun sub 7 beim
Uebergiessen mit Salpetersäure eine Gelbfärbung entweder bei 15° oder bei 80° eingetreten sein, so liegt es nahe, speciell auf die beiden giftigen Alkaloïde, Morphin
und Strychnin, zu reagiren. In einen circa 12 cm langen und 1,0 cm weiten Reagircylinder giebt man eine 2 Erbsen grosse Menge des Chininhydrochlorids und 2—3 ccm
Ameisensäure von 1,050 spec. Gew., oder 2 ccm der officinellen Ameisensäure und
0,5—0,8 ccm Wasser, schüttelt und giebt nach 2 Minuten ein gleiches Vol. conc.

Schwefelsäure in der Weise hinzu, dass dieselbe ·in dem etwas schräg gehaltenen Cylinder auf der Innenwandung desselben abwärts fliessend sich am Grunde der Flüssigkeit ansammelt. Dann stellt man sanft beiseite. Unter Kohlensäureentwickelung geht die Reaction vor sich. An der Grenze, in welcher sich beide Flüssigkeiten berühren, bildet sich eine gelbe Schicht, welche bei Gegenwart von Morphin meist abwärts farbig zunimmt und in Rothgelb und Roth übergeht, bei Gegenwart von Strychnin sich aber meist nach Oben farbig vergrössert; genug bei Gegenwart von Morphin oder Strychnin tritt eine Färbung ein, nicht aber bei reinem Chininsalze, welches eine farblose Flüssigkeit bildet und höchstens am Schlusse der Reaction (nach $1/2$ Stunde) eine blassgelbliche Farbe zeigt. Die Morphinreaction wird durch Zusatz von etwas gepulvertem Ferrosulfat dunkelfarbiger. Wird die Reaction in anderer Folge ausgeführt, so kann ihr Verlauf leicht ein anderer sein, ohne ein sicheres Resultat zu ergeben.

Bereits im Commentar zur 1. Ausg. der Ph. Germ. hatte HAGER in Betreff der Prüfung des Chininsalzes auf Morphin folgendes angegeben: — Im Jahre 1872 sind eine Menge Vergiftungen durch Chininhydrochlorid (in der Schweiz und in Oesterreich) dadurch vorgekommen, dass dieses im Handel bezogene Salz mit Morphinhydrochlorid (wahrscheinlich in Folge eines Versehens) vermischt war. Zur Prüfung verdünnt man circa 5 ccm einer gesättigten Ferridcyankaliumlösung mit 20—25 ccm destillirtem Wasser, giebt dazu 10—15 Tropfen Ferrichloridlösung und 5 Tropfen reiner Salzsäure. Ist die Mischung eine klare bräunliche oder gelbgrünliche Flüssigkeit, so kann sie sofort als Reagens verbraucht werden. Ist sie wie gewöhnlich trübe oder dunkel gefärbt, so giesst man sie durch ein Filter. Dieses Reagens hält sich vor Licht geschützt lange Zeit. Verdorben ist es wieder trübe geworden, also in diesem Zustande leicht zu erkennen.

Von dem Chininhydrochlorid oder einem anderen Chininsalze, welches man auf einem glatten Bogen Papier zuvor durchmischt hat, nimmt man 0,05—0,1 g in kleineren Partikeln und giebt es in einen Reagircylinder, wo man es mit mehreren ccm des Reagens übergiesst und nach dem Durchschütteln, wenn nicht alsbald Bläuung eintritt, 5 Minuten bei Seite stellt. Nach dieser Zeit ist die Flüssigkeit, war Morphin oder eine andere desoxydirende Substanz gegenwärtig, blau gefärbt.

Die blaue Farbenreaction gehört dem Morphin nicht allein an, auch einige andere Stoffe, welche auf Ferrioxyd desoxydirend wirken, erzeugen mit dem Reagens eine ähnliche Reaction, keine aber so schnell wie Morphin.

Zur Prüfung auf Strychnin giebt man zu der Lösung in conc. Schwefelsäure (2 ccm), in welcher sich das Chininhydrochlorid farblos löst, 10 Tropfen der halbproc. Kaliumhypermanganatlösung und mischt. Bei reinem Chininsalze erfolgt eine hellgelbe Flüssigkeit, bei Gegenwart von Strychnin eine gesättigt gelbrothe Flüssigkeit.

Kritik. Die Ph. sagt am Schlusse des vorliegenden Artikels, dass das Chininhydrochlorid mit wenig Chlorwasser übergossen innerhalb 5 Minuten keine gelbe Farbe annehmen dürfe. Man musste doch vor Aufstellung dieser Prüfung den Versuch auch praktisch ausführen. In diesem Falle hätte man den Irrthum erkannt. Wahrscheinlich machte man die Probe mit einem mit Morphin versetzten Chininsalze, man vergass aber die unerlässlich nothwendige Gegenprobe mit reinem Chininhydrochlorid auszuführen. Mir sind 3 Proben mit reinem Chininhydrochlorid laut Anforderung der Ph. nicht verlaufen, und wenn man in LIMPRICHT's herrlichem Lehrbuche der organischen Chemie (1862) S. 1172 nachliest, so findet man:

„Versetzt man mit wenig Wasser übergossenes schwefelsaures Chinin mit frischem Chlorwasser bis zur Lösung und mischt zur klaren gelben Flüssigkeit gepulvertes Ferrocyankalium, so entsteht eine hell rosenrothe, bald tief dunkelroth werdende Färbung (VOGEL)". Also auch hier wird eine gelbe Lösung erhalten. — Wichtige Reactionen oder Prüfungsexperimente hat ferner die Ph. vergessen zu erwähnen: a) Die Einäscherung, bei welcher kein Rückstand verbleiben darf; b) die farblose oder kaum blassgelbliche Lösung in conc. Schwefelsäure und c) die Reaction auf Ammoniumsalz.

Das mit Salpetersäure übergossene Chininsalz einer Erwärmung zu unterziehen lag nahe, weil sich dadurch Spuren fremder Stoffe sicher erkennen lassen. Praktiker und gewiegte Chemiker hätten diesen Punkt nicht übersehen.

Anwendung. Die Wirkungen des Chininhydrochlorids sind dieselben wie die des Chininsulfats. Besondere therapeutische Versuche haben gute Resultate ergeben, doch dürfte die geringe Dauer seiner wässrigen Lösung seinem Verbrauch hindernd entgegentreten. Es wurden 50-proc. Lösungen zu subcutanen Injectionen angewendet (unter die Rückenhaut 1—3 Pravazspritzen). Die locale Reaction bestand in einem brennenden, 1—2 Stunden dauernden Schmerz, welcher sich nach Bleiwasserumschlägen bald legte. Die Nebenwirkungen des Chinins treten nur im mildesten Grade auf. Die subcutane Anwendung empfiehlt sich besonders bei gleichzeitiger Dyspepsie und gastrischen Zuständen. 4 Th. Chininhydrochlorid entsprechen $4^{1}/_{2}$ Th. Chininsulfat dem Chiningehalte nach.

Chininum sulfuricum.

Schwefelsaures Chinin. Chininsulfat. Chinīnum sulfurĭcum.
Sulfate de quinine. Sulfate of quinia.

Weisse biegsame Krystallnadeln von bitterem Geschmack, löslich in 6 Th. siedendem Weingeist und in 25 Th. siedendem Wasser. In der Kälte sind hiervon 800 Th. zur Lösung nothwendig, welche Lösung nicht fluorescirt und auf Lackmuspapier keine oder doch keine saure Reaction bewirkt. Nach Zusatz eines Tropfens verdünnter Schwefelsäure tritt blaufarbige Fluorescenz ein. Wenn man zu 5 Th. der in der Kälte gesättigten Lösung 1 Th. Chlorwasser gesetzt hat, so nimmt sie nach dem Zutröpfeln von Aetzammonflüssigkeit eine grüne Farbe an. Die wässrige Lösung wird durch Baryumnitrat, nicht aber durch Silbernitrat gefällt. 100 Th. des Chininsulfats bei 100° C. getrocknet müssen mindestens 85 Th. hinterlassen.

Werden 2 g des Chininsulfats bei 15° C. mit 20 ccm Wasser zusammengeschüttelt, nach einer halben Stunde davon 5 ccm in einen Reagircylinder abfiltrirt und diese nach und nach mit Aetzammonflüssigkeit versetzt, bis das ausgeschiedene Chinin wieder in Lösung übergegangen ist, so dürfen hierzu nicht mehr denn 7 ccm der Aetzammonflüssigkeit ausreichen.

Das Chininsulfat mit Salpetersäure oder Schwefelsäure befeuchtet darf nicht dadurch gefärbt werden. 1 g des Chininsulfats muss sich in 7 ccm einer Mischung, aus 2 Vol. Chloroform und 1 Vol. absolutem Weingeist zusammengesetzt, unter kurzer Erwärmung auf 40—50° C. völlig lösen, welche Lösung auch erkaltet völlig klar bleiben muss.

Das Chininsulfat ist das gebräuchlichste Chininsalz und wird in besonderen Fabriken aus chininreichen Cinchonarinden dargestellt. Bedeutende Chininfabriken giebt es in Amerika, England, Frankreich und Deutschland.|

Die **Darstellung** des Chinins beruht im Allgemeinen im Folgenden: In den Chinarinden befindet sich Chinin mit den anderen Chinaalkaloïden an Chinagerbsäure und Chinasäure gebunden. Aus dieser Verbindung wird es durch eine stärkere Säure, wie Schwefelsäure, Salzsäure getrennt. Zu diesem Zwecke werden die grob gepulverten Chinarinden mit Wasser, welches 0,5—1 Proc. Schwefelsäure oder Salzsäure enthält, unter Digestion ausgezogen und aus diesen auf ein geringeres Volum reducirten Auszügen die Chinaalkaloide mit Natronhydrat, Kalkerde, gewöhnlich mit Natriumcarbonat ausgefällt, weil in Natriumcarbonatlösungen Chinin am wenigsten löslich ist. Der Niederschlag wird mit 70—80-proc. Weingeist extrahirt, welcher Chinin und die übrigen Alkaloïde der Chinarinde löst, der weingeistige Auszug mit verdünnter Schwefelsäure neutralisirt, nach Behandlung mit thierischer Kohle der Weingeist im Vacuum abdestillirt und der wässrige Rückstand zur Krystallisation bei Seite gestellt. Das schwerer lösliche Chininsulfat mit unbedeutend kleinen Mengen Chinidinsulfat und Cinchoninsulfat krystallisirt heraus, während die Mutterlauge hauptsächlich Cinchoninsulfat, welches schon in circa 70 Th. kaltem Wasser löslich ist, enthält. Die Krystallmasse, durch Pressen von der Mutterlauge gesondert, wird in Wasser und verdünnter

Schwefelsäure gelöst, nochmals mit thierischer Kohle digerirt, dann daraus das Chinin mit Natriumcarbonat ausgefällt, der Niederschlag in heissem Wasser vertheilt, mit verdünnter Schwefelsäure neutralisirt und zur Krystallisation bei Seite gestellt. Bei diesem letzteren Acte bleibt ein anhängender Rest Chinidinsulfat, Cinchonidinsulfat, Cinchoninsulfat etc. in der Mutterlauge. Ist das Chininsulfat etwa noch nicht völlig farblos oder enthält es noch Spuren anderer Chinaalkaloide, so wird es nochmals umkrystallisirt. Ist neben dem Chinin auch Chinidin vorhanden, so findet sich dieses ebenfalls in den Mutterlaugen, denn das neutrale Chinidinsulfat ist bereits in circa 100 Th. kaltem Wasser löslich

Wird bei der Bereitung Benzol herangezogen, so wird der durch Natriumcarbonat erhaltene Niederschlag mit warmem Benzol, welches Chinin und Cinchonin löst, extrahirt und dann dem Benzolauszuge, nachdem das Cinchonin herauskrystallisirt ist, das Chinin durch verdünnte Schwefelsäure entzogen. Auf diese Weise wird die Chininsulfatlösung fast farblos und ziemlich frei von Cinchonin gewonnen, während dasselbe Benzol zu neuen Extractionen verwendbar bleibt.

Es existiren mehrere Chininbereitungsmethoden, welche Eingang gefunden haben. Im Uebrigen bewahrt jede Chininfabrik besondere Bereitungsweisen als Fabrikgeheimnisse, welche also nicht in die Oeffentlichkeit kommen.

Eigenschaften. Das Chininsulfat ist ein sehr weisses, zartes, lockeres, aus seidenglänzenden biegsamen Nadeln oder auch, jedoch nur selten, aus Blättchen bestehendes, geruchloses, aber sehr und anhaltend bitter schmeckendes Salz, welches beim Erwärmen phosphorescirt. Die Krystalle gehören dem monoklinischen System an. Es ist in 770—800 Th. Wasser von 15⁰ C., in 25 Th. siedendem Wasser, 65 Th. 90-proc. kaltem und 6 Th. siedendem Weingeist, in 120 Th. verdünntem Weingeist, auch etwas in Aether löslich, aber fast unlöslich in Chloroform; die Lösungen sind neutral. In Wasser unter Zusatz von verdünnten Säuren ist es leicht löslich. Die Lösung in schwefelsäurehaltigem Wasser s c h i l l e r t oder f l u o r e s c i r t mit b l ä u l i c h e r Farbe. Bei 25—30⁰ und auch bei längerem Liegen an der Luft verwittert es, wobei es an seinem Gewichte 11 Proc. Krystallwasser verliert. Das Krystallwasser beträgt 14,45—16,18 Proc. Bei einer Temperatur von 120⁰ C. verliert es seinen ganzen Krystallwassergehalt (16,2 Proc.). Bei stärkerem Erhitzen schmilzt es unter Verlust seines ganzen Wassergehaltes und bei weiterer Erhitzung wird es roth und verbrennt in der Glühhitze zuletzt, ohne einen Rückstand zu hinterlassen. Eine Wärme über 100⁰ C. ist von nachtheiligem Einflusse und bewirkt eine Umänderung in Chinicin.

Das schwefelsaure Chinin wird sowohl als neutrales als auch basisches Salz angesehen und erhält es die empirische Formel $(C_{20}H_{24}N_2O_2)_2 . H_2SO_4 + 7,5H_2O$ mit dem Mol. Gew. 881. Das Mol. Gew. des Salzes mit $7H_2O$ Krystallwasser ist = 872, mit $8H_2O$ Krystallwasser = 890 (aus der weingeistigen Lösung scheidet ein Chininsulfat mit nur 2 Mol. Krystallwasser aus). Von diesem Krystallwasser verdunsten an der Luft oder über Schwefelsäure 6—7 Mol., das letzte Mol. aber erst bei einer Wärme von 120⁰ C. Wird 1 Mol. des schwefelsauren Chinins in der Lösung noch 1 Mol. Schwefelsäure zugesetzt, so gewinnt man durch Krystallisation sauer reagirende 4-seitige Prismen, das sogenannte C h i n i n b i s u l f a t, $C_{20}H_{24}N_2O_2, H_2SO_4 + 7H_2O$. Vergl. auch unter Chininbisulfat (S. 521).

Aufbewahrung. Weil das Chininsulfat an der Luft verwittert und dadurch an Gewicht einbüsst, so ist eine Aufbewahrung in dicht verstopften Glasgefässen erforderlich. In Blechgefässen, in welchen viele Fabrikanten dieses Salz zu verschicken pflegen, ist die Abdunstung des Krystallwassers nicht verhindert.

Trotz einer guten Aufbewahrung kann man annehmen, dass innerhalb 6 Monaten ein Gewichtsverlust von circa 2 Proc. stattfindet, besonders wenn die Gefässe nur zum Theil gefüllt sind.

Die wässrigen Lösungen des Chininsulfats nehmen unter Einwirkung des Tageslichtes eine gelbliche Färbung an.

Prüfung. Die Wichtigkeit des Chininsulfats als Medikament, wie auch der hohe Handelspreis desselben machen stets eine Prüfung nothwendig. Zwar verkaufen die Drogisten dieses Salz unter Garantie der Reinheit desselben, es dürfte sich aber dennoch eine Prüfung bei jedem neuen Einkaufe empfehlen.

Die Verunreinigung mit Sulfaten der anderen Chinaalkaloïde ist gerade keine seltene, dürfte aber in Spuren wohl gegenstandslos sein. Von Wichtigkeit ist eine Verfälschung mit Wasser, welche zu den weniger seltenen gehört. Bei allen Verfälschungen muss man hier von der durch die Erfahrung bestätigten Ansicht ausgehen, dass das Verfälschungsmittel nie gleichmässig dem Chininsulfat beigemischt ist, dass man daher vor der Prüfung das Chininsalz in einem grösseren Gefässe kräftig durchschütteln muss. Als Beispiel diene folgender Fall aus der Praxis: In einer Blechbüchse mit 0,5 kg Chininsulfat (aus Paris bezogen) ergab 1,0 g der oberen Schicht beim 12-stündigen Austrocknen im Wasserbade 0,87 g Rückstand, hatte also 13 Proc. am Gewicht verloren. 1,0 g aus der unteren Schicht ergab nach dem Austrocknen 0,83 g Rückstand, also einen Gewichtsverlust von 17 Proc. Der Verdacht einer Beschwerung mit Wasser wurde dadurch rege, dass die Blechbüchse total vom Chininsulfat angefüllt war, sich also zwischen Chininsulfat und Deckel kein Spielraum für eine Mischung durch Schütteln vorfand. — Eine andere Verfälschung ist die mit Ammoniumsulfat, welche ebenfalls nicht durch die ganze Masse hindurchgeht, sondern auch nur im unteren Theile der Sendung angebracht sein kann. — Eine dritte Verfälschung soll Gyps in feinen faserigen Krystallen bilden, welche zwischen den Chininsulfatkrystallen nicht zu unterscheiden seien. Auch hier beim Chininsulfat hat die Ph., wie beim Chininhydrochlorid, die Einäscherung und die Prüfung auf Ammoniumsalz unerwähnt gelassen.

1) Unter den Identitätsreactionen findet sich auch die Thalleiochinprobe. Löst man 0,1 g Chininsulfat in 20 ccm Chlorwasser und versetzt dann mit 2,5 ccm Aetzammon, so färbt sich die Flüssigkeit smaragdgrün. Die grüne harzige Substanz, welche sich ausscheidet, hat man mit Thalleiochin bezeichnet. Dieses ist in einem Ueberschuss Aetzammon mit grüner Farbe löslich. Wird diese Lösung mit einer Säure neutralisirt, so wird sie himmelblau, dann nach dem Ansäuern violett oder roth. — 2) In der Lösung des Chininsulfats erzeugt Baryumnitrat einen weissen Niederschlag von Baryumsulfat. — 3) Das Chininsulfat muss frei von Chlorid sein und sich gegen Silbernitrat indifferent verhalten. — 4) In der Wärme des Wasserbades getrocknet muss das Chininsulfat einen Rückstand von mindestens 85 Proc. ergeben, welcher Rückstand also noch Constitutionswasser enthalten kann. Das nicht gelagerte oder frisch bereitete Chininsalz dürfte, wie die Praxis ergiebt, nur 84,3—84,5 Proc. Rückstand ergeben, aber schon nach einigen Wochen der Aufbewahrung der Anforderung der Ph. entsprechen. — Die Ausführung der Reactionen 1 und 2 dürfte selten erforderlich sein.

5) KERNER's Chininprobe ist für die Praxis eine vortreffliche und sichere Prüfungsmethode, die verschiedenen Chinaalkaloïdsulfate von einander zu unterscheiden. Sie basirt auf dem Löslichkeitsgrade dieser Alkaloïdsulfate in Wasser und Aetzammonflüssigkeit. Bei 15° lösen 800 Th. Wasser 1 Th. Chininsulfat, 100 Th. Wasser 1 Th. Chinidinsulfat, 98 Th. Wasser 1 Th. Cinchonidinsulfat und 50 Th. Wasser 1 Th. Cinchoninsulfat. Dagegen lassen sich 5 ccm der bei 15° C. gesättigten wässrigen Chininsulfatlösung mit 7 ccm

des 10-proc. Aetzammons klar mischen, d. h. 7 ccm des Aetzammons genügen die geringe Menge als Sulfat gelösten Chinins aus dessen Lösung auszuscheiden und das Ausgeschiedene wiederum zu lösen. Dagegen erfordern 5 ccm der bei 15° C. gesättigten Chinidinsulfatlösung zu demselben Zwecke 77 ccm, Cinchonidinsulfat 63 ccm und Cinchoninsulfat fast 1550 ccm der Aetzammonflüssigkeit, um eine klare Mischung zu erlangen. Man vergl. Ergänzungsband z. Handb. d. pharm. Praxis S. 287.

Diese Probe gewährt Sicherheit, wenn sie genau nach Angabe der Ph. ausgeführt wird. Statt 2 g Chininsulfat und 20 ccm Wasser dürften auch 1 g und 10 ccm zur Erlangung der erforderlichen 5 ccm Lösung ausreichen.

Man mischt 1 g des Chininsulfats mit 10 ccm kaltem destill. Wasser unter heftigem Schütteln und lässt das Wasser bei 15° C. eine halbe Stunde auf das Chininsalz einwirken. Bei wenig höherer Temperatur wird mehr Chininsulfat gelöst und dann würden die 5 ccm Filtrat auch mehr denn 7 ccm Aetzammon beanspruchen. Zu dem Experimente hält man sich einen Reagircylinder zur Hand, auf welchem die Vol. von 5 und 12 ccm verzeichnet sind. Würde nach Zusatz von 7 ccm Aetzammon trotz Schüttelns keine ziemlich klare Lösung erfolgen, so liegen nur Spuren der anderen Alkaloïde vor. Bei völlig trüber Mischung ist das Chininsulfat nicht dispensirbar, es kann aber durch Auswaschen mit kaltem Wasser und Ausdrücken von den anderen Alkaloïden befreit werden. Die Probe selbst ist mit zwei Portionen Chininsulfat auszuführen, welche aus dem oberen und unteren Theile des Vorraths entnommen sind.

6) Das Chininsulfat muss mit conc. Schwefelsäure übergossen und geschüttelt eine farblose oder doch fast farblose Lösung ausgeben. Ein schwacher Stich ins Gelbliche ist zu übersehen. Eine gelbe, braune, rothe Lösung deutet auf fremde Alkaloïde oder organische Stoffe wie Zucker, Salicin etc. Man übergiesst 0,1 g des Chininsulfats mit 2—3 ccm Schwefelsäure. Unter Agitiren erfolgt in einigen Minuten Lösung. Tritt keine Lösung ein, so liegt auch eine Verfälschung (Gyps, Asbest etc.) vor.

7) Mit conc. Salpetersäure von 1,185 spec. Gew. übergossen muss es ebenfalls eine farblose oder fast farblose Lösung ergeben. Eine gelbe oder rothe oder braune Lösung würde auf fremde Alkaloïde (Morphin) oder beigemischte organische Stoffe hinweisen. Auch hier nimmt man 0,1 g des Salzes auf 2 ccm Säure. Erfolgt keine Lösung, so liegt auch eine Verfälschung (z. B. Salicylsäure) vor. Der verständige Experimentator wird diese Probe nicht halb lassen, sondern in soweit vervollständigen, dass er die farblose Lösung gelind auf 60—80° C. erwärmt. Auch bei dieser Temperatur muss die Lösung farblos bleiben. Tritt Färbung z. B. ein gelbe ein, so liegen Verunreinigungen mit Strychnin und anderen fremden Stoffen vor.

8) O. Hesse'sche Chininsulfat-Chloroformprobe. Chininsulfat ist in Chloroform nicht löslich, aber in einem Gemisch aus 2 Vol. Chloroform und 1 Vol. absolutem Weingeist. 1 g des Chininsulfats wird mit 7 ccm eines zuvor hergestellten Gemisches aus 5 ccm Chloroform und 2,5 ccm absol. Weingeist übergossen. Unter gelindem Erwärmen (auf 40—50° C.) muss Lösung erfolgen und diese Lösung muss auch erkaltet klar bleiben, im anderen Falle liegen Verfälschungen vor, wie Chinidinsulfat und Cinchoninsulfat, auch Zucker, anorganische Salze etc. Hiermit schliesst die Ph. die Prüfung, es dürfte aber wohl noch nothwendig sein zu prüfen auf die äusserlich dem Chininsulfat ähnliche Salicylsäure (Versetzen der wässrigen Lösung mit wenig Ferrichlorid). Die meisten Ammonsalze, besonders Ammoniumsulfat, dürften durch diese Probe 8 verrathen werden.

Die O. Hesse'sche Chininprobe ist im Ergänzungsbande z. Handb. d. ph. Praxis S. 289 beschrieben. Dieselbe gründet sich a) auf die spärliche Löslichkeit des Chininsulfats in einer 20-fachen Menge Wasser von 50—60° C., während die Löslichkeit der anderen Chinaalkaloïde bedeutend grösser ist, ferner b) auf Uebersättigung von 5 ccm der nach dem Erkalten filtrirten Lösung mit 5 Tropfen 10-proc. Aetzammon, damit zusammenhängende Ausscheidung von Chininhydrat nach vorausgegangenem Zusatz von genau 1 ccm Aether von 0,720 spec. Gew. Nach sanftem Umschütteln wird das geschlossene Cylinderglas 2 Stunden beiseite gestellt. Nach dieser Zeit beobachtet man die Aetherschicht. Bei Verwendung reinen Chininsulfats findet sich in derselben nicht eine Krystallnadel (Chininhydrats), auch wenn man die Aetherschicht mit der Lupe mustert. Bei einem Gehalt des Chininsulfats an 0,25 Proc. Cinchoninsulfat oder 0,5 Proc. Chinidinsulfat oder 1 Proc. Cinchonidinsulfat findet man in der Aetherschicht krystallinische Ausscheidungen. Den Reagircylinder zu dieser Probe mit den Marken A (für 5 ccm) und B (für 1 ccm über 5 ccm) nennt der Autor der Probe Chininometer.

Eine Einäscherung des Chininsulfats hätte sehr wohl den Proben angereiht werden können.

Kritik. Den Text der Ph. hat bekanntlich ein Mann verfasst, welcher der Physik, Chemie und Pharmacie fern stand, so dass wir immer wieder auf Ausdrücke stossen, welche nicht das besagen, was sie sagen sollen. Im 1. Alinea finden wir *frigus, ŏris*, Kälte, aufgeführt. Mit Kälte hat die Welt seit 100 Jahren nur die Temperatur unter 0° bezeichnet. Hier in der Ph. bezeichnet man eine Temperatur von 15° C. mit „Kälte", weil bei dieser Temperatur erfahrungsgemäss Chininsulfat 800 Th. Wasser zur Lösung erfordert. Weiterhin wird eine *solutio* gefällt; (*praecipitatur*), eine Action, welche neu ist. Man wollte sagen, dass in der Lösung Baryumnitrat einen Niederschlag erzeugt. Im Deutschen können wir wohl sagen, dass eine Lösung durch eine andere gefällt werden könne, aber im Lateinischen können wir dieses „gefällt werden" nicht mit *praecipitari* ausdrücken. Man schlage zur Erklärung nur ein gutes Lexicon auf. Im 3. Alinea finden wir wieder ein *aut*, welches der Apotheker stets mit oder übersetzen wird, und wie es ihm beliebt, wird er entweder Salpetersäure oder, wenn ihm die Schwefelsäure näher zur Hand steht, nur die Schwefelsäure anwenden, obgleich eine jede dieser Säuren eine besondere Reaction bietet. Da dieses *aut* wiederholt vorkommt so werden wir zu einem sehr abfälligen Urtheil hingedrängt.

Anwendung. Chininsulfat und auch die anderen Chininsalze wirken stärkend, entzündungswidrig, fiebervertreibend, antiperiodisch. Die entzündungswidrige Wirkung erstreckt sich selbst auf locale Entzündungen der äusseren Theile der Extremitäten (Hager). Chinin und seine Salze sind für die mikroskopische Vegetation ein deleteres Gift und daher die Gährung störende, fäulnisswidrige, antiseptische Mittel. Seine Anwendung ist also da angezeigt, wo die Zurückhaltung der Bildung mikroskopischer Wesen oder die Zerstörung derselben einen Heilerfolg verspricht. Daher ist es ein vortreffliches Mittel bei Diphtheritis, Keuchhusten, Trichinosis, selbst auch in Einreibungen gegen Scabies. Seit dem Jahre 1866 habe ich in dem pharmac. Kalender unter dem Rubrum Gegengifte bei Trichinosis Chinin empfohlen, welches auch von vielen Aerzten anerkannt wurde. Die Generation der Trichine wird durch Chinin total gestört. Die Muttertrichine mag immerhin das Geburtsgeschäft besorgen, die junge Brut hört aber auf, ihrer Bestimmung zu folgen, stirbt ab oder wird mit den Fäces abgeschieden. Da Chinin roborirend wirkt und die Darmabsonderungen beschränkt, so ist die Verbindung mit einem drastischen Laxans empfehlenswerth, besonders mit geringer Menge *Extract. Colocynthidis*. Da das Geschäft der Muttertrichinen in dem Verdauungswege sich bis zu zwei Wochen hinzieht, so wird Chinin sowohl bei Beginn der Trichinosis als auch bei völliger Entwickelung dieser Vergiftung gute Dienste leisten. Gegen Muskeltrichinen ist es natürlich ein ohnmächtiges Mittel. Chinin lässt sich ferner als Praemuniens der Trichinosis benutzen, um so mehr, als es nie Schaden verursacht.

Chinin ist ein Gift für kleinere Thiere, sowohl für kalt-, wie warmblütige

Thiere, auch für Insecten und alle unangenehmen Parasiten. Dem Benzin, womit man Wanzen und Kleiderläuse vertilgen will, setze man etwas Chininhydrat hinzu und man erreicht den Zweck sicher. Obgleich Chinin für die mikroskopischen Organismen ein Gift ist, so verhindert diese Eigenschaft die Bildung schleimiger Algen in wässrigen Chininlösungen nicht. Zu diesem anomalen Verhalten haben wir in der Arsenigsäure ein Pendant (vergl. unter Liq. Kali arsenicosi). Auffallend ist die Uebereinstimmung beider Körper in dieser Hinsicht und der Parallelismus ihrer therapeutischen Verwendung.

Innerlich genommen äussert das Chinin verschiedene Wirkung. Abgesehen davon, dass es einige Personen giebt, welche von einer Idiosyncrasie gegen Chinin nicht frei sind, dass Chinin bei Herzfehlern, Hyperaemie und entzündlichen Zuständen nicht vertragen wird, so ist es sicher ein Cardinalmedicament, was in allen Krankheiten, welche auf Schwäche oder ungenügenden Functionen geschwächter Organe beruhen, Hilfe leistet. Für alle diese Fälle giebt man es nur in kleinen Dosen zu 0,05—0,1—0,15 g 2—4 Mal täglich. Die Wirkung ist in manchen Fällen um so sichtbarer, wenn es mit Eisen verbunden wird. Zur Stärkung der Schleimhäute der Respirationswege (bei veralteten Katarrhen) ist ein mehrtägiger Gebrauch von täglich 0,15—0,2 g von Vortheil. Man giebt es bei Hautkrankheiten (zu 0,05—0,1 g zwei- bis dreimal täglich), bei Wassersucht, ferner bei krampfhaften Leiden, als Prophylacticum der Cholera und des Typhus, bei Rheumatismus, Kopfschmerz, Zahnschmerz, kalten Füssen, Hämorrhoidalleiden jeder Art, Epilepsie, Nervenleiden aller Art, Asthma, Helminthiasis, chronischem Durchfall, Hysterie, Bleichsucht, Mückensehen, amaurotischer Gesichtsschwäche, Gliederzittern, in cachectischen Zuständen, in der Reconvalescenz, nach starkem Säfteverlust, Eiterergiessungen, Verwundungen etc., in den Fällen, in welchen eine Contraindication nicht vorliegt.

Chinin ist ferner das kräftigste Antiperiodicum, was wir kennen. Daher ist es ein specifisches Heilmittel aller intermittirenden Krankheiten, in Sonderheit des Wechselfiebers und aller Arten Krankheiten, welche sich als verlarvte Wechselfieber erachten lassen. Gewöhnliche Wechselfieber dürfen nicht eher als nach Verlauf von 2—3 Anfällen mit Chinin vertrieben werden, da leicht Störungen in den Funktionen des Magens und der Abdominalorgane erfolgen, welche für den Fieberkranken gefährlich werden können. Es ist rathsam, nebenher eine Salmiakmixtur zu gebrauchen. Bei Febris intermittens perniciosa ist allerdings sofort Chinin (1,0—2,0 g Chininsulfat) zu geben. Die Dosis Chininsulfat für einen erwachsenen Fieberkranken ist täglich in der fieberfreien Zeit 0,3—0,4 g, bei 4 tägigem Fieber doppelt soviel auf einmal, bei gleichzeitigem Magendrücken, Schwere im Unterleibe, überhaupt gastrischen Beschwerden in 2—3 Mal gebrochener Dosis auf den fieberfreien Tag vertheilt. Der Gebrauch kann zur Vermeidung von Recidiven $1\frac{1}{2}$—2 Wochen fortgesetzt werden. Gegen Recidive und gegen Malaria zeigt es sich oft machtlos, aber doch wiederum sehr wirksam, wenn es mit Aromaticis verbunden wird. Wegen des ungemein bitteren Geschmacks nehmen kleine Kinder sehr schwierig Chinin, und in Pillenform lässt es sich hier auch nicht anwenden. Bei Kindern ist die Anwendung des geschmacklosen Chinintannats, wie es Rozsnyay in Arad in den Arzneischatz einführte, einfach und bequem.

Bei intermittirenden Neuralgien, Typhus recurrens, Pneumonie, Brustfellentzündung, acutem Rheumatismus, einseitigem Gesichtsschmerz, Abdominaltyphus ist die Gesammtdosis auf den Tag 0,75—1,0—1,5 g und mehr.

In starken Dosen wirkt das Chinin beschwerend und die Verdauung störend, in Dosen von circa 1,0 g und mehr wirkt Chinin auf das Gehirn und ruft Symptome des Betrunkenseins (Chininrausch) hervor. Die Aerzte geben oft solche starke Gaben, der Typhuspatient kann aber nicht die Qual der Wirkung schildern. Dosen von 3—5 g rufen Vergiftungsymptome hervor. Bei manchen Personen bewirkt der Chiningebrauch selbst bei kleinen Gaben vorübergehende Taubheit, Ohrensausen, seltner Gesichtstrübung, Stottern, Abnahme der Tastempfindung, Herzklopfen. In diesen Fällen dürfen öftere und nur kleinere Dosen Chinin versuchsweise verabreicht oder es muss ein anderes Amarum (z. B. Salicin) substituirt werden.

Dass der längere innerliche mässige Gebrauch des Chinins der Gesundheit schade, dass es Wassersucht oder Milzanschwellungen oder eine sogenannte China-Cachexie, Cinchonismus bewirke, scheinen mir dem Aberglauben stark verwandte Ansichten. Nur eine geringe Schwere macht sich in den unteren Extremitäten bemerkbar. Der Cinchonismus ist übrigens kein Phantom, denn die Arbeiter in Chininfabriken leiden häufig an Ausschlägen an Armen und Beinen, Anschwellung der Genitalien, der Augenlider, Nasenschleimhäute, Lippen etc. zuweilen verbunden mit gelindem Fieber und gastrischen Beschwerden. Dieser Cinchonismus ist nur dem Staube der Chinarinden und des Chinins zuzuschreiben.

Die Ansicht, dass das Chinin mit dieser oder jener Säure verbunden, sich wirksamer erweise oder besondere Wirkungen hervorrufe, wird wohl nur eine Illusion bleiben. Sicher ist es, dass das Chininsulfat in Verbindung mit wenig Salzsäure (2 : 1) in Mixtur und Pillen besonders gut vertragen wird. Das beste Geschmackscorrigens für Chinin ist Kaffeeaufguss oder Chloroform.

Die hypodermatische Anwendung ist viel versucht worden, jedoch erfolgen in vielen Fällen Schmerzhaftigkeit der Injectionsstelle, nicht selten auch Entzündung und Abscedirung oder Schorfbildung derselben. Die Injectionslösung besteht aus 1,0 g Chininsulfat, 9,0 g destill. Wasser und soviel (5) Tropfen Salzsäure, als innerhalb 5 Minuten ausreichen, das Chininsalz in Lösung zu bringen. Zu diesen hypodermatischen Injectionen ist *Chinin. hydrochloricum* viel geeigneter und zuträglicher.

Dosen für Clysma sind in Grammen 0,2—0,5—1,0, für ein Suppositorium 0,25—0,5 (Ol. Cacao 4, Cera flava 1), gegen Ascariden besonders hilfreich. Zu Einspritzungen in die Nase (bei Heufieber) 1,0 auf 500,0 Wasser.

Zu den als Prophylacticum bei herrschender Cholera und Typhus vielseitig erprobten Pillen *(Pilulae Chinini cum Ferro)* ist im vorigen Commentar I, S. 469 das Recept angegeben.

Dispensation. Ueber die Dispensation des Chininsulfats in Betreff der technischen Recepturverhältnisse wären folgende Umstände zu erwähnen. Verschreibt der Arzt eine Mixtur aus Chininsulfat und wässriger Flüssigkeit bestehend, ohne den Zusatz von verdünnter Schwefelsäure zu bemerken, so ist es allgemeiner Usus, das Chininsulfat in klarer Lösung zu verabfolgen und zwar auf je 0,05 g Chininsulfat einen Tropfen verdünnter Schwefelsäure, auf 0,5 g Chininsulfat 8 Tropfen, auf 1 g nur 15 Tropfen dieser Säure zuzusetzen. Treten in die Mischung saure Zuckersäfte ein, so genügt auch wohl die Hälfte der verdünnten Säure. Hierbei ist zu beachten, dass man dieselbe nicht direct auf das in die Flasche eingetragene Chininsalz auftropft, sondern dieses zuvor mit etwas Wasser oder dem vorgeschriebenen Syrupus zu durchmischen hat. Im anderen Falle bildet sich aus dem Chininsalz und der Säure eine feste Masse, welche oft eine halbe Stunde Zeit beansprucht, um in das später zugesetzte Wasser in Lösung überzugehen.

Wird das Chininsulfat mit *Succus Liquiritiae,* Schleimsubstanzen

(Traganth, Salep), gerbstoffhaltigen Substanzen in Mixturen verbunden, so ist es nothwendig, das Vehiculum (das Wasser) in zwei Hälften zu verwenden, mit der einen Hälfte das Chininsalz unter Beihilfe der verdünnten Säure zu lösen, mit der anderen Hälfte des Vehiculum die vorerwähnten Substanzen zu vermischen und dann beide Flüssigkeiten zu vereinigen. Im anderen Falle bilden sich gewöhnlich klümprige oder zähe oder flockige oder fadenähnliche, höchst unappetitliche Abscheidungen.

In Pulvern wird Chininsulfat gemeiniglich mit Zucker vermischt. Hierbei ist es nothwendig, die Mischung unter nur leisem Drucke des Pistills auszuführen. Bei starkem Druck setzt sich das Chinin mit Zucker wie Harz an die Reibfläche und ist dann schwer davon abzustossen.

In Pillen mit Extracten resultirt in den allermeisten Fällen eine bröcklige Masse, aus welcher sich keine Pillen formiren lassen. Dieser Uebelstand wird leicht gehoben durch Zusatz einer geringen Menge Säure, z. B. auf 1,0 g Chininsulfat circa 5 Tropfen Salzsäure oder 0,3 g Weinsäure. Ausserdem ist ein Zusatz von einigen Tropfen Glycerin sehr geeignet, der Masse Plasticität zu verleihen. Auf 10,0 g Pillenmasse nehme man 5 Tropfen Glycerin.

Sogenanntes versüsstes Chinin, *Chininum dulcificatum*, welches vor einigen Jahren empfohlen wurde, ist eine Verbindung des Chinins mit Glycyrrhizin. Es wird durch Fällung von gelöstem *Succus Liquiritiae*, welcher mit Aetzammon schwach alkalisch gemacht ist, durch Chininsulfatlöung dargestellt.

Verschreibt der Arzt Chininsulfat nebst *Succus Liquiritiae* zu einer Mixtur, so ist in allen Fällen auf der Signatur die Bemerkung „gut umzuschütteln" anzubringen, denn das Chinin bildet mit dem Glycyrrhizin in der Ruhe einen schwer zu zertheilenden Bodensatz.

Als Ersatz des Chinins hat man Chinolin (Chinoleïn, Leucolin), C_9H_7N, durch Erhitzen von Nitrobenzol und Anilin mit Glycerin und Schwefelsäure dargestellt

$$\text{(Nitrobenzol) } \underset{}{C_6H_5 \cdot NO_2} + \underset{\text{Glycerin}}{C_3H_8O_3} = \underset{\text{Chinolin}}{C_9H_7N} + \underset{\text{Wasser}}{3H_2O} + O_2$$
$$\text{(Anilin) } C_6H_5 \cdot NH_2 + C_3H_8O_3 = C_9H_7N + 3H_2O + H_2$$

Es entsteht auch bei der Destillation des Cinchonins oder Chinins mit Kalihydrat. Es bildet dieses dünnflüssige, farblose, scharf und bitter schmeckende Alkaloïd mit Säuren schön krystallisirende Salze, welche als Verfälschungen der Chinaalkaloïde möglicher Weise benutzt werden dürften. Da es erst bei 227° siedet, so würde es sich mit dem Chininhydrat aus der wässrigen Flüssigkeit mittelst Aethers ausschütteln lassen und nach Verdunsten der Aetherlösung als tropfbare Flüssigkeit im Rückstande verbleiben. Das Hydrochlorid ist schwer krystallisirbar, das Sulfat zerfliesslich, Nitrat bildet luftbeständige Krystalle. Das Tartrat ist in Wasser leicht löslich, das Salicylat schwer löslich.

Ein zweiter Ersatz des Chinins soll Kairin oder Kairolin sein, ein Oxychinolinmethylhydrür ($C_{10}H_{13}NO$ oder $C_{20}H_{26}N_2O_2$), zuerst von Otto Fischer, Docent in München hergestellt. Die Gaben des salzsauren Salzes sind wenig grösser als die des Chininsulfats und soll dieses Mittel nicht die lästigen Nebenwirkungen des Chinins äussern.

Chinioïdinum.

Chinoïdin; Chinioïdin. Chinoïdīnum; Chinioïdĕum. *Quinoïdine.*

Braune oder schwarzbraune, harzartige, leicht zerbrechliche Masse mit muscheliger glänzender Bruchfläche, von bitterem Geschmacke, in Wasser wenig löslich, leicht löslich in angesäuertem Wasser, in Weingeist und Chloroform.

1 g des Chinioïdins löst sich in einer Mischung, aus 1 g verdünnter Essigsäure und 9 g Wasser zusammengesetzt, in der Kälte zu einer so klaren Flüssigkeit, dass nur ein sehr geringer Rückstand bleiben darf. 1 g des Chinioïdins muss sich in 9 g kaltem verdünntem Weingeist klar lösen. Eingeäschert darf das Chinioidin nicht mehr als 0,5—0,7 Proc. Rückstand hinterlassen.

Geschichtliches. Das Chinioïdin, welches BUCHHOLZ 1822 zuerst unterschied und SERTÜRNER (1828) als ein Chinaalkaloïd bezeichnete, ist ein Gemisch nicht krystallisirbarer, also amorpher Chinaalkaloïde, welche bei der Fabrikation des Chininsulfats und der anderen Chinaalkaloïde gewonnen wird. Werden nämlich die dunkelfarbigen Mutterlaugen, aus welchen die Chinaalkaloïdsalze herauskrystallisirt sind, mit kohlensauren Alkalien behandelt, so erhält man einen bräunlichen Niederschlag, welcher, ausgewaschen bei gelinder Wärme, zu einer dunkelbraunen, harzartigen Masse zusammenschmilzt. Diese ist das Chinioidin. Nachdem es von einigen Pharmaceuten als ein Fiebermittel empfohlen worden war, wurde es in den Fieberjahren 1830 — 1832 ein bedeutender Handverkaufsartikel in den Apotheken, in welchen man es in Substanz oder in Weingeist gelöst dispensirte. Erst nach 1842 wurde die Aufmerksamkeit der Aerzte auf dieses billige Fiebermittel gelenkt un'. von ihnen öfter besonders in der Armen- und Hospitalpraxis in Gebrauch genommen. HAGER gab zuerst Anlass, das Chinioïdin mit Schwefelsäure oder Salzsäure verbunden und gelöst als Fiebermittel anzuwenden. Die Bezeichnung Chinioïdin oder kürzer Chinoïdin ist aus *Chinium* und εἶδος, Gestalt, gebildet. *Chininoïdeum* ist eigentlich die richtigere Benennung und bedeutet: Chininähnliches. Die Bezeichnung Chinoïdin ist die gebräuchlichste.

Handelssorten. Im Handel unterscheidet man ein rohes, gereinigtes und höchstreines Chinoïdin *(Chinoïdĭnum crudum, depurātum, purissĭmum).* Das vorletzte *(Ch. depuratum)* ist das von der Pharmakopoe aufgenommene Chinoïdin. Es wird aus dem rohen Chinoïdin durch Auflösen in verdünnter Salzsäure oder Essigsäure und Fällung einmal mittelst Natriumcarbonats oder Natronhydrats, das andere Mal mittelst Aetzammons und durch Auswaschen des Niederschlages mit heissem Wasser, Austrocknung und Formirung in Stangen oder Tafeln bereitet. Wird dieses Verfahren zweimal vorgenommen, so ist das Resultat dieser Reinigung das *Chinoidinum purissimum.*

Eigenschaften. Das Chinoidin in der gereinigten Form wird in cylindrischen, 3—4 Finger dicken Stäben oder in tafelförmigen oder unförmlichen Stücken, in Wachspapier oder Staniol gehüllt, in den Handel gebracht. Es ist dunkelbraun, trocken und spröde, glänzend, harzähnlich, auf dem Bruche muschelig, in der warmen Hand klebrig werdend, an den Rändern oder in dünnen Scheibchen durchscheinend bis durchsichtig, geruchlos, beim Kauen wenig bitter, dagegen in Weingeist oder verdünnten Säuren gelöst sehr bitter schmeckend. In verdünnten Säuren, besonders verdünnter Chlorwasserstoffsäure ist es leicht löslich, ebenso vollständig in Weingeist, zum geringeren oder grösseren Theile in Aether löslich. Die weingeistige Lösung reagirt alkalisch. In Wasser ist es sehr wenig löslich. Die wässrige Abkochung ist farblos und trübt sich beim Erkalten weisslich.

Früher wurde das Chinoïdin für amorphes Chinin gehalten. Neuere Prüfungen und Erfahrungen haben dagegen erwiesen, dass das Chinoidin des Handels ein Gemisch von mehreren alkaloidischen Stoffen ist, welche theils in den chininhaltigen Chinarinden präexistiren, theils in Folge chemischer und physikalischer Einflüsse Umsetzungsproducte der Chinaalkaloïde sind. Die hauptsächlichsten Bestandtheile des Chinoidins sind amorphes **Chinidin** und **Cinchonidin**, ferner **Chinicin**, **Cinchonicin** und **Cinchonin**. Näheres über diese Alkaloide ist unter dem Artikel *Cortex Chinae* angegeben. Van Heijningen untersuchte Chinoidin und fand 3 Proc. α-Chinin, 50—60 Proc. β Chinin, 6—8 Proc. Cinchonin, eine farblose, harzige, an der Luft leicht braun werdende Substanz und eine braune Substanz. Diese Analyse gilt natürlich nur für die Chinoidinsorte, welche van Heijningen in Händen hatte.

Aufbewahrung. Dieselbe erfordert keine besonderen Präcautionen.

Prüfung. Die Prüfung, welche die Ph. anordnet, bezieht sich auf das nur einfach depurirte Chinoidin. — **1)** 1 g Chinoidin, am besten in Form eines groben Pulvers, soll sich in 1 g verdünnter Essigsäure, verdünnt mit 9 g Wasser, so klar lösen, dass eben nur eine sehr geringe Menge Rückstand verbleibt. Zunächst werden bis zur vollständigen Lösung 3—5 Stunden Zeit erfordert, denn Wärme darf nicht angewendet werden; alsdann gewinnt man eine Lösung, welche zu dunkel ist, um ihre Klarheit zu erkennen. Jedenfalls ist es gerathen, die Lösung mit der 9-fachen Menge Wasser zu verdünnen und in ein cylindrisches Gefäss zu giessen, in welchem man das Trübe erkennt und worin sich der Bodensatz behufs seiner Abschätzung sichtbar ansammeln kann. Denselben Zweck erreicht man in einigen Minuten, wenn man 1 g des Chinoidins in der Wärme in 2—3 ccm verdünnter Schwefelsäure löst und die Lösung auf 100 ccm mit Wasser verdünnt. Eine völlig oder ziemlich klare Lösung wird übrigens nur mit der höchst oder zweimal gereinigten Waare erlangt. — **2)** 1 g soll sich in 9 Th. verdünntem Weingeist lösen. Hier kann Wärme in Anwendung kommen, um die Lösung dann erkalten zu lassen (zur Erkennung der in Weingeist nicht löslichen fremden Stoffe). — **3)** Nur 0,5—0,7 Proc. Asche dürfen erlangt werden. Hieraus ersieht man, dass die Ph. auf ein zweifach gereinigtes oder *purissimum* nicht Anspruch macht, denn diese Waare giebt höchstens 0,3 Proc. Asche aus. Dieses Präparat würde auch sub 1 eine klare Lösung ohne Rückstand ergeben. — Wären dem Chinoidin Harze beigemischt, so würden dieselben sub 1 ungelöst bleiben. Die Beimischung von **Aloë** ist vorgekommen, aus welchem Grunde — **4)** eine Maceration des pulverigen Chinoidins mit ammoniakalischem Wasser nothwendig ist. Auch reines Wasser darf sich nicht oder kaum färben. Kocht man das Wasser mit dem Chinoidin in einem weiten Reagircylinder auf, so schmilzt es zu einer klaren braunen dicklichen Flüssigkeit, welche auf dem kochenden Wasser schwimmt, in dem erkaltenden Wasser untersinkt, von welcher die noch heisse wässrige Flüssigkeit decanthirt werden kann. Ein Filtriren ist also unnöthig. Die noch heisse decanthirte Flüssigkeit muss farblos sein und sich beim Erkalten stark weisslich trüben. Giebt man nun zu einem Theile dieser Flüssigkeit Aetzkalilauge, so darf sie sich nicht gelblich oder bräunlich oder braun färben, sie muss weisslich trübe bleiben. Ein ähnliches Resultat erlangt man, wenn man die oben sub 1 gewonnene schwefelsaure Lösung mit viel kaltem Wasser verdünnt und mit Aetzammon übersättigt. Das Chinoïdin muss ausscheiden und die wässrige Flüssigkeit milchig gelblichweiss oder schwach gelblich weisstrübe erscheinen. Wären Aloë oder zuviel Extractivstoffe gegenwärtig, so würde sie gelbbraun bis braun erscheinen. Die Löslichkeit in **Chloroform** ist ein weiterer Beweis der Reinheit, denn salzartige Zusätze würden sich darin nicht lösen.

Anwendung. Das Chinoidin wird in weingeistiger Lösung, in Pillen und Pulvern zu 0,2—0,5—1,0 g 2—4-mal täglich in Stelle des Chinins gebraucht.

In Säuren gelöst, so wie mit aromatischen Mitteln, verträgt es der Magen sehr gut. In starken Gaben wird es nicht selten wieder ausgebrochen, weniger in saurer Lösung. Es ist für die Kinderpraxis von vielem Werthe, weil es, gröblich zerrieben und mit Butter gemischt, auf Brot von den Kindern, die nichts Bitteres einnehmen wollen, gegessen wird. Auch kann es als grobes Pulver, in eine gekochte Backpflaume gehüllt, den Kindern beigebracht werden. Die Dosis für 2—6-jährige Kinder ist 0,1—0,2—0,25 g.

Es ist zu beachten, dass das Chinoidin nur als Fiebermittel und in kleinen Dosen als Stomachicum verwendbar ist; als Roborans kommt es dem Chinin in keiner Weise nahe. In starken Dosen (1,0 — 1,5) mit Säure verbunden bewirkt es gelind und schmerzlos copiösen Stuhlgang, ohne den Körper bemerkbar zu schwächen.

Chinoidincitrat *(Chinoidinum citricum)* ist empfohlen worden und wird im Grossen dargestellt. Man bereitet es aus einer wässrigen 15-proc. Citronensäurelösung, welche bei Digestionswärme mit Chinoidin gesättigt ist. Die Lösung eingedampft liefert ein trocknes amorphes, in dünnen Scheiben durchsichtiges, bräunlich-gelbes Salz.

Chloralum hydratum.

Krystallisirtes Chloralhydrat. Trichlor-Aldeyd-Hydrat. Chlorālum hydrātum crystallisātum. Hydras chlorālis. *Hydrate de chloral*; *Chloral. Chloral-hydrate; Hydrate of chloral.*

Trockne, farblose, luftbeständige, durchsichtige, in einer Wärme von 58^0 schmelzende, stechend riechende Krystalle von bitterlichem ätzendem Geschmacke, leichtlöslich in Wasser, Weingeist, Aether, weniger in fetten Oelen nnd Schwefelkohlenstoff, ganz und gar nicht in kaltem Chloroform. Mit Aetznatronlauge erwärmt geben sie eine trübe Lösung, welche unter Abscheidung von Chloroform klar wird.

Das in 10 Th. Weingeist gelöste Chloralhydrat darf blaues Reagenspapier kaum röthen und sich nach dem Ansäuern mit Salpetersäure auf Zusatz von Silbernitrat höchstens schwach opalescirend trüben. Erhitzt verflüchtiget es sich ohne brennbare Gase zu entwickeln.

Vorsichtig aufzubewahren. Stärkste Einzelngabe 3g, stärkste Tagesgabe 6g.

Geschichtliches. Chloral oder Trichloraldehyd wurde von LIEBIG im Jahre 1832 entdeckt, seine Zusammensetzung hierauf von dem Französischen Chemiker DUMAS ermittelt. LIEBIG gewann das Chloral durch Behandeln des Weingeistes mittelst Chlors. Später ermittelte STÄDELER die Darstellung durch Chloridirung des Stärkemehls. Im Jahre 1869 fand Prof. Dr. LIEBREICH zu Berlin, dass sich das Hydrat des Chlorals als ein vorzügliches Hypnoticum (einschläferndes Mittel) erweist. Unter der Voraussetzung, in dieser Substanz ein Anaestheticum (Gefühllosigkeit bewirkendes Mittel) zu finden, stellte er seine Versuche an. Die Nachfrage nach diesem Mittel, welches zuerst in der SCHERING'schen chemischen Fabrik zu Berlin im grösseren Maassstabe dargestellt wurde, vermehrte sich in kurzer Zeit so sehr, dass auch andere chemische Fabriken an die Darstellung herantraten, und es sind seit dieser Zeit wohl täglich hunderte von Centnern bereitet und in den Handel gebracht worden. Im Anfange der Einführung des Chloralhydrats in den Arzneischatz wurde nicht selten Chloralalkoholat in Stelle des Hydrats in den Handel gebracht. Dass die wässrige Lösung des Chloralhydrats einer allmählichen freiwilligen Zersetzung unterliegt, wurde zuerst von HAGER beobachtet.

Darstellung. Dieselbe besteht kurz in folgenden Operationen: 1) Einleiten trockenen Chlorgases in wasserfreien Weingeist, anfangs bei mittlerer Temperatur, später unter Erwärmung, so lange Chlorwasserstoff gebildet wird und entweicht, behufs Erzeugung des Trichloraldehyds oder Chlorals; 2) Entwässern des aus dem Weingeist erzeugten rohen Chlorals durch Schütteln mit erwärmter conc. Schwefelsäure, Rectification über Aetzkalk und Chlorcalcium; 3) Vermischen des Chlorals mit Wasser und Ueberführung in Chloralhydrat, welches man in Krystalle bringt. Je nach dem Umfange des zu verarbeitenden Materials, der Jahreszeit und der verwendbaren Apparate hat die Praxis in dem Gange der Operationen Abänderungen und Präcautionen geltend gemacht, welche meist als Fabrikgeheimnisse conservirt werden und wenig in die Oeffentlichkeit gekommen sind.

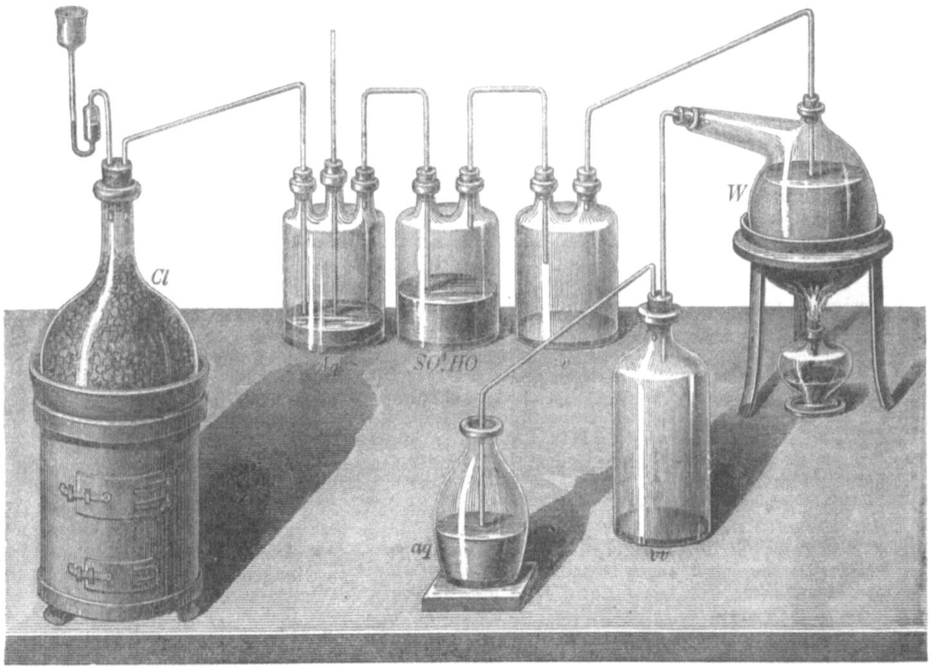

Die Darstellung des Chlorals nach STAEDELER aus Stärkemehl ist schwieriger und weniger ergiebig als diejenige nach LIEBIG aus Weingeist. Aus letzterem lassen sich 100 Proc. Chloralhydrat gewinnen.

Vorstehender Apparat dient nur zur Erklärung der Darstellung, denn in der Praxis wendet man z. B. statt eines Chlorentwickelungsgefässes vortheilhaft zwei an, um eine continuirliche Chlorgasentwickelung möglich zu machen. Ebenso ist bei Darstellung grösserer Mengen Chlorals die Einschiebung von weiteren 2—3 Schwefelsäureflaschen nöthig.

Der Apparat besteht aus 7 Gefässen. Der Kolben (*Cl*) enthält das chlorentwickelnde Gemisch, die nächstfolgende tertubulirte Flasche (*Aq*) etwas Wasser, das Chlorgas zu waschen, d. h. von anhängender Salzsäure zu befreien. Dem Verbindungsrohre zwischen beiden Gefässen pflegt man eine nach der tertubulirten Flasche zu etwas aufwärts steigende Richtung zu geben. Die letzterwähnte Flasche (*Aq*) ist mit einer bistubulirten Flasche, zu einem Drittel mit conc. Schwefelsäure, behufs Austrocknung des Chlorgases, beschickt, durch ein Glasrohr verbunden. Das Gefäss (*W*), worin sich der Weingeist zum Zweck der Chloridirung befindet, ist eine Tubulat-Retorte oder ein Gefäss, welches einer Tubulat-Retorte ähnlich gestaltet ist, deren Schnabel aber keine abwärts, sondern eine etwas aufwärts steigende Richtung hat. Das Weingeistgefäss (W) ist vor- und rückwärts mit leeren Gefässen (v und vv) verbunden, welche als Sicherheitsgefässe dienen, für den Fall, wenn der Weingeist zurück- und übersteigen sollte. Den Schluss des Apparats bildet eine Flasche (aq) mit Wasser, welches das im Weingeistgefäss entwickelte Chlorwasserstoffgas aufnimmt. Aus bekannten Gründen (vergleiche *Acid. hydrochloric.*) darf das Glasrohr nur circa 1 cm tief in das Wasser der Schlussflasche hineinreichen. Der Apparat wird an einem vom Tageslichte gut durchleuchteten Orte aufgestellt, weil die Einwirkung des Chlors auf Weingeist im Lichte am kräftigsten zu sein scheint.

Die Chloreinwirkung geschieht so lange, als in dem Wasser der Schlussflasche (aq) an der Mündung des Glasrohres Salzsäurestriemen (herabsinkende Salzsäure, welche schwerer als Wasser ist) beobachtet werden. Hört diese Erscheinung auf, füllt sich zugleich der Raum der Sicherheitsflasche vv mit Chlorgas, so ist die Operation an ihrem Ende.

Das Product aus der Chloridirung des Weingeistes besteht aus Chloralhydrat, verunreinigt mit unzersetztem Weingeist, Aethylchlorid, verschiedenen Aetherverbindungen, Trichlorkohlenstoff etc. Die Reinigung und Entwässerung des Productes umfasst die **zweite Abtheilung** der Chloralhydratdarstellung. Diese besteht in einer 2—3-maligen Ausschüttelung mit conc. Engl. Schwefelsäure und dann in einer Rectification über Aetzkalkstückchen bei einer unter dem Wassersiedepunkte liegenden Wärme. Das Destillat ist nun reines Chloral.

Die **dritte Abtheilung** der Chloralhydratdarstellung besteht in der **Hydration** des Chlorals und in der **Krystallisation** des Chloralhydrats. Die Verbindung des Chlorals mit dem Wasser geht auf directem Wege vor sich. 100 Th. flüssigen Chlorals erfordern 12,2 Th. Wasser, welches man rasch hintereinander in circa 3 Portionen unter Agitation hinzusetzt. Die dadurch warm gewordene Flüssigkeit giesst man sofort in vorher erwärmte porcellanene Schalen. Mit dem Grade der Erkaltung (bei circa 35⁰) schiessen Krystalle an die Gefässwandungen an. Zur rechten Zeit giesst man den noch flüssigen Theil in ein anderes erwärmtes Gefäss, um hier den Krystallisationsact in gleicher Weise zu begrenzen. Lässt man nämlich die Flüssigkeit unberührt erkalten, so erstarrt sie zu einer zusammenhängenden festen krystallinischen Masse. Durch Abdunstung einer concentrirten Chloralhydratlösung im Vacuum krystallisirt es in schönen grossen rhomboïdalen Krystallen. Ist ein Umkrystallisiren erforderlich, so geschieht dasselbe aus Benzol, aus welchem man besonders schöne dauernde Krystalle erlangt (LIEBREICH's Chloralhydrat).

A. EMELE empfahl die Ueberführung des rohen Chloralhydrats in Metachloral und das gereinigte Metachloral in Chloral zu verwandeln. Zu diesem Ende durchschüttelt man das rohe Chloralhydrat in einem 8-fachen Vol. conc. Schwefelsäure und lässt das Gemisch 24 Stunden stehen, wo das in Metachloral übergeführte rohe Chloral in Gestalt einer harten weissen porcellanartigen Schicht die Schwefelsäure bedeckt. Diese weisse Masse wird zerrieben und durch Abwaschen mit Wasser von anhängender Säure möglichst befreit, dann mit Weingeist abgewaschen, getrocknet, in eine Retorte gegeben und durch Destillation bei 180—200⁰ in flüssiges Chloral verwandelt etc. Das Nähere der Darstellung sehe man im vorigen Commentar nach.

Theorie. Aethylaldehyd oder Acetaldehyd, C_2H_4O, bildet sich durch Oxydation des Aethylalkohols oder Weingeistes, C_2H_6O.

$$\text{Aethylalkohol} \qquad\qquad \text{Aethylaldehyd}$$
$$CH_3 - CH_2 \cdot OH \text{ und } O \text{ geben } CH_3 - CO \cdot H \text{ und } H_2O.$$

Diese Oxydation wird indirect durch Chlorgas bewirkt, indem es dem Weingeiste H_2 entzieht und damit Chlorwasserstoff (Salzsäure) bildet.

$$\text{Aethylalkohol} \qquad \text{Chlor} \qquad \text{Aethylaldehyd} \qquad \text{Chlorwasserstoff}$$
$$CH_3 - CH_2 \cdot OH \text{ und } 2Cl \text{ geben } CH_3 - CO \cdot H \text{ und } 2HCl.$$

In der Gruppe CH_3 des Aldehyds lassen sich die Wasserstoffatome durch gleichviel Chloratome ersetzen. Wird also mit dem Einleiten von trockenem Chlorgase in den wasserfreien Weingeist fortgefahren, so bildet sich zuerst **Monochloraldehyd**, $CH_2Cl - CO \cdot H$, dann **Dichloraldehyd**, $CHCl_2 - CO \cdot H$ (bei 90⁰ siedend) und schliesslich in Folge weiteren Chlorzutrittes **Trichloraldehyd** oder **Chloral**, $CCl_3 - CO \cdot H$. Da zugleich etwas Wasser und viel Weingeist gegenwärtig ist, so entstehen Chloralhydrat und Chloralalkoholat

$$\text{Chloralhydrat} \qquad\qquad\qquad \text{Chloral} \qquad\qquad \text{Wasser}$$
$$CCl_3 - CH {<}^{OH}_{OH} \text{ entsteht aus } CCl_3 - CO \cdot H \text{ und } H_2O$$

Chloralalkoholat   Chloral   Aethylalkohol

$$CCl_3 - CH < {OH \atop OC_2H_5} \text{ entsteht aus } CCl_3 - CO \cdot H \text{ und } C_2H_5 \cdot OH.$$

Beide, das Hydrat und Alkoholat, werden durch conc. Schwefelsäure zersetzt, welche sich sowohl das Wasser als auch den Weingeist aneignet, wodurch Chloral, Trichloraldehyd, frei wird, welches mit Wasser in Contact gebracht zu Chloralhydrat wird

Wasser   Chloral   Chloralhydrat

$$H_2O \text{ und } CCl_3 - CO \cdot H \text{ ergeben } CCl_3 - CH < {OH \atop OH}$$

Chloralhydrat lässt sich als Aldehyd der Trichloressigsäure, also als Trichloracetaldehyd annehmen.

Chloral ist eine leicht bewegliche, farblose, bei 94^0 C. siedende Flüssigkeit von stechendem, zu Thränen reizendem, den Athmungsorganen sehr gefährlichem Geruche. Man hüte sich an Chloral zu riechen! Das spec. Gew. ist 1,502. Es ist in Wasser leicht löslich und lässt sich mit Weingeist und Aether in allen Verhältnissen mischen, welche Mischungen mit Silberlösung keinen Niederschlag ergeben. Wird eine Lösung des Chlorals mit Aetzammon und dann mit Silbernitrat versetzt, so bildet sich an der Gefässwandung ein Silberspiegel (in Trichloressigsäure übergehend). Wasserfreie Basen, Aetzkalk, verhalten sich selbst in der Wärme gegen Chloral indifferent, werden mit Chloral oder Chloralhydrat aber alkalische Hydroxyde, wie Aetzalkali, in Contact gebracht, so zerfällt das Chloral in Ameisensäure und Chloroform.

Chloralhydrat   Kaliumhydroxyd   Chloroform   Kaliumformiat   Wasser

$$CCl_3 - CH < {OH \atop OH} \text{ und KOH ergeb. } CHCl_3 \text{ und } H \cdot CO \cdot OK \text{ und } H_2O.$$

Werden 100 Th. Chloral mit 12,2 Th. Wasser gemischt, so erstarrt unter zuvoriger Selbsterwärmung die Mischung zu krystallinischem Chloralhydrat.

Bei längerer Aufbewahrung, beim Versetzen mit einer zur Hydratbildung unzureichenden Menge Wasser oder beim Vermischen mit conc. Schwefelsäure geht Chloral in eine isomere Modification, in ein weisses, fettig anzufühlendes, ätherartig riechendes Pulver, das unlösliche Chloral oder Metachloral, über, welches aber durch Erhitzen bis auf 200^0 C. wiederum in gewöhnliches Chloral zurückgeführt wird. Metachloral ist in kaltem Wasser, kaltem und heissem Weingeist und in Aether unlöslich, in heissem Wasser nur wenig löslich. Gegen Kaliumhydroxyd verhält es sich wie das flüssige Chloral. Oxydirende Substanzen verwandeln es in Trichloressigsäure.

Wird Chloral der Destillation über conc. Schwefelsäure unterworfen, so destillirt es zum grösseren Theile unverändert über, ein sehr kleinerer Theil erleidet bei Anwendung eines total wasserfreien Hydriumsulfats (conc. Schwefelsäure) eine Veränderung und geht in Chloralid ($C_5H_2Cl_6O_3$) über. Das Chloralid schwimmt wie ein Oel auf der heissen Schwefelsäure, erstarrt bei 105^0 zu einer weissen krystallinischen Masse, welche bei 115^0 schmilzt, dabei dem Chloral ähnlich riecht und gegen 200^0 siedet und überdestillirt. Angezündet brennt es mit leuchtender grüngesäumter Flamme. In Wasser ist es unlöslich, in Weingeist oder Aether löslich und daraus krystallisirbar. Bei Einwirkung von Aetzalkali entstehen daraus ebenfalls Chloroform und Ameisensäure.

Chloralid   Kaliumhydrat   Chloroform   Kaliumformiat

$$C_5H_2Cl_6O_3 \text{ und } 3KOH \text{ geben } 2CHCl_3 \text{ und } 3H \cdot CO \cdot OK.$$

Die weingeistige Chloralidlösung ergiebt mit Aetzkali Kaliumformiat und Kaliumchlorid, mit Silbernitrat kaum eine Trübung, aber auf Zusatz von Aetzammon erfolgt eine Fällung von Silberchlorid.

Eigenschaften. Das officinelle Chloralhydrat bildet neutrale trockne farblose durchsichtige rhomboidale Krystalle von aromatischem, wenig stechendem Geruche und bitterlichem, etwas unangenehmem, ätzendem Geschmacke. Es löst sich leicht in Wasser ($1^1/_2$ Th.) ohne vorhergehende Veränderung seiner Form, es löst sich auch leicht in Amylalkohol, Weingeist und Aether, weniger in Petroläther, Benzol, Schwefelkohlenstoff, ist aber unlöslich in kaltem Chloroform (worin Chloralalkoholat löslich ist) und Terpentinöl. Mit Kampfer gemischt geht es mit diesem eine dickflüssige, in Wasser unlösliche Verbindung ein. Bei einer Wärme von 58^0 schmilzt es zu einer klaren farblosen Flüssigkeit (von circa 1,575 spec. Gew.), welche bis auf 30° abgekühlt Krystalle abscheidet, weiter erkaltet zu einer festen weissen krystallinischen Masse erstarrt. Bei 94° beginnt es zu sieden und verflüchtigt sich vollständig. Mit verdünnter Aetzalkalilösung geschüttelt trennt sich die Mischung in 2 Schichten, von welchen die untere aus Chloroform (71—72 Proc.), die obere allmählich klar werdende aus Natrium- oder Kaliumformiat, in Wasser gelöst, besteht (man vergl. unter Theorie). Die wässerige Lösung unterliegt einer allmählichen Zersetzung in Salzsäure und Dichloraldehyd. Daher reagiren die wässrigen Chloralhydratlösungen nach kurzer Zeit ihrer Darstellung sauer. Die weingeistige Lösung giebt Anlass zur Bildung von Chloralalkoholat, welches eine abweichende physiologische Wirkung äussert. Ein an der Luft feucht werdendes Chloralhydrat ist mit Schwefelsäure verunreinigt. Während das Chloralhydrat sich in unveränderter Form in Wasser löst, verändert das Chloralalkoholat seine Form, wird ölähnlich flüssig und löst sich dann im Wasser.

Aufbewahrung und **Dispensation.** Da das im Tages- und Sonnenlichte aufbewahrte Chloralhydrat eine saure Reaction annimmt, es ferner flüchtig ist, so ist eine Aufbewahrung in gut geschlossenen Glasgefässen und am schattigen Orte nothwendig. Werden vom Arzte wässrige Solutionen verordnet, so dürfen dieselben nie mit warmem Wasser hergestellt werden, weil warmes Wasser schärfer zersetzend einwirkt. Ebenso dürfen aus gleichem Grunde keine wässerigen und niemals weingeistige Lösungen des Chloralhydrats vorräthig gehalten werden.

Prüfung. 1) In 10 Th. Weingeist gelöst darf das Chloral keine saure Reaction zeigen. Die Ph. ist nachsichtig und lässt eine kaum saure Reaction zu; — daher erklärt sie auch — 2) nach Ansäuerung dieser Chloralhydratlösung mit Salpetersäure und auf Zusatz von Silbernitrat eine unbedeutende Opalescenz für zulässig. — 3) Chloralhydrat (circa 2 Decigm.) in einem silbernen Löffel über der Weingeistflamme erhitzt, schmilzt, entflammt aber nicht, wenn auch der kochenden Masse die Flamme genähert wird. Es verflüchtigt sich endlich vollständig. Chloralalkoholat entzündet sich leicht und brennt mit gelber russender Flamme. — Damit schliesst die Prüfung nach Vorschrift der Ph. Man dachte nicht daran, dass das Chloralhydrat mit wenig Chloralalkoholat oder anderen Chlorsubstituten vermischt sein könne und es (wenigstens vor einigen Jahren) auch oft war. Darum müssen wir noch folgende Prüfungsacte anschliessen. — 4) Beim Erwärmen und Schütteln mit concentrirter Schwefelsäure entzieht diese dem Chloralhydrat das Wasser und es entsteht Chloral, welches die Schwefelsäure anfangs schwach trübt, dann aber sich als farblose Flüssigkeit, auf der farblosen Schwefelsäure schwimmend, ansammelt. Färbt sich hierbei die Schwefelsäure braun, so liegt wahrscheinlich eine Verunreinigung mit Chloralalkoholat oder ähnlichen Chlorverbindungen vor. Ferner — 5) Kalte wässrige Chloralhydratlösung zersetzt Kaliumhypermanganatlösung ohne Anwendung von Wärme eine längere Zeit hindurch nach der Mischung nicht, im anderen Falle liegen Verunreinigungen vor.

Kritik. Hier stossen wir wieder auf talgartige Oele (*olea sebacica*). Dass die Ph. damit nur flüssige fette Oele bezeichnet, lag schon öfter Gelegenheit vor zu erwähnen. Dass die Lösung des Chloralhydrats nothwendig in 10 Gew.-Th. Weingeist, behufs der Reactionen, geschehen müsse, liegt kein Grund vor und dürfte sie in 11 oder 12 Vol.-Th. das Gleiche darbieten.

Anwendung. Chloralhydrat ist bei Abwesenheit von Herzfehlern ein sicheres schlafmachendes Mittel (Hypnoticum) und Beruhigungsmittel (Sedativum), weniger ein Anaestheticum. Es bewirkt einen ruhigen Schlaf ohne den Kopf einzunehmen oder Kopfschmerz zu verursachen. Mit dem Harne wird es als Urochloralsäure abgeschieden, welche Säure sich durch ihre auf Oxyde reducirende Einwirkung erkennen lässt. Man giebt das Chloralhydrat als Hypnoticum in Dosen von 1,0—2,0—3,0 g, bei Säuferwahnsinn zu 4,0—8,0 g, als Sedativum zu 0,5—1,0—1,5 g auf einmal. Wenn nöthig wird die Dosis im Verlaufe einer Stunde wiederholt. LIEBREICH giebt als Hypnoticum folgende Zusammensetzung: Rp. Chlorali hydrati 2,5; Aq. destill., Mucilag. G. Arab. (oder Syrupi Cort. Aurant.) ana 15,0. M. D. S. Auf einmal zu nehmen. Geschmackverbesserndes Mittel ist Chloroform (2—3 Tropfen). Als Sedativum giebt LIEBREICH das Chloralhydrat in folgender Zusammensetzung: Rp. Chlorali hydrati 2,0, Aq. destill. 150,0, Syrupi Cort. Aurant., Mucilag. G. Arab. ana 15,0. M. D. S. Stündlich einen Esslöffel. Zu subcutanen Injectionen werden nach LIEBREICH 5,0 g in soviel Wasser gelöst, dass die Lösung 10 ccm ausfüllt. Injectionsdosis 1—2—4 ccm. Stärkste Einzelngabe 3 g, stärkste Tagesgabe 6 g.

Obgleich kein neues Arzneimittel in dem Chloralhydrat vorliegt, so kennt man seine hypnotische Wirkung nicht ausreichend. Auch 0,5 g genügen im Anfange einen ruhigen Nachtschlaf zu bewirken, den 3. Abend muss aber auf 0,6, den 5. Abend auf 0,7 g und so fort gestiegen werden. Bei 1,5 g angelangt genügt dieses Quantum wohl eine Woche hindurch, um dann auf 1,75 g, eine Woche später auf 2,0 g zu steigen. Ist der Höhepunkt von 3—4 g erreicht, so genügen 2 Nächte ohne dieses Hypnoticum zu durchbringen, und der Körper ist dann in dem Zustande wieder mit der Dosis 0,5 g zu beginnen. Auf diese Weise lässt sich die Gewöhnung an den Chloralgebrauch redressiren. Gegen Disposition zum Abortus soll sich Chloralhydrat bewährt haben. SPÖRER empfahl Chloralhydrat in Substanz in den hohlen Zahn zu bringen gegen Zahnschmerz. Denselben Zweck lässt *Chloralum camphoratum*, Chloralkampfer, aus gleichen Theilen Chloralhydrat und Kampfer gemischt erreichen. Chloralhydrat in Lösung zum Waschen der Füsse gegen Fussschweiss wurde von ORTEGA angegeben. Starke Dosen Chloralhydrat fand MANSELL als ein vorzügliches Antidot des Strychnins.

Dass Chloralkampfer ein herrliches Mittel bei Manie, Hydrophobie, Delirium tremens und ähnlichen Zuständen sein könne, wurde von SIMONS im Americ. Journ. of Pharm. 54, 4. Ser. Vol. 12, S. 86 erwähnt.

Die aus geschmolzenem Chloralhydrat hergestellten Aetzstifte verlieren sehr bald ihre Festigkeit und zerbröckeln.

Chloroformium.

Chloroform. Formylchlorid. Chloroformĭum. Formȳle trichlorāta.
Chloroforme. Chloroform.

Klare, farblose, eigenthümlich riechende, süsslich schmeckende Flüssigkeit, sehr wenig in Wasser, leicht in Weingeist, Aether und fetten Oelen löslich. Sie siedet bei 60—61° C. und hat ein spec. Gew. von 1,485—1,489.

Wird das Chloroform mit weingeistiger Kalilösung versetzt und nach Zusatz von Anilinsulfat erwärmt, so entsteht ein durchdringender widriger Geruch.

Mit Chloroform geschütteltes Wasser darf blaues Lackmuspapier nicht röthen, noch getrübt werden, wenn man es mit der mit **gleichviel Wasser** verdünnten **volumetrischen Silbernitratlösung** vorsichtig schichtet. Tropfen des Chloroforms, durch eine mindestens 3 cm lange Schicht **Kaliumjodidlösung** hindurch fallend, dürfen sich nicht färben.

Von dem erstickenden Geruche des Phosgens sei es frei.

Werden 20 g des **Chloroforms** mit 15 g **Schwefelsäure** in einem 3 cm weiten, mit Glasstopfen geschlossenen Rohre, welches zuvor mit Schwefelsäure ausgewaschen ist, öfters durchschüttelt, so darf sich letztere innerhalb einer Stunde nicht färben.

Es werde **vorsichtig (und) vor Licht geschützt** aufbewahrt.

Geschichtliches. Das Verdienst der Entdeckung des Chloroforms gehört unstreitig unserem Liebig, der es im Jahre 1831 bei Behandlung des Chlorals mit Aetzalkalilauge erhielt und es anfangs für ein Kohlenstoffchlorid ansah. Dagegen gebührt Simpson (spr. simmss'n) in Edinburg 1847 das Verdienst, in dem Chloroform ein mächtiges Gefühllosigkeit erzeugendes Mittel (Anaestheticum) erkannt und in den Arzneischatz eingeführt zu haben. Maisch erkannte zuerst 1868 den conservirenden Einfluss des Weingeistes auf Chloroform, und obgleich Biltz und Hager wiederholt einen Weingeistgehalt bis zu 1 Proc. anempfahlen, so suchten die Fabrikanten dennoch eine Ehre darin, ein Chloroform von 1,500 spec. Gewicht, also ohne Weingeistgehalt und daher der Selbstzersetzung unterliegend, in den Handel zu bringen, bis endlich die Engländer 1870 ein reines, aber 1 Proc. Weingeist enthaltendes Chloroform einführten, welches wegen seiner Beständigkeit von den Aerzten auch bevorzugt wurde und uns den Wink gab, dem specifisch schwereren Chloroform etwas Weingeist zuzusetzen, um es vor Selbstzersetzung zu schützen. Die Fabrikanten scheinen wieder zu der einfältigen Ansicht zurückzukehren, dem höheren spec. Gewichte den Vorzug geben zu müssen!

Darstellung. Vor ungefähr fünf Jahren war folgende Darstellungsweise in den chemischen Fabriken noch üblich. Von einem mindestens 25-proc. Chlorkalke werden 30 Th. in Pulverform in einer kupfernen Blase mit 50 Th. kaltem Wasser gehörig durchmischt, wobei man sich der Hülfe eines hölzernen Stabes bedient. Dann mischt man weitere 50 Th. Wasser von 30—35⁰ C. und endlich 4 Th. Weingeist von 0,830 spec. Gew. dazu, rührt gehörig um, schliesst sogleich die Blase mit dem Helm, der durch Lutum dicht gemacht wird, setzt in die Tubulatur der Blase ein Thermometer und legt glühende Kohlen oder ein kleines lebendiges Feuer unter die Blase. Die Vorlage besteht in einer etwas Wasser enthaltenden Flasche, in welche der Schnabel des Kühlrohres möglichst tief hineinreicht. Sobald das Thermometer 50⁰ C. nahe rückt, vermindert man das Feuer allmählich, bis auf wenige Kohlen, nimmt auch diese endlich hinweg und überlässt den Apparat sich selbst. Die Temperatur des Inhalts fällt anfangs etwas, steigt aber nach ½ Stunde wieder und sobald das Thermometer bis auf 55⁰ gestiegen ist, beginnt die freiwillige Destillation. So wie diese Destillation nachlässt, legt man Feuer unter und destillirt noch soweit ab, bis das Uebergehende nur wenige Chloroformtröpfchen enthält. Man nimmt dann die Vorlage ab, und ersetzt sie durch eine andere, in der man den etwa noch übergehenden Weingeist auffängt. Die Reaction, aus welcher das Chloroform resultirt, ist eine stürmische und daher ereignet es sich wohl, dass etwas des Blaseninhaltes übersteigt. In diesem Falle macht man die trübe Flüssigkeit der Vorlage mit Salzsäure fast klar. Um das Uebersteigen zu verhüten, soll die Blase nur zu ⅔ ihres Rauminhaltes gefüllt sein.

Das Destillat enthält unterhalb als schwere Schicht das Chloroform, dann Weingeist, Wasser, schweren Salzäther (ein Gemisch aus Aldehyd, Chloral, Chloräthyl und anderen Chlorsubstituten des Weingeistes), Chlor. Man giebt unter Umschütteln zu dieser Flüssigkeit Calciumchlorid und auch kleine Mengen Kalkmilch, so lange die Kalkerde in Lösung übergeht, setzt nun einige Stunden bei Seite, nimmt mittelst eines Heberohrs das Chloroform auf, und wäscht es zweimal mit gleichen Volumen destillirten Wassers ab. Das zuletzt durch einen Scheidetrichter abgesonderte Chloroform wird durch Schütteln mit trocknem Calciumchlorid entfeuchtet, in eine Retorte decanthirt und aus dem Wasserbade, dessen Temperatur 70⁰ C. nicht überschreiten darf, destillirt, bis auf einen geringen Rückstand oder besser bis ein übergehender Tropfen mit conc. Schwefelsäure geschüttelt diese braun färbt. Nach einer anderen Methode wird das Chloroform wiederholt mit Schwefelsäure geschüttelt, bis diese nicht mehr gebräunt wird, und dann rectificirt. Ist der Gehalt des Chlorkalkes an wirksamem Chlor grösser als 25 Proc., so muss ihm nothwendig noch Calciumhydroxyd (Kalkhydrat) zugesetzt werden. Auf 30 Th. Chlorkalk mit 30 Proc. Chlor setzt man 2 Th., mit 32 Proc. Chlor 3 Th. Kalkhydrat hinzu. 100 Th. 90-proc. Weingeist liefern circa 70 Th. Chloroform. In neuerer Zeit sind die Chloroformfabrikanten durch die umfangreiche Darstellung von Chloralhydrat angeleitet, das Chloroform aus Chloral und zwar dem Metachloral darzustellen. Das rohe Chloralhydrat, wie es in dem Gefäss W (Fig. auf S. 542) nach vollendeter Chloridirung des Weingeistes erhalten wird, durchschüttelt man warm mit einem 8—10 fachen Vol. Engl. Schwefelsäure, giesst das Gemisch in weite, mit gut schliessenden Deckeln versehene Gefässe aus und hebt nach mehrtägigem Stehen die auf der Säure schwimmende feste Metachloralmasse ab. Diese Masse wird zerrieben, mit Wasser abgewaschen und nach Prüfung ihres Feuchtigkeitsgehaltes durch gelinde Digestion mit nach und nach zuzusetzender Aetznatronlauge (100 Th. trocknes Metachloral erfordern 300 Th. einer Natronlauge von 1,100 spec. Gew. bei 17,5⁰ C.) in Chloroform und Natriumformiat umgesetzt. Das Chloroform wird abgesondert und im Wasserbade bei 61—64⁰ C. rectificirt. Es ist dann schon so rein, dass es mit Schwefelsäure geschüttelt, diese kaum färbt und alsbald in den Handel gebracht werden kann. Die Schwefelsäure wird durch Erhitzen in Retorten von den Verunreinigungen und vom Wasser befreit und wiederum farblos gemacht und das Natriumformiat zur Darstellung von Ameisensäureäther (Rumessenz) verbraucht. Das erste Destillat aus der Schwefelsäure enthält Verbindungen, welche durch Chloridirung und Verwandlung in Chloral wieder verwerthet werden können. Auf diese Weise kommt das Chloroform billiger zu stehen, als nach der alten Methode dargestellt. Die Umformung des Chlorals in Metachloral ist zwar mit gleichzeitiger Bildung von Chloralid verbunden, jedoch wird auch diese Substanz durch Alkalihydrat in Chloroform und Ameisensäure umgesetzt. 100 Th. absoluter Weingeist geben bei gut geleiteter Arbeit mindestens 80 Th. Chloroform.

Theorie der Darstellung. Chloroform entsteht in allen den Fällen, in welchen Chlor auf Methan (Methylwasserstoff, Grubengas CH_4) und Methan enthaltende Stoffe, auf alkalisch gemachten Weingeist, Aceton, Kaliumacetat, viele ätherische Oele, welche Kohlenwasserstoffe enthalten, wie Terpentinöl, Citronenöl, Bergamottöl, Lavendelöl etc. einwirkt. Chloroform hat daher auch die Bezeichnung Trichlormethan.

Bei der Einwirkung des Chlors auf Weingeist entsteht zunächst Aldehyd und Chlorwasserstoff. Bei Anwendung von Chlorkalk wirkt die gebildete Salzsäure auf den übrigen Theil des Chlorkalkes, Chlor entwickelnd, ein, welches letztere mit dem Aldehyd Trichloraldehyd (Chloral) bildet. Das im Chlorkalke vertretene Calciumhydroxyd (Kalkhydrat) wirkt auf das in Chloralhydrat übergegangene Chloral zersetzend ein, so dass es in Chloroform und Ameisensäure (Formylsäure) zerfällt. Letztere bildet mit dem Calcium des Calciumhydroxyds Calciumformiat. Folgende Formeln ergeben den Vorgang, welchen wir schon zum Theil unter Chloralhydrat kennen lernten.

Aethylalkohol		Chlor		Aethylaldehyd		Chlorwasserstoff
$C_2H_5 \cdot OH$	und	$2Cl$	geben	$CH_3—CO \cdot H$	und	$2HCl$

Aethylaldehyd		Chlor		Trichloraldehyd oder Chloral		Chlorwasserstoff
$CH_3—CO \cdot H$	und	$6Cl$	geben	$CCl_3—CO \cdot H$	und	$3HCl$

Chloralhydrat   Calciumhydroxyd   Chloroform   Calciumformiat   Wasser

$$2CCl_3—CH{<}^{OH}_{OH} \quad u. \quad Ca(OH)_2 \quad geben \quad CHCl_3 \quad und \quad (H \cdot CO \cdot O)_2Ca \; + \; 2H_2O.$$

Handelssorten. Als das Chloroform von 1,495 spec. Gew. officinell war und sehr häufig zur Selbstzersetzung disponirte, so brachte man unter dem Namen *Chloroformium e chloralo* ein reines, aber circa 1,5 Proc. Weingeist enthaltendes und daher nicht der Selbstzersetzung fähiges Chloroform in den Handel. Dies war einfach der kürzeste Weg, das Chloroform der Ph. Germ. ed. I als ein für die Praxis sich wenig empfehlendes zu bezeichnen. Ph. Germ. ed. II hat den Fehler der ed. I beseitigt, indem sie ein Chloroform mit grösserem Weingeistgehalte officinell machte.

Eigenschaften. Das officinelle Chloroform ist Chloroform mit 0,75—1,0 Proc. Weingeistgehalt. Es bildet eine bewegliche, klare, farblose, neutrale, im gebrochenen Tageslichte bei mittlerer Temperatur sich nicht zersetzende, schwer entzündliche Flüssigkeit von eigenthümlich-ätherartigem, angenehm-süsslichem, hintennach brennendem Geschmacke und ähnlichem Geruche. Spec. Gew. 1,485 bis 1,489. Es ist bei mittlerer Temperatur völlig flüchtig, siedet aber erst bei 60—61°. Mit Aether und Weingeist lässt es sich in allen Verhältnissen mischen. Bei der Mischung mit Aether findet ein Erwärmen statt. Wasser löst nur $^1/_{200}$ vollkommen auf und nimmt damit einen süsslichen Geschmack an. In conc. Schwefelsäure ist es nicht löslich. Es löst viele Alkaloïde, Phosphor, Jod, Schwefel, Fette, Harze, ätherische Oele, Paraffine, Kautschuk etc. Auf die Haut gegossen verursacht es in Folge der Verdunstung Kältegefühl, nach der Verdunstung ein schwaches, beim Einreiben aber starkes Brennen, selbst Röthung der Hautstelle. Sein Dampf erzeugt eingeathmet Bewusstlosigkeit. Es brennt sehr schwierig mit grüngesäumter Flamme.

Das reine Chloroform, Trichlormethan, Methylenchlorid, Formylchlorid, hat ein spec. Gew. von 1,502 bei 15° C., von 1,498 bei 17,5° C. und 1,525 bei 0° C. und siedet bei 62,05° C. Dieses disponirt zur Selbstzersetzung sowohl im Finstern wie im Tageslichte in Folge Einwirkung der Luft und einer Wärme von 10—20° C. Es geht hierbei in Phosgengas (Carbonylchlorid, $COCl_2$) und Chlorwasserstoff über.

A. W. Hofmann verdanken wir eine Chloroformreaction, welche diese Substanz in einer $^1/_{5000}$ Verdünnung noch erkennen lässt. Sie beruht auf dem Verhalten des Chloroforms zu den Monoaminen oder den Amidoderivaten des Benzols bei Gegenwart des Weingeistes und Kaliumhydroxyds, wobei Isonitril, erkenntlich an seinem characteristischem Geruche, entsteht. Diese Reaction führt die Ph. als Identitätsreaction zum Ueberflusse an. Wird Anilin für sich oder als Sulfat mit Chloroform und weingeistiger Aetz-Kalilösung (oder weingeistiger Aetznatronlösung) durchschüttelt und gelind erwärmt, so tritt der eigenthümliche Isonitrilgeruch auf. Diese Isonitrilreaction erklärt folgendes Schema

Chloroform	Kaliumhydroxyd	Anilin	Kaliumchlorid	Wasser	Cyanbenzol oder Isobenzonitril
$CHCl_3$ und	$3KOH$ u.	$C_6H_5 \cdot NH_2$ ergeb.	$3KCl$ und	$3H_2O$ und	$C_6H_5 . NC$.

Bromoform, Jodoform, Chloral verhalten sich in dieser Reaction wie Chloroform, nicht aber ähnliche Chlorderivate wie Aethylenchlorid, Aethylidenchlorid, Methylenchlorid, welche dem Chloroforme äusserlich annähernd ähnlich sind.

Zu dieser Reaction genügen 2 Tropfen Anilin, 5 Tropfen Chloroform und 2—3 ccm weingeistige Aetzkali- oder Aetznatronlösung.

Conc. Schwefelsäure, auch Salpetersäure greifen das Chloroform bei mittlerer Temperatur nicht an, dagegen erzeugt ein Gemisch aus Schwefelsäure und rauchender Salpetersäure bei gelinder Erwärmung Nitrochloroform oder Chlorpikrin, $CCl_3(NO_2)$, eine ölige, bei 112° siedende, 1,660 spec. schwere Flüssigkeit. Chlor führt das Chloroform in Tetrachlormethan, CCl_4, über. Wasserstoff in statu nascendi verwandelt unter Bildung von Salzsäure das Chloroform in Dichlormethan, CH_2Cl_2, dann in Monochlormethan, CH_3Cl und endlich in Methan, CH_4.

Die Leichtmetalle (Kalium, Natrium) bleiben bei gewöhnlicher Temperatur ohne Einwirkung, dagegen bilden weingeistige Aetzalkalilaugen, das Chloroform zersetzend, Alkalimetallchlorid und Formiat

Chloroform	Kaliumhydroxyd	Kaliumchlorid	Kaliumformiat	Wasser
$CHCl_3$ und	$4KOH$ geb.	$3KCl$ und	CHO_2K und	$2H_2O$.

Mit Aetzammon bis auf 180° erhitzt liefert das Chloroform Ammoniumchlorid und Ammoniumcyanid

Chloroform	Ammon	Ammoniumchlorid	Ammoniumcyanid
$CHCl_3$ und	$5H_3N$ ergeb.	$3NH_4Cl$ und	NH_4CN od. NH_4Cy

Bei Gegenwart von Aetzalkali geht diese Umsetzung schon bei mittlerer Temperatur langsam, schneller bei 100° C. vor sich.

Mit kalischer Kupferlösung aufgekocht bewirkt Chloroform die Abscheidung von rothem Cuprooxyd. Mit ozonhaltiger feuchter Luft im Contact geht das weingeistfreie Chloroform in Phosgen oder Carbonylchlorid über.

Chloroform   Ozonsauerstoff   Phosgengas   Chlorwasserstoffgas
$CHCl_3$ und O ergeb. $COCl_2$ und HCl.

Phosgen ist ein farbloses, erstickend riechendes, zum Husten reizendes Gas, welches hier beim zersetzten Chloroform mit Salzsäuregas vermischt auf die Lungen gefährlich einwirkt.

Aufbewahrung. Insofern BILTZ, MAISCH, HAGER u. A. bezüglich der Conservirung des Chloroforms experimentirten und z. B. HAGER gesagt hatte (ph. Centralh. 1869, S. 228): „Ein Gehalt von 0,75—1 Proc. Weingeist genügt als Conservirungsmittel des Chloroforms auf Jahr und Tag, besonders im gebrochenen Sonnenlichte", und ferner (ph. Centralh. 1871 S. 65 u. 66) HAGER den Werth des Englischen, gegen 1 Proc. Weingeist enthaltenden Chloroforms geschildert hatte, also von mehreren Seiten mit Sicherheit constatirt war, dass ein Chloroform mit 0,5—1,0 Proc. Weingeistgehalt stabil ist, selbst unter bisweiligem Einflusse von directem Sonnenlicht, dieses Alles auch den Verfassern der I. Ausgabe der Pharmakopoe sehr wohl bekannt war, so hätte es denselben wohl nahe liegen müssen, für das officinelle Chloroform ein entsprechend niedrigeres spec. Gewicht festzusetzen und dasselbe auf 1,485—1,490 zu normiren. Hieraus ersieht man, wie die erste Ausgabe der Ph. bearbeitet wurde. Die zweite Ausgabe der Ph. hat das Versäumte nachgeholt und die spec. Gew. 1,485—1,489 acceptirt, welche einem Weingeistgehalte von 1—0,75 Proc. entsprechen. Ein solches Chloroform wird weder im gebrochenen Tageslichte, noch auch im vorübergehenden directen Sonnenlichte und mit Luft im Contact zersetzt, so dass das *a luce remotum servetur* als überflüssig gelten könnte. Als die spec. Gew. 1,492—1,496 Giltigkeit hatten, gaben sich die Chloroformfabrikanten alle Mühe ein Chloroform von 1,502 spec. Gew. in den Handel zu bringen und dieser einfältige Drang brachte die Apotheker in die unangenehme Lage ein verdorbenes Chloroform auf Lager zu finden oder ein Chloroform zu dispensiren, welches im Begriffe der Zersetzung und somit ein giftiges Anaestheticum war. Hätten sie die Gew. von 1,492—1,493 festgehalten, so wäre ein in der Zersetzung begriffenes Chloroform eine Seltenheit geblieben.

Hoffentlich werden die Chloroformfabrikanten stets das geringere spec. Gew. 1,485—1,486 innehalten, denn um so sicherer ist das Chloroform einer Selbstzersetzung nicht ausgesetzt. Das Licht allein war übrigens nicht der einzige zersetzend wirkende Factor, auch die Luft participirte daran. Reines Chloroform von 1,498 spec. Gew. in dunkler Schachtel und in dicht geschlossener Flasche am kühlen Orte entging der Zersetzung nicht, welche im Verlaufe von 14 Tagen eintrat. Die Fabriken, besonders diejenige mit der Marke E. H., liefern es jetzt in gelbbraunen Gläsern mit Glasstopfen. Das gelbbraune Glas paralysirt zunächst die Einwirkung des Sonnenlichtes und der Glasstopfen giebt kein Material an das Chloroform, welches die Schwefelsäure bräunen könnte. Dem entsprechend genügt für das Standgefäss des Chloroforms in der Dispensiranstalt eine gelbbraunglasige Flasche mit Glasstopfen, obgleich das gebrochene Tageslicht sich völlig indifferent verhält. Da Chloroform eine sehr flüchtige Substanz ist, so ist es zweckmässig, über den Stopfen und Flaschenhals eine Glaskapsel zu setzen. Apotheker SCHILLINGER in München brachte auch ein sehr reines Chloroform, die chemische Fabrik auf

Aktien (von Schering) immer noch das sehr beliebt gewordene Chloral-Chloroform in den Handel. Gegen letzteres verhält sich selbst das directe Sonnenlicht indifferent.

Dispensation. Chloroform darf ohne specielle Anordnung eines Arztes nicht abgegeben werden, selbst nicht an Ehefrauen der Aerzte, weil sich bei den an Hysterie leidenden Frauen ein auffallender Drang einstellt, sich in einen empfindungslosen Zustand zu versetzen. Die Abgabe kleiner Mengen Chloroform mit einem gleichen Gewichte Weingeist verdünnt, als Mittel gegen Schmerz des Gehörganges und Zahnschmerz *(Spiritus chloroformiatus)* hat sich in die Praxis eingeführt und dürfte wohl nicht beanstandet werden.

Prüfung. Dieselbe dürfte für die Chloroforme der Marke E. H. immer eine überflüssige sein. Der Praktiker wird nur daran riechen und er weiss, ob er ein reines oder in Zersetzung begriffenes Chloroform vor sich hat. Da ferner bei dem vorschriftsmässigen spec. Gewichte eine Zersetzung eines guten Chloroforms nie eintreten wird, so ist also auch eine Prüfung nach dieser Seite hin eine überflüssige. Als unerlässlich sind die folgenden Proben aufzufassen, wenn das Chloroform aus einer unbekannten Fabrik entstammt:

Prüfung des Geruches, Betropfen blauen Lackmuspapiers, Verdunstenlassen eines Tropfens auf einem Objectglase, um die völlige Flüchtigkeit zu erkennen, die Bestimmung des spec. Gew. und das Verhalten gegen Schwefelsäure. Eine weitere Prüfung ist genau genommen zwecklos.

Die Ph. ordnet folgende Prüfungsvorgänge an: — **1)** Die Isonitrilreaction, welche oben S. 548 bereits angegeben und erklärt ist und nur als Identitätsreaction gilt. — **2)** Zur Erkennung von Chlorwasserstoffgehalt oder eingetretener Zersetzung werden 2—3 ccm des Chloroforms mit 10—12 ccm dest. Wasser mässig durchschüttelt und das über dem Chloroform in der Ruhe sich ansammelnde Wasser mit blauem Reagenspapier geprüft. Wäre keine saure Reaction vorhanden, so ist auch die folgende Reaction überflüssig. Man giebt in einen engen Reagircylinder 1 ccm der Silbernitratlösung, verdünnt dieselbe mit einem ccm Wasser (laut Vorschrift der Ph. soll die Verdünnung nach dem Gewichte geschehen) und giesst nun von dem Chloroformwasser behutsam einige ccm in den schräg gehaltenen Cylinder so ein, dass das Wasser die Silberlösung überschichtet. Es darf die Silberlösung an ihrer oberen Schicht keine Trübung erleiden. Einfacher ist es, in einen Reagircylinder 5 ccm Weingeist, dazu 5 Tropfen Silberlösung zu geben, zu mischen, und wenn die Mischung total klar ist, einen ccm des Chloroforms hinzuzusetzen und zu mischen. Bei Gegenwart nur einer Spur freien Chlorwasserstoffs erfolgt eine Mischung, welche von Oben betrachtet eine Opalescenz leicht erkennen lässt. Mit diesem bündigen Vorgange ersetzt man die ganze Prüfung sub 2. — **3)** Prüfung auf freies Chlor. Sollte die Reaction sub 2 keine Anzeichen der Verunreinigung gegeben haben, so ist diese Reaction sub 3 eine überflüssige. In eine mindestens 3 cm hohe Schicht Kaliumjodidlösung soll man einige Tropfen des Chloroforms niederfallen lassen. Es dürfen keine gelben oder violettrothen Striemen den Weg des fallenden Tropfens anzeigen, noch darf überhaupt am Chloroformtropfen eine Färbung wahrzunehmen sein. Diese Probe 3 und Probe 2 lassen sich sehr gut durch folgende Probe ersetzen. Man übergiesst circa 5 Tropfen des Chloroforms mit 1—2 ccm Kaliumjodidlösung (1 : 20) und beobachtet das Verhalten der Oberfläche des Chloroforms. Enthält dieses Spuren Chlorwasserstoff, so trübt es sich bei sehr sanftem Agitiren, selbst bis zum Milchigweiss. Bei Gegenwart von freiem Chlor würde sich eine gelbliche bis violettrothe Färbung an oder über der Oberfläche des Chloroforms wahrnehmen lassen und zugleich auch eine Trübung des Chloroforms eintreten. Bleibt letzteres klar und selbst nach gelinder Agitation eine volle Minute hindurch unverändert, so ist das Chloroform sehr rein. Freies Chlor im Chloroform hat man wohl noch nicht angetroffen. — **4)** Zur Prüfung auf Verunreinigungen mit fremden **Chlorverbindungen des Aethyls, Amyls** etc. sollen 20 g des **Chloroforms** mit 15 g **conc. Schwefelsäure** in einem 3 cm weiten Glascylinder, welcher mit Glasstopfen geschlossen wird und zuvor mit conc. Schwefelsäure ausgespült worden ist, öfter stark durchschüttelt werden. Innerhalb einer Stunde darf die Schwefelsäure keine Färbung annehmen. Diese von SCHACHT sen. herrührende **Schwefelsäurereaction** hatte HAGER zuerst 1871 am Engl. Chloroform mit Erfolg ausgeführt (ph. Centralh. 1871, S. 66), wurde aber von der Ph. Germ. ed. I wahrscheinlich deshalb nicht aufgenommen, weil das Deutsche Chloroform in jener Zeit noch so unrein war, dass es die Prüfung mit Schwefelsäure nicht zuliess. Das Chloroform der Marke E. H. färbt die Schwefelsäure nicht im Verlaufe eines halben Tages und selbst nicht nach längerer Zeit. Eine völlig farblose Schwefelsäure anzuwenden ist nothwendig. Diese Probe wird von den Chloroformfabrikanten als Hauptprobe für die Reinheit ihres Chloroforms angesehen. Dass nothwendig 20 g Chloroform und 15 g Schwefelsäure zur Probe zu verwenden seien, dürfte bestritten werden, denn gleiche Volume oder Gewichtsmengen im kleineren Umfange ergeben allezeit dasselbe Resultat. Die Durchschüttelung muss nothwendig eine kräftige sein.

Anwendung. Chloroform ist Antispasmodicum, Anaestheticum, Revulsivum und Leniens. Innerlich genommen gleicht die Wirkung des Chloroforms der des Aethers und Weingeistes. Es wirkt erregend und die peristaltische Bewegung fördernd. Im Harn findet man es zuweilen unverändert, meist aber als Ameisensäure und Chlorwasserstoff wieder. Es wird in Dunstform, mit Luft gemischt oder mit gleich viel Aether verdünnt, als Anaestheticum gebraucht vor chirurgischen Operationen, auch zur Minderung der Schmerzen bei heftigen Neuralgien, Krampfanfällen, hysterischen Krämpfen, Asthma, nach Strychninvergiftungen. Blutandrang nach dem Kopf, röchelndes Athmen, Verengerung der Pupille sind Anzeichen, mit der Chloroformdampf-Inhalation innezuhalten. In Substanz allein oder in Mischungen wird es gegen Neuralgien, Bleicolik, Gallensteincolik, Zahnschmerz, Ohrenzwang etc. äusserlich angewendet. Innerlich giebt man es zu 2—20 Tropfen in weingeistiger Lösung oder in Schleimen emulsionsartig verrieben bei Bleicolik, Coliken anderer Art, Seekrankheit, Delirium tremens, Cholera, Schlaflosigkeit der Greise. Ferner ist es ein vorzügliches Geschmackscorrigens aller bitteren oder schlecht schmeckenden Medicinen. Subcutan hat man es zu 1—2 g zur künstlichen Hervorrufung von Entzündungen injicirt. Zu Einreibungen gegen neuralgische Schmerzen wird es mit Oelen oder Weingeist verdünnt. *Linimentum Chloroformii* ist eine Mischung aus Chloroform 1 Th. und Olivenöl 2 Th. (Ph. Austr. milit.) Eine Klysmadosis bilden 5—10—15 Tropfen Chloroform.

Die Anwendung des Chloroforms als Anästheticum verbietet sich bei Herzleiden, Entzündungszuständen der Lungen, Schwäche in Folge von Blutverlust, Schwäche in Folge von Brucheinklemmungen, Gehirnerschütterung in Folge des Fallens etc.

Die Dispensation kleiner Mengen des schon unter Dispensation erwähnten *Spiritus chloroformiatus* im Handverkauf dürfte zulässig sein. Man tränkt damit Watte, um dieselbe in das Ohr und den Zahn einzuschieben.

Dass Chloroform ein vortreffliches Antisepticum ist, sei noch erwähnt, denn es genügen 10 Tropfen z. B. um 1 Liter Harn auf Wochen hindurch vor Zersetzung zu schützen. Es ersetzt den Aether und ist weniger auflöslich und weniger flüchtig.

Chrysarobinum.

Chrysarobin; Goapulver; Bahiapulver; Araroba; Arraroba. Chrysophansäure. Chrysarobīna; Acĭdum chrysophanĭcum (crudum); Pulvis Goa. *Po d'Araroba; Po de Bahia; Poh Baia; Po de Goa. Chrysarobin; Goa-powder.*

Gelbes leichtes krystallinisches Pulver, dargestellt durch Reinigung aus einer Substanz, welche *Andira Araroba* in den Höhlungen ihrer Stämme ausgeschieden enthält. Mit 2000 Th. Wasser gekocht wird es nicht völlig gelöst, giebt aber nach der Filtration eine bräunlich-röthliche geschmacklose Flüssigkeit, welche Lackmuspapier nicht verändert und auch nicht durch Ferrichloridlösung gefärbt wird. Mit Aetzammon zusammengeschüttelt nimmt das Chrysarobin im Verlaufe eines Tages eine schön cochenillerothe Farbe an. Wird auf einen Tropfen rauchender Salpetersäure 0,001 g Chrysarobin gestreut, die rothe Lösung zu dünner Schicht ausgebreitet und mit Aetzammon befeuchtet (betupft), so nimmt sie eine violettrothe Farbe an.

Chrysarobin, auf Schwefelsäure gestreut, muss eine röthlichgelbe Lösung bewirken. Es muss sich in 150 Th. siedendem Weingeist bis auf einen sehr geringen Rückstand lösen. In einem offenen Schälchen erhitzt schmilzt es, stösst gelbe Dämpfe aus, verkohlt etwas und muss schliesslich ohne Rückstand verbrennen.

So oft Chrysophansäure für den äusserlichen Gebrauch verordnet wird, ist Chrysarobin zu dispensiren.

Andira Araroba AGUIAR, Angelin amarzogo.
Fam. **Papilionaceae.** Subord. **Dalbergieae.**

Geschichtliches. In den Jahren 1874 und 1875 wurde ein Pulver, Ararobapulver, in England als Mittel gegen Hautkrankheiten parasitären Herkommens eingeführt. Obgleich in diesem Pulver Chrysarobin und Chrysophansäure vertreten sind, so hat die gereinigte Araroba beide Namen erhalten.

Herkommen. Von Dr. RAMIERO MONTEIRO wurde angegeben, dass der betreffende Baum in den Wäldern von Camamu, Igrapiuna, Santarem, Taperoa und Valença in der brasilianischen Provinz Bahia, besonders in tiefgelegenen feuchten Stellen, sich ausserordentlich häufig finde und durch seine Höhe von den meisten anderen Bäumen auszeichne.

Behufs Sammlung und Gewinnung der Araroba werden alte Bäume, welche einen Durchmesser von 1—2 m besitzen und häufig eine Höhe von 24—30 m erreichen, gefällt. Die Araroba findet sich in engen Spalten oder Höhlen im Holze, welche dasselbe in der Richtung des Durchmessers durchsetzen und sich durch den ganzen Stamm hindurchziehen und nach oben schmäler werden. Zur Sammlung der Araroba wird der Baum in kleine Stücke der Quere nach zerschnitten und dann der Länge nach zerspalten. Die Araroba ist als dunkel schwefelgelbes Pulver abgelagert. Durch das Abkratzen dieses gelben Pulvers wird die an der Luft stark nachdunkelnde Waare mehr oder weniger mit Holzfasern verunreinigt. Nicht selten leiden die diese Arbeit ausführenden Männer an Bindehautentzündung und Gesichtsschwulst, jedoch nur bei mehrtägiger Beschäftigung damit. An eine Kultur dieses Baumes mit schönen dunkelpurpurfarbenen Blüthen ist man noch nicht herangegangen.

Handelswaare. Die Araroba kommt verschieden gereinigt in den Handel und hätte die Ph. eine bestimmte Reinigung fordern sollen. Da die Lösungsmittel bald die Chrysophansäure leichter oder schwerer lösen als das Chrysarobin, so sind die Chrysarobine des Handels nicht gleich, was man an der mikroskopischen Krystallisation erkennt. Es sollte nur das durch Extraction mit einem Gemisch aus Benzol und absolutem Weingeist ana hergestellte Extractpulver das officinelle Chrysarobin repräsentiren.

In den Preislisten der Drogisten findet man z. B. Chrysarobin hg 5,00 Mk., Arraroba (Goa) depurata hg 1,20 Mk., Pulv. Arraroba (Goa) hg 1,70 Mk., Acid. chrysophanicum vide Chrysarobin oder hg 5,10 Mk. Welches Präparat soll nun der Apotheker anschaffen? Jedenfalls dasjenige, welches in 35 Th. kochendheissem Benzol und in conc. Schwefelsäure total löslich ist.

Eigenschaften. Soweit der Text der Ph. erkennen lässt, so ist das mittelst Benzols aus der Rohwaare hergestellte ausgetrocknete Extract das officinelle Chrysarobin, *Araroba depurata*. Dasselbe bildet ein gelbes, aus mikroskopischen Krystallen bestehendes Pulver von 0,920—0,922 spec. Gew. Auf 10-proc. Aetzammon schwimmt es, in verdünntem (69-proc.) Weingeist sinkt es schnell, in Olivenöl aber sehr langsam unter, an diese Flüssigkeit gelben Farbstoff abgebend. Von conc. Schwefelsäure wird es mit dunkelrother Farbe vollständig, von kochendheisser Salpetersäure (1,185 spec. Gew.) in geringem Maasse mit hell rothgelber Farbe gelöst. Zu seiner Lösung erfordert es 33 Th. siedendes Benzol, 32 Th. siedenden Amylalkohol, 230 Th. Schwefelkohlenstoff und ähnliche Quantitäten Weingeist, Aether, Petrolbenzin, flüchtige und fette Oele. Die übrigen Eigenschaften hat die Ph. angegeben.

Chemie. Chrysarobin, Chrysophansäure, Rheïnsäure, Rhabarbergelb, Raponticin, Lapathin, Rumicin sind Namen für eine dem Alizarin isomere Substanz, welche in der Reihe der Trioxyanthrachinone, aus der Gruppe der Anthracene, einen Platz hat. Chrysophansäure ($\chi\rho\upsilon\sigma\acute{o}\varsigma$, Gold, $\varphi\alpha\acute{\iota}\nu\omega$, sichtbar machen) ist Dioxymethylanthrachinon $C_{14}H_5(CH_3)\ll \begin{matrix} O_2 \\ (OH)_2 \end{matrix}$. Sie findet sich im Rheum, der Frangularinde, der Senna etc. Sie bildet orangegelbe glänzende, geruch- und fast geschmacklose Täfelchen, welche bei 115^0 wasserfrei werden, bei 162^0 schmelzen, sich in Alkalilösungen mit rother Farbe lösen, durch Kohlensäure aus dieser Lösung aber abgeschieden werden. Rauchende Salpetersäure verwandelt sie in Chrysaminsäure, Kaliumhydroxyd unter Wasserstoffentwickelung in Capronsäure und Valeriansäure, Zinnstaub in der Hitze in Methylanthracen, $C_{14}H_9 \cdot CH_3$. Conc. Schwefelsäure löst die Chrysophansäure mit rother Farbe und Wasser scheidet sie aus dieser Lösung unverändert aus. Rauchende Salpetersäure verwandelt sie in Chrysaminsäure. Aetzkalilauge löst sie mit dunkelrother Farbe und beim Abdampfen wird Violettblau daraus. Durch Sauerstoff wird das Chrysarobin ($C_{30}H_{26}O_7$) in Chrysophansäure übergeführt. $C_{30}H_{26}O_7$ und $2O_2$ geb. $2C_{15}H_{10}O_4$ (Chrysophansäure) und $3H_2O$.

Bestandtheile. ATTFIELD fand in dem Goapowder in Procenten 84 Chrysophansäure, 7 Glykose, Bitterstoff und Arabin, 2 Harz, 5,5 Holzfaser, 0,5 Asche. Es ist ein leichtes, ungleichmässig feines Pulver von dunkler Ocherfarbe, mit einem Stich ins Grünliche. LIEBERMANN dagegen erkannte in der Substanz, welche ATTFIELD für Chrysophansäure hielt, ein Gemisch von verschiedenen Stoffen, unter welchen ein indifferenter Körper, welcher mit der Chrysophansäure viel Aehnlichkeit hat und durch Oxydation in Chrysophansäure über-

geführt werden kann, in vorwiegender Menge vertreten ist. Diesem Körper
gab man den Namen Chrysarobin. Seine Zusammensetzung entspricht der
Formel $C_{30}H_{26}O_7$. Chrysarobin ist leicht in heissem Benzol löslich und
wird von conc. Schwefelsäure mit gelber, Chrysophansäure aber mit rother
Farbe gelöst, ersteres ist in sehr verdünnter Kalilauge unlöslich, letztere
löst sich darin mit rother Farbe. Ersteres giebt mit Kali eine braune, letztere
eine blaue Schmelze. (Berichte d. d. chem. Ges. 11, S. 1603.)

Kochendes Benzol löst die Araroba bis auf die beigemischte Holzfaser
(15—18 Proc.), und aus der erkaltenden benzoligen Lösung scheiden 60 bis
65 Proc. eines blassgelben krystallinischen Pulvers oder warzenförmiger Krystalle aus. Im kalten Benzol bleiben circa 10 Proc. in Lösung (LIEBERMANN
und SEIDLER). Da die officinelle Waare eine gereinigte ist, so muss sie sich
der Chrysophansäure sehr ähnlich zeigen.

Aufbewahrung. Diese fordert dicht geschlossene Glasgefässe und Schatten.
Da der Staub den Athmungswerkzeugen sehr lästig fällt, sogar bei manchen
Personen einen sehr krankhaften Zustand erzeugen kann, so hüte man sich,
Chrysarobinstaub einzuathmen oder demselben die geöffneten Augen zu nähern.
Mit Lösungen des Chrysarobins die Haut zu beflecken, hüte man
sich, denn die Flecke beseitigen sich erst durch Absterben der alten und
Neubildung der Haut.

Prüfung. Die Ph. giebt nur Identitätsreactionen an, welche theils umständlich, theils unangenehm in ihrer Ausführung sind. Die drei ersten können
unterlassen bleiben, dagegen sind die Proben 4 und 5 in ihrer modificirten
Form, da sie die Reinheit des Stoffes erkennen lassen, auszuführen. —
1) Ein Th. des Chrysarobins mit 2000 Th. Wasser, d. h. eine geringe Menge
mit viel Wasser gekocht ergiebt ein Filtrat von blass bräunlichröthlicher (oder
röthlichgelber) Farbe. Ein Theil des Chrysarobins bleibt ungelöst. Das Filtrat hat weder einen Geschmack noch röthet es Lackmuspapier, giebt auch
mit wenigen Tropfen Ferrichlorid keine Reaction. Dass das Filtrat durch
Ferrichlorid nicht gefärbt werde, ist eine falsche Ausdrucksweise,
denn das Ferrichlorid theilt dem hellerfarbigen Filtrate seine Farbe mit. —
2) Mit Aetzammon geschüttelt und einen Tag damit im Contact färbt sich
die Mischung cochenillefarben. — 3) Uebergiesst man in einem weiten und
langen Reagircylinder ca. 0,02 g des Chrysarobins mit 0,5—1,0 ccm rauchender
Salpetersäure, so erfolgt beim Agitiren eine rothe Lösung, auf Zusatz von
überschüssigem Aetzammon geht die Farbe der Flüssigkeit in Violett über.
Einige Tropfen auf eine Glasscheibe gegeben lassen die Farbe leicht beurtheilen. Da durch ein Mehr oder Weniger des Reagens die Nüancirung der
Farbe beeinflusst wird, so sind diese Farben-Reactionen ohne besonderen
Werth. — Die sub 4 folgende Reaction in modificirter Form ist eine vor-
nehmliche und daher zunächst auszuführende. — 4) 0,05 g übergiesst man mit
2—3 ccm conc. Schwefelsäure. Unter Agitiren erfolgt in einigen Minuten
eine klare dunkelgelbrothe Lösung, ohne dass ein Schäumen oder Erhitzen
eintritt. Damit befriedigt sich die Ph. Wir setzen aber ein 15—20-faches
Vol. Wasser hinzu, schütteln um und stellen beiseite. Aus der Verdünnung
resultirt eine schwefelgelbe trübe Flüssigkeit, in welcher sich ein Theil des abgeschiedenen Chrysophans an dem Niveau, ein anderer Theil am Grunde und
ein dritter Theil oft in der Mitte der Flüssigkeitssäule ansammelt. Unter
dem Mikroskop sind die Partikel sehr minutiöse durchsichtige gelbe Krystalle.
Die durch ein doppeltes Filter gegossene Flüssigkeit ist blassgelb bis gelb
und ist gegen Ferrichlorid indifferent. — 5) 0,1 g mit 17 ccm (der 150-fachen

Menge) Weingeist übergossen und aufgekocht wird fast gelöst. Hier wäre es passender 0,1 g mit 4,5 ccm Benzol (Steinkohlenbenzin) zu übergiessen und aufzukochen. Es muss eine vollständige rothgelbe Lösung resultiren. Nach dem Erkalten decanthirt man 1—2 Tropfen der Lösung auf ein Objectglas und prüft unter dem Mikroskop. Dann setzt man zu der Benzolflüssigkeit $^1/_3$-Vol. absolut. Weingeist, kocht auf und bringt von der heissen Lösung einen Tropfen auf ein Objectglas, um nach dem Abdunsten den Rückstand unter dem Mikroskop zu prüfen, wo man an einzelnen Stellen die hier vorgelegten Bilder auffinden muss. Weingeist löst vorzugsweise die nicht farbigen Be-

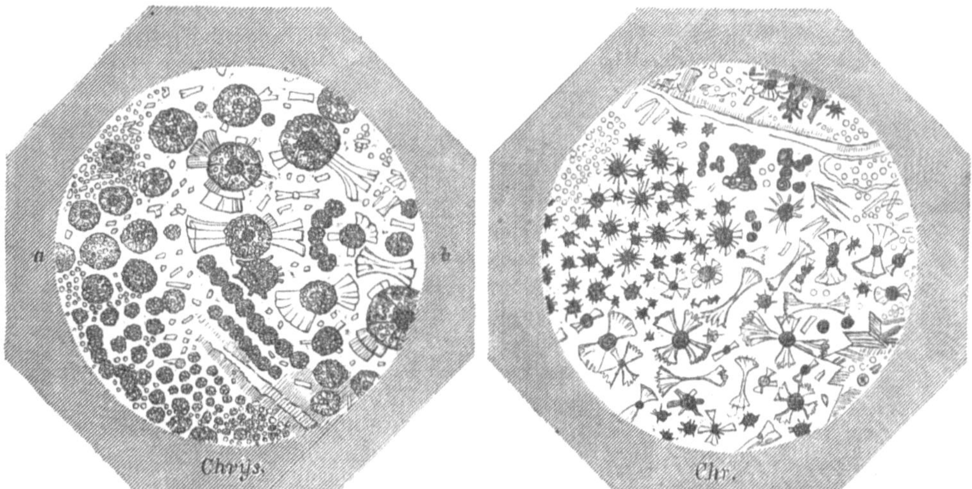

Aus erkalteter Benzollösung abgeschiedene Krystalle des Chrysarobins. 100—150-fache Vergr. *a* und *b*, zwei verschiedene Sorten (*b* bessere Sorte).

Aus der Lösung in einem Gemisch aus 2 Benzol und 1 absol. Weingeist abgeschiedenes Chrysarobin. 100—150-fache Vergr. Die Krystalle sind Chrysophansäure.

standtheile, daher ist der Fleck der weingeistigen Lösung auf dem Objectglase z. B. gelblichweiss, der Benzolfleck schwefelgelb. Die Krystallisationen aus Amylalkohol und Schwefelkohlenstoff bieten nichts Characteristisches. In einer siedenden Mischung aus Benzol und Weingeist ist das Chrysarobin löslicher als im Benzol, von welchem letzteren 100 Th. 3 Th. Chrysarobin lösen müssen. Die Lösung in Weingeist hat, da sie eine unvollständige ist, keinen Zweck. — 6) Auf Platinblech vorsichtig erhitzt schmilzt das Chrysarobin, entwickelt gelbe Dämpfe und verbrennt ohne Rückstand. Letzterer würde in der rohen Waare zurückbleiben, nicht aber bei der gereinigten, welche allein officinell ist.

Kritik. Die Nichtalkaloïde mit der Namenendigung —*in* hätte man allein der pharmaceutischen Ordnung wegen im Lateinischen mit —*ina* und nicht mit —*inum* endigend aufführen sollen, denn dann hätte der junge Pharmaceut und Mediciner sofort erkannt, welchem Genus der Arzneistoff angehört. *Chrysarobina* klingt jedenfalls passender als *Chrysarobinum*. Dass die wässrige hellfarbige Abkochung des Chrysarobins durch die dunklerfarbige Ferrichloridlösung gefärbt wird, steht fest und ist das *qui (liquor) neque Liquore Ferri sesquichlorati coloratur* wieder ein Latein, welches den Chemiker zum Kopfschütteln zwingt. Da die Ph. nur Identitätsreactionen angiebt, so ist die Art und Reinheit des Chrysarobins schwer zu definiren. Das Befeuchten mit Reagentien ist eine Methode, welche sich durch Uebergiessen mit Wenigem des Reagens in einem Reagircylinder ersetzen lässt.

Anwendung. Chrysarobin fand bisher nur eine äusserliche Anwendung und dürfte durch Benzoësäure sehr wohl ersetzt werden können. Es dient als Antipsoricum, Antiherpeticum, Anteczematicum, gegen Leber- und andere Hautflecke. J. Neumann erzielte mit diesem Mittel bei Psoriasis vulgaris, Herpes tonsurans und Pityriasis versicolor schnelle und gute Heilerfolge. Köbner hält das Chrysarobin nur für ein Palliativmittel bei Psoriasis. Für die Anwendung empfiehlt sich das *Collodium chrysarobinatum* (1 : 10 bis 15). Die Wirkung soll eine mild stimulirende sein, ist aber mitunter eine übermässig reizende. Die mit der Chrysarobin-Salbe einzureibende Hautstelle umgiebt man auch wohl mit Heftpflaster, um Färbung und Reizung der gesunden Haut zu verhüten. Die Färbung der Haut schwindet in 10—15 Tagen, schneller beim öfteren Bereiben mit Benzol. Da bei den Versuchthieren nach äusserlicher Anwendung Albuminurie auftrat, so ist diese pathologische Erscheinung auch bei Menschen zu erwarten (Levin, Rosenthal).

Codeïnum.

Kodeïn. Codeïnum. *Codéine. Codeia.*

Farblose oder weisse, oft deutlich oktaëdrische Krystalle, welche mit 80 Th. Wasser eine alkalische bittere Lösung ausgeben. Beim Kochen mit Wasser schmilzt es zuvor, ehe es gelöst wird, und bildet klare Tropfen, welche erkaltend *(refrigeratae)* krystallinisch erstarren.

Es ist leicht löslich in Weingeist, Aether, Chloroform, wenig in Petrolbenzin. In der Wärme verwittern die Krystalle. Wasserfreies Codeïn schmilzt bei 155° C. Es ist in verdünnten Säuren leicht, in Aetzkalilauge wenig, in Aetzammon in einem ähnlichen Verhältnisse wie in Wasser löslich. 0,005 g des Codeïns müssen mit 10 g Schwefelsäure eine farblose Lösung ausgeben, welche gelind erwärmt nach Zusatz zweier Tropfen sehr stark verdünnter Ferrichloridlösung eine dunkelblaue Farbe annimmt.

Es ist vorsichtig aufzubewahren. Stärkste Einzelngabe 0,05 g, stärkste Tagesgabe 0,2 g.

Geschichtliches. Das Kodeïn wurde im Jahre 1832 von dem Franzosen Robiquet entdeckt und *Codéine* (von κώδεια oder κώδη, Mohnkopf) genannt. Er schied es aus dem von Gregory zuerst dargestellten Doppelsalze, aus den Chlorhydraten des Morphins und Kodeïns bestehend, ab. Anderson untersuchte und bestimmte diese Opiumbase näher.

Darstellung. Das Kodeïn ist ein Alkaloïd, zu 0,5—0,75 Proc. im Opium enthalten. Es wird als Nebenproduct bei der Darstellung des Morphins nach der Robertson'schen und von Gregory modificirten Methode gewonnen. Der aus 1000 g Opiumpulver mit kaltem Wasser bewirkte Auszug wird mit 100 g Marmorpulver gemischt, nach dem Absetzen und Decanthiren zur Syrupdicke eingedampft, dann in 3 Litern kaltem Wasser gelöst, filtrirt, wiederum bis auf 750 ccm eingedampft und noch heiss mit 50 g reinem Chlorcalcium in concentrirter Lösung und etwa 10 g Salzsäure vermischt, nach einiger Zeit filtrirt, nochmals weiter eingedampft, nach Beseitigung etwa ausgeschiedener meconsaurer Kalkerde bis zur Syrupdicke abgedampft und zwei Wochen bei Seite gestellt. Nach dieser Zeit findet man in der Flüssigkeit in Gestalt dunkelbrauner Krystallmassen ein Doppelsalz, aus Morphin- und Kodeïnhydrochlorid bestehend, ausgeschieden. Diese Salzmasse wird in salzsäurehaltigem Wasser gelöst und umkrystallisirt, wiederum gelöst mit thierischer Kohle entfärbt und die Lösung bis zum geringen Ueberschuss mit Aetzammon versetzt. Morphin wird dadurch vollständig abgeschieden, während Kodeïn in Lösung bleibt. Die durch Filtration von dem Morphin befreite Lösung enthält Ammoniumchlorid und Kodeïnhydrochlorid.

Sie wird mit etwas Kalilauge versetzt und erwärmt, um einen Theil des Ammoniumchlorids zu zersetzen, dann zur Krystallisation eingedampft. Das Kodeïnhydrochlorid, welches in 20 Th. kaltem Wasser löslich ist, krystallisirt zuerst heraus. Zwischen Fliesspapier von der Mutterlauge befreit wird es in 5 Th. heissem Wasser gelöst, mit Aetzkali daraus das Kodeïn (in Gestalt einer öligen oder geschmolzenen) Masse abgeschieden, nach dem Erkalten und Erhärten in verdünnter Salzsäure gelöst, mit thierischer Kohle behandelt, dann wiederum mit Aetzkali ausgefällt und endlich aus wasserhaltigem Aether umkrystallisirt.

Eigenschaften. Kodeïn bildet aus Wasser oder wasserhaltigem Aether krystallisirt grössere **rhombische Prismen**, aus wasserfreiem Aether oder Benzin krystallisirt kleinere stumpfe **rhombische Octaëder**. Im ersteren Falle enthält es Krystallwasser, im anderen nicht. Ersteres ist das officinelle. Die Krystalle sind weiss oder auch gelblich-weiss, von stark alkalischer Reaction, mässig bitterem Geschmack, geruchlos. Die Hydratwasser enthaltenden Krystalle schmelzen mit Wasser erhitzt, bevor sie sich lösen. Es ist löslich in 80 Th. Wasser von mittlerer Temperatur, in 17 Theilen kochendem Wasser. Weingeist, Aether, Chloroform, Benzol lösen das Kodeïn leicht, wenig aber Petrolbenzin. Es ist in circa 85 Theilen Aetzammonflüssigkeit löslich, unbedeutend aber in Lösungen der fixen Aetzalkalien.

Die Formel des wasserfreien Kodeïns ist $C_{18}H_{21}NO_3$ (Mol. Gew. 299), die des wasserhaltigen Kodeïns $C_{18}H_{21}NO_3, H_2O$ (Mol. Gew. 317). Seine Salze sind meist krystallisirbar und von sehr bitterem Geschmack.

Concentrirte Schwefelsäure löst Kodeïn farblos auf. Nach Verlauf von einer Woche zeigt sich diese Lösung blau gefärbt. Diese Färbung wird aber schneller hervorgebracht, wenn man der Schwefelsäure eine Spur Salpetersäure zusetzt. Eine schnell erfolgende Identitätsreaction, welche die Pharmakopoe angiebt, ist, der farblosen Lösung von 0,005 g in 10 g Schwefelsäure 1 Tropfen verdünnter Ferrichloridlösung zuzusetzen, wodurch ebenfalls eine Blaufärbung entsteht. Beim Erhitzen auf Platinblech schmelzen die Kodeïnkrystalle zuerst, verflüchtigen sich zum Theil, verkohlen und verbrennen, ohne einen Rückstand zu hinterlassen.

Aufbewahrung. Da das Kodeïn dem Morphin ähnlich wirkt, so muss es auch abgesondert oder **vorsichtig** aufbewahrt werden. Lösungen werden allmählich gelb, dürfen also nicht vorräthig gehalten werden.

Chemie. Kodeïne nennt man die Homologe des Morphins. Sie werden durch die Formel $C_{17}H_{18}(C_nH_{2n} + 1)NO_3$ erklärt. Das officinelle Kodeïn, aus dem Opium abgetrennt, ist ein Methyläther des Morphins, **Methylmorphin**, und erhält die Formel $C_{17}H_{18}(CH_3)NO_3$, während die Formel des anhydrischen Morphins $= C_{17}H_{19}NO_3$ ist. Kodeïn kann daher aus Morphin hergestellt werden durch Erhitzen von 1 Mol. Methyljodid, CH_3J, und 1 Mol. Natronlauge, $NaOH$, mit 1 Mol. Morphin. Kodeïn ist ein tertiäres Amin. Mit Natronkalk erhitzt giebt es das gasförmige Methylamin, $CH_3 \cdot NH_2$, und Trimethylamin, $N(CH_3)_3$, welches ein Bestandtheil der Heringslake ist, aus. Mit Chlorwasserstoff unter Druck erhitzt giebt es neben Methylchlorid Apomorphin, $C_{17}H_{17}NO_2$, aus.

Prüfung. Hier hat die Ph. eben nur Identitätsreactionen angegeben und die Hauptsache vergessen, dass nämlich Kodeïn ohne Asche zu hinterlassen verglühen muss. Hauptsache ist, dass das Kodeïn frei von mehr als Spuren Morphin sei. Zur Prüfung nach dieser Seite hin übergiesst man das Pulver aus mehreren kleinen und grösseren Krystallen — 1) ca. 0,025 g mit 2,5—3 ccm **Salpetersäure** von 1,185 spec. Gew. Kodeïn sinkt unter, bei Gegenwart von Morphin stellt sich eine Bewegung der Partikel, ein Steigen und Sinken ein. Reines Kodeïn giebt innerhalb einer halben Stunde unter öfterem sanftem Agitiren eine rein gelbe, bei Gegenwart von Morphin aber eine kräftig rothgelbe Lösung. — 2) Löslichkeit in Wasser ist ein zweites unterscheidendes Verhalten. 0,11 g müssen sich in 2 ccm Wasser bei 100° C. vollständig lösen. — **3**) Die Identitätsprobe, 0,005 g in 10 g conc. Schwefelsäure zu lösen (die Lösung geht bei mittlerer Temperatur nur langsam vor sich), dann im Wasserbade auf 40—50⁰ zu erwärmen und mit 2 Tropfen einer stark verdünnten Ferrichloridlösung zu versetzen, um eine Bläuung hervorzubringen, wird nicht immer nach Wunsch gelingen, sie hat auch keinen ersichtlichen Zweck und schliesst nur ein Zeit raubendes Experiment ein. — **4**) Glühen. Schon bei geringer Wärme schmilzt das Kodeïn, bricht dann leicht in blakende Flamme aus, welche Russtheile in die Luft sendet und nach Verlöschen der Flamme verglüht der Rest, ohne eine Spur zurückzulassen. — **5**) Man löst etwas

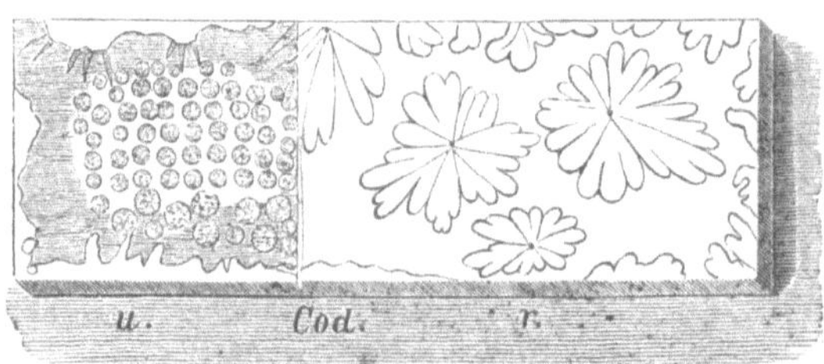

Weingeistige Kodeïnlösung auf Glas eingetrocknet. *r* Blattkrystalle des reinen Kodeïns.
u Tröpfchenform des unreinen Kodeïns.

Kodeïn (0,02 g) in absolutem Weingeist (2 g) unter Anwendung von Wärme und giesst die erkaltete Lösung auf eine Glasscheibe. Sie trocknet hier an einem kühlen Orte wie ein durchsichtiger farbloser Lack ein, höchstens finden sich nach einigen Stunden in der Fläche einige wenige, geschlitzten Blättern ähnliche Krystallbildungen ein. Nach 10—15 Stunden schwindet die Durchsichtigkeit und die Schicht wird opalescent und endlich weisslich, jene Blattgebilde deutlicher erkennen lassend. Bietet die Schicht in den ersten Stunden andere Krystallbildungen oder matte und weissliche Flecke oder runde Scheibchen (Tröpfchenform), so ist das Kodeïn kein reines. — **6**) 0,05 g Kodeïn werden mit 2—3 ccm conc. Schwefelsäure übergossen und unter bisweiligem Agitiren eine Stunde beiseite gestellt. Es darf sich die Säure nicht färben, auch dann nicht wenn durch Einstellen in Wasser von 80⁰ C. die Flüssigkeit einige Secunden auf diesen Wärmegrad erhitzt wird. Diese Probe ist mit dem Pulver mehrerer Krystalle zu bewerkstelligen, weil schon Candiszucker im Kodeïn angetroffen sein soll. Bei Thebain-, Papaverin- oder Morphingehalt würde die erwärmte Flüssigkeit roth, violett, schliesslich grün oder gelbroth werden, genug eine Farbe annehmen.

Die Proben 1, 2, 4 und 6 sind die vornehmlichsten, die anderen nebensächlich.

Kritik. Den Zweck der Identitätsreactionen, welche Verunreinigungen nicht erkennen lassen, wird man schwer auffinden. Diese Reactionen nehmen Zeit und Arbeit in Anspruch, weshalb man sie möglichst meiden wird.

Anwendung. Die Wirkung des Kodeïns entspricht derjenigen des Morphins, nur ist sie weit milder. Es soll einen ruhigen Schlaf verursachen und keine Schwere des Kopfes hinterlassen. Man giebt es zu 0,01—0,03—0,05 g 1 bis 3-mal täglich in Stelle des Morphins; zu 0,003—0,005—0,01 g zwei bis dreimal täglich bei Keuchhusten der Kinder von 2—10 Jahren. Kodeïn ist bei Kindern und alten Leuten anwendbar in den Fällen, in welchen Morphin erforderlich wäre.

Der *Syrupus Codeïni* der franz. Ph. enthält in 100 Theilen 0,2 g Kodeïn. Ein Theelöffel davon enthält 0,01, ein Esslöffel 0,05 g Kodeïn. Unsere Pharmakopoe giebt als grösste Einzeldosis 0,05, als Gesammtdosis auf den Tag 0,2 g Kodeïn an. Näheres vergl. man im Ergänzungsb. z. Handb. d. ph. Praxis.

Coffeïnum.

Kaffeïn; Koffeïn. Coffeīnum; Caffeïnum; Theïnum; Guaranīnum.
Caffeïne; *Theïne*; *Guaranine.* *Caffeïne.*

Weisse, glänzende, biegsame Krystallnadeln, mit 80 Th. Wasser
eine neutrale Lösung von bitterlichem Geschmacke gebend, in einem
zweifachen Gewichte siedenden Wassers löslich und erkaltet zu einem
krystallinischen Breie erstarrend. Ein Theil des Koffeïns löst sich in
ungefähr 50 Th. Weingeist oder in 9 Th. Chloroform. In Aether ist es
wenig löslich. Wasserfreies (anhydrisches) Koffeïn vorsichtig erhitzt
sublimirt ohne Rückstand bei einer über 180º C. hinausgehenden Wärme.

Wird Koffeïn in Chlorwasser gelöst und im Wasserbade abgedampft, so hinterbleibt ein gelbrother Rückstand, welcher auf alsbaldige
Zumischung von sehr wenig Aetzammonflüssigkeit in eine schön
purpurrothe Farbe übergeht. Die wässrige kalt gesättigte Lösung darf
weder durch Chlorwasser, noch durch Jodlösung getrübt werden.
In derselben Lösung bewirkt Gerbsäure einen reichlichen Niederschlag,
welcher nach Zusatz von mehr Gerbsäure verschwindet.

Stärkste Einzelngabe 0,2g, stärkste Tagesgabe 0,6g.

Geschichtliches. Koffeïn wurde 1820 von RUNGE, 1821 von PELLETIER,
CAVENTOU und ROBIQUET aus dem Kaffee rein dargestellt, später von LIEBIG
und WÖHLER seiner Zusammensetzung nach ermittelt. Das Kaffeïn fand OUDRY
1827 im Chinesischen Thee, TH. MARTIUS 1840 in der Guarana, STENHOUSE
1843 im Paraguaythee, ATTFIELD 1865 in der Kolanuss. Man fand es bis zu
5 Proc. in der Guarana, den Früchten von *Paullinia sorbĭlis*, zu 2—3 Proc.
im Chinesischen Thee, zu 0,5—1 Proc. im Kaffee, zu 1—1,2 Proc. in den
trocknen Kaffeeblättern, zu 0,5—1 Proc. im Paraguaythee (den trocknen
Blättern von *Ilex Paraguayensis*), zu 2 Proc. in der Guru- oder Kolanuss,
der Frucht der *Cola acumināta* SCHOTT und ENDL., welche im mittleren Afrika
zu Hause ist. Die Benennungen Koffeïn, Theïn, Guaranin, Psoraleïn
bezeichnen einen und denselben Körper. In jenen vegetabilischen Substanzen
ist das Koffeïn an Kaffeegerbsäure und andere den Gerbstoffen verwandte
Säuren gebunden. STRECKER stellte vor 15 Jahren das Koffeïn künstlich aus
dem Theobromin dar.

Darstellung. Die Darstellungsweisen des Koffeïns weichen von denen anderer
Alkaloïde sehr ab, weil das Koffeïn nur schwach alkaloïdische Eigenschaften besitzt.
In den meisten Fällen wird es aus dem Theestaube hergestellt. 100 Th. Chinesischer
Thee oder Theestaub werden nach Zusatz von 10 Th. Kalkhydrat mit 200 Th.
kochend heissem Wasser übergossen und 4 Stunden im Dampfbade digerirt, dann ausgepresst, die Pressrückstände noch einmal mit 150 Th. kochend heissem Wasser angerührt, wiederum digerirt und heiss ausgepresst. Die Flüssigkeiten werden zusammengegossen mit 1 Th. Holzkohlenpulver gemischt und dann der Ruhe bei
einer Wärme von 40—50º C. überlassen. Nach einem Tage wird warm filtrirt, der
Bodensatz mit warmem Wasser nachgewaschen und nun allmählich mit soviel Bleiessig vermischt, als dadurch eine Fällung entsteht. Der Niederschlag wird durch
Filtration gesondert, mit Wasser ausgewaschen, und aus dem Filtrat gelöstes Bleioxyd durch Schwefelwasserstoff gefällt. Nach dem Absetzenlassen wird filtrirt, das
beinahe farblose Filtrat bis auf 30 Th. eingedampft und zur Krystallisation bei Seite
gestellt. Aus der Mutterlauge, welche man durch Abpressen absondert und bis auf
$^1/_3$ Volumen einengt, gewinnt man weitere Krystalle. Die gesammelten Koffeïnkrystalle
werden in 40 Th. Wasser und nach Zusatz von gereinigter thierischer Kohle
durch Aufkochen gelöst etc., durch Umkrystallisiren gereinigt und schliesslich an

einem lauwarmen Orte getrocknet. Die Ausbeute beträgt $1^1/_2$—$2^1/_2$ Proc. des Thee-staubes. — Auch kann man nach der Fällung mit Bleiessig filtriren, die Flüssigkeit concentriren, mit 2 Th. gepulv. Kaliumsulfatpulver und 1 Th. Knochenkohle ver-mischen und im Wasserbade eintrocknen. Der Rückstand wird gepulvert und mit Chloroform extrahirt, von dem Auszuge das Chloroform im Wasserbade abdestillirt, der Rückstand in kochend heissem Wasser gelöst, wenn nöthig filtrirt und zur Kry-stallisation beiseite gestellt. Auf diese Weise erhält man das Koffeïn alsbald schön weiss und rein. Filter und Colatorien werden gesammelt, mit heissem Wasser aus-gezogen und der Auszug eingeengt, bis er beiseite gestellt Koffeïnkrystalle absetzt.

Die Darstellung aus Kaffeebohnen geschieht in folgender Weise. 100 Th. Kaffeebohnen (bessere Sorte) werden scharf getrocknet und grob gepulvert mit 15 Th. Kalkhydrat, 1 Th. Holzkohlenpulver und 20 Th. Wasser gemischt, die Misch-ung im Wasserbade trocken gemacht, gepulvert und im Verdrängungsapparat mit Weingeist (ungefähr 350 Th.) extrahirt. Der Auszug wird mit einem halben Volumen Wasser vermischt in eine Destillirblase gebracht, der Weingeist abdestillirt, die wässerige zurückbleibende Flüssigkeit, um sie von dem fetten Oel zu befreien, heiss durch ein genässtes Filter gegossen und zur Krystallisation gebracht. Die gewonne-nen Krystalle werden in heissem Wasser gelöst, mit gereinigter thierischer Kohle digerirt, die Lösung filtrirt und zur Krystallisation gebracht. Ist das Koffeïn noch nicht farblos, so muss es noch einmal umkrystallisirt werden. Ausbeute 0,6—0,9 Proc. — Die Abkochung von gepulverten Kaffeebohnen oder Thee wird mit Bleiessig von den Gerbsäuren befreit, filtrirt, zur Trockne eingedampft, entweder mit Chloroform extrahirt oder mit Sand gemischt und daraus das Koffeïn in derselben Weise, wie die Benzoësäure aus Benzoë, durch Sublimation abgeschieden. P. Cazeneuve und O. Caillon geben folgendes Verfahren der Darstellung an. Der Chinesische schwarze Thee wird zerschnitten mit 4-facher Menge kochendheissen Wassers übergossen, so-bald die Blätter erweicht sind, mit gleichviel Kalkhydrat durchmischt und dann im Wasserbade ausgetrocknet. Der in ein grobes Pulver verwandelte Rückstand wird mit Chloroform erschöpft, vom Auszuge das Chloroform durch Destillation ge-schieden und der harzige, durch Chlorophyllgrün gefärbte Rückstand mit siedendem Wasser aufgenommen, durch ein vorher genässtes Filter gegossen, das Filtrat in der Wärme des Wasserbades eingeengt und zur Krystallisation gebracht.

Eigenschaften. Koffeïn bildet sehr lange oder lange, biegsame, oft stern-förmig gruppirte, farblose, mehr oder weniger seidenglänzende, mässig bitter schmeckende Nadeln oder haarförmige Krystalle, welche sich in 80 Th. Wasser von mittlerer Temperatur, 10 Th. kochendem Wasser, 35 Th. 90 procentigem Weingeist, 155 Th. absol. Weingeist, 600 Th. Aether, 100 Th. Benzol, 1700 Th. Schwefelkohlenstoff, 8 Th. Chloroform (bei 18—20° C.) lösen. Aus Wein-geist und Aether krystallisirt Koffeïn wasserfrei. Die Formel des aus Wasser krystallisirten ist $C_8H_{10}N_4O_2 + H_2O$. (Mol. Gew. 212.)

Die wasserhaltigen Krystalle verlieren ihr Krystallwasser bei 120° und sublimiren bei 180° unzersetzt zu haarförmigen oder federartig gruppirten Krystallen. Der Koffeïndampf ist geruchlos. Koffeïn, obgleich ohne alka-lische Reaction, ist ein alkaloïdischer Körper, denn wir kennen ein chlor-wasserstoffsaures und schwefelsaures Salz und Salzverbindungen mit Platin-chlorid und mit Silbersalpeter. Mit schwachen Säuren giebt es keine Salze. Citrate, Arseniite, Lactate etc. des Koffeïns existiren daher nicht.

Wird Koffeïn mit Chlorwasser oder rauchender Salpetersäure einige Secunden gekocht, die gelbe Lösung in gelinder Wärme verdunstet, der Rückstand mit Aetz-ammonflüssigkeit befeuchtet, so entsteht eine dem Murexid ähnliche Purpurfärbung, die auf Zusatz von Aetzkali nicht wie bei dem Murexid in Blau übergeht, sondern verschwindet (Stenhouse). Mit Chlorwasser statt der rauchenden Salpetersäure ist die Erlangung dieser Reaction etwas schwieriger. Die Ursache der Reaction ist die durch Oxydation entstandene Amalinsäure. Kalte concentrirte Schwefel-säure und concentrirte Salpetersäure geben mit Koffeïn eine farblose Lösung.

Chemie. Koffeïn ist Methyltheobromin. Es gehört zu den Fettkörpern oder Methanderivaten. Strecker stellte das Koffeïn künstlich dar durch 24 stündiges Erhitzen des Theobrominsilbers ($C_7H_7AgN_4O_2$) mit Jodmethyl bei einer Temperatur von 100°. Hiernach lässt sich das Koffeïn als Methyl-Theobromin betrachten. Seine rationelle Formel wäre dann $(CN)_2 \cdot CO \cdot C_3H_4O \cdot (CH_3)_2 - N_2$. Wird Koffeïn mit Baryumhydroxyd gekocht, so enthält das Destillat Aetzammon und Methylamin, $CH_3 \cdot NH_2$, welches in gleicher Weise auch aus Morphin, Kreatin etc. erlangt wird, und im Rückstande findet sich eine neue Base, das **Koffeïdin** ($C_7H_{12}N_4O$). Durch Chlor oder Salpetersäure wird das Koffeïn in Cyanchlorid, Methylamin und **Tetramethylalloxan** oder **Amalinsäure**, $C_8(CH_3)_4N_4O_7 \cdot H_2O$, übergeführt. Die Amalinsäure ist in Wasser schwer löslich, ihre Krystalle sind farblos, sie färben aber die Haut roth und werden durch Aetzalkali und durch Aetzammon blau bis purpurroth gefärbt, je nach der Concentration. Damit erklärt sich die von der Ph. angegebene Identitätsreaction mit Chlorwasser und Aetzammon. Eine weitere Chloreinwirkung erzeugt

Dimethylparabansäure oder **Cholestrophan**, $CO \underset{\diagdown\ NCH_3 \cdot CO}{\overset{\diagup\ NCH_3 \cdot CO}{\big|}}$, welches farblose, in Wasser leicht lösliche Krystalle bildet. Das Cholestrophan bezeichnete man früher mit **Nitrotheïn**.

Eine dem Methyltheobromin oder Koffeïn homologe Verbindung ist das **Aethyltheobromin**, $C_7H_7(C_2H_5)N_4O_2$, welches wie das erstere aus Jodäthyl und Theobrominsilber hergestellt wird. Die Structurformel des Koffeïns würde sich nach den vorbemerkten Reactionen wie folgt gestalten

$$
\begin{array}{c}
\textbf{Koffeïn} \\
CH_3 - N - CO \\
\big|\qquad \big| \\
CO\quad C - N <^{CN}_{CH_3} \\
\big|\qquad \big|\big| \\
CH_3 - N - CH
\end{array}
\qquad\qquad
\begin{array}{c}
\textbf{Amalinsäure} \\
NCH_3 - CO\qquad CO - NCH_3 \\
\big|\ \diagdown^{OH} \quad \big| \\
CO \quad C ----- C \quad CO \\
\big|\ _{HO}\diagup \ \big| \\
NCH_3 - CO\qquad CO - NCH_3
\end{array}
$$

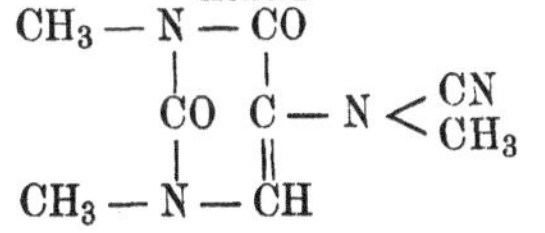

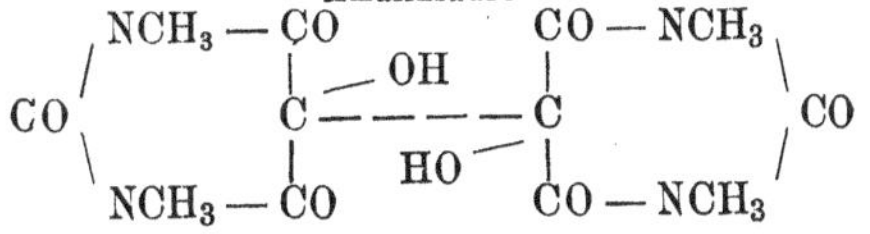

Aufbewahrung. Obgleich Koffeïn keineswegs ein unschuldiger Arzneistoff ist, so soll es dennoch in der Reihe der mild wirkenden Arzneistoffe aufbewahrt werden.

Prüfung. Um die Identitätsreaction mit Chlor zu umgehen, ist folgender Prüfungsgang einfacher und bündiger. — 1) Prüfung der **Auflöslichkeit** in **Wasser**. Man giebt 0,1 g des Koffeïns in einen Reagircylinder, übergiesst mit 0,5 ccm Wasser und erhitzt im Wasserbade. Es muss baldige Lösung bei 95—100° C. erfolgen. Dann giebt man 7,5 ccm kaltes Wasser dazu und kühlt bis auf 15° C. ab. Es muss sich die völlig klare farblose Lösung frei von Ausscheidungen erhalten. — 2) Man giebt nun 2 Tropfen dieser Lösung auf ein Objectglas, breitet sie aus und lässt sie an einem 30—40° C. warmen Orte, vor Staub gesichert, abdunsten. Das Glas mit der Lupe betrachtet lässt die Krystallisation in zarten spiessigen Krystallen erkennen und bei 60- bis 100-facher Vergrösserung unter dem Mikroskop betrachtet, ergeben sich (wie drei verschiedene Sorten Koffeïn aus verschiedenen Jahren zeigten) die langspiessigen Krystalle, hier und da mehr oder weniger mit gelblichen oder farblosen, gut ausgebildeten dihexaëdrischen und dirhomboëdrischen Krystallgebilden durchsetzt. Diese letzteren Krystalle treten beim Verdunsten einer wässerigen mit Chlorwasser versetzten Koffeïnlösung in vermehrter Menge auf. Ob nun diese nicht Koffeïn sind, das zu bestimmen dürfte noch eine Aufgabe bleiben. Dieses vortreffliche charakteristische Bild genügt zur Erkennung des Koffeïns. Um diesen Punkt noch mehr aufzuklären, macht man — 3) aus einer erbsengrossen Menge Koffeïn und 1,5—2 ccm **Chloroform** (unter gelinder Erwärmung) eine Lösung und giebt davon 1—2 Tropfen auf ein Objectglas. Chloroform verdunstet sofort und mit der Lupe lassen sich die zarten spiessförmigen Krystalle erkennen. Bei 100-facher Vergrösserung findet man neben den spiessigen Krystallen eine grössere Menge Dihexaëder, von welchen theils spiessige Krystalle auslaufen, welche aber auch stellenweise in minutiöser Grösse für sich Raum einnehmen. Auch dieses Bild ist charakteristisch zur Erkennung des Koffeïns. Aus der Benzol- und auch aus der weingeistigen Lösung erlangt man ein Bild, in welchem die dirhomboëdrischen Krystalle so zurücktreten, dass nur die spiessigen Krystalle in die

Augen fallen. — **4**) Von der sub 1 gesammelten Lösung versetzt man 2—3 ccm
mit 1—2 Tropfen Jodjodkaliumlösung. Es darf daraus keine Trübung hervorgehen (bei Gegenwart nur sehr geringer Menge Schwefelsäure oder Salzsäure entsteht eine braune Trübung). Eine Trübung würde fremde Alkaloïde
verrathen. — **5**) ᵀn zwei Reagircylinder giebt man je eine, 2 Erbsen grosse
Menge Koffeïn, dann in den einen Cylinder 2—3 ccm conc. S c h w e f e l s ä u r e ,
in den anderen 2—3 ccm S a l p e t e r s ä u r e von 1,185 spec. Gew. Es erfolgt
bei 15—20⁰ C. in beiden Fällen eine farblose Lösung, welche eine Secunde

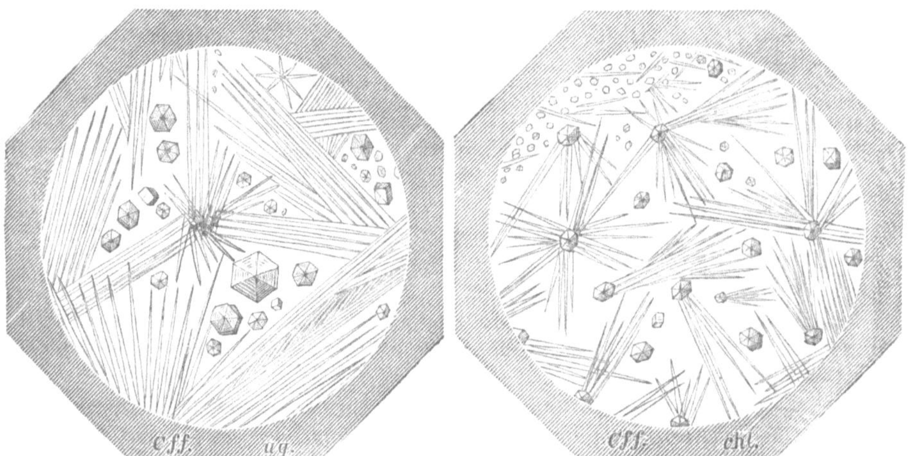

<table>
<tr><td style="text-align:center">Koffeïn-Rückstand der abgedunsteten wässrigen
Lösung. 80 — 120 - fache Vergr.</td><td style="text-align:center">Koffeïn-Rückstand der abgedunsteten Chloroform-
Lösung. 80 — 120 - fache Vergr.</td></tr>
</table>

hindurch auf 100⁰ C. erhitzt (durch Einstellen in kochend heisses Wasser),
sich nicht merklich färben darf. Die Schwefelsäurelösung nimmt gewöhnlich einen
unbedeutenden blassgelblichen Farbenton an. Damit wäre die Abwesenheit
fremder Substanzen und besonders fremder Alkaloïde sicher erkannt. —
6) In einen trocknen Reagircylinder giebt man wenig des Koffeïns und erhitzt den unteren Theil des Cylinders im Luftzuge einer brennenden Petrollampe. Zunächst schmilzt das Koffeïn zu einer klaren farblosen Flüssigkeit
und s u b l i m i r t, ungefähr 1—2 cm über der erhitzen Stelle sich ansetzend.
Der untere Theil des Sublimats schmilzt und es bilden die Partikel kleine, an
der Glaswandung hängenbleibende Tröpfchen. Im Grunde des Cylinders darf
kein Beschlag oder Rückstand verbleiben.

Damit ist die P r ü f u n g   a b z u s c h l i e s s e n, denn mit diesen 6 Reactionen
und Experimenten werden nicht nur Verunreinigungen, auch alle etwa möglichen Verfälschungen erkannt.

Die Ph. fordert die Identitäts-Reaction mit C h l o r und A e t z a m m o n.
Man übergiesst in einem porcellanenen Schälchen eine 2 Erbsen-grosse Menge
des Koffeïns mit 2,5—3 ccm Chlorwasser (oder mit 1—1,5 ccm conc. Salpetersäure) und dampft in der Wärme des Wasserbades ein. Der Verdampfungsrückstand ist röthlichgelb und nimmt mit Aetzammon betropft eine violettrothe
bis purpurrothe Färbung an. Wenn die Reaction nicht glücken sollte (z. B.
wegen zu langem oder zu kurzem Erhitzen), so muss man sie nochmals vornehmen. Die Erklärung dieser Reaction folgt unten. Da Koffeïn in wässriger Lösung durch Kaliumjodojodid nicht gefällt wird, so hat man damit eine
Reaction auf fremde Alkaloïde. Die Ph. fordert, dass C h l o r w a s s e r in der

wässrigen Koffeïnlösung keine Trübung erzeugen dürfe. Damit glaubt sie eine Verfälschung mit **Theobromin** zu erkennen, was nur dann anzunehmen ist, wenn dieses Alkaloïd in reichlicher Menge vertreten ist. Wenn man nämlich Chlorgas in eine Mischung von Theobromin mit Wasser leitet, so scheiden sich farblose Krystalle der Amalinsäure ab, welche sehr schwer in Wasser löslich sind, und in Lösung bleibt Chlorwasserstoff-Methylamin. Nun soll das Resultat der Einwirkung gasigen Chlors nur auf eine reichliche Menge Theobromin durch Zusatz von Chlorwasser zu einer kalten wässrigen Lösung erreicht werden. Dabei ist der Umstand, dass Theobromin bei 15⁰ C. mindestens 750 Th. Wasser zur Lösung erfordert, zu erwägen. Genug, die Trübung durch Chlorwasser liegt in der Einbildung, und ist durch Experiment nicht verificirt worden, — sie gelingt nicht. Dazu kommt der Umstand, dass Koffeïn durch Einwirkung von Chlorgas einem ähnlichen Zersetzungsprocesse unterliegt und auch **Amalinsäure**, $C_8(CH_3)_4N_4O_7$, ausgiebt. Man vergl. oben unter Chemie.

Schliesslich soll die Koffeïnlösung auf Zusatz von **Gerbsäurelösung** eine Trübung geben, welche im Ueberschuss des Fällungsmittels verschwindet. Diese Eigenschaft zeigen aber auch einige andere Alkaloïde.

Als **Verunreinigungen** und **Verfälschungen** werden Salicin, Phloridzin, Benzoësäure, Hippursäure angegeben, welche, Benzoësäure ausgenommen, durch conc. Schwefelsäure, welche gefärbt oder geschwärzt wird, angezeigt werden. Weitere Verfälschungsmittel des Koffeïns sind Zucker, Kreatin und Kreatinin, Theobromin und andere Alkaloïde. Die drei ersteren sind in kaltem absol. Weingeist kaum löslich, auch verhält sich das Koffeïn gegen kalische Kupferlösung indifferent.

Anwendung. Das Koffeïn wirkt aufregend auf das Sensorium, vorübergehende Eingenommenheit des Kopfes erzeugend, anregend und belebend auf das Nervensystem, die Secretion des Harnstoffes, der Galle und des Harnes vermehrend. Man giebt es besonders bei Migräne zu 0,03—0,05 halb- bis einstündlich oder zu 0,05—0,1—0,2 zwei- bis vierstündlich. In Gaben von 0,5 und mehr bewirkt es Erbrechen, heftige Aufregung und bedenkliche Vergiftungserscheinungen. Es ist im Blute und Harne nachweisbar. Uebrigens ist Koffeïn gewissermassen Antidot des Morphins.

Die Maximaleinzelngabe von 0,2, die Maximal-Tagesgabe von 0,6 g, welche die Ph. angiebt, dürften den Verhältnissen bis auf letztere entsprechen und hätte man hier bis auf 0,8 g hinaufgehen können.

Collodium.

Collodium. Kollodium. Kollod. *Collodion. Collodion.*

Vierhundert (400) Th. roher Salpetersäure von 1,380 spec. Gew. mische man vorsichtig mit eintausend (1000) Th. roher Schwefelsäure von 1,830 spec. Gew., in welche bis auf 20⁰ C. abgekühlte Mischung man fünfundfünfzig (55) Th. gereinigter Baumwolle eindrückt; dann lasse man 24 Stunden bei einer Wärme von 15—20⁰ C. beiseite stehen. Hierauf stelle man die in einen Trichter eingelegte Mischung 24 Stunden beiseite, damit die überflüssige Menge der Säuren abtropfe. Die zurückbleibende Collodwolle wasche man solange aus, bis die Säure vollständig entfernt ist. Alsdann ausgepresst trockne man sie bei einer Wärme von 25⁰ C. Von dieser Collodwolle versetze man zwei (2) Th., mit zweiundvierzig (42) Th. Aether gut durchschüttelt, mit sechs (6) Th. Weingeist und schüttle man bis zur Lösung zusammen. Hierauf einige Wochen beiseite gestellt, giesse man klar ab.

Es sei eine neutrale, farblose oder schwachblassgelbliche, syrupdicke Flüssigkeit, welche in dünner Schicht ausgebreitet, nach Verdampfen des weingeistigen Aethers, ein farbloses, fest zusammenhängendes Häutchen hinterlassen muss.

MEYNARD (spr. mänahr) in Boston lehrte 1848 zuerst, die sogenannte Schiessbaumwolle in weingeisthaltigem Aether aufzulösen und für chirurgische Zwecke zu verwenden. Die Lösung wurde Kollodium genannt.

Die Darstellung des Kollodiums*) zerfällt in die Bereitung des Kolloxylins**) oder der Kollodwolle und in die Auflösung dieses Präparats in weingeisthaltigem Aether.

Die sogenannten Kohlehydrate, jene organischen Substanzen, welche man als Verbindungen des Kohlenstoffs mit Wasser betrachtet, wozu auch die Cellulose oder Holzfaser gehört, werden unter gewissen Bedingungen bei Einwirkung von Schwefelsäure und Salpetersäure (HNO_3), in der Art verändert, dass die Salpetersäure ein oder mehrere Atome Wasserstoff aus der Zusammensetzung des Kohlehydrats verdrängt und dafür gleichviel Moleküle Nitroyl, NO_2, einsetzt. Nach Ansicht der Structurtheorie tritt aus dem elementaren Bestande OH (Hydroxyd) aus und dafür tritt ONO_2 ein. Nach einer dritten Ansicht tritt aus dem elementaren Bestande der Cellulose H_2O als 1 Mol. Wasser aus und dafür tritt Salpetersäure, HNO_3, ein.

Die gereinigte Baumwolle, die Samenhaare mehrerer *Gossypium*-Arten (Malvaceen), welche meist Sträucher, auch einjährige Kräuter sind, ist fast reine Cellulose, welcher die Formel $C_6H_{10}O_5$, oder verdoppelt $= C_{12}H_{20}O_{10}$ zukommt. Wird ein Gemisch aus 1 Th. Baumwolle, 10 Th. Kaliumnitrat und 12—15 Th. Schwefelsäurehydrat, oder ein Gemisch aus Baumwolle, conc. Salpetersäure und conc. Schwefelsäure bewerkstelligt, so versetzt die gegenwärtige Schwefelsäure die Salpetersäure in einen so concentrirten Zustand, dass sie auf den elementaren Bestand der Cellulose einwirkt und damit Nitrocellulose erzeugt. $C_6H_{10}O_5 + 3HNO_3 = C_6H_7(NO_2)_3O_5 + 3H_2O$. Geben wir der Cellulose die Formel, wie folgt, so erklärt sich die Bildung der Mono-, Di-, Tri-, Tetra- und Pentanitrocellulose.

Cellulose	Trinitrocellulose	Tetranitrocellulose	Pentanitrocellulose
CH(OH)	CH(ONO₂)	CH(ONO₂)	CH(ONO₂)
CH(OH)	CH(OH)	CH(ONO₂)	CH(ONO₂)
C—CH(OH)	C—CH(ONO₂)	C—CH(OH)	C—CH(ONO₂)
CH(OH)	CH(OH)	CH(ONO₂)	CH(ONO₂)
CH(OH)	CH(ONO₂)	CH(ONO₂)	CH(ONO₂).

Durch diese Veränderung in der chemischen Constitution wird die Structur der Baumwolle oder Cellulose nicht im geringsten verändert. Je nach dem Grade der mitwirkenden Wärme und der Zeitlänge der Einwirkung entsteht zuerst die Mono-, dann die Di-, Tri- etc. Nitrocellulose. Nach Vorschrift der

---

*) κολλώδης, leimähnlich; κόλλα, Leim; εἶδος, Gestalt.
**) κόλλα, Leim; ξύλον, Holz, Holzfaser.

Ph. gehandelt ist das Resultat die **Trinitrocellulose**, welcher die Formeln $C_6H_7(NO_2)_3O_5$ oder als **Hexanitrocellulose** die Formel $C_{12}H_{14}(ONO_2)_6O_4$ gegeben werden. Dieses Produkt ist das **Kolloxylin** oder die **Kollodiumwolle** oder **Kollodwolle**. Gewaschen und getrocknet löst es sich in weingeisthaltigem Aether zu einer klaren schleimigen Flüssigkeit auf. Lässt man das gebildete **Kolloxylin** längere Zeit der Einwirkung der Mischung der Säuren ausgesetzt, so schreitet die Nitrication oder Nitrirung der Cellulose fort, und am Ende des erwähnten Zeitraumes ist die Baumwollenfaser zwar in ihrem Bau nicht weiter verändert, sie hat aber an Gewicht zugenommen und ist nun nach dem Auswaschen und Trocknen nicht mehr in weingeisthaltigem Aether löslich. Dieses Produkt ist die 5-fach nitrirte Cellulose, **Pentanitrocellulose**, **Pyroxylin***), **Schiessbaumwolle**. Wird das Pyroxylin mit verdünnter Lösung des Natriumcarbonats gekocht oder 1—2 Tage in sehr starker Aetzammonflüssigkeit macerirt, dann ausgewaschen und getrocknet, so erhält man eine im Aeusseren nicht veränderte Baumwolle, welche aber in weingeisthaltigem Aether löslich ist, nämlich die **Tetranitrocellulose**.

Das **Kolloxylin** oder die **Kollodwolle** ist also die Trinitrocellulose, das **Pyroxylin** oder die **Schiessbaumwolle** die Pentanitrocellulose.

BÉCHAMPS setzte die Nitrocellulosen in die Reihe der Salpetersäureäther. Demnach erhalten sie die Formeln

$$\underset{\text{Trinitrocellulose}}{\left.\begin{array}{l} C_{12}H_{17}O_7 \\ (NO_2)_3 \end{array}\right\} O_3} \qquad \underset{\text{Tetranitrocellulose}}{2\left(\left.\begin{array}{l} C_{12}H_{16}O_6 \\ (NO_2)_4 \end{array}\right\} O_4\right) + H_2O} \qquad \underset{\text{Pentanitrocellulose}}{\left.\begin{array}{l} C_{12}H_{15}O_5 \\ (NO_2)_5 \end{array}\right\} O_5 + H_2O.}$$

Das Kolloxylin, mit welchem Namen ich die Kollodiumwolle schon in meinem Commentar zur Preuss. Pharmakopoe bezeichnete, verpufft bei einer Temperatur zwischen 150—160° C., die Tetranitrocellulose zwischen 140—150°, das Pyroxylin bei 110—120°. Pyroxylin in einem Gemisch aus Kalisalpeter und rauchender Schwefelsäure dargestellt, verpufft selbst bei 80° C., sowie durch heftigen Schlag, Stoss etc.

Das Kolloxylin wird durch kochend heisses Wasser nicht verändert, das Pyroxylin dagegen zum Theil in Tetranitricat übergeführt. Alle drei Nitroverbindungen werden durch rauchende Salpetersäure, sowie durch conc. Schwefelsäure gelöst.

Durch Kochen in Ferrochloridlösung werden alle drei Nitroverbindungen in der Art zersetzt, dass Stickoxydgas entweicht und das Eisen in Ferrioxyd übergeführt wird. Bei diesem Processe nimmt die Nitrocellulose wieder Wassermolecüle auf, und es resultirt eine in physikalischer und chemischer Hinsicht vollständig regenerirte Cellulose.

Darstellung des **Kolloxylins**. Wie die Baumwolle im Grosshandel vorkommt, ist sie mehr oder weniger mit anderen Theilen der Pflanze durchstreut oder mit Staub bedeckt. Hiervon wird sie in besonderen Werkstätten durch Krämpeln, Kardiren oder Kardätschen befreit. Eine gekrämpelte Baumwolle guter Qualität ist zwar von Unreinigkeiten befreit, aber zum Zweck

---

*) $\pi\tilde{\upsilon}\varrho$, gen. $\pi\upsilon\varrho\acute{o}\varsigma$, Feuer; $\zeta\acute{\upsilon}\lambda o\nu$ Holz. Bis jetzt machten die Chemiker zwischen Pyroxylin und Kolloxylin keinen Unterschied, sondern nannten auch die Kollodiumwolle Pyroxylin, von dem sie zwei Modificationen annahmen, eine in weingeisthaltigem Aether lösliche und eine unlösliche. Früher pflegte man das Pyroxylin auch mit **Xyloïdin** ($\xi\acute{\upsilon}\lambda o\nu$, Holz. $\epsilon\tilde{\iota}\delta o\varsigma$, Gestalt) zu bezeichnen, jetzt jedoch versteht man unter letzterem Namen ein ähnliches Substitutionsprodukt aus dem Stärkemehl. Die zum Collodium verwendbare Nitrocellulose mit **Kolloxylin**, die Schiessbaumwolle mit **Pyroxylin** zu bezeichnen fordert die pharmaceutische Ordnung. Beide Nitroverbindungen sind chemisch und physikalisch verschieden.

des Krämpelns vorher mit fettem Oel conspergirt, daher fettig. Sie kann also nicht ohne weitere Vorbereitung zur Kolloxylindarstellung verwendet werden. Diese Baumwolle wird durch Einweichen und Waschen in einer 4—5-proc. Lösung des krystallisirten Natriumcarbonats hierauf durch Waschen mit Wasser gereinigt, zerzupft und getrocknet.

Die reine oder vielmehr die gereinigte trockne Baumwolle wird nun in eine Mischung aus Salpetersäure und Schwefelsäure getaucht. Die Pharmakopoe hat rohe Salpetersäure, welche nicht officinell ist, welche aber Seite 155 im Commentar aufgeführt wird, vorgeschrieben. Sie soll ein spec. Gew. von 1,380 haben, ist also das sogenannte **doppelte Scheidewasser**. Die Schwefelsäure muss sich soviel als möglich der Concentration des einfachen Hydrats nähern. Salpetersäure, deren spec. Gew. unter 1,380 liegt, genügt kaum, die Kolloxylinbildung zu vollenden. Ein geringer Chlorgehalt der Säure ist ohne Einfluss auf die Bildung des Kolloxylins, ein grosser dagegen vermindert die Ausbeute. Das spec. Gewichte der Schwefelsäure muss mindestens 1,830 betragen. Das spec. Gewicht der Engl. Schwefelsäure ist selten so hoch, man vermischt sie daher mit rauchender, soweit es nöthig ist. **Eine dünne Schwefelsäure wirkt besonders im Verein mit einer dünnen Salpetersäure auflösend auf die Baumwollenfaser.**

Die Zeitdauer der Verwandlung der Baumwolle in Kolloxylin richtet sich nach der Concentration der Säuren. Je specifisch schwerer diese sind, um so eher ist die Kolloxylinbildung beendigt. Auf das gebildete Kolloxylin scheint dann dieselbe Säuremischung, wenigstens in den ersten 10—20 Stunden, und bei gewöhnlicher Temperatur, keinen verändernden Einfluss auszuüben. Die Ph. schreibt 24 Stunden der Einwirkung vor. Die Temperatur der Mischung beider Säuren muss, wie auch die Pharmakopoe angiebt, auf das mittlere Maass (17—22° C.) herabgegangen sein, ehe man die Baumwolle eintaucht. Die Ph. giebt 20° C. an, obgleich ein Temperaturmaas von 18 bis 22° C. sich bequemer abwarten lässt. Die Mischungen der dünneren Salpetersäure mit der conc. Schwefelsäure nehmen nämlich stets einen höheren Temperaturgrad an. Eine Temperatur von 25° C. ist übrigens ohne bemerkbaren Einfluss auf die Bildung, so wie auf das Gewicht der Ausbeute des Kolloxylins. Mehrere Grade über diese Temperatur hinaus bildet sich mehr oder weniger eine Mononitro-Cellulose und Binitro-Cellulose, welche kurzfaseriger, entweder in Weingeist löslicher, oder in weingeisthaltigem Aether schwerer oder trübe löslich ist, oder darin nur aufquillt, und was die Hauptsache ist, auch der Quantität nach um vieles geringer ausfällt.

Aus den Versuchen, die ich über das Verhältniss der Säuren zur Baumwolle und über die Zeit bis zur Beendigung der Kolloxylinbildung bei einer Temperatur von 15—20° C. angestellt habe, ergaben sich folgende Resultate:

Zwei (2) Theile Baumwolle erfordern

Salpetersäure		und	Schwefelsäure von 1,833—1,810 spec. Gew.	Die Bildung des Kolloxylins ist vollendet nach
Theile	Spec. Gew.			
12	1,450	„	12 Th.	6 Stunden
12¹/₂	1,440	„	13 „	7 „
13	1,430	„	14¹/₂ „	8 „
14	1,420	„	16 „	9 „
15	1,410	„	17 „	10 „
16	1,400	„	18¹/₂ „	12 „
17	1,390	„	20 „	15 „
18	1,380	„	22 „	20 „

Vortheilhaft ist es immer, die Verhältnisse der mittleren Posten dieser Reihe anzuwenden. Jede dieser Mischungen giebt ein vorzügliches Kolloxylin, welches 135—140 Proc. der in Arbeit genommenen Baumwolle beträgt. Wird diese in die noch heisse Mischung eingetragen, so geht die Ausbeute bis auf 125 bis 115 Proc. herab.

Das von unserer Pharmakopoe aufgenommene Verfahren ist bequem und leicht auszuführen, wegen der Sicherheit, die es in der Erzeugung des Kolloxylins gewährt. Das Säuregemisch enthält gerade die Menge Wasser, welche die Einwirkung der Säuren auf das gebildete Kolloxylin aufhebt, also die weitere Nitrirung der Cellulose abschliesst.

Man mischt die Säuren in einem Kolben oder einer passenden Flasche mit dünnem Boden und, wenn die Temperatur des Gemisches auf circa 20⁰ herabgegangen ist, giesst man dieses in ein gläsernes oder porcellanenes geräumiges Gefäss (Zuckerhafen, Porcellanbüchse), giebt dazu die Baumwolle und stampft diese mittelst eines gläsernen oder porcellanenen Spatels in die Flüssigkeit, bis eine gehörige Durchtränkung stattgefunden hat, schliesst das Gefäss mit einem Deckel und stellt es über die vorhin angegebene Zeit hinaus an einem Orte von mittlerer Temperatur (15—20⁰ C.) bei Seite. Ein gläsernes Gefäss ist geeigneter als ein undurchsichtiges, weil es die Durchdringung der Baumwolle mit der Säure besser beobachten lässt. Weisse oder opake Stellen in der Baumwollenmasse sind nicht oder nur unvollkommen von der Säure durchdrungen.

Die Ph. schreibt nun vor, die von der Säure durchnässte Kollodwolle in einen Trichter zu bringen und während weiterer 24 Stunden die Säure soweit, als es eben angeht, abtropfen zu lassen. Der Zweck dieser höchst unangenehmen Operation, aus welcher unbedeutendes oder geringes und werthloses Material resultirt, ist nicht zu erkennen. Vordem wurde in folgender Weise verfahren:

Nachdem das Gemisch die nöthige Zeit gestanden hat, füllt man das Gefäss zu ³/₄ mit Brunnenwasser, hebt mit einem reinen Holzstabe oder einem Glasstabe die Baumwollenmasse, welche einen etwas starren Kuchen bildet, vom Boden des Gefässes, rührt einige Male um, giesst das Wasser ab und ersetzt es durch eine frische Portion. Nachdem man das Wasser noch einmal erneuert hat, zerzupft man das Kolloxylin mit den Händen und wäscht es mit Brunnenwasser, zuletzt mit etwas destillirtem Wasser so lange aus, bis das beim Drücken abfliessende Wasser nicht mehr sauer reagirt. Man presst das Kolloxylin stark mit den Händen, zerzupft es, breitet es in einem Siebboden auf einer Lage Fliesspapier aus und lässt es an einem lauwarmen Orte trocken werden. Obgleich das Kolloxylin weit über der Temperatur des kochenden Wassers verpufft, so ist es dennoch räthlich, eine weit unter dem Wasserkochpunkte liegende Trockenwärme einwirken zu lassen. Die Ph. schreibt eine Trockenwärme von 25⁰ vor. Der Unterschied liegt ja nur einfach darin, dass die Austrocknung bei einer lauen Wärme etwas länger dauert.

Das Auswaschen des Kolloxylins erfordert einige Aufmerksamkeit und diese ist besonders auf etwaige härtere Knoten in der Masse des Kolloxylins zu richten. Ein nicht genügend ausgewaschenes Produkt wird beim Trocknen stellenweise gelb. Man wird daher immer gut thun, zu den letzteren Portionen Waschwasser mässig lauwarmes Wasser anzuwenden. Nur ein total salz- und säurefreies Kolloxylin giebt ein klares Kollod.

Zwei (2) Th. des ausgewaschenen und trockenen Kolloxylins giebt man in eine Flasche, welche 70—80 Th. Wasser fassen kann, übergiesst es mit 6 Th. Weingeist und dann mit 42 Th. Aether von 0,724—0,728 spec. Gew. Die

Mischung wird mehrmals umgeschüttelt, eine Viertel- bis halbe Stunde beiseite gesetzt und wieder geschüttelt. Die Lösung bildet eine syrupdicke Flüssigkeit. Wäre sie zu dickfliessend, so setzt man noch soviel jener Mischung aus 1 Th. Weingeist und 7 Th. Aether zu, bis man nach dem Umschütteln eine dicklichfliessende Mischung erlangt. Dieselbe lässt man in der wohl verstopften Flasche 1—2 Wochen absetzen und giesst die klare Flüssigkeit vom Bodensatze ab, oder man colirt durch ein lockeres Bäuschchen Baumwolle.

Ueber das Verhältniss des Weingeistes zum Aether lässt sich streiten und während Flückiger in seiner pharm. Chemie S. 258 sagt: „in einem Gemenge von 22 Aether und 3 Weingeist (0,830 spec. Gew.) gelöste Collodiumwolle giebt eine weniger gute Haut“, so hat gerade unsere Ph. dieser Erfahrung nicht zugestimmt. Meine Erfahrung stimmt für 10 Th. absoluten Weingeist und 40 Th. off. Aether.

Der Bodensatz wird, wenn er eine gelatinöse Schicht enthält, mit weingeisthaltigem Aether einige Male umgeschüttelt und giebt dann ein dünneres Kollod, welches man durch ein Bäuschchen Glaswolle filtrirt zum Verdünnen des während der Aufbewahrung zu dickflüssig gewordenen Kollods benutzt.

Eine andere früher viel befolgte, jedoch zurückstehende Methode der Darstellung des Kolloxylins besteht in der Mischung der Baumwolle mit gepulvertem Kalisalpeter und conc. Schwefelsäure. Hierzu sind nothwendig ein richtiges Verhältniss von Kalisalpeter und conc. Schwefelsäure und die Abwartung des Zeitraumes für die Einwirkung des sauren Salpetergemisches auf die Baumwolle. Eine grössere Menge Schwefelsäure, sowie eine weit längere Zeit der Einwirkung veranlassen die Bildung von mehr oder weniger Pyroxylin, so dass eine nur theilweise oder eine gar nicht in weingeisthaltigem Aether lösliche Baumwollensubstanz gewonnen werden kann.

Der nicht mit einer zu grossen Kaliumchloridmenge verunreinigte Kalisalpeter wird gepulvert, getrocknet und wieder zerrieben angewendet. Die Schwefelsäure muss wenigstens ein spec. Gew. von 1,830 haben, wenn ihre Einwirkung von Erfolg sein soll. Das richtige Verhältniss des trocknen Kalisalpeters zum Schwefelsäurehydrat ist 10 : 12. Auf 1 Th. Baumwolle und 10 Th. trocknen Kalisalpeter gehören

| Schwefelsäure | | Dauer der Einwirkung |
Theile	spec. Gew.	bei mittlerer Temperatur
14	1,835	$\frac{1}{2}$ Stunde
15	1,832	$\frac{3}{4}$ „
16	1,830	1 „

Eine längere Zeit der Einwirkung unterstützt, wie oben schon bemerkt ist, die Bildung von Pyroxylin.

In einen porcellanenen Mixturmörser oder einen irdenen Topf giebt man die Schwefelsäure, dazu den gepulverten Kalisalpeter, und befördert die Mischung beider durch Rühren mit dem Pistill oder einem porcellanenen Stabe. Nun erst, nach völliger Mischung, giebt man die Baumwolle in 3—4 Portionen hinzu, jede derselben alsbald durch Unterdrücken und Kneten mit der halbflüssigen Mischung tränkend. Beim Zumischen des Kalisalpeters zur Schwefelsäure tritt Erwärmung ein, dieselbe fällt während des Umrührens bald unter 35° C. Ist Schwefelsäure und Salpeter unvollständig durchrührt und man arbeitet dann die Baumwolle unter, so findet an den Stellen, wo Baumwolle, Salpeter und Schwefelsäure sich plötzlich berühren, eine Oxydation der Baumwolle auf Kosten der Salpetersäure statt, es entwickeln sich dicke rothe Untersalpetersäuredämpfe, und wenn man nicht alsbald durch Drücken mit dem Pistill diesem Process Einhalt gebietet, so geht nicht nur ein grosser Theil Baumwolle verloren, das Kolloxylin wird auch gelb. Die Mischung setzt man, nachdem das Gefäss mit einem Deckel oder einer Glasscheibe bedeckt ist, die angegebene Zeit hindurch bei Seite. Man übergiesst nun die zu einem harten Kuchen erstarrte, Salpetersäuredämpfe aushauchende Masse mit Wasser, lässt einige Augenblicke stehen, giesst das Wasser ab, stösst den Kuchen mit Hilfe eines Porcellanspatels vom Boden des Mörsers ab und bringt ihn in einen Topf mit einer reichlichen Menge Wasser, zerbricht ihn und wäscht das weich aufquellende Kolloxylin wiederholt mit warmem Brunnenwasser, zuletzt mit destillirtem Wasser aus etc. Enthält das Kolloxylin noch Salztheile, so giebt es ein sehr trübes Kollodium. Die Ausbeute an trocknem Kolloxylin beträgt 135—140 Proc. der in Arbeit genommenen Baumwolle, beträgt sie mehr, so ist sie auch bereits Pyroxylin-haltig.

Sutton hat ein spirituöses Collodium eingeführt, welches er mit Alkolén bezeichnet. Er stellt es durch Schütteln der Dinitro-Colloxylinwolle mittelst wasserfreien Weingeistes her. Die Lösung geht sehr langsam vor sich.

Das Kollod der Photographen, *Collodium photographicum*, wird aus 3 Th. Kollodwolle, 100 Th. Weingeist (wasserfreien) und 200 Th. Aether hergestellt, welchem Kollod mitunter 3 Th. Ammoniumjodid in Weingeist gelöst zugesetzt werden.

Eigenschaften. Das Kollodium bildet eine neutrale, syrupdicke, fast klare oder schwach opalisirende, farblose oder kaum blassgelbliche Flüssigkeit, die durch genähertes Licht sich leicht entzündet, an der Luft schnell verdunstet und auf die trockne Haut gestrichen einen fest haftenden trocknen harten firniss- oder glasähnlichen Ueberzug hinterlässt, der die betreffende Hautstelle jedoch etwas zusammenzieht.

Aufbewahrung. Kollodium wird in gut verstopften Glasflaschen und an einem kühlen Orte, also im Keller aufbewahrt. Die Kollodiumwolle, will man sie aufbewahren, schliesst man in trockne Gläser ein und bewahrt sie vor Sonnenlicht, im anderen Falle zersetzt sie sich. Beim Verpacken der Kollodiumwolle vermeide man bei warmer Tagestemperatur ein heftiges Zusammenpressen oder Stossen.

Prüfung. Die Güte des Kollods ergiebt sich aus seiner Farblosigkeit, Klarheit und dem indifferenten Verhalten gegen blaues Lackmuspapier. Auf die trockne Haut gestrichen, muss es nach dem Abtrocknen einen glänzenden festen Ueberzug hinterlassen.

Anwendung. Das Kollodium oder Kollod wird mittelst eines Pinsels auf die Haut aufgetragen. Es wird gebraucht zur Schliessung von Wunden, zum Bedecken wunder Hautstellen, leichter Brandwunden, gichtischer und haemorrhoidaler Anschwellungen, erysipelatöser Entzündungen, Frostbeulen. Um diese Ueberzüge elastischer zu machen, setzt man dem Kollodium etwa $\frac{1}{2}$ Proc. Ricinusöl zu, oder man löst $\frac{1}{4}$ Proc. Paraffin (durch Schütteln) darin auf. Vergl. Collodium elasticum. Die Kollodwolle dient als lockeres Bäuschchen in Filtrirtrichter eingeschoben zum Koliren und Filtriren salpetersaurer ätzender Salzlösungen z. B. des Wismuthnitrats.

Kollodfläschchen mit Pinsel führten zuerst die Engländer ein. 10—15 ccm grosse Fläschchen haben einen Glasstopfen, dessen Zapfen mit Loch versehen ist, um einen Pinsel darin zu befestigen. Die Fläschchen sind schon seit einem Decennium auch in Deutschland zu erlangen.

Collodium cantharidatum.

Spanischfliegenkollod; Blasenziehendes Collodium. Collodĭum cantharidātum; Collodium cantharidāle; Collodium vesīcans. *Collodion cantharidal ou cantharidé ou vésicant. Collodion of spanish flies; Blistering collodion.*

Fünfzig (50) Th. grobgepulverte Canthariden macerire man mit achtzig (80) Th. Aether drei Tage hindurch unter öfterem Umschütteln, alsdann colire man und giesse auf die Canthariden soviel Aether, dass die Colatur zweiundvierzig (42) Th. beträgt. Dieselbe schüttle man nach Zusatz von zwei (2) Th. Kollodwolle und sechs (6) Th. Weingeist (90 %) bis zur Lösung um.

Es sei eine neutrale klare olivengrüne syrupdicke Flüssigkeit, welche in dünner Schicht ausgebreitet nach Abdunstung (Abdampfung, *evaporato*) des Aether-Weingeistes ein grünes fest zusammenhängendes Häutchen hinterlassen muss.

Geschichtliches. Dieses Vesīcans hat der Apotheker JLISCH im Jahre 1848 zuerst dargestellt und fand sehr bald eine allgemeine Verbreitung. TICH-BORNE bearbeitete den Gegenstand specieller und veröffentlichte mehrere Vorschriften.

Darstellung. Die Vorschrift der Ph. liefert an und für sich ein gutes Präparat, aber die Ausführung schliesst eine starke Materialverschwendung

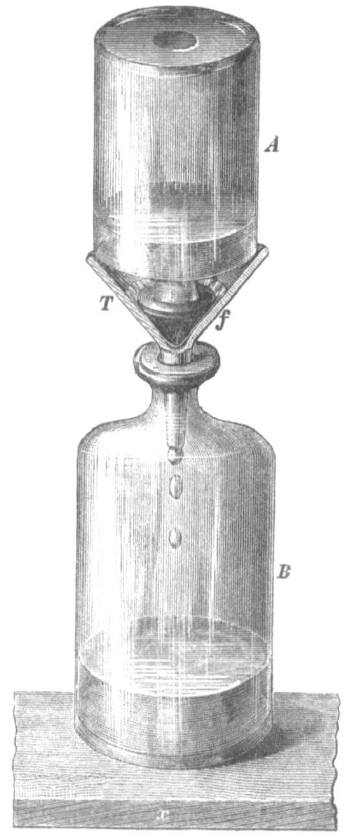

Filtrirmethode für flüchtige Flüssigkeiten. Der Trichter *T* mit kleinem Filter *F* wird über die Flasche *A* (mit der zu filtrirenden Flüssigkeit) gestülpt, dann das Ganze in fester Aneinanderlage schnell umgekehrt und mit dem Trichter *C* auf eine andere Flasche *B* gesetzt.

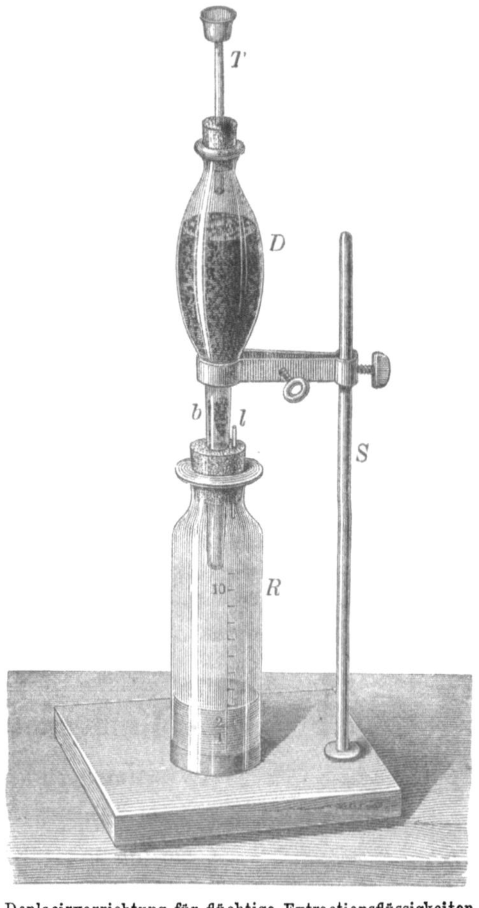

Deplacirvorrichtung für flüchtige Extractionsflüssigkeiten $^{1}/_{10}$—$^{1}/_{20}$.

ein, ist also keine kunstgerechte. Wenn die vorige Ausgabe der Ph. dem alten Herkommen und der alten pharmaceutischen Praxis folgend nicht verbessernd eintrat, so hatte das seinen einfachen Grund, der neuen pharm. Praxis kein Recht einzuräumen. Da 80 Th. Aether auf 50 Th. Canthariden aufgegossen werden sollen, so würden nebst den 8 Proc. durch Aether aus den Canthariden ausziehbaren Theilen genau 84 Th. Aetherauszug auf dem Wege der Verdrängung zu sammeln sein. Diese Menge ist scharf hinreichend, eine doppelt so grosse Menge Cantharidalkollod herzustellen, als die Ph. vorschreibt.

Da wir auf dem Deplacirwege statt 42 Th. doppelt so viel, also 84 Th. Aetherauszug sammeln können und den schliesslich in den 50 Th. Canthariden verbleibenden Aether leicht durch Destillation sammeln werden, so geben wir der Deplacirmethode den Vorzug. Die Darstellung des *Aether cantharidatus* mittelst der Deplacirmethode ist auch die sicherste und bequemste. Ein dazu brauchbarer Apparat besteht aus einem Deplacirtrichter D und einem Recipienten, der Flasche R. Letztere ist durch Aufkleben eines Papierstreifens mit Strichen versehen, graduirt, um das Quantum der Colatur mit Sicherheit zu bestimmen. Der Deplacirtrichter ist dem Recipienten vermittelst eines durchbohrten Korkes, dem ein kleines, 1 mm weites Luftröhrchen l eingefügt ist, aufgesetzt. Er enthält das Cantharidenpulver, und ist nach unten in seinem Ausflussrohre, ungefähr bei b durch einen lockeren Ballen Fliesspapier und darüber mit einem lockeren Bausch Baumwolle, auf welche man ein Scheibchen alter Leinwand gelegt hat, geschlossen. In seine Einfüllöffnung ist mittelst eines Korkes ein Trichter zum Eingiessen des Menstruums, hier des Aethers, eingesetzt. Dem Apparat wird mittelst eines Stativs Halt und Sicherheit gegeben. Der Aether wird im Recipienten abgewogen, um den Stand seines Niveaus an der Maass-Scala zu erfahren, dann in ein anderes Gefäss gegossen und der Deplacirapparat zusammengesetzt. Man giesst nach und nach so viel Aether durch den Trichter *(T)* auf die Canthariden, dass diese gerade durchtränkt sind und stellt drei Tage bei Seite. Alsdann setzt man das Aufgiessen des Aethers in angemessenen Portionen fort, bis das Colaturmaass im Recipienten erreicht ist. Hätte man 100 g Cantharidenpulver in den Deplacirtrichter gegeben, so würde man also mit dem Aufgiessen des Aethers so lange fortfahren, bis die Colatur 168 g oder vielmehr die Colatur einen Raum füllt, welchen 168—170 g Aether einnehmen.

Da die Colatur, der *Aether cantharidatus*, nicht völlig klar ist, so wird man gut thun, obgleich die Ph. keine Erwähnung davon macht, den Aetherauszug in einem engen Glase mehrere Tage zum Absetzen beiseite zu stellen, vom Bodensatz zu decanthiren und den trüben Rest zu filtriren. Letzteres geschieht einfach durch Aufsetzen eines Trichters mit kleinem Filtrum auf die Flasche, dann durch schnelles Umkehren und Aufsetzen auf eine andere Flasche, wie vorstehende Figur angiebt.

Nach dem Deplacement wird die Masse in dem Trichter mit Hilfe eines Glasstabes stark zusammengedrückt, auf die Oberfläche der Cantharidenmasse Fliesspapierschnitzel aufgedrückt, etwas Sand aufgeschüttet und nun der Trichter mit kaltem Wasser gefüllt gehalten, bis aller Aether unten abgetropft ist. Diesen Aether sammelt man dann nur für denselben Zweck durch Rectification aus einem Wasserbade bei 40—60° C. Die Cantharidenmasse ist an einen Ort zu werfen, wo Thiere, besonders Vögel nicht hinzukommen können.

Ist von dem Canthariden-Aether etwas auf die Haut gekommen, so wasche man sofort mit Seife ab. Vorsicht ist nöthig!

Eigenschaften. Die von der Ph. angegebenen sind dahin abzuändern, dass das Präparat eher eine schwach saure Reaction zeigt als neutrale Beschaffenheit, dass ferner die Farbe schwach oder blass olivengrün ist und zuweilen eine geringe Opalescenz erkennen lässt.

Die **Aufbewahrung** des Cantharidenäthers und des blasenziehenden Collodiums geschieht in Flaschen mit dicht eingesetzten Korkstopfen, mit übergestülpter Glaskapsel und am kühlen Orte, also im Keller. Die vorige Ph. hatte die Cantharidentinctur unter die Separanda gesetzt und das wohl mit Recht, dem blasenziehenden Collodium aber, welches die Bestandtheile der Cantharidin in mehr als doppelter Menge enthält, gab sie einen Platz neben Collodium und anderen unschuldigen Substanzen. Diese Nonchalance redressirt unsere heutige Ph., denn sie zählt dieses sehr giftige Präparat zu den *caute* aufzubewahrenden Arzneimitteln, welches mit aller Vorsicht und mit Signatur auch im Handverkauf abgegeben werden darf.

Kritik. Die Neutralität des Präparats beruht auf Irrthum. Die Ph. fordert eine neutrale Beschaffenheit des Präparats, welches wegen des Cantharidenauszuges eher eine wenn auch geringe Acidität erkennen lässt. Dass die Ph. ferner noch nach veraltetem, nutzlos Material verschwendendem Modus die Herstellung des Präparats anordnet, ist ein weiteres Beispiel von dem Umfange der pharmac. Erfahrung.

Anwendung. Das vorliegende Präparat ist ein vortreffliches Epispasticum und auch schätzenswerth, weil es sich an Körperstellen appliciren lässt, wo ein Spanischfliegenpflaster nicht festliegt, leicht herunterrutscht oder durch die Unruhe und Bewegungen des Kranken verschoben wird. Die Blase, welche entsteht, ist genau so gross wie die mit dem Mittel bestrichene Hautstelle. Einen Fehler hat das Präparat in so fern, als es nicht elastisch gemacht ist. Eine Spur Ricinusöl hätte diesen Fehler beseitigt. Dieses Kollod ist nur auf die völlig trocken gemachte Hautstelle aufzutragen.

Collodium elasticum.

Elastisches Kollod.   Collodĭum elastĭcum.   Collodium flexĭle.
Collodion élastique.   Flexible Collodion; Elastic Collodion.

Man mische neunundvierzig (49) Theile Collodium mit einem (1) Theile Ricinusöl.

Kollod, die einfache Auflösung des Kolloxylins in Weingeist-Aether, hat die Eigenthümlichkeit, beim Eintrocknen sich zusammenzuziehen, so dass die austrocknende Kollodschicht in ihrer Flächenausdehnung durch Contraction kleiner wird, daher gleichzeitig die Hautfläche, welche damit bedeckt ist, zusammenzieht und eine Spannung derselben verursacht, sie hat auch das Unangenehme, nach einiger Zeit zu brechen und aus einander zu reissen. Jene Contractionskraft ist allerdings in manchen Fällen, wie bei Schliessung kleiner Wunden, Frostbeulen, Erysipelas, Orchitis, Carbunkeln dem Arzte recht erwünscht, in anderen Fällen aber, wo es nur darauf ankommt, die Hautfläche mit einer schützenden Decke zu versehen, z. B. bei Verbrennungen, Hautentzündungen, flechtenartigen Ausschlägen etc., nicht passend. Für diese letzteren Fälle passt das *Collodium elastĭcum. Collodium flexĭle* wäre wohl der geeignetere Namen gewesen, denn Elastisches ist an dem Präparat nicht viel zu entdecken. Die Pharmakopoe hat den H. E. RICHTER'schen Vorschlag, zur Erzeugung der Flexibilität Ricinusöl anzuwenden, angenommen, es kann Aehnliches aber auch durch geringe Zusätze von Glycerin, Bleipflaster, Paraffin, Olivenöl, Harzcerat u. a. erreicht werden.

Die Abänderung der 50 Th. Kollod, welche Ed. I der Ph. vorschrieb, in 49, lässt die Vermuthung aufkommen, dass dieser Zusatz von 1 Th. Ricinusöl entweder ein höchst wichtiger, oder sehr starkwirkender ist, oder in irgend einer chemischen Beziehung steht. Diese Abänderung trägt in der That ein komisches Colorit.

Colophonium.

Geigenharz; Kolofon; Kolophon; Calophonium. Resīna Colophonīum; Pix Graeca. *Colophane*; *Arcanson*. *Colophony; Brown resin.*

Das vom Terpentinöle befreite Harz der Coniferen, besonders der *Pinus australis* und *Pinus Taeda*. Eine breitmuschelige, in scharfkantige Stücke zerspringende, gelbliche oder hellbraune Masse mit einem spec. Gew. von 1,068—1,070. Im Wasserbade schmilzt das Kolofon zu einer zähen klaren Flüssigkeit, welche stärker erhitzt schwere weisse gewürzhafte Dämpfe entwickelt. Bei 60⁰ löst es sich langsam in einem gleichen Gewichte sowohl des Weingeistes wie der Essigsäure, in welchen Flüssigkeiten in der Kälte sehr langsam Abiëtinsäurekrystalle entstehen.

Geschichtliches. Kolofon oder Kolophon gebrauchten schon die alten Egypter und Tyrier. Seinen Namen soll es der Stadt *Κολοφών* an der Küste Lydiens, von wo es in den Handel gebracht sein soll, verdanken. Wahrscheinlicher ist die Ableitung des Namens von *κολοφών*, Gipfel, Spitze, Endpunkt einer Sache, insofern das Kolofon als das Endresultat aus der Erhitzung der Terpentine gewonnen wird.

Darstellung und **Gewinnung.** Wird das Terpentinöl von oder aus dem Terpentin *(Terebinthina communis)* ohne Zusatz von Wasser abdestillirt, so bleibt als Rückstand das Kolofon. Je nach der Temperatur, welche hierbei in Anwendung kommt, ist dieser Rückstand gelblich, gelb bis braun. Eine hauptsächliche Eigenschaft ist Klarheit und Durchsichtigkeit.

Handelswaare. Das meiste Kolofon wird aus Nord-Amerika in den Handel gebracht. Dann liefert das südliche Frankreich bedeutende Mengen. Im Handel unterscheidet man ein helles oder weisses (Französisches, Amerikanisches), ein gelbbraunes bis braunes (Deutsches) und schwarzes Kolofon. Das weisse ist von gelblicher oder gelber Farbe, die andere Sorte ist mehr oder weniger braun. Für die pharmaceutische Praxis giebt man der helleren Sorte den Vorzug. Man unterscheidet auch das Kolofon nach seiner Farbe und zwar 1) weisses, von blassgelblicher Farbe, *Colophonium album*. Es gilt als die beste Sorte und hat daher einen hohen Einkaufspreis. Dieser Sorte steht nahe 2) das gelbe oder bernsteingelbe Kolofon, *C. citrīnum;* dann folgt im Werthe 3) das rothe Kolofon, *C. rubrum*, welches nicht als pharmaceutische Waare zu betrachten ist, indem man seine Farbe künstlich herstellt. 4) Braunes Kolofon, *C. fuscum*, gilt als die geringere Waare. Für den pharmaceutischen Gebrauch dürfen nur die Sorten 1 und 2 verwendet werden und die Sorte 4, wenn ihre Farbe eine hellbraune ist. Unbrauchbar ist 5) das schwarzbraune Kolofon.

Eigenschaften. Das Kolofon ist ein zerreibliches, hellgelbliches oder braunes, glasartig durchsichtiges, bisweilen nur durchscheinendes, kalt geruchloses Harz, von terpentinartigem Geschmacke. Es ist schwerer als Wasser, das spec. Gew. ist 1,070—1,100, je nach der Farbe, so dass die dunklere Sorte auch die schwerere ist. Es schmilzt bei 100—130⁰ C. ebenfalls je nach der Farbe, so dass das dunkele schwerer schmelzbar ist. Bei 150⁰ C. beginnt es sich zu zersetzen und Kohlenwasserstoffe auszugeben. Es löst sich in Weingeist, Aether, Chloroform, flüchtigen und fetten Oelen, zum Theil nur in Steinöl, Benzin etc. und lässt sich mit festen Fettstoffen zusammenschmelzen. In siedendem verd. Weingeist (68 vol.-proc.) ist es fast klar löslich. Beim Erkalten trübt sich die Lösung milchig unter Abscheidung des Harzes in Tröpfchenform. Mit Aetzalkalien giebt es Harzseifen. In Aetzalkalilösungen ist es löslich.

Das Kolofon besteht aus den isomeren Harzsäuren, welche auch der gemeine Terpentin und das Fichtenharz enthalten. MALY fand das blassgelbe Kolofon aus dem Anhydrid der Abietsäure oder Abiëtinsäure, das Amerikanische Kolofon aus Sylvinsäure und Abiëtinsäure zusammengesetzt. Möglicher Weise kann in dem Französischen Kolofon auch noch die der Sylvinsäure isomere Pimarsäure vertreten sein. Man vergl. auch unter *Terebinthina*. Als Destillationsproducte aus dem Kolofon bestimmte RENARD drei Kohlenwasserstoffe, ein Terebenthén, $C_{10}H_{16}$, und zwei isomere Kohlenwasserstoffe, $C_{10}H_{18}$. Das Nähere hierüber im chem. Centralb. 1882, S. 301 und 302. Aus der alkalischen Lösung des Kolofons wird durch Säuren Abiëtinsäure abgeschieden. Die Lösung des Kolofons in wasserfreiem Weingeist ist neutral, in wasserhaltigem sauer.

Prüfung. Eine solche besteht einfach in einer autoptischen unter Zerbrechen und Zerbröckeln eines Stückes. Wer einmal Kolofon gesehen hat, dürfte auch stets in der Lage sein, Kolofon zu erkennen. Ist es klar und durchsichtig in dünner Schicht, so hat man auch ein reines Kolofon vor sich.

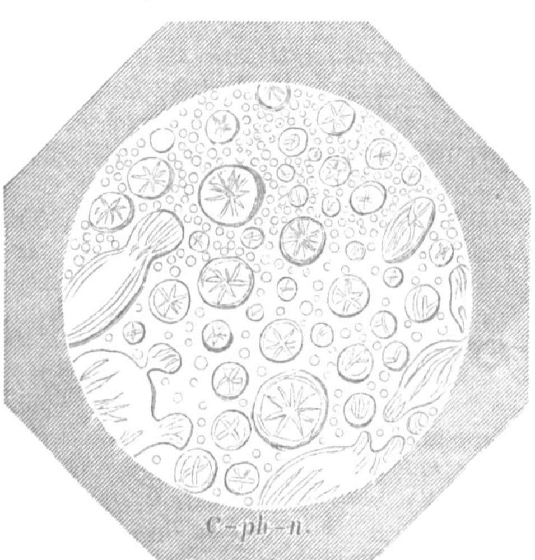

Ein Tropfen weingeistiger Kolofonlösung auf ein Objectglas getropft, nach freiwilliger Eintrocknung. Nur das braune Kolofon liefert diese Krystalle.

Giesst man von der erkalteten Lösung des Kolofons in verdünntem (68-proc.) Weingeist einen Tropfen auf ein Objectglas, breitet ihn aus und mustert ihn bei 80—100-facher Vergrösserung, so beobachtet man eine Ausscheidung in Tröpfchen- oder Kugelform unter einer auffallend lebendigen Bewegung. Ein Tropfen der weingeistigen Lösung (1 : 6) auf das Objectglas gegeben und ausgebreitet scheidet das Kolophon in Tröpfchenform aus. Nach 2—5 Stunden unter dem Mikroskop betrachtet, findet man innerhalb der Tröpfchen Abiëtinsäurekrystalle in Nadelform. Die Aetherlösung bildet auf dem Objectglase einen reinen glänzenden Lacküberzug. Das sind vortreffliche Identitätserscheinungen des braunen Kolofons.

Liegt es daran eine reine Abiëtinsäure aus dem Kolofon abzuscheiden, so zerreibt man letzteres zu Pulver und übergiesst es mit verdünntem Weingeist, macerirt einige Tage und sammelt dann die Abiëtinsäure im Filtrum. Das Natriumsalz ist krystallisirbar.

Kritik. Es trägt die Bezeichnung *massa laticonchata* Unverständliches an sich, weil man damit *planities fracturae est laticonchata* ausdrücken wollte. Ebenso steht es mit *clare fusci coloris* für den Begriff hellbraun oder lichtbraun, wofür *coloris badii* wohl passender gewesen wäre. Da Kolofon eine *massa clara* ist und sein muss, so hätte man diese specielle Eigenschaft nicht übersehen sollen. Das spec. Gew., welches die Ph. angiebt, trifft man selten an. Besser wäre es gewesen, dasselbe entweder nicht oder doch richtig anzugeben. Dass nur bei 60⁰ C. das Kolofon in Weingeist oder Essigsäure löslich sei, muss bestritten werden, denn die Lösung geht bei dieser Wärme nur schneller vor sich und auf das Erscheinen der Abietinsäure-krystalle, welche daraus ausscheiden, wird mancher Experimentator nicht Zeit haben zu warten. Der Zweck dieser Charakteristik leuchtet nicht ein, der Eine wird sie für zwecklos, der Andere für überflüssig halten. Hätte man gesagt, dass sich Kolofon in jedem Verhältnisse in Weingeist oder Essigsäure klar lösen müsse, so hätte man wohl auch das Richtige getroffen.

Anwendung. Innerlich angewendet soll Kolofon eine gute Wirkung bei katarrhalischen Affectionen der Luftwege äussern. Als mittelfeines Pulver wird das Kolophon theils in der Veterinairpraxis (Druse, Kropf), theils zum Aufstreuen auf blutende Wunden gebraucht. Das Pulver adhärirt ungemein an glatten festen Körpern, weshalb es auch zum Bestreichen der Violinbogen, glatter Maschinentheile, an denen man eine starke Reibung bezweckt etc., gebraucht wird. Es dient als Material zu wasserdichten Kitten, zu Firnissen und Lacken. Beim Verzinnen der Kupfergefässe und beim Löthen dient es als desoxydirende Substanz. Es ist ein Bestandtheil vieler Pflaster und Salben.

Cortex Cascarillae.

Kaskarillrinde. *Cascarille*; *Chacrille*. *Cascarilla*.

Die Rinde von *Croton Eluteria*. Harte Röhren, meist weniger denn 10 cm lang und 1 cm breit, oder rinnenförmige Stücke, 1—2 mm dick. Zum Theil sind sie mit hellgrauem Korke bedeckt, an den entblössten Stellen graugelblich bis braun, längsstreifig und querrissig. Die bräunliche Innenfläche (die untere Seite) ist gleichmässig und feingekörnt. Die kurze unebene *(clivosa)* fettglänzende Bruchfläche *(fractura)* ist im mittleren Theile *(intrinsecus)* höchst fein radial gestreift *(subtilissime radiata)*. Die Cascarillrinde ist von erkennbar gewürzhaftem Geruche und stark gewürzhaftem bitterem Geschmacke. Beigemischte Holzstücke sind vor dem Gebrauche zu entfernen.

Die Copalchirinde, welche *Croton niveus* liefert, besteht aus meist stärkeren Röhren oder rinnenförmigen Stücken, ist auf der Bruchfläche grob radial gestreift und von etwas schärferem Geschmacke als die Cascarillrinde. In der Länge erreicht sie 1 Fuss, im Durchmesser 2 cm und in der Dicke 4 mm. Man hüte sich vor Anwendung der Copalchirinde.

Croton Eluteria Bennett. Fam. **Euphorbiaceae.** Sexualsyst. **Monoecia Monandria.**

Geschichtliches. Die Kaskarillrinde kam in der zweiten Hälfte des 17. Jahrhunderts nach Europa und wurde hier anfangs als Räuchermittel und zur Parfümirung des Tabaks benutzt. Ein Braunschweigischer Arzt, Stisser, beschrieb und empfahl sie 1684. In der Mitte des vorigen Jahrhunderts fand sie als bitteres Stomachicum und Tonicum Aufnahme in den Arzneischatz. Der Name *Cascarilla* ist das Diminutiv vom Spanischen *Cascara*, Rinde.

Charakteristik. Das oben genannte strauchartige Bäumchen ist auf den Antillen, Bahämainseln, in Peru, Paraguay, zum Theil auch in den südlichen Nordamerikanischen Staaten heimisch und liefert die Kaskarille. Diese Rinde kommt in röhrenförmigen Stücken zu uns, die 5—10 cm lang sind, 1—2,5 cm im Durchmesser und durchschnittlich 2,0 mm Dicke haben. Das Periderm ist grauweiss, hier und da durch zarte Längs- und Querrisse gefeldert, auch mit wenigen schwarzen punktförmigen Flechtenapothecien besetzt. Es ist nur dünn, sehr spröde und leicht abspringend. Die vom Periderm entblössten Stellen sind matt graugelb, hell- oder graubraun und längsrunzelig. Auf dem Bruche ist sie ziemlich eben, hornartig und dunkelbraun. Die untere Fläche oder Innenfläche ist eben, feinkörnig gestreift und graubraun. Der Querschnitt mit einem scharfen Messer ist glatt, wachsglänzend. Die Schnittfläche angefeuchtet und mit dem Vergrösserungs-

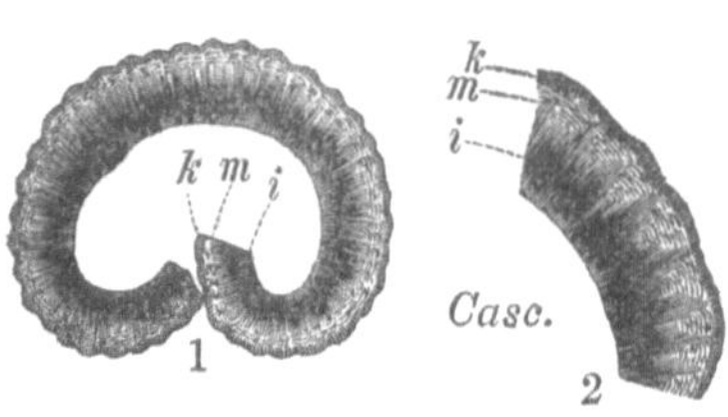

1. Querschnitt von Cort. Cascarillae. *k* Korkschicht, *m* Mittelschicht, *i* Bast, 4—5-mal vergrössert. 2. Ein Theil des Querschnittes, 8-mal vergrössert.

glase betrachtet, lässt eine grauweissliche, stellenweise fehlende Korkschicht *(k)*, ein braunes, weiss marmorirtes, tangential gestrecktes Parenchym *(m)* und eine dunklere röthlichbraune glänzende radialgestreifte, sternförmig vorspringend sich ausbreitende Bastschicht *(i)* erkennen.

Die als verwerfliches Substitut der Cascarilla erkannte Copalchirinde *(Cortex Copalchi)* entstammt dem *Croton Pseudo-China* SCHLECHTENDAL oder *Croton niveus* JACQUIN, einem in Westindien, Mexico, Granada einheimischen, 3 m hohen Strauche. Der Bau dieser Rinde ist ein ähnlicher, nur ist diese bedeutend dicker, breiter und grösser, also leicht zu unterscheiden. Diese Rinde ist in Amerika als *China alba*, *Quina blanca*, officinell und rivalisirt in ihren Bestandtheilen und ihrer Wirkung mit der Cascarillrinde. Als Mexikanische Bitterrinde wurde sie im Anfange dieses Jahrhunderts in Europa eingeführt.

Eine mitunter importirte falsche Cascarille, wahrscheinlich dem *Croton lucidum* entstammend, ist leicht zu erkennen. Ihr Periderm löst sich leicht ab und hat eine blasse rothbraune, nicht weisse Farbe; die Innenfläche der Rinde ist nicht glatt, wie bei der echten Cascarille, sondern von einer Menge dichter, gerade verlaufender Erhabenheiten gestreift, von röthlicher Farbe. Der Geschmack ist nicht aromatisch, sondern adstringirend und fast ohne Bitterkeit. Der durch den Geschmack angedeutete Gerbstoffgehalt wird dadurch bestätigt, dass sich der Aufguss der Rinde mit Ferrichlorid fast schwarz färbt. Echte Cascarille zeigt diese Reaktion nicht.

Handelswaare. Mitunter findet man eine sehr kräftig riechende und schmeckende Kaskarille, *Cascarilla nova,* welche aus kleinen dünnen Stücken und zarten glatten Röhrchen besteht, und dem äusseren Ansehen nach der Weidenrinde sehr ähnlich ist. Im Handel wird eine gute Sorte, welche von den kleinen Zweigstücken und durch Absieben von Staub, Gruss, kleinen Stücken und Aestchen befreit ist (*Cortex depuratus* oder gesiebte Waare), und eine schlechtere verwerfliche Sorte *(Cortex Cascarillae parvus)*, aus kleinen unansehnlichen Rindenstücken und Grusswerk bestehend, unterschieden. Die rohe Waare *(Cortex naturalis)* und die kleine Waare *(Cortex parvus)* sollten nie gekauft werden. Nur *Cortex Cascarillae depuratus* ist die officinelle Waare. Die geschnittene Rinde *(Cortex concisus)* ist nur aus sicherer Hand zu beziehen, denn in der geschnittenen Rinde kann auch die Copalchirinde vertreten sein.

Die **Bestandtheile** der Kaskarille sind: ätherisches gewürzhaftes Oel (1 bis 2 Proc.) von 0,938 spec. Gew.; in Aether und absolut. Weingeist lösliches gewürzhaftes Harz ohne saure Eigenschaften; in Weingeist leicht, nicht in

Aether lösliches, geruch- und geschmackloses Harz, welches den sauren Harzen angehört; Gerbstoff; Satzmehl; Cascarillin (von DUVAL zuerst aufgefunden) oder Kaskarillbitter; Kalk- und Kalisalze; Eisenoxyd; Kieselerde. TROMMS-DORF schied 15 Proc. Harz ab, von welchem ein Theil saure Reaction zeigte. Das Cascarillin ist ein weisser krystallinischer geruchloser, bitter schmecken-der, neutraler Körper, welcher in Wasser schwer, in Weingeist und Aether leicht löslich ist und von conc. Schwefelsäure mit purpurrother Farbe aufge-löst wird. Es enthält keinen Stickstoff. Durch Bleisalze und Gerbsäure wird es nicht gefällt. Der wässrige Auszug der Rinde wird durch Ferrichlorid wohl dunkeler gefärbt, aber nicht gebläut, durch bromirtes Kaliumbromid, auch durch Bleiacetat getrübt. Silbernitrat erzeugt eine flockige Trübung, welche sich beim Aufkochen dunkel- bis schwarzbraun färbt und nach wieder-holter Aufkochung in einen schnell sich absetzenden Niederschlag übergeht, welcher sich vollständig in Aetzammon löst. Eine Reduction oder Spiegel-bildung tritt nicht ein.

Dass Cascarillin ein krystallinischer Körper ist, wurde schon 1865 von HAGER im Commentar zur Ph. Bor. erwähnt. Dies sei bemerkt, weil von einigen Seiten die Erkennung der Krystalle des Cascarillins in eine spätere Zeit verlegt wird. Die Zusammensetzung desselben entspricht nach C. und E. MYLIUS der Formel $C_{12}H_{18}O_4$.

Aufbewahrung. Die passendsten Aufbewahrungsgefässe sind für die mit ätherischem Oele reich versehene Rinde Glas- oder Weissblech-Gefässe.

Kritik. Das Latein in diesem Artikel hat mit demjenigen der Botanik und Pharmakologie, welches seine bestimmte Fassung erlangt hat, wenig Beziehung und giebt wieder den Beweis, dass der Autor der wissenschaftlichen Pharmacie völlig fern stand.

Anwendung. Die Cascarille ist ein kräftiges Stimulans und Tonicum, sehr geeignet bei atrophischen und anämischen Zuständen, habituellen Blutungen, Dyspepsie, Magen- und Darmkatarrh, Durchfall, auch bei intermittirenden Fiebern etc. in Gaben zu 1—1,5—2 g drei- bis vierstündlich. Gewöhnlich gebraucht man sie in Form der Tinctur und des Extractes. Auch als Räucher-mittel findet sie Verwendung.

Cortex Chinae.

Chinarinde. China. *Quinquina.* *Cinchona bark.*

Zweig- und Stammrinden der cultivirten *Cinchona*, vorzugsweise der *Cinchona succirubra*, welche häufig circa 60 cm (6 dm) lange, 1—4 cm breite, 2—4 mm dicke Röhren und auch Halbröhren von entsprechend ähnlichen Dimensionen bilden. Diese zerbrechlichen Rinden sind von einem dünnen Korke bedeckt, welcher graubräunlich ist, versehen mit groben Längsrunzeln und kurzen Querrissen, und haben eine braunrothe, aus Fasern bestehende Innenfläche. Mit Hilfe des Mikroskops können die den Cinchonen eigenthümlichen Bastfasern erkannt werden. Wenn man 0,1 g der Rinde in einem Glasrohre erhitzt, so entsteht ein schön cochenillerother Theer.

Die Chinarinde lässt sich in ein rothbraunes Pulver verwandeln, wel-ches nicht weniger denn 3,5 Proc. Alkaloïdsubstanz enthalten muss. Von diesem Pulver schüttele man 20 g mit 10 g Aetzammonflüssigkeit, 20 g Weingeist (90-proc.) und 170 g Aether wiederholt und heftig um, und nach Verlauf eines Tages giesse man 120g klar ab. Nach Zusatz von 3 ccm Normal-Salzsäure beseitige man den Aether durch Destillation oder Abdampfen, und füge, wenn es nöthig sein sollte, soviel Salzsäure hinzu, als zum Ansäuern nöthig ist. Hierauf wird die filtrirte Flüssigkeit in der Kälte mit 3,5 ccm der Normal-Aetzkalilösung vermischt. Sobald sich die Alkaloïd-Substanzen abgesetzt haben, so tröpfele man in die darüberstehende klare Flüssigkeit soviel Aetzkalilauge, als nöthig ist, dass ein weiterer Niederschlag *(sedimentum)* nicht mehr entsteht. Schliesslich wasche man die in einem Filter gesammelten Niederschläge *(sedimenta)* nach und nach mit sehr wenig Wasser so lange aus, bis die abfliessenden Tropfen auf die Oberfläche einer in der Kälte gesättigten neutralen Chininsulfatlösung fallend aufhören diese zu trüben. Nach dem Abtropfen der Flüssigkeit trockne man die Alkaloïde zwischen Fliesspapier gepresst an der Luft soweit als nöthig ab, dass sie in eine kleine gläserne Schale gegeben über Schwefelsäure und schliesslich im Dampfbade gänzlich ausgetrocknet werden können.

Die in dieser Weise hergestellten Alkaloïde müssen wenigstens ein Gewicht von 0,42g haben. Wenn man davon ein Geringes mit der 300-mal grösseren Menge Wasser kocht, müssen aus dem Filtrate nach dem Erkalten Chininflocken abscheiden. Wenn man 5 Theilen der klarabgegossenen und erkalteten Lösung 1 Theil Chlorwasser zusetzt und dann sofort Aetzammonflüssigkeit einträufelt, so muss eine schön grüne Färbung entstehen.

Geschichtliches. Das Wort China stammt von dem Peruanischen *kina*, Rinde. Die Chinarinde wurde erst gegen die Mitte des 17. Jahrhunderts in Europa bekannt. Die Heilkraft der Rinde als Fiebermittel soll der Sage nach dadurch entdeckt sein, dass ein Peruaner, der am Wechselfieber litt, mit dem Wasser aus einer Lache, worin Chinabäume lagen, sich den Durst zu löschen suchte und darauf vom Fieber befreit wurde. Die Rinde wurde von dieser Zeit an von den Eingeborenen als Fiebermittel gebraucht. Als später 1638 die Gräfin DEL CINCHON (richtiger CHINCHON), Gemahlin des Vicekönigs von Peru, am Fieber daniederlag, nahm sie auf Anrathen des Ober-Richters von Loxa, LOPEZ DE CANNIZERES, Chinarinde und verlor das Fieber, weshalb auch die gepulverte Rinde *Pulvis Comitessae* genannt wurde. 1640 wurde die Chinarinde durch JUAN DEL VEGO, Leibarzt des Vicekönigs von Peru, nach Spanien gebracht und angewendet, jedoch erst im Jahre 1679 wendete man ihr grössere Aufmerksamkeit zu, nachdem sie ROBERT TALBOR aus Chambridge an LUDWIG XIV. von Frankreich als Geheimmittel verkauft hatte. Wie hoch man den Werth der Cinchonen schätzte, lässt sich aus dem Vorgehen der Jesuiten erkennen, welche den Cascarilleros vorschrieben, für jeden gefällten Chinabaum fünf Stecklinge der Cinchonen in Kreuzesform (⁙) zu pflanzen. Gegen die Mitte des vorigen Jahrhunderts mittelte JUSSIEU mit DE LA CONDAMINE in Peru bei Loxa den Baum aus, welcher die Rinde liefert und welchen LINNÉ *Cinchona officinalis* nannte. Seit dieser Zeit haben die Botaniker und Naturforscher, besonders aber Männer wie WEDDELL, SCHLEIDEN, KARSTEN, HOWARD, BERG, DE VRIJ, HASSKARL u. A. die Forschungen über die Mutterpflanzen der Chinarinden und die histologischen und chemischen Verhältnisse eifrig fortgesetzt.

Seit Mitte dieses Jahrhunderts versuchten Holland und England den Chinabaum nach ihren asiatischen Besitzungen zu verpflanzen und Chinabaumculturen zu fördern, welche Unternehmungen von so grossen Erfolgen gekrönt sind, dass man der Rinde der cultivirten Chinabäume wegen des bedeutenderen Alkaloïdgehaltes den Vorzug einräumen musste. Auch unsere heutige Ph. verlangt die Rinde des cultivirten Chinabaumes. Man vergl. unter Vorkommen der Chinarinde.

Vorkommen der Chinarinde. Die Cinchonen, welche die Chinarinden liefern, gehören zu den Rubiaceen und im Sexualsystem in die *Pentandria Monogynia*. Sie sind immergrüne, häufig mächtig hohe, einzeln oder in kleineren oder grösseren Gruppen stehende Bäume und Sträucher der Wälder der Andeskette Südamerikas zwischen 20⁰ S. Br. und 10⁰ N. Br., wo sie in einer 1000—3500 Meter über dem Meeresspiegel befindlichen Region gedeihen. Sie lieben ein feuchtes Klima und eine Mitteltemperatur von 12 bis 15⁰ C.

DE LA CONDAMINE, erst französischer Offizier, dann ein grosser Naturforscher und Weltreisender, beabsichtigte zuerst (1740) eine Ueberpflanzung der Cinchonen nach Europa, doch am Ausflusse des Amazonenstromes entrissen ihm die Meereswellen die gesammelten Pflänzchen, so dass seine herrliche Absicht unausgeführt blieb. Im Anfange dieses Jahrhunderts war es MUTIUS, welcher sich speciell mit der Cultur der Cinchonen beschäftigte und zur Verpflanzung derselben nach der alten Welt anregte. Die Franzosen oder vielmehr französische Jesuiten haben verschiedene Cinchonen, welche die besseren Chinarinden liefern, im Jahre 1850 nach Algier zu verpflanzen gesucht, ohne jedoch zu befriedigenden Erfolgen zu gelangen. Erfolgreicher ist die Cinchonenzucht auf der Insel Réunion (Bourbon). Glücklicher waren die Holländer, welche auf MIQUEL's Rath und des Colonialministers PACHUD Antreiben, in Folge dessen der Deutsche Botaniker HASSKARL (1852) auf Kosten der Holländischen Regierung nach Süd-Amerika reiste, die Ueberführung der Cinchonencultur nach der alten Welt zur Ausführung brachten. Unter der weiteren Beihilfe des Botanikers HASSKARL wurde in den Jahren 1854 bis 1856 eine Cinchonencultur nach den Hochebenen Javas verlegt, welche sich heut eines blühenden Gedeihens erfreut und einen wohlthätigen Einfluss auf den Chinarindenmarkt ausübt. Im Jahre 1852 machte der Englische Botaniker ROYLE (sprich reul) die Ostindische Compagnie auf das Gelingen einer Cinchonencultur auf den blauen Bergen der Malabarküste und den südlichen Vorbergen des Himalaja aufmerksam. Vermittelst der Bemühungen des Botanikers MARKHAM (spr. markämm), SPRUCE (spr. spruhs) und CROSS (spr. kross), sowie des Gärtners MAC IVOR (spr. mäck eivör), welcher 1876 starb, und Anderer entstanden in Ostindien an verschiedenen Orten, besonders zu Utacamund, Cinchonapflanzungen. Es wurden ferner Pflanzungen angelegt in Hakgalla auf Ceylon, zu Dardschiling am südöstlichen Himalaja, auf Jamaica, Trinidad, dann auf Neu-Seeland und zu Brisbane im Queensland an der Ostküste Australiens. Die Cinchonencultur zu Utacamund (Ootacamund) scheint sich der reichsten Erfolge zu erfreuen, und die Zahl der Cinchonenindividuen fast auf 3 Millionen gebracht zu haben. MARKHAM und SPRUCE ist besonders zu danken, dass sie die Cultur der *Cinchona succirubra* mit aller Energie betrieben. Im Jahre 1866 umfasste Utacamund gegen 300000 Stück *Cinchona succirubra*, 760000 Stück *C. officinalis*, 37000 Stück *C. Calisaya* etc. Heutigen Tages umfasst es wohl eine 6-fache Menge in der herrlichsten Entwickelung. Die in Java und Ostindien cultivirten Cinchonen-Arten sollen nur durch vier Hauptarten repräsentirt werden und zwar durch *Cinchona Weddelliana* KTZE., *C. Pahudiana* HOWARD, *C. Howardiana* KTZE. und *C. Pavoniana* KTZE. Alle übrigen seien Bastarde, welche sich spontan sehr leicht bilden und ebenso leicht künstlich erzeugen lassen sollen.

Die meisten dieser Bastarde seien fruchtbar, nur wenige steril, und grade bei diesen wäre die Rinde besonders reich an Chinin.

Nach einer früheren Mittheilung des Chinologen MAC IVOR liefert *Cinchona succirubra* in derselben Periode des Wachsthums mehr als zweimal soviel Stammrinde, wie die übrigen in Ostindien cultivirten Species und versprach *Cinchona pubescens* das Doppelte an Stammrinde zu liefern, wie *Cinchona succirubra*. Die Analyse DE VRIJ's wies in der trockenen Rinde 9,47 % Alkaloïde, davon 5,728 Chinin, 0,926 Cinchonidin, 0,937 Cinchonin und 1,111 amorphes Alkaloïd nach. Es ist nur auffallend, dass solche alkaloïdreiche Rinden nicht in die Hände der Pharmaceuten gelangen.

Bei der **Einsammlung** der Chinarinden befolgt man zwei Methoden, die Mossing- oder Mosbehandlung und die Coppicing- oder Schlagwald-Behandlung. Bei ersterer wird die Rinde von oben nach unten in 4 cm breiten Streifen abgelöst und die entblössten Stellen mit Moos bedeckt und umhüllt. Unter dieser Decke erneuert sich die Rinde, sie wird sogar eine dickere und alkaloïdreichere. Statt des Mooses hat man auch feines Grasheu, selbst Lehm angewendet und mit gleichem Erfolge. Die Mossing-Methode führte zuerst der verdienstvolle MAC IVOR zu Utacamund ein. Die Coppicing- (köppicing-) oder Schäl- und Schlag-Methode gleicht der bei uns üblichen Einsammlung der Eichenrinde. Der 8 Jahre alte Stamm wird 15 cm über dem Erdboden gefällt und dann geschält. Darauf entstehen aus der Wurzel mehrere Seitentriebe, welche nach 8 Jahren wieder eine alkaloïdreiche Rinde tragen.

Das Einsammeln der Rinde in dem Vaterlande der Cinchonen ist an keine bestimmte Jahreszeit gebunden und wird, je nachdem die Witterung es erlaubt, von den Rindenschälern (Cascarilleros), die von den verschiedenen Handlungshäusern ausgeschickt werden, ohne weitere Schonung der Chinabäume ausgeführt. Gewöhnlich wird der Baum erst gefällt und dann geschält, also nach

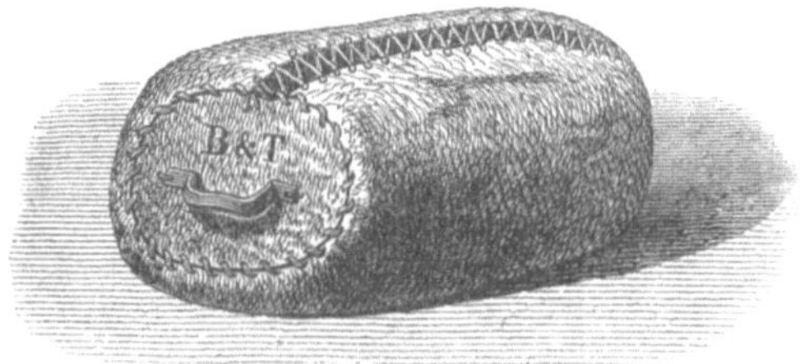

Zerone aus Südamerika.

der Coppicing-Methode vorgegangen. Die sorgsam getrockneten Rinden werden ohne Sortirung in Kisten, Wachstuch oder Häute (Zeronen) gepackt in den Handel gebracht. Die Sortirung der Rinden geschieht gemeiniglich erst in den grösseren Handelsplätzen Europas, in London, Amsterdam, Hamburg etc.

Feinde der Cinchonacultur. Auch die Cinchonen haben ihre Feinde. Es sind dies verschiedene Käfer *(Melolontha)* mit ihren Raupen und Larven. Ein schlimmer Feind soll ein kleiner Halbflügler, *Helopeltis Antonii* SIGM., *thea bug*, sein, welcher auch in den Theepflanzungen Schaden macht. Das Weibchen legt gegen 14 Eier in die Triebspitzen der Zweige und die ungeflügelte Brut nährt sich an den jungen Blättern und erzeugt den China-frass, Kinaroest.

Anatomische Verhältnisse. Die Chinarinden kommen in verschiedener

Form in den Handel. Die röhrig-eingerollten Stücke sind die Rinden der Zweige, die rinnenförmigen die Rinden der Aeste, die mehr oder weniger flachen dicken Stücke die Rinden des Stammes.

Der Querschnitt der Zweig- und Astrinden zeigt mehrere Schichtungen und zwar eine äussere, mittlere und innere Rindenschicht. Die äussere Rindenschicht, Epidermis oder **Aussenrinde** wird, je nachdem in ihr Kork oder Borke vorwaltet, als **Korkschicht** *(periderma)* oder als **Borke** *(rhytidōma)* unterschieden. Gemeiniglich nennt man diese äussere Rindenlage **Periderm**. Sie hängt mit der unter ihr liegenden faserlosen eigentlichen Rindenschicht, der **Mittelschicht, Mittelrinde** oder **Parenchymschicht** *(parenchȳma)*, zusammen und diese wieder mit der zu unterst liegenden faserreichen **Innenrinde, Bastschicht, Bast, Faserschicht** *(liber, pleurenchȳma)*. Eine **Epidermis** (Oberhaut) ist nicht oder bei den sehr jungen Rinden nur in Spuren vorhanden.

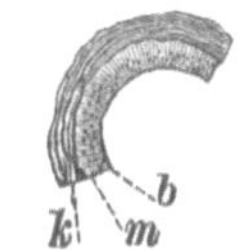

Querschnitt einer Astrinde.
k Periderm, *m* Parenchymschicht, *b* Bastschicht.

Die Rinden des Stammes sind selten noch mit dem Periderm bedeckt und bestehen entweder allein aus dem Bast (unbedeckte Rinden) oder aus

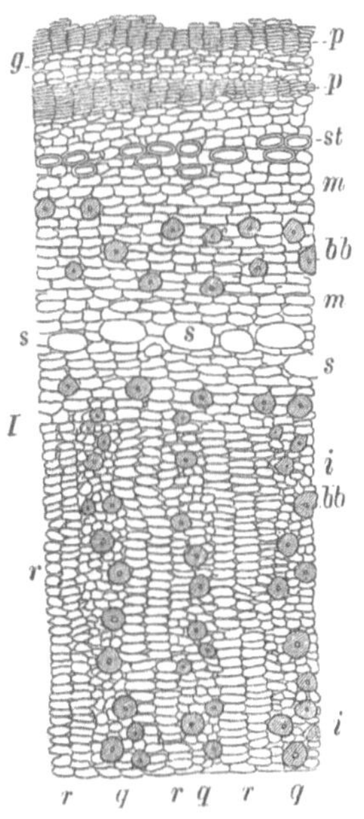

I Chinarinde. Schematische Darstellung eines Abschnitts einer Querschnittfläche. *st m m s* Aussenrinde; *pp* Peridermaschicht, Korkschicht; *g* abgestorbene Mittelrinde; *m* Parenchymschicht, Mittelschicht, Mittelrinde; *ii* Innenrinde oder Bast; *s* Saftröhren; *st* Steinzellen (Sclerenchym); *bb* Bastbündel umgeben von stabförmigen Zellen; *r* Markstrahlen; *q* Baststrahlen, Baststränge. (35—40-fache Lin. Vergrösserung.)

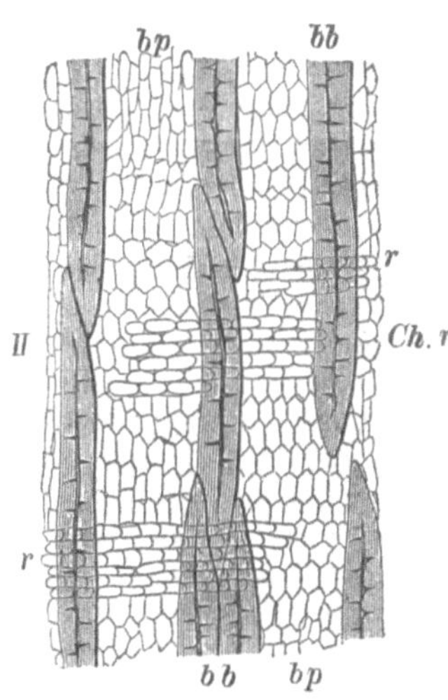

II Abschnitt einer radialen Längsschnittfläche des Bastes der Calisayarinde. *bb* Bastfasern, Bastbündel; *bp* Bastparenchym; *r* Markstrahlen. (50—60-fache Lin. Vergrösserung.)

dem Bast, bedeckt mit einer mehr oder weniger von Kork (Peridermaschichten) durchsetzten Parenchymschicht. Die durchsetzenden Peridermaschichten (in Form dunkler harzglänzender Streifen) gehen allmählich, wie bekannt, in **Borke** *(rhytidōma)* über, lösen sich schuppig ab und hinterlassen auf der Bastschicht muldenförmige Vertiefungen (Borkegruben, Fingerfurchen, Conchas) zurück. Die Korkzellen sind gewöhnlich dünnwandig, tafelförmig und radial geordnet. Im Handel trifft man die jungen Rinden meist noch mit Korkschicht bedeckt, die älteren Rinden aber davon frei, nur bei der älteren Rinde der *Cinchona succirubra* trifft man gewöhnlich die Korkschicht noch an. Bei der älteren Calisayarinde, besonders bei der Stammrinde fehlt die Peridermschicht immer und an deren Stelle findet man die muldenförmigen Vertiefungen (Conchas).

Die Parenchym- oder Mittelschicht ist entweder rein braun oder mit weissen Punkten (Krystallbündeln) durchstreut, gewöhnlich dunkler gefärbt als die Bastschicht. Die Mittelschicht besteht vorwiegend aus tangential gestreckten Zellen. In manchen Rinden ist sie von einzelnen wenigen oder mehreren, oft in Gruppen zusammenstehenden, nie Kreise bildenden Stein- oder Saftzellen *(st)* durchsetzt. In der Calisayarinde fehlen diese Steinzellen gänzlich. Die Steinzellen findet man in der gelagerten Rinde theils leer, theils mit Calciumoxalatkrystallen gefüllt oder sie schliessen eine rothbraune, vordem mit Harz bezeichnete Masse ein. Im sklerotischen (vertrockneten) Zustande zeigen sie bald Würfel-, bald Kugel-, bald eine gestreckte Form.

In der Mittelschicht sehr vieler Chinarinden finden sich ferner spärlich oder häufig Saftröhren, Saftschläuche oder Milchsaftgefässe *(s)*, mehr oder weniger gerade und lange, der Axe parallellaufende Röhren, gefüllt mit gefärbter, amorpher, auf Gerbstoff reagirender Substanz. Bei der getrockneten Rinde erscheint die jene Saftröhren enthaltende Gewebeschicht auf dem Querdurchschnitt dunkel oder schwarz harzartig glänzend und wird mit Harzring bezeichnet.

Die Bastschicht, der werthvolle Theil der Chinarinden, ist, wie sich aus vorstehender Zeichnung ergiebt, durch keine scharfe Linie von der Parenchymaschicht abgegrenzt, auch von keinen keilförmigen Zeichnungen oder Markstrahlen durchsetzt. Die Bastzellen erscheinen im Querschnitt als glänzende dunkele, im auffallenden Lichte als diaphane weissgelbliche Punkte und sind nicht zu regelmässigen Bündeln vereinigt, sondern liegen vereinzelt oder in unregelmässigen Gruppen oder in unterbrochenen radialen Reihen in dem Parenchym (Füllgewebe) vertheilt.

Die Bastzellen sind ein wichtiges histologisches Merkmal der Chinarinden. Sie sind spindelförmig, gerade, selten etwas gebogen, glatt und laufen in eine kurze dicke Spitze aus. Ausnahmsweise sind sie bei *Cinchona lutea* von knorriger Form. Endigen die Bastfasern nicht spitz, so unterscheidet man sie auch wohl als Stabzellen oder stabförmige Steinzellen und sind sie stumpf, so liegt keine echte Cinchonarinde vor. Die Bastfasern der *China cuprea* sind z. B. stumpf. Auf die Bastfasern weist die Ph. speciell hin.

Siebröhren sind in der Bastzone schwer aufzufinden und kaum zu erkennen.

Das anatomische Bild der Chinarinden verändert sich mit ihrem Entwickelungsalter und ist dasjenige der jungen Rinde stets sehr verschieden von dem der älteren oder ältesten Rinde, die Bruchfläche wird also nie ein constantes Bild liefern.

Der Bruch, Querbruch. Von der Vertheilung, Ordnung und Beschaffenheit der Bastzellen ist die Beschaffenheit der Bruchfläche abhängig. Der Werth der Chinarinden beruht auf dem grösseren oder geringeren Gehalt an Chinin oder Conchinin. Die oberflächliche Erkennung dieses Gehaltes knüpft sich (nach WEDDELL) an die Eigenthümlichkeiten des Bruches. Ein ebener Bruch, Korkbruch, deutet auf vorwiegenden Cinchoningehalt, eine Bruchfläche mit ungleich langen fadenförmigen Spitzen, die aus der Dicke der Rinde hervortreten, Fadenbruch, giebt einen geringen Chiningehalt an, dagegen ist eine Bruchfläche mit kurzen, fast gleich langen, spröden Spitzen, Faserbruch, eine Anzeige von Chininreichthum. Der Bruch entspricht der Struktur der Rinde. Das Periderm ist faserlos und hat daher eine glatte Bruchfläche, die **Bastschicht ist faserig** (weder bandartig noch blätterig). Je nachdem die Rinde aus Bast besteht, ist auch der Bruch durch die ganze Dicke der Rinde splitterig oder faserig, ist die Rinde dagegen noch mit Periderm versehen, so ist der Bruch nach aussen glatt nach innen faserig. Der Bruch ist, wie z. B. bei der Calisaya-China, glasig-splitterig (kurz-, fein- und steifsplitterig), oder er ist lang-, fein- und weichfaserig, oder endlich grobfaserig (stumpf- oder dickfaserig). (Man vergl. Fig. S. 584.) In den Bastfasern sind hauptsächlich die Alkaloïde, in dem Parenchym die Chinagerbsäure enthalten.

Nach Flückiger's und Müller's Untersuchungen ist das Parenchym (Mittelschicht) der Sitz der Chinaalkaloïde und nicht die Bastfasern, wie allgemein angenommen wird. Nach meinem Dafürhalten finden sich die Alkaloïde in allen Theilen der Rinde, im Parenchym in grösster Menge, in der Bastschicht in mittlerer und im Periderm in geringster Menge.

Der Feuchtigkeitsgehalt der lufttrocknen Rinden beträgt 10—12 Proc.

Die **Wurzelrinde** ist stets alkaloïdreicher als die Ast- und Stammrinde und ist mit starker Borkenschicht besetzt.

Chinarinden des Handels. Gemeiniglich theilt man die aus Amerika in den Handel kommenden Chinarinden in 4 Klassen, nämlich in **1.** braune oder graue oder Perurinden (Huanoco-China, Loxa-China, Lima-China, Jaën-China); **2.** gelbe oder Boliviarinden (Calisaya-China, Cusco-China, Pitaya-China etc.); **3.** rothe; **4.** falsche oder unechte, welche von den Gattungen *Ladenbergia*, *Exostemma* etc. (Cinchonaceen) herkommen (Para-China, China nova, Brasilianische rothe China, Piton-China etc.).

Die Pharmakologen theilen die Rinden je nach der Zusammensetzung der Mittelrinde in Klassen, nämlich **1.** in Chinarinden, deren Mittelrinde mit wenigen oder vielen Steinzellen und mit weiten Milchsaftgefässen versehen sind. Hierher gehören die Calisayarinde von *Cinchona Calisaya*, die rothe Rinde von *C. succirubra*, die Perurinde von *C. Peruviana*, die Rinde der *C. scrobiculata* etc. **2.** Chinarinden mit wenigen oder vielen Steinzellen und sehr engen Milchsaftgefässen, dazu die Rinden von *C. Uritusinga* Pav., *C. heterophylla*, *C. Chahuarguera* Pav., *C. obtusifolia*, *C. macrocalyx* etc. **3.** Rinden mit Mittelrinde, deren Milchsaftgefässe mässig weit sind etc.

Für die Praxis ist die erst erwähnte Eintheilung die einfachste und unterscheiden wir einfach braune oder graue, dann gelbe und schliesslich rothe.

Je nachdem die Chinarinde mit einer Borkenschicht bedeckt ist oder nicht, unterscheidet man bedeckte und unbedeckte Chinarinden.

Die Ph. lässt alle Rinden der cultivirten *Cinchona* zu und giebt der Rinde der *C. succirubra* den Vorzug, sofern der Mindest-Alkaloïdgehalt 3,5 Proc. beträgt. Da sich die Rinden der cultivirten und der wildwachsenden *Cinchona* nicht unterscheiden lassen, so muss den Verfassern der Ph. überlassen bleiben, dafür zu sorgen, dass nur allein die Rinden der cultivirten *Cinchona* in den Deutschen Handel kommen. Wie sie dies anstellen werden, kümmert den Deutschen Apotheker nicht. Das Gegentheil träte in den Vordergrund, hätte die Ph. die Merkmale angegeben, welche die Rinde der cultivirten von derjenigen der Amerikanischen wildwachsenden *Cinchona* unterscheiden lässt.

Die für die Pharmacie werthvollsten Rinden sind:

I. Die Königschina, Calisayarinde, *Cortex Chinae regiae s. Calisayae*, kommt in zwei Formen vor, in Röhren mit Periderm und in flachen

Stücken in Bastschicht. Erstere nennt man **bedeckte** *(China regia cum epidermĭde s. tecta)*, letztere **unbedeckte** *(China regia sine epidermĭde s. plana)*. Sie kommt von *Cinchona Calisaya* WEDDELL aus Bolivia und dem südlichen Peru.

A. **Unbedeckte oder flache Calisaya-China**, sogenannte Monopol-Calisaya-China, galt bisher als die alkaloïdreichste Rinde. Sie kommt in dichten schweren flachen Stücken vor, welche 8—60 cm lang, 3—10 und auch mehr cm breit, 4—15 mm dick sind. Man unterscheidet im Handel eine **Bolivianische** oder Monopolwaare und eine **Peruanische** Waare, letztere ist etwas heller an Farbe, im Bruche lockerer, oft mit Ueberresten der Borke

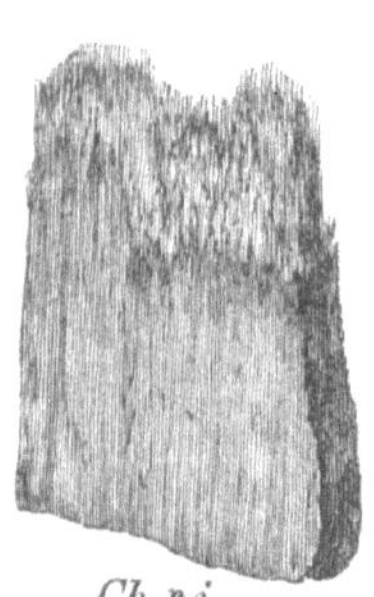

Ch. r. i.

Ein Stück Calisayarinde, die Innenfläche und die kurzsplittrige Bruchfläche zeigend.

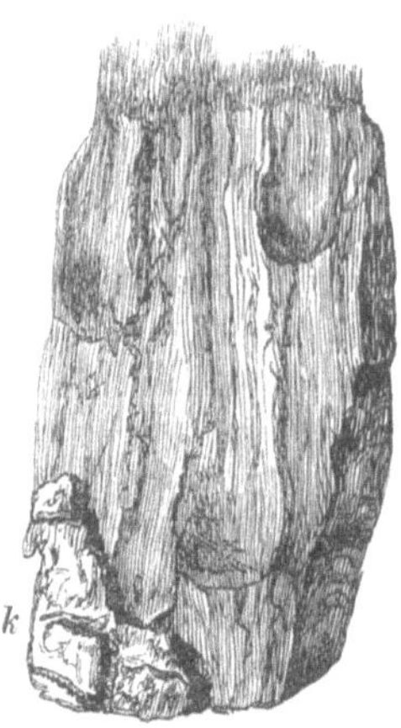

Ch. r. a.

Ein Stück Calisayarinde, die Oberfläche mit den muschelförmigen Vertiefungen, sowie die kurzsplittrige Bruchfläche zeigend. *k* Borkerest.

bedeckt. Die unbedeckte Calisaya ist der (zimmtbraune) Bast des Stammes. Die Hauptkennzeichen sind: die egal kurz- und feinsplittrige Fläche des Querbruchs; die leicht abbrechenden Splitter dieses Bruches (glassplittriger Bruch), dann die scharfrandigen, grubenartigen Vertiefungen oder **Conchas** auf der Aussenfläche, welche WEDDELL mit **Fingerfurchen** bezeichnet und den Spuren nicht unähnlich sind, welche die Finger beim Eindrücken in eine weiche Masse hinterlassen. Die **Innenfläche** ist **fein längsstreifig**. In Betreff der histologischen Verhältnisse ist zu bemerken, dass auf dem Querschnitt mit der Loupe die hornartigen, in radialen Reihen gegen die Rinde locker, gegen das Holz gedrängter stehenden Bastzellen zu erkennen sind. Diese Bastzellen sind dick und gelb, und auf dem Längsschnitt mit ihren spitzen Enden in einander gekeilt, wie dies die Fig. *Ch. r.* auf S. 581 deutlich angiebt, welches Bild überhaupt die Längsschnittfläche der *China regia sine epidermide* vorzeigt. Die Baststrahlen bestehen aus kleinzelligem Parenchym und den zu unterbrochenen Reihen geordneten Bastzellen und kleinen Bastzellengruppen. Der Geschmack der unbedeckten Calisayarinde ist bitter, entwickelt sich allmählich beim Kauen und ist kaum adstringirend. Die Güte der Rinde ergiebt sich aus dem Gehalt an Alkaloïden. Eine gute Rinde enthält davon höchstens 4 Proc. und zwar Chinin durchschnittlich 2,9 Proc. und Cinchonin durchschnittlich 0,8 Proc.

Von Wichtigkeit ist die Untermischung und Verwechslung der unbedeckten Calisaya mit anderen Rinden von geringerem Werthe. Solche Rinden sind:

1. Flache Guanuco-China (wahrscheinlich die Stammrinde von *Cinchōna micrantha* und *rotundifolia* WEDDELL). Diese besteht gleichfalls nur aus dem Bast. Die Stücke sind nicht so gross wie die der Calisaya, aussen gleichmässig braungelb, hier und da mit unregelmässig vertheilten schwarzen Flecken, undeutlichen, längeren, gemeiniglich spitzverlaufenden Fingerfurchen, welche mehr das Ansehen von Längsfurchen haben. Die Splitter des Querbruchs sind zwar fein und kurz, aber zähe und springen nicht so leicht ab. Die Rinde enthält durchschnittlich 0,4 Proc. Chinin, 1 Proc. Cinchonin.

2. Flache Carabaya-China (*Calisaya fibrōsa* oder sogenannte leichte Calisaya oder rothe Cusco-Rinde, von *Cinchona scrobiculāta* HUMB. et BONPL. abstammend) ist höchstens 5 mm dick, oft mit der Rindenschicht, die fest ansitzt, bedeckt, mit Längsfurchen und einzelnen höckrigen Unebenheiten. Die Fingerfurchen der von der Rindenschicht freien Bastschicht sind schwach und undeutlich. Bei vorhandener Mittelschicht findet sich im Querbruch der Harzring. Die Farbe ist mehr rothbraun bis hellrothbraun, die Innenfläche grobstreifig, die Bruchfläche langsplitterig. Gehalt: 1—1,2 Proc. Chinin, 0,3—0,4 Proc. Cinchonin.

3. Pitaya-China (*Pitoya-China*) kommt aus Neu-Granada. Sie bildet dichte harte schwere, 4—8 mm dicke, flache oder rinnenförmige, häufig rückwärts gekrümmte Stücke, stellenweise mit der dünnen weichen schwammigen, unregelmässig flachrissigen, schmutziggelben Rindenschicht bedeckt. Der braungelbe Bast ist theils eben, theils mit geschlängelten schmalen tiefen Furchen. Der Querbruch ist nach aussen dichter und dunkler (harzig), nach innen fein- oder dünnsplitterig. Gehalt ca. 1,8 Proc. Chinin, 0,8 Proc. Cinchonin.

4. Flache Cusco-China, *China de Cusco*, bildet grosse bis zu 6 mm dicke Stücke. Die hier und da vorhandene Rindenschicht ist dünn, weisslich, mit kleinen Höckern und unregelmässigen Quer- und Längsrissen. Die Aussenfläche der Bastschicht ist im Ganzen eben. Der Querbruch der ganzen Rinde zeigt nach Aussen eine dünne dichte harzige, nach innen eine grobsplittrige Schicht. Von dem Periderm befreit ist der Bruch durchweg grobsplitterig. Sie enthält durchschnittlich 0,3 Proc. Chinin, 0,3 Proc. Cinchonin.

5. Carthagena-China. *China flava fibrosa*. Die theilweise vorhandene Rindenschicht ist ochergelb, dünn, abgerieben oder unregelmässig längsrissig, hier und da mit einer weisslichen oder blass ochergelben weichen Korkschicht bedeckt. Der Querbruch ist uneben, lang- und dünnsplitterig, die Unterfläche des Bastes ochergelb. Gehalt ca. 1 Proc. Chinin, 0,5 Proc. Cinchonin. *China rubiginōsa* soll eine Rinde derselben Art sein. Sie unterscheidet sich nur durch einen mehr roth gefärbten Bast.

B. Die bedeckte oder gerollte Calisaya-China kommt in Röhren von 1,2—4 cm Durchmesser, 1,0—8,0 mm Dicke im Handel vor. Aussen ist sie uneben höckerig, grau oder milchweiss, mit starken Längsleisten und tiefen Längs- und Querrissen, welche 4-eckige Felder abgrenzen. An den Stellen, wo die Bastschicht bloss liegt, ist die Aussenseite dunkel kastanienbraun, glatt oder mit schwachen, anastomosirenden Unebenheiten gezeichnet. Der Querbruch ist nach aussen dicht, dunkelbraun und harzig, nach innen (im Bast) heller, fein und kurzsplitterig. Die Innenfläche der Bastschicht ist braungelb und feinfaserig. Die dünnen Röhren sind alkaloïdarm. Der Alkaloïdgehalt der dickeren Röhren beträgt ca. 2 Proc.

Die Rinde der Culturbäume (*China Calisaya Javanica*) kommt in 2—4 mm dicken Röhren und Doppelröhren vor. Die Aussenfläche erscheint grob längsrunzelig und mehr oder weniger querrissig. Das Periderm ist dünn, spröde, weisslich grau, meist mit starkem Flechtenanfluge bedeckt. Die vom Periderm entblössten Stellen sind lederbraun. Die Innenfläche ist hell- oder dunkel-zimmtbraun und fein längsstreifig. Die Bruchfläche ist feinsplitterig. Die etwa dünnen gleichmässig lederbraunen Röhren sind alkaloïdarm und verwerflich. MOENS fand in dieser Java-Calisayarinde bis zu 5 Proc. Alkaloïde (0,6—1,3 Chinin, 0,1—0,4 Chinidin, 0,7—1,8 Cinchonin, 0,2—0,9 Cinchonidin, 0,5—1,1 amorphe Alkaloïde). In einer Calisayarinde aus Britisch-Sikkim fand WOOD 1878 in 5 Proben 6,1—7,4 Proc. meist in Aether lösliches Alkaloïd.

Der kalt bereitete Aufguss der Calisaya-China ist weingelb, das Decoct rothgelb, beim Erkalten milchig werdend und einen braungelben Bodensatz fallen lassend. Nach dem Filtriren wird es von Leimlösung nicht, von Brechweinstein kaum getrübt. Gerbsäure erzeugt einen weisslich gelben, Eisensalze einen blassgrünen Niederschlag.

II. Die braune oder graue Chinarinde kommt nicht mehr in pharmaceutischen Gebrauch, weil ihr Chiningehalt gegenüber dem Cinchoningehalt zu gering ist, sie ist aber der Besprechung werth, damit sie nicht in Stelle der Calisayarinde und der Succirubrarinde gehalten werde.

Die braune (graue) Chinarinde, *Cortex Chinae fuscus*, kommt meist in Röhren, auch in flachen von der Rindenschicht befreiten Stücken in den Handel. Die Röhren bestehen aus den Ast- und Zweigrinden der *Cinchŏna micrāntha, C. purpurĕa, C. lanceolāta, C. glandulifĕra* Ruiz und Pavon. Man unterscheidet als beste Waare die Huanoco- und Loxa-China.

Huanoco- oder Guanoco-China kommt in 8—50 ccm langen, 0,4 bis 2,5 cm im Durchmesser haltenden, 0,1—0,8 cm dicken, geraden oder ein wenig gebogenen Stücken mit eingerollten oder über einander gerollten Rändern, an denen die Bastschicht bloss liegt, vor. Die dickeren Röhren sind

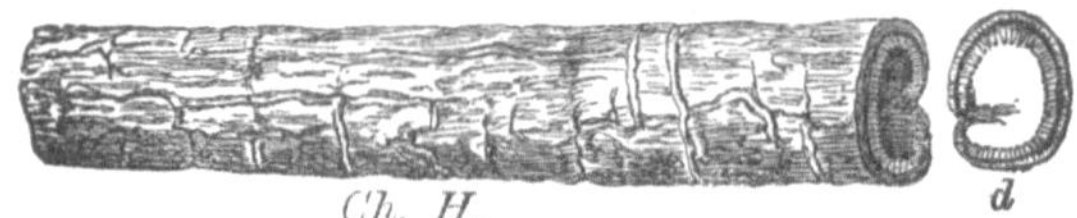

Altes Röhrenstück Huanocochina. *d* Querdurchschnittfläche.

zuweilen der Länge nach gespalten. Die äussere Rindenschicht ist hier und da abgesprungen, weisslich bis aschgrau, öfters mit weisslichen Flechten bedeckt, bei den jüngeren Rinden glatt und zart oder bei den älteren Rinden etwas querrissig mit vorwaltenden Längsfurchen und Längsrunzeln, unter einander häufig anastomosirend. Die Bastschicht ist hellzimmtbraun. Im Querbruche zeigt sich ein dunkler Harzring (oder vielmehr eine nach Aussen hin dichtere Parenchymschicht). Unter der dünnen Aussenrinde ist der Bruch der Bastschicht splitterig. Der Geruch ist eigenthümlich süsslich, thonartig, der Geschmack säuerlich adstringirend, bitter. Die Huanoco-China enthält 0,3—0,6 Proc. Chinin, 1,5—2,5 Proc. Cinchonin. Die Loxa-China, Kronchina, ist der Huanoco ähnlich, aussen grau oder graubraun mit weisslichen, schwarz- oder graubraunen Stellen, vorwaltend mit zarten, mehr oder weniger ringförmigen, kleinen Querrissen und mit Längsrunzeln versehen. Die Bastschicht liegt an den Rändern der Stücke nicht bloss. Im Querbruch findet sich der Harzring unter dem dünnen Periderm.

Zu dieser Chinarindenart zählen auch folgende wenig Alkaloïd enthaltende Rinden:

Blasse Jaën-China, Ten-China, deren Stücke oft bogenförmig gekrümmt sind. Sie ist aussen schmutzig gelblich grau oder weisslich mit grauen oder braunen Stellen, ziemlich glatt oder nur mit zarten flachen Längsrunzeln und feinen Querrissen. Im Querbruch ist sie ohne Harzring, nach innen ungleich grobsplitterig.

Pseudo-Loxa, *China Jaën nigricans*, dunkle Jaën-China bildet meist bogenförmig-gekrümmte Röhren, ist aussen vorwaltend schwärzlich oder dunkelbraun, hier und da weisslich, mit regelmässigen tiefen, sehr genäherten, an den Rändern aufgeworfenen Querrissen und zahlreichen anastomosirenden Längsrunzeln, was der Oberfläche ein schuppig-runzliges Ansehen giebt. Dem Querbruch fehlt der Harzring. Er ist an der Bastschicht splitterig.

Huamalies-China, Yuamalies-China, braune China, scheint von verschiedenen Cinchonen zu kommen. Die Röhren sind aussen leberbraun, stellenweise blassgelblich oder schwarzbraun, mit wellenförmigen Längsrunzeln, selten mit Querrissen, mit vielen oft haufenweise zusammenstehenden rundlichen oder ovalen schwammigen Warzen, die bis auf den Bast reichen, bei den dünneren Röhren aber auch fehlen. Der Querbruch ist eben oder kurzfaserig ohne Harzring.

Das wässrige Decoct der Huanoco ist noch heiss rothbraun und klar, wird beim Erkalten gelbbraun trübe und bildet einen schmutzig-braunen Bodensatz. Filtrirt wird es durch Brechweinsteinlösung kaum, durch Leimlösung gar nicht, durch Gerbsäure stark weisslich gefällt. Schwefelsaures Eisenoxydul erzeugt eine blassgrüne, Eisenchlorid eine dunkel gelb-grüne Färbung.

III. Rothe Chinarinde. Diese von cultivirten Cinchonen entnommene Rinde ist besonders reich an Alkaloïden. Man unterscheidet eine korkige *(suberosa)* und eine harte *(dura)* rothe China. Erstere kommt von *Cinchona succirŭbra* PAV., letztere nach WEDDELL von *Cinchona ovata, variet. erÿthrodērma.*

Der Rinde der *Cinchona succirubra* PAVON wird von unserer Ph. der Vorzug vor allen übrigen Rinden gegeben. Dieser bis zu 25 m hohe Baum ist im südlichen Ecuador, in den Provinzen Riobamba, Alausi und Cuença bis zum nördlichen Peru zu Hause und wird in den Cinchonaculturen in British-

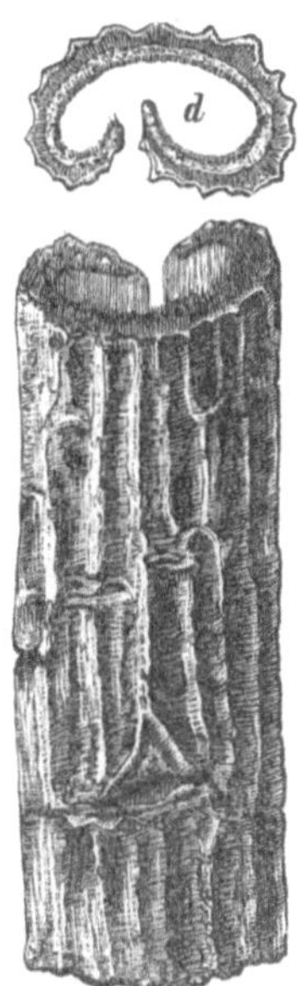

Ch..s.r.

Rinde der kultivirten *Cinchona succirubra*. *d* Querdurchschnitt.

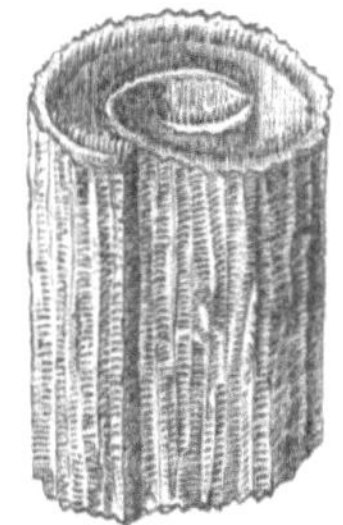

Ch. r.

Ein Stückchen der Astrinde von *Cinchona succirubra* mit nur geringem Alkaloïdgehalt.

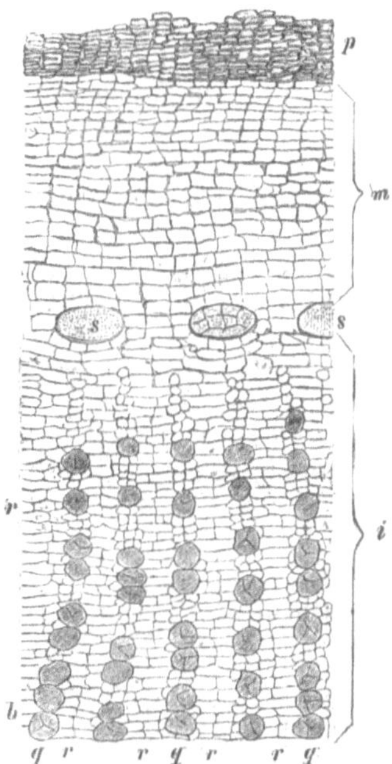

Querdurchschnittfläche der *Cort. Chinae succirubrae*. *p* Periderm, *m* Mittelschicht oder Parenchym, *i* Innenrinde oder Bast, *s* Saftröhren, *b* Bastbündel, *q* Baststränge, Baststrahlen, *r* Markstrahlen.

India, auf Ceylon, Java, Jamaika vorwiegend cultivirt. Die Rinde dieses Baumes kommt in centnerschweren Zeronen auf den Markt. Sie bildet entweder Röhren oder flache Stücke. Die ersteren sind alkaloïdreicher.

Die Succirubra-Rinde in Röhren *(Cortex Chinae ruber convolutus)* bildet röhren- oder fast doppelröhren- oder rinnenförmige, 1,5—3,5 cm im Durchmesser haltende und 2—4 mm dicke Stücke. Dieselben sind, wenn sie noch mit dem Periderm, welches sich von der Rinde leicht ablöst, bedeckt sind, weiss längsrunzelig und querrissig, aber vom Periderm befreit, zeigen sie eine matte dunkel zimmtbraune, mit starken Längsrunzeln und mässig mit Querrissen versehene Mittelrinde. Auf der Innenfläche sind sie roth zimmtfarben. Die Bruchfläche zeigt eine glatte Mittelschicht und eine kurz- und 'einsplittrige Bastschicht. Mitunter ist die Rinde sehr spröde, rothbraun und licht längsrunzelig. Querrisse fehlen oder sind sehr sparsam vertreten.

Die Succirubra-Rinde in flachen Stücken bildet beinahe flache, bis zu 1 cm dicke Stücke, aussen mit tiefen Längs- und Querrissen, welche sich gegenseitig so durchkreuzen, dass sie quadratische Felder bilden. Sie ist bedeckt mit rothbrauner oder dunkelbrauner spröder Borke. Die von der Borke befreiten Stellen sind flachgrubig und braunroth. Die Innenfläche ist braunroth, auch die Bruchfläche ist braunroth, kurz- und feinsplitterig.

Der anatomische Bau zeigt eine Mittelrinde, welche keine Steinzellen enthält und in der Schicht, welche die Bastschicht berührt, findet sich eine Linie, gebildet aus ziemlich nahe aneinanderliegenden Milchsaftgefässen oder Saftröhren (man vergl. die Abbildung). Die Bastzellen sind gelbroth und liegen in unterbrochenen radialen Reihen, häufig in kleinen Gruppen aneinander. Der Alkaloïdgehalt beträgt 4—6 Proc., davon die Hälfte in Aether löslich. Man vergl. auch die Beschreibung, welche die Ph. giebt.

Die Rinde der nicht kultivirten *C. succirubra* soll im Bruche langsplitterig sein. Die früher im Handel als *China rubra dura* unterschiedene Rinde bildet flache oder etwas gebogene, bis 6 mm dicke Rindenstücke, mit harter, spröder, rothbrauner, hier und da weiss überflogener, vorwiegend längsrissiger Borke bedeckt. Der Bast ist braunroth, faserig, im Bruche langsplitterig. Das Pulver der rothen China ist mattbraunroth. Die beste rothe China enthält 2,5 Proc. Chinin und 1,25 Proc. Cinchonin oder andere Chinaalkaloïde.

Die filtrirte Abkochung wird durch Leimlösung nicht verändert, durch Brechweinsteinlösung stark und gelb, so wie auch durch Gerbsäure gefällt. Eisenchlorid färbt sie mehr oder weniger grün.

Die beste Uebung in dem Erkennen der Chinarinden ist eine sogenannte chinologische Sammlung, welche in keiner Apotheke fehlen sollte.

Bestandtheile der Chinarinden sind Chinasäure, Chinagerbsäure und das Oxydationsprodukt derselben, das Chinaroth, ferner Chinovin und Chinovasäure, Alkaloide: Chinin, Cinchonin, Chinidin, Cinchonidin, Aricin, Paricin; Kalk-, Magnesia-, Thonerde-, Eisenoxyd-Salze, Ammon, Zucker, Stärkemehl, Gummi, Wachs, Fett, flüchtiges Oel, Cellulose etc.

Chinasäure, $C_7H_{12}O_6$, findet sich zu 5—9 Proc. frei und an Alkaloïd und Kalkerde gebunden in den Chinarinden, auch in dem Kraute von *Vaccinium Myrtillus*, in den Kaffeebohnen. Sie ist die Ursache der stark sauren Reaction der Chinaaufgüsse. Das Kalksalz ist in Wasser leicht löslich. Sie ist einbasisch und krystallisirt in schief rhombischen Prismen, löslich in $2^1/_2$ Th. kaltem Wasser, auch leicht löslich in wässrigem Weingeist, kaum löslich in Aether.

Chinagerbsäure findet sich in der Chinarinde zu 1—3 Proc., theils an Basen gebunden, theils frei. Sie bildet rein eine gelbliche hygroskopische amorphe Substanz, ist leicht löslich in Wasser und Weingeist, nicht löslich in Aether, schmeckt zusammenziehend, fällt Leimlösung, Albumin und Stärke, nicht aber Brechweinstein, und färbt Eisenxydsalze grün. Durch Einwirkung des Sauerstoffs der Luft geht sie in Chinaroth über, welches auch ein Bestandtheil der Chinarinden ist. Gepulvert ist es roth, wenig löslich in Wasser, Weingeist, Aether, geht mit Kalk- und Baryterde unlösliche Verbindungen ein, wird von Bleizuckerlösung aus seinen Lösungen vollständig gefällt und giebt mit Ferrichlorid keine Färbung.

Chinovasäure, $C_{24}H_{38}O_4$, stellte HLASIWETZ durch Spaltung des Chinovins vermittelst weingeistiger Salzsäure künstlich dar, wurde aber von DE VRIJ in den Rinden der auf Java cultivirten Cinchonen nachgewiesen. REMBOLD fand sie in reichlicher Menge in der Tormentillwurzel. Sie bildet ein weisses, lockeres, geschmackloses, krystallinisches Pulver, ist unlöslich in Wasser, schwer löslich in Weingeist und Aether, unlöslich in Chloroform.

Chinovin, Chinovabitter, $C_{30}H_{48}O_8$, ist ein Glykosid und bildet eine amorphe, harzähnliche, weissliche, anfangs wenig, hinterher unangenehm scharf und bitter schmeckende, neutrale Substanz, kaum löslich in kaltem Wasser, leicht löslich in Weingeist, schwer löslich in Aether, löslich in Chloroform, flüchtigen und fetten Oelen. Durch Sättigung seiner weingeistigen Lösung mit Salzsäuregas zerfällt es in Chinovasäure und Chinovinzucker oder Mannitan, $C_6H_8O(OH)_4$. ($C_{30}H_{48}O_8 + H_2O$ geben $C_{24}H_{38}O_4 + C_6H_{12}O_5$). Letzterer ist von schwach bitterem Geschmack.

Der Gehalt an Chinaalkaloïden bedingt den hauptsächlichsten Heilwerth der echten Chinarinden. Chinin und Chinidin unterscheiden sich von dem Cinchonin und Cinchonidin durch eine grössere Löslichkeit in Aether und durch die Thalleiochinreaction oder die schöne grüne Farbenreaction, wenn sie mit Chlorwasser und dann mit überschüssiger Ammonflüssigkeit gemischt werden. Ist Ammon nicht im Ueberschuss zugesetzt, so entsteht eine violette, zuletzt rothe Färbung. Die Chinaalkaloide geben bei der Destillation mit Kaliumhydroxyd Chinolin oder Leukolin, C_9H_7N, eine flüssige, farblose, scharf bitter schmeckende, bei gewöhnlicher Temperatur verdunstende, bei 240° siedende Base, welche einen Bittermandelöl-ähnlichen Geruch hat. Chinin, Chinidin, Cinchonin, Cinchonidin werden von conc. Schwefelsäure, auch von Salpetersäure (1,185 spec. Gew.) farblos gelöst.

Das Chinin, $C_{20}H_{24}N_2O_2$, wurde zuerst 1820 von PELLETIER und CAVENTOU isolirt. Es findet sich vorwaltend in den gelben und rothen Chinarinden. Aus seinen in wässrige Lösung übergeführten Verbindungen mit Säuren wird es durch die Alkalien als käsiger Niederschlag, als Chininhydrat abgeschieden. In conc. Schwefelsäure und Salpetersäure löst es sich in der Kälte ohne Färbung. Aus einer mit Chlorwasser oder mit Chlorkalk und Salzsäure vermischten Lösung eines Chininsalzes fällt Ammon ein grünes Harz, Thalleiochin (KOECKLIN). Das Chinin reagirt alkalisch und bildet neutrale und saure Salze. Seine neutralen Salze sind in Wasser weniger löslich als die entsprechenden Cinchoninsalze. Chininhydrat ist löslich in circa 1700 Th. kaltem, 800 Th. heissem Wasser, 2 Th. Weingeist, 2 Th. Aether, 2—3 Th. Chloroform, 200 Th. Glycerin. In weingeistiger Lösung lenkt es die Polarisationsebene nach links.

Das durch irgend ein Alkali, z. B. Ammon, aus seiner Salzlösung ausgeschiedene Chinin ist wasserfrei, geht aber im Contact mit Wasser in das Chininhydrat, $C_{20}H_{24}N_2O_2 + 3H_2O$, über. Aus seiner durch Kochung gesättigten wässrigen Lösung scheidet es sich wieder im anhydrischen Zustande aus, ebenso aus der durch Erhitzen in verdünntem Weingeist bewirkten Lösung beim Erkalten bis auf + 30° C., ferner aus Lösungen in absolutem Weingeist, Chloroform, Benzol etc. und in vielen Fällen im krystallisirten Zustande. Das Chininhydrat verliert über Schwefelsäure $2H_2O$, das letzte H_2O entweicht erst bei stärkerer Hitze (100° C.). Das Hydrat schmilzt bei 57° C., wird gegen 100° C. wieder starr und schmilzt bei 177° als Anhydrid. Höher erhitzt erfolgt Zersetzung und Verkohlung unter Aufblähen und Bildung einer schwer einzuäschernden Kohle. In wässriger Lösung erleidet es Zersetzung bei Einwirkung des Sonnenlichtes, die Lösung färbt sich gelb und nach und nach scheiden rothbraune, in Weingeist und Aether unlösliche Flöckchen, Quiniretin oder Chiniretin, ab. Mit Ameisensäure, Benzoësäure, Essigsäure, Citronensäure, Weinsäure, Schwefelsäure, Phosphorsäure, Salpetersäure und Arsensäure in saurer wässriger Lösung verleiht es derselben bläuliche Fluorescenz. Besonders zeigt diese Fluorescenz die schwefelsaure Lösung noch bei einer 100000-fachen Verdünnung. Chinidin besitzt diese Eigenschaft auch, nicht aber Cinchonidin und Cinchonin, obgleich sie bei den käuflichen Sulfaten dieser letzteren beiden oft angetroffen wird, weil sie eben Spuren Chinidin oder Chinin enthalten.

Wasserstoff im status nascendi verwandelt Chinin in Hydrochinin, $C_{20}H_{26}N_2O_3 + H_2O$, eine bittere amorphe alkaloidische harzähnliche Substanz. Es entsteht, wenn man in eine Chininsulfatlösung in verdünnter Schwefelsäure Zink einträgt. Es ist durch Ammon fällbar und in Weingeist und Aether löslich. Durch Kochen des Chininsulfats in wässriger Kaliumnitritlösung entsteht Oxychinin, $C_{20}H_{24}N_2O_3$, ein weniger bitter schmeckendes Alkaloid, durch Einwirkung von Kaliumhypermanganat und Schwefelsäure zerfällt es in Chitenin, $C_{19}H_{22}N_2O_4$, und Ameisensäure.

Wird schwefelsaures Chinin mit Schwefelsäure angefeuchtet, getrocknet und einige Stunden bis auf 120—130° erhitzt, so entsteht das isomere Chinicin, welches aus seinen Lösungen in Gestalt eines flüssigen Harzes gefällt wird.

Chinidin, $C_{20}H_{24}N_2O_2$, wurde zuerst 1833 von HENRY und DELONDRE beobachtet, von VAN HEIJNINGEN Betachinin, von PASTEUR Chinidin, von HESSE Conchinin genannt. Es hat auch die Namen Chinotin, Cinchotin, Pitayin erhalten. (Das Chinidin von WINKLER, LEERS und HESSE hat heute die gebräuchlichere Benennung Cinchonidin erhalten.) Das dem Chinin isomere und gleich bittere Chinidin findet sich in den meisten echten Chinarinden. Es unterscheidet sich vom Cinchonin und Cinchonidin durch die Thalleiochinreaction, welche es wie auch das Chinin giebt, und es unterscheidet sich vom Chinin und anderen Chinaalkaloiden dadurch, dass die Lösung seiner neutralen Salze mit Kaliumjodid einen weissen pulvrigen Niederschlag giebt. Chinidin ist in 2000 Th. Wasser von mittlerer Temperatur, in 750 Th. kochendem Wasser, in 20 Th. 90-proc. Weingeist und in 25 Th. Aether löslich. Seine wässrige schwefelsaure Lösung fluorescirt bläulich. Das neutrale

Chinidinsulfat ist in 100 Th. Wasser löslich. Chinidin lenkt die Polarisationsebene nach rechts.

Chinidinsulfat I des Handels ist Chinidinsulfat, die **Waare II** aber Cinchonidinsulfat.

Das **Cinchonin**, $C_{19}H_{22}N_2O$, findet sich in allen echten Chinarinden, besonders in den braunen, ist jedoch weniger bitter und wirkt halb so fieberwidrig als das Chinin. Es ist alkalisch, krystallisirt aus der weingeistigen Lösung in farblosen vierseitigen Säulen und Nadeln, ist in kaltem Wasser, wässrigem Aetzammon, Alkalilösungen und Aether fast unlöslich, löslich in 2500 Th. heissem Wasser, schwer löslich in wasserhaltigem Weingeist, in 30 Th. heissem wasserfreien Weingeist, in 30—40 Th. Chloroform. Die weingeistige Lösung lenkt die Polarisationsebene nach rechts. Es bildet mit den Säuren neutrale und saure Salze, die in Wasser leichter löslich sind als die Chininsalze. Die wässrige schwefelsaure Lösung fluorescirt nicht (die Handelswaare fluorescirt gewöhnlich). Aehnlich wie das Chinicin entsteht das **Cinchonicin**. Es ergiebt, wie schon erwähnt ist, die **Thalleiochinreaction nicht**.

Cinchonidin, isomer dem Cinchonin, findet sich in den meisten Chinarinden in Gesellschaft der vorerwähnten Alkaloide. Es ist WINKLER's, LEER's und HESSE's α-**Chinidin** PASTEUR nannte es **Cinchonidin**. Es krystallisirt aus der weingeistigen Lösung in wasserfreien farblosen glänzenden Prismen, schmeckt weniger bitter als Chinin, ist löslich in 2600 Th. kaltem, in halbsoviel kochendem Wasser, 12 Th. 90-proc. Weingeist, 150 Th. Aether, nur sehr wenig in Aetzammon. Seine Lösungen drehen die Ebene des polarisirten Lichtes nach links und geben die **Thalleiochinreaction nicht**. Die schwefelsaure Lösung fluorescirt nicht, jedoch pflegt die Handelswaare geringe Fluorescenz zu zeigen. Das neutrale Sulfat ist in 100 Th. Wasser von mittlerer Temperatur löslich. Cinchonicin entsteht aus dem Cinchonidin wie aus dem Cinchonin. **Cinchonidinsulfat** wird auch in den Preislisten mit *Chinidinum sulfuricum II* bezeichnet.

Aricin, $C_{23}H_{26}M_2O_4$, wurde 1829 von PELLETIER, CORIOL und LEVERKOEHN, welcher letztere es **Cusconin** nannte, in einer von WIGGERS bestimmten China de Cusco vera entdeckt. MANZINI fand es in einer Ten-China. Es krystallisirt in langen farblosen wasserfreien, scharf und bitter schmeckenden Nadeln, welche sich kaum in Wasser lösen, aber in Weingeist und auch in Aether löslich sind. Conc. Schwefelsäure löst es mit grünlichgelber, concentrirte Salpetersäure mit dunkelgrüner Farbe. Der Name **Aricin** ist gebildet aus **Arica**, einem Hafenort in der Peruanischen Provinz Arequipa.

Paricin, $C_{16}H_{18}N_2O$, ist von WINKLER in einer für braune Jaën-China gehaltenen Rinde aufgefunden, welche er China de Para fusca nannte. Es soll auch in der Rinde von *Cinchona succirubra* angetroffen werden. Es bildet ein amorphes gelbliches Pulver, welches frisch abgeschieden in Aether löslich ist, später nicht.

Chinamin, $C_{19}H_{24}N_2O_2$, kommt auch in der Succirubrarinde, Calisayarinde, überhaupt häufig vor. Es bildet wasserfreie farblose Krystallnadeln, löslich in 1550 Th. Wasser, 35 Th. Aether, 90 Th. 90-proc. Weingeist. Seine wässrige schwefelsaure Lösung fluorescirt nicht, auch giebt es keine Thalleiochinreaction. Die weingeistige Lösung ist rechtsdrehend. Durch Kochen mit verdünnter Schwefelsäure geht es in **Chinamidin**, $C_{19}H_{24}N_2O_2$, durch conc. Salzsäure in **Apochinamin**, $C_{19}H_{22}N_2O$, über.

Conchinamin, $C_{19}H_{24}N_2O_2$, begleitet das Chinamin, dem es auch ähnlich ist.

Homocinchonidin, $C_{19}H_{22}N_2O$, fand HESSE nur in einigen Javanischen Rinden.

Cinchamidin, Hydrochinin, Homochinin, Javanin, Cuscamin, Cuscamidin, Cusconidin sind weitere Namen für einige mitunter in Chinarinden vorkommende Alkaloïde.

Einige behaupten, dass in der Mittelrinde, Andere, dass im Baste der Hauptsitz der Alkaloïde sei. Mit Moos besetzte Rinde, ferner Wurzelrinden sind sehr alkaloïdreich. Durch Lagerung geht der Alkaloïdgehalt zurück. Je 6 Jahre der Lagerung lassen ungefähr 1 Proc. an Chinin + Cinchonin verschwinden.

Prüfung auf Echtheit und Verfälschung der Chinarinden. Eine Unterscheidung von echten und falschen Chinarinden wird in den Fällen, in welchen der Apotheker ganze Rinden ankauft, auf optischem Wege geschehen. Unsere Pharmakopoe hat von der officinellen Rinde eine zu sehr compendiöse Charakteristik gegeben, dennoch ist die Unterscheidung und Erkennung eine leichte, wenn man die Chinarinden und ihre Arten öfter besehen und gemustert hat. Die optische Prüfung reicht aber nicht aus, wenn der Chinarinde, besonders der unbedeckten, schon ein Antheil des Alkaloïdgehaltes entzogen ist, oder wenn sich die Rinde im gepulverten Zustande befindet. Dass eine erleichterte unbedeckte Chinarinde, deren äusseren Merkmale nichts Verfängliches andeuten, vorkommt, entnehme ich aus dem zu geringen Alkaloïdgehalt, welchen ich angetroffen habe. Ein solcher ging bis auf 2 — 1,5 Proc. herab. Mir scheint eine solche natürliche Alkaloïdarmuth bei einer Calisayarinde z. B. nicht möglich. Andererseits habe ich eine Beschwerung einer Königschina mit Chinioidin angetroffen. Zur Erkennung mischt man 1 g des Chinarindenpulvers mit 1 g Kalkhydrat und 5 g eines 5-proc. Aetzammons, trocknet ein und übergiesst die zerriebene Masse mit 5 — 7 g Aether. Ein bis 2 Tropfen des Aetherauszuges auf ein Objectglas gegeben muss einen weisslichen oder gelblichweissen Verdunstungsrückstand hinterlassen.

Eine gepulverte Chinarinde kann eine erleichterte, eine beschwerte oder eine falsche werthlose Chinarinde sein. Es ist daher der Ankauf des Chinarindenpulvers nur aus sicheren Händen anzurathen oder das Pulver einer sehr sorgsamen Prüfung zu unterwerfen. Die Beschwerung einer Chinarinde kann ferner mit Cinchonidin und Cinchonin stattgefunden haben. Daher ist die Prüfung auf Chiningehalt geboten. Man vergl. S. 592. Eine Verfälschung des Pulvers der rothen Chinarinde mit rothem Santelholz ist von Französischen Pharmaceuten angegeben worden. Mit Aether geschüttelt würde dieser sich orangegelb färben.

Die Ertheilung des Aussehens einer guten rothen China bei schlechten werthlosen rothen Chinasorten soll dadurch geschehen, dass man diese letzteren Ammondämpfen aussetzt oder sie mit verdünnter Aetzammonflüssigkeit durchfeuchtet und trocknet. Eine solche Rinde würde mit Natronlauge übergossen, Ammondämpfe entwickeln, wobei jedoch zu beachten ist, dass viele Chinarinden von Hause aus Spuren Ammon enthalten.

Ein gütes Erkennungsmittel ist die folgende von der Ph. auch aufgenommene GRAHE'sche Chinaprobe. Dieselbe beruht darauf, dass alle China-Rinden, welche Chinin, Cinchonidin oder deren Isomere enthalten, beim Erhitzen im Probirrohr carminrothe Dämpfe entwickeln. Dagegen liefern die Rinden, welche nicht Chinin, Cinchonidin oder deren Isomere enthalten, nur braungefärbte Dämpfe und schliesslich einen braunen Theer. Man giebt in einen trocknen Probircylinder 0,1 — 0,3 g sehr kleiner Stückchen der Rinde, so dass sie auf dem Boden desselben sich ansammeln. Indem man dem Cylinder eine horizontale Lage giebt, erhitzt man den Boden, wo die Chinastückchen liegen, mittelst einer Weingeistflamme. In den sich entwickelnden Wasserdämpfen verdichtet sich ein carminrother Theer, welcher sich an die Wandung des Cylinders in Tröpfchenform anhängt. Der gelbrothe Theerbeschlag dicht über den Chinastückchen soll fehlen oder darf nur von sehr geringem Umfange sein. Die Stückchen selbst umgiebt ein dunkel braunrother Beschlag. Viele geringwerthige Chinarinden geben übrigens ein gleiches Resultat.

In England prüft der Kaufmann die gute gelbe Königsrinde, indem er einen concentrirten Rindenaufguss mit Glaubersalzlösung oder mit Ammoniumoxalat versetzt. Ein je stärkerer Niederschlag dadurch entsteht, um so alkaloïdreicher hält er die Rinde, indem man der Ansicht ist, dass der Kalkgehalt mit dem Alkaloïdgehalt in einem gleichen Verhältnisse stehe. Diese Probe hat GUIBOURT zum Autor, welcher fand, dass in den filtrirten kalten Aufguss der China Calisaya ein Glaubersalzkrystall gelegt einen reichlichen weissen Niederschlag erzeugt. Die braune Chinarinde zeigt dieses Verhalten nicht.

Beim Trocknen nicht sorgsam behandelte, auch sehr alte Chinarinden enthalten oft nur geringe Alkaloïdmengen. Auch extrahirte Rinden findet man mit guter Rinde vermischt. Es ist daher von grosser Wichtigkeit den Alkaloïdgehalt der Chinarinden, welche in den pharmaceutischen Gebrauch gezogen werden, zu erforschen. Wenn die ganze Rinde mit 2,5-proc. Aetzammon durchfeuchtet und dann nach dem Trocknen mit Aether extrahirt wird, so resultirt eine Rinde, welcher man den Alkaloïdmangel nicht ansehen kann.

Die Asche zu bestimmen, ist nicht überflüssig, denn besonders die gepulverte Rinde kann eine Beschwerung erlitten haben, welche durch die Asche verrathen wird. Die Asche ist locker, leicht und grauweiss, mit vorwaltendem Weiss. Die Aschenmenge beträgt 1,3—2,5 Proc. und darf über 3 Proc. nicht hinausgehen, und circa 25 Proc. der Aschenmenge sind Kalkerde, höchstens 2 Proc. der Aschenmenge bestehen in Ferrioxyd.

Bestimmung des **Alkaloïdgehaltes.** Da die von der Ph. aufgenommene Methode für diesen Zweck manchem Apotheker zu umständlich und zuviel des Materials beanspruchend erscheinen wird, so mögen zunächst einige der leichter executirbaren Methoden hier besprochen werden.

I. RABOURDIN'sche Methode. Nach derselben werden 25 g gröblich zerkleinerte Rinde mit 300 ccm Wasser, dem 30 Tropfen Salzsäure zugesetzt wurden, bis auf 150 ccm eingekocht. Mit dem Rückstande wird die Abkochung in gleicher Weise noch einmal wiederholt. Die vereinigten Colaturen werden filtrirt, auf 100 ccm eingedampft und nach dem Erkalten mit Aetznatronlauge bis zur alkalischen Reaction versetzt. Man fügt Chloroform hinzu, welches beim Schütteln den entstandenen Niederschlag auflöst und sich in der Ruhe am Boden des Gefässes ablagert. Diese chloroformige Lösung wird von der übrigen Flüssigkeit gesondert und in gelinder Wärme verdunstet; die Alkaloïde bleiben als Verdunstungsrückstand.

II. ORRILLARD's Methode ist von der Oesterreichischen Pharmakopoe in modificirter Form aufgenommen worden. 20 g gepulverte Chinarinde werden mit 10 g Aetzkalk, gelöscht mit 100 ccm Wasser, gemischt, im Wasserbade ausgetrocknet und das zerriebene Gemisch mit 200 ccm Weingeist in einem Kolben bis zum Aufkochen erhitzt. 100 ccm werden dann davon abfiltrirt, mit verd. Schwefelsäure bis zur sauren Reaction versetzt, auf ein geringes Vol. eingedampft, der Verdampfungsrückstand mit Wasser verdünnt, filtrirt und mit Aetznatron ausgefällt, der Niederschlag abgewaschen und bei 90° getrocknet. Er repräsentirt den anhydrischen Alkaloïdgehalt in 10 g Rinde.

III. HAGER schlug einige Male folgenden Weg, die Bestimmung der Alkaloïde als Pikrinate, ein:

In einem porcellanenen Kasserol werden 10 g Chinarinde, grob- oder fein gepulvert, mit circa 130 ccm Wasser übergossen und nach der Mischung noch mit 2,5 g Aetzammonflüssigkeit versetzt. Man erhitzt das Gemisch im vollheissen Wasserbade und lässt es darin unter bisweiligem Umrühren mit einem Glasstabe eine Stunde hindurch. Dann setzt man 15 g verdünnte Sehwefelsäure (1,115 spec. Gew.) zu und erhält es bei feingepulverter China 15 Minuten, bei grobgepulverter aber 20 Minuten in der Temperatur des Wasserbades. Hierauf lässt man etwas erkalten, giebt das Ganze in ein Cylinderglasmass und mischt noch so viel Wasser hinzu, dass Flüssigkeit und Rindentheile ein Volum von 110 ccm Wasser einnehmen.

Aus einer Fliesspapierscheibe von 10,5 bis 11,0 cm Durchmesser erhält man ein Filter, in welchem die ausgekochte Chinarinde genügenden Platz findet. Man filtrirt und fängt das Filtrat in einem Cylinderglase auf. Das Volum des freiwilligen Filtrats (gewöhnlich 60 ccm) wird notirt und das Filtrat entweder auf $\frac{1}{2}$ Volumen eingedampft und mit Aetzalkali die Alkaloïde ausgefällt, oder mit 80 ccm einer bei mittlerer Temperatur gesättigten Pikrinsäurelösung vermischt. Schwerlich dürfte mehr von dieser Lösung erforderlich sein, was man beim Niederfliessen einiger Tropfen an der Wandung des Gefässes in die Fällungsflüssigkeit leicht erkennen würde.

Nach halbstündigem Stehenlassen sammelt man den Niederschlag in einem tarirten Filter, wäscht ihn mit einer Mischung von kalt gesättigter Pikrinsäurelösung und Wasser ana Vol. aus, trocknet ihn zwischen einigen Lagen Fliesspapier unter Pressen möglichst ab, giebt ihn in ein tarirtes Uhrgläschen und trocknet ihn in einer Wärme, welche 30° C. nicht überschreitet. Hätte man die Fällung aus 60 ccm Filtrat bewirkt, so entspricht der Pikrinatniederschlag 6,0 g der Rinde, sein Gewicht ist daher auf 100,0 g zu berechnen. Beträgt das Gewicht des Niederschlages aus 60 ccm Filtrat 0,46 g, so hätten 100 ccm (60 : 0,46 = 100 : x =) 0,766 g Niederschlag ergeben. 0,766 mit 0,425 multiplicirt ergeben in 10 g Chinarinde 0,3255 g oder 3,255 Proc. Alkaloïd. Das Gewicht des trocknen Pikrinats mit 0,425 multiplicirt ergiebt die Menge wasserfreien Chinaalkaloïds. Bei Trocknung des Pikrinats im Wasserbade schmilzt es. Die

Pikrinate des Chinins und Chinidins sind in der 20-fachen Menge Weingeist leicht löslich, unbedeutend oder kaum löslich darin sind die Pikrinate des Cinchonins und Cinchonidins.

IV. Die Bestimmung der Alkaloïde vollzieht sich auf kürzestem Wege, wenn man die Rinde in Form eines gröblichen oder feinen Pulvers mit der Hälfte ihres Gewichtes Kalkhydrat und mit ammoniakalisch gemachtem Wasser zu einem weichen Brei anrührt und nach dreistündigem Stehen bei gelinder Wärme (im Wasserbade) austrocknet. Das zu Pulver zerriebene Gemisch wird in ein Deplacirgefäss eingeschichtet, hier mit erwärmtem absolutem Weingeist erschöpft und der Rest des Weingeistes mittelst Wassers verdrängt. Aus einem tarirten Glaskolben destillirt man in der Wärme des Wasserbades den Weingeist ab. Der Rückstand enthält die Alkaloïde. Diese werden nun in einer verdünnten Säure gelöst, filtrirt und einer weiteren Untersuchung unterzogen. Will man sie im Filter ansammeln, so löst man sie in der genügenden Menge Salzsäure und der 20—25-fachen Menge Wasser, filtrirt, wäscht das Filter genügend nach und fällt mittelst Aetznatrons. Man sammelt den Niederschlag im Filter, wäscht aus, giebt ihn in ein tarirtes Glasschälchen und trocknet in einer Wärme von 90—100° C. Der Trockenrückstand repräsentirt die anhydrischen Alkaloïde.

V. In Chemical News war folgende Anweisung gegeben. 50 g der gepulverten Chinarinde werden zweimal mit 250 ccm Wasser, mit 2 ccm Schwefelsäure versetzt, extrahirt, dann zuletzt mit 125 ccm Wasser ausgekocht. Die gemischten Filtrate werden bis auf einen Rückstand von 100 ccm eingeengt, nach dem Erkalten mit Kalkhydrat bis zum Ueberschuss versetzt, nach einigen Stunden der Bodensatz gesammelt, ausgewaschen, im Wasserdampfbade getrocknet, zerrieben und mit absolutem Weingeist unter Digestion bei 60—70° C. extrahirt. Die weingeistigen Auszüge werden durch Abdampfen oder Destillation (aus tarirtem Kolben) im Wasserbade zur Trockne gebracht, mit Schwefelsäure enthaltendem Wasser gelöst, filtrirt, mit Natriumcarbonat im Ueberschuss versetzt und mit Chloroform ausgeschüttelt, welches Chinin, Chinidin und Cinchonin löst. Die chloroformige Lösung wird abgedampft und der Rückstand gewogen. Dieser Rückstand, mit Aether behandelt, giebt an diesen das Chinin (krystallinisches und amorphes) ab. Der vom Aether nicht gelöste Theil wird in verdünnter Essigsäure gelöst, nun mittelst concentrirter Kaliumjodidlösung das Chinidin ausgefällt und der Niederschlag bei sehr gelinder Wärme getrocknet (100 Th. Chinidinhydrojodid entsprechen 63,64 wasserfreiem Chinidin). Das vom Chinidinhydrojodid gesonderte Filtrat wird mittelst Ammons oder Natriumcarbonats gefällt, dann das auf diese Weise abgeschiedene Cinchonin mit ammoniakalischem Wasser gewaschen und zuerst im Wasserbade, endlich im Oelbade (120° C.) getrocknet.

VI. Die von der Ph. vorgeschriebene Methode der Bestimmung der Alkaloïde in der officinellen Chinarinde ist eine gute, aber einzig in ihrer Art, insofern sie sich viel Material, Mühe und Zeit verzehrend zeigt und stellenweise schwer zu erklären ist. Sie umschliesst 8 Motive oder Actionen mit dem Resultate, dass die Rinde mindestens 3,5 Proc. Alkaloïde enthalten müsse. — 1) Extraction von 20 g Chinarindenpulver mit einem Gemische aus 10 g Aetzammon, 20 g Weingeist und 170 g Aether auf dem Wege der Maceration unter öfterem Schütteln, in verkorkter cylindrischer Flasche. Nach einem Tage lässt man die Mischung mindestens 3 Stunden ruhig stehen, und — 2) sammelt durch Decanthation 120 g der Flüssigkeit (entsprechend 12 g Rindenpulver). Das Decanthat versetzt man nun mit 3 ccm der volumetrischen oder Normal-Salzsäure und circa 10 ccm Wasser (was anzugeben die Ph. vergessen hat) und — 3) destillirt man mit Vorsicht aus einem Glaskolben, welcher in Wasser steht, das allmählich auf 40—50° C. zu erhitzen ist, den Aether und auch den Weingeist ab. Das Destillat lässt sich wieder als Aether zu einer anderen Chinarindenprobe verwenden. (Das Verdunsten des Aethers in einem Becherglase ist oft gefährlicher als die Destillation.) — 4) Nach Beseitigung des Aethers (auch die Beseitigung des Weingeistrestes durch Abdampfen ist nothwendig) wird der Rückstand mit soviel verdünnter Salzsäure (der Normalsalzsäure) versetzt, dass eine schwach saure Flüssigkeit (Alkaloïdlösung) hervorgeht, um also die Alkaloïde in Salze zu verwandeln und in Lösung überzuführen. Der hierauf filtrirten Lösung werden — 5) zum Ausfällen der China-Alkaloïde 3,5 ccm Normal-Kalilösung hinzu gesetzt. Hier hätte die Ph. hinzusetzen müssen: „oder der genügenden Menge der Normal-Kalilösung". Hätte man sub 2 und 4 z. B. in Summa 4,5 ccm Normal-Salzsäure verbraucht, so dürften wohl 5,0 ccm Normal-Kalilösung zur vollständigen Ausfällung der Alkaloïde erforderlich sein. — 6) Der Alkaloïd-Niederschlag wird in einem tarirten, aber mit Wasser genässten Filter gesammelt und unter Betropfen mit kaltem Wasser (wobei man auch den Filterrand einige Male betropft) so lange ausgewaschen, bis ein Tropfen des Abfliessenden in eine kaltgesättigte wässrige Lösung des *Chininum sulfuricum* fallend aufhört, letztere zu trüben, was den Beweis liefert, dass das Abtropfende kalifrei ist. Das Filter mit Inhalt soll nun — 7) zwischen Fliesspapier unter Drücken soweit von Feuchtigkeit befreit werden, dass der Filterinhalt mit einem Messer abgenommen und in ein Glasschälchen übergeführt werden kann. Hierauf soll der Alkaloïdniederschlag, welcher sich im Hydratzustande befindet — 8) in wasserfreies Alkaloïd übergeführt werden. Das Verfahren hierzu scheint etwas sonderbar, denn die ersten 2 Mol. Wasser ($2H_2O$) sollen durch Schwefelsäure beseitigt, und das 3. Mol. Wasser durch Wasserdampfhitze ausgetrieben werden. Man glaubte vielleicht, dass die ersten 2 Mol. Wasser in der Wasserbadwärme nicht zu beseitigen seien. — 9) Der Schluss ist ein trockner wasserfreier Niederschlag, im Gewichte von 0,42 g. Da sich dieser Gehalt auf 12 g Rinde bezieht, so entspricht derselbe 3,5 Proc. Alkaloïdgehalt, denn 0,42 : 12 = 3,5 : 100. — 10) Dass dieser Niederschlag auch Chinin enthält, soll durch die bereits angeführte KOECKLIN'sche Probe eruirt werden. Etwas des Niederschlages ($^1/_4$) mit der 300-fachen Menge Wasser (30—31 ccm) aufgekocht und erkalten gelassen, ergiebt eine Flüssigkeit, in welcher sich Chininflocken bilden und ausscheiden. Ein Theil dieser Flüssigkeit soll klar abgegossen und mit $^1/_5$ Vol. Chlorwasser, darauf mit etwas Aetzammon vermischt werden. Entsteht dadurch eine schön grüne Färbung, so ist auch Chinin gegenwärtig. Diese Reaction entsteht auch, wenn nur sehr geringe Mengen Chinin oder Chinidin im Niederschlage gegenwärtig wären. Damit ist also die Erkennung einer Beschwerung mit Cinchonidin oder Cinchonin nicht genügend gewährleistet. Folgende Action ist somit unerlässlich.

Bestimmung des **Chiningehaltes** der Chinarinden, oder vielmehr Bestimmung der in Aether löslichen Chinaalkaloïde. Die in einer der sub I bis V angegebenen Methoden abgeschiedenen Chinaalkaloïde werden mit circa der 3 fachen Menge Calciumhydroxyds (gelöschten Kalkes in Pulverform) gemischt und mit der 20-fachen Menge Aether extrahirt oder man verfährt nach der sub V angegebenen Methode. Will man die ätherlöslichen Chinaalkaloïde direct abscheiden, was sich keineswegs empfiehlt, so mischt man 10 g des Chinarindenpulvers mit 5 ccm Aetzammon, verdünnt mit 20 ccm Wasser, und 5 g Calciumhydroxyd, trocknet nach einer Maceration von 10—12 Stunden das Gemisch aus, zerreibt es zu Pulver und giebt es in ein Deplacirgefäss, um es darin mit Aether zu extrahiren. Der Verdampfungs- oder Destillations-Rückstand der Aetherlösung wird mit 10—12 g Aether aufgenommen, in ein passendes cylindrisches Glas gegeben und nach dem Absetzen decanthirt, so dass nur das in Aether nicht gelöste zurückbleibt. Der Verdampfungsrückstand des Decanthats ergiebt die anhydrische Chinin- und Chinidinmenge, welche in 10 g Rinde vorhanden sind.

Hat man die Alkaloïde als Pikrinate gesammelt, so wird der trockne zerriebene Niederschlag mit der 25-fachen Menge 90-proc. Weingeist einige Stunden hindurch unter öfterem Schütteln macerirt, dann klar decanthirt. Der Weingeist löst nur die Pikrinate des Chinins und Chinidins, welche sich also leicht quantitativ bestimmen lassen.

Bestimmung des Chiningehalts nach GUILLIERMOND. 20 g Rinde werden gepulvert mit 70-proc. Weingeist gemengt, dass ein weicher Teig entsteht. Dieser wird, um gehörige Durchdringung des Pulvers zu erreichen, nach einigen Stunden erwärmt, dann mit 10 g Kalkhydrat vermischt und unter Erwärmen ausgetrocknet. Das zerriebene Pulver wird nun mit 100 g Aether behandelt, welcher das Chinin löst. Der Aether

im Wasserbade rasch verdampft giebt einen Rückstand, der Chinin und Chinidin ist
und nur eine geringe Menge eines gelben Farbstoffs enthält. Diese Methode ist schnell
und leicht auszuführen. Nach GLÉNARD und GUILLIERMOND werden 10g gepulverte
Rinde mit gleichviel Kalkhydrat gemischt, mit 100g weingeist- und wasserfreiem
Aether extrahirt und 10ccm der Aetherlösung mit titrirter Schwefelsäure oder Oxalsäure alkalimetrisch bestimmt. Diese Methode giebt nur dann ein genügendes Resultat, wenn man die Alkaloïde mit der 15-fachen Menge Aether aufnimmt, absetzen
lässt, decanthirt etc.

Der Verdampfungsrückstand aus der Aetherlösung ist gelb bis blass bräunlich.
Ist er stark braun bis dunkelbraun, so liegt eine Beschwerung der Rinde mit Chinioïdin vor. Giebt man einen Tropfen des Aetherauszuges auf ein Objectglas, so
muss der Verdunstungsrückstand gelblichweiss erscheinen und unter dem Mikroskop
fast farblose Massen erkennen lassen.

Eine willkommene Arbeit über die Bestimmung des Alkaloïdgehaltes in der China
findet sich im Archiv der Ph. 1882 von H. MEYER, worin jedoch die hier vorgeführten
Methoden nicht besprochen sind.

Kritik. Der Artikel *Cortex Chinae* der Ph. bietet einige schwer zu erklärende
Angaben.

Mit *semitubi* bezeichnet die Ph. wahrscheinlich die rinnenförmigen (*cana-
liformes*) Rinden. Diese Rinden Halb-Röhren zu nennen, entspricht der üblichen
pharmakologischen Bezeichnungsweise nicht. Dass die Römer diesen Ausdruck auch
nie gebrauchten, beweisen die lateinischen Lexica. Schlägt man die Werke der besten
Pharmakologen auf, so sprechen dieselben nur von rinnenförmigen Rinden.

Im Laufe der Bestimmung des Alkaloïdgehaltes handelt es sich um einen
Niederschlag, trotz dem fährt man im Texte fort, den Satz mit *Postremo sedimenta* beginnend. Wo sind die Niederschläge? Weil die Kalilauge nach und nach
zugesetzt wird und auf jeden Zusatz eine Fällung erfolgt, so glaubte der Verf. des
Artikels von Niederschlägen zu sprechen, obgleich letztere nur Theile eines Niederschlages sind, um welche es sich speciell handelt.

Die Beschreibung der Prüfung und Bestimmung der Alkaloïde ist leicht hingeworfen, abgesehen von dem eigenthümlichen Verfahren, was viel Mühe, Zeit und
Material in Anspruch nimmt. Der Decanthation wegen musste ein cylindrisches
Macerationsgefäss vorgeschrieben, ferner dem Decanthat vor der Destillation Wasser
zugesetzt werden, um nach der Destillation einen flüssigen Destillationsrückstand zu
erlangen, denn nicht nur der Aether, wie die Ph. angiebt, sondern auch der Weingeist muss völlig beseitigt werden. Anzugeben, soviel ccm Normal-Kalilösung zuzusetzen als ccm Normal-Salzsäure zugesetzt wurden, hätte man der Ordnung wegen
nicht vergessen sollen. Nun kommen wir zu dem Theile, welcher eine nothwendige
Erklärung fordert, denn die Frage: „warum wird die Austrocknung über Schwefelsäure eingeleitet und im Wasserbade vollendet?" tritt an uns heran, da eine einstündige
Trocknung an einem lauwarmen, höchstens 45⁰ C. warmen Orte und dann die Austrocknung im Wasserbade zu demselben Ziele geführt hätte. Die Verf. der Ph.
wollten eine Schmelzung des Chininhydrats, welche bei 57⁰ C. erfolgt, vermeiden,
denn die geschmolzene Masse hätte Feuchtigkeit einschliessen können (bei dieser so
geringen Menge und in so dünner Schicht!) oder die Verf. waren der nicht zutreffenden
Ansicht, dass das geschmolzene und gegen 100⁰ C. wieder erhartende Chininhydrat
bei 100⁰ C. das Hydratwasser nicht freilassen werde. Genug, in dem Lehrbuche d.
ph. Chemie von SCHMIDT steht Bd. II, S. 1019 geschrieben: „Ueber Schwefelsäure verliert das Chininhydrat 2 Mol. Wasser, das dritte Mol. Wasser
entweicht erst beim allmählichen Erwärmen auf 100⁰ C." und man glaubte
auch diesen Weg einschlagen zu müssen. Der Praktiker wird natürlich die Antrock-
nung direct im Wasserbade vornehmen.

Dass die Thalleiochinprobe und das Ausfallen von Chinin- und Chinidinflöckchen
in der erkaltenden wässrigen Lösung bei geringen Mengen (1 Chinin neben 3—4 Cinchonidin) vor sich gehen können, ist sicher. Richtiger wäre es vielleicht gewesen,
z. B. die Hälfte der Alkaloïdmenge (0,21g) als in (10g) Aether löslich zu fordern.

Anwendung. Die Chinarinde ist ein kräftiges Tonicum, Febrifugum, Antiperiodicum, Adstringens, in kleinen Gaben auch Stomachicum. Febrifuge und
antiperiodische Wirkungen werden durch Chinin, Chinidin und Cinchonidin,
auch durch Cinchonin besser und sicherer erreicht. Der Wirkungswerth der
guten Chinarinde, des Cinchonins, Chinioïdins, Cinchonidins, Chinidins und
Chinins lässt sich nach meinen Erfahrungen annähernd durch folgendes Zahlen-

Verhältniss ausdrücken 2,5 : 50 : 55 : 75 : 90 : 100. Die erste Zahl gehört der Rinde, die letzte dem Chinin, die Zahl 90 dem Chinidin, die Zahl 75 dem Cinchonidin, 55 dem Chinioïdin, 50 dem Cinchonin an.

Die Chinarinden werden zu 0,5—1,0—3,0 g im Aufguss, in der Abkochung, in Pulvermischung bei Schwächeleiden der Brustorgane und des Darmkanals, Nachtschweiss, bei profusen Eiterungen, bei septischen Zuständen, passiven Blutungen, skrofulösen Leiden gegeben. Aeusserlich wendet man sie zu Einstreupulvern, Zahnpulvern, in der Abkochung zu Waschungen, Einspritzungen etc. an. Die Anwendung ist überall da angezeigt, wo man roborirende und styptische Wirkungen zugleich erzeugen will.

Die Abkochungen, welche einen geringen Säurezusatz haben, lactesciren nicht, lassen sich besser nehmen und wirken auch sicherer. Auf 10 g der Rinde mit Wasser aufgekocht genügen 2,5 g verdünnte Schwefelsäure oder 1 g Salzsäure oder 1,5 g Phosphorsäure. Zur Abkochung oder Infusion ist die Rinde in grober Pulverform, von welcher das feine Pulver abgesiebt ist, zu nehmen. Zu Zahnpulver eignet sich das mittelfeine Pulver.

Cortex Cinnamomi.

Zimmt; Zimmtkassie; Kaneel; Chinesischer Zimmt. Cortex Cinnamōmi Cassiae; Cortex Cinnamomi Chinensis. *Canelle de Chine.* *Cassia bark.*

Die Rinde der Zweige oder der jüngeren Stämme von Arten des *Cinnamomum* des südlichen Chinas. Fusslange Röhren oder rinnenförmige Stücke (*semitubi*, Halbröhren), 0,5—3 cm weit, 1—3 mm dick, innen braun, bedeckt mit bräunlichgrauem, wenig rissigem Korke oder fast völlig von der Korkrinde befreit. Die meisten Rinden sind dann nicht dicker denn circa 1 mm und auch auf der Oberfläche hellbraun und längsaderig. Die Zimmtrinde muss das ihr eigenthümliche Arom in starkem Maasse wahrnehmen lassen und darf auch nicht einen fremdartigen schleimigen Geschmack haben.

Cinnamomum Cassia BLUME. Synon. *Cinnamomum aromaticum* CHR. NEES. Fam. **Laurineae.** Sexualsyst. **Enneandria Monogynia.**

Geschichtliches. Der Ceylon-Zimmt war schon den alten Aegyptern und den Griechen bekannt. HERODOT erwähnt ihn unter dem Namen κιννάμωμον und erzählt, dass die Griechen den Zimmt durch die Phönicier aus Arabien erhielten. JBN BATUTA erwähnt 1340 der Zimmtbäume bei Colombo und 1444 beschreibt der Venetianer NICOLO CONTI den Zimmtbaum auf der Insel Saillana (Zeylon). HOCHSTETTER (1670), BREYNIUS (1673), G. W. WEDEL (1707) u. a. schrieben Arbeiten über den Ceylonzimmt. Die Zimmtkassienrinde wurde erst in der zweiten Hälfte des vorigen Jahrhunderts nach Europa gebracht.

Herkommen. Die oben angeführte *Cinnamomum*-Art wird als die hauptsächliche Mutterpflanze der Zimmtkassienrinde angesehen. Dieselbe existirt in verschiedenen Varietäten im südlichen China und Cochinchina, welche auch auf Java und einigen benachbarten Inseln (des Sundaarchipels) cultivirt werden. Der Hauptmarkt für die Zimmtkassie ist Taivu. In Bündeln wird sie in Holzkisten verpackt nach Europa gebracht. Die Bündel sind 0,6 — 1 kg schwer, mit Bast umwunden und 50—65 cm lang.

Beschaffenheit. Die Zimmtkassie ist dem nicht officinellen Zeylonzimmt oder der echten Ceylonischen Zimmtrinde *(Cort. Cinnam. Zeylanici)* sehr ähnlich, unterscheidet sich aber von dieser durch eine etwas dunklere, mehr braunrothe Farbe. Sie ist ferner 3—4-mal dicker und auch härter, daher weniger leicht zerbrechlich, auch ist sie nicht in mehreren Lagen über einander gerollt. Im Querbruch ist sie nicht faserig. Der Geschmack ist weniger süsslich, mehr stechend herb. Sie behält die gewürzhaften Theile länger, ist ölreicher und lässt sich nicht zu einem so feinen Pulver zerstossen, wie der Zeylonzimmt.

Die Zimmtkassie ist die innere Rinde (Bast) der Aeste, zuweilen noch stellenweise mit dem grauen Periderm und der Mittelrinde bedeckt. Der Querdurchmesser der zusammengerollten oder spiralig eingerollten Rinde oder Röhren beträgt ungefähr 0,6—2,0 cm, die Dicke der Rindenschicht 1—2,

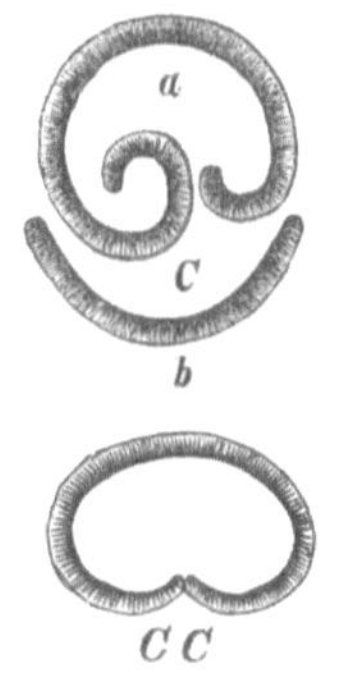
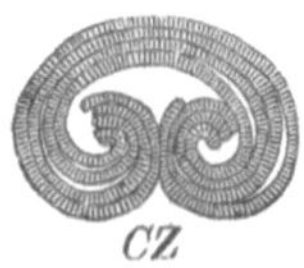

Querdurchschnittfläche von Zimmtkassienröhren: *a* einer Röhre, *b* eines rinnenförmigen Stückes (Halbröhre der Ph.).

Querdurchschnittfläche einer starken Röhre des Zeylonzimmtes.

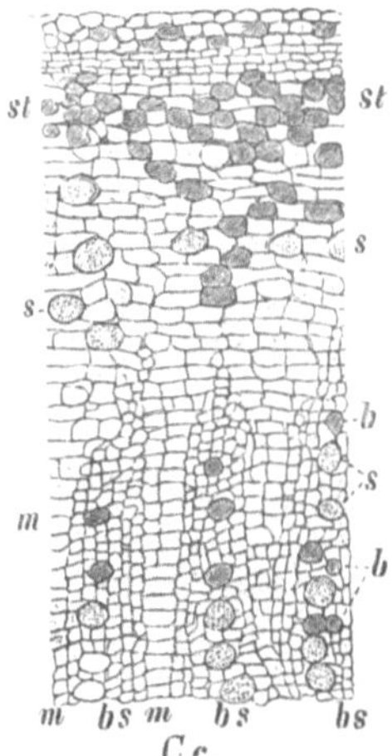

Ein Theil der Querschnittfläche der Zimmtkassie. *st* Steinzellenschicht (Mittelschicht) nebst einigen Bastbündeln, *s* Schleimzellen, *b* Bastzellen, *m* Markstrahlen, *bs* Baststrahlen. 50-fache Vergr.

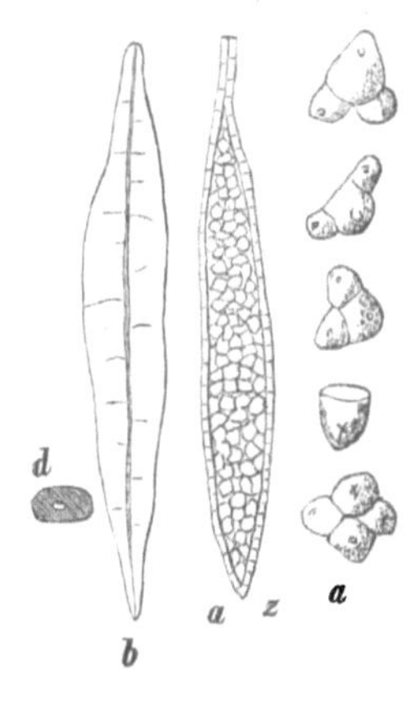

b Bastzelle, *d* Querdurchschnitt der Bastzelle, *az* Stärkemehlführende Bastparenchymzelle, *a* Stärkemehl der Zimmtkassie. Vergr.

höchstens 3 mm. Ihre Farbe ist dunkelzimmtbraun, die Aussenfläche eben, matt, der Länge nach mit meist schief verlaufenden hellfarbigen Adern oder Streifen (Bastbündeln) bezeichnet. Ihre innere Fläche ist dunkler gefärbt, matt und eben. Der Querbruch ist korkartig, eben, nach innen kaum kurzfaserig. Auf dem Querschnitt ist die Rinde blass rothbraun, schwach marmorirt, nach innen wenig strahlig. Der Steinzellenring ist nicht ein geschlossener. Die Markstrahlen der Innenrinde zählen in der Breite 1—3 Zellen, erweitern sich aber, in die Mittelrinde verlaufend, um mehrere Zellen. Zwischen Mittel- und Innenrinde finden sich Steinzellengruppen. Die Mittelrinde besteht aus Parenchym mit tangential gestreckten Zellen und ist durchstreut mit Oel- und Schleimzellen. Die Baststrahlen bestehen aus regelmässig gereihten

Bastparenchymzellen mit eingestreuten Sieb- und Bastzellen und Oel- und Schleimzellen; letztere sind meist ellipsoïdisch. Die Bastfasern haben oft einen welligen Rand, sind zugespitzt, im Querschnitt fast 4-eckig, jedoch an den Ecken abgerundet und etwas tangential gestreckt, in der Mitte mit punktförmigem Lumen. Die Parenchymzellen, auch die Steinzellen sind mit sehr kleinen zusammengesetzten Stärkekörnchen, umhüllt von einer farbigen gerbstoffähnlichen gelbbraunen Masse, gefüllt, mit welcher Masse die Markstrahlenzellen ebenfalls gefüllt sind, von welchen letzteren jedoch viele Calciumoxalatkrystalle enthalten.

Die aus Cayenne kommende Kassie ist hellfarbener und etwas schleimig. Die sogenannte Englische Kassie ist die Rinde von den älteren Aesten und dem Stamme. Sie ist bis zu 4 mm dick. Die Bruchkassie kauft man nicht gern, weil sie leicht eine Untermischung schlechter Zimmtsorten zulässt. Dem Preise nach steht diese gemeiniglich mit der Kassie in Bündeln in gleicher Höhe.

Die Zimmtkassie soll mit dem Mutterzimmt, der *Cassia lignĕa* oder *Xylocassĭa*, und mit der Kulilabanrinde, *Cortex Culilabăni*, verwechselt oder verfälscht werden.

Die Holzkassie, Malabarzimmt, *Cassia lignea*, stammt von einer Varietät des *Cinnamomum Zeylanicum*, welche auf Malabar, Sumatra, Java zu Hause ist. Diese Rinde, welche von vielen Kaufleuten auch als *Cassia vera* unterschieden wird, kommt von den älteren Aesten. Sie ist holziger und weniger gewürzhaft, weit dunkler, auf der Oberfläche etwas rauher, wegen Anwesenheit des Periderms oft mattgrau bis grünlichbraun, nicht selten querrunzelig. Die Röhren sind entweder verbogen oder rückwärts gebogen und es fehlen die hellfarbigen Längsstreifen. Der Geruch ist schwach zimmtartig, der Geschmack schwach zimmtartig, herb und beim längeren Kauen schleimig. Das Pulver davon mit Wasser aufgekocht bildet nach dem Erkalten eine Art Gallerte. Die dünnen Rindenstücke sind fast geruch- und geschmacklos, die dickeren lassen sich dagegen durch ihr Aeusseres leicht von der Zimmtkassie unterscheiden. Auf einigen Handelsplätzen wird übrigens mit *Cassia lignea (medicinalis)* eine gute Zimmtkassie bezeichnet. Die *Cassia vera* darf keine pharmaceutische Verwendung finden.

Der Mutterzimmt, *Cortex Malabăthri*, von einem Ostindischen Baume *Cinnamomum Tamăla* NEES kommend, ist bis zu 4 mm dick, gewöhnlich halb gerollt, dunkel rothbraun, ohne die hellfarbigen Adern. Der zimmtähnliche Geschmack ist hintennach pfefferartig, der Geruch zimmt- und nelkenartig.

Die Kulilabanrinde kommt von *Cinnamomum Culilawan* NEES, einem auf den Molukken einheimischen Baume. Diese ist eine gewürzhafte, etwas nelkenartig riechende und schmeckende, 2—6 mm dicke, aussen weissliche, innen röthlichgelbe Rinde in langen platten Stücken, welche sich augenfällig von der Zimmtkassie unterscheiden.

Der aussen längsrunzlige Brasilianische Zimmt ist meist flachstückig und daher zu verwerfen.

Der Ceylon-Zimmt *(Cinnamomum acutum, Cortex Cinnamomi Zeylanici)* ist von der Dicke eines starken Papiers, höchstens 0,7 mm dick, bildet Doppelröhren, aus 6—10 Stück in einander gesteckten Doppelröhren zusammengesetzt, ist rasseldürr und leicht zerbrechlich. Die Aussenfläche ist blassgelbbraun, eben, dicht, glanzlos, mit zarten helleren Längsstreifen (Bastbündeln) geadert. Die Innenfläche ist dunkelbraun, feinwarzig, der Längsbruch uneben, der Querbruch etwas faserig und splitterig. Auf dem Querschnitt beobachtet man einen Steinzellenring in Gestalt eines schmalen hellen Streifens, welcher die Bastschicht nach aussen begrenzt. Geruch und Geschmack sind feiner und angenehmer als wie von der Zimmtkassie.

Bestandtheile. Die Zimmtkassie enthält durchschnittlich in Procenten: 1—1,9 flücht. Oel, 4—8 Harz, 12 gummige und Extractivstoffe, 5 adstringirenden Stoff (Gerbstoff), 5 Stärkemehl; das Uebrige ist Holzfaser. Der nicht officinelle Ceylonzimmt enthält sehr wenig Gerbstoff.

Aufbewahrung. Die Zimmtkassie des Handels ist gewöhnlich so trocken, dass sie sich leicht zu einem mittelfeinen Pulver stossen lässt. Daher pflegt man sie vor dem Pulvern nur einige Stunden an einen temperirten trocknen Ort zu legen. Bei diesem Austrocknen verliert sie zumeist ihr flüchtiges Oel, es ist daher gerathen, sie nicht der Einwirkung der Wärme auszusetzen.

Da diese Rinde nie ganz dispensirt wird, so hält man sie als feines Pulver und zu Theen, zum Ansetzen von Tincturen etc. in Form sehr feiner Species vorräthig. In dieser zerkleinerten Form ist die Rinde in Gefässen aus Glas und im Schatten aufzubewahren.

Kritik. In der Fassung dieses Artikels vermissen wir die nöthige Rücksicht auf die heutigen Verhältnisse. *Tubi vel semitubi pedales* haben sich überlebt und dürfte ein Anfänger sich „fussartigen oder mit einem Fusse versehenen Röhren oder Halbröhren" zuwenden. Die Schaffung des Wortes *semitubus* mag manchem Pharmakologen passend sein, wir müssen aber dieses Wort mit linkisch bezeichnen, weil die Uebersetzung „Halbröhre" mehrere Erklärungen zulässt. In einer Ph. können und müssen nur Worte und Bezeichnungen einen Platz finden, welche einen bestimmten und klaren Begriff zulassen. Halbrohr, Halbglocke, Halbbecher, Halbtopf sind entsprechende Bezeichnungen für Raum umfassende Gegenstände, an welche sich die Halbröhre anlehnt.

Anwendung. Der Zimmt ist ein gewürzhaftes Stomachicum und Carminativum und bethätigt seine erregende Wirkung auf das Uterinsystem. Daher braucht man ihn bei schwachen Wehen, reichlichen Metorrhagien etc. Das Zimmtöl soll sich im Organismus zu Benzoësäure oxydiren, die im Harn wieder als Hippursäure auftritt. Der Zimmt und die Präparate desselben sind ein angenehmes Geschmackscorrigens schlechtschmeckender Arzneien. Gabe 0,5—2,0 g.

Cortex Condurango.

Cundurango; Condurangorinde. *Cundurango; Ecorce de Condurango. Condurango bark.*

Die von *Gonolobus Condurango* entnommene Rinde. Es sind rinnenförmige Stücke oder rückwärts gebogene Röhren, ungefähr 10 cm lang und 1—7 mm dick, deren bräunliche oder braungraue Aussenfläche höckerig und längsrunzelig, die hellgraue Innenfläche grobstreifig *(solide striata)* ist. Der Querschnitt zeigt unter der dünnen braunen Korkschicht ein gleichmässig weissliches, wellig strahliges *(flexuose radiatam telam)* mit grossen verholzten *(induratis)* braunen Zellen und reichlichen Mengen Stärkemehl beladenes Gewebe. Die Rinde lässt sich leicht zerschneiden, aus deren körniger Bruchfläche nur vereinzelte Fasern hervortreten. Der Geschmack ist schwach bitter und wenig kratzend *(subacris)*.

Gonolobus Condurango TRIANA.
Fam. **Asclepiadeae.** Subord. **Gonolobeae.**

Handelswaare. Dass seit 1870 Rinden, verschiedenen *Gonolobus*-Arten entnommen, in den Handel kamen, lässt sich aus der mitunter heftigen Wirkung derselben, wie sie von einigen Aerzten beobachtet wurde, entnehmen, denn der Gattung *Gonolobus* gehören einige Arten an, welche selbst zur Bereitung von Pfeilgift gebraucht werden. GEHE & Co. disponirten über drei

Sorten der Rinde. — 1) Venezuela-Sorte. Diese ist der officinellen Rinde nicht im geringsten ähnlich. Sie besteht aus den langen verholzten bräunlich grauen Stengeln und Aesten irgend einer Schlingpflanze. Die Stengel sind 1—4 mm dick, die dickeren haben hier und da knotige Auftreibungen und sind längsstreifig. Die Waare glich den *Stipites Guaco*. — 2) Die zweite Sorte ist die Ecuador-Condurango, bestehend aus Holzschnitzeln mit glatter grauer Rinde bedeckt, so dass sich das Gewicht des Holzes zu der Rinde wie 3 : 2 verhält. Auch diese Rinde darf nicht in Anwendung kommen, obgleich sie von *Gonolobus Condurango* entnommen zu sein scheint. — 3) Condurango-Mataperro, aus kurzen rinnen- und röhrenförmigen Stücken bestehend, ist die von der Ph. aufgenommene Waare. Nur diese Mataperro-Sorte ist die officinelle. Sie trägt auf der Aussenseite unregelmässig geordnete, ziemlich dicht aneinanderliegende warzenartige Hervorragungen oder die Aussenfläche ist glatt, wenn die Rinde von den Aesten herrührt.

Herkommen. *Gonolŏbus Condurango* ist ein Milchsaft führendes Schlinggewächs, ein Strauch, welcher auf den südamerikanischen Anden (Andes), besonders in Loxa (spr. locha), einer Provinz der Republik Ecuador, und in Peru einheimisch ist. Die Rinde kommt in 3—10 ccm langen Röhren und rinnenförmigen Stücken seit einigen Jahren in den Handel. Sie ist 1—5 mm dick. Die jüngere Ast-Rinde ist mit einer dünnen hellgraubraunen, die ältere mit einer dünnblättrigen, warzig-schuppigen braunen Korkschicht bedeckt. Wo diese fehlt ist die Rinde ziemlich hell braungrau, warzig-höckerig und nur schwach längsrunzelig. Die Innenfläche der Rinde ist bräunlichweiss, rauh und unterbrochen grobstreifig.

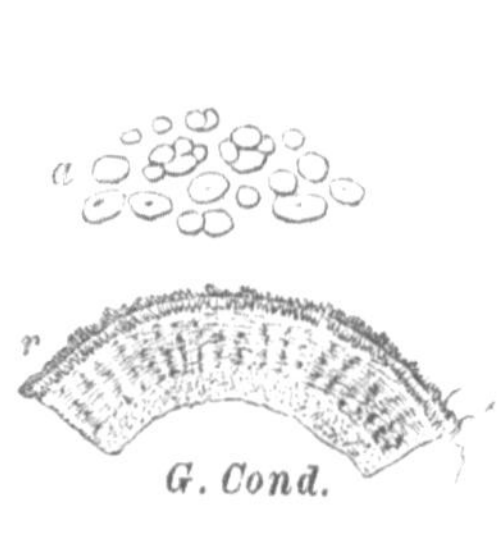

Condurango. *a* Stärkemehl der Rinde bei 100-facher Vergr. *r* Querschnitt der Rinde, 1¹/₂-fache Vergr.

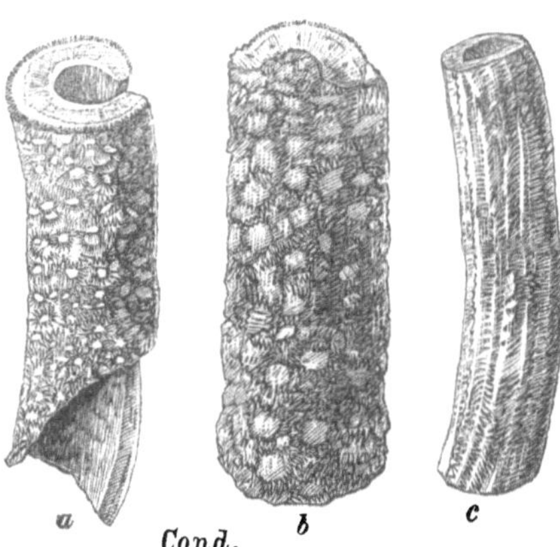

Condurangorinden. *a* von einem jungen Stamme, *b* von einem älteren Stamme, *c* von einem Aste.

Auf dem Querschnitt erkennt man mit der Lupe die dünne dunkle Aussenrinde, unter derselben eine röthlichgelbweisse Schicht, von welcher der unterste Theil etwas heller ist und keine gelbbraunen Punkte einschliesst, der oberste Theil aber eine braune, sehr schmale Zone bildet. Der mittlere Theil zeigt ein radialwelligstrahliges Gefüge, Mark- und Baststrahlen, von welchen die letzteren radialgereihte braungelbe Steinzellengruppen, dem Auge wie Punkte erscheinend, einschliessen. Diese Steinzellengruppen enthalten Harz, während das dieselben umgebende Parenchym reich an Stärkemehl führenden Zellen ist. Auf der Längsschnittfläche zeigen sich die Steinzellenstränge in Form braungelber Linien innerhalb des röthlichgelbweissen Parenchyms. Die Rinde ist in ihren äusseren Partien etwas faserig. Die Mittelschicht der Rinde enthält vorzugsweise die Stärkemehl führenden Zellen. Nach dem Betupfen mit Jodwasser ist nur diese Schicht blau tingirt, die äusseren und die inneren Schichten der Rinde bleiben ungefärbt. Das Grundgewebe der Baststrahlen besteht aus Bastparenchym und Siebröhren, durchsetzt mit Steinzellensträngen, Milchsaftgefässen und Calciumoxalatkrystalle enthaltenden Zellen. Bastfasern fehlen hier, welche nur nach der Mittelschicht hin angetroffen werden.

Bestandtheile sind annähernd in Procenten: 0,4 eines glykosidischen Bitterstoffes, 15 Stärkemehl, 9 Gummi und Schleimstoff, 11 fast farbloses Harz, 3—4 Eisen-braungrün fällender Gerbstoff, 0,9 Fettsubstanz, 10—11 Proc. graue Asche, welche sehr kalkreich ist und Sulfat, aber nur eine Spur oder kein Chlorid enthält.

Aufbewahrung. Dieselbe fordert keine besonderen Präcautionen. Man hält die Rinde fein geschnitten und als feines Pulver vorräthig.

Das Fluidextract bereitet man durch Digestion und auf dem Verdrängungswege aus 1000 g grobem Pulver und 60-proc. Weingeist und Einengen der filtrirten Colatur bis auf 900 g, welche mit 100 g Weingeist versetzt werden, so dass das Fluidextract 1000 g umfasst.

Anwendung. Diese Rinde wurde vor einem Decennium als ein Specificum gegen Carcinoma (Krebs) empfohlen. Viele Aerzte konnten diese Heilwirkung nicht bestätigen, einige andere, wie FRIEDERICH und OBALINSKI, erzielten damit, wie sie angeben, perfecte Heilerfolge, ersterer bei Magenkrebs, letzterer bei Epithelialkrebs im Gesicht. Ob übrigens die Rinde eine richtige Anwendung fand, ist zu bezweifeln, denn ihr Harzgehalt geht z. B. nicht in das wässrige Decoct über, in welchem nur die geringe Menge Gerbsäure und etwas Bitterstoff Wirkungen erwarten lassen. Von dem Decoct aus 30 g der Rinde und 600 ccm Wasser soll Morgens und Abends je der 4. Theil innerlich genommen werden. In England wendet man das Fluidextract an, täglich 3 bis 4-mal 2—3 Theelöffel. Aeusserlich wird die Rinde ebenfalls im Decoct oder als Pulver angewendet, bei Uteruscarcinom im Decoct als Injection.

DE RENZI spricht dieser Rinde jede physiologische Wirkung ab. In der obsolet gewordenen Kastanienrinde würde man sicher einen doppelten Ersatz für die werthlose Condurangorinde auffinden. Ueber die Wirkung der Condurangorinde findet man Angaben: ph. Centralh. 1882, S. 73 und 113.

Cortex Frangulae.

Wegdornrinde; Faulbaumrinde. Cortex Rhamni Frangŭlae. *Écorce de bourgène ou bourdaine*; *Écorce d'aune noir.* **Blackaldertree bark.**

Die Rinde von *Rhamnus Frangula.* Bis 30 cm lange Röhren, 1,5 mm dick *(tubi ad decimetros tres longi, millimetrum unum et dimidium crassi)*, mit grauschwärzlicher oder grauer, mit zahlreichen Rindenhöckerchen *(lenticellis)* besprengter Aussenfläche *(superficies)*, auf der Innenfläche *(intus)* dunkelbraun, im Längsbruche gelb und faserig. Die Rinde ist von schleimigem, etwas süsslichem und bitterlichem Geschmacke. In Kalkwasser eingeweicht nimmt sie innen eine schön rothe Färbung an. Der braune Aufguss der Frangularinde wird auf Zusatz von Ferrichlorid, ohne dass Trübung eintritt, tief dunkelbraun.

Rhamnus Frangula L. Faulbaum, glatter Wegedorn.
Fam. **Rhamneae.** Sexualsyst. **Pentandria Monogynia.**

Geschichtliches. Die Faulbaumrinde war schon im 16. Jahrhundert den Deutschen Aerzten bekannt und als Febrifugum und Anthelminthicum gebraucht worden. Auch äusserlich benutzte man sie gegen Hautkrankheiten. DODONAEUS (Rembert Dodoens), ein Niederländischer Arzt und Leibarzt des Kaisers Maximilian II. und Rudolf II., in der 2. Hälfte des 16. Jahrhunderts, machte von der Faulbaumrinde viel Rühmens. Gegen Ende des vorigen Jahrhunderts gerieth die Rinde in Vergessenheit, bis sie von GUMPRECHT 1843 wieder in den Arzneischatz eingeführt wurde. Ein Veteran der Pharmacie, A. SELLE, hatte in den dreissiger Jahren dieses Jahrhunderts die Erfahrung gemacht, dass die frischgesammelte und kurze Zeit gelagerte Rinde Uebelkeit bewirkt, welcher Angabe andere Apotheker zustimmten. Von HAGER speciell an seiner Person ausgeführte Versuche bestätigten SELLE's Angaben.

Herkommen. Der Faulbaum, wegen seines üblen Geruches so genannt, und nicht zu verwechseln mit *Prunus Padus*, welchen man auch wohl Faulbaum nennt, wächst in schattigen oder feuchten Gebüschen, in Wäldern, an Bächen und ist ein Strauch, welcher eine Höhe von 2—5 m erreicht.

Die Rinde der mittelstarken Aeste von *Rhamnus Frangŭla* wird in den Monaten Mai und Juni gesammelt und getrocknet. Sie wird gemeiniglich als Abfall bei der Darstellung der Kohle zu Schiesspulver, die häufig aus dem Holze der Aeste des Strauches bereitet wird, gewonnen und kommt daher sehr billig in den Handel.

Charakteristik. Die Charakteristik, welche die vorige Ausgabe der Ph. gab, lautete: „Eine zusammengerollte, bis zu 1 mm dicke, aussen graue oder graubraune Rinde, besetzt mit kleinen weissen, meist der Quere nach langgestreckten Warzen, im Alter nur wenig rissig, mit einer sehr dünnen, innen purpurrothen, sich schuppenartig ablösenden Korkschicht, innen bräunlich gelb, mit glatter braunrother Innenfläche; auf dem Bruche faserig mit citronengelben Fasern.“

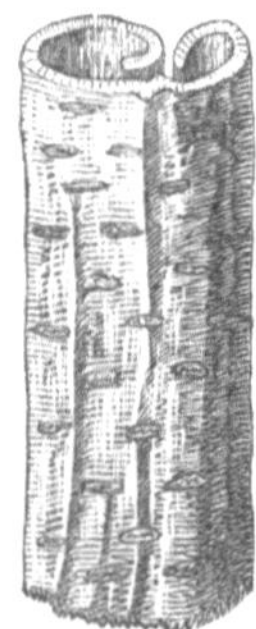

Frgl.

Rinde von einem starken Zweige von Rh. Frangula.

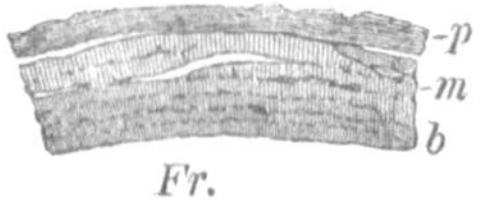

Fr.

Ein Stück eines Querschnitts von Cort. Frangulae.
p Peridermaschicht, m Mittelrinde, b Bastschicht.
8—10-fach vergrössert.

Die Charakteristik, welche die zweite vorliegende Ausgabe vorführt, ist eine wenig befriedigende, denn *Tubi ad* 3 dc *longi et* 1,5 mm *crassi* oder 3 dc lange und 1,5 mm dicke Röhren sind unbekannte Grössen bei dieser Rinde. Die Röhren sind 1 bis 2,5 cm dick und die Dicke der Rinde beträgt höchstens 1,5 mm, meist 1 mm.

Die kleinen weisslichen Korkwarzen lagern in spiraliger Ordnung auf der hier und da etwas längsrunzligen Rinde vertheilt und die Innenseite der Rinde der jüngeren Zweige ist schön gelb, der älteren Zweige gelbbraun, der alten Strauchtheile dunkelbraunroth. Die Fasern an der Bruchfläche sind citronengelb.

Das Periderm ist carmoisinroth bis rothbraun. Die Mittelschicht besteht aus hellgelbem, nach aussen grünlichem Parenchym und verläuft in die braunrothe Bastschicht. Sie ist von weissen Krystalldrusen durchsetzt und in Folge der Trocknung stellenweise längsspaltig von dem Periderm abgeklüftet. In dem Bastparenchym liegen die peripherisch gestreckten Bastbündel zerstreut. Bei älteren Rinden wird die Bastschicht durch Markstrahlen in Felder getheilt. Die Markstrahlenzellen sind mit einer amorphen, in Wasser gelb, in Aetzalkalilauge purpurroth löslichen Masse gefüllt. Die Ph. lässt statt der Aetzalkalilauge Kalkwasser anwenden. Diese Reaction dürfte wohl nur dann am Platze sein, wenn die vorliegende Rinde bezüglich ihrer Identität Zweifel zulässt. Der Gerbstoff in der Rinde färbt Ferrichlorid nur dunkler.

Verwechselt kann die Faulbaumrinde werden mit der Rinde von *Prunus Padus*, welche sich aber durch graubräunliche Korkwarzen, so wie durch die haarförmigen weissen Fasern des Querbruches genugsam unterscheidet. Der Rinde von *Alnus glutinosa* fehlen die weisslichen Korkwarzen und im Querbruch ist sie uneben und nicht faserig.

Nur die 2 Jahre hindurch gelagerte Rinde ist als Arzneisubstanz anwendbar. Man vergl. unter Anwendung.

Bestandtheile der Rinde sind: sehr geringe Spuren flüchtigen Oels, harziger, nicht drastisch wirkender Bitterstoff, Cathartin-ähnlicher Extraktivstoff, Gerbstoff, Aepfelsäure, Zucker und ein gelber, in seidenglänzenden Krystallen anschiessender Stoff, von Buchner Rhamnoxanthin, von Casselmann Frangulin genannt. Kubly fand ferner ein schwefel- und stickstoffhaltiges purgirend wirkendes Glykosid (Cathartinsäure), welches Wiggers Frangulasäure nennt. Ausser diesem Stoff fand Kubly ein zweites nicht purgirendes Glykosid, welches er Avornin nannte. Faust erkannte (1869) das Frangulin als Glykosid, welches sich in Zucker und Frangulinsäure (Kubly's Avorninsäure) spaltet, und das Kubly'sche Avornin als ein unreines Frangulin. Liebermann und Waldstein fanden (1876) in der Rinde circa 0,2 Proc. Emodin (Ergänzb. z. Handb. d. ph. Prax. unter *Frangula*). Die Asche beträgt 5, höchstens 6 Proc.

Aufbewahrung. Bei dieser Rinde kommt die Aufbewahrungszeit sehr in Betracht. Die Wirkung, welche die Aerzte von der Frangularinde fordern, kommt nur derjenigen zu, welche mindestens 2 Jahre hindurch auf dem Lager war. Die Ph. macht von dieser Eigenthümlichkeit keine Erwähnung, obgleich ich diesen Umstand im Commentar zur 1. Ausg. der Ph. Germ. erwähnt habe. Viele ältere Apotheker hängen die Rinde in Bündel gebunden an die Decke der Materialkammer, um sie nach Verlauf von $1^1/_2$—2 Jahren in den Gebrauch zu nehmen.

Kritik. Das Latein des vorliegenden Artikels in der Ph. trägt nur einen geringen pharmakognostischen Character. Die drei Decimeter langen und 1,5 mm dicken Röhren sind wiederum ein Beweis, dass entweder der lateinische Verf. der Pharmakognosie völlig fern stand oder die Verf. der Ph. die Correctur des Satzes nicht mit der nöthigen Schärfe überwachten. Wahrscheinlich wollte man sagen, dass die Rinde 1,5 mm dick sei. Ferner soll man *superficiei subpullae vel griseae, lenticellis crebris conspersae* als Zwischensatz von *tubi crassi* und *intus perfusci*, übersetzen: „mit einer etc. Oberfläche“. Im Nothfalle unter Annahme einiger *scilicet* könnte man sich diesen Genitiv erklären, jedenfalls ist er hier nicht gut angebracht, um so mehr, als ein zweiter ähnlicher Zwischensatz fasslicher im Ablativ (*fractura longitudinali flava*) Ausdruck fand. Die gleich darauf folgende Form: *Cortex saporis est pituitosi* etc. lässt sich zu jener Genitiv-Form schwer in Parallele stellen.

Interessant ist es, dass diese Ausgabe der Ph. die von der vorhergehenden angegebene Charakteristik über Bord wirft und dafür eine andere, aber nicht bessere, sondern eine nicht selten weniger genügende einsetzt. Aus diesem Grunde finden auch die unter „Charakteristik“ gemachten Angaben ihre Erklärung.

Dass die Verf. der Ph. von der Wirkung der kurze und lange Zeit gelagerten Frangularinde nicht Notiz nahmen, ist nicht auffallend. Wahrscheinlich vermochte man die Richtigkeit dieser Beobachtung nicht anzuerkennen.

Anwendung. Die Faulbaumrinde hat je nach ihrem Alter zweierlei Wirkung. Die frisch getrocknete, auch die bis zu einem Jahre gelagerte Rinde äussert eine gewisse emetische Wirkung neben der ihr eigenthümlichen Rhabarberwirkung. Diese emetische Wirkung verliert sie nach einer zweijährigen Lagerung vollständig, so dass nur die Rhabarberwirkung übrig bleibt. Diese letztere Eigenschaft ist nur die dem Arzte erwünschte. Es sollte daher nur eine zwei Jahre lang gelagerte Rinde zur Dispensation gelangen.*) Die alte Faulbaumrinde ist ein sehr billiger Ersatz der theuren Rhabarber und wird zu 1,5 — 2,0 — 3,0 g in Form des concentrirten Decocts bei Hämorrhoidalleiden, Leber- und Milzleiden, habitueller Verstopfung, Wassersucht etc. gegeben. Im Decoct ist es zweckmässig, die Rinde (15 — 20 g) mit Wasser (160 — 215 g) nebst geringer Menge Natriumbicarbonat (1,5 — 2 g) zu übergiessen.

Cortex Fructus Aurantii.

Pomeranzenschale.   Cortex Pomōrum Aurantii.   *Ecorce d'oranges amères; Zeste d'orange.   Orange peel.   Bitter-orange peel.*

Die Schalen der reifen Früchte der *Citrus vulgaris*, in Form von Längsvierteln, von den rothgelben bitteren Früchten abgezogen. Getrocknet haben sie eine höckerige bräunliche Oberfläche, unter welcher zahlreiche Oel enthaltende Höhlen (Oelgefässe, *lacunae oleiferae*) in das innere weisse Gewebe hineinragen. Die Schalen der Pomeranzenfrüchte sind gewürzhaft und zugleich von sehr bitterem Geschmack. Vom grössten Theile des weissen Gewebes durch Abschneiden gesondert darf nur der gelbe Theil der Frucht *(flavedo fructus)* Anwendung finden.

Citrus vulgaris Risso. Pomeranzenbaum.
Syn. *Citrus Aurantium, α amara* Linn. *Citrus Bigaradia* Duhamel.
Fam. **Aurantiaceae** Juss. Sexualsyst. **Polyadelphia Icosandria.**

Geschichtliches. Der Pomeranzenbaum wurde im Anfange des 16. Jahrhunderts von den Arabern aus dem westlichen oder südlichen Asien, wo er in den Bergwäldern (in Gharwal, Sikkim etc.) wild vorkommt, nach dem südlichen Europa, besonders nach dem Mittelmeergebiet verpflanzt. In Deutschland wird er in Glashäusern gezogen. Kultur und Klima haben aus ihm eine Menge Spielarten gebildet.

Herkommen. Die Pomeranzenschalen sind die Schalen der Früchte des Pomeranzenbaumes, welchen die erste Ausgabe der Pharmakopoe mit *Citrus vulgaris* Risso *α amara* Linn. bezeichnete, obgleich schon unter *Citrus vulgaris* Risso der Pomeranzenbaum verstanden wird. Die 2. Ausgabe giebt daher auch nur die letztere Art als Mutterpflanze der Pomeranzenschale an, welche sich an ihren geflügelten Blattstielen leicht erkennen lässt.

---

*) Den Dr. med. Weiler wollte Hager für den Gebrauch der Frangularinde in Stelle der theuren Rhabarberwurzel gewinnen, musste aber Widerspruch finden, denn statt einer wohlthätigen Einwirkung auf den Verdauungsapparat, habe die Frangularinde den Appetit immer gestört. Als Hager nun die Ursache dieser scheinbaren Störung erklärte, erwiderte Weiler: Wo habe ich die Sicherheit, dass der Apotheker nur alte Rinde oder das Extract aus alter Rinde dispensirt?

Da die Pomeranzenfrüchte in der Art geschält werden, dass man die Rinde durch 4 Schnitte spaltet, so erhalten wir auch diese in spitzeirunden, flachen oder nach aussen etwas gewölbten, oft an einem Ende noch zusammenhängenden Stücken.

Handelssorten. Die officinelle Waare ist die spitzelliptische Stücke bildende Mallagasorte, welcher sich die nicht officinelle Curaçaoschale, curassavische Pomeranzenschale, *Cortex Curassao*, die Fruchtschale einer besonderen, in Westindien vorkommenden Varietät der Pomeranze anschliesst. Diese kommt ebenfalls in spitzelliptischen, aber weit dünneren, 1 bis 2,5 mm dicken Stücken in den Handel. Aussen ist sie braungrün oder dunkel schmutzig grün und die Mittelschicht ist dünner und dichter. Die Curaçaoschale ist heute eine seltene Waare und was man unter diesem Namen antrifft, ist oft nur die Schale halbreifer Pomeranzen oder die Fruchtschale einer in Frankreich vorkommenden grünfrüchtigen Spielart von *Citrus vulgaris*.

Die Italienische Sorte in länglichen bandförmigen Streifen wird gewöhnlich als geringe Waare angesehen, jedoch soll sie nach Angabe HIRSCH's vorzüglich sein. Sie ist bereits von der weisslichen Markschicht befreit, welcher Umstand aber ihrer Conservation, der Erhaltung ihrer ätherischen Theile, wenig zuträglich sein dürfte. Apfelsinenschalen (die Schalen der Früchte von *Citrus Aurantium* RISSO), welche man den Pomeranzenschalen untergemischt findet, unterscheiden sich durch die goldgelbe oder orangenrothe Farbe, den abweichenden Geruch, den Mangel an Bitterkeit und durch die weit geringere Dicke.

Eigenschaften. Die officinelle Waare ist die Mallaga-Pomeranzenschale in spitz-elliptischen, 1,5—3,5 mm dicken Stücken. Sie besteht aus der äusseren grünlich- oder braun-gelben oder rothbraunen, bitteren, warzig-runzligen, mit vielen vertieften Oelbehältern durchsprengten Schale und der darunterliegenden weichen schwammigen, schmutzig weissen, schwach bitterlich schmeckenden Mittelschicht, gewöhnlich Mark genannt, in welche jene Oelbehälter zum Theil hineinragen. Letztere schwammige Schicht bietet

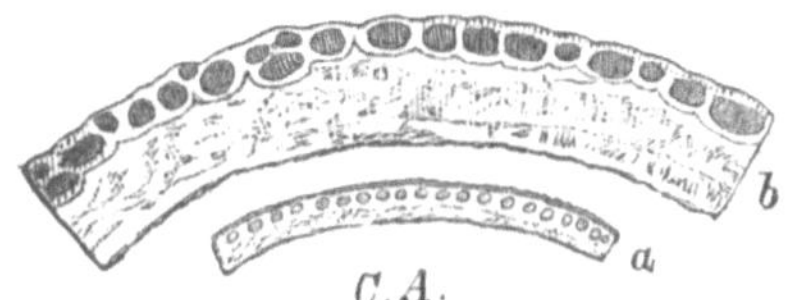

Querdurchschnitte der Mallaga-Pomeranzenschale. *a* natürliche Grösse, *b* vergrössert.

eine weisse grobrunzlige Aussenfläche und enthält keine für den Arzneizweck verwendbare Stoffe. Die grubige Beschaffenheit der Aussenschale ist eine Folge des Einschrumpfens der Oelzellen.

Aufbewahrung. Die Pomeranzenschale wird als *Flavedo corticis Aurantii*, geschnitten und auch als feines Pulver in dicht geschlossenem Glasgefäss und vor Tageslicht geschützt (wegen des Aetherölgehaltes) aufbewahrt. Zur Darstellung der Flavedo befreit man die Pomeranzenschalen von ihrem weissen Marke. Hierzu werden die Schalen nicht länger als 15 Minuten in kaltem Wasser eingeweicht und, nachdem letzteres abgegossen ist, an einen kühlen Ort oder in den Keller gestellt. Nach einem Tage ist die schwammige Rindenschicht weich genug, um sie mit einem dünnen Messer abzuschneiden. Sie wird soweit abgeschnitten, dass die dunkelen, unter der oberen Fruchthaut liegenden Oelbläschen noch von einer sehr dünnen weisslichen Schicht bedeckt bleiben. Noch feucht wird die äussere Rindenschicht *(flavēdo)* zerschnitten, durch ein grobes Speciessieb geschlagen und auf Papier ausgebreitet bei ungefähr 25—30⁰ getrocknet. Eben so weit soll man nach der Erfahrung einiger Practiker kommen, wenn man die rohen Schalen bei gelinder Wärme hart trocknet, so dass sie spröde werden, und dann im Stossmörser gröblich zerstösst, wobei eine öftere reibende Bewegung des Pistills empfohlen wird. Dadurch wird angeblich die schwammige Rindenschicht in Pulver verwandelt, während die härtere gelbe Schicht in Stücken bleibt. Diese Art der Expulpation, wie die Absonderung der Mittelschicht genannt wird, giebt nicht das gewünschte Resultat. Die **Flavedo-Ausbeute** beträgt ungefähr 50 Proc. Im Handel trifft man auch eine Pomeranzenschale, die beim Einsammeln expulpirt ist, von sonst guter Beschaffenheit an *(Cort. Aurant. expulpatus citrĭnus* s. *sine parenchymăte)*, dennoch ist die Expulpirung mit eigener Hand und die vorsichtige Trocknung vorzuziehen.

Bestandtheile. Die Flavedo der Mallagasorte enthält ungefähr 1,25 Proc. flüchtiges Oel und 25 Proc. bitteren Extractivstoff. Die Mittelschicht enthält Schleim. Das Parenchym wird (nach FLÜCKIGER) durch Aetzammon schön gelb, durch Jodlösung vorübergehend ungleich gebläut, durch Eisenchlorid dunkel gefärbt. Der bittere Extractivstoff enthält das von LEBRETON 1827 entdeckte Hesperidin im reichlichen Maasse.

Zur Bereitung der *Confectio Aurantiorum* werden die frischen Schalen von *Citrus spatafŏra*, einer Varietät von *Citrus vulgaris*, verwendet.

Kritik. In dem Texte der Ph. kreuzen sich Widersprüche und begegnet man immer wieder Fehlern, so dass der deutsche Pharmaceut sich dieses Werkes nicht erfreuen kann. Die gleichgiltigsten Artikel und deren Charakteristik bieten im Text und in der Auffassung, welche durch den Text vorgelegt wird, nicht selten hässliche Dissonanzen, welche man hätte vermeiden können.

Hier von der Pomeranzenschale hören wir zum ersten Male, dass sie *saporis peramari* sei, während die Ph. dem *Chinin. hydrochloric.* und *Chinin. sulfuric.* nur einen *sapor amarus* zukommen lässt. Am Schlusse spricht die Ph. von *Flavedo fructus*, obgleich die *flavedo* nur der Schale entnommen wird und die Ph. sagen musste *flavedo corticis.* Obgleich die Ueberschrift *Cortex Fructus Aurantii* die Bezeichnung für eine Unzahl Pomeranzenschalen ist, das Wort *Cortex* die Bedeutung eines Plurals einschliesst, so unterlässt es der Verf. der Ph. nicht, im Texte mit *corticis fructuum Aurantiorum* hervorzutreten. Da schon eine Frucht vier Schalen liefert, so hätte *cortices fructus Aurantii* zweifellos das Richtige angegeben. Da die Ueberschrift ferner auch nur *Cortex* angiebt und dieser Singular in der Waarenkunde eine plurale Bedeutung hat, einer einzigen Rinde dasselbe Aroma und derselbe Geschmack wie hundert Rinden derselben Art zukommt, so hätte man nur von *cortex fructus Aurantii* sprechen können und müssen.

Anwendung. Die Pomeranzenschale oder vielmehr die *Flavedo 'corticis Aurantii* gehört zu den aromatisch-bitteren Mitteln und wird in Gaben von 1,0—2,0 g meist als Stomachicum, bei atonischen Blutungen, bei Wurmleiden etc. gegeben. Sie ist ein Bestandtheil einiger Syrupe, Tincturen, Elixire und liefert auch ein Extract.

Cortex Fructus Citri.

Citronenschale; Limonenschale. *Écorce (zeste) de citron; Ecorce de limon. Lemon peel.*

Die Schalen der reifen Früchte von *Citrus Limonum,* zu spiralförmigen Bändern geschnitten und getrocknet. Unter der höckerigen grubigen bräunlich-gelben Oberfläche liegen sehr zahlreiche, ölhaltige Höhlen und ein weisses Gewebe von sehr geringer Dicke. Die Schalen sind gewürzhaft und bitterlich.

Citrus Limonum Risso. Citronenbaum. Synon. *Citrus medica β* Linn. Fam. **Aurantiaceae.** Sexualsyst. **Polyadelphia Icosandria.**

Geschichtliches. Der medische Apfel ($\mu\tilde{\eta}\lambda\omega\nu$ $M\eta\delta\iota\varkappa\grave{o}\nu$) der alten Griechen war die Citrone. Das grichische $\varkappa\acute{\iota}\tau\varrho o\nu$ (kitron) gab den Grund zu dem Namen Citrone. Zu den Zeiten Plinius' (im 1. Jahrh. n. Chr.) versuchte man in Italien die Cultur des Citronenbaumes in Kästen und Gewächshäusern, doch schon im 2. Jahrh. n. Chr. gedieh der Citronenbaum um Neapel im Freien. Man hatte ihn aus Syrien entnommen nach Italien verpflanzt. Die Citrone hiess in damaliger Zeit Syrischer Apfel.

Herkommen. Die Citronenschalen werden den Früchten der oben benannten Aurantiacee entnommen.

Der Citronenbaum, welcher sich durch seine ungeflügelten Blattstiele und durch längliche, mit einer nabelartigen Erhöhung versehene Früchte von dem Pomeranzenbaume unterscheidet, stammt aus dem wärmeren Asien. Im südlichen Europa wird er im Freien, bei uns in Treibhäusern gezogen. Zwei der wichtigsten Spielarten sind: — a) *Citrus medica* Risso. Die Früchte haben ein säuerliches Mark und eine sehr dicke Schale, welche mit Zucker getränkt und überzogen als Citronat, *Confectio Citri* s. *Succata*, bekannt ist. — b) *Citrus Limōnum* Risso, Limone. Die Früchte haben ein sehr saures Mark und eine dünne Schale. Die Schalen der Früchte dieser letzteren Varietät sind die officinellen.

Charakteristik. Die Schalen der Citrone werden entweder in spiralförmigen Streifen, seltener nach der Länge der Frucht in spitz-elliptischen oder eiförmig zugespitzen Stücken abgesondert und bei sehr gelinder Wärme getrocknet. Die spiralig abgeschälte Citronenschale ist die officinelle. Sie ist 1—2 mm dick, und besteht aus einer dünnen, lebhaft gelben, durch zahlreiche Oelbehälter drüsig-runzligen Aussenschicht von angenehm gewürzhaftem schwachem Citronengeruch und ähnlichem, wenig bitterem Geschmack, und aus einer weissen schwammigen geschmacklosen Mittelschicht (Parenchym), welche durch Aetzammon gelb, durch Jodlösung braun, durch Ferrichlorid wenig dunkel gefärbt wird (Flückiger). Der innere Bau der Schale gleicht dem der Pomeranzenschale vollständig. Man vergl. die Fig. auf S. 605.

Bestandtheile der Schalen sind flüchtiges Citronenöl, wenig Hesperidin, eine bittere und eine gerbstoffähnliche Substanz. Der Gehalt an ätherischem Oele bedingt die therapeutische Verwendung der Citronenschale.

Aufbewahrung. Man bewahrt die Schalen in [feiner Speciesform in verkorkter Flasche am schattigen Orte auf. Die Conservirung ihres Gehaltes an ätherischem Oele erfordert diese Aufbewahrung. Eine zwei Jahre gelagerte Rinde ist zu verwerfen, weshalb man nur kleine Quantitäten vorräthig hält. Vor Zeiten gaben die Apotheker einige Tropfen Citronenöl in das Standgefäss der Rinde, was sie „auffrischen" nannten.

Anwendung. Die Citronenschale dient nur als Geschmackscorrigens. Sie findet bei der Bereitung des Zittmann'schen Decocts *(Decoct. Sarsaparillae comp.)* und auch zur Darstellung des *Spiritus Melissae compositus* Verwendung.

Cortex Granati.

Granatrinde (in Stelle der Granatwurzelrinde). Cortex trunci Granati; Cortex radīcis Granāti. *Écorce (de racine) de grenadier. Pomegranate (root) bark.*

Die Rinde von *Punica Granatum.* Die Rinde des Stammes besteht aus oft rückwärts gebogenen Röhren oder rinnenförmigen Stücken, mindestens 10 cm lang und 1—3 mm dick. Ihre hellgraue Oberfläche ist mit hellen Korkleisten der Länge nach durchzogen und mit schwarzen Flechten *(Arthonia astroïdea, Arthonia punctiformis, Arthopyrenia atomaria* am häufigsten) besetzt, welche mit einer optischen Linse (Lupe) zu erkennen sind. Das innere Rindengewebe ist gelblich, die Innenfläche mehr bräunlich. Was nun die Wurzelrinde betrifft, so ist diese der Rinde des Stammes nicht unähnlich, nur häufig mit einem etwas mehr bräunlichen Korke bedeckt. Dieser Kork zeigt an den stärksten Stücken grubig vertiefte Abschuppungen und ist auch nicht von Flechten bedeckt. Regelmässige Korkleisten fehlen der Wurzelrinde.

Wird die Granatrinde mit einer 100-fachen Menge Wasser geschüttelt, so erlangt man nach einer Stunde einen gelblichen Auszug *(extractum)*, in welchem durch Kalkwasser rothe Flocken gefällt werden. Auf Zusatz einer 1-proc. Ferrichloridlösung nimmt dieser wässrige Auszug eine blaue Farbe an.

Punica Granatum L. Granatbaum.
Fam. **Granateae.** Sexualsyst. **Icosandria Monogynia.**

Geschichtliches. Der Granatbanm war im Alterthum hoch geschätzt und findet er schon in den Büchern MOSES' Erwähnung, auch seine Früchte und Blätter findet man in den Sculpturen der alten Aegypter wiedergegeben. Im ersten Jahrhundert n. Chr. scheint der Granatbaum aus Asien nach Italien verpflanzt worden zu sein. Die Theile des Baumes, besonders die Früchte dienten den Alten als Medicament, die Römer gerbten sogar die Thierfelle damit.

Die Abkochung der Rinde der Wurzel des Granatbaumes wurde als Wurm- und Bandwurmmittel von PLINIUS, CELSUS, DIOSCORIDES u. A. empfohlen, um dann in Vergessenheit zu gerathen, bis dieses Mittel vor zwei Jahrhunderten wieder durch BUCHANAN, BRETON u. A. eingeführt wurde. Die Chinesen gebrauchten die Rinde seit ältesten Zeiten als Wurmmittel.

Herkommen. Der Granatbaum ist ein hoher dorniger Strauch oder kleiner Baum, welcher in den Ländern, die um das Mittelländische Meer liegen, einheimisch ist. Die Rinde des Stammes und der Aeste kommt mit der Rinde der Wurzel durchmischt seit jeher in den Handel, man gab aber dieser Rinde die Bezeichnung Wurzelrinde, *Cortex Granati radicis,* zum Unterschiede von der Rinde der Frucht, welche nur mit *Cortex Granati,* später allerdings mit *Cortex Granati fructus* bezeichnet wurde. Die vorliegende Ausgabe der Ph. ist die erste der Pharmakopoen, welche den einfachen Namen *Cortex Granati* für Wurzel- und Stammrinde des Granatbaumes adoptirt. Die meisten Ph. haben sie nicht mehr aufgenommen.

Charakteristik. Die Rinde wird vom Stamme, von den Aesten des Stammes und der Wurzel des wildwachsenden Granatbaumes gesammelt und kommt in trocknen, 6—12 cm langen, 2—4 cm breiten und 1—2 höchstens 3 mm dicken, rinnen- oder röhrenförmigen, oft rückwärts gekrümmten und verbogenen, ziemlich ebenbrüchigen Stücken in den Handel. Auf der Aussenfläche sind sie mehr oder weniger eben, meist höckerig, mit hellfarbigen Längskorkleisten bedeckt, daher feinrunzlig, graugelb und schmutzig grün gefleckt, zuweilen mit Krustenflechten besetzt.

Die Längskorkleisten sind 1—5 mm breite rauhe, kurze, schülferige gelblichgraue, in Linien sich fortsetzende Korkwucherungen, welche auf den älteren oder den dickeren Rinden in breite muschelartige Abschuppungen übergehen. Die Mittelschicht ist gelblich, spröde, die Bastschicht eben, bräunlich-gelb oder roth-bräunlich, zum Theil schmutzig grün und oft mit dünnen gelblich weissen anhängenden Holzresten. Der Querbruch ist korkig, unegal und gelblich. Die Bastschicht nimmt den grösseren Theil ein und ist aus 2 verschiedenen Arten Zellen zusammengesetzt, von welchen die einen mit Calciumoxalatkrystallen, die anderen mit Stärkemehl und Gerbstoff gefüllt sind. Der Gerbstoff geht bei Infusion mit Wasser in dieses über, weshalb der Aufguss durch.

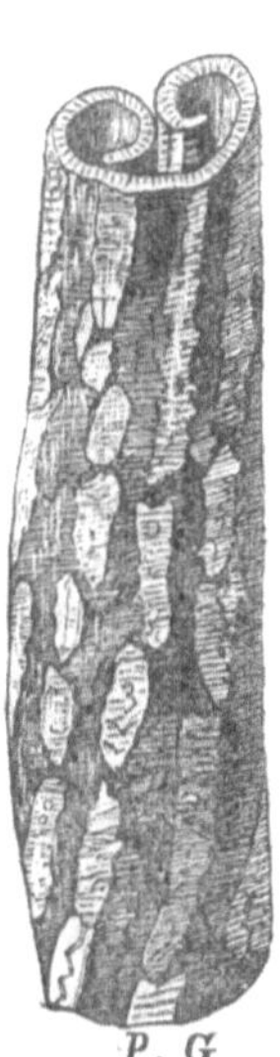

Ein Stück Rindenröhre von *Punica Granatum.*

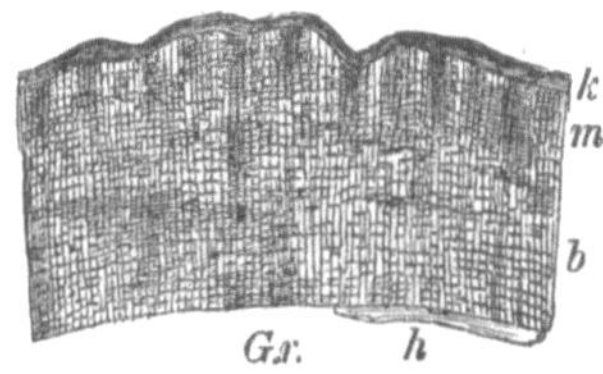

Stück einer Querschnittfläche der Granatwurzelrinde. 8—10-fache Lin. Vergr. *k* Korkschicht, *m* Mittelrinde, *b* Bastschicht, *h* Holzrest.

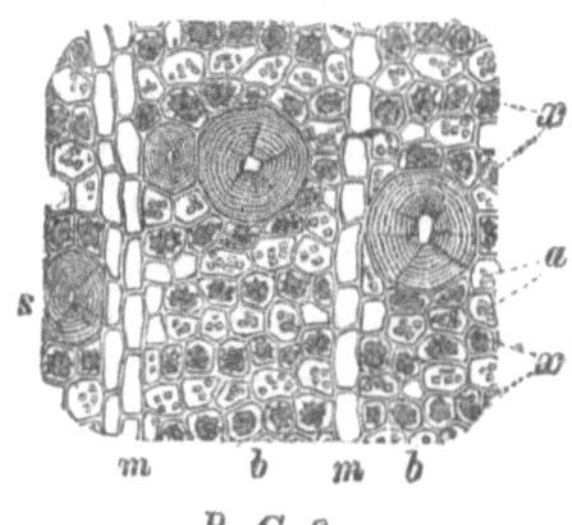

Ein Theil der Querschnittfläche. *m* Markstrahlen, *b* Baststrahlen, *x* mit Calciumoxalatkrystallen gefüllte, *a* mit Stärkemehl und Gerbstoff gefüllte Zellen, *s* Steinzelle.

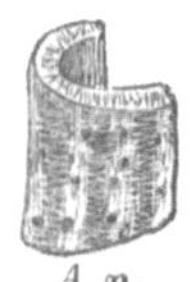

Ein Stück Rinde mit den Apothecien von *Arthonia punctiformis.*

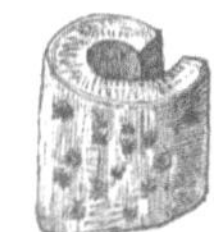

Ein Stück Rinde mit den Apothecien der *Arthonia astroïdea.*

Kalkwasser getrübt, durch Ferrichlorid blau gefärbt wird, entsprechend den Angaben der Pharmakopoe. Benetzt man die Querbruchfläche der Rinde mit verdünnter Ferrichloridlösung, so tritt tintenartige Färbung ein.

Der heisse wässrige Aufguss der Rinde ist klar und braungelb und trübt sich beim Erkalten schmutzig braungelb. Durch Ferrichloridlösung wird er schwarzblau, durch Bleiessig gelb, durch Leimlösung weisslich-grau, durch Kalkwasser röthlich gefällt.

Verwechselt wird die Rinde mit der von der Wurzel von *Berbĕris vulgāris*, die jedoch etwas biegsamer und zäher, nicht adstringirend und nur

bitter ist, also auch mit Kalkwasser keine Fällung giebt. Der Querschnitt
zeigt eine dünne, braune Korkschicht, und das gelbe Parenchym der Mittelschicht drängt sich in breiteren Keilen in die dunklere Bastschicht hinein.
Die Rinde von *Buxus sempervirens* ist auf der Aussenfläche längsrissig und
schwammig. Ihr Querschnitt zeigt eine fast zur Hälfte reichende graubraune
blättrige Korkschicht mit einer gleichmässig gelbbraunen Mittel- und Bastschicht. Der Geschmack ist süsslich bitter, sie färbt den Speichel nicht gelb,
wird aber auch durch Ferrichlorid blauschwarz tingirt. Der heisse Aufguss trübt
sich beim Erkalten nur wenig. Beide Rinden sind unschwer von der echten
Rinde zu unterscheiden. Die Rinde von *Morus nigra* ist röthlich blassgelb,
im Bruche faserig, der Geschmack nicht adstringirend.

Um in zweifelhaften Fällen sich noch Gewissheit über die Echtheit der
Rinde zu verschaffen, verwandelt man ca. 1 g der Rinde in gröbliches Pulver,
übergiesst mit 2 — 3 ccm Aether, schüttelt und filtrirt nach 5 — 10 Minuten.
Lässt man nun von dem Filtrat nach und nach auftropfend 4—5 Tropfen auf
einem Objectglase abdunsten, so ergeben sich dem Auge bei 80—120 - facher
Vergrösserung als Verdunstungsrückstand octaëdrische und dodekaëdrische,
mehr oder weniger ausgebildete, farblose Krystalle. Im Rande der Abdunst-
ungsfläche zeigen sich mitunter nadelförmige und spiessige Krystallgruppen,
neben blassgelblichen amorphen Tröpfchen. Die falschen Rinden zeigen diese
Krystalle nicht.

Die Flechten, welche zuweilen die Granatrinde bedecken, gehören den
Lichenes gymnocarpi und der Familie der *Arthoniaceae* an. *Arthopyrenia
atomaria* gehört den *Lichenes pyrenocarpi* und der Familie der *Pyrenu-
laceae* an.

Bestandtheile. Die Rinde des Granatbaumes enthält bis zu 20 Proc.
Eisen-blauschwarz färbenden Gerbstoff (Punico-Tannin), ein ekelhaft schmeckendes
Harz, Stärkemehl, Zucker (Mannit, Granatin) nnd eine ölig harzige Substanz,
welche man Punicin genannt hat. Tanret entdeckte 1879 in dieser Rinde
ein flüchtiges Alkaloïd, welches er zu Ehren des verstorbenen französischen
Chemikers und Pharmaceuten Pelletier Pelletierin nannte, welches Hager
aber mit dem Namen Punicin bezeichnete und auch früher schon aufgefunden
und nur nicht als Alkaloïd erkannt wurde. Es ist eine gelbliche, aromatisch-virös
riechende, stark alkalische Flüssigkeit und in der Rinde als Tannat vertreten.
Dieses Alkaloïd tritt in vier verschiedenen Modificationen auf und ist angeblich der Stoff, welchem die taenifuge Wirkung zukommt. Näheres wolle man
im Handb. d. pharm. Praxis II, S. 1341 und im Ergänzungsbande unter Granatum S. 504 nachsehen.

Aufbewahrung. Da das Alkaloïd in der Granatrinde ein flüchtiges ist, so
glaubt man, dass nur die frische oder nicht alte Rinde Wirkung äussern
könne. Diese Folgerung ist eine ganz falsche, denn das Alkaloïd ist als
Tannat in der Rinde vorhanden und als solches zeigt es bei mittlerer Temperatur keine Flüchtigkeit. Somit ist die jahrelang gelagerte Rinde ebenso
wirksam als die erst eingesammelte und getrocknete Rinde. Behufs Verhinderung
des Zutrittes ammoniakalischer Luft wird man die Rinde in gut geschlossenen
Glas- oder Blechgefässen aufbewahren.

Anwendung. Die Rinde wird in Gaben zu 1,5—3,0—6,0 g als Bandwurmmittel gebraucht. Von besonderem Heilerfolge hat sich folgendes Präparat
aus der Granatrinde, welches ich mit *Emulsio taenifuga* bezeichnen will, wozu
die Vorschrift Herr Ferd. Richter gegeben hat, erwiesen. Rp. *Cort. rad.
Granati* 60,0; *superfusis Aquae communis* 500,0, *macerent per noctem unam,*

tum ebulliant, ut colaturae sint 300,0.*) *Colatura cum Olei Ricini* 30,0 *et Gummi Arabici* 15,0 *ad emulsionem conteratur.*

Der Gebrauch ist folgender. Nachdem am Abend vorher der übliche Hering mit viel Zwiebeln genossen ist, wird am anderen Morgen um 8 Uhr die Hälfte obiger Emulsion auf einmal, dann im Verlaufe einer Stunde die andere Hälfte auf zweimal genommen. Wesentlich ist die genaue Befolgung der Darstellung des Decocts mit der vorangehenden Maceration. Die zugesetzte Ricinusölemulsion soll ein Ausbrechen des Decocts verhindern. In 22 Fällen, wo diese Emulsion gegeben wurde, war der Erfolg stets der erwünschte.

Punicinsulfat oder Pelletierinsulfat (1 g = 12 Mk.) giebt man zu 0,4—0,5 g, das Tannat (1 g = 4 Mk.) zu 1,5—2,0 g. Eine einmalige Dosis soll genügen, doch auch sind von verschiedenen Seiten Zweifel an der Wirksamkeit dieser Präparate laut geworden. *Cuprum oxydatum nigrum* scheint das beste und sicherste der Bandwurmmittel zu bleiben.

Cortex Quercus.

Eichenrinde. *Écorce de chêne.* *Oak bark.*

Die jüngere Rinde von *Quercus Robur*, vorzugsweise die mit Spiegelrinde bezeichnete. Röhren mit 1—3 cm im Durchmesser, 1—3 mm dick, mit grauer oder brauner Aussenfläche. Dieselbe ist an den jüngeren Rinden glatt und glänzend, an den älteren etwas rissig und uneben, innen braun und grobfaserig. Die Eichenrinde ist von äusserst starkem zusammenziehendem Geschmacke. Hundert Th. Wasser mit der Rinde geschüttelt geben einen bräunlichen Auszug, in welchem durch 1-proc. Ferrichloridlösung eine schwarzblaue Fällung bewirkt wird.

Quercus pedunculata EHRHART. Steineiche. Sommereiche.
Syn. *Quercus Robur* LINN. *Quercus sessiliflora* MARTYN.
Fam. **Cupuliférae, Quercïnae.** Sexualsyst. **Monoecia Polyandria.**

Diese und noch andere Eichenarten liefern die Eichenrinde, welche im Mai und Anfangs Juni von den dünneren Stämmen oder den nicht zu alten Aesten gesammelt wird.

Handelswaare. Unter ganzer Spiegelrinde versteht man die Rinde der 10—25 Jahr alten Eichen. Die Ph. nennt sie jüngere Rinde *(cortex recentior)*. Dieser Rinde gehört der Vorzug. Eine rissige und mit vielen Flechten besetzte Rinde ist zu verwerfen, ebenso die im Handel gemahlen vorkommende Lohe, welche die Rinde älterer Aeste und Stämme ist, nicht selten auch Rinden anderer Gewächse enthält.

Charakteristik. Die Eichenrinde, welche als Spiegelrinde unterschieden wird, ist ungefähr 1 mm dick, aussen graubraun oder bräunlich mit zartem silbergrauem Periderm bekleidet, glatt oder runzlig-rissig, die ältere Rinde oft mehr oder weniger mit Korkwärzchen, auch wohl mit grauen oder grauschwarzen Krustenflechten bedeckt. Der Bast ist im frischen Zustande weiss,

---

*) Diese irrationelle Vorschrift ändere man dahin ab: Rp. *Cort. Granati gr. modo pulv.* 60,0; *superfunde Aquae destillatae* 400,0; *Spirit. Vini* 300,0. *Digere per diem unum et exprimendo cola. Colaturae evaporando ad* 400,0 *redactae adde emulgendo Olei Ricini* 30,0 *et Gummi Arabici* 15,0. Die beste Form ist ein Fluidextract, hergestellt mit 60-proc. Weingeist, welches Extract zu 50 g in einer Ricinusölemulsion gegeben wird.

nach dem Trocknen braun, grobfaserig und zähe. Der Geschmack ist adstringirend, bei den älteren Rinden etwas bitter. Trocken ist die Rinde fast ohne Geruch, der beim Einweichen im Wasser lohartig hervortritt.

Der vergrösserte Querdurchschnitt zeigt eine röthlich braune dünne Korkschicht. Die Mittelrinde wird durch einen ununterbrochenen Ring von Steinzellen, die mit einzelnen dunkelen Bastbündeln abwechseln, in eine äussere grünliche und eine innere braune Schicht getrennt. Steinzellen (in Form grösserer weisslicher wachsglänzender Körner) finden sich in der Mittelrinde

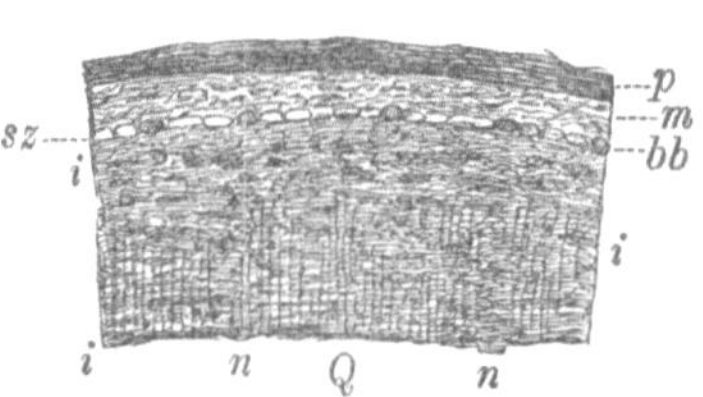

Stück einer Querschnittfläche der off. Eichenrinde.
Circa 20-fache lin. Vergrösserung. *p* Korkschicht,
m Mittelrinde, *i* Innenrinde oder Bastschicht, *sz*
Steinzellen, *bb* Bastbündel, *nn* Markstrahlen.

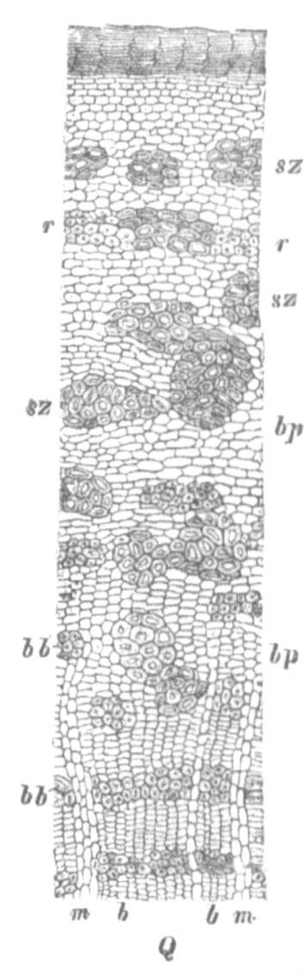

Querdurchschnitt der Rinde. 80-mal vergr.
m Markstrahlen, *b* Baststrahlen, *sz* Steinzellen,
bp Bastparenchym, *bb* Bastbündel, *r* Steinzellenring
mit Bastbündeln.

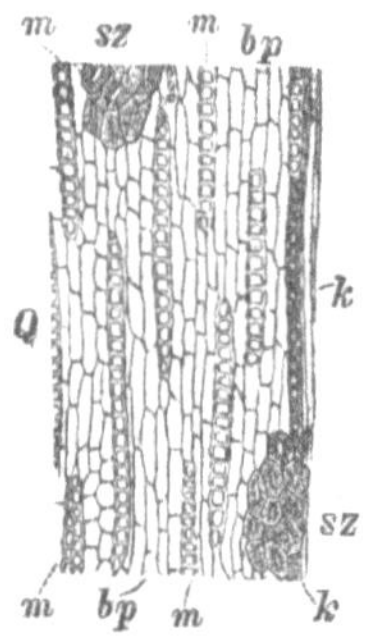

Theilfläche des tangentialen Längsschnittes.
m Markstrahlen, *bp* Bastparenchym, *k* Krystallzellen,
sz Steinzellen.

und Bastschicht zerstreut. Die Bastschicht besteht aus in concentrischen Reihen stehenden Bastbündeln, die durch wenige breite und zahlreiche enge Markstrahlen durchschnitten sind und mit Parenchym abwechseln. Hier und da durchbricht ein Markstrahl die Bastschicht, wodurch leistenartige Erhöhungen auf der Innenfläche entstehen. Die Bastzellen sind von Längsreihen sehr kleiner Krystallzellen umgeben.

Bestandtheile. Die jüngeren Rinden enthalten neben Phlobaphen 10 bis 15 Proc., die älteren 5—10 Proc. Eisen-blau-fällende Gerbsäure. Das wässrige Extrakt schmeckt bitter. Das Eichenbitter, Quercin, bildet farblose, bitter schmeckende Krystalle. Mit Quercit, auch Quercin, bezeichnet man die in den Eicheln vorkommende Zuckersubstanz. Die Gerbsäure wird durch verdünnte Schwefelsäure bei 100° C. in amorphen Zucker und Eichenroth verwandelt, welches letztere dem Eichenphlobaphen fast gleich ist. Die Gerbsäure der Eichenrinde liefert auf dem Wege der Oxydation keine Gallussäure.

Aufbewahrung. Die Eichenrinde wird geschnitten, grob- und höchstfein gepulvert vorräthig gehalten. Sie ist vor directem Sonnenlichte und ammoniakalischer Luft geschützt aufzubewahren.

Anwendung. Als ein billiges Adstringens wird die Eichenrinde in der Abkochung innerlich zu 1,0—2,0 g, äusserlich zu Gurgelwässern, Einspritzungen, Bädern, auch als Einstreupulver angewendet. Hauptsächlich findet sie zur Darstellung des früher gebrauchten und auch von der 1. Ausgabe der Ph. aufgenommenen *Cataplasma ad decubitum* Verwendung, für welches letztere Präparat die zweite Ausgabe der Ph. das mit *Acid. tannicum* bereitete *Unguentum Plumbi tannici* zu dispensiren fordert.

Crocus.

Safran; Saffran. Stigmăta Croci. *Safran.* *Saffron.*

Die dunkel braunrothen Narben von *Crocus sativus*. Sie müssen kräftigen Geruches und gewürzhaften bitteren Geschmackes sein. In Wasser aufgeweicht, erscheinen sie als 3 cm lange, am oberen Rande erweiterte, gezähnte, an einer der Seiten aufgeschlitzte Röhren. Von den blassgelben Griffeln, welche je drei Narben tragen, dürfen nur sehr wenige gegenwärtig sein. Der mit 10 Th. Wasser behandelte Safran liefert eine gelbrothe, nicht süss schmeckende Flüssigkeit, welche mit 10000 Th. Wasser verdünnt eine gelbe Farbe zeigt. In einer Wärme von 100° C. darf er nur 14 Proc. Wasser verlieren, alsdann beim Einäschern nicht mehr als 8 Proc. Asche hinterlassen. Er ist vor Tageslicht geschützt aufzubewahren.

Crocus sativus. Linn. Echter Safran, Herbstsafran.
Fam. **Irideae.** Sexualsyst. **Triandria Monogynia.**

Geschichtliches. Der Safran war schon den alten Griechen bekannt. Homer erwähnt ihn als κρόκος in seiner Iliade. Von jeher wurde der Safran als Medicament, Gewürz und Farbe angewendet. Auf dem Tmolos oder Timōlos, einem Zweige des Mesogisgebirge in Lydien, wurde Safran besonders geerntet. Durch die Kreuzzüge wurde der Safran nach dem westlichen Südeuropa verpflanzt. Der Name Safran entstammt dem persischen S a f a h r a n oder dem arabischen A s s f a r (gelb) und der Name *Crocus* dem griechischen κρόκη (Faden) oder κροκύς (wollige Flocken).

Herkommen. Der S a f r a n bildet die getrockneten Narben des Herbstsafrans, *Crocus satīvus*. Diese Iridee ist ein ausdauerndes, im Orient wild wachsendes Zwiebelgewächs, welches in England, Süddeutschland, Italien und anderen warmen Ländern Europas, auch im Orient kultivirt wird. In dem Schlunde seiner Blumenröhre sitzen 3 Staubfäden und zwischen denselben ein sehr langer dünner Griffel (*stylus*), dessen Narbe (*stigma*) sich in drei etwas flache, an den Rändern eingerollte, die Blumenmündung fast überragende Lappen spaltet. Die Narbenlappen werden nach der Spitze zu dicker und breiter und sind am Endrande kerbig gezähnt. Diese unterhalb blassgelblichen, nach oben zu dunkelorange- bis blutrothen Narbenlappen werden gleich nach dem Aufblühen der Blume (im September und October) gesammelt, erst an der Luft und dann durch künstliche Wärme schnell getrocknet und als Safran in den Handel gebracht. Zur Ernte von 100 g lufttrockenen Safrans gehören circa 12000 Safranblüthen. F r ü h l i n g s s a f r a n, *Crocus vernus* et *versicŏlor*, welche mit ihren verschiedenfarbigen Blumen unter dem Namen „Krokus“ bei uns als Zierpflanzen gezogen werden, haben geruchlose unwirksame röhrenförmige Narben. Man vergl. Fig. B. auf S. 616.

Handelswaare. Im Handel unterscheidet man eine Menge durch äussere Kennzeichen wenig verschiedener Sorten. Hierzu gehören der Persische, der Türkische, auch Levantischer oder Macedonischer genannt, welcher von verschiedenen *Crocus*-Arten gesammelt wird. Am meisten werden bei uns der Oesterreichische und Französische Safran geschätzt.

Der Oesterreichische und der Bayrische Safran besteht aus grossen breiten dunkelrothen Blumennarben, von starkem gewürzhaftem Geruch. Der Französische Safran wird in grösseren Quantitäten nach Norddeutschland gebracht. Man unterscheidet davon *Safran de Gatinais*, welcher zu Gatinais bei Orleans in dem Departement Loiret gebaut wird und an Güte der Oesterreichischen Sorte wenig nachsteht. In Frankreich selbst unterscheidet man den durch künstliche Wärme getrockneten, welcher ein schöneres lebhafteres Aussehen hat, als *Safran d'Orange (à la mode)*, und den an der Sonne gtrockneten, weniger geschätzten als *Safran comtat*. Der aus Italien unter dem Namen *Aquila* kommende Safran wird dem *Gatinais* gleich geschätzt. Schlecht ist der Calabrische. Der Spanische soll wie der Türkische künstlich mit Fettigkeit überzogen sein, um ihm ein lebhafteres Aussehen zu geben. Alicante-Safran ist fast immer gefälschte Waare. Der Englische Safran kommt nicht nach Deutschland und wird in England verbraucht. Sogenannter Cap-Safran, in Farbe, Geruch und Wirkung angeblich dem echten Safran ähnlich, soll aus den rothen Blüthen einer auf dem Cap der guten Hoffnung heimischen Scrophularinee gesammelt sein. Kuchensafran, *cake-safran*, ist Kunstproduct.

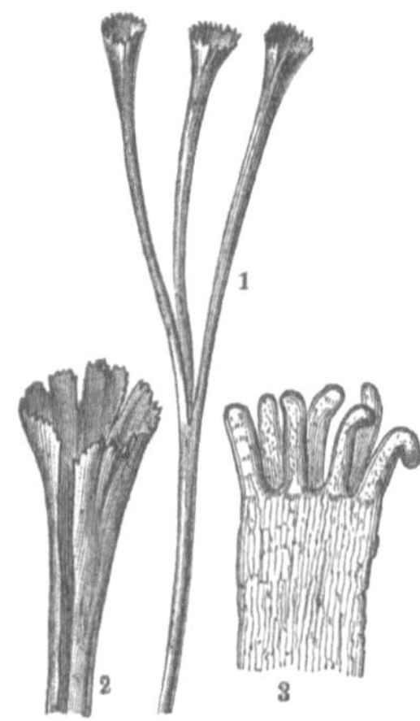

Safran. 1. Narbe, 1½-fache Lin.-Vergr. 2. Ein Narbenlappen, 4-fache Lin.-Vergr. 3. Ein Stück des Narbenlappenrandes mit Papillen besetzt, 120-fache Lin.-Vergr.

Charakteristik. Der Safran besteht aus den getrockneten, zusammengedrückten, fast zu einem lockeren Filze in einander geflochtenen, gekrümmten und gedrehten, fadenartigen, 3—4 cm langen, an dem unteren Ende blassgelben und dünnen, an dem oberen Ende rinnig-plattgedrückten, keilförmig erweiterten und glänzend dunkelrothen, am Endrande kerbiggezähnten, häutigen, biegsamen, zähen Narbenlappen, mitunter mit weisslichen oder blassgelben Fäden (den Griffeln) untermischt. Der Geruch ist stark gewürzhaft, narkotisch, der Geschmack bitterlich, gewürzhaft, etwas scharf. Safran ist etwas hygroskopisch.

Bestandtheile. Nach Bouillon-Lagrange und Vogel enthalten 100 Th. lufttrockner Safran: Wasser 10, flüchtiges Oel 1,04, Gummi 6,5, Safranfarbstoff 65, wachsartige Materie 0,5, parenchymatösen Stoff 10. Das flüchtige Oel bedingt den Geruch und Geschmack des Safrans. Durch Destillation kann es nicht vollständig abgetrennt werden, weil der Safranfarbstoff einen Theil zurückhält. Getrockneter Safran giebt 5—7 Proc. Asche. Der Farbstoff des Safrans, Polychroït oder Crocin genannt, ist ein in Aether wenig lösliches Glykosid und in seinem reinen Zustande noch wenig gekannt. Säuren spalten ihn in Crocetin und Traubenzucker. Durch Wasser und Weingeist lässt er sich aus dem Safran ausziehen. Er ist die Ursache, dass Safranpulver mit conc. Schwefelsäure indigblau, durch Salpetersäure grünlich gefärbt wird. Trockner Safran enthält circa 5 Proc. Crocin, durch Chloroform oder Petroläther daraus extrahirbar. Directes Sonnenlicht wirkt entfärbend. Mit S a f r a - n i n benannte man ein Oxydationsproduct des Toluidin enthaltenden Anilins, einen das Saflorroth ersetzenden Farbstoff.

V e r f ä l s c h u n g e n des Safrans giebt es unendlich viele, im Ganzen jedoch sind sie· sehr leicht von demjenigen zu erkennen, welcher sich die Mühe gegeben hat, einen guten Safran näher zu betrachten und durch Geruch, Geschmack und Reagentien zu prüfen. Die hauptsächlichsten Verfälschungen sind:

a) Mit Weingeist ausgezogener Safran.

b) Staubbeutel verschiedener *Crocus*-Arten.

c) Fasern geräucherten Rindfleisches, welche als solche oder künstlich gefärbt dem guten Safran beigemischt sind.

d) Geschnittene rothe oder gelbe und rothgefärbte Blumenblätter verschiedener Anthodiaten und anderer Familien, z. B. von *Punica Granātum, Carthămus tinctorĭus, Scolўmus Hispanĭcus, Arnĭca montāna, Calendŭla officinālis* etc.

e) Die blassgelben oder künstlich rothgefärbten fadenförmigen Griffelenden von *Crocus sativus*, welche mit etwas gutem Safran vermischt unter dem Namen „*Feminelle*" einen Handelsartikel bilden.

f) Künstlich gefärbte Narben anderer *Crocus*-Arten. Hier ist oft die Form der Griffellappen entscheidend. Die Narben von *Crocus vernus* sind kürzer, vorn tutenförmiger und tiefer gekerbt. Die Narben von *Crocus speciōsus* sind gabelspaltig getheilt.

g) Getrocknete, gefärbte und geölte Keime von Gramineen und Caricineen oder junge Pflänzchen dieser Arten (z. B. von *Carex capillaris*).

h) Safran beschwert mit Wasser, Zucker, Dextrin, Gummi, Honig, Glycerin, Fett, Gyps, Kreide, Bolus mit Honig und Kreide, mit Calciumnitrat.

i) Von Würmern *(Dermestes Lardarius)* zerfressenen Safran hat man auch angetroffen.

Prüfung. Diese erstreckt sich zunächst **1**) auf eine Beimischung oder Substituirung mit Santelroth gefärbter Narben des *Crocus vernus*. Der Unterschied ergiebt sich aus der Beschaffenheit des obersten Randes der Narben, wie dies die beistehenden Figuren angeben. — **2**) Zur ferneren Prüfung des ganzen Safrans übergiesst man eine Probe, ungefähr 0,5 g, mit circa 5 ccm Salpetersäure (1,185 spec. Gew.), welche mit ihrem halben Volumen Wasser verdünnt ist. Hierbei darf keine Gasentwickelung stattfinden. Wird nun die Mischung circa 5 Minuten bei Seite gestellt, so bleibt die Flüssigkeit klar, und in derselben schwimmen die Safrannarben in der Farbe fast unverändert herum. Die guten Safranfäden behalten nämlich ihre dunkle Färbung und Undurchsichtigkeit länger, als die ähnlich farbigen oder künstlich gefärbten Beimischungen. Die Beimischungen von fremden Blumentheilen oder ausgezogener Safran schwimmen dagegen bald als entfärbte oder gelbliche, blassbräunliche, fahle, durchsichtige, der Länge nach gestreifte, etc. Häute neben den dunklen Safranfäden. Auch nehmen die Blumenblätter ihre natürliche Form·in Folge der Einweichung hierbei an, so dass sie ohne alle Schwierigkeit zu erkennen und zu unterscheiden sind. Auf diese Weise werden die Substanzen *a, b, c, d, e, f* schnell und sicher erkannt. — **3**) Werden circa 0,01 g des Safrans (kleingeschnitten) oder des Safranpulvers mit 3—4 ccm conc. S c h w e f e l s ä u r e übergossen und geschüttelt, so muss die Säure eine schön blaue Farbe annehmen, welche einige Secunden andauert. Ist die

Farbe nicht rein blau, so liegt eine Verfälschung vor. Mit Wasser verdünnt
muss eine grünlich gelbbräunliche Flüssigkeit resultiren. — 4) Chloroform
mit Safran eine Minute geschüttelt und filtrirt nimmt nur eine Andeutung
gelber Färbung an, während die üblichen Verfälschungsmittel dasselbe stark

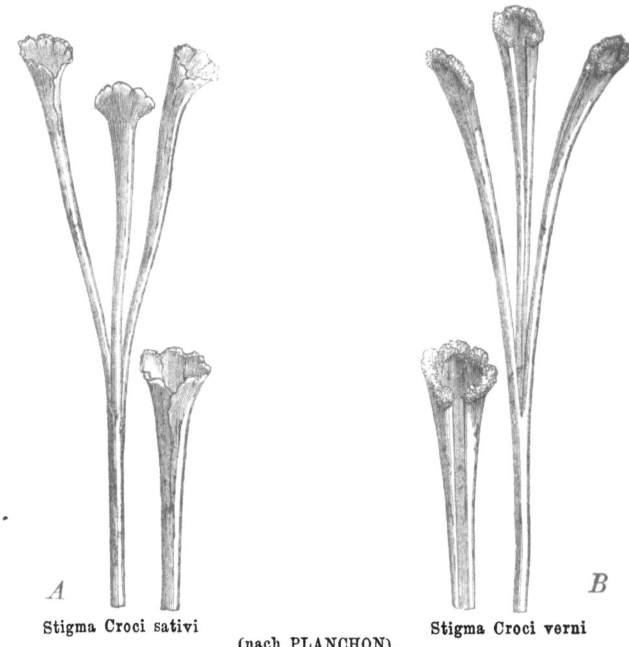

Stigma Croci sativi   Stigma Croci verni
(nach PLANCHON).

gelb, rothgelb etc. färben. — 5) Aether, mit wenig Safran geschüttelt, färbt
sich gelb. Werden von dem Filtrat 2—3 Tropfen auf einem Objectglase
der Verdunstung hinterlassen, so erscheint der Rückstand kaum erkennbar gelblich, bei Gegenwart von Verfälschungen aber stark gelb oder rothgelb oder
roth. — 6) Im Wasserbade kann der Safran $12^1/_2$—14 Proc. Feuchtigkeit
verlieren, was darüber ist, ist absichtlich vermehrte Feuchtigkeit. — 7) Honig, Dextrin und Gummi werden durch das Aneinanderkleben der Crocus-
fäden, wenn man diese etwas zusammengedrückt trocknen lässt, erkannt.
Zucker und Glycerin sammelt man durch schnelles Abwaschen des Safrans
mit kaltem Wasser. — 8) Ein fettiger, auch der mit Glycerin beschwerte
Safran macht zwischen Papier gedrückt Fettflecke. — 9) Die Asche darf 8
Proc. nicht übersteigen. Die Asche ist dunkelgrau.

Prüfung des gepulverten Safrans auf Verfälschungen kann wie vorstehend angegeben ausgeführt werden. Zu beachten ist, dass der wässerige
filtrirte lauwarme Aufguss, durch Silbernitratlösung weder in der Farbe verändert, noch gefällt *(Flores Carthămi, Flores Calend.)* werden darf, auch
darf beim Erwärmen Silber nicht reducirt abscheiden. Zuweilen tritt eine
nur schwache Trübung ein. Auf Zusatz von Ferrisalz darf nur eine dunklere
braunrothe Färbung eintreten, nicht aber eine schwärzlich braune oder mehr
oder weniger schwarze *(Flores Carthămi, Flores Punicae Granati, Flores
Calendulae).*

Aufbewahrung. Durch schlechte Aufbewahrung und langes Liegen
verliert der Safran nicht allein sein gutes Aussehen, indem seine rothe Farbe

einen bräunlichen Ton annimmt, auch sein Geschmack, Geruch und seine medicinische Wirksamkeit gehen allmählich verloren. Sonnenlicht bleicht ihn.
Entweder bewahrt man ihn in Glashäfen, die man vor Tageslicht schützt, oder
in Büchsen aus Weissblech. Da Safran etwas hygroskopisch ist, so muss das
Pulver in dicht verkorkten Flaschen vor Tageslicht geschützt aufbewahrt,
werden. Das Pulvern des Safrans ist leicht. Wegen des Gehaltes an flüchtigem Oele darf die Trocknung nur bei sehr gelinder Wärme ($20—25^0$ C.)
ausgeführt werden. Das Pulver ist dunkelorangeroth.

Anwendung. Der Safran, der in der Hauswirthschaft häufig zum Färben
der Speisen gebraucht wird, vertritt bei Kindern die Stelle des Opiums. Er
wird häufig als ein schmerz- und krampfstillendes, auch als ein Menstruation
und Wehen antreibendes Mittel in Gaben von 0,1—0,3—1,0 g, äusserlich bei Entzündung der Drüsen (Brüste), Panaritien, Haemorrhoidalknoten, einigen Augenleiden, Gesichtsschmerz angewendet. In grossen Gaben zu 5—15 g bewirkt er
Abortus. Da diese Wirkung schon in verschiedenen Schichten der Bevölkerung,
bei den Franzosen fast allgemein ausgenutzt wird, so ist der Vertrieb des
künstlichen Safrans zu unterstützen. Es sollte eine gesetzliche Verordnung eingeführt werden, den Safran nur mit Vorsicht abzugeben.

Cubebae.

Cubeben; Kubeben; Schwindelkörner. Baccae v. Fructus Cubēbae;
Piper caudātum. *Cubèbes; Poivre à queue. Cubebs.*

Die kleinen unreifen Früchte der *Cubeba officinalis.* Sie sind kugelig
und haben höchstens 5 mm im Durchmesser. Das Fruchtgehäuse (Pericarp) ist dunkel graubraun, runzelig, 0,25 mm dick und verläuft in den
1 cm langen, kaum 1 mm dicken Fruchtstiel. Der innere Fruchttheil
(Endocarp) ist hell und zerbrechlich und schliesst einen einzigen nur
an seiner Basis angehefteten, meist eingeschrumpften Samen ein. Die
Cubeben haben einen durchdringenden gewürzhaften, nicht scharfen, aber
zugleich schwach bitterlichen Geschmack. Die bis zu 4 cm langen und
über 2 mm hinaus dicken Stiele des Fruchtstandes sind zu beseitigen.

Cubeba officinalis Miquel. Kubebenpfeffer. Synom. *Piper Cubeba* Linn. Fil.
Fam. **Piperaceae** (**Urticeae** Juss.). Sexualsyst. **Diandria Trigynia.**

Geschichtliches. Die Cubeben waren schon im 11. Jahrh. gekannt und
scheinen sie von den Arabischen Aerzten im Mittelalter in den Arzneischatz
eingeführt zu sein. Edrisi (1150 n. Chr.) führt an, dass man diese Früchte
aus und über Aden beziehe; Andere bezeichneten die Insel Java als das Vaterland der Cubeben, was Marco Polo (1275) und Odoricus, welche Java bereisten, auch bestätigten. Die Cubeben dienten als Speisegewürz und erst
gegen 1500 wurden sie durch die anderen etwas billiger gewordenen Gewürze
verdrängt. Als Mittel gegen Blennorrhoe und Gonorrhoe gebrauchten es die
Ostindier seit Jahrhunderten, doch erst 1816 wurde diese specielle Anwendung
von England aus durch Delpech's Anweisungen auf dem Continent bekannt.

Herkommen und **Handelswaare.** *Cubēba officinālis* ist ein kleines Bäumchen oder Strauchgewächs Ostindiens, besonders auf Malabar und Java heimisch
und cultivirt. Die Steinfrüchte (Steinbeeren) derselben werden gewöhnlich vor
der Reife gesammelt, getrocknet und als Kubeben in den Handel gebracht.

Im Handel kommt eine rohe Waare *(Cubebae naturales)* und eine von fremdartigen Beimischungen und den Stielen des Fruchtstandes befreite Waare *(Cubebae depuratae* oder *Cubebae sine stipitibus)* vor. Letztere ist die officinelle. Dass mitunter den Cubeben andere ähnliche Früchte beigemischt sind, ist nicht selten und ist man daher gesichert vor diesen Verfälschungen, wenn man die depurirte Waare *(Cubebae depuratae)* einkauft. Die Güte der Waare wird nach dem Geruche beim Zerdrücken der Frucht beurtheilt.

Charakteristik. Die Cubeben sind kugelig, erbsengross, an der Basis in eine 0,5 cm oder mehr als die Fruchtkugel lange sich verjüngende stielartige Verlängerung auslaufend, oben mit einer erhabenen Narbe, graubraun oder schwarzbraun, zuweilen aschgrau bestäubt, flach, netzrunzelig, einsamig. Die von der braunen vertrockneten Fleischschicht bedeckte Steinschale umschliesst den in der Handelswaare gewöhnlich zu einer schwärzlichen Masse eingeschrumpften Samen. Dieser Samen ist grundständig, mit der Fruchtwand nicht verwachsen, hat am Grunde einen kreisförmigen abgeplatteten Nabel. Sein Eiweisskörper ist dunkel, ölig, nach innen weisslich, an der Spitze mit kleinem Embryo.

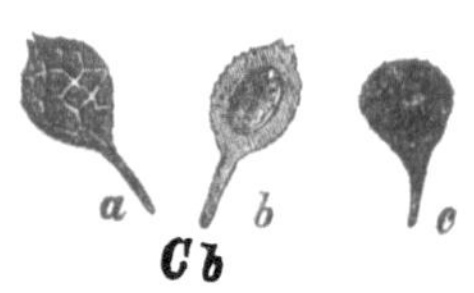

Cb

a Cubebe in natürl. Grösse.
b Verticaldurchschnitt.
c Querdurchschnitt.

Als **Verfälschungen** und **Verwechselungen** kamen und kommen folgende Früchte vor:

Reife Früchte von *Cubēba officinālis* (oder Früchte von *Piper anisātum* od. *Cubēba crassipes* MIQ. auf Sumatra).	Früchte sind grösser, der Samen ausgebildet und innen weisser. Das Runzelnetz flacher, weniger regelmässig. Geruch schwächer, terpentinartiger. Diese Sorte wurde von den Holländern als sogenannte Beisorte (zum Verfälschen) importirt.
Cubēba canīna MIQUEL.	Die stielartige Verlängerung der Frucht ist nicht so lang als die Frucht. Diese ist kleiner und weniger runzlig.

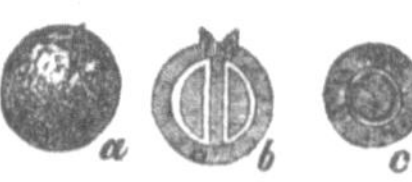

P. m

Fruct. Amomi, a ganze Frucht in natürl. Grösse. b Verticaler Durchschnitt einer zweisamigen Frucht. c Querdurchschnitt einer einsamigen Frucht.

Myrtus Pimēnta L. (Fructus Amomi, Piment).	Früchte meist grösser und ungestielt, mit dem Kelch gekrönt, 1- bis 2-samig, und nicht netzrunzelig.

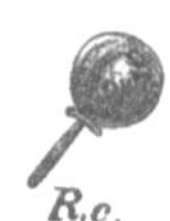

R. c.

Trockene Frucht von Rhamnus cathartica.

Rhamnus cathartica L. (Kreuzbeere).	Früchte mit leicht ablösbarem Stiel, scheinbar vierknöpfig oder vierfach stumpfkantig, viersamig.

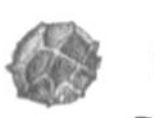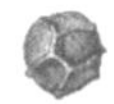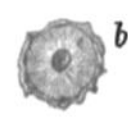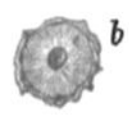

P. n.

a ganze Frucht von *Piper nigrum*, b im Querdurchschnitt

Piper nigrum L. (schwarzer Pfeffer).	Früchte ungestielt, der Same mit dem Fruchtgehäuse verwachsen.

Daphne Mezerēum L. Früchte *(Semen Coccognidii)* sind ungestielt, 6 bis 7 mm lang, ca. 5 mm dick. Sie erscheinen mehr kugelig als oval. Das Periderm ist dünner als bei den Cubeben und der Samen ist zweitheilig. Das Periderm besteht nur aus zwei Reihen Zellen. Die Innenseite der Samenhülle ist glänzend.

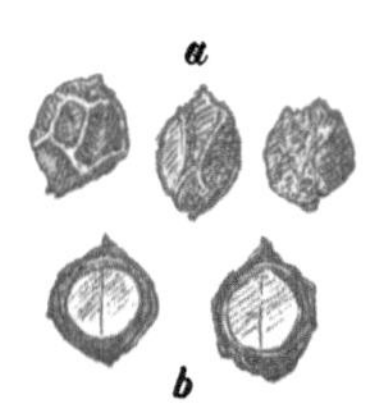

Früchte v. Daphne Mezereum. Kellerhalsfrüchte. Sem. Coccognidii, *a* ganz, *b* vertical gespalten.

Aufbewahrung. Die Cubeben werden in gläsernen oder weissblechenen Gefässen an einem trocknen Orte aufbewahrt.

Das Pulvern der Cubeben ist wegen des Gehalts derselben an öligen und harzigen Stoffen eine schwierige Arbeit. Es genügt, sie in mittelfeines Pulver zu verwandeln, wobei man noch genöthigt ist, sie nach dem Zerstossen mit den Händen durch das Sieb zu reiben. Alte gelegene Waare lässt sich zwar leichter und feiner pulvern, dürfte aber zu medicinischen Zwecken nicht anwendbar sein. Ein Trocknen der Cubeben bei einer über die mittlere Temperatur weit hinausgehenden Wärme vor dem Pulvern ist nicht empfehlenswerth. Uebrigens soll man nicht zu viel des Pulvers halten, weil sein flüchtiges Oel sich in kurzer Zeit verharzt. Nach BERNATZIK's Versuchen ist das flüchtige Cubebenöl in der Gonorrhöe indifferent. Demnach würden alte oder in der Wärme ausgetrocknete Cubeben für diesen Fall der Heilwirkung nicht nur ausreichen, sondern auch leichter vertragen werden.

Bestandtheile. Die Cubeben enthalten ungefähr im 100: Holzfaser 56, Extractivstoff 9, Cubebin 5, wachsartigen Stoff 2, flüchtiges Oel 6—15, Harz 14,5, Salze wie Chlornatrium, Chlorkalium etc. 10.

Das Cubebin ($C_{30}H_{30}O_9$) ist ein geruch- und geschmackloser, nicht flüchtiger, krystallinischer, farbloser, in kaltem Wasser und Weingeist kaum, in heissem Weingeist äusserst leicht löslicher, dem Piperin sehr ähnlicher Körper. Nach E. SCHMIDT scheint Cubebin ein einfaches Oxydationsproduct des Cubebenöls zu sein, denn $2C_{15}H_{24} + O_{18} = C_{30}H_{30}O_9 + 9H_2O$.

Cubebensäure fand BERNATZIK zu 3,4 Proc. Sie ist amorph und harzähnlich, liefert aber mehrere krystallisirende Salze. Sie soll den wirksamen Bestandtheil der Cubeben bilden.

Anwendung. Die Cubebenfrucht wirkt als Stimulans, Anticatarrhale und Antiblennorhagicum der Geschlechtswerkzeuge. Der widrige Geschmack und die reizende Wirkung der Cubeben auf die Magenschleimhaut erzeugen Ekel, Erbrechen, Leibschmerz, Durchfall, und es stellen sich beim Gebrauch zuweilen Fieber und Ausschlag ein. Man giebt sie zu 1,5—3,0—4,0 g drei- bis viermal am Tage als Pulver (in Zuckerwasser) bei chronischen oder hartnäckigen Katarrhen, akuter und chronischer Gonorrhöe, schmerzhaften Haemorrhoiden etc. Oft nimmt man sie gegen Kopfschmerz; daher der Namen **Schwindelkörner.**

Cuprum oxydatum.

Kupferoxyd.   Cuprum oxydātum nigrum.   *Oxyde de cuivre.*
Peroxyde of copper.

Zehn (10) Th. Cuprisulfat und fünfzehn (15) Th. Natriumcarbonat werden, jedes für sich in fünfzig (50) Th. kochenden
Wassers gelöst, unter Umrühren zusammengemischt, dann kurze Zeit
erhitzt, damit der Niederschlag dicht auf den Boden des Gefässes sich
abscheide. Den in einem Filter gesammelten und ausgewaschenen Niederschlag trockne man und getrocknet glühe man ihn schwach.

Das schwarze, nicht krystallinische, sehwere Pulver wird von verdünnter Salpetersäure so leicht gelöst, dass es weder Kohlensäure freilässt, noch irgend einen Rückstand hinterlässt.

Nachdem ein Theil der salpetersauren Lösung mit Schwefelwasserstoff gänzlich ausgefällt worden ist, muss man ein Filtrat erhalten, welches farblos ist und auch abgedunstet *(exhalatum)* keinen Rückstand zurücklässt.   Ein anderer Theil (der salpetersauren Lösung) im Ueberschuss mit Aetzammon versetzt muss eine klare dunkelblaue Lösung
ausgeben.   1 g des Kupferoxyds mit 1 ccm Ferrosulfatlösung übergossen
und dann 1 ccm Schwefelsäure langsam hinzugefügt darf keine braune
Zwischenzone entstehen lassen.   Vorsichtig aufzubewahren.

Geschichtliches.   In früheren Zeiten wurde das Kupferoxyd als Antepi-
lepticum, Emeticum und Purgans angewendet, kam dann in Vergessenheit und
ist wieder in neuerer Zeit durch RADEMACHER und andere als Medicament
empfohlen worden.   Im Jahre 1860 machte der Arzt THIEMANN zu Marggra-
bowa die herrliche Erfahrung, dass das Kupferoxyd ein sicheres Bandwurmmittel sei.   HAGER stellte nun ebenfalls Versuche an und in jedem
Falle der Kur mit Erfolg; ebenso wandte Dr. GLUPE († Berlin) nur das Kupferoxyd in den Bandwurmkuren an, und immer mit dem erwünschten Erfolge.

Darstellung.   Die Vorschrift der Ph. ist eine vorzügliche.   Wesentlich ist
die Fällung aus der kochendheissen Flüssigkeit, um einen schweren und leicht
und vollständig auszuwaschenden Cupricarbonatniederschlag zu erlangen.   In
kalter Flüssigkeit ist der Niederschlag so voluminös und locker, dass er sich
ungemein schwer auswaschen und von dem anhängenden Natriumsulfat befreien lässt.   Die Glühung des Cupricarbonats erfordert Sorgfalt, denn sie
darf nur so weit (bei schwacher Rothgluth) gehen, dass die Kohlensäure vollständig abgeschieden wird, dass aber auch nicht eine Schmelzung des Cuprioxyds eintritt, denn das halb- oder ganz geschmolzene Cuprioxyd ist ohne
taenifuge Wirkung.

Theorie der Darstellung.   Wird die Lösung von 2 Mol. des Cuprisulfats oder
Kupfervitriols ($CuSO_4 + 5H_2O$) mit 2 Mol. Natriumcarbonat ($Na_2CO_3 + 10H_2O$) in
Lösung vermischt, so resultiren als Niederschlag 1 Mol. Cuprihydriumsubcarbonat
($Cu_2H_2CO_5$), Kohlensäureanhydrid (CO_2), welches entweicht, und 2 Mol. Na-
triumsulfat (Na_2SO_4).   In der Siedehitze des Wassers wird das Cuprihydrium-
carbonat dicht und schwer und setzt sich leicht ab.

Cuprisulfat	Natrium- carbonat	Wasser	Cuprihydrium- subcarbonat	Natrium- sulfat	Kohlenstoff- dioxyd.
$2CuSO_4$ u.	$2Na_2CO_3$ u.	H_2O geb.	$Cu_2H_2CO_5$ u.	$2Na_2SO_4$ u.	CO_2

In schwacher Glühhitze verliert das grüne Cuprihydriumsubcarbonat (halbkohlen-
saures Kupfer) seine Kohlensäure und Wasser und hinterbleibt als schwarzes
Cuprioxyd.

Cuprihydriumsubcarbonat	Cuprioxyd	Kohlenstoffdioxyd	Wasser
$Cu_2H_2CO_5$ zerfällt in	$2CuO$ u.	CO_2 u.	H_2O.

Hätte man das Cuprioxyd durch Glühen des Cuprinitrats, Cu(NO$_3$)$_2$, hergestellt und wäre die Glühung nicht ausreichend gewesen, so können noch Reste des Nitrats im Cuprioxyd verbleiben. Auf diesen Umstand bezieht sich die von der Ph. zuletzt angegebene Reaction mit Ferrosulfat und Schwefelsäure.

Eigenschaften. Das officinelle Kupferoxyd ist ein schwarzes, zartes, geruch- und geschmackloses Pulver. Spec. Gew. 6,4. Durch Glühen aus dem salpeter- sauren Kupferoxyd bereitet ist es schwerer und weniger zart. In feuchter Luft nimmt es wie jeder andere pulverige Körper etwas Feuchtigkeit auf, daher ist es nach der Bereitung trocken und noch warm in gut zu verstopfende Flaschen zu schütten und darin aufzubewahren.

Ein Gramm Kupferoxyd erfordert zu seiner Lösung 5,25 g Salpetersäure von 1,185 spec. Gew. oder 7,5 g verd. Schwefelsäure (1:5).

Prüfung. Diese erstreckt sich auf folgende Verunreinigungen: — **1)** in Folge ungenügenden Auswaschens des Niederschlages. Es darf an damit geschütteltes und aufgekochtes Wasser nichts Lösliches abgeben. Von dem Filtrat giebt man einen Tropfen auf ein Objectglas, verdampft ihn über dem Cylinder einer brennenden Petrollampe und prüft mit der Lupe. Schon mit blossem Auge wäre ein Rückstand zu erkennen. — **2)** In Folge ungenügender Glühung kann das Cuprioxyd noch Kohlensäure enthalten. Man übergiesst 1 g mit 6 g Salpetersäure, schüttelt und prüft mit dem Ohre, die Oeffnung des Reagirglases an das Ohr haltend, wofern ein Aufbrausen nicht bemerkbar ist. — **3)** In Folge Anwendung eines unreinen Cuprisulfats bei der Bereitung kann das Präparat Eisenoxyd, Zinkoxyd, Erden enthalten. Zum Nachweise wird ein Theil der salpetersauren Lösung mit Wasser verdünnt, dann mit Schwefelwasserstoffgas vollständig ausgefällt und das Filtrat eingedampft. Da man nur ein reines Cuprisulfat zur Darstellung verwenden wird, so dürfte diese unangenehme und umständliche Prüfung unterlassen bleiben. Wird sie noth- wendig, so nehme man von der salpetersauren Lösung nur 1 ccm, verdünne mit 5 ccm Wasser und leite Schwefelwasserstoff bis zum Ueberschuss hinein. Von dem Filtrate lässt man 1—2 Tropfen zuerst auf Glas verdampfen. Ein mit blossem Auge sichtbarer Rückstand darf nicht vorhanden sein. Wird diese Probe ausgeführt, so kommt die Probe sub 1 in Wegfall. — **4)** Wäre das Cuprioxyd durch Erhitzen aus Cuprinitrat hergestellt, die Erhitzung aber zur völligen Austreibung der Stickstoffsäure nicht ausreichend gewesen, so können Spuren Nitrat als Verunreinigung vorliegen, welche das Präparat zu einem giftigen machen würden. Man entdeckt diese Spuren, wenn man in einen etwas langen Reagircylinder circa 1 g des Kupferoxyds giebt und nun stark bis zum Glühen erhitzt, nachdem man die Oeffnung des Cylinders mit feuchtem Lackmuspapier (um einen Kork gelegt) locker geschlossen hat. Dieses wird geröthet, wenn noch Nitrat gegenwärtig ist. Oder man übergiesst das Cuprioxyd mit conc. Schwefelsäure und lässt die etwa entwickelten Gase mit feuchtem Lackmuspapier in Berührung kommen. Die Probe, welche die Ph. für diesen Zweck angiebt, ist theoretisch aufgestellt, schwerlich praktisch aus- geführt. Will man die Salpetersäure auf diesem Wege nachweisen, so erhitzt man 2 g Kupferoxyd mit 10 Tropfen Aetznatronlauge und circa 5 ccm Wasser, filtrirt, dampft das Filtrat nach Sättigung mit Essigsäure ein und giebt den Rückstand in eine gesättigte Ferrosulfatlösung, um dann unter Zusatz von conc. Schwefelsäure die Reaction auf Salpetersäure zu beobachten.

Kritik. Dass die Ph. Reactionen angiebt, welche nicht ausführbar sind, müssen wir im vorliegenden Falle wieder bestätigen, denn wenn man das Cuprioxyd mit conc. Ferrosulfatlösung überschichtet, so dass letztere völlig klar erscheint, so erfolgt selbst bei dem behutsamsten Zuflusse der conc. Schwefelsäure ein Aufsprudeln des schwarzen Pulvers in die Eisenlösung hinein, dass die ganze Flüssigkeit, vom Grunde bis zum Niveau schwarz erscheint. Dass meine Ungeschicklichkeit an dem Misserfolge bei Ausführung der Reaction Schuld trage, muss ich bestreiten, weil zwischen Cuprioxyd und Schwefelsäure eine mächtige chemische Anziehung waltet, so dass allein durch Contact beider Substanzen die Temperatur auf 150⁰ C. erhöht und die Ferrosulfatlösung mit dem Cuprioxyd bei Zufluss der Schwefelsäure in eine sprudelnde Bewegung versetzt wird.

Anwendung. Das schwarze Kupferoxyd ist in Gaben von 0,1 — 0,15 — 0,2 g (Kindern halb so viel) drei bis viermal täglich und 6 — 8 — 12 Tage hinter einander gebraucht ein excellentes Wurm- und besonders Bandwurmmittel. Der Bandwurm geht mehr oder weniger verwest ab. Während des Gebrauches sind saure Speisen zu meiden. In meinen Versuchen bei Kindern und Erwachsenen traten nie Erscheinungen ein, welche sich als lästige bezeichnen liessen. Auffallend war stets die Vermehrung des Appetits und ein sonderbares Wohlbefinden, welches bei den Kindern selbst in auffallende Lustigkeit ausartete. Stets habe ich die kleinere Gabe bei einem 14-tägigen Gebrauch angewendet. Dr. GLUPE gab das Oxyd zu 0,2—0,4 g zweimal täglich und kam es einige Male vor, dass der Bandwurm schon am 3.—5. Tage ganz abging. Näheres im Ergänzungsbande z. Handb. d. ph. Praxis. S. 389. Obgleich KÜCHENMEISTER mit Würmern, Bandwürmern und Kupferoxyd experimentirte und er keine deletere Wirkung beobachtete, so ersieht man aus der Erfahrung, dass auf dem Verdauungswege das Kupferoxyd ein entgegengesetztes Verhalten zeigt. Man vergl. ph. Centralhalle II. Jahrg. S. 339 u. 446.

Aeusserlich in Salbenform gebraucht man es behufs Resorption von Exsudaten, gegen Geschwülste, Drüsenverhärtungen, Hornhauttrübungen.

Cuprum sulfuricum.

Reiner Kupfervitriol; Schwefelsaures Kupferoxyd; Krystallisirtes Kupfersulfat oder Cuprisulfat. Cuprum sulfuricum purum. *Sulfate de cuivre. Sulphate of copper.*

Blaue, durchsichtige, in trockner Luft nur wenig verwitternde Krystalle, löslich in 3,5 Th. kaltem, in 1 Th. siedendem Wasser, nicht löslich in Weingeist. In der wässrigen Lösung wird durch Baryumnitrat ein weisser, in Salzsäure nicht löslicher Niederschlag, durch überschüssig zugegossene Aetzammonflüssigkeit eine klare dunkelblaue Flüssigkeit erzeugt.

Wird das Kupfer aus der wässrigen Lösung durch Schwefelwasserstoff ausgefällt, so darf die durch Filtration gesammelte Flüssigkeit abgedampft keinen Rückstand hinterlassen.

Vorsichtig aufzubewahren. Stärkste Einzelngabe 1,0 g.

Cuprum sulfuricum crudum.

Rohes Kupfersulfat; Roher Kupfervitriol; Blauer Vitriol; Blauer Galitzenstein. Vitriŏlum Cupri. *Vitriol bleu; Vitriol de cuivre. Blue vitriol; Blue stone; Morthooth.*

Blaue, meist etwas grosse, durchsichtige Krystalle oder krystallinische Krusten, welche wenig verwittern.

Es ist in 3,5 Th. kaltem und 1 Th. siedendem Wasser löslich, welche Lösung sauer reagirt und mit Aetzammonflüssigkeit im Ueberschuss versetzt eine dunkelblaue klare oder fast klare Flüssigkeit ausgiebt. **Vorsichtig aufzubewahren.**

Geschichtliches. Kupfervitriol war schon den alten Griechen bekannt. In grosser Menge wurde er auf der Insel Cypern gewonnen, weshalb er den Namen „Cyprischer Vitriol" erhalten hat. GALENUS erkannte die Bestandtheile des Kupfervitriols. GLAUBER (1648) kochte zur Darstellung des Kupfervitriols Kupfer in Schwefelsäure.

Darstellung des rohen Kupfersulfats. Die Grubenwässer, welche sich da ansammeln, wo Kupferkiese (Schwefelkupfer) der Einwirkung des atmosphärischen Sauerstoffs unterliegen, enthalten Kupfervitriol und werden Cementwässer genannt. Da diese gemeiniglich auch Eisenvitriol enthalten, so wird daraus durch Eindampfen und Krystallisiren nur selten der Kupfervitriol dargestellt. In den Kupfervitriolhütten wird Kupfer zum starken Glühen gebracht, mit Schwefel überstreut, und das dadurch gewonnene Schwefelkupfer oder natürliches Schwefelkupfer durch Röstung oxydirt. Die geröstete Masse wird mit heissem Wasser ausgelaugt, die Lauge durch Eindampfen concentrirt und zur Krystallisation gebracht. Nach BERARD's Methode wird Kupfer in Blechschnitzeln, als Drehspäne etc. mit Schwefelsäure benetzt, der Oxydation durch den Sauerstoff der Luft ausgesetzt und das gebildete basische Salz in verdünnter Schwefelsäure gelöst. Als Nebenprodukt wird ferner der Kupfervitriol beim Affinirungsprozesse des Silbers in grosser Menge gewonnen. In der Nähe von Schwefelsäurefabriken bereitet man ihn durch Auflösen des Kupfers, Kupferhammerschlags, der Kupferabfälle in schwach verdünnter Schwefelsäure, Abdampfen der Lösung etc. Der natürlich vorkommende Kupfervitriol trägt den Namen Chalcanthit. Ein Cuprisubsulfat ist der Brochantit ($2CuSO_4 + 5CuO_2H_2$).

Kupfervitriol des Handels. Der käufliche oder rohe Kupfervitriol kommt ziemlich rein, aber auch wieder sehr unrein und verfälscht im Handel vor. Dieses Salz hat nämlich die Eigenschaft, obgleich es krystallisirt 5 Mol. Krystallwasser enthält, mit den schwefelsauren Salzen des Eisens, Zinks, Nickels, Magnesium zusammen zu krystallisiren und dabei 7 Mol. Krystallwasser aufzunehmen. Ist dagegen das Kupfersalz den anderen Salzen gegenüber im Ueberschuss in der Lösung, so nehmen diese letzteren, die für sich mit 7 Mol. Wasser krystallisiren, 5 Mol. Krystallwasser auf. In dem einen wie in dem anderen Falle krystallisiren also Cuprisulfat, Ferrosulfat und Zinksulfat aus der gemeinschaftlichen Lösung in einem isomorphen Zustande. Aus diesem Grunde lässt sich auch kein reines schwefelsaures Kupfer durch Krystallisation aus dem unreinen Salze, welches jene fremden Salze enthält, abscheiden. Das käufliche Salz findet man auch mit Calciumsulfat und Natriumsulfat verunreinigt. Da es in der Veterinärpraxis als Aetzmittel und auch zu verschiedenen technischen Zwecken häufige Anwendung findet, so hat man auf die erwähnten Verfälschungen, welche mitunter mehr als 1/3 des Gewichtes ausmachen, zu sehen.

Die Vitriole des Handels, welche als Salzburger Vitriol, Admonter Vitriol, Baireuther Vitriol, Adlervitriol, Doppelvitriol etc. unterschieden werden, sind nie reiner Kupfervitriol, sondern aus Ferrosulfat und Cuprisulfat bestehende Vitriole.

Darstellung des reinen Kupfersulfats. Das reine Kupfersulfat stellt man nach zwei Methoden dar. Die eine besteht in der Lösung von Kupfer in reiner concentrirter Schwefelsäure, von welcher 3 Theile mit 1 Th. Wasser verdünnt sind unter Beihilfe von Wärme, die andere in der Auflösung des Kupfers in verdünnter Schwefelsäure unter Mitwirkung von Salpetersäure.

In Stelle des reinen Kupfers nimmt man die Kupferblechschnitzel, welche als Abfall von den Kupferschmieden gesammelt werden. Vorzuziehen sind die Kupferspäne der Kupferstecher, welche gemeiniglich zu ihren Arbeiten ein Japanisches Kupfer verwenden.

Wird 1 Mol. Kupfer unter Beihilfe von Wärme der Einwirkung von 2 Mol. conc. Schwefelsäure ausgesetzt, so bildet sich unter Entwickelung von Schwefligsäure schwefelsaures Kupfer oder Cuprisulfat.

Kupfer	Schwefelsäure		Cuprisulfat	Wasser	Schwefligsäure-anhydrid
Cu	u. $2H_2SO_4$	geben	$CuSO_4$	u. $2H_2O$	u. SO_2

Gleichzeitig bildet sich im Anfange des Processes ein hellbrauner Bodensatz, aus Cuprosulfid oder Halb-Schwefelkupfer (Cu_2S) bestehend, der nach und nach dunkler wird und in Cuprisulfid oder Einfach-Schwefelkupfer (CuS) übergeht. ($2Cu +$ $2H_2SO_3 = CuSO_4 + 2H_2O + CuS$). Die Verdünnung der Schwefelsäure hat den Zweck, die Masse in dem Kolben flüssiger zu machen und Krystallwasser gegenwärtig zu halten. Einen Kolben füllt man zu $1/_4$ seines Rauminhaltes mit einem Gemisch aus 1 Th. Wasser und 3 Th. conc. Schwefelsäure, giebt dazu auf einmal 1 Th. Kupferblechschnitzel, stellt den Kolben in ein Sandbad entweder unter einen gutziehenden Schornstein oder ins Freie und erwärmt das Sandbad so lange, als Schwefligsäuregas entweicht. Letzteres ist den Lungen äusserst schädlich, und der Arbeiter hat sich wohl vor demselben zu hüten. Ein allmähliches Eintragen des Kupfers ist, weil man sich dem Kolben öfter nähern muss, ein ganz unverständiges Verfahren.

Weit bequemer ist die zweite Bereitungsmethode. Es werden 3 At. Kupfer, 3 Mol. Schwefelsäure, 1 Mol. Salpetersäure nebst Wasser der gegenseitigen Einwirkung ausgesetzt, denn

Kupfer   Schwefelsäure   Salpetersäure   Cuprisulfat   Wasser   Stickoxyd

$3Cu$ u. $3H_2SO_4$ u. $2HNO_3$ geb. $3CuSO_4$ u. $4H_2O$ u. $2NO$

Unter Ausscheidung von Stickoxydgas (NO), welches sich mit Sauerstoff der Luft zu Untersalpetersäure verbindet und in Gestalt rothbrauner Dämpfe entweicht, geht in Bildung des Cuprisulfats schon bei gelinder Wärme vor sich. 10 Th. Kupferschnitzel werden mit 30 Th. destill. Wasser übergossen, dazu ein filtrirtes Gemisch aus 16 Th. Engl. Schwefelsäure und 32 Th. destill. Wasser gegeben und nun in einzelnen Portionen 22 Th. reiner Salpetersäure von 1,185 spec. Gew. hinzugesetzt. Den Kolben schliesst man mit einem Glastrichter, stellt ihn in ein Sandbad und erwärmt allmählich; zuletzt bis zum Aufkochen. Die Lösung ist fast frei von Salpetersäure und enthält höchstens eine Wenigkeit freier Schwefelsäure. Die heisse Lösung wird filtrirt und einige Tage an einen kalten Ort gestellt. Die Mutterlauge wird auf ein halbes Volumen abgedampft und wiederum bei Seite gestellt. Die Krystalle mit etwas kaltem Wasser abgewaschen werden zwischen Fliesspapier von anhängender Feuchtigkeit befreit, schnell abtrocknet und alsbald in gut zu verstopfenden Glasgefässen aufbewahrt.

Die Darstellung des Salzes im pharmaceutischen Laboratorium ist bei Verwendung von reiner Schwefelsäure ohne Vortheil. Man kann aber, wie schon erwähnt ist, eine rohe Engl. Schwefelsäure verbrauchen, wenn man sie mit dem Wasser verdünnt und durch Absetzenlassen und Filtriren von einem etwaigen Bleisulfatgehalt befreit. Eine chlorhaltige Salpetersäure muss man meiden, weil die anschiessenden Krystalle durch Umkrystallisiren gereinigt werden müssten. Die zuletzt anschiessenden Krystalle werden als roher Kupfervitriol verbraucht.

Eigenschaften. Das reine Cuprisulfat bildet durchscheinende lasurblaue schiefrhombische Krystalle von widrigem metallischem Geschmacke, an der Luft allmählich oberflächlich verwitternd, löslich in $3^1/_2$ Th. kaltem und 1 Th. heissem Wasser, unlöslich in Weingeist. Die wässrige Lösung reagirt sauer. Das gepulverte Salz ist blauweiss. Seine Formel ist $CuSO_4 + 5H_2O$, das Mol. Gew. 249,4. Durch Erhitzen bis 100° C. verliert dieses Kupfersalz 4 Mol. Krystallwasser, bei 200° wird es völlig entwässert und bildet ein weisses Pulver, $CuSO_4$, welches begierig Wasser aus der Luft oder anderen Medien (Weingeist) aufnimmt. In gelinder Glühhitze wird es nicht zersetzt, in starker Rothglühhitze entweicht Schwefelsäure, Schwefligsäure und Sauerstoff, und Cuprioxyd bleibt als Rückstand.

Prüfung. Das käufliche rohe Salz darf kleine Spuren Eisen- und Zinkvitriol enthalten, denn die Lösung in überschüssigem Aetzammon darf nicht vollständig klar sein. Man löst 1 g des Salzes in 3,5 g Wasser unter Erwärmen. Die auf 15° C. abgekühlte Lösung darf keine Abscheidungen erkennen lassen, dann giebt man 5—6 g Wasser und 7 g Aetzammonflüssigkeit hinzu. Bei reinem Cuprisulfat erfolgt eine völlig klare, bei dem rohen Salze darf aber eine kaum klare Lösung erfolgen. Die Trübungen hierbei werden durch Eisenoxyde, Zinkoxyd, Magnesia verursacht. Behufs Prüfung des reinen Salzes löst man 0,5 g in der 10-fachen Menge destill. Wasser unter Erwärmen (die Lösung des reinen Salzes ist klar), fällt das Kupfer mit Schwefelwasserstoffwasser als Schwefelkupfer vollständig aus und verdampft einige Tropfen der filtrirten Flüssigkeit auf einem Objectglase. Es darf kein sichtbarer Rückstand hinterbleiben. Ein solcher kann aus Eisen-, Zink-, Kali-, Natron-, Magnesia-, Kalksalz bestehen. Zur etwaigen näheren Prüfung wird das Filtrat mit Ammoniak stark alkalisch gemacht und mit Schwefelammonium gefällt. Eisen fällt als schwarzes Schwefeleisen, Zink als weisses Schwefelzink. (Der Niederschlag, wenn er beide Schwefelmetalle enthält, abgesondert und in Salpetersäure gelöst, dann mit Ammon im starken Ueberschuss versetzt, lässt braunes Ferrioxyd fallen. Die vom Ferrioxyd abfiltrirte Flüssigkeit giebt bei Gegenwart von Zink mit Schwefelammonium Schwefelzink). Jene Flüssigkeit, aus welcher mit Schwefelammonium Eisen und Zink zusammen gefällt war, enthält die Erden und Alkalien. Wenn man die Fällung mit Schwefelwasserstoff vornimmt, so kann die Auflösung in einem Ueberschuss Aetzammon unterlassen werden.

Anwendung. Die auflöslichen Kupfersalze wirken auf die Schleimhäute adstringirend und fällen die Schleimstoffe, sie coaguliren das Eiweiss des Blutes und der thierischen Säfte. Daher wirkt das Kupfersalz adstringirend, blutstillend und ätzend. Innerlich genommen wirken sie brechenerregend und nervenumstimmend. In starken Gaben wirken sie giftig und selbst tödtlich. Gegenmittel sind Eiweiss, Schwefeleisen, Blutlaugensalz. Man giebt **das** schwefelsaure Kupfer zu 0,004—0,025 g bei passiven Blutungen, Epilepsie, Veitstanz und anderen Nervenleiden, als Brechmittel zu 0,05—0,1.—0,2 vier- bis fünfmal innerhalb einer Stunde. Die Pharmakopoe giebt als stärkste Gabe 1 g an, womit sie die Gabe als Brechmittel präcisirt. Schwerlich dürfte eine einmalige Gabe von 1 g versucht werden, denn in dieser Menge wirkt das Mittel als Gift. Aeusserlich wird es als Aetz- und blutstillendes Mittel, besonders von dem gemeinen Manne zum Aetzen des sogenannten wilden Fleisches gebraucht. Im Handverkauf ist es mit Vorsicht abzugeben. Der Verkauf an Landwirthe, welche in der Lösung des rohen Salzes die Saatkörner (zur Verhütung des Getreiderostes) einweichen, unterliegt keinem Bedenken, ebenso wenn der Vitriol Verwendung als Beizmittel bei Pferden und Rindern finden soll.

<hr>

Decocta.

Abkochungen. *Decoctions*.

Abkochungen (einfache), zu welchen die zu verwendende Menge Substanz nicht vorgeschrieben ist, werden in der Weise bereitet, dass man aus einem (1) Th. der Substanz zehn (10) Th. Colatur gewinnt.

Hiervon ausgenommen sind sowohl diejenigen Arzneistoffe, deren stärkste Dosis angegeben ist, als auch stark schleimhaltige Stoffe. Von den ersteren hat der Arzt die Menge anzugeben, von den letzteren bleibt die Menge dem Ermessen des Apothekers überlassen.

Die Substanz, aus welcher die Abkochung zu bereiten ist, übergiesse man in einem passenden Gefässe mit kaltem Wasser und halte sie eine halbe Stunde hindurch im Dampfbade des kochenden Wassers unter bisweiligem Umrühren, alsdann presse man die noch warme Flüssigkeit aus.

<hr>

Eine Besprechung verdient der Satz: Die Mengen starkwirkender Substanzen hat der Arzt stets anzugeben. Eine Menge noch im Gebrauche befindlicher Narcotica hat die Ph. nicht recipirt, daher dürfte die Aufzählung der sämmtlichen Narcotica hier am Platze sein:

Bulbus Scillae	Fruct. Sabadillae	Rad. Hellebori albi
Fol. Belladonnae	Herba Conii	„ Ipecacuanhae
„ Digitalis	„ Gratiolae	Rhiz. Podophylli
„ Duboisiae	„ Lobeliae	„ Veratri
„ Hyoscyami	„ Pulsatill. nigrae	Secale cornutum
„ Nicotianae	Rad. Belladonnae	Semen Strychni
„ Stramonii	„ Gelsemii	Summitates Sabinae
„ Toxicodendri	„ Hellebori viridis	Tubera Aconiti.

Da die Ph. zur Darstellung der Decocte nur *Aqua frigida* aufgiessen lässt und laut Angabe der Vorrede mit *Aqua* stets *aqua destillata* bezeichnet wird, so ist auch nur destillirtes Wasser zu den Decocten zu verwenden und in Ansatz zu stellen. Darin kann man einen Fortschritt erblicken — doch die in Preussen giltige Arzneitaxe ordnet im Widerspruch zu der Ph. an, zu Decocten und Infusen nur gemeines Wasser zu verwenden. — Was soll man zu einem solchen Widerspruche sagen?

Kritik. Die Ph. sagt *tum liquorem adhuc calentem exprime.* Eine komische Zumuthung, denn die Flüssigkeit lässt sich nicht auspressen, wohl aber die Species in der Decoctflüssigkeit. Die Flüssigkeit lässt sich wohl nur durch Auspressen sammeln. Hiernach muss der Apotheker eine besondere Decoctpresse halten, welche aber der praktische Apotheker stets verwerfen wird. Dieser wird coliren und unter sanftem Ausdrücken der Species die Colatur zu sammeln suchen. Im letzteren Falle erlangt man aus vielen der Arzneikörper ziemlich klare, durch Auspressen aber stets sehr trübe Colaturen. Schleimige Decocte presst man übrigens niemals aus, um wenigstens eine appetitliche Colatur zu sammeln.

Decoctum Sarsaparillae compositum fortius.

Stärkeres ZITTMANN'sches Decoct. *Tisane (décocté) forte de Zittmann. Compound decoction of Sarsaparilla.*

Zerschnittene Sarsaparillwurzel, hundert (100) Theile, digerire man mit zweitausend sechshundert (2600) Th. destillirtem Wasser vierundzwanzig Stunden hindurch. Alsdann überlasse man sie, nachdem Zucker und Alaun, von jedem fünf (5) Th., hinzugegeben sind, drei Stunden der Wärme des Wasser-Dampfbades bei bedecktem Gefässe und unter öfterem Umrühren. Diese Mischung digerire man nach Zusatz von Anis und Fenchelsamen, beide zerstossen, je fünf (5) Th., zerschnittenen Sennesblättern fünfundzwanzig (25) Th., und zerschnittenem Süssholz, zehn (10) Th., wiederum $\frac{1}{4}$ Stunde, und unter Ausdrücken seihe man durch. Der einige Zeit hindurch bei Seite gestandenen und klar abgegossenen Colatur setze man soviel dest. Wasser hinzu, dass das Gewicht zweitausend fünfhundert (2500) Th. betrage.

Decoctum Sarsaparillae compositum mitius.

Milderes ZITTMANN'sches Decoct. *Tisane (décocté) faible de Zittmann. Feeble compound decoction of Sarsaparilla.*

Zerschnittene Sarsaparillwurzel, fünfzig (50) Theile, digerire man mit zweitausend vierhundert (2400) Th. destillirtem

Wasser 24 Stunden hindurch; alsdann überlasse man sie drei Stunden lang der Wärme des Dampfbades bei zugedecktem Gefäss und unter öfterem Umrühren. Diese Abkochung digerire man nach Zusatz von Citronenschale, Zimmt, Kardamom und Süssholz, sämmtlich zerkleinert, je fünf (5) Theilen, $\frac{1}{4}$ Stunde hindurch, und unter Ausdrücken seihe man durch.

Der Colatur giesse man, nachdem sie sich abgesetzt und sie klar abgegossen worden ist, soviel destillirtes Wasser hinzu, dass ihr Gewicht zweitausend fünfhundert (2500) Theile betrage.

JOH. FRIEDRICH ZITTMANN war in der ersten Hälfte des vorigen Jahrhunderts Leibarzt des Sächsischen Kurfürsten und Polnischen Königs. Er scheint der Urheber der ZITTMANN'schen Decocte gewesen zu sein. Das ZITTMANN'sche Decoct erhielt zuerst Zusätze von Calomel und Zinnober. Im ersten Drittel dieses Jahrhunderts bestritten einige Aerzte, dass Theile dieser Quecksilberpräparate in das Decoct übergehen. Die Folge davon war, dass viele Pharmakopoen diese Zusätze beseitigten und die Vorschriften entsprechend abänderten.

Decoctum fortius

auf folgende Quantitäten der Colatur nach Grammgewicht berechnet.

Substanzen	Colatur		Colatur		Colatur		Colatur		
	250,0	300,0	400,0	500,0	312,5	625,0	937,5	1250,0	1000,0
Rad. Sarsap. . .	10,0	12,0	16,0	20,0	12,5	25,0	37.5	50,0	40,0
Aqua	260,0	312,0	416,0	520,0	325,0	650,0	975,0	1300,0	1040,0
Saccharum . . .	0,5	0,6	0,8	1,0	0,625	1,25	1,875	2,5	2,0
Alumen	0,5	0,6	0,8	1,0	0,625	1,25	1,875	2,5	2,0
Fruct. Anisi . .	0,5	0,6	0,8	1,0	0,625	1,25	1,875	2,5	2,0
Fruct. Foenic. .	0,5	0,6	0,8	1,0	0,625	1,25	1,875	2,5	2,0
Fol. Sennae . .	2,5	3,0	4,0	5,0	3,125	6,25	9,375	12,5	10,0
Rad. Liquirit. .	1,0	1,2	1,6	2,0	1,25	2,5	3,75	5,0	4,0

Zusätze zum *Decoct. Zittmanni* der Ph. Germ. ed. I.

Calomel. . . .	0,4	0,48	0,64	0,8	0,5	1,0	1,5	2,0	1,6
Cinnab. praep. .	0,1	0,12	0,16	0,2	0,125	0,25	0,37	0,5	0,4

Decoctum mitius

auf folgende Quantitäten der Colatur nach Grammengewicht berechnet.

Substanzen	Colatur		Colatur		Colatur		Colatur		
	250,0	300,0	400,0	500,0	312,5	625,0	937,5	1250,0	1000,0
Rad. Sarsap. . .	5,0	6,0	8,0	10,0	6,25	12,5	18,75	25,0	20,0
Aqua	240,0	312,0	384,0	480,0	300,0	600,0	900,0	1200,0	960,0
Cort. Fr. Citri .	0,5	0,6	0,8	1,0	0,625	1,25	1,875	2,5	2,0
Cort. Cinnam. .	0,5	0,6	0,8	1,0	0,625	1,25	1,875	2,5	2,0
Fruct. Cardam. .	0,5	0,6	0,8	1,0	0,625	1,25	1,875	2,5	2,0
Rad. Liquirit. .	0,5	0,6	0,8	1,0	0,625	1,25	1,875	2,5	2,0

Den Streitpunkt, ob in dem ZITTMANN'schen Decoct Quecksilber enthalten sei oder nicht, beseitigte die 1. Ausg. der Pharmakopoe dadurch, dass sie *Decoct. Zittmanni* vom *Decoct. Sarsaparillae comp.* unterscheiden und letzterem weder Kalomel noch Zinnober zusetzen liess. Es ist erklärlich, dass der Gehalt des Decocts an Quecksilber sehr davon abhängig war, ob zu dem Kalomel und Zinnober einschliessenden *sacculus* eine sehr dicht oder locker gewebte

Leinwand oder als Kochgefäss ein kupfernes, verzinntes oder porcellanenes (irdenes oder gläsernes) Gefäss genommen wurde. Das ursprüngliche Recept liess die Abkochung in einem kupfernen Gefäss vornehmen. Unter Umständen fand man dann Spuren Kupfer und Quecksilber in dem colirten Decoct.

Die 2. Ausg. der Ph. macht nun nicht mehr einen Unterschied zwischen dem *Decoctum Sarsaparillae compositum* und *Decoctum Zittmanni*, sie lässt nur Alaun und Zucker ohne einen *Sacculus* mit Kalomel und Zinnober zusetzen. Da sehr viele Aerzte dem alten Modus folgen werden und nur von der Awendung des *Decoctum Zittmanni*, dem auf 2500 Th. je 5 Th. Zucker und Alaun, 4 Th. Kalomel und 1 Th. Zinnober, wohl gemischt und in ein leinenes Säckchen Leinwand eingeschlossen, zugesetzt sind, die erwünschte Wirkung erwarten, so sind vorstehende Uebersichten entsprechend aufgestellt.

Elaeosacchara.

Oelzucker; Aetherölzucker.   Aetheroleosacchara.
Oléosaccharures.

Von dem vorgeschriebenen flüchtigen Oele mische man einen Tropfen mit zwei (2) Gramm gepulvertem Zucker.
Ist nur auf Verordnung zu bereiten.

Unter *elaeosacchărum* versteht man eine pulvrige Mischung aus Zucker und flüchtigem Oel.

Die Darstellung des Oelzuckers geschieht stets durch Mischung und Reiben mittelst Pistills im Porcellanmörser. Behufs Darstellung grösserer Mengen Oelzuckers wird ein geringes Quantum des gepulverten Zuckers in einen Pulvermörser gethan, darauf das ätherische Oel getröpfelt, auf dieses wieder eine Schicht Zucker geschüttet und dann mit dem Pistill das Ganze innig gemischt. Hierauf erfolgt nun der Zusatz der übrigen Menge Zucker. Auf diese Weise wird das Oel in ausserordentlich kleine Partikel zertheilt. Ist ein ätherisches Oel unter eine wässrige Flüssigkeit (Mixtur) zu mischen, so ist es daher die beste Methode, dasselbe zuvor mit Zucker durch Reiben im Mörser innig zu vereinigen.

Hat man eine Oelzuckerquantität bis zu 1,0 g zu mischen, so pflegt man die Flasche mit dem ätherischen Oele umzuschütteln und mit dem Propfen die Reibfläche des Pistills zu betupfen, so dass an dieser ungefähr ein sehr kleiner oder halber Tropfen hängen bleibt.

Noch giebt es einige gebräuchliche Oelzucker, welche nach der von der Pharmakopoe gegebenen Vorschrift nicht dargestellt werden können. Solche *elaeosacchara* sind:

Elaeosaccharum Citri corticis s. flavedinis, *Elaeosaccharum Aurantii corticis s. flavedinis* und *Elaeosaccharum Vanillae*. Die ersten beiden bereitet man in der Weise, dass man mit einem Stück Zucker die Schale einer frischen Citrone *(Fructus Citri)* oder einer frischen Pomeranze *(Fructus Aurantii)* bereibt, bis der Zucker eine genügende Menge flüchtigen Oels aufgesogen hat oder seine äussere bis zu 2 mm dicke Schicht gelb gefärbt erscheint. Man schabt dann mittelst eines Messers den gefärbten Theil des Zuckers ab. Diese Operation wiederholt man so oft, bis das vorgeschriebene Quantum Oelzucker gesammelt ist. In einem lauwarmen Porzellanmörser zerreibt man dasselbe zu Pulver. *Elaeosaccharum Vanillae, Vanilla saccharāta* wird aus 1 Th. sehr klein geschnittener Vanille und 9 Th. Zucker in Stücken unter Zerreiben im Mörser und Durchschlagen durch ein kleines Perforat (Durchschlag) hergestellt.

Die Oelzucker werden stets *ex tempore* gemischt und nur sehr gangbare, wie *Elaeosaccharum Foeniculi, Anisi, Menthae piperītae, Citri,* lassen sich höchstens eine Woche hindurch in gut verstopftem Glase und vor Tageslicht geschützt aufbewahren. Richtiger ist es, diese *Elaeosacchara* stets *ex tempore* herzustellen, wie dies die Ph. auch fordert.

In getheilten Gaben dispensirt man den Oelzucker in Paraffinpapier, im anderen Falle in Gläsern.

Electuarium e Senna.

Sennalatwerge; Sennesblätterlatwerge; Eröffnende Latwerge. Electuarium lenitīvum s. eccoprotĭcum. *Electuaire lénitif; Lénitif; Confection de séné. Lenitive electuary.*

Gepulverte Sennesblätter, zehn (10) Theile, mische man mit vierzig (40) Th. Zuckersyrup und fünfzig (50) Th. gereinigtem Tamarindenmus und erwärme im Dampfbade.

Die Latwerge muss grünlichbraun sein.

Diese von unserer Pharmakopoe aufgenommene Vorschrift ist im Ganzen eine gute. Die Latwerge wirkt aber weniger abführend als die nach Vorschrift der 1. Ausgabe der Ph. Werden jene Substanzen gemischt und ohne Weiteres bei Seite gestellt, so gerathen sie nach 1—2 Tagen freiwillig in Gährung, mit welcher die Mischung auch ihren besseren Geschmack verliert. Wird dagegen die frische Mischung eine Stunde im Wasserbade bis auf 80—90^0 erwärmt, und ist der *Syrupus Sacchari* gehörig consistent, so tritt eine Gährung erst nach zwei Wochen oder noch später ein, während welcher Zeit der nur kleine Vorrath, den man zu halten pflegt, längst verbraucht sein kann. Im Frühjahre und Sommer macht man höchstens nur auf 2—3 Wochen Vorrath, dem Verbrauche entsprechend.

Zur Darstellung einer Sennalatwerge von noch weit grösserer Dauerhaftigkeit nehme man in Stelle von 50 Th. Zuckersyrup 30 Th. und Glycerin 20 Th. Das Erhitzen im Wasserbade ist aber trotzdem unerlässlich.

Elixir amarum.

Bitteres Elixir. Elixir amārum. *Elixir amer. Bitterelixir.*

Extractum Absinthii zehn (10) Th. und *Elaeosaccharum Menthae piperitae* fünf (5) Th. zerreibe man mit fünfundzwanzig (25) Th. destillirtem Wasser. Dann giesse man fünf (5) Th. *Tinctura aromatica* und fünf (5) Th. *Tinctura amara* hinzu.

Es sei eine etwas trübe, dunkelbraune Flüssigkeit.

Die Mischung ist sehr oder etwas trübe. Zur Dispensation ist sie zuvor stark umzuschütteln. Man giebt dieses Elixir zu 2,0 — 3,0 — 4,0 g zwei- bis dreimal täglich.

Elixir Aurantii compositum.

HOFFMANN'sches Magenelixir; Pomeranzenelixir. Elixir viscerāle Hoffmanni; Elixir Aurantii compositum; Elixir simplex; Elixir balsamicum Hoffmanni. *Elixir d'oranges composé; Elixir viscéral d'Hoffmann. Simple Elixir; Elixir of Orange.*

Zerschnittene Pomeranzenschalen, fünfzig (50) Th., contundirter Zimmt, zehn (10) Th., und Kaliumcarbonat, zwei und einen halben (2,5) Th., übergiesse man mit zweihundertfünfzig (250) Th. Xeres-Wein und macerire 8 Tage hindurch. In der durch Auspressen gesammelten und mit soviel Xereswein versetzten Flüssigkeit, dass ihr Gewicht zweihundertdreissig (230) Th. beträgt, löse man auf: *Extractum Gentianae, Extr. Absinthii, Extr. Trifolii* und *Extr. Cascarillae*, von jedem fünf (5) Th. Die Mischung filtrire man nach dem Absetzenlassen.

Es sei eine klare braune, gewürzhaft und bitter schmeckende Flüssigkeit.

Dieses Elixir ist klar und muss, sollte es nach längerem Stehen einen geringen Bodensatz gebildet haben, wiederum decanthirt und filtrirt werden. Es ist ein Stomachicum und Roborans. Dosis 2,0—3,0—4,0 g.

Kritik. Es lag doch sehr nahe von 100 Th. Pomeranzenschalen auszugehen, um bei Kaliumcarbonat den Bruch (2,5 Th.) zu vermeiden, dann hätten wir folgende leichte Uebersicht erlangt: *Cort. fr. Aurant. 100 p., Cort. Cinn. 20 p., Kal. carb. 5 p., Vin. 500 p. (460 p.), Extract. Abs., Casc., Gent., Trif. fib. ana 10 p.* Die pharm. Ordnung verlangt, dass mehrere Substanzen gleicher Art, wie hier die Extracte, in einem Recepte nach alphabetischer Ordnung gruppirt werden. Die Ph. hat von dieser Ordnung keine Notiz genommen.

Elixir e Succo Liquiritiae.

Brustelixir.   Elixir pectorāle; Elixir e Succo Glycyrrhīzae; Elixir Regis Daniae; Elixir Ringelmannii. *Elixir pectoral du roi de Danemark. Pectoral Elixir.*

Gereinigtem Lakritzensaft, zehn (10) Th., gelöst in dreissig (30) Th. Fenchelwasser, mische hinzu zehn (10) Th. *Liquor Ammonii anisati.*

Die Mischung giesse man nach zweitägigem Absetzenlassen (klar) ab.

Eine trübe braune Flüssigkeit, welche mit 10 Th. Wasser verdünnt, klar werden muss.

Die frisch bereitete und 2 Tage in der Ruhe gestandene Flüssigkeit soll klar abgegossen werden, d. h. im vorliegenden Falle wohl nur von einem entstandenen Bodensatze abgegossen werden, denn die Flüssigkeit ist eine trübe und daher nicht klar abgiessbar. Im Bodensatze bleiben übrigens wirksame Bestandtheile zurück und gehen verloren. Trotz der Gegenwart des Aetzammons, welches ein vorzügliches Lösungsmittel des Glycyrrhizins ist, verbindet sich letzteres mit den flüchtigen Oelen des Fenchels und des Anises und bleibt nur zum Theil in Lösung. Vor der Dispensation ist das Elixir jedesmal umzuschütteln. Gabe 2,0—4,0—6,0 g.

50 Theile dieses Elixirs mit 1 Th. *Tinctura Opii crocata* gemischt liefern das eigentliche *Elixir pectorale Regis Daniae* oder *Elixir ammoniato-opiatum*. Es gilt als Expectorans für erwachsene Personen. Dosis 2,0—3,0—4,0 g einige Male am Tage.

Kritik. Immer und immer wieder stossen wir auf Widersprüche. Nach zweitägigem Stehen soll die Mischung klar abgegossen werden (*decantha*). In dem pharmaceutischen Latein bedeutet *decanthare* seit jeher klar abgiessen. Am Schlusse sagt die Ph., dass die klar abgegossene Flüssigkeit eine trübe sein müsse. Wie soll man sich solche Widersprüche erklären? Eine Verbindung des Glycyrrhizins mit den sauerstoffhaltigen Theilen der flüchtigen Oele scheint durch die Gegenwart des Ammoniaks vermittelt zu werden und daher sollte von einem Abgiessen vom Bodensatze gar nicht die Rede sein.

Emplastra.

Pflaster. *Emplatres. Plasters.*

Pflaster nennt man in der pharmaceutischen Praxis solche Substanzen, welche eine härtere oder zähere Consistenz als die Salben haben, und dazu dienen, über Zeug oder Leder in dünner Lage ausgestrichen auf die äusseren Theile des menschlichen Körpers zu gewissen Heilzwecken gelegt zu werden. Bestandtheile der Pflaster sind Wachs, Gummiharze, Fette, mit Bleioxyd gekochte Fette und ähnliche Stoffe.

Das Formen der Pflaster. Die üblichste Form der Pflaster, um sie für den Gebrauch aufzubewahren, ist die Stangenform. Um der Pflastermasse diese zu geben, benutzt man das Pflasterbrett, ein starkes, glatt gehobeltes, 1,25 bis 1,75 Meter langes und 1 Meter breites Brett, mit 2 Leisten *a* und *b*, wie

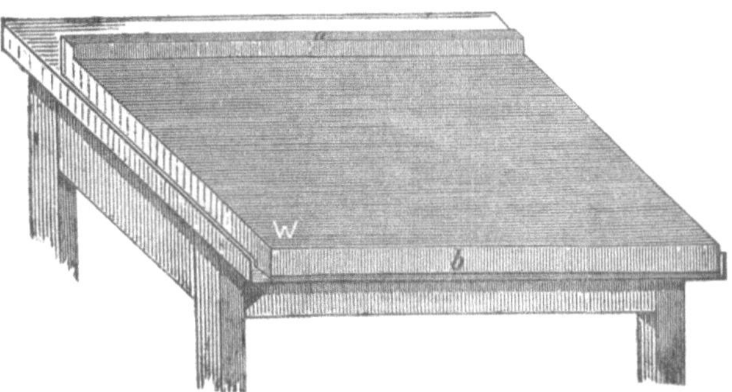

Pflasterbrett auf dem Tische liegend.

beistehende Figur zeigt. Die Leisten haben den Zweck, mittelst derselben dem Brette auf dem Tische, auf welchen es bei seiner Anwendung gelegt wird, eine feste Lage zu geben und das Hinabrollen der Pflasterstangen zu verhindern. Das geschmolzene und dann halb erkaltete oder durch Kneten erweichte Pflaster wird mit der nassen Handfläche auf dem gleichfalls mit Wasser benetzten Pflasterbrette zu Stangen von verschiedener Dicke ausgerollt. Um die Oberfläche der Stangen glatt und eben zu machen, bedient man sich eines Rollbrettchens. Will man Pflaster von bestimmter Dicke ausrollen, so

bedient man sich eines **Pflasterrollers**. Dieser besteht aus einem circa
40 cm langen und der Pflasterbrettgrösse entsprechend circa 30 cm breiten
und 3 cm dicken Brette *(f)* und ist an den Längenseiten mit Leisten versehen, um das Verziehen des Brettes möglichst zu verhindern. Das Brett hat
einen Griff *(e)* von Holz oder Eisen und von der Grösse, dass man ihn mit
beiden Händen zugleich fassen kann. Auf derselben Seite wird das Brett von
einer eingelegten Leiste *(d)*, die über die Breite desselben hinausreicht, durch-

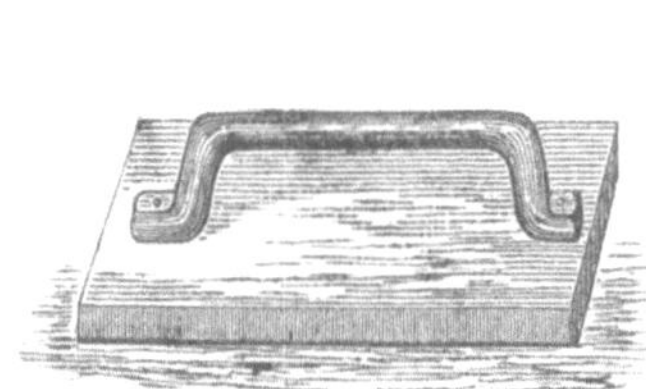

Pflasterrollbrettchen. $^1/_6$-Lin.-Grösse.

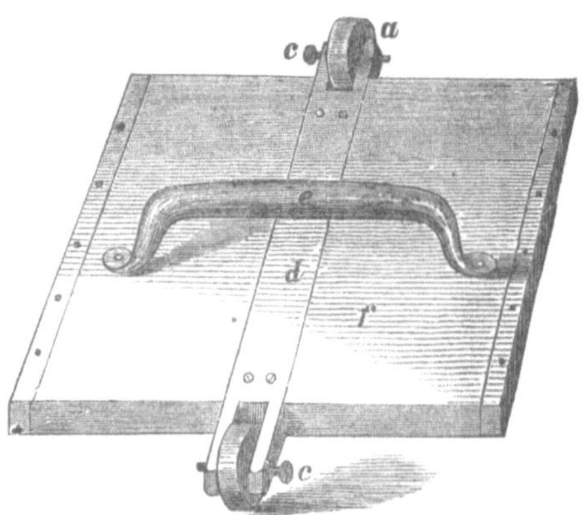

Pflasterroller. $^1/_5$-Lin.-Grösse.

schnitten. An den Enden der Leiste sind Einschnitte, in welchen sich hölzerne
Räder *(aa)* befinden, deren Achsen die eisernen Stifte *(cc)* bilden. Um nun
Pflaster in Stangen von verschiedener, aber bestimmter Dicke auszurollen,
bedient man sich Räder von verschiedenem Durchmesser, und zwar ist bei
der Brettdicke von 3 cm das kleinste Räderpaar (No. 1) von 4,5 cm Durchmesser. Der Durchmesser jedes darauffolgenden Räderpaares steigt um 2,5 mm.
Die Dicke der Räder beträgt 3 ccm.

Einige Pflaster, besonders solche, welche Kräuterpulver, Kanthariden,
Extracte etc. enthalten, werden nicht mit Wasser, sondern mit Oel ausgerollt.
Baum- oder raff. Rüböl eignen sich hierzu besonders, nur verwende man nicht
zu viel Oel, wenn man sich die Arbeit nicht erschweren will. Trocknende
Oele, wie Mohnöl, sind hierzu ganz unpassend, weil sie mit der Länge der
Zeit die äussere Pflasterschicht hart machen. An dem oben beschriebenen
Pflasterbrette unterscheidet man daher gewöhnlich 2 Seiten, eine **Wasser-
seite** zum Ausrollen mit Wasser, und eine **Oelseite** zum Ausrollen mit Oel.
Die Wasserseite pflegt man mit **W**, die Oelseite mit **O** zu bezeichnen, welche
Buchstaben darin an der Seite eingegraben sind.

Aus Harzen nur bestehende oder sehr weiche Pflastermischungen werden
nicht ausgerollt, weil sie in der Ruhe die runde Form nicht beibehalten,
sondern sich breitdrücken. Diese werden auf eine kalte, schwach mit Oel
bestrichene, porcellanene oder metallene Fläche ausgegossen und nach dem
Erkalten in Stücke zerbrochen aufbewahrt. Einigen Pflastern, welche besonders Wachs enthalten, giebt man die Form der Cerate, indem man sie in
Blechcisten oder ähnlich gestaltete Papierkaspeln ausgiesst. Wachshaltige
Pflaster werden, wenn sie nicht die Stangenform erhalten, immer in Blechcisten
ausgegossen, im Sommer jedoch muss man einige Tage im Keller stehen lassen,
ehe man das Pflaster von der Blechfläche ablösen kann. Zweckmässig ist es,
die Blechcisten vor dem Eingiessen des Pflasters vorher mit einem mit Glycerin
benetzten Leinenläppchen auszureiben.

Aufbewahrungsort der Pflaster ist ein trockener, aber kühler Ort. Als Aufbewahrungsgefässe eignen sich hölzerne Kästen, für Pflaster mit flüchtigen Bestandtheilen Blechkästen. In diese Gefässe werden die Pflaster in der Art eingeschichtet, dass zwischen je 2 Schichten ein Blatt hartes Papier oder Paraffinpapier zu liegen kommt. Pflaster mit Kräuterpulvern, Spanischfliegenpflaster schimmeln nicht, wenn man sie über Aetzkalk aufbewahrt. In den Pflasterkasten stellt man ein blechernes Kästchen mit perforirtem Deckel, welches man zu $1/3$ mit Aetzkalkstückchen füllt. Nach Verlauf mehrerer Wochen erneuert man den Kalk.

Die Pflaster mit organischen Stoffen, welche zum Schimmeln neigen, bewahrt man davor, 1) dass man sie aus trocknen Substanzen zusammensetzt. Sowohl Wachs, Talg, Harz, als auch Terpenthin müssen von Feuchtigkeit frei sein, wenn sie Pflasterconstituentien werden sollen, und 2) ziehe man das Pflaster durch eine Petrolflamme oder über dem Cylinder einer brennenden Petrollampe, so dass nur die äusserste Schicht eine Schmelzung erfährt. Diese Operation kann nur 1—2 Tage nach dem Ausrollen des Pflasters vorgenommen werden. Die geschmolzene Aussenschicht bildet erkaltet gleichsam eine Lackschicht und genügt in den meisten Fällen, einen Schimmelansatz zurück zu halten. Die Aufbewahrung über Aetzkalk ist übrigens immer zu empfehlen.

Darstellung. Bei der Darstellung der Pflaster und Pflastermischungen muss die Mischung so vollständig als möglich ausgeführt werden, damit das Product eine homogene Masse bilde. Die Ingredienzien, welche unter und bei der Temperatur des kochenden Wassers schmelzbar sind, z. B. *Cera, Cetaceum, Resina Pini, Elemi, Terebinthina, Oleum Cacao, Stearinum, Sevum, Pix navalis, Emplastrum Plumbi etc.* werden bei sehr gelinder Hitze oder im Wasserbade durch Schmelzung flüssig gemacht und gemischt. Als Schmelzgefässe benutzt man kupferne Pfannen mit Handhaben. Kolofon (auch *Asphaltum)* wird über freiem Feuer geschmolzen. Während des Schmelzens oder Zergehenlassens der gedachten Substanzen wird öfters umgerührt, um ein Anbrennen oder Ueberhitzen zu verhüten, weil sie fast sämmtlich schlechte Wärmeleiter sind. Im Wasserbade kann natürlich ein Anbrennen nicht stattfinden. Feste Substanzen, welche schwierig oder nicht schmelzbar sind oder flüchtige Stoffe enthalten, z. B. Myrrha, Mastix, Sandarak, Benzoë Olibanum, Bernstein, Seife, Opium, Pflanzenpulver etc., werden in feinster Pulverform den geschmolzenen, nicht zu heissen Pflastersubstanzen zugesetzt und durch Umrühren damit vereinigt. Kampfer, flüchtige Oele, Perubalsam und ähnliche werden stets der halberkalteten Masse zugesetzt. Kampfer wird zuvor mit wenigem fettem Oele oder Weingeist zerrieben, oder in etwaigen flüssigen Bestandtheilen des Pflasters gelöst. Extracte müssen zuvor mit etwas Terpenthin und einigen Tropfen Wasser oder verdünntem Weingeist besonders gemischt und dem halberkalteten Pflaster unter Agitiren zugesetzt werden. Sehr häufig werden Gummiharze, wie *Ammoniacum* und *Galbanum*, in Terpenthin gelöst einer Pflastermasse zugesetzt. Die Gummiharze werden in gereinigter Form zerstückelt oder gepulvert mit dem Terpenthin (und auch wohl mit einem kleinen Zusatze eines Gemisches aus gleichen Theilen Wasser und Weingeist) im Wasserbade geschmolzen, durch Umrühren gehörig vereinigt und dann mit der halberkalteten Pflastermasse unter Umrühren gemischt.

Unter halberkalteter Pflastermischung versteht man eine solche, welche noch warm und flüssig, also ziemlich von dem Punkte entfernt ist, zu erstarren. Die Temperatur einer halberkalteten Pflastermischung liegt ungefähr zwischen 60 und 70° C. Enthält die Pflastermasse zum Ausrollen Wachs, so muss sie nach ihrer Herstellung bis zum Erstarren gerührt werden. Im anderen Falle erstarrt sie stückig und kann dann kaum ausgerollt werden. z. B. Spanischfliegenpflaster.

Ein **Coliren** geschmolzener Pflastermischungen (durch lose Leinwand oder Werg) sucht man, wenn es nur angeht, zu vermeiden, weil dies eine sehr schmutzige und unangenehme Arbeit ist. Besser ist es, die Ingredienzien in einem solchen Zustande und so rein zu verwenden, dass sie einer Reinigung durch Coliren nicht bedürfen. Deshalb benutzt man auch häufig gepulverte und durch ein Sieb geschlagene Harze, z. B. gepulvertes Kolofon, zum Schmelzen.

Unter **Sparadrape**, *Sparadrapa*, versteht man gewebte Zeuge, wie Leinwand, Taffent, Mull, welche mit einer sehr dünnen Lage eines Pflasters oder mit Stoffen überzogen sind, welche in dieser Art wie Pflaster benutzt werden, z. B. das Englische Klebpflaster, Drouotti's Blasenpflaster. Zeuge oder Leder mit einer dickeren Lage Pflastermasse bestrichen unterscheidet man gemeiniglich als „gestrichene Pflaster". Ueber einige der bis jetzt bekannten besten Sparadrap- oder Pflasterstreichmaschinen findet man unter *Emplastrum adhaesivum* nähere Mittheilungen und Abbildungen.

Emplastrum adhaesivum.

Heftpflaster. Emplastrum adhaesīvum. *Emplâtre adhésif ou agglutinatif. Adhaesive plastre.*

Bleipflaster, fünfhundert (500) Th., schmelze und koche man, bis alle Feuchtigkeit verdampft ist. Dieser etwas grauen Masse setze man bei 60—80° C. fünfzig (50) Th. gelbes Wachs und eine durch Schmelzung bereitete Mischung aus fünfzig (50) Th. Dammarharz, fünfzig (50) Th. Kolofon und fünf (5) Th. Terpenthin hinzu.

Es sei ein etwas gelbliches, sehr klebendes Pflaster.

Geschichtliches. Es unterliegt keinem Zweifel, dass schon die Römer und Griechen Harz- und Wachsmischungen, unsere Vorfahren bis Mitte des vorigen Jahrhunderts Bleipflaster, besonders das sogenannte Gummipflaster in Stelle des heutigen Heftpflasters verwendet haben. Eine speciell als Heftpflaster, *Emplastrum adhaesīvum*, benutzte Pflastercomposition findet man erst in der zweiten Hälfte des vorigen Jahrhunderts in einigen Dispensatorien angegeben. Das Heftpflaster wurde durch Schmelzung und Mischung aus 2 Th. Bleipflaster und 1 Th. Burgundischem Harz dargestellt. Später wurde noch ein Terpenthinzusatz zur Hebung der Klebfähigkeit versucht, wodurch aber das Pflaster reizende Eigenschaften annahm, die dem Chirurgen gerade nicht erwünscht sein konnten. Man kam daher wieder auf die alte Mischung zurück, jedoch verminderte man die Menge des Harzes um die Hälfte und liess, weil man beobachtet hatte, dass das Pflaster um so besser klebe, je älter es war und je weniger Feuchtigkeit es enthielt, die geschmolzene Mischung so lange erhitzen, bis sie aufhörte zu schäumen. Allerdings wurde dadurch ein besseres Heftpflaster erzielt, aber nicht die eigentlichen Umstände erkannt, unter welchen ein in jeder Beziehung tadelloses, allen Wünschen der Chirurgen entsprechendes Heftpflaster zu erzeugen ist. Dies blieb dem Apotheker Jung-claussen vorbehalten, welcher auf Grund einer von Mohr gegebenen Vorschrift experimentirend, mir schon vor Jahren (1870) ein gestrichenes Heftpflaster vorlegte, welches ohne Zwischenlage aufgewickelt aufbewahrt werden konnte, und welches selbst nach 1 Jahr langer Aufbewahrung fast dieselbe Klebfähigkeit, im Uebrigen auf die zarteste Haut keine reizenden Eigenschaften zeigte. Die II. Ausgabe der Ph. Germ. bringt nun eine Vorschrift, welche JUNGCLAUSSEN's Erfahrungen acceptirt und durch den Dammarzusatz in einer Weise verbessert, dass man dieses Heftpflaster als das beste anerkennen muss. Im Jahre 1873 wurde bereits Dammarharz von ENZ zu einem Emplastrum adhaesivum fluidum empfohlen.

Darstellung. Wesentliche Momente sind bei der Darstellung, das Bleipflaster von seinem Feuchtigkeitsgehalte und den Glycerinresten zu befreien, um dem Bleipflaster eine harzartige Beschaffenheit beizulegen, welche eine vollständige Mischung mit den zuzusetzenden Harzen ermöglicht. Die Erhitzung des Bleipflasters muss unter Umrühren stattfinden, um die Abdampfung des Wassers und Glycerins zu erleichtern und ein Uebersteigen der kochenden Masse zu verhindern. Da der Terpenthin nicht selten Feuchtigkeit enthält, so ist der Venedische Terpenthin zu verwenden. Nach dem Kochen des Bleipflasters und nach einiger Abkühlung wird das Wachs (colirtes und von Feuchtigkeit freies) dazugegeben. Die Pflastermasse muss noch so heiss sein, dass das Wachs schmilzt und durch Umrühren mit dem Pflaster vereinigt werden kann. Dann mischt man die noch heisse flüssige Mischung aus Dammar, Kolofon und Vened. Terpenthin hinzu. Das Dammarharz hat die herrliche Eigenschaft, bei mittlerer Temperatur hart zu sein, aber schon bei 30⁰ C. (bei der Körperwärme) zu kleben. Dies ist ein Grund, warum Dammarlack sich nicht zum Lackiren von Gegenständen eignet, auf welche man sich setzt oder welche man mit den Händen anfasst. Dieser Umstand ist auch dahin nützlich, dass das sparadrapirte Heftpflaster keiner Zwischenlage von Wachs- oder Paraffinpapier bedarf, denn bei 15—25⁰ ist das Pflaster nicht klebend und erst über dieser Temperatur beginnt es zu kleben.

Eigenschaften. Das officinelle Heftpflaster bildet gelbliche, in dünner Schicht etwas durchscheinende Massen, lässt sich dünn auf Leinwand (oder Shirting) gestrichen zusammenrollen, ohne aneinander zu kleben und erhält seine Klebfähigkeit viele Jahre hindurch.

Pflasterstreichmaschinen. Ganz besonders ist es Heftpflaster, welches auf Shirting oder Leinwand gestrichen vom Arzt und Publikum gefordert, also als ein gestrichenes Pflaster, Sparadrap*), vorräthig gehalten wird. Zum Streichen kleiner Pflastermengen bedient man sich des bekannten Pflastermessers, zum

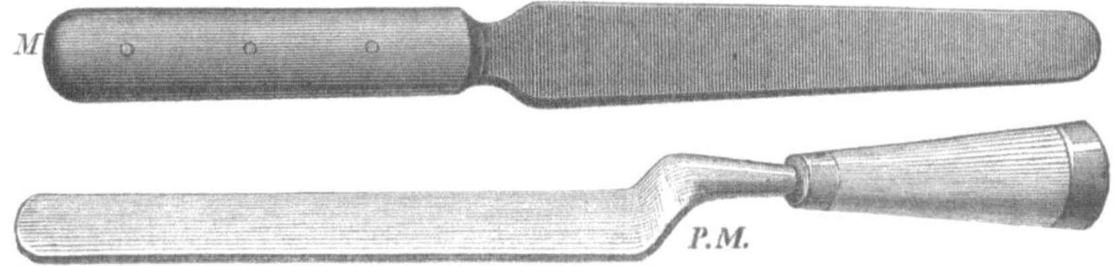

M Pflasterstreichmesser, PM sogenannter Krückspatel.

Streichen grösserer Mengen der Pflasterstreichmaschinen, Sparadrapiers, deren es viele von verschiedener Construction giebt, von denen die einen gelobt, die anderen getadelt werden. Bei näherer Prüfung ist oft weniger der Maschine als vielmehr dem Arbeiter ein Vorwurf zu machen. Der Gebrauch jedweder Pflasterstreichmaschine erfordert eine gewisse Routine des Arbeiters. Die folgenden drei Muster sind im Gebrauch.

---

*) Sparadrap ist gebildet aus dem lateinischen: *spargĕre*, streuen, ausbreiten, und dem französischen: *drap*, Stoff, Zeug.

Von Wichtigkeit ist die Wahl des Gewebes, welches sparadrapirt werden soll. Es darf weder zu dünn, noch zu glatt oder mit dicker Appreturschicht bedeckt sein. Ist es zu locker-fadig, so dringt die Pflastermasse hindurch. Vortheilhaft ist das Gewebe, welches wenigstens auf der zu sparadrapirenden Seite wenig Appretur hat und unter der Loupe einigermassen fasrig rauh erscheint. Vom Calico giebt es billige Sorten, weiss und gefärbt, welche sich hier sehr gut eignen. Zum Heftsparadrap nimmt man gewöhnlich Shirting. Die Pflastermasse wird bei Anwendung einer Streichmaschine geschmolzen angewendet. Die Wärme des geschmolzenen Pflasters darf nicht zu hoch sein; es ist diejenige angemessen, bei welcher die Pflastermasse die Consistenz eines dickfliessenden gereinigten Honigs oder des Perubalsams hat. Oft ist die auf das Gewebe aufgetragene Pflasterschicht zu dünn; in diesem Falle wird eine zweite Pflasterschicht aufgetragen.

Die Kastensparadrapmaschine ist aus Weissblech gearbeitet und bildet ein circa 15 cm tiefes und circa 30 cm langes, doppelwandiges Hohlgefäss (r) von der Form eines Prisma, welches eine Fläche, welche offen ist, nach oben wendet und an der dieser Fläche entgegengesetzten Kante einen circa 0,4 cm weiten Schlitz bildet. Es lagert vermittelst zweier Ansätze an seinen Enden fest in den Ausschnitten der Wangen (v) eines hölzernen Untersatzes (u), so dass zwischen diesem und der unteren Kante des Hohlgefässes ungefähr ein Zwischenraum von circa 2,0 mm vorhanden ist.

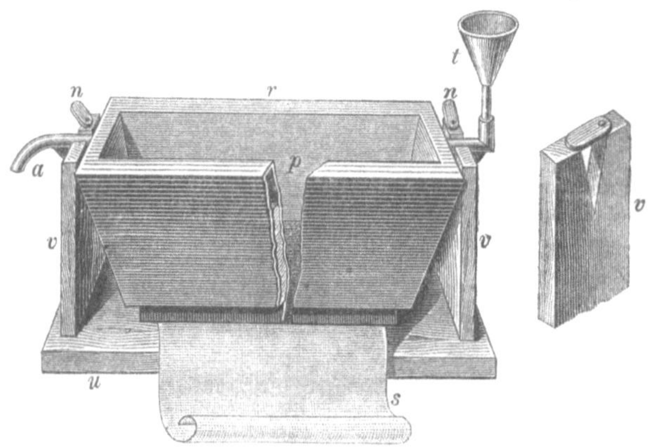

Kastensparadrapmaschine.

Durch diesen Zwischenraum wird das zu sparadrapirende Gewebe oder Papier gezogen, nachdem die geschmolzene Pflastermasse in den Raum p eingegossen ist. Je nachdem die Pflasterschicht stärker oder dünner auf dem Gewebe werden soll, legt man unter dieses letztere eine dünnere oder dickere Papierscheibe (Scheibe aus dickerer oder dünnerer glatter Pappe). Damit die Pflastermasse nicht während der Sparadrapirung erstarre, giesst man nach und nach, je nach Erforderniss, in den Trichter (t) heisses Wasser. In der beistehenden Abbildung ist bei p die Wand des Hohlgefässes durchbrochen, um die hohle Wandung und deren theilweise Füllung mit Wasser zu zeigen.

Die sogenannte MOHR'sche Sparadrapmaschine besteht aus einem dicken Brett aus Buchen- oder Eichenholz, welches durch die Schrauben (s) auf einem Tisch oder einer Bank befestigt wird, einem stumpfen Streichmesser aus starkem Eisen (m), zwischen zwei Säulen, welche oberhalb mit Schraubenwindung versehen sind. Auf den glatten Theil jeder Säule ist eine Metallfeder (f) geschoben, welche das Streichmesser aufwärts drückt. Die Stellung des Streichmessers wird durch die Schraubenmuttern t regulirt. Unter der Schneide des Streichmessers liegt ein eisernes, mit Schrauben befestigtes Lineal (b), auf welches man beim Sparadrapiren einen glatten Bogen Papier legt. Auf die hintere Seite (ll) des Streichmessers giesst man die Pflastermasse in einem breiten Streifen aus und zieht das Gewebe darunter (nach l) fort. Damit die Pflastermasse seitlich nicht abfliesse, setzt man dem Messer Reiter von Eisen (r) auf, welche durch Schrauben festgestellt werden.

Die v. GLASENAPP'sche Pflasterstreichmaschine besteht aus zwei Theilen: 1) einer Spannvorrichtung, mittelst welcher der Gewebestreifen ausgespannt wird, 2) einer Streichvorrichtung, mit dem auf einem Schlitten ruhenden Lineal, mittelst dessen die Pflastermasse auf dem Gewebestreifen ausgebreitet wird.

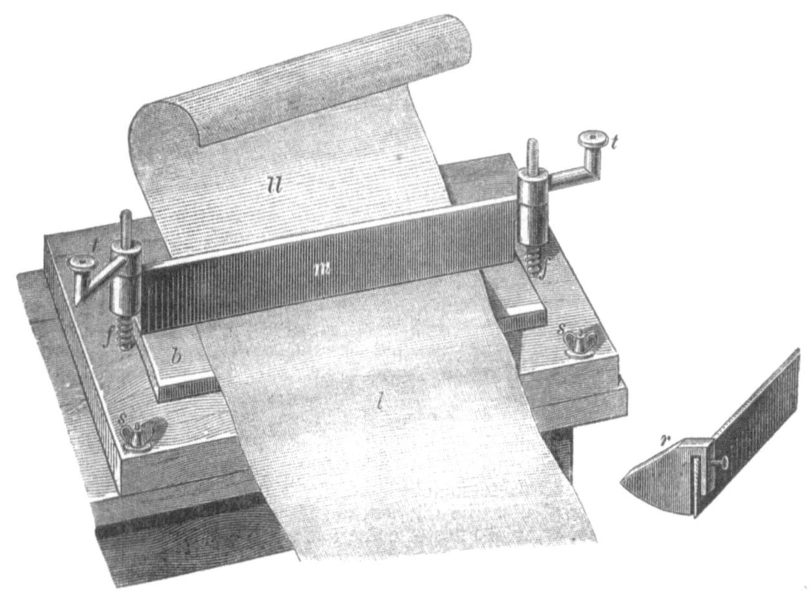

MOHR'sche Sparadrapmaschine.

I. Die Spannvorrichtung. Die Platte mit Schiene L (bei einer Maschine 2,5 m lang) wird auf den Arbeitstisch T gelegt und durch Haken (oder Schraubenklammern) e auf demselben befestigt. An den Enden dieser Holzplatte befinden sich

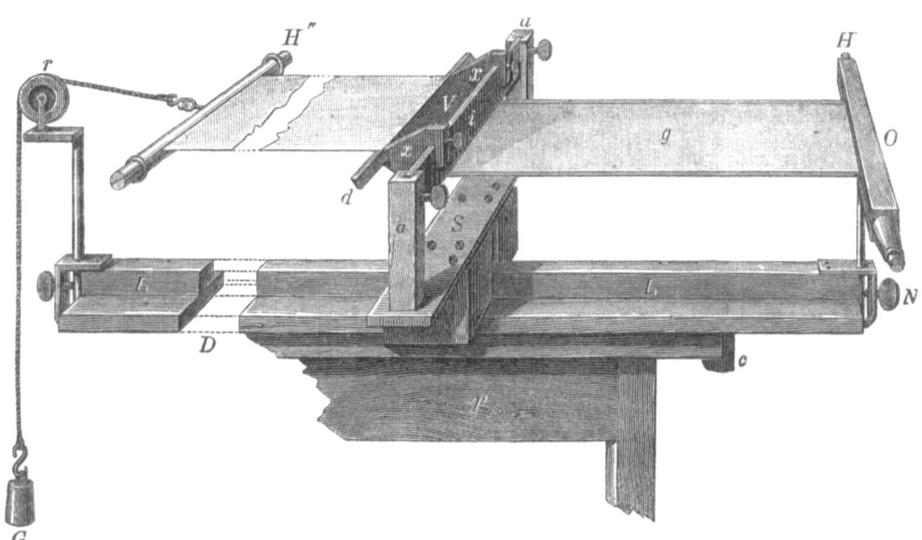

v. GLASENAPP'sche Pflasterstreichmaschine.

Eisenstäbe mit Stellschrauben N, N, welche die Halter H' und H'' tragen. Der Halter H' ist bei O an dem betreffenden Eisenstabe durch Oesen unbeweglich befestigt, während der Halter H'' durch eine mit Gewicht beschwerte Schnur gehalten wird, welche über die nach rechts und links stellbare Rolle r läuft.

Zwischen den beiden Haltern befindet sich der Gewebestreifen, welcher durch die Schwere des Gewichtsstückes G nunmehr ausgespannt ist.

II. Streichvorrichtung Unter der Platte S (des Schlittens) befinden sich zwei Klötze oder Füsse, welche die Schiene der Latte umfassen. Auf der Platte S erheben sich die Ständer a,a, welche das eiserne Lineal i tragen; letzteres ist durch Schrauben an den Ständern befestigt.

Auf dem Lineal i werden durch Schrauben die Stellstücke xx nach der Breite des Gewebestreifens befestigt, sodann wird das schmale eiserne Lineal d unter den Gewebestreifen geschoben und in die Schlitzen der Stellstücke xx gelegt. Hierdurch wird die zur Aufnahme der geschmolzenen Pflastermasse bestimmte Vertiefung V hergestellt. Die Streichvorrichtung ist damit ebenfalls aufgestellt.

Um sich zu überzeugen, dass Alles richtig steht, schiebt man die Streichvorrichtung, oder kürzer gesagt, den Schlitten S nach dem Halter H' bei O zurück und regulirt die Stellstücke xx nach der Breite des Gewebestreifens genau so, dass ein schmaler Rand desselben unter die Stellstücke gelangt, und schiebt auch den Schlitten nach dem Halter H'' hin.

Die Richtung, welche der Gewebestreifen bei diesem Verschieben angenommen hat, wird durch genaues Einstellen der Rolle r gesichert und sodann der Schlitten wiederum nach O zurückgeschoben.

Nun hat man nur nöthig, die flüssige Pflastermasse in die Vertiefung V zu giessen, den Schlitten gleichmässig schnell bis hart an den Halter H'' zu schieben, und das Pflaster ist schön und gleichmässig gestrichen. Die Dicke der auf den Gewebestreifen zu streichenden Pflasterschicht wird durch das Gewichtstück G bedingt; durch grösseres Gewicht wird dieselbe dünner, durch geringeres stärker. Hiernach lässt sich leicht bestimmen, wieviel Pflastermasse auf einen 0,1 m des Gewebestreifens gelangen soll.

Geräthschaften und Apparate jeder Art für die Darstellung der Pflaster und Sparadrape kann man durch die Firma AUGUST ZEMSCH zu Wiesbaden beziehen.

Emplastrum Cantharidum ordinarium.

Spanischfliegenpflaster; Blasenpflaster; Cantharidenpflaster. Emplastrum vesīcatorīum ordinarīum; Empl. Cantharĭdum ordinarīum.

Emplâtre de cantharides; Emplâtre vésicatoire ou épispastique.

Blistering cerate; Blistering plaster; Vesicatory.

Gepulverte Spanische Fliegen, fünfzig (50) Th., und bestes Olivenöl, fünfundzwanzig (25) Th. digerire man einige Stunden, alsdann nach Zusatz von hundert (100) Th. gelben Wachses und fünfundzwanzig (25) Th. Terpenthin mische man unter Schmelzung im Dampfbade.

Es sei ein weiches Pflaster.

Dieses Cantharidenpflaster ist unverändert aus der Preuss. Pharmakopoe in die 1. und zweite Ausgabe der Ph. Germ. herübergenommen worden. Die vorgeschriebene Bereitungsweise ist eine rationelle und dazu angethan, ein wirksames Blasenpflaster zu liefern.

Das Cantharidenpflaster hat eine grosse Neigung zu schimmeln, daher hat man bei seiner Bereitung darauf zu sehen, dass seine Ingredienzien keine Feuchtigkeit enthalten. Das gelbe Wachs, besonders aber der gemeine Terpenthin enthalten oft mehr oder weniger Feuchtigkeit. Um diese daraus zu verdampfen, werden beide in dem vorgeschriebenen Verhältnisse zusammengeschmolzen und eine Stunde hindurch bei gelinder Wärme unter Umrühren erhitzt, so dass sie aber auch nicht anbrennen. Sicherer lässt sich diese

Operation, nur in noch einmal so langer Zeit, im Wasserbade ausführen. Den gemeinen Terpenthin ersetzt besser der Venetianische, welcher kein Wasser enthält. Die mittelfein gepulverten Canthariden werden, wenn sie Feuchtigkeit angezogen haben sollten, einen halben Tag in einer Temperatur von nur 20—25 ^{0} C. ausgebreitet getrocknet, bevor sie mit dem Baumöl gemischt im Wasserbade digerirt werden. Eine stärkere Wärme würde die Canthariden wirkungslos machen.

Das Oel mit den Canthariden wird der circa 70 ^{0} C. warmen flüssigen Pflastermasse zugesetzt und nun bis zum Erstarren anhaltend gerührt, damit die Mischung nicht stückig werde, wie darüber schon auf Seite 633 Mittheilung gemacht ist.

Das Cantharidenpflaster wird mit Oel ausgerollt. Das Ausrollen geht am leichtesten, wenn das an und für sich sehr weiche Pflaster völlig erkaltet ist und dann noch ungefähr einen halben Tag gestanden hat.

Wenn man nur Spuren Feuchtigkeit enthaltendes Cantharidenpflaster an einem nicht total trocknen Orte aufbewahrt, so schimmelt es. Wird aber das Pflaster über Aetzkalk aufbewahrt, so schimmelt es nicht, selbst wenn man es mit Wasser ausgerollt hat. In den Vorrathskasten stellt man eine hölzerne oder pappene Schachtel oder ein weissblechenes Kästchen, welches zu $^3/_4$ seines Rauminhaltes mit Aetzkalkstückchen gefüllt, dessen Deckel auch fein durchlöchert ist. Je nach der grösseren oder geringeren Trockenheit des Locals wird der Aetzkalk alle 4—8 Wochen erneuert.

Vorräthig gestrichenes Cantharidenpflaster erleidet an seiner vesicatorischen Kraft Einbusse.

Für den Handverkauf ist das Pflaster nach Vorschrift der Ph. wenig geeignet, weil es zu weich ist. Dieses Pflaster bereitet man aus 100 Th. Cantharidenpulver, 40 Th. Olivenöl, 75 Th. Colophon, 170 Th. Ceresin und 25 Th. Terpenthin. Die Signatur desselben ist *Emplastrum Cantharidum venale.*

Emplastrum Cantharidum perpetuum.

Immerwährendes Spanischfliegenpflaster. Emplastrum Cantharĭdum perpetŭum. *Emplâtre perpetuel de Janin. Vésicatoire de Janin. Perpetual Cantharides plaster; Warming plaster.*

Kolofon siebenzig (70) Th., gelbes Wachs fünfzig (50) Th., Terpenthin fünfunddreissig (35) Th., Schöpsentalg zwanzig (20) Th. werden bei gelinder Wärme geschmolzen und ihnen zwanzig (20) Th. feingepulverte Canthariden und fünf (5) Th. feingepulvertes Euphorbium zugemischt.

Es sei ein grünlich-schwarzes Pflaster.

Das immerwährende Spanischfliegenpflaster soll keine Blasen ziehen, sondern, so lange es auf der Haut liegt, diese röthen oder vielmehr auf diese einen fortwährenden Reiz ausüben. Dies ist nur dann möglich, wenn das Pflaster gehörig starr und nicht sehr klebend ist. Klebt es fest an, so würde es, trotz des geringen beigemischten Cantharidenquantums, dennoch in den allermeisten Fällen Blasen ziehen. Das Pflaster der älteren Pharmakopöen entsprach in seiner Zusammensetzung der beabsichtigten allmählichen Wirkung, was man von dem Pflaster unserer Pharmakopoe nicht sagen kann. Dieses wird wie ein gewöhnliches Blasenpflaster wirken, vielleicht durchschnittlich in doppelt so langer Zeit. Die 2. Ausgabe der Ph. hat sogar den Cantharidengehalt um 1,27 Proc. gegen das Pflaster der 1. Ausgabe vermehrt, statt ihn zu vermindern; statt 20 Th. Canthariden wären 15 Th. ausreichend gewesen.

Das immerwährende Spanischfliegenpflaster lässt sich auf einem beölten Pflasterbrett zu Stangen ausrollen. An einem nicht genügend trocknen Orte zeigt es dieselbe Unart wie das ordinäre Cantharidenpflaster, es bedeckt sich mit Schimmel, wenn man bei der Bereitung für die Beseitigung der Feuchtigkeit aus den Ingredienzien nicht hinreichend sorgte.

Emplastrum Cerussae.

Bleiweisspflaster. Froschlaichpflaster. Emplastrum album coctum. *Emplâtre de céruse. Emplâtre blanc cuit. Plaster of cerusse.*

Bleipflaster [sechszig (60) Th. und gemeines Olivenöl zehn (10) Th. werden zusammengeschmolzen mit fünfunddreissig (35) Th. höchst feingepulvertem Bleiweiss gemischt. Zu dem Gemisch bisweilen Wasser zusetzend und öfters umrührend koche man, bis die Pflasterconsistenz erlangt ist.

Es sei ein weisses hartes Pflaster.

Durch die Kochung wird das Olivenöl mit dem im Bleiweiss vertretenen Bleihydroxyd verseift und in eine Pflastermasse übergeführt. Nach dem Zusatze des durch ein feines Sieb geschlagenen Bleiweisses rühre man fleissig um, und sowie die Temperatur 110° nahe kommt, tröpfele man wieder in Pausen kleine Mengen Wasser hinein. Verursacht das eingetröpfelte Wasser ein Poltern, so muss man den Kessel sogleich vom Feuer nehmen, auf einen Strohkranz setzen und dann mit abgewendetem Gesicht nach und nach Wasser zusetzen. Wenn eine in kaltem Wasser erhärtete Probe des Pflasters sich kneten lässt und sich nicht mehr fettig und klebrig anfühlt, ist es zum Ausrollen (mit Wasser) fertig. Zum Ausrollen gehören ein sehr reines Pflasterbrett, ein solches Rollbrett, reines Wasser und reine Hände.

Im Wasserbade lässt sich das Bleiweiss mit dem Oele nur schwer zu Pflaster verbinden. Neutrales kohlensaures Bleioxyd, welches zuweilen als Nebenprodukt gewonnen wird, verseift sich nicht mit dem Oele.

Die Vorschrift der Ph. entspricht der im vorigen Commentar empfohlenen Anweisung, die Darstellung des Bleiweisspflasters abzukürzen.

Emplastrum fuscum camphoratum.

Universalpflaster; Schwarzes Mutterpflaster; Nürnberger Pflaster; Hamburger Pflaster; Tafelpflaster; Chocoladenpflaster. Emplastrum nigrum s. universâle s. Norïcum, s. Matris fuscum; Emplastrum fuscum; Emplastrum Minii adustum. *Emplâtre de Nuremberg; Onguent de la mère Thècle. Mother-plaster; Sovereign plaster; Universal plaster.*

Höchstfeingepulverte (präparirte) Mennige dreissig (30) Th. und gemeines Olivenöl sechszig (60) Th. koche man unter beständigem Umrühren, bis sie eine schwarzbraune Farbe angenommen haben. Dann füge man fünfzehn (15) Th. gelbes Wachs und einen (1) Th. Kampfer mit wenig Olivenöl zerrieben hinzu.

Es sei ein schwarzbraunes, zähes, nach Kampfer riechendes Pflaster.

Die Vorgänge, unter welchen sich Bleioxyd mit den Fetten verbindet, sind unter *Empl. Lithargyri* angegeben. Die Bereitung des Pflasters geschieht über freiem Feuer im kupfernen Kessel. Wird Mennige mit Baumöl ohne Wasserzusatz gekocht, so tritt ein verwickelter, schwer zu übersehender chemischer Process auf. Das Wasser, welches zur Bildung von Bleiseife nöthig ist, wird aus den Elementarbestandtheilen des Oeles gebildet, wobei der Ueberschuss an Sauerstoff, welcher in der Mennige an Bleioxyd gebunden ist, gewiss keine müssige Rolle spielt. Präparirte und gesiebte Mennige und Baumöl werden in einem kupfernen Kessel, welcher nur zu $^1/_3$ angefüllt sein darf, über einem gelinden Kohlenfeuer unter beständigem Umrühren mit einem eisernen Spatel erhitzt, so dass die Mischung in eine schwache kochende Bewegung geräth. Es ist nicht ohne Vortheil, gleich beim Anfange der Arbeit eine geringe Menge Wasser zuzusetzen, um die Saponification schneller einzuleiten. Es wird so lange gekocht, jedoch ohne allen Wasserzusatz, bis die Masse eine dunkelbraune Färbung angenommen hat und einige Tropfen derselben auf einem kalten glatten Eisenstücke zu einer leicht abzustossenden und ziemlich festen Masse erstarren. Die Mennige ist alsdann aufgelöst. Man setzt nun das Wachs hinzu, nimmt vom Feuer, mischt nach dem Zergehen des Wachses den Kampfer, welcher mit seiner doppelten Menge Oel zerrieben ist, unter Umrühren hinzu und giesst die auf circa 50^0 abgekühlte Masse in Papierkapseln aus. Die Dicke der Pflastertafeln betrage 1 cm. Diese werden in Blechkästen aufbewahrt.

Beim längeren Aufbewahren bleicht dieses Pflaster aus, die Oberfläche wird heller, und die Bleichung dringt nach und nach bis in das Innere der Masse. Dieses verhindert man, wenn man ungefähr $^1/_{15}$ der Pflastermenge schwarzes Schiffspech zusetzt oder folgende Zusammensetzung acceptirt: Mennige 50 Th., Baumöl 100 Th., Wachs 25 Th., schwarzes Schiffspech 10 Th. und Kampfer 1,75 Th. Da dieses Pflaster nur Handverkaufsartikel ist, so muss auf die Erhaltung seiner Farbe Gewicht gelegt werden.

Emplastrum Hydrargyri.

Quecksilberpflaster. Emplastrum Hydrargyri. Emplastrum mer-
curiäle. *Emplâtre mercuriel. Plaster of mercury.*

Einhundert (100) Th. Quecksilber reibe man unter Zusatz von etwas Terpenthinöl innigst mit fünfzig (50) Th. Terpenthin zusammen und füge sie zu einer durch Schmelzung bewirkten und halberkalteten Mischung aus dreihundert (300) Th. Bleipflaster und fünfzig (50) Th. gelbem Wachse in der Weise hinzu, dass die Masse eine gleichmässig zusammengesetzte wird.

Es sei ein graues Pflaster, in welchem nur mittelst der optischen Linse (Lupe) sichtbare Quecksilberkügelchen zu erkennen sind.

Terpenthin ist das schlechteste Extinctionsmittel des Quecksilbermetalls, wenigstens lässt sich dieses damit nur bis zu einer gewissen Grenze, wo nämlich nur eine circa 5-fach vergrössernde Loupe angewendet werden darf, zertheilen. Hat man unter Zusatz von Terpenthinöl das Metall so extingirt, dass man in einer auf einer blanken Eisenfläche oder auf einem Stückchen Paraffinpapier dünn ausgestrichenen Lage der Mischung mit einer 5-fach vergrössernden Loupe keine Quecksilberkügelchen unterscheiden kann, ist auch sofort die mässig warme und dickflüssige Mischung aus Bleipflaster und Wachs darunter zu mischen. Würde man dagegen das fertige Gemisch aus Terpenthin und Quecksilber einige Stunden stehen lassen, während welcher Zeit es starr wird, und dann das Pistill bewegen oder die Masse mit einem Spatel durchstechen, so treten sofort wiederum sichtbare Quecksilberkügelchen hervor.

Die Extinction geschieht in einem eisernen Kessel, wie er auch bei Bereitung der Quecksilbersalbe gebraucht wird, oder bei Darstellung kleiner Mengen Pflaster in einem Porcellanmörser oder einem eisernen Pillenmörser. Kupferne oder zinnerne Gefässe dürfen nicht angewendet werden (vergl. unter Quecksilbersalbe).

Um sich die Extinction zu erleichtern, verreibe man die 100 Th. Quecksilber mit 10 Th. Schweinefett und 15 Th. Terpenthin unter allmählicher Zufügung von $1/_2$ Th. Terpenthinöl. Nach der Extinction wird dann ein halb erkaltetes, halbflüssiges, durch Schmelzung hergestelltes Gemisch aus 20 Th. Terpenthin, 305 Th. Bleipflaster und 50 Th. Wachs hinzugegeben. Der Terpenthin darf kein Wasser enthalten, wenn die Extinction gelingen soll.

Emplastrum Lithargyri.

Bleipflaster. Emplastrum Plumbi simplex s. Lithargyri simplex. Emplastrum diachȳlon simplex. *Emplâtre simple. White diachylon.*

Gemeines Olivenöl, Schweinefett und höchst fein gepulverte Bleiglätte, zu gleichen Theilen, koche man bei mässigem Feuer unter anhaltendem Umrühren und unter bisweiligem Eintröpfeln von Wasser, bis ein Pflaster von der nöthigen Härte gebildet ist.

Es sei ein weisses, zähes, nicht fettiges und keine Spur ungelöster Bleiglätte enthaltendes Pflaster.

Geschichtliches. Die alten Griechen bereiteten schon Bleipflaster, indem sie das Bleioxyd und Fett mit Pflanzensäften ($\delta\iota\grave{\alpha}\ \chi\nu\lambda\tilde{\omega}\nu$, mit Saft) zu Pflaster kochten.

Darstellung. Werden Fette oder fette Oele mit Basen, wie Kali, Natron, Bleioxyd, Kalkerde etc., und Wasser gekocht oder unter Einfluss der Wärme behandelt, so werden Verbindungen erzeugt, welche man Seifen nennt. Der Vorgang heisst Verseifung oder Saponification. Im gemeinen Leben pflegt man die Verbindungen der Fettsäuren mit den Alkalien Seifen, mit den Metalloxyden aber Pflaster zu nennen.

Die Darstellung des Bleipflasters kann auf dreierlei verschiedene Weise bewerkstelligt werden. Erstens durch Kochen der Mischung aus Bleioxyd, Fettsubstanz und Wasser über freiem Feuer; oder zweitens durch Digestion derselben im Wasserbade; drittens durch Zersetzung einer Oelnatronseife mit einer Bleizuckerlösung.

Die älteste, am meisten befolgte und auch von der Pharmakopoe aufgenommene Darstellungsweise ist die Kochung von Bleiglätte und Fettsubstanz unter Zusatz von Wasser über freiem Feuer. In einen blankgescheuerten kupfernen Kessel giebt man 10 kg Baumöl und 10 kg Schweinefett, so dass davon nicht mehr als ungefähr der 5. Theil des Rauminhaltes des Kessels ausgefüllt wird, setzt den Kessel auf einen Windofen und heizt mittelst eines mässigen Kohlenfeuers. Sobald das Fett bis ungefähr 110° C. erhitzt ist, was man daran erkennt, wenn hineingespritztes Wasser ein Prasseln erzeugt, nimmt man vom Feuer und setzt 10 kg vorher durch ein feines Sieb geschlagene Bleiglätte und dann 1 Liter heisses Wasser hinzu. Nachdem die geschmolzene Fettmasse, Bleiglätte und Wasser gut durcheinander gerührt sind, wird der Kessel wieder über das Feuer gesetzt und das Gemisch unter beständigem Umrühren mit einem hölzernen, an seinem unteren Ende glatten und breiten Spatel ins Kochen gebracht und darin unterhalten. Ein Ansetzen der schweren Bleiglätte an den Boden des Kessels hat man sorgfältig zu verhüten. Nach Verlauf einer Viertelstunde setzt man nun von 5 zu 5 Minuten jedesmal ungefähr 30—40 ccm warmes destillirtes Wasser hinzu. Das Umrühren und Kochen wird ohne Unterbrechung fortgesetzt. Lässt sich nach dem Zusatz von Wasser ein starkes Poltern und Knacken hören, so ist dies auch ein Zeichen einer zu hohen Temperatur. Man nimmt sogleich den Kessel vom Feuer und rührt mit abgewendetem Gesicht um, weil in einem solchen Falle das plötzlich in Dampf verwandelte Wasser die Pflastermasse umherschleudern kann. Unter Umrühren setzt man kleine Mengen Wasser hinzu und, wenn das Poltern nachlässt, setzt man wieder aufs Feuer und fährt im Zusetzen von Wasser und im Umrühren fort. Sehr bequem und sicher verfährt man, wenn man aus einem Wasserreservoir, mit Hilfe eines Zapfhahnes das Wasser tropfenweise in langsamem Tempo in die Pflastermasse fallen lässt.

Die anfänglich röthliche Mischung geht allmählich in eine weisslich-graue, zuletzt in eine weissliche über. So lange sie hinreichend Wasser enthält, schäumt sie hoch auf, anfänglich in kleinen, später aber, wenn die Verseifung vorschreitet, in grösseren Blasen. Die Temperatur der kochenden Masse steht mit der Menge des zugesetzten Wassers im Verhältniss. Sie steigt um so höher, je weniger Wasser die Pflastermasse enthält. Steigt sie auf 120°, so ist dies ein Beweis, dass Wasser zugesetzt werden muss. Nach 2—2$\frac{1}{2}$ Stunden ist die Pflasterbildung beendigt. Man erkennt dies, wenn man einige Tropfen der flüssigen Masse in kaltes Wasser tröpfelt und die erkalteten Tropfen zwischen den Fingern knetet. Ist die Masse nicht mehr klebrig, zeigt sie sich vielmehr vollkommen plastisch, so hat sie auch die gehörige Consistenz. Man nimmt nun den Kessel vom Feuer und giesst, nachdem er etwas erkaltet ist, kaltes Wasser hinein, sticht die Masse von der Kesselwandung los, malaxirt sie und rollt sie mit sehr reinen Händen und reinem Rollbrette auf einem reingescheuerten Pflasterbrette zu einigen dünnen, zumeist aber zu dicken Stangen aus.

Die Hauptpunkte, welche man bei der Darstellung des Bleipflasters auf die soeben beschriebene Weise zu beachten hat, will ich hier kurz zusammenstellen. Das Baumöl und die Bleiglätte müssen von guter Qualität sein, ersteres sei recht klar und nicht verfälscht mit anderen Oelen, die gemeiniglich später gelblich werdende Pflaster geben, letztere recht fein gepulvert und präparirt, auch frei von Minium und, wenn es sein kann, frei von metallischem Blei. Die käufliche präparirte Bleiglätte enthält zusammengebackene Klümpchen oder Körner, welche sich sehr schwierig, oft auch gar nicht zerkochen lassen. Desshalb muss sie vor ihrer Verwendung durch ein

Sieb geschlagen werden. Während des Kochens, besonders so lange die Masse noch eine röthliche oder gelbgraue Färbung zeigt, wird anhaltend, jedoch ohne alle Hast, vielmehr in ruhigem Tempo umgerührt, damit die Bleiglätte sich nicht absetzen kann. Ist ihr dies möglich, so veranlasst sie nicht nur ein Anbrennen, sie bildet am Boden des Kessels Rinden, welche sich schwierig zerkochen lassen und das Pflaster stückig machen.

Während des Erhitzens oder Kochens der Masse darf es dieser nie an Wasser fehlen. So lange die Masse blasig aufschäumt, Wasserdämpfe entweichen oder die entweichenden Dämpfe keinen stechenden Geruch haben, ist auch noch Wasser darin genügend vorhanden. Ist dieses nicht mehr vorhanden, so fällt die Masse auf ihr ursprüngliches Volumen zurück, erreicht einen hohen Wärmegrad und die entweichenden Dämpfe riechen stechend und unangenehm. Tröpfelt man Wasser hinzu, so entsteht sogleich ein heftig polterndes und knatterndes Geräusch. So weit muss man es jedoch nie kommen lassen, wenn es sich um die Darstellung eines vorzüglich weissen Pflasters handelt. Dem ungeübteren Arbeiter ist anzurathen, lieber etwas mehr Wasser zuzusetzen als zu wenig. Die Arbeit wird dadurch nur insofern erschwert, als eine halbe bis ganze Stunde länger gekocht werden muss. Dies nenne ich keinen Verlust, wenn man den Zweck sicherer erreicht. Ist die Masse ins Kochen gebracht, so bedarf es nur eines sehr gelinden Feuers, sie darin zu unterhalten.

Es kommen Fälle vor, dass die Bleiglätte sich schwierig mit dem Oel verseift. Ursache ist entweder, dass sie nicht gehörig fein gepulvert ist, oder dass sie Mennige enthält. Enthält sie viel kohlensaures Bleioxyd, so nimmt die Masse sehr langsam Pflasterconsistenz an, weil die Fettsäuren nur allmählich auf diese Verbindung zersetzend einwirken. In einem solchen Falle muss man etwas mehr Bleiglätte verwenden. Ph. Bor. ed. VII. schrieb eine von Kohlensäure befreite Bleiglätte vor. Zwar verseift sich basisch-kohlensaures Blei etwas schwieriger, es kommt aber dieser hier nur geringfügige Umstand nicht in Betracht gegenüber der schwierigen Entfernung der Kohlensäure aus dem Bleioxyd. Wird dieses nämlich erhitzt, so ist der Punkt, wo die Kohlensäure entweicht und die Bildung von Mennige *(Minium)* beginnt, schwer zu treffen, oder man müsste die Erhitzung bis zum glasigen Schmelzen des Bleioxyds treiben. Dann erhält man zwar ein kohlensäure- und mennigefreies Bleioxyd, aber das Absondern der glasigen Masse aus dem Gefäss und das Pulvern derselben sind unangenehme Arbeiten. Mennige ist ein Bleioxyd, das sich unendlich schwer verseift, das basisch-kohlensaure Blei dagegen verseift sich nur etwas schwerer als reine Bleiglätte und bleibt ohne Einfluss auf Aussehen und Güte des zu gewinnenden Präparats. Da das Brunnenwasser schwefelsaure und kohlensaure Salze und auch Kohlensäure enthält, welche einen Theil der Bleiglätte in schwefelsaures und kohlensaures Blei verwandeln und in dieser Form der Einwirkung der Fettsäuren entziehen, so ist es passender, zum Zugiessen nur destillirtes Wasser zu verwenden, wie sich dies auch aus dem Texte der Vorschrift der Ph. ergiebt.

Die Pflastermischung wird befördert, wenn man eine geringe Menge Bleiessig mit der Bleiglätte zugleich in das heisse Oel schüttet. Auf 50 Th. Fett nimmt man ungefähr 1 Th. Bleiessig. Ein auf diese Weise bereitetes Pflaster fällt vorzüglich weiss aus.

Die andere Darstellungsweise des Bleipflasters besteht in der Digestion des Bleioxyds mit Fett und Wasser im Wasserbade. Sie wird an vielen Orten befolgt, wo ein sogenannter Dampfapparat zu Gebote steht. In einen im Wasserbade hängenden Kessel giebt man zuerst die Fettsubstanz und das Wasser,

und sowie sie bis zu einer Temperatur von ungefähr 90⁰ erwärmt sind, setzt
man die Bleiglätte zu und rührt gut durcheinander. Das Umrühren wird nach
dem Eintragen des Bleiglätte eine Stunde anhaltend fortgesetzt und am ersten
Tage $1/_4$-stündlich wiederholt. Da hier ein Anbrennen und Uebersteigen der
Masse nicht stattfinden kann, so darf der Kessel auch zur Hälfte angefüllt
sein, und das Umrühren kann, wenn die Seifenbildung eingetreten ist, nach
längeren Pausen geschehen. Die Verdunstung des Wasser findet hier langsamer statt, so dass man nur alle 4—5 Stunden wenig Wasser zuzusetzen
nöthig hat. In 30—70 Stunden, je nachdem das Wasserbad mehr oder weniger anhaltend geheizt wird, ist die Arbeit beendigt.

Statt des Baumöls und Schweinefetts hat man auch andere Fettsubstanzen,
wie Rüböl, Oleïnsäure (Oleïn des Handels), in Anwendung gebracht, die Erfahrung hat jedoch herausgestellt, dass man mit Baumöl oder mit einem Gemisch aus Schweinefett und Baumöl das geschmeidigste und weisseste Pflaster
herstellen kann. Zu den farbigen Pflastercompositionen eignet sich ein aus
raff. Rüböl bereitetes Pflaster sehr gut. Frisch ist es vorzüglich weiss, aber
schon nach einigen Wochen der Aufbewahrung wird es auf der Oberfläche
gelb und innen grau. Mit der Zeit wird es sehr spröde. Dieses Pflaster
bereitet man deshalb aus 40 Th. Bleioxyd und 85 Th. Rüböl. Schweinefett
allein giebt ein wenig geschmeidiges und mehr graues Pflaster. Die Oleïnsäure, welche als Nebenproduct bei der Stearinkerzenbereitung gewonnen wird
und dem Preise nach dem raffinirten Rüböl sehr nahe steht, giebt ein weissliches Pflaster. 10 Th. Bleiglätte, 18 Th. Oleïnsäure und 2 Th. Wasser zu-
sammengekocht geben in einer halben Stunde ein consistentes Pflaster.

Die dritte Bereitungsmethode des Bleipflasters hat nur einen theoretischen
Werth. Werden Lösungen von Venetianischer Seife (margarinsaurem und oleïn-
saurem Natrium) mit essigsaurem Blei gemischt, so wird essigsaures Natrium
erzeugt, welches im Wasser gelöst bleibt, und margarinsaures und oleïnsaures
Blei oder Bleipflaster, welches sich unlöslich abscheidet. Durch Abwaschen
und Malaxiren mit kaltem Wasser wird es in den Zustand versetzt, sich zu
Stangen ausrollen zu lassen. Es ist nur frisch von weisser Farbe und ge-
schmeidiger Consistenz, wird später aber gelb und brüchig. Diese Darstellung
ist kostspielig und das Präparat von dem durch Kochung erhaltenen Pflaster
ganz verschieden.

Theorie der Bleipflasterbildung. Wird Bleioxyd, Bleiglätte (PbO), mit Baumöl,
welches als margarin- und oleïnsaures Glycerin, oder mit Schweinefett, welches als
stearinsaures und ölsaures Glycerin angesehen werden kann, bis zu 200⁰ C. erhitzt
und gekocht, so tritt keine Seifenbildung ein. Erst bei einer über 200⁰ hinausgehenden Temperatur wird Bleioxyd gelöst und allmählich eine unvollkommene Seife gebildet. Es entzieht das Bleioxyd hierbei dem Glycerin Wasserbestandtheile und
Producte, wie solche bei der trockenen Destillation auftreten, entweichen. Wird dagegen frisch gefälltes feuchtes Bleioxydhydrat oder Bleihydroxyd, Pb(OH)₂, mit dem
Fett bei einer den Kochpunkt des Wassers wenig übersteigenden Temperatur behandelt, so tritt sogleich der Seifenbildungsprocess ein und in sehr kurzer Zeit erhält
man ein weisses Pflaster, aus welchem Glycerin ausgewaschen werden kann. Das
Bleioxyd gewinnt dadurch, dass es bei Gegenwart von Wasser in Bleihydroxyd
übergeht, an basischer Thätigkeit, und bewirkt das Zerfallen der Fettsubstanz in Fettsäuren, mit denen es in Verbindung tritt, und in Glycerin. Das Pflaster wird daher
um so schneller fertig, je schneller das Bleioxyd in den Hydroxydzustand hierbei
übergeführt werden kann. Daher macht man auch wohl einen Zusatz von Bleiacetat,
welches bei Gegenwart von Wasser das Bleioxyd disponirt, in den Hydroxydzustand
überzugehen, um damit ein basisches essigsaures Blei (Bleiessig) zu bilden. Dieses
basische Bleisalz giebt einen Theil seines Bleihydroxydgehaltes an die Fettsäuren des
Oels ab und nimmt aufs Neue eine entsprechende Menge Bleioxyd auf, um denselben
Process zu wiederholen. Das $1^1/_2$fache basische essigsaure Blei giebt jedoch nur sehr

schwierig Bleihydroxyd zur Pflasterbildung ab. Deshalb muss man etwas mehr Bleiglätte dem Oele zusetzen, wenn ein Bleizuckerzusatz geschieht.

Die Fette sind Triglyceride oder Glycerinester. Hier im Baumöl liegen Trioleïn, Tripalmitin und Tristearin, im Schweinefett Trioleïn und Tristearin vor.

$$2\begin{Bmatrix} C_{17}H_{33}.CO.OCH_2 \\ C_{17}H_{33}.CO.OCH \\ C_{17}H_{33}.CO.OCH_2 \end{Bmatrix} + 3Pb(OH)_2 = 2\begin{Bmatrix} CH_2.OH \\ CH.OH \\ CH_2.OH \end{Bmatrix} + 3\; \begin{matrix} C_{17}H_{33}.CO.O \\ C_{17}H_{33}.CO.O \end{matrix} \Big> Pb$$

Trioleïn oder Glycerintrioleat — Bleihydroxyd — Glycerin — Bleioleat

In dem Verhältnisse, in welchem die Pharmakopoe Bleioxyd mit Fettsubstanz zu Pflaster kochen lässt, bleibt ein Theil der letzteren unverseift, welcher die Geschmeidigkeit der Verbindung unterhält. Aus je 10 Theilen Bleiglätte, Baumöl und Schweinefett erhält man circa 31 Th. Pflaster. Enthielt die Bleiglätte viel metallisches Blei, so muss man dieses in dem im Wasserbade einen Tag im geschmolzenen Zustande erhaltenen Pflaster absetzen lassen.

Emplastrum Lithargyri compositum.

Gummipflaster. Diachylonpflaster; Diachelpflaster; Triakelpflaster; Zugpflaster. Emplastrum Plumbi s. Lithargȳri compositum. Emplastrum diachȳlon compositum. *Emplâtre de plomb composé; Emplâtre diachylon gommé ou de gommes-résines.* *Gum-plaster; Diachylon.*

Bleipflaster, einhundertzwanzig (120) Th., und gelbes Wachs, fünfzehn (15) Th., bei gelinder Wärme geschmolzen und halberkaltet füge man hinzu: Ammoniakgummiharz, Galbanum und Terpenthin, von jedem zehn (10) Th., welche nach Zusatz von etwas Wasser im Dampfbade gemischt und dann colirt worden sind.

Es sei ein gelbliches, etwas dunkler werdendes, zähes, durch und durch gleichmässig gemischtes Pflaster.

Die Vorschrift weicht bis auf den Wasserzusatz zu den Gummiharzen von den früheren Vorschriften nicht ab.

Die **Darstellung** eines homogenen und schönen Gummipflasters ist keine schwierige. Die gepulverten Gummiharze sind an und für sich weder im Bleipflaster noch im Wachs, noch in der Mischung beider löslich, dagegen zum grösseren Theile im Terpenthin, welcher bekanntlich etwas wasserhaltig ist. Dieser geringe Wassergehalt und ein Zusatz von circa 1—2 Th. Wasser befördern die Erweichung und Zertheilung in dem erwärmten und flüssigen Gummiharze und Harze. Man hat behauptet, dass sie auch im erwärmten Bleipflaster löslich seien; allerdings zum Theil, wenn das Bleipflaster noch Feuchtigkeit und Glycerin enthält, deren Menge ausreicht, die Gummiharze emulsionsähnlich zu zertheilen.

Die Vorschrift der Ph. lässt die rohen Gummiharze, wie sie zur Hand sind, mit dem Terpenthin und unter Zusatz von wenig Wasser schmelzen, was unter Umrühren geschehen muss, und dann durch ein Colatorium giessen, um die den Gummiharzen anhängenden Unreinigkeiten zu beseitigen. Als Colatorium passt hier eine Gaze, deren Texturöffnungen circa 0,5 mm weit sind. Bisher hat man nur die gereinigten Gummiharze zu diesem Pflaster verwendet, in welchem Falle ein Coliren überflüssig ist. Diesem Gebrauche anschliessend, commentire ich die Darstellung des Pflasters, wie folgt.

Die gepulverten oder gereinigten Gummiharze werden im Wasserbade in einem bedeckten Gefässe durch und durch erwärmt, bis sie die Consistenz einer Latwerge angenommen haben. Sind die Gummiharze über Aetzkalk ausgetrocknet oder haben sie durch lange Aufbewahrung ihren natürlichen Feuchtigkeitsgehalt verloren, so besprengt man sie auf 20 Th. mit circa 1 Th. Wasser. Den erweichten Gummiharzen setzt man den Terpenthin hinzu. Dieser schmilzt und lässt sich leicht mittelst eines erwärmten eisernen Spatels mit den erweichten Gummiharzen zusammenrühren. Bei noch unter dem Wasserkochpunkte stehenden Wärmegraden (bei 90 bis 100^0) bilden die harzigen Theile der Gummiharze mit dem Terpenthin eine ziemlich klare oder nach dem Wasserzusatz wenig trübe Mischung. Der so beschaffenen Lösung der Gummiharze setzt man nun die geschmolzene, ungefähr 70 bis 80^0 C. heisse Mischung aus Bleipflaster und Wachs nach und nach unter Umrühren hinzu, nimmt das Gefäss aus dem Wasserbade und agitirt, bis das Ganze zu erstarren beginnt. Eine Bedingung, die sich eigentlich von selbst versteht und zur Darstellung eines guten Pflasters nothwendig ist, ist die, Gummiharze von bester Qualität zu verwenden. Eine andere empfehlenswerthe Methode, das Gummipflaster zu bereiten, besteht darin, die Gummiharze mit dem Terpenthin in Form einer Emulsion dem Bleipflaster zuzumischen. Die gereinigten Gummiharze werden, wie oben angegeben ist, im Wasserbade erweicht, im Terpenthin gelöst und mit $^1/_{10}$ von dem Gewichte der Gummiharzmenge heissen Wassers mittelst eines Spatels agitirt, bis die Mischung das Ansehen einer guten Gummiharzemulsion angenommen hat. Sie wird alsdann mit der flüssigen, aber nicht zu heissen Pflastermischung unter Umrühren bis zum Erstarren vereinigt. Das in dieser Art gewonnene Pflaster ist von vorzüglicher Beschaffenheit, aber heller an Farbe. Wenn zu dieser Arbeit kein sogenannter Dampfapparat zu Gebote steht, wird ein Wasserbad extemporirt oder wenigstens doch die Schmelzung der Gummiharze in einem Sandbade vorgenommen. Die Schmelzung über freiem Feuer auszuführen, ist immer etwas misslich, sie gelingt nur dem in dieser Arbeit Geübten. Ueber freiem Feuer und in einem metallenen Gefässe können bei aller Vorsicht leicht die Gummiharze überhitzt werden oder anbrennen, so dass sie sich im Terpenthin griesig oder als schwarze oder braune Körnchen absondern und nach dem Einrühren in die Pflastermasse dem Pflaster ein schlechtes Aussehen geben. Ein Coliren des geschmolzenen Pflasters durch Werg zur Entfernung dieser Körnchen nützt wenig.

Schmilzt man Gummipflaster im Wasserbade um, so verliert es nichts an seinem Aussehen, wird es aber über den Kochpunkt des Wasser erhitzt, so scheiden sich die gummigen Theile in körniger Form aus und das Pflaster wird unansehnlich. Man hat daher eine Schmelzung des Gummipflasters über freiem Feuer zu vermeiden. Mit Wasser wird das Pflaster zu Stangen ausgerollt. Mit der Zeit trocknet es aus und wird spröde.

Das Publikum fordert häufig ein stärker braun gefärbtes Pflaster. Für diesen Fall muss man präparirten braunen Ocher untermischen. Dass Aerzte von diesem Pflaster Gebrauch machen sollten, ist nirgends behauptet. Das Publikum fordert es zum Heilen eiternder Wunden und zum Reifen kleiner Ulcerationen und Drüsengeschwülste.

Der Name Diachylon bedeutet mit Pflanzensaft bereitet, denn διὰ, mit; χυλός, Pflanzensaft; διὰ χυλῶν, mit Pflanzensaft bereitet.

Emplastrum saponatum.

Seifenpflaster. Emplastrum saponātum camphoratum. *Emplâtre de savon. Soap-plaster; Soap-cerate.*

Bleipflaster, siebenzig (70) Th., und gelbes Wachs, zehn (10) Th., bei gelinder Wärme geschmolzen und dann halb erkaltet füge man unter Umrühren hinzu gepulverte medicinische Seife, fünf (5) Th., und einen (1) Th. Kampfer, mit etwas Olivenöl zusammengerieben.

Es sei ein gelblich weisses, nicht schlüpfriges Pflaster.

Lässt man das Seifenpflaster soweit erkalten, dass es zwischen den Händen knetbar ist, so kann man es mit Wasser ausrollen, ohne ein Auflösen der Seife oder ein Schlüpfrigwerden des Pflasters befürchten zu müssen. Das Pflaster einiger älteren Pharmakopöen enthielt keinen Kampfer. Aufbewahrt wird das Seifenpflaster in länglichen Blechkästen.

Dieses Pflaster wurde früher als *Empl. saponatum camphoratum* von dem *Empl. saponatum*, welches keinen Kampfer enthielt, unterschieden.

Emulsiones.

Emulsionen. *Emulsions.*

Die Samen-Emulsionen werden, wenn die Vorschrift nicht anders lautet, bereitet aus einem (1) Th. Samen und soviel destillirtem Wasser, dass die Colatur zehn (10) Th. beträgt.

Ebenso werden die Oel-Emulsionen bereitet aus zwei (2) Th. Mandelöl, einem (1) Th. Arabischem Gummi und siebenzehn (17) Th. destillirtem Wasser.

Mit Emulsion, *emulsio*, bezeichnet man eine jede künstlich dargestellte flüssige Mischung mit Wasser, in welcher ölige oder harzartige Stoffe sich in so kleinen Partikeln in Suspension befinden, dass sie wie Milch aussieht. Man gewinnt diese Mischungen direct, wie die Samenemulsionen, Gummiharzemulsionen, oder indirect und zwar durch Beihilfe eines Zwischenmittels *(emulgens)*, gewöhnlich des Arabischen Gummis, z. B. die Oel-, Wachs-, Walrath-, Balsam- und Harzemulsionen.

Samenemulsionen werden aus Pflanzensamen, welche fettes Oel enthalten, dargestellt, wie z. B. aus den Mandeln, dem Mohnsamen, Hanfsamen. Zu ihrer Darstellung wird der Pflanzensamen einige Male mit Wasser durchmischt und abgewaschen, um den daran hängenden Staub zu entfernen. Diese Operation ist schnell geschehen und wird in dem Mörser, worin das Emulgiren vorgenommen werden soll, ausgeführt. Zur Darstellung der Samenemulsion hat man besondere Mörser, Emulsionsmörser, entweder aus weissem Marmor oder besser aus einer für diesen Zweck besonders componirten, sehr harten Porcellanmasse bestehend, mit Pistill aus Buchsbaumholz. In den gewöhnlichen Mörsern aus Messing oder Gusseisen wird eine Samenemulsion stets etwas von dem Metall aufnehmen, und in eisernen Mörsern nimmt sie ein schmutziges Aussehen an. Der im Mörser abgewaschene Samen wird noch mit einigen Tropfen Wasser (auf 10,0 g Samen 1,0 Wasser) übergossen und nun unter Zerstossen und Reiben vermittelst des Pistills zermalmt, bis eine herausgenommene Probe zwischen den Fingern keine fühlbaren Stückchen des Sameneiweisskörpers wahrnehmen lässt. Der Samen bildet nun eine Teigmasse, welche unter allmählichen Zusätzen von Wasser (Infusum, Decoct) zertheilt und damit gemischt wird. Dann wird die Mischung colirt, entweder durch Colatorien aus reiner, locker gewebter Leinwand oder aus sogenanntem Müllertuch. Durch die in dem Samen enthaltenen Eiweiss- und Schleimstoffe wird das in Begleitung dieser Stoffe vorhandene fette Oel in Gestalt mikroskopischer Tröpfchen umhüllt und im Wasser schwebend erhalten. Wird der Samen unangefeuchtet fein gestossen und zerrieben, so wird auch ein Theil des Oels in etwas grösseren Tröpfchen ausgepresst, welche sich zwar anfänglich emulsionsähnlich mit dem Wasser mischen lassen, sich in der Ruhe aber schneller in Form eines fetten Rahmes abscheiden. Eine Emulsion aus Mandeln oder Mohnsamen bildet eine völlig weisse Flüssigkeit wie Kuhmilch. Der Mohnsamen ist sehr hart. Um die Samenkörner zu erweichen, ist es gut, ihn mit heissem statt mit kaltem Wasser abzuwaschen.

Aus 1 Th. Samen sollen 10 Th. Emulsion bereitet werden. Als Colaturverlust rechnet man halb so viel als das Gewicht des Samens beträgt; 1 Th. Samen emulgirt man daher mit $10\frac{1}{2}$ Th. Wasser. Lycopodiumemulsion wird durch Reiben im Mixturmörser hergestellt und nicht colirt.

Dieses Verhältniss von 1 zu 10 der zu emulgirenden Samenquantität zur Colaturmenge findet nur Anwendung bei Mandeln-, Mohnsamen- und Hanfsamenemulsionen. Bei Emulsionen aus Samen und Früchten, welche der Tabula C. angehören, wie *Semen Hyoscyami, Semen Crotonis, Semen Cataputiae* etc. hat der Arzt sowohl Samenmenge wie Colaturmenge anzugeben.

Oelemulsionen nennt man Mischungen aus Wasser und irgend einem fetten Oele, welches mit Hilfe von Arabischem Gummi in so kleine Tröpfchen zertheilt ist, dass die Mischung einer Milch gleicht und sich in der Ruhe während mehrerer Stunden nicht schichtet. Zur Darstellung einer Oelemulsion ist es wesentlich, Oel, Arabisches Gummi und Wasser in einem gewissen und bestimmten Verhältnisse zu mischen. Wird z. B. eine geringere Menge Arabischen Gummis, als der vierte Theil des Oelquantums beträgt, zur Mischung verwendet, so findet entweder eine Emulgirung nicht statt, oder die Emulsion ist wenig dauernd und setzt schon nach kurzer Zeit einen öligen Rahm ab, andererseits nimmt man zur Erzeugung eines guten Emulsums nie mehr als die Hälfte des Oelquantums an Gummi und setzt das übrige etwa vom Arzte noch vorgeschriebene Gummi als Mucilago der fertigen Emulsion hinzu. Das bereits vor circa 33 Jahren von HAGER angegebene Mengenverhältniss zur sicheren Gewinnung eines Emulsums ist vom Wasser die Hälfte der Summe der Gewichtsmengen des Gummis und Oels, vom Gummi ein Viertel bis zur Hälfte der Gewichtsmenge des Oels. Sollen z. B. 20,0 g Mandelöl mit der geringsten Menge Arabischem Gummi emulgirt werden, so wäre diese geringste Menge 5,0 g; dazu sind also erforderlich 12,5 g Wasser. Das gebräuchlichste Verhältniss des Gummis zum Oele, welches auch die Pharmakopoe aufgenommen hat, ist 2 zu 4, mithin tritt für das Wasser die Verhältnisszahl 3 hinzu.

Die Darstellung eines Emulsums aus Oel geschieht in folgender Weise: Man giebt das Arabische Gummi als feines Pulver in einen geräumigen Mixturmörser, giesst das Wasser dazu, mischt beide durch Agitiren mit dem Pistill, setzt dann sofort das bereits in einem besonderen Gefässe abgewogene Oelquantum auf einmal hinzu und setzt das Agitiren mit dem Pistill fort, bis eine gleichförmige Mischung *(emulsum)* entstanden ist, welcher Zeitpunkt durch ein knackendes Geräusch beim Agitiren erkannt wird. Mit einem steifen Karten- papier streift man nun etwa noch an der Wandung des Mörsers und am Pistill ungenügend gemischt anhängendes Oel und Gummilösung in die Masse und vollendet durch nochmaliges schnelles Agitiren die Mischung. Man•kann auch in der Weise ein Emulsum erreichen, dass man zuerst das Gummipulver in den Mörser schüttet, dann das Oel dazu giesst und nun das Wasser zusetzt, so dass es gleichsam vom Oel eingeschlossen ist und das Gummi nicht be- rührt. Werden nun durch ein plötzliches und schnelles Agitiren mit dem Pistill alle drei Substanzen gemischt, so vereinigen sie sich sofort zu einem Emulsum. Dieses letztere wird nun zunächst mit dem übrigen Wasser ver- dünnt und hierauf mit den etwa noch vorgeschriebenen Zusätzen versehen. Bestehen die Zusätze in Substanzen, welche Wasser aufsaugen, wie *Lycopo- dium, Magnesia usta*, gepulverte Salze, trockene vegetabilische Pulver, so dürfen sie nie für sich dem Emulsum direct zugesetzt werden, sondern müssen e n t w e d e r   v o r h e r   m i t   W a s s e r   a n g e r i e b e n sein oder sie sind dem be- r e i t s   m i t   W a s s e r   v e r d ü n n t e n Emulsum zuzusetzen. Im anderen Falle entziehen sie dem Emulsum Wasser und bewirken dadurch die Ausscheidung eines entsprechenden Theiles Oels oder, wie man sagt, ein Umschlagen der Emulsion.

Zur Darstellung gewisser Mengen Oelemulsion gehören der Vorschrift un- serer Pharmakopoe entsprechend folgende Mengen Oel, Gummi und Wasser:

Oelemulsion g	Oel. g	Arab. Gummi. g	Wasser zur Darstellung des Emulsums. g	Wasser zur Completirung der Emulsion. g
250,0	25,0	12,5	18,75	193,75
240,0	24,0	12,0	18,0	186,0
200,0	20,0	10,0	15,0	155,0
180,0	18,0	9,0	13,5	139,5
175,0	17,5	8,75	13,12	135,63
160,0	16,0	8,0	12,0	124,0
150,0	15,0	7,5	11,25	116,25
125,0	12,5	6,25	9,38	96,87
120,0	12,0	6,0	9,0	93,0
100,0	10,0	5,0	7,5	77,5
90,0	9,0	4,5	6,75	69,75
80,0	8,0	4,0	6,0	62,0
75,0	7,5	3,75	5,62	58,13
60,0	6,0	3,0	4,5	46,5
50,0	5,0	2,5	3,75	38,75
40,0	4,0	2,0	3,0	31,0
30,0	3,0	1,5	2,25	23,25
25,0	2,5	1,25	1,87	19,38

Die gebräuchlichsten Emulsionen sind Mandelöl-, Mohnöl-, Provenceröl- und Ricinusölemulsion. Provenceröl lässt sich nur mit der Hälfte seines Ge- wichtes Arabischem Gummi vollständig und gut emulgiren. *Emulsio oleosa* ist stets eine M a n d e l ö l e m u l s i o n.

Die **Emulsionen** aus **Balsamen,** wie C o p a i v a b a l s a m, P e r u b a l s a m, werden in ganz gleicher Weise wie die Oelemulsionen bereitet. Bei Peru- balsam nehme man besser etwas weniger Wasser und einige Tropfen Wein- geist hinzu z. B. 5 g Perubalsam, 2,5 g Gummi, 3 g Wasser und 10 Tropfen Weingeist.

Kritik. Die Mandelölemulsion bezeichnet die Ph. mit *Emulsiones oleosae.*
Statt zu sagen: *Emulsiones oleosae ex Olei pinguis partibus* etc. sagt sie, dass sie aus
Mandelöl zu bereiten seien. Sie wollte ihr beliebtes *Oleum sebacicum* vielleicht
nicht anwenden, weil auch Ricinusöl zu Emulsionen verarbeitet wird, und *oleum
pingue* sagt sie grundsätzlich nicht, sie begeht lieber den Missgriff, die Mandelölemulsion mit *Emulsiones oleosae* zu bezeichnen. Dagegen sagt die erste Ausgabe der
Ph. ganz zutreffend, dass unter *Emulsio oleosa* stets die Mandelölemulsion zu verstehen sei, und *Emulsiones oleosae* aus *olei cujuslibet partibus* etc. zu bereiten seien.
Der Text der 2. Ausgabe ist hier wahrlich keine Verbesserung des Textes der 1. Ausgabe, er ist vielmehr eine Verwirrung. Wenn ein Apotheker in Stelle einer Ricinusölemulsion eine Mandelölemulsion dispensirte, so hätte er auch, die Ricinusölemulsion
als *Emulsio oleosa* auffassend, streng die Anweisung der Ph. befolgt.

<hr>

Euphorbium.

Euphorbium. Euphorbiumharz. Gummi s. Resīna Euphorbĭum.
Euphorbe. Euphorbium.

Das leicht zerreibliche, gelbliche Gummiharz der *Euphorbia resinifera.* Einschliessend *(circumfusa)* die zweistachlichen Blattpolster,
Blüthenzapfen *(claviculae)*, die dreiköpfigen Früchte *(fructus tricocci)*
zeigt es die Umrisse dieser Pflanzentheile. Es ist von brennendem
scharfem Geschmacke. Vorsichtig aufzubewahren.

<hr>

Euphorbia resinifera BERG.
Fam. **Euphorbiaceae.** Sexualsyst. **Monoecia Monandria.**

<hr>

Geschichtliches. DIOSCORIDES, ein zu NERO's Zeiten lebender griechischer
Arzt, gab dem Gummiharze den Namen Euphorbium (gutes Futter, denn
$\check{\varepsilon}v$- schön, gut und $\varphi\acute{o}\varrho\beta\iota o\nu$, Futter, Nahrung), wahrscheinlich in enantiologi-
scher Beziehung, weil die Euphorbiumpflanze mit Stacheln besetzt ist, oder
auch, weil die Euphorbien reich an Milchsaft sind.

Herkommen. Oben angeführte Euphorbia-Art, *Euphorbia resinifĕra,*
wurde von BERG als Mutterpflanze des Euphorbiums angegeben, weil er in
dem Euphorbium des Handels Trümmer und Reste eines Blüthenstandes fand,
welche er den folgenden Euphorbia-Arten nicht angehörend erachtete. Bis
dahin hatte man *Euphorbia officinārum, E. antiquōrum* und *E. Canariensis*
LINN. als Mutterpflanzen angesehen. Diese Euphorbia-Arten sind cactusähnliche,
blattlose, mit Stacheln besetzte Pflanzen und Sträucher des westlichen Afrikas.

Eigenschaften. Euphorbium ist der Milchsaft der Zweige vorerwähnter
Euphorbia resinifera BERG, welcher Milchsaft aus künstlich gemachten Verwundungen ausfliesst und an der Sonne trocknet. Wie es im Handel vorkommt, bildet es schmutzig-gelbliche, durchscheinende, an der Oberfläche
matte, bestäubte, leicht zerbrechliche Stücke von verschiedener Form, oder
abgeplattete Thränen, häufig mit 1—3 Löchern (von den Stacheln der Mutterpflanze herrührend). Die Formen des Euphorbiums sind sehr verschieden, je
nach den Stellen der Pflanze, an welchen der Milchsaft ausgetreten ist. Es
bildet flache Krusten als Ueberzug der Stengeltheile, cylindrisch-
konische Stücke als Ueberzug des Blüthenstandes, dreiknöpfige Ballen
als Umhüllung der Frucht, kurz-dreiästige ausgehöhlte Stücke als
Ueberzug des Stachelpaares, welches sich oft noch eingesenkt vorfindet. Gemeiniglich ist es vermischt mit kleinen Bruchstücken des Harzes, mit Stacheln,
gestielten kreiselförmigen Blüthenhüllen, 3-knöpfigen Früchten, 4-kantigen, mit

Doppelstacheln besetzten Stengelstücken. Von diesen Beimischungen muss das Euphorbium so viel als möglich befreit sein.

Bei gewöhnlicher Temperatur ist das Euphorbium ohne Geruch. Auf Kohlen geworfen brennt es mit heller Flamme, einen nicht unangenehmen Geruch verbreitend. Der Geschmack ist Anfangs fast unmerklich, hintennach aber heftig brennend und caustisch.

Das **Pulvern** des Euphorbiums ist sehr gefährlich. Der dabei aufsteigende Staub erregt nämlich heftiges und anhaltendes Niesen, sogar gefährliche Entzündung der Augen, Nase und des Gesichts, Nasenbluten, Aufschwellen des Gesichts. Das hier zuletzt Gesagte werde besonders beherzigt und nicht vergessen, wenn man Euphorbiumpulver abzuwägen oder mit anderen Stoffen zu mischen hat. Beim Pulvern, welches in einem Stossmörser, der mit einem hölzernen Deckel oder mit Lederdecke versehen ist, im Freien vorgenommen wird, hat der Arbeiter über das ganze Gesicht ein etwas feuchtes Tuch zu binden und auch Handschuhe anzuziehen. Theils das Stäuben zu mindern, theils das Anbacken der Masse im Mörser zu verhindern, setzt man auf ungefähr 500 g des Euphorbium 8—10 süsse Mandeln hinzu. Das mittelfeine Pulver wird in einem Siebe mit Deckel durchgeschlagen.

Bestandtheile des Euphorbiums sind in 100 Theilen 30—35 in Weingeist lösliches Harz, welches nur schwache Merkmale einer Säure zeigt und aus mehreren Harzen von verschiedener Beschaffenheit besteht, 20 Euphorbon, 10—15 Wachssubstanz, 2—5 kautschukähnliche Substanz, circa 4 gummöse Substanz, 2—5 Kaliummalat, 10—15 Calciummalat etc., Wasser. Euphorbon ist (nach FLUECKIGER) eine in Wasser unlösliche, in Aether, Benzin, Chloroform, Amylalkohol, Weingeist lösliche, krystallisationsfähige, chemisch indifferente Substanz, welcher allein die drastische Wirkung des Euphorbiums angehört (HUSEMANN). FLUECKIGER giebt folgende annähernde Mengen der Bestandtheile des reinen Euphorbiums in 100 Th. an: Harz 38, Euphorbon 22, Gummi 18, Malate 12, anorganische Stoffe 10. Euphorbon lässt sich aus dem Euphorbiumpulver mittelst Petroläther extrahiren (HAGER).

Aufbewahrung. Euphorbium soll in der Reihe der vorsichtig aufzubewahrenden Arzneikörper seinen Platz haben. Das Umfüllen und Abwägen des Pulvers ist mit Behutsamkeit auszuführen, um ein Stäuben und Verstreuen zu vermeiden, denn der eingeathmete oder in die Augen aufgestiegene Staub kann Ursache von Entzündungen werden. Nur als feines Pulver kommt es in Gebrauch, z. B. zum *Empl. Cantharid. perpetuum.*

Anwendung. Früher wurde das Euphorbium in Gaben von 0,025—0,05 —0,1 g als Drasticum gebraucht. Es erzeugt leicht heftige Entzündungen des Magens und Darmkanals und wirkt in grösseren Gaben giftig. Gegenmittel sind Opium, schleimige und ölige Mittel. Aeusserlich wird es viel als Rubefaciens, Reizmittel für torpide Geschwüre und als Zusatz zu Vesicatorien angewendet.

Extracta.

Extracte. *Extraits. Extracts.*

Die zur Bereitung der Extracte bestimmten Substanzen müssen sehr klein und gleichmässig zerschnitten oder zerstossen sein. Die Maceration geschehe bei 15—20°, die Digestion bei 35—40°; in beiden Fällen unter öfterem Umrühren.

Die wässerigen Flüssigkeiten werden sofort bis auf ein Drittel ihres Volumens verdampft, alsdann einige Tage an einem kalten Orte bei Seite gestellt und colirt.

Die weingeistigen und ätherhaltigen Flüssigkeiten werden decanthirt und filtrirt.

Alle Flüssigkeiten werden unter Umrühren bis zur Extractdicke eingedampft; bei wässerigen und weingeistigen Auszügen darf die Verdampfungstemperatur 100°, bei ätherischen 50° nicht übersteigen.

Die Extracte werden in Betreff der Consistenz in drei Abstufungen bereitet, nämlich:

1. dünne, von der Dicke des frischen Honigs;
2. dickere, welche erkaltet, sich nicht ausgiessen lassen;
3. trockene, welche sich zerreiben lassen.

Letztere werden in der Weise bereitet, dass man die Auszüge in Porzellangefässen abdampft, bis sie eine zähe und nach dem Erkalten zerreibliche Masse bilden, welche man noch warm mit einem Spatel aus dem Gefässe herausnimmt, in dünne Bänder auszieht und bei gelinder Wärme trocknet.

Stellt man in eine 25-proc. Extractlösung, welche durch einige Tropfen Salzsäure angesäuert ist, einen kleinen glänzenden Eisenstab, so darf er nach Verlauf einer halben Stunde nicht mit röthlicher Farbe überzogen sein.

Trockene narkotische Extracte werden aus den dickeren Extracten bereitet, indem man vier (4) Theile Extract und drei (3) Th. fein gepulvertes Süssholz in einer erwärmten Porzellanschale mengt und das Gemisch bei 40—50° austrocknet, bis es nicht mehr an Gewicht verliert.

Der trockenen, warm zerriebenen Masse wird noch so viel fein gepulvertes Süssholz zugemischt, dass die doppelte Menge des angewandten Extractes erreicht wird.

Lösungen narkotischer Extracte sind nach folgender Vorschrift vorräthig zu halten erlaubt:

Zehn (10) Th. Extract gelöst in sechs (6) Th. Wasser, ein (1) Th. Weingeist und drei (3) Th. Glycerin.

Zweck der Extracte. Unter „Extracte" versteht man im Allgemeinen Arzneistoffe, welche durch Ausziehen (Extraction) aus Vegetabilien mittelst verschiedener Flüssigkeiten, wie Wasser, Weingeist, Aether etc., und Eindampfen des flüssigen Auszuges bis zur weicheren oder stärkeren Honigdicke oder Trockne gewonnen sind. Die Extracte repräsentiren die Vegetabilien, aus denen sie bereitet sind, in so weit, als sie in einem geringeren Volumen die medicinisch wirksamen Bestandtheile derselben enthalten. Der Werth oder die Wirksamkeit der Extracte hängt sehr von der Bereitungsweise ab. Diese letztere richtet sich ganz nach der Natur und Beschaffenheit der Medicinstoffe, welche aus den Vegetabilien ausgezogen werden und im Extract enthalten sein sollen. Besteht z. B. der Medicinstoff in harzigen oder bei der Temperatur des kochenden Wassers flüchtigen Stoffen, so wird Aether oder Weingeist, besteht er in theils harzigen, theils Extractivstoffen, so wird ein mehr oder weniger wasserhaltiger Weingeist, und besteht er hauptsächlich in Extractivstoffen, Schleimstoffen etc., so wird nur Wasser als Ausziehungsmittel angewendet. Enthält ein Vegetabil unwirksame Schleimstoffe, welche in Weingeist nicht löslich sind, so wird auch oft nur Weingeist als Extractionsmittel angewendet.

Arten der Extracte. Man unterscheidet daher wässrige, weingeistige, ätherweingeistige und ätherische Extracte. Da die Säfte der frischen Vegetabilien gemeiniglich auch die wirksamen Bestandtheile derselben enthalten, so werden viele der durch Pressen gewonnenen frischen Pflanzensäfte, nachdem daraus durch gewisse Behandlung die unwirksamen Stoffe (z. B. Schleime, Chlorophyll, Eiweiss etc.) entfernt sind, eingedickt.

Das Ausziehen oder Extrahiren sucht man so auszuführen, dass man möglichst wenig vom Ausziehmittel anwendet und dennoch damit die vegetabilische Substanz völlig erschöpft, oder mit anderen Worten, dass man möglichst concentrirte Auszüge gewinnt. Die Temperatur zur Gewinnung eines Auszuges sollte 95⁰ C. nie überschreiten. Der Auszug ist die Auflösung des Extracts welches von seinem Auflösungsmittel befreit werden soll. Dies geschieht durch Verdampfen des Auflösungsmittels. Die Temperatur, welche zur Verwandlung des Auflössungsmittels in Dampf nöthig ist, darf aber nie so hoch steigen, dass dadurch die medicinisch wirksamen Bestandtheile des Extracts eine nachtheilige oder ungehörige Veränderung oder wohl gar eine Verflüchtigung erleiden. Das Eindicken der Extractlösungen geschieht daher am sichersten im sogenannten Dampfbade (Wasserbade), doch soll hierbei die Temperatur der Extractlösung nie die des kochenden Wassers erreichen. Dies wird auch immer der Fall sein, wenn nicht mit gespannten Dämpfen geheizt wird. Da auch der atmophärische Sauerstoff und die Wärme auf die Extractbestandtheile zersetzend, zerstörend oder verändernd einwirken, so gilt es bei Darstellung der Extracte als Regel, das Extract besonders in seiner wässrigen Lösung in möglichst kurzer Zeit den Einwirkungen der Wärme, der Luft und anderer Einflüssen auszusetzen, es also recht schnell fertig zu stellen.

Die **wässrigen Extracte** werden entweder nur in wenigen Fällen durch Kochung, meist durch Maceration und durch Digestion oder Infusion dargestellt. In früherer Zeit war die Kochung mit Wasser gang und gebe, bis man fand, dass durch Infusion nicht nur ein besser beschaffenes Extrac' gewonnen werden könne, sondern dass die Extractausbeute auch eine grössere sei. Bei dem sehr harten und dichten Campecheholz hatte die 1. Ausg. der Pharmakopoe die Kochmethode beibehalten, dagegen bei allen übrigen Extracten gänzlich fallen lassen, und das auch wohl mit Recht. Die 2. Ausg. der Ph. wendet die Kochmethode nicht an, was lobend hervorzuheben ist. Durch Aufgiessen von kochendheissem Wasser und Digestion gelangt man zu denselben, in vielen Fällen sogar zu besseren Resultaten. Einen Beweis von der Richtigkeit dieser Angabe liefern z. B. die Resultate aus folgenden Versuchen.

1000 g	Quassia	gaben	durch	2-malige	Kochung	45,0 g	
1000 g	„	„	„	„	heisse Infusion	53,0 g	Extract.
1000 g	Ratanha	„	„	„	Kochung	156,0 g	
1000 g	„	„	„	„	heisse Infussion	190,0 g	

Das Ausziehen durch Infusion kann auf dreierlei Weise geschehen.

Es werden entweder die Species 1) mit dem heissen oder kalten Wasser zu einem Brei angerührt und eine gewisse Zeit digerirt oder macerirt (GIESE'sche Methode) oder 2) sie werden mit soviel Wasser übergossen, dass sie darin schwimmen und dann ebenfalls digerirt oder macerirt oder 3) bei harten und dichten Vegetabilien der Insuccation oder Einweichung vor der Infusion unterworfen. Im ersteren Falle erhält man durch Pressung (Absetzenlasser und Coliren) eine möglichst concentrirte Extractlösung, welche in kurzer Zeit eingedampft werden kann. Im zweiten Falle erhält man eine dünne Extractlösung, die eine längere Zeit zum Eindampfen erfordert, was, wie schon oben bemerkt ist, den Werth des Extracts nur beeinträchtigt. Das erstere Verfahren ist als das bessere auch von unserer Pharmakopoe aufgenommene. Die fein zerschnittenen oder gröblich zerstossenen weicheren Vegetabilien werden mit heissem oder kaltem Wasser zu einem Brei angerührt, welcher unter zeitweiligem Umrühren 1 — 2 — 3 Tage stehen bleibt. Nach dieser Zeit wird er ausgepresst. Der Rückstand wird noch einmal mit Wasser zum Brei angerührt und nach Verlauf einer ähnlichen Zeit wiederum ausgepresst. Diese Operation zum dritten Male zu wiederholen ist nur in wenigen Fällen nothwendig. Die Species sind dann völlig erschöpft.

Dass man mit wenigem Wasser nach dieser Methode eben so befriedigende Resultate erlangt als mit grösseren Mengen, liegt ganz einfach darin, dass die Extracte im Allgemeinen in wenigem Wasser ebenso löslich sind, wie in vielem, dass so manche in Wasser nicht löslichen Stoffe in concentrirten Extractlösungen löslich sind. Statt des Auspressens mittelst der Schraubenpresse bedient man sich auch wohl der Deplacirungs- oder Verdrängungs-Methode, welche mit der vorhin erwähnten GIESE'schen Methode vereinigt nur bei Darstellung kleiner Extractmengen von practischem Werthe ist und empfohlen werden kann. Sie schliesst sich der Extraction mit Hilfe der REAL'schen Presse an.

Die Insuccation (Insucation) oder Einweichung besteht darin, dass man vor der Infusion den zu extrahirenden zerkleinerten Stoff mit kaltem Wasser gut benetzt und 30—60 Stunden stehen lässt, ehe man ihn mit heissem Wasser infundirt. Dadurch nehmen die Zellwände Wasser auf, werden weich und bei der darauf folgenden Extraction, dienen die Zellwände als Dialysatoren. Diese Insuccation ist bei harten Rinden und Hölzern von Werth, denn sie ergiebt eine bedeutend grössere Extractausbeute und macht das Auskochen völlig überflüssig.

Utensilien und Geräthschaften zur Darstellung der wässrigen Extracte.

Die Extraction durch Wasser (oder schwachen Weingeist) wird am bequemsten in dem Extractfasse ausgeführt.

Das Extractfass oder Extrahirfass ist ein nach unten nur um eine Wenigkeit sich verengendes Fass. Dicht über seinem Boden *(b)* ist ein zinnerner Hahn *(h)* eingeschraubt. Auf den Boden wird ein Holzkreuz und auf das Holzkreuz ein hölzerner Siebboden *(d)*, der mit grober und locker gewebter Leinwand oder wollenem Zeuge überzogen ist, gelegt. Auf diesen Siebboden schüttet man das zerkleinerte Vegetabil, rührt es daselbst mit dem kalten, warmen oder kochend heissen Wasser (oder auch mit dem schwachen Weingeist) zu einem weichen Breie an. Auf die Breimasse legt man einen hölzernen Siebboden *(s)*, darauf ein starkes Holzkreuz *(k)*, und drückt den oberen Siebboden nur sanft auf den Brei nieder. (Das Fass und alle Theile bestehen aus Eichenholz, die Schraube aus Buchenholz, die Reife und Bügel aus Eisen. Das Eisen ist mit einem weingeistigen Schellackfirniss bestrichen, um es vor Rost zu schützen, das Fass ausserhalb mit Leinölfirniss getränkt, das Fass aber im neuen Zustande vor der Anwendung unter Maceration mit heissem Wasser, welches mit Lauge versetzt ist, gut gereinigt.)

Nachdem der Brei 12 bis 24 Stunden oder die vorgeschriebene Zeit gestanden hat, lässt man die Extractbrühe durch den Hahn *(h)* ablaufen und presst den Brei, nach dem Einschieben des Querholzes *(qq)* durch die über den Fassrand hervorstehenden stählernen oder eisernen Bügel, mit Hilfe der Schraube zusammen. Fliesst keine Flüssigkeit mehr aus dem Hahn, so schliesst

man diesen, macht die Schraube locker und giesst allmählich kaltes oder heisses
Wasser bis zur Höhe des oberen Siebbodens hinzu. Damit es die Breischicht
auch genügend durchdringe, befindet sich an der Seite des Fasses ein gläsernes
Luftrohr *(l)*, das mittelst eines Korkes in eine Bohröffnung dicht unter dem
unteren Siebboden eingesetzt ist. Nach einem halbtägigen Stehen lässt man
die Flüssigkeit ab und presst wieder allmählich nach. In den allermeisten Fällen
ist die Substanz nach dieser zweimaligen Operation erschöpft.

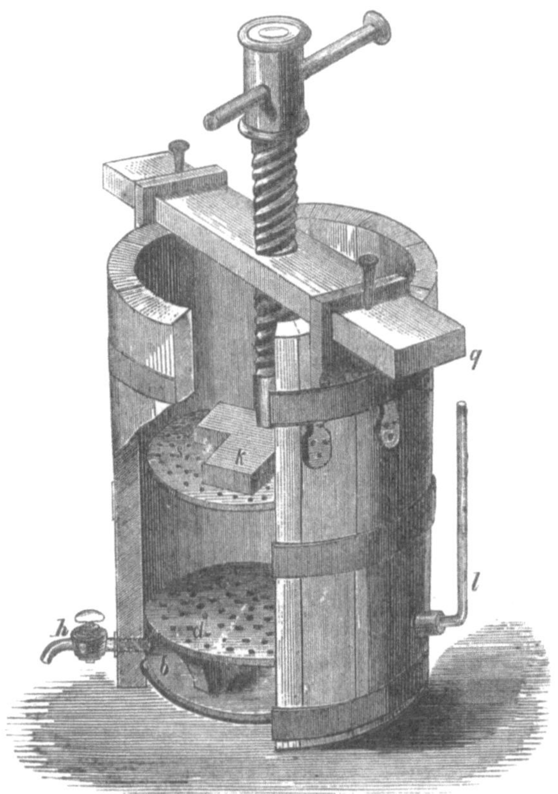

Extrahirfass oder Extractfass.
$^1/_{10}$ Lin. Grösse (für kleinere), $^1/_{15}$ Lin. Grösse (für grössere Laboratorien).

Harte Hölzer, Rinden, holzige und nicht schleimige Wurzeln werden als
ein starkgrobes Pulver, Kräuter, Blumen klein geschnitten, schleimreiche Substanzen grob geschnitten und auch wohl mit zerschnittenem Stroh gemischt
auf die vorerwähnte Weise extrahirt.

Das Wasser, welches man zur Extraction verwendet, darf nicht zuviel Calciumcarbonat und andere Salze enthalten, weil ein solches hartes Wasser
in vielen Fällen nicht nur nicht das Vegetabil hinreichend durchdringt (wie
z. B. gerbstoffhaltige Substanzen), es enthält auch ein überflüssiges Material,
das mit den sauren Substanzen in den Vegetabilien Kalksalze bildet, welche
die gewonnene Extractmenge vermehren und bei der Aufbewahrnng der Extracte
in mehr oder weniger ausgebildeten Krystallen ausscheiden. In allen Fällen
ist es richtiger, nur destill. Wasser in Anwendung zu bringen.

In den speciellen Vorschriften, welche die Ph. zur Darstellung der Extracte angiebt, wird stets destillirtes Wasser zu verwenden angeordnet. Wenn sie dies auch nicht besonders angiebt, so will sie laut Vorrede unter *Aqua* (nicht *aqua*) stets *Aqua destillata* bezeichnet wissen. Damit hat die Ph. in der That einen erfreulichen Fortschritt documentirt.

Die Extractbrühen werden gemischt, im Wasserbade bis auf den dritten Theil ihres Volumens eingedampft, in einem Sedimentirtopf oder einem anderen passenden Gefässe 2—3 Tage zum Absetzen bei Seite gestellt, decanthirt und colirt und nun die klare Flüssigkeit im Wasserbade nnter Umrühren mit hölzernem oder porcellanenem (nicht eisernem) Spatel zur gehörigen Extractdicke eingedampft.

Als Abdampfgefässe sind porcellanene oder unglasirte thönerne*) Kessel und Schalen unbedingt die besten, auch zinnerne sind zulässig, nicht aber eiserne, kupferne oder mangelhaft verzinnte. Diese letzteren verändern nicht nur das Extract, sie geben auch metallische Substanzen an die Extracte ab.

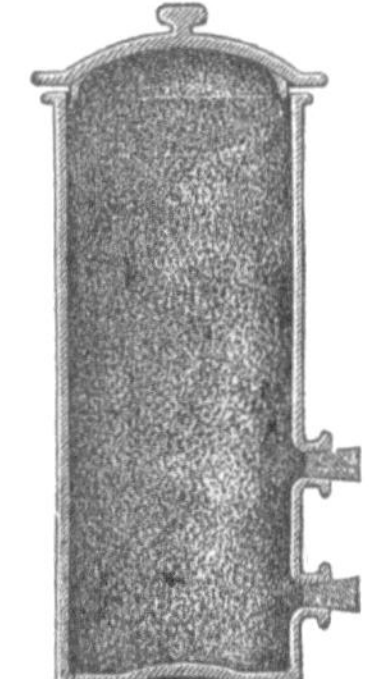

Sedimentirtopf.

Die Abdampfwärme soll nie die Temperatur des kochenden Wassers erreichen, weil bei dieser Wärme nicht nur die flüchtigen Riechtheile der Extractlösungen verloren gehen, auch unter Einfluss des Luftsauerstoffs sich der sogenannte in Wasser unlösliche Extractabsatz (Apothem) bildet. Je mässiger die Abdampfwärme ist und je schneller das Abdampfen ausgeführt wird, um so weniger wird ein Verlust an Riechstoffen und die Bildung des Extractabsatzes stattfinden. Sollte übrigens ein eingedampftes Extract, welches mit Wasser eine klare Lösung geben soll, sich trübe lösen, so muss es in der 4—5fachen Menge destill. Wasser gelöst, durch Filtration oder Decanthation gereinigt und dann wieder zur gehörigen Consistenz eingedampft werden. Ein schnelles Abdampfen bei einer niedrigen Temperatur ist nur im Vacuumapparat, der weiter unten erwähnt ist, möglich.

Zum Rühren der Extractbrühen, das Abdampfen zu beschleunigen, giebt es mehrere verschieden eingerichtete mechanische Vorrichtungen, welche die Arbeitskraft eines Arbeiters für den vorliegenden Zweck ersetzen. Der MOHR'sche Rührer ist der bekannteste und kann in MOHR's Lehrbuch der pharm. Technik nachgelesen werden. Man hat jetzt übrigens noch weit einfachere Rührvorrichtungen.

Das Abdampfen im luftverdünnten Raume, im sogenannten Vacuum, wird jetzt schon öfter angewendet. Von allen dahin schlagenden Apparaten sind diejenigen die besten, in welchen die Luftverdünnung durch eine Luftpumpe oder Wasserstrahl-Luftpumpe bewirkt werden kann. Ein entsprechender Apparat ist der HAGER'sche, welcher bereits 1865 im Commentar zu Ph. Bor. beschrieben und in den Commentar zur 1. Ausg. der Ph. Germ. hinübergenommen wurde. Ein ähnlicher Apparat wird von der Firma F. A. WOLFF & SÖHNE in Heilbronn 1882 in der ph. Centralhalle Nr. 4 dem pharm. Publikum vorgeführt. An diesem Apparate ist die das Abdampfgefäss abschliessende Glocke aus dickwandigem Glase hergestellt. Die saugende Kraft wird durch Wasserstrahlluftpumpe erreicht. Ueber die Wasserstrahlluftpumpen, wie sie beschaffen und woher sie zu beziehen sind, findet man von ROBERT OTTO im Archiv 1880, 2. Hälfte S. 359 Näheres angegeben. Diese Vor-

---

*) Für diesen Zweck werden in der MARCH'schen Thonwaarenfabrik zu Charlottenburg Kessel und Schalen aus feuerfestem Thon fabricirt.

richtung ist billig und sehr passend, Filtrationen, das Auspumpen von Exsiccatoren, Destillationen im luftverdünnten Raume und ähnliche Operationen zu fördern und zu beschleunigen.

Der HAGER'sche Apparat besteht aus 2 Stücken, dem Dampfgefäss *(dehf)* und dem Recipienten nebst Kühlgefäss *(pmob)*, beide Stücke verbunden durch das Rohr *w*. — *aa* ist das Wärmgefäss mit der Tubulatur *e* zum Eintritt des Wasserdampfes, mit welchem die Erwärmung geschieht, und der Tubulatur *d* zur Ableitung dieses Dampfes. Der Hahn *f* dient zum Ablassen des in dem Wärmgefässe etwa angesammelten Wassers. Der Kessel *(aa)* hängt dampfdicht im Wärmgefäss *(c)*. Vermöge guter Flanschenverbindung und Zwischenlage von vulkanisirtem Kautschuk ist der Deckel *r* luftdicht auf dem Kessel *(aa)* befestigt. In diesem Deckel befinden sich ein Thermometer *t*, zwei Fenster *uu* und das Nachfüllrohr *h*. Der Deckel selbst ist

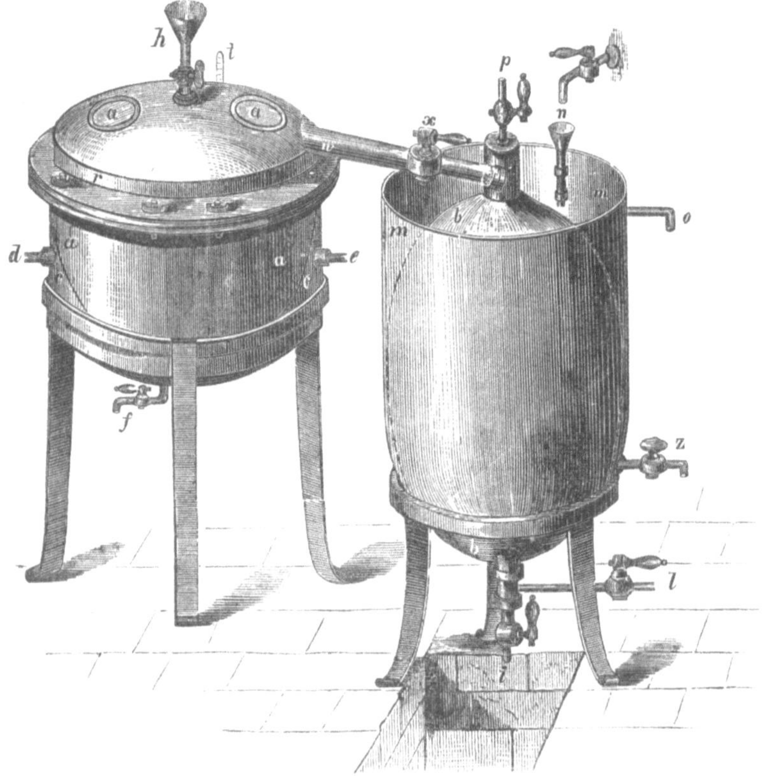

HAGER's Vacuumapparat für pharm. Laboratorien. $^1/_{15}$ Lin. Grösse für kleinere, $^1/_{20}$ Lin. Grösse für grössere Laboratorien.

stark gewölbt. Er steht durch das Rohr *w*, welches ihm fest eingenietet ist, mit den Recipienten *bb* in Verbindung. Dieses Rohr hat einen Hahn *x* und ist an den Kopf des Recipienten mittelst Schraubringes dicht angesetzt. Der Recipient *(bb)* hat oben und unten die Hähne *p* und *i*, letzteren zum Ablassen des Destillats, ersterer dient als Luftrohr oder zum Ansetzen einer Luftpumpe. Das Rohr *l* dient dazu, nach Sperrung des Verbindungsrohres *w* durch den Hahn *x* den Recipenten mit Wasserdampf zu füllen. Tritt dieser als dichter Strom aus dem geöffneten Rohr p, so wird dasselbe nebst dem Rohr l geschlossen, Kühlwasser in das Kühlgefäss gegeben und das Rohr w durch den Hahn x geöffnet. War vor dieser Operation der Kessel *(aa)* mit seinem abzudampfenden oder auszutrocknenden Inhalte ungefähr bis auf 60⁰ C. (bei geöffnetem Hahn p und x) erwärmt, so enthält der Apparat an und für sich eine dünnere Luft. Wird nun der Hahn x geschlossen, aus dem Recipienten die Luft durch Wasserdampf entfernt, so wird die Luftmenge, welche nach Oeffnung des Hahnes x beide Theile des Apparats ausfüllt, nur den dritten Theil der ursprünglich darin vorhanden gewesenen ausmachen. Will man die Luftverdünnung weiter treiben, so schliesst man den Kessel *(aa)* durch den Hahn x wieder ab und entfernt die Luft aus dem Recipienten durch Wasserdampf. Die Verdichtung des in den Recipienten hineingeschickten Wasserdampfes geschieht durch Einfliessenlassen von kaltem Wasser in das Kühlgefäss *(mm)*, das Kühlwasser wird aber jedesmal vor einer neuen Dampfeinströmung erneuert. Weit bequemer und besser lässt sich allerdings die Luftverdünnung durch eine Luftpumpe bewirken. Damit die Destillation unbehindert vor sich gehe, bedeckt man den Deckel *(r)* des Kessels mit einer Scheibe aus dickem wollenem Tuche. Farblose Substanzen, Salze, narkotische Extracte, die ausgetrocknet werden sollen, giebt man in porcellanene Abdampfschalen, welche man in den Kessel hineinstellt.

Unerlässliche Bedingungen sind ein fester Bau und eine Kupferwandstärke von wenigstens 3 mm. Das Innere des Apparats ist durchweg verzinnt. Die Glasscheiben der Fenster *(uu)* müssen 4—5 mm stark und gut eingekittet sein. Sie sind ein leidiger Theil des Apparats. Besser ist es, sie ganz fortzulassen, da der Arbeiter aus der Menge des Destillats recht gut einen Schluss auf die Consistenz des Abgedampften machen kann.

Damit der in e einströmende Dampf nicht direkt gegen den Kessel a stosse und diesen zu stark erhitze, ist der Kessel a in einen zweiten Kessel aus dünnem Kupferblech gesetzt, von welchem er zwar oberhalb dicht anliegend umfasst ist, unterhalb aber nach und nach, am Boden ungefähr 1 cm absteht. Der luftdichte Verschluss der Flanschen zwischen dem Kessel a und dem Deckel r wird durch eine in der Mitte der unteren Flansche befindliche rinnenförmige Vertiefung und eine entsprechende riefige Erhöhung an der oberen Flansche bei guter Zwischenlage erreicht.

Wird die Luftverdünnung durch eine Luftpumpe bewirkt, so geht die Verdampfung der Extractbrühe schon bei 40⁰ C. rapide vorwärts, bei Anwendung von Wasserdampf zu demselben Zwecke muss man jedoch die Flüssigkeit in a auf circa 55⁰ C. halten, um dasselbe Resultat zu erzielen. Dieser von mir für pharmaceutische Laboratorien construirte Apparat bietet das Angenehme, die abzudampfende Flüssigkeit in einer Porcellanschale in den Kesselraum setzen zu können.

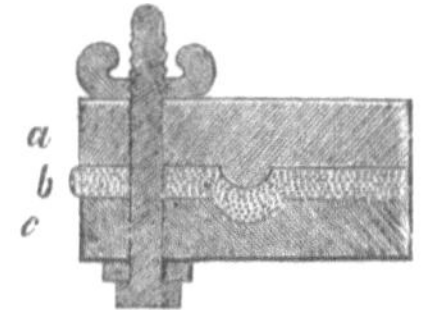

Flanschenverschluss im Querdurchschnitt. *a* obere Flansche *c* untere Flansche, *b* Zwischenlage.

Die in pharmaceutischen Laboratorien am häufigsten benutzten Vacuumapparate, welche von der Firma Lentz in Berlin, Spandauer Strasse 36, 37, zuerst construirt wurden und manche Verbesserungen erfahren haben, sind in der folgenden Abbildung, welche eine Verticaldurchschnittszeichnung ist, vergegenwärtigt. Auch dieser Apparat besteht in seinen Haupttheilen aus Kupferblech von 2,5—3,0 mm Dicke. Die Flanschenringe *(g)* und die 3 Füsse, auf welchen der Apparat ruht, sind aus Eisen, Hähne und Verschraubungen aus Messing gearbeitet. Die dicht machenden Zwischenlagen bestehen aus vulkanisirtem Kautschuk. Das Wärmgefäss (Dampfbad, *d e f*) hat 3 Tubulaturen, *e* für den einströmenden, *d* für den austretenden Wasserdampf, *f* zum Abzapfen des verdichteten Wassers.

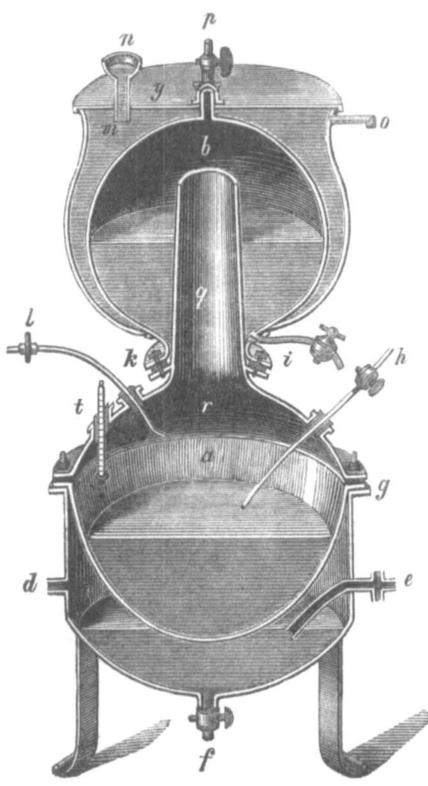

In dem Wärmgefässe *(d e f)* hängt mittelst Verschraubung der Flanschen unter dampfdichter Abschliessung der Kessel *(a c g)*, welcher zur Aufnahme der abzudampfenden Flüssigkeit dient. Dieser Kessel ist mit einer Zinnschicht ausgelegt. Auf denselben ist der Helm *q r* aufgesetzt. Die Verbindung zwischen Kessel und Helm ist durch Zwischenlage von Gummi (zwischen den Flanschenringen) und durch Bolzenverschraubung luftdicht gemacht. Der Helm hat folgende Ansätze und Tubulaturen: *t* ist ein Thermometer, *l* ein Dampfrohr, behufs der Einleitung heissen Wasserdampfes zur Austreibung der atmosphärischen Luft; *h* ist ein Nachfüllrohr zum Nachfüllen der abzudampfenden Flüssigkeit. Auf zwei Seiten der Wölbung des Helmes (ungefähr bei *r*) sind zwei Fenster (runde starke Glasplatten) luftdicht eingesetzt, um den Gang der Verdampfung im Kessel beobachten zu können. Das letztere geschieht, indem man eine brennende Lampe mit Schirm über dem einen Fenster hält und in das andere Fenster hineinsieht.

LENTZ'scher Vacuumapparat. ¹/₁₅—¹/₂₀ Lin. Grösse.

Mittelst dieser Flanschenverbindung *(i k)* ist dem Helm der Kühlkopf *(k i b)* aufgesetzt, welcher oberhalb mit dem Hahn *p* versehen und von einem durch Löthung befestigten Mantel zur Aufnahme des Kühlwassers umgeben ist. Der Trichter *n* dient zum Einfliessen des Kühlwassers, das Rohr *o* zum Abfluss desselben. Das Rohr *i* steht mit dem inneren untersten Raume des Kühlkopfes in Verbindung und dient zum Abfliessenlassen der aus der Abdampfoperation herrührenden verdichteten Flüssigkeit.

Der Gebrauch dieses Apparats ist folgender: Bei geöffnetem Hahne *p* lässt man durch das Rohr *h* eine gewisse (den Kessel halb füllende) Menge der abzudampfenden Flüssigkeit treten und erwärmt dann den ganzen Apparat durch Einleiten von Wasserdampf in den Wärmraum *c*. Sobald das Thermometer eine Erwärmung von 60° angiebt, lässt man einige Augenblicke einen Wasserdampfstrom durch das Rohr *l* eintreten, so dass der Apparat mit Dampf sich anfüllt und die darin befindliche atmosphärische Luft daraus verdrängt wird, also bis der Wasserdampf mit einiger Vehemenz aus *p* ausströmt. Man schliesst nun alle Hähne *(l p)*, lässt Kühlwasser in *n* eintreten und fährt in der Erwärmung durch Eintretenlassen von Dampf durch das Rohr *e* fort. Der in dem Raume des Kühlkopfes befindliche Wasserdampf wird verdichtet, welcher sich als flüssiges Wasser am Grunde des Kühlkopfes sammelt. Dadurch entsteht im Apparat eine Dampfleere und gewissermassen eine Luftleere, also ein geringerer Druck, und die Flüssigkeit im Kessel *a* verwandelt sich nach Verhältniss des noch vorhandenen geringen Druckes und der Erwärmung mehr oder weniger schnell in Dampf, welcher Vorgang durch anhaltende Kühlhaltung des Kühlkopfes zu einem andauernden gemacht wird. Ist der Kühlkopf stark gefüllt, so öffnet man den Hahn *p* und lässt die Flüssigkeit durch das Rohr *i* ab. Bei Fortsetzung der Arbeit wird das Kühlwasser aus dem Kühlmantel abgelassen und der Apparat wieder in gleicher Weise, wie vorhin angegeben ist, gehandhabt. Hat man eine kräftige Luftpumpe zur Disposition, so kann man die Entluftung mittelst Wasserdampfes umgehen. Der Hahn *p* des Kühlkopfes wird dann durch ein Metallrohr mit der Pumpe in Verbindung gesetzt, die Luft aus dem Apparat ausgepumpt, der Helm *p* dann wieder geschlossen und die Erwärmung des Kessels und die Abkühlung des Kühlkopfes fortgesetzt.

Dieser Apparat ist wegen seiner complicirten Zusammensetzung ein beschwerlich zu handhabender. Ein besonderer Uebelstand ist, dass der Dampf der abdampfenden Substanz in dem Helmrohre (*q*) zum Theil eine Verdichtung erfährt, so dass ein fortwährendes Niederrinnen und Abtropfen aus diesem Rohre in den Inhalt des Kessels stattfindet. Es ist ein grosser Fehler, dass Dampfraum und Recipient nicht von einander abgesperrt werden können.

Zur Darstellung von **kleinen Extractmengen** kann man im Allgemeinen die **Deplacirmethode** anwenden. Das Vegetabil wird in einem passenden Gefässe mit dem kalten, warmen oder kochenden Wasser angerührt,

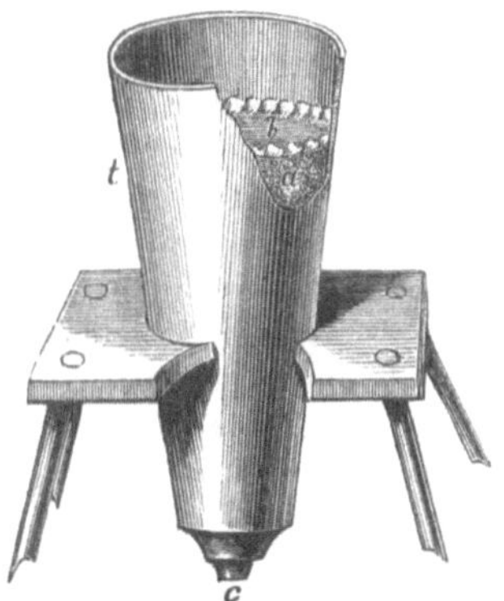

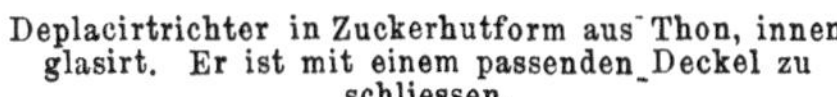

Deplacirtrichter in Zuckerhutform aus Thon, innen glasirt. Er ist mit einem passenden Deckel zu schliessen.

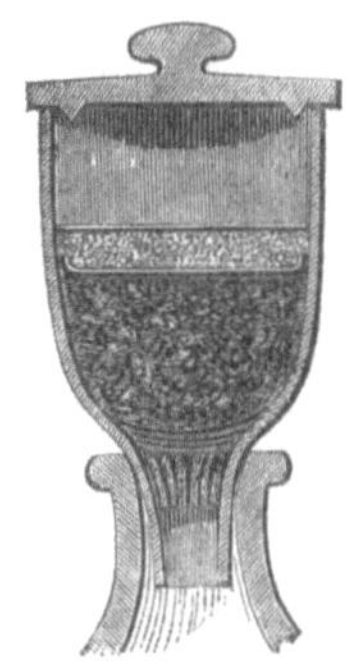

Durchschnittszeichnung eines beschickten Deplacirtrichters aus Steingutmasse.

wenig schleimige Vegetabilien vorher mit zerschnittenem Stroh vermischt nicht dicht in den Deplacirtrichter gegeben. Derselbe besteht aus einem passenden trichterförmigen Gefässe, einer Zuckerhutform oder einer Flasche, deren Boden abgesprengt ist. Gefässe aus Weissblech wollen mir nicht gefallen, weil die meisten Vegetabilien, die ein Material zur Extractbereitung abgeben, Gerbstoffe oder andere freie Säuren enthalten, welche nicht ohne einige Wirkung auf das Eisenblech trotz der Verzinnung bleiben. Im Allgemeinen wird in die obere Verengung des Trichterrohres ein vielfach durchbohrter Kork sanft eingeschoben, darüber einige Scheiben Gaze gelegt, auf diese die dünnbreiige Masse gegeben und nun nach einiger Zeit der Maceration die Extractbrühe ablaufen gelassen. Dann wird auf den Rückstand im Trichter eine Scheibe Fliesspapier gelegt, deren Rand an der Trichterwand aufwärts steht, auf das Papier eine Schicht reinen gewaschenen Sandes, über den Sand eine Scheibe Fliesspapier gegeben und dann so viel kaltes oder warmes Wasser allmählich nachgegossen, bis das Ablaufende wenig gefärbt erscheint.

Weit kürzer ist das Verfahren, den Brei mit der Presse auszupressen, den Pressrückstand wieder mit Wasser anzurühren und nach der Maceration zum zweiten Male auszupressen, die Pressflüssigkeiten absetzen zu lassen und zu filtriren. Das Deplacirverfahren erfordert einen umsichtigen Arbeiter und ist nur bei härteren und nicht schleimigen Vegetabilien am richtigen Orte.

Ueber die mitunter vielleicht noch als Extractionsgefäss angewendete REAL'sche Presse kann man das Nähere in MOHR's Lehrbuch der pharmac. Technik nachlesen.

Man hat auch noch kleine Extractionsapparate mit Luft- oder Compressionspumpen, wie z. B. die von ROMMERSHAUSEN und SCHRADER, welche ich jedoch im Allgemeinen nicht empfehlen kann, denn ihre leidige Eigenschaft ist die, recht bald schlotterig und undicht zu werden. Sie sind übrigens völlig zu entbehren.

Utensilien zur Darstellung weingeistiger Extracte.

Diese durch Extraction mittelst schwächeren oder stärkeren Weingeistes hergestellten Extracte enthalten Substanzen, welche in Weingeist löslich sind, z. B. neben dem wässrigen Extractivstoffe Harze, flüchtige Oele, Glykoside, Alkaloïde.

Die Darstellung der weingeistigen Extracte besteht in Maceration oder Digestion des zerkleinerten Vegetabils, Auspressen, Coliren oder Filtriren der weingeistigen Extractbrühe und Abdampfen oder Abdestilliren des Weingeistes. Zur Extraction trockner Substanzen mit Weingeist oder verdünntem Weingeist wird sich hier die Deplacirmethode empfehlen, welche sich mit etwa vorgeschriebenen Macerationen und Digestionen sehr gut verbinden lässt. Frischen Vegetabilien wird der Saft ausgepresst, dieser durch Erhitzen bis 80° C. und Coliren von einem grossen Theile der Proteïnstoffe (Eiweissstoffe) befreit, dann durch Abdampfen concentrirt, mit Weingeist gemischt, um schleimige Stoffe und die Proteïnkörper zu fällen, die Mischung nach dem Absetzenlassen colirt oder filtrirt und durch Abdampfen oder Abdestilliren des Weingeistes zur Extractdicke gebracht. Das Abdestilliren des Weingeistes aus den Extractbrühen, besonders den narkotischen, ist verwerflich, denn die bei circa 85° C. gesammelten Destillate enthalten in einigen Fällen, wie aus *Conium*, *Belladonna* und *Nicotiana*, einen nicht unwesentlichen Antheil der flüchtigen wirksamen virösen und alkaloïdischen Stoffe gelöst. Die 1. Ausg. der Ph. überliess es dem Belieben des Arbeiters, den Weingeist von den Extractbrühen abzudestilliren, die 2. Ausg. der Ph. ordnet zwar nur ein Abdampfen an, aber nur bei einer unter 100° C. liegenden Wärme. Damit spricht sie klar aus, dass das Abdestilliren des Weingeistes aus dem Wasserdampfbade geschehen kann. Hätte sie nur ein Abdampfen an freier Luft beabsichtigt, so musste sie den höchsten Wärmegrad auf 80° normiren. Mit ihrer Anordnung hat die Ph. nun wieder keinen Fortschritt und eine gewisse praktische Unerfahrenheit an den Tag gelegt. Da mit Hilfe des Dunstsammlers das Abdampfen selbst unter 60° stattfindet, der Dunstsammler seit Decennien bekannt ist, so hätte sie auch 70° als höchstes Temperaturmaass für die Abdampfungswärme aufstellen und damit einen Fortschritt beweisen können.

Apparate, welche die Extraction grösserer Mengen eines Vegetabils mit der möglichst geringsten Menge Weingeist zulassen, giebt es einige, ich halte sie aber für völlig überflüssig, wenn man gute Schraubenpressen zur Hand hat.

Die Extractapparate des Dr. ED. THORN, wie ein grösserer in der

pharm. Centralhalle 1881 No. 23 beschrieben und abgebildet ist, empfehlen
sich. Die kleineren bestehen aus Glas, die grösseren aus Metall. Ihre Einrichtung erlaubt eine bequeme Darstellung weingeistiger und aetherweingeistiger
Extracte. Auch die Firma WEGELIN und HÜBNER zu Halle a. d. Saale hat
einen Extractions-Apparat construirt, welcher von mehreren Seiten als praktisch anerkannt wurde. Dieselbe Firma liefert verbesserte Vacuum-Pumpen
mit oder ohne Condensator mit garantirter höchst erreichbarer Luftleere (bis
70 Centimeter) und lebhafter Verdampfung bei niedriger Temperatur im Va-
cuum-Apparat.

Vortreffliche Extractionsapparate liefert auch die Firma AUGUST ZEMSCH
zu Wiesbaden.

Beim Ab- und Eindampfen der wässrigen Extractbrühen würde
der vorsichtige und erfahrene Apotheker 80° C. als höchstes zulässiges Temperaturmaass annehmen, beim Abdampfen der weingeistigen Extractlösungen, wenn dieselben Substanzen enthalten, welche sich mit den Wasserdämpfen verflüchtigen, ergeben schon 70° C. eine hohe Temperatur und wären
60° dem Zwecke entsprechender. Man frage die Pharmaceuten, welche die
narkotischen Extracte im Grossen bereiten, wie bemerkbar die narkotischen
Alkaloïde und Glykoside mit den Dämpfen der Extractbrühen verloren gehen.
Für die narkotischen Extractlösungen und die weingeistigen Lösungen, welche
flüchtige Stoffe einschliessen, sollten 60° C. als höchstes Verdampfungs-Tem-
peraturmaass gelten und für die Aether-haltigen Auszüge dürften 40 bis
50° C. festzuhalten sein. Ob nun das Abdampfen auf dem Wege der Destillation oder der freien Verdampfung auszuführen sei, muss dem Apotheker
überlassen bleiben, wenn er nur jene Temperaturmaasse innehält.

Die Ph. geht über diese wichtigen Momente insofern weg, als sie den
alten vor 100 oder mehr Jahren üblichen Usus acceptirt, indem sie von den
wässrigen und weingeistigen Extractlösungen sagt, dass sie bei einer Temperatur unter 100° C. abzudampfen seien. Damit lässt sie die Destillation
bei den weingeistigen Extractlösungen zu. Dass dieses Abdampfen unter andauerndem Agitiren geschehen müsse, ist von der Ph. direct nicht gesagt.
Da es in der Absicht des Apothekers liegt, nur vollwirkende Extracte herzustellen, so wird er auch das Abdampfen bei der möglichst geringsten Temperatur zu bewirken suchen und sich entweder passender Vacuumapparate
oder wenigstens sich des billig herzustellenden HAGER'schen Dunstsammlers
bedienen.

Ein Destillationsapparat, in welchem in Ermangelung eines Vaccumapparats
der Weingeist bei 40—60° C. vollständig abdestillirt werden kann, welcher
auch seit 20 Jahren bekannt ist, ist der Dunstsammler. Er ist ausserordentlich bequem. Man giebt die filtrirte weingeistige oder ätherweingeistige
Extractbrühe in den im Dampfbade stehenden zinnernen Kessel a, oder bei
kleinen Mengen in eine porcellanene Schale h, setzt den Dunstsammler (b) auf
und sorgt für gute Abkühlung desselben. (Vergl. die Figur S. 644 mit der
Bezeichnung aq.) Der Weingeist oder Aetherweingeist destillirt schnell ab,
und man kann nach Wegnahme des Dunstsammlers das Extract auf derselben
Stelle fertig machen.

Dass beim Abdestilliren von Aether oder ätherhaltigen Flüssigkeiten weder
brennendes Licht genähert, noch in der Nähe flammendes Feuer sein darf, ist
eine bekannte Sache. Man sei also vorsichtig.

Die nachstehende Figur ist das Bild des Durchschnitts eines Dunstsammlers,
welcher auf einen Einsatzkessel (a) des sogenannten Dampfapparats (g) gesetzt
ist. Der Dunstsammler ist ein konisches Hohlgefäss (der Winkel des Kegels

beträgt 85—90⁰) aus Weissblech (*b*), umgeben von einem zweiten konischen Hohlgefässe, dass durch den Trichter *c* und das Rohr *d* die Einrichtung des Liebig'schen Kühlers erhalten hat, so dass also der Kegel *b* ununterbrochen gekühlt werden kann. Innerhalb des Kegels *b* ist in einer etwas schiefen Ebene eine Rinne (*r*) angelöthet, die durch ein Rohr (*f*) nach aussen mündet. Der innere Hohlkegel hat einen Falz oder einen vorstehenden Rand, vermittelst dessen er dicht auf einen Kessel des Dampfapparates aufgesetzt wird. Es ist erklärlich, dass alle Dämpfe, welche bis an die Wandung des Kegels (*b*) gelangen, dort zu Tropfen verdichtet werden, sich in der Rinne (*r*) sammeln und durch das Rohr *f* abfliessen. Dieses Rohr verlängert man durch ein winklig gebogenes Glas- oder Blechrohr, um die abfliessende Flüssigkeit

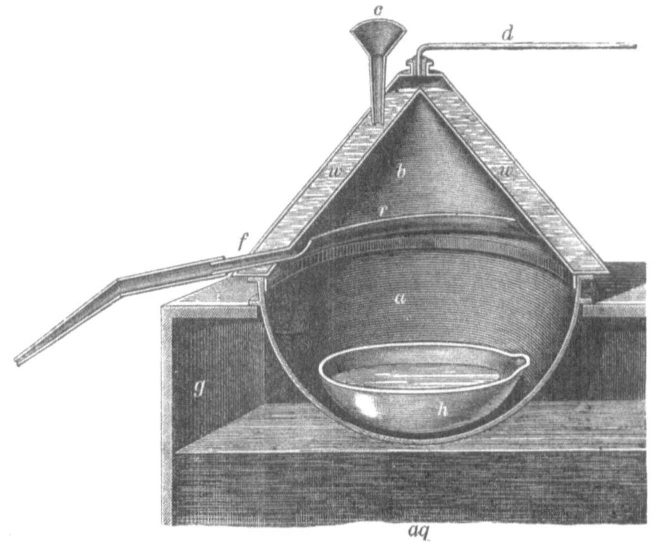

HAGER's Dunstsammler im Wasserbade stehend. Durchschnittszeichnung.

in ein in der Nähe aufgestelltes Gefäss zu leiten. Will man nun den Aether und Weingeist aus der Extractlösung abdestilliren, so füllt man mit letzterer eine porcellanene Schale halb voll und stellt diese auf eine nur dünne Sandschicht oder in eine Glycerinschicht in den Kessel *a*, welcher im Dampfapparate steht, setzt den Dunstsammler auf den Kessel und sorgt für einen gehörigen Zufluss von kaltem Wasser durch den Trichter *c*. Das warm gewordene Kühlwasser fliesst im gleichen Maasse durch das Rohr *d* wieder ab.

Extracte, welche Harztheile enthalten, scheiden nach Verdampfung des Weingeistes diese aus. Man dampfe sie ein und, wenn sie Mellagoconsistenz angenommen haben, setze man während der Fortsetzung des Eindampfens öfters kleine Mengen Weingeist hinzu. Unter Umrühren erlangen sie dadurch die nöthige Gleichmässigkeit in ihrer Masse und es erfolgt vollständige Mischung der Harztheile mit den wässrigen Theilen. Dieser *Modus faciendi* ist stets zu berücksichtigen!!

Der aus den Extractbrühen abdestillirte Weingeist enthält immer Riechtheile und darf nie als reiner Weingeist verbraucht werden. Man sammelt denselben und verwendet ihn zunächst beim Eindampfen des Extractes und was man davon nicht hierzu gebraucht, schüttelt man mit ungefähr $^1/_{100}$

gepulvertem Alaun, macerirt mit frisch geglühter Holzkohle und rectificirt aus
dem Wasserbade. Dann noch ist er oft nicht rein und geruchlos, aber doch
wieder zur Bereitung vieler weingeistiger Extracte und einiger riechenden
Tincturen anwendbar.

Utensilien zur Bereitung der ätherischen und weingeistig-ätherischen Extracte.

Die Darstellung dieser Extracte durch Maceration des Vegetabils, Auspressen desselben, Filtriren der Colatur und Abdampfen oder Abdestilliren des
Aethers ist zwar einfach, doch die grosse Flüchtigkeit des Aethers und der
dadurch entstehende Verlust an werthvollem Material hat die Construction von
sogenannten Aetherextractionsapparaten veranlasst, in welchen nicht
nur das Vegetabil mit der wenigsten Menge Aether extrahirt werden kann,
welche Apparate auch einen erwähnenswerthen Verlust an Aether nicht zulassen.

Der gebräuchlichste dieser Apparate ist der MOHR'sche Aetherextractionsapparat. Derselbe ist ganz aus Weissblech gearbeitet. Seine Wirkung besteht in einer circulären oder einer unaufhörlich in sich zurückkehrenden
Destillation. Die folgende Figur zeigt den Durchschnitt des Apparats. Derselbe besteht aus 3 Haupttheilen. Dem Extractionscylinder B, der zweihalsigen Flasche fc, und dem Kühltopfe D. In den Raum B, welcher unterhalb durch einen Siebboden, mit einer Flanelldecke belegt, abgeschlossen ist,
wird die zu extrahirende Substanz geschüttet. B hat eine Ausflusstülle f,
welche mittelst Korkes dicht in den einen Hals der Flasche eingesetzt ist. Der
andere Hals der Flasche wird durch eine passende offene Röhre mit dem
Tubus d, oberhalb an dem Cylinder B, in Verbindung gesetzt. Nachdem die
genügende Menge Aether auf die Substanz gegossen ist, setzt man den Kühltopf D auf. Derselbe reicht ziemlich tief in den Extractionscylinder hinein
und liegt (ungefähr bei m) in einer hervorstehenden Blechmanschette. Der
Kühltopf hat einen Einsatz, der zunächst oberhalb das
Kühlwasser aufnimmt, dieses nach dem Boden des
Topfes führt, welches daselbst erwärmt in dem Raum
m emporsteigt, um aus dem Tubus n abzufliessen.
Auch das Extractionsgefäss B hat eine doppelte
Wandung, deren Zwischenraum gleichfalls zur Aufnahme von Kühlwasser dient, welches in die Trichterröhre e eingegossen wird und durch eine in den Tubus t einzusetzende gebogene Röhre abfliesst. —
Beim Aufgiessen der genügenden Menge Aether auf
die Substanz in B wird ein Theil des Aethers, mit
extractiver Materie beladen, in die zweihalsige Flasche,
die in einem Wasserbade oder Sandbade steht, herab-
fliessen, hier erwärmt als Dampf durch die Röhre cd
in das Gefäss B zurücktreten, sich dort an der
Wandung des Kühltopfes D zu Tropfen verdichten
und an dem Boden desselben sich ansammelnd auf
die Substanz fallen, dieselbe aufs Neue durchdringend,
um mit extractiver Materie beladen den Weg nach
der Flasche zurückzunehmen. Die Continuirung dieses
Actes hat die vollständige Extrahirung der Substanz
zur Folge. Die weniger oder nicht flüchtige extrac-
tive Materie sammelt sich in der Flasche. Sobald der Aether an der Aus-

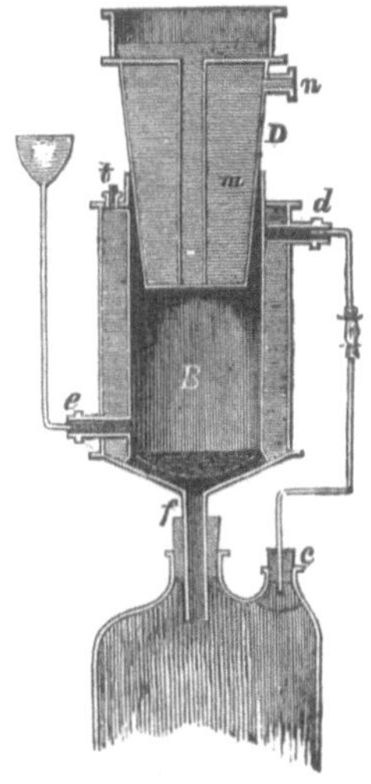

MOHR'scher Aetherextractionsapparat im Durchschnitt.

flusstülle f ungefärbt abfliesst, ist die Extraction beendigt. Die Wiederge-
winnung des Aethers nun geschieht in der Art, dass man zuvörderst die Röhre
cd entfernt und die Oeffnung c der Flasche verstopft, den Tubus d mittelst
einer Röhre mit einem Kühlapparat (LIEBIG'schen) verbindet. Nachdem das
Kühlwasser aus dem Kühltopf D und durch Abwärtsdrehen der Trichterröhre
in e das Kühlwasser aus der Umwandung von B entfernt ist, wird in dieses
Kühlreservoir heisses Wasser gegossen. Der in der Substanz in B vorhandene
Aether wird nun durch die in den Tubus d eingesetzte Röhre auf dem Wege
des angelegten Kühlapparats überdestilliren. Nachdem dies geschehen, wird
noch besonders aus der zweihalsigen Flasche, nach Beseitigung des blechernen
Apparataufsatzes, der überflüssige Aether abdestillirt.

Der MOHR'sche Apparat entspricht nicht in allen Fällen den Anforderungen,
welche die Praxis stellt. Einmal ist eine zweihalsige Flasche ein nothwendiger
Theil dieses Apparates, obgleich häufig die Anwendung eines einhalsigen Gefässes, eines Stehkolbens als Kochgefäss etc. angenehmer ist, besonders, wenn
es sich um Darstellung von Extracten mittelst Aetherweingeistes handelt.
Zweitens ist das Kühlgefäss zu gross und mit Wasser gefüllt zu schwer im
Verhältniss zu den übrigen Theilen des Apparats, auch hat es den Nachtheil,

(Fig. A.)   (Fig. B.)   (Fig. C.)

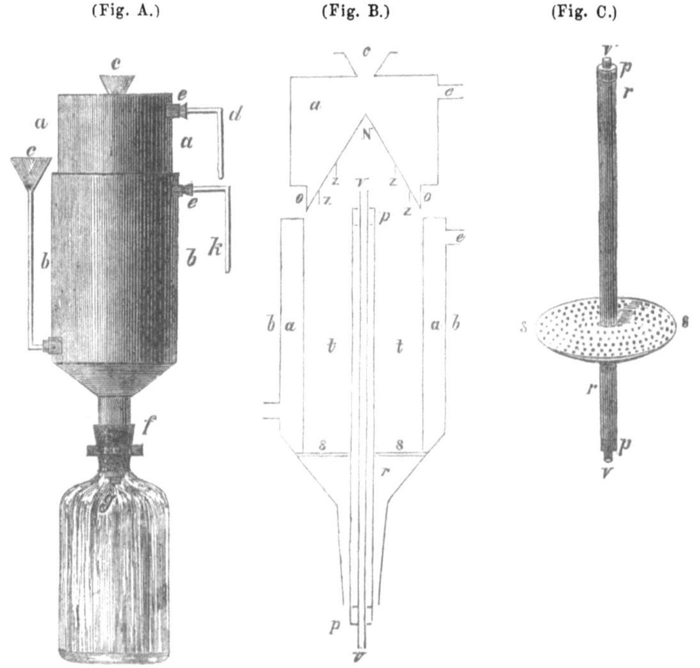

HAGER'scher Aetherextractionsapparat.

dass, wenn es nicht absolut perpendiculär, oder besser, wenn sein Boden nicht
vollkommen wagerecht in dem Extractionscylinder steht, der sich daran verdichtende Aether nur an einem Punkte des Bodenrandes abläuft, also nur stets
eine Stelle der Substanzschicht durchdringt. Drittens füllt das Kühlgefäss
einen zu grossen Theil des Extractionscylinders aus, so dass ein Raum, der
durch die zu extrahirende Substanz in Anspruch genommen werden könnte,

verloren geht. Alle diese Aussetzungen kommen an dem HAGER'schen Extractionsapparate in Wegfall. Dieser Apparat, aus Weissblech gearbeitet, besteht aus dem hohlwandigen Cylinder *bb* Fig. A., der mittelst eines durchbohrten Korkes *f* in den Hals eines Stehkolbens oder einer Flasche *g* fest und dicht eingesetzt wird. *a a* ist ein deckelförmiges Hohlgefäss und dient als Kühler. In das untere Ende des Cylinders *b b*, welcher den Raum zur Aufnahme der zu extrahirenden Substanz bietet, wird ein blecherner Siebboden *s s*, den man mit einer Scheibe Leinwand bedeckt, gelegt. In die Mitte des Siebbodens *s s* ist ein Blechrohr *r r* eingelöthet, welches seiner ganzen Länge nach eine weite offene Glasröhre *v v* umschliesst. Diese Glasröhre ist vermittelst zweier durchbohrter Korke *p p* fest eingesetzt. Nachdem die zu extrahirende Substanz in den Raum *t t* geschüttet, zusammengedrückt, und darauf die genügende Menge Aether oder Weingeist gegossen ist, setzt man das Kühlgefäss (*a a* Fig. A) auf, und legt zur Beförderung eines dichten Schlusses ein Lutum aus Leinsamenpulver und Mehl herum. Das Kühlgefäss hat einen konisch vertieften Boden *N* (Fig. B.). In der Vertiefung laufen parallel zwei angelöthete blecherne Ringe *z z* mit wellenförmigem Rande. Während der Extractionsoperation steigen die Dämpfe des Menstruums aus der Flasche *g* durch die Glasröhre *v v* in die Vertiefung des Kühlgefässes, werden daselbst tropfbar flüssig und tropfen von den Ringen *z z* auf die Substanz nieder. Wenn auch der Apparat keine mathematisch genaue perpendiculäre Lage hat, so wird das Menstruum doch gleichmässiger auf die Substanz niedertropfen. Die Räume *a a a* (Fig. A, B) enthalten das Kühlwasser, welches durch die Trichterröhre *c* (Fig. A) und die Oeffnung *c* (Fig. B) eintritt, und aus *e, e* abfliesst. Sobald das Menstruum farblos abtropft, entfernt man nach einiger Abkühlung des Apparates schnell das Kühlgefäss *a a* (Fig. A) und setzt den Helm (Fig. D) auf, unter den Rand *d* etwas Lutum legend. Der Helm ist zugleich Kühlgefäss. Durch den Trichter *a* fliesst das Kühlwasser in den Raum *w* durch die Röhre *b* ab. Der konische Theil *k* des Helmes hat an seiner Basis eine etwas schräg laufende Rinne *i*, welche in das Abflussrohr *e*, welches mittelst eines (gläsernen) Rohres *c* zum Abtropfen mit einer Vorlage in Verbindung steht, ausläuft. Indem der Raum *w* fortwährend mit Kühlwasser gespeist wird, und nachdem man in den Raum der doppelten Wandung des Cylinders *b b* (Fig. A und B) heisses Wasser gegossen und die Flüssigkeit in der Flasche *g* wieder zum Kochen ge-

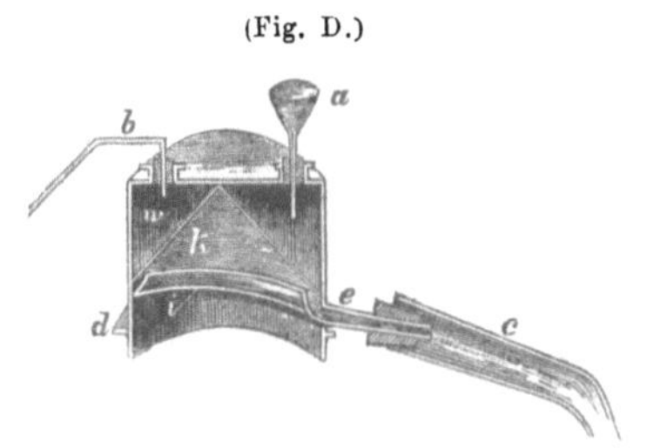

(Fig. D.)

Destillirhelm zum HAGER'schen Aetherextractionsapparat.

bracht hat, geht die Destillation des Menstruums vor sich. Die Dämpfe desselben verdichten sich in dem Konus *k*, fliessen als Tropfen in die Rinne *i* und fallen, da letztere geneigt ist, in *e* (Fig. D) hinein. Um die Wärmeleitung zwischen Helm und Extractionscylinder zu stören, wendet man eine dickere Schicht Lutum an, auch kann man, besonders wenn Weingeist das Menstruum ist, an *e* (Fig. D) einen LIEBIG'schen Kühler anlegen.

Zur Darstellung grosser Mengen dieser Extracte eignet sich der THORN'sche Extractions-Apparat (Hamburg, alter Wandrahm Nr. 54). Pharm. Centralh. 1881, S. 246.

Der Aether oder weingeisthaltige Aether, welcher durch vorgedachte Destillation gewonnen wird, kann nur zu ähnlichen Arbeiten wieder benutzt werden.

Zur Darstellung kleiner Mengen ätherischer oder äther-weingeistiger Extracte genügt eine Deplacirvorrichtung, wie sie in folgender Abbildung wiedergegeben ist und welche wir schon bei Darstellung des *Collodium cantharidatum* anwendeten. Ein Deplacirtrichter (*D*), welcher mit einem breiten Korke geschlossen werden kann, ist auf den Recipienten (*R*) vermittelst eines durchbohrten Korkes, dem ein enges Luftröhrchen (*l*) eingefügt ist, aufgesetzt. Er

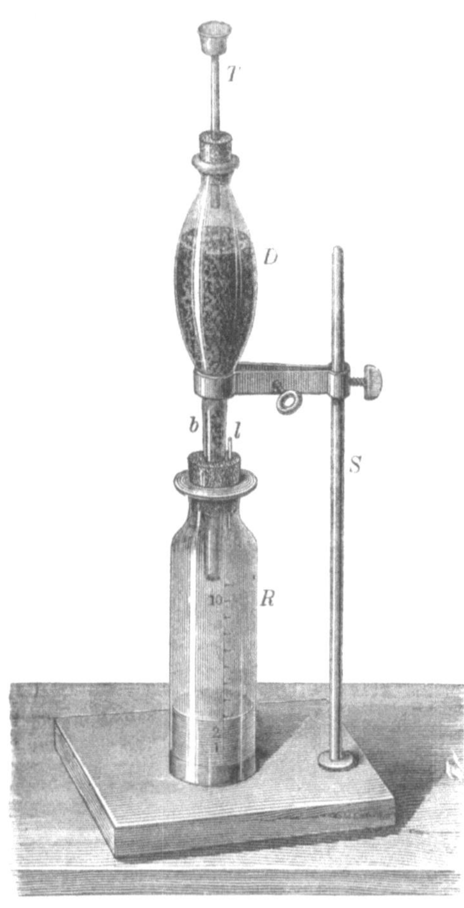

Deplacirgefäss zur Darstellung ätherischer oder äther-
weingeistiger Extracte.

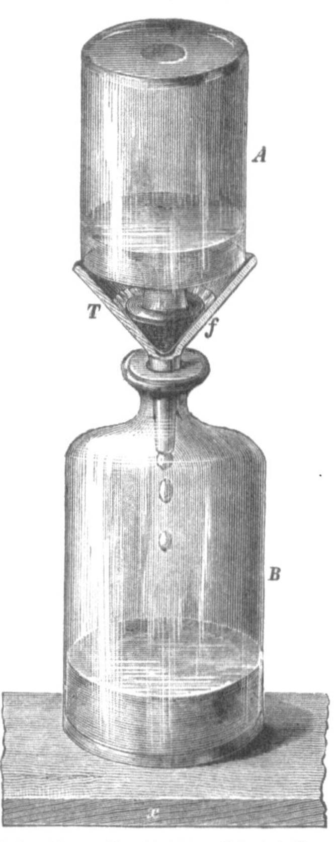

Filtrirmethode für flüchtige Flüssigkeiten.
Der Trichter *T* mit kleinem Filter *F* wird
über die Flasche *A* (mit der zu filtrirenden
Flüssigkeit) gestülpt, dann das Ganze in
fester Aneinanderlage schnell umgekehrt
und mit dem Trichter *C* auf eine andere
Flasche *B* gesetzt. Die Kante des Flaschen-
halses darf dem Filter nicht dicht anliegen.

enthält die zu extrahirende Substanz in Pulverform, und ist nach unten in seinem Ausflussrohre, ungefähr bei *b*, durch einen lockeren Ballen Fliesspapier und darüber mit einem lockeren Bausch Baumwolle geschlossen. In seine Einfüllöffnung ist mittelst eines Korkes ein Trichter zum Eingiessen des Menstruums, des Weingeistes oder Aethers, eingesetzt. Dem Apparat wird mittelst eines Stativs Halt und Sicherheit gegeben. Der Aether wird im Recipienten abgewogen, um den Stand seines Niveaus an der Maassscala zu erfahren, dann in ein anderes Gefäss gegossen und der Deplacirapparat zusammengesetzt. Man giesst nach und nach so viel Aether durch den Trichter (*T*) auf die gepulverte Substanz, dass diese gut durchtränkt ist, und stellt die vorgeschriebene

Zeit der Maceration bei Seite. Alsdann setzt man das Aufgiessen des Aethers in angemessenen Portionen fort, bis das Colaturmaass im Recipienten erreicht ist, oder bis der abtropfende Aether fast farblos erscheint. Man gebraucht selten hierzu die Quantität Aether oder Aetherweingeist, welche die Pharmakopoe vorschreibt. Von dem Aetherauszuge, der an und für sich ein filtrirter ist, wird das flüssige Menstruum aus einem Kolben im Wasserbade abdestillirt. Dieser Deplacirapparat genügt bei Darstellung kleiner Mengen der ätherweingeistigen oder Aether-Extracte unserer Pharmakopoe und sind die S. 665 u. 666 beschriebenen Aetherextractionsapparate zu entbehren.

Die etwaige Filtration der Aether- oder Aetherweingeist-Auszüge geschieht in der Weise, wie schon Seite 570 besprochen ist und in der vorstehenden Abbildung mit dem Flaschen A und B mit dem Trichter T vergegenwärtigt wird.

Extracte aus frischen narkotischen Vegetabilien.

Die Bereitung derselben besteht zuvörderst im Auspressen des Saftes. Das Vegetabil wird, nachdem es mit Wasser schnell abgewaschen ist und man das Wasser hat abtropfen lassen, zerkleinert, entweder mit dem gewöhnlichen Schneidemesser oder in einem hölzernen Stampftroge mit einem Stossmesser, dessen Schneide eine ∞-förmige Gestalt hat. Die sehr saftigen Vegetabilien (20 Th.) bringt man in die gröbere Speciesform, die weniger saftreichen in die feinere und stösst sie dann in einem steinernen Mörser mit einem schweren hölzernen Pistill, fehlt ein steinerner Mörser, in einem messingenen zu einem Musse oder Breie, welcher nach Durchmischung mit $^1/_{20}$ seines Gewichtes Wassers (1 Th.) in hanfleinene Säcke gefüllt mit der Schraubenpresse ausgepresst wird. Der Pressrückstand wird wieder mit (3 Th.) Wasser zu einem Breie angerührt und nochmals stark ausgepresst. Nach dieser zweiten Pressung ist er genügend erschöpft. Der ausgepresste Saft wird sofort im Wasserbade bis auf 80° C. erhitzt, um eine Coagulation der Eiweissstoffe, welche wiederum Chlorophyll und andere indifferente Stoffe umhüllen, herbeizuführen, dann colirt, nun bis auf den zehnten Theil vom Gewicht des verwendeten Vegetabils (auf 2 Th.) eingedampft und dieser Verdampfungsrückstand mit einem gleichen Gewicht 90-proc. Weingeist (2 Th.) durchmischt 24 Stunden bei Seite gestellt. Während dieser Zeit bildet sich ein breiiger Absatz, aus Albumin, Fibrin, Satzmehl, pflanzensauren Salzen (Calciumoxalat) bestehend. Nach dem Ausdrücken im Colatorium wird dieser Absatz nochmals mit halb so viel verdünntem Weingeist (1 Th.) wie vorhin mit starkem Weingeist gemischt, bis auf circa 50° C. erwärmt, nach eintägigem Stehen decanthirt und der Bodensatz wiederum ausgedrückt. Die Colaturen werden zusammengegossen, zwei Tage zum Absetzen beiseite gestellt und dann filtrirt. Die filtrirten Colaturen werden endlich unter Abdampfen bei gelinder Wärme (40—60° C.) oder im Dunstsammler in ein dickes Extract verwandelt. Im Uebrigen vergl. unter *Extractum Belladonnae.*

Extractconsistenz.

Man pflegt den Consistenzgraden folgende Bezeichnungen zu geben: 1) flüssige oder Fluid-Extractconsistenz, 2) Syrup- oder Mellagoconsistenz (dünnes Extract), 3) gewöhnliche oder dicke Extractconsistenz oder Mussconsistenz (das dicke Extract lässt sich in Fäden ziehen, welche aber zusammenfliessen) und 4) trockenes Extract, welches sich zu Pulver zerzerreiben lässt, oder trockene Extractconsistenz. Diese Consistenzgrade beziehen sich sämmtlich auf völlig erkaltete Extracte. Beim Abdampfen der Extractlösung in den 3 letzteren Fällen untersucht man den Rückstand derselben in der Art auf den Consistenzgrad, dass man eine Probe in Grösse einer Haselnuss auf einer glatten porcellanenen oder gläsernen Fläche erkalten lässt und die erkaltete Probe prüft. So lange das Extract warm ist, ist es immer weicher als nach dem Erkalten. Die Extracte, welche trockne sein oder zu Pulver gemacht werden sollen, werden bis zur weichen Pillenconsistenz eingedampft und noch warm mit den Fingern zu Flocken oder Lamellen zerzupft an einem trocknen Orte und bei gelinder Wärme (35—40° C.) ausgetrocknet. Das Extract, welches soweit trocken ist, dass es in der Wärme mit den Fingern zerzupft werden kann, lässt sich zwar erkaltet zu Pulver zerreiben, es fliesst aber in dem Aufbewahrungsgefäss gewöhnlich zu einer festen Masse zusammen. Das nachherige völlige Austrocknen bei der erwähnten gelinden Wärme und das Belassen in kleinstückiger Form sind zwei wesentliche Erfordernisse der Conservirung. Alle trocknen Extracte, welche nicht an Gerbstoff reich sind, sind auch mehr oder weniger hygroskopisch und dies um so mehr, wann sie in die Pulverform übergeführt werden. Es ist besser diese Extracte in Form kleiner bohnen- oder erbengrosser Stücke in dicht mit Gummistopfen geschlossenen Flaschen aufzubewahren. So halten sie sich ganz vorzüglich trocken. Ueber die trocknen narkotischen Extracte siehe das Folgende.

Trockne narkotische Extracte

bilden eine besondere Klasse Extracte. Da die narkotischen Extracte, welche Mussconsistenz haben, häufig in Pulvermischungen ordinirt werden, so hat die Pharmakopoe es zulässig erklärt, dieselben auszutrocknen und mit so viel Süssholzpulver vermischt vorräthig zu halten, dass 2 Th. des trocknen Extracts einem Theile des mussdicken Extracts entsprechen. Diese Mischungen hält man um vieles dem Zweck entsprechender als die vordem üblichen.

Vor circa 25 Jahren wurde statt des Süssholzes Milchzucker genommen, welcher unbedingt ein unschuldiges Constituens war, die damit verbundenen trockenen Extracte hatten aber dennoch die unangenehmen Eigenschaften, begierig Feuchtigkeit anzuziehen und ihre Pulverform einzubüssen. Die Preussische Pharmakopoe glaubte diesem Uebelstande dadurch abzuhelfen, dass sie Süssholzpulver in Stelle des Milchzuckers setzte. Dadurch wurde nur der Geschmack der narkotischen Extracte wesentlich abgeändert, die hygroskopische Eigenschaft der Mischung war nur um ein Geringes gemindert und die Lösung des Extractes wegen Unlöslichkeit des Constituens eine trübe. Vorschläge, das Constituens durch Kartoffelmehl oder durch das Pulver der weissen Bohnen zu ersetzen, fanden keine Aufnahme, obgleich diese Substanzen die mindest hygroskopischen Mischungen ergaben. Dextrin kam nun an die Reihe, es wurde von mir und einigen meiner Freunde versucht, dennoch trat ich damit nicht hervor, weil ein gutes und reines Dextrin im Handel nicht zu erlangen war. Im Jahre 1865 empfahl BEHRENS, Apotheker in Lausanne, in der Schweizerischen Wochenschrift für Pharmacie das Dextrin zur Darstellung der trocknen narkotischen Extracte. Diese Empfehlung fand wider Erwarten günstige Aufnahme, so dass selbst die Regierung in Preussen die Darstellung der trocknen narkotischen Extracte mit Dextrin zuliess. Man benutzte anfangs die bessere Sorte Dextrin des Handels, dann ein gereinigtes Dextrin, welches nämlich aus seiner concentrirten wässrigen Lösung mittelst Weingeistes gefällt war, dann das reine Dextrin, wie es der Apotheker

Ficinus bereiten lehrte und die 1. Ausgabe der Deutschen Pharmakopoe auch bereiten liess. Da mit dem Dextrin, welches sich von Glykose selten frei erwies, die hygroskopische Eigenschaft nicht zu beseitigen war, so glaubte die 2. Ausgabe der Ph. diesen Fehler zu corrigiren und, der alten Preussischen Ph. folgend, der Mischung mit Süssholzpulver wieder den Vorzug einzuräumen. Hätte man in Stelle des Dextrins eine lösliche Stärke (Amylin, Amydulin) gesetzt, so wäre man dem Zwecke einen guten Schritt näher gekommen.

Die Darstellung der trocknen narkotischen Extracte geschieht am besten in folgender Weise. Auf einen flachen erwärmten Porcellanteller (nicht in einen Pulvermörser, welcher innen ohne Glasur ist) giebt man 25 g gepulvertes Süssholz, welches vorher in einer Wärme von 40—60⁰ besonders ausgetrocknet worden ist, und dazu 25 g des narkotischen Extractes von Mussconsistenz, bewirkt die Mischung mit einem eisernen (besser porcellanenen) Spatel, breitet die Masse auf dem Boden des Tellers dünn aus, klebt auf den Rand des Tellers die Angabe über Menge und Art des Extracts, bedeckt den Teller mit einer Papierscheibe und stellt ihn in den Trockenschrank, in welchem eine Temperatur von 30—40⁰ zur Austrocknung der Masse ausreicht. Die Pharmakopoe normirt zwar die anwendbare Temperatur zu 40—50⁰ C., dennoch dürfte eine geringere Temperatur die narkotischen Eigenschaften des Extracts weniger beeinträchtigen. Alle Tage sticht man die Masse um und breitet sie unter Drücken aus, und wenn sie noch warm eine Consistenz zeigt, dass sie mit den Fingern geknetet nicht mehr anhängt, zerzupft man sie zu dünnen Streifen, conspergirt sie mit circa 3 g Süssholzpulver und trocknet sie bei derselben Temperatur so lange aus, bis sie spröde bricht. Dann wägt man die trockne Masse und setzt noch so viel Süssholzpulver hinzu, dass ihr Gewicht gerade 50 g beträgt. Das Ganze wird nun zu einem mittelfeinen Pulver zerrieben, alsbald in 4—6 kleine trockene Flaschen von circa 15 ccm Capacität eingefüllt, die Flaschen gut verkorkt und tectirt. Das Gefäss für den Recepturgebrauch verschliesst man am besten mit Stopfen aus Gummi oder aus Linden- oder Pappelholz, wenn keine guten, nicht wurmstichigen Korke zur Hand sind.

Das in dieser Arbeit bereitete Extractpulver ist nur unbedeutend hygroskopisch, und bei einiger Sorgsamkeit, das Gefäss nach dem Oeffnen bald wieder zu schliessen, bewahrt das Extract seine Pulverform über Jahr und Tag.

Solche trockenen Extracte sind:

Extractum Aconīti siccum.   *Extractum Digitālis siccum.*
Extractum Belladonnae siccum.   *Extractum Hyoscyǎmi siccum.*
Extractum Conii siccum.   *Extractum Lactūcae virōsae siccum.*

Extractum Pulsatillae, Extractum Stramonii werden zu Pulvermischungen kaum angewendet.

Wesentlich ist die Trocknung bei einer Wärme, welche über 40⁰ nicht hinausgeht und das Süssholzpulver vor der Verwendung besonders auszutrocknen, weil es dann bedeutend schneller dem Extracte die Feuchtigkeit entzieht.

Die Süssholzwurzel dürfte wohl das geeignetste Constituens der trocknen narkotischen Extracte sein, insofern die in diesen vorhandenen Alkaloïde und Glykoside vom Glycyrrhizin gebunden, daher weniger flüchtig, auch haltbarer gemacht werden. Die Ph. Bor. ed. VII hatte also ohne rationelle Erwägung einen guten Griff gemacht, nur hatte sie zu wenig Süssholz vorgeschrieben. Hätte man ein Verhältniss vorgeschrieben, nach welchem das trockne narkotische Extract das 3-fache des Extractes von Mussconsistenz repräsentirte, so wäre die Hygroskopicität des trocknen Extractes auf ein unwesentliches Minimum zurückgedrängt worden. An die Verbindung des Glycyrrhizins mit den Alkaloïden und Glykosiden, welcher eine bedeutende Affinität zu Grunde liegt, hat man bisher nicht gedacht. Dass dadurch die Wirkung jener Stoffe abgeschwächt werden könnte, weil diese Verbindungen in Wasser schwerlösliche sind, ist nicht anzunehmen, weil Glycyrrhizin durch den Magensaft auf dem Verdauungswege leicht zersetzt wird.

Dispensation der trocknen narkotischen Extracte. Diese trocknen narkotischen Extracte sind nur zur Bequemlichkeit des Pharmaceuten da und gehen den ordinirenden Arzt nichts an. Letzterer verschreibt das Extract, und der Pharmaceut dispensirt von dem trocknen Extracte eine doppelte Menge. Es ist daher zweckmässig, auf die Signatur dieser Extractpulver den Vermerk *„sumatur duplum“* zu setzen. Diese trocknen Extracte dürfen nur zu Pulvermischungen Verwendung finden, in sehr kleinen Mengen auch wohl zu Pillenmassen.

Für die Darstellung der trocknen narkotischen Extracte eignet sich die Bacillenform, so dass jede Bacille 0,1 g des Extractes einschliesst. Man macht aus 10 g des Extractes mit 12,0 g oder der nöthigen Menge Süssholzpulver und unter Zugabe von 0,5 g Altheepulver eine derbe Pillenmasse und formt daraus (unter einfachem Drucke zwischen den Rüllplatten der Pillenmaschine) 100 Bacillen, welche mit Süssholzpulver conspergirt durch gelinde Wärme ausgetrocknet werden. Jede Bacille ist = 0,1 g Extract, eine halbe = 0,05 g Extract. Auf diese Weise erhält man trockenes Extract, welches sich 1) gut und leicht trocken erhält, denn man schliesst die Bacillen conspergirt in die Vorrathsflasche ein; — 2) ist man des Abwägens überhoben, und — 3) lassen sich die Bacillen leicht zerreiben. Mit diesem Modus erreicht man eine angenehme Bequemlichkeit. Die Signatur muss lauten *Extractum etc. Bacill.* = 0,1 g *Extr.*

Extractlösungen.

Früher hielt man in den Apotheken zum Zweck der Erleichterung in der Receptur die narkotischen Extracte in schwach weingeistiger Lösung vorräthig. Diese Lösungen erlaubten das Abwägen kleiner Mengen Extract. In Preussen waren solche Lösungen zu halten sogar untersagt. Die heutige Pharmakopoe erkennt die Zweckmässigkeit dieser Lösungen an und giebt eine Vorschrift dazu, an welcher nur das Verhältniss des Extractes zum Lösungsmittel zu tadeln ist, denn hier wo kleine Mengen von 0,5 — 1,0 — 1,5 g am häufigsten zu wägen sind, hätte man 1 Th. des Extractes und 2 Th. Lösungsflüssigkeit wählen sollen. Diese Lösung wäre in kleinen Mengen nicht nur leichter abzuwägen, sie wäre auch dünnflüssiger und aus diesem Grunde schon leichter abwägbar. Man hätte der Praxis Rechnung tragen sollen. Ob diese Lösungen haltbar sein werden, muss auch noch bezweifelt werden.

Nach der Vorschrift der Ph. löst man 10 Th. Extract in 6 Th. destill. Wasser und mischt ein Gemisch aus 1 Th. Weingeist und 3 Th. Glycerin hinzu. Dem Zwecke entsprechender und die Conservirung der Lösung fördernder ist ein Verhältniss von 10 Th. Extract, 5 Th. Wasser, 2 Th. Weingeist und 3 Th. Glycerin. Diese Lösung conservirt sich über Jahr und Tag und ist meist klar. Ein Umschütteln muss dennoch vor jeder Dispensation stattfinden. Da das Abwägen kleiner Mengen dieser Extractlösungen auf der Tarirwage nicht gut angeht, so ist für jedes Gefäss, welches als Standgefäss der Lösung benutzt wird, auch das Gewicht und der Gehalt der Tropfen zu erforschen und auf der Signatur des Gefässes zu vermerken z. B. 10 *Gutt. cont.* 0,1 g *Extracti.* Dass die Extractlösung vor jedesmaliger Dispensation umgeschüttelt werden muss, ist, wie schon bemerkt wurde, eine selbstverständliche Bedingung.

Extractausbeute.

Dieselbe ist nicht immer eine constante. Art der Extractbereitung, dann aber die Beschaffenheit des Vegetabils, welche von Boden, Kultur, Witterungseinfluss, Einsammlungszeit abhängig ist, sind von wesentlichem Einflusse auf die Menge des zu gewinnenden Extracts. Getrocknete Vegetabilien geben in der Praxis gemeiniglich mehr Extract als frische, und frischgetrocknete das meiste, dagegen Jahre lang gelegene weniger Extract. Die über die Ausbeute der verschiedenen Extracte gemachten Gewichts-Angaben können daher nur als annähernde gelten.

Aufbewahrung der Extracte.

Die Extractbereitungsmethoden sind soweit vervollkommnet, dass sich die gewonnenen Extracte bei einiger sorgsamen Aufbewahrung gut erhalten. Extracte von Mellagodicke und trockne Extracte sollen in Flaschen mit Korkstopfen bewahrt werden. Sind die trockenen Extracte gehörig ausgetrocknet, so bleiben sie bei dieser Aufbewahrung auch stückig oder pulvrig, im anderen Falle backen sie zu festen Massen zusammen. Trockne Extracte in kleinen Stücken conserviren sich besser als pulvrige, welche gewöhnlich trotz guter Aufbewahrung zu einer Masse zusammensintern. Die Korkstopfen der Flaschen mit trockenem oder dünnem Extract kitten sich gewöhnlich fest in den Flaschenhals ein und zerbröckeln oder brechen ab beim Herausnehmen, wobei auch wohl Korkstückchen auf das Extract fallen und dieses verunreinigen. Diese Korke werden passender durch Stopfen aus Pappel- oder Lindenholz oder durch Gummistopfen ersetzt.

Die Extracte von Musconsistenz werden in steingutenen oder porcellanenen Töpfen mit Deckeln von derselben Masse verschlossen aufbewahrt, wobei zu bemerken ist, dass das Abstreichen des Extracts vom Spatel stets nur an einer Stelle des Gefässrandes geschehen soll, wenn innerhalb des Gefässes für diesen Zweck keine hervorragende Kante vorhanden ist. Es enthalten alle Glasuren auf Thon Bleioxyd, welches von den in fast jedem Extracte vorhandenen freien Säuren nicht unberührt gelassen wird, daher müssen Thongefässe verworfen werden.

Alle Extracte sollen an einem kühlen und trocknen Orte aufbewahrt werden. Für die trocknen Extracte ist ein kühler Ort in der That gegenstandslos, denn sie conserviren sich auf der Materialkammer sicher am besten, und auch die nicht trockenen Extracte werden an derselben Stelle nichts verlieren, vorausgesetzt, dass die Gefässe mit Deckeln und nicht bloss mit Papier tectirt sind. Unter einem kühlen Orte versteht die Pharmakopoe jedenfalls nur den Keller, und ein Keller mit dem Prädicat eines trocknen Ortes ist, wie jeder weiss, eine grosse Seltenheit. In nur wenigen Apotheken findet man eine sogenannte Tincturenkammer, welche im Allgemeinen als ein trockner und kühler Ort anzusehen ist.

Fluid-Extracte.

Flüssige Extracte, Fluid-Extracte, *Extracta fluida*, bilden eine der vorzüglichsten Arzneiformen, welche die Nord-Amerikanische Pharmacie in die Praxis einführte und zu den erfreulichsten Fortschritten der Pharmacie gezählt werden müssen. Das Fluidextract repräsentirt die trockne Arzneidroge in flüssiger Form, das Arzneimittel, aus welchem es bereitet worden ist, d. h. 10 g oder ccm Fluidextract, aus Wurzel, Rinde, Blättern etc. bereitet, entsprechen genau 10 g trockner Wurzel, Rinde, Blättern etc. In England und Nord-Amerika entsprechen 10 ccm Fluidextract 10 g der trocknen Droge. Bereiten wir auf dem Continent Fluidextracte, so müssen wir dem Usus gemäss den Umfang derselben dem Gewichte nach abgrenzen. Je nach Beschaffenheit der wirksamen Bestandtheile einer Droge richtet sich auch das Menstruum, welches aus Weingeist; Wasser und Weingeist; Wasser, Weingeist und Glycerin oder verdünnter Säure oder Aetzammon besteht. Aus den Fluidextracten lassen sich allezeit vollwirksame Tincturen und Syrupe bereiten und der Arzt vermag damit die Arzneistoffdosis scharf zu begrenzen. Dieser ist versichert, damit das Wirksame einer Droge ungekürzt dem Patienten zu reichen.

Das Darstellungsverfahren basirt auf der Extraction im Verdrängungswege. Z. B. grobgepulvertes Bilsenkraut, 1000 g, werden in einen Deplacirtrichter eingeschichtet, mit einer Scheibe Fliesspapier bedeckt, auf das Fliesspapier eine 1 cm hohe Sandschicht aufgeschüttet und diese wieder mit einer Scheibe Fliesspapier oder Leinwand bedeckt und nun nach und nach mit dem Menstruum (bestehend aus Wasser, Weingeist, versetzt mit Glycerin oder verdünnten Säuren, Zuckerlösung etc.) übergossen, bis die ganze Pulvermasse davon durchtränkt ist. Der mit Deckel geschlossene Trichter bleibt nun zwei Tage an einem Orte von mittlerer Temperatur (15—20° C.) stehen, um dann durch Aufgiessen von Weingeist, verdünntem Weingeist etc. eine Colatur im Umfange von 900—950 g oder ccm zu sammeln. Diese Colatur stellt man zurück, setzt den Trichter auf ein anderes Gefäss und verdrängt die in der Pulvermasse vorhandene Menge Menstruum oder weingeistiger Flüssigkeit durch allmähliches Aufgiessen von Wasser. Diese letzte Colatur wird auf 100 oder 50 g oder ccm eingedampft, mit den zurückgestellten 900 oder 950 g oder ccm vermischt, das Gemisch nach dem Absetzenlassen klar abgegossen und der trübe Rest filtrirt. Wenn nöthig, so wird das Gemisch durch Zusatz von Weingeist oder verdünntem Weingeist genau auf 1000 g oder ccm aufgefüllt. Die Nord-Amerikanische Ph. bereitet die Fluidextracte aus 1000 Th. Arzneisubstanz mittelst Flüssigkeiten von folgendem Gehalt (Weingeist 90—91-proc. Spirit. v. dilut. 68—70-proc.):

Extr. fl. Aconiti	Acid. tart. 10 g und Weingeist	Extr. fl. Conii	30 g Acid. murita. (10-proc.), Sp. v. dil.
„ „ Arnicae	Sp. v. dil.		
„ „ aromatic. (e Pulv. aromatico)	Weingeist	„ „ Cubebae	Weingeist
		„ „ Digitalis	Sp. v. dil.
Extr. fl. Aurant. cort.	Weing. (60-pr.)	„ „ Dulcamarae	do.
„ „ Bellad. rad.	Weingeist	„ „ Ergotae	60 g Acid. muriat. (10-proc.), Weingeist (40-proc.)
„ „ Brayerae	do.		
„ „ Calami	do.		
„ „ Calumbae	Sp. v. dil.	„ „ Eucalypti	Weingeist
„ „ Cannab. Ind.	Weingeist	„ „ Frangulae	Weingeist (30-pr.)
„ „ Capsici fr.	do.	„ „ Gelsemii	Weingeist
„ „ Chimaphilae	100 g Glycerin, Sp. v. dil.	„ „ Gentianae	Sp. v. dil.
„ „ Chiratae	100 g Glycerin, Sp. v. dil.	„ „ Glycyrrhiz.	30 g Liq. Amm. caust. Spir. v. dil.
		„ „ Guaranae	Spir. v. dil.
„ „ Cimicifug.	Weingeist	„ „ Hyoscyami	do.
„ „ Cinch. cort.	250 g Glycerin, Spir. v. dil.	„ „ Ipecacuanh.	do.
		„ „ Krameriae	200 g Glycerin. Sp. v. dil.
„ „ Colchici	Weingeist (60-proc.)		

Extr. fl. Lobeliae	Sp. v. dil.	Extr. fl. Scillae	Weingeist
„ „ Lupuli	Weingeist	„ „ Senegae	20 Liq. Amm.
„ „ Matico	100 Glycerin, Sp. v. dil.		caust. Weingeist (60-pr.)
„ „ Mezerei	Weingeist	„ „ Sennae	Weing. (40-proc.)
„ „ Nucis vomic.	Weing. (80-pr.)	„ „ Stramonii	Sp. v. dil.
„ „ Pilocarpi	Sp. v. dil.	„ „ Uvae ursifol.	100 g Glycerin, Sp. v. dil.
„ „ Podophylli	do.		
„ „ Quassiae	do.	„ „ Valerianae	Weing. (60-pr.)
„ „ Rhei	do.	„ „ Veratri virid.	Weingeist
„ „ Sabinae	Weingeist	„ „ Zingiberis	do.
„ „ Sarsaparill.	100 g Glycerin, Sp. v. dil.		

Gezuckerte Extracte. Saccharated Extracts.

Diese von WHEELER zu Chicago auf den Markt gebrachten Extracte entsprechen den Fluidextracten, bilden aber Pulver oder trockene Massen. Die Darstellung besteht in der Darstellung des Extracts und in der Vermischung desselben mit Milchzucker, so dass nach völliger Austrocknung das gezuckerte Extract im Gewichte soviel beträgt, als von der Droge zur Extrahirung verwendet wurde. Man benutzt diese Extracte besonders zur Darstellung von Pastillen. In den Gebrauch sind vorzugsweise die gezuckerten Extracte der Senna, von Cort. Rhammi Frangulae, Rad. Taraxaci gekommen.

Prüfung der Extracte.

Es wird gefordert, dass die Extracte den Geruch und Geschmack derjenigen Substanzen haben sollen, aus welchen sie bereitet werden. Diese Forderung ist nur eine formelle und zur Bestimmung der Identität des Extracts als nöthig erachtete, da andere sichere und leicht auszuführende Reactionen zur Erkennung der Abstammung eines Extracts nicht bekannt sind. Für denjenigen, welcher sich nicht eines scharfen Geruchssinnes erfreut, möge die Bemerkung dienen, dass eine concentrirte Extractlösung nach Zusatz von etwas Kaliumcarbonatlösung beim gelinden Erwärmen einen stärkeren Geruch entwickelt, besonders die Lösungen narkotischer Extracte. Da nun die meisten Apotheker durch die heutigen Verhältnisse gezwungen sind, die Extracte aus fremden Händen zu beziehen, eine Verwechselung ferner des einen Extractes mit einem anderen leicht möglich ist, so sei ihnen die Prüfung der Extracte auf Identität ans Herz gelegt. Vor allen Dingen ist eine Verwechselung eines unschuldigen Extracts mit einem narkotischen zu fürchten. Man löst ca. 5 g des Extracts in 5 g Wasser. Es genügt, von dieser Lösung einen Tropfen auf die Zunge zu bringen und den Geschmack zu prüfen. Dann versetzt man die Lösung mit circa 2 g Kaliumcarbonatlösung und erwärmt gelinde, um den Geruch zu prüfen. Geben Geschmack und Geruch Anlass zu einem Zweifel, so schüttelt man die alkalische Extractlösung entweder mit Aether, Chloroform oder Petroläther aus, je nach Löslichkeit des Alkaloïds oder Bitterstoffes in diesen Menstruen. In manchen Fällen schüttelt man erst mit dem einen, dann mit dem anderen dieser Menstruen aus. Diese Ausschüttel-Lösungen vertheilt man in kleineren Portionen auf Uhrgläser oder gläserne Näpfchen mit perpendiculärer Seitenwandung und lässt sie abdunsten, um dann den Rückstand speciell zu untersuchen. Viele Bitterstoffe und indifferente Stoffe sind in Aether nicht löslich, wie Colocynthin, Digitalin, Lactucin, Menyanthin, Gentiopikrin, Chelidonin, einige wenige löslich, wie Columbin, Dulcamarin, Quassiin, Erythrocentaurin, Gratiolin, Cnicin. Leicht löslich in Aether sind Alkaloïde, Cascarillin, Chelerythrin, Santonin. In einigen Extracten finden sich Gerbstoffe besonderer Art, wodurch sie sich von anderen Extracten unterscheiden. Ueber die Identitätsprüfungen der Exrracte findet man das Nähere im speciellen Theile angegeben.

Eine zweite Forderung ist die Abwesenheit einer Verunreinigung mit Kupfer oder Zinn. Beide Metalle sind giftige. Das letztere hat die gute Eigenschaft, mit den Pflanzensäuren mehr oder weniger unlösliche Verbindungen einzugehen, so dass solche Zinnverbindungen gewöhnlich in den Bodensätzen der Extractbrühen verbleiben und mit diesen Bodensätzen auch beseitigt werden. Nicht so steht es mit dem Kupfer, dessen Verbindungen mit organischen Säuren eine grosse Löslichkeit in Wasser und verdünntem Weingeist besitzen. Sicher bewahrt man die Extracte vor diesen metallischen Verunreinigungen, wenn man bei ihrer Bereitung kupferne, zinnerne oder verzinnte kupferne Gefässe gänzlich vermeidet. Nur da, wo Kochungen nöthig sind, verwende man blank gescheuerte kupferne Gefässe. Die Prüfung auf Kupfer in den Extracten geschieht in der von der Ph. angegebenen Weise, dass man blanke Eisenstäbe in die mit einigen Tropfen Salzsäure angesäuerte wässrige Extractlösung stellt und $\frac{1}{2}$ Stunde später nachsieht, ob das Eisen sich mit einer rothen Kupfermetallschicht überzogen zeigt. Diese Methode ist, obgleich die Ph. sie fordert, für sich allein eine ungenügende, weil mehrere organische Säuren die Bildung dieses Kupferüberzuges mehr oder weniger verhindern oder die Eisenfläche färben und die Reaction undeutlich machen. Empfehlenswerth ist als Parallelversuch ein blanker oder durch Abschaben blankgemachter Zinkstab, welcher in die mit 2—3 Tropfen Salzsäure sauer gemachte Extractlösung gestellt sich bei Gegenwart von Kupfer innerhalb einer halben Stunde mit einer braunen Decke bekleidet. Diesen Ueberzug wäscht man durch Eintauchen in Wasser rein und trocknet ihn durch gelindes Erwärmen des Zinkstabes in der Weingeistflamme, um ihn in seinem Glanze dem Auge als Kupferüberzug deutlich zum machen. Will man seine Identität chemisch nachweisen, so sammelt man ihn durch Abschaben mit einem Messer, giebt ihn in ein trockenes Reagirglas, übergiesst ihn mit Salzsäure, erwärmt, versetzt mit Weingeist, lässt das Kupfer absetzen, decanthirt die Flüssigkeit und löst unter gelinder Erwärmung das zurückbleibende Kupfer mit circa 2 Tropfen verdünnter Schwefelsäure und 1 Tropfen Salpetersäure, verdünnt mit wenig Wasser und bringt einige Tropfen dieser Flüssigkeit auf einer Porcellanfläche mit einigen Tropfen Ferrocyankaliumlösung zusammen, worauf eine dunkelbraunrothe Färbung eintritt.

Bei Abwesenheit des Kupfers und Gegenwart von Zinn überzieht sich der Zinkstab mit einer matten grauweissen Schicht, welche man durch Eintauchen in Wasser reinigt und durch Erwärmen des Zinkstabes trocknet. Sie zeigt sich dann immer nur als matter weisslicher Ueberzug. Um ihn chemisch als Zinnüberzug zu bestimmen, sammelt man ihn durch Abschaben mit einem Messer, übergiesst ihn mit 4—6 Tropfen Salpetersäure, erwärmt und kocht einige Minuten vorsichtig und verdünnt die Lösung mit mehreren ccm Aetzammon. In der Ruhe sondert sich das amorphe Zinnoxyd als voluminöser weisser Niederschlag ab (Zink bleibt in Lösung).

Bei Gegenwart von Kupfer und Zinn ist der Ueberzug des Zinnes dem Kupferüberzuge ähnlich, nur etwas heller an Farbe. Will man hier die Gegenwart des Zinnes constatiren, so sammelt man den Ueberzug durch Abschaben mit einem Messer und behandelt ihn in gleicher Weise wie vorstehend zur

Bestimmung des Zinnüberzuges angegeben ist. Bei Abwesenheit von Zinn und Kupfer bleibt der Zinkstab unverändert.

Kritik. Dass das Abdampfen der wässrigen und weingeistigen Extractlösungen unter 100° C. auszuführen sei, wird jeder einsichtige Pharmaceut als eine unzureichende Anordnung beurtheilen. Man vergl. oben S. 657 u. 663.

Die trocknen narkotischen Extracte hätten sehr wohl auf das dreifache Gewicht verdünnt werden können, da man aus der Praxis wusste, dass bei der Verdünnung auf das Zweifache die Hygroscopicität nur halb gemindert ist.

Derselbe Fehler wird mit den Lösungen der narkotischen Extracte begangen, bei welchen eine 3- oder 5-fache Verdünnung am Orte gewesen wäre. Bei der zweifachen erlangt man eine dicklichfliessende und somit schwerer abwägbare Flüssigkeit, während bei einer 3-fachen Verdünnung wegen grösseren Gewichtes und der Dünnflüssigkeit das Abwägen erleichtert sein würde. Uebrigens ist der Weingeistzusatz ein zu geringer und die Conservirung wenig unterstützender. Diese Lösungen müssen in vorzüglich haltbarer Form vorräthig gehalten werden und, um dies zu erreichen, wären statt 6 *Aqua* und 1 *Spiritus* zu nehmen 5 *Aqua* und 2 *Spiritus*. Die conservirende Kraft des Glycerins ist in einer Verdünnung stets nur eine schwache.

Immer und immer finden wir in dieser Ph. Abweichungen von den Wegen der Empirie.

Extractum Absinthii.

Wermuthextract. Extractum Absinthii. *Extrait d'absinthe. Extract of wormwood.*

Zwanzig (20) Th. Wermuthkraut macerire man nach Zumischung von vierzig (40) Th. Weingeist und sechszig (60) Th. destillirtem Wasser vierundzwanzig Stunden hindurch. Nach dem Auspressen macerire man den Rückstand nach Zumischung von zwanzig (20) Th. Weingeist und dreissig (30) Th. destill. Wasser wiederum 24 Stunden hindurch. Die durch Auspressen erlangten Flüssigkeiten verwandle man durch Abdampfen in ein dickes Extract.

Es sei grünbraun und in Wasser trübe löslich.

Das trockne Wermuthkraut ist geschnitten anzuwenden, die Macerationszeit auf ein anderthalbfaches Zeitmaass auszudehnen, die ausgepressten Flüssigkeiten sind gemischt zwei Tage zum Absetzen beiseite zu stellen, dann zu filtriren und schliesslich (im Dunstsammler vom Weingeist zu befreien) unter Umrühren einzudampfen und gegen das Ende des Eindampfens, wenn das Extract Mellagoconsistenz zeigt, sind kleine Weingeistzusätze zu machen, um eine massige Ausscheidung von Harzsubstanz zu vermeiden. Da das Extract auch flüchtige Theile enthält, so suche man eine niedrige Abdampfungstemperatur innezuhalten.

Da das mit Weingeist dargestellte Wermuthextract etwas flüchtiges Oel und auch Harzstoffe enthält, so ist seine Lösung in Wasser etwas trübe. 100 Theile des getrockneten Wermuthkrautes geben mit verdünntem Weingeist dargestelltes Extract 17—18 Th. aus.

Das chemische und physikalische Verhalten des Absinthextracts muss mit der 10-proc., mit kaltem Wasser hergestellten und filtrirten Lösung geprüft werden. 1) Mit einem doppelten Vol. Weingeist gemischt erfolgt eine nur schwache, —

2) mit gleichem Vol. **Pikrinsäure** eine mässige Trübung, — 3) **Gerbsäure** bewirkt eine starke Trübung in bräunlichgelben, sehr kleinen Flöckchen, — 4) **Mercurichlorid** eine schwache, auch — 5) **Jodjodkalium** nur eine schwache Trübung, — 6) **Silbernitrat** trübt stark braungelb. **Aetzammon** löst die Trübung, jedoch beim Erhitzen bis zum Kochen tritt wieder Trübung, aber auch Reduction des Silbers ein nebst schwachem Wandbeschlag, — 7) **Ferrichlorid** färbt braungrün, — 8) **Ammoniumoxalat** und — 9) **Baryumchlorid** bewirken nur schwache Trübungen. — 10) **Kalische Kupferlösung** wird nicht reducirt.

Extractum Aconiti.

Eisenhutextract. **Extractum Aconīti Tubĕris.** *Extrait d'aconit.*
Extract of aconite.

Zwanzig (20) Th. Aconitknollen macerire man nach Zumischung von **vierzig (40) Th. Weingeist und dreissig (30) Th. destill. Wasser 6 Tage** hindurch. Nach dem Auspressen macerire man den Rückstand nach Zumischung von **zwanzig (20) Th. Weingeist und fünfzehn (15) Th. destill. Wasser** wiederum 3 Tage hindurch.

Die durch Auspressen gewonnenen Flüssigkeiten verwandle man in **ein dickes Extract.**

Es sei gelbbraun, in Wasser trübe löslich.

Vorsichtig aufzubewahren. Stärkste Einzelngabe 0,02 g, stärkste Tagesgabe 0,1 g.

Viele Pharmakopöen, die Britische, Französische, Englische, Holländische, Norwegische, Dänische, Schweizerische, Belgische Pharmakopoe lassen das Akonitextract aus dem **Akonitkraute** bereiten. Das Extract aus den Knollen haben aufgenommen die Deutsche, Oesterreichische, Ungarische und Schwedische Pharmakopoe und nur die Russische unterscheidet ein *Extractum tuberis* und *Extractum herbae Aconiti.* Diese Verschiedenheit der Extracte ist von grosser Wichtigkeit, denn das Akonitkrautextract ist mindestens 3-mal **akonitinreicher** und stärker wirkend als das Extract aus dem Knollen. **Auf diesen Unterschied hat sowohl der dispensirende Pharmaceut wie der ordinirende Arzt zu achten, besonders an den Grenzen der Länder, in welchen noch das Akonitextract aus dem Kraute officinell ist.** Die Verfasser der **Deutschen Pharmakopoe** hätten mit Rücksicht auf diesen Punkt, um jede Verwechselung zu verhüten, ihr Akonitextract *Extractum Tubĕris Aconīti* nennen sollen. Denselben Vorwurf machte ich (1863) bereits den Verfassern der *Ph. Boruss.* in meinem Commentar zu dieser Pharmakopoe, wie man sieht, ohne Wirkung.

Seit Einführung des Extractes aus den Akonitknollen hat man sich in einem grossen Irrthume befunden, welchen ich zwar schon 1873 klarlegte (Commentar z. 1. Ausg. der Ph. Germ. Bd. II, S. 822), welcher aber von den Verf. der 2. Ausg. der Ph. Germ. als Nichtirrthum fest gehalten wurde. Schroff sagte: „**die Akonitknollen sind reicher an Akonitin als das frische Kraut, folglich ist das Extract aus den Akonitknollen reicher an Alkaloïd**". Diese Folgerung war eine recht stark irrthümliche, denn aus dem frischen Kraute sammelt man nach dem üblichen Extractionsmodus (s. unter *Extr. Belladonn.*) 3,5 Proc. Extract, aus den Knollen, je nach deren Zuckergehalt 16,5—33 (selbst bis 36) Proc. Extract. Im ersteren Extracte (aus dem Kraute) fand ich 4,5—5—5,6 Proc. Alkaloïd, im

Extracte aus den Knollen 2—2,5 Proc., in 3 Fällen 1,6—2,1—2,35 Proc., in einem Falle 1,35 Proc., nur in einem Extracte aus kleinen Knollen 7 Proc. Akonitin. Letztere Knollen hatten nämlich nur 16 Proc. Extract ergeben. Das Extract aus dem Kraute enthält meist 2 — 3 - mal mehr Akonitin als das aus den Knollen. Wegen des verschiedenen Zuckergehaltes der Knollen kann nur ein Extract daraus erlangt werden, welches ungemein verschieden grosse Mengen Aconitin enthält, während die Differenz dieses Gehaltes in dem Extracte aus dem Kraute immer sehr gering ist. Hiermit liegt ein sehr triftiger und wichtiger Grund vor, warum das Extract aus dem Kraute den Vorzug verdient. Der Arzt will eine sichere Dosirung, welche das Extract aus dem Kraute zulässt, nicht aber das aus den Knollen, denn die Differenz von 1,35 und 7 Proc. Akonitingehalt in dem Knollenextracte ist doch wohl zu gross. Hätte man von den im vorigen Commentar Bd. II, S. 822 gemachten Bemerkungen Notiz genommen, so würde man dem Extracte aus dem Kraute auch wieder den Vorzug gegeben haben. Diese meine 1873 ausgeführten Arbeiten sind also zwecklos gewesen. Jetzt habe ich wieder mehrere Akonitextracte untersucht und erkannte ich die vor 10 Jahren gewonnenen Resultate als vollgültige.

Die Vorschrift, welche unsere Ph. uns vorlegt, ist jedenfalls keine Verbesserung der Vorschrift der 1. Ausgabe, denn sie hat eine Vermehrung der Extractausbeute zur Folge.

Zunächst ist zu beachten, dass die Akonitknollen in ein grobes Pulver verwandelt werden müssen, was auch die 1. Ausg. der Ph. angab. Die beiden Auszüge sind zusammenzumischen, zwei Tage zum Absetzen beiseite zu stellen, dann zu filtriren und nun bei einer Wärme von höchstens 60⁰ C. unter Umrühren zu einem dicken Extracte einzudampfen.

Die Ph. musste das Zusammenmischen beider Auszüge hervorheben, denn dass bei einer Darstellung dem Arbeiter einfallen könnte, den ersten Auszug für sich und auch den zweiten Auszug für sich einzudampfen, meinend, dass sie in ihrem Gehalt und Wesen nicht von einander abweichen, dürfte der pharmaceutischen Ordnung halber erwogen werden. Dass solche Irrthümer vorgekommen sein müssen, könnte ich durch meine Erfahrungen mit Beispielen belegen. Die 1. Ausgabe der Ph. ordnete die Mischung beider Auszüge an.

Die Ausbeute Extract aus den officinellen trockenen Akonitknollen, d. h. den zur Zeit der Blüthe des Sturmhuts gesammelten Knollen, beträgt 16—18 —20 Proc. Aus den im Frühjahre oder im Spätherbste gesammelten Knollen, welche zuckerreicher sind, erhält man bis zu 33,3 Proc. Extract, welches natürlich nur von halb so grosser Wirksamkeit ist. Dieser Umstand macht das Akonitextract für den Arzt zu einem unsicheren Medicament. Wie man die zu verschiedenen Zeiten gesammelten Akonitknollen unterscheidet, soll in der Commentation an der betreffenden Stelle erörtert werden. Dieser wichtige Umstand, diese verschiedene Ausbeute musste zu einem Vorgehen treiben, welches zwar neu, aber höchst nothwendig gewesen wäre. Beträgt nämlich die Ausbeute aus 100 Th. Akonitknollenpulver weniger denn 25 Th., so müsste diese Ausbeute durch Zumischen von Dextrin bis auf ein Gewicht von 25 Th. gebracht werden, so dass 1 Th. des Extracts 4 Th. der Knollen entspricht. Die häufigere Ausbeute wird unter 25 Proc. liegen, deshalb wäre dieser Zahl das Vorrecht einzuräumen. Vielleicht erwägt man diese Verhältnisse bei Bearbeitung einer 3. Ausgabe der Ph. Die Ph. der Nord-Amerik. Freistaaten lässt auf 100 Th. der Akonitknollen 1 Th. Weinsäure setzen und mit Weingeist und Glycerin extrahiren, so dass im Extract 5 Proc. Glycerin vertreten sind.

Das chemische und physikalische Verhalten des officinellen Akonitextracts aus den Knollen wird mit der 5-proc. mit kaltem Wasser bereiteten, mit wenig Essigsäure (2 Tropfen auf 1g Extract) versetzten und filtrirten Lösung geprüft. — 1) Mit 1—2 Vol. Weingeist gemischt erfolgt klare Flüssigkeit. — 2) Mit gleichem Vol. Pikrinsäure erfolgt eine sehr unbedeutende Trübung, nach Zusatz einiger Tropfen verdünnter Schwefelsäure aber eine etwas stärkere, dagegen erzeugt — 3) Gerbsäure eine starke Trübung (obgleich Akonitin von Gerbsäure nicht gefällt wird). — 4) Mercurichlorid trübt entweder nicht oder nach Verlauf von 1—3 Minuten erfolgt eine sehr unbedeutende Trübung. — 5) Jodjodkalium giebt keine oder eine höchst unbedeutende Trübung. — 6) Brombromkalium (Kaliumbromobromid) giebt eine Trübung, jedoch geben — 7) Kaliumcadmiumjodid und — 8) Kaliummercurijodid entweder keine oder nur sehr unbedeutende Trübungen. — 9) Silbernitrat erzeugt eine schwache Trübung, welche auf Zusatz von Aetzammon vorübergehend verschwindet, denn im Verlaufe von 1—2 Minuten tritt neben dunklerer Färbung wieder Trübung ein und beim Aufkochen erfolgt Reduction mit schwachem Wandbeschlag, welcher im auffallenden Lichte grau, im durchfallenden Lichte braun erscheint. — 10) Ferrichlorid färbt grünbraun. — 11) Ammoniumoxalat erzeugt eine sofortige schwache oder eine erst nach einigen Sekunden eintretende Trübung. — 12) Baryumchlorid lässt klar. — 13) Kalische Kupferlösung wird nach Zusatz von Aetznatron leicht und schnell reducirt. — 14) Aetznatron färbt nur dunkler, lässt aber die Flüssigkeit klar. — Die Lösung des Extractes aus dem Kraute giebt sub 2, 5, 6, 7 und 8 starke Trübungen oder Fällungen.

Das Akonitextract wird auch in trockner Form, als *Extractum Aconiti siccum* und in Lösung als *Extractum Aconiti solutum* vorräthig gehalten. Ueber die Darstellung derselben vergl. S. 670 und 672.

Das Akonitextract ist ein giftiges Medicament, bei dessen Dispensation die vorschriftsmässigen stärksten Einzeln- und Gesammtgaben zu beachten sind. Die stärkste Einzelgabe normirt die Pharmakopoe zu 0,02 g oder 20 mg, die Gesammtgabe auf den Tag zu 0,1 g oder 1 dg. Man giebt es zu 0,005—0,01—0,02 in Lösung oder Pillen bei aus Erkältung entstandenen Neuralgien, Gicht, Rheumatismus, Migräne etc., gebraucht es auch äusserlich (1 auf 5 Fett) bei neuralgischen und rheumatischen Beschwerden. *Ph. Austriaca* giebt als Maximalgaben 0,03 und 0,4 g, *Ph. Suecica* 0,03 g an, welche Gaben wohl die richtigeren sind.

Von *Extractum herbae Aconiti* giebt *Ph. Danica* als Maximalgabe 0,15 g, *Ph. Neerlandica* (Extr. spir.) 0,13 und 0,5 g, *Ph. Helvetica* 0,2 und 0,8 g, *Ph. Norwegica* 0,15 g an. Der Arzt geht in der Dosirung unzweifelhaft sicherer, wenn er in Stelle des Knollen-Extractes die 4—5-fache Menge der gepulverten Akonitknolle, z. B. in Pillen, vorschreibt. Ueber die Wirkung vergl. man *Tubera Aconiti*.

Die von der Ph. angegebenen Maximaldosen sind in Bezug zum Extracte aus den Knollen in 90 Fällen eine irrthümliche und höchstens in 10 Fällen mögen sie eine richtige sein. — Das sind recht traurige Zustände.

Extractum Aloës.

Aloëextract. Extractum Aloës. *Extrait d'aloès.* *Extract of aloës.*

Ein (1) Th. Aloë löse man in fünf (5) Th. kochendem destill. Wasser. Die völlig erkaltete Lösung giesse man nach 2 Tagen klar vom Harze ab und verwandle die Colatur durch Abdampfen in ein trockenes Extract.

Es sei gelbbraun und in Wasser trübe löslich.

Ein Drittel bis fast die Hälfte der Masse der Aloë besteht in einem für sich in Wasser nicht löslichen Harze, welchem jede drastische Wirkung abgeht, das Uebrige der Masse ist ein in Wasser leicht löslicher Extraktivstoffähnlicher Körper, welchem hauptsächlich die medicinischen Eigenschaften der Aloë angehören. Wird die gepulverte Aloë mit weniger als der vierfachen Menge Wasser macerirt, z. B. mit der zweifachen, so löst die concentrirte Lösung das Harz zugleich mit auf. Je dünner diese wässrige Lösung ist, um so weniger Harz vermag sie aufzulösen. Dies sind Gründe, warum das von der Pharmakopoe vorgeschriebene Gewichtsverhältniss des Wassers und der Aloë genau inne gehalten werden muss. Wird heisses Wasser genommen, so löst sich die Aloë fast ganz auf, nach dem Erkalten scheidet sich aber der grösste Theil des Harzes ab. Von dem Harzabsatze, welcher die Consistenz eines dickflüssigen Honigs hat, lässt sich die wässrige Lösung durch Decanthation ohne Schwierigkeit absondern. Die colirte Lösung wird im Wasserbade unter Umrühren eingetrocknet. Sobald sie noch warm die Consistenz der Pillenmasse zeigt, wird sie zu dünnen Lamellen zerzupft, welche auf porcellanenen Tellern bei einer Temperatur von 30—40^0 C. so lange getrocknet werden, bis sie beim Zerbrechen auf der Bruchfläche nur mattglänzend erscheinen. In Form eines Pulvers backt das Extract leichter zusammen, so dass es sich später gewöhnlich nur mit vieler Mühe aus den Gefässen herausnehmen lässt. Daher ist es zweckmässiger, das Extract in kleineren Stücken in die Vorrathsflaschen einzufüllen. Dass es als Pulver vorräthig gehalten werden soll, wird von der Ph. nicht verlangt. Dass durch Kochung der Extractlösung eine Harzbildung eingeleitet werde, wurde von einer Seite vermuthet, doch liegt zu dieser Annahme kein triftiger Grund vor. Auch Apoth. WERNER (Breslau) hat durch Einkochen der Extractbrühe nie eine Veränderung an dem Extracte wahrnehmen können.

Die gehörige Austrocknung ist der wesentlichste Theil bei der Darstellung dieses Extractes. Wird dieselbe nämlich nur soweit ausgeführt, bis sich das Extract zu Pulver zerreiben lässt und man bringt diese Masse in die Standflasche, so genügt ein Minimum Luftfeuchtigkeit, um die kleinen Stückchen zu einer festen Masse zusammenfliessen zu lassen. Ist dagegen die Masse in der Form dünner Lamellen so weit und so lange in der besagten Temperatur ausgetrocknet, bis sich keine stark glänzende Bruchfläche mehr zeigt, so bleibt das Extract bei einiger sorgfältigen Aufbewahrung unverändert. Die Austrocknung geht um so exacter vor sich, in je dünnere Lamellen die Masse zerzupft ist.

Das Aloëextract enthält noch kleine Mengen Harz, wesshalb es sich auch in kaltem Wasser trübe löst.

Aus der glänzenden Aloë bereitet ist es eine gelbbraune Masse, welche den Geruch der Aloë besitzt. Die Ausbeute beträgt durchschnittlich 50 Proc.

Extractum Belladonnae.

Tollkirschenextract; Belladonnaextract. *Extrait de belladone.*
Extract of belladonna; Extract of dwale.

Frisches und blühendes Belladonna-Kraut, zwanzig (20) Th., zerstosse man nach Besprengen mit einem (1) Th. destill. Wassers in einem steinernen Mörser, alsdann presse man aus. Dieses wiederhole man ebenso mit drei (3) Th. destill. Wasser.

Die **zusammengemischten** und auf 80° C. erhitzten Flüssigkeiten
seihe man durch, bringe die Colatur durch Abdampfen auf **zwei (2)**
Th., alsdann versetze man mit **zwei (2) Th. Weingeist.**

Die bisweilen durchschüttelte Mischung colire man nach Verlauf von
24 Stunden. Den hierbei erlangten Rückstand erwärme man etwas in
einem geschlossenen Gefässe mit **einem (1) Th. verdünntem Weingeist** und schüttele wiederholt um. Hierauf giesse man die Flüssigkeit,
nach dem Absetzen klar abgegossen, zu der anderen. Die Mischung
filtrire man und verwandle sie durch Abdampfen in ein **dickes Extract.**

Es sei dunkelbraun und in Wasser fast klar löslich.

**Vorsichtig aufzubewahren. Stärkste Einzelngabe 0,05 g,
stärkste Tagesgabe 0,2 g.**

Das in vorstehender Vorschrift angegebene Verfahren der Darstellung
des Belladonnaextracts ist zugleich Musterform für die Bereitung der übrigen
narkotischen Extracte aus frischen Vegetabilien. Ueber die Art und Weise, wie
die narkotischen Extracte von der besten Beschaffenheit und von bester Wirkung
herzustellen sind, ist viel gesprochen, geschrieben und versucht worden, und
schwerlich ist man damit zu Ende gekommen. Bis dahin hat die Erfahrung
zu der Ueberzeugung geführt, dass die narkotischen Extracte nach dieser oder
jener Methode und mit **Sorgfalt** bereitet in ihrer medicinischen Wirkung nur
so weit von einander abweichen, als das Extract nach der einen Methode in
Beziehung zu dem Gehalte an wirksamen Stoffen concentrirter ist, als das
Extract nach der anderen Methode. Dieser Umstand bleibt und ist aber für
den Pharmaceuten ein so wesentlicher, dass er ihn nicht aus dem Auge verlieren darf, welcher auch das nicht ganz ungewöhnliche Streben mancher Pharmaceuten zurückhalten möchte, für den Bedarf wirksamere narkotische Extracte
herzustellen, als die Pharmakopoe verlangt. Was für Ansichten über die in
Rede stehenden Extractbereitungen sich auch geltend machen mögen, so bleibt
hier der Grundsatz fester denn je stehen, sich streng an die Vorschrift zu
halten, welche die Landespharmakopoe giebt. Der Arzt steht mit seinen Erfahrungen und Dosen mit derselben in einem gewissen Rapport, dessen Werth
der Pharmaceut schwerlich fähig sein möchte, zu taxiren.

Ueber die Darstellung der narkotischen Extracte aus frischem Vegetabil
nach Vorschrift unserer Pharmakopoe ist bereits S. 669 das wichtigste besprochen worden und daselbst nachzusehen.

Die *Ph. Bor.*, *editio VI*, liess die weingeistige Extractlösung bei gelinder Wärme des Dampfbades eindicken, wobei der Weingeist verloren
ging. Die 1. Ausg. der *Pharmacopoea Germanica* liess im Einklange mit der
7. Auflage der Preuss. Pharmakopoe dagegen nach Belieben den Weingeist
durch Destillation aus dem Wasserbade abdestilliren. Die 2. Ausg. der *Ph.
Germ.* will, dass das Abdampfen unter 100° C. vor sich gehen soll. Eine
Wärme von 80—99° C. kann nichts weniger denn vortheilhaft für die Güte
des Extracts sein. Dass man aber auch den Weingeist bei einer Temperatur
von ungefähr 50° C. abdestilliren kann, wenn man sich des sogenannten Dunstsammlers bedient, ist oben S. 663 und 664 angeführt. Dass Atropin bei 80
bis 90° mit Wasserdämpfen verloren geht, ergiebt die Praxis. Der hierbei
gesammelte Weingeist darf daher nie als ein reiner angesehen werden, denn
er enthält neben eigenthümlichen Riechstoffen meist auch Spuren des betreffenden Alkaloïds. Vor einer anderweitigen Verwendung ist also das weingeistige
Destillat mit Kohle zu maceriren etc. (vergl. S. 664 u. 665).

Der wirksamste Bestandtheil des Belladonnaextractes ist **Atropin.** Die

Bereitungszeit ist im Juni. Die Ausbeute beträgt 2,5—3 Proc. der Menge des Vegetabils.

Da das Atropin in der Lösung eine grosse Neigung zur Entmischung hat, so müssen die Extractbrühen aus der Belladonna auch ohne Säumniss verarbeitet werden.

Das chemische und physikalische Verhalten kann mit einer 5-proc. wässrigen, mit einer sehr geringen Menge Essigsäure versetzten und filtrirten Lösung geprüft werden. — 1) Mit 1 Vol. Weingeist gemischt erfolgt klare Flüssigkeit. — 2) Mit gleichem Vol. Pikrinsäurelösung, auch — 3) mit Gerbsäure erfolgen starke hellfarbige Niederschläge. — 4) Mercurichlorid erzeugt einen Niederschlag, welcher aber beim Aufkochen kaum eine Reduction erfährt. — 5) Jodjodkalium erzeugt starke Fällung. — 6) Silbernitrat erzeugt starke Fällung, welche durch Aetzammon in Lösung gebracht beim Aufkochen kaum eine Reduction erleidet. — 7) Ferrichlorid färbt dunkelgrün ohne erhebliche Ausscheidung. — 8) Ammoniumoxalat, auch — 9) Baryumchlorid bewirken nur eine Andeutung einer Trübung. — 10) Kalische Kupferlösung wird reducirt. — 11) Weder Aetznatron, noch Aetzammon, noch Natriumcarbonat lassen eine Trübung wahrnehmen. — 12) Ein Tropfen in den Augenwinkel gestrichen, bewirkt Mydriasis.

Aufbewahrung. Belladonna-Extract ist vorsichtig aufzubewahren. Davon hält man auch eine Lösung und ein trocknes Extract, in der Weise, wie auf S. 670 u. 672 unter *Extracta* angegeben ist, dargestellt vorräthig.

Anwendung. Das Belladonnaextract ist ein mächtiges Stupefaciens (betäubendes Mittel), Sedativum, Antispasmodicum, Anodinum und Mydriaticum. Innerlich genommen bewirkt es im Schlunde eine gewisse Trockenheit, Zusammenziehen des Pharynx, Durst, auch Diarrhoe unter Verminderung der Pulsschläge und Körperwärme, Congestionen des Gehirns beseitigend, und Pupillenerweiterung. Zu starken Gaben folgt Erschwerung des Sprechens, starke Trockenheit im Schlunde, starker Durst, anhaltende Uebelkeit, Durchfall, Schwindel, Schwinden des Sehvermögens, Mydriasis, Delirien, Collaps, Coma etc., selbst der Tod. Man giebt es zu 0,01—0,02—0,04 g 2—4mal täglich. Als stärkste Einzelndosis giebt die Ph. 0,05, als stärkste Tagesgabe 0,2 an. Aeusserlich in Injectionen, Klystiren giebt man 0,03—0,05—0,07 g, in Augenwässern zu 0,03—0,04—0,05 auf 10,0—15,0 Aq., in Augentropfwässern 0,1—0,2—0,3 auf 20,0 Aq., in Salben 1,0—2,0—3,0 auf 10,0—15,0 Fett, in Augensalben 0,3—0,5—0,75 auf 10,0—15,0 Fett, in Pflastern 1,0—2,0 auf 10,0 Masse.

Extractum Calami.

Kalmusextract. Extractum Calămi. *Extrait d'acore.* *Extract of sweet-flag; Extract of acorus or of calamus.*

Zwanzig (20) Th. Kalmusrhizom macerire man mit einem Gemisch aus vierzig (40) Th. Weingeist und sechszig (60) Th. destill. Wasser 24 Stunden hindurch. Nach dem Auspressen macerire man den Rückstand wiederum mit einem Gemisch aus zwanzig (20) Th. Weingeist und dreissig (30) Th. destill. Wasser 24 Stunden hindurch.

Die durch Auspressen gewonnenen Flüssigkeiten bringe man durch Abdampfen in ein dickes Extract.

Es sei rothbraun, in Wasser trübe löslich.

Das Kalmusrhizom ist im klein geschnittenen Zustande mit dem 60-proc. Weingeist zu behandeln, die Macerationszeit aber auf ein doppeltes Zeitmaass auszudehnen nothwendig, besonders dann, wenn das Rhizom nur grobzerschnitten wäre. Die ausgepressten Flüssigkeiten werden gemischt, nach dem Absetzenlassen filtrirt, wegen Gehaltes ätherischer Stoffe bei einer 60° C. nicht überschreitenden Temperatur eingedampft und gegen den Schluss des Eindampfens öfters mit kleinen Mengen Weingeist versetzt, um ein Verdampfen des Wassers zu beschleunigen und ein durch seine Masse gleichmässiges Extract zu erlangen. Ausbeute 18—20 Proc.

Extractum Cannabis Indicae.

Indisches Hanfextract. Extractum Cannăbis Indĭcae. *Extrait de chanvre Indien. Extract of Indian hemp.*

Ein (1) Th. Indisches Hanfkraut und fünf (5) Th. Weingeist (90-proc.) macerire man sechs Tage hindurch. Nach dem Auspressen macerire man den Rückstand wiederum mit fünf (5) Th. Weingeist. Die durch Auspressen erlangten Flüssigkeiten verwandle man durch Eindampfen in ein dickes Extract.

Es sei schwarz-grün, unlöslich in Wasser.

Vorsichtig aufzubewahren. Stärkste Einzelngabe 0,1, stärkste Tagesgabe 0,4.

Das Indische Hanfkraut ist im klein geschnittenen Zustande zu extrahiren. Der wirksame Bestandtheil des Indischen Hanfes besteht in einem sehr bitteren harzartigen neutralen Stoffe, welchen man Cannabin oder Haschischin genannt hat, und einem den flüchtigen Oelen verwandten Stoffe (Cannabēnhydrat). Nach PREOBRASCHENSKY soll auch Nikotin im Indischen Hanfe vertreten sein. Das Indischhanfextract ist also eine Harzsubstanz und daher unlöslich in Wasser, aber mit grüner Farbe völlig löslich in Weingeist, auch in Aether und Chloroform, nicht aber in Aetzalkalilösungen. Der Geschmack ist gewürzhaft scharf und bitter. Ausbeute 13 Proc.

Die chemischen und physikalischen Eigenschaften des Cannabis-Extrates lassen sich in folgender Weise prüfen: Man löse 5g des Extractes in 7,0ccm Weingeist und giesse diese Lösung unter Umrühren in 80ccm Wasser. Nach 2-stündigem Stehen wird filtrirt, der Filterinhalt mit 30g Wasser nachgewaschen und das Filtrat in einer Porcellanschale durch Abdampfen bis auf annähernd 50ccm eingeengt, dieser Rückstand mit Wasser auf 100ccm verdünnt und nach 2- bis 3-stündigem Beiseitestehen 1- bis 2-mal filtrirt, so dass das Filtrat eine ziemlich klare gelbliche Flüssigkeit bildet. — Dieselbe giebt — 1) mit Jodjodkalium, — 2) mit Kaliumcadmiumjodid, — 3) Mercurichlorid, kalt und aufgekocht, — 4) mit Kaliummercurijodid, kalt und aufgekocht, — 5) mit Pikrinsäure keine Trübungen. — 6) Brombromkalium erzeugt eine nur schwache Trübung, — 7) Gerbsäure keine oder eine äusserst schwache Trübung, ebenso — 8) Baryumchlorid. — 9) Ammoniumoxalat trübt schwach, — 10) Aetznatron färbt gelb. — 11) Natriumcarbonat trübt nicht. — 12) Kalische Kupferlösung verhält sich indifferent — 13) Ferrichlorid färbt bräunlichgelb. — 14) Silbernitrat bewirkt einen weisslichen Niederschlag, welcher mit Silberchlorid keine Aehnlichkeit hat. Aetzammon löst den Niederschlag mit gelber Farbe und beim Aufkochen erfolgt Reduction ohne Wandbeschlag. — 15) Mercuronitrat bewirkt einen gelblichen Niederschlag, welcher beim Aufkochen kaum eine Reduction erleidet. — 16) Aurichlorid trübt nicht, aber beim Aufkochen. — 17) Mit wenig Essigsäure angesäuert auf einem Objectglase der Verdunstung überlassen findet man Mikrokrystalle, bestehend aus 3-eckigen, 6-eckigen und dihexaëdrischen Gebilden.

Das im Filtrum gesammelte und getrocknete fast geschmacklose Harz ist in kalter und kochender Natronlauge nur in Spuren löslich, wenig löslich in kochendheisser Boraxlösung, mit brauner Farbe löslich in conc. Schwefelsäure, löslich in Amylalkohol mit grüner Farbe, ebenso löslich in Aether, Benzol, Chloroform, wenig löslich in Petrolbenzin und unlöslich in kaltem, wenig löslich in heissem verdünnten (60-proc.) Weingeist.

Es findet in Pillen und weingeistiger Lösung zu 0,05—0,1—0,2 g als Sedativum und Hypnoticum oder in den Fällen Anwendung, wo man eine mildere Opiumwirkung beabsichtigt. Die Pharmakopoe giebt als stärkste Einzeldosis 0,1 g, als Maximal-Gesammtdosis auf einen Tag 0,4 g an.

Das Indischhanfextract gehört zu den Substanzen der Tabula C und ist daher mit Vorsicht aufzubewahren.

Extractum Cardui benedicti.

Kardobenediktenextract.   Extractum Carduï benedicti.   *Extrait de chardon bénit.   Extract of blessed thistle.*

Ein (1) Th. Kardobenedictenkraut mit fünf (5) Th. siedendem destill. Wasser übergossen digerire man 6 Stunden hindurch. Nach dem Auspressen digerire man wiederum den Rückstand, mit fünf (5) Th. siedendem destill. Wasser übergossen, 3 Stunden hindurch.

Die durch Auspressen erlangten Flüssigkeiten mische man und verwandle sie durch Abdampfen in ein dickes Extract.

Es sei braun, in Wasser trübe löslich.

Das Kardobenediktenkraut enthält eine ausserordentlich grosse Menge schwefelsaurer, salpetersaurer, essigsaurer, äpfelsaurer Salze von Kali, Kalkerde und Magnesia. Diese Salze scheiden sich während der Aufbewahrung krystallinisch im Extracte ab und machen es grützlig und körnig. Um die Abscheidung eines Theiles der Salze zu bewirken, dampfte man die Extractbrühe bis auf eine solche Gewichtsmenge ein, als trocknes Kraut in Arbeit genommen ist, und liess 3—4 Tage an einem kühlen Orte stehen. Hierauf wurde colirt und dann bis zur Extractdicke weiter eingedampft. Diese Methode muss unterlassen bleiben, da sie die Ph. nicht berücksichtigt hat.

Das Extract löst sich im Wasser mässig trübe, lässt aber beim Stehen einen starken Bodensatz, der aus jenen Salzen besteht, fallen. Die Ausbeute beträgt 22—32 Proc.

Kritik. Die Vorschriften, welche die Ph. zur Darstellung der Extracte giebt, sind unvollständige, abgesehen von der Bezeichnung des destillirten Wassers mit *Aqua.* Der Zustand des zu extrahirenden Stoffes wird von ihr nie angegeben, obgleich der Unterschied zwischen grob- und fein-geschnitten und grob-gepulvert kein unbedeutender ist. Dann sagt sie in mehreren Fällen nicht, dass die aus 2 Extractionen gesammelten Flüssigkeiten gemischt werden müssen, bevor sie decanthirt oder filtrirt und eingedampft werden. Wenn der Arbeiter bei einiger beschränkten Geisteskraft eine jede der beiden Flüssigkeiten eindampft, so resultiren zwei ganz verschiedene Extracte, obgleich gleichen Herkommens. Der Arbeiter hätte damit nicht gegen die Vorschrift der Ph. gehandelt. Hier bei dem geringwerthigen Kardobenedictenextract, auch bei China-, Cubeben-, Digitalis-, Filix-, Enzian- etc. Extract schreibt die Ph. diese Mischung vor. Was für ein Grund mag vorgelegen haben, dass sie in der Vorschrift zu dem einen Extracte die Mischung anordnet, in der Vorschrift zu dem anderen aber nicht? Hätte ein praktischer Pharmaceut die Correctur ausgeübt, so wäre die pharmaceutische Ordnung sicher nicht so leichthin gehandhabt worden.

Extractum Cascarillae.

Kaskarillextract. *Extrait de cascarille.* *Extract of cascarilla.*

Ein (1) Th. Kascarillrinde mit fünf (5) Th. siedendem destill. Wasser übergossen stelle man 24 Stunden beiseite. Nach dem Auspressen stelle man den mit fünf (5) Th. siedendem destill. Wasser übergossenen Rückstand wiederum 24 Stunden beiseite.

Die durch Auspressen gesammelten Flüssigkeiten giesse man klar ab und führe sie nach Zusatz einer geringen Menge verdünnten Weingeistes durch Abdampfen in ein dickes Extract über.

Es sei dunkelbraun und in Wasser trübe löslich.

Die Kaskarillrinde enthält verschiedene Mengen extractiver Stoffe, so dass die Ausbeute zwischen 13 — 16,5 Proc. schwankt. Um die Rinde gehörig zu erschöpfen, muss man sie grob-gepulvert verwenden. Gegen das Ende des Abdampfens wird das Extract, in Folge der Ausscheidung von Harztheilen, grützlich, man soll deshalb einige Male etwas verdünnten Weingeist unterrühren und dann weiter abdampfen. Dadurch wird die Masse in ihrer Consistenz gleichmässiger und die Harztheile mit den Extractivstoffen inniger vermischt. Die Vorschrift der 1. Ausgabe der Ph. betonte hier das Abdampfen in porcellanenen Gefässen, weil nämlich die Kaskarillrinde sauer reagirende Bestandtheile (sauer reagirendes Harz und etwas Gerbstoff) enthält. Nur Porcellangefässe sind überhaupt nach Vorschrift der 2. Ausgabe der Ph. als Abdampfgefässe der Extracte zu verwenden.

Das chemische und physikalische Verhalten des Cascarillenextracts wird mit der 4—5-proc. wässrigen, zweimal filtrirten Lösung geprüft. — 1) Weingeist in mehrfachem Vol. bewirkt starke Trübung, ebenso — 2) Pikrinsäure. — 3) Gerbsäure trübt stark, so auch — 4) Mercurichlorid. — 5) Jodjodkalium trübt nicht. — 6) Silbernitrat trübt stark. Nach Zusatz von Aetzammon findet beim Aufkochen mässige Reduction statt, graues Silber scheidet ab ohne Wandbeschlag. — 7) Ferrichlorid färbt braun unter Abscheidung brauner Flocken. — 8) Ammoniumoxalat und — 9) Baryumchlorid trüben stark. Letztere Trübung verschwindet nicht durch Salpetersäure. — 10) Kalische Kupferlösung wird nicht reducirt. — 11) Aetzammon, — 12) Natriumcarbonat, — 13) Aetznatron trüben. — Die wässrige, nur einmal filtrirte Lösung mit Aetzammon versetzt und davon 1—2 Tropfen auf einem Objectglase dünn ausgestrichen ergiebt nach der freiwilligen Verdunstung eine farblose Schicht, durchsetzt von farblosen und gefärbten, kleineren und grösseren rundlichen Körperchen (welche durch Jod nicht gebläut werden) mit kleinen und grösseren, meist quadratischen und auch rechteckigen Krystallplatten, hier und da mit einigen federförmigen Krystallbildungen in einfacher und mehrfacher Kreuzesform, wie sie Ammonsalze häufig bilden.

Extractum Chinae aquosum.

Wässriges Chinaextract; Kaltbereitetes Chinaextract. Extractum Chinae frigĭde parātum. *Extrait liquide of quinquina. Liquid extract of cinchona.*

Ein (1) Th. Chinarinde macerire man mit zehn (10) Th. destill. Wasser übergossen 48 Stunden hindurch. Nach dem Auspressen macerire man den Rückstand mit zehn (10) Th. destill. Wasser übergossen wiederum 48 Stunden hindurch.

Die durch Auspressen gewonnenen Flüssigkeiten dampfe man soweit ein, dass ein Rückstand von zwei (2) Th. verbleibt, welcher erkaltet zu filtriren und durch Abdampfen in ein dünnes Extract zu verwandeln ist.

Es sei rothbraun und in Wasser trübe löslich.

Vor mehreren Decennien vermuthete man in dem kaltbereiteten wässrigen Chinaextract die Quintessenz der wirksamen Bestandtheile der Chinarinde und forderte von diesem Extract, dass es mit Wasser eine klare Auflösung gebe. Heute weiss man, dass dieses Extract nur wenig (circa $1/3$) der in der Chinarinde vorhandenen Alkaloïde enthält und dass es mit Wasser keine klare Auflösung geben kann, weil sich die lösliche Chinagerbsäure unausgesetzt an der Luft oxydirt und in das unlösliche Chinaroth verwandelt. Ein ähnliches Verhalten findet sich bei allen Extracten aus Rinden, wegen des Gehalts an Rindenfarbstoff oder Phlobaphén, welche Substanz Oxydationsprodukt der entsprechenden Gerbstoffe zu sein scheint. Das Chinaroth ist das Phlobaphen der Chinarinde.

Obige Vorschrift ist eine ganz vortreffliche, denn sie lässt destillirtes Wasser zur Darstellung verwenden und nicht, wie die älteren Pharmakopöen, gemeines Wasser, welches gewöhnlich mehr oder weniger kalkhaltig ist. Im Uebrigen lässt sich hier zur Darstellung der Extractbrühen vortheilhaft die Deplacirmethode anwenden. Eiserne Spatel, überhaupt metallene Geräthschaften sind sorgfältig zu meiden. Die Extractausbeute beträgt 13 — 15 Proc. Die Chinarinde wird im grob-gepulverten Zustande extrahirt.

Die kalt extrahirte Rinde enthält immer noch Bestandtheile, welche man ungern verloren giebt und welche sich zur Darstellung von Chinapomade sehr gut verwenden lassen. Man extrahirt daher den Rückstand mit heissem Wasser, welchem man etwas Essig zugesetzt hat und verwandelt die Colatur in ein dickfliessendes Extract, welches mit etwas Glycerin gemischt zum vorerwähnten Zwecke reservirt wird. Die Abscheidung der Reste Alkaloïd aus dem Rindenrückstande ist nicht lohnend.

Damit das Extract nicht Schimmel ansetze, ist ein sehr kleiner Weingeistzusatz zu empfehlen, ungefähr 1 Th. Weingeist auf 15 Th. Extract. Man bewahrt es in Glasflaschen mit Kork geschlossen oder mit übergestülpter Glaskapsel.

Verschreibt der Arzt nur *Extractum Chinae,* so ist das *Extr. spirituosum* zu dispensiren, weil das *Extractum aquosum* von jeher wegen des geringen Alkaloïdgehaltes wenig gebraucht worden ist, ihm auch in der That kein besonderer Heilwerth dem spirituösen Extracte gegenüber zukommt.

Extractum Chinae spirituosum.

China-Extract; Spirituöses oder weingeistiges China-Extract.

Extrait (alcoolique) de quinquina. Extract of cinchona.

Ein (1) Th. Chinarinde macerire man mit fünf (5) Th. verdünntem Weingeist übergossen 6 Tage lang. Nach dem Auspressen macerire man wiederum den Rückstand, mit fünf (5) Th. verdünntem Weingeist übergossen, 3 Tage hindurch.

Die durch Auspressen erlangten Flüssigkeiten mische man zusammen und verwandle sie durch Abdampfen in ein trocknes Extract.

Es sei rothbraun und in Wasser trübe löslich.

Die Chinarinde wird in ein stark grobes Pulver verwandelt, von welchem man das feine Pulver abschlägt. Die Maceration geschieht in einem gläsernen oder bei Bereitung grösserer Mengen Extract in einem steinzeugnen, mit Deckel versehenen Gefässe. Eiserne, kupferne und zinnerne Gefässe sind zu vermeiden, ebenso auch eiserne Spatel. Die Extractausbeute beträgt 12—15 Proc.

Das weingeistige Chinaextract enthält alle therapeutisch wichtigen Bestandtheile und hält sich in trockner Form vortrefflich. Ist dieses Extract nicht vollständig ausgetrocknet, so backt es zu einer harten Masse zusammen, welche sich nicht aus der Flasche, worin es aufbewahrt wird, herausnehmen lässt. Das Extract ist zu möglichst dünnen Lamellen ausgezogen mindestens 2 Tage hindurch an einem 50—70° C. warmen Orte auf Porcellantellern total auszutrocknen, dann in kleine Stücke zu zerbrechen und in dicht verkorkten Flaschen zu bewahren. Es schimmelt nicht, ist ziemlich löslich in Wasser und seine unlöslichen Theile lassen sich leicht emulsionsartig in Wasser zertheilen. Gehört ein Syrup zur Mixtur, so ist das Chinaextract mit diesem zuvor anzureiben.

Verschreibt der Arzt *Extractum Chinae*, so ist stets das spirituöse Extract zu dispensiren.

Das chemische und physikalische Verhalten wird in der Weise geprüft, dass man den Alkaloïdgehalt in einer Weise bestimmt, wie sie sich einer der unter Cortex Chinae angegebenen Methoden anschliesst. Der Alkaloïdgehalt darf unter 15 Proc. nicht hinabgehen, denn ein gut und gewissenhaft bereitetes Extract kann selbst 20 Proc. enthalten. Ferner werden 2 g des zu Pulver zerriebenen Extractes mit 30 ccm kaltem destill. Wasser wiederholt geschüttelt, nach einer Stunde filtrirt, das Filtrat nochmals in den Trichter zurückgegossen, um eine möglichst oder ziemlich klare hellgelbe Lösung zu erlangen. Dieselbe giebt — 1) mit einem mehrfachen Vol. Weingeist gemischt keine Trübung; — 2) mit einem zweifachen Vol. Pikrinsäurelösung eine starke gelbe Trübung; — 3) mit Gerbsäure starke Trübung; — 4) mit Mercurichlorid keine Veränderung, aber — 5) mit Jodjodkalium eine starke braune Trübung. — 6) Silbernitrat trübt unbedeutend. Nach Zusatz von Aetzammon erfolgt beim Aufkochen Reduction unter Abscheidung grauen Silbers ohne Wandbeschlag, welcher nur in einer Braunfärbung des Glases besteht und mit Wasser allein nicht weggespült werden kann. — 7) Ferrichlorid färbt olivengrün. — 8) Ammoniumoxalat trübt stark, aber — 9) Baryumchlorid kaum oder nicht. — 10) Kalische Kupferlösung wird reducirt. — 11) Aetzammon und Natriumcarbonat trüben nicht oder unbedeutend.

Extractum Colocynthidis.

Koloquintenextract.   Extractum Colocynthĭdis.   *Extrait de coloquinte. Extract of colocynth (bitter-apple).*

Zwei (2) Th. Koloquinten, mit fünfzehn (15) Th. verdünntem Weingeist vermischt, macerire man 6 Tage hindurch. Nach dem Auspressen macerire man wiederum den Rückstand nach Vermischung mit einem Gemisch aus je fünf (5) Th. verdünntem Weingeist und destill. Wasser 3 Tage hindurch.

Die durch Auspressen erlangten Flüssigkeiten verwandle man unter Abdampfen in ein trocknes Extract.

Es sei gelbbraun und in Wasser trübe löslich. Vorsichtig aufzubewahren. Stärkste Einzelngabe 0,05 g, stärkste Tagesgabe 0,2 g.

Die Koloquinten müssen sorgfältig von den Samen, welche ölreich sind, befreit und dann grob zerschnitten werden. In der Ordnung wäre es jeden Falles gewesen, in der Vorschrift zu sagen, die Früchte ohne die Samen für die Darstellung des Extractes zu verwenden.

Das Colocynthin, der drastisch wirkende Bestandtheil in den Koloquinten, ist ein Glykosid, welches in wässrigem Weingeist löslicher ist als in starkem Weingeist. Durch die zweite Extraction mit einem schwachen Weingeist werden zwar auch einige Antheile Gummi und Schleimsubstanz (Pectin) in das Extract übergeführt, jedoch mit der Absicht, dem gleichzeitig ausgezogenen Harze und Colocynthin ein passendes Vehikel zu schaffen und ein gut trocknes Extract zu erlangen. Starker Weingeist würde zugleich das fette Oel (circa 4 Proc.) des Koloquintenmarkes lösen. 100 Th. der rindenlosen trocknen Koloquinten, welche, je nachdem man die schlechteren Cyprischen oder die besseren Aegyptischen anwendet, nach Absonderung der Samen circa 35 und 50 Th. Parenchym geben, liefern 14—20—24 Th. trocknes Extract.

Das Koloquintenextract ist ein sehr heftiges Drasticum, welches als ein die Darmthätigkeit anregendes Mittel zu 0,005—0,01—0,015 g ein- bis zweimal täglich, als Purgans zu 0,02—0,04—0,06 g ein- bis dreimal täglich in Pillenform gegeben wird. Die stärkste Einzeldosis normirt die Pharmakopoe zu 0,05 g, die Gesammtdosis auf den Tag zu 0,2 g. Dieses Extract gehört zur Tabula C, ist also vorsichtig in gut verkorkten Flaschen, vor der Einwirkung des Tageslichtes geschützt, aufzubewahren und vorsichtig zu dispensiren. Man vergleiche auch unter *Fructus Colocynthidis*.

Extractum Cubebarum.

Kubebenextract.　　Extractum Cubebārum.　　*Extrait de cubèbes.*
Extract of cubebs.

Zehn (10) Th. Kubeben mit einem Gemisch aus fünfzehn (15) Th. Aether und fünfzehn (15) Th. Weingeist versetzt macerire man 3 Tage hindurch. Nach dem Auspressen macerire man wiederum den Rückstand mit einem Gemisch aus je zehn (10) Th. Aether und Weingeist 3 Tage hindurch.

Die durch Auspressen erlangten Flüssigkeiten mische man und verwandle sie durch Abdampfen in ein dünnes Extract.

Es sei braun und unlöslich in Wasser.

Vor dem Dispensiren ist umzuschütteln.

In den Kubeben ist nach BERNATZIK, den Erfahrungen SCHMIDT's entgegen, die Cubebensäure der Träger der Heilwirkung, und dieser würde allein schon durch Weingeist in das Extract übergeführt werden. Die vornehmlichsten Bestandtheile des Extracts sind Cubebin, Cubebensäure, Cubebēn (Cubebenöl), Cubebenharz.

Die Darstellung des Cubebenextracts lässt sich am bequemsten mittelst der Deplacirmethode bewerkstelligen. Befolgt man die von der Ph. vorgeschriebene Methode, so sorge man dafür, dass beim Auspressen, Filtriren, Abdampfen etc. in demselben Raume keine Flammen und Feuer frei brennen oder diese sich in einer Lage befinden, dass die Aetherdämpfe zu ihnen hin dringen können.

Giebt man der Verdrängungsmethode den Vorzug, so durchfeuchtet man mit dem Aetherweingeistgemisch die in ein grobes Pulver verwandelten Cubeben in dem Deplacirgefäss, lässt 3 Tage stehen und deplacirt alsdann so lange, als eine gefärbte Extractbrühe abläuft, den letzten Antheil des in den Cubeben verbleibenden Aetherweingeistrestes mittelst Wassers verdrängend. (Man vergl. S. 668.) Im Dunstsammler oder aus einem Kolben destillirt man den Aetherweingeist mit der bei Aetherdestillationen vorgeschriebenen Vorsicht grösstentheils ab. Das bis zur dickeren Syrupconsistenz gebrachte Extract bewahrt man in Flaschen mit Holzstopfen. Die Ausbeute an syrupdickem Extract beträgt 20—25 Proc. Hätte das Extract seine flüssige Form nach einiger Zeit verloren, so vermischt man es mit der genügenden Menge *Spiritus aethereus*. Da sich beim Stehen etwas Bodensatz abschichtet, so muss es vor der Dispensation gut umgeschüttelt werden.

Man giebt das Extract zu 0,5—1,0—2,0 g mehrmals des Tages in Pillen, Bissen oder in Capsules bei Gonorrhoe.

Es kommt wenn auch selten vor, dass der Arzt dieses Extract, obgleich es in wässriger Flüssigkeit ganz unlöslich ist, in Mixturen untergebracht wissen will. Für diesen Fall wird das Extract in einem Mixturmörser mit der doppelten oder dreifachen Menge Arabischem Gummi durchmischt und dann nach Zusatz der zweifachen Menge Syrups oder der anderthalbfachen Menge kalten Wassers von der Menge des verwendeten Arabischen Gummis emulgirt.

Extractum Digitalis.

Fingerhutextract.   Extractum Digitālis.   *Extrait de digitale.*
Extract of digitalis.

Dieses Extract wird in derselben Weise wie das *Extractum Belladonnae* bereitet, nur dass in Stelle von 20 Th. frischen Belladonnakrautes zehn (10) Th. des frischen und blühenden Fingerhutkrautes (Digitalis-Krautes) zu verwenden sind.

Es sei braun und in Wasser trübe löslich.

Vorsichtig aufzubewahren.   Stärkste Einzelngabe 0,2 g, stärkste Tagesgabe 1,0 g.

Hier wäre das zu wiederholen, was bereits unter Extr. Belladonnae erwähnt worden ist (S. 682 u. 683).

Das chemische und physikalische Verhalten wird mit der 10-proc. filtrirten wässrigen Lösung geprüft. — 1) Ein 4-faches Vol. Weingeist bewirkt nur eine unbedeutende Trübung. — 2) Mit gleichem Vol. Pikrinsäurelösung gemischt erfolgt starke Trübung, so auch — 3) mit Gerbsäure. — 4) Mercurichlorid und — 5) Jodjodkalium bewirken nur schwache Trübungen. — 6) Silbernitrat bewirkt starke Trübung, nach Zusatz von Ammon findet beim Aufkochen nur schwache Reduction statt. — 7) Ferrichlorid färbt tief dunkelgrün. — 8) Ammoniumoxalat trübt schwach. — 9) Baryumchlorid trübt, die Trübung verschwindet durch Salpetersäure um ein Geringes. — 10) Kalische Kupferlösung wird reducirt. — 11) Aetzammon und — 12) Natriumcarbonat bewirken keine Trübung. Man vergleiche auch unter *Folia Digitalis.*

Die Bereitungszeit ist Juni und Juli. Die Extractausbeute beträgt 4—5 Proc. Da die Bestandtheile des Extracts unter Einfluss von Licht und Luft zur Selbstentmischung neigen, so ist das Extract so schnell als thunlich fertig zu stellen. Man giebt das Digitalextract zu 0,03—0,06—0,1 g mehrere Male täglich.

Die stärkste Gabe normirt die Pharmakopoe zu 0,2 g, die Gesammtgabe auf den Tag zu 1,0 g. Das Digitalisextract gehört zu den vorsichtig aufzubewahrenden Substanzen (Tabula C.). Man vergl. unter *Folia Digitalis*.

Extractum Ferri pomatum.

Aepfelsaures Eisenextract. Extractum Ferri; Extractum Martis pomātum. Extractum Malātis Ferri. *Extrait de malate de fer. Extract of malate of iron.*

Fünfzig (50) Th. saurer Aepfel, in einen Brei verwandelt, presse man aus und mische (der ausgepressten Flüssigkeit) einen (1) Th. gepulvertes Eisen zu. Diese Mischung erhitze man im Wasserbade, bis die Gasentwickelung ihr Ende erreicht hat.

Die mit destill. Wasser bis auf fünfzig (50) Th. verdünnte Flüssigkeit setze man mehrere Tage beiseite, dann filtrire man sie und verwandle sie durch Abdampfen in ein dickes Extract.

Es sei grünlichschwarz und in Wasser klar löslich.

Die unreifen Aepfel, wie z. B. die rothen Stettiner, Rostocker Aepfel, rothe Rambour, Borsdorfer, enthalten neben freier und an Kalkerde gebundener Aepfelsäure auch Zucker. Wird der Saft dieser Aepfel mit Eisen in Berührung gebracht, so löst die freie Säure unter Zersetzung von Wasser und daher rührender Wasserstoffgasentwickelung Eisen als Ferrosalz auf. Um diese Lösung zu fördern, soll der Aepfelsaft mit dem Eisenpulver erwärmt werden, bis die Gasentwickelung oder Wasserstoffentwickelung, welche sich gegen ihr Ende kaum erkennen lässt, aufhört oder beendigt ist. Dann soll die Flüssigkeit auf 50 Th. mit Wasser verdünnt mehrere Tage beiseite stehen. Am kalten Orte wird eine schwache, am lauwarmen Orte eine starke Gährung, welche die Ph. wahrscheinlich mit dem Beiseitestellen zu bezwecken scheint, eintreten. Je nach dem Maasse dieser Gährung wird sich aus dem Zuckergehalte des Saftes mehr oder weniger Bernsteinsäure, dann Milchsäure, Kohlensäure bilden, auch die Aepfelsäure geht dabei mehr oder weniger in Milchsäure über. Diese Säuren lösen das Eisen als Ferrosalz, welches theilweise durch den Sauerstoff der Luft zu Ferrisalz wird. In dem äpfelsauren Eisenextract finden sich besonders äpfelsaure und milchsaure Salze des Eisens. Als Gährungserreger dient die im Aepfelsafte vorhandene kleberartige Substanz.

Die vorstehende Vorschrift der vorliegenden Pharmakopoe ist fehlerhaft und sehr unklar gefasst, denn der Aepfelsaft soll im Dampfbade mit der Eisenfeile erwärmt werden, bei welcher Temperatur bekanntlich jede Gährung verhindert ist. Dann soll die mit Wasser verdünnte Brühe mehrere Tage beiseite stehen. Je nach der Temperatur des Ortes, so wie nach dem Zeitmaasse (3—6—10 Tage sind auch mehrere Tage) können sehr verschieden an Säure und Eisen reiche Extracte resultiren. Bei 3 Tagen und einer Wärme von 15° C. wird der vorhandene Säurevorrath nur eine äquivalente Menge Eisen lösen und das Extract wird hauptsächlich wenig äpfelsaures Eisensalz enthalten. Lässt man dagegen eine Gährung des Saftes Platz greifen, so werden einerseits durch dieselbe die Pectinstoffe, welche das Coliren und Filtriren erschweren, zerstört, andererseits der Aepfelsaft reicher an Säure und entsprechend reicher an Eisen, die Extractausbeute allerdings eine etwas geringere. Eine Gährung von vier Tagen Dauer bei 16—20° C. ist zu empfehlen.

Die Auflösung des Eisens geht um vieles schneller vor sich, wenn man einen silbernen Löffel in die Flüssigkeit legt. Mit diesem Vorgehen kann die Lösung des Eisens accelerirt werden.

Die Darstellungszeit des Extracts ist September und October. Es ist gleichgültig, ob die Aepfel unreif oder reif sind. Was die unreifen mehr an freier Säure enthalten, wird durch den Zuckergehalt der reifen Aepfel ersetzt, natürlich wenn man den Saft, mit Eisen in Berührung, 3—4 Tage hindurch gähren lässt. Die Vorschrift der Pharmakopoe schreibt nur saure Aepfel vor und überlässt es dem Arbeiter, unreife oder reife zu verwenden, wenn sie ihm nur sauer erscheinen.

Behufs rationeller Darstellung des Extracts werden unreife Aepfel, deren Aepfelsäuregehalt circa 1,5 Proc. beträgt, in einem eisernen Mörser zu einem Brei zerstossen und ausgepresst. Der Saft wird in ein porcellanenes oder steinzeugenes Gefäss gegeben, ungefähr drei Tage an einem lauwarmen Orte der Gährung überlassen, dann im Wasserbade erwärmt und mit dem gepulverten Eisen versetzt. Nachdem man einen silbernen Löffel hineingelegt hat, setzt man die Erwärmung fort und rührt öfters um. Hat man ein feines Eisenpulver verwendet, so ist die Lösung in 2 Tagen geschehen. Während der Erwärmung im Dampfbade geht ein Theil des Wassers durch Verdampfen verloren, welchen man jedoch nicht durch Zusatz von Wasser restituirt. Die Pharmakopoe lässt nun behufs der Filtration die erkaltete Flüssigkeit bis auf das Gewicht der verwendeten Aepfel verdünnen. Man lässt hierauf ca. 2 Tage absetzen, filtrirt dann etc. Die Extractausbeute beträgt circa 10 Proc. des Saftes oder 6—7 Proc. der Aepfel.

Es ist vorgeschlagen worden, das Eisen durch heiss gefälltes Ferrocarbonat zu ersetzen. In diesem Falle fällt das Extract nicht grünschwarz, sondern grünlich-braun aus.

Man hat ferner vorgeschlagen, in Stelle des Aepfelsaftes den an Aepfelsäure reicheren Saft der Ebereschen *(Fructus Pyri Aucupariae, Baccae Sorbi Aucupariae)* zu setzen. Dieses Extract würde sich durch einen etwas kratzenden oder schärferen Geschmack unterscheiden.

Kritik. In dem ersten Alinea der Vorschrift findet sich „*quibus admisce Ferri pulv. partem unam*", diesem Satze geht vorher: „*Pomorum acidorum partes 50 in pultem redactas exprime*". Das *quibus* bezieht sich entweder auf *partes 50* oder auf *pomorum* und man wird den Sinn des Satzes mit „d e n a u s g e p r e s s t e n A e p f e l n m i s c h e e i n e n T h e i l g e p u l v e r t e s E i s e n z u" wiedergeben. Ob nun in dem Satze ein Ciceronisches Latein vorliegt, vermag ich nicht zu beurtheilen, wohl aber ist begreiflich, dass dieses Latein ein völlig unverständliches ist. Dass solche Unverständlichkeiten in der ersten Ausgabe der Ph. nirgends vorkommen, muss hier an dieser Stelle ebenfalls constatirt werden. Vielleicht wollte man sagen: „*Liquori exprimendo effecto admisce Ferri pulv. partem unam*" oder „*liquoribus admisce etc.*" und statt *liquoribus* ist vom Setzer ein „*quibus*" gesetzt worden.

Ob man mit dem Beiseitestellen eine Gährung oder ein Sedimentiren beabsichtigte, zwei himmelweit von einander liegende Umstände, bleibt dem Arbeiter zu errathen überlassen.

Die Vorschrift wäre eine gute und richtige geworden, wenn man die pharmaceutische Ordnung zum Leitfaden genommen hätte.

Extractum Filicis.

Wurmfarnextract.   Extractum Filĭcis.   *Extrait de fougère mâle.*
Extract of male fern.

Fünf (5) Th. Filixrhizom mit fünfzehn (15) Th. Aether übergossen macerire man 3 Tage. Nach dem Abgiessen der Flüssigkeit macerire man den Rückstand wiederum mit zehn (10) Th. Aether 3 Tage hindurch und presse dann aus.

Die gemischten Flüssigkeiten filtrire man und verwandle sie durch Abdampfen in ein dünnes Extract, welches von allem Aether befreit ist.

Das umgerührte und mit Glycerin verdünnte Extract darf unter dem Mikroskope keine Stärkemehlkörnchen wahrnehmen lassen.

Es sei grünlich und in Wasser nicht löslich.

Im October wird das Rhizom von *Polystĭchum Filix mas* Roth gesammelt, geschält, in Scheiben geschnitten, vorsichtig getrocknet, gröblich oder mittelfein gepulvert und sofort zur Extractbereitung verwendet. Hätte das Pulver wiederum Luftfeuchtigkeit angezogen, so muss es nochmals in lauer Wärme getrocknet werden. Die Extraction geschieht am bequemsten mit den Seite 666 und 668 beschriebenen Aetherextractionsapparaten oder kürzer in dem S. 661 beschriebenen und abgebildeten Deplacirtrichter. Die Filtration wird in der einfachen Weise ausgeführt, wie dies S. 668, durch eine Abbildung erklärt ist. Das Extract besteht aus harzigen Stoffen und einem flüchtigen und fetten Oele, die sich beim Aufbewahren mehr oder weniger scheiden, Filixsäure, Filixgerbsäure. Die beim Aufbewahren des Extracts sich abscheidende grünlich-gelbe pulverig-krystallinische Substanz ist hauptsächlich Filixsäure.

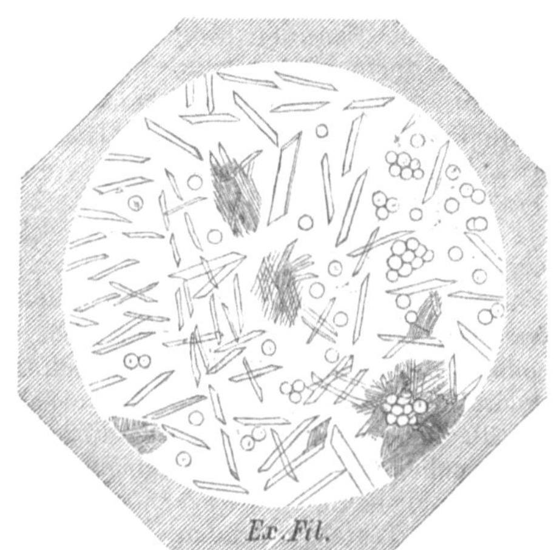

Filix-Extract mit Stärkemehl verunreinigt. Krystalle Filixsäure. 120-fache Vergr.

Man muss daher das Extract vor der Dispensation umrühren. Diesen Umstand hätte die Vorschrift der Pharmakopoe nothwendig erwähnen und hervorheben sollen. Die Extractausbeute beträgt 6 bis 10 Proc. des Pulvers.

Wenn man das frisch ausgetrocknete Pulver der Wurmfarnwurzel mit wasserfreiem Aether, wie dies der officinelle Aether ist, extrahirt, so erlangt man ein klares Extract, im anderen Falle ein trübes, welches letztere beim Aufbewahren einen viel grösseren Bodensatz bildet und auch viel Stärkemehl enthält. Da die Ph. absolute Abwesenheit des Stärkemehls fordert, so ist entweder ein Sedimentiren und Klarabgiessen der Aethertinctur erforderlich oder eine Filtration durch ein doppeltes Filter. Aus praktischen Gründen ist der erstere Modus vorzuziehen und der trübe geringe Rest durch ein doppeltes Filter zu giessen.

Erinnert sei daran, dass die Operationen mit Aether in Räumen geschehen müssen, in welchen keine Kohlen glühen oder Flammen brennen. Das Abdestilliren des Aethers kann in der Weise geschehen, dass man den Kolben halbgefüllt in ein Wasser von circa 80⁰ C. setzt und das Wasserbad durch Nachgiessen von kochendem Wasser auf 50⁰ C. heiss erhält. Auf diese Weise kann die Destillation ohne Anwendung von Feuer oder Flamme vollführt werden. Ungefähr $^9/_{10}$ des Aethers werden abdestillirt und der Aetherrest durch Eingiessen des Rückstandes in eine Porcellanschale und Stellen derselben an einen warmen Ort beseitigt.

Extractum Gentianae.

Enzianextract.   Extractum Gentiānae.   *Extrait de gentiane.*
Extract of gentian.

Ein (1) Th. Enzianwurzel, mit fünf (5) Th. destill. Wasser übergossen, macerire man 48 Stunden hindurch. Nach dem Auspressen macerire man den Rückstand wiederum mit fünf (5) Th. destill. Wasser 12 Stunden hindurch.

Die durch Auspressen erlangten Flüssigkeiten mische man, koche sie auf, giesse sie klar ab und bringe sie durch Abdampfen im Wasserbade bis auf zwei (2) Th. Diesen Rückstand löse man in kaltem destill. Wasser, filtrire und verwandle ihn durch Abdampfen in ein dickes Extract.

Es sei braun und in Wasser klar löslich.

Die Enzianwurzel enthält viel Schleim (Pectin), welcher bei heisser Extraction in die Extractbrühe übergeht und das Sedimentiren und Coliren derselben ungemein erschwert, und auch das Extract zum Schimmelansatze disponirt. Aus diesem Grunde ordnet die Vorschrift die Anwendung kalten destill. Wassers an. Es ist zweckmässig, die kalt bereiteten Extractbrühen aufzukochen, um die Albuminoïdstoffe zu coaguliren, dann nach dem Erkalten zu coliren und die Colatur auf circa das doppelte Gewicht der in Arbeit genommenen Wurzel einzudampfen. Um die in Folge des Eindampfens unlöslich gewordenen Theile zu beseitigen, löst man die dickliche Extractbrühe in der 2-fachen Menge kaltem destill. Wasser, und filtrirt, um sie schliesslich bis zur Extractdicke abzudampfen. Die Extractausbeute beträgt 27—30 Proc. Die Enzianwurzel wird nur zerschnitten und vom Pulver befreit extrahirt. Das Extract muss mit 20 Th. Wasser eine klare durchsichtige Lösung ausgeben.

Das vom Drogisten bezogene Extract muss näher geprüft werden, denn die Enzianwurzel, woraus das Extract bereitet wurde, kann mit giftigen Wurzeln, z. B. mit Veratrumrhizom, vermischt gewesen sein. Man löst 5 g des Extractes in 50 ccm Wasser. Die Lösung muss klar sein. Wäre sie etwas trübe, so wird sie zur weiteren Prüfung filtrirt und — 1) mit 3—4-fachem Vol. Weingeist versetzt, erfolgt entweder keine Trübung oder nach einer halben Minute eine geringe erkennbare, unter dem Mikroskop betrachtet, amorphe Ausscheidung. — 2) Mit gleichem Vol. Pikrinsäurelösung tritt keine oder eine schwache, schwer erkennbare Trübung ein. — 3) Gerbsäure trübt stark. — 4) Mercurichlorid, auch — 5) Jodjodkalium trüben nicht. — 6) Silbernitrat giebt kaum eine Trübung. Mit Ammon versetzt und aufgekocht erfolgt Reduction unter Abscheidung grauen Silbers, ohne Wandbelag. — 7) **Ferrichlorid** färbt grünlich-braun oder tintenhaftbraun. — 8) **Ammoniumoxalat** trübt stark. — 9) **Baryumchlorid** giebt eine nach einigen Augenblicken entstehende Trübung. — 10) **Kalische Kupferlösung** wird reducirt.

Wird sub 1 eine Gallerte ausgeschieden, so dass die Mischung fast gesteht, so ist das in der Vorschrift angegebene Eindampfen bis auf 2 Th. nicht stricte erfolgt. Erfolgen sub 2) mit Pikrinsäure, oder sub 4) oder sub 5) Trübungen, so liegt eine Verunreinigung mit Stoffen aus dem Veratrumrhizom vor.

Extractum Graminis.

Queckenextract.　Extractum Gramĭnis.　*Extrait de chiendent.*
Extract of quickgrass, of knot-grass.

Zwei (2) Th. Queckenrhizom digerire man nach dem Uebergiessen mit zehn (10) Th. siedendem destill. Wasser 6 Stunden hindurch.

Die durch Coliren erlangte Flüssigkeit werde bis auf drei (3) Th. eingekocht, filtrirt und durch Abdampfen in ein dickes Extract verwandelt.

Es sei rothbraun und in Wasser klar löslich.

Das Queckenextract enthält viel Schleimzucker, welcher ihm auch den süssen Geschmack ertheilt. Dieser Zuckergehalt ist Ursache, dass die Extractbrühen leicht in Gährung übergehen oder schnell sauer werden. Man muss sie daher alsbald zu concentriren suchen, überhaupt das Extract schnell fertig machen. Ein Eiweissgehalt ist die gewöhnliche Ursache, dass sich das Extract nicht klar in Wasser löst. Wird aber der Auszug sofort auf ein geringes Volumen eingedampft und dann erkaltet filtrirt, so gewinnt man aus dem Filtrat ein vorzüglich klarlösliches Extract. Das Eiweiss in der Queckenwurzel unlöslich zu machen, kann man diese auch scharf trocknen, jedoch führt das von der Pharmakopoe angegebene Verfahren, das Rhizom mit kochendem Wasser zu übergiessen, sicherer zum Ziele. Die Extractausbeute beträgt 26 bis 30 Proc. des trockenen Queckenrhizoms.

Dem Verfahren nach der Vorschrift der 1. Ausg. der Ph., den Auszug bis zur Syrupdicke einzudampfen, diesen Rückstand in 4-facher Menge kalten Wassers zu lösen und zu filtriren, um das Filtrat in ein dickes Extract zu verwandeln, dürfte wohl der Vorzug eingeräumt werden, insofern man auf diesem Wege ebenfalls ein in Wasser sehr klar lösliches Extract gewinnt.

Es ist nothwendig das Extract in eine etwas sehr dicke Consistenz überzuführen, weil es bei weicher Consistenz in warmer Jahreszeit leicht in Gährung übergeht.

Das früher officinelle *Extractum Gramĭnis liquĭdum* oder die *Mellāgo Gramĭnis* ist eine Lösung von 7 Th. *Extractum Gramĭnis* in 3 Th. destillirtem Wasser.

Extractum Helenii.

Alantwurzelextract.　Extractum Helenĭi; Extractum Enŭlae.
Extrait d'aunée.　Extract of inula; Extract of star-wort.

Zwanzig (20) Th. Alantwurzel macerire man mit einem Gemisch aus vierzig (40) Th. Weingeist und sechszig (60) Th. destill. Wasser 24 Stunden hindurch.

Nach dem Auspressen macerire man den Rückstand wiederum mit einem Gemisch aus zwanzig (20) Th. Weingeist und dreissig (30) Th. destill. Wasser 24 Stunden hindurch.

Die durch Auspressen gesammelten Flüssigkeiten mische man und verwandle sie in ein dickes Extract.

Es sei braun und in Wasser trübe löslich.

***

Obgleich dieses ziemlich obsolete Extract mit dünnem Weingeist bereitet ist, so hat es dennoch die Eigenschaft, seine Oberfläche mit einem schimmel-ähnlichen Ueberzuge zu bedecken. Es ist daher rathsam, das fertige Extract mit etwas Weingeist zu durchmischen, ehe man es in das Standgefäss bringt. Die Extractausbeute beträgt ca. 30 Proc. Die Alantwurzel ist in sehr klein geschnittener Form zu extrahiren.

Das Alantextract wird von wenigen Aerzten als Emmenagogum und in Verbindung mit Eisensalzen bei Chlorosis in Verbindung mit Dysmenorrhoe, selten als Expectorans und Stimulans angewendet. Man giebt es zu 0,25—0,5 —1,0 mehrmals täglich. Zu starke Dosen bewirken Uebelkeit, selbst Erbrechen.

***

Extractum Hyoscyami.

Bilsenkrautextract.   Extractum Hyoscyämi.   *Extrait de juisquiame.*
Extract of hyoscyamus; Extract of hen-bane.

Dieses Extract wird aus dem frischen und blühenden Bilsen-kraute in derselben Weise wie das *Extractum Belladonnae* bereitet.

Es sei grünlich-braun und in Wasser trübe löslich.

Vorsichtig aufzubewahren. Stärkste Einzelngabe 0,2 g, stärkste Tagesgabe 1,0 g.

***

Die Bereitungszeit ist Juni und Anfangs Juli. Die Extractausbeute be-trägt 2,5—3 Proc. des frischen Krautes. Das Bilsenkrautextract wird viel gebraucht und ist auch ein in therapeutischer Beziehung werthvolles Extract. Da es nur einigen Apothekern vergönnt ist, es zu bereiten, die meisten Apo-theker es kaufen müssen, so sei man darauf bedacht, es nur aus sicherer Hand zu beziehen, denn es sind Fälle vorgekommen, in welchen dem Bilsen-kraute das Kraut der *Datura Stramonium* zur Extractbereitung beigemischt wurde.

Von dem Bilsenkrautextract hält man auch ein trocknes Extract (vergl. S. 670 und 671) und eine Lösung (vergl. S. 672) vorräthig.

Die Identität der Alkaloïde Hyoscyamin, Daturin und Duboisin ist nicht mehr zu bestreiten, die betreffenden Kräuter enthalten das Alkaloïd, aber in abweichendem Verhältnisse. Da dem Bilsenkrautextracte auch eine hervorragende antipyretische Wirkung beiwohnt, so ist seine Darstellung mit grösster Sorgfalt auszuführen. Das zweite Alkaloïd im Bilsenkraute ist das Hyoscin (Tropin). Auch dieses Alkaloïd wirkt stark mydriatisch wie das Hyoscyamin. Während letzteres Alkaloïd krystallisirende Verbindungen aus-giebt, sind die des Hyoscins theils amorph, theils flüssig.

Das chemische und physikalische Verhalten des Bilsenkrautextractes

wird an der 5-proc. wässrigen filtrirten Lösung geprüft. — 1) Die 5-proc. Lösung
giebt mit dem 3—4-fachen Vol. Weingeist
eine stark trübe Mischung. — 2) Mit dem
2-fachen Vol. Pikrinsäurelösung gemischt erfolgt keine Trübung. — 3) Gerbsäure trübt stark. — 4) Mercurichlorid
giebt eine mässige Trübung. — 5) Jodjodkalium erzeugt eine schwache Trübung (zu
erkennen an der auf einer Glasscheibe ausgebreiteten Flüssigkeitsschicht). — 6) Silbernitrat erzeugt Trübung und nach Zusatz von Aetzammon erfolgt beim Aufkochen
mässige Reduction ohne Wandbeschlag. —
7) Ferrichlorid färbt kaffeebraun mit
grossflockiger dunkler Ausscheidung. — 8)
Ammoniumoxalat lässt klar. — 9) Baryumchlorid trübt stark. Salpetersäure
löst die Trübung nicht. — 10) Kalische
Kupferlösung wird nicht reducirt. — 11)
Aetzammon und Natriumcarbonat trüben
nicht. Wird die filtrirte 5-proc. Lösung mit
etwas Aetzammon versetzt und 1—2 Tropfen
davon auf einem Objectglase ausgestrichen

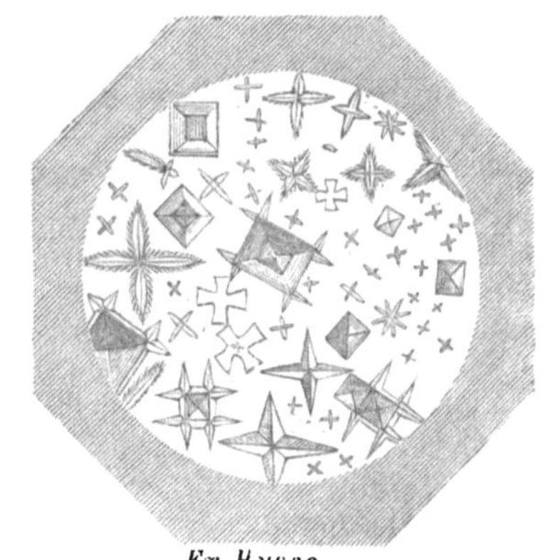

Ex. Hyosc.

Filtrirte Extractlösung mit Ammon versetzt,
der freiwilligen Verdunstung überlassen.
100-fache Vergr.

der freiwilligen Verdunstung überlassen, so entstehen während dieses Actes und
nach demselben Krystallbildungen, wie beistehende Abbildung vergegenwärtigt.

Anwendung. Das Bilsenkrautextract ist ein Betäubungsmittel, Anodinum,
Antispasticum, Antipyreticum und auch Mydriaticum. Die antipyretische Wirkung ist eine excellente. Man giebt es zu 0,02—0,04—0,06 g zweistündlich
oder zu 0,05—0,075—0,1 g täglich 3—4-mal. Die stärkste Einzelngabe
ist zu 0,2, die stärkste Tagesgabe zu 1,0 g von der Ph. normirt worden.
Aeusserlich zu Klystieren zu 0,05—0,1—0,15 g, ebenso in Suppositorien, Augentropfwässern zu 0,5—0,8 g in 20—30 g Aq., in Salben zu 0,5—1,0 auf 10 g Fett.

Extractum Opii.

Opiumextract. Extractum thebaïcum. *Extrait d'opium.*
Extrait thébaique. Extract of opium.

Zwei (2) Th. gepulvertes Opium macerire man nach Zusatz
von zehn (10) Th. destill. Wassers 24 Stunden hindurch. Nach
dem Auspressen behandle man den Rückstand nach Zusatz von fünf
(5) Th. destill. Wasser in gleicher Weise.

Die durch Auspressen gesammelten Flüssigkeiten mische man, filtrire sie und verwandle sie durch Abdampfen in ein trocknes Extract.

Es sei rothbraun und in Wasser trübe löslich.

Dreissig (30) g der kalt bereiteten und filtrirten Lösung, welche
aus 3 g Opiumextract und 42 g destill. Wasser besteht, mische
man 10 g Weingeist, 10 g Aether und 1 g Aetzammonflüssigkeit
hinzu. Das heftig geschüttelte Gefäss verschliesse man und stelle es
bei einer Wärme von 10—15° C. unter öfterem Umschütteln 12 Stunden
beiseite. Nachdem diese Flüssigkeit in ein kleines, in einer Wärme
von 100° C. getrocknetes und tarirtes (mit der Waage geprüftes) Filter
eingegossen ist, wasche man die in demselben verbleibenden Krystalle
zweimal mit einer Mischung, aus je 2 g verdünntem Weingeist,
destill. Wasser und Aether zusammengesetzt aus und trockne sie
bei einer Wärme von 100° C. Ihr Gewicht betrage mindestens 0,34 g.

Vorsichtig aufzubewahren.   Stärkste Einzelngabe 0,15g,
stärkste Tagesgabe 0,5g.

Bereitung. In Betreff der Bereitung dieses Extractes ist hervorzuheben,
einmal das vorschriftmässige gute Opium zu verwenden und die Extraction
genau nach dem vorgeschriebenen Mengenverhältnisse auszuführen, wenn das
Präparat von gewissem gleichmässigem Gehalt und entsprechender Wirkung
ausfallen soll. Eine völlige Erschöpfung des Opiums durch Wasser liegt gar
nicht in dem Zweck der Vorschrift, wie dies bei vielen anderen Extractbereitungen vorausgesetzt wird. Würde man das Opium zum dritten, zum vierten Male mit Wasser ausziehen, so würde man nur die Substanz des Extractes
mit gleichgültigen harzigen und schleimigen Substanzen vermehren, damit aber
den Gehalt an therapeutisch wirksamen Stoffen, die durch die beiden ersten
Aufgüsse völlig extrahirt werden, verdünnen.

Die Temperatur des aufzugiessenden Wassers und auch diejenige der
Maceration ist die mittlere (15—18 ^{0} C.). Wärmeres Wasser und wärmere
Maceration ergeben einerseits sehr schwer zu filtrirende Extractbrühen, andererseits eine grössere Extractausbeute. Bei niedriger Temperatur während
der Extraction fällt auch die Extractausbeute geringer aus.

Ehe man zur Bereitung des Extracts schreitet, gebietet die Vorsicht, um
vor Materialverlust gesichert zu bleiben, das Opium auf einen etwaigen
Schleimstoffgehalt, der oft die wässrige Extraction unmöglich macht, zu prüfen.
Man nehme ungefähr 1g des gepulverten Opiums, macerire unter bisweiligem
Umschütteln mit der 10-fachen Menge destill. Wasser bei mittlerer Temperatur und versuche nach dem Absetzenlassen, ob die Flüssigkeit durch ein
genässtes Papierfilter läuft. Anderenfalls müsste man sich ein anderes Opium
zur Extractbereitung verschaffen.

Die kaltbereiteten Extractbrühen enthalten besonders die Morphinsalze
und weniger Narkotin. Sie dürfen daher nicht lange herumstehen und müssen
bald nach der Filtration eingeengt werden. Man bringt sie im Wasserbade
(wobei nicht mit einem eisernen Spatel umgerührt werden darf)
bis zur derben Extractdicke, zupft die Masse in dünne Flocken, die man bei
einer geringeren Wärme (circa 40 ^{0} C.) gehörig austrocknet und dann zu
kleinen Stücken von kleiner Speciesform zerdrückt. Die Ausbeute beträgt
45—53 Proc. Der Morphingehalt sollte also durchschnittlich doppelt so gross
als im Opium sein, doch wegen der geringen Menge Extractionswassers steigt
der Morphingehalt statt auf 20 Proc. nur auf 16—17 Proc. Zwar ist das
Morphin als Meconat und Sulfat im Opium vertreten und daher nicht schwer
im Wasser löslich, dennoch ist die vorgeschriebene Wassermenge zu gering,
um diese Morphinsalze vollständig zu lösen. Der Rückstand aus der Extractbereitung nebst Filter wird nicht weggeworfen, sondern als ein Morphinmate-
rial reservirt, nachdem man ihn getrocknet hat.

Da die Pharmakopoe den Morphingehalt im Opium normirt hat, so fordert
sie consequenter Weise auch einen begrenzten Morphingehalt im Extract. Sie
hätte zugleich ein *Extractum definitum* schaffen können, wenn sie durch
Beimischung von Milchzucker ein Extract mit 16 oder 17 Proc. Morphin herstellen liess. Vielleicht bleibt dies einer späteren Ausgabe der Ph. vorbehalten.

Eigenschaften. Das trockne Opiumextract ist hygroskopisch und backt,
wenn es zum Theil Pulver ist, zu einer derben Masse zusammen. Dies letztere
ist so leicht nicht zu fürchten, wenn die Austrocknung des Extracts nicht zu
früh abgebrochen wurde und das Extract aus Stückchen in feiner Speciesform

besteht. Als Vorrathsgefäss dient eine Flasche mit einem Stopfen aus Kautschuk oder aus Lindenholz oder Knieholz. Das Extract bildet eine rothbraune, in Wasser trübe Lösung, welche durch Zusatz von verdünnter Essigsäure klar wird und dann mit Jodjodkalium, Pikrinsäure und Gerbsäure Niederschläge giebt. Der Geschmack der Lösung ist stark bitter. Narkotin ist wegen seiner Schwerlöslichkeit im Extract nur in mässiger Menge vertreten. Der Morphingehalt soll nach der Ph. mindestens 17 Proc. betragen.

Prüfung auf den Morphingehalt. Die hierzu von der Ph. vorgeschriebene Methode ist stricte zu befolgen. Sie liefert im Ganzen ein gutes Resultat. Die nöthigen Vornahmen und Rücksichten für die Ausführung des Experimentes, ergeben sich aus dem folgenden Berichte.

Ob durch diese Methode alles Morphin abgesondert wird, das zu erkennen, unternahm ich mehrere Versuche. Werden 3g Opiumextract in 42g kaltem Wasser gelöst und dann nach einer Stunde und wiederholtem Umschütteln filtrirt, so bleibt bei morphinreichem Extracte Morphinsalz ungelöst. Das nach der Filtration im Filter Verbleibende mit Wasser, welchem einige Tropfen Salzsäure zugesetzt waren, aufgenommen, filtrirt und nach der vorliegenden Methode gefällt, ergab in einem Falle 0,028, im anderen 0,016 g unreines Morphin. Es wäre wohl ein Zusatz von 1g verdünnter Essigsäure zu 41g Wasser für die Lösung von 3g Opiumextract erforderlich. Zur nachherigen Fällung wären in Stelle des 1g Aetzammons 2g zu nehmen. Dass auf diese Weise alles Morphin des Extractes gesammelt wird, ergab der Versuch.

Man zerreibe Opiumextract zu Pulver und gebe davon 3g in eine Flasche und mische mit einem Gemisch aus 41g dest. Wasser und 1g verdünnter Essigsäure (1,041 spec. Gew.). Erst nach Verlauf von 1—2 Stunden und nach wiederholtem Schütteln schreitet man zur Filtration. Das Filtrat beträgt circa 43g, von welchem man 30g mit 10g Weingeist, 10g Aether und 2g Aetzammon (10-proc.) versetzt. Die Flasche, worin die Mischung geschieht, sei eine Cylinderflasche mit nicht zu enger Oeffnung. Es soll nun wiederholt kräftig umgeschüttelt und dies während der 12-stündigen Maceration auch öfter wiederholt werden, wodurch ein Ansetzen von Morphinkrystallen an die Wandung des Gefässes möglichst verhindert wird. Wenn es sein kann, so halte man das Gefäss auf + 10 bis 12° C. kühl und dehne auch die vorgeschriebene Zeit von 12 Stunden auf 15 Stunden aus. Bei dieser Abkühlung scheiden sich die Morphinkrystalle in grösserer Form aus und bedarf man dann, um das Morphin zu sammeln, kein tarirtes Filter. Nach Verlauf der erwähnten Zeit filtrirt man, die agitirte Flüssigkeit in das kleine, aus einer 7 cm Durchmesser haltenden Papierscheibe gefaltete Filter nach und nach eingiessend, und spült das Gefäss mit einem Gemisch aus je 2g verdünntem Weingeist, Wasser und Aether bestehend nach, damit zugleich den Filterinhalt auswaschend. Nach dem Abtropfen der Flüssigkeit breitet man das Filter auf einem Stück Fliesspapier aus und überträgt mit einem passenden Federmesser den Niederschlag in ein Glasschälchen, um ihn darin zu trocknen. Das Gewicht desselben soll mindestens 0,34g betragen. Er besteht aus gelblich weissen oder gelblichen Morphinkrystallen.

Die Ph. schreibt ein tarirtes Filter vor, obgleich die Morphinkrystalle sich von der Filterfläche leicht abheben und sammeln lassen. Das tarirte Filter gewährt unter Umständen den Vortheil eines Mehrgewichtes, denn der mit Narkotin geschwängerte Aether dunstet zum Theil an der Filterkante ab, der Rand des Filters ist also mit Narkotin getränkt und dieser Narkotinrest vermehrt das Gewicht des Filters, resp. des im Filter befindlichen Morphins. Die Morphinbestimmung habe ich mit einem und demselben Extract 5-mal vorgenommen, 1) streng nach Angabe der Pharmakopoe. Das Filter wog 0,36g mehr; 2) nach derselben Methode ohne Tarirung des Filters, und die Morphinkrystalle wogen 0,34g; 3) nach der modificirten Methode unter Lösung von 3g Extract in 41g Wasser und 1g verdünnter Essigsäure und Verwendung von 2g Aetzammon in Stelle des vorgeschriebenen 1g Aetzammons, ferner ohne Tarirung des Filters. Das Resultat bestand in 0,37g Morphin. Die Farbe desselben war derjenigen sub 1 und 2 gleich. Das Filter extra gewogen hatte im Gewicht um 0,012g zugenommen. 4) Es wurde nach HAGER's Methode vorgegangen, indem 2,5g Extract, 2g Aetzkalk gemischt mit 48g Wasser digerirt und das Filtrat von 40g (entsprechend 2g Extract) mit 3g Salmiak und 3g Aether gemischt 10 Stunden beiseite gestellt wurden. Das Resultat bildete 0,365g eines stark grauen Morphins. Der Filterrand war mit Narcotin (circa 0,02g) getränkt. Diese Methode gab also kein gewünschtes Resultat und wurde sie 5) dahin abge-

ändert, dass ich 3,5 g Extract mit 1 g verdünnter Essigsäure und 48 g Wasser extrahirte und den Auszug filtrirte. Dem Filtrate von 45 g mischte ich 3,3 g Aetzkalk in
Pulverform hinzu, digerirte eine Stunde und filtrirte nach dem Erkalten, um 30 g
Filtrat zu sammeln. Das Filter hierzu hatte 9 cm im Durchmesser und bestand aus
dünnem Papier. Durch Klopfen an den Trichter und Umrühren der Masse im Trichter
erlangte ich genau 30 g Filtrat, entsprechend 2 g Extract. Diesem setzte ich 3 g
Salmiak, 4 g Aether und 1 g Weingeist hinzu und stellte unter Schütteln 10 Stunden
bei 11⁰ C. beiseite. Das Resultat war 0,37 g eines hellgrauen Morphins. Es war
mit derselben Flüssigkeit ausgewaschen, welche die Ph. zum Auswaschen vorschreibt.

Vielleicht werden noch andere Pharmaceuten diesen Gegenstand einer Prüfung
unterziehen, jedoch ist daran zu erinnern, dass es auf eine noch bessere Methode
oder eine schärfere Bestimmung gar nicht ankommt, und der Forderung genügt ist,
wenn das Mehrgewicht des Filters mindestens 0,34 g beträgt. Um nun diesen Mindestgehalt im Opiumextract sicher zu erlangen, dürfte zur Extractbereitung ein nicht
weniger denn 10 Proc. Morphin enthaltendes Opium anzuwenden rathsam sein.

Anwendung. Das Opiumextract wird zu 0,005—0,01—0,03—0,06 g gegeben. Im Klystir zu 0,05—0,1 g. Die Pharmakopoe normirt die stärkste
Dosis zu 0,15, die Gesammtdosis auf den Tag zu 0,5 g. Wenn man die entsprechenden Gaben des Opiums damit vergleicht, so wird man zu dem Glauben
hingedrängt, dass Opium und Opiumextract von einer und derselben Wirkung
seien, denn die Maximalgaben des Opiums (mit $10\,^0/_0$ Morphin) und des Extractes (mit $17\,^0/_0$ Morphin) lauten übereinstimmend und zwar 0,15 und 0,5 g.

Einige Aerzte verlangen ein *Extractum Opii sine Narcotino; Extractum
Opii denarcotinatum.* Es lässt sich dieses leicht dadurch herstellen, dass
man das gut trockne Opiumextract zu einem feinen Pulver zerreibt, zweimal
mit der zehnfachen Menge Aether schüttelt und eine Stunde macerirt, den
Aether decanthirt und das rückständige Opiumextract wieder trocknet. Das
vom Narcotin befreite Opiumextract wird in etwas schwächerer Dosis angewendet, da durch den Narcotinverlust der Morphingehalt um ein Geringes
grösser geworden ist.

<hr>

Extractum Quassiae.

Quassia-Extract.   Extractum Quassïae.   *Extrait de quassia amara.*
Extract of quassia wood.

Ein (1) Th. Quassienholz, mit fünf (5) Th. siedendheissem
destill. Wasser übergossen, digerire man 6 Stunden hindurch. Nach
dem Auspressen stelle man den Rückstand mit fünf (5) Th. siedendheissem destill. Wasser wiederum übergossen 3 Stunden beiscite,
alsdann presse man aus.

Die gemischten Flüssigkeiten verwandle man durch Abdampfen in
ein trockenes Extract.

Es sei braun und in Wasser trübe löslich.

<hr>

Obgleich man durch heisse Infusion und zweitägige Digestion des in feine
Speciesform übergeführten Quassienholzes eine grössere Extractausbeute erlangt und dies eine längst bekannte Sache ist, so hat man dennoch ein Uebergiessen mit kochendheissem Wasser und eine kürzere Digestionszeit vorgezogen. Auch erlangt man die möglichst grösste Extractausbeute, wenn man
die S. 654 erwähnte Insuccationsmethode heranzieht. Das in ein stark grobes
Pulver verwandelte Quassienholz lässt man mit Wasser angefeuchtet zwei Tage
stehen, bevor man es durch heisse Infusion mit Wasser extrahirt. Kupferne,

überhaupt metallene Gefässe und eiserne Spatel sind bei der Bereitung zu vermeiden.

Das Quassiaextract ist etwas hygroskopisch. Es muss daher in dünne Bänder ausgezogen auf porcellanenen Tellern völlig ausgetrocknet und dann in kleine Stücke zerdrückt alsbald in das trockne, mit Kork dicht zu schliessende Standgefäss eingefüllt werden. In dem musförmigen Extracte bilden sich während der Aufbewahrung reichliche krystallinische Abscheidungen. Dieser Uebelstand wird durch die trockne Form des Extractes beseitigt. Die Krystalle bestanden hauptsächlich aus Calciumphosphat. Dem trocknen Extracte fehlt der süssliche Geruch, welcher dem musförmigen eigen war. Der Geschmack ist intensiv bitter, die Lösung in Wasser eine trübe. Ausbeute 2—2,5 Proc.

Wer es nicht selbst bereitet, entnehme es nur aus sicherer Hand, weil eine Unterschiebung des Extractes der Quassienrinde dem Verkäufer Vortheile bietet. Das Extract des Holzes, in 20 Th. Wasser gelöst und filtrirt, giebt auf Zusatz von Gerbsäure einen Niederschlag, die Lösung des Rindenextracts einen kaum merklichen.

Das chemische und physikalische Verhalten des Quassia-Extractes wird mit der 5-proc. filtrirten wässrigen Lösung geprüft. — 1) Mit einigen Vol. Weingeist gemischt erfolgt Trübung, — 2) mit Pikrinsäurelösung nur eine schwache; — 3) mit Gerbsäure eine starke Trübung. — 4) Mercurichlorid und — 5) Jodjodkalium trüben nicht. — 6) Silbernitrat erzeugt starke Trübung. Nach Aetzammonzusatz findet beim Aufkochen keine Reduction statt, denn auf Zusatz von verd. Aetzammon erfolgt klare Lösung. — 7) Ferrichlorid erzeugt einen dunkelbraunen Niederschlag. — 8) Ammoniumoxalat und — 9) Baryumchlorid trüben stark. Letztere Trübung wird durch Salpetersäure nicht beseitigt. — 10) Kalische Kupferlösung wird nicht reducirt. — 11) Aetzammon und Natriumcarbonat bewirken keine oder kaum merkliche Trübungen.

Werden 1—2 Tropfen der filtrirten Lösung auf einem Objectivglase aus einander gestrichen und der freiwilligen Verdunstung überlassen, so findet man unter dem Mikroskop zwischen ziemlich farbloser Schicht neben quadratischen Tafeln reich-

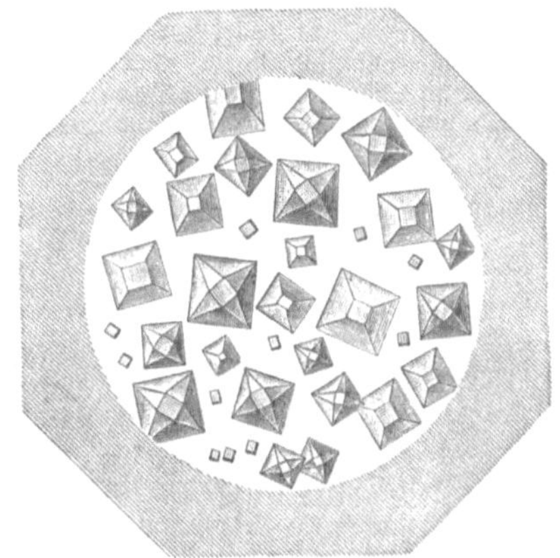

Ca. ox.

Calciumoxalat 200—300-fache Vergr.

liche Mengen Krystalle, welche den in beistehender Figur vergegenwärtigten Calciumoxalatkrystallen völlig gleich sind. Nach der einen Seite des Bildfeldes finden sich federähnliche Krystalle, wie sie Ammonsalze und Salmiak zu geben pflegen.

Extractum Rhei.

Rhabarberextract. **Extractum Rhēi.** *Extrait de rhubarbe.*
Extract of rhubarb.

Zwanzig (20) Th. Rhabarberwurzel macerire man mit einer Mischung aus vierzig (40) Th. Weingeist und sechszig (60) Th. destill. Wasser 24 Stunden hindurch. Nach dem Auspressen behandle man den Rückstand in gleicher Weise mit einem Gemisch aus zwanzig (20) Th. Weingeist und dreissig (30) Th. destill. Wasser.

Die so gewonnenen Flüssigkeiten mische man und verwandle sie durch Abdampfen in ein **trockenes** Extract.

Es sei gelblichbraun und in Wasser trübe löslich.

Die Bereitung vollzieht sich aus der gröblich zerschnittenen Wurzel. Die Extractausbeute beträgt 36—42 Proc. Die weingeistigen Extractbrühen müssen 2—3 Tage bei Seite gestanden haben, ehe man sie filtrirt. Nimmt man die Filtration sofort nach dem Auspressen vor, so erfordert sie bis zu ihrer Beendigung dreimal so viel Zeit.

Das Rhabarberextract ist hygroskopisch und muss daher zu dünnen Bändern ausgezogen in einer Wärme von 40—60° nicht nur vollständig ausgetrocknet, auch in kleine Stücke zerbröckelt noch warm in das Standgefäss eingefüllt werden. Als Verschluss des Standgefässes dient entweder ein guter Korkstopfen oder besser ein Gummistopfen. Für alle Fälle ist eine Füllung mehrerer kleiner Gefässe, versehen mit nicht zu enger Oeffnung, welche wenigstens einem kleinen Meissel den Durchgang erlaubt, anzurathen. Verfälschung mit Frangula-Extract ist möglich.

Das **chemische und physikalische Verhalten** des Rhabarberextractes wird mit der 5-proc. wässrigen filtrirten Lösung geprüft. — 1) Ein 4—5-faches Vol. Weingeist bewirkt Trübung. — 2) mit gleichem Vol. **Pikrinsäurelösung keine** Trübung. — 3) Gerbsäure bewirkt starke Fällung. — 4) **Mercurichlorid** lässt die Lösung klar. — 5) **Jodjodkalium** bewirkt Fällung. Die schwarzbraunen Partikel des Niederschlages hängen sich an die Wandung des Reagirglases an. — 6) **Silbernitrat** bewirkt mässige Trübung. Nach Zusatz von Aetzammon entsteht unter Aufkochen eine sehr dunkele Flüssigkeit. Das reducirte Silber ist dunkelgrau. Wandbeschlag fehlt. — 7) **Ferrichlorid** färbt dunkelbraun. — 8) **Ammonoxalat** trübt mässig. — 9) **Baryumchlorid** trübt stark, der Niederschlag wird durch Salpetersäure nur zum Theil gelöst. — 9) **Kalische Kupferlösung** wird wenig reducirt. — 10) Aetzammon, Natriumcarbonat färben nur dunkel. — 11) Aus der filtrirten wässrigen Lösung nimmt der damit geschüttelte **Aether** nur gelben Farbstoff auf.

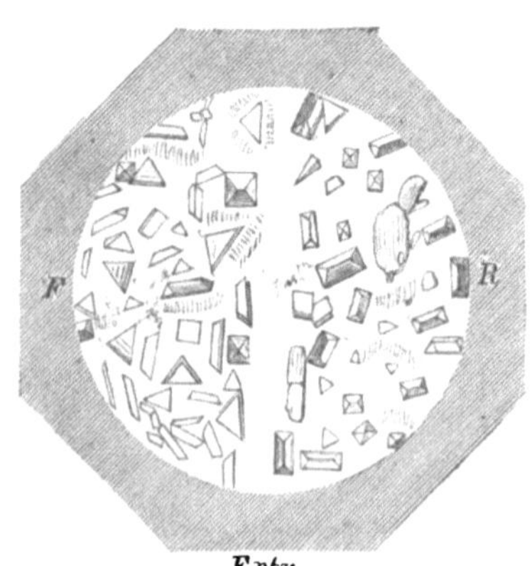

Extr.

Extracte, filtrirte Lösungen, mit Ammon versetzt, gegen Schluss der Verdunstung. *F* Frangulaextract, *R* Rhabarberextract. 100-fache Vergr.

Das chemische und physikalische Verhalten des Extracts aus der Frangula, mit der 5-proc. wässrigen und filtrirten Lösung weicht insofern von dem des Rheumextractes ab, als **Gerbsäure** eine mässige oder geringe Trübung giebt, **Jodjodkalium** die Lösung klar lässt, **Silbernitrat** keine oder eine geringe Trübung erzeugt und das reducirte Silber hellgrau ist, auch an der Stelle, wo die Weingeistflamme den Cylinder berührte, ein geringer grauer Wandbeschlag entsteht. **Ferrichlorid** färbt grünlich dunkelbraun; **Baryumchlorid** trübt nicht oder kaum erkennbar. **Kalische Kupferlösung** wird stärker reducirt.

Werden 2 ccm jener filtrirten Extractlösungen mit 10 Tropfen Aetzammon versetzt und davon 1—2 Tropfen auf dem Objectglase auseinander gestrichen und der freiwilligen Verdunstung überlassen, so resultiren Krystalle, welche aus dem Rheumextracte von denen aus dem Frangulaextracte verschieden sind. Sind die Krystalle nach dem Eintrocknen nicht deutlich erkennbar, so nimmt man mit einem walzenförmigen Glasstabe einen Tropfen von derselben ammoniakalischen Lösung auf und überstreicht sanft die trockne Fläche. Alsdann treten die Krystalle deutlich in ihrer schönen Form auf, indem sie von der eingetrockneten Extractmasse befreit werden. Die Rheumextractlösungschicht ist auf dem Objectglase bedeutend heller und trüber an Farbe als die Frangulaextractschicht, in welcher man schon mit blossem Auge die vorstehenden Absonderungen erkennen kann.

Extractum Rhei compositum.

Zusammengesetztes Rhabarberextract. Extractum Rhēi composĭtum; Extractum catholĭcum s. panchȳmagōgum. *Extrait catholique ou panchymagogue.*

Dreissig (30) Th. Rhabarberextract, zehn (10) Th. Aloëextract, fünf (5) Th. Jalappenharz und zwanzig (20) Th. medicinische Seife befeuchte man zusammengerieben und durchmischt mit verdünntem Weingeist und verwandle sie im Dampfbade erhitzt durch Abdampfen in ein trockenes Extract.

Es sei schwärzlichbraun und in Wasser trübe löslich.

Diese aus alter Zeit herübergenommene Extractmischung, in welcher ursprünglich neben 20 und noch vielen anderen Substanzen Koloquinten Bestandtheile waren, führte auch den Namen *Extractum Colocynthidis compositum.* Diesem zusammengesetzten Koloquintenextract gehören auch eigentlich die Synonyme *Extr. catholicum* (ein Extract, welches nach alter Ansicht die Wirkung aller Extracte in sich vereint) und *panchymagogum* (alle Flüssigkeit abführendes Extract) an. Die in der Wasserbadwärme noch weiche Masse wird zu dünnen Flocken ausgezogen und auf Porcellantellern bei einer Wärme von 25—30 ⁰ C. (im Trockenschrank) vollständig ausgetrocknet und in kleine Stücke zerbrochen. In gut verstopftem Glase hält sich das Extract trocken. Als drastisches Abführmittel giebt man es in Pillen in Dosen zu 0,3—0,6—1,0 g.

Extractum Sabinae.

Sadebaumextract; Sabina-Extract. Extractum Sabīnae. *Extrait de sabine. Extract of savine.*

Es soll aus den Sadebaumspitzen wie das *Extractum Absinthii* bereitet werden.

Es sei grünbraun und in Wasser trübe löslich.

Vorsichtig aufzubewahren.

Das flüchtige Oel, weniger das Harz, sind die wesentlichen heilkräftigen Bestandtheile des Sabinaextracts, nebensächlich sind eine geringe Menge Gerbstoff und Extractivstoff. Das Extract unserer Pharmakopoe wird von dem flüchtigen scharfen Oele nur unbedeutende Mengen enthalten. Die Vorschrift ist daher wenig rationell. Die Extractausbeute beträgt 20—23 Proc. Man giebt es zu 0,05—0,1—0,2 g in Pillen. Als stärkste Gabe kann man 0,2, als stärkste Gesammtgabe auf den Tag 1,0 g annehmen. Dieses Extract wird nur selten gebraucht.

Es gehört zu den Arzneistoffen der Tabula C, was andeutet, dass es mit Vorsicht zu dispensiren ist.

Extractum Scillae.

Meerzwiebelextract. *Extrait de scille.* *Extract of squill.*

Fünf (5) Th. Meerzwiebel macerire man nach Zusatz von zwanzig (20) Th. verdünntem Weingeist 6 Tage hindurch. Nach dem Auspressen filtrire man die mehrere Tage hindurch beiseitegestellte Flüssigkeit und verwandle sie durch Abdampfen in ein dickes Extract.

Es sei gelblichbraun und in Wasser fast klar löslich.

Vorsichtig aufzubewahren. Stärkste Einzelngabe 0,2 g, stärkste Tagesgabe 1,0 g.

Entweder als ein sehr grobes Pulver oder in feiner Speciesform ist die Scilla zu extrahiren. Den filtrirten Auszug dampfe man bei 60—70° C. ab, am besten im Anfange im Dunstsammler. Die Ausbeute beträgt 38—41 Proc. Dieses Extract enthält die wirksamen Bestandtheile der Meerzwiebel und ist frei von Schleimstoffen. Es wird nur noch selten gebraucht. Sein Aufbewahrungsort ist in der Reihe der starkwirkenden Arzneistoffe (der Tabula C).

Anwendung. Man giebt das Meerzwiebelextract zu 0,05—0,1—0,15 g zwei- bis dreimal täglich. Die stärkste Einzelgabe hat die Ph. zu 0,2, die stärkste Tagesgabe zu 1,0 g normirt.

Das chemische und physikalische Verhalten des Scilla-Extractes wird mit der 10-proc. wässrigen und filtrirten Lösung geprüft. — 1) Weingeist und — 2) Pikrinsäurelösung in mehrfachem Vol. zugemischt bewirken keine Trübung, — 3) Gerbsäure eine geringe Trübung. — 4) Mercurichlorid, auch — 5) Jodjodkalium trüben nicht. — 6) Silbernitrat erzeugt eine Trübung. Nach Aetzammonzusatz färbt sich die Flüssigkeit beim Aufkochen dunkel und das abgeschiedene Silbermetall ist von dunkler Farbe. Ein Wandbeschlag tritt nicht ein. — 7) Ferrichlorid verändert nicht. — 8) Ammoniumoxalat bewirkt kaum eine Trübung. — 9) Baryumchlorid erzeugt im Verlaufe $^1/_2$—1 Minute eine Trübung. — 10) Kalische Kupferlösung wird leicht reducirt. — Das Trübe in dem Extracte sind nur Zellentrümmer.

Extractum Secalis cornuti.

Mutterkornextract. Ergotīnum; Extractum Secālis cornūti; Extractum Fungi secalis; Extractum haemostatīcum (Bonjeani). *Extrait d'ergot*; *Extrait de seigle ergoté.* *Extract of ergot.*

Zehn (10) Th. Mutterkorn, versetzt mit zwanzig (20) Th. destill. Wasser, macerire man 6 Stunden hindurch. Nach dem Auspressen behandle man den Rückstand in gleicher Weise. Die so gewonnenen Flüssigkeiten mische man, colire und bringe sie durch Abdampfen auf fünf (5) Th. Dieses concentrirte Extract setze man nach Zumischung von fünf (5) Th. verdünntem Weingeist unter öfterem Umschütteln 3 Tage hindurch beiseite, alsdann filtrire man und verwandle es durch Abdampfen in ein dickes Extract.

Dieses Extract mische man mit einem gleichen Gewichte Weingeist und giesse die obenaufstehende Flüssigkeit nach einigem Beiseitestehen ab. Den Rückstand verwandle man, nachdem man ihn in gleicher Weise nochmals mit Weingeist behandelt hat, durch Abdampfen in ein dickes Extract.

Es sei rothbraun und in Wasser klar löslich.

Die Literatur über Mutterkorn in chemischer, pharmaceutischer und therapeutischer Beziehung war in dem letzten Decennium eine überaus reiche. Das Auffallende war die unendlich verschiedene Darstellung der Präparate und trotzdem die jedesmalige Constatirung einer hervorragenden Wirkung jedweden Präparates. In dem einen Extract fehlte der Stoff, welchen in das andere Extract hineinzubringen das eifrigste Bestreben war, und dennoch zeigte das eine wie das andere Extract eine gleich vortreffliche Wirkung. Der Ergänzungsband zum Handb. der pharm. Praxis von HAGER referirt unter *Fungus secalis* das Nähere.

Die Vorschrift der Ph. erscheint als eine wohl durchdachte. Mit dem Wasser wird aus dem Mutterkorn zugleich das schleimige und an Aschenbestandtheilen reiche Scleromucin (DRAGENDORFF's) extrahirt. Um es zu beseitigen, soll der aus 10 Th. Mutterkorn auf 5 Th. eingeengte wässrige Auszug mit 5 Th. verdünntem Weingeist gefällt und das Filtrat zu einem dicken Extracte eingedampft werden. In demselben Extracte finden sich unter anderen Theilen Sclerotinsäure und ein Farbstoff, Sclererythrin, ein zweiter Farbstoff, etwas wirkungsloses braunes Harz, auch zwei krystallinische Substanzen, Sclerocrystallin und Scleroxanthin. Um nun das Extract an Sclerotinsäure reicher zu machen, denn dieselbe wird von 90-proc. Weingeist gefällt, und um die wirkungslosen, in Weingeist löslichen Farbstoffe, die krystallisationsfähigen Stoffe und das Harz zu beseitigen, soll das in dicker Extractform vorliegende Extract zweimal mit einem gleichen Gewichte Weingeist gemischt und das nach dem Absetzenlassen darüber stehende Flüssige abgegossen werden. Das am Boden lagernde Extract wird schliesslich durch Erwärmen und Abdampfen in ein dickes Extract verwandelt. Das vom Weingeist gesonderte Extract bedarf nur geringer Erwärmung, um ihm unter Umrühren schliesslich die nöthige Consistenz zu geben.

Das Mutterkorn wird als grobes Pulver in Arbeit genommen. Die Wichtigkeit dieses Arzneistoffes erfordert strenges Innehalten der von der Vorschrift geforderten Behandlung. Das Abdampfen geschehe bei einer Wärme, welche 60^0 C. nicht überschreitet. Da einige der Bestandtheile des Mutterkornes leicht einer Veränderung und Zersetzung unterliegen, so ist es rathsam, die beiden wässrigen Auszüge sofort nach der Colatur auf 5 Th. (aus 10 Th. Mutterkorn) einzudampfen und dann erkaltet mit 5 Th. verdünnten Weingeist zu mischen. Nach 3-tägigem Stehen wird filtrirt, das Filtrat in eine tarirte Porcellanschale gegeben und im Dunstsammler der Weingeist zu $^3/_4$ Th. gesammelt, dann aber der Rückstand unter Umrühren in ein dickes Extract verwandelt. Dieses wird fast erkaltet mit einem gleichen Gewichte Weingeist durchrührt, was nicht schwer hält, wenn das Extract etwas weicher als ein dickes Extract ist. Nach dem Abgiessen des Weingeistes wiederholt man dieselbe Procedur noch einmal. Das Absetzen des Extracts im Weingeist geht schnell vor sich und kann das Mischen in einer halben Stunde, das Absetzenlassen in einer Stunde beendigt werden. Die Ausbeute beträgt 13 bis 17 Proc.

Das chemische und physikalische Verhalten des Mutterkornextractes wird mit der 5-proc. wässrigen Lösung, welche klar ausfallen muss, eruirt und zwar — 1) mit einem 3—4-fachen Vol. Weingeist gemischt erfolgt fast klare Flüssigkeit. — 2) Mit einem gleichen Vol. Pikrinsäurelösung erfolgt eine die Durchsichtigkeit völlig störende Trübung, — 3) mit Gerbsäure, — 4) mit Mercurichlorid, und — 5) mit Jodjodkalium erfolgen amorphe Niederschläge. — 6) Mit Silbernitrat erfolgt Trübung und nach Zusatz von Aetzammon erfolgt beim Aufkochen Reduction unter Abscheidung eines schwarzen pulvrigen Niederschlages ohne Spiegelbelag. — 7) Ferrichlorid, — 8) Ammoniumoxalat, — 9) Baryumchlorid bewirken keine oder kaum eine Veränderung. — 10) Kalische Kupferlösung wird reducirt. Die Fällung mit Mercurichlorid ergiebt beim mehrmaligen Aufkochen einen grauen, schwer abzureibenden Wandbeschlag.

Anwendung. Dieses Mutterkornextract ist ein vortreffliches Ocytocium (das Gebären beförderndes Mittel) und Haemostaticum, besonders in Beziehung zum Uterinsystem. Es ist kein so unschuldiges Medicament und hätte sehr wohl eine vorsichtige Aufbewahrung verdient. Man giebt es zu 0,1—0,3 —0,5 g drei- bis viermal täglich.

Da die Ph. bei *Secale cornutum* die stärksten Dosen normirt, so hätte auch hier beim Extract ein Gleiches geschehen müssen. Es kann doch nicht angenommen werden, dass das Extract unschuldiger Natur, das Mutterkorn aber eine mit Vorsicht zu gebende Substanz sei. Als stärkste Einzelngabe des Extractes können 0,6 g, als stärkste Tagesgabe 3,0 g angenommen werden.

Im Clysma giebt man es zu 1—1,5—2 g (auf 250 ccm Flüssigkeit), in der subcutanen Injection zu 0,05—0,1—0,2.

Kritik. Ein *caute servetur* hätte die Ph. nicht übersehen sollen. Durch den Mangel dieser Anweisung wird Arzt und Apotheker in den Glauben versetzt, dass sich dieses Extract den unschuldigen Mitteln anschliesst und seine Dispensation eine Vorsicht nicht erfordert. Da vom Mutterkorn die Maximaldosen (1 und 5 g) angegeben wurden, so mussten solche auch vom Extract normirt werden — schon der pharmaceutischen Ordnung halber.

Extractum Strychni.

Krähenaugenextract; Brechnussextract; (Weingeistiges) Strychnosextract. Extractum Nucum vomicārum spirituōsum; Extractum Nucis vomĭcae. *Extrait de noix vomique. Extract of nux vomica.*

Zehn (10) Th. Strychnossamen extrahire man bei einer 40° C. nicht überschreitenden Wärme mit zwanzig (20) Th. verdünntem Weingeist unter öfterem Umschütteln 24 Stunden hindurch. Nach dem Auspressen behandle man den Rückstand wiederum in gleicher Weise mit fünfzehn (15) Th. verdünntem Weingeist.

Die durch Auspressen gesammelten Flüssigkeiten mische man und nach mehrtägigem Beiseitestehen verwandle man sie in ein trocknes Extract.

Es sei braun und in Wasser trübe löslich.

Vorsichtig aufzubewahren. Stärkste Einzelngabe 0,05 g, stärkste Tagesgabe 0,15 g.

Dieses in der vorigen Ausgabe der Ph. und auch in den vordem gültigen Pharmakopoen Deutschlands als *Extractum Strychni spirituosum*, von den ausländischen Ph. aber nur als *Extractum Strychni* aufgeführte Extract ist wegen eines grösseren Alkaloïdgehaltes (Strychnin- und Brucin-Gehaltes) von dem früher üblichen *Extractum Strychni aquosum* wesentlich verschieden. Dieses *Extractum aquosum*, welches die Ph. ausser Cours setzte, wird man noch für den Fall reserviren, in welchem der Arzt dasselbe fordert.

Vor 20 Jahren bereitete man das Strychnosextract mittelst 90-proc. Weingeistes, welcher auch das butterartige Fett aus dem Strychnossamen löste. Wurde nun die weingeistige Extractbrühe, nachdem der Weingeist zu $^3/_4$ durch

Destillation abgezogen war, im Wasserbade weiter eingeengt, so schieden sich mit der Abdunstung des Weingeistes das fette Oel und theilweise auch harzige Stoffe von den extractiven, die Masse nahm eine ungleichmässige Beschaffenheit an und liess sich auch, so lange sie warm war, durch Umrühren nicht vereinigen. Setzte man die Austrocknung fort und liess erkalten, so konnte man allerdings durch Zerreiben der Masse zu Pulver eine Mischung der getrennten Extractbestandtheile erzielen, es war aber dieses Pulver sehr hygroskopisch und trotz sorgsamer Verwahrung backte es in den Aufbewahrungsgefässen zusammen. Jene Uebelstände wurden von allen Seiten gerügt. *Ph. Bor. ed. VII* liess in Stelle des 90-proc. einen 68-proc. Weingeist verwenden. Diese Vorschrift haben die 1. Ausg. und die vorliegende 2. Ausgabe der Ph. acceptirt. Da die 1. Ausgabe in der Vorschrift das Maass der Digestionswärme nicht bestimmte, so machte HAGER im Commentar die Bemerkung:

„Gut wäre es gewesen, wäre das Maass der Digestionswärme präcisirt worden, denn bei niedriger Digestionswärme gewinnt man eine geringere, bei höherer eine grössere Extractausbeute, beide Quantitäten enthalten aber das gleiche Quantum an Strychnosalkaloïden."

Die 2. Ausgabe der Ph. Germ. ordnet nun ganz passend an, eine 40° C. überschreitende Wärme nicht anzuwenden. Damit wird ein Extract mit ziemlich gleichem Alkaloïdgehalt erlangt, und ist die Lösung der Fettsubstanz auf ein sehr geringes Maass reducirt. Bei einer Wärme über 40° C. würden von dem verdünnten Weingeiste auch bedeutende Mengen der Fettsubstanz in die Tinctur übergehen. Um diesen Uebelstand auf das möglichst geringste Maass zu reduciren, verwende man einen verdünnten Weingeist von 0,895—0,896 spec. Gew., welcher immer weniger Fettsubstanz lösen wird, als ein Weingeist von 0,892—0,893 spec. Gew.

Dass die ausgepressten Auszüge gemischt und nach 3—4-tägigem Stehen und Absetzen an einem kühlen Orte (bei 15° C.) auch an diesem Orte zu filtriren sind, übersehe man nicht. Das Filtriren ist in der Vorschrift nicht, wohl aber unter *Extracta* angegeben. Auf diesem Wege werden wiederum Spuren Fettstoff beseitigt.

Der Strychnossamen wird in grober Pulverform zur Ertractbereitung verwendet. Die betreffenden Auszüge, Gefässe mit Inhalt etc. wohl zu signiren, vergesse man nicht, theils um der pharmaceutischen Ordnung Folge zu leisten, theils wegen der grossen Giftigkeit des Extractes und seiner Lösungen. Die Ausbeute an trocknem Extract beträgt 6,5—7,5 Proc. der Strychnossamen. Dieses enthält 8—10 Proc. Strychnin und 10—15 Proc. Brucin. Es ist wenig hygroskopisch.

Das chemische und physikalische Verhalten des Strychnosextractes wird mit der filtrirten Lösung von 1 Th. Extract in 20 Th. kaltem Wasser geprüft. — 1) Weingeist trübt nicht. — 2) Pikrinsäurelösung mit Extractlösung zu gleichen Vol. gemischt bewirkt eine starke gelbe Fällung, — 3) Gerbsäure eine gelbweisse, — 4) Mercurichlorid eine blassgelbe, — 5) Jodjodkalium eine bräunlichgelbe Fällung. — 6) Silbernitrat bewirkt Trübung. Mit Ammon versetzt und gekocht erfolgt Reduction mit graugelbem Wandbeschlag. — 7) Ferrichlorid färbt durch Blau in Dunkelolivengrün übergehend. — 8) Ammoniumoxalat bewirkt geringe Trübung, so auch — 9) Baryumchlorid. Die Trübung verschwindet durch Salpetersäure nicht. — 10) Kalische Kupferlösung erleidet keine oder kaum eine Reduction. — 11) Zu 2ccm der Extractlösung 2 Tropfen Aetzammon gesetzt, erfolgt starke Trübung, welche durch mehr Aetzammon verschwindet. — 12) Natriumcarbonat erzeugt starke Trübung.

Anwendung. Vor der Gültigkeit dieser 2. Ausgabe der Ph. verstand der Arzt unter *Extractum Strychni* nur das wässrige *(aquosum)* und musste er *spirituosum* hervorheben, wenn er das spirituöse wünschte. Diese Nomenclatur ist heute eine umgekehrte, denn unter *Extr. Strychni* wird nur das frühere spirituöse dispensirt. Will der Arzt aus Gewohnheit das halb so stark wirkende *Extr. aquosum* geben, so muss er dies speciell durch *Extr. Strychni aquosum* ausdrücken.

Man giebt das Strychnosextract zu 0,015—0,03—0,05 g zwei- bis dreimal täglich. Die Pharmakopoe normirt die stärkste Gabe zu 0,05, die Gesammtdosis auf den Tag zu 0,15 g. Aeusserlich benutzt man es in Einreibungen (0,2 —0,3 in 30—40 g verd. Weingeist), in Salben (0,5—1,0 auf 10—15 g Fettsubstanz), zum Einstreuen in Vesicatorstellen (0,025 —0,05 mit 0,2 g Saccharum oder Amylum).

Extractum Taraxaci.

Löwenzahnextract.   Extractum Taraxăci.   *Extrait de pissenlit.*
Extract of dandelion.

Dieses Extract wird in derselben Weise wie *Extractum Gentianae* aus der im Frühling gesammelten und getrockneten Pflanze *(planta vere collecta et siccata)* bereitet.

Es sei braun und in Wasser klar löslich.

Welche Pflanze mag die Ph. wohl meinen? Diese Frage dürfte nicht auftauchen, da *Extr. Taraxaci* doch nur aus *Taraxacum officinale* L., zu bereiten ist. *Radix Taraxaci cum Herba* ist sogar officinell. Dieselbe soll im Frühling, ehe sie Blüthen treibt, gesammelt werden, also ist auch wahrscheinlich zum Extract die ganze Pflanze, *Radix Taraxaci cum Herba*, nur kurz vor der Blüthe im Frühling gesammelt und dann getrocknet, zu verwenden und zwar im kleingeschnittenen Zustande.

Die Extractausbeute beträgt 22—25 Proc. Dieses Extract enthält viel Salze, darunter Calciumlactat, welche sich nach längerer Aufbewahrung krystallinisch abscheiden. Da Löwenzahn auch Zucker enthält, so ist die Darstellung des Extracts schnell ohne Zeitverlust auszuführen.

Das chemische und physikalische Verhalten wird mit der 5-proc. wässrigen filtrirten Lösung geprüft. — 1) Ein mehrfaches Vol. Weingeist trübt stark, — 2) ein gleiches Vol. Pikrinsäurelösung schwach. — 3) Gerbsäure bewirkt starke Trübung, — 4) Mercurichlorid keine oder doch sehr wenig merkliche. — 5) Jodjodkalium lässt klar. — 6) Silbernitrat bewirkt Trübung. Nach Zusatz von Aetzammon erfolgt beim Kochen Reduction mit grauem Wandbeschlag. — 7) Ferrichlorid färbt violett, schnell in dunkles Grünlichbraun übergehend. — 8) Ammoniumoxalat, — 9) Baryumchlorid trüben. — 10) Kalische Kupferlösung wird leicht reducirt. — 11) Kupferacetat bewirkt eine Fällung, — 12) Mercuronitrat eine starke hellfarbige Fällung, welche bis zum Aufkochen erhitzt keine Reduction erleidet. — 13) Chininhydrochlorid bewirkt keine oder kaum eine Trübung. — 14) Auf Natriumbicarbonat gegossen erfolgt kein Aufschäumen.

Kritik. Die vorliegende Vorschrift setzt jede pharmaceutische Ordnung beiseite, denn im anderen Falle hätte man die Pflanze benannt, um so mehr als man *Radix Taraxaci cum Herba* aufgenommen hat. Hier können nun in sofern Zweifel entstehen, ob etwa nur die oberirdische Pflanze oder diese mit dem unterirdischen Theile gemeint sei, und ob die Pflanze im Frühling vor oder während der Blüthe zu sammeln ist.

Extractum Trifolii fibrini.

Fieberklee-Extract. Extractum Trifolii fibrīni. *Extrait de trèfle d'eau.* *Extract of marsh-trefoil.*

Dieses Extract wird in derselben Weise wie *Extractum Cardui benedicti* aus den Fieberkleeblättern *(Folia Trifolii fibrini)* bereitet.
Es sei schwarzbraun und in Wasser klar löslich.

Extractausbeute 28—33 Proc. Damit das Extract in Wasser klar löslich ausfalle, setze man die gemischten Auszüge 3 Tage an einem kühlen Orte beiseite, decanthire sie durch ein Colatorium giessend und filtrire alsdann. Die Bitterkeit des Extractes ist nicht immer eine gleiche und richtet sich nach dem Standorte oder dem Boden, auf welchem die Pflanze gewachsen ist.

Das chemische und physikalische Verhalten dieses Bitterkleeextractes lässt sich mit der 5-proc. wässrigen filtrirten Lösung erforschen: 1) Mit einem mehrfachen Vol. Weingeist gemischt erfolgt Trübung. — 2) Mit einem gleichen Volumen Pikrinsäurelösung gemischt erfolgt eine mässige Trübung, ebenso — 3) mit Gerbsäure, auch — 4) mit Mercurichlorid, beim Aufkochen damit aber Reduction und Ansatz grauen Beschlages. — 5) Jodjodkalium erzeugt Trübung. — 6) Silbernitrat erzeugt Trübung und nach Zusatz von Aetzammon und mehrmaligem Aufkochen Reduction mit grauem Silberbeschlag. — 7) Ferrichlorid erzeugt eine dunkelgrüne Trübung. — 8) Ammoniumoxalat, — 9) Baryumchlorid erzeugen starke Trübungen. — 10) Kalische Kupferlösung wird reducirt. — 11) Cupriacetat trübt stark, — 12) Natriumcarbonat unbedeutend oder nicht. — 13) Chininhydrochlorid bewirkt starke hellfarbige Trübung.

Ferrum carbonicum saccharatum.

Zuckerhaltiges kohlensaures Eisen. Ferrum carbonĭcum saccharātum. *Carbonate de fer sucré.* *Sugary carbonate of iron.*

Fünfzig (50) Th. kryst. Ferrosulfat, gelöst in zweihundert (200) Th. kochenden destill. Wassers, filtrire man in eine geräumige Flasche, welche fünfunddreissig (35) Th. Natriumbicarbonat, klar gelöst in fünfhundert (500) Th. lauwarmem destill. Wasser, enthält.
Nach der vorsichtig erfolgten Mischung fülle man den leeren Theil der Flasche mit kochendheissem destill. Wasser an und stelle dieselbe leicht verschlossen beiseite.
Nachdem man die über dem Niederschlage befindliche Flüssigkeit mittelst eines Hebers abgezogen hat, fülle man die Flasche aufs Neue mit siedend heissem destill. Wasser. Wenn sich der Bodensatz wieder gebildet hat *(cum sedimentum subsederit)*, ziehe man die Flüssigkeit wiederum ab, was so oft wiederholt wird, bis die abgezogene Flüssigkeit durch Baryumnitrat kaum noch getrübt wird.
Den vom Flüssigen möglichst befreiten Niederschlag gebe man in eine porcellanene Schale, welche zehn (10) Th. gepulverten Milchzucker und dreissig (30) Th. gepulverten Rohrzucker enthält. Der im Dampfbade zur Trockne gebrachten Mischung setze man noch soviel gut ausgetrockneten gepulverten Rohrzucker hinzu, dass das Gewicht des Ganzen einhundert (100) Th. beträgt.

Ein grünlichgraues Pulver von süssem, wenig eisenhaftem Geschmacke, welches 10 Proc. Eisen enthält und in Salzsäure unter starker Kohlensäureentwickelung zu einer grünlichgelben Flüssigkeit gelöst wird. Diese Lösung mit Wasser verdünnt, giebt auf Zusatz sowohl von Kaliumferrocyanid, als auch von rothem Kaliumferricyanid einen blauen Niederschlag.

Die mit der möglichst geringsten Menge Salzsäure bewirkte 2-proc. wässrige Lösung darf durch Baryumnitrat nicht sofort getrübt werden.

Es werde ein (1) Gramm des Salzes an der Luft zum Glühen erhitzt, bis der Zucker zerstört ist. Der Rückstand hiervon werde mit heisser Salzsäure vollständig ausgezogen, dann die durch Filtration gewonnene Flüssigkeit nach Zusatz einiger Krystalle Kaliumchlorat *(Kali chloricum)* so lange erhitzt, bis das Eisen vollständig oxydirt und das Chlorgas beseitigt ist. Die erkaltete Flüssigkeit werde nach Zusatz von 2 g Kaliumjodid in einer mit Glasstopfen geschlossenen Flasche bei gelinder Wärme eine Stunde beiseite gestellt. Nachdem dieser Flüssigkeit volumetrische Stärkeflüssigkeit zugesetzt ist, müssen zur Bindung des ausgeschiedenen Jods mindestens 17 ccm der volumetrischen Natriumthiosulfatlösung verbraucht werden.

Ein Salz von brauner Farbe, welches auf Zusatz von Säuren wenig aufbraust, ist zu verwerfen.

Als vor 3 Decennien bei den Aerzten die keineswegs begründete Ansicht Eingang fand, dass die Eisenoxydulsalze tonisirend, dagegen die Eisenoxydsalze adstringirend wirken, trug man nach der Darstellung eines leicht verdaulichen Eisenoxyduls oder eines Eisenoxydulsalzes von mildem Geschmack und milder Wirkung grosses Verlangen. Eine Menge Vorschläge und Vorschriften wurden gemacht und gegeben. Diejenige, welche von der 1. Ausgabe der Ph. aufgenommen wurde, ist von der vorliegenden Ausgabe verbessert und so modificirt worden, dass das Präparat danach entschieden als ein gutes anerkannt werden muss.

Darstellung. Dieselbe muss sich der Vorschrift genau anschliessen, und beachte man folgende Umstände. Dass das durch Fällung entstehende Ferrocarbonat mit Luft oder mit Luft absorbirt enthaltendem Wasser im Contact begierig Sauerstoff aufnimmt und in Ferrihydroxyd übergeht. Aus diesem Grunde wolle man die Lösung des Ferrosulfats nicht filtriren, sondern coliren, wenn dies nöthig sein sollte. Abgekochtes Wasser enthält keine Luft. Man nehme zur Lösung des Natriumbicarbonats abgekochtes, aber auf 60^0 C. erkaltetes Wasser, fülle auch die Flaschen mit abgekochtem Wasser. Um den Contact der Luft mit dem Ferrocarbonat auf ein geringes Maass zu beschränken, lässt die Vorschrift die Fällung des Ferrocarbonats aus dem Ferrosulfat in heisser wässriger Lösung (heisses Wasser hält am wenigsten Luft in Absorption) mittelst Natriumhydriumcarbonats oder Natriumbicarbonats bewerkstelligen. Aus diesem Bicarbonat wird Kohlensäure entwickelt, von welcher ein Theil an das Eisen tritt, der andere Theil aber zum geringsten Theile vom Wasser zurückgehalten wird, zum grössten Theile mit Heftigkeit entweicht und die über der Flüssigkeit ruhende Luftschicht verdrängt. Um die weitere Oxydation des Ferrocarbonats zu Ferrioxyd nach dem Auswaschen zu behindern, geschieht der Zuckerzusatz. Der Zucker hat die Eigenschaft, die Oxydation zu mässigen oder zu verringern. Eine Unterbrechung oder völlige Verhinderung der Oxydation lässt sich jedoch dadurch nicht erzielen. Der in einem leinenen Colatorium gesammelte, noch feuchte breiige Niederschlag des Ferrocarbonats wird schnell mittelst der Presse zum grösseren Theile von der anhängenden Feuchtigkeit befreit, mit dem gepulverten Gemisch aus Milch- und Rohrzucker gemischt, 2 cm dick in einem starken porcellanenen Reibmörser ausgebreitet und ohne umzurühren im Dampfbade ausgetrocknet. Der Zusatz von Milchzucker erleichtert die Austrocknung. Die trockne zerriebene Masse wird durch Zusatz von Zucker auf ein solches Gewicht vermehrt, dass sie 10 Proc. Eisen enthält. In 50 Th. trocknem krystall. Ferrosulfat sind 10,07 Th. Eisen enthalten oder sie liefern 20,85 Th. Ferrocarbonat.

Theorie der Ferrocarbonatbildung. Wirkt 1 Mol. Ferrosulfat auf 2 Mol. Natriumhydriumcarbonat oder Natriumbicarbonat ein, so entstehen daraus Ferrocarbonat, Natriumsulfat und freie Kohlensäure.

$$\underset{\text{Ferrosulfat}}{FeSO_4 + 7H_2O} \quad u. \quad \underset{\substack{\text{Natriumhydrium-}\\\text{carbonat}}}{2NaHCO_3} \quad geb. \quad \underset{\text{Ferrocarbonat}}{FeCO_3} \quad u. \quad \underset{\text{Natriumsulfat}}{Na_2SO_4} \quad u. \quad \underset{\substack{\text{Kohlen-}\\\text{stoffdioxyd}}}{CO_2} \quad u. \quad \underset{\text{Wasser}}{8H_2O}.$$

Eigenschaften. Das zuckerhaltige Eisencarbonat bildet ein grünlich-graues Pulver von anfangs süsslichem, hinterher mildem Eisengeschmack. Beim Uebergiessen mit verdünnter Salzsäure braust es unter Entwickelung von Kohlensäure auf, welche Lösung, da sie sowohl Ferrosalz wie Ferrisalz, letzteres nur in geringer Menge, enthält, nicht nur mit rothem Kaliumferricyanid, sondern auch mit dem gelben Kaliumferrocyanid einen blauen Niederschlag (Berlinerblau) giebt. Es soll 10 Proc. Eisen enthalten, entsprechend 20,6 Proc. Ferrocarbonat. Dieses Ferrocarbonat ist annähernd zu $^2/_3$ vertreten, $^1/_3$ ist in Ferroferrihydroxyd oder in ein Gemisch aus Ferrooxyd und Ferrioxyd übergegangen.

Prüfung. Dieselbe erstreckt sich zunächst auf eine Verunreinigung mit Schwefelsäure. Man giebt circa 0,1 g des Saccharats in 5 ccm Wasser und bewirkt die Lösung durch Zusatz von 6—8 Tropfen Salzsäure. Ist die Lösung nicht klar, so filtrirt man und versetzt das Filtrat mit einigen Tropfen Baryumnitratlösung. Eine Trübung wird zugelassen, nur darf sie nicht sofort, sondern erst nach einigen Augenblicken entstehen.

Der zweite Theil der Prüfung bezweckt die Bestimmung des Eisengehaltes. Obgleich diese Bestimmung eine kurze und bündige sein konnte, so wählte die Ph. einen umständlichen Weg, um der Anforderung der Maassanalyse zu genügen.

Die Ph. lässt 1 g des Ferrocarbonatsaccharats verkohlen. Die Verwandlung in Asche ist wegen des Zuckergehaltes kaum oder doch sehr schwierig ausführbar. Aus der verkohlten Masse soll das Eisen durch heisse Salzsäure extrahirt werden. Hier genügen 1,5—2,0 g Salzsäure (1,124 spec. Gewicht), verdünnt mit gleichviel Wasser. Etwas Salzsäure (2 g) wird zum Nachspülen des kleinen Filters nothwendig. Die Digestion der verkohlten Masse, welche zu Pulver zerrieben sein muss, mit der Säure muss mindestens $^1/_2$ Stunde währen. In diese viel freie Säure enthaltende Eisenchloridlösung giebt man circa 0,3—0,4 Kaliumchloratkrystalle und erwärmt gelinde. Aus der Chlorsäure wird Chlor frei und das etwa gegenwärtige Eisen wird vollständig in Ferrichlorid übergeführt. Man hüte sich vor dem Einathmen der salzsauren und chlorigen Dämpfe!

Nachdem unter Erhitzen bis zum Aufkochen alles freie Chlor verjagt ist, wird die Flüssigkeit in eine circa 30 ccm Raum fassende Flasche mit Glasstopfen gegeben und erkaltet mit 2 g Kaliumjodid versetzt. Da Ferrichlorid aus dem Jodid Jod freimacht und abscheidet, so lässt die Ph. dieses Jod in derselben Weise wie unter *Calcaria chlorata* und *Aqua chlorata* angegeben ist, mit Natriumthiosulfat bestimmen ($Fe_2Cl_6 + 2KJ = 2FeCl_2 + 2KCl + 2J$) und

($2Na_2S_2O_3 + 2J = 2NaJ + Na_2S_4O_6$, Natriumtetrathionat). Das abgeschiedene Jod färbt sich mit der Stärkelösung blau. Wird es durch das **Natriumthiosulfat** (oder, wie man dieses Salz vordem nannte: Natriumhyposulfit) in Natriumjodid übergeführt, also durch Natrium gebunden, so verschwindet die blaue Jodstärkefarbe. Das hierzu nöthige Maass der $^1/_{10}$-Normal-Natriumthiosulfatlösung soll mindestens 17 ccm umfassen. 112 Th. Eisen ($= Fe_2$) erfordern 496 Th. Natriumthiosulfat ($= 2Na_2S_2O_3 + 5H_2O$), also 0,1 g Eisen 0,44286 g Natriumthiosulfat, welches Quantum in 17,85 ccm der $^1/_{10}$-Normallösung enthalten ist. Die Ph. beachtet also einen geringen, in Folge der Arbeit und Lösung eingetretenen Eisenverlust (24,8 g : 1000 ccm = 0,44286 g : 17,85 ccm).

Bezüglich des Zusatzes von Kaliumchlorat ($KClO_3$) zu der freie Salzsäure (HCl) enthaltenden Eisenlösung, behufs Ueberführung des Eisens in Ferrichlorid, sei bemerkt, dass die freie Salzsäure aus dem Chlorat neben Chlor auch etwas Chlordioxyd oder Unterchlorsäureanhydrid (ClO_2) frei macht, welches Gas sich durch seine tief gelbe Farbe auszeichnet. Die letztere Verbindung hatte früher den Namen **Euchlorine**. Das freie Chlor führt das Ferrochlorid in Ferrichlorid über ($2FeCl_2 + 2Cl = Fe_2Cl_6$).

Eine einfache Methode der Bestimmung des Eisengehaltes besteht darin, dass man in einem weiten Reagircylinder 2 g des Präparats mit 20 ccm heissem Wasser übergiesst, schüttelt, etwas absetzen lässt und in ein ohne vorherige Austrocknung tarirtes Filter eingiesst. Mit heissem Wasser wäscht man so lange nach, bis dass circa 50—60 ccm Wasser hierzu verbraucht sind. Nach dem Abtropfen des Wassers füllt man das Filter mit Inhalt mit verdünntem Weingeist, und nach völligem Abtropfen desselben mit 90-proc. Weingeist. Nach einigen Stunden nimmt man das bereits trockene Filter aus dem Trichter, legt es eine Viertelstunde an einen warmen Ort und wägt es nach dem Erkalten. Die Wägung wird erleichtert und gesichert, wenn man aus dem Filtrirpapier 2 Filter schneidet (Durchmesser 7,5—8 cm) und beide auf ein gleiches Gewicht stellt. Letzteres ist nothwendig, weil beim Filtrirpapier häufig vorkommt, dass zwei gleichgrosse Filter aus einem und demselben Bogen nicht dasselbe Gewicht haben. Beide Filter, das eine mit seinem Inhalt, werden zusammen an den warmen Ort gelegt, an einem und demselben Orte erkalten gelassen, damit das leere dem gefüllten Filter als Tara dienen kann. Das Mehrgewicht des Filters muss nach Verwendung von 2 g Präparat 0,431 g betragen, entsprechend 0,2 g Eisenmetall oder einem Gehalte von 10 Proc. Eisen. Das im Filter gesammelte ist Ferrihydroxyd. Sein Gewicht von 0,431 g entspricht laut einiger Versuche 0,286 g anhydrischem Ferrioxyd oder 0,2 g Eisenmetall. Da dieses Ferrihydroxyd zum Th. dem Filtrirpapiere dicht anhängt (0,02 g bleiben dicht anhängend, welche Menge 0,0133 g Ferrioxyd entspricht), so ist eine Glühung und Verwandlung in anhydrisches Ferrioxyd wenig passend, oder man sammelt den trocknen Niederschlag im Filter und glüht ihn schwach in einem Porcellantiegel. Es muss dann 0,2 g Eisen entsprechend fast 0,3 g ($= 0,286 + 0,0133 = 0,2993$ g) wiegen. Im Anschluss an die Forderung der Ph. müsste das Gewicht des Ferrihydroxyds im Filter aus 2 g des Präparats mindestens 0,42 g betragen. Diese Bestimmungsweise ist schnell und leicht ausgeführt und erfordert keine die Gesundheit belästigende Chlorirung. Da keine Spur Eisen in das wässrige Filtrat übergeht, auch eine annähernde Bestimmung genügt, so muss man staunen, warum dieser bequemere, angenehmere und gleich-sichere Vorgang unberücksichtigt blieb.

Aufbewahrung. Nach dem Zerreiben zu Pulver gebe man das Präparat sofort in trockne kleine Flaschen, welche man total anfüllt und mit Kork und Siegellack gut und dicht verschliesst. Die Aufbewahrung im Sonnenlicht conservirt das Präparat. Obgleich das viel Ferrioxyd enthaltende Präparat nicht wirkungsloser ist, als das nur Ferrocarbonat enthaltende, so muss es dennoch verworfen werden. Sobald es eine mehr in das Braune übergehende Farbe zeigt, enthält es zuviel Ferrioxyd. Der Arzt fordert das grünlichgraue Präparat, und nur diesem schreibt er eine tonisirende und Blut verbessernde Wirkung zu.

Eine Verbesserung des braungewordenen Ferrocarbonats durch Insolation ist nicht möglich. Letztere vermag nur zu conserviren.

Anwendung. Man giebt das gezuckerte Ferrocarbonat als tonisirendes Mittel zu 0,2—0,3—0,6 g drei- bis viermal täglich. Man hält auch Pastillen mit 0,05—0,1—0,2 g vorräthig.

Kritik. Die Vorschrift der 1. Ausg. der Ph. hat in der vorliegenden eine vollständige Verbesserung erfahren, und durch den Milchzuckerzusatz hat das Präparat bezüglich seiner Conservirung bedeutend gewonnen. Dieser Zusatz war auch schon im Commentar zur 1. Ausgabe anempfohlen worden.

In der Fassung wird bei der Bestimmung des Gehaltes *Chlorum*, welches beseitigt werden soll, erwähnt. Da Chlor als Chlorwasserstoff und als Ferrichlorid zugleich gegenwärtig ist, so hätte der pharmaceutischen Ordnung halber ein *gasiforme* hinzugefügt werden müssen.

Die Methode der Bestimmung des Eisengehaltes des Präparats ist allerdings der wissenschaftlichen Chemie entsprechend eingerichtet, aber nicht der Praxis convenirend. Sie ist umständlich, zeitraubend und bei einiger Unachtsamkeit gesundheitsgefährlich. Da das Präparat mit Wasser behandelt von diesem nur der Zucker und keine Spur einer Ferroverbindung gelöst wird, das Ferrocarbonat mit Weingeist, welcher immer viel Luft absorbirt enthält, in Ferrioxyd übergeführt wird, so lag doch die leichtere und bequemere, in keinem Punkte gesundheitsschädliche Bestimmung durch Behandlung mit Wasser und Weingeist und Erhitzen des Bodensatzes zur Ueberführung in wasserfreies Ferrioxyd nahe. Warum schlägt man nicht den kürzeren und angenehmeren Weg ein, wenn er zu gleichem Ziele führt?

———

Ferrum jodatum.

Eisenjodür; Jodeisen; Ferrojodid.   Liquor Ferri jodāti.

Jodure de fer.   Jodide of iron.

Dreissig (30) Th. gepulvertes Eisen, mit einhundert (100) Th. destill. Wasser übergossen, füge man nach und nach zweiundachtzig (82) Th. Jod und zwar unter andauerndem Umschütteln hinzu. Die Lösung, sobald ihre rothbraune Farbe in eine grünliche übergegangen ist, filtrire man und wasche das Filter mit Wasser nach.

Nach dieser Vorschrift werde das Ferrojodid zum Bedarf jedes Mal bereitet und den von dem Arzte vorgeschriebenen flüssigen Mischungen zugesetzt. Wenn es einer Pillenmasse zuzusetzen ist, dampfe man die Lösung in einer eisernen Schale möglichst schnell ab.

100 Th. des Ferrojodids entsprechen 82 Th. Jod.

———

Da Eisenjodür, Ferrojodid, Ferroprotojodid (FeJ_2), in Lösung sowohl wie in trockner Form nicht conservirbar ist, indem es bei Zutritt des Sauerstoffs der Luft in ein Oxyjodid übergeht und sich seine grünliche Farbe in dunkles Braun umwandelt, manche Aerzte aber dennoch Eisenjodür fordern, so ist der von der Ph. vorgeschriebene Weg zur Herstellung dieses Präparats der einfach richtigste.

Zur Erzeugung von z. B. 10 g Ferrojodid giebt man in ein gläsernes Kölbchen 3 g Eisenpulver und dann 10 g destillirtes Wasser, so dass es etwa zu $^1/_3$—$^2/_3$ seines Raumes angefüllt ist, und schüttet nun unter Agitiren 8,2 g Jod in kleinen Portionen nach und nach hinzu. Unter sanftem Schütteln verwandelt sich in wenigen Minuten die anfangs röthlichbraune Mischung in eine schwach grünlich gefärbte Flüssigkeit, in welcher sich das überschüssig zugesetzte Quantum Eisenpulver in der Ruhe absetzt. 2 At. Jod (J) erfordern

1 At. Eisen (Fe), um damit Eisenjodür oder Ferrojodid (FeJ_2) zu bilden und 100 Th. Ferrojodid enthalten 82 Th. Jod.

$$\underset{127}{\overset{J}{}} : \underset{28}{\overset{Fe}{}} = \underset{8{,}2}{\overset{Jod}{}} : \underset{1{,}81}{\overset{Eisen}{}} \text{ u. } \underset{155}{\overset{FeJ}{}} : \underset{127}{\overset{J}{}} = \underset{10}{\overset{Ferrojodid}{}} : \underset{x\,(=8{,}2)}{\overset{Jod}{}}.$$

Das Eisen muss nothwendig im reichlichen Ueberschuss zugesetzt werden, um sicher nur Eisenjodür zu erhalten; daher schreibt die Pharmakopoe auf 82 Th. Jod 30 Th. Eisen vor. Bei vorwaltendem Jod entsteht zum Theil Ferrijodid (Fe_2J_6), und die Flüssigkeit ist dann nicht blass-grünlich, sondern braun gefärbt. Trotzdem Eisen dem Jod gegenüber im Ueberschuss vorhanden ist, bildet sich dennoch zuerst Ferrijodid, daher nach jedem Jodzusatze die röthlichbraune Farbe der Flüssigkeit. Erst nach genügendem Contact wirkt das Eisen auf das Eisenjodid, entzieht demselben Jod, und es resultirt unter Umsetzung der Farbe in Blassgrün Ferrojodid.

Die chemische Thätigkeit erfolgt unter Wärmeentwickelung und die Temperatur der Flüssigkeit steigt um mehrere Grade. Diese Wärmeentwickelung ist, wenn man Eisen und Jod trocken mischt, sogar eine sehr bedeutende und geht bis auf ungefähr 200° hinauf. Aus diesem Grunde darf man bei Darstellung der Ferrojodidlösung das Jod nur dann zum Eisen setzen, wenn dieses letztere mit Wasser übergossen ist, im anderen Falle würde das Glasgefäss durch die plötzlich entwickelte Hitze Gefahr laufen, zu zerspringen oder zu bersten.

Zum Filtriren wähle man ein kleines Filter, denn die Flüssigkeit filtrirt schnell. Zur Darstellung von verschiedenen Mengen Ferrojodids sind erforderlich.

Ferrum jodatum	Jodum	Ferrum pulv.	Ferrum jodatum	Jodum	Ferrum pulv.
0,5 g	0,41 g	0,15 g	5,5 g	4,51 g	1,65 g
1,0 g	0,82 g	0,3 g	6,0 g	4,92 g	1,8 g
1,5 g	1,23 g	0,45 g	6,5 g	5,33 g	1,95 g
2,0 g	1,64 g	0,6 g	7,0 g	5,74 g	2,1 g
2,5 g	2,05 g	0,75 g	7,5 g	6,15 g	2,25 g
3,0 g	2,46 g	0,9 g	8,0 g	6,56 g	2,4 g
3,5 g	2,87 g	1,05 g	8,5 g	6,97 g	2,55 g
4,0 g	3,28 g	1,2 g	9,0 g	7,38 g	2,7 g
4,5 g	3,69 g	1,35 g	9,5 g	7,79 g	2,85 g
5,0 g	4,10 g	1,5 g	10,0 g	8,20 g	3,0 g

Ist das Ferrojodid in Pillenmassen unterzubringen, so wird die filtrirte Flüssigkeit in einem eisernen Schälchen oder auch in einem porcellanenen Kasserol nach Zusatz einiger Stäubchen Eisenpulver ohne Umrühren eingedampft, bis ein herausgenommener Tropfen auf einer kalten Eisenfläche zu einer einiger Maassen festen Masse erstarrt. Dann wird sie vom Feuer genommen, bis zum völligen Erstarren umgerührt und der Pillenmasse in einem eisernen Mörser beigemischt. Bis zur Trockne darf die Lösung nicht abgedampft werden, denn alsdann zersetzt sich das Ferrojodid theilweise unter Verdampfung von Jod und Bildung von Ferrioxyd.

Kommt das Ferrojodid häufig in der Receptur vor, so kann man es einige Tage hindurch in der Lösung vorräthig halten, wenn man es in gut verstopfter Flasche über Eisenpulver und am sonnigen Orte aufbewahrt. Das zu dispensirende Quantum wird nach dem Umschütteln abfiltrirt. Die Mischung wird für diesen Fall aus 8,2 g Jod, 6,0 g Eisenpulver und 40,0 g destill. Wasser bereitet und die Signatur mit *sumatur quintuplum* vervollständigt, denn fünf Theile der decanthirten Flüssigkeit enthalten 1 Th. Ferrojodid.

Das Ferrojodid wurde früher auf trocknem Wege dargestellt, indem man in einem porcellanenen Tiegel 31 Th. Jod mit 7 Th. Eisenpulver überschüttete, den Tiegel bedeckte und durch Stellen auf erwärmten Sand anwärmte. Die chemische Action ist alsdann sofort im Gange, violette Joddämpfe treten hervor und das Ferrojodid ist gebildet. Es stellt eine graubraune Masse dar, welche in einem eisernen Mörser zerrieben alsbald in kleinen, gut zu verstopfenden Flaschen mit Glasstopfen untergebracht werden muss. Trotz guter Aufbewahrung ist diese Verbindung an der Luft nicht beständig, sie nimmt Sauerstoff an, es bildet sich Ferrioxyd, und Jod scheidet ab. Noch weniger beständig hat sich das von der Französischen und Brittischen Pharmakopoe aufgenommene, durch Abdampfen der wässrigen Lösung bis zum krystallinischen Erstarren dargestellte Ferrojodid erwiesen. Die Lösung des Ferrojodids, welches auch in Weingeist löslich ist, hat einen etwas bitteren zusammenziehenden Eisengeschmack.

Ein *Ferrum jodat. lamellatum*, lamellirtes Ferrojodid, hat man auch in den Handel gebracht. Man bereitet es, indem man 2 Th. Eisen, 20 Th. Wasser und 8 Th. Jod zusammenschüttelt, nach der Ferrojodidbildung filtrirt und die filtrirte Lösung mit einer klaren warmen und durch Eindampfen sehr concentrirten Lösung von 5 Th. Zucker und 75 Th. Arabischem Gummi mischt. Nachdem das Gemisch bis zur dicken Syrupconsistenz abgedampft ist, streicht man sie auf erwärmte, mit einem öligen Tuche beriebene Porcellanflächen und trocknet sie scharf aus, bis sich der Ueberzug leicht abstossen und sammeln lässt. 10 Th. enthalten 1 Th. Ferrojodid. Das *Ferrum jodat. saccharatum* ist im Commentar zur 1. Ausgabe der Ph. beschrieben.

Das Eisenjodid, Ferrijodid, Eisenperjodid (Fe_2J_6) ist eine Verbindung, welche schon bei gewöhnlicher Temperatur Jod abdunstet.

Anwendung. Man giebt das Ferrojodid in allen den Fällen, wo man die Wirkung des Jods mit derjenigen des Eisens combiniren will, zu 0,05—0,1—0,15 g 3—4-mal täglich. Aeusserlich wendet man es an zu Bädern (50,0 g auf ein Vollbad), zu Injectionen (1,0 g auf 80,0—100,0 g Wasser), in Salben (1,0 auf 5,0 Fett).

Ferrum lacticum.

Milchsaures Eisenoxydul; Ferrolactat. Ferrum lactĭcum oxydulātum. *Lactate de fer; Lactate de protoxyde de fer; Lactate ferreux. Lactate of iron.*

Grünlichweisse, aus kleinen nadelförmigen Krystallen bestehende Krusten oder krystallinisches Pulver von eigenthümlichem, nicht scharf ausgeprägtem Geruche. Es ist in 38,2 Th. Wasser langsam zu einer grünlichgelben, schwach sauer reagirenden Flüssigkeit löslich, welche auf Zusatz von rothem Kaliumferricyanid sofort eine dunkelblaue, auf Zusatz von gelbem Kaliumferrocyanid eine nur schwach hellbläuliche Färbung annimmt. Das Ferrolactat ist in 12 Th. siedendem Wasser, kaum in Weingeist löslich. Beim Erhitzen verkohlt es mit einem brenzlichen, Caramel-artigen Geruche und wird dann durch Verbrennen in rothes Eisenoxyd übergeführt.

Die kaltgesättigte wässrige Lösung darf auf Zusatz sowohl von Bleiacetat, als auch nach schwachem Ansäuern mit Salzsäure, auf Zusatz von Schwefelwasserstoffwasser nur opalescirend getrübt werden. Auch nicht anders verhalte sich die mit Salpetersäure angesäuerte Lösung, wenn Baryumnitrat zugesetzt wird.

Wenn die nach Zusatz einiger Tropfen verdünnter Schwefelsäure 10 Minuten hindurch gekochte und mit Natronlauge im Ueberschuss gesättigte Lösung mit einigen Tropfen einer Mischung aus 1 Th. Cuprisulfat, 3 Th. **Weinsäure**, 20 Th. **Wasser** und soviel **Aetznatron-lauge**, als zur Erlangung einer klaren blauen Lösung nöthig ist, erhitzt wird, so darf kein rother Niederschlag entstehen.

Das Ferrolactat, mit **Schwefelsäure** zusammengerieben, darf weder Gase entwickeln, noch auch längere Zeit beiseite gestellt eine braune Farbe annehmen.

Ein Gramm des Salzes mit Salpetersäure befeuchtet, hinterlasse beim **Glühen** annähernd 0,27 g Ferrioxyd, welches an Wasser **nichts Wägbares** abgeben darf.

Geschichtliches. Als Barreswill und Bernard im Verdauungssafte Milchsäure constatirt hatten, glaubte man, das Eisen an Milchsäure gebunden assimilirbarer zu machen, und da man auch noch das Eisenoxydul für wirksamer und zuträglicher hielt als Eisenoxyd, so verband man das Eisenoxydul mit Milchsäure. Uebrigens wendete man in früherer Zeit schon ein *Serum lactis chalybeatum* an. Die Franzosen Louradour, Gélis, Conté und Béral führten (1838 und 1839) das Eisenlactat in die Terapie ein. Vorschriften zur Darstellung des Ferrolactats wurden von Béral, Neustadtl, Roder, Lipowitz, Brunner, Wilms, Hager, Wöhler, Erlenmayer u. A. gegeben.

Handelssorten. Das Ferrolactat kommt in zwei Sorten in den Handel, die eine als ein grosskrystallinisches, gelb- oder grau-grünliches, an Ferrisalz-armes (Deutsches), die andere billigere als ein kleinkrystallinisches gelblich- oder grünlich-weisses, mehr pulvriges (Französisches) Salz.

Darstellung. Diese ist eine sehr verschiedene. Für den Fall der Darstellung im pharm. Laboratorium mögen hier einige Angaben folgen. Im Uebrigen sei auf den Artikel *Acidum lacticum* in theoretischer und practischer Beziehung verwiesen.

I. Man lässt abgerahmte Kuhmilch an einem warmen Orte gerinnen und sondert durch Coliren die Molken von dem Käse. 500 Th. der trüben Molken, 100 Th. Wasser, 25 Th. Zucker, 25 Th. vom Staube durch Absieben gereinigte Eisenfeile werden in einen Topf oder Glashafen gegeben. Nachdem 10 Th. alter speckiger Kuhkäse mit 30—50 Th. Wasser zu einer emulsionsähnlichen Flüssigkeit angerieben noch zugemischt sind, stellt man das Gemisch an einen Ort, dessen Temperatur weder unter 20° herabgeht, noch 35° übersteigt. Eine niedrigere Temperatur begünstigt die Weingeistbildung, eine höhere die Buttersäuregährung, und die Ausbeute wird vermindert. In das Gefäss stellt man einen Holzstab und rührt des Tages 5—6mal um. Die Milchsäuregährung tritt nach Verlauf eines Tages ein und unter Aufwerfen von Schaumblasen bildet sich Ferrolactat, welches sich als ein grünlich-weisses Pulver am Boden des Gefässes ansammelt. Nach zwei Tagen der Gährung (also am 4ten Tage Morgens) werden 25 Th. Zuckerpulver zugesetzt und, wie oben bemerkt, rührt man den Tag über 4—5mal um. Die Zuckerzusätze werden nach Verlauf von je 2 Tagen fortgesetzt, bis im Ganzen 125 bis 130 Th. Zucker verbraucht sind. Wenn einige Tage nach dem letzten Zuckerzusatz sich keine Blasen mehr an der Oberfläche der Flüssigkeit ansammeln, ist die Milchsäuregährung vollendet. Man giesst nach Zumischung von 200 Th. kochend heissem Wasser und 5 Th. Zucker die Flüssigkeit sammt Bodensatz in einen eisernen Kessel oder einen Topf, kocht über freiem Feuer und unter bisweiligem und sehr mässigem Umrühren (das Ansetzen der Salzmasse zu verhüten) nur einige Male auf und giesst die kochendheisse Lösung durch ein leinenes, nicht zu dichtes Colatorium. Den Rückstand im Colatorium bringt man in den Topf zurück, in welchem man ca. 150 Th. Wasser ins Kochen gebracht hat, kocht auf und colirt wieder. Sollte der Rückstand auf dem Colatorium noch bedeutend sein und durch körniges Anfühlen einen erheblichen Gehalt an Ferrolactat zu erkennen geben, so müsste er nochmals mit circa 150 Th. Wasser aufgekocht werden.

Die Colaturen sind eine gesättigte Auflösung von Ferrolactat mit verschiedenen Mengen Ferrilactat. Je nachdem man nun ein weisses Salz in kleinen Krystallen oder ein grünlich gefärbtes in grösseren Krystallen und in Krystallkrusten gewinnen will, schlägt man folgende Wege ein:

Ein weisses Salz erhält man, wenn man der Colatur den dritten Theil ihres Volumens starken Weingeist zumischt, sie an einen kalten Ort stellt und alle 2—4 Stunden umrührt, nach Verlauf von 1$\frac{1}{2}$ Tagen die dickliche Masse in einen Deplacir-

trichter bringt, anfangs mit verdünntem Weingeist, zuletzt mit 90-proc. Weingeist
die gefärbte Mutterlauge aus dem Krystallmehle verdrängt, dieses im Colatorium auspresst und den ganzen Presskuchen trocknet. Es lohnt nicht, aus der gewonnenen
Mutterlauge noch Ferrolactat abzuscheiden.

II. Folgende Vorschrift liefert ebenfalls ein ausserordentlich reines, sehr weisses
und lockeres Lactat. Sie basirt auf der Darstellung einer verdünnten Milchsäure und
der Auflösung von Eisen in letzterer.

Es werden 600 Theile frische trübe Molken aus der Kuhmilch, 50 Th. abgerahmte Milch, 25 Th. alter speckiger Kuhkäse mit 100 Th. lauwarmem Wasser zu
einer emulsionsähnlichen Flüssigkeit angerieben, 200 Th. warmes Wasser und 50 Th.
Meliszucker zusammengemischt an einen Ort gestellt, dessen Temperatur nicht 35^0
überschreitet, unter 20^0 aber auch nicht herabsinkt. Nach Verlauf von $1^1/_2$ Tagen
reagirt die Flüssigkeit bereits sauer. Sie wird nun mit feingepulvertem Witherit (es
werden dazu die weissesten Stücke ausgesucht) neutralisirt. Ein Ueberschuss dieses
natürlichen Baryumcarbonats schadet nicht. Diese Abstumpfung der gebildeten Milchsäure geschieht alle Tage und jeden 3. Tag ein Zusatz von 50 Th. zerklopftem Hut-
zucker, bis im Ganzen 200 Th. Zucker verbraucht sind. Ist während der Gährung
durch Verdampfen das Volumen der gährenden Flüssigkeit vermindert, so wird es
durch Zumischen von lauwarmem Wasser restituirt. Im Ganzen wird man 120—
125 Th. Witherit verbrauchen. Man setzt zuletzt noch 3—4 Th. feingepulv. Witherit
hinzu und digerirt unter bisweiligem Umrühren einen halben Tag. Endlich bringt
man das Ganze mit dem Witheritüberschuss in einen Kolben (oder sonst ein passendes, nur bis zu $^2/_3$ anzufüllendes Gefäss), erhitzt zum Aufkochen und filtrirt nach
dem Erkalten. Das bräunlich gefärbte Filtrat wird bis auf $^2/_3$ Vol. abgedampft noch
heiss mit verdünnter Schwefelsäure (bereitet aus roher arsenfreier Säure und durch
Absetzenlassen von schwefelsaurem Blei befreit) gefällt. Da die Quantität des verbrauchten Baryumcarbonats bekannt ist, so kann man annähernd die nöthige Quantität
der Schwefelsäure berechnen. Das Baryumcarbonat erfordert etwas über die Hälfte
seines Gewichtes an conc. käufl. Schwefelsäure. Die Fällung wird unter Umrühren soweit
fortgeführt, bis eine kleine filtrirte Probe mit Baryumnitrat eine äusserst geringe Reaction auf Schwefelsäure giebt. Nachdem dem Niederschlage ein Tag Zeit gelassen
ist, sich abzusetzen, wird filtrirt und der Niederschlag mit warmem Wasser nachgewaschen. Das Filtrat im Gewichte von circa 1300 Th. enthält, wenn 120—125 Th.
Witherit verbraucht wurden, annähernd 108 — 110 Th. Milchsäure. Diese gewonnene dünne Lösung der Milchsäure wird in einen geräumigen Stehkolben gegeben,
so dass dieser nur zu einem Drittel angefüllt ist, mit 4 Th. Rohrzucker und dann mit
40 Th. reinen Eisenfeilspänen, von denen der Staub sorgsam abgesiebt ist, portionen-
weise von 3 zu 3 Stunden versetzt. Bei 35—40^0 C. geht die Lösung des Eisens, die
Bildung des Ferrolactats unter bisweiligem Agitiren schnell von Statten und ist nach
30 Stunden beendet. Jetzt wird der Kolben in ein Sandbad gestellt und sein Inhalt
bis zum gelinden Aufwallen erhitzt, darin einige Minuten unterhalten und nun die
kochende Flüssigkeit schnell durch ein mit lockerem Fliesspapier bedecktes leinenes
Colatorium gegossen. Auf den Rückstand in dem Kolben giesst man 500 Th. kochendes Wasser, giebt auch den auf dem Colatorium befindlichen Rückstand mit einem
Löffel in den Kolben zurück, erhitzt zum zweiten Male bis zum Aufwallen und giesst
durch dasselbe Colatorium kochend heiss. Sollte dann noch ein bedeutender Rückstand bleiben, so müsste er nochmals mit 100—200 Th. kochendem Wasser gemischt
und aufgekocht werden. Die Colatur wird an einen kalten Ort gestellt und abgekühlt, mit dem dritten Theil ihres Volumens Weingeist vermischt. Man rührt dann
alle 3—4 Stunden um. Nach einem Tage findet man die Flüssigkeit in ein dickes
Magma verwandelt. Dieses bringt man in einen Deplacirtrichter, lässt die braungrüne Flüssigkeit von dem Krystallmehl ablaufen, verdrängt den Rest derselben mit
60-proc. Weingeist und bringt dann das Krystallmehl auf ein Colatorium, in welchem
man es unter der Presse allmählich, aber stark auspresst. Die Presskuchen sucht
man möglichst ganz zu erhalten und trocknet sie schnell zwischen Fliesspapier im
Trockenschrank. Die Austrocknung ist bei einer Temperatur von 35—40^0 C. in Zeit
eines halben Tages erreicht. Hat sich an der Aussenfläche der Kuchen ein Anflug
von bräunlichem Oxydsalz gebildet, so schabt man denselben ab. Die trocknen
Kuchen werden gepulvert ein schönes weisses Präparat liefern. Ausbeute circa
160 Theile.

Andere Methoden der Darstellung bestehen in

III. der Wechselzersetzung von Ammoniumlactatlösung mit frischbereiteter Ferrochloridlösung;

IV. der Wechselzersetzung von Baryumlactat und Ferrosulfat;

V. der Wechselzersetzung von Calciumlactat und Ferrosulfat.

Diese Salze werden sämmtlich in wässriger Lösung zu gleichen Aequivalenten in Wechselwirkung gesetzt.

Der chemische Vorgang bei Darstellungsweise 1 ist folgender: Die sauren Molken enthalten Milchzucker und etwas Käsestoff. Zucker und zur fauligen Gährung geeigneter Käse werden zugesetzt. Bei einer Temperatur von 20—35° C. unterliegen die Molken der Milchsäuregährung, indem der Zucker in Milchsäure übergeht. (Vergleiche über Milchsäuregährung S. 138.) Der Käsestoff dient als Gährungserreger. Die Milchsäure verbindet sich mit dem gegenwärtigen Eisen, welches unter Zersetzung von Wasser und Abscheidung von Wasserstoffgas zu Ferrolactat wird, welches sich als ein schwerlösliches Salz zum grössten Theile absetzt. Weitere Zuckerzusätze werden wieder in Milchsäure umgesetzt, es darf aber auch in der Flüssigkeit nie an Zucker fehlen, weil im anderen Falle die Buttersäuregährung Platz greift und sich selbst auf die an das Eisen gebundene Milchsäure erstreckt, dieselbe in Buttersäure verwandelnd. Wird nach beendigter Milchsäuregährung die Flüssigkeit aufgekocht, so coagulirt der Käsestoff und bleibt beim Coliren auf dem Colatorium. Der geringe Zuckerzusatz vor dem Kochen hat den Zweck, die freiwillige Oxydation des Ferrosalzes in Ferrisalz durch den atmosphärischen Sauerstoff einigermaassen zu hemmen. Das Auswaschen mit Weingeist bezweckt die Entfernung der dem Ferrolactat anhängenden Mutterlauge, welche neben wenig Ferrolactat auch Ferrilactat enthält. Letzteres ist in Weingeist leicht löslich. Die Milchsäurebildung findet S. 138 ihre Erklärung.

Eigenschaften. Das officinelle Ferrolactat bildet ein weisses, aus nadelförmigen Krystallen bestehendes Pulver mit einem geringen Stich ins Grünlichgelbe oder Grünliche oder grünlich-weisse Krystallkrusten. Es ist im reinen Zustande geruchlos, frisch nach der Bereitung jedoch mit dem Geruche der Milchsäuregährflüssigkeit, von süsslich metallisch-herbem Geschmack, in 40 Th. kaltem, in 12 Th. kochendem Wasser löslich, in Weingeist unlöslich. Seine Lösungen reagiren sauer und färben sich an der Luft, besonders beim Erwärmen braun. Das trockne Pulver ist nicht hygroskopisch. Mit der Luft in Berührung verwandelt sich das trockne Salz schwierig, das feuchte sehr leicht theilweise in basisches Ferrisalz.

Das krystallisirte milchsaure Eisen oder Ferrolactat hat die Formel $Fe(C_3H_5O_3)_2 + 3H_2O$, Molekulargewicht 288. Sein Eisengehalt entspricht 25 Proc. Ferrooxyd oder Eisenoxydul.

Prüfung. Die Unterlassungssünde bezüglich der Prüfung, deren sich die erste Ausgabe der Ph. schuldig machte, hat die zweite Ausgabe mehr denn nöthig ausgeglichen. Die Prüfung besteht zunächst — **1)** in der Lösung in Wasser. 1 Th. des Salzes in einem Cylinderglase mit 40 ccm Wasser übergossen muss sich bei rotirender (nicht schüttelnder) Bewegung allmählich lösen. Die Lösung muss eine grünlich-farblose oder grünlich-blassgelbliche sein. Beim Schütteln wird sie eine grünlichgelbe. — **2)** 5 ccm dieser Lösung, mit weniger Tropfen Bleiacetatlösung versetzt, dürfen höchstens opalisirend getrübt werden (Trübungen deuten auf Ferrosulfat, Ferrocitrat, Ferromalat, Ferrotartrat). — **3)** 5 ccm jener wässrigen Lösung, mit 3 Tropfen Salzsäure sauer gemacht und mit Schwefelwasserstoffwasser versetzt. Es darf keine Färbung oder dunkele Trübung (fremde Metalle), nur eine weissliche unbedeutende Opalescenz (Schwefelabscheidung aus H_2S durch die Gegenwart einer Spur Ferrisalzes) entstehen. — **4)** 5 ccm der wässrigen Salzlösung werden mit einigen Tropfen Salpetersäure und Baryumnitratlösung versetzt. Auch hierbei darf höchstens eine geringe Opalescenz, aber keine Trübung resultiren (Sulfat). — **5)** Zum Nachweise der Abwesenheit von Milchzucker, Glykose, Traubenzucker, Dextrin und einigen anderen kohlehydratischen Stoffen werden ca. 5 ccm der wässrigen Lösung mit 10 Tropfen verdünnter Schwefelsäure versetzt, 10 Minuten unter Agitation kochend erhalten (wobei sich reichlich Ferrisalz bildet), mit Aetznatronlauge im Ueberschuss versetzt, filtrirt und das Filtrat mit kalischer Kupferlösung versetzt und erhitzt. Es darf eine Trübung mit rothem Cuprooxyd nicht eintreten. Wie die kalische Kupferlösung zusammenzusetzen ist, giebt die Ph. an. Das Cuprisulfat oder der Kupfervitriol in der alkalischen Lösung (Kaliumcupritartrat) wird durch Glykose reducirt d. h. in rothes Cuprooxyd übergeführt. Milchsäure für sich wirkt nicht reducirend. — **6**) Zum Nachweise von Rohrzucker, Gummi, Weinsäure, Aepfelsäure und einiger anderen organischen Stoffe soll das Ferrolactat mit conc. Schwefelsäure gemischt werden. Es darf im Verlaufe mehrerer Minuten keine Braun- oder Schwarzfärbung eintreten. Citronensäure oder Citrate werden nicht gebräunt, Tartrate werden geschwärzt und beim Erwärmen entwickeln sich Caramelgeruch, Kohlensäure, Kohlenoxyd etc. Malate erleiden ebenfalls Schwärzung, beim Erwärmen unter Kohlensäure- und Essigsäuredampf-Entwickelung. Die Mischung mit conc. Schwefelsäure erwärmt sich wenig und verträgt eine Erwärmung im Wasserbade auf 50 bis 60° ohne Färbung anzunehmen oder aufzuschäumen. Ist das Ferrolactat pulverig, so wird es mit der Schwefelsäure gemischt stets eine Schaumschicht bilden, wegen der den Partikeln anhängenden Luft, die entweicht. — **7**) 1 g des Lactats mit 10 Tropfen Salpetersäure angefeuchtet und allmählich erhitzt, schliesslich bis zum Glühen, darf höchstens 0,277 oder mindestens 0,267 g Ferrioxyd als Rückstand hinterlassen. Dieser mit Wasser geschüttelt und filtrirt, muss ein Filtrat ergeben, von welchem 1 Tropfen auf Glas abgedampft, keinen oder doch nur einen kaum erkennbaren Rückstand ergeben darf. Damit wird die Abwesenheit der Alkalien erkannt.

Die Proben 1, 2, 6 dürften im Allgemeinen genügen.

Aufbewahrung. In dicht geschlossener Flasche hält sich das Ferrolactat unverändert und um so sicherer, wenn zugleich das Tageslicht darauf einwirken kann.

Anwendung. Als man der Ansicht war, dass das metallische Eisen in den Verdauungskanal eingeführt in Lactat, in milchsaure Verbindung übergehe, glaubte man dieser Action durch Ferrolactat entgegenzukommen. Heute weiss man, dass der Magensaft keine Milchsäure enthält, dass also eine Superiorität dieses Salzes über die übrigen Eisensalze nicht vorhanden ist, da man auch von dem Glauben an die grössere oder bessere Wirkung der Ferrosalze (Eisenoxydulsalze) abgehen musste, so ist das Ferrolactat in den Hintergrund getreten und man giebt den Ferriverbindungen den Vorzug. Man giebt das Ferrolactat als Tonicum und Reconstituens zu 0,1—0,2—0,4 g drei- bis viernal täglich in Pulvern, Pillen, Pastillen, nicht in Lösungen, weil es sich in liesen schnell verändert.

Ferrum oxydatum saccharatum solubile.

Ferrisaccharat; Ferridsaccharat; Eisenzucker; Ferrum oxydātum saccharātum solubīle. *Saccharate de fer; Sucrate de fer.*
Soluble Saccharate of iron.

Neun (9) Th. gepulverten Zucker, in neun (9) Th. destill. Wasser gelöst, versetze man zuerst mit dreissig (30) Th. Ferrichloridflüssigkeit, dann setze man unter Agitiren allmählich eine in ler Wärme bereitete und erkaltete Lösung hinzu, welche aus vierindzwanzig (24) Th. kryst. Natriumcarbonat und achtundvierzig (48) Th. destill. Wasser besteht.

Nachdem so ziemlich die Kohlensäure entwichen ist, giesse man vierundzwanzig (24) Th. Aetznatronflüssigkeit nach und nach hinzu. Die Mischung lasse man nun solange beiseite stehen, bis sie klar geworden ist.

Nach Zusatz von neun (9) Th. Natriumdicarbonat verdünne man sofort mit sechshundert (600) Th. kochendheissem destill. Wasser und stelle zum Absetzen beiseite. Diesen Niederschlag vermische man, nachdem die über ihm stehende Flüssigkeit mittelst Hebers abgezogen worden ist, mit vierhundert (400) Th. kochendheissem Wasser. Nachdem sich die Mischung geklärt und man den flüssigen Theil klar abgezogen hat, behandle man den Bodensatz wiederum in gleicher Weise mit 400 Th. kochendheissem destill. Wasser.

Hierauf sammle man den Bodensatz auf einem angefeuchteten Seihetuche, wasche mit kochendheissem destill. Wasser solange aus, bis die ablaufende Flüssigkeit mit einem 5-fachen Volumen destill. Wasser verdünnt durch Zusatz von Silbernitrat höchstens opalescirend getrübt wird. Alsdann presse man aus. Jetzt nun bringe man den in eine Porcellanschale gegebenen Niederschlag, gemischt mit fünfzig (50) Th. gepulvertem Zucker, unter Umrühren und Abdampfen im Dampfbade zur Trockne und verwandle ihn unter Zerreiben in ein Pulver. Schliesslich gebe man soviel gepulverten Zucker hinzu, dass das Ganze einhundert (100) Th. beträgt.

Ein rothbraunes Pulver, von süssem, schwach eisenhaftem Geschmacke, mit einem Gehalte von 3 Proc. Eisen, welches Pulver auf Zusatz von 20 Th. siedendheissem Wasser eine völlig klare rothbraune, kaum alkalisch reagirende Lösung ausgiebt, welche durch Kaliumferrocyanid nicht verändert wird, aber nach Zusatz von Salzsäure einen anfangs schmutzig grünen, dann rein blauen Niederschlag fallen lässt.

Die 5-proc. wässrige Lösung im Ueberschuss mit verdünnter Schwefelsäure versetzt und erhitzt, dann erkaltet, darf durch Zusatz von Silbernitrat nur opalescirend getrübt werden.

2g des Ferrisaccharats werden in einem offenen Gefässe erhitzt, bis der Zucker zerstört ist, der Rückstand zerrieben und mit kochendheisser Salzsäure wiederholt ausgezogen, darauf dem daraus hergestellten Filtrate einige Kaliumchloratkrystalle hinzugegeben und erhitzt, bis das Eisen völlig oxydirt und das Chlorgas ausgetrieben ist. Nun werde die erkaltete Flüssigkeit, nach Zusatz von 1g Kaliumjodid in einem Gefässe mit Glasstopfen geschlossen eine Stunde hindurch bei gelinder Wärme beiseite gestellt. Alsdann nach Zusatz von etwas volumetrischer Stärkelösung müssen 10—10,7 ccm der volumetrischen Natriumthiosulfatlösung ausreichen, alles ausgeschiedene Jod zu binden.

Geschichtliches. Der Chemiker E. FLEISCHER in Dresden (1866) hat das Verdienst, der Erfinder des sogenannten Eisenoxydsaccharats zu sein, obgleich er das Verfahren der Darstellung als Geheimniss bewahrte. Das von ihm dargestellte Präparat verkaufte die Firma JORDAN & TIMAEUS in *Capsules* aus Zucker gefüllt. HAGER war bemüht, die Bereitungsmethode des Eisensaccharats aufzufinden und beobachtete die Löslichkeit des frisch gefällten Eisenoxyds in kochender Zuckerlösung bei Gegenwart von Aetzammon oder Aetzalkali. Im Jahre 1867 stellte SIEBERT, Apotheker in Göttingen, ein Eisensaccharat von bestimmter Zusammensetzung dar, worüber weiter unten das Nähere angegeben ist. Ein halbes Jahr später machten KOEHLER und

HORNEMANN eine auch von der ersten Ausgabe der Pharmakopoe aufgenommene Vorschrift zur Darstellung eines Eisenoxydhydrats, welches sich in Zuckersyrup und Glycerin löslich erweist, bekannt und gaben demselben die Formel $Fe^2O^3 + 6HO$. HAGER wies nun nach, dass diese Formel auf einer irrthümlichen Analyse beruhe und das lösliche Eisensaccharat eine Verbindung von Alkali, Zucker und Eisenoxyd sei, dass sich das frisch gefällte Eisenoxyd unter Intervention von freiem Alkali überhaupt in Zuckerlösung löslich machen lasse. Dies ist der Wortlaut über das Geschichtliche im Commentar zur 1. Ausgabe der Ph. Seitdem sind von HAGER mehrmals Analysen des Eisensaccharats ausgeführt (Ergänzungsb. z. Handb. der ph. Praxis) und gelangte er immer wieder zu gleichen Resultaten. Die 2. Ausgabe der Ph. nimmt von diesen Erfahrungen keine Notiz, und selbst Chemiker, denen es doch ein Leichtes sein dürfte, die Zusammensetzung der Natriumferrisaccharate zu erforschen, verharren in ihrem Glauben, dass dieser Körper nur eine Modification des Ferrihydroxyds sei. Selbst die vortreffliche pharm. Chemie von ERNST SCHMIDT (1879, S. 609) hält diesen Irrthum beflissentlich fest. Die in diesen Tagen (Mai 1883) von HAGER vorgenommenen Untersuchungen ergaben gleiche Resultate und waren die Componenten des löslichen Eisensaccharats in drei verschieden dargestellten Präparaten neben 10—12 Proc. Feuchtigkeit Natriumoxyd, Ferrioxyd und Zucker (man vergl. unter Eigenschaften). Nach der durchschnittlichen Berechnung sind im Natriumferrisaccharat 6 Mol. Na_2O, 6 Mol. $C_{12}H_{22}O_{11}$ und 9 Mol. Fe_2O_3 vertreten. —

   Darstellung. Die Vorschrift der Ph. findet sich im Archiv der Ph. 1882. Sie geht von der Ansicht aus, dass dem mit Aetznatron behandelten Ferrihydroxyd nur Zucker dargeboten werden darf, um eine Verbindung zwischen Zucker und Ferrihydroxyd anzubahnen, dass aber Aetznatron der wesentliche Factor der Verbindung ist und als Basis und erster Component gegenüber dem Zucker und Ferrihydroxyd, welche beide zusammentretend die Stellung einer Säure einnehmen, auftritt, dieser von HAGER schon vor 12 Jahren nachgewiesenen Thatsache konnte man nicht Folge geben. Hätte man Zuckerkalk, welcher sich in schönen Krystallen darstellen lässt, mit Ferrichlorid versetzt, so würde man einen Niederschlag erhalten haben, welcher aus Kalkerde, Ferrioxyd und Zucker besteht, der nur nicht in Wasser leicht löslich ist. Man hätte damit eine Parallele zu dem Natriumferrisaccharat erhalten. Die Untersuchung dieser Verbindungen ist übrigens ungemein leicht. In einer Wärme von 100—120° verlieren sie alle Feuchtigkeit. Nach starker Glühung hinterbleibt Ferrioxyd und Alkali, welches letztere sich mit Essigsäure, welche mit verdünntem Weingeist verdünnt ist, leicht extrahiren und als wasserleeres Alkaliacetat wägen lässt. Die Essigsäure lässt das Ferrioxyd unberührt.

   Werfen wir nun einen Blick auf die Vorschrift der Ph. — Zur Zersetzung von 30 Th. der Ferrichloridlösung reichen gerade 24 Th. kryst. Natriumcarbonat aus. Wenn nach Beseitigung der Kohlensäure 24 Th. Aetznatronlauge hinzugesetzt werden, so erfolgt die Bildung von Natriumferrisaccharat und es entsteht eine klare dunkelbraune Flüssigkeit, welche als Verunreinigung noch Natriumchlorid enthält. Durch Zusatz von Natriumhydriumcarbonat (Natriumdicarbonat) und unter dem Einflusse der Siedehitze wird der grösste Theil des Natrium in dem Natriumferrisaccharat in Carbonat umgesetzt, eines Theiles seiner Verbindung entzogen und das Ferrisaccharat ist nicht oder nur theilweise in Wasser löslich. Die Mischung wird mit kochendem Wasser ausgewaschen und in der That, das kochende Wasser färbt sich kaum gelb. Dass die lösliche Eisenverbindung nun nicht mehr vorliegt, ist doch nicht nöthig zu beweisen, denn das wahre Natriumferrisaccharat würde sich sofort lösen und eine dunkelbraune Flüssigkeit darstellen. Also hier bei der Darstellung löst sich die Eisenverbindung nicht im kochenden Wasser, trotzdem aber sagt die Ph. in der Charakteristik des Präparats, dass es in 20 Th. kochendem Wasser löslich sein soll. Ein unerklärlicher Widerspruch! Was ordnet die Vorschrift an? Sie lässt mittelst Natriumcarbonats trishydrisches Ferrioxyd fällen und führt dasselbe durch Zusatz von Aetznatron in Natriumferrisaccharat über. Durch die Einwirkung von Natriumdicarbonat und kochendem Wasser lässt sie das gebildete Natriumferrisaccharat wieder in trishydrisches Ferrioxyd zurückführen. Hätte man dasselbe nur einmal untersucht, so würde man diesen unchemischen Vorgang erkannt haben. Dadurch, dass der mit kochendheissem Wasser unlöslich gemachte aber etwas Aetznatron zurückhaltende Niederschlag wieder mit Zucker gemischt und eingetrocknet wird, bildet sich allerdings eine geringe Menge Saccharat des Eisens, so dass das trockene Präparat schliesslich scheinbar oder nur etwas in kochendem Wasser löslich wird. Das Präparat der Ph. hat mit dem Natriumferrisaccharat oder dem löslichen Eisenhydroxyd, wie es in dem Arzneischatz eingeführt wurde, keine Aehnlichkeit, denn dieses Präparat muss leicht in allen Verhältnissen in kaltem und heissem Wasser löslich sein. Man befolge also folgende rationelle Vorschrift, welche auf bereits 1869 (ph. Centralhalle) ausgeführten Versuchen basirt und darin besteht, frisch gefälltes und ausgewaschenes Ferrihydroxyd (Eisenoxydterhydrat) mit Zuckerlösung und Aetzalkali zu mischen und die Verbindung mit Weingeist auszufällen.

In ein 2 Liter fassendes Gefäss gebe man eine Lösung von 10 g Zucker, 33 g 29-proc. Ferrichloridlösung (1,282 spec. Gew.) und circa 1,5 Liter dest. Wasser. Nach der Mischung setze man unter Agitiren mit einem Stabe nach und nach eine filtrirte Lösung von 27 g kryst. Natriumcarbonat in 54—100 g dest. Wasser hinzu. Nach dem Umrühren und dem Entweichen der frei gewordenen Kohlensäure giesse man noch soviel dest. Wasser dazu, bis das Gefäss gefüllt ist. Das Wasser muss kalt sein und seine Temperatur sollte 16° C. nicht überschreiten. Man stelle das Gemisch an einen dunkelen kühlen Ort. Nach einem halben Tage decanthire man die farblose klare obere Flüssigkeitsschicht und sammle den Bodensatz in einem in seiner ganzen Ausdehnung mit Wasser befeuchteten Colatorium von dichter feiner Leinwand, das zuerst etwa trübe ablaufende in das Colatorium zurückgiessend. Der im Colatorium gesammelte Bodensatz wird nun mit dest. Wasser, welchem man circa 0,5—1 Proc. Zucker zugesetzt hat, so lange ausgewaschen, bis das Abtropfende mit Silberlösung versetzt nur eine Opalescenz ergiebt. Hierauf faltet man das Colatorium zusammen und drückt behutsam und sanft wringend aus, so dass das Ferrihydroxyd nicht durch das Gewebe hindurchdringe. Ein starkes Ausdrücken ist nicht erforderlich. Das Colatorium wird auf einem Teller auseinandergelegt und sein dickbreiiger Inhalt mit einem eisernen Spatel oder einem Messer in einen Kolben mit weiter Oeffnung eingetragen. Dieser Kolben enthalte eine Lösung von 10 g Zucker in 30 g Wasser und 26 g Aetznatronlauge von 1,161—1,163 spec. Gew. Nach Verschluss mit einem Korke wird nun heftig geschüttelt, bis sich der eingefüllte Ferrihydroxydniederschlag gehörig zertheilt hat. Dann erwärmt man das Gemisch bis auf circa 60° C. und schüttelt wieder kräftig um. Dieses Erwärmen und Schütteln wiederholt man, wenn damit eine klare Lösung nicht eingetreten sein sollte, nach einer Stunde noch einmal. Die nun erfolgende völlig klare Lösung stellt man eine Stunde beiseite. Diese Lösung muss eine tief dunkelbraune, aber klare Flüssigkeit bilden, was man an der dünnen der Gefässwandung anhängenden Flüssigkeitsschicht erkennt. Die

Auflösung des Ferrihydroxyds geht meist ziemlich schnell vor sich, so dass oft schon in einer Stunde eine klare Lösung erfolgt.

Die eine Stunde in Ruhe gestandene Flüssigkeit giebt man nun tropfenweise oder in dünnem Strahle in ein Kasserol, welches 0,75—1 Liter 90-proc. Weingeist enthält, welcher durch einen Glasstab in eine rotirende Bewegung versetzt ist. Die Agitation setzt man 5 Minuten fort, lässt nun 5 Minuten absetzen und giesst dann den trübe gewordenen Weingeist von der flockigen oder pulvrigen Eisensaccharatmasse ab. Man giesst noch einige Male Weingeist auf und nach dem Absetzen ab, bis er kaum noch eine alkalische Reaction erkennen lässt.

Beim Eingiessen der Eisenlösung in den Weingeist bleibt oft eine unbedeutende Spur Ferrihydroxyd, welche nicht in Natriumferrisaccharat überging, im Kolben zurück. Man muss daher das Abgiessen der Eisenlösung ohne Agitation derselben vollziehen.

Hat die Natriumferrisaccharatmasse eine pulvrige Form, so giebt man sie in ein Filter, lässt den Weingeist abtropfen und bringt den Filterinhalt in eine Porcellanschale, um ihn bei gelinder Wärme trocken zu machen.

Das getrocknete Natriumferrisaccharat bildet eine braunrothe pulvrige Masse im Gewichte von 12—13 g, welche circa 36 Proc. Ferrioxyd oder 25 Proc. Eisen enthält und mit seiner 8-fachen Menge Zucker gemischt, das 3 Proc. Eisen enthaltende officinelle Präparat darstellt.

Das Befreien des Ferrihydroxydniederschlages von der ihm anhängenden Wassermasse im Colatorium durch Wringen geht leicht vor sich, wenn man das Colatorium in gewrungener Form mehrere Male 10 Minuten ruhen lässt, um es dann wieder sanft weiter wringend auszudrücken. Das in der Mitte der Masse angehäufte Wasser erfordert nämlich etwas Zeit, um sich durch die Masse nach Aussen zu vertheilen. Das Colatorium vorher mit Wasser total zu durchfeuchten, ist deshalb nothwendig, damit das Natriumchlorid enthaltende Wasser nicht das Colatorium nach allen Seiten hin durchdringe.

Beim Eingiessen der Eisenflüssigkeit in den Weingeist kann das Saccharat entweder sofort als dicke Masse zu Boden fallen oder es zertheilt sich in Form braunrother Flocken oder in pulvriger Form, je nachdem die Eisenflüssigkeit wenig oder viel Wasser enthält. Im ersteren Falle ist das Abgiessen des Weingeistes leicht, im anderen Falle muss man immer 10—15 Minuten absetzen lassen. Man sammelt den Niederschlag im Filter oder wenn er grobkörnig ist, im Colatorium, welches mit Weingeist genässt ist, und wäscht ihn noch hier mit etwas Weingeist aus, solange dieser alkalisch reagirend abtropft, drückt aus und trocknet die in eine Porcellanschale übergeführte Masse in gelinder Wärme. Befolgt man die oben angegebene Vorschrift, so erhält man den Niederschlag im Weingeist als pulvrige Masse, hätte man aber den Zucker nur in seiner gleichen Gewichtsmenge Wasser gelöst und dann mit der Aetznatronlauge versetzt, so fällt die Eisensaccharatmasse in Extract- oder Gallertform nieder, welche sich schwieriger mit Weingeist auswaschen lässt. Man kann sie zwar in ihrer 4-fachen Menge Wasser lösen und nun wieder in Weingeist einfliessen lassen, um sie in pulvriger Form zu erlangen, welche man aber in einem Filter sammeln muss, weil sie zu fein ist.

Das frischgefällte Ferrihydroxyd oder Ferritrihydroxyd geht im Contact mit gelöstem Natriumsaccharat in Lösung über und das um so leichter, wenn es aus einer etwas Zucker haltenden wässrigen Lösung gefällt wurde. Da das sich daraus bildende Natriumferrisaccharat nicht in Weingeist löslich ist, so giebt es mit Weingeist behandelt etwa überschüssiges Aetznatron und überschüssigen Zucker an diesen ab.

Eigenschaften des Natriumferrisaccharats. Es bildet je nach der Bereitungsweise eine dunkel- oder heller braunrothe Masse oder ein solches Pulver, welches in jedem Verhältnisse in Wasser und Syrupen, schwerer in Glycerin, nicht in Aether, Chloroform, Weingeist löslich ist. Seine wässrige Lösung reagirt stark alkalisch und ist von rothbrauner Farbe. Der Geschmack ist süsssalzig mit bitter styptischem Nachgeschmack.

Es ist in vielen Salzlösungen, besonders in den Lösungen der Chloride und Acetate der Alkalimetalle nicht oder schwer löslich (pharm. Centralh. 1876, S. 82). Diese Lösungen wirken zugleich zersetzend und entziehen dem Saccharte sowohl das Alkali, als auch den Zucker, denn das in Kochsalzlösung abgesetzte Natriumferrisaccharat lässt sich mit Wasser total auswaschen, ist aber dann auch in Wasser unlöslich. Natriumcarbonat, besonders aber Natriumdicarbonat in wässriger Lösung wirken schnell zersetzend ein, letzteres das Natrium des Saccharats in Carbonat umsetzend. Daher ist der Zusatz von Natriumdicarbonat zur Natriumferrisaccharatlösung, wie die Ph. anordnet, ein unchemisches Vorgehen, welches allerdings das Saccharat in Wasser unlöslich macht, was ja der Hauptzweck der Vorschrift zu sein scheint (!). Säuren, auch Kohlensäure, wirken zersetzend ein und entziehen ihm den Alkaligehalt. Das nach der oben angegebenen rationellen Vorschrift hergestellte Salz enthält laut Analyse von 3 Präparaten in Proc. 10—12 Feuchtigkeit, 35—37 Ferrioxyd, 44—47 Proc. Zucker und 9,5—10,5 Natriumoxyd. Ein wiederholt mit Weingeist ausgewaschenes und bei 120° getrocknetes Präparat ergab z. B. in Proc. 36,96 Ferrioxyd, 52,9 Zucker und 10,1 Natriumoxyd, welche Verhältnisse einer Verbindung aus 6 Mol. Natriumoxyd, 6 Mol. Zucker und 9 Mol. Ferrioxyd entsprechen.

Das officinelle Präparat ist ein Gemisch aus 1 Th. Natriumferrisaccharat und 8 Th. Zucker und bildet ein helleres oder dunkleres rothbraunes süsslich schmeckendes Pulver. Es muss in 100 Th. mindestens 3 Th. Eisen enthalten. Mit 20 Th. kochendheissem Wasser muss es eine klare rothbraune Lösung von schwach alkalischer Reaction geben, welche auf Zusatz von Kaliumferrocyanid keine Veränderung, nach Zusatz von Salzsäure aber eine anfangs grünliche, dann in Blau übergehende Fällung erleidet.

Dem nach der Ph. bereiteten Saccharat ist durch die Behandlung mit Natriumbicarbonat und dem kochenden Wasser ein Theil des Natriumoxydgehaltes entzogen, daher ist es nur zum Theil in Wasser löslich und auch nur von unbedeutender alkalischer Reaction.

Prüfung. Dieselbe erstreckt sich zuerst auf einen Natriumchloridgehalt und es darf die 5-proc. Lösung durch Silbernitrat nur opalescirend getrübt werden. Der zweite Prüfungsact besteht in der volumetrischen Bestimmung des Eisengehaltes nach dem unter *Ferrum carbonicum saccharatum* S. 711 angegebenen Modus. Aus dem Glührückstande des Präparates wird Ferrichlorid (Fe_2Cl_6) hergestellt, welches mit Kaliumjodid (KJ) im Contact Jod abscheidet $(Fe_2Cl_6 + 2KJ = 2FeCl_2 + 2KCl + J_2)$, und das Jod wird mittelst Natriumthiosulfats (Natrium subsulfurosum, $Na_2S_2O_3 + 5H_2O$) bestimmt nach dem Schema: $2Na_2S_2O_3 + 5H_2O + J_2 = 2NaJ + Na_2S_4O_6$ [Natriumtetrathionat] $+ 10H_2O$.

Der Eisengehalt des Glührückstandes wird mit Salzsäure gelöst und dann unter Zusatz einiger kleiner Kaliumchloratkrystalle in Ferrichlorid übergeführt. Diese Ferrichloridlösung wird nun nach dem Austreiben des freien Chlorgases mit Kaliumjodid versetzt und das ausgeschiedene Jod nach Zusatz von volumetrischer Stärkelösung, welche die Flüssigkeit blau färbt, mit $^1/_{10}$-Normal-

Natriumthiosulfatlösung versetzt, bis die blaue Farbe verschwunden ist. Da 0,1 g Eisen 17,85 ccm der Natriumthiosulfatlösung in Anspruch nimmt, so würden 10,71 ccm auch 0,06 g Eisen in 2 g des Präparats oder 3 Proc. Eisen angeben.

Aufbewahrung. Tageslicht und Kohlensäure sind die beiden Agentien, welche während der Aufbewahrung auf das wahre Natriumferrisaccharat zerstörend einwirken. Das Präparat der Ph. wird davon nicht berührt. Das wahre Saccharat ist also in dichtgeschlossener Flasche und am dunklen Orte aufzubewahren.

Kritik. Die Ph. giebt eine Vorschrift zu einer Substanz, welche Eisenoxyd in Wasser löslicher Form enthalten soll, aber in einer in Wasser nicht total löslichen Form enthält. Hätte man meiner Commentation zu demselben Präparate der ersten Ausgabe der Ph. nur eine geringe Beachtung zugewendet, so wäre man nicht zu einer so unchemischen Vorschrift übergegangen. Im Archiv, pharm. Centralhalle und anderen pharm. Blättern finden sich viele treffliche Andeutungen, dass dieses Eisensaccharat drei Componenten zu seiner Bildung fordert. Diesem Umstande entsprechend musste man auch vorgehen. Dass man nicht gewusst haben sollte, dass das Eisensaccharat leicht in Wasser löslich sein müsse, kann kaum angenommen werden und man musste bei der Forderung, dass das Präparat in 20 Th. kochendem Wasser löslich sein müsse, schon Bedenken tragen, ob man es auch hier mit einem wahren leichtlöslichen Eisensaccharat zu thun habe.

Hätte man die Vorschrift zu dem in Wasser löslichen Eisensaccharat nicht in die Pharmakopoe aufgenommen, so hätte man auch der Deutschen Pharmacie einen nicht hoch genug zu schätzenden Dienst erwiesen. Damit schliesse ich die Kritik ab.

Anwendung. Der Eisenzucker enthält das Eisen in einer Form, in welcher dieses sofort vom Magensaft aufgenommen und in das Blut übergeführt wird. Ferner ist der Geschmack süss und kaum styptisch, es greift dieses Präparat die Zähne nicht an und veranlasst in nicht übermässiger Dosis keine Verdauungsstörungen und Leibesverstopfung, vielmehr lässt es sich sogar bei Dyspepsie als Arzneimittel anwenden. Die Wirkung ist immer eine milde. Es wird selbst in solchen Fällen ohne Nachtheil vertragen, in welchen Eisen contraindicirt ist, wie z. B. bei fieberhaften Zuständen, gastrischen Beschwerden. Der Eisenzucker ist auch deshalb das vorzüglichste Eisenmittel, weil er Kindern jeden Alters gegeben werden kann und von diesen gern genommen wird, weil er sich mit allen den Nahrungsmitteln ohne Geschmacksveränderung mischen lässt, welche alkalisch reagiren, wie z. B. mit Milch. Wegen seiner milden Wirkung ist der Eisenzucker nicht nur ein Medicament, sondern auch (besser in Syrupform) ein diätetisches Mittel, dessen mässiger Gebrauch lange Zeit ohne Nachtheil durchgeführt werden kann, um so mehr, als im Allgemeinen der Körper nicht mehr Eisen aufnimmt, als er gebrauchen kann und den Ueberschuss abscheidet.

Man giebt den Eisenzucker zu 0,3—0,5—1,0—1,5 g drei- bis viermal täglich in Pulvern, Pillen und Pastillen.

Ferrum pulveratum.

Gepulvertes Eisen; Eisenpulver. Limatūra Martis praeparata; Pulvis Ferri alcoholisatus. *Fer porphyrisé ou pulverisé. Pure iron filings; Powdered iron.*

Ein feines schweres Pulver von schwachem Metallglanze und grauer Farbe, welches vom Magnet angezogen wird und sich in verdünnter

Schwefelsäure und verdünnter Salzsäure unter Entwickelung von Wasserstoff auflöst. Diese selbst sehr stark verdünnte Lösung lässt auf Zusatz von Kaliumferricyanid einen dunkelblauen Niederschlag fallen.

2 g des gepulverten Eisens müssen sich in 30 g einer Mischung, aus gleichen Theilen Salzsäure und Wasser bestehend, bis auf einen geringen Rückstand leicht lösen. Das sich entwickelnde Wasserstoffgas darf mit 50-proc. Silbernitratlösung befeuchtetes Papier nicht sofort gelb oder braun färben. Ein Theil der sauren Lösung mit Schwefelwasserstoffwasser überschüttet darf sich an der Zwischenzone nicht dunkel färben. Ein anderer Theil derselben Lösung muss nach Oxydation des Eisens mittelst Salpetersäure und nach geschehener Fällung durch Zusatz überschüssiger Aetzammonflüssigkeit ein Filtrat ausgeben, welches durch Schwefelammoniumflüssigkeit nicht mit weisser Farbe getrübt werden darf. Die Lösung des in Salzsäure unlöslichen Theiles des Eisens in Salpetersäure darf weder auf Zusatz von Schwefelwasserstoffwasser eine dunkele, noch auf Zusatz von überschüssigem Aetzammon eine blaue Färbung annehmen.

0,1 g des gepulverten Eisens *(salis)* in 15 g verdünnter Schwefelsäure unter Luftabschluss gelöst muss mindestens 55,5 ccm volumetrischer Kaliumhypermanganatlösung zur Oxydation erfordern.

Handelswaare. Im Handel kommt ein fein gepulvertes Eisen vor, das in grossen Massen in der EGLOFF'schen Fabrik zu Reute in Tyrol dargestellt wird. Es wird aus einem ziemlich reinen Gusseisen bereitet und enthält daher viel Kohlenstoff, welcher jedoch seine Anwendung als Medicament keineswegs hindert. Man trifft es auch mit einer fetten Materie verunreinigt an, die in einem speciellen Falle nicht verseifbar war und alle Eigenschaften des Paraffins hatte. Gusseisen lässt sich leichter in ein feines Pulver verwandeln als Schmiedeeisen oder weiches Eisen, und die Pulverung geht in stählernen Reib- und Stampfwerken um so schneller vor sich, wenn man das grobe Eisenpulver mit leichteren Paraffinölen anfeuchtet. Die Paraffinöle werden mittelst Benzins aus dem feinen Eisenpulver ausgewaschen und dieses dann in der Wärme trocken gemacht.

Dieses Fabrikeisenpulver ist dunkelgrau bis schwarzgrau, die Pharmakopoe fordert aber ein graues, also kein dunkelgraues Pulver. Wenn ein solches nicht zu erlangen wäre, so ist man zur Darstellung im pharmaceutischen Laboratorium gezwungen. Starker Eisendraht, nachdem er durch Abreiben mit Sand von anhängendem Fette befreit ist, oder Draht, aus welchem die stärkeren Stricknadeln fabricirt werden, oder besser dicke Klaviersaiten werden zu daumdicken Bündeln mittelst feinerer Drahtes zusammengeschnürt, an einem warmen Tage in einen Schraubstock gespannt und nun mit einer Feile bearbeitet. Ist die Feile nicht zu grob, so erhält man sogleich ein feines Pulver. Nachdem von den Feilspänen das feine Pulver abgebeutelt ist, wird der gröbere Rückstand im eisernen Mörser mit schwerer Keule zerrieben und wiederholt abgebeutelt. Dieses Eisenpulver erfordert keine Prüfung.

Eigenschaften. Das reine gepulverte Eisen bildet ein geruch- und geschmackloses, schweres, höchst feines, graues oder dunkel-graues Pulver, welches beim Druck mit dem Pistill eine grau metallisch glänzende Fläche bietet, und beim Auflösen in verdünnter Salzsäure unter Entwickelung eines übelriechenden Wasserstoffgases bis auf einen unbedeutenden und leichten kohligen Rückstand löslich ist. Beim Glühen an der Luft verglimmt es zu rothem Eisenoxyd, aus welchem sich mit Essigsäure fremde Metalle extrahiren lassen.

Das Eisenpulver besteht nicht aus chemisch reinem Eisen, es enthält grössere oder kleinere Mengen Kohlenstoff (Graphit), Schwefel, Arsen, Phosphor, Silicium, Sand, oft auch Mangan, Kupfer, Blei. **Verfälschungen** sind Graphit, Sand, Hammerschlag.

Das aus rohem Gusseisen hergestellte Eisenpulver hat eine schwarzgraue Farbe und ist mit Kohle, Schwefel, Arsen, Phosphor, Silicium und Mangan reichlich verunreinigt. Die Ph. fordert ein von Zink, Kupfer und Blei völlig reines Eisenpulver. Schwefel, Arsen und Phosphor dürfen darin nur in sehr entfernten Spuren vertreten sein. Demnach dürfte das aus rohem Gusseisen hergestellte Eisenpulver nicht in den Gebrauch gezogen werden, und ist ein dunkel- oder schwarzgraues Eisenpulver zurückzuweisen.

Eisen-Feilspäne für den pharmaceutischen Gebrauch sind ein sehr wichtiger Gegenstand. Das Roh- oder Gusseisen enthält Silicium, Aluminium, Kupfer, Mangan, Arsen, Schwefel, Phosphor, Kohle, bisweilen auch Magnesium, Calcium, Chrom, Molybdän, Titan, Vanad, je nach der Beschaffenheit der Erze, aus welchen es dargestellt ist. Es darf nie zur Darstellung pharmaceutischer Präparate benutzt werden. Ebenso auch der Hammerschlag und die Eisenfeilspäne der Metallarbeiter. Diese enthalten gemeiniglich Kupferfeilspäne und Messingstaub. Mittelst eines Magnets lassen sich zwar die Eisenspäne absondern, jedoch kann nicht verhindert werden, dass Messing- oder Kupferstaub mit den Eisenspänchen fortgerissen werden. Das beste reinste Eisen ist der von anhängendem Fette durch Abreiben gereinigte schwarze Draht, besonders der dünne, etwas weniger rein sind die Nägel. Die Feilspäne der Drahtarbeiter sind nur mitunter sehr rein. Das Eisen ist rein genug, wenn es sich in verdünnter Schwefelsäure völlig löst und die Lösung beim Uebersättigen mit Aetzammonflüssigkeit nach dem Absetzen keine blaue Flüssigkeit bildet. Ist man im Besitz sehr reiner Eisenfeilspäne, so muss man sie in gut verstopften Glasflaschen gegen das Rosten geschützt aufbewahren.

Prüfung des gepulverten Eisens. Die Verunreinigungen sollen durch folgende Reactionen nachgewiesen werden: — **1**) Die Verunreinigung mit Kohlenstoff, auch mit Silicium (Kiesel) soll nur eine geringe sein, ist also auf keine sichere Grenze angewiesen. In einem Glaskolben von circa 100 ccm Rauminhalt übergiesst man 2 g des Eisenpulvers mit einem Gemisch aus 15 g Salzsäure, welche von Schwefligsäure total frei sein muss, und 15 ccm Wasser und stellt alsbald die folgende Probe (2) auf Schwefelgehalt an. Die Wasserstoffentwickelung erfolgt unter Aufschäumen (Fe + 2HCl = FeCl$_2$ + 2H). Von der officinellen reinen 25-proc. Salzsäure erfordern 2 g Eisen genau 10,43 g, die Auflösung geht dann aber sehr langsam vor sich und müsste unter Aufkochen geschehen. Kohle, Kiesel, Kieselerde, die Spuren Kupfer und ein Theil der Spuren Blei setzen sich als schwarzes Pulver ab. Diesen Bodensatz sammele man in einem tarirten, zuvor genässten Filter, wasche ihn zunächst mit Wasser, dann mit verdünntem und hierauf mit 90-proc. Weingeist aus, um ihn schliesslich getrocknet zu wägen. Er sollte 5 Proc. nicht überschreiten. — **2**) Prüfung auf Schwefelgehalt. Während der Entwickelung des Wasserstoffgases sub 1) soll man einen Streifen Papier (Pergamentpapier), befeuchtet mit 50-proc. Silbernitratlösung, in den Hals des Glaskolbens hineinsenken und ihn sofort wieder zurückziehen. Ist eine starke Spur Schwefel im Eisenpulver vertreten, so genügt dieser Augenblick einer Umspülung mit dem Wasserstoffgase, um die Silberlösung an dem Papiere zu färben. Würde man den Augenblick auf eine längere Zeit ausdehnen, so würde auch eine Reduction oder eine Bräunung der Silberlösung nicht ausbleiben, selbst bei möglichst reinem Eisen. Ausser Schwefel in Spuren enthält das Eisen auch noch kleinere Spuren Arsen und Phosphor, welche wie Schwefel mit dem Wasserstoffe in *statu nascendi* ebenfalls Verbindungen eingehen und auf Silberlösung färbend oder schwärzend einwirken. Da die Ph. nur von einer Gelb- und Braunfärbung spricht, so hatte sie wohl hauptsächlich die

Verunreinigung mit Schwefel im Sinne (FeS + 2HCl = FeCl$_2$ + SH$_2$). Würde man den Wasserstoff zuerst durch eine Bleiacetatlösung, dann durch eine Silbernitratlösung leiten, so wird SH$_2$ in der Bleilösung PbS$_2$, Arsen- und Phosphorwasserstoff in der Silberlösung die Bildung von Arsenigsäure und Phosphorsäure unter Silberausscheidung veranlassen. Der Papierstreifen mit der Silberlösung wird praktischer durch einen Glasstab, welchen man circa 1 cm tief in die Silberlösung eingetaucht hat, ersetzt. Diesen Theil des Glasstabes kann der Farbenblinde gegen ein Stück weissen Papiers betrachten. — **3**) Prüfung auf einen Gehalt an Metallen und Metalloïden, welche in saurer Lösung durch Schwefelwasserstoff als Sulfide gefällt werden. Die Metalle, welche nicht in Salzsäure unter Wasserstoffentwickelung löslich sind, bleiben in der verdünnten Salzsäure, wenn Wärme nicht angewendet wurde, auch ungelöst, befinden sie sich aber in dem Eisenpulver in einem oxydirten Zustande, so werden sie auch von der Salzsäure gelöst. Von jenen fremden Metallen kommen als Verunreinigungen des Eisenpulvers im vorliegenden Falle Blei und bisweilen auch Kupfer in Betracht, von welchen beiden Metallen das beste Eisen selten völlig frei ist. Es ist das Prüfungsverfahren der Ph., weil es kein scharfes ist, nur allein anzuwenden. Ein Theil, circa 3 ccm, der sub 1 erlangten sauren Ferrochloridlösung soll sanft mit einer Schicht Schwefelwasserstoffwasser überschichtet werden, und an der Grenze beider Flüssigkeiten darf dann keine dunkle Färbung eintreten. Da das Kupfer gewöhnlich nicht in Lösung übergeht, so soll mit dieser Probe nur eine Verunreinigung mit Blei erforscht werden. Die Methode dieser Reaction, welche wir Ernst Biltz verdanken, kommt aus folgendem Grunde zur Anwendung. Wenn sich Blei in sehr saurer Lösung befindet, wie im vorliegenden Falle, so wird es von SH$_2$ schwach, wenn nur in Spuren vorhanden davon kaum oder nicht berührt, die Bildung von Bleisulfid tritt nämlich kaum oder nicht ein, wenn man die sehr saure Lösung mit Schwefelwasserstoffwasser mischt. Es könnten also starke Spuren Blei auf diesem Wege nicht immer erkannt werden, dagegen tritt die hindernde Wirkung der Säure zurück, wenn man der Metalllösung das SH$_2$-Wasser aufschichtet, wo dann an der Berührungsfläche beider Flüssigkeiten eine dunkle oder braune Färbung eintritt, sobald stärkere Spuren Blei vorhanden sind. Die schärfste Reaction ist die galvano-analytische. Man giebt in einen kurzen Reagircylinder 2—3 ccm der salzsauren Eisenlösung und stellt einen blanken Zinkstab hinein. Nach Verlauf einer Viertelstunde findet man bei Gegenwart von Blei den Stab mit schiefergrauer Schicht bedeckt (ist er mit einer schwarzen Schicht bedeckt, dann ist Kupfer gegenwärtig). Die Zeit über $^1/_4$-Stunde auszudehnen ist nicht zulässig, weil dann selbst die entferntesten Spuren jener Metalle, welche wohl nie im Eisen fehlen, sich auf das Zink niederschlagen würden. Diese Reaction ist zu scharf und daher nicht anzuwenden. — **4**) Prüfung auf eine Verunreinigung mit Zink. Man setzt zu 3 ccm der sub 1 erlangten Eisenlösung 1,5 ccm Salpetersäure, kocht mehrere Male auf, verdünnt mit einem gleichen Volumen Wasser und fällt durch überschüssiges Aetzammon das Eisen als Ferrihydroxyd aus. Das von dem braunen Niederschlage gesammelte Filtrat mit Schwefelammonium versetzt, würde bei Gegenwart von Zink eine weisse Fällung von ZnS$_2$ ergeben (Zinkoxyd wird aus seiner Lösung durch einen starken Ueberschuss Aetzammon nicht oder unvollständig gefällt). Zink kann sich im Eisenpulver nur absichtlich beigemischt vorfinden. — **5**) Der in der verdünnten Salzsäure unlösliche Theil des Eisenpulvers, welcher sub 1 reservirt wurde, enthält neben Kohle und Kiesel diejenigen Metalle, welche in verdünnter Salzsäure nicht löslich sind. Dieser gut mit Wasser ausgewaschene, in Salzsäure unlösliche Theil des Eisenpulvers wird mit 2 ccm Salpetersäure aufgenommen, aufgekocht, dann mit circa 3 ccm Wasser verdünnt und filtrirt. Die eine Hälfte des Filtrats wird mit etwas Aetzammon dahin gebracht, dass eine mässig saure Reaction verbleibt, und nun mit Schwefelwasserstoffwasser versetzt. Es soll keine dunkle Färbung eintreten (Blei, Kupfer, Silber). Da kein fabrikmässig hergestelltes Eisen angetroffen wird, welches nicht Spuren Blei und Kupfer enthält, so ist auch diese Reaction zu scharf und hängt sie zum Theil vom Zufall ab, welcher hier in dem Maasse der sauren Reaction liegt, denn wenn wirklich eine Bräunung ausbleibt, so darf man nur auf dem galvano-analytischem Wege vorgehen, um sofort einen schwarzen Zinküberzug zu erlangen. Nur die Bestimmung des Gewichtes dieses in verdünnter Salzsäure unlöslichen Theiles passt sich den praktischen Verhältnissen an. — **6**) Zum Nachweise des Kupfers soll man die andere Hälfte der salpetersauren Lösung mit Aetzammon übersättigen und es soll keine blaue Flüssigkeit resultiren. Grünliche oder schwach bläuliche Farben müssen als zulässige angenommen werden, denn sie repräsentiren keine blauen und treten auch nicht ein, wenn noch Spuren Eisen in der Lösung vertreten sind. In diesem Rückstande ist immer Kupfer vertreten und wenn man auf galvano-analytischem Wege vorgeht, so bedeckt sich das Zink sofort mit schwarzem Ueberzuge.

7) Bestimmung des Eisengehaltes. Hierzu wird 0,1 g des gepulverten Eisens (nicht des Salzes, wie der Text der Ph. angiebt) mit 15 g verdünnter Schwefelsäure in einem Glaskölbchen oder einem cylindrischen Glase, aus welchem sich eine Flüssigkeit leichter decanthiren lässt, unter möglichster Luftabschliessung gelöst. Der Luftabschluss geschieht mit einer Vorrichtung, welche zunächst aus einem durchbohrten, auch mit einer 3—15 cm langen Glas-

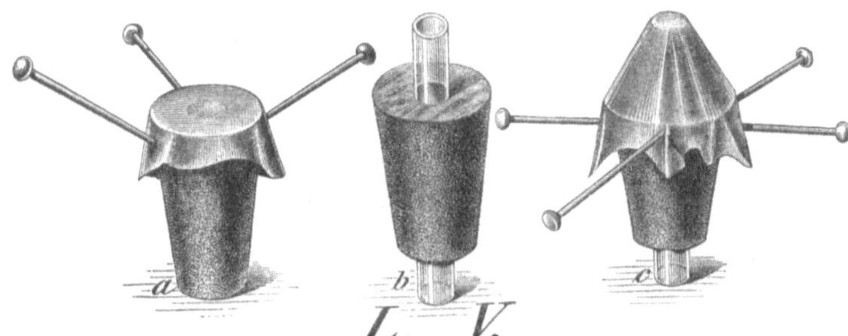

Luftdichter Verschluss.
a durchbohrter Kork mit Gummiblatt überdeckt, *b* Kork mit Glasrohr, *c* derselbe mit Gummiblatt überzogen.

röhre versehenen Korke besteht, mit welchem das Lösungsgefäss geschlossen wird. Das äussere Ende der Röhre oder das Loch im Korke wird mit einem Gummiblättchen geschlossen oder vielmehr bedeckt. Damit sich das Gummiblättchen nicht verschiebe ist es durch Einstecken von 3—4 kleinen Nadeln befestigt. Die beistehende Figur stellt den luftdichten Verschluss bildlich dar.

Die Eisenlösung wird in eine weisse Porcellanschale gegossen, das Kölbchen mit Wasser nachgespült und nun diese saure Ferrosulfatlösung sofort mit 0,1-proc. Kaliumhypermanganatlösung titrirt, d. h. diese Lösung aus einer Bürette nach und nach unter Agitiren mit einem Glasstabe dazugegossen, bis die rothe Farbe des Reagens nach dem Umrühren nicht mehr schwindet. Es sollen hierzu mindestens 55,5 ccm erforderlich sein. Da 0,1 g reines Eisen als Ferrosulfat 56,2 ccm der Chamäleonlösung beansprucht, so übt die Ph.

damit scheinbar einige Nachsicht. Da die Chamäleonlösung aber keinen sicheren Bestand wahrt, so wird man, hat man eine ältere Chamäleonlösung zur Hand, vielleicht mehr als 55,5 ccm zusetzen müssen. Nach dem im Handel vorkommenden gepulverten Eisen zu urtheilen, könnten von dem soeben hergestellten Reagens als Mindestmaass 54,5 ccm genügen. In diesem Falle ist angenommen, dass das Eisenpulver 4 Proc. in Salzsäure unlösliches enthalten kann und darf, und das Eisenpulver aus Gusseisen bereitet ist.

Eine Verfälschung mit gepulvertem Hammerschlag erkennt man an dem schweren und bedeutenden Rückstande, welcher verbleibt, wenn man 1,0 g des Pulvers mit 10 ccm Wasser übergiesst, mit 4,7 g Jod und etwas Kaliumjodid versetzt, erwärmt und nach einer Viertelstunde filtrirt. Das Ferrooxyd bleibt im Filtrum, wo es mit verdünntem Weingeist abgewaschen, dann getrocknet und gewogen werden kann. 0,01 g kann auf Kohle angerechnet werden.

Einen Ferro- und Ferrioxydgehalt bestimmt man mit Jod oder Brom, welche sich nur mit dem metallischen Eisen verbinden und die Oxyde ungelöst lassen. Man kann auch das Eisenpulver mit Ferrichloridlösung digeriren, welche letztere nur das Metall, nicht aber die Oxyde löst ($Fe_2Cl_6 + Fe = 3FeCl_2$) und in Ferrochlorid übergeht.

Aufbewahrung. Das gepulverte Eisen bewahre man in kleinen trocknen, ganz gefüllten Fläschchen, welche man mit Korken dicht verschliesst. Es ist eben nöthig, es vor feuchter und ammonhaltiger Luft möglichst zu schützen, denn diese disponirt das Eisenpulver, seine Partikel schnell mit Rost zu überziehen.

Kritik. Die volumetrische Bestimmung des Eisens dürfte hier eine recht überflüssige, nur Zeit in Anspruch nehmende Operation sein, denn wenn das Eisenpulver von Blei, Zink und anderen Metallen frei befunden, der in verdünnter Salzsäure nicht lösliche Rückstand gering ist, welcher Umstand macht dann wohl noch die Bestimmung des Eisengehaltes nothwendig? Wenn ferner das Eisen mit fremden Metallen stark verunreinigt befunden wird, so ist es überhaupt verwerflich, also auch dann wieder ist die Bestimmung seines Eisengehaltes überflüssig. Richtiger wäre es gewesen, wie die Ph. auch unter *Ferrum reductum* vorgeht, den in verd. Salzsäure unlöslichen Theil zu begrenzen, sein äusserstes Gewicht z. B. zu 5—6 Proc. anzugeben. Die Bestimmung des Eisengehaltes mittelst der 0,1-proc. Kaliumpermanganatlösung ist auch nicht im pharm. Laboratorium am Orte, weil diese Lösung sich nicht conserviren lässt und sie vielleicht alle halbe Jahre einmal zur Hand genommen wird. Ein sehr reines Eisen liefern zwar die Klaviersaiten, denn diese enthalten, wie allgemein bekannt ist, 98,2—99,5 Proc. reines Eisen. Die in Schweden mit Holzkohle hergestellten Drähte bieten sogar das reinste Eisen, insofern sie 99,4—99,87 Proc. enthalten. Letzterer Eisendraht wird nie zum Pulvern verwendet, sondern ein reines deutsches Fabrikat. Ein Eisenpulver, mit 98,6 Proc. Eisen, wie es die Ph. fordert, existirt nicht im deutschen Handel. Sie hätte den Verhältnissen entsprechend sich mit einem 95-proc. Eisenpulver begnügen sollen, wie ein solches aus einem reinen Spiegeleisen, welches 5 Proc. Kohle enthält, zu gewinnen ist.

Im Anfange des Alinea, welches die volumetrische Bestimmung des Eisens angiebt, findet man: *Salis gramma 0,1* etc. statt *Ferri pulverati gramma 0,1* etc. Solche Fehler hätte man wohl vermeiden können, denn sie springen zu leicht in die Augen.

Ueber die **physiologische Wirkung** des Eisens und seiner Präparate und deren **Anwendung.** Das Eisen findet sich in allen drei Naturreichen. Im Mineralreich finden wir es in unermesslichen Mengen in Verbindung mit Sauerstoff, Schwefel, Kohle, Chlor, Phosphorsäure, in vielen Mineralwässern als Carbonat. Es ist ein nie fehlender Bestandtheil der Ackererde und des Bodens, welcher Vegetabilien ernährt. Es existirt wohl keine Pflanze, in deren Asche Eisen nicht vorhanden wäre. Durch die vegetabilischen Nahrungsmittel gelangt es in den thierischen Körper, in welchem es eine sehr wichtige, wenn auch noch nicht aufgeklärte Rolle zu Gunsten des vegetativen Lebens spielt. Eisen in verschiedener, noch nicht genau gekannter Verbindung findet sich in allen Organen und Secreten des thierischen Körpers und ist daher ein nie fehlender Theil der Asche der Milch, des Eies, der Haare, der Vogelfedern, der Galle, der Gallensteine, des Harns (hier nur in Spuren), des Muskelfleisches, der Knorpel, Knochen, Nerven, und vor allen des Blutes. Die Asche des Blutes ist so stark eisenoxydhaltig, dass sie roth gefärbt ist. Es ist erfahrungsgemäss, dass der Organismus krankt, sobald sein Eisengehalt ein geminderter ist. In den meisten Krankheitsfällen aus Eisenmangel genügt das durch die quantitativ weniger verbrauchte Nahrung zugeführte Eisen nicht, den Mangel zu ersetzen, und es muss dem Körper besonders Eisen in leicht assimilirbarer Form als Medicament zugeführt werden. Der Körper nimmt dann ein gewisses Quantum Eisen auf und scheidet im Allgemeinen einen Ueberschuss mit den Faeces ab. Der zunächst stehende wohlthätige Einfluss gipfelt in der Verbesserung der Blutbereitung und indirect durch die Erzeugung eines kräftigen normalen Blutes in der Tonisirung aller Organe, welche vermittelst des Bluteinflusses functioniren. Ueber die Form, in welcher das Eisen resorbirt wird, weiss man nichts und vermuthet, dass die eingeführten Eisensalze oder die im Magensafte aus dem Eisen erzeugten Salze mit dem Albumin Verbindungen eingehen und diese Albuminate zur Resorption gelangen. Lösliche Ferrioxydsalze sollen unlösliche Albuminate, lösliche Ferrooxydsalze dagegen lösliche Albuminate liefern, jedoch ist erwiesen, dass im Magen die Ferroalbuminate in Ferrialbuminate übergehen und dann erst zur Resorption gelangen, dass überhaupt nur das Eisen als Ferrioxyd in das Blut übergeführt wird. Das metallische Eisen wird durch die Säuren des Magensaftes zunächst unter Wasserstoffentwickelung in Ferrooxyd verwandelt und gelöst, das Ferrooxyd muss aber erst durch Sauerstoffaufnahme in Ferrioxyd übergeführt werden, ehe es zur Resorption fähig ist. Von wo der Sauerstoff entnommen wird, wissen wir zwar nicht genau und nehmen an, dass er durch die mit Speisen und Getränken eingeführte atmosphärische Luft dargeboten wird; jedenfalls dürfte dieser Act für die Thätigkeit des Magens nicht wohlthätig sein, dem auch die geringste Menge Sauerstoff ein Bedürfniss ist. Es giebt sogar Personen, welche Ferrisalze gut vertragen, aber nicht Ferrosalze, was sich durch Kopfweh, Druck in den Schläfen, Unbehaglichkeit in der Magengegend, Aufstossen anzeigt. Die Beobachtung, dass grössere Gaben Eisenpulver weniger gut vertragen werden, als entsprechend grosse Gaben Ferrihydroxyd, mag dieselben vorstehend angegebenen Ursachen haben. Es scheinen daher Eisenpulver und alle Ferroverbindungen weniger geeignete Eisenmedicamente zu sein, als die löslichen, schneller und leichter resorbirt werdenden Ferriverbindungen.

Die adstringirende Wirkung der löslichen Eisenpräparate erstreckt sich auch auf die ersten Verdauungswege und äussert sich durch Verminderung der Secretionen der betreffenden Schleimhäute, sowie des Verdauungssaftes. Diese letztere Wirkung ist um so geringer, je geringer der styptische Geschmack der Eisenverbindung ist. Pepsin mit Ferrihydroxyd in löslicher Form verbunden büsst an seiner Digestivkraft nichts ein. Während die löslichen Ferrosalze in mässiger Dosis die Verdauung erschweren und Verstopfung bewirken, sind diese üblen Nebenwirkungen bei den weniger styptischen Ferricitraten wenig bemerklich, beim nicht styptischen löslichen Ferrisaccharat gar nicht vorhanden. Andererseits wirken die stark styptischen Eisenverbindungen wie Ferrosulfat, Ferrochlorid, Ferrisulfat, Ferrichlorid, Ferromalat in starker Dosis corrodirend auf die Schleimhäute der Verdauungswege. Unlösliche

Eisenverbindungen, besonders das wasserfreie Eisenoxyd, dann aber auch das Ferrimonohydrat werden von den Säuren des Magens nicht gelöst und liefern für die Resorption nur Spuren Eisen. Das Ferribishydrat wird von der Spur Salzsäure, welche der Magensaft enthält, in entsprechender Menge gelöst, dagegen wird das Terhydrat (das frisch gefällte Ferrihydroxyd) von den Säuren des Magens schnell und leicht aufgenommen, so dass schon sehr kleine Gaben desselben denselben Heilerfolg ergeben, als grosse Gaben des vorhin erwähnten Ferrimonohydrats und des Ferribishydrats.

Die aus dem Magen in den Darmkanal übertretenden Eisenverbindungen, mit den alkalischen Bestandtheilen der Galle in Berührung, verwandeln sich theilweise oder ganz in Schwefeleisen und ertheilen daher den Excrementen die eigenthümliche grünschwarze Färbung. Dass die in die Darmwege eingetretenen Eisenverbindungen zum geringen Theile resorbirt und in das Blut übergeführt werden, ist durch Experiment erwiesen, sobald aber die Bildung des Schwefeleisens vollendet ist, hört auch diese Resorption auf.

Sauer reagirende gelöste Eisenverbindungen, in die Mundhöhle eingeführt, wirken corrodirend auf die Zahnsubstanz und gehen unlösliche Verbindungen mit Bestandtheilen des Speichels ein, welche sich in schwärzlicher Substanz auf den Zähnen ablagern. Nicht sauer reagirende Eisenlösungen haben diesen Uebelstand bei normal alkalisch reagirendem Speichel nicht.

Die **Anwendung** des Eisens ist in allen den Fällen indicirt, wo der Eisengehalt des Blutes (die rothen Blutkörperchen) gemindert ist. Daher sind die Eisenpräparate vorzügliche Heilmittel bei Bleichsucht, nach Säfte- und Blutverlust, anaemischen Zuständen, Veitstanz, Körperschwäche, Gliederzittern, Migräne, Facialschmerz, Krämpfen, Hysterie, Schleimflüssen jeder Art, übermässigen Schweissen, ferner bei allen Krankheiten, zu deren Heilung eine kräftige Blutbereitung gefordert ist, wie bei Krebs, allen kachectischen Zuständen, Skrofeln, Rhachitis etc. Contraindicirt ist der Eisengebrauch (ausgenommen in sehr geringen Gaben) bei allgemeiner Plethora (Vollblütigkeit), entzündlichen, fieberhaften und gastrischen Leiden. Ein mehrere Tage andauernder Gebrauch der Ferriverbindungen ist zu vermeiden bei unverheiratheten männlichen Personen, denn sie sind von kräftigender Wirkung auf den Geschlechtsorganismus. Dagegen eignen sich in sehr kleinen Dosen die Ferriverbindungen bei alten, dem Morphinismus verfallenen Personen, indem sie dadurch in das Gefühl der Kraft zurückgeführt werden. Hier verbinde man es mit Pepsin und bitteren Mitteln. Das beste Eisenmittel ist *Ferrum sesquichloratum*, welches sich in dauernden Pillen, sogar mit Zusatz von Salzsäure und Glycerin unterbringen lässt. In Mixturen empfiehlt sich dialysirtes Ferrisubchlorid oder eine Lösung des Ferrisaccharats, in Pulvern das Ferrisaccharat (Natriumferrisacharat). Metallisches Eisen und Ferrosalze (Eisenoxydulsalze) sollte man möglichst meiden, denn sie haben gewöhnlich Blähungen zur Folge und wirken magenbeschwerend.

Das gepulverte Eisen giebt man zu 0,1 — 0,25 — 0,5 g zwei- bis dreimal täglich in Verbindung mit aromatischen oder bitteren, nicht sauren, aber auch nicht alkalischen Mitteln, wie Magnesia, Conchae, in Pulvern, Pillen, Trochisken. Manchen Personen wird der Gebrauch gepulverten Eisens lästig, in sofern sie mit Magendrücken, Blähungen, Aufstossen, Kopfweh, Gefühl von Hinfälligkeit etc. belästigt werden.

Ueber die Darstellung und Gewinnung des Eisens im Grossen findet man Näheres im Commentar zur 1. Ausg. der Ph. Germ. Bd. I, S. 717 u. f.

Ferrum reductum.

Reducirtes Eisen. Ferrum Hydrogenĭo redūctum s. redactum.
Fer réduit par l'hydrogène. *Reduced iron.*

Ein graues glanzloses Pulver, welches vom Magnet angezogen wird und beim Erhitzen verglimmend in schwarzes Ferro-Ferrioxyd übergeht.

2 g des reducirten Eisens müssen sich in 30 g einer erwärmten, aus gleichen Theilen Salzsäure und Wasser bestehenden Mischung vollständig oder fast vollständig lösen, unter Entwickelung eines Gases, welches mit 50-proc. Silbernitratlösung genässtes Papier weder sofort gelb noch braun färbt. Das, was ungelöst zurückbleibt, betrage nicht mehr denn 0,02 g.

0,3 g digerire man eine Stunde hindurch mit 50 g der (5-proc.) Mercurichloridlösung unter Ausschluss der Luft im Wasserbade, fülle dann nach dem Erkalten mit Wasser bis auf 100 ccm auf. Diese Mischung setze man zum Absetzen beiseite. Von der klaren Flüssigkeit dürfen 25 ccm nicht weniger denn 38 ccm der 0,1-proc. Kaliumhypermanganatlösung zur Oxydation erfordern, was 89,75 Proc. metallischen Eisens entspricht.

Das durch Wasserstoffgas reducirte Eisen wurde im Jahre 1840 von Quevenne und Miquelard, zweien Franzosen, als Arzneisubstanz empfohlen und von ersterem seitdem als Specialität und gewöhnlich sehr unrein in den Handel gebracht. Daher trägt das Präparat auch den Namen *Fer de Quevenne*. Dass das reducirte Eisen eben so wie das gepulverte Eisen ein als Arzneimittel nicht zu empfehlendes Eisenpräparat ist, folgt aus dem unter *Ferrum pulveratum* (S. 715, Bd. I) gemachten Bemerkungen.

Darstellung. Das durch Wasserstoff reducirte Eisen, welches ein Gemisch aus Eisenmetall in feinster Zertheilung mit (magnetischem) Ferri- und Ferrooxyd ist, wird im Folgenden der Kürze halber nur r e d u c i r t e s E i s e n genannt werden. Die Darstellung ist keine schwierige und besteht im Wesentlichen in der Darstellung eines reinen trocknen Ferrimonohydrats und in der Erhitzung desselben im reinen Wasserstoffgasstrome bei mindestens 500° C. bis zur Rothgluth und im Erkaltenlassen des reducirten Eisens in der Wasserstoffgasatmosphäre.

Das Ferrioxyd oder vielmehr Ferrihydroxyd (Ferrimonohydrat) wird durch Eingiessen einer warmen Ferrichloridlösung in eine stark verdünnte Aetzammonflüssigkeit, Auswaschen des Niederschlages mit heissem Wasser und Trocknen desselben bei 110—120° C. erlangt.

Die zweite Aufgabe zur Erlangung eines reinen reducirten Eisens ist die Darstellung eines anhaltenden Stromes eines reinen und trocknen W a s s e r s t o f f g a s e s. Dieses Gas aus der Einwirkung einer verdünnten Englischen Schwefelsäure auf gewöhnliches Zinkmetall kann Schwefelwasserstoff (aus Schwefligsäure entstanden), und auch Arsenwasserstoff enthalten. Der eine dieser Stoffe erzeugt Schwefeleisen, der andere Arseneisen. Es wird die Reinigung des Wasserstoffgases erreicht, wenn man es zunächst durch eine Lösung von Bleiacetat in dünner Aetznatronlauge, dann durch eine Kupfersulfatlösung und endlich durch concentrirte Schwefelsäure leitet. Die Bleilösung beseitigt den Schwefelwasserstoff, die Kupferlösung das Arsenwasserstoffgas, die Schwefelsäure die Feuchtigkeit.

Ueber das in einem porcellanenen oder eisernen Rohre in dünner Lage ausgebreitete trockene, zu Pulver zerriebene Ferrihydrat, durch ein mässiges Kohlenfeuer langsam rothglühend gemacht und in diesem Zustande erhalten, leitet man das Wasserstoffgas so lange, als dieses letztere als Wasserdampf oder mit Feuchtigkeit beladen ausströmt. Ist die Ausströmungsöffnung verengt, so darf man nur eine kalte Glasscheibe in den Gasstrom bringen, um an dem Wasserbeschlage die noch unvollendete Reduction zu erkennen.

Eine die dunkle Rothgluth nicht erreichende Erhitzung verursacht die Bildung pyrophorischen Eisens, d. h. eines Eisens, welches mit atmosphärischer Luft in Berührung sich entzündet und zu Eisenoxyd verglimmt. Eine starke Rothglühhitze, welche den Uebergang zur Weissglühhitze bildet, veranlasst leicht ein theilweises Zusammensintern des Präparats, welches dann weniger locker und staubig pulverig ist.

Das in gehöriger Weise reducirte Eisen ist ein Gemisch aus ungefähr 75 Th. metallischem Eisen und 25 Th. Eisenoxyduloxyd oder Ferroferrioxyd. Die Menge des letzteren ist eine noch geringere, wenn im Anfange der Reductionsoperation eine die schwache Rothgluth nicht ganz erreichende Hitze eine längere Zeit unterhalten wird und die dem Wasserstoffgase ausgesetzte Ferrimonohydratschicht von geringer Dicke ist.

Die Reduction des Eisenoxyds durch Wasserstoff ist ein häufig wiederholtes Experiment bei chemischen Vorlesungen und wird in folgendem Apparate bewerkstelligt.

Die Gasentwickelungsflasche a in nachfolgender Abbildung ist zu $^1/_5$ ihres Raumes mit Zinkstückchen gefüllt, mit einem zweimal durchbohrten Kork oder Gummistopfen geschlossen und mit dem Trichterrohr b versehen, durch welches man reine verdünnte Schwefelsäure eingiesst. Durch das Gasleitungsrohr c communicirt die Flasche mit dem Rohre d, welches mit Calciumchloridstücken behufs Austrocknung des Wasserstoffgases beschickt ist. Das Calciumchloridrohr läuft in ein mittelst eines Korkes eingesetztes offenes Glasrohr f, welches in seiner Mitte zu einer Kugel zur Aufnahme des Eisenoxyds aufgeblasen ist, aus. Wird nun durch Aufgiessen von verdünnter Schwefelsäure auf das Zink die Wasserstoffentwickelung in Gang gebracht, so verdrängt das Wasserstoffgas die atmosphärische Luft aus dem Apparat, giebt seine Feuchtigkeit im Calciumchloridrohre ab, tritt dann in das Reductionsrohr, desoxydirt das erhitzte Eisenoxyd und tritt als Wasserdampf aus der Oeffnung (g) des Reductionsrohres heraus. Wenn ein gegen die Oeffnung g gehaltener kalter Glasscherben nicht mehr mit Wasser beschlägt, entfernt man die Flamme und unterhält durch Nachgiessen von verdünnter Schwefelsäure die Wasserstoffentwickelung so lange, bis das Reductionsrohr sammt Inhalt erkaltet ist, um die Pyrophorescenz des reducirten Eisens zurückzuhalten.

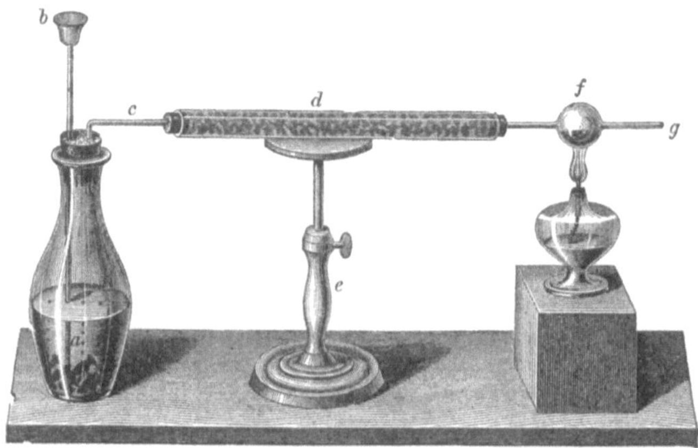

Apparat zur Reduction des Eisenoxyds durch Wasserstoffgas, als Versuch in chem. Vorlesungen.

Zur Darstellung grösserer Mengen reducirten Eisens ist nach den im Anfange dieses Theiles gestellten Anforderungen der vorstehend angegebene Apparat nicht ausreichend. In der folgenden Abbildung ist ein Apparat aufgestellt, um 200 bis 400 g reducirtes Eisen in einer Campagne fertig zu machen, je nachdem der Apparat 10- oder 15fache Lineargrösse der Abbildung fasst. H ist die Wasserstoffentwicklungsflasche, beschickt mit Zinkmetall in Stücken oder Blechschnitzeln, t das Trichterrohr zum Eingiessen der verdünnten Schwefelsäure. Das Gefäss H ist mittelst Glas- und Kautschukrohr verbunden mit der Flasche Pl, welche zur Hälfte ihres Rauminhalts mit einer Lösung von 5 Theilen Bleizucker in 100 Theilen einer 10 proc. Aetznatronlauge beschickt ist, und diese Flasche steht wiederum mit der Flasche Cu, welche eine Kupfervitriollösung enthält, und die Flasche Cu mit der Schwefelsäureflasche S in Verbindung. Das in H entwickelte Wasserstoffgas wird also gezwungen, durch das Rohr a durch die alkalische Bleilösung behufs der Befreiung von Schwefelwasserstoff, dann durch die Kupferlösung behufs Befreiung von Arsenwasserstoff, und endlich durch die concentrirte Schwefelsäure behufs seiner Austrocknung zu steigen, ehe es auf dem Wege des Rohres *m d e* in das Reductionsgefäss *F* eintritt. Letzteres ist aus einer zweifachen Lage Schwarzblech gearbeitet und von der prismatischen Form, wie in der Abbildung angegeben ist, in welchem das trockene und in ein Pulver verwandelte Ferrihydroxyd den flachen Boden in einer 1,5 cm dicken Schicht bedeckt. Die Nietstellen befinden sich in der Decke des Gefässes, in welche auch an den Enden die Tubusrohre *f* und *e* eingesetzt sind. Die Fugen an den Verbindungen und Einsätzen sind mittelst Hartlothes gedichtet. Am Boden und in der Nähe des Bodens, wo die Glühung stattfindet, darf sich keine Nietung befinden. Das Reductionsgefäss ruht mit seinen Enden auf den Schlussseiten (*h h*) des Ofens *O*, welcher aus starkem Schwarzblech gearbeitet ist und dessen Boden aus zwei Wangen (*i*) besteht, welche mit ihrer unteren Längskante in einem etwas

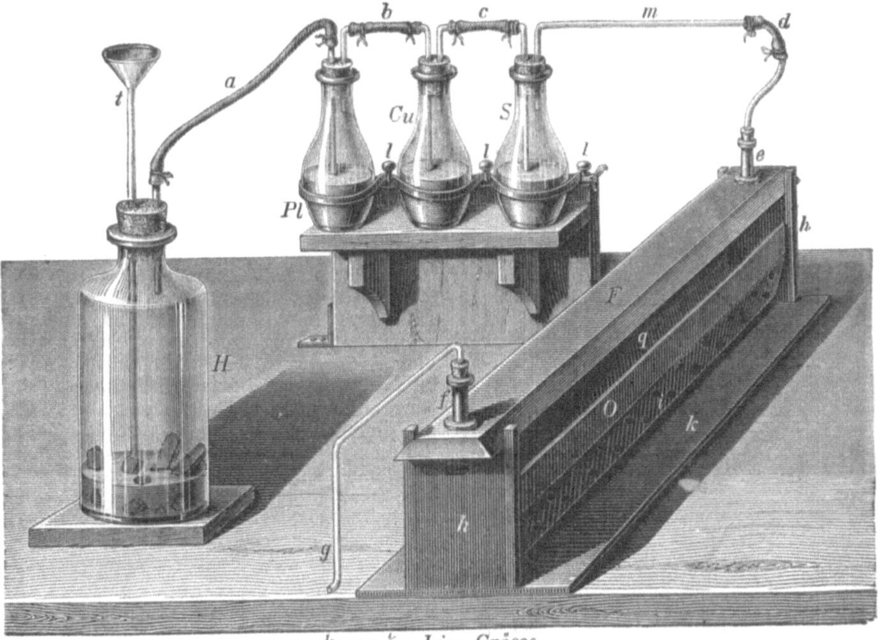

$\frac{1}{10} - \frac{1}{15}$ Lin. Grösse

Apparat zur Darstellung grösserer Mengen reducirten Eisens.

spitzen Winkel an einander stossen. Diese Wangen sind mit 0,75 cm weiten Zuglöchern versehen. In den Ofen *O* werden durch den freien Raum *q* die glühenden Holzkohlen eingetragen. Durch den Tubus *f* und das Abzugsrohr *g* treten die Dämpfe und Gase aus dem Reductionsgefäss. Hier ist wohl zu beachten, dass aus nahe liegenden Gründen der abwärts steigende Schenkel *g* des Abzugsrohres mindestens 15 cm unter der Fläche, in welcher sich der Boden des Reductionsgefässes befindet, ausmünden muss. Der Schluss der Flaschen geschieht mit Kork oder Kautschukstopfen, der Schluss der Tubus des Reductionsgefässes mit Korkstopfen, wofern die Tubusaufsätze dreimal so lang sind, als die Figur angiebt, dennoch ist es rathsam, die Mündungen der Tubus mit breiten Porcellan- oder Glasringen auszufüttern. Diese Ringe werden mit einem Kitt aus Thonerde, Kreide und Wasserglas eingekittet. Bequemer für die Operation sind die 5—8 cm langen Tubusaufsätze, zu welchen man Stopfen aus Talkstein, welche der Drechsler dreht und durchbohrt, verwendet. Diese Stopfen müssen an und für sich gut schliessen, auch ist das Glasrohr in dieselben mit vorgedachtem Kitt eingesetzt. Die Dichtung des Stopfens in der Tubusmündung wird mit einem gleichen Kitte vervollständigt. Die Röhren und Stopfen aus vulkanisirtem Kautschuk werden behufs Beseitigung anhängenden Schwefels einige Stunden hindurch in heisser Natriumcarbonatlösung digerirt, innen abgerieben und mit Wasser gewaschen. Den drei Flaschen wird durch ein Kautschukband mit Hilfe der Nägel *lll* ein gesicherter Stand gegeben. Das Uebrige ergiebt sich aus der Abbildung. Hauptsächliche Bedingungen der Reductionsoperation sind eine regelmässige andauernde Entwickelung des Wasserstoffgases, das mässige Rothglühen des Bodens des Reductionsgefässes, eine längere Einwirkung des Wasserstoffs bei schwacher Rothgluth und endlich das Erkaltenlassen des reducirten Eisens im continuirten Wasserstoffgasstrome. Die Glühhitze des Bodens des Reductionsgefässes hat annähernd das richtige Maass, wenn sich ein auf die Decke sanft aufgedrückter trockener Papierbausch innerhalb 10 Secunden in der Art bräunt, dass er die Farbe eines lichtgebrannten Kaffees zeigt.

Wenn die erfahrungsgemässe Dauer der Reduction abgelaufen ist, so muss man das Glühen und Ueberströmen des Wasserstoffgases noch mindestens eine Stunde fortsetzen. Dann erlangt man ein Präparat, welches kaum 5 Proc. Ferroferrioxyd enthält. Ob durch eine noch längere Reduction auch dieses Oxyd zu beseitigen ist, müsste durch Versuch festgestellt werden.

WOEHLER's **Methode.** Die Darstellung grösserer Mengen des reducirten Eisens nach WOEHLER's Angabe erfordert einen Apparat, welcher eine starke Rothglühhitze aushält. Das Reductionsgefäss ist ein gusseisernes (e), von der Form, welche in der nebenstehenden Abbildung vergegenwärtigt ist und welche die Placirung des Gefässes in einem Wind- oder Glühofen erlaubt; das Gasableitungsrohr a ist von Kupfer, steigt in das Reductionsgefäss bis i hinab und sitzt auf dem Tubus b vermittelst einer Manschettenverschraubung dicht auf. Das Gasleitungsrohr d ist ein ähnliches kupfernes, aber engeres Rohr, dessen äussere Mündung noch ca. 10 cm unter der Fläche liegt, in welcher sich der Boden des Reductionsgefässes befindet. Nach WOEHLER wird Eisenvitriol in einer eisernen Pfanne durch starkes Erhitzen ausgetrocknet, mit der dreifachen Menge Kochsalz gemischt, dann in einem Hessischen Tiegel bis zum Glühen und Schmelzen erhitzt, die erkaltete Masse mit Wasser ausgelaugt, das zurückbleibende Eisenoxyd in Gestalt glänzender schwarzrother Krystallblättchen ausgetrocknet und nun in der vorhin erwähnten Weise reducirt.

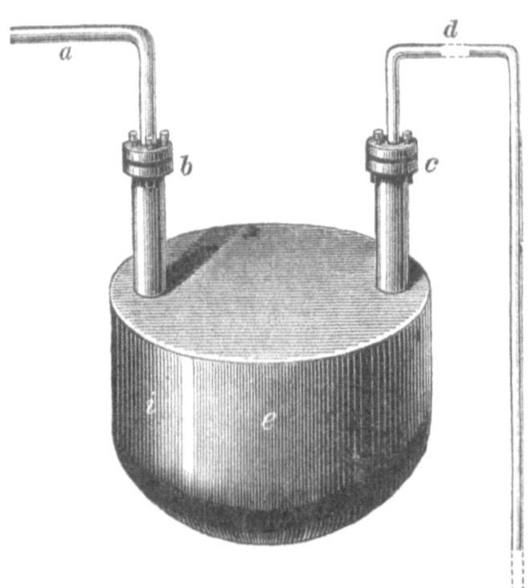

$^1/_5$—$^1/_6$ Lin.-Grösse.
Reductionsgefäss z. Darstellung d. **Ferrum reductum**
nach WOEHLER.

HERÄUS in Hanau verstand es, ein total reducirtes Eisen herzustellen, er hat die Darstellungsweise jedoch, soviel mir bekannt, nicht veröffentlicht.

Theorie der **Reduction des Ferrioxyds.** Das durch Wasserstoffgas in den angegebenen Weisen reducirte Eisen ist ein Gemisch von metallischem Eisen, Ferrooxyd und Ferrioxyd (Eisenoxydul und Eisenoxyd), die beiden letzteren als Ferroferrioxyd, Fe_3O_4, (Eisenoxyduloxyd). Trotz Fortsetzung der mässigen Glühung im Wasserstoffstrome wird das Ferroferrioxyd nicht weiter reducirt und in metallisches Eisen verwandelt, wohl aber bei starker Rothglühhitze oder beginnender Weissglühhitze, welche jedoch leicht eine Sinterung des Präparats zur Folge hat, so dass dieses nicht als lockeres Pulver gewonnen wird. Die Ursache der unvollkommenen Reduction ist folgende: In der beginnenden Rothglühhitze wird nur Ferrihydrat oder Eisenoxydhydrat im Moment des Hydratwasserverlustes durch Wasserstoff leicht zu Metall reducirt. Diese Reduction erstreckt sich zunächst auf die obere Eisenoxydhydratschicht. Bei derselben Hitze verliert die untere Schicht ihr Hydratwasser und die Reduction des anhydrischen Eisenoxyds erstreckt sich nicht weiter als bis zur Bildung von Ferroferrioxyd (Eisenoxyduloxyd, Fe_3O_4). Um also die möglichst grösste Menge reducirten Eisens zu erlangen, ist das Ferrihydroxyd, des monohydrischen und dihydrischen Eisenoxyds, in möglichst dünner Schicht der Einwirkung des Wasserstoffgases auszusetzen und diese Schicht nicht eher zu erhitzen, bis sie nicht ganz von einer Wasserstoffatmosphäre umhüllt ist, die Erhitzung selbst aber nur langsam zu steigern.

Substitute des reducirten Eisens. Man hat auf andere Weise reducirtes, dunkelgraues bis schwarzes Eisen für den medicinischen Gebrauch dargestellt, jedoch entsprechen diese Präparate nicht den Anforderungen, welche die Pharmakopoe stellt. Jene Substitute enthalten reichliche Mengen Kohlenstoff und Kohlenstoffeisen, so dass eine völlige Löslichkeit des Präparats in Salzsäure nicht erreicht wird.

1. In Stelle des Wasserstoffgases hat man (besonders in Frankreich) Leuchtgas als Reductionsmittel benutzt. Das reducirte Eisen ist stark kohlenstoffhaltig und, da das Leuchtgas nicht frei von Schwefelverbindungen zu sein pflegt, mehr oder weniger mit Schwefeleisen verunreinigt.

2. Das *Ferrum reductum* nach Vorschrift von MAX ZAENGERLE. Es wird nach dieser Vorschrift zuerst Ferrooxalat ($C_2FeO_4 + H_2O$) dargestellt durch Vermischen der Lösungen von 200 Th. reinem kryst. Ferrosulfat (Eisenvitriol) und 91 Th. kryst. Oxalsäure, Auswaschen und Trocknen des citronengelben Niederschlages, welcher circa 125 Th. beträgt. Diese Menge getrocknetes Ferrooxalat wird mit 150 Th. entwässertem Kaliumferrocyanid und 44 Th. trockenem Kaliumcarbonat innig gemischt und in einem bedeckten Tiegel erhitzt und geglüht, bis die Gasentwickelung in der schmelzenden Masse nachgelassen hat. Die erkaltete Masse wäscht man so lange mit destillirtem Wasser aus, bis das Ablaufende durch Silbernitrat nicht mehr getrübt wird. Die Ausbeute beträgt circa 75 Th. reducirtes Eisen, welches viel Kohlenstoff enthält. Das Präparat ist daher schwarz, obgleich der Kohlegehalt nur gering ist.

3. Das feinpulvrige Eisenmetall, welches bei Darstellung des Kaliumcyanids durch Schmelzung eines Gemisches von Kaliumferrocyanid und Kaliumcarbonat als Nebenproduct gewonnen wird.

Handelswaare. Das reducirte Eisen wird in 2 Qualitäten in den Handel gebracht. Die bessere und daher auch theurere Waare soll den Anforderungen der Ph. entsprechen. Die andere ist dunkeler an Farbe und enthält höchstens 70 Proc. metallisches Eisen. Zu welchen Zwecken diese letztere Waare gebraucht wird, ist nicht bekannt.

Das in Frankreich geschätzte, durch Electricität reducirte oder COLLAS'sche Eisen hat keinen Vorzug vor dem durch Wasserstoffgas reducirtem. Vor einem Decennium hatte HERAEUS zu Hanau ein fast vollprocentiges reducirtes Eisen bereitet, jedoch nach Schluss seiner Fabrik scheint auch dieses Präparat aus dem Handel verschwunden zu sein.

Eigenschaften des officinellen reducirten Eisens. Dieses ist ein aus Eisenoxyd durch Wasserstoffgas reducirtes Eisen und bildet je nach dem Gehalt an Ferroferrioxyd ein heller oder dunkeler graues, glanzloses, höchst feines, geruch- und geschmackloses Pulver, welches specifisch leichter als gepulvertes Eisen ist. An der Luft erhitzt oder durch einen glühenden Körper angezündet verglimmt es zu Ferroferrioxyd. Vom Magnet wird es angezogen. Verdünnte Salzsäure löst es unter Entwickelung eines geruchlosen Wasserstoffgases vollständig zu einer fast farblosen oder vielmehr schwach blass blaugrünlichen Flüssigkeit.

Prüfung. Dieselbe fordert — 1) völlige oder fast völlige Löslichkeit in der 15-fachen Menge einer heissen 12,5-proc. Salzsäure — 2) unter Entwickelung von Wasserstoffgas, welches ein in seinen Strom hineingeschobenes und sofort wieder zurückgezogenes, mit 50-proc. Silbernitratlösung getränktes Stück Papier weder gelb noch braun färben darf. — Beide Operationen stimmen mit denen bei der Prüfung des gepulverten Eisens überein. Dass die verdünnte Salzsäure erwärmt sein müsse, wird man bestreiten, denn auch ohne Erwärmung geht die Lösung im Ueberschuss der Säure vor sich.

In Stelle des Papiers eignet sich entweder Pergamentpapier oder einfach ein in die Silberlösung eingetauchter Glasstab, welchen man nach der Reaction gegen ein Stück weissen Papiers betrachtet. — 3) Der in der Salzsäure nicht lösliche Theil soll aus 2 g des Eisens nicht mehr denn 0,02 g, also nicht mehr denn 1 Proc. betragen. Zur Wägung dieses etwaigen Rückstandes muss ein tarirtes Filter angewendet werden, welches mit seinem ausgewaschenen Inhalte zuletzt mit schwachem und starkem Weingeist nachgewaschen und schliesslich getrocknet wird. — 4) Bestimmung des Gehaltes an metallischem Eisen. Dieselbe beruht auf der Ueberführung des im reducirten Eisen vorhandenen metallischen Eisens in Ferrochlorid durch Mercurichlorid ($Fe + 2HgCl_2 = FeCl_2 + Hg_2Cl_2$). Wird das reducirte Eisen, aus Eisen und Ferroferrioxyd bestehend, mit Mercurichlorid in Lösung digerirt, so bildet sich Ferrochlorid und Mercurochlorid. Letzteres und das Ferroferrioxyd scheiden als schwerer grauer Bodensatz aus. Die Lösung enthält also Ferrochlorid. Da in einem Ferrosalze durch 56,2 ccm der 0,1-proc. Kaliumhypermanganatlösung 0,1 g Eisenmetall angezeigt wird, so lässt sich der Gehalt an metallischem Eisen leicht berechnen. Der Mindest-Eisengehalt in 25 ccm der Ferrochloridlösung wäre 0,0673 g und diese erfordern 37,85 ccm oder fast 38 ccm der 0,1-proc. Permanganatlösung zur Ueberführung in Ferrisalz. 0,3 g des reducirten Eisens werden mit 50 g der 5-proc. Mercurichloridlösung übergossen, in einem Glase von mindestens 100 ccm Rauminhalt unter Luftabschluss eine Stunde in kochend heissem Wasser unter wiederholtem Umschütteln digerirt und dann zum Erkalten bei Seite gesetzt. Behufs Luftabschlusses wird während der Digestion eine der Vorrichtungen, wie sie in beistehender Figur angegeben

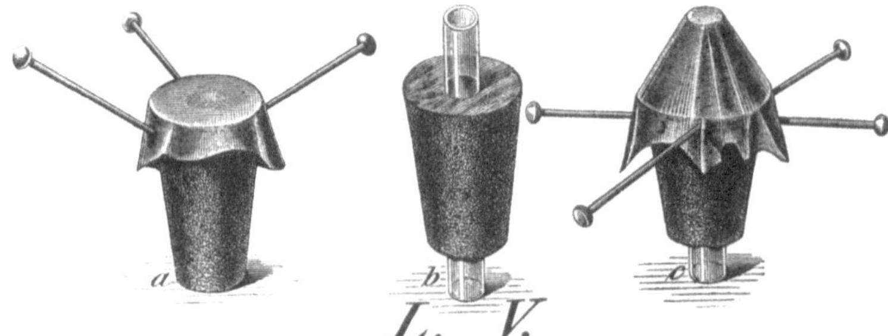

Vorrichtung zum luftdichten Verschluss.
a durchbohrter Kork mit Gummiblatt überdeckt, *b* Kork mit Glasrohr, *c* derselbe mit Gummiblatt überdeckt.

sind, angewendet. Hierauf wird bis auf 100 ccm mit Wasser verdünnt, umgeschüttelt und zum Absetzen beiseite gestellt. Dann misst man von der klaren, fast farblosen Flüssigkeit 25 ccm ab, giebt sie nebst 25 ccm Wasser in eine Porcellanschale und alsdann circa 20 ccm der Kaliumpermanganatlösung hinzu. Dadurch wird in Folge der Ferrisalzbildung die Mischung braungelb gefärbt, man würde die rothe Farbe der Permanganatlösung, also den Schluss der Reaction nicht erkennen können. Man mische daher soviel verdünnte Schwefelsäure hinzu, bis die Mischung wieder klar und fast farblos erscheint. Diese Vornahme zu erwähnen, hat die Ph. vergessen. Nun setzt man von der Permanganatlösung vorsichtig nach und nach hinzu, bis die Farbe dieser Lösung deutlich (rosenroth) hervortritt. Mindestens sollen 38 ccm hierzu erforderlich sein. Gewöhnlich wird man das Endresultat mit circa 34 ccm erlangen, denn das reducirte Eisen des Handels enthält höchstens 80 Proc. metallisches Eisen. Wenn HERAEUS noch dieses Präparat herstellte, so würde man ein reducirtes Eisen, wie es die Ph. fordert, erlangen können. Andere Chemiker vermögen ein 89,75-proc. oder 90-proc. nicht im Grossen herzustellen. Dies ist noch ein Geheimniss.

Zu gleichem analytischem Resultate wäre man übrigens auch gelangt, wenn man den **Höchstgehalt an Ferroferrioxyd** normirt hätte. Hierzu wird 1g des reducirten Eisens mit Kaliumbromobromid, einer Lösung aus 3g Brom, 2g Kaliumbromid in 80—100 ccm Wasser, macerirt. Das Eisenmetall geht in Ferrobromid über und das Ferroferrioxyd bleibt ungelöst, welches im angefeuchteten tarirten Filter gesammelt, ausgewaschen und getrocknet wird. Die Bestimmungsweise des Eisens nach der Ph. ist übrigens der Praxis convenirender und bequemer.

Das reducirte Eisen kann mit dem reducirten Eisen aus der Kaliumcyaniddarstellung vermischt sein und soll dann, wie von einigen Seiten angegeben wird, eine Verunreinigung mit Cyan oder Kaliumcyanid vorliegen. Zur Erforschung desselben mischt man einige Gramm des Präparats mit heissem Wasser, welches mit einigen Tropfen Aetzkalilauge versetzt ist. Das Filtrat mit einigen Tropfen Ferrosulfat- und Ferrichloridlösung, dann mit einigen Tropfen Salzsäure versetzt, müsste bei Gegenwart von Cyanid eine blaue Trübung ergeben. Diese Verunreinigung habe ich nie angetroffen. Beträgt der Kohlenstoffgehalt nicht über 2 Proc., so kann die Reduction nur auf dem Wege mit Wasserstoffgas oder Leuchtgas ausgeführt worden sein.

Aufbewahrung. Das reducirte Eisen muss vor Luft und Feuchtigkeit geschützt werden. Man bewahre es daher in Glasflaschen, welche mit Kork- oder Gummistopfen dicht geschlossen sind.

Kritik. Diese erstreckt sich zunächst auf das mit Silberlösung benetzte Papier, welches sich praktischer und einfacher durch einen Glasstab ersetzen lässt. Ferner entspricht der Gehalt von 90 Proc. (89,75 Proc.) metallischen Eisens nicht der Waare, wie sie im Handel zu erlangen ist, welche sich meist als ein 80-proc. Eisenpräparat erweist. Der Modus der Eisenbestimmung ist übrigens ein sehr passender und scharfes Resultat ergebender.

Anwendung. Von dem reducirten Eisen wäre das zu sagen, was bereits S. 731 vom gepulverten Eisen angegeben ist.

Ferrum sesquichloratum.

Krystallisirtes Eisenchlorid. Ferrichlorid. Ferrum sesquichlorātum. Ferrum muriaticum oxydatum. *Perchlorure de fer.*
Perchloride of iron.

Der Rückstand, welchen man durch Abdampfen von eintausend (1000) Th. des *Liquor Ferri sesquichlorati* in der Wärme des Wasserbades bis auf 483 Th. erlangt, wird in einer bedeckten Schale an einen kühlen und trocknen Ort gestellt, bis er gänzlich erstarrt ist.

Eine gelbe krystallinische, trockene, in feuchter Luft in kurzer Zeit zerfliessende, bei gelinder Wärme schmelzende, in Wasser, Weingeist, Aether lösliche Masse.

Dieses Ferrisesquichlorid, in gleich viel Wasser gelöst, sei von einer Reinheit wie der *Liquor Ferri sesquichlorati.*

Das Eisenchlorid wird häufig als ein Sublimat in den Kratern der Vulkane gefunden. Die Alchemisten bereiteten es durch Sublimation aus Eisenvitriol und Kochsalz. BASILIUS VALENTINUS im 15. Jahrhundert scheint es schon gekannt zu haben. Vor 2 Jahrhunderten stellte man es als concentrirte Flüssigkeit, *Oleum Martis*, dar. Es entsteht, wenn Chlorgas über erhitztes Eisen geleitet wird, wobei es sich verflüchtigend in dem kälteren Theile des Apparats wasserfrei in Gestalt metallglänzender grauschwarzer Flittern ansetzt. Wird wasserhaltiges Ferrichlorid in einem Kolben andauernd erhitzt, so entweichen anfangs Wasser und Chlorwasserstoffgas, dann sublimirt Ferrichlorid und eine basische Verbindung (Ferrioxychlorid) bleibt im Rückstande.

Das Ferrichlorid krystallisirt in zwei verschiedenen Verhältnissen mit Wasser. Dampft man seine wässrige Lösung bei sehr gelinder Wärme soweit ein, bis eine herausgenommene Probe auf eine kalte Porcellanfläche gebracht krystallinisch erstarrt, so erhält man die officinelle Verbindung von Fe_2Cl_6 + $12H_2O$. Wird diese Verbindung über Schwefelsäure ausgetrocknet, so zerfliesst sie und scheidet grosse rothe Krystalle von der Formel Fe_2Cl_6 + $5H_2O$ ab. Diese letztere Verbindung entsteht auch, wenn man eine Ferrichloridlösung längere Zeit an einem warmen Orte abdunsten lässt.

Darstellung. Da die Ferrichloridlösung beim Abdampfen Salzsäure verliert und ein Subchlorid oder Oxychlorid resultirt, so ist zur Erzeugung des trocknen krystall. Ferrichlorids, Fe_2Cl_6, $12H_2O$, in folgender Weise vorzugehen. Nachdem die concentrirte Ferrichloridlösung ohne künstliche Abkühlung bis auf 20—21° C. erkaltet ist, bestimmt man alsbald ihre spec. Schwere und bringt sie durch Verdünnen mit Wasser genau auf einen Gehalt von 60 Proc. Ferrichlorid oder bis zu einem spec. Gewicht von 1,669—1,670, also bis auf den Punkt, wo die Flüssigkeit aus Fe_2Cl_6 und $12H_2O$ besteht. Um dies mit einiger Sicherheit auszuführen, seien folgende spec. Gewichte höchst concentrirter Lösungen angeführt:

Proc. Fe_2Cl_6	20—21° spec. Gew.	Proc. Fe_2Cl_6	20—21° spec. Gew.	Proc. Fe_2Cl_6	20—21° spec. Gew.
60	1,669	65	1,715	70	1,758
61	1,679	66	1,724	71	1,766
62	1,688	67	1,733	72	1,774
63	1,697	68	1,742	73	1,782
64	1,706	69	1,750	74	1,790

Kennt man die Tara des Gefässes (Porcellanschale, Kasserol), so ist diese Operation leicht ausgeführt. Gesetzt, man hätte 800 g Lösung, das spec. Gew. derselben wäre 1,758, so erfordert dieselbe

$$60 : 70 = 800 : x (= 933,3)$$

eine Verdünnung bis auf 933 g oder mit (933—800 =) 133 g destillirtem Wasser. In die auf 60 Proc. Chloridgehalt gebrachte Lösung stellt man einen starken Glasstab oder Porcellanstab. Die Schale setzt man auf eine Lage ausgetrockneten Papiers und stülpt darüber eine Glasglocke oder einen passenden Topf (um die Luftfeuchtigkeit abzuhalten). Nach einem halben Tage rührt man einmal um. Ist der Ort kühl, so findet man schon nach $1^1/_2$ Tagen die Flüssigkeit zu einer gelben Salzmasse erstarrt. Unter geschicktem Wenden über einer Weingeistflamme erhitzt man die Wandung des Gefässes, und das Salz lässt sich leicht in Form eines Kuchens herausnehmen. In einem starken, aber kalten und trocknen Porcellanmörser zerstösst man es in Stücke und bringt diese sofort in trockne Gläser, welche mit Sorgfalt dicht zu verstopfen sind. Auf diese Weise, mit Genauigkeit ausgeführt, kommt man schnell und sicher zum Ziele. Das Abdampfen der Lösung, bis eine herausgenommene

Probe erstarrt, gelingt nicht immer oder giebt ein unsicheres Resultat, wenn man genau das Chlorid mit 12 Mol. Krystallwasser gewinnen will. Ebenso ist die Methode, die Ferrichloridlösung bis zur Syrupconsistenz im Wasserbade abzudampfen und zur Krystallisation bei Seite zu stellen eine verwerfliche, weil bei Syrupconsistenz schon mehr Wasser verdampft ist oder sein kann, als zur Constituirung des krystallisirten Chlorids erforderlich ist. Will die Lösung von Syrupconsistenz nicht erstarren oder Krystalle ansetzen, so ist oft eine gelinde Agitation ausreichend, eine Erstarrung oder Krystallisation zu erzielen.

Diese Anweisung war schon in dem Commentar zur 1. Ausgabe der Ph. Germ. gegeben worden. Die 2. Auflage hat nun eine entsprechende einfache Vorschrift gegeben, indem sie 1000 Th. der officinellen Ferrichloridlösung, welche 29 Proc. Ferrichlorid enthält, in der Wärme des Wasserbades, wo ein Salzsäureverlust nur ein äusserst geringer ist, bis auf 483 Th. eindampfen lässt, welche 483 Th. 60 Proc. Ferrichlorid enthalten (483 : 290 = 100,0 : 60,0). Diesen Weg wird man nur selten einschlagen und direct die concentrirt hergestellte Ferrichloridlösung in eine 60-proc. verwandeln.

Eigenschaften. Das officinelle Ferrichlorid enthält 40 Proc. Krystallwasser. Es bildet braungelbe, strahlig, drusig oder warzig krystallinische Massen, die leicht in Wasser, Weingeist und Aether löslich, sehr hygroskopisch sind, an der Luft zerfliessen, durch Sonnenlicht in Chlorür verwandelt werden und zwischen 40^0 und 50^0 C. schmelzen. Die Lösungen reagiren sauer.

Ferrichlorid, anderthalbfach Chloreisen, Ferrisesquichlorid, Fe_2Cl_6, wird im wasserleeren Zustande durch Erhitzen von Eisendraht in einer Tubulatretorte und Darüberleiten von trocknem Chlorgase gewonnen. Das gebildete Ferrichlorid verflüchtigt sich hierbei und setzt sich in dem kälteren Theile des Apparats in Form metallglänzender eisenschwarzer Krystallblättchen an, welche mit Regenbogenfarben spielen und sich schon einige Grade über dem Wasserkochpunkte verflüchtigen und sublimiren. An der Luft zieht es Feuchtigkeit an und zerfliesst zu einer dunkelrothbraunen Flüssigkeit, dem *Oleum Martis*, welches heut durch *Liq. Ferri sesquichlorati* ersetzt wird. Mit Wasser geht es mehrere krystallisirte Verbindungen ein. Wird die Ferrichloridlösung bis zur Syrupconsistenz abgedampft, so setzen sich aus derselben an einem kühlen Orte warzenförmige Krystallconglomerate ab, welche sich allmählich vermehren und um so schneller, wenn die Flüssigkeit durch Umrühren erschüttert ist. Dieses Krystallisationsproduct enthält 12 Mol. (40 Proc.) Krystallwasser. Seine Formel ist $Fe_2Cl_6 + 12H_2O$. Es schmilzt bei $+50^0$ C. und wird bei $+25^0$ wieder fest. Durch weiteres Verdunsten bei sehr gelinder Wärme oder unter eine Glasglocke über conc. Schwefelsäure gestellt verliert es Wasser und zerfliesst allmählich zu einem Syrup, aus welchem sich grosse rothe Krystalle, welche nur 5 Mol. Wasser enthalten, absetzen. Eine Flüssigkeit von 1,748 spec. Gewicht bei 25^0 C. schied in der Ruhe einige wenige Krystallwarzen aus, erstarrte aber bei starkem Agitiren. Sie war syrupdick und enthielt nicht das hinreichende Wasserquantum, um die Verbindung $Fe_2Cl_6 + 12H_2O$ darzustellen. Wird eine Ferrichloridlösung bis auf ein spec. Gew. von 1,670 (bei $17,5^0$ C.) eingedampft, so enthält sie gerade die Mengen Ferrichlorid und Wasser, welche zu der Constituirung der Verbindung $Fe_2Cl_6 + 12H_2O$ erforderlich sind. Auch bei dieser Concentrirung ist die Flüssigkeit syrupdick. Beim Verdünnen der concentrirten Lösung mit Wasser findet eine beträchtliche Erwärmung statt. Ueber Ferrisubchlorid (dialysirtes Eisenoxyd) ist unter *Liq. Ferri oxychlorati* das Nähere angegeben.

Prüfung. Die mit gleich vielem Wasser bewirkte Lösung soll sich so rein verhalten, wie vom *Liquor Ferri sesquichlorati* gefordert wird. (Man sehe diesen Artikel nach.) Die Ph. hat eine Verunreinigung mit Ammoniumchlorid unberührt gelassen, welche selbst als Verfälschung auftritt. Zur Prüfung auf dieses Salz giebt man circa 0,5 g des Chlorids in grober Pulverform in einen weiten Reagircylinder und übergiesst und mischt mit einigen ccm Aetznatronlauge. Ueber die Oeffnung des Reagircylinders bindet man ein Stück Filtrirpapier und giebt auf dasselbe einen Tropfen Mercuronitratlösung oder einen Tropfen mit Wasser gemischten Kalomels. Dann erwärmt man die Mischung aus Ferrichlorid und Natronlauge bis zum Aufkochen. Wird im Verlaufe einer Minute der Mercurosalzfleck schwarz, so ist zuviel Ammon gegenwärtig. Entfernte Spuren Ammons können nicht immer vermieden werden. Man kann auch einen Glasstab in Mercuronitratlösung eintauchen und der Ammon ausdunstenden Flüssigkeit nähern. An der feuchten Glasstabstelle tritt Schwärzung ein.

Aufbewahrung. Wegen der stark hygroskopischen Eigenschaft des krystallisirten Ferrichlorids ist dieses in mehreren kleineren, dicht verkorkten und mit der Tara signirten Gläsern (am besten über Aetzkalkstücken) in einem verschlossenen Kasten aufzubewahren. Da Sonnenlicht desoxydirend darauf einwirkt, so wird dasselbe bei dieser Art der Aufbewahrung sicher abgeschlossen. Herausgenommen aus den Gefässen wird das Ferrichlorid nicht mit metallenen Spateln, sondern mit gläsernen, porcellanenen oder hörnernen Spateln oder Stäben.

Kritik. Zur Charakteristik dieses Ferrichlorids wäre es wohl nöthig gewesen, den Gehalt entweder der Feuchtigkeit oder des Eisens oder Ferrichlorids anzugeben. Die Verunreinigung mit Ammoniumchlorid hätte man auch nicht übersehen sollen, wenn man diejenigen mit Salzen der fixen Alkalien beachtete.

Anwendung. Das krystallisirte Ferrichlorid ist das sicherste und beste Eisenmittel. Man giebt es zu 0,05—0,1—0,15 g einige Male des Tages in Pillen in Verbindung mit Chinaalkaloïdsalzen, Pepsin, bitteren und aromatischen Mitteln. Ein gutes Constituens ist Pulvis rad. Gentianae mit sehr wenig Altheewurzelpulver nebst etwas Glycerin oder Extracten von Musconsistenz. Im Uebrigen vergleiche man *Liq. Ferri sesquichlorati*. Ueber die Wirkung des Eisens im Allgemeinen ist S. 730 u. f. das Nöthigste gesagt.

Ferrum sulfuricum.

Ferrosulfat; Schwefelsaures Eisen; Schwefelsaures Eisenoxydul; Reiner Eisenvitriol. Vitriŏlum Martis purum. *Sulphate ou Protosulphate de fer. Sulphate of iron.*

Man übergiesse zwei (2) Th. reinen Eisendrahtes mit einer Mischung aus drei (3) Th. Schwefelsäure und acht (8) Th. dest. Wasser. Die noch warme Lösung filtrire man, sobald die Gasentwicklung ihr Ende erreicht hat, in (4) Th. Weingeist, welcher in anhaltend kreisender Bewegung erhalten wird, hinein. Das in ein Filter gebrachte Krystallmehl wasche man mit etwas Weingeist ab, dann drücke man es aus und breite es behufs schneller Trocknung auf Fliesspapier am besten in der Weise aus, dass er dem Sonnenlichte ausgesetzt ist, bis die Krystalle nicht mehr an einander haften.

Ein krystallinisches, in trockner Luft verwitterndes Pulver, welches sich in 1,8 Th. Wasser zu einer grünlich-blauen Flüssigkeit löst. Eine selbst höchst verdünnte Lösung dieses Salzes ergiebt auf Zusatz von Kaliumferricyanid einen dunkelblauen, durch Baryumnitrat einen weissen, in Salzsäure nicht löslichen Niederschlag.

Die mittelst abgekochten und dann erkalteten Wassers bereitete Lösung muss klar, von grünlich-blauer Farbe und fast ohne Einwirkung auf Lackmuspapier (Reagenspapier) sein.

0,5 g in 20 g verdünnter Schwefelsäure und 150 g Wasser gelöst müssen zur Oxydation 56—57 ccm der volumetrischen Kaliumpermanganatlösung erfordern.

Wenn man 2 g des Salzes in Wasser gelöst und mittelst Salpetersäure *(cum Acido nitrico)* oxydirt reichlich mit Aetzammon versetzt, so darf das daraus erlangte Filtrat weder durch Schwefelammonium getrübt werden, noch abgedampft und geglüht einen Rückstand hinterlassen.

Geschichtliches. Den Eisenvitriol hat man schon zu MOSES Zeiten gekannt und zum Färben der Gewebe und zu Tinten verbraucht. Bis vor 200 Jahren kam nur der aus den Schwefelkiesen gewonnene Vitriol in den Handel.

Vorkommen und **Gewinnung** vergl. man unter *Ferrum sulfuricum crudum.*

Darstellung des reinen Ferrosulfats. Aus dem käuflichen Eisenvitriol lässt sich durch Umkrystallisiren kein reines Salz darstellen, weil die meisten verunreinigenden Salze mit dem Vitriol zugleich herauskrystallisiren oder weil sie demselben isomorph sind.

Die Darstellung eines reinen Ferrosulfats bietet keine Schwierigkeit, wenn man Eisendraht, welcher ein ziemlich reines Eisen ist, in reiner Schwefelsäure löst. Der Draht muss mittelst eines Zeuglappens und feuchten Sandes vorher abgerieben werden, um ihn von der mineralischen Fettschicht und auch anhängendem Staube zu befreien.

Zur Darstellung werden 800 Th. d e s t. W a s s e r in einem Glaskolben in eine wirbelnde Bewegung gesetzt und dazu vorsichtig 300 Th. reine conc. S c h w e f e l s ä u r e gegeben. Dieser noch heissen Mischung setzt man nach und nach 200 Th. abgeriebenen Draht in kleinen Bündeln hinzu. Unter lebendiger Wasserstoffgasentwickelung erfolgt die Lösung des Eisens. Da der Wasserstoff, der auch Spuren Arsen- und Schwefelwasserstoff, also giftige Gase enthält, der Gesundheit nachtheilig ist, so hüte man sich davon einzuathmen und nehme die Operation entweder in einem gut ziehenden Schornsteine oder im Freien vor, auch halte man Feuer oder Flammen fern. Der Kolben, worin die Lösung vorgenommen wird, darf von der verdünnten Säure nur zu $1/3$ gefüllt sein. 200 Th. Eisen erfordern 360 Th. der conc. Schwefelsäure zur Lösung, die Ph. schreibt aber nur 300 Th. Säure vor, um Eisen im Ueberschuss gegenwärtig zu halten, wodurch eine Ferrisalzbildung zurückgehalten wird. Nachdem alles Eisen eingetragen und ein Aufsteigen von Wasserstoffbläschen nicht mehr zu erkennen ist, wird die auf höchstens 25° C. erkaltete und mit 100 Th. destill. Wasser verdünnte Eisenlösung in ein Filter gegeben, welches so placirt ist, dass das Filtrat in 400—500 Th. Weingeist, welcher mittelst eines Spatels oder Stabes in einer rotirenden Bewegung erhalten wird, hineintropft.

Wäre die Säure völlig mit Eisen gesättigt und enthält die Lösung nicht freie Schwefelsäure, so geht die Oxydation, die Bildung von Ferrisalz, sofort vor sich und die aus dem Filter langsam abtropfenden Theile werden gelblich und das im Weingeist niederfallende Salz enthält schon starke Spuren Ferrisalz. Dieses Verfahren ist keineswegs ein practisches, wenn man ein reines Ferrosulfat gewinnen will. Richtiger ist es, die Eisenlösung nach beendigter Wasserstoffentwickelung mit 100 Th. destill. Wasser zu verdünnen, um einer krystallinischen Ausscheidung entgegenzutreten, dann zu filtriren und das Filtrat mit 40—50 ccm verdünnter Schwefelsäure zu versetzen, um das Ferrisubsulfat in Lösung zu erhalten. Die ungefähr 15—25° C. warme, also nicht wärmere, filtrirte Eisenlösung wird nun in dünnem Strahle in 600 Th. Weingeist, welcher in einer rotirenden Bewegung erhalten wird, eingegossen und zum Absetzen in Ruhe gelassen. Bei einer Wärme von 15—30° C. scheidet nur das normale Ferrosulfat mit $7H_2O$ aus. Ueber 30° C. bilden sich im Weingeist anfangs Krystalle mit 5 und 6 Mol. H_2O und dann folgen mit der Verdünnung Schritt haltend die Krystalle mit $7H_2O$.

Das dadurch ausgeschiedene Krystallmehl sammele man nicht in einem Filter, sondern in einem leinenen Colatorium, wasche es hier mit verd. Weingeist genügend aus, um es von freier Säure zu befreien, und presse es zusammengelegt mittelst der Presse nur sanft aus, um es dann zwischen einer nicht zu dünnen Lage Fliesspapier nochmals einer Pressung auszusetzen. Diese Operation nochmals mit einer frischen Schicht Fliesspapier zu wiederholen ist von Vortheil. Dann breite man das Salz auf Fliesspapier aus und rühre öfter um, damit der letzte Weingeistrest zur Verdunstung gelange. Kann dies im directen Sonnenlichte, im Sonnenscheine, geschehen, so findet schnellere Trocknung statt, und eine Ferrisulfatbildung (Oxydation) ist sicher ausgeschlossen. Ein langes Liegen in dem Sonnenscheine ist zu meiden, denn durch die Wärme tritt Verwitterung der kleinen Krystalle ein, bei sehr starker Hitze können sogar die Krystalle schmelzen. Die Oxydation wird gefördert, wenn den Krystallen noch Spuren Schwefelsäure und Feuchtigkeit anhängen. Daher ist es wesentlich, das Krystallmehl genügend mit Weingeist abzuwaschen und die vollständige Beseitigung des Weingeistes durch wiederholtes Pressen zwischen Fliesspapier möglichst schnell zu vollziehen. Wenn die in das Standgefäss eingefüllte Krystallmasse nach halbstündigem Stehen conglomerirt (zusammenbackt), so ist die Abtrocknung eine unvollkommene gewesen und muss durch Ausbreiten auf Fliesspapier und Umrühren wiederholt werden. In kalter Jahreszeit ist es nothwendig, die Eisenlösung gegen Schluss der Wasserstoffentwickelung eine halbe Stunde auf 70—80° C. zu erhitzen, um den Schluss der chemischen Action sicher herbeizuführen.

Die Ausbeute beträgt circa 830 Th. Ferrosulfat (aus 300 Th. verwendeter Schwefelsäure).

Will man Ferrosulfat in grösseren vollständigen Krystallen sammeln, so muss die zum Zwecke der Krystallisation genügend concentrirte heisse wässrige Lösung, an einen kalten Ort gestellt, hin und wieder sanft umgerührt werden. Das Abtrocknen der im Durchschlage gesammelten Krystalle geschehe dann nur soweit, bis die den Krystallen äusserlich anhängende Feuchtigkeit beseitigt ist, und ein Verwittern der Krystalle nicht stattfindet. Auch darf man nicht eine gelinde Trockenwärme anwenden, weil dann die Krystalle schmelzen würden. Ein reines Ferrosulfat erlangt man nur aus saurer Lösung.

Die weingeisthaltige Flüssigkeit wird mit Kalk abgestumpft und daraus der Weingeist durch Destillation wieder gewonnen.

Die Eisenlösung, welche man bei der Darstellung des Schwefelwasserstoffgases aus Schwefeleisen erhält, liefert ein reines Salz.

Theorie der Darstellung des Ferrosulfats. Diese erklärt das Schema

Eisen = 56   Schwefelsäure = 98   Ferrosulfat = 278   Wasserstoff = 2

$$\text{Fe} \quad \text{und} \quad H_2SO_4 \quad \text{ergeben} \quad FeSO_4(+7H_2O) \quad \text{und} \quad 2H,$$

welcher als Gas entweicht. Da Ferrosulfat nicht in Weingeist löslich ist und der Weingeist dem Salze das Lösungswasser entzieht, so scheidet es als Krystallmehl aus. Das Eisen ist in seinen Ferroverbindungen 2-werthig, in seinen Ferriverbindungen 3- und 4-werthig. Da das Eisen mehr oder weniger Kohlenstoff enthält, so wird bei seiner Auflösung in der verdünnten Schwefelsäure ein kohliger Absatz sich bilden und auch unangenehm riechendes Kohlenwasserstoffgas entweichen, indem sich ein Theil des Kohlenstoffs in dem Augenblicke seines Ausscheidens mit Wasserstoff verbindet. Enthält das Eisen Schwefel oder Phosphor, so bilden sich auch entsprechende Mengen Schwefelwasserstoff- und Phosphorwasserstoffgas, welche dem entweichenden Wasserstoffgase nicht nur einen sehr stinkenden Geruch ertheilen, dieses auch giftig für die Respirationsorgane machen. Daher hüte man sich davon einzuathmen und nehme die Operation an einem freien luftigen oder zugigen Orte vor. Würde das Salz nach alter Methode zur Krystallisation gebracht, so machte man einen Zusatz von reiner Schwefelsäure. Dieser hält nämlich das durch den Sauerstoff der Luft sich in kleinen Mengen bildende basische Ferrisulfat (Ferrisubsulfat) in Lösung. Im anderen Falle würde sich letzteres Salz ocherfarben und pulverig abscheiden und die ansetzenden Krystalle unansehnlich machen. In der sauren Lösung schiessen die Vitriolkrystalle in bläulich-grünen, in der nicht angesäuerten in grünlichen Krystallen an, indem sie im letzteren Falle mehr oder weniger Ferrisalz enthalten.

Wird das Ferrosulfat durch Weingeist gefällt, so geschehe die Filtration der Eisenlösung möglichst schnell. Damit das trotz aller Vorsicht sich bildende Ferroferrisulfat, welches die Eisenlösung gelblich färbt, nicht mit dem Ferrosulfat zugleich durch den Weingeist gefällt werde, so ist die Eisenlösung stark sauer zu machen, also mit verdünnter Schwefelsäure zu versetzen. Die alsdann dem Krystallmehle anhängende freie Säure wird leicht durch Weingeist weggewaschen.

Eigenschaften. Ferrosulfat, aus wässeriger Lösung krystallisirt, bildet zusammenziehend oder adstringirend schmeckende, durchsichtige, blass grünlichblaue, schief rhomboïdische Krystalle (dem monoklinschen System angehörend). Das officinelle Ferrosulfat bildet ein weisslich blass blaugrünliches Krystallmehl. Das Salz ist bei mittlerer Temperatur in 1,8 Th., bei 100^0 C. in 0,3—0,5 Th. Wasser löslich, in Weingeist und Aether aber unlöslich. Die wässrige Lösung ist blass grünlichblau, reagirt kaum oder nicht sauer und verwandelt sich unter Sauerstoffaufnahme aus der Luft allmählich in eine Ferroferrisalzlösung, welche eine braungelbe Farbe hat und ein gelbes basisches schwefelsaures Salz (Ferroferrihydroxysulfat) absetzt. Beim Liegen an der Luft verwittern die Krystalle des Ferrosulfats allmählich, bei einer Temperatur von 30—40 ^{0} um so schneller, zu einer fast weissen Masse. Sind die Krystalle feucht oder befinden sich dieselben in feuchter Luft, so werden sie braungelb unter Bildung von Ferroferrisubsulfat. Erhitzt schmelzen die Krystalle, lassen bei 100^0 $^6/_7$ ihres Krystallwassers abdunsten, verlieren aber erst zwischen 250—300^0 C. das letzte $^1/_7$ Krystallwasser, das sogenannte Constitutionswasser.

Das aus seiner conc. Lösung bei gewöhnlicher Temperatur in schiefen rhombischen Säulen anschiessende Ferrosulfat enthält 45,32 Proc. oder 7 Mol. Krystallwasser und erhält die Formel $FeSO_4 + 7H_2O$, Mol. Gew. $= 278$. Eine gleiche Zusammensetzung hat das durch gestörte Krystallisation gewonnene oder durch Weingeist aus der wässrigen Lösung gefällte Salz. MITSCHERLICH hat beobachtet, dass aus einer conc. Lösung bei 80^0 ein Salz in geraden rhombischen Säulen mit 4 Mol. Wasser anschiesst. Dieses Salz soll auch erhalten werden, wenn man Eisenvitriolkrystalle in Weingeist kocht. Beim Erhitzen verliert der Eisenvitriol Anfangs das Wasser, dann bildet sich unter Entweichen von Schwefligsäuregas Ferrisubsulfat, bei noch höherer Temperatur entweicht Schwefelsäure und zuletzt bleibt Eisenoxyd, das sogenannte *Colcöthar Vitriöli*, *Caput mortuum*, Todtenkopf, zurück.

Das total reine Ferrosulfat reagirt nicht sauer, sondern ist neutral, welche Eigenschaft die Ph. auch fordert. Ein Auswaschen zuerst mit verdünntem, zuletzt mit 90-proc. Weingeist ist daher unerlässlich.

Prüfung. Dieselbe richtet zunächt ihre Forderung an — 1) Abwesenheit jeder Spur Ferrisalzes und freier Säure. Die mit aufgekochtem, also von absorbirter Luft befreitem Wasser bewirkte Lösung soll klar, blass grünlichblau und nicht sauer sein. Im ersteren Falle wäre sie trübe und mehr grünlich und im zweiten Falle wäre das Salzmehl ungenügend mit Weingeist ausgewaschen. — 2) Bestimmung des Ferrooxyds, resp. Ferrosalzgehaltes mittelst Kaliumhypermanganats nach dem Schema:

10 Mol. Ferrosulfat   Kaliumhyper-   9 Mol.   5 Mol.
$(10 \times 278 = 2780)$ manganat $= 316$ Schwefelsäure   Ferrisulfat

$$10(FeSO_4 + 7H_2O) \text{ und } K_2Mn_2O_8 \text{ und } 9(H_2SO_4) \text{ geben } 5Fe_2(SO_4)_3 \text{ und}$$

2 Mol.   2 Mol.   78 Mol.
Manganosulfat   Kaliumhydriumsulfat   Wasser

$$2MnSO_4 \text{ und } 2KHSO_4 \text{ und } 78H_2O.$$

Es werden 0,5 g des Ferrosulfats in 20 g verdünnter Schwefelsäure gelöst und mit 150 g Wasser verdünnt. Bis zum Eintritt einer Rosafärbung soll ein Zusatz von 56—57 ccm der 0,1-proc. Kaliumhypermanganatlösung erforderlich sein (denn $2780 : 316 = 0,5 : 0,057$). Hier hat die Ph. den Zusatz von verdünnter Schwefelsäure angeordnet, nicht aber bei derselben Probe zur Bestimmung des Eisens im *Ferrum reductum*. — 3) Prüfung auf Kupfer, Zink und Mangan. 2 g des Ferrosulfats werden mit circa 3 g Salpetersäure übergossen und gelinde erwärmt, so lange gelbrothe Dämpfe frei werden. Dann wird die Masse mit 5 ccm verdünnter Schwefelsäure und 20—30 ccm Wasser aufgenommen und nun mit überschüssigem Aetzammon ausgefällt. Das Filtrat soll farblos sein. Bei Gegenwart von viel Kupfer wäre es bläulich, bei Gegenwart von Mangan wird es beim Stehen und Schütteln gelblich werden. Mangan wird bei Gegenwart von Ammoniumsalz, Zink bei Ueberschuss von Ammon nicht vollständig gefällt. Durch Zusatz von Schwefelammonium werden Spuren Kupfer, Mangan und Zink durch Fällung als Sulfide erkannt. — 4) Abwesenheit der Alkalien. Wird ein Tropfen des Filtrats sub 3, welches sich farblos und frei von Metallen erwies, auf einem Objectglase unter starkem Erhitzen abgedampft, so soll kein Rückstand, erkennbar mit unbewaffnetem Auge, verbleiben. Ein kaum erkennbarer muss zugelassen werden, denn die Ph. verwirft nur einen nach alter Methode im Porcellangefässe durch Abdampfen des Filtrats verbleibenden Rückstand. Die Erhitzung muss so weit erhöht werden, dass auch das gebildete Ammoniumsulfat verdampft. Wenn das Filtrat sub 3 nach der Fällung mit Aetzammon in Menge eines Tropfens auf einem Objectivglase verdampft keine Spur eines Rückstandes erkennen lässt, so ist auch die Reaction mit Schwefelammonium überflüssig. Man gehe also zunächst mit dem Verdampfen eines Tropfens auf Glas vor. — 5) Abwesenheit von Ammonsalz, oder auch von Ammoniumferrosulfat. An diese Verunreinigung oder Beimischung hat die Ph. nicht gedacht! — Man übergiesse in einem Reagircylinder circa 1,5 g des Ferrosulfats mit Aetznatronlauge, erwärme und führe einen Glasstab, welchen man in Mercuronitratlösung eingetaucht hat, in den Reagircylinder ein. Bei Gegenwart von freiem Ammon färbt sich der feuchte Theil des Glasstabes schwarz. Man kann auch den Cylinder mit einer Fliesspapierscheibe, auf welchen man einen Tropfen der Mercuronitratlösung giebt, bedecken, um dann den Cylinderinhalt zu erwärmen. Bei Gegenwart von Ammon tritt Schwärzung des Tropfens ein. Da Spuren Ammon wohl zulässig sind, so wähle man zum Experiment einen langen Probircylinder, in welchem die Ammonspuren einen weiteren Weg bis zum Reagens zurücklegen müssen und dann weniger kräftig auftreten.

Aufbewahrung. Das officinelle, durch Weingeist gefällte und gut abgetrocknete Salz hält sich in dicht verstopften, nicht zu grossen Glasflaschen vorzüglich, doch die geringste Feuchtigkeit, die geringste Säurespur, welche dem Salze anhängen, disponiren dasselbe zur Oxydation, und die Krystalle beschlagen ocherfarbig oder rostfarbig und werden unansehnlich. Es ist also ganz wesentlich, mit dem schnell und sorgsam abgetrockneten Salze trockne und nicht zu grosse Gefässe zu füllen und diese gut zu verstopfen. Auf diese Weise hält sich das Präparat Jahre lang untadelhaft.

Kritik. Die Vorschrift ist keine genügende, denn die zu filtrirende Ferrosulfatlösung muss freie Säure enthalten, wenn das Filtrat nicht mit Ferroferrisulfat verunreinigt in dem Weingeiste sich abscheiden soll. Zweitens musste das Wegwaschen der freien Säure durch Weingeist hervorgehoben werden, um ein nicht sauer reagirendes Salz zu erlangen. Da die Temperatur des Weingeistes oder der Ferrosulfatlösung auf das Maass des Krystallwassergehaltes von Einfluss ist, so musste die Ph. die Temperatur des Weingeistes und der Lösung genau beschränken, denn die Erfahrung MITSCHERLICH's nöthigte dazu.

Neben einer Verunreinigung mit fixem Alkali musste doch auch eine solche mit Ammoniumsulfat, mit welchem das Ferrosulfat sogar ein Doppelsalz bildet, in Betracht kommen.

Im lateinischen Texte finden wir im letzten Alinea einen Ausdruck, welcher in seiner Verbindung mit „*in Aqua soluta et*" vielleicht Berechtigung erhält, doch auf „*Si salis grammata duo*" bezogen, als ein Fehler auftritt. Das „*cum Acido nitrico oxydata*" wäre doch wohl mit „*Acido nitrico oxydata*" sachlich und grammatikalisch richtig wiederzugeben?

Anwendung. Der reine Eisenvitriol ist ein kräftiges Eisenmittel und beschränkt besonders die Absonderung der Schleimhäute der Verdauungswege. In grossen Gaben wirkt er ätzend und erzeugt Entzündung der Magenschleimhaut. Man giebt ihn innerlich zu 0,05—0,1—0,2 g 3- bis 5-mal täglich bei inneren Blutungen, chronischen Katarrhen des Darmkanals, der Lungen und Urogenitalorgane, Chlorose, Wurmleiden. Aeusserlich wendet man ihn als Adstringens in Einspritzungen, in Waschungen etc. an bei Schleimflüssen, Nasenbluten, bei Auflockerungen der Bindehaut, bei Hornhautflecken etc. In der Pharmacie dient er zur Bereitung verschiedener Eisenpräparate und als Reagens.

Ueber die Wirkung des Eisens und seiner Präparate ist S. 730 und 731 das Nothwendigste angeführt.

═══════

Ferrum sulfuricum crudum.

Eisenvitriol; Grüner Vitriol; Kupferwasser; Roher Eisenvitriol. Ferrum sulphuricum crudum s. venäle; Vitriŏlum Martis; Vitriolum virĭde. *Vitriol de fer; Vitriol vert; Vitriol martial; Couperose verte. Green vitriol; Copperas.*

Krystalle oder krystallinische Bruchstücke von grüner Farbe, meistens etwas feucht, seltener an der Oberfläche mit weisslichem Pulver bestäubt. Mit zwei (2) Th. Wasser liefern sie eine etwas trübe, sauer reagirende Flüssigkeit von zusammenziehendem tintenartigem Geschmacke.

Die wässrige 20-proc. Lösung muss blaugrün sein, keinen starken ochergelben Bodensatz bilden, auch nach Zusatz von Schwefelwasserstoffwasser höchstens nur eine bräunliche Farbe annehmen.

Der seit den ältesten Zeiten bekannte rohe Eisenvitriol ist ein bedeutender Handelsartikel. Er ist nie rein, gemeiniglich mit schwefelsauren Salzen des Mangans, Zinks, Kupfers, der Alaunerde etc. verunreinigt. Eine gute Waare ist ziemlich durchsichtig, von bläulich-grüner oder grünlicher Farbe und trocken, hier und da mit weissgelblichem Staube beschlagen. Sie bildet grössere Krystallklumpen, untermischt mit einzelnen Krystallen und Bruchstücken derselben. Die grossen Krystalle sind die besten. Mit vielem Krytallgruss untermischte, kleinstückige, an der Oberfläche bräunlichgelbe, sowie eine schwärzlichdunkelgrüne (Schwarzvitriol) Waare ist zu verwerfen oder nur zur Bereitung der Gallustinte oder zu Desinfectionszwecken anwendbar.

Um die krystallinische Beschaffenheit möglichst zu wahren, bewahre man den nur selten in den Gebrauch kommenden rohen Eisenvitriol nicht, wie man es nur zu oft antrifft, in Holzkästen, sondern in steinzeugnen oder gläsernen Gefässen.

Gewinnung. In den Gegenden, wo sich Lager von Schwefelkiesen oder Vitriolkiesen (Schwefeleisen, FeS_2) finden, werden die nicht verwitterbaren Kiese (Vitriolschiefer) durch Rösten eines Theiles ihres Schwefels beraubt, indem man Haufen aus abwechselnden Lagen Schwefelkies und Brennmaterial anzündet, wobei ein Theil des Schwefels (als Schwefligsäure) entweicht und eine niedere Schwefelungsstufe des Eisens zurückbleibt. Dieser Rückstand oder auch verwitterbare Schwefelkiese (wie Stahlkies, Wasserkies) werden auf einem etwas geneigten festgestampften Boden (Bühne) aus dichtem Thon in Haufen gebracht und diese von Zeit zu Zeit mit Wasser übergossen, wenn der Regen sie nicht hinreichend feucht erhält. Auf Kosten des atmosphärischen Sauerstoffs schreitet der Oxydationsprocess (Verwitterung oder Vitriolbildung) des Schwefeleisens vor, oft so rasch, dass die Masse sich bedeutend erhitzt, sogar entzündet. Sobald sich eine beträchtliche Menge Eisenvitriol gebildet hat, was man durch die Salzausblühungen (Effloresciren) an der Oberfläche der Haufen erkennt, werden diese durch Uebergiessen mit Wasser ausgelaugt. Die Salzlösung fliesst von der Bühne in eigene Behälter, Sümpfe, in welche man altes Eisen legt, theils um die etwa gebildete freie Schwefelsäure zu sättigen, theils um gebildetes Eisenoxyd zu Oxydul zu desoxydiren. Die Rohlauge der Sümpfe wird nun in eisernen oder bleiernen Pfannen, in welche gleichfalls altes Eisen gelegt ist, concentrirt, durch Absetzenlassen von Beimischungen, wie Gyps, Thon, Sand, Ferrioxyd, Ferrisubsulfat etc. befreit, dann bis zum Krystallisationspunkte abgedampft und in hölzernen Fässern, in welche Holzstäbchen gestellt sind, zum Krystallisiren gebracht. Die an Wänden und Boden sich absetzenden Krystallkrusten, Tafeln, sind weniger rein und schön als die an den Stäben sitzenden Krystalle (Trauben). In vielen Bergwerken findet man Eisenvitriol gelöst in den Grubenwässern. Enthalten diese zugleich Kupfer, so schlägt man dieses durch metallisches Eisen nieder, so dass neben Eisenvitriol zugleich Kupfer (Cementkupfer) gewonnen wird, wie z. B. zu Fahlun. Nach dieser Bereitungsmethode

hat der Vitriol den Namen **Kupferwasser** erhalten. Enthalten die Schwefelkiese Zinkblende (Schwefelzink), so enthält der daraus gewonnene Eisenvitriol
auch schwefelsaures Zink, dessen Abtrennung jedoch sehr schwierig ist. Häufig
trifft man ihn mit Abkochungen der Erlenblätter oder der Eichenrinde gefärbt
in dem Handel als **Schwarzvitriol** an, weil manche unwissende Färber
einem solchen Produkte den Vorzug geben.

Prüfung. Der Eisenvitriol soll in der 5-fachen Menge Wasser eine
blaugrüne, nur wenig ocherfarbenen Bodensatz (Ferrisubsulfat) bildende Lösung
geben, welche auf Zusatz von Schwefelwasserstoffwasser sich höchstens schwach
bräunen, also nur geringe Spuren **Kupfer** enthalten darf. Diese Prüfung
entspricht den Verhältnissen. Damit sich der Eisenvitriol für den ersten Fall
genügend conservire, sorge man für eine gute Aufbewahrung in Steingutge-
fässen (Zink- oder Blechgefässe werden vom Eisenvitriol corrodirt). Die Verunreinigung mit **Zinksulfat** hat man als etwas Nebensächliches angesehen.

Anwendung. Die Pharmakopoe hat den rohen Eisenvitriol recipirt wegen
der Verwendung zu Bädern (25—50 g auf ein Vollbad) und zur Desinfection von
Fäcalmassen (um theils Ammon, theils Schwefelwasserstoff zu absorbiren oder
zu zerstören). Zu letzterem Zwecke ist der Eisenvitriol vorzüglich geeignet
und zwar in concentrirter Lösung (1000 g auf 2 Cubikmeter Fäcalmasse), auch
als Pulver mit gleichviel zerfallenem Aetzkalk gemischt.

<hr>

Ferrum sulfuricum siccum.

Entwässertes schwefelsaures Eisen; Entwässertes Ferrosulfat;
Entwässerter Eisenvitriol. *Protosulfate de fer desséché.*
Dry sulphate of iron.

Einhundert (100) Th. des (reinen kryst.) Ferrosulfats werden
in einer Porcellanschale, welche in ein Wasserbad gesetzt ist, allmählich erwärmt, bis sie 35—36 Th. an Gewicht verloren haben.

Es sei ein feines weisses und in Wasser langsam, aber ohne Rückstand lösliches Pulver. 0,3 g desselben müssen zur Oxydation des Eisens
51,5—52,5 ccm der 0,1-proc. Kaliumhypermanganatlösung beanspruchen.

<hr>

Dieses Präparat, ein vorwiegender Bestandtheil der *Pilŭlae Italĭcae nigrae*
ist keineswegs völlig wasserfreies Ferrosulfat, denn es enthält noch 11
bis 16 Proc. Wasser. Vom Krystallwasser befreit hat es die Formel $FeSO_4$
$+ H_2O$, sein Mol. Gew. $= 170$. Das krystallisirte Ferrosulfat enthält 1 Mol.
Constitutionswasser und 6 Mol. Krystallwasser ($FeSO_4 + H_2O + 6H_2O$).
Das Krystallwasser (38,85 Proc.) verdampft unter Einfluss einer Wärme bis
zu 115°, das Constitutionswasser (6,47 Rest-Proc.) erst bei einer Hitze von 280°.
Die kunstgerechte Darstellung ist folgende: Man zerreibt die Ferrosulfatkrystalle zu einem Pulver und legt dieses zwischen zwei Fliesspapierschichten,
in ungefähr 0,5 cm dicker Schicht locker ausgebreitet an einen Ort, welcher
20—30° C. warm ist. In einer über 40° hinausgehenden Wärme würde das
Salzpulver schmelzen. Die Krystallpartikel verwittern bei lauer Wärme oberflächlich in kurzer Zeit und schmelzen dann, in die Wärme des Wasserbades
gebracht, nicht mehr. In letzterer lässt man das Pulver unter bisweiligem
Umrühren $1\frac{1}{2}$—2 Tage, um es schliesslich noch eine Stunde hindurch im

Sandbade bei circa 120° C. zu erhitzen, nach welcher Zeit die Verdampfung des Krystallwassers sicher vollendet sein dürfte. Das in eine tarirte Porcellanschale übergeführte Salz wird wiederholt bezüglich seines Gewichtsverlustes controlirt und ist genügend entwässert, wenn 100 Th. auf 64 Th. reducirt sind, wie dies auch die Ph. fordert. Völlig vom Krystallwasser ($6H_2O$) befreit, beträgt der Rückstand 61,15 Proc.

Würde man das Krystallpulver sofort im Wasserbade auch mit aller Vorsicht langsam erwärmen, so kann dennoch leicht Schmelzung eintreten. Das geschmolzene Salz müsste erkaltet wieder zu einem Pulver zerrieben werden.

Prüfung. Diese erstreckt sich nur auf den Gehalt an Ferrosulfat. Da, wie S. 746 erklärt ist, 316 Th. Kaliumhypermanganat 2780 Th. krystall. Ferrosulfat oder 1520 Th. wasserfreies Ferrosulfat oxydiren, so erfordern 4,81 g entwässertes Ferrosulfat 1 g Kaliumhypermanganat oder 51,5 ccm der 0,1 proc. Kaliumhypermanganat-Lösung 0,247715 g $FeSO_4$ und 52,5 ccm dieser Lösung 0,252525 g $FeSO_4$, im Durchschnitt 0,25 g oder 83,3 Proc. $FeSO_4$, mithin das Salz mit 16,7 (statt 10,6) Proc. Wassergehalt.

0,3 g des trocknen Salzes wird man in 20—25 ccm verdünnter Schwefelsäure unter Luftabschluss ohne Schütteln, sondern nur unter sanftem Agitiren, lösen, in eine Porcellanschale geben, das Lösungsgefäss mit Wasser nachspülen und nun die Permanganatlösung kunstgerecht nach und nach dazu giessen, bis die agitirte Mischung ein rosafarbenes Colorit angenommen hat. Da 0,3 g des trocknen Salzes durchschnittlich 0,25 g wasserfreies Ferrosulfat enthalten, so werden auch durchschnittlich 52 ccm der Kaliumhypermanganatlösung zur Ueberführung in Ferrisalz erforderlich sein.

Aufbewahrt wird das trockne Ferrosulfat in dicht verkorkter Flasche.

Flores Arnicae.

Wohlverleihblüthen; Wolferleiblumen; Gemsblumen; Fallkrautblumen; Arnicablüthen. Flores Arnĭcae. *Fleurs d'arnique.*
Arnica flowers.

Die Blüthenköpfchen der *Arnica montana.* Die zweireihige behaarte Kelchhülle schliesst einen stark convexen, grubigen, behaarten Blüthenboden ein, dessen Durchmesser bis 6 mm beträgt. Aus demselben erheben sich ungefähr 20 zungenförmige, randständige, zehnnervige Blüthen und zahlreiche, um vieles kürzere Scheibenblüthen, sämmtlich von rothgelber Farbe und von dem Baue der Compositen. Die mit Borsten besetzten, fünfkantigen Früchte sind bis zu 6 mm lang, gelblichgrau oder schwärzlich, gekrönt mit einem Pappus (Haarkrone), welcher aus spitzen, starren, bis zu 8 mm langen Haaren besteht. Nur die vom Kelche und dem Blüthenboden befreiten Blüthchen sind anzuwenden. Sie sind von schwach gewürzhaftem Geruche und solchem bitterlichem Geschmacke.

Arnica montana Linn. Wohlverleih, Fallkraut.
Fam. **Composĭtae;** Trib. **Senecionidĕae.** Sexualsyst. **Syngenesia superflua.**

Wohlverleih wächst bei uns auf moorigen und auch trocknen Wiesen. Eine genügende Beschreibung der officinellen vom Hüllkelch und den Kelchen befreiten Blüthchen dieser Pflanze ist vorstehend angegeben. Die Arnicablüthen sollen mit den Blüthchen anderer Compositen verwechselt werden. Die unterscheidenden Erkennungszeichen sind im Folgenden kurz zusammengestelll.

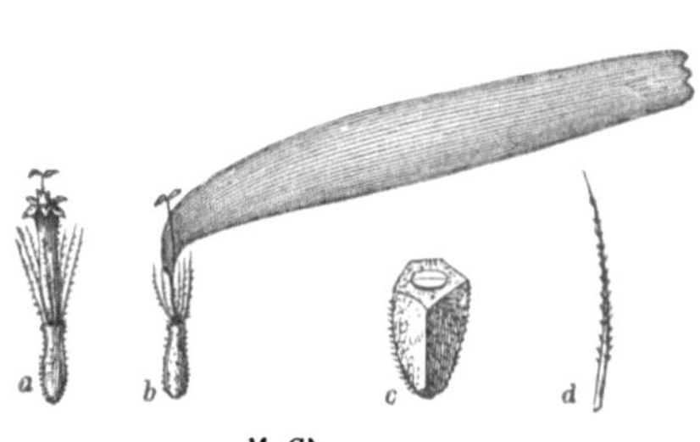

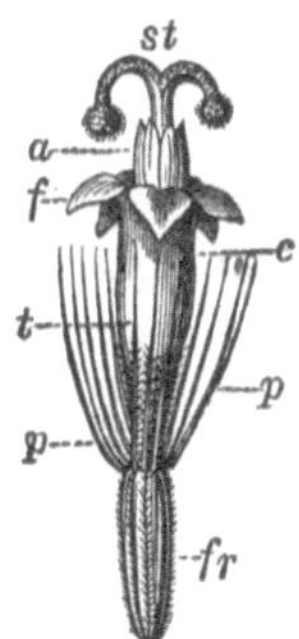

M. Ch.

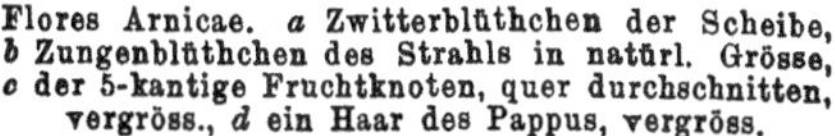

Flores Arnicae. *a* Zwitterblüthchen der Scheibe, *b* Zungenblüthchen des Strahls in natürl. Grösse, *c* der 5-kantige Fruchtknoten, quer durchschnitten, vergröss., *d* ein Haar des Pappus, vergröss.

Scheibenblüthchen von *Arnica montana* (Vergröss.). *fr* Fruchtknoten, *p* Federkrone, *fc* Blumenkrönchen, *t* Röhre derselben, *a* die verwachsenen Antheren, *st* Narbe.

Erkennungszeichen.

Arnica montana L.	Zungenblüthchen 7—9-nervig. (Zunge vorn dreizähnig, 4—6 mm breit, 3,5—5 cm lang). Fruchtknoten 5-kantig, behaart (4 mm lang). Pappus haarförmig (Haar 5—8 mm lang). 10-nervige Zungenblüthchen kommen seltener vor.
Anthĕmis tinctoria L.	Strahlenblüthchen mit 1,3 cm langer und 2—2,5 mm breiter Zunge, ohne Pappus.
Calendŭla officinālis L.	Zungenblüthchen 4-nervig (kürzer und schmäler). Pappus fehlt. Fruchtknoten nach innen gekrümmt.
Doronĭcum Pardaliānches L., *D. scorpioīdes, D. Austriacum* JACQ.	Zungenblüthchen 4—5-nervig (1 cm lang, 2—2,5 mm breit). Pappus der Strahlenblüthchen fehlt.
Inŭla Britannĭca L.	Zungenblüthchen 4-nervig (2 cm lang, 1,5 mm breit). 4—5 mm lange Scheibenblüthchen.
Hypochaeris (Achyrophŏrus), Scorzonēra, Tragopōgon.	Blüthchen zungenförmig und 5-zähnig. Gefiederter Pappus.
Pulicarĭa dysenterĭca GAERT.	5—7-mal kleinere Blüthchen. Fruchtknoten 10-kantig.

Im **Handel** unterscheidet man *Flores Arnicae sine receptacŭlis* oder *sine calycĭbus*, welche die officinelle Waare darstellen, und *cum receptacŭlis*. Letztere sind die ganzen Blüthenköpfchen der *Arnica montana* und nicht officinell, jedoch ziehen viele Praktiker es vor, letztere zu kaufen und daraus die Hüllkelche zu beseitigen oder aus den Blüthenköpfchen die am Ende dieses Kapitels erwähnte *Tinctura Arnicae plantae totīus* darzustellen.

Im Juni und Juli werden die Arnicablüthchen gesammelt, auf Horden an der Luft schnell getrocknet und dann gut eingedrückt in Blechkästen aufbewahrt. 10 Th. frischer Blüthchen geben 2—2,3 Th. trockne aus. Sollten sich die zwar unschädlichen, 3 mm langen, glänzend-schwarzen Larven der Arnica- oder Bohrfliege (*Trypĕta arnicivŏra* LOEW.) darin vorfinden, so müssen selbe sorgsam herausgesucht werden. Werden die Arnicablüthen in der Sonnenwärme oder bei einer Wärme von circa 25° C. getrocknet in

Blechkästen bewahrt, so halten sie sich viele Jahre lang kräftig und etwa vorhanden gewesene Larven der Arnicafliege verkümmern. Der Geruch ist sehr schwach, etwas aromatisch, der Geschmack kratzend und bitterlich. Der Staub erzeugt Niesen in Folge des durch die Pappushärchen auf der Nasenschleimhaut hervorgebrachten örtlichen Reizes. Da die Arnicafliege ihre Larven im Blüthenboden zu bergen pflegt, so hat man die Blüthen ohne den Blüthenboden officinell gemacht.

Bestandtheile der Blüthchen sind (nach WALZ) Arnicin (ein in Aether leicht löslicher Bitterstoff), flüchtiges Oel von gelber, grünlicher oder bläulicher Farbe und von Kamillengeruch, in Aether lösliches und unlösliches Harz, Gerbstoff, gelber Farbstoff, bei 28⁰ schmelzbares weisses Fett, wachsähnlicher Stoff, fettsaure Magnesia etc. 10kg der trocknen Blüthen geben höchstens 2g des flüchtigen Oeles aus.

Anwendung. Die Arnicablüthen wirken auf das Nerven- und Gefässsystem anregend, Respiration und Blutumlauf beschleunigend, Harn- und Schweissabsonderung befördernd. In starken Gaben bewirken sie Aufregung, Koliken, Erbrechen, Diurese. Man giebt sie im Aufguss zu 0,3—0,5—1,0g bei Gicht, Rheumatismus, Lähmungen in Folge von Hirn- und Rückenmarkkrankheiten, Gehirnerschütterungen durch Fall oder Stoss, atonischen Nerven- und Faulfiebern, Epilepsie etc. Man gebraucht die Tinctur als Hausmittel, $^{1}/_{2}$ Theelöffel auf $^{1}/_{2}$ Glas Zuckerwasser, als Belebungsmittel nach plötzlichen Fall, Stoss, Schreck, auf einmal getrunken. Aeusserlich werden die Arnicablüthen als zertheilendes Mittel gebraucht, besonders bei blauen Flecken in Folge von Stoss, Fall (Sugillationen) und wässrigen Geschwülsten der Haut. Im nördlichen Europa gebraucht man sie auch als Niesemittel und in Stelle des Rauchtabaks. In den Vogesen werden die Blätter als Rauchtabak gebraucht. Bei manchen Kranken bewirkt der Aufguss Erbrechen, woran jedoch die Larven der Arnicafliege keine Schuld tragen, eher mögen die durch das Colatorium hindurchgehenden Pappushärchen die Ursache davon sein. Ein viel gebrauchtes Volksheilmittel für alle äusseren und inneren Beschädigungen ist eine Tinctur aus der ganzen, frischen blühenden Arnicapflanze (1 Vegetabil und 5 verd. Weingeist) oder aus 3 Th. trocknem Rhizom, 2 Th. trocknen Blättern, 1 Th. trocknen Blüthen und 30 Th. verdünntem Weingeist bereitet *(Tinctura Arnicae plantae totius)*.

Flores Chamomillae vulgaris.

Kamille; Gemeine Kamille; Kamillenthee. *Fleurs de camomille d'Allemagne.* Camomile; Camomile-tea.

Die Blüthenköpfchen der *Matricaria Chamomilla.* In allen ihren Theilen sind sie kahl. Die trockenhäutig berandeten Hüllblättchen *(foliola velamentosa)* schliessen den bis zu 5mm hohen, am untersten Theile 1,5mm breiten, kegelförmigen, nackten, im Gegensatz zu allen übrigen verwandten Pflanzen nicht markig angefüllten, sondern hohlen Blüthenboden ein. Die 12—18 Randblüthen müssen von weisser, die um vieles zahlreicheren Scheibenblüthen von gelber Farbe sein. Die Blüthenköpfchen müssen von kräftig gewürzhaftem Geruche und eben solchem bitterlichem Geschmacke sein.

Matricaria Chamomilla Linn. Feldkamille.
Syn. *Chrysanthemum Chamomilla* Giesselich.
Fam. **Compositae.** Trib. **Senecionideae** oder **Anthemideae.**
Sexualsyst. **Syngenesia superflua.**

Die Feldkamille wächst fast durch ganz Europa auf Aeckern und sandigen unbebauten Plätzen. Sie blüht im Juni und Juli, zu welcher Zeit die Blüthenköpfchen frei von Stielen und Blättern gesammelt und getrocknet werden. 4 bis 5 Th. frische Blumen geben 1 Th. trockne. Sie sind absichtlichen und zufälligen Verwechselungen häufig ausgesetzt, doch ist der hohle Blüthenboden eine Eigenschaft, durch welche sich die Kamillenblüthen von allen übrigen Compositenblüthen unterscheiden.

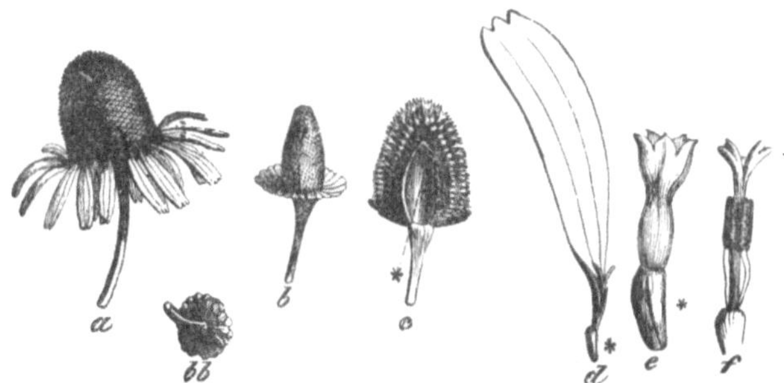

Matricaria Chamomilla. *a* Kamillenblume (Blüthenkörbchen), *b* Blüthenboden mit Hüllkelch, *bb* Hüllkelch von der Basis betrachtet, *c* Blüthenboden mit Scheibenblüthchen im Verticaldurchschnitt, innen hohl (*), *d* Strahlenblüthchen mit Fruchtknoten (*), *e* Scheibenblütchen mit Fruchtknoten (*), *f* Pistill und Staubblätter eines Scheibenblüthchens. *def* 3—4 Lin. Vergr.

Matricaria Chamomilla L.	Blüthenboden 6 — 9 mm, trocken nur 4—5 mm lang, 3 mm dick, trocken nur 1,5 mm dick, nackt, feingrubig, innen hohl, anfangs flach, später kegelförmig. Blüthenkopf 2 cm im Durchmesser. Strahlenblüthchen zungenförmig, viernervig, dreizähnig.
Anthĕmis arvensis L. Feld-Hundskamille	Blüthenkopf grösser, geruchlos. Fruchtboden mit Spreublättchen besetzt und nicht hohl.
Anthemis Cotŭla L. Stinkkamille	Blüthenkopf grösser, stinkend. Fruchtboden mit Spreublättchen besetzt und nicht hohl.
Chrysanthĕmum Leucanthĕmum L. Synon. *Chrysanthĕmum inodōrum.* Wucherblume.	Blüthenboden nackt, aber nicht hohl. Blumen geruchlos, zwei- bis dreimal grösser.

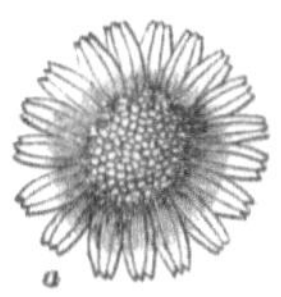
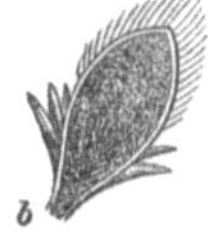
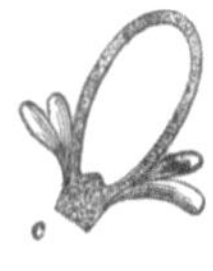
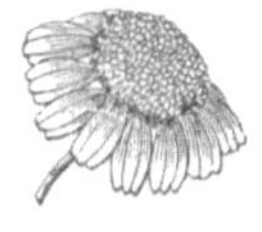

A.C.

M.C.

P.P.

Blüthenkörbchen von Anthemis Cotula, *a* von oben gesehen, *b* Verticaldurchschnitt des Blüthenbodens.

Verticalschnittfläche d. Blüthenbodens von Matricaria Chamomilla.

Blüthe von Pyrethrum Parthenium.

Trocknen der Kamillen und **Aufbewahrung.** Die frischen, in einen Haufen zusammengeschütteten Kamillen erhitzen sich ausserordentlich rasch und gehen in Gährung über, weshalb sie nach dem Einsammeln alsbald dünn zum Trocknen ausgestreut werden müssen. Sie enthalten überhaupt Stoffe, welche eine grosse Neigung zum Gähren haben. Daher verderben Kamillen-Aufgüsse und andere flüssige wässrige Präparate aus dieser Blume sehr schnell. Die trocknen Kamillen ziehen in feuchter Luft stark Feuchtigkeit an. Man muss sie bei trocknem Wetter und auch gut ausgetrocknet in den Vorraths-kästen ohne stark einzudrücken unterbringen. Diese Kästen müssen guten dichten Verschluss haben.

Bestandtheile. HERBERGER fand in 100 Th. trocknen Kamillenblumen: braunen, durch Bleisalz fällbaren Extractivstoff 7,4, Harz 5,9, seifenartigen Extractivstoff 5, Gummi 6,3, Bitterstoff mit Spuren Gerbstoff 2,9, äpfelsauren Kalk und Kali mit Zucker und Eiweissstoff 2,2, phosphorsauren Kalk 1, Wachs 0,8, Fett 0,5, flüchtiges Oel von blauer Farbe 0,9, Chlorophyll 0,4, Faser-stoff und Verlust 64,7. ZELLER erhielt aus trockner Waare nur 0,26 Proc. flüchtiges Oel, STEER aus ungarischer Waare 0,416 Proc. Die wirksamen Bestandtheile sind das flüchtige Oel, Harz und der Extractivstoff. Letzterer erzeugt mit sehr vielen Metalllösungen Niederschläge.

Anwendung. Die Kamillenblumen, von jeher ein Volksarzneimittel, werden innerlich im Aufguss zu 2,0—10,0 g als magenstärkendes, blähungstreibendes, krampfstillendes, gelind reizendes, schweisstreibendes Mittel gebraucht, auch äusserlich dienen sie als krampfstillendes, schmerzlinderndes, erweichendes Mittel, in trocknen und nassen Umschlägen oder im warmen Aufguss.

Alte verlegene Waare in Pulver verwandelt mischen die Kaufleute häufig dem Persischen Insektenpulver bei. Das Pulver der Blüthenköpfchen der *Anthemis Cotula* scheint ein Gift für kleine Insecten zu sein.

Flores Cinae.

Wurmsamen; Zittwersamen.   Semen vel Anthodia Cinae; Semen Santonĭci; Semen sanctum. *Semen-contra. Semencine; Semence sainte; Barbotine. Wormseed.*

Die Blüthenköpfchen der in Turkestan wachsenden *Artemisia mari-tima.* Sie bestehen aus 12—18 kahlen, stumpf eiförmigen, schwach ge-kielten Hüllblättchen von schwach glänzend-grüner, nach längerer Auf-bewahrung bräunlicher Farbe. Oberhalb sind sie dicht *(arcte)* geschlos-sen, so dass das ganze Köpfchen nicht länger denn 4 mm ist und sein Durchmesser höchstens 1,5 mm beträgt. Nicht sehr deutlich unterscheidet man meist 3—5 Anfänge im Innern befindlicher Einzel-Blüthchen. Sie sind von höchst eigenthümlichem Geruche und von unangenehm bitte-rem, kühlendem, gewürzhaftem Geschmacke. Blätter, Stengel und Stiele dürfen nicht beigemischt sein.

Artemisia maritima, Var. α, Stechmanniana BESSER.
Artemisia Cina BERG.
Fam. **Compositae.** Trib. **Artemisiaceae, b. Seriphidium. Syngenesia superflua.**

Die Mutterpflanze des sogenannten Zittwersamens oder der Cinablüthen ist wenig bekannt. Dem Professor WILLKOMM in Dorpat verdanken wir die Be-schreibung der Mutterpflanze der Levantischen und officinellen Cinablüthen, und WILLKOMM räth die Beibehaltung des Namens *Artemisia Cina* an. Die Mutterpflanze war ihm in mehreren Exemplaren vom Prof. A. PETZHOLD zu Dorpat, welcher Turkestan bereist hatte, übergeben. Er sagt darüber: Die Vergleichung der Blüthenkörbchen (Calathien) dieser Artemisia mit dem jetzt über Nischnei-Nowgorod nach Europa gelangenden Levantischen Wurmsamen liess nicht den geringsten Zweifel über die Identität beider; dieselbe war nicht von PETZHOLD selbst gefunden, sondern von Sammlern des „Wurmsamens" auf seinen Wunsch mit der Wurzel ausgerissen ihm überbracht worden. Diese Exemplare sind in der Gegend von Turkestan gesammelt, wohin grosse Massen von Cinablüthen gebracht und von dort in Säcke verpackt nach Nischnei-Nowgorod zur grossen Messe verschickt werden; es ist aber sehr wahrscheinlich, dass dieselbe Pflanze auch anderwärts in Turkestan, namentlich in dessen östlichem, ehemals zum Chinesischen Reiche gehörigem Theile wächst. Deutet doch schon der uralte Namen *Semen Cinae*, der auch *Semen Sinae* geschrieben wird, auf Chinesischen Ursprung.

Die Stammpflanze der *Flores Cinae Levantici* ist eine halbstrauchige *Artemisia* aus der schon genannten Section *Seriphidium* und unstreitig verschiedenen Arten derselben nahe verwandt, jedoch von allen Arten verschieden und deshalb als eine besondere Art zu betrachten. Professor BERG (Berlin) nannte sie *Artemisia Cina*, sicher der einfachste und richtigste Namen.

Die Ph. überrascht uns mit einer n e u e n oder auch s e h r a l t e n Mutterpflanze der Cinablüthen, denn sie nennt dieselbe *Artemisia maritima*. Da sie den Namen des botanischen Autors nicht beigesetzt hat, so müssen wir LINNÉ als den Autor annehmen. Diese Pflanze führt auch Synonyme wie *Artemisia Seriphium* WALLROTH, *A. Santonica* WOODWARD und wurde von den alten Griechen zum Räuchern oder zur Darstellung von bitteren Getränken in Tempeln (als Ἀψίνϑιον ϑαλάσσιον des DIOSCORIDES) benutzt. Diese in wärmeren Gegenden, auch in England, Polen, Ungarn verbreitete Pflanze liefert die *Flores Cinae* sicher nicht, existirt aber in einer grossen Menge von Varietäten, von welchen die in Turkestan vegetirende *Artemisia maritima, Var. α, Stechmanniana* BESSER oder *Var. α, pauciflora* WEBER von FLÜCKIGER und HANBURY als die Mutterpflanze der Cinablüthen bezeichnet werden.

Die T u r k e s t a n i s c h e P f l a n z e unterscheidet sich von anderen Arten, unter denen ihr die durch einen grossen Theil des westlichen und inneren Mittelasiens verbreiteten *Artemisia Lercheana, pauciflora* und *monogўna* am nächsten stehen, durch die gänzliche Kahlheit sowohl der mittleren und oberen Stengelblätter, wie überhaupt aller alten Blätter, als auch der Rispen-Aehrchen und Hüllkelche, deren Schuppen bei allen übrigen Arten am Rücken mehr oder weniger mit w o l l i g e n H a a r e n besetzt, bei manchen z. B. bei *A. Sieberi* und *A. ramōsa*, dickfilzig sind.

Bei allen Artemisia-Arten der Section *Seriphidium* sind die Schuppen des Hüll-

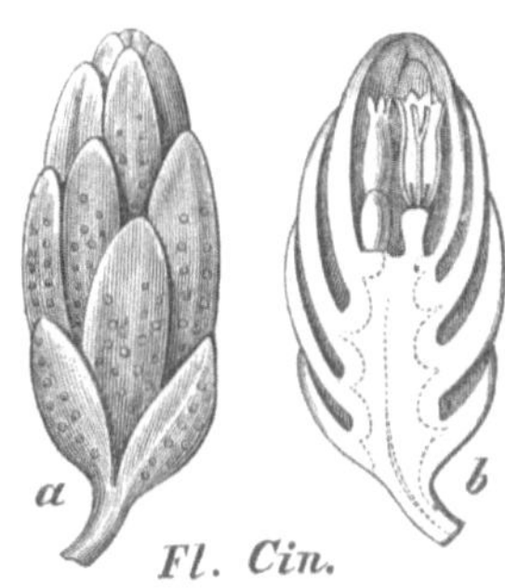

Fl. Cin.

Flores Cinae. a Geschlossenes Blüthenköpfchen mit Papillen besetzt, 10-fache Lin.-Vergr. b Ein solches im Verticaldurchschnitt, einige der Blüthchen zeigend, das eine im Verticaldurchschnitt.

kelches und die Corollen mehr oder weniger mit l e i c h t a b l ö s b a r e n b l a s i g e n P a p i l l e n besetzt, welche einen harzigen, stark aromatischen Stoff, den Träger des wurmwidrigen Santonins, enthalten und welche in desto grösserer

Menge vorhanden sind, je jünger das Calathium ist. Da nun bei keiner der genannten Arten jene Harzpapillen in so grosser Menge an und in den jugendlichen Calathien vorhanden sind wie bei der Stammpflanze der *Flor. Cinae Levantici*, so ist es erklärlich, weshalb gerade diese allen übrigen Sorten Cinablüthen als wurmwidriges Mittel den Rang abgelaufen hat.

Die Charakteristik der Stammpflanze der Cinablüthen ist im Commentar zur 1. Ausgabe dieser Ph. ausführlich unter *Flores Cinae* angegeben und kann daselbst nachgesehen werden.

Handelssorten. Es giebt verschiedene Handelssorten, von welchen die Levantische, Aleppische oder Alexandrinische am meisten geschätzt wird. Schlechte, zu verwerfende Sorten sind die Berberische oder Afrikanische *(Flor. Cinae Berberici)* und die Ostindische *(Flor. Cinae Indici s. Rossici)*.

Eigenschaften. Die Levantische oder officinelle Sorte hat eine grünliche, nach längerem Liegen mehr gelbe oder braungelbe Farbe und besteht aus glatten, fast harzartig glänzenden Blüthenköpfchen und nur wenigen Stielchen, von eigenthümlich widerlichem, kampferartig gewürzhaftem Geruche und ähnlichem bitterem unangenehmem Geschmacke. Die Ostindische Sorte, welche selten nach Europa gebracht wird, besteht zum Theil aus Bruchstücken und Stielchen und ist ohne Glanz, mehr oder weniger mit einem

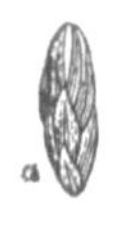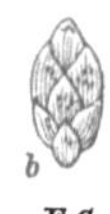

F.C.

Flores Cinae. a Levantische b Indische, beide 4-fach lin. vergrössert; c Berberische in 8-facher Lin.-Vergr.

zarten grauen Ueberzuge versehen. Die Afrikanische Sorte ist mit einem lockeren Filze bedeckt und weniger kräftig riechend und schmeckend. Eine dumpfig riechende, sehr bleiche oder eine künstlich gefärbte, gelbe, sowie eine mit vielen Stengeln, Aestchen, Sand und Schmutz vermischte Waare ist zu verwerfen. *Flores Cinae in granis* ist eine gesiebte, von Staub und Stielchen befreite Waare. Die Cinablüthen bewahrt man in blechernen und auch gläsernen Gefässen ganz und als ein mittelfeines Pulver auf. Zum Pulvern darf nur eine lufttrockne oder eine bei höchstens 30 ⁰ C. getrocknete Waare verwendet werden, obgleich erfahrungsgemäss gepulverte Cinablüthen, in einer Wärme von 50 — 60⁰ C. getrocknet, für Kinder als Wurmmittel geeigneter sind und besser vertragen werden. Zu Infusen werden die Cinablüthen contundirt. Schlechte Sorten geben ein wolliges Pulver.

Bestandtheile der Levant. Cinablüthen sind im 100: flüchtiges Oel 1 bis 1,6; Santonin 2; Harz 12,3; extractive Stoffe 37; Salze 3,5; Holzfaser 8,4. Das flüchtige Oel ist farblos oder gelblich, dünnflüssig, vom Geruche und Geschmacke der Zittwerblüthen, sowie auch leichter als Wasser. Es wird von einigen Aerzten für giftig und nicht wurmtreibend gehalten.

Das flüchtige Oel wurde von FAUST und HOMEYER untersucht und aus einem Kohlenwasserstoff, Cynén, bestehend erkannt. Spec. Gew. bei 20⁰ C. = 0,913. Siedepunkt 173—174⁰.

Anwendung. Die Cinablüthen, welche zuerst zur Zeit der Kreuzzüge nach Deutschland gebracht wurden, gebraucht man in Gaben zu 2,0—3,0—4,0 g mit Honig gemischt als Tödtungs- und Abtreibemittel der im Verdauungskanale sich vorfindenden Eingeweidewürmer. Sie bewirken nach stärkerer Gabe vorübergehende Chromatopsie und gelbrothe Färbung des Urins. Im Handel finden sich auch mit Zucker überzogene Zittwerblüthen, *Confectio Cinae*, von welchen die Dosis 5,0—8,0—10,0 g ist. Diese letztere Waare ist wenig aromatisch.

Flores Koso.

Koso; Kosso; Kuso; Kusso; Kossoblüthen. Flores Brayĕrae anthelminthĭcae. *Cousso. Kosso.*

Die nach der Blüthezeit gesammelten weiblichen Blüthen oder vielfach zweigigen Blüthenrispen der *Hagenia Abyssinica.* Die 4—5 Blättchen des äusseren Kelches sind bis zu 1 cm lang, aderig, am unteren Theile borstig, dunkelroth, nach längerer Aufbewahrung mehr bräunlich. Die kaum 3 mm langen Blättchen des inneren Kelches neigen sich über den weit kleineren Blumenblättern und den zwei borstigen Griffeln zusammen. Die Blüthen hängen stark gedrängt an den geknickten, meist stark behaarten, 1—2 mm dicken Stielen, welche aus einer dem Blüthenstande gemeinschaftlichen, ungefähr 1 cm dicken, stark mit einfachen Haaren besetzten Spindel *(fusus)* hervortreten. Die kleinen Bündel der Waare, wenn sie aus letzteren besteht, pflegen 5 dm lang, spiralig, mit gespaltenen Halmen des *Cyperus articulatus* umwickelt und ungefähr 120 g schwer zu sein. Die Kosoblüthen sind von schleimigem, dann scharf bitterem, zusammenziehendem Geschmacke. Vor der Anwendung befreie man sie von den Stielen.

Hagenia Abyssinica WILLDENOW.
Synon. *Brayera anthelminthica* KUNTH.
Fam. **Rosaceae.** Sexualsyst. **Dodecandria Digynia.**

Da in allen anderen Sprachen die Waare Kusso oder Kosso genannt wird, so liegt es nahe, diesen Gebrauch beizubehalten und werde ich den Namen Kusso in der Commentation auch anwenden.

Diese Pflanze ist ein bis zu 20 m hoher Baum auf den Hochebenen des nordöstlichen Abyssiniens. Der achelständige, mehr als 30 cm lange Blüthenstand bildet sehr verästelte sparrige Rispen, deren hin und her gebogene Zweige von häutigen Deckblättern unterstützt sind. Die Blüthen, durch Fehlschlagen diklinisch, sind kurz gestielt und von 2 rundlichen, netzadrigen Deck-

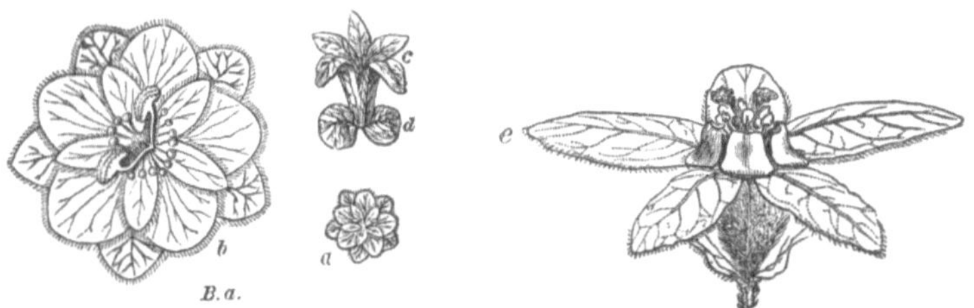

a weibliche Kossoblüthe von oben gesehen in natürlicher Grösse, *b* dieselbe in 3—4-facher Lin.-Vergr., *c* dem Verblühen sich nähernde Blüthe mit den Bracteen (*d*), *e* weibliche Blüthe in der Entwickelung. 6-fache Lin.-Vergr.

blättchen unterstützt. Blüthenstiel und die kreiselförmige Kelchröhre sind zottig beharrt. Am Rande der Kelchröhre entspringen 4—5 äussere stumpfe, lancettliche, grünliche oder röthliche, ausgewachsen die Blumenblätter um das dreifache überragende, dann purpurfarbene und bis zu 12 mm lange und 4 mm breite, und 4—5 innere häutige netzadrige, nicht grösser werdende, zuletzt

sich zusammenneigende Kelchblätter, 5 kleine linienförmige weisse Blumen-
blätter und 12 bis 20 Staubfäden, welche bei den weiblichen Blüthen un-
fruchtbar sind. Im Grunde des Kelches befinden sich 2 eineiige Pistille.
Bei den männlichen Blüthen mit unfruchtbaren Pistillen sind die äusseren
Kelchblätter kleiner als die inneren, bei den weiblichen die äusseren dagegen
grösser und röthlich. Die zu 2 vorhandenen Griffel tragen eine gefranzte
Narbe und sind abwärts behaart. In LUERSEN's Handb. der syst. Botanik, II,
S. 847 findet sich eine schöne Abbildung eines Blüthenstrausses.

Handelswaare. Die Kussoblüthen kommen im Handel in Blätter gehüllt
oder in Fascikeln mittelst einer Art Paede *(Cyperus articulatus)* eingeschnürt,
mitunter auch in abgestreiften Blüthen vor. Die Fascikelwaare gilt als die
bessere. Das Pulver wird auch zu kleinen Troschisken comprimirt angeboten.

Eigenschaften. Die Pharmakopoe erklärt nur die weiblichen, von den
dickeren Stengeln befreiten Blüthenrispen (mit äusseren rothen Kelchblättern)
für officinell. Diese kommen unter dem Namen r o t h e r K u s s o in den Handel,
theils in ganzen Rispen, theils die abgestreiften Blumen, untermischt mit den
zottig-beharrten Blüthenstielen und Blättern. Der Geruch ist gewürzhaft, an
den Geruch der Blüthen der *Sambūcus nigra* erinnernd, der Geschmack sehr
widrig und bitter. Eine längere Aufbewahrung übt auf die Wirkung des
Kussos keinen schwächenden Einfluss aus. Die Ph. giebt eine ausreichende,
wenn auch etwas unbotanische Beschreibung der officinellen Waare.

Bestandtheile sind flüchtiges Oel, Gerbstoff und ein indifferenter krystalli-
sirender Stoff, das K u s s i n ($C_{31} H_{38} O_{10}$).

Nach BEDALL ist das von PAVESI im Kusso gefundene K u s s i n ein krystallinischer saurer stickstofffreier Körper. Auch enthält Kusso Harz, fettes
Oel, Wachs, Gummi, Valeriansäure, Oxalsäure etc.

Die Bereituug des K u s s i n s ist nach BEDALL (Apotheker in München) derjenigen des Santonins aus den Cinablüthen einigermaassen ähnlich und besteht in
wiederholter Extraction der Kussoblüthen mit Weingeist unter Zusatz von Kalkhydrat, Kochen des Rückstandes mit Wasser, Vermischen sämmtlicher Auszüge,
Filtriren, Abdestilliren und Präcipitiren des Rückstandes mit Essigsäure, wobei Koussin als ein flockiger weisser Niederschlag zu Boden fällt, welcher jedoch sehr bald
zusammensintert und harzartig zusammenklebt, und beim Trocknen selbst in sehr gelinder Wärme mehr oder minder gelblich, bei höherer Temperatur sogar sehr leicht
braun wird. Ein vorsichtig bereitetes und getrocknetes Koussin stellt ein in geringer
Menge geruchloses, in grösserer Quantität jedoch eigenthümlich nach Juchten riechendes, anhaltend bitter und kratzend schmeckendes Pulver von mehr oder minder gelblicher oder gelblich weisser Farbe dar; unter dem Mikroskope besehen, zeigt es sich
dem Beobachter als krystallinische Theilchen ohne bestimmt erkennbare Krystallform. In Wasser ist es nur wenig löslich, dagegen leicht in Alkohol, Aether, sowie
in reinen Alkalien; es ist ein stickstofffreier Körper, welchem die taenicide Wirkung
zukommt.

Anwendung. Das in Abyssinien seit undenklichen Zeiten als Bandwurmmittel benutzte Kusso fand der Französische Arzt BRAYER in Constantinopel
im Jahre 1822 Gelegenheit, therapeutisch zu prüfen. Er brachte etwas dieses
Mittels nach Paris, welches der Deutsche Botaniker KUNTH 1823 als *Flores
Brayerae anthelminthicae* bestimmte. Das Mittel kam wegen unzureichender
Zufuhr und des überaus hohen Preises in Vergessenheit, wurde dann aber
15 Jahre später bekannter und seit 10 Jahren als ein vortreffliches wurm-
treibendes Mittel (gegen Taenia, Bothriocephālus, Askariden) befunden, an
welchem jedoch die Aussetzung gemacht wird, dass es nicht immer neben der
Abtreibung des Bandwurmes in kleinen Stücken auch die Beseitigung des
Taenienkopfes sichere. Dieser Vorwurf ist begründet, und müssen deshalb
die Abyssinier alle zwei bis drei Monate ihre Portion Kusso nehmen, um sich

von den Qualen, welche der Bandwurm bewirkt, frei zu halten. Beim Einnehmen des Kussos macht sich zunächst ein Kratzen im Schlunde bemerkbar und häufig erfolgt etwas Uebelkeit, welche bisweilen in Erbrechen ausartet. In sehr starken Dosen bewirkt das Mittel bei einigen Individuen heftiges Knurren in den Gedärmen, Magenschmerz, Kolik, Kopfschmerz, Erbrechen, Diarrhoe, Abmattung, Hinfälligkeit. Schwangeren Frauen darf es nicht oder doch nur in kleineren Dosen gegeben werden. Man giebt es als mittelfeines Pulver, Erwachsenen zu 15—20 g weniger passend im Aufguss oder der Abkochung. Ueblich ist folgende Methode der Anwendung. Nachdem am Abend vorher der zur Aufregung des Bandwurmes dienliche gezwiebelte Heringssalat und am anderen Morgen 1—2 Tassen eines starken und stark mit Zucker gesüssten Kaffees genossen sind, nimmt man eine Stunde darauf die Hälfte einer frisch bereiteten Mischung aus 15—20 g Kussopulver mit 250 g Zuckerwasser, 30—50 Minuten später die andere Hälfte der Mischung, lässt den Kranken Ruhe beobachten und, wenn Uebelkeit oder Brechneigung eintritt, einige Pfefferminzkuchen oder Pfefferminztropfen *(Spiritus Methae pip. Anglicus)* nehmen. Nach 3—4 Stunden pflegt eine starke Entleerung per anum zu erfolgen, im anderen Falle wird ein Esslöffel Ricinusöl gegeben. — Gegenüber dem schwarzen Kupferoxyd ein sehr geringwerthiges Taenifugum.

Flores Lavandulae.

Lavendelblüthen. Flores Lavandŭlae. *Fleurs de lavande commune. Lavender-flowers.*

Die Blüthen der *Lavendula vera.* Der 5 mm lange, cylindrischglockenförmige, von 13 Streifen der Länge nach durchzogene Kelch ist eisenrostfarbig oder in das Bräunliche übergehend, mit zierlichen Sternhaaren flockig bestreut, so dass die 4 kürzeren Kelchzähnchen kaum hervorragen und der fünfte grössere Zahn mehr durch seine schwarzblaue Farbe sichtbar wird. Die bräunliche oder bläuliche, aus dem Kelche hervorragende Blumenröhre erweitert sich zu zwei Lippen. Die Lavendelblüthen sind von angenehmem Geruche und bitterem Geschmacke. Stengel und Blätter beseitige man.

Lavandula vera DECANDOLLE. Aechter Lavendel.
Synon. *Lavandula officinalis* CHAIX. *Lavandula angustifolia* EHRHART.
Fam. **Labiatae.** Sexualsyst. **Didynamia Gymnospermia.**

Wild wächst diese halbstrauchartige, circa 35 cm hohe Labiate im südwestlichen Europa, besonders in Frankreich, wird aber bei uns in Gärten gezogen. Ihre Blüthen sind officinell, weil ihr Geruch ein angenehmer ist. Die Blüthen von *Lavandŭla Spica* CHAIX (L. latifolia EHRHART), welche Pflanze unsere Winter nicht überdauert, sind zwar ölreicher und stärker, aber weniger angenehm riechend. Die officinelle Blüthe unterscheidet sich durch den cylindrischen, blauen, am Grunde helleren, weissfilzigen Kelch, während der Kelch von der Blüthe der *Lavandula Spica* eiförmig röhrig, graublau oder grünlich ist. Der Blüthenstand der officinellen Pflanze bildet einen unterbrochenen ährenartigen Blüthenschwanz, derjenige der zweiten Lavendelart ist dicht gedrängt und nur an der Basis unterbrochen.

Einen äusserst lieblichen Geruch haben die Blüthen der in Südeuropa, besonders in Griechenland heimischen *Lavandula Stoechas* LINN., welche jedoch nicht als Handelswaare nach Deutschland kommen.

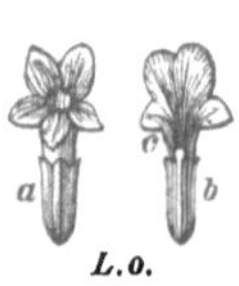

L.o.

Off. Lavendelblüthe. *a* von vorn, *b* von hinten gesehen.

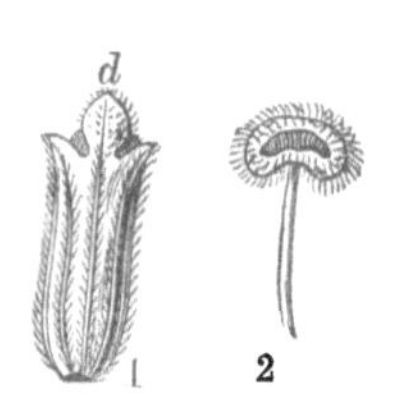

1. Der Kelch vergrössert, mit 5-tem grösserem Zahn (*d*).
2. Staubgefäss mit halbkreisförmiger Spalte aufspringend.

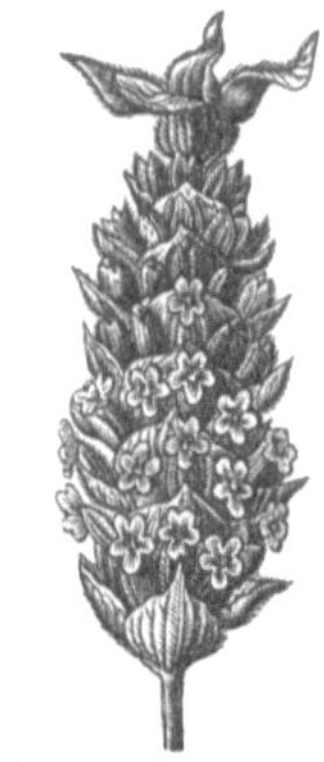

Blüthenähre von Lavandula Stoechas.

Die Lavendelblüthen gehören zu den aromatischen Arzneimitteln. Sie enthalten im Kelch in grösster, in der Blumenkrone in geringerer Menge, in Drüschen eingeschlossen ungefähr 2 Proc. flüchtiges Oel, die von *Lavandula Spica* dagegen 4 bis 5 Proc.

Man bewahrt die Lavendelblüthen in Blechgefässen. Blassfarbige sind zu verwerfen.

Die Lavendelblüthen finden nur äusserlich Anwendung im Aufguss in Bädern und Waschungen oder in der häuslichen Wirthschaft zum Einlegen zwischen Wäsche und wollene Zeuge, theils des Geruches wegen, theils zur Abhaltung von Würmern und Insecten.

Flores Malvae.

Gemeine Malvenblüthen; Malvenblüthen. **Flores Malvae silvestris s. vulgaris.** *Fleurs de mauves; Meule. Mallow-flowers.*

Die Blüthen der *Malva silvestris*. Der 5 mm hohe, fünfspaltige, mit sternförmigen Haaren bekleidete Kelch wird von 3 lanzettförmigen, längsstreifigen, mit Borsten besetzten Hüllblättchen gestützt. Die der Zahl nach 5, über 2 cm langen, an der Stirn (vorn) ausgerandeten Blumenblätter sind am Grunde mit der Röhre der Staubfäden verwachsen. Die zartblaue Farbe der Blüthen mit Säuren befeuchtet geht in Roth, mit Aetzammonflüssigkeit aber befeuchtet in Grün über.

Malva silvestris LINN. Wilde Malve, Waldmalve, Waldpappel, Rosspappel. Fam. **Malvaceae.** Sexualsyst. **Monadelphia Polyandria.**

Die Waldmalve wächst durch ganz Europa an Zäunen und Wegerändern. Sie ist ein zweijähriges Krautgewächs mit mehreren aufsteigenden, 30—100 cm hohen Stengeln, besonders an den oberen Theilen mit abstehenden Haaren bekleidet. Die Blätter sind gestielt, rundlich, an der Basis schwach herzförmig, 5—7 lappig. Die hell purpurrothen, dunkel geaderten Blüthen sind achselständig. Die Blumenblätter sind 4—5 mal länger als der Kelch, fast 2 cm lang. Früher waren auch die Blüthen der *Malva rotundifolia* LINN. unter dem Namen *Flores Malvae vulgaris* im Gebrauch, die Blumenblätter dieser Art jedoch sind wenig länger als die Kelchblätter. Die Blumenblätter der *Malva neglecta* WALLROTH, sind nur 1 cm lang, obgleich 2—3 mal länger als der Kelch. Die Blüthen mit den Kelchen werden im Juli vor ihrer völligen Entwickelung gesammelt. 5 Th. frische geben 1 Th. trockene.

Frisch sind die Blumenkronen blass purpurroth mit dunkelen Adern, werden aber beim Trocknen lilafarben. Säuren verwandeln die Farbe in Roth, Alkalien in Grün. Diese Blüthen enthalten Schleim und sind geruchlos. Sie werden innerlich und äusserlich als erweichendes und reizmilderndes Mittel angewendet.

Flores Rosae.

Rose. Centifolienrose. Rosenblätter. Rosenblumenblätter. Flores Rosārum (incarnatārum s. pallidārum). *Pétales de roses pâles. Cabbage-rose petals.*

Die wohlriechenden, blassröthlichen Blumenblätter der *Rosa centifolia*.

Rosa centifolia LINN. Gemeine Gartenrose, Centifolie.
Fam. **Rosaceae.** Sexualsyst. **Icosandria Polygynia.**

Die Centifolie ist ein bei uns in Gärten gezogenes, ursprünglich in Persien einheimisches Strauchgewächs, mit dessen Blüthen schon die alten Römer einen grossen Luxus trieben. Die Blumenblätter werden im Juni bei trockener Witterung gesammelt und getrocknet, oder frisch auch mit Salz eingestampft vorräthig gehalten. 8 Th. frische Blumenblätter geben 1 Th. trockne. In der Sonne schnell getrocknet sind sie blass-röthlich, bei langsamem Trocknen oder nach längerem Liegen werden sie bräunlich missfarben, ohne jedoch dadurch ihren Werth zu verlieren. Durch das Trocknen geht der Geruch nicht gänzlich verloren. Zur Darstellung der *Flores Rosarum salīti* werden die frischen Blätter mit dem halben Gewichtsquantum Salz durchstreut und in einem festen steinzeugenen Topfe unter Beschwerung mit einem Granitstein vor Feuchtigkeit geschützt gut aufbewahrt. Diese Waare ist nur ein Material zur Darstellung des Rosenwassers durch Destillation. Die trockenen Blumenblätter werden geschnitten und auch in Pulverform vorräthig gehalten.

Die Rosenblumenblätter enthalten eisenblaufällenden Gerbstoff, Farbstoff, Zucker, Schleim, flüchtiges Oel, Eisen, Kalksalze. Der rothe Farbstoff ist durch Wasser ausziehbar und nimmt durch viele Säuren (Schwefelsäure) einen intensiveren Ton an, durch Alkalien wird er in grün umgewandelt.

Die Rosenblätter gehören zu den tonischen, mild adstringirenden Mitteln, sie finden sowohl innerliche wie äusserliche Anwendung. Das Pulver wird als Streupulver bei Wundsein der Kinder, auch als trockner Umschlag auf Erysipelas angewendet.

Nur noch selten werden die im frischen Zustande dunkel purpurrothen *Flores Rosae Gallicae (Flores Rosārum rubrārum*, Essigrosenblätter, Damascener Rosenblätter; *Pétales de roses rouges* ou *de Provins; Red rose petals)* gehalten. Sie werden von halbgefüllten Varietäten der *Rosa*

Gallica L. gesammelt, mittelst der Scheere von dem gelben Nagel befreit und im Schatten getrocknet. Gut getrocknet und in Blechgefässen aufbewahrt conserviren sie lange Zeit ihre rothe Farbe. In ihrer Wirkung weichen sie von derjenigen der Centifolienrose nicht ab.

Flores Sambuci.

Fliederblumen; Hollunderblüthen; Flieder. Flores Sambūci.
Fleurs de sureau. Elder-flowers; Elder-blossom.

Die Blüthenstände der *Sambucus nigra*. Jedweder der 5 Zweige der Trugdolde theilt sich in 3—5 Aestchen, welche ebenso gabelig getheilt zuletzt in dünne, bis 6 mm lange, mit einer Endblüthe gekrönte Blüthenstiele auslaufen. Staubfäden, Lappen der Blumenkrone, Kelchzähne jedweder Blüthe zählen 5. Die weisslichen Lappen der Blumenkrone, anfangs flach ausgebreitet, werden beim Trocknen runzelig; mit ihnen wechseln die weit kürzeren Kelchzähne ab. Die Blüthen haben einen schwachen und ebenso eigenartigen Geruch und einen schwachen Geschmack. Ihre Farbe sei nicht braun.

Sambucus nigra Linn. Hollunder. Schwarzer Flieder.
Fam. **Caprifoliaceae.** Trib. **Sambucǐnae.** Sexualsyst. **Pentandria Trigynia.**

Dieser bekannte strauchartige Baum wächst häufig an Zäunen und Hecken. Er blüht Juni bis Anfang Juli. Die als schweisstreibendes Mittel im Gebrauch stehenden Blüthen werden bald nach dem Aufblühen an einem trocknen sonnigen Tage eingesammelt, denn gegen das Ende des Blühens fallen die Blumenkrönchen ab. Nachdem die dicken Stiele entfernt sind, werden die Döldchen zuf einer reinen Stelle des Hausbodens dünn ausgestreut. Ist die Witterung feucht, so werden sie beim Trocknen schwarz (braun) und bekommen ein hässliches Aussehen. Sind keine heissen Tage bald zu erwarten, so bringt man die halbtrocknen Blumen auf Horden an einen künstlich erwärmten Ort (von ungefähr 35 ⁰ C.) und trocknet sie. Wegen des starken Geruches der Blumen giebt der Bäcker schwerlich seine warmen Backräume dazu her. Am besten ist es alsdann, ein unbenutztes Wohnzimmer für diesen Zweck zu heizen. Fliederblumen, welche nach einem Regen oder am frühen Morgen gepflückt und noch feucht sind, werden nach dem Trocknen nie ein gutes Aussehen zeigen. Die Einsammlung darf daher nur an einem trocknen sonnigen Tage gegen oder nach Mittag geschehen. 6 Th. frische

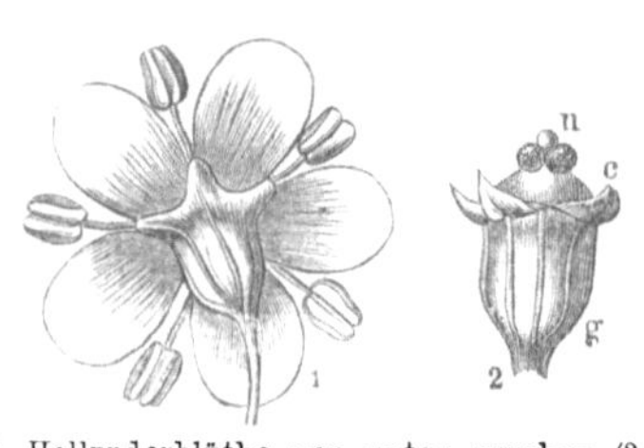

1. Hollunderblüthe von unten gesehen (3-fache Lin.-Vergr.). 2. Fruchtknoten mit oberständigem Kelch (c) und der Narbe (n).

Döldchen geben 1 Th. trockne. Die frisch weissen, getrocknet blass schwefelgelben Blumen werden ganz, geschnitten und grobgepulvert in dichten Kästen oder blechernen Gefässen aufbewahrt.

Verwechselungen, die aber kaum vorkommen dürften, werden angegeben.
Sambūcus nigra L.   Flache, am Grunde 5-, dann 3-, zuletzt 2-theilige Trugdolde. Antheren gelb.

Sambucus Ebŭlus L.   Am Grunde 3theilige Trugdolde.   Rothe Antheren. Wohlriechend.

Sambucus racemōsa L.   Gedrängte eiförmige Trugdolde.   Erst grünliche, dann gelblichweisse Blüthen.

Die Fliederblumen enthalten gegen 0,03 bis 0,04 Proc. eines flüchtigen Oels, welches bei gewöhnlicher Temperatur fest und krystallinisch ist und einen durchdringenden Fliedergeruch besitzt. Frisch bereitet ist es flüssig und von hellgelber Farbe. Man gewinnt es durch Sättigen des destillirten Fliederwassers mit Kochsalz, Ausziehen des Oels durch Aether und freiwilliges Verdunsten des Aethers. Andere Bestandtheile der Fliederblumen sind ein kleber- und eiweissartiger Stoff, etwas Gerbstoff, Harz, Extractivstoff, Spuren Schwefel, Sulfate und Phosphate des Calcium und Kalium, pflanzensaure Salze.

Die Fliederblumen sind ein allgemeines unschuldiges Hausmittel, welches bei allen möglichen Leiden innerlich und äusserlich Anwendung findet, meist aber im Aufgusse als Schweiss treibendes Mittel gebraucht wird.

Flores Tiliae.

Lindenblüthen.   *Fleurs de tilleul.   Linden flowers; Blossom of a linden-tree.*

Die Trugdolden der *Tilia parvifolia* und *Tilia grandifolia*. Der kahle Blumenstiel ist bis zur Hälfte mit einem wie Papier dünnen, deutlich durchscheinenden Deckblatte zusammengewaschen. Bei der ersteren Art trägt der Blüthenstiel bis zu 13 gestielte Blüthen, bei der anderen Art nur 3—5, jedoch weit grössere, mit dunkleren gelblichbraunen Blumenblättern geschmückt. Die Staubgefässe sind zahlreich. Kelchblätter, Blumenblätter, Fruchtfächer zählen je 5.

Die Blüthen der *Tilia tomentosa (T. argentea)* sind grösser, ausser den 5 Blättern der Blumenkrone *(folia corollae)* sind sie auch mit 5 blumenblattartigen Staubfäden versehen; das Deckblatt des Blüthenstandes ist vorn *(in fronte)* am breitesten, oft breiter als 2 cm, unterseits meist mit Sternhaaren bekleidet. Diese Blüthen hüte man sich zu verwenden.

Tilia ulmifolia Scopoli. Sommerlinde.
Synon. *Tilia grandifolia* Ehrhart.
Tilia platyphyllos Scopoli. Winterlinde. Steinlinde.
Synon. *Tilia parvifolia* Ehrhart.
Fam. **Tiliaceae** (Pentapetalae). Sexualsyst. **Polyandria Monogynia.**

Der erstere, in Mitteleuropa heimische Baum, unterschieden durch die auf der unteren Fläche in den Nervenwinkeln weisslich gebärteten Blätter, blüht im Juni, der andere, unterschieden durch die in den Nervenwinkeln rothgelb gebärteten Blätter, blüht von Mitte Juni bis Mitte August. Beide Arten gehören den Pentapetälae an. Also im Jnni bis August geschieht die Einsammlung der Lindenblüthen. 7 Th. geben 2 Th. trockene. Die Blüthen der Sommerlinde sind am geruchreichsten. Es giebt auch Lindenbäume mit geruchlosen Blüthen. Von diesen darf natürlich nicht eingesammelt werden. Der Geruch verschwindet übrigens beim Trocknen gänzlich, der Geschmack ist süsslich schleimig.

Nicht in Anwendung dürfen die Blüthen der *Tilia tomentōsa (T. argentea*

Desfontaines, *T. alba* Waldstein et Kitaibel) kommen, obgleich dieselben vor den Blüthen aller anderen Linden das schönste und meiste Arom einschliessen. Sie sind etwas schleimreicher und getrocknet starrer und hornartig, übrigens bilden sie das Material, aus welchem man *Oleum Tiliae aethereum* herstellt. Gerade die Blüthen dieser Linde wurden schon von den alten Griechen als Arzneisubstanz gebraucht und zum Räuchern oder Parfümiren ihrer Tempel benutzt. Da die Silberlinde unterseits dicht weissfilzige Blätter trägt und auch ihre Bracteen gegen die Spitze bedeutend breiter sind, so ist die Unterscheidung, leicht. Die Trugdolden sind 12-blüthig und die Staubgefässe zu 5 Bündeln verwachsen. In Deutschland ist dieser Baum übrigens selten anzutreffen, dagegen häufig in Ungarn, Slavonien, Griechenland. Er gehört zur Subordo *Decapetălae.*

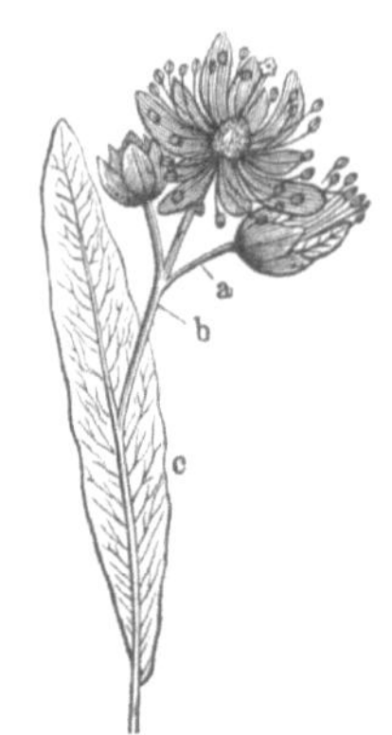

Blüthenstand der Linde.
c Bractee, *b* Gemeinschaftlicher Blüthenstiel,
a Blüthenstielchen.

Bestandtheile sind Schleim, Zucker, Eiweiss, Gerbstoff, geringe Mengen (0,014 Proc.) flüchtigen Oels. Dieses ist dünnflüssig, farblos und besitzt den Geruch der frischen Lindenblüthen in hohem Grade. Die Bracteen enthalten dieselben Bestandtheile wie die Blüthen, nur etwas mehr Gerbstoff und kein flüchtiges Oel.

Anwendung. Die Lindenblüthen gelten als höchst mildes Stimulans, Antispasmodicum und Diaphoreticum. Gewöhnlich werden sie im Aufgusse gebraucht und daher nur ganz (für den Handverkauf) und geschnitten vorräthig gehalten.

Flores Verbasci.

Wollblumen; Wollkrautblumen; Himmelbrandblumen; Königskerzenblumen. *Fleurs de bouillon-blanc. Flowers of wool-blade; Torchs; Torch-weed-flowers; Verbascum-flowers.*

Die Blumenkronen von *Verbascum phlomoïdes* (auch wohl von *Verbascum thapsiforme).* Aus der kurzen, nur 2 mm weiten Blumenröhre treten 5, bis 1,5 cm lange, an dem äusseren Theile mit sternförmigen Haaren bekleidete, am inneren Theile nackte und schön gelbe Lappen von breit gerundeter Gestalt hervor. Dem grössten derselben stehen am unteren Theile 2 nackte Staubfäden zur Seite, die anderen 3 kürzeren und bebarteten Staubfäden entsprechen den übrigen drei Einschnitten der Blumenkrone. Die Wollblumen müssen von durchdringendem Geruche und nicht braunfarbig sein.

Verbascum phlomoïdes Linn. Wollkraut.
Verbascum thapsiforme Schrader.
Fam. **Scrophularinae.** Sexualsyst. **Pentandria Monogynia.**

Diese krautartigen zweijährigen Pflanzen wachsen bei uns an trocknen Orten, Chausseen, auf sandigen Feldern.

Es sind nur die Blumen von grossblüthigen Wollkrautarten einzusammeln.

Die beiden vorher benannten sind die bei uns am häufigsten vorkommenden Verbascen mit grossen Blüthen. Kleinere Blumenkronen hat *Verbascum Thapsus* SCHRADER (Synon. *Verbascum Schraderi* MEYER). Verwechselungen kommen so leicht nicht vor, obgleich solche mit den Blumenkronen von *Verbascum nigrum* angegeben werden.

Officinelle Blumen-kronen.	5 ungleich lange Staubfäden, von denen 3 weisswollig, 2 kahl sind. Blumenkrone circa 2,6 cm im Durchmesser und radförmig und ungleich 5-theilig.
Verbascum nigrum.	Alle 5 Staubfäden mit violetter Wolle bedeckt. Blumenkrone $^1/_3$ so gross.

Die Güte der getrockneten Waare wird nach der schön gelben Farbe derselben bemessen.

Die Blumenkronen werden ohne Kelche in den Monaten Juli und August an sonnigen trocknen Tagen eingesammelt, auf Tüchern oder Horden ausgebreitet, in der brennenden Sonne möglichst schnell und völlig getrocknet, dann zerschnitten, durch Absieben von dem wolligen Staube befreit und aufbewahrt. Bei schlechter Witterung breitet man sie dünn auf dem Hausboden oder einem anderen passenden trocknen Orte aus, lässt sie halb übertrocknen und schüttet sie dann lose in Siebe, welche man in den Trockenschrank oder auf den Backofen des Bäckers stellt, so dass die Austrocknung bei einer Temperatur von 25 —40° schnell vollendet wird. Der gelbe Farbstoff dieser Blumen ist sehr empfindlich. Bethaute

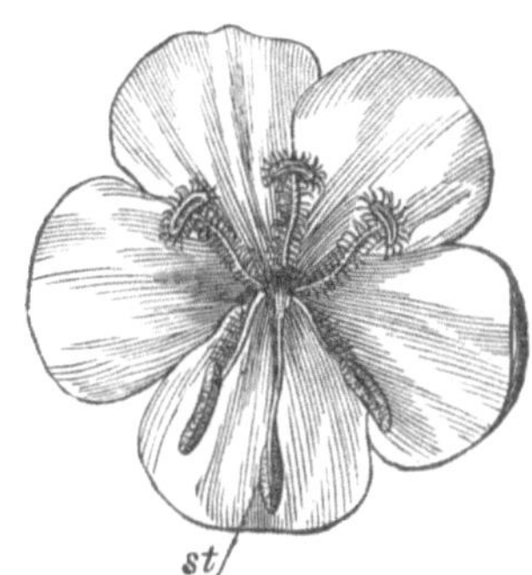

Blumenkrone von Verbascum thapsiforme, *st* Pistill.

oder beregnete Blumen werden braun, ebenso frische Blumen, welche beim Einsammeln in grösseren Mengen zusammengehäuft lagen und sich erhitzten (schwitzten), oder welche beim Trocknen zu lange feuchter Luft ausgesetzt waren. Werden die mit Vorsicht und gut ausgetrockneten Blumen in gut verstopften trocknen Gefässen von Weissblech aufbewahrt und vor ammoniakalischer Luft sorgfältig geschützt, so halten sie sich über 2 Jahre gelb. Die verschossenen Blumen sind in therapeutischer Hinsicht nicht schlechter als die gelben. 7 bis 8 Th. frische Blumen geben 1 Th. getrocknete aus. Diese letzteren nehmen an der Luft Feuchtigkeit auf. Der Geruch der frischen Blüthen ist unangenehm, nach dem Trocknen honigartig, der Geschmack süsslich-schleimig. Sie werden nur zu Theen (Brustthee) gebraucht.

Die frischen Blumen enthalten geringe Mengen eines gelblichen flüchtigen Oels von veilchenähnlichem Geruche, eine saure fettartige Substanz, Zucker, Gummi, Aepfelsäure, Phosphorsäure, essigsaures Kali, gelben Farbstoff von harziger Natur etc. Den scharfen oder durchdringenden Geruch, welchen die Ph. fordert, werden die Wollblüthen immer vermissen lassen.

Folia Althaeae.

Altheeblätter; Eibischkraut. Herba Althaeae. *Feuilles de guimauve. Marsh-mallow-leaves; Althea-leaves.*

Die Blätter von *Althaea officinalis.* Sie sind rund-elliptisch, dreilappig bis fünflappig, mit gerade abgeschnittener *(basi recte praecisa),* herzförmiger oder keilförmiger Basis und mit gekerbtem oder sägezähnigem Rande. Die grössten Blätter sind bis zu 8 cm breit, die Blattstiele mindestens um die Hälfte kürzer. Die Eibischblätter sind von derber, zerbrechlicher Beschaffenheit, auf beiden Flächen mit einem Filze aus Sternhaaren überzogen.

Althaea officinalis L. Eibisch.
Fam. **Malvaceae** Brown. Sexualsyst. **Monadelphia Polyandria.**

Diese perennirende Pflanze wächst in Deutschland auf feuchten Stellen, an Ufern, Gräben, wird auch in einigen Gegenden im Grossen angebaut. Die 5 bis 10 cm langen, 4 bis 7,5 cm breiten, an einem aufrechten filzigen Stengel sitzenden, also gestielten Blätter sind graugrün und auf beiden Seiten mit einem weichen, aus grossen Sternhaaren bestehenden Filze überzogen, fast herzförmig, mit spitzen gekerbten oder gezähnten Lappen. Die unteren Stengelblätter sind schwach fünf-lappig (und 5-nervig), die oberen drei-lappig (und 3-nervig) oder länglich eirund, ungetheilt. Vor der Blüthe, in den Monaten Juni und Juli, werden die Blätter gesammelt, getrocknet und nur geschnitten aufbewahrt. 8 Th. frische Blätter geben 1 Th. trockne. Sie enthalten viel Schleim.

Im Handel kommen zwei verschiedene Arten vor, nämlich eine deutsche Waare, gesammelt von dem in Deutschland cultivirten Eibisch, und eine Ungarische Waare, gesammelt von dem in Süd-Ungarn wildwachsenden Eibisch. Letztere zeichnet sich durch eine stärkere weissere Filzbedeckung aus.

Folia Belladonnae.

Tollkirschenblätter; Belladonnablätter. Herba Belladonnae.
Feuilles de belladone; Feuilles de la morelle furieuse. Belladonna-
leaves; Dwale-leaves.

Die Blätter von *Atropa Belladonna*. Sie sind höchstens 2 dm lang, 1 dm breit, spitz-elliptisch, in den mehr als um die Hälfte kürzeren Stiel auslaufend, dünn, kahl oder unterseits mit sehr spärlichen Drüschen gewimpert. Sie sind ganzrandig, am oberen Theile (oberseits? *in superiore parte)* grünbräunlich, am unteren Theile (unterseits? *in inferiore parte)* mehr grau, auf beiden Seiten mit weissen Punkten gezeichnet *(distincta)*. Sie sind von schwach widerlichem und wenig bitterlichem Geschmack.

Zur Darstellung des Extractes verwende man die oberirdischen frischen Theile der Pflanze.

Sie sind vorsichtig aufzubewahren. Stärkste Einzelngabe 0,2 g, stärkste Tagesgabe 0,6 g.

Atropa Belladonna Linn. Tollkirsche. Wolfskirsche.
Fam. **Solaneae.** Sexualsyst. **Pentandria Monogynia.**

Diese perennirende, krautartige, narkotische Pflanze ist in Deutschland und dem südlichen Europa zu Hause, wo man sie besonders in schattigen Laubwäldern und Bergwäldern antrifft. Sie wird bis zu 1,3 m hoch. Der drei-theilige Stengel hat oben zwei-spaltige Aeste. Die Blätter laufen am Blattstiele herab, sind eiförmig, ganzranzig, gespitzt, unterhalb unbedeutend weichhaarig und stehen an den Aesten meist gepaart, davon das eine und nach aussen gewendete Blatt doppelt so gross als das andere nach innen gerichtete ist (man vergl. die Abbildung). Auf den

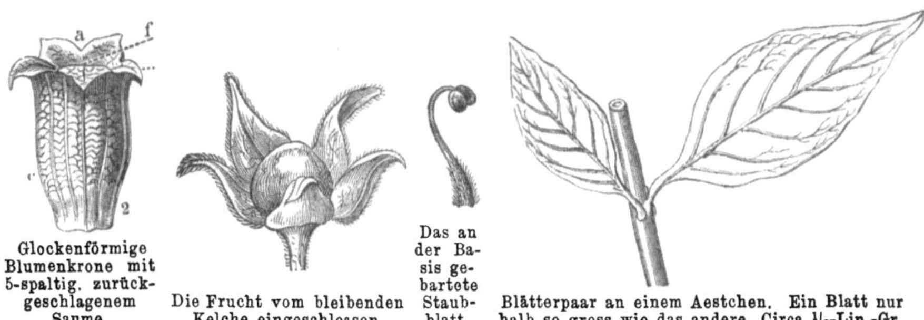

Glockenförmige Blumenkrone mit 5-spaltig. zurückgeschlagenem Saume.

Die Frucht vom bleibenden Kelche eingeschlossen.

Das an der Basis gebartete Staubblatt.

Blätterpaar an einem Aestchen. Ein Blatt nur halb so gross wie das andere. Circa ¹/₃-Lin.-Gr.

Blattflächen, sowohl auf der oberen dunkelgrünen, als der unteren hellfarbigen Fläche beobachtet man mittelst der Loupe einfache Haare und dazwischen eingesprengt zahlreiche kleine weisse, etwas erhabene Pünktchen oder Höckerchen. Diese Pünktchen sind Zellen, in welchen sich Calciumoxalat im Verein mit Calciummalat in körniger Form abgelagert hat. Beim Trocknen geht der narkotische Geruch verloren. Die Blüthen sind lang gestielt, hängend und stehen zu 1 bis 2 in den Blattwinkeln. Der Kelch ist fünf-spaltig, die purpurviolette Blumenkrone kurzröhrig glockenförmig, mit fünf-lappigem Rande. Die Frucht ist eine glatte, schwarze, runde, einer kleinen Kirsche ähnliche, zwei-fächrige Beere. Die Blüthezeit ist Juni bis August. Die Blätter werden in dieser Zeit nur von der wildwachsenden Pflanze gesammelt und nach gehöriger Prüfung mit Sorgfalt schnell, die Wärme von 30⁰ C. nicht überschreitend, getrocknet. 7 Th. frische Blätter geben 1 Th. trockne. Geschieht die Trocknung zögernd oder bei nasser Witterung oder bei stärkerer Wärme, so zeigen die Blätter eine braune obere und eine grünlich-graue untere Fläche. Die Blätter der im August aus dem blühenden in den fruchttragenden Zustand übertretenden Pflanze sollen am heilkräftigsten sein (v. SCHROFF). Sie sind sehr giftig und daher mit Vorsicht in dicht geschlossenen Blechgefässen aufzubewahren. Das Pulver wird aus den frisch getrockneten Blättern bereitet und in verkorkten Glasflaschen vor Sonnenlicht geschützt aufbewahrt.

Verwechselt können die Blätter werden mit denen von:

Scopolia Carniolica JAQUIN. — Gestielte, völlig unbehaarte, schmälere und weit hellere Blätter. Die weissen Pünktchen fehlen oder sind nicht deutlich zu erkennen. Die Wirkung gleicht derjenigen der Belladonna.
Synon. *Scopolina atropoïdes* SCHULT., *Hyoscyämus Scopolia* LINN.

Solānum nigrum LINN. — Gestielte, kaum halb so grosse, mehr oder weniger buchtig gezähnte Blätter ohne weisse Pünktchen.

Wann die Belladonnablätter zu sammeln sind, ob vor der Blüthe oder nach der Blüthe, dass ferner zur Extractbereitung nur die blühenden oberirdischen Theile verwendbar sind, sagt die Ph. nicht. Bei einem so eminent

wichtigen Arzneistoffe treten diese Umstände sogar in den Vordergrund. Trotzdem geht die Ph. schweigend darüber hinweg. Die erste Ausgabe dieser Ph.,
welche nach dem Urtheile einiger angeblich sehr klugen Männer nach Fassung
und Inhalt geringwerthig war, hat sich solcher Fehler und Vergessenheiten nicht
schuldig gemacht. Sie bemerkt z. B. unter *Folia Belladonnae* pflichtgetreu:

„Man sammle sie von der auf den mittleren und den südlichen Gebirgen
Europas wild wachsenden Staude, wenn sie in den Sommermonaten blüht, und
trockne sie schnell, wo sie dann eine dunkelgrüne Farbe beibehalten. Sie
müssen in gut verschlossenen Gefässen aufbewahrt werden."

„Das Pulver ist sofort aus den frisch getrockneten Tollkirschenblättern
zu bereiten und in einem gut verschlossenen Gefässe an einem dunklen Orte
aufzubewahren."

Bestandtheile. BRANDES fand in 2000 Th. Belladonna-Blättern: 30,25 äpfelsaures Atropin; 12 kleesaures Kali; 5,5 äpfelsaures Kali; äpfelsaure Kalkerde, salpetersaures Kali, Chlorkalium mit Spuren von kleesaurem Kali und
Atropin; 5 äpfelsaure Bittererde mit Spuren von kleesaurer Kalkerde; 104,75
kleesaure Kalkerde mit phosphorsaurer Kalk- und Bittererde; 12 äpfelsaure
Kalkerde; 6 salpetersaures Kali; 4 Chlorkalium; 5 schwefelsaures Kali, Ammon, Essigsäure und Aepfelsäure; ferner Asparagin, nach HUEBSCHMANN
noch ein Alkaloid, welches Belladonnin genannt wurde. FLÜCKIGER giebt
die Aschenmenge der getrockneten Blätter zu 14,5 Proc. an. — Gegengifte
sind: Emetica, Kaffee, Opium, Kampfer. — Belladonna erweitert die Pupille
des Auges. Die frischen Belladonnablätter geben circa 50 Proc. Saft aus.
Sie enthalten im Verhältniss mehr Atropin wie trockne Blätter und diese
mehr Atropin als die Wurzel. Das frische Kraut ergab 0,285 und 0,34 Proc.
Atropin. LEFORT fand in Blättern zur Blüthezeit gesammelt 0,44—0,48 Proc.,
GÜNTHER in Blättern im September gesammelt 0,838 Proc.

Das chemische und physikalische Verhalten des mit kochendheissem
dest. Wasser bereiteten, kalt filtrirten 10-proc. Aufgusses der trocknen Blätter ergiebt Folgendes: Der Aufguss ist braun und klar, und äusserst schwach sauer. Gemischt mit — 1) zwei Vol. Weingeist entsteht eine gelbe durchsichtige Mischung
mit durchsichtigen farblosen Schleimflocken durchsetzt. — 2) Mit gleichem Vol. Pikrinsäurelösung gemischt, erfolgt schwache Trübung mit fast durchsichtigen
Flocken. — 3) Gerbsäure trübt stark, — 4) Kaliummercurijodid trübt schwach-
weisslich, — 5) Mercurichlorid nur unbedeutend, aber — 6) Jodjodkalium und
auch Brombromkalium bewirken starke Fällungen, — 7) Silbernitrat eine
grobflockige Ausscheidung, welche Aetzammon mit brauner Farbe löst. Diese Lösung
wirkt beim Erwärmen sofort reducirend ohne sonderlichen Wandbeschlag. — 8) Ferrichlorid färbt olivengrün mit starkflockiger Ausscheidung. — 9) Ammoniumoxalat wirkt kaum trübend, — 10) Baryumchlorid erzeugt starke, aber durchsichtige Flocken. — 11) Kaliumferrocyanid verhält sich kalt indifferent, beim Erhitzen bis zum Aufkochen erfolgt geringe Trübung. — 12) Kalische Kupferlösung
wird unbedeutend reducirt. — 13) Mit Mercuronitrat erfolgt eine gelatinösflockige
Fällung; beim Erhitzen bis zum Aufkochen scheidet nicht graues Quecksilbermetall
ab. Von dem Aufgussrückstande ein Stück des Blattes zwischen zwei Objectgläsern
gepresst und mit der Lupe betrachtet giebt ein sehr lockeres Zellgewebe, durchsichtige Punkte und wellige Aderung zu erkennen.

Anwendung. Die Belladonna wird äusserlich und innerlich, besonders bei
Nervenkrankheiten, wie Keuchhusten, Epilepsie, krampfhaften Leiden der
Schlund- und Speiseröhre, der Harnorgane, verschiedenen Neurosen, ferner
beim Unvermögen den Harn zu halten, Nierenkoliken, verschiedenen Hautkrankheiten, aber auch bei Entzündungen der Augen und in allen Fällen, wo
eine Erweiterung der Pupille erforderlich ist, etc. angewendet. Innerlich
giebt man sie zu 0,05—0,1—0,2 g allmählich steigend. Die stärkste Dosis
normirt die Pharmakopöe zu 0,2, die Gesammtdosis auf den Tag zu 0,6 g.

Zu Augenbähungen verwendet man 3,0—5,0 auf 100,0; zu einem Klystier 0,3—0,5—1,0 (!) auf 100,0. Gegengift sind *Fol. Jaborandi* (vergl. d.).

Die Espic'schen Brust-Cigaretten *(Cigarettes pectorales d'Espic)*, welche in Frankreich viel gegen Asthma gebraucht werden, bereitet man aus sehr klein geschnittenen Fol. Belladonnae 0,3, Fol. Stramonii et Hyoscyami ana 0,15, grob gepulv. Fruct. Phellandrii 0,05, Extr. Opii 0,013, sämmtliche Theile mit Kirschlorbeerwasser, worin das Opiumextract aufgelöst worden ist, durchfeuchtet und getrocknet. Damit wird eine Cigarette aus dickem Fliesspapier, welches mit einem Aufgusse obiger Mischung getränkt und dann getrocknet ist, gefüllt. Es werden 2—4 solcher Cigaretten den Tag über geraucht.

Folia Digitalis.

Fingerhutkraut. Herba Digitālis purpurĕae. *Feuilles de digitale.*
Digitalis leaves; Foxglove leaves.

Die Blätter der *Digitalis purpurea*, welche zur Zeit der Blüthe von den wildwachsenden Pflanzen zu sammeln sind. Es sind dünne, unregelmässig gekerbte, in den Blattstiel schmal verlaufende Blätter von länglich eirunder Gestalt *(forma oblonge ovata)*, höchstens 3 dm in der Länge und 15 cm in der Breite erreichend. Das sehr reich verzweigte Adernetz ist besonders auf der Unterseite stark ausgeprägt und mit einem Filze weicher, nicht verworrener *(pilorum haud implicatorum)* Haare bekleidet. Die Fingerhutblätter, mit dem 10-fachen Gew. kochendheissen Wassers übergossen, ergeben einen bräunlichen, Lackmus röthenden Auszug *(extractum)* von unangenehm bitterem, nicht gewürzhaftem Geschmacke und eigenthümlichem Geruche, welcher auf Zusatz von Ferrisesquichlorid in soweit eine dunkle Farbe annimmt, dass anfangs keine Trübung entsteht. Nach einigen Stunden entsteht ein brauner Bodensatz. Dieser Auszug, mit dem 3-fachen Gewichte Wasser verdünnt, muss beim Eintröpfeln von Gerbsäurelösung getrübt werden. Derselbe giebt unverdünnt einen reichlichen Niederschlag, welcher durch einen Zusatz von überschüssiger Gerbsäure nur schwer aufgelöst wird.

Sie müssen vorsichtig und nicht über ein Jahr hinaus aufbewahrt werden. Stärkste Einzelngabe 0,2g, stärkste Tagesgabe 1,0g.

Digitalis purpurea Linn. Rother Fingerhut.
Fam. **Scrophularinae.** Sexualsyst. **Didynamia Angiospermia.**

Der rothe Fingerhut ist eine narkotische zweijährige Pflanze, welche auf sonnenreichen, waldigen, bergigen Orten des westlichen mittleren Europas wild wächst. In Gärten wird sie häufig als Zierpflanze gepflegt. Der kultivirten Pflanze traut man nicht (vielleicht mit Unrecht) dieselben arzneilichen Kräfte zu, dennoch ist ein nicht geringer Theil der im Handel vorkommenden *Folia Digitalis* von in bergigen Gegenden angebauten Pflanzen entnommen. Die Blätter werden von der blühenden Pflanze gesammelt (Juni — August). Wie sich herausgestellt hat, sind die Blätter während des Abblühens oder nach der Blüthe gesammelt besonders digitalinreich, und wäre es richtiger, den Monat August als Einsammelungszeit festzusetzen. 5 Th. geben 1 Th. trockene aus. Der Stengel ist einfach, aufrecht, bis zu 1m hoch, rund, behaart. Die Blätter stehen abwechselnd, sind eiförmig-spitz, die unteren grösser, eiförmig-

lang, gekerbt, am Blattstiele verschmälert herablaufend, geadert, runzelig, oberhalb dunkelgrün, weichhaarig, unterhalb fast filzig. Zerrieben haben sie einen
unangenehmen Geruch. Der Geschmack ist ekelhaft, etwas scharf und sehr
bitter. Die hängenden Blumen stehen in einer einseitigen, mit Deckblättern
versehenen Traube. Der Kelch ist 5-theilig, die Blumenkrone von der Basis
aus röhrenförmig-glockenförmig, der Saum der Blumenkrone zweilippig. Die
Blumenkrone ist purpurroth, selten weiss, innen mit dunkelpurpurrothen weiss-
geränderten Flecken.

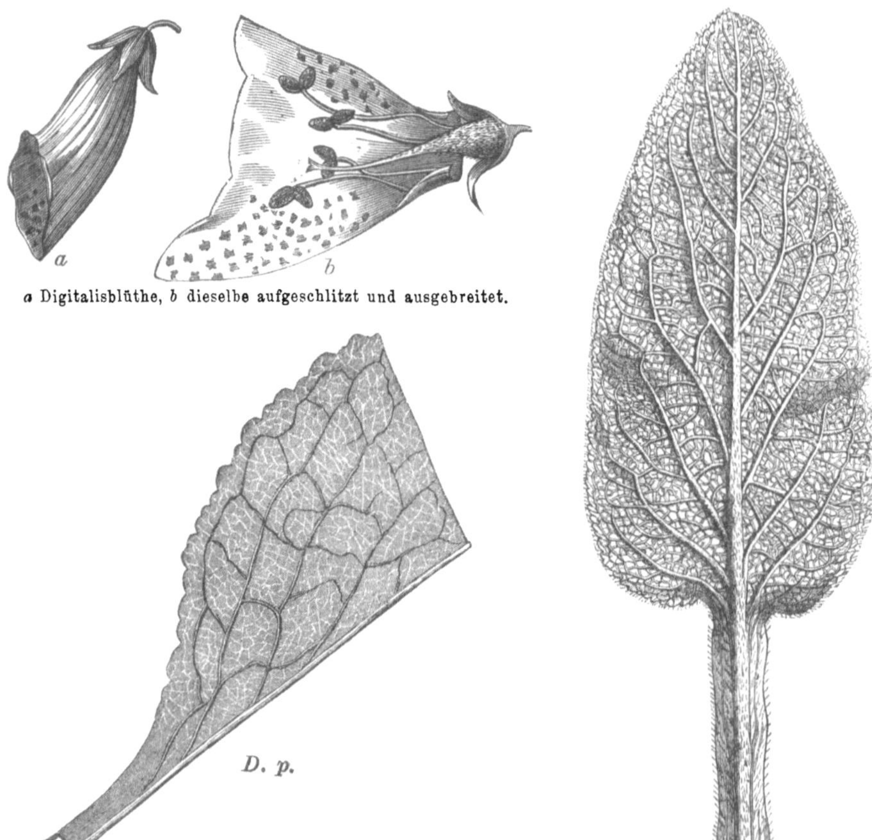

a Digitalisblüthe, *b* dieselbe aufgeschlitzt und ausgebreitet.

D. p.

Ein Stück eines Blattes der Digitalis purpurea gegen das
Licht gehalten. Unten mit Rudimenten vom Stengel.

Fingerhutblatt circa $^1\!/_3$ Lin.-Grösse.

Die Blätter der in unseren Gärten gezogenen Pflanze, so wie auch die
jungen Blätter, welche von der nicht blühenden Pflanze gesammelt werden,
sind unter allen Umständen zu verwerfen. Ueberhaupt hat man sich
vor Verwechselungen wie mit den Blättern von *Conyza, Symphytum* u. s. w.
zu hüten.

Digitalis purpurea L.   Die Blätter sind 8—25 cm lang, 5—10 cm breit, zu-
    Wildwachsender Fingerhut.   gespitzt, länglich eiförmig, doppelt
                                gekerbt (ungleich und stumpf gezähnt),
                                runzelig, oberhalb mattgrün weichhaarig,

Digitalis purpurea L. — unterhalb graufilzig (jedoch nicht sternhaarig); die Wurzelblätter und unteren Stengelblätter verlaufen in einen langen, breit geflügelten Blattstiel, die oberen kleineren sind kurzgestielt oder sitzend. Den Stengelblättern hängen am Grunde noch Rudimente des Zellgewebes vom Stengel an. Die Blattnerven bilden auf der unteren Seite der Blätter ein stark weisslichfilzig hervortretendes Adernetz, das, gegen das Licht gehalten, dunkel erscheint und innerhalb dessen Maschen sich ein noch feineres durchscheinendes Adernetz erkennen lässt.

Jeder Kerbzahn ist an seiner Spitze mit einem kleinen Wärzchen gekrönt.

Cultivirt oder in Gärten gezogen. — Blätter schwächer oder wenig behaart oder fast glatt.

Vor dem Blühen der Pflanze gesammelte Blätter. — Die Blätter mehr gestielt und ohne Rudimente des Zellgewebes vom Stengel.

Digitalis ambigŭa MURRAY. Synon. *D. ochroleuca* JACQ., *D. grandiflora* LAM. — Blätter am Rande gesägt, minder behaart, nicht runzelig, ohne vortretendes Adernetz.

Conȳza squarrōsa LINN. Synon. *Inŭla Conyza* DC. Dürrwurz. — Blätter am Rande schwach gezähnt oder ganzrandig. Innerhalb der Maschen des Adernetzes kein feineres durchscheinendes Adernetz. Wenig bitter.

Symphȳtum officināle LINN. Beinwell, Wallwurz. — Blätter rauhhaarig, ganzrandig, nicht bitter.

Teucrĭum Scorodonĭa LINN. — Blätter nicht filzig, gestielt u. herzförmig.

Verbascum-Arten. — Blätter stark sternfilzig behaart, dicker und nicht bitter. Die Blätter von *Verbascum nigrum* haben eine herzförmige Basis.

Die frischen Fingerhutblätter werden auf schattigen Böden schnell übertrocknet, alsdann in der 30⁰ C. nicht überschreitenden Wärme der Backstube oder eines Trockenraumes getrocknet und nun alsbald geschnitten, grob- und feingepulvert vor Licht wohl geschützt aufbewahrt. Als Aufbewahrungsgefässe der geschnittenen Blätter sind dichtschliessende Blechgefässe zu empfehlen, die gepulverten bringt man in trockne Glasflaschen. Jedes Jahr erneuert man den Vorrath durch eine Waare, welche man von Apothekern des Harzes, aus Westphalen, Thüringen etc. bezieht. Die Waare kann als brauchbar gelten, wenn das wässrige Infusum durch Gerbsäurelösung und auch durch Brombromkalium sofort stark, durch eine Kaliumferrocyanidlösung innerhalb 15 Minuten getrübt wird.

Bestandtheile. Die lufttrockenen Blätter des Fingerhuts bestehen aus 45 bis 50 Proc. mit Wasser ausziehbaren und 8—9 Proc. mit starkem Weingeist ausziehbaren Stoffen. Sie enthalten in 100 Th.: Faserstoff 48, Feuchtigkeit 5, schleimige und gummige Stoffe 11, Harz 6, Extractivstoff 21, HOMOLLE'sches Digitalin 1 (bis 1,3), digitalinsaure, anthirrhinsaure, phosphorsaure, weinsaure, kleesaure, schwefelsaure Kalium- und Calciumsalze 8. Das Digitalin ist in den Samen in grösster Menge enthalten. Die trocknen Blätter geben 10—11 Proc. Asche.

Das Digitalin, welches Homolle 1845 zuerst darstellte, fand Walz als ein Gemisch aus Digitalin, Digitasolin und Digitalacrin. Walz glaubte in dem Digitasolin den wirksamen Stoff der Digitalis zu erkennen und nannte desshalb diesen Digitalin und den Körper, den er zuerst Digitalin nannte, Digitaletin. Diese Körper sind Glykoside. Die Digitalis enthält jedenfalls mehrere bittere und scharfe Stoffe, von denen die einen Glykoside (Glykodigitaline) sind und in der Spaltung Zucker geben, andere wieder solche, welche keinen Zucker liefern (Akrodigitaline).

Nach Nativelle enthält die Digitalis 2 giftige Glykoside, das krystallisirbare, in Wasser schwer lösliche Digitalin, und das amorphe, in Wasser leicht lösliche Digitaleïn, ferner unwirksames Digitin. Digitaleïn ist in der Pflanze im ersten Jahre, Digitalin im zweiten Jahre ihrer Entwickelung am reichlichsten vertreten und zwar hauptsächlich in der Blattspreite, gering nur in den Stielen. Schmiedeberg fand (1874) folgende Stoffe in der Digitalispflanze: 1) Digitonin, eine amorphe, dem Saponin ähnliche, sich durch Säuren in der Siedehitze in zwei krystallisirbare Stoffe, Digitoneïn und Digitoresin, und Zucker spaltende Substanz. 2) Digitalin und dessen Spaltungsproducte: Zucker und Digitalresin. 3) Digitaleïn, 4) Digitoxin. Dieses krystallisirende Glykosid, welches durch Einwirkung von Säuren in Zucker und amorphes Toxiresin zerfällt, soll den giftigsten Bestandtheil und Nativelle's Digitalin darstellen. Marmé fand noch Inosit in der Digitalis.

Die chemischen und physikalischen Eigenschaften der Digitalisblätter prüft man mit einem, mit kaltem dest. Wasser hergestellten filtrirten 10-proc. Aufgusse. — 1) Mit 2 Vol. Weingeist erfolgt eine trübe Mischung, — 2) mit gleichem Vol. Pikrinsäurelösung schwache Trübung, — 3) mit Gerbsäure eine starke, — 4) mit Mercurichlorid nur eine schwache Trübung. — 5) Mercuronitrat fällt stark und beim Erwärmen scheidet graues Quecksilber aus. — 6) Jodjodkalium bewirkt keine, aber — 7) Brombromkalium eine starke Trübung. — 8) Kaliummercurijodid bewirkt keine Trübung. — 9) Silbernitrat trübt stark. Aetzammon löst die Fällung mit dunkler Farbe auf, welche Lösung aber beim Erwärmen sofort graues Silbermetall abscheidet. Nach dem Aufkochen hat sich kaum ein Wandbeschlag gebildet. — 10) Ferrichlorid färbt dunkel olivengrün. — 11) Kaliumferrocyanid bewirkt Trübung und die Flüssigkeit färbt sich beim Aufkochen dunkelbraun. — 12) Ammoniumoxalat bewirkt Trübung, welche durch verdünnte Essigsäure nicht schwindet, auch — 13) Baryumchlorid erzeugt eine Trübung, welche durch verdünnte Essigsäure nicht gehoben wird. — 14) Kalische Kupferlösung wird reducirt. — 15) Aetzkali trübt nicht. — Die Prüfung mit Ferrichlorid führt man in der Weise aus, dass man in ein flaches Porcellanschälchen 1—1,5 ccm des Aufgusses und dazu 2—3 Tropfen Ferrichloridlösung giebt. — Lässt man von dem Aufgusse 1—2 Tropfen auf einem Objectglase freiwillig abdunsten, so erblickt man unter dem Mikroskope in der Restschicht rhombische, vierseitige, dreiseitige und einige säulenförmige Krystalle lagernd.

Die Ph. fordert Reactionen mit Ferrichlorid und Gerbsäure, deren Ausführungen in sofern Sonderbares an sich tragen, als ein ähnlicher Verlauf auch bei Aufgüssen anderer Vegetabilien, z. B. der Belladonna, stattfindet. Bei der Digitalis ist zuvörderst von Werth, dass der Aufguss durch Jodjodkalium und Kaliummercurijodid keine, durch Pikrinsäure nur eine unbedeutende Trübung, durch Gerbsäure und durch Brombromkalium aber eine starke Fällung erleidet. Auch das Verhalten gegen Kaliumferrocyanid (Blutlaugensalz) ist ein abweichendes, wie ich dies schon im Commentar zur 1. Ausg. d. Ph. erwähnte.

Anwendung. Die Digitalis ist ein Narcoticum. Sie mindert den Blutumlauf und daher die Pulsfrequenz und Körperwärme, wirkt deprimirend auf die Nerven der Geschlechtsorgane und vermehrt die Harnabsonderung. In grossen Gaben wirkt sie toxisch. Man wendet sie in Gaben von 0,03—0,1 —0,2 g an bei entzündlichen Herzleiden, bei Hypertrophie und Erweiterung des Herzens, Schlagadergeschwülsten, bei Entzündungen der Hirnhäute und Brustorgane, bei Fiebern, Blutungen, Tuberkulose, wassersüchtigen Leiden, Reizungszuständen der Genitalien, krampfhaften Neuralgien, Wahnsinn etc. Die Pharmakopoe normirt die stärkste Einzelndosis zu 0,2, die Gesammtdosis auf einen Tag zu 1,0 g. Eine Gabe von 0,5 g kann Intoxication bewirken.

Folia Farfarae.

Huflattigblätter. Herba Farfärae vel Tussilagĭnis. *Feuilles de tussilage ou de pas d'âne. Colt's foot leaves.*

Die grundständigen, langgestielten, handgrossen Blätter von *Tussilago Farfara.* Von der herzförmigen Basis bis zu der kaum hervortretenden Spitze sind sie oft von einer Länge eines Decimeters und von nicht geringerer Breite. Die obere Seite ist von dunkelgrüner Farbe, die untere ist mit einem dichten, weissen, leicht zu beseitigenden Filze bedeckt, welcher aus sehr langen dünnen, nicht zweigigen Haaren besteht.

Tussilago Farfara Linn. Gemeiner Huflattig.
Fam. **Compositae.** Trib. **Tussilagineae.** Sexualsyst. **Syngenesia superflua.**

Diese perennirende, durch Ausläufer wuchernde Pflanze wächst auf unbebautem, besonders auf thonigem kalkreichem feuchtem schwerem Boden fast durch ganz Europa. Vor der Entwickelung der Blätter in den Monaten März und April blüht sie. Der Blüthenschaft ist einköpfig, weissfilzig, gemeiniglich mit lanzettförmigen Schuppen bedeckt. Nach der Blüthe, im Mai bis Juni entwickeln sich die wurzelständigen, gestielten, etwas fleischigen Blätter, welche flach auf der Erde liegen, rundlich-herzförmig, buchtig-eckig (ungefähr 7 - eckig) und ausgeschweift gezähnt sind. Die Zähne sind an ihrer Spitze etwas gebräunt. Die Blätter sind ferner breit, circa 10 cm im Durchmesser, flach, oberhalb glatt, lebhaft hellgrün, rothaderig, unterhalb weissfilzig, von schwachem Geruche und schwach bitterem, etwas zusammenziehendem und schleimigem Geschmacke. Sie werden im Mai und Anfangs Juni gesammelt. 5—6 Th. geben 1 Th. trockne. Sie werden geschnitten und durch Absieben von dem filzigen Staube befreit aufbewahrt.

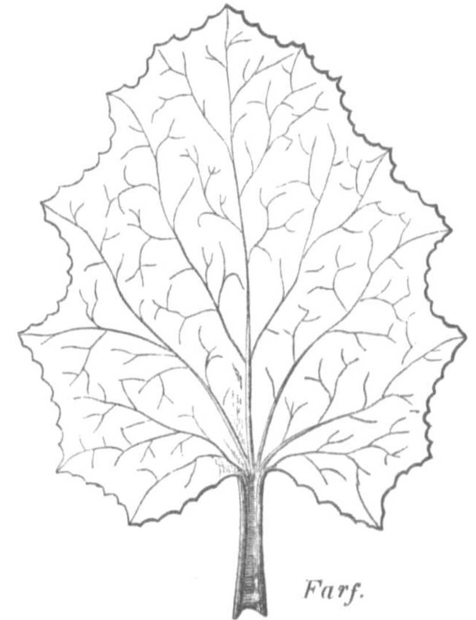

Folium Farfara. $^1/_3$—$^1/_2$ Lin.-Grösse.

Verwechselt können die Huflattigblätter werden mit:

Petasītes officinālis MOENCH. Synon. *Tussilāgo Petasītes* LINN. Grossblättriger Huflattig. *Petasites tomentōsus* DC. Filziger Huflattig. *Lappa vulgāris* und *Lappa Bardäna* KUNTH. (*Arctium Lappa* L.) Klette.	Blätter 2—3-mal grösser, mehr nierenförmig, kaum eckig. Auf der Unterfläche nur fein behaart. Blätter nierenförmig oder 3-eckig herzförmig, auf der Unterfläche schneeweiss-filzig. Blätter oval-herzförmig, zugespitzt, klein gezähnt, auf der unteren Fläche mit hervortretenden netzförmigen Nerven.

Die Huflattigblätter enthalten etwas eisengrünenden Gerbstoff, wenig bitteren Extractivstoff und reichlich Schleim. Sie werden nur meist als Thee bei katarrhalischen Leiden der Respirationsorgane gebraucht.

Folia Jaborandi.

Jaborandiblätter; Jamborandy; *Jaborandi. Jaguorandy; Jamguorandi.*

Die gefiederten Blätter von *Pilocarpus pennatifolius.* Sie sind langgestielt, meist völlig kahl. Sie bestehen aus 2 oder 3, seltener 4 sitzenden oder kurzgestielten Jochen Fiederblättchen, welche dicht lederartig, völlig ganzrandig sind, und einem unpaarigen Endblatte, welches einem 3 cm langen Blattstiele aufsitzt. Die Fiederblättchen sind lanzettförmig oder eirund, etwas stumpf oder ausgerandet, bis 16 cm lang und 4—7 cm breit. Das Blattgewebe ist von der Art, dass man sehr viele und durchscheinende Oelgefässe erkennt. Die Blätter sind von etwas scharfem Geschmacke.

Pilocarpus pennatifolius LEMAIRE. Jaborandistrauch.
Synon. *Pilocarpus pinnatus* BAILLON. Fam. **Rutaceae.**

Jaborandiblätter wurden 1873 von Dr. COUTINHO zu Pernambuco in den Arzneischatz eingeführt. Da verschiedenen Pflanzenarten in der Brasilianischen Provinz St. Paul der Namen Jaborandi beigelegt wurde, so suchten MARCGRAFF und PISON die bezügliche Art zu bestimmen. BAILLON nannte sie *Pilocarpus pinnatus,* LEMAIRE passender *Pilocarpus pennatifolius.* COUTINHO hatte eine Quantität Blätter an RABUTEAU (Paris) gesendet und das Mittel als ein sicheres Diaphoreticum und Sialagogum empfohlen, welche Eigenschaften Bestätigung fanden.

Die echten oder Pernambuco-Jaborandiblätter sind die Blättchen eines unpaarig und einfach (4—5-jochig) gefiederten Blattes. Die Blättchen sind 7—15 cm lang, 3—5 cm breit, mit 3—5 mm langen Stielchen gegliedert der Blattspindel aufsitzend, länglich- oder eirund-lanzettförmig, gegen die Basis verschmälert, entweder zugespitzt oder an der Spitze stumpf und ausgerandet, an der Basis ungleich, ganzrandig. Sie sind fiedernervig, 8—10 stärkere Nerven entsteigen auf jeder Seite des Mittelnerves, gegen den Rand anastomisirend. Gegen das Licht gehalten zeigt die ganze Blattfläche unzählige durchscheinende kleine, dicht, aber nicht regelmässig vertheilte Oelgefässe. Die Blättchen sind glatt, steif, pergament- oder lederartig-hart, mattgrün oder braungrünlich, auf der oberen Fläche etwas dunkler. Der Geschmack und Geruch ist aromatisch, jedoch nicht angenehm. Beim

Kauen verursachen sie zunächst ein Brennen am vorderen Theile der Zunge, dann anhaltende Speichelabsonderung.

Aufbewahrung. In Glas- oder Blechgefässen in geschnittener Form, eine geringe Menge als feines Pulver in einem Glasfläschchen.

Bestandtheile. E. HARDY gewann aus den Jaborandiblättchen 0,56 Proc. farbloses flüchtiges Oel, dessen Kohlenwasserstoff er mit Pilocarpén bezeichnete und ein Alkaloïd, Polycarpin, welches er als den wirksamsten Theil der Pflanze betrachtet. Ferner fand er eine flüchtige Säure und Spuren eines zweiten Alkaloïds (Jaborin), welches er unbeachtet liess. Man vergl. auch *Pilocarpinum hydrochloricum.* Die Blätter scheinen sehr kalkreich zu sein.

Das chemische und physikalische Verhalten der Jaborandiblätter lässt sich mit einem mit heissen dest. Wasser bereiteten, filtrirten, 10-proc. Aufguss erforschen. — 1) Mit einem 2-fachen Vol. Weingeist gemischt erfolgt weissliche Trübung. — 2) Ein 2-faches Vol. Pikrinsäurelösung verhält sich indifferent. — 3) Gerbsäure bewirkt Trübung, — 4) Mercurichlorid nur eine mässige Trübung. — 5) Jodjodkalium, auch — 6) Brombromkalium trüben

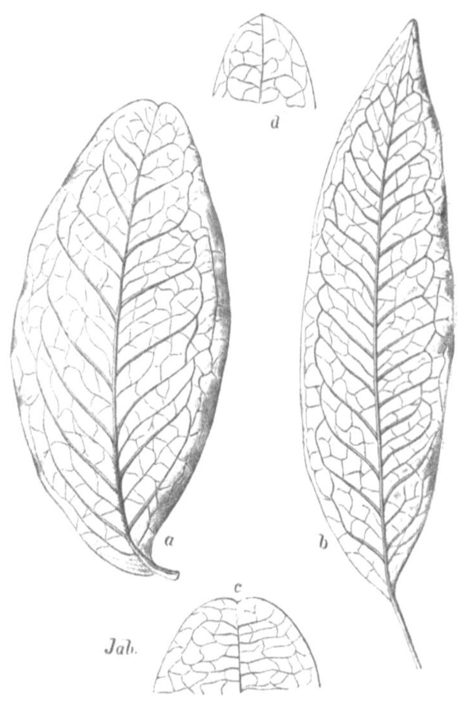

Brasilianische Jaborandiblätter (Theilblättchen ein und desselben Blattes) in der Form, besonders in Form der Spitze verschieden (circa halbe Grösse).

stark. — 7) Silbernitrat bewirkt starke Fällung, welche durch Aetzammon so weit verschwindet, dass nur eine schwache Trübung zurückbleibt. Beim Aufkochen der ammoniakalischen Mischung tritt hellfarbige Trübung ein, dann aber färbt sich die Flüssigkeit braun, jedoch nur mit einer Spur Reduction, denn nach Zusatz überschüssiger Salzsäure scheidet das Silberchlorid mit grauer Farbe aus. — 8) Mercuronitrat bewirkt starke weissliche Fällung. Beim Aufkochen schwache Reduction, insofern im Schaume grauschwarze Körperchen sichtbar sind. — 9) Ferrichlorid färbt braun. — 10) Ammoniumoxalat, auch Oxalsäure bewirken weissliche Fällungen. — 11) Baryumchlorid verhält sich völlig indifferent. — 12) Kalische Kupferlösung wird nicht oder kaum reducirt. — 13) Aetznatron, auch Aetzammon trüben schwach. — Ein Tropfen des Aufgusses, auf einem Objectglase der freiwilligen Verdunstung überlassen, ergiebt eine Restschicht, in welcher sich unter dem Mikroskop reichlich kreuzförmige, federförmige (Ammonsalze), dreieckige und quadratische Krystalle, besonders Calciumoxalatkrystalle dem Auge darbieten.

Anwendung. Die Jaborandiblätter werden als sicheres, aber auch als unsicheres Diaphoreticum (FRERICHS) geschildert. Die echten Jaborandiblätter sind im Aufgusse, (4—5—6 g auf 100—150 g Wasser) auf einmal genommen ein kräftiges Diaphoreticum und Sialagogum, allerdings nicht ohne unangenehme Nebenwirkungen. Verschlucken die Kranken den Speichel, so tritt Erbrechen ein, während beim Auswurf des Speichels Brechreize und Ohnmachten nicht ausbleiben. Temperatur und Puls sind gesteigert während der Salivation, welche zunächst eintritt, und sie fallen während der darauf eintretenden Transpiration (wegen Abdunstung des Schweisses, also in Folge der

Verdunstungskälte?). Gegenmittel der Jaborandiblätter ist Atropin, welches die Wirkung sofort sistirt. Ebenso sind Jaborandiblätter Gegengift der Belladonna und des Atropins. Die Maximaleinzelngabe könnte zu 6 g, die Maximaltagesgabe zu 12 g angenommen werden. Verschreibt der Arzt stärkere Gaben, so lasse man aus Vorsicht das bekannte ! hinzufügen.

Folia Juglandis.

Wallnussblätter. *Feuilles de noyer. Walnut-tree leaves.*

Die Blätter der *Juglans regia.* Der fast fusslange Blattstiel ist mit 1—4, meist mit 3 Paaren Fiederblättern, welche nicht genau gegenüberstehend sind, und einem meist grösseren Endblatte besetzt. Die ersteren sind höchstens bis zu 15 cm lang und 5 cm oder darüber breit. Alle Blättchen sind völlig ganzrandig, oval, unbehaart *(calva)*, im durchfallenden Lichte nicht mit Punkten gezeichnet. Sie sind von scharfem, kaum gewürzhaftem Geschmacke.

Die Wallnussblätter dürfen nicht schwärzlich sein.

Juglans regia LINN. Wallnussbaum.
Fam. **Juglandeae.** Sexualsyst. **Monoecia Polyandria.**

Die Blätter des Wallnussbaumes, welcher im östlichen warmen Asien heimisch ist und von dort nach Europa verpflanzt wurde, sind abwechselnd und unpaarig gefiedert. Die zu 3—9 zählenden Blättchen sind länglich-eiförmig, fast ganzrandig, zugespitzt, am Grunde ungleichhälftig, das Endblatt ausgenommen der Spindel gegliedert aufsitzend. Das Endblättchen ist das grösseste der Blättchen und 15—20 cm lang, 7—10 cm breit. Die Blättchen der nicht ausgewachsenen Blätter sind an den Winkeln der Nerven der Unterfläche zart gebartet, bei den ausgewachsenen Blättern nicht gebartet und dann lederartig.

Die nicht vollständig ausgewachsenen Blättchen haben einen kräftigen balsamischen Geruch und einen scharf bitteren herben Geschmack; beides ist an den ausgewachsenen Blättern in sehr geringem Maasse vorhanden. Daher sammelt man sie im Juni, trocknet sie schnell in dünner Lage an einem sonnigen Orte aus, damit sie nicht braun oder schwarz werden, sondern ihre grüne Farbe möglichst conserviren, und bewahrt sie zerschnitten in Blechgefässen auf. 3 Th. frische Blättchen geben 1 Th. trockne aus. Die getrockneten Blätter haben einen geringeren Geruch und Geschmack.

Man gebraucht die Wallnussblätter im Theeaufguss als ein Mittel gegen Skrofeln. Der Eisen grünfällende Gerbstoff, welcher neben etwas Bitterstoff in den Wallnussblättern enthalten ist, scheint der wirksame Bestandtheil zu sein. Die Blätter dienen auch zur Herstellung von Farben, als Ungeziefer vertreibendes und Haarwuchs förderndes Mittel.

Folia Malvae.

Malvenblätter. Herba Malvae. *Feuilles de mauve.*
Mallow leaves.

Die Blätter der *Malva vulgaris* und *Malva silvestris.* Die Blätter der ersteren sind fast von kreisrunder Gestalt, bis zu 8 cm breit, oder mehr nierenförmig, am untersten Theile tief hinein *(penitus)* ausgeschnitten und sehr lang gestielt. Der ungleich gesägt-gekerbte Rand ist undeutlich gelappt. Die Blätter der anderen Art sind meist grösser und am untersten Theile weniger tief ausgeschnitten, besonders sind die obersten Blätter des Stengels breit, 5- oder 3-lappig. Die Blätter beider Arten sind von schleimigem Geschmacke.

Malva vulgaris FRIES.
Synon. Malva neglecta WALLROTH.   Malva rotundifolia C. BAUHIN.
Malva silvestris LINN.
Fam. **Malvaceae.** Sexualsyst. **Monadelphia Polyandria.**

Sowohl das erstere 1-jährige, als wie auch das andere 2-jährige Krautgewächs findet sich durch ganz Europa auf unbebauten Plätzen, an Wegerändern, Zäunen etc.

Die Blätter von *Malva vulgaris* sind lang gestielt, rundlich-herzförmig, bis zu 8 cm breit, seicht 5—7-lappig, die Lappen abgerundet, gekerbt-gezähnt, die Blattstiele an liegend behaart.

Die Blätter von *Malva silvestris* L. sind ähnlich, aber fast bis zur Mitte in 5—7 Lappen eingeschnitten. Die Lappen sind spitz, die Blattstiele abstehend behaart.

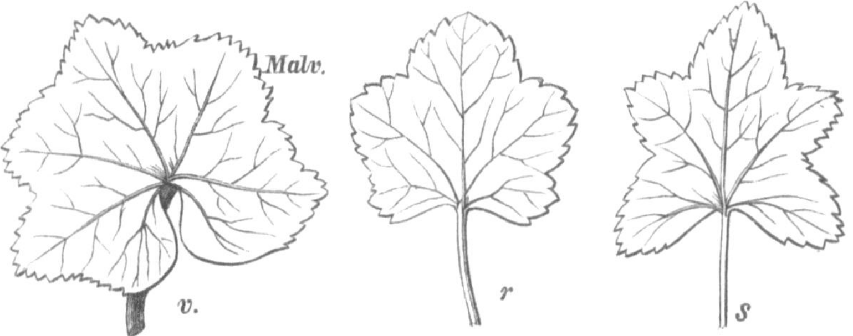

Malvenblattformen, verkleinert.
v von Malva vulgaris, *r* von M. rotundifolia und *s* von M. silvestris.

Die Malvenblätter enthalten viel Schleim. Sie werden im Sommer eingesammelt und möglichst schnell getrocknet. 5—6 Th. geben 1 Th. trockne. Man benutzt sie zu schleimigen Kataplasmen, jedoch nur selten.

Folia Melissae.

Melissenblätter.   Herba Melissae citrātae.   *Feuilles de mélisse;*
Mélisse; Citronelle.   **Balm.**

Die Blätter kultivirter Arten der *Melissa officinalis.* Die Blätter sind breit-oval oder herzförmig, stumpf zugespitzt, sehr dünn, kahl und nur auf der unteren Seite sehr wenig pflaumhaarig *(folia plumosa)*, höchstens 4 cm lang, 3 cm breit und am äussersten jedweden Theile (Rande) der Blattfläche mit 5—10 abgerundeten Zähnen gekerbt.

Melissa officinalis Linn. Melisse.
Variet. **citrata** Bischoff. Citronenmelisse.
Fam. **Labiatae.** Sexualsyst. **Didynamia Gymnospermia.**

Die Melisse ist eine auf Gebirgen in der Schweiz, in Italien, Frankreich und Süd-Deutschland wildwachsende, bei uns cultivirte, ausdauernde, sehr ästige, bis zu 100 cm hohe Pflanze von angenehm erquickendem Citronengeruche und balsamisch erwärmendem, etwas scharfem Geschmacke. Sie blüht in den Monaten Juli und August, und kann jährlich 2—3-mal geschnitten werden. Die Blätter stehen gegenüber an dem 4-kantigen Stengel. Sie sind circa 4 cm lang, 3 cm breit, gestielt, meistens am Grunde, besonders die unteren, herzförmig ausgeschnitten, grob und stumpf gesägt, etwas runzlig, auf der oberen Fläche grün, etwas scharfhaarig, auf der unteren mehr graugrün, drüsig-punktirt. Sie werden eingesammelt, wenn die Pflanze blüht. 4 Th. frische geben fast 1 Th. trockne. Verwechselt oder verfälscht können sie werden mit den ähnlich riechenden Blättern von

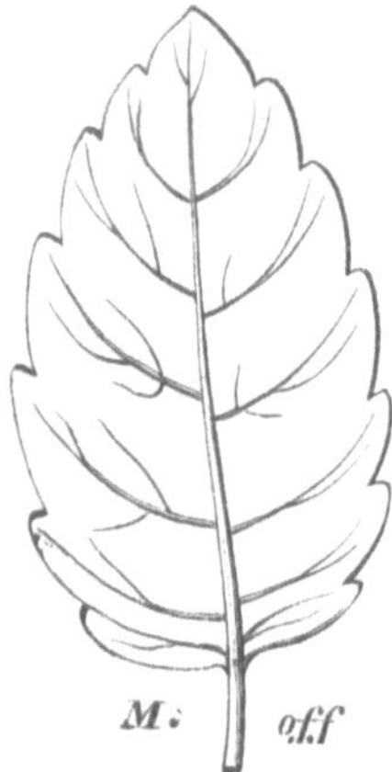

Blatt der Melissa officinalis.

Nepĕta Catari̯a L. varietas *ci-triodōra* Becker. Katzenminze.

Auf der unteren Fläche weissfilzige, überhaupt auch fast dreieckig-herzförmige Blätter.

Melissa officinālis L. varietas *villōsa* Bentham.

Blätter grösser, herzförmig, zottig behaart. (Südeuropa).

Die Bestandtheile der Melissenblätter bestehen in einer geringen Menge flüchtigen Oels, eisengrünendem Gerbstoff, bitterem Extractivstoff, etwas Harz, Schleim.

Die Melissenblätter werden im Schatten getrocknet, geschnitten und in gut verschlossenen Blech- und Glasgefässen aufbewahrt. Sie gelten als mildes Stimulans, Antispasmodicum, Cordiale, Carminativum und Stomachicum. Im Aufguss dienen sie auch als Genussmittel.

Folia Menthae crispae.

Krauseminzblätter.   Herba Menthae crispae.   *Menthe crépue.*
Curled mint.

Die Blätter des cultivirten Krautes, welches *Mentha crispa* genannt wird. Sitzende oder sehr kurz gestielte, scharf gezähnte, zugespitzte Blätter von herzförmiger oder rund-eiförmiger Form, mit wellenförmiger Oberfläche, am Rande kraus zurückgebogen, kahl oder wenig haarig, von starkem eigenthümlichen Geschmacke.

Mentha crispa Linn. Krauseminze.
Synon. *Mentha aquatica,* variet. *crispa* Bentham.
Mentha crispa Geiger.
Synon. *Mentha silvestris,* variet. *crispa* Bentham.
Mentha crispata Schrader.
Synon. *Mentha viridis,* variet. *crispa* Bentham.
Fam. **Labiatae.** Sexualsyst. **Didynamia Gymnospermia.**

Die Botaniker halten die *Mentha crispa* L. für eine durch die Kultur veränderte *Mentha aquatica* L., die *Mentha crispata* SCHRADER für eine durch Kultur veränderte *M. viridis* L. Auch andere Arten der *Mentha* nehmen durch die Kultur die krausblättrige Form und Krauseminzgeruch an und können dann sämmtlich als *Mentha crispa* in Gebrauch genommen werden. Eine Verwechselung oder Unterschiebung ebener (nicht krauser), sowie auch gestielter Menthablätter ist sehr leicht zu erkennen.

Die Krauseminze wird im Schatten getrocknet geschnitten in blechernen oder gläsernen Gefässen aufbewahrt. Der Geschmack ist aromatisch, aber hintennach nicht kühlend. Sie enthält gegen 1 Proc. flüchtiges Oel, schwach bitteren Extractivstoff, etwas eisengrünenden Gerbstoff. Obgleich die Ph. keinen Geruch fordert, so ist nur die starkriechende Waare zu verwenden, die schwach riechende zu verwerfen.

Folia Menthae piperitae.

Pfefferminze.   Herba Menthae piperītae.   *Menthe poivrée*;
Menthe Anglaise.   *Peppermint*.

Die Blätter der *Mentha piperita*. Sie sind spitz, oval, kurzgestielt, bis zu 7 cm lang, besonders gegen die Spitze scharf gesägt, von einem starken Mittelnerv durchzogen, meist kahl. Sie sind von starkem eigenthümlichem Geschmacke.

Mentha piperita SMITH. Pfefferminze.
Fam. Labiatae. Sexualsyst. **Didynamia Gymnospermia.**

Die Pfefferminze ist ursprünglich in England zu Hause, wird aber bei uns angebaut und in Gärten gezogen, wo sie nicht selten ausartet und besonders in die krausblättrige Form übergeht. Die Blätter stehen gegenüber (wie bei allen anderen Labiaten), sind 6—7 cm lang, 2,5—3 cm breit, gestielt, länglich eiförmig, etwas zugespitzt, scharf gesägt, an ihrem Grunde rund, meist kahl, dunkelgrün, auf der unteren Fläche oft mit weichbehaarten Nerven versehen, und am Blattstiel, welcher circa 1 cm lang ist, gewimpert. Es existiren 2 Unterarten: *M. pip. glabrata* VAHL, bei welcher die Blattunterseite zerstreut kurzhaarig und der Blattstiel gewimpert ist, ferner *M. pip. suavis* GUSSONE, bei welcher die Blattunterseite zottigbehaart, die Blattoberseite zerstreut behaart ist. Erstere Varietät ist die gewöhnlich cultivirte. — Die durchscheinenden Punkte der Blätter sind Oelzellen. Der Geruch ist durchdringend balsamisch, der Geschmack gewürzhaft kampferartig erwärmend, hintennach angenehm kühlend. Die Pfefferminze blüht Juni bis August. Die Blätter sollen gesammelt werden, wenn die Pflanze blüht, jedoch macht man ohne Rücksicht auf die Blüthezeit mehrere Ernten im Jahre. Immerhin sind die Blätter der blühenden Pflanze am ölreichsten. 5 Th. frische Blätter geben 1 Th. trockene. Verwechselt können sie werden mit denen von:

Mentha viridis L. Grünze Minze. Blätter ungestielt, ganz glatt, schwächer riechend.

Mentha silvestris L. Waldminze. Blätter fast ungestielt, unten weiss-filzig, schwächer riechend.

Mentha aquatica L. (*Mentha hirsūta* γ SMITH.) Wasserminze. Blätter eirund oder elliptisch, gestielt, mehr oder weniger rauh behaart.

Mentha gentilis L. Blätter ungestielt, mehr eiförmig, fein behaart.

Der medicinische Bestandtheil der Pfefferminze ist ein flüchtiges Oel. (Siehe *Ol. Menth. pip.)* Das vorsichtig getrocknete Kraut enthält davon 0,8—1 Proc. Das ganze Kraut ist daher in Weissblechgefässen, das geschnittene in Glasgefässen aufzubewahren. Es gilt als Stimulans, Carminativum, Cordiale und Stomachicum. Fast geruchlose Blätter sind zu verwerfen.

Folia Nicotianae.

Tabakblätter.   Herba Tabāci; Herba Nicotiānae Virginiānae.
Tabac.   Tobacco leaves.

Die mittelgrossen, an der Luft ohne andere Behandlung getrockneten Blätter der cultivirten Arten der *Nicotiana Tabacum.* Sie sind braun, spitz lanzettförmig oder elliptisch, ganzrandig (ungetheilt, *integerrima*), an dem Blattstiele herablaufend. Sie sind von scharfem widerlichem Geschmacke und eigenthümlichem Geruche.

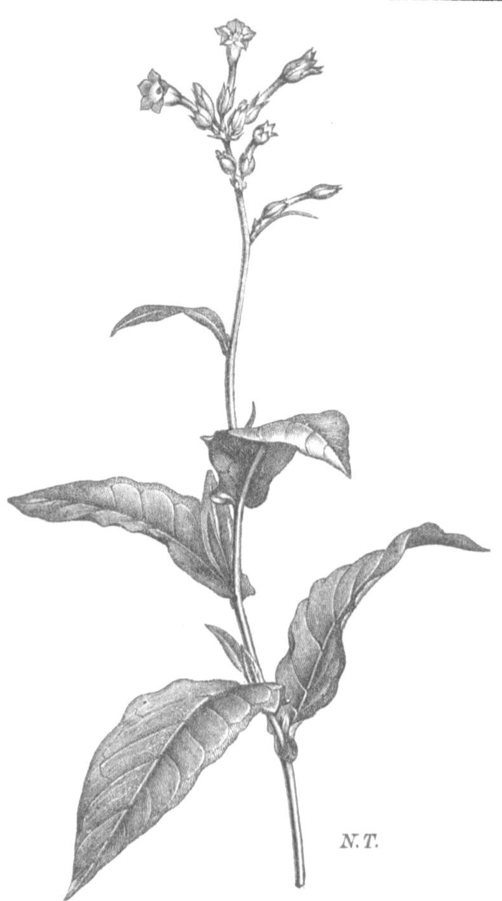

Nicotiana Tabacum (circa ¹/₁₅ Grösse.

Nicotiana Tabacum Linn. Gemeiner oder Virginischer Tabak. Fam. **Solaneae.** Sexualsyst. **Pentandria Monogynia.**

Als die Spanier nach Cuba kamen (1492), fanden sie den Gebrauch des Tabaks zum Rauchen, Schnupfen und Kauen daselbst vor. Die Cigarren nannte man damals Tabaco. In Brasilien war der Tabak 1555, wie Thevet berichtet, unter dem Namen Petum bekannt. Der franz. Gesandte Jean Nicot brachte ihn zuerst von Lissabon nach Frankreich, von wo er nach Deutschland kam. 1681 wurde er bereits in der Mark Brandenburg angebaut.

Die obengenannte narkotische Pflanze ist ursprünglich in Florida und Mexiko zu Hause, wird aber auch bei uns angebaut. Die bis zu 50 cm langen, bis zu 15 cm breiten, abwechselnd sitzenden, ungestielten Blätter sind länglich-eirund, lanzettförmig, lang zugespitzt, nach der Basis verschmälert, ganzrandig, an den Rändern etwas wellenförmig, stark gerippt, frisch klebrig-drüsenhaarig und mit sehr sichtbaren Nerven versehen, die unter einem spitzen Winkel aus der Mittelrippe entspringen und nach vorn in einem convexen Bogen ablaufen. Die unteren Blätter sind gestielt, in den Blattstiel sich verschmälernd, die oberen Blätter sitzend und meist stengelumfassend. Frisch haben sie eine lebhaft grüne, getrocknet eine braune oder schwärzlich braune Farbe, einen scharfen ekelhaften bitteren Geschmack und einen besonderen, starken, widrigen, betäubenden Geruch. Zum medicinischen Gebrauche bedient man sich nur der rohen (nicht zubereiteten), sogenannten Virginischen Tabakblätter. Die zum Rauch- und Schnupftabak zubereiteten haben wegen der Beize und Brühen, wodurch ihr Geruch und Geschmack angenehmer gemacht ist, eine Umänderung erlitten. Vergessen darf jedoch nicht werden, dass es einige Unterarten von *Nicotiana Tabācum* giebt, z. B. *N. T. petiolata* mit gestielten Blättern. Die Blätter werden getrocknet von den schwarzen befreit, geschnitten und auch fein gepulvert in Gläsern aufbewahrt, nach Vorschrift der Pharmakopoe neben den unschuldigen Arzneimitteln, obgleich sie zu den stark narkotischen Mitteln gehören.

Verwechselungen mit Blättern anderer *Nicotiana*-Arten kommen vor:

Nicotiana macrophylla LEHMANN. Synon. *Nicotiana latissima* MILLER; *N. Marylandica* SCHÜBLER.	Blätter breiter, lang gestielt nicht so stark-rippig, mit fast rechtwinkelig ablaufenden Seitennerven, mit ohrförmig erweiterter Basis am Stamme herunterlaufend.
Nicotiana rustica LINN.	Blätter nur 13—23 cm lang, eiförmig, lang gestielt, stumpf.

Bestandtheile. Nach POSSELT's und REIMANN's Untersuchungen enthalten die frischen Tabakblätter in 1000 Th.: 0,6 Nikotin (ein flüssiges flüchtiges Alkaloïd); 0,1 kampferartiges flüchtiges Oel (HERMSTÄDT's Nikotianin); 28,7 schwach bitteren Extractivstoff, etwas Nikotin und einige Salze enthaltend; 5,7 Aepfelsäure; 1,2 äpfelsaures Ammon, Kali und Kalkerde, dann Grünharz, Gummi, bitteres braunes Harz, kleberähnliche Substanz etc. Die trocknen Blätter enthalten 20—22 Proc. Aschenbestandtheile, besonders Kali, Kalk, Eisenoxyd. Boden, Kultur, Klima, Witterung haben einen grossen Einfluss auf das Verhältniss dieser Bestandtheile.

Anwendung. Die Tabakblätter, in denen das Nicotin der hauptsächlichste Arzneibestandtheil ist, werden innerlich zu 0,03—0,1—0,15 g in Pillen und im Aufguss 3—4 mal täglich als krampfstillendes Mittel bei Kolik, eingeklemmten Brüchen, Darmverschlingung (Ileus), krampfhafter Harnverhaltung, asphyktischen Zuständen, Starrkrampf gegeben. Am schnellsten erfolgt die Wirkung im Klystier als Aufguss von 0,5—1,0—1,5 g zu 150,0 g Colatur. Den Aufguss benutzte man früher auch äusserlich gegen Krätze und Parasiten bei Menschen und Thieren. Die Maximaleinzelngabe ist zu 0,25, die Maximaltagesgabe zu 1,0, als sehr starke Klystierdosis 2,5 g anzunehmen.

Auffallend ist, dass die Pharmakopoe diese Droge nicht unter die Separanda setzte, obgleich sie nicht im Geringsten in ihrer Wirkung anderen narkotischen Mitteln nachsteht, und umsomehr, als ihre Nachbaren im Alphabet die unschuldigsten Mittel sind. Man glaubte dem Spotte Raum zu geben, wenn man eine Droge, welche im Handel Jedermann zu Gebote steht und von Millionen geraucht, gekaut und geschnupft wird, unter die Separanda versetzt hätte. Man dachte wohl nicht daran, dass jene Tabakspräparate Veränderungen erfahren haben, durch welche der Nicotingehalt auf circa $\frac{1}{3}$ seiner Menge reducirt ist. Während die Virginischen Blätter bis zu 1,0 Proc. Nicotin enthalten, findet man im starken Rauchtabak 0,2—0,3 Proc. Trotzdem diese Bemerkung bereits im vorigen Commentar ihren Platz fand, so hat man dennoch nicht der pharmaceutischen Ordnung das Vorrecht eingeräumt. Ferner wird von einer Maximaldosis keine Erwähnung gemacht.

Foliä Salviae.

Salbeiblätter; Salbenblätter. Herba Salvĭae. *Sauge. Garden-sage.*

Die Blätter der cultivirten und wildwachsenden *Salvia officinalis.* Sie haben meist eine eirunde Form, sind beinahe 10 cm lang oder um vieles kleiner, bisweilen am untersten Theile mit einem Oehrchen versehen (geöhrt, *auricula praedita*). Das Adernetz ist sehr verzweigt, runzelig, mit sehr kleinen Flecken durchflochten und mit einem grauen Filze behaart *(tomento pilatum).* Sie sind von gewürzhaftem und zugleich bitterlichem Geschmacke.

Salvia officinalis Linn. Salbei. Salvei.
Fam. **Labiatae.** Sexualsyst. **Diandria Monogynia.**

Diese 30—60 cm hohe, perennirende, strauchartige Pflanze ist im südlichen Europa zu Hause und wird in unseren Gärten in mehreren Spielarten häufig gezogen. Von den vielen Spielarten ist die mit grossen breiten Blättern und fast 60 cm hohen Stengeln die beste. Die 4—8 cm langen, 1,3—2,5 cm breiten Blätter sind gestielt, ei-lanzettförmig, s c h w a c h g e k e r b t, kleinaderig runzlig, etwas dick, auf beiden Seiten mit weichen Haaren besetzt und graugrün, auf der unteren Fläche mit eingesenkten Oeldrüsen versehen. Bisweilen sind die Blätter am Grunde geöhrt, ferner spitz oder stumpf. Der Geruch ist durchdringend balsamisch-kampferartig, der Geschmack etwas bitter gewürzhaft-zusammenziehend, es erweist sich aber der Geruch der wildwachsenden Salbei bedeutend kräftiger als derjenige der cultivirten.

Verwechselungen sollen zuweilen vorkommen mit den Blättern von

Salvia Sclarea L. Muscatellersalbei. Blätter grösser, eiförmig oder ei-herzförmig, obere lang zugespitzt, g r o b u n d d o p p e l t g e k e r b t, mehr oder weniger filzig, untere herzförmig.

Salvia pratensis L. Wiesensalbei. Blätter weit grösser, untere h e r z f ö r m i g, grob und doppelt gekerbt, zuweilen 3-lappig, auf der unteren Fläche weichhaarig.

Einsammlung und **Aufbewahrung.** Die Salbeiblätter werden im M a i bis J u n i vor dem Ausbruch der Blüthe gesammelt, im Schatten getrocknet und geschnitten, durch Absieben von dem wollig-haarigen Staube befreit, so wie auch als ein mittelfeines Pulver in gut verstopften blechernen oder gläsernen Gefässen aufbewahrt. 9 Th. frische Blätter geben 2 Th. trockne aus. Den Geruch betrachtet die Ph. als etwas Nebensächliches.

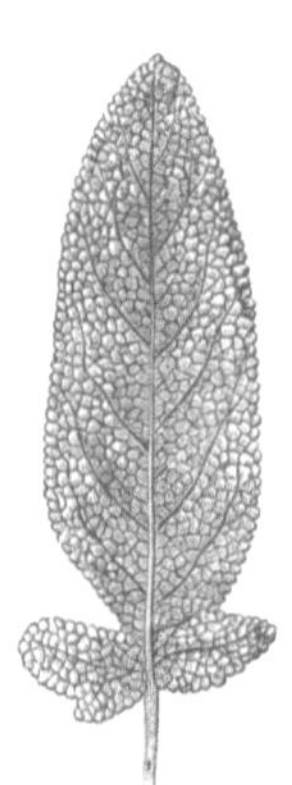

Ein am Grunde geöhrtes Blatt von Salvia officinalis. Halbe Grösse.

Bestandtheile. Frische und an der Sonne gut ausgetrocknete Salbeiblätter enthielten in 100 Th.: flüchtiges Oel 0,6; Gerbstoff 5,0; gerbstoffhaltiges Satzmehl 1,6; gummiähnlichen Stoff 6,2; Harz 5,6; Extractivstoff 12,0; Eiweissstoff 2,2; kleberartigen Stoff 1,4; pflanzensaure, phosphorsaure Salze und Spuren salpetersaurer Kali- und Kalksalze 1,7; Pflanzenfaser 60,5; Wasser 3,2.

Anwendung. Salbei ist ein mildes Adstringens, Aromaticum, Carminativum und Anticatarrhale, welches der Arzt selten anwendet, aber ein beliebtes Hausmittel ist und im Aufguss gegen Nachtschweiss, Diarrhöe, äusserlich zu Mund- und Gurgelwässern bei blutendem Zahnfleisch, Bräune, Katarrh etc. gebraucht wird. Sie ist ein häufiger Bestandtheil der Zahnpulver, auch wird sie als Räuchermittel bei Asthma benutzt. In manchen Gegenden Deutschlands benutzt man die Salbei wie den Chinesischen Thee als Genussmittel.

Folia Sennae.

Sennesblätter; Senna; Alexandrinische oder Tripolitanische Sennesblätter; Tinnevellyblätter. *Feuilles de séné. Senna-leaves.*

Die Fiederblättchen der *Cassia angustifolia* und *Cassia acutifolia.* Die erste Sorte dieser Arten, die Indischen Sennesblätter aus Tinnevelly, sind mit anderen nicht durchmischt und bestehen aus ganzen, lanzettförmigen, flachen, bis zu 6 cm langen und zu 2 cm breiten Fiederblättchen. Die andere Sorte, die Alexandrinischen, sind gewöhnlich *(fere)* kleiner, spitz-eiförmig, selten 3 cm lang, meist schmäler als 13 mm, weniger flach, gemeiniglich vermischt sowohl mit anderen Theilen der *Cassia acutifolia*, als auch mit den steif lederartigen, rückwärts gebogenen höckrigen Blättchen von *Cynanchum Arghel*, diese können aber auch leicht an dem Besatze mit kurzen steifen Haaren erkannt werden. Die Sennesblätter dürfen weder bräunlich noch gelblich sein.

Cassia acutifolia DELILE.
Synon. *Cassia lanceolata* COLLADON, *Cassia lenitiva* BISCHOFF, *Cassia orientalis* PERSOON, *Senna acutifolia* BATKA.
Cassia angustifolia VAHL.
Synon. *Cassia lanceolata* ROYLE, *Cassia ligustrinoïdes* SCHRANK, *Cassia decipiens* DESVAUX, *Cassia medicinalis* BISCHOFF, *Senna angustifolia* BATKA.
Fam. **Leguminosae.** Trib. **Caesalpiniaceae.** Sexualsyst. **Decandria Monogynia.**
Solenostemma Arghel HAYNE.
Synon. *Cynanchum Arghel* LINNÉ.
Fam. **Asclepiadeae.** Sexualsyst. **Pentandria Digynia.**

Im Handel unterscheidet man je nach den Erdtheilen, von wo die Senna kommt, 4 Sorten.

I. Afrikanische Senna. *a.* Alexandrinische, Apalto- oder Palt-Senna, *Senna Alexandrina.* *b.* Tripolitanische Senna, *Senna Tripolitāna.*

II. Asiatische Senna. *a.* Indische Senna, *Senna Indica; b.* Mecca-Senna; *c.* Tinnevelly-Senna; *d.* Aleppische oder Syrische Senna.

III. Amerikanische oder Marylandische Senna.

IV. Europäische oder Italienische Senna, *Senna Italica.*

Von diesen Sorten sind von unserer Pharmakopoe nur die Afrikanischen und Asiatischen und zwar die *Senna Alexandrina* und die *Senna Tinnevelly* als officinelle recipirt. Die anderen Sorten sind theils sehr unrein, theils unansehnlich, schleimreich, oder sie verursachen genommen viel Leibschneiden.

A. Officinelle Sorten Sennesblätter.

I. Alexandrinische oder Palt-Senna, aus Nubien über Alexandrien
und Triest kommend, besteht aus ganzen und zerbrochenen Fiederblättchen
der *Cassia acutifolia* DELILE oder *Cassia lenitiva* BISCHOFF, eines in Ober-
Aegypten, Nubien und dem Sennaar
einheimischen strauchartigen Gewächses.
Die Blättchen stehen 5—7-paarig, sind
2—3 cm lang, 0,6—1,5 cm breit, fast
lederartig, oval- oder länglich-lanzett-
förmig, am Grunde ungleich, in der
Mitte am breitesten, kurz zugespitzt,
ganzrandig, bläulich-graugrün, meist auf
beiden Seiten flaumhaarig, mit kurzem
schiefen Stielchen. Sie sind leicht zerbrechlich, von süsslichem Geruch und
süsslich-bitterem schleimigem Geschmack.
Untermischt sind mitunter die Fiederblättchen von *Cassia obovata* COLLADON
(siehe die dritte Sorte), gewöhnlich, aber
sparsam die Blätter von *Solēnostēmma
Arghel (Argel)*. Diese sind an der
Basis gleich, einnervig, lanzettförmig,

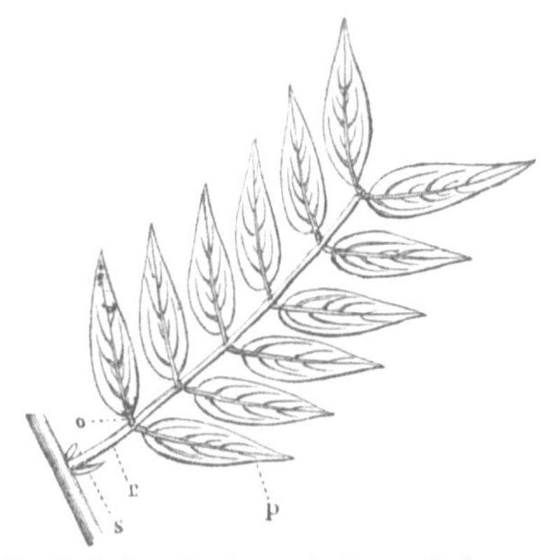

Ein Blatt der *Cassia acutifolia*. *p* Fiedern, *r*
Blattspindel, *o* Fiederstielchen oder Blattstiel-
chen, *s* Nebenblättchen.

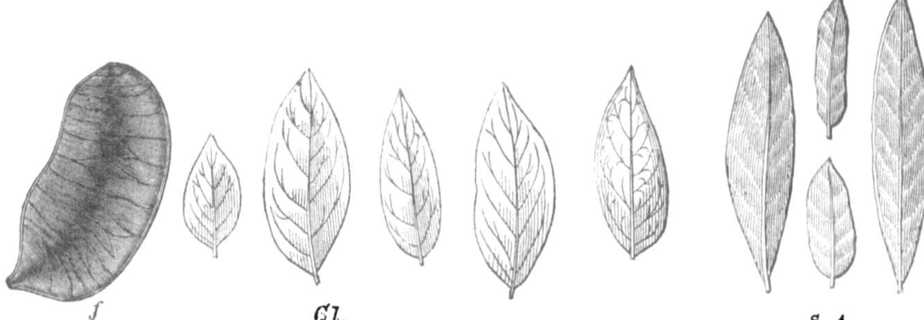

Blättchen der *Cassia acutifolia* DELILE (*Cassia lenitiva* BISCH.).   Blätter von *Solenostemma
j Hülsenfrucht.   Arghel*.

spitz, ganzrandig, steif lederartig, runzlig, meist verbogen, flaumhaarig, mit
kurzem geradem Stiel. Ob diese Beimischung zu beseitigen ist oder nicht,
lässt sich aus dem Texte der Ph. nicht herauslesen.

Beigemischt finden sich ferner mehr oder weniger Blattspindeln (Stiele)
und die flachen häutigen länglichen oder ovalen oder rautenförmigen Hülsen
von *C. lenitiva*, so wie auch die 2-klappigen Kapseln von *Solenostemma
Arghel*. Diese Beimischungen sollten sorgsam ausgesucht werden, viele halten
jedoch die Hülsen für angenehmer wirkend als die Blättchen selbst.

Der Name P a l t bedeutet Pacht oder Tribut (von dem Italienischen *appalto*,
Pacht) und verdankt dem Umstande, dass der Handel dieser Senna Monopol
der Aegyptischen Regierung war, seinen Ursprung.

II. Indische Senna.

a) Mecca-Senna kommt aus Yemen in Arabien über Mecca und Syrische
Häfen in den Handel. Sie besteht aus den Blättchen einiger Varietäten

von *Cassia angustifolia* Vahl, zuweilen vermischt mit denen von *Cassia acutifolia* Delile (*C. lenitiva* Bischoff). Die Blättchen von *C. angustifolia* Vahl sind 1—3 cm lang, 3—7 mm breit, lanzettförmig oder linien-lanzettförmig, an der Basis am breitesten, allmählich zugespitzt, stachelspitzig, fast glatt, gelblich-grün. Die Hülsen sind kaum sichelförmig, 5 cm circa lang, 2 cm breit.

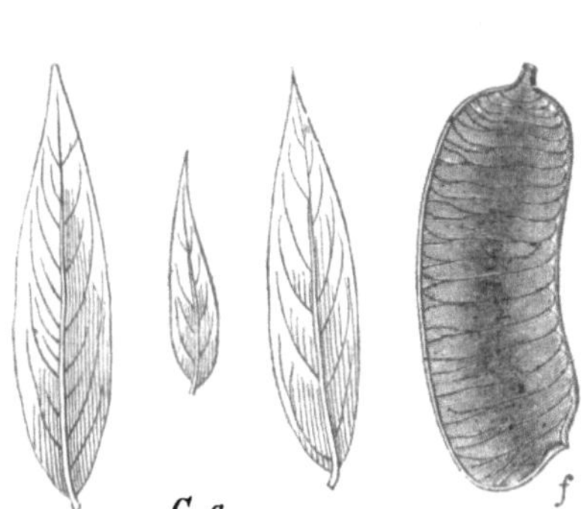
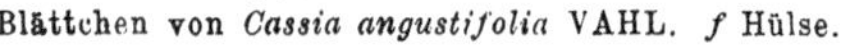
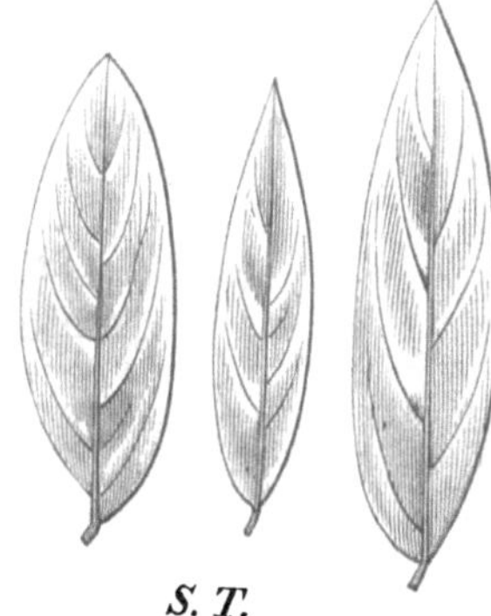

Blättchen von *Cassia angustifolia* VAHL. *f* Hülse.   Tinnevelly-Senna.

b) Tinnevelly-Senna ist von vorzüglich schönem reinem Aussehen, aber sehr schleimreich. Sie kommt von *Cassia acutifolia* Delile (*Cassia angustifolia γ Royleana, Cassia medicinalis* Bisch.), welche in der Landschaft Tinnevelly bei Calcutta cultivirt wird. Die Blättchen sind 3—6 cm lang, und 1—2 cm breit, grün und frei von Stielen und Hülsen. Diese Sorte will die Ph. hauptsächlich neben der Alexandrinischen gehalten wissen.

c) Indische Senna kommt aus Ostindien und Arabien über England. Sie besteht aus den lanzettförmigen oder linien-lanzettförmigen, bis zu 3 cm langen, 6—9 mm breiten, fast kahlen Blättchen von Varietäten der *Cassia angustifolia* Vahl. Sie scheint nur eine kleinere Tinnevelly-Sorte zu sein.

B. Nicht officinelle Sorten. Sennesblätter.

III. Tripolitanische Senna oder Sudan-Senna kommt aus Fezzan über Tripoli und Livorno in den Handel. Sie besteht gleichfalls aus den

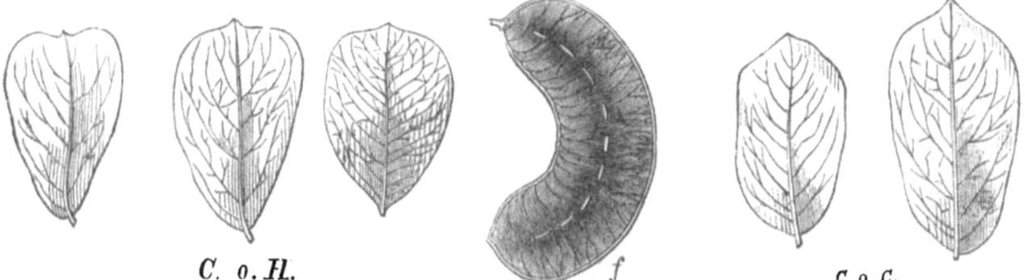

Blättchen der *Cassia obtusata* HAYNE. *f* Hülsenfrucht.   Blättchen der *Cassia obovata* COLL.

Fiederblättchen der *Cassia lenitiva* Bischoff nebst denen der *Cassia obovata* Colladon oder *Cassia obtusata* Hayne, enthält aber keine Arghelblätter. Die Blättchen von *Cassia obovata* sind 12—22 mm lang, halb so breit, verkehrt eiförmig, stumpf oder abgestutzt oder ausgerandet stachelspitzig, blatt-artig, fast kahl. Die Hülsen sind sichelförmig.

IV. Alleppische oder Syrische Senna kommt über Smyrna und Bairut nach Triest. Sie besteht aus Blättchen einiger Varietäten der *Cassia obovata* COLLADON (siehe unter Tripol. Senna) und der *Cassia obtusata* HAYNE untermischt mit Blättchen der *Cassia pubescens* ROB. BROWN. Sie ist von widrigem unangenehmem Geschmack. Die Blättchen von *Cassia pubescens* sind länglich oval, stumpf, kurz-stachelspitzig, abstehend behaart, fast filzig. Die Hülsen sind weiss behaart, nierenförmig, circa 2,5 cm lang und halb so breit. Die Blättchen von *C. obtusata* HAYNE sind keilförmig, verkehrt eiför-mig, abgestutzt oder ausgerandet, kurzstachelspitzig, Hülsen sichelförmig.

V. Italienische Senna wird in Süd-Italien nur noch selten cultivirt. Sie besteht aus Blättchen einiger Varietäten der *Cassia obovata*.

VI. Amerikanische Senna, *Senna Marylandica* s. *Americana*, sind die Blättchen von *Cassia Marylandica* NECTOUX, jedoch nur eine schwach wirkende Waare. Die Blättchen sind länglich-eirund, an der Basis gleich, schwach stachelspitzig, auf der oberen Seite dunkelgrün und glatt, auf der unteren blassgrün mit einzelnen zarten Haaren bedeckt.

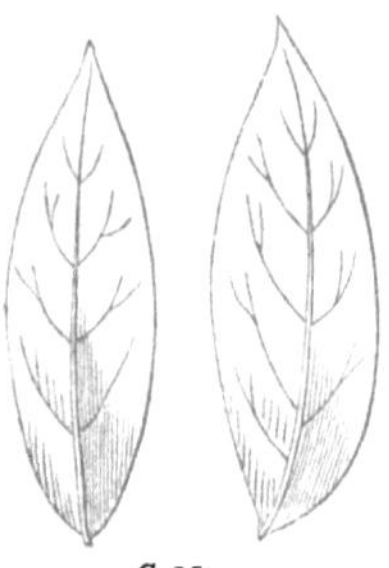
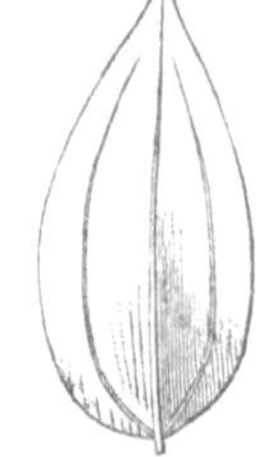
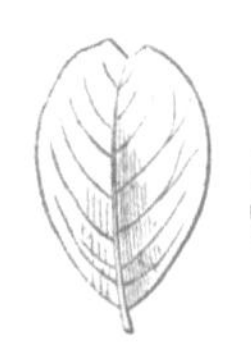
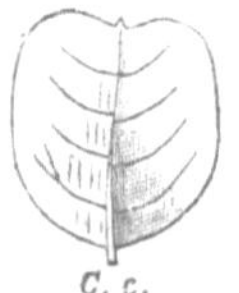

Blättchen der *Cassia Marylandica.*

[Blatt von *Coriaria myrtifolia.*

Blättchen der *Colutea arborescens.*

Blättchen der *Colutea cruenta.*

VII. Kleine Senna, *Senna parva*, eine sehr schlechte Sorte, besteht aus dem abgesiebten, kleinen Bruche der verschiedenen Sennasorten, oft mehr oder weniger mit Blättern fremder Pflanzen verfälscht. Sie darf nie an-gewendet werden.

Wie schon oben bemerkt, dürfen nur die Tinnevelly-Senna und die Alexandrinische Sorte, gereinigt von Stielen, Hülsen *(folliculi)*, schwarzen Blättern, medicinische Anwendung finden.

Vor Verfälschungen hat man sich zu hüten. Dazu gehörten früher die giftigen Blätter von *Coriaria myrtifolia* L. Dieselben sind länglich lanzett-förmig, glatt und drei-nervig, 2,5—5,5 cm lang, 0,9—2,6 cm breit. Sie enthalten eisenbläuenden Gerbstoff. Die Blättchen von *Colutěa arborescens* L. sind verkehrt herzförmig, dünn, oberseits glatt, unterseits mit kurzen anliegen-den Haaren besetzt. Die Blättchen von *Colutea cruenta* AITON (*Colutea orien-talis* LAMARCK) sind sehr zart, fast kreisrund, an der Spitze abgestumpft.

Bestandtheile. Die Sennesblätter erfreuten sich einer oft wiederholten chemischen Prüfung und Untersuchung, jedoch ohne dass man zu sicheren Resultaten gelangt wäre, und man den wirksamen Bestandtheil der Senna sicher erkannt hätte.

LASSAIGNE und FENEULLE fanden in der Alexandrinischen Senna: grünes Pflanzenharz, fettes Oel, flüchtiges Oel, Eiweiss, Kathartin, gelben Farbstoff,

Schleim, Aepfelsäure, äpfelsaure und weinsteinsaure Kalkerde und essigsaures Kali. Die Asche enthielt kohlens., salzs. und schwefels. Kali, kohlens. und phosphors. Kalkerde, Spuren von schwefelsaurer Kalkerde und Kieselerde. Die Senna giebt circa 10 Proc. Asche. Kathartin, Sennastoff, ist nach Angabe der vorerwähnten Analytiker ein amorpher röthlichgelber Stoff von unangenehmem Geruche und ekelhaftem Geschmacke, löslich in Wasser und Weingeist, unlöslich in Aether. Der Aschengehalt beträgt 10—11 Proc.

BLEY und DIESEL stellten (1849) aus der Senna eine für Harz gehaltene physiologisch-wirkungslose Substanz, Chrysoretin, dar, welche aber MARTIUS für ein Gemenge von Fett, Harz und Chrysophansäure erklärte. Die Gegenwart der letztgenannten Säure ist von einer Seite zugegeben, von anderer Seite wieder bestritten worden. Mittelst weingeistigen Auszuges erhielt LUDWIG 1863 und STÜTZ (1864) zwei Bitterstoffe oder Glykoside, das in Aether lösliche Sennacrol und das in Äther unlösliche Sennapikrin, welches letztere durch verdünnte Säuren in ein ätherisches Oel und Glykose zerlegt werden soll. Eine von KUBLY und DRAGENDORFF (1865) ausgeführte Analyse ergab theils an Kalk und Magnesia gebundene, theils freie, stickstoff- und schwefelhaltige Cathartinsäure, welche sich unter Einwirkung verdünnter Salzsäure in Glykose und Cathartogeninsäure spaltete; dann isolirten sie aus der Senna eine krystallisirende Saccharose, Cathartomannit. RAU glaubte 1866 in einem aus der Senna dargestellten farblosen krystallisirenden Stoff, den er Sennin nannte, den wirksamen Stoff der Senna gefunden zu haben; er fand auch Gallussäure und Zucker.

Das chemische und physikalische Verhalten der Alexandriner Sennesblätter wird mit dem bei 90⁰ C. hergestellten wässrigen filtrirten Aufgusse geprüft. — 1) Mit einem doppelten Vol. Weingeist erfolgt starke Trübung. — 2) Ein gleiches Vol. Pikrinsäurelösung trübt nicht, — 3) Gerbsäure trübt mässig. — 4) Mercurichlorid trübt kaum oder sehr schwach. — 5) Jodjodkalium trübt nicht, — 6) Brombromkalium nur schwach. — 7) Mercuronitrat erzeugt eine starke Fällung, beim Aufkochen erfolgt kaum sichtbare oder keine Reduction. — 8) Silbernitrat trübt stark. Nach Zusatz von Aetzammon wird die Trübung nicht völlig aufgehoben, beim Aufkochen erfolgt Reduction mit stark silberglänzendem Wandbeschlag. — 9) Ferrichlorid färbt dunkelgrün. — 10) Ammoniumoxalat, auch Oxalsäure bewirken starke gelbliche Fällung. — 11) Baryumchlorid trübt nicht. — 12) Kalische Kupferlösung wird beim Erhitzen langsam reducirt. — 13) Aetznatron färbt sehr dunkel und damit geschüttelter Aether nimmt keine Farbe auf. — 14) Aetzammon bewirkt eine sehr schwache Trübung. — 15) Cupriacetat erleidet keine Fällung.

Die Tinnevelly-Sennesblätter ergaben sub 4) mit Mercurichlorid keine Trübung, — ferner sub 8) keinen silberglänzenden Wandbeschlag. — Unter 9) mit Ferrichlorid eine mehr braungrüne Färbung, — sub 11) mit Baryumchlorid eine wenig merkliche Trübung, — sub 12) erlitt kal. Kupferlösung schneller und leichter Reduction, — sub 13) mit Aetznatron geringere dunkle Färbung, und — sub 14) mit Aetzammon keine Trübung. Der Aufguss war colirt unbedeutend trübe, während der Aufguss der Alexandriner Waare colirt einer filtrirten Flüssigkeit glich.

Pulverung. Die Senna ist gemeiniglich mit Sand und kleinen Steinen verunreinigt. Daher ist es nothwendig, die gut getrockneten Blätter durch Abschlagen in einem groben Speciessiebe von den gedachten Unreinigkeiten, dem Grus und Pulver zu befreien, und nur den bleibenden Rückstand durch Stossen in ein feines Pulver zu verwandeln. Die gegen das Ende der Pulverung bleibenden feinen Zasern und Fasern werfe man weg. Die Drogisten verwenden zum Pulvern stets die kleinere Sorte Blätter, weil die grössere Sorte im Preise höher steht.

Anwendung. Die Sennesblätter gehören zu den milderen drastischen Abführmitteln, welche bei vielen Personen aber Leibschneiden und Ekel erregen.

Der Stoff, welcher Leibschmerzen erzeugt, ist von harzartiger Beschaffenheit, und kann mit Weingeist ausgezogen werden. Man giebt sie zu 2—5—10 g, meist im Aufguss. Geschmackscorrigentien sind Ingwer, Anis, Citronensäure.

Als man vor circa 20 Jahren in dem Sennaharze den Stoff entdeckt zu haben glaubte, welcher nach dem Gebrauch der Senna die Ursache des Leibschneidens sei, wurden die mit 4 Th. Weingeist in der Kälte extrahirten Sennesblätter als *Folia Sennae Spiritu extracta* officinell. Sie waren ein Bestandtheil der *Species laxantes St. Germain.* Die 2. Ausgabe der Ph. Germ. lässt diesen Thee mit gewöhnlichen geschnittenen Sennesblättern mischen. Der weingeistige Auszug wirkt übrigens schwach abführend und bewirkt nicht immer Leibschneiden, weshalb unsere Ph. auch diese *Folia Sennae Spiritu extracta* nicht recipirt haben mag.

Folia Stramonii.

Stechapfelblätter.   Herba Stramonii.   Herba Datūrae Stramonii.
Feuilles de stramoine.   Stramonium leaves; Thorn apple.

Die in der Blüthezeit gesammelten Blätter der *Datura Stramonium.* Die dünne Blattspreite ist spitzeiförmig, ungleich buchtig-gezähnt, deren grosse Lappen der Zähne (Zahnlappen) selbst noch mit einem oder zwei Paaren Zähnen versehen sind. Die Blätter sind höchstens 2 dm lang und fast 1 dm breit, keilförmig oder fast herzförmig, in den 1 dm langen und 1—2 mm dicken Blattstiel sich verdünnend. Sie sind von unangenehm bitterlichem und schwach salzigem Geschmacke.

Vorsichtig aufzubewahren.   Stärkste Einzelngabe 0,2 g, stärkste Tagesgabe 1,0 g.

Datura Stramonium LINN. Stechapfel.
Fam. **Solaneae.** Sexualsyst. **Pentandria Monogynia.**

Diese einjährige narkotische Pflanze wächst bei uns und durch ganz Europa an Wegen, auf Schutthaufen, wüsten Stellen. Sie treibt 70—100 ccm hohe ästige Stengel. Die Blätter sind 10—20 cm lang, 7—14 cm breit, lang gestielt, etwas in den Blattstiel verschmälert, eiförmig, geadert, am Rande ungleich buchtig spitz gezähnt, spitz, weich, fast kahl und glatt, nur mit zerstreuten feinen Drüschen tragenden Härchen besetzt, auf der oberen Fläche dunkelgrün, auf der unteren etwas blässer. Sie sind einnervig und die Aeste der Secundärnerven verlaufen in die Zahnspitzen. Die Blätter stehen abwechselnd in den Winkeln der Zweige. Der einblättrige Kelch ist eckig, langröhrig und springt am Grunde durch eine Querspalte rundum ab. Die Blumenkrone ist einblättrig, gross, trichterförmig, noch einmal so lang als der Kelch, an der Mündung gefaltet. Die Frucht ist eine halbvierfächerige eiförmige Kapsel mit fast gleichen auseinanderstehenden Stacheln besetzt. Die Pflanze blüht von der zweiten Hälfte des Mai bis fast zum September.

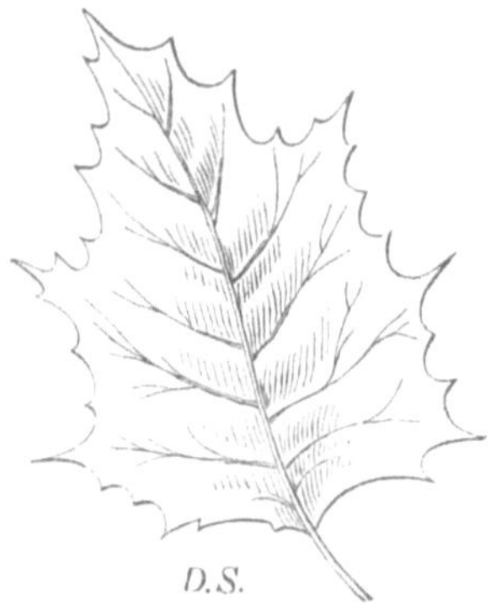

Blatt von Datura Stramonium.
Verkleinert.

Die Blätter werden im Juni gesammelt und vorsichtig getrocknet. Die trocknen Blätter haben kaum einen Geruch; ihr Geschmack ist widerlich salzig-bitter. Sie werden wenig gebraucht, mehr das Extract aus dem frischen Kraute; 8 bis 9 Th. frische Blätter geben 1 Th. trockene.

Verwechselungen sollen vorkommen mit den Blättern von

Chenopodium hybridum L. Blätter kleiner, am Grunde herzförmig, strahlläufig genervt.

Solānum nigrum L. Blätter kleiner, ganzrandig oder buchtig-stumpf-gezähnt.

Das Stechapfelkraut enthält ein sehr giftiges Alkaloïd, das dem Atropin identische Daturin, welches im stärkeren Masse, aber weit erträglicher als das Atropin, Pupillenerweiterung bewirken soll.

Peschier fand in den Stechapfelblättern eine eigenthümliche Säure. Die Asche beträgt circa 15 Proc. Flückiger erhielt 17,4 Proc. salpeterreiche Asche aus Blättern, welche er bei 100° getrocknet hatte.

Das chemische und physikalische Verhalten der Stramonium-Blätter kann mit dem 10-proc. filtrirten, mit dest. Wasser von 90—100° C. hergestellten Aufguss geprüft werden. Derselbe ist gelblichbraun, sehr schleimhaltig und schwach sauer. Gemischt — 1) mit einem doppelten Vol. Weingeist werden gelatinöse Flocken abgeschieden ohne Trübung der Mischung. — 2) Mit doppeltem Vol. Pikrin-säurelösuug entsteht eine kaum sichtbare Trübung, welche auf Zusatz von 1—2 Tropfen verdünnter Schwefelsäure aber mehr hervortritt. — 3) Gerbsäure trübt stark. — 4) Mercurichlorid trübt schwach. — 5) Mercuronitrat bewirkt eine graue starke flockige Fällung, welche beim Erhitzen bis zum Aufkochen dunkeler grau wird, also schwache Reduction erleidet. — 6) Jodjodkalium bewirkt kaum eine Trübung, werden aber 6 ccm Aufguss mit 2 Tropfen verdünnter Schwefelsäure und dann mit Jodjodkalium versetzt, so entsteht eine sehr starke Trübung. — 7) Brombrom-kalium bewirkt Trübung. — 8) Silbernitrat bewirkt starke flockige Trübung. Auf Aetzammonzusatz erfolgt fast klare Lösung, welche sich beim Erwärmen trübt, beim Erhitzen zum Aufkochen Reduction unter Abscheidung von grauem Silber er-leidet, aber kaum einen Wandbelag, noch weniger einen Silberspiegel liefert. — 9) Ferrichlorid fällt gelatinösflockig unter Dunkelgrünfärbung. — 10) Ammonium-oxalat, auch Oxalsäure trüben nicht. — 11) Baryumchlorid bewirkt gelatinöse Trübung, welche Salzsäure nicht zum Verschwinden bringt. — 12) Kalische Kupferlösung wird erst beim Aufkochen reducirt. — 13) Aetznatron trübt ohne eine dunklere Färbung zu bewirken. — 14) Cupriacetat scheidet klare Schleim-flocken ab, die Flüssigkeit bleibt klar. — 15) Chininhydrochlorid erzeugt eine geringe opalescirende Trübung. — 16) Werden 5 Tropfen verdünnter Schwefelsäure (1 : 5) zu 10 ccm des 10-proc. Blätteraufgusses hinzugemischt, so erfolgt eine gela-linösschleimige Ausscheidung, welche durch Filtration gesondert wird. Das Filtrat giebt mit gleichviel Wasser verdünnt mit Jodjodkalium eine starke braune Fällung, welche auf Zusatz von mehr Wasser nicht verschwindet. — Von dem wässrigen Auf-gusse und von dem mit verd. Schwefelsäure corrigirten giebt man je 2 Tropfen auf ein Objectglas und streicht mit dem Glasstabe zu dünner Schicht auseinander. Nach dem freiwilligen Abdunsten unter dem Mikroskop bei 80—100-facher Vergr. betrachtet, lässt sich eine reichliche Anzahl spiessigsternförmiger und ordensternförmiger Kry-stalle, dann Gebilde, den Schalen des *Os Sepiae* ähnlich, oder nachenförmige Kry-stallgebilde wahrnehmen. Der nicht mit Schwefelsäure corrigirte Aufguss ergiebt unter gleichen Verhältnissen kleine eckige, kaum scharf zu erkennende und grössere schlecht ausgebildete Krystalle. Die kleinen könnte man für Amylumkörnchen halten, färben sich aber mit Jod nicht blau.

Aufbewahrung. Diese erfordert Abschluss von Licht und Luft und sind die ganzen und geschnittenen Blätter in Blech- oder Glasgefässen, das Pulver in einer verkorkten Glasflasche aufzubewahren in der Reihe der stark wirken-den Arzneikörper (Tab. C). Eine Aufbewahrung über 2 Jahre macht das Mittel wirkungslos.

Anwendung. Blätter des Stechapfels wirken narkotisch und der Bella-donna ähnlich, es soll aber ihre dilatirende Wirkung auf die Pupille diejenige der Belladonna übertreffen. Nach heftigen Intoxicationen mit Datura soll nach erfolgter Heilung Wochen, selbst Monate lang eine Verdunkelung des Augenlichtes, Gedächtnissschwäche und Zittern der Glieder fortdauern. Gegengift innerlich Kaffee, Gerbstoff haltige Mittel und besonders subcutane Morphininjection.

Man wendet dieses Mittel höchst selten innerlich an und giebt es zu 0,05—0,1—0,15 g zwei- bis dreistündlich bei nervösem Gesichtsschmerz, Neuralgien, Asthma, Hustenreiz, Keuchhusten, Nierenkolik, Priapismus, Veitstanz, Epilepsie etc. Die stärkste Einzelngabe ist zu 0,2, die stärkste Gesammtgabe auf den Tag zu 1,0 g normirt.

Als Rauchmittel für Asthmatiker wird es häufig benutzt, indem man die geschnittenen Blätter mit gleichviel Tabak mischt und auf eine Cigarette 5 g der Mischung verbraucht. TROUSSEAU's *Cigarettes antispasmodiques* bestehen aus 30,0 g Fol. Stram. und 2,0 g Extr. Opii, welches nebst 1,5 g Salpeter in 25 g Wasser gelöst, mit den zerschnittenen Blättern gemischt wird. Nach dem Austrocknen werden Cigaretten damit gefüllt.

Folia Trifolii fibrini.

Fieberkleeblätter; Bitterklee; Dreiblatt.   Herba Trifolii fibrīni.
Trèfle de marais. Bog bean.

Die 3-theiligen Blätter von *Menyanthes trifoliata*. Sie sitzen an einem bis zu 1 dm langen und bis zu 0,5 cm dicken Stiele. Die derben, rundlich-eiförmgen, bis zu 8 cm langen und um die Hälfte schmäleren Blattabschnitte sind völlig ganzrandig oder grob-gekerbt, in eine breite Spitze endigend. Sie sind von sehr bitterem Geschmacke.

Menyanthes trifoliata LINN. Zottenblume. Fieberklee. Bieberklee. Bitterklee.
Fam. **Gentianeae.** Sexualsyst. **Pentandria Monogynia.**

Der Bitterklee ist eine ausdauernde Pflanze mit kriechendem Stengel, welche bei uns an sumpfigen Stellen und auf feuchten Wiesen häufig und oft in grosser Menge vorkommt. Die Blätter sind gestielt, abwechselnd, dreizählig, die Blättchen länglich, eiförmig, 5—8 cm lang, 2,5—3,5 cm breit, glatt, schwach gekerbt (beinahe ganzrandig), lebhaft grün und saftig. Der Geruch ist schwach und etwas widerlich, der Geschmack sehr bitter. Blüthezeit ist Mai und Juni, zu welcher Zeit auch die Blätter eingesammelt werden. 4 bis 5 Th. geben 1 Th. trockne. Diese werden hauptsächlich geschnitten aufbewahrt.

Die Beschreibung, welche die Ph. von dem Dreiblatt giebt, entspricht wenig der botanischen Auffassung.

Der Bitterstoff in dem Fieberklee, Menyanthin, $C_{30}H_{46}O_{14}$ wurde von LUDWIG und KROMEYER (1861) isolirt und bildet eine amorphe gelbliche Masse von rein bitterem Geschmack, schwer in kaltem Wasser, leicht in heissem Wasser und in Weingeist löslich, unlöslich in Aether. Verdünnte Säuren spalten ihn in Glykose und Menyanthol, ein farbloses flüchtiges, dem Bittermandelöl ähnlich riechendes Oel.

Der Fieberklee gehört zu den bitteren, magenstärkenden Arzneistoffen, steht aber als Amarum der Enzianwurzel gegenüber weit zurück.

Folia Uvae Ursi.

Bärentraubenblätter. Folia Arctostaphyli; Herba Uvae Ursi.
Feuilles de busserole. Bearberry leaves.

Die Blätter von *Arctostaphylos Uva Ursi*. Die starr lederartig, auf der oberen Seite schwachrinnige, mit einem deutlichen Adernetze versehene, höchstens 2 cm lange, am vorderen Theile zu 8 mm breite Blattspreite, welche unten alsbald in einen Blattstiel, welcher nicht länger als ungefähr 3 mm ist, ausläuft. Die Blätter, obgleich völlig ganzrandig, liefern bisweilen in Folge stumpf-zurückgebogener Spitze eine Art ausgerändeter (Blätter). Auf der unteren Seite *(subtus)* stehen keine drüsigen Punkte hervor. Die Bärentraubenblätter sind von herbem Geschmacke. Wird davon 1 Th. mit 50 Th. Wasser einige Stunden beiseite gestellt, dann filtrirt, so nimmt (die Flüssigkeit) auf Zusatz von einem Körnchen Ferrosulfat eine rothe, darauf eine violette Farbe an und alsbald darauf setzt sich *(subsidit)* ein schön *(coloris belli)* dunkelviolettfarbiger Bodensatz *(sedimentum)* ab.

Arctostaphylos Uva Ursi Sprengel. Bärentraube. Synon. *Arctostaphylos officinalis* Wimmer et Grabowsky. *Arbütus Uva Ursi* Linn.
Fam. **Ericaceae.** Sexualsyst. **Decandria Monogynia.**

Dieser kleine ausdauernde Strauch ist in sandigen Gegenden des nördlichen Deutschlands, besonders in Nadelwäldern, häufig anzutreffen. Seine 30—60 cm langen, liegenden, ästigen Stengel tragen längliche, stumpfe, verkehrteiförmige, keilförmig in den kurzen Blattstiel verschmälerte, 12—20 mm lange, 7—10 mm breite, völlig ganzrandige, am Rande nicht oder kaum umgerollte, immergrüne, auf beiden Seiten netzadrige und glänzende, oben dunkelgrüne, unten hellere, lederartige Blätter von zusammenziehendem, schwach bitterem Geschmacke. Die Blätter der jüngeren Zweige werden im Sommer gesammelt. 5 Th. geben 1 Th. trockne. Frisch haben sie einen schwachen Geruch.

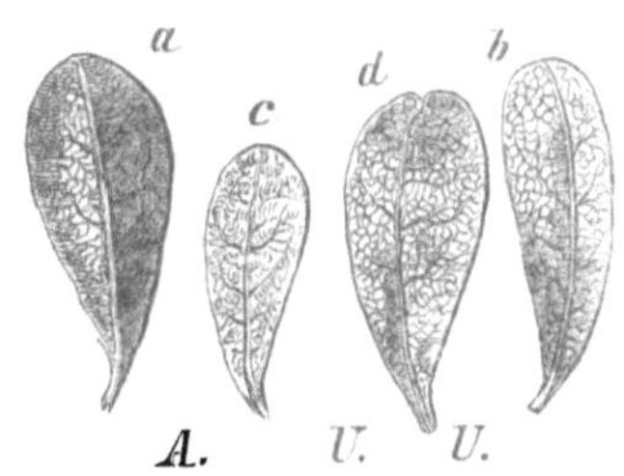

Trockne Blätter von *Arctostaphylos Uva Ursi*. *a*, *b* von der Rückseite, *c*, *d* von der Vorderseite gesehen.

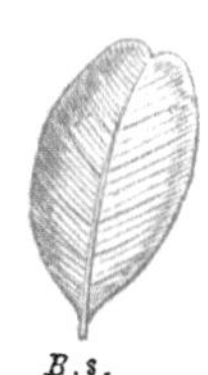

Blatt von *Buxus sempervirens*.

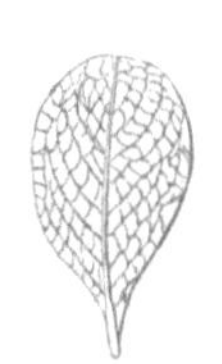

Blatt von *Vaccinium uliginosum*.

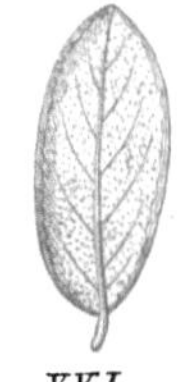

Blatt von *Vacc. Vitis Idaea*.

Verwechselt können die Bärentraubenblätter werden mit denen von:

Buxus sempervirens Linn. Blätter eiförmig, gegen die Spitze etwas verBuchsbaum. schmälert, am Rande wenig zurückgerollt, Seitennerven nicht netzförmig verzweigt. Das Blätt lässt sich in seiner Ausdehnung leicht in zwei Schichten spalten.

Vaccinium uliginosum LINN. Blätter auf der Unterfläche matt und blaugrün,
Rauschbeere.   mit erhabenem Adernetze.
Vaccinium Vitis Idaea LINN. Blätter nicht netzadrig, am Rande umgerollt,
Preisselbeere.   auf der unteren Fläche rostfarbig-drüsig-
                                  punktirt, jeder Punkt mit einem kurzen
                                  Drüsenhaare besetzt.

Bestandtheile der getrockneten Bärentraubenblätter sind in 100 Th. 3,5
Arbutin, 16 eisengrünfällender und 18 eisenblaufällender Gerbstoff, 6 Gallussäure, 10 zuckerhaltiger Extractivstoff, 11 gummiähnlicher Stoff, 3 Harz, 2 wachsähnlicher Stoff, 5 Kalksalze, 3 organische Säuren, 17 Faser, 6 Feuchtigkeit,
Spuren flüchtigen Oels. Das Infusum mit Eisenvitriollösung versetzt giebt ein
starkes blauschwarzes Sediment, die überstehende Flüssigkeit bleibt trübe und
schwarz. Die in gleicher Art behandelten Infusen der Blätter der Preisselbeere geben ein geringes schwarzgrünes Sediment, über welchem sich eine
klare Flüssigkeit absondert.

Arbutin ($C_{12}H_{16}O_7$ oder $C_6H_{11}O_5 \cdot O \cdot C_6H_4 \cdot OH$) wurde von KAVALIER (1852)
in den Bärentraubenblättern aufgefunden. Es ist ein bitterschmeckendes krystallisir-
bares Glykosid, welches sich unter Einwirkung von Emulsin oder verdünnten Säuren
in Hydrochinon (Arctuvin, $C_6H_6O_2$) und Glykose spaltet. In kaltem Wasser ist
es schwer, in heissem Wasser und in Weingeist leicht, in Aether kaum löslich. Durch
Manganhyperoxyd und verdünnte Schwefelsäure wird Arbutin in Chinon, $C_6H_4O_2$, und
Ameisensäure gespalten. Eine einige Monate gestandene Abkochung der Bärentraubenblätter giebt an damit geschüttelten Aether Hydrochinon, $C_6H_4(OH)_2$, ab.
Letzteres findet man auch im wässrigen Destillat und in den Producten der trocknen
Destillation der Blätter.

Ein weiterer Bestandtheil der Blätter ist Ericolin, $C_{34}H_{56}O_{21}$, welches überhaupt
in den Ericaceen vertreten ist. Es bildet eine gelbe amorphe Substanz, welche sich
unter Einfluss der Wärme und verdünnter Schwefelsäure in Glykose und ein farbloses
Oel, Ericinol, spaltet. Dieses verharzt sich schnell und ist von angenehmem Geruche, isomer dem Laurineenkampfer. TROMMSDORFF fand 1854 in den Blättern, dieselben mit Aether erschöpfend, eine farblose krystallisirbare Substanz, Urson, welche
bei 200° C. schmilzt und unverändert sublimirt.

Das chemische und physikalische Verhalten der Blätter lässt sich mit dem
bei circa 90° C. hergestellten 10-proc. wässrigen filtrirten Aufgusse, welcher gelb ist,
prüfen: — 1) mit einem 2-fachen Vol. Weingeist, ferner — 2) mit 2 Vol. Pikrinsäurelösung, — 3) mit Gerbsäure gemischt erfolgen keine Trübungen. — 4)
Mercurichlorid erzeugt weissliche Trübung, welche aufgekocht Reduction erleidet.
Es entsteht ein gelbgrauer Bodensatz, welcher durch Aetzammon braunschwarz wird.
— 5) Jodjodkalium, auch Brombromkalium erzeugen keine Trübungen. — 6)
Mercuronitrat bewirkt starke gelbliche Fällung, welche beim Erhitzen Reduction
erleidet. — 7) Silbernitrat bewirkt unbedeutende Trübung, welche auf Aetzammonzusatz sofort Reduction erleidet. — 8) Ferrosulfat färbt roth, Ferrichlorid violettschwarz. — 9) Ammoniumoxalat trübt kaum, — 10) Baryumchlorid schwach opalescirend. — 11) Kalische Kupferlösung wird beim Erwärmen sofort reducirt. — 12) Aetznatron bewirkt Trübung, nicht aber — 13)
Aetzammon, welches nur dunkelgelb färbt. — 14) Morphinhydrochlorid trübt
stark. — 15) Chininhydrochloridlösung fällt stark, die Fällung wird aber
beim Aufkochen bis auf einige graue Körperchen gelöst.

Anwendung. Man wendet die Bärentraubenblätter zu 2—3—4 g 4—5-mal
täglich, gewöhnlich im Theeaufguss bei Leiden der Harnblase, besonders bei
Schleimabsonderung, Blutharnen, Stein- und Grieserzeugung, Schwäche der
Harnblase, auch wohl als ein mildes wehentreibendes Mittel an.

Halle, Gebauer-Schwetschke'sche Buchdruckerei.